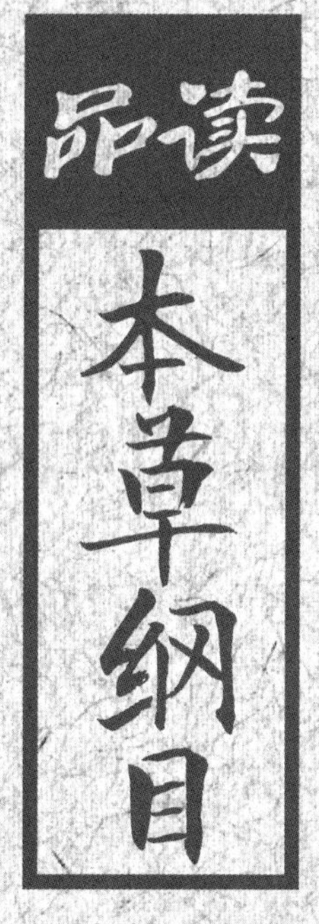

王绪前　主编

中国医药科技出版社

内容提要

本书精心选取了明代医药学家李时珍所撰著《本草纲目》中常见品类近600种，以现代白话文辞释读经典原著，有本草趣识，有疗病医方，有奇闻轶事，有万物百态。书中有特绘的“中国最美”的本草全手绘彩图，又配有原植物图和中药饮片图，赏图识中药，怡情鉴百草。每味本草之后又附有“按语”，由现代中医药学权威专家一句话精炼概括药物的实用功效，让读者能一眼读懂中药，古为今用，助益养生。书后附有精心编制的古今病名、用药剂量、时辰、地名的对照。本书的出版，跨越时空，解读文化，旨在向现代人奉献一部易懂实用且原汁原味的本草文化饕餮盛宴。

图书在版编目（CIP）数据

品读本草纲目 / 王绪前主编. — 北京：中国医药科技出版社，2017.8

ISBN 978-7-5067-9088-8

Ⅰ.①品… Ⅱ.①王… Ⅲ.①《本草纲目》—研究 Ⅳ.①R281.3

中国版本图书馆CIP数据核字（2017）第033709号

美术编辑 陈君杞

版式设计 锋尚设计

出版 中国医药科技出版社

地址 北京市海淀区文慧园北路甲22号

邮编 100082

电话 发行：010-62227427 邮购：010-62236938

网址 www.cmstp.com

规格 889×1194mm 1/16

印张 62 1/4

字数 1353千字

版次 2017年8月第1版

印次 2017年8月第1次印刷

印刷 北京盛通印刷股份有限公司

经销 全国各地新华书店

书号 ISBN 978-7-5067-9088-8

定价 198.00元

编委会

主　编　王绪前

副主编　徐荣鹏　曾明星

编　委（以姓氏笔画为序）

王绪前　刘　用　陈　松　陈科力

郑植彬　徐荣鹏　曾明星

前言

《本草纲目》为明代医药学家李时珍所撰著，是中国古代药学史上汇古今之认识、集本草文献之大成者，是堪称“大百科全书”的博物学巨著。

李时珍，字东璧，号濒湖，今湖北蕲春县蕲州镇人，自小体弱多病，14岁考中秀才，23岁时第三次赴武昌乡试而落第，于是放弃科举之路而从医。李时珍穷毕生精力撰述《本草纲目》，此书共52卷，分16部60类（实际62类），近2000种药物。他搜罗百氏，博览群书，荟萃群说，以纲挈目，纲举目张，用语肯綮，切中要的，最终著成这部登峰造极的《本草纲目》。

《本草纲目》收载了黍稷瓜果、草木鱼虫、蔬果禽兽等日常可用之品，详细地阐明了它们的产地、种类、制法等，还有疗病方药及养生功用，涉及内容广泛实用。本书精选日常生活中常用的本草，以白话文的形式节选部分内容进行释义，力避深奥艰涩的词句。书中专有“三图”，有特绘的“中国最美”的本草全手绘彩图，又配有原植物图和中药饮片图，方便现代读者理解与使用。

《本草纲目》原著前四卷，主要介绍的是选辑书目，阐述药性理论、病证用药，为保持原书卷次完整，我们也进行了部分选录，节选了最基本的药物知识和最常见疾病的用药。本书对原书的药物进行了筛选，选取临床常用药物及较为熟悉的品类，对于药物则重点选录其中的【主治】【发明】【附方】栏目。对于【集解】【修治】中的内容只选取较为重点的部分。本书所收载的附方药物精炼，组方简单，方便实用，行之有效，便于操作，读者一读就懂，一看就会，并被广泛使用且用之有效。在选辑附方时，有删有略，若组方药物较多，有大毒之方、不宜应用之方、迷信色彩过重之方及违背客观情况者不在选用之列。

本书采用现代文辞，图文并貌，带读者品读原书，行文尽量浅显易懂。有时采用直译，有时采用意译，有时又采用原文词句，另用括号进行解释，使读者能够看懂、读通《本草纲目》。为广大读者开启《本草纲目》品读之旅，带您领略中医药的博大精深。

中医药文化是中国传统文化的瑰宝，积极推广普及中医药文化至关重要。期望本书能够激发您对本草世界的兴趣，走近中医药，认识中医药。通过有趣有味的阅读体验，滋养身体和精神世界。

编　者

2017年2月

凡例

本书根据《本草纲目》所载药物，对其进行了精选、节选，以临床常用、习用药物为主，并附以药图，便于读者认知药物。

《本草纲目》共52卷，16部。本书根据遴选的药味重新厘清卷秩，以部为单位，一部为一卷。全书设序例、主治、水部、火部、土部、金石部、草部、谷部、菜部、果部、木部、服器部、虫部、鳞部、介部、禽部、兽部、人部，共18卷。编写中，对书稿进行了如下整理：

1. 凡引用人名讲话一律用说，即原文中的“曰”“云”改为“说”，如“时珍说”。
2. 凡引用比较少见的书名，原文中简称者，一律用全称，如“《直指》”，用全名“《仁斋直指方》”。
3. 书中引用每一位作者或书名所述内容另起一行。
4. 作者名称，除李时珍用时珍外，其他作者名用全称，如陶隐居、隐居、陶氏、陶弘景、弘景统一用“陶弘景”。孙思邈、孙真人、思邈统一用“孙思邈”。李东垣、东垣、杲、李杲统一用“李杲”。王好古、好古、王海藏统一用“王好古”。元素、张元素、洁古统一用“张元素”。丹溪、朱丹溪、震亨统一用“朱震亨”。河间、刘河间、完素、守真统一用“刘完素”。张从正、子和，统一使用“张从正”。“庞安常”“庞安时”统一使用“庞安时”等。
5. 关于书名，全书对于书名进行统一：《金匮玉函》《金匮要略玉函方》《金匮玉函方》《金匮方》《金匮要略方》，统一使用《金匮要略》；《日华子本草》《大明本草》，统一使用《大明》；《唐本》《唐本草》《新修》，统一使用《新修本草》；危氏、《得效方》《世医得效方》，统一使用《世医得效方》。
6. 【主治】项，将书名或作者名提前（原书放后），每本书或作者的话另起一行。
7. 附方选取了原著中切于实用的部分，药物较多、不便于操作的方子不予采用。
8. 每药之后附有“按语”，用最简洁的文字概括介绍了该药物的性味、功效及适应证。

9 书后附有各种古今相异对照表，可供读者参照。

（1）中医病名术语释义。现代读者难以理解的中医病证名在行文中用括号加以注释，多次出现在文中的病名以首字拼音为序列为附录，方便读者查读。文中出现的生僻字在括号中注音。

（2）常用重量单位折算对照表。凡涉及剂量单位，一律采用原书剂量，不予改动，如一斤。

（3）古代用药特殊计量对照表。凡涉及特殊剂量单位，一律采用原书剂量，不予改动，如一方寸匕。

（4）时辰对照表。凡涉及时辰仍按原书记载，读者可以根据时辰对照表进行推算，如从巳时至未时。

（5）古今地名参照表，便于读者查读书中所涉及的地名。

10 由于受著作成书年代及认知水平所限，其中难免有缺乏科学依据或不合时宜之处，望读者正确对待。

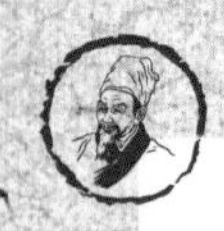

导读

【原植物图】

植物或动物的实物图片。

【手绘彩图】

手绘原植物、动物的主要样貌。

【饮片图】

主要药用部位图示。

【集解】

阐述药物产地、形态、采集，搜集各家学说，反复辨识药材的识别要点。许多药材，李时珍都实地考察，鉴别真伪，进行了详尽解说。

【气味】

阐述药物性味、毒性，配伍禁忌等，保障合理用药、安全用药。

白头翁

Bai Tou Weng

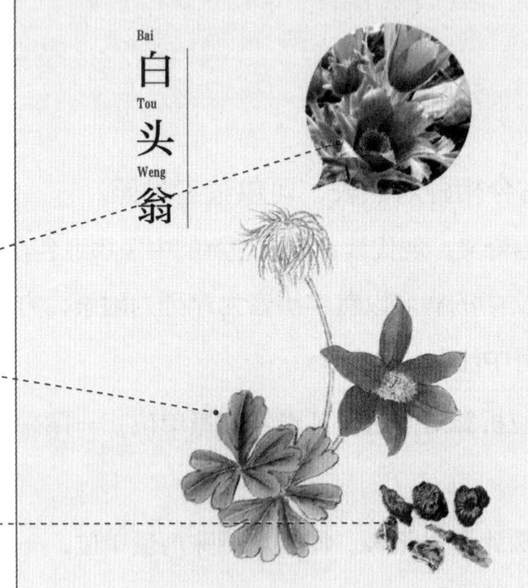

【释名】又名野丈人、胡王使者、奈何草。

陶弘景说：到处都有。近根处有白茸，形状像白头老翁，因此得名。

时珍说：丈人、胡使、奈何，都是指它像老翁。

【集解】《别录》记载：白头翁生于高山山谷及田野，四月采收。

苏敬说：它的叶子像芍药一样大，抽一茎。茎头一花，呈紫色，像木槿花。果实大的如鸡蛋，白毛寸余，皆披下，似纛（dào）头，正似白头老翁，故以此为名。陶弘景说近根处有白茸，好像是不认识此药。

韩保昇说：白头翁到处都有，有细毛，不滑泽，花蕊黄。二月采花，四月采实，八月采根，都是晒干后使用。

根

【气味】味苦，性温，无毒。

【主治】《本经》记载：主治先热后寒的疟疾，大寒大热，癥瘕、积聚、瘿气，逐血，止腹痛，疗金疮。

《别录》记载：治鼻衄。

陶弘景说：止毒痢。

甄权说：主治赤痢腹痛，齿痛，各个关节疼痛，项下瘿瘤、瘰疬。

《大明》记载：一切风气，暖腰膝，明目消赘。

【发明】李杲说：气厚味薄，可升可降，为阴中之阳药。张仲景治疗热痢下重，用白头翁汤主治。大概欲使肾强，急食苦来使之强。痢则下焦虚，因此用纯苦的药使之强壮。男子阴疝偏坠，小儿头秃膻腥，鼻衄无此不效，毒痢有此收效。

吴绶说：热毒下痢，紫血鲜血者适宜使用。

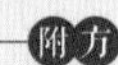

附方

❶ 白头翁汤治热痢下重：用白头翁二两，黄连、黄柏、秦皮各三两，水七升，煮取二升，每次服一升，不愈再服。妇人产后，痢虚极者，加甘草、阿胶各二两。仲景《金匮要略》。

❷ 下痢咽肿：春夏病此，宜用白头翁、黄连各一两，木香二两，水五升，煎取一升半，分三次服用。《圣惠方》。

❸ 阴癞（小儿睾丸肿大）偏肿：白头翁根生者，不限多少，捣敷肿处。一夜作疮，二十日病愈。《外台秘要》。

❹ 外痔肿痛：白头翁草，以根捣涂患处，逐血止痛。《卫生易简方》。

❺ 小儿秃疮：白头翁根捣敷，一夜作疮，半月病愈。《肘后方》。

183

【附方】

将历代中医药书籍中的有效方进行了收编，有实用的经方、验方、秘方、单方，同时载录有方药的使用方法及征引书目。

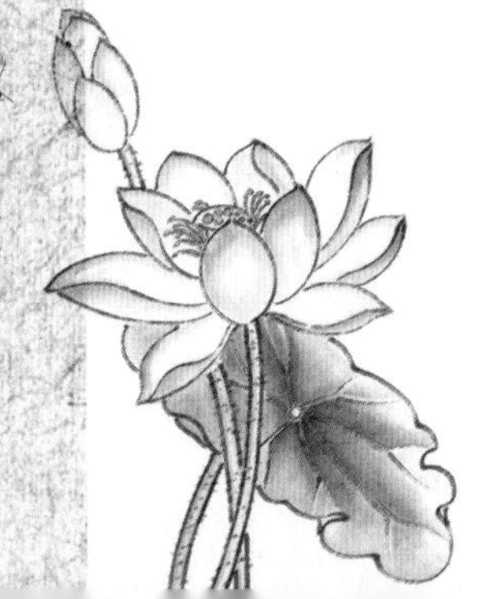

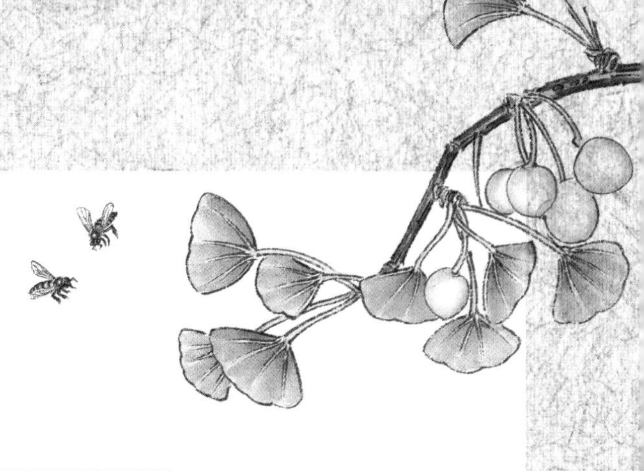

寒后盗汗不止：龙胆草研为细末，每次服一钱，猪胆汁三两点，入温酒少许调服。《杨氏家藏方》。

③ 小儿盗汗身热：龙胆草、防风各等份，研为细末。每次服一钱，米饮调下。也可制成丸剂服用，也可水煎服。《婴童百问》。

④ 咽喉热痛：龙胆草擂水服用。《集简方》。

⑤ 夏季眼睛干涩：龙胆草捣汁一合，黄连浸汁一匙，拌匀点目。《世医得效方》。

⑥ 眼中漏脓：龙胆草、当归等份，研为细末。每服二钱，温水下。《鸿飞集》。

-按语-

龙胆草味苦，性寒，能清热燥湿，泻肝胆火。用于治疗湿热黄疸、阴肿阴痒、带下、湿疹瘙痒，肝火头痛、目赤耳聋、胁痛口苦。脾胃寒者不宜用，阴虚津伤者慎用。

Xi
细
Xin
辛

【释名】又名小辛、少辛。

苏颂说：华州真细辛，根细而味极辛，因此称作细辛。

【集解】《别录》记载：细辛生华阴山谷，二月、八月采根，阴干后使用。

寇宗奭说：细辛叶如葵，呈赤黑色。沈括《梦溪笔谈》说：细辛出华山，极细而直，柔韧，深紫色，味极辛，嚼之如椒而更甚于椒。

时珍说：《博物志》说杜衡伪乱细辛，自古已是这样。大抵能伪乱细辛的，不止是杜衡，应当将根苗色味详细辨别。叶似小葵，柔茎细根，直而色紫，味极辛者，是细辛。叶似马蹄，茎微粗，根曲而黄白色，味也辛的，是杜衡。一茎直上，茎端生叶如伞，根似细辛，微粗直而黄白色，味辛微苦，是鬼督邮。似鬼督邮而色黑者，是及己。叶似小桑，根似细辛，微粗长而黄色，味辛而有臊气者，是徐长卿。叶似柳而根似细辛，粗长黄白色而味苦者，是白薇。似白薇而白直味甘的，是白前。

根

【修治】雷敩说：凡使细辛，切去头、子，用瓜水浸一夜，晒干用。需拣去双叶的，因为双叶的服了对人有害。

【气味】味辛，性温，无毒。

【主治】《本经》载：主治咳逆上气，头痛脑动，百节拘挛，风湿痹痛死肌。久服则可以明目利九窍，轻身长年。

《别录》记载：能温中下气，破痰利水道，开胸中滞结，除喉痹鼻塞不闻香臭，风痫癫疾，下乳结，汗不出，血不行，安五脏，益肝胆，通精气。

甄权说：添胆气，治嗽，去皮肤风湿痒，风眼泪下，除齿痛，血闭，妇人血沥腰痛。

陶弘景说：口含细辛，去口臭。

王好古说：润肝燥，治督脉为病，脊强而冷。

时珍说：治口舌生疮，大便燥结，目中倒睫（指眼睫毛向后方生长，触及眼球的不正常状况）。

【发明】寇宗奭说：治头面风痛，不可缺此药。

张元素说：细辛气温，味大辛，气厚于味，

【按语】
本书特设“按语”，由现代中医药学权威专家精炼概括该药物的性味、主治、针对病证。让读者一眼读懂中药，助益养生。

【修治】
阐述药物炮制、制剂、存放、保管、煎煮方法、服用方法等，指导正确用药。修治又称为修制、炮制、修事，现在常用“炮制”一词，是药材在应用之前的必要加工处理过程。

【主治】
将药物所主治的内容进行提炼归纳，阐述药物主治病证、用药法则、方剂配伍，突出了药物治病的特点。

【发明】
此栏目是《本草纲目》的精华所在，是将前代有关对于该药物的精辟论述汇聚一起，或用医案进行论证，或发表李时珍个人见解，或进行总结性的论述，有理论，有实践，有案例，有经验，有失误，是阅读《本草纲目》最能获益的部分。

【释名】
阐述药物名称的来源、命名方式，其中不乏李时珍对于药名来源的精辟解释，涉及到传说、神话、正史、野史、汉字特点，以及药物颜色、产地、形状、气味、质地、功能、采集时段等。

本草纲目原序

古代文献记载：望见龙光、太阿宝剑的光气，就知道埋藏古剑的地方；窥视到珠宝散发的宝气，就能识别明珠的真假。因此，不是天才，便不可能透彻了解萍实（吉祥之物）、商羊（一种吉祥鸟）的真正含义。其后知识渊博的人应当数张华（西晋政治家、文学家、藏书家，著有《博物志》），善于辨字解义的应推崇嵇康（三国曹魏时著名思想家、音乐家、文学家），擅长识别宝玉的应首推倚顿（战国时魏国人），只可惜这样的人寥若晨星。

有一天，湖北蕲春的李东璧先生（即李时珍，字东璧）到我的弇（yǎn）山园看望我，便留先生住下，饮酒畅谈了几天。我仔细地观察先生，见他面貌润泽，身材清瘦，谈吐言语津津有味，真可谓是普天之下首屈一指之人。他解开行装，没有多余的东西，只有几十卷《本草纲目》。先生对我说：我李时珍是荆楚之人，幼年时身体消瘦，体弱多病，天资愚钝，年龄稍长，迷恋古典书籍，感觉像吃蔗糖一样甜蜜有味。于是广泛阅读各类书籍，搜集百家著述，凡是子、史、经、传，音韵、果菜、医学、占卜、星命、相术、乐府以及各家学说，稍有心得体会，便立即记录下来。古代有《神农本草经》一书，自炎帝到汉、梁、唐、宋，下传到本朝，各家注解距今已时间久远，其中错误遗漏的地方不可胜数。于是我便下定决心，立下了编撰本草书籍的志向，履行著述编纂的职权（超越本分的来行使编写的权柄）。历时三十年，查阅了八百多种书籍，完成了这部本草书的撰写，前后修稿三次，删除历代本草著述中重复的地方，增补缺漏的内容，改正错误之处。历代本草书籍记载一千五百一十八种药物，现在新增加药物三百七十四种，分为十六部，著成五十二卷。虽然此书不是本草论著的集大成之作，但也是大体完备，因此取名为《本草纲目》，恳请您赐一序言，以使本书流传不朽。

我开卷仔细研读，每味药标正名为纲，附设释名为目，以考证其本源。其次用集解、辨疑、正误等项，详细地阐述药物的产地、形状，再介绍药物气味、主治、附方等项，著述药物的临床应用。上自"三坟五典"那样的重要著作，下至趣闻传奇那样的一般文章，凡是与本草有关的内容，没有不详尽采录的，好像使人进入金谷园，品种光艳夺目；让人感觉如同登上龙宫宝殿，各种宝藏都陈列在眼前，绚丽耀眼，又犹如面对冰壶、玉鉴，毛发清晰可数。《本草纲目》一书内容广博而不繁杂，详细而有重点，全面探究高深的理论，内涵深邃莫测。这样的著作难道能与一般的医书相提并论吗？这部书阐述了生命的道理，实在是解释万物的宝典，是帝王珍藏的秘籍，是民众尊贵的宝物。李先生竭尽全力赋予人们的恩惠是多么深厚啊！唉！石头和美玉难以区别，正与邪混淆难以辨别，这种弊端已有很长时间了。因此，辨识有一辆车长的骨头，必须要等待孔子；要通晓织女的支机石，必定要问卖卜的严君平（西汉晚期道家学者、思想家）。我正在编写《弇州卮言》一书，可惜像《丹铅卮言》一样通晓古今的作者后继乏人，但现在却幸运地看到了《本草纲目》这部著作。这部巨著藏匿在深山石室是不妥的，何不刊印发行，以供后人像研究杨子云《太玄经》那样学习研读。

时万历年庚寅农历正月十五日

弇州山人凤洲王世贞敬撰

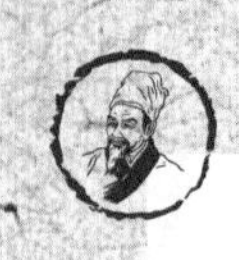

目录

contents

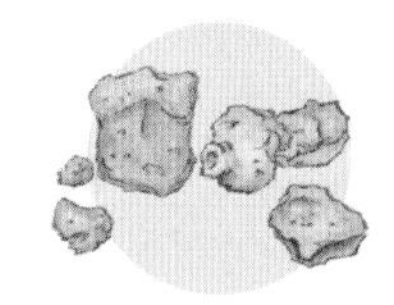

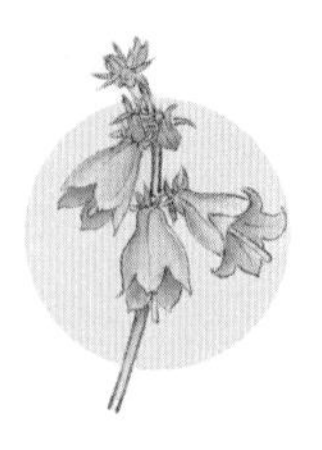

第七卷 — 草部

第八卷 — 谷部

第九卷 — 菜部

第十卷 — 果部

第十一卷 — 木部

第十二卷 — 服器部

第十三卷 — 虫部

第十四卷 — 鳞部

第十五卷 — 介部

第十六卷 — 禽部

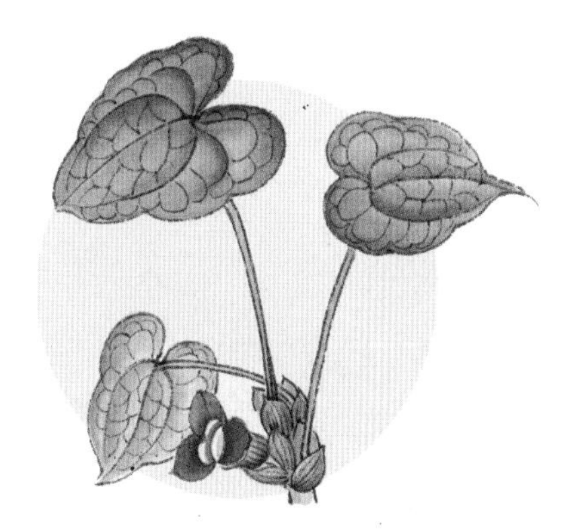

第一卷 本草纲目–序例

历代诸家本草

- 《神农本草经》 掌禹锡说：旧说《本草经》三卷，为神农所作，而古书中未见著录，《汉书·艺文志》也未载录。
- 《名医别录》 时珍说：《神农本草经》将药物分为三品，共三百六十五种，以对应周天之数。梁·陶弘景又增加了汉、魏以后名医所用药三百六十五种，称为《名医别录》，共七卷。
- 《雷公药对》 北齐徐之才撰。根据药物名称、品类、君臣、性能、毒性、配伍相反关系及主治疾病，分类载录。全书共两卷。
- 《李氏药录》 韩保昇说：魏·李当之，是华佗的弟子。修订《神农本草经》三卷，但很少流行于世。时珍说：此书内容散见于吴普、陶弘景的本草著作中，颇有独到之处。
- 《吴普本草》 韩保昇说：此书为魏·吴普所撰。吴普，广陵人，为华佗弟子。共一卷。
- 《雷公炮炙论》 时珍说：此书乃刘宋时雷敩所著，不是黄帝时代的雷公。
- 《唐本草》 时珍说：唐高宗命司空英国公李勣等修编陶弘景注解的《神农本草经》，增为七卷。世人称为《英公唐本草》（即《新修本草》），内容颇有增益。
- 《药总诀》 掌禹锡说：此书为梁·陶弘景所撰，共二卷，论药品五味寒热之性、主疗疾病及采收贮存之法。
- 《药性本草》 时珍说：《药性论》即《药性本草》，是唐代甄权所著。
- 《千金食治》 时珍说：唐代孙思邈撰《千金备急方》三十卷，选取《素问》、扁鹊、华佗、徐之才等各家所论补养学说。本书将本草适于食用的品类分为米谷、果、菜、鸟兽、虫鱼等，作为食治附录于后，也很详细。
- 《食疗本草》 掌禹锡说：此书为唐代同州刺史孟诜撰。张鼎又增补八十九种，合并原来的品种共二百二十七条，共三卷。时珍说：孟诜，梁人。武则天时中进士，多次升官，迁为凤阁舍人，后出任台州司马、同州刺史。后被睿宗召用，他坚决推辞。终年九十岁。因《周礼》“食医之义”而著述此书，多有增益。又撰《必效方》十卷，《补养方》三卷。

- 《本草拾遗》 掌禹锡说：此书为唐代开元中三原县尉陈藏器所撰。
- 《海药本草》 时珍说：全书共六卷，为唐代李珣所撰。
- 《四声本草》 掌禹锡说：此书为唐代兰陵处士萧炳所撰，取本草药名上一字，以平、上、去、入四声相从，以便览阅，无所发明，共五卷。
- 《删繁本草》 掌禹锡说：此书为唐润州医博士兼节度随军杨损之所撰。
- 《本草音义》 时珍说：全书共二卷，为唐代李含光所撰。之后，甄立言、殷子严都著有《音义》。
- 《本草性事类》 掌禹锡说：此书为京兆医工杜善方所撰，不清楚是哪个朝代的人，共一卷。
- 《食性本草》 掌禹锡说：此书为南唐陪戎副尉剑州医学助教陈士良所撰。
- 《蜀本草》 时珍说：蜀主孟昶命翰林学士韩保昇等与众多医士，参校《新修本草》，增补注释，重新命名为《蜀图经》，共二十卷，孟昶作序，世人称此书为《蜀本草》。
- 《开宝本草》 时珍说：开宝六年，宋太祖命尚药奉御刘翰、道士马志等九人，详校《唐本草》《蜀本草》，同时参校陈藏器《本草拾遗》等本草著述，刊正药物别名，增药一百三十三种，马志为之注解，翰林学士卢多逊等刊正。开宝七年，宋太祖再召马志等重定此书，学士李昉等审阅研究。
- 《嘉祐补注本草》 时珍说：宋仁宗嘉祐二年，诏令光禄卿直秘阁掌禹锡、尚书祠部郎中秘阁校理林亿等，同众多医官重修本草。新补药物八十二种，新定十七种，总计一千零八十二条，称为《嘉祐补注本草》，共二十卷。
- 《图经本草》 时珍说：宋仁宗任命掌禹锡等编绎本草，累年成书；又诏令天下郡县，画图并献上所产药物，用唐永徽故事，专命太常博士苏颂撰述成此书，共二十一卷。
- 《证类本草》 时珍说：宋徽宗大观二年，蜀医唐慎微将《嘉祐补注本草》和《图经本草》合为一书，再加《新修本草》、陈藏器《本草拾遗》、孟诜《食疗本草》旧本未载录的药物五百余种，附入各部，并增五种。并补充《雷公炮炙论》及《新修本草》《食疗本草》《本草拾遗》等诸书中没有收录的内容，附于各条之后。同时，采录古今单方和经、史、百家之书中涉及药物的相关内容。全书共三十一卷，名《证类本草》。唐慎微献给朝廷后，此书被命名为《大观本草》。唐慎微容貌丑陋，但学识渊博，诸家本草及各药单方能够流传下来，不致埋没亡佚，这都是他的功劳。政和年间，朝廷复命医官曹孝忠校正刊行，因此又被称为《政和本草》。
- 《本草别说》 时珍说：宋哲宗元祐年间，阆中医士陈承，将《本草》及《图经》二书，合二为一，中间点缀数语，重新命名为《本草别说》。
- 《日华诸家本草》 掌禹锡说：此书为国初开宝年间，四明人所撰。没有注明姓氏，只是署名日华子大明。时珍说：按照《千家姓》的记载，“大”姓出东莱，日华子大概姓“大”，名“明”。有的认为作者姓“田”，不知是否正确。
- 《本草衍义》 时珍说：此书为宋朝政和年间，医官通直郎寇宗奭（shì）所撰。
- 《洁古珍珠囊》 时珍说：全书共一卷，为金·易州明医张元素所著。
- 《用药法象》 时珍说：全书共一卷，为元·

真定明医李杲所著。

- 《汤液本草》 时珍说：全书共二卷，为元·医学教授古赵王好古所撰。
- 《日用本草》 时珍说：全书共八卷，为元·海宁医士吴瑞所撰。摘录本草之中适用于作为饮食物的部分药物，将其分为八类，中间增加几味药而已。吴瑞，字瑞卿，元文宗时人。
- 《本草歌括》 时珍说：此书为元代瑞州路医学教授胡仕可所著，取本草药性图形作歌，以便启蒙童学者。
- 《本草衍义补遗》 时珍说：此书为元末朱震亨所著。
- 《本草发挥》 时珍说：全书共三卷，为明朝洪武年间朱丹溪的弟子山阴徐彦纯用诚所集。
- 《救荒本草》 时珍说：洪武初年，周定王担忧旱涝民饥，寻访野老田夫，得草木之根、苗、花、实可预备荒年者四百四十种，绘制其形状，注明其产地、苗叶、花子、性味、食法，著述成书。全书共四卷，载录翔实，切于实用。
- 《庚辛玉册》 时珍说：宣德年间，宁献王选取崔昉《外丹本草》、土宿真君《造化指南》、独孤滔《丹房鉴源》及《轩辕述宝藏论》《青霞子丹台录》等书所记载能够用于炼制丹药的金石草木等药物，编著成此书。
- 《本草集要》 时珍说：弘治年间，礼部郎中慈溪王纶，取本草中常用药品，及张元素、李杲、朱震亨所论序例，简要节选为八卷，未增订其他药物，泥古而已。
- 《食物本草》 时珍说：此书为正德时期，九江知府江陵汪颖所撰。
- 《食鉴本草》 时珍说：此书为嘉靖时期，京口宁原所编。
- 《本草会编》 时珍说：此书为嘉靖时期，祁门医士汪机所编。
- 《本草蒙筌》 时珍说：全书共十二卷，为祁门医士陈嘉谟所撰。
- 《本草纲目》 此书为明楚府奉祠、敕封文林郎、蓬溪知县，蕲州李时珍东璧所撰。搜罗本草百家，访采四方。从嘉靖壬子开始编述，到万历戊寅才结束，先后易稿三次。全书分为五十二卷，列为十六部，部各分类，共有六十类。标名为纲，列事为目，增加药物三百七十四种，收录药方八千一百六十个。

气味阴阳

《素问·阴阳应象大论》载：用阴阳概括宇宙的变化规律：清阳之气积聚在上，为天；浊阴之气沉聚于下，为地。用阴阳来解释万物的特点：静止不动的为阴，躁动不宁的为阳。用阴阳来说明万物生长收藏的变化：阳主生发，阴主成长；阳主肃杀，阴主收藏。用阴阳来说明人体生理功能：阳能化生功能，阴能构成形体。用阴阳来说明气味的特点：阳为气，阴为味。五味进入人体，经过脏腑气化作用转化为精微物质滋养形体，人体依靠饮食五味而不断地生长发育。

精微物质又可化生各种功能，功能生成形体，但功能活动太过，可耗伤精气。饮食不节，五味偏嗜，可使形体受损。味属于阴，主降，所以阴气从前后二阴而出；气属于阳，主升，所以阳气从眼、耳、口、鼻而出。清阳之气循行于肌表皮肤之间，浊阴之物内走于五脏之中。清阳之气充实于四肢，浊阴之物内归于六腑。

五味之中，味厚腻的属于阴，味淡薄的为阴中之阳。气浓郁的属于阳，气淡薄的属于阳中之阴。味厚腻的有下泄作用，味淡薄的有通利小便的作用。气淡薄的有发散宣泄的作用，气浓郁的有助阳发热的作用。五味之中，辛、甘之味能发散，属于阳；酸、苦之味能涌泄，属于阴。咸味可以涌泄，为阴；淡味可以渗利，为阳。这六种滋味，有的主收涩，有的主发散；有的作用缓和，有的作用急迫；有的主滋润，有的主燥湿；有的主软坚，有的主坚阴。用药应根据具体功能来选择不同滋味，来调和体内的气机，使之相对平衡。

张元素说：人体清气中清轻的部分循行于肌表腠理之间，清气中浑浊的部分充实于四肢肌肉。人体浊气中浑浊的部分归于六腑，浊气中清轻的部分内走于五脏。附子气厚，为阳中之阳；大黄味厚，为阴中之阴。茯苓气薄，为阳中之阴，所以利小便，入手太阳经，其作用不离阳经之体。麻黄味薄，为阴中之阳，所以能发汗，入手太阴经，其作用不离阴经之体。凡同气的药物必有多种味，同味的药物必然有多种气。气味各有厚薄，所以功用也不相同。

李杲说：味薄的能通利，味酸苦咸、性平的药物具有这种作用。味厚的能下泄，味咸苦酸、性寒的药物具有这种作用。气厚的能发热，味辛甘、性温热的药物具有这种作用。气薄的能渗泄，味甘淡、性平凉的药物具有这种作用。什么叫渗、泄？渗指的是出小汗，泄指的是利小便。

宗奭说：天地界限分明，五气可以化生万物。五气定位，五味则生。所以说化生万物的是气，构成形体的是味。以奇数生，则成为偶；以偶数生，则成为奇。寒气使药物坚硬，所以要用具有软坚作用的药物治疗；热气使药物软化，所以要用具有使药物坚硬的药物治疗；风邪性散，所以要用具有收敛作用的药物治疗；燥邪使物干燥，所以要用具有宣散功能的药物治疗。气逆上冲所生的疾病，要用具有缓和功能的药物治疗。气坚实则体质健壮，苦能使之坚，所以苦味可以养气。经脉软则柔和，咸能使之软，所以咸味可以养脉。骨坚是强健，酸能使之收缩，所以酸味可以养骨。筋舒展则不易痉挛，辛能使之舒展，所以辛可以养筋。肌肉舒缓则不壅滞，甘能使之缓和，所以甘味可以养肌肉。有坚结属性的病证可以用软坚的方法来治疗，有收敛属性的病证可以用散邪的方法来治疗。欲使缓和则用甘味，不想使其缓和就不用，用之不可太过，太过也会发病。古代善于养生和可以治疗疾病之人，必须先通晓五味理论，否则也只是偶尔才能治愈疾病。

李杲说：药物有温、凉、寒、热之气，辛、甘、淡、酸、苦、咸之味。升、降、浮、沉之性，有厚、薄、阴、阳的不同。一种药物，气味兼有，理性具存。有的药物是气相同而味不同，有的是味相同而气不同。自然界中，气温热的属阳，气寒凉的属阴。自然界有阴、阳，风、寒、暑、湿、燥、火，都遵循三阴、三阳的变化规律。味由地所生，辛、甘、淡味为地之阳，酸、苦、咸味为地之阴。地有阴、阳，金、木、水、火、土，生、长、化、收、藏。气味薄的，轻清上升而形成天象，本来上升趋于向上。气味厚者，重浊成形，本来沉降趋于向下。

王好古说：本草的味有五种，气有四种。然一味之中可有四气，如虽都具有辛味，但石膏性寒，肉桂、附子性热，半夏性温，薄荷性凉，各有不同。气属于天，温热之气为天之阳，寒凉之气为天之阴。阳主升，阴主降。味属于地，辛、甘、淡味为地之阳，酸、苦、咸味为地之阴。阳主浮，阴主沉。

应用药物，有用气的，有用味的，也有气、味俱用的；有先用气而后用味的，有先用味的而后用气的。有的药物是一种味，有的药物是三种味。有的药物是一种气，有的药物有两种气。有的药物是生、熟不同而气味不同，有的是根、苗不同而气味不同。有的药物温多而成热，有的药物凉多而成寒，有的药物寒热各半而成温。有的药物热多寒少，寒不能发挥作用；有的药物寒多热少，热不能发挥作用，所以用药不可只从一个方面考虑。有的寒热各半，白天服用则从热，主升，夜晚服则从寒，主降。有的晴天服用则从热性，阴天服用则从寒性。变化不仅仅如此，况且四时六位不同，五运六气各异，难道药物可以随意使用吗？

《素问·六节藏象论》载：自然界为人类提供臊气、焦气、香气、腥气、腐气五种气味，以及酸、苦、甘、辛、咸五味。五气由鼻吸入人体，贮藏于心肺之间，因而能使面部明润光泽，声音洪亮。五味从口进入人体内，贮藏在肠胃间，吸收其精微物质，以维护五脏的生理功能。脏腑功能正常，消化五谷，就产生津液，滋润五脏，因而人的神气也就旺盛。又说：形体瘦弱的人用气厚的药物温养，精血亏虚的人用厚味的药食补益。

王冰说：五气者，臊气入肝，焦气入心，香气入脾，腥气入肺，腐气入肾。心荣面色，肺主声音，所以气藏在心肺，能使面部色泽荣润光泽，发出的声音清脆洪亮。肺气为肾水之母，所以味贮藏在肠胃而奉养五脏之气。

孙思邈说：精血依靠气的化生而充盈，气化生精血来荣润色泽。形体依靠五味滋养，五味滋养形体来产生气力。精血顺应五气的变化而有活力，五味滋养而化生形体。如果所食的气相反，就会损伤精血，所食味不调顺就会损伤形体。所以聪明的人首先讲究饮食禁忌来养护身体，而后选制药物来防治疾病，气味温补来保养精血形体。

五味宜忌

岐伯说：木生酸，火生苦，土生甘，金生辛，水生咸。辛散，酸收，甘缓，苦坚，咸软。毒药攻逐病邪，以五谷为养，五果为助，五畜为益，五菜为充，气味相合服用，可以补益精气。五味各有所利，四时五脏，病随所宜。又说：阴的生成源于五味；阴藏精神的五脏，伤在五味。骨正筋柔，气血得以舒畅，腠理因此致密，骨气得以养精髓，而能延年益寿。又说：圣人春夏养阳，秋冬养阴，以从其根本，阴阳二气常存。春食凉，夏食寒，以养阳；秋食温，冬食热，以养阴。

五欲：酸合肝气，苦合心气，甘合脾气，辛合肺气，咸合肾气。这是五味合五脏之气。

五宜：五色之中，青色宜酸，肝病宜食麻、犬、李、韭。赤色宜苦，心病宜食麦、羊、杏、薤。黄色宜甘，脾病宜食粳、牛、枣、葵。白色宜辛，肺病宜食黄黍、鸡、桃、葱。黑色宜咸，肾病宜食大豆黄卷、猪、栗、藿。

五禁：肝病禁辛味，宜食甘味，如粳、牛、枣、葵。心病禁咸，宜食酸味，如麻、犬、李、韭。脾病禁酸味，宜食咸味，如大豆、猪、栗、藿。肺病禁苦味，宜食麦、羊、杏、薤。肾病禁甘味，宜食辛，黄黍、鸡、桃、葱。

孙思邈说：春季宜少吃酸，多吃甘以养脾；夏季宜少吃苦，多吃辛以养肺；秋季宜少吃辛，多吃酸以养肝；冬季宜少吃咸，多吃苦以养心；四季宜少吃甘，多吃咸以养肾。

时珍说：五欲，是指五味入胃，每种味喜归本脏，有余之病，宜用本味以治疗。五禁，是指五脏虚损的病，畏其所胜的味，而宜其所不胜的味。

五走：指的是酸味走筋，筋病不要多食酸味，多食则使人小便癃闭。酸气主收涩，多用酸味而缩蜷，所以小便不通。苦味走骨，骨病不要多食苦味，多食令人呕吐。苦味入下脘，导致三焦闭塞，导致呕吐。甘味走肌肉，肌肉病不要多食甘味，多食则使人心中烦闷。因甘气柔润，胃柔则缓，缓则虫动，因此会烦闷。辛味走气，气病不要多食辛味，多食使人洞心（心中悬吊如空洞）。辛味走上焦，与气俱行，久留心下，所以洞心。咸味走血分，血病不要多食咸味，多食使人口渴。血与咸味结合则凝滞，则胃汁注入，所以咽喉干燥、舌体焦干。《九针论》认为咸走骨，因此骨病不要多食咸。苦走血分，血病不要多食苦味。

五伤：指的是酸味伤筋，辛味胜酸味。苦味伤气，咸味胜苦味。甘味伤肉，酸味胜甘味。辛味伤皮毛，苦味胜辛味。咸味伤血分，甘味胜咸味。

五过：指的是过食酸味的东西，会导致肝气太盛，那么脾气就要衰竭，使肌肉角质变厚而嘴唇外翻。过食苦味的东西，则脾气不得濡润，导致消化不良，胃部就会胀满，皮肤干燥而毛发脱落。过食甜味的东西，则心气烦闷不安，喘满，面色变黑，肾气得不到平衡，骨痛且脱发。过食辛味的东西，则筋脉败坏而松弛，精神也会受到损害，筋脉挛急而爪甲干枯。过食咸味的东西，就会导致大骨容易受伤，肌肉萎缩，心气抑郁，血脉凝滞而变色。

时珍说：五走、五伤，是本脏之味自伤，即阴在于五脏，伤在五味。五过，是本脏之味伐其所胜，即脏气偏胜。

标本阴阳

李杲说：治疗疾病，应当知道标本。拿身体来说，体外为标，体内为本；阳为标，阴为本。所以六腑属阳为标，五脏属阴为本；脏腑在内为本，十二经络在外为标。而脏腑、阴阳、气血、经络又各有标本。以疾病论述，先罹患的病为本，后患的为标。所以百病必先治其本，后治其标。否则邪气滋生更甚，其病更加难以消除。纵然先出现的为轻病，后出现的为重病，也应先治其轻病，后治其重病，这样邪气就能被制伏。疾病有腹满及大小便不利等症状，则无论先后标本，一定要先治腹满及大小便，因为那是急症。所以说缓则治其本，急则治其标。又有先来的病为实邪，后来的病为虚邪。实则泻其子，虚则补其母。假如肝受心火，为先来的实邪，治疗应当刺肝经荥穴以泻心火，为先治其本；于心经刺荥穴以泻心火，为后治其标。用药则用入肝经之药为引，用泻心之药为君。《黄帝内经》说本病而标亦病，先治其本，后治其标，就是这个意思。又如肝受肾水为虚邪，治疗应刺肾经上的井穴以补肝木，为先治其标；然后刺肝经上的合穴以泻肾水，为后治其本。用药则加入肾经的药为引，补肝经的药为君。这就是医经上说的标病、本病并见，先治其标，后治其本。

升降浮沉

李杲说：药物有升降浮沉化，生长收藏成，以配四时，春季主升，夏季主浮，秋季主收，冬季主藏，土居中主化。所以味淡薄的主升而生，气薄的主降而收，气厚的由浮而长，味厚者由沉而藏，气味平和的变化而成。

补益药用辛、甘、温、热及气味薄的，就能助春夏主升浮，也就是泻秋冬收藏之药。在人身上，就是肝心。只要补益用酸、苦、咸、寒及气味厚的，就能助秋冬之沉降，也就是泻春夏生长的药物。在人身上，就是肺肾。淡味药，渗就是升，泄就是降，就是佐使诸药。用药的人，遵循此则可以使病愈，违背此则病难治愈，即使不死，也属危症。

王好古说：属上升的病证而使用沉降的方法治疗，必须懂得抑制；属沉降的病证使用升浮的方法治疗，必须懂得承载。辛主散，而在发挥作用时也能横行；甘主发越，而在发挥作用时也能上行；苦主泄，而在发挥作用时也下行；酸主收，其特性是收缩；咸能软，其性舒缓，其药味不同，作用也不同，大致如此。鼓掌成声，大火使水沸腾，两种东西相合，好像一物在另一物之间一样。五味相互制约，四气相互调和，其变化甚多，不可轻易使用。本草书中不说淡味、凉气，也是缺文造成的。

味薄者主升：就是甘平、辛平、辛微温、微苦平的药物。

气薄者主降：就是甘寒、甘凉、甘淡寒凉、酸温、酸平、咸平的药物。

气厚者主浮：就是甘热、辛热的药物。

味厚者主沉：就是苦寒、咸寒的药物。

气味平和的，兼有四气、四味：就是甘平、甘温、甘凉、甘辛平、甘微苦平的药物。

李时珍说：有酸、咸二味的药物没有升的特点，有甘、辛二味的药物没有降的作用，寒性之药无浮的作用，热性之药无沉的作用，其性如此。但升浮的药物用气味咸寒的引导，就能使其沉而直达下焦；沉降的药物用酒引导，就能使其浮而上至巅顶。若不是能洞察自然规律而有造化的人，是不能掌握这种技能的。一种药物之中，有根主升而梢主降，有生品主升而熟制主降，药物升降功能是固有的，但也在于人能否恰当应用。

药名同异

【五物同名】

独摇草：羌活、鬼臼、鬼督邮、天麻、薇衔。

【四物同名】

堇：堇菜、蒴藋、乌头、石龙芮。

苦菜：贝母、龙葵、苦苣、败酱。

鬼目：白英、羊蹄、紫葳、麂目。

红豆：赤小豆、红豆蔻、相思子、海红豆。

白药：桔梗、白药子、瓜蒌、会州白药。

豚耳：猪耳、菘菜、马齿苋、车前。

【三物同名】

美草：甘草、旋花、山姜。

山姜：美草、苍术、杜若。

蜜香：木香、多香木、沉香。

女萎：萎蕤、蔓楚、紫葳。

鬼督邮：徐长卿、赤箭、独摇草。

王孙：黄芪、猢狲、牡蒙。

百枝：萆薢、防风、狗脊。

接骨草：山蒴藋、续断、攀倒甑。

虎须：款冬花、沙参、灯心草。

鹿肠：败酱、玄参、斑龙肠。

解毒子：苦药子、鬼臼、山豆根。

羜：羜羊乳、沙参、枸杞。

豕首：猪头、蠡实、天门冬。

山石榴：金罂、小檗、杜鹃花。

狗骨：犬骨、鬼箭、猫儿刺木。

苦蕺（zhī）：败酱、苦参、酸浆草。

仙人杖：枸杞、仙人草、立死竹。

木莲：木馒头、木兰、木芙蓉。

白幕：天雄、白英、白薇。

立制石：理石、礜石、石胆。

守田：半夏、茵草、狼尾草。

水玉：半夏、玻璃、水精石。

芑（qǐ）：地黄、薏苡、白黍。

黄牙：金、硫黄、金牙石。

石花：琼枝菜、乌韭、钟乳石汁。

淡竹叶：水竹叶、碎骨子、鸭跖草。

牛舌：牛之舌、车前、羊蹄。

虎膏：虎脂、豨莶、天南星。

酸浆：米浆水、灯笼草、三叶酸草。

石龙：蜥蜴、荭（hóng）草、络石。

木蜜：大枣、蜜香、枳椇。

石蜜：乳糖、樱桃、蜂蜜。

【二物同名】

淫羊藿：仙灵脾、天门冬。

黄芝：芝草、黄精。

黑三棱：京三棱、乌芋。

知母：蝭（dì）母、沙参。

地精：人参、何首乌。

龙衔：蛇含、黄精。

金钗股：钗子股、忍冬藤。

荠苨：桔梗、杏叶沙参。

神草：人参、赤箭。

芰草：黄芪、菱。

长生草：羌活、红茂草。

仙茅：长松、婆罗门参。

水香：兰草、泽兰。

儿香：知母、芫花。

千两金：淫羊藿、续随子。

墙蘼：蛇床、营实。

香草：兰草、零陵草。

逐马：玄参、丹参。

百两金：牡丹、百两金草。

牡蒙：紫参、王孙。

香菜：香薷、罗勒。

地筋：白茅根、菅茅根。

都梁香：兰草、泽兰。

杜衡：杜若、马蹄香。

香苏：爵床、水苏。

鼠姑：牡丹、鼠妇虫。

孩儿菊：兰草、泽兰。

漏芦：飞廉、鬼油麻。

兰根：兰草、白茅。

地血：紫草、茜草。

木芍药：牡丹、赤芍药。

白及：连及、黄精。

蔄根：兰草、防风。

药实：贝母、黄药子。

夏枯草：乃东草、茺蔚。

黄昏：合欢、王孙。

夜合：合欢、何首乌。

戴椹：黄芪、旋覆花。

甘露子：地蚕、甘蔗子。

雷丸：竹苓、菟葵。

马蓟：术、大蓟。

龙珠：赤珠、石龙刍。

不死草：卷柏、麦门冬。

苦薏：野菊、莲子心。

乌韭：石发、麦门冬。

地葵：苍耳、地肤子。

紫河车：蚤休、人胞衣。

伏兔：飞廉、茯苓。

草蒿：青蒿、青葙子。

黄蒿：鼠麹、黄花蒿。

马肝石：何首乌、乌须石。

火杴：茺蔚、豨莶。

露葵：葵菜、莼。

益明：茺蔚、地肤。

千金藤：解毒之草、陈思岌。

忍冬：金银藤、麦门冬。

香茅：鼠麹（qū）草。

丽春：罂粟、仙女蒿。

仙人掌：仙人掌草、射干。

旱莲：鳢肠、连翘。

石发：乌韭、陟厘。

兰华：兰草、连翘。

羊婆奶：沙参、萝藦子。

大蓼：荭草、马蓼。

石衣：乌韭、陟厘。

鬼针：鬼钗草、鬼齿烂竹。

血见愁：茜草、地锦。

山葱：茖葱、藜芦。

地椒：野小椒、水杨梅。

斑杖：虎杖、攀倒甑。

鸡肠草：蘩缕之类、鹅不食草。
鹿葱：萱草、藜芦。
地节：葳蕤、枸杞。
芒草：芭茅、莽草。
凤尾草：金星草、贯众。
扁竹：萹蓄、射干。
莞草：白芷、茵芋。
妓女：萱草、地肤苗。
紫金牛：草根似巴戟、射干。
通草：木通、通脱木。
天豆：云实、石龙芮。
重台：蚤休、玄参。
胭脂菜：藜、落葵。
羊肠：羊之肠、羊桃。
白草：白蔹、白英。
更生：菊、雀翘。
燕尾草：兰草、慈菇。
白昌：商陆、水菖蒲。
臭草：云实、茺蔚。
地菵：地菵草、赤地利。
红内消：紫荆皮、何首乌。
龙须：席草、海菜。
水萍：浮萍、慈菇。
林兰：石斛、木兰。
承露仙：人肝藤、伏鸡子根。
象胆：象之胆、芦荟。
水葵：水荇、莼。
杜兰：石斛、木兰。
冬葵子：葵菜、姑活。
马尾：马之尾、商陆。
水芝：芡实、冬瓜。
屏风：防风、水荇。
三白草：候农之草、牵牛。
鸦臼：乌桕木、鹡（jì）鸠鸟。
天葵：菟葵、落葵。
赤葛：何首乌、乌敛莓。
猢狲头：鳢肠、地锦。
鹿藿：野绿豆、葛苗。
水花：浮萍、浮石。
酸母：酸模、酢浆草。
菩提子：薏苡、无患子。
景天：慎火草、萤火虫。
山芋：山药、旱芋。
鬼盖：人参、地菌。
相思子：木红豆、郎君子虫。
王瓜：土瓜、菝葜。
石南：风药、南藤。
萝藦：雀瓢、百合。
鸡骨香：沉香、降真香。
黄瓜：胡瓜、瓜蒌。
胡菜：胡荽、芸薹。
甜藤：甘藤、忍冬。
白马骨：兽之骨、又木名。
金罂：金樱子、安石榴。
胡豆：蚕豆、豌豆。
杭子：山楂、杨梅。
金盏银台：水仙花、王不留行。
木绵：古贝、杜仲。
水栗：芰实、萍蓬草根。
阳桃：猕猴桃、五敛子。
胡王使者：羌活、白头翁。
獐头：獐首、土菌。
独摇：白杨、扶栘。
菥蓂：大荠、白棘。
桑上寄生：桑耳。
鼠矢：鼠粪、山茱萸。
苦心：知母、沙参。
日及：木槿、扶桑。
芨：堇、乌头。
乌犀：犀角、皂荚。
梫木：桂、又木名。
大青：大青草、扁青石。

茆（máo）：莼、女菀。
文蛤：海蛤、五倍子。
桦木：桦皮、木芙蓉。
终石：草、石。
榛：榛子、厚朴。
果蠃：蠮螉、瓜蒌。
风药：石南、泽兰。
将军：大黄、硫黄。
椑：鼠李、漆柿。
石鲮：络石藤、穿山甲。
冬青：冻青、女贞。
石芝：芝草、石脑。
榇（chèn）：梧桐、木槿。
铅华：胡粉、黄丹。
处石：慈石、玄石。
石脑：石芝、太一余粮。
寒水石：石膏、凝水石。
石绿：绿青、绿盐。
石英：紫石英、水晶。
石盐：礜（yù）石、光明盐。
蜃：车螯、蜃蛟。
石蚕：沙虱、甘露子。
占斯：樟寄生、雀瓮虫。
鹬：田间小鸟、鱼狗鸟。
地蚕：蛴螬、甘露子。
地鸡：土菌、鼠妇。
沙虱：水虫、石蚕。
鴂（jué）：伯劳、杜鹃。
青蚨：蚨蝉、铜钱。
蟪蛄：蝉、蝼蛄。
鼯鼠：蝼蛄、鸓（léi）鼠。
飞生：飞生虫、鼫（shí）鼠。
蜗蠃：蜗牛、螺蛳。
负蠜（fán）：鼠负、蠜（fù）螽（zhōng）。
负盘：蜚蠊、行夜。
黄颊鱼：鳡（gǎn）鱼、黄颡（sǎng）鱼。
土龙：蚯蚓、鼍（tuó）龙。
白鱼：鲚（jiǎo）鱼、衣鱼。
鱼师：有毒之鱼、鱼狗鸟。
鱼虎：土奴鱼、鱼狗鸟。
人鱼：鳑鱼、鲵鱼。
鲨鱼：吹沙鱼、鲛鱼。
天狗：獾、鱼狗鸟。
水狗：獭、鱼狗鸟。
山鸡：翟雉、鷩（bì）雉。
扶老：秃鹙、灵寿木。
鬼鸟：姑获鸟、鬼车鸟。
醴泉：瑞水名、人口中津。
无心：薇衔、鼠曲草。
朝开暮落花：木槿、狗溺台。

【比类隐名】

土青木香：马兜铃。
野天麻：茺蔚。
鬼油麻：漏卢。
甜桔梗：荠苨。
山牛蒡：大蓟。
草续断：石龙刍。
杜牛膝：天名精。
野脂麻：玄参。
甜葶苈：菥蓂。
木羊乳：丹参。
天蔓菁：天名精。
草甘遂：蚤休。
黄芫花：荛花。
杏叶沙参：荠苨。
野鸡冠：青葙子。
山苋菜：牛膝。
黄大戟：芫花。
胡薄荷：积雪草。
龙脑薄荷：水苏。
青蛤粉：青黛。
野红花：大戟。

竹园荽：海金沙。
野园荽：鹅不食草。
野胡萝卜
草鸱头：贯众。
野茴香：马芹。
野甜瓜：土瓜。
野萱草：射干。
野天门冬：百部。
黑狗脊：贯众。
草血竭：地锦。
水巴戟：香附。
土细辛：杜衡。
獐耳细辛：及己。
草鸢头：鸢尾。
草天雄：草如兰状。
草附子：香附。
土附子：草乌头。
木藜芦：鹿骊。
山荞麦：赤地利。
金荞麦：羊蹄。
鬼蒟（jǔ）蒻（ruò）：天南星。
山大黄：酸模。
牛舌大黄：羊蹄。
土萆薢：土茯苓。
刺猪苓：土茯苓。
白菝葜：萆薢。
赤薜荔：赤地利。
龙鳞薜荔：常春藤。
夜牵牛：紫菀。
便牵牛：牛蒡。
山甘草：紫金藤。
水甘草
木甘草
草云母：云实。
草硫黄：茺实。
草钟乳：韭菜。
草鳖甲：干茄。
山地栗：土茯苓。
羞天草：海芋。
羞天花：鬼臼。
土质汗：茺蔚。
茅质汗
野兰：漏卢。
木天蓼
木芙蓉：拒霜。
木莲蓬：木馒头。
胡韭子：补骨脂。
野槐：苦参。
草麝香：郁金香。
石庵蔄：骨碎补。
硬石膏：长石。
白灵砂：粉霜。
野茄：苍耳。
木半夏
野生姜：黄精。

相反诸药 共三十六种

甘草：反大戟、芫花、甘遂、海藻。
大戟：反芫花、海藻。
乌头：反贝母、瓜蒌、半夏、白蔹、白及。
藜芦：反人参、沙参、丹参、玄参、苦参、细辛、芍药、狸肉。
河豚：反煤炲（tái）、荆芥、防风、菊花、桔梗、甘草、乌头、附子。
蜜：反生葱。
柿：反蟹。

妊娠禁忌

乌头　附子　天雄　乌喙
侧子　野葛　羊踯躅　桂
南星　半夏　巴豆　大戟
芫花　藜芦　薏苡仁　薇衔
牛膝　皂荚　牵牛　厚朴
槐子　桃仁　牡丹皮　榄根
茜根　茅根　干漆　瞿麦
蔺茹　赤箭　草三棱　䓛草
鬼箭　通草　红花　苏木
麦蘖　葵子　代赭石　常山
水银　锡粉　硇砂　砒石
芒硝　硫黄　石蚕　雄黄
水蛭　虻虫　芫青　斑蝥
地胆　蜘蛛　蝼蛄　葛上亭长
蜈蚣　衣鱼　蛇蜕　蜥蜴
飞生　䗪虫　樗鸡　蚱蝉
蛴螬　猬皮　牛黄　麝香
雌黄　兔肉　蟹爪甲　犬肉
马肉　驴肉　羊肝　鲤鱼
虾蟆　鳅鳝　龟鳖　蟹
生姜　小蒜　雀肉　马刀

饮食禁忌

猪肉忌生姜、荞麦、葵菜、胡荽、梅子、炒豆、牛肉、马肉、羊肝、麋鹿、龟鳖、鹌鹑、驴肉。

猪肝忌鱼鲙、鹌鹑、鲤鱼肠子。

猪心肺忌饴、白花菜、吴茱萸。

羊肉忌梅子、小豆、豆酱、荞麦、鱼鲙、猪肉、醋、酪、鲊。

羊心肝忌梅、小豆、生椒、苦笋。

白狗血忌羊、鸡。

犬肉忌菱角、蒜、牛肠、鲤鱼、鳝鱼。

驴肉忌凫茈（荸荠）、荆芥茶、猪肉。

牛肉忌黍米、韭薤、生姜、猪肉、犬肉、栗子。

牛肝忌鲇鱼。

牛乳忌生鱼、酸物。

马肉忌仓米、生姜、苍耳、粳米、猪肉、鹿肉。

兔肉忌生姜、橘皮、芥末、鸡肉、鹿肉、獭肉。

獐肉忌梅、李、生菜、鸽、虾。

麋鹿忌生菜、菰蒲（菰、蒲分指两种植物，因生长环境、外形大致相似，故常并称）、鸡、鮠鱼、雉、虾。

鸡肉忌胡蒜、芥末、生葱、糯米、李子、鱼汁、犬肉、鲤鱼、兔肉、獭肉、鳖肉、野鸡。

鸡子（鸡蛋）忌同鸡。

雉肉忌荞麦、木耳、蘑菰、胡桃、鲫鱼、猪肝、鲇鱼、鹿肉。

野鸭忌胡桃、木耳。

鸭子忌李子、鳖肉。

鹌鹑忌菌子、木耳。

雀肉忌李子、酱、生肝。

鲤鱼忌猪肝、葵菜、犬肉、鸡肉。

鲫鱼忌芥末、蒜、糖、猪肝、鸡雉、鹿肉、猴肉。

青鱼忌豆藿。

鱼鲊忌豆藿、麦酱、蒜、葵、绿豆。

黄鱼忌荞麦。

鲈鱼忌乳酪。

鲟鱼忌干笋。

鮰鱼忌野猪、野鸡。

鲐鱼忌牛肝、鹿肉、野猪。

鳅鳝忌犬肉、桑柴煮。

鳖肉忌苋菜、薄荷、芥菜、桃子、鸡子、鸭肉、猪肉、兔肉。

螃蟹忌荆芥、柿子、橘子、软枣。

虾子忌猪肉、鸡肉。

李子忌蜜、浆水、鸭、雀肉、鸡、獐。

橙橘忌槟榔、獭肉。

桃子忌鳖肉。

枣子忌葱、鱼。

枇杷忌热面。

杨梅忌生葱。

银杏忌鳗鲡。

慈姑忌茱萸。

诸瓜忌油饼。

沙糖忌鲫鱼、笋、葵菜。

荞麦忌猪肉、羊肉、雉肉、黄鱼。

黍米忌葵菜、蜜、牛肉。

绿豆忌榧，杀人。鲤鱼鲊。

炒豆忌猪肉。

生葱忌蜜、鸡、枣、犬肉、杨梅。

韭薤忌蜜、牛肉。

胡荽忌猪肉。

胡蒜忌鱼鲙、鱼鲊、鲫鱼、犬肉、鸡。

苋菜忌蕨、鳖。

白花菜忌猪心肺。

梅子忌猪肉、羊肉、獐肉。

凫茈忌驴肉。

生姜忌猪肉、牛肉、马肉、兔肉。

芥末忌鲫鱼、兔肉、鸡肉、鳖。

干笋忌沙糖、鲟鱼、羊心肝。

木耳忌雉肉、野鸭、鹌鹑。

胡桃忌野鸭、酒、雉。

栗子忌牛肉。

李东垣随证用药凡例

风中六腑：手足不遂，先发散表邪，用羌活、防风为君，随证加药。然后用行经养血药，如当归、秦艽、独活之类，随经选用。

风中五脏：耳聋目眩，先疏导里邪，用三化汤。然后用行经药，独活、防风、柴胡、白芷、川芎，随经选用。

破伤中风：脉浮，为邪在表，用汗法；脉沉，为邪在里，用下法。背部肌肉抽搐，用羌活、防风；胸腹部肌肉抽搐，用升麻、白芷；两侧肌肉抽搐，用柴胡、防风；右侧肌肉抽搐，加白芷。

伤风恶风：防风为君，麻黄、甘草为佐。

伤寒恶寒：麻黄为君，防风、甘草为佐。

六经头痛：须用川芎为主药，再加引经药。太阳经，加蔓荆子；阳明经，加白芷；太阴经，加半夏；少阴经，加细辛；厥阴经，加吴茱萸；巅顶痛，加藁本。

眉棱骨痛：羌活、白芷、黄芩。

风湿身痛：羌活。

咽喉肿痛：黄芩、牛蒡子、甘草、桔梗。

肢节肿痛：羌活。

眼部突然红肿：防风、黄芩、黄连泻火，当归为佐，用酒煎服。

视物昏暗：熟地、当归为君，羌活、防风为臣，甘草、甘菊之类为佐。

风热牙疼，喜冷恶热：生地、当归、升麻、黄连、牡丹皮、防风。

肾虚牙疼：桔梗、升麻、细辛、吴茱萸。

风湿诸病：须用羌活、白术。

风冷诸病：须用川乌。

一切痰饮：须用半夏。兼风加南星，兼热加黄芩，兼湿加白术、陈皮，兼寒加干姜。

风热诸病：须用荆芥、薄荷。

各种咳嗽：五味子为君药，兼痰用半夏，兼喘加阿胶为佐。不拘有热无热，少量加用黄芩。春季加川芎、芍药，夏季加栀子、知母，秋季加防风，冬季加麻黄、桂枝之类。

诸嗽有痰：半夏、白术、五味、防风、枳

壳、甘草。

咳嗽无痰：五味子、杏仁、贝母、生姜、防风。

有声有痰：半夏、白术、五味子、防风。

寒喘痰急：麻黄、杏仁。

热喘咳嗽：桑白皮、黄芩、诃子。

水饮湿喘：白矾、皂荚、葶苈。

热喘燥喘：阿胶、五味子、麦门冬。

气短虚喘：人参、黄芪、五味子。

各种疟疾，寒热往来：柴胡为君药。

脾胃气虚，肢体困倦：人参、黄芪、苍术。

不思饮食：木香、藿香。

脾胃有湿，嗜卧有痰：白术、苍术、茯苓、猪苓、半夏、防风。

上焦湿热：黄芩泻肺火。

中焦湿热：黄连泻胃火。

下焦湿热：酒洗黄柏、知母、防己。

下焦湿肿：酒洗汉防己、龙胆草为君，甘草、黄柏为佐。

腹中胀满：须用姜制厚朴、木香。

腹中窄狭：须用苍术。

腹中实热：大黄、芒硝。

过伤饮食：多食性热的食物，大黄为君。多食性冷的食物，巴豆为丸、散。

宿食不消：须用黄连、枳实。

胸中烦热：须用栀子仁、茯苓。

胸中痞塞：属实证用厚朴、枳实，属虚证用芍药、陈皮，属痰热证用黄连、半夏，属寒证用附子、干姜。

六郁（气郁、血郁、湿郁、痰郁、食郁、火郁）痞满：香附、抚芎。湿加苍术，痰加陈皮，热加栀子，食加神曲，血加桃仁。

诸气刺痛：枳壳、香附，再加引经药。

诸血刺痛：须加当归，详察人体上下部位而择用根梢。（治上用当归头，治中用当归身，治下用当归尾，通治则全用。）

胁痛，往来寒热：须用柴胡。

胃脘寒痛：须加草豆蔻、吴茱萸。

少腹疝痛：须加青皮、川楝子。

脐腹疼痛：加熟地、乌药。

诸痢腹痛：下后白芍、甘草为君药，当归、白术为佐；先痢后便，黄柏为君药，地榆为佐；先便后痢，黄芩为君药，当归为佐；里急，用芒硝、大黄泻下；后重，加木香、藿香、槟榔和之；腹痛用芍药，恶寒加桂，恶热加黄芩，不痛芍药减半。

水泻不止：须用白术、茯苓为君，芍药、甘草为佐。水谷不化，加防风。

小便色黄，短涩：黄柏、泽泻。

小便不利：黄柏、知母为君，茯苓、泽泻为使。

心烦口渴：干姜、茯苓、天花粉、乌梅。禁半夏、葛根。

小便余沥：黄柏、杜仲。

茎中刺痛：生甘草梢。

肌肤发热，有痰：须用黄芩。

虚热有汗：须用黄芪、地骨皮、知母。

虚热无汗：用牡丹皮、地骨皮。

潮热有时：须用黄芩。午时（编者注：关于时辰，参看附录四“时辰对照表”）加黄连，未时加石膏，申时加柴胡，酉时加升麻，辰时、戌时加羌活，夜间加当归。

自汗盗汗：须用黄芪、麻黄根。

惊悸恍惚：须用茯神。

一切气痛：调胃，用香附、木香；破滞气，用青皮、枳壳；泄气，用牵牛、莱菔子；助气，用木香、藿香；补气，用人参、黄芪；疗冷气，用草蔻、丁香。

一切血痛：活血补血，用当归、阿胶、川芎、甘草；凉血，用生地黄；破血，用桃仁、红花、苏木、茜根、延胡索、郁李仁；止血，用发灰、棕灰。

上部见血：须用防风、牡丹皮、剪草、天门

冬、麦门冬为使。

中部见血：须用黄连、芍药为使。

下部见血：须用地榆为使。

新伤出血，呈红色：生地黄、炒栀子。

陈伤瘀血，呈暗色：熟地黄。

各种疮疡，疼痛较甚：用味苦性寒的药为君药，黄芩、黄连。佐以甘草，明确病证所在的部位在上或在下，择用根、梢及相应的引经药。十二经都可用连翘。知母、生地黄酒洗为用。人参、黄芪、甘草、当归，能泻心火、助元气、止痛。散结，用连翘、当归、藁本。活血去瘀，用苏木、红花、牡丹皮。脉沉，为病在里，宜加大黄以泻利；脉浮，为病在表，宜行经，黄芩、黄连、当归、人参、木香、槟榔、黄柏、泽泻。自腰以上至头者，加枳壳引药至疮疡部位。加牛蒡子，可消肿解毒。加肉桂，可入心，引血化脓。坚而不溃者，加王瓜根、黄药子、三棱、莪术、昆布。

上身有疮：须用黄芩、防风、羌活、桔梗。上截黄连，下身黄柏、知母、防风，用酒水各半煎。引药入疮，用皂角刺。

下部痔漏：苍术、防风为君，甘草、芍药为佐，随证加减。

妇人产前有病：用黄芩、白术安胎，然后用治病药。发热及肌热者，用黄芩、黄连、人参、黄芪。腹痛者，用白芍、甘草。

产后诸病：忌柴胡、黄连、芍药。渴者，去半夏，加白茯苓；喘嗽，去人参；腹胀，去甘草；血痛，加当归、桃仁。

小儿惊搐：用药与破伤风相同。

心热，摇头，咬牙，额黄：黄连、甘草、导赤散。

肝热，目眩：柴胡、防风、甘草、泻青丸。

脾热，鼻头色红：泻黄散。

肺热，右腮红：泻白散。

肾热，额头色红：知母、黄柏、甘草。

陈藏器诸虚用药凡例

各种有形、无形的病证，都起于虚，虚能生百病。积属有形病证，是五脏之所积；聚属无形病证，是六腑之所聚。如此等病，多用旧方来治疗，药味没有加减变化。对于虚而兼劳的病证，这有诸多弊端，应该随病增减药味。古时善于治病的医生，都自己采药，审察药物的性味功能、采收时节的早晚，早则药势未成，晚则药势已衰。现在的医生，自己不采药，也不考虑节气的早晚，又不知冷热变化、分两多少，徒有治病的名声，毫无治愈的疗效，这实在是令人费解。姑且审察药性的寒热，记录下随病增损的药物。

虚劳头痛，反复发热，加枸杞、玉竹。

虚而欲吐，加人参。

虚而不安，也加人参。

虚而多梦纷纭，加龙骨。

虚而多热，加地黄、牡蛎、地肤子、甘草。

虚而冷，加当归、川芎、干姜。

虚而劳损，加钟乳、棘刺、苁蓉、巴戟天。

虚而大热，加黄芩、天门冬。

虚而健忘，加茯神、远志。

虚而口干，加麦门冬、知母。

虚而吸吸（气息短少而不能接续状），加胡麻、覆盆子、柏子仁。

虚而多气兼微咳，加五味子、大枣。

虚而惊悸不安，加龙齿、沙参、紫石英、远志；若冷，则用紫石英、远志；若有客热，即用沙参、龙齿；不冷不热，都可用。

虚而身强，腰中不利，加慈石、杜仲。

虚而多冷，加桂心、吴茱萸、附子、乌头。

虚而劳，小便色黄，加黄芩。

虚而客热，加地骨皮、白水黄芪。白水，是地名。

虚而冷，加陇西黄芪。

虚而痰，复有气，加生姜、半夏、枳实。

虚而小便不禁，加桑螵蛸、龙骨、鸡内金。

虚而小便不利，加茯苓、泽泻。

虚而损，小便色白，加厚朴。

髓竭不足，加生地黄、当归。

肺气不足，加天门冬、麦门冬、五味子。

心气不足，加上党参、茯神、菖蒲。

肝气不足，加天麻、川芎。

脾气不足，加白术、白芍药、益智。

肾气不足，加熟地黄、远志、牡丹皮。

胆气不足，加细辛、酸枣仁、地榆。

神昏不足，加朱砂、预知子、茯神。

张子和汗吐下三法

人身不过表里，气血不过虚实。技艺高超的医生先治其实，后治其虚。医术粗劣的医生或治其实，或治其虚。不懂医理的医生治疗实证仍用补法，令实证更实；治疗虚证用泻法，令虚证更虚。医术平庸的医生能补其虚，不敢治其实。举世之人却不能领悟到这种治法的错误，这是我著述三法的缘由。疾病，不是人身素有之物，有的自外入，有的自内生，都属于邪气。邪气中人，除去即可，能招揽在自己身上而留存下来吗？留存的邪气轻，时间久了自然会除尽；留存的邪气重，时间久了也不会好；留存邪气更重的，则会暴死。如果不去除邪气而先用补药，是强盗还未驱逐出门而先修房舍，真气未胜而邪气已横逆乱窜。只有脉脱下虚，无邪气、无积聚之人，才可讨论用补法。其他的病只能先用三法，攻去邪气，而元气自然而然地得以恢复。

《素问》一书，说辛甘发散、淡渗泄为阳，酸、苦、咸涌泄为阴。发散归于汗法，涌归于吐法，泄归于下法。渗为解表，同于汗法，泄为利小便，同于下法，没有提及用补法。所谓补法，辛补肝，咸补心，甘补肾，酸补脾，苦补肺，互相用为君、臣、佐、使，都用来发腠理、致津液、通气血而已，不是现代人所用的温燥乖谬的补法。草木都可以用来治病，病去则五谷、果品、蔬菜、肉食都是补物，犹当辨清五脏所宜，不要使用有偏颇的药物。如果以药为补，即使是甘草、苦参，久服必有偏胜增气而夭亡之虑，何况大毒、有毒之物呢？所以三法犹如刑罚，美味佳肴犹如德教。治乱用刑罚，治安用德教，就是这个道理。我用三法时，常兼众法，有按摩，有踩跷，有剪除，有疏导，有减增，有续止。其他的医生不明白我的方法反而诬蔑我，多么可悲啊！如引涎漉涎，取嚏追泪，凡上行者，都用吐法。熏蒸、渫洗、熨烙、针刺、砭射，导引、按摩，凡解表者，都用汗法。催生、下乳，磨积、逐水，破经、泄气，凡下行者，都用下法。

天之六气，风、寒、暑、湿、燥、火，发病多在上；地之六气，雾、露、雨、雪、水、泥，发病多在下；人之六味，酸、苦、甘、辛、咸、淡，发病多在中。发病有三类因素，出病也有三种方法。风寒之邪，搏结于皮肤之间，留滞于经络之内，留而不去，或发痛注麻痹，肿痒拘挛，都可通过发汗而去除。痰饮宿食在胸膈为诸病，都可通过涌吐而去除。寒湿、固冷、火热客于下焦，发为诸病，都可通过泻下而去除。吐中有汗，下中有补。《黄帝内经》所言“知其要者，一言而终”，就是这个道理。

吐法

凡是有病在胸膈、中脘以上的，都适宜使用吐法。考证本草，吐药中属于苦寒的药物有瓜蒂、栀子、茶末、豆豉、黄连、苦参、大黄、黄芩。辛苦而寒的药物有常山、藜芦、郁金。甘而寒者，桐油。甘而温者，牛肉。甘苦而寒者，地黄、人参芦。苦而温者，青木香、桔梗芦、远志、厚朴。辛苦而温者，薄荷、芫花、菘萝。辛而温者，莱菔子、谷精草、葱根须、杜衡、皂荚。辛而寒者，胆矾、石绿、石青。辛而温者，蝎梢、乌梅、乌头、附子尖、轻粉。酸而寒者，晋矾、绿矾、齑汁。酸而平者，铜绿。甘酸而平者，赤小豆。酸而温者，饭浆。咸而寒者，青盐、沧盐、白米饮。甘而寒者，牙硝。辛而热者，砒石。这些药只有常山、胆矾、瓜蒂有小毒，藜芦、芫花、乌头、附子、砒石有大毒，其他都是吐药中无毒的。凡用法，先宜少量服用，不涌吐则逐渐加量，依旧用鸡毛撩喉；不出，服用捣碎的姜、蒜、韭菜等，不吐再服，边服边探吐，没有不吐的。吐至头昏目眩时，千万不要惊疑，只需饮冰水、新水立解。身体强壮的可一吐而安，身体虚弱的分三次涌吐。吐后的第二天，有立刻爽快的，有转而加重的，是邪气未尽，待数日后再吐。吐后不禁忌食物，只忌饱食、酸咸、硬物、干物、油肥之物。吐后心火既降，阴道必强，大禁房事、情志悲忧。病人不守禁忌，医治无效而不自责，必归罪于吐法。

下列八种情况不可使用吐法：性情刚暴好怒喜淫者，病势已危老弱气衰者，自吐不止者，阳败血虚者，吐血、咯血、衄血、嗽血、崩血、溺血者，病人大略知晓医书而不能辨别邪气、正气者，病人无纯正秉性反复不定者，身旁多嘈杂之言者。上述病患都不可使用吐法，吐则转生他病，反而挑起了招致他人责难的事端。即使病患言辞恳切而要求使用吐法治疗，医者也绝不可勉强而从。

汗法

风寒暑湿之邪，侵于皮肤之间而未深入，欲快速除去，莫如发汗，所以应当宣发汗孔毛窍而逐邪气。有数种方法，如温热发汗、寒凉发汗、熏渍发汗、导引发汗，都是通过宣发汗孔毛窍而驱逐邪气。考证本草，荆芥、薄荷、白芷、陈皮、半夏、细辛、苍术、天麻、生姜、葱白，都是辛而温者。蜀椒、胡椒、茱萸、大蒜，都是辛而热者。青皮、防己、秦艽，都是辛而平者。麻黄、人参、大枣，都是甘而温者。葛根、赤茯苓，都是甘而平者。桑白皮，都是甘而寒者。防风、当归，都是甘辛而温者。官桂、桂枝，都是甘辛而大热者。厚朴、桔梗，都是苦而温者。黄芩、知母、枳实、苦参、地骨皮、柴胡、前胡，都是苦而寒者。羌活、独活，都是苦辛而微温者。升麻，是苦甘且平者。芍药是酸而微寒者。浮萍是辛酸而寒者。上述这些都属于发散类药物。善于选择用药的，当热而热，当寒而寒，不善于选择用药的刚好相反，而则病情有变。服用发汗类药物，症状有所缓解即可停药，不必将药剂饮尽。凡破伤风、小儿惊风、飧泄不止、酒病火病，都适用汗法，这就是所谓的“火郁则发之”。

下法

体内有积聚沉瘀、寒热积气的病证，必用下法治疗。久积的腐秽去除则肠胃洁净，腹内积块消尽而营卫通畅。使用下法，即是相当于补法。医术平庸的医生胡乱投药，当用寒性药时反用热性药，当用热性药时反用寒性药，故而说是下法为害所致。考证本草，下列属于寒性的药物，戎盐之咸，犀角之酸咸，沧盐、泽泻之甘咸，枳实之苦酸，腻粉之辛，泽漆之苦辛，杏仁之苦甘。下药中属于微寒的，猪胆之苦。下药中属于大寒的，牙硝之甘，大黄、牵牛、瓜蒂、苦瓠、牛胆、蓝汁、羊蹄根苗之苦，大戟、甘遂之苦甘，朴硝、芒硝之苦咸。下药中属于温性的，槟榔之辛，芫花之苦辛，石蜜之甘，皂角之辛咸。下药中属于热性的，巴豆之辛，下之凉者，猪血、羊血之咸。下药中性平的，郁李仁之酸，桃花之苦。这些都是能泻下的药物。只有巴豆性热，不是寒积不可轻用，胡乱攻下则使人津液涸竭，留毒不去，胸热口燥，转生他病。

下列四种情况不可使用下法：洞泄寒中者，表里俱虚者，厥而唇青手足冷者，小儿病后慢惊者，误下必致杀人。其余大积大聚、大痞大秘、大燥大坚，非用下法不可，但须有寒热积气时使用，中病则止，不必服完药物。

第二卷

本草纲目-主治

诸风

各种风病有中脏、中腑、中经、中气、痰厥、痛风、破伤风、麻痹等不同。

吹鼻

皂荚末、细辛末、半夏末、梁上尘、葱茎插鼻耳。

熏鼻

巴豆烟、蓖麻烟、黄芪汤。

擦牙

白梅肉、南星末、蜈蚣末、苏合丸、白矾、盐、龙脑、南星。

吐痰

藜芦：或入煎剂，或做成散剂使用。

皂荚末：酒送服。

食盐：煎汤服下。

人参芦：或入煎剂，或做成散剂使用。

瓜蒂、赤小豆：用齑（jī，腌制过的韭菜）汁调服。

莱菔子：研磨取汁服下。

桔梗芦：捣研为末，每次取二钱，水送服。

牙皂、莱菔子：捣研为末，煎汤灌服。

附子尖：研末，用茶水送服。

牛蒡子末：用羌活煎汤同酒一起送服。

常山末：水煎服下。

醋、蜜：调和服下。

胆矾末：用醋调和，灌服。

牙皂、晋矾末：水送服。

大虾：煮熟，吃虾饮汁，刺激咽喉引起呕吐。

苦茗茶：刺激咽喉引起呕吐。

豨莶：捣汁服下。

苏方木：同酒一起煎煮，调服乳香末二钱，治疗男女中风后牙关紧急，口不能张，可立刻吐出恶物。

橘红：取一斤，取逆流水（波澜中向上的水）一碗熬服，是吐痰的圣药。

贴蜗（wāi）：南星末：用姜汁调匀，外贴患处。

蓖麻仁：捣末贴患处。

乌头末：龟血调贴患处。

鸡冠血、蜗牛：捣末贴患处。

皂荚末：醋调贴患处。

伏龙肝：鳖血调贴患处。

鳝鱼血、蛞蝓（kuò yú）：捣末贴患处。

桂末：水调贴患处。

马膏、桂酒、大麦面：瓜蒌汁调涂患处。

蜘蛛：靠近火摩患处。

大蒜膏：贴合谷穴。

巴豆：贴手掌心。

发散

麻黄：能发散贼风（邪气）、风寒、风热、风湿，治疗身体发热、麻痹不仁。熬膏服用，可治疗风病，用其发汗。

荆芥：能散风热，祛除表邪，清利头目，散行瘀血。主治贼风、顽痹、口角及面部歪斜。同薄荷一起熬膏服用，治疗偏风（又称“偏枯”，即半身不遂，还可指偏枯之因风而罹患者）。研末，用童尿、酒送服，治疗产后中风，神效。

薄荷：治贼风，散风热、风寒，利关节，发毒汗，为治疗小儿风涎之要药。

葛根：能发散肌表风寒、风热，止渴。

白芷：能解利阳明经及肺经的风寒、风热，治疗皮肤风痹瘙痒；能通利九窍，为治疗表证发汗不可缺少的药物。

升麻：能发散阳明风邪。

葱白：能发散风寒、风热、风湿，治疗身痛。

生姜：能发散风寒、风湿。

桂枝：治疗一切风冷、风湿所致的骨节拘挛疼痛，能解肌开腠理，抑肝气，扶助脾土，热敷治疗阴痹（病证名，系指肾病而肩背头项痛，多因肾阳不足、肾中之寒气上逆所致）。

水萍：治疗热毒、风湿所致麻痹，左瘫右痪（病证名，为半身不遂之证，在左侧者称左瘫，发于右侧肢体者称右痪，属中风的范畴），三十六风（病名，见《解围元薮》卷一，该书分风病为三十六种型，故名“三十六风”，现指多种风病），做成蜜丸用酒送服，取汗。治疗风热所致的瘙痒，煎水沐浴取汗。

风寒风湿

羌活：治疗一切风寒、风湿，不问新久，能透利关节，为治疗太阳、厥阴、少阴经疾病之要药。

防风：能祛三十六种风病，祛上焦风邪，行头目滞气，去除经络中的留湿，治疗一身关节疼痛，为除风去湿的仙药。

藁本：能治疗一百六十种恶风，祛头面、身体风湿，治疗手足瘫痪。

石菖蒲：浸酒服用，能治疗三十六种风病、十二种痹症，主治骨痿（属痿证之一，症见腰背酸软，难于直立，下肢痿弱无力，面色暗黑，牙齿干枯等）。作丸服，治疗中风、湿痹，腿脚不能屈伸。

豨莶：治疗肝肾受风邪侵袭所致的肢体麻痹、瘫痪等病，常九蒸九晒后作丸服。

苍耳：治疗大风、湿痹，毒在骨髓，捣研为末，水送服，或作丸服，一百天后病从里出表，像瘑疮（生于手足间的疽疮），又像疥疮，斑驳起皮，也可酿酒用。

牛蒡根：治疗风毒所致的手足弛缓软弱无力，浸酒服用。治疗老人中风，口目瞤动，风湿久痹，筋挛骨痛，一二十年风病。

茵陈蒿：治疗风湿所致的手足挛缩，酿酒服用。煎水沐浴可治疗风痹。

白术：能逐风湿，治疗舌强，能消痰益胃。

苍术：治疗大风、顽痹。治疗筋骨软弱，能散风、除湿、解郁。取汁酿酒用，治疗一切风湿所致的筋骨疼痛。

车前子、水蓼、陆英、飞廉、忍冬、坐拿草、蒴藋（shuò diào）、伏牛花、石南藤、百灵藤（泡酒用）、青藤（泡酒用）、钩吻：都可以治疗风邪湿痹，骨痛拘挛。

防己：治疗中风湿所致的不能言语、手足拘挛，口目歪斜，能泄血中湿热。

艾叶：制作成艾灸，用来治疗各种风病所致的牙关紧急，口不能张。洗浴治疗风湿麻痹。

白附子：治疗各种风冷邪气所致的失音，头面游风（又名赤游风或赤游丹，是一种急性的、以皮肤表现为主的风证），足部软弱无力。治疗风湿痹痛口目歪斜，同僵蚕、全蝎一起研末，用酒送服。

附子、乌头、天雄：均可主治风湿、痰气所致的麻痹、拘挛不遂。能通经络，开气道，燥湿痰。

草乌头：治疗恶风、冷痰所致的瘫痪、年久麻痹。

芫花：治疗毒风、冷痰所致的四肢拘挛。

大豆：炒焦后投入酒中饮服，主治风痹所致的瘫痪，牙关紧急、口不能张及口歪，破伤中风，产后风痉、头风。煮食，治疗湿痹所致的膝痛。醋蒸后卧服，治疗四肢挛缩。

豆豉：浸酒服，治疗膝关节拘挛、不遂，骨痛。

大豆黄卷、巨胜：酿酒用，治疗风痹痛。

麻仁：治疗骨髓风毒，痛不能动，炒香浸酒饮服。

麦麸：醋蒸用，热敷治疗风湿痹痛。

薏苡：治疗久风湿痹，筋脉紧急、拘挛，也可煮酒服用。

茄子：治疗腰脚风血积冷，筋脉拘挛、疼痛。煎汁熬膏，入粟粉、麝香、朱砂，制作成丸药服用。

秦椒：治疗风湿痹。

蜀椒：治疗大风所致的肌肉干枯萎缩，生虫游走，痹症疼痛死肌，恶寒发热，腰脚不遂，散寒除湿，制作成丸药服用。

吴茱萸：煎酒用，治疗顽风所致的痹症瘙痒。同生姜、豆豉煎酒服用，冷服取汗，治疗风湿痹痛口歪不能言语。

侧柏叶：酿酒用。

松节：酿酒用。

秦皮：治疗风寒湿痹。

五加皮：又称作追风使，治疗一切风湿，痿症、痹症所致的挛急，适宜酿酒用。

皂荚：能通利关节，搜肝风，泻肝气。

蔓荆实：能除贼风，搜肝气，治疗筋骨间寒湿痹痛，头旋脑鸣。

蚕沙：治疗风湿痹痛肢体松弛、顽痹不遂，炒后浸酒服用，也可蒸熟热敷使用。

蝎：治疗半身不遂，抽掣，口目歪斜，研末入麝香，用酒送服。

守宫：治疗中风瘫痪，同各种药煎服。

穿山甲：治疗中风瘫痪，恶寒发热，风痹，及风湿身体强直，痛不可忍。

乌蛇（泡酒用）、白花蛇（泡酒用）、蚺蛇（泡酒用）：均可主治邪风致病，顽痹疼痛、瘙痒、大风、疮癣有虫。

鳝鱼：能逐十二种风邪、湿气，做成肉汤食用，取汗。

水龟：酿酒用，主治大风瘫痪、拘挛。煮食用，能除风去痹痛。

五灵脂：具有散血、活血、引经的功效。治疗身体瘫痪，用热酒送服二钱。治疗风冷痹痛，同乳香、没药、川乌，做成丸药服用。

羊脂：治疗风湿痹痛痿症、痹症所致的肿痛，能散毒气，引药入内。

羊胫骨（泡酒用）、虎胫骨（泡酒用）：均可主治各种风病所致的游走性疼痛。

雄黄：能除关节中的大风，搜肝气。

河砂：治疗风湿顽痹，冷风所致的瘫痪，晒

热后坐在上面，变冷即更换，取汗。

风热湿热

甘草：能泻火，利九窍、百脉。

黄芩、黄连、菊花、秦艽：均可治疗风热、湿热。

玄参、大青、苦参、白鲜皮、白头翁、白英、青葙子、败酱、桔梗：均可治疗风热。

大黄：能荡涤湿热，治一切风热。

柴胡：治疗湿痹所致拘挛，能平肝胆、三焦、心包络的相火，为治疗少阳寒热往来必用的药物。

升麻：能去皮肤、肌肉间的风热。

白薇：治疗突然中风，身热、腹满，神志恍惚不识人。

龙葵：治疗发热消瘦，使人睡眠时间减少。

麦门冬：能清肺火，止烦热。

天门冬：治疗风湿偏痹及热中风。

牡丹皮：治疗恶寒发热，中风手脚痉挛及口歪眼斜，惊痫烦热，能去手少阴心经、足少阴肾经、手厥阴心包经、足厥阴肝经的伏火。

钩藤：能去肝风心热，治疗大人头眩。治疗小儿十二种惊病抽搐。

紫葳及茎叶：治疗热风（风邪挟热所致的一种病）、游风及痤疮。

蒺藜：能治疗各种风病所致的瘙痒，治疗大便干结。

胡麻：长期食用能使人不生风热，患风病的人适宜食用。

绿豆：治疗荨麻疹、风疹。

白扁豆：能行风气，除湿热。

茶茗：治疗中风神志不清、多睡。

梨汁：能除风热不能言语。叶也可作煎剂用。

槐实：治疗气热所致的烦闷。枝：酿酒用，治疗大风、痿症及痹病。白皮：治疗中风所致的皮肤不仁，身体强直不得屈伸，煎酒及水送服。胶：治疗一切风热，牙关紧闭，口不能张，筋脉拘挛，四肢迟缓不收，顽痹症见全身如有虫在行走。

侧柏叶：凡是中风不省人事、牙关紧闭、口不能张，手足瘫痪，便取一握同葱白捣酒煎服，能退风和气，不成废人。

花桑枝：炒香煎服，治疗风湿痹痛拘挛，身体起风疹。久服可使人终身不患偏风病。叶：煎酒用，治疗一切风病。蒸热外敷可以治疗风病疼痛，能发汗。

皂荚子：能疏导五脏风热。制作成丸药服用，治疗腰脚风湿痹痛不能行走。

栀子：能去热毒风，除烦闷。

黄柏皮：能去肾经风热。

地骨皮：治疗肾病所致的风湿痹症。

荆沥：能除风热，开经络，导痰涎，每日饮服。

竹沥：治疗暴中风痹，大热烦闷，失音不语，妊娠痫症、风痉，破伤风所致的牙关紧闭、口不能张，能养血清痰，适宜同生姜汁饮服。

竹叶：治疗痰热所致的中风不能言语，烦热。

天竺黄：治疗各种风病所致的风热，症见痰涎壅盛、失音、不能言语。

蝉花：治疗一切风热所致的瘙痒。

犀角：治疗大热风毒，烦恼烦闷，中风失音。

羚羊角：治疗一切热病，温风注毒，深伏在骨间，以及毒风所致的卒死，子痫痉病。

石膏：治疗风热烦躁。

痰气

天南星：治疗中风、中气、痰厥，不省人事，同木香一起煎服。治疗各种风病所致的牙关紧闭、口不能张，同苏叶、生姜一起煎服。

半夏：能消痰除湿，治疗痰厥中风，同甘草、防风一起煎服。

前胡：能化痰热，下气散风。

旋覆花：治疗风湿痹症，能去胸上痰结留饮。治疗中风经络壅滞，制成蜜丸服用。

香附子：能去心肺虚气客热，行肝气，升降诸气。煎汤洗浴，治疗风疹。

木香：治疗气中不省人事，研末服用，能行肝气，调诸气。

藿香：能升降诸气。

苏叶：能散风寒，行气利肺。

苏子：治疗腰脚中风湿结气，治疗风病，能顺气化痰，利膈宽肠。煮粥食用，治疗风寒湿痹，四肢挛急，不能踏地。

玄胡：能除风，治疗气病，活血通经络。

大戟、甘遂：均可治疗经络中痰饮留滞，麻痹隐痛，掣痛，游走不定。

威灵仙：治疗各种风病，能宣通五脏，祛冷气所致的结滞、痰水，能利腰膝。

牵牛子：能除风毒，可下一切壅滞。

杏仁：能去头面风气，治疗往来烦热，能散风、降气、化痰。每天生吞服用，治疗偏风不遂，失音不语，肺中风热。

陈橘皮：能理气除湿痰。

枳实、枳壳：治疗大风侵袭皮肤，生如麻豆，瘙痒难忍及麻木，能破气胜湿化痰。

枳茹：泡酒服，治疗中风身体强直及口歪目斜。

槟榔：能除一切风病、一切气病，宣利脏腑。

乌药：治疗中风中气，气顺则风散，气降则痰下。

龙脑香：能入骨，治疗骨痛，散经络壅滞。

苏合香、安息香：能通诸窍、脏腑，避一切不正之气。

麝香：能入骨，治疗风邪在骨髓的疾病。中风不省者，用香油灌服二钱。

白僵蚕：能散风痰。酒送服七枚，发汗治疗牙关紧闭、口不能开，及一切风病、风疹。

矾石：能除风消痰。

血滞

当归、川芎：可主治一切风病、一切气病、一切虚证。能破瘀血，养新血。制成蜜丸服用，治疗风痰，能行气解郁。

丹参：除风邪留热，治疗关节疼痛，四肢不遂。能破瘀血，生新血。泡酒饮服，治疗风毒所致的足软，又名奔马草。

芍药：治疗风病，能除血痹，泻肝，安脾肺。治疗风毒在骨髓所致的疼痛，可同虎骨泡酒饮用。

地黄：能逐血痹，填骨髓。

茺蔚子：能去风解热，茎叶可治疗血风疮（瘙痒性皮肤病的一种）所致的疼痛。

地榆：取汁酿酒用，治疗风痹，能补脑。

虎杖：煮酒用，治疗风邪在骨节间。

姜黄：能止突然发生的风痛，除风热，理血中气滞。

红蓝花：治疗六十二种风病及血瘀气滞所致的疼痛。取子煎服，治疗女子中风烦渴。

麻仁：治疗中风汗出，能下气，逐一切风邪，利血脉。

韭汁：治疗肥胖的人患中风失音。

桃仁：治疗血滞所致的风痹，大便干结。酒浸制成丸药服用，治疗偏风。

苏方木：治疗男女中风所致的牙关紧闭、口不能开，同乳香一起服用。

乳香：治疗中风牙关紧闭、口不能开，烧烟熏口目歪斜处，能活血止痛。

蜜蜡：治疗突然遭遇风邪所致的身冷，像瘫痪一样，化开贴患处，同时包裹手脚。

阿胶：治疗男女一切风病，骨节疼痛不遂。

风虚

天麻：主治肝气不足、风虚（指体内虚弱，而外感风邪）内作所致的头晕目眩、肢体麻痹不仁、不能语言，为定风的神药。

黄芪：治疗风虚所致的自汗。能逐五脏瘀血，泻阴火，去虚热。无汗则能发汗，有汗则能止汗。

人参：能补元气，定魂魄，止烦躁，生津液，消痰。

沙参：能去皮肌浮风，宣散五脏风气，养肝气。

黄精：能补中，除风湿。

葳蕤（wēi ruí，即玉竹）：治疗中风突然发热，不能动摇，虚风湿毒，风温所致的自汗、身体灼热，一切虚乏病。

牛膝：治疗寒湿痿痹所致的拘挛、膝痛，能强筋，补肝脏风虚。

白及：能去胃中邪气，治疗风痱（病证名，指四肢废而不用的疾患）所致的肢体瘫痪不收，能补肺气。

仙茅：治疗一切风湿痹症，腰脚遇风怕冷，拘挛、痹痛不能行走，九蒸九晒后泡酒服用。

淫羊藿：治疗一切冷风所致的肢体挛急、麻木不仁，老人神志昏聩。泡酒服，治疗偏风。

蛇床子：治疗男女风虚，湿痹毒风，腰胯酸痛。洗浴治疗大风所致的身痒。

补骨脂：治疗风虚冷痹，骨髓伤败，一切风气作痛，制成丸药服用。

菟丝子：能补肝风虚，利腰脚。

覆盆子：治疗劳损风虚，能补肝明目。

石斛：治疗脚膝软弱，久冷风痹。酥浸后再蒸，服至一镒，永不患骨痛。

络石、木莲叶、扶芳藤：主治风血，暖腰脚，治疗一切冷气，浸酒饮服。

山药：能去冷风，治疗头面游风，能强筋骨，壮脾胃。

栗：治疗肾虚所致腰脚无力，一天吃十颗。栗楔，治疗筋骨风痛。

松子：治疗各种风病，骨节风痛。

松叶：治疗风痛、脚痹，泡酒服用，出汗。

松节：治疗风虚久痹，骨节疼痛，能燥血中之湿。

杜仲、海桐皮、山茱萸、枸杞子：均可主治风虚，腰脚疼痛。

冬青子：泡酒用，去风虚。

石南：能逐各种风邪，治疗脚软弱无力。

慈石：治疗周痹、风湿，肢体关节中痛，男女风虚，同白石英一起泡水，煮粥食用。

白石英：治疗风虚、冷痹（痹症偏于寒邪伤人者），各种阳气不足，烧热后淬酒饮服。

乌鸡：治疗中风舌强，烦热麻痹，酒煮食用。

暑

有受暑中暍（yē，病证名，一指中暑、中热；一指阴寒之暑证；一指阳暑），受凉中暑的不同。

中暍

胡麻：炒黑，井水研磨，灌服。

大蒜：同路上热土一起捣研，澄水（清澈而不流动的水）送服。

瓜蒂：吐之即苏醒。

热汤：布蘸热敷心下即苏醒，同时慢慢灌服。

中暑

香薷：能解暑利小便，有彻上彻下的功效。为夏季解表药，能发越阳气，消散蓄水。

黄连：酒煮作丸服，主治伏暑在心脾，发

热、吐泻、下痢、烦渴等病。

石香薷、紫苏叶、苍术、白术、木通、车前、泽泻、半夏、藿香、砂仁：均可主治伤暑、有湿热等病。

白扁豆、薏苡仁、稷米、大蒜：均可主治伤暑、有湿热等病。

木瓜、枇杷叶、赤茯苓、厚朴、猪苓：均可主治伤暑、有湿热等病。

桂心：能大解暑毒，同茯苓制成丸药服用。同蜜一起治疗水饮作渴。

黄柏：能去湿热，泻阴火，滋肾水，去痿弱。

雪水、夏冰、滑石、石膏、朱砂：能解渴。

雄黄：治疗暑毒在脾，湿气连脚，或吐或痛，或痢或疟，炼过后作丸服。

硝石、硫黄：二味结砂用，主治外伤暑热，内伤生冷，发为头痛寒热，吐泻霍乱，心腹痛等病。三伏时吞服硫黄一百粒，去积滞的效果非常好。

玄精石：能解暑消积。

泻火益元

黄芪：治疗伤暑自汗，呼吸喘促，肌肤灼热。

人参：治疗暑伤元气，大汗，四肢痿弱、足不能行，同麦门冬、五味子一起煎服，能大泻阴火，补元气，助金水。

甘草：生用泻火，熟用补火，与人参、黄芪同为泻火益气的药物。

麦门冬：能清肺金，降心火，止烦渴，治疗咳嗽。

黄芩、知母：能泻肺火，滋肾水。

虎杖：同甘草煎服，压制一切暑毒烦渴，能利小便。

苦茗：同生姜煎汁饮服，或与醋一起饮服，主治伤暑泻痢。

石楠叶：煎服能解暑。

乌梅：能生津止渴。

西瓜、甜瓜、椰子浆：能解暑毒。

湿

有风湿、寒湿、湿热之分。

风湿

羌独活、防风、细辛、麻黄、木贼、浮萍、藁本、川芎、蛇床子、黄芪、黄精、葳蕤、秦艽、菖蒲、漏芦、菊花、马先蒿、白蒿、庵蔄、旋覆、豨莶、苍耳、薇衔、蒴藋、石龙芮、茵蓣、防己、茜根、忍冬、苏子、南星、萆薢、土茯苓、龙常、葱白、薏苡、胡麻、大豆、秦椒、蔓椒、蜀椒红、柏实、松叶、沉香、龙脑、蔓荆、皂荚、枸杞、五加皮、桂枝、伏牛花、厚朴：与苍术、橘皮一起用，可除湿病。

慈石、白石英、蝎：治疗风胜湿痹，炒后研末，入麝香，酒送服。

鳝鱼：治疗湿风恶气，制成肉汤食用。

寒湿

苍术：能除上、中、下三焦之湿，发汗利小便，逐水功效最大。治疗湿气身重作痛，熬膏服用。

草乌头：能除风湿，燥脾胃，同苍术制成丸药服用。

附子、乌头、芫花、黄芪、狗脊、牛膝、山柰、红豆蔻、草果、马蔺、艾叶、木香、杜若、山姜、廉姜，葡萄酒、烧酒、豆黄、生姜、干姜、芥子、蒜、葫、茴香，吴茱萸、胡椒、椶子、莲实、桂心、丁香、樟脑、乌药、山茱萸；貘皮、木狗皮、诸兽毛皮毡、火针。

湿热

山茵陈、黄芩、黄连、防己、连翘、白术、柴胡、苦参、龙胆草、车前、木通、泽泻、通草、白鲜、莸草、半夏、海金沙、地黄、甘遂、大戟、萱草、牵牛：均入气分。

大黄：入血分。

营实根、夏枯草、赤小豆、大豆黄卷、薏苡仁、旱芹：作丸服。

干姜、生姜、椿白皮、茯苓、猪苓、酸枣、柳叶、木槿、榆皮、蚬子：能下湿热气，滑石、石膏、矾石、绿矾。

火热

有郁火、实火、虚火，气分热、血分热、五脏热、十二经热之分。

升散

柴胡：能平肝胆、三焦包络的相火，除肌肤发热、潮热，寒热往来，小儿骨热、疳积发热，妇人产前产后热。虚劳发热，同人参煎服。

升麻：能解肌肉热，散郁火。

葛根：能解阳明烦热，止渴散郁火。

羌活：能散火郁发热。

白芷：能散风寒身热，洗浴治疗小儿发热。

薄荷汁：治疗骨蒸（形容阴虚潮热的热气自里透发而出）劳热。

水萍：治疗暴热身痒，能发汗。

香附：能散心腹客热气郁。

泻火

黄连：能泻肝胆心脾火，退客热。

黄芩：能泻肺及大肠火，治疗肌肉骨蒸等各种热病。治疗肺热像火燎，烦躁咳嗽，大渴引饮，一味煎服。

胡黄连：治疗骨蒸劳热，小儿疳热，妇人胎蒸（病名，以面肿色赤、口苦咽干、日晡寒热、日渐羸瘦、胎气不见升动为主要表现）。

秦艽：治疗阳明湿热，劳热潮热骨蒸。

沙参：能清肺热。

桔梗：能清肺热。

龙胆：能去肝胆火，胃中伏热。

青黛：治疗五脏郁火。

蛇莓、白鲜皮、大青叶：均可主治时行（为感受四时不正之气所致的流行性疾病）腹中大热。

连翘：能去少阳、阳明、三焦气分之火。

青蒿：治疗热在骨间。

牛蒡：饭前吞服三枚，散各种结节筋骨烦热毒。

虎杖：能压一切热毒。

茵陈：能去湿热。

景天：治疗身热，小儿惊热。

钩藤：能平心肝火，利小便。同甘草、滑石一起服用，治疗小儿惊热。

酸浆、防己、木通、通草、灯心、泽泻、车前、地肤、石韦、瞿麦：均可利小便，泄火热。

大黄：能泻各种实热所致的大便不通，为足太阴、手足阳明、厥阴五经的血分药。

栀子：治疗心肺胃小肠火，能解郁利小便。

木兰皮：治疗身热生痤疮。

桑白皮：治疗虚劳肺火。

地骨皮：能泻肺火、肾火、胞中火，能补正气，去骨间有汗的蒸热，同防风、甘草一起煎服。

竹叶、竹茹、竹沥：均可主治烦热有痰。

荆沥：治疗热痰。

雪水、冰水、井水：均可除大热。

石膏：可除三焦、肺、胃、大肠火，解肌发汗退热，治疗潮热骨蒸发热，可制成丸、散服用。治疗食积痰火，制成丸药服。治疗小儿高热，同青黛制成丸药服。

玄精石：能去风热。

凝水石：治疗身热，皮中像火烧，烦满，水送服，能凉血降火。

食盐、卤碱：能除大热。

硝石：治疗五脏积热。

朴硝：治疗胃中结热。紫雪、碧雪、红雪、金石凌都是解散热结之药。

玄明粉：能去胃中实热，下肠中所积的污垢。

白颈蚯蚓：能解热毒，治疗狂烦。

犀角（现常以水牛角替代）：能泻肝、凉心、清胃，解大热及各种毒气。

牛黄：能凉心肝。

羚羊角：能解风热寒热。

象牙：治疗骨蒸热。

牛胆、猪胆、熊胆：均可除肝火。

缓火

甘草：生用，能泻三焦、五脏六腑的火。

黄芪：能泻阴火，补元气，去虚热。无汗则能发汗，有汗则能止汗。

人参：同黄芪、甘草，此三味为益气泻火、除肌肤燥热的圣药。这是因为“甘温除大热”的缘故。

麦门冬：能降心火、清肺热，治疗虚劳客热，能止渴。

五味子：与人参、麦门冬三味，为清金滋水、泻火止渴、止汗生脉之剂。

天门冬：治疗肺劳风热，制成丸药服用。治疗阴虚火动有痰热，同五味子制成丸药服用。治疗妇人骨蒸，同生地黄制成丸药服用。

葳蕤：治疗五劳七伤虚热。煎服治疗发热、口干、小便少。

白术：能除胃中热、肌热，能止汗。治疗妇人血虚发热，小儿脾虚骨蒸，同茯苓、甘草、芍药一起煎服。

茅根、地筋：治疗客热在肠胃。

甘焦根、菰根、芦根、天花粉：均可主治大热烦渴。

栝楼根：能润肺降火化痰。治疗饮酒发热，同青黛、生姜汁制成丸药服用。治疗妇女月经不调，夜热痰嗽，同青黛、香附末一起服用。

山药：能除烦热，性凉而补。

小麦：治疗客热烦渴，能凉心。

粱米：治疗脾胃客热。

麻仁：治疗虚劳客热，水煎服。

梨：能消痰降火，凉心肺。

柿：能凉肺，压胃热。

李：暴晒后食用，能去骨间劳热。

乌梅：能下气除热。

马槟榔：治疗热病，嚼食。

甘蔗：能解热。

鳖肉：同柴胡等药制成丸药服用，治疗骨蒸。

鸭肉、鸽肉：均可解热。

兔肉：凉补。

豪猪肉、猪肉：肥胖生热的人适宜食用。

猪乳、酥酪、醍醐、人乳。

滋阴

生地黄：治疗各经血热，能滋阴退阳。制成蜜丸服用，治疗女人发热成劳。蜜煎服，治疗小儿高热，烦渴昏沉。

熟地黄：治疗血虚劳热，产后虚热，老人虚燥。同生地黄一起研末，生姜汁糊丸服，治疗妇人劳热。

玄参：治疗烦躁骨蒸，能滋阴降火，与地黄功效相同。为治疗胸中氤氲之气，无根之火的圣剂。同大黄、黄连制成丸药服用，治疗三焦积热。

当归：治疗血虚发热，困渴引饮，目赤面红，日夜不退，脉象洪大像白虎汤证，同黄芪一起煎服。

丹参：治疗冷热劳，风邪留热。同鼠屎末一起服，主治小儿中风，身热拘急。

牡丹：治疗少阴、厥阴血分伏火，退无汗的骨蒸。

知母：治疗心烦，骨热劳反复发作，产后蓐劳，热劳。能泻肺命火，滋肾水。

黄柏：治疗下焦湿热，能滋阴降火。

各经火药（清除各经热邪、火邪的药物）

肝：气分，柴胡；血分，黄芩。

心：气分，麦门冬；血分，黄连。

脾：气分，白芍药；血分，生地黄。

肺：气分，石膏；血分，栀子。

肾：气分，知母；血分，黄柏。

胆：气分，连翘；血分，柴胡。

小肠：气分，赤茯苓；血分，木通。

大肠：气分，黄芩；血分，大黄。

膀胱：气分，滑石；血分，黄柏。

胃：气分，葛根；血分，大黄。

三焦：气分，连翘；血分，地骨。

包络：气分，麦门冬；血分，牡丹皮。

各经发热药（清除各经热邪的药物）

肝：气分，柴胡；血分，当归。

心：气分，黄连；血分，生地黄。

脾：气分，芍药；血分，木瓜。

肺：气分，石膏；血分，桑白皮。

肾：气分，知母；血分，地黄。

胆：气分，柴胡；血分，瓜蒌。

小肠：气，赤茯苓；血分，木通。

大肠：气分，芒硝。血分，大黄。

膀胱：气分，滑石；血分，泽泻。

胃：气分；石膏；血分，芒硝。

三焦：气分，石膏；血分，竹叶。

包络：气分，麦门冬；血分，牡丹皮。

诸气

大怒使气逆行，大喜使气涣散，大悲使气消损，大恐使气下沉，受惊使气紊乱耗损，思虑过度使气郁结。寒性凝滞收引，闭阻腠理，则卫气不得宣散；火热性升散，腠理毛窍疏松，则肌表散热增加，阳气外泄而多汗。

郁气

香附：治疗心腹、膀胱连胁下气机阻滞，常日忧愁。总解一切气郁，能行十二经气分，有补有泻，有升有降。

苍术：能消气块，解气郁。

川芎：与香附、苍术一起服用，能总解诸郁结。

木香：能消心腹一切滞气。能和胃气，泄肺气，行肝气。凡气郁而不舒的，适宜使用。治疗冲脉为病，逆气里急。同补药则补，同泻药则泻。治疗中气，用竹沥、姜汁调灌。治疗气胀，同诃子制成丸药服用。治疗一切行痹，酒磨服。

藿香：能快气。

鸡苏、紫苏：能顺气。

薄荷：能去愤气。

赤小豆：能缩气，散气。

莱菔子：能练五脏恶气，化积滞。

葱白：能除肝中邪气，通上下阳气。

胡荽：治疗热气结滞，一年数发，煎饮服。

莴苣、白苣：能开胸膈壅气。

马齿苋：治疗诸气不调，煮粥食用。

杏仁：能下结气，同桂枝、橘皮、诃黎勒制成丸药服用。

青橘皮：能疏肝散滞，同茴香、甘草末一起服用。

槟榔：能宣利五脏六腑壅滞，破胸中一切气郁，药性如铁石。

大腹皮：能下一切气。

栀子：治疗五脏结气，炒黑煎服。

橄榄、毗黎勒：能开胃下气。

痰气

半夏：能消心腹、胸胁间痰热结气。

贝母：能散心胸郁结之气，消痰。

桔梗、前胡、白前、苏子：均可消痰，治疗一切逆气。

射干：能散胸中痰结热气。

芫花：治疗各种气痛，醋炒，同玄胡一起服用。

威灵仙：能宣通五脏，祛心腹冷滞，推陈致新。治疗男女气痛，同韭根、乌药、鸡子煮酒服。

牵牛：能通利一切气壅滞。治疗三焦壅滞，涕唾痰涎，头昏头眩不清，用皂角汁作丸服。治疗气机壅滞、胸内奔冲（病证名，指患者自觉有气上冲胸咽），同槟榔末一起服。

谷菜

荞麦：能消气宽肠。

黑大豆：调中下气。

生姜：治疗心胸冷热气。治疗暴逆气上，嚼服几片即止。

莱菔子、白芥子：能消痰下气。

山楂：能行结气。

橘皮：治疗痰隔气胀，水煎服。治疗下焦冷气，制成蜜丸服用。

橙皮：能消痰下气，同生姜、檀香、甘草制成饼服。

柚皮：能消痰下气及去愤懑之痰，酒煮蜜拌服。

枸橼皮：能除痰，止心下气痛。

金橘：能下气快肠。

枇杷叶：能下气止呕。

杨梅：能除愤愦恶气。

枳实、枳壳、茯苓：能破结气，逐痰水。

桑白皮：能下气消痰。

皂荚：治疗一切痰气为病，烧后研末，同莱菔子、生姜汁、蜜制成丸药服用。

龟甲：治疗结气不散，酒炙，同侧柏叶、香附制成丸药服用。

牡蛎：治疗惊怨怒气所致的结气老血。

血气

当归：为气中之血药。

川芎：为血中之气药。

蓬莪茂：为气中之血药。

姜黄：为血中之气药。

三棱：为血中之气药。

郁金：入血分和气分。

延胡索，乳香、没药、麒麟竭、安息香：均可活血散气。

冷气

艾叶：治疗心腹一切冷气、恶气，捣汁服用。

附子：能升降诸气，煎汁入沉香服用。

乌头：治疗一切冷气，童尿浸泡，制成丸药服用。

肉豆蔻、草豆蔻、红豆蔻、高良姜、益智子、荜茇、荜勃没、砂仁、补骨脂、葫芦巴、蒟酱：均可破冷气。

五味子：治疗奔豚冷气，心腹气胀。

蒜葫、芸薹、蔓菁、芥、干姜、蔊（hǎn）菜、秦荻藜、马芹：均可破冷气。

茴香：治疗肾邪冷气，同附子制为末服用。

白芥子：治疗腹中冷气，微炒后制成丸药服用。

蜀椒：能解郁结。其性能下行通利三焦。凡是人食饱后气上，生吞一二十枚即散。

秦椒、胡椒、荜澄茄、吴茱萸、食茱萸、桂、沉香、丁香、丁皮、檀香、乌药、樟脑、苏合香、阿魏、龙脑树子：均可破冷气，下恶气。

厚朴：治疗男女气胀，饮食不下，冷热相攻，生姜汁炙后研末，水送服。

诃黎勒：治疗一切气病，宿食不消，每晚嚼咽。

白石英：治疗心胃中冷气。

紫石英：治疗寒热邪气，能补心气，养肺气。

灵砂：治疗冷气，能升降阴阳，使水火既济。

玄精石、砒石、硇砂：治疗肾脏虚冷气痛，同桃仁制成丸药服用。又同川乌头制成丸药服用。

硫黄：治疗一切冷气积痛，同青盐制成丸药服用。同消石、青皮、陈皮制成丸药服用。

黄雌鸡、乌雌鸡：均可治疗冷气着床（指宫寒不孕之症）。

呕吐

有痰热，有虚寒，有积滞。

痰热

葛根：治疗大热呕吐，小儿呕吐，消面粉食积。

泽泻：能行水止吐。

香附：治疗妊娠恶阻，同藿香、甘草煎服。

黄连、苦耽：治疗劳乏呕逆。

麦门冬：能止呕吐燥渴。

前胡：能化痰止吐。

芦根：主治呕逆不食，能除膈间客热，加水煮服。或入童尿服。

赤小豆、豌豆：能止呕逆。

绿豆粉、茆草子，茯苓、猪苓、栀子、楸白皮、梓白皮：能止呕逆，下气。

苏方木：治疗人常呕吐，用水煎服。

杨梅：能止呕吐，除烦愦。

枇杷：能止吐下气。

木白皮：可止呕逆，煎煮服用，疗效甚佳。叶：能止呕逆不止。

石膏：治疗胃火吐逆。

阴阳水：饮服几口即定呕逆。

蝉蜕：治疗胃热吐食，同滑石末用水送服。

人乳：治疗小儿初生吐乳，同蘧篨（qú chú）、篾、盐少量，煎汁入牛黄服。

虚寒

细辛：治疗虚寒呕吐，同丁香末服。

苍术：能暖胃消谷，止呕吐。

白术：治疗胃虚呕逆及产后呕吐。

人参：能止呕吐，治疗胃虚有痰，煎汁入姜汁、竹沥服。治疗胃寒，同丁香、藿香、橘皮煎服。治疗妊娠呕吐，同干姜制成丸药服用。

艾叶：治疗口吐清水，煎服。

半夏：治疗呕逆，四肢厥冷，内有寒痰，同面制成弹丸大，煮食吞服。治疗妊娠呕吐，同人参、干姜制成丸药服用。治疗小儿痰吐，同面包裹丁香煨熟制成丸药服用。

南星：能除痰、下气、止呕。

旋覆花：能止呕逆，治疗饮食不下，能消痰下气。

苏子：能止吐。

香薷：治疗伤暑呕吐。

藿香：为治疗脾胃吐逆的要药。

木香、当归：能温中，止呕逆。

茅香：能温胃止吐。

白豆蔻：能止吐逆，散冷气，治疗胃冷忽恶心，嚼食数枚，用酒送下。治疗小儿胃寒吐乳，同砂仁、甘草末水送服。

生附子：治疗胃寒有痰，同半夏、生姜煎服。

砂仁、廉姜、白芷、红豆蔻、高良姜：能温

中下气消食。治疗忽呕清水，含咽即平。

肉豆蔻：能温中下气止吐，治疗小儿呕吐乳汁。

益智子：治疗胃冷。

糯米：治疗虚寒吐逆。

烧酒、白扁豆、豇豆、干姜、生姜：煎醋食用。又同半夏煎服，能去痰下气，杀虫止呕吐。

芥子：治疗胃寒吐食。

白芥子、橘皮：能止吐、消痰、温中。治疗嘈杂吐清水，去白研末，不时舐服。

蜀椒：能止吐杀虫。

胡椒：能去胃中寒痰，饭后即吐水，效果很好。

荜澄茄、吴茱萸、食茱萸：均可止冷吐。

槟榔：能止吐水，同橘皮煎服。

沉香、檀香、丁香：治疗呕吐，同陈皮煎服，小儿制成丸药服用，或同半夏制成丸药服用。

厚朴：治疗痰壅呕逆不食，姜汁炙研，米汤送服。主治胃冷，呕吐不止。

诃黎勒：能止呕吐不食，消痰下气，炒后研末糊丸服。

赤石脂：治疗饮食冷物过多，成澼吐水，每次酒服方寸匕，服完一斤，终身不吐痰水。

积滞

香附子：能止呕吐，下气消食。

砂仁：能温中、消食、止吐。

大黄：治疗口中常呕淡泔，煎服。

呃逆

呃，音“噫”，即不平的意思。有寒有热，有虚有实，其气自脐下冲上，作呃呃的声响，乃是冲脉为病，世人也称作“咳逆”，与古代咳嗽气急的咳逆不同。朱肱以哕为咳逆，王履以咳嗽为咳逆，都不准确。

虚寒

半夏：治疗伤寒呃逆，若是危症，取一两，同生姜煎服。

紫苏：治疗咳逆短气，同人参煎服。

乌头：治疗阴毒咳逆，同干姜等份，研后炒至变色，煎服。

砂仁：同姜皮一起冲酒服。

麻黄：烧烟嗅之立止。

细辛：治疗卒客忤逆，口不能言，同肉桂放在口中。

旋覆花：治疗心下痞胀、噫气不息，同代赭石服。

高良姜、蒟酱、苏子、荏子、紫菀、女菀、肉豆蔻、刀豆：治疗病后呃逆，连壳烧灰服。

姜汁：治疗久患咳噫，连至四五十声，取汁和蜜煎服，三次立效。也可擦背用。

橘皮：治疗呃逆，取二两去白煎服。或加丁香。

荔枝：治疗呃噫，取七个烧末，用水送下，立止。

胡椒：治疗伤寒咳逆，日夜不止，为寒气攻胃所致，入麝香煎酒服用。

荜澄茄：治疗伤寒咳逆，日夜不止，为寒气攻胃所致。同高良姜末煎，入少量醋服。

吴茱萸：能止咳逆。治疗肾气上筑于咽喉，逆气不能出，或至数十声，上下不得喘息。这是寒伤胃脘、肾虚气逆、上乘于胃、与气相并的缘故，同橘皮、附子制成丸药服用。

蜀椒：治疗呃噫，炒后研末糊丸，醋汤送下。

石莲子：治疗胃虚呃逆，炒末，水送服。一方加丁香、茯苓。

榄子、丁香：治疗伤寒呃逆及哕逆，同柿蒂末、人参汤送下。

沉香：治疗胃冷久呃，与紫苏、白豆蔻末同服，白开水送服。

乳香：治疗阴证呃逆，同硫黄烧烟熏鼻，或煎酒嗅。

桂心、伏龙肝：治疗产后咳逆，同丁香、白豆蔻末、桃仁、茱萸煎汤送下。

代赭石：治疗心下痞胀噫气、呃逆。

湿热

大黄：治疗伤寒阳证呃逆便闭，用其泻下，或用蜜兑服。

人参芦：治疗因气昏瞀呃噫，可催吐。

人参：治疗吐利后胃虚膈热而咳逆，同甘草、陈皮、竹茹煎服。

干柿：治疗产后咳逆心烦，水煮，小口饮服。

柿蒂：煮服，止咳逆哕气。

青橘皮：治疗伤寒呃逆，研末服。

枳壳：治疗伤寒呃噫，同木香末，白开水送服。

淡竹叶、竹茹、牡荆子、滑石：治疗病后呃噫，人参、白术煎服益元散。

泄泻

有湿热、寒湿、风暑、积滞、惊痰、虚陷之分。

湿热

白术：能除湿热，健脾胃。治疗湿泄，同车前子一起研末服。治疗虚泄，同肉豆蔻、白芍药制成丸药服用。治疗久泄，同茯苓、糯米制成丸药服用。治疗小儿久泄，同半夏、丁香制成丸药服用。治疗老人脾泄，同苍术、茯苓制成丸药服用。治疗老小滑泄，同山药制成丸药服用。

苍术：治疗湿泄如注，同芍药、黄芩、桂心煎服。治疗暑季暴泄，同神曲制成丸药服用。

车前子：治疗暑季暴泄，炒后研末服。

秦艽：治疗暴泄、口渴引饮，同甘草煎服。

黄连：治疗湿热脾泄，同生姜末一起服用。治疗食积脾泄，同大蒜制成丸药服用。

胡黄连：治疗疳积泄泻。

泽泻、木通、地肤子、灯心、粟米：均可除湿热，利小便，止烦渴，燥脾胃。

青粱米、丹黍米、山药：治疗湿泄，同苍术制成丸药服用。

薏苡仁、栀子：治疗消化不良、完谷不化，取十个微炒，煎服。

黄柏：治疗小儿热泻，焙干研末，米汤送服，能去下焦湿热。

茯苓、猪苓、石膏：治疗水泄腹鸣如雷，煅烧研末，同饭作丸，服二十丸，服药不超过两次，即愈。

雄黄：治疗暑毒泻痢，制成丸药服用。

滑石、猪胆：入白通汤内止少阴下利。

虚寒

甘草、人参、黄芪、白芍：能平肝补脾，同白术制成丸药服用。

防风、藁本：治疗风泄，因为风能胜湿。

升麻、葛根、柴胡：均可主治虚泄风泄，阳气下陷作泄。

半夏：治疗湿痰泄，同枣煎服。

五味子：治疗五更肾泄，同吴茱萸制成丸药服用。

补骨脂：治疗水泄日久，同罂粟壳制成丸药服用。治疗脾胃虚泄，同豆蔻制成丸药服用。

肉豆蔻：能温中消食，固肠止泄。治疗热泄，同滑石制成丸药服用。治疗冷泄，同附子制成丸药服用。治疗滑泄，同罂粟壳制成丸药服用。治疗久泄，同木香制成丸药服用。治疗老人虚泻，同乳香制成丸药服用。

木香：煨热服，能实大肠，和胃气。

砂仁：治疗虚劳冷泄，消宿食。

草豆蔻：治疗暑季伤冷泄。

益智子：治疗腹胀忽泄，日夜不止，用药无效，属于元气欲脱的病证，浓煎二两服下。

荜茇：治疗暴泄，身冷自汗脉微，同干姜、肉桂、高良姜制成丸药服用，名为已寒丸。

附子：治疗少阴下利、四肢厥逆，同干姜、甘草煎服。治疗脏寒脾泄，同肉豆蔻制成丸药服用，同大枣煮为丸服用。治疗暴泄脱阳，久泄亡阳，同人参、木香、茯苓煎服。治疗老人虚泄，同赤石脂制成丸药服用。

草乌头：治疗水泄寒利，半生半炒制成丸药服用。

艾叶：治疗泄泻，同吴茱萸煎服。同生姜煎服。

菝葜、陈廪米：能涩肠胃，暖脾。

糯米粉：同山药、砂糖食用，止久痢泄。

黄米粉、干麸、干糕：均可止老人久泄。

罂粟壳：治疗水泄不止，宜用固涩药，同乌梅、大枣煎服。

神曲、白扁豆、薏苡仁、干姜：治疗中寒水泄，炮后研末，用水送服。

葫蒜、薤白、韭白、栗子：煨熟食用，止冷泄如注。

乌梅：能涩肠止渴。

酸榴皮：治疗一二十年久泄，焙干研末，米汤送服，便止。

石莲：能除寒湿，治疗脾泄肠滑，炒后研末，米汤送服。

胡椒：治疗夏季冷泄，制成丸药服用。

蜀椒：治疗老人湿泄，小儿水泄，醋煮为丸服用。治疗久泄、飧泄（病名，以大便泄泻清稀，并有不消化的食物残渣，肠鸣腹痛，脉弦缓等为主要表现）不化谷，同苍术制成丸药服用。

吴茱萸：治疗老人脾冷泄，水煎入盐服。

厚朴：能止泄、厚肠、温胃，治疗腹中鸣吼。

丁香：治疗冷泄虚滑，水谷不消。

乳香：治疗泄澼腹痛。

石灰：治疗水泄，同茯苓制成丸药服用。

赤石脂：治疗滑泄，疳积引起的泄泻，煅烧研末，米汤送服。治疗大肠寒泄遗精，同干姜、胡椒制成丸药服用。

白石脂：治疗滑泄，同干姜制成丸药服用。同龙骨制成丸药服用。

白矾：能止滑泄、水泄，醋糊为丸服用。治疗老年患者，加诃子。

消石：治疗伏暑泄泻，同硫黄炒，制成丸药服用。同硫黄、白矾、滑石、飞面，制成水丸服用。

禹余粮：治疗冷劳肠泄不止，同乌头制成丸药服用。

阳起石：治疗虚寒滑泄，厥逆精滑，同钟乳石、附子制成丸药服用。

五倍子：治疗久泄，制成丸药服用。治疗水泄，加枯矾。

龙骨：治疗滑泄，同赤石脂制成丸药服用。

龟甲：治疗久泄。

乌鸡骨：治疗脾虚久泄，同肉豆蔻、草果煮食。

鹿茸：治疗饮酒即泄，同肉苁蓉制成丸药服用。

猪肾：治疗冷利久泄，掺骨碎补末，煨熟食用。

猪肠：治疗脏寒久泄，同吴茱萸蒸制成丸药服用。

猪肝：治疗冷劳虚泄。

牛髓：治疗泄利。

积滞

神曲、麦蘖、荞麦粉：治疗脾积泄，砂糖水送服三钱。

楮叶：能止一切泄利，同巴豆皮炒后研末制

成蜡丸服用。

巴豆：治疗积滞泄泻，可以通肠，可以止泄。治疗夏季水泄及小儿吐泻下痢，灯上烧，制成蜡丸用水送服。

外治

田螺：敷肚脐。

木鳖子：同丁香、麝香贴脐上，治疗虚泄。

蛇床子：同熟艾各一两，木鳖子四个，研匀，棉布包裹放在脐上，熨斗外熨。

蓖麻仁：取七个，同熟艾半两，硫黄二钱，研匀，棉布包裹放在脐上，熨斗外熨。

猪苓：同地龙、针砂末一起，用葱汁调和，贴脐。

椒红：治疗小儿泄，用酥调和贴囟门。取蓖麻九个，贴囟门也可以。

巴豆纸：治疗小儿泄，剪作花，贴眉心。

大蒜：贴两足心处，也可贴脐。

赤小豆：酒调，贴足心。

痢

有积滞、湿热、暑毒、虚滑、冷积、蛊毒之分。

积滞

大黄：治疗各种痢疾初起，浸酒服，或同当归一起煎服。

巴豆：治疗积痢，同杏仁作丸服。小儿用百草霜一起制成蜡丸服用。

巴豆皮：同楮叶烧灰制成丸药服用，治疗一切泻痢。

藜芦：主治泻痢。

紫苋、马苋：和蜜一起食用，主治产后痢。

莱菔：取汁和蜜服，干品则嚼服，止噤口痢（属于痢疾之一，指患痢疾而见饮食不进，食入即吐，或呕不能食）。

莱菔子：能治疗下痢后重。

青木香：治疗下痢腹痛，气滞里急，能实大肠。

山楂：煮服，止痢。

曲：能消谷止痢。下痢一天百次，同马兰子一起作散服。

槟榔：能消食下气，治疗下痢后重如神。

枳实、枳壳：能止痢顺气。

荞麦粉：能消积垢。同鸡蛋白制成丸药服用，主治噤口痢。

百草霜：能消食积。同黄连末一起服，能止热痢。

鸡内金：焙干研末服。主治小儿痢。

湿热

黄连：治疗热毒赤痢，水煎露一晚，热服。若是小儿病则加蜜，或炒焦，同当归末、麝香一起，米汤送服。治疗下痢腹痛，酒煎服。治疗伤寒痢，同艾水煎服。治疗暴痢，同黄芩煎服。治疗气痢后重，同干姜末服。治疗赤白痢日久，同盐梅烧末服，同鸡蛋白制成丸药服用。治疗各种痢疾脾泄，入猪肠煮为丸服用。治疗湿痢，同吴茱萸炒为丸服用。香连丸加减，通治各种痢疾。四治黄连丸，治疗五痔八痢。

胡黄连：治疗热痢，同饭制成丸药服用。治疗血痢，与乌梅、灶下土末同服，茶水送服。

白头翁：治疗一切毒痢，水煎服。治疗赤痢咽肿，同黄连、木香煎服。治疗赤痢下重，同黄连、黄柏、秦皮煎服。

柴胡：治疗积热痢，同黄芩半水半酒煎服。

大青：治疗热病下痢病重，同甘草、胶、豆豉、赤石脂煎服。

龙牙草：治疗热痢，同陈茶煎服。取根捣研为末，米汤送服。

青蒿：治疗冷热久痢，同艾叶、豆豉作饼，煎服。

地榆：治疗冷热痢，煮汁熬服，止久痢疳痢。

青黛：治疗疳痢，研末服。

益母草：同米煮粥食用，止疳痢。同盐梅烧服，止杂痢。

枲耳（xǐ ěr，即苍耳）：熬膏服，主治产后痢疾。

荆芥：烧末服，主治产后痢。

黄芩：治疗下痢腹痛日久，同芍药、甘草一起服用。

地黄：能止下痢腹痛。捣汁，主治蛊痢。

车前汁：和蜜调服，主治热痢。

牛膝、龙胆、赤地利：煎服，主治热痢。

冬葵子：研末茶水送服，主治血痢。

刘寄奴：同乌梅、白姜一起煎服，主治血痢。

地肤子：同地榆、黄芩末一起服用。苗、叶用汁。主治血痢。

旱莲：研末服，主治血痢。

苦参：炒焦，水送服，主治血痢。

贯众：酒煎服，主治血痢。

山豆根、忍冬：煎服，主治血痢。

蓝汁、紫参：同甘草一起煎服，主治血痢。

桔梗、白及、蒲黄、昨叶何草：主治血痢。

绿豆：同火麻汁一起煮。皮蒸食，治疗二三年赤痢。

赤小豆：合蜡煎服，主治血痢。

黑豆：主治血痢。

胡麻：和蜜一起食用，主治赤白下痢。

麻子仁：炒后研末服，主治赤白下痢。

豆豉：炒焦酒送服，入口即定，主治赤白下痢。

小豆花：治疗热痢，入豆豉汁作汤食用。治疗痢后气满不能食，煮食一顿即愈。

豇豆、豌豆、荠根茎：烧灰用水送服，主治赤白下痢。

白扁豆：主治赤白下痢。

豆腐：治疗休息痢，醋煎服。

葱白：治疗下痢腹痛，煮粥食用，又煮鲫鱼鲊食。

黄瓜：治疗小儿热痢，同蜜一起食用。

丝瓜：治疗酒痢便血，烧灰酒送服。

胡荽：炒末服。

木耳：治疗血痢，姜、醋煮食，或烧灰用水送服。治疗久痢，炒后研末用酒送服。病久者，加鹿角胶。

胡桃：同枳壳、皂荚烧服，治疗血痢。

柿：能止小儿秋痢、血痢。

刺蜜、无花果、甜瓜、乌药：烧灰制成丸药服用，止血痢。

槐花：炒后研末服，止血痢。

樗白皮：能除湿热杀虫。治疗血痢，醋糊为丸服用。治疗脏毒下痢，捣研为末服。治疗水谷痢、小儿疳痢，同水和作馄饨煮食。治疗休息痢，同木香一起作丸，或加诃子、丁香用。

柏叶：治疗血痢，同芍药一起炒，水煎服。治疗血痢、蛊痢、疳痢，同黄连一起煎服。治疗小儿洞痢，煎汤代茶饮。

栀子：主治热痢下重。治疗血痢连年，同鼠尾草、蔷薇汁熬丸服。

黄柏：能除下焦湿热及血痢，同黄连、醋煎服。治疗孕妇下痢，同大蒜制成丸药服用，疗效奇佳。

桑寄生：治疗毒痢，同川芎、防风、甘草煎服。

木槿花：治疗噤口痢，煎面食。取皮煮汁，止血痢口渴。

茯苓：能渗湿热，止血痢。

贝子、五灵脂：均可治疗血痢。

犀角：治疗热毒痢。

猪胆：盛黑豆吞服。与狗胆、牛胆功效相同。

熊胆：治疗疳痢。

虚寒

甘草：能泻火止痛。治疗久痢，煎服。又用浆水炙，同生姜一起煎服。同肉豆蔻煎服。

芍药：能补脾散血，止腹痛后重。

人参：治疗冷痢四肢厥逆，同诃子、生姜煎服。治疗噤口痢，同莲肉一起煎，小口服。治疗老人虚痢，同鹿角末一起服。

当归：能止腹痛里急后重，生血养血。治疗久痢，吴茱萸炒后制成蜜丸服用。

白术：治疗胃虚及冷痢多年。

苍术：治疗久痢，同花椒制成丸药服用。

熟艾叶：能止腹痛及痢后寒热，加醋煎服，或入生姜煎服。治疗久痢，同橘皮，酒糊为丸服用。

乌头：治疗久痢，烧后研末制成蜡丸服用。

附子：治疗休息痢，鸡蛋白制成丸药服用。

草乌头：治疗寒痢，半生半烧，醋糊为丸服用。

肉豆蔻：治疗冷痢，醋面包裹煨熟，研末服。治疗气痢，煨熟同榄子、仓米末一起服。

延胡索：治疗下痢腹痛，用酒送服二钱。

砂仁：治疗赤白痢、休息痢，腹中虚痛。同干姜制成丸药服用，治疗冷痢。

草豆蔻：治疗泻痢寒痛。

荜茇：治疗虚痢呕逆。气痢用牛羊乳汁煎服。

补骨脂：治疗久痢胃虚。

黄芪：治疗泻痢腹痛。

云实、肉苁蓉、艾纳香：主治泻痢肠澼。

秫米、丹黍米、粳米：主治泻痢肠澼。

白扁豆花：同胡椒制成馄饨煮食。

山药：半生半炒后研末服，治疗噤口痢。

大蒜：治疗噤口痢及小儿痢，同冷水服，或制成丸药用黄丹送服。

薤白：治疗疳痢久痢，煮粥、作饼、炒黄都适宜。

韭白：用醋炒食，止冷痢。

生姜：治疗久痢，同干姜制成馄饨食用。

浮麦：和面作饼食用，止冷痢。

麦面：炒焦服用，止冷痢。

小麦粉：止冷痢。

蜀椒、榄子：均可止冷痢。

胡椒：治疗赤白痢，同绿豆制成丸药服用。

吴茱萸：能燥湿热，止泻痢，同黄连制成丸药服用。同黑豆搓热吞服。

石莲：治疗噤口痢，研末服。

砂糖：治疗噤口痢，同乌梅煎汁小口服。

桂心：治疗久痢，用姜汁炙紫，同黄连等份，捣研为末服。

肥皂荚：治疗风湿下痢，同盐烧入粥食用。

皂荚刺：治疗风入大肠，久痢脓血，同枳实、槐花制成丸药服用。子，治疗久痢，焙干研末，米糊为丸服用。治疗里急后重，取子，同枳壳制成丸药服用。

厚朴：能止泻痢，厚肠胃。治疗水谷痢，同黄连煎服。

乳香：治疗虚冷腹痛。

沉香：治疗气痢。

丁香：治疗噤口痢，同莲肉末一起，米汤送服，止泻痢。

墨：治疗赤白痢，同干姜，醋糊丸服。

蜂蜜：治疗赤白痢，和姜汁一起服用。

黄蜡：能厚肠胃，同阿胶、当归、黄连、黄柏、陈仓米一起煮服。

鲤鱼：治疗暴痢，烧灰，用水送服。

鲫鱼：治疗久痢，酿五倍子烧服。治疗血痢，酿白矾烧服。取头灰，能止痢。

乌骨鸡：能止虚痢。

黄雌鸡：煮汁服，止噤口痢。

鸡卵：治疗久痢产痢，醋煮食用。治疗小儿痢，和蜡煎食。治疗疳痢，同定粉炒食。

鸡卵黄：治疗白痢，同胡粉煅烧，用酒送服。治疗新生儿痢疾，同黄丹一起烧服。

雉：治疗虚痢、产痢，制成馄饨食用。

阿胶：治疗赤白虚痢，同黄连、茯苓制成丸药服用。

牛乳：治疗冷气痢，同荜茇一起煎服。

牛肝、牛膍（pí）：治疗虚冷痢，同醋一起煮食。

羊脂：治疗痢痛，同阿胶一起煮粥食用。治疗孕痢，煮酒服。

羊肾：治疗劳痢，作汤食用。

羚羊角：治疗热毒下痢，研末服。治疗小儿痢，烧灰服。

鹿角：治疗小儿痢，烧同发灰服。

鹿茸、狗肝：煮粥服，主治虚冷久痢。

猪肾：制成馄饨食用，主治虚冷久痢。

猪肉：治疗噤口痢，作脯炙食。

猪肠：治疗热毒酒痢，同黄连蒸，制成丸药服用。

猪肝：治疗休息痢，同杏仁、童尿煮食。

虎骨：治疗休息痢，炙研服。治疗小儿下痢，洞泻如注，烧服。

止涩

赤白鸡冠花：酒煎服。

木贼：煎水服。

葰蕤：同蜡茶，白梅制成丸药服用。

粟壳：醋炙，制成蜜丸服用。同陈皮末一起服。同槟榔末一起服。同厚朴末一起服。

乌梅：能止渴，除冷热痢，水煎服。治疗血痢，同茶、醋一起服。同黄连制成丸药服用。治疗休息痢，同建茶、干姜制成丸药服用。

梅叶：煮汁，止休息痢。

林檎：能止痢，煮食。治疗小儿痢，同楮实捣汁服。

荔枝壳：同橡斗、榴皮、甘草煎服。

酸榴：捣汁或烧服。

酸榴皮及根：或煎服，或作散服，或作丸服，或烧服。

大枣：治疗疳痢，和光粉烧食。

橡实：同楮叶一起研末服。

荷叶灰：缺。

楮叶：炒后研末，和面作饼食用，能断痢。治疗小儿痢，浸水煮木瓜服。

没石子：治疗虚滑久痢、血痢，同饭制成丸药服用。治疗产后痢，烧后研末，用酒送服。

枸橘叶：同萆薢炒后研末服。

金樱子：治疗久痢，同罂粟壳制成丸药服用，花、叶、子、根均可用。

海桐皮：治疗疳痢、久痢。

诃子：能止久痢，实大肠。

赤石脂：研末服。治疗冷痢，加干姜制成丸药服用。治疗伤寒下痢，同干姜、粳米煎服。

白石脂：治疗小肠澼便血，米汤送服。治疗久痢，加干姜制成丸药服用。

矾石：醋糊为丸服用。治疗冷劳痢，加羊肝。

五倍子：治疗久痢，半生半烧制成丸药服用，或加枯矾服。治疗赤痢，加乌梅。

百药煎：治疗酒痢，同五倍子、槐花制成丸药服用。

露蜂房、蛤蟆灰：均可止小儿痢。

蝉蜕：烧服。

蜣螂：烧服。

穿山甲：治疗久痢里急，同蛤粉炒后研末服。

外治

木鳖子：取六个研末，用热面饼挖孔，放一半于内，热贴脐上，一会再换，即止。

芥子：同生姜一起捣膏封脐。

黄丹：同蒜捣封脐，同时贴足心。

田螺：入麝香一起捣，贴脐。

蓖麻：同硫黄一起捣，填脐。

针砂：同官桂、枯矾一起，水调贴脐。

黄疸

有五种，都属于热湿。有瘀热、脾虚、食积、瘀血、阴黄之分。

湿热

茵陈：治疗通身黄疸，小便不利。治疗阳黄，同大黄一起用；治疗阴黄，同附子一起用。治疗湿热黄疸，五苓散中加用。治疗酒疸，同栀子、田螺一起捣烂，酒送服。治疗痫黄像黄金的颜色，同白鲜皮煎服。同生姜一起，擦治各种黄病。

白鲜皮：主治黄疸、热黄、急黄、谷黄、劳黄、酒黄。

秦艽：同牛乳煎服，能利大小便，治疗酒黄、黄疸，能解酒毒，治胃热。取一两酒浸饮汁，治疗五疸。

大黄：治疗湿热黄疸。治疗伤寒瘀热发黄，浸水煎服，取下利。

栝楼根：能除肠胃痼热，治疗多种黄疸，身面黄。治疗黑疸危症，捣汁服，小儿服加蜜。治疗酒疸、黄疸，青栝楼焙干研末煎服，取利。治疗时疾发黄，黄栝楼绞汁，入芒硝服。

胡黄连：治疗小儿黄疸，同黄连末入黄瓜内，面裹煨熟，捣丸服。

黄连：治疗各种热病黄疸。

柴胡：治疗湿热黄疸，同甘草、茅根煎水服。

苦参：主治黄疸，能除湿热。

贝母：主治时行黄疸。

山慈菇：同苍耳一起研磨，用酒送服，治疗黄疸。

茅根：能利小便，解酒毒，治疗黄疸。治疗五种疸病，取汁合猪肉作汤食用。

葛根：治疗酒疸，煎汤服。

紫草：治疗火黄，身有红点，午前即热，同吴蓝、黄连、木香煎服。

恶实：治疗急黄，身热发狂，同黄芩煎服。

苍耳叶：揉搓后安于舌下，出涎，去目黄。

麦门冬：治疗身重目黄。

龙胆：能除胃中伏热，治疗时疾热黄，去目中黄，退肝经邪热。治疗谷疸因饮食不当而得，劳疸因劳而得，取一两，同苦参末二两，牛胆汁制成丸药服用。

荆芥：能除湿疸。

大青：主治热病发黄。

麻黄：治疗伤寒发黄表热，煎酒服取汗。

灯心根：取四两，加酒水各半，煎服。

萱草根：治疗酒疸，捣汁服。

翘根：治疗伤寒瘀热发黄。

萹蓄：治疗黄疸，利小便，捣汁一斤服一次。病已多年的，一天服两次。

紫花地丁：治疗黄疸内热，用酒送服紫花地丁末三钱。

大戟：能泄天行黄病。

藜芦：治疗黄疸水肿，捣研为末，用水送服，取吐。

芫花：治疗酒疸尿黄，同椒目烧末，水送服。

木鳖子：治疗酒疸脾黄，磨醋服一二杯，取利。

山豆根：治疗五种急黄，水送服末二钱。

茜根：主治黄疸。

木通：主治脾疸，常想睡觉，心烦，能利小便。

白英：主治寒热八疸，煮汁饮服。

泽泻：能利小便。

胡麻：能杀五黄、下三焦热毒气。治疗伤寒发黄，乌麻油和水，搅鸡蛋白服下。

瓜蒂：吹鼻取黄水，或揩牙追涎。

盐麸子：能解酒毒黄疸，取根白皮捣，米泔水浸泡一晚，温服一二升，治疗酒疸。

栀子：能解五种黄病。

黄柏：治疗胃中结热黄疸。

滑石：能化食毒，除热黄疸。

方解石：治疗热结黄疸。

朴硝：治疗积热黄疸。

蟹：治疗湿热黄疸，烧后研末制成丸药服用。

田螺：能利大小便，去目黄。生研酒送服，治疗酒疸。

猪脂：治疗五疸，每日服用，取利。

牛乳：治疗老人黄疸，煮粥食用。

牛胆：治疗谷疸食黄，和苦参、龙胆制成丸药服用。

喘逆

古时名为咳逆上气。有风寒、火郁、痰气、水湿、气虚、阴虚、脚气、齁鼾（shà hōu）之分。

风寒

麻黄：治风寒，咳逆上气。

羌活：治各种风冷湿，奔喘逆气。

苏叶：散风寒，行气，消痰，利肺。感受寒邪，咳逆上气，同橘皮煎服。

款冬花：治咳逆上气，喘息呼吸，除烦消痰。

细辛、荩（jìn）草、补骨脂、蜀椒：并主虚寒喘嗽。

松子仁：治小儿寒嗽壅喘，同麻黄、百部、杏仁为丸服用。

桂：治咳逆上气，同干姜、皂荚为丸服用。

皂荚：咳逆上气，不得睡卧，炙研蜜丸，服一丸。风痰，同半夏煎服。痰喘咳嗽，取三挺皂荚分别夹杏仁、巴豆、半夏，用姜汁、香油、蜜分炙为末，舔舐。

巴豆：寒痰气喘，青皮一片夹巴豆一粒烧研，姜汁、酒送服，到口便止。

鲤鱼：烧末，发汗定喘。咳嗽，入粥中服食。

痰气

半夏：治痰喘，同皂荚煎服。失血喘急，姜汁和面煨研，为丸服用。

桔梗：治痰喘，为末，童子小便煎服。

白前：下胸胁逆气，呼吸欲绝。久咳上气不得卧，同紫菀、半夏、大戟浸水饮。呷（xiá）呷作声不得眠，焙末用酒送服。

莪术：治上气喘急，五钱煎酒服。气短不相接续，同川楝子末，入硼砂，用酒送服。

苏子：消痰利气定喘，与橘皮相宜。治上气咳逆，研汁煮粥食用。

缩砂仁：治上气咳逆，同生姜擂，用酒送服。

葶苈：治疗肺壅上气喘促，肺湿痰喘，枣肉为丸服用，也可浸酒。

甘遂：治水气喘促，同大戟末，服十枣丸、控涎丹。

泽漆：治疗肺咳上气，煮汁，煎半夏等药服用。

大戟：治水喘，同荞面作饼食，下利为度。

瓜蒌：治痰喘气急，同白矾末，萝卜蘸食。小儿痰喘膈热，去瓜蒌子，以寒食面和饼炙研，水服。

贝母、荏（rěn）子、射干、芫花、荛花、黄环、前胡、蒟酱、荞麦粉：治咳逆上气，同茶末、生蜜水服，下气不止，即愈。

芥子：并消痰下气，定喘咳。

白芥子：治咳嗽支满，上气多唾，每此用酒吞服七粒。老人痰喘，同莱菔子、苏子煎服。

莱菔子：治老人气喘，蜜丸服。痰气喘，同皂荚炭，蜜丸服。久嗽痰喘，同杏仁制成丸剂服。

生姜：暴逆上气，嚼服，常有良效。

橘皮、杏仁：治咳逆上气喘促，炒研蜜和，含服。上气喘息，同桃仁为丸服，取下利。久患喘急，童子小便浸换半月，焙研，每次取枣大许，同薄荷、蜜煎服，非常有效。浮肿喘急，煮粥服食。

桃仁：治上气咳嗽喘满，研汁煮粥食用。

槟榔：治痰喘，研为细末服用。四磨汤。

椒目：治各种咳喘不止，炒研，用汤送服二钱截住病势，然后继续用他药治疗。

崖椒：肺气喘咳，同干姜末，酒服一钱。

茗茶：风痰喘嗽不能卧，同白僵蚕末，汤服。子，同百合为丸服。

银杏：降痰，定喘，温肺，煨食。

瓜蒂：吐痰。

柿蒂、都咸子、马兜铃：治肺气喘急，用酥炒过，同甘草末煎服。

诃黎勒、桑白皮、厚朴、枳实、茯苓、牡荆，青礞石：并泻肺气，消痰定喘。

阿胶：肺风喘促，涎潮目窜（感受风邪而咳喘急促，痰涎如潮水上涌，两目窜视），同紫苏、乌梅煎服。

火郁

知母：久嗽气急，同杏仁煎服，再用杏仁、萝卜子为丸服用。

茅根：肺热喘急，煎水服用，名为如神汤。

大黄：忽然喘急闷绝，涎出吐逆，齿动，名伤寒并热霍乱，同人参煎服。

天门冬、麦门冬、黄芩、沙参、前胡、荩草、藓草，丹黍根：煮服，并主肺热喘息。

生山药：痰喘气急，捣烂，入甘蔗汁趁热服用。

砂糖：上气喘嗽，同姜汁煎，含咽。

石膏：痰热喘急，同寒水石末，人参汤送下。或同甘草末服。

龙骨：愤怒之气伏在心下，不得喘息，咳逆上气。

虚促

人参：阳虚喘息，自汗，头晕欲绝，研为细末，用汤送服。甚者，加熟附子同煎。产后发喘，血入肺窍，是危症，苏木汤调服五钱。

五味子：咳逆上气，以阿胶为佐，收耗散之气。痰嗽气喘，同白矾末，猪肺蘸食。

马兜铃：肺热喘促，连连不止，清肺补肺。用酥炒过，同甘草末煎服。

黄芪、紫菀、女菀、款冬花，韭汁：喘息欲绝，饮一升。

大枣：上气咳嗽，酥煎含咽。

胡桃：治虚寒喘嗽，润燥化痰，同生姜嚼咽。老人喘嗽，同杏仁、生姜，蜜丸服。产后气喘，同人参煎汤服用。

沉香：上热下寒喘急，四磨汤。

乌药、石钟乳：肺虚喘急，蜡丸服用。

禹余粮、蛤蚧：虚喘面浮，同人参制成蜡丸，入糯米粥呷服。

鸡蛋白、阿胶：虚劳喘急，久嗽经年，同人参末，每日服用。

猪肉：上气咳嗽烦满，切作馅子，猪脂煎熟后食用。

猪肪：煮熟后切片食用。

猪胰：肺干胀喘急，浸酒服。

齁𪖇

半边莲：寒𪖇，同雄黄煅，为丸服。

蓖麻仁：炒，取甜者食用。叶，同白矾，猪肉包裹煨食。患病时间久的，同桑叶、御米壳为丸服用。

藜芦：并吐。

木鳖子：小儿咸齁，磨水饮服，即吐出痰，病情重的服三次即效。

淡豉：齁喘痰积，同砒霜、枯矾为丸，水服即止。

莱菔子：咳喘遇食厚味即发的，莱菔子蒸研，蒸饼为丸服用。

银杏：同麻黄、甘草煎服。定喘汤，加半夏、苏子、杏仁、黄芩、桑白皮、款冬花。

茶子：磨米泔汁，滴鼻取涎。喘急咳嗽，同百合炼蜜为丸服用。

鲫鱼：用人尿浸死，煨熟后食用，主小儿齁。

海螵蛸：小儿痰齁，米饮送服一钱。

鸡子：尿内浸三日，煮熟后食用，主治年深齁。

咳嗽

有风寒，痰湿，火热，燥郁。

风寒

麻黄：发散风寒，解肺经火郁。

细辛：去风湿，泄肺破痰。

白前：风寒上气，能保定肺气，多用温药为佐使。久咳唾血，同桔梗、桑白皮、甘草煎汤服用。

百部：止暴嗽，浸酒服用。三十年咳嗽，煎膏服。小儿寒嗽，同麻黄、杏仁为丸服用。

款冬花：为温肺治嗽的要药。

牛蒡根：风寒伤肺壅咳。

缩砂、紫苏、芥子：主治寒嗽。

生姜：寒湿嗽，烧后含服。久嗽，用饴糖或蜜煮食用。小儿寒嗽，煎汤洗浴。

干姜、蜀椒、桂心：主治寒嗽。

蜂房：小儿咳嗽，烧灰服用。

鲫鱼：烧服，止咳嗽。

痰湿

半夏：湿痰咳嗽，同南星、白术为丸服用。气痰咳嗽，同南星、官桂为丸服用。热痰咳嗽，与南星、黄芩制作成丸剂服用。肺热痰嗽，同瓜蒌仁为丸服用。

天南星：气痰咳嗽，同半夏、橘皮为丸服用。风痰咳嗽，炮研煎服。

葶苈：肺壅痰嗽，同知母、贝母、枣肉为丸服用。

芫花：卒得痰嗽，煎水煮枣食用。有痰，入白糖，少量服用。

延胡索：老人、小孩痰嗽，同枯矾和饴糖一起服食。

旋覆花、白药子、千金藤、黄环、荛花、大戟、甘遂、草犀、苏子、荏子，白芥子、蔓菁子：主治痰气咳嗽。

莱菔子：痰气咳嗽，炒研和糖含服。上气痰嗽，唾脓血，煎汤服用。

莱菔：痨瘦咳嗽，煮熟后食用。

丝瓜：化痰止嗽，烧研，枣肉为丸服用。

烧酒：寒痰咳嗽，同猪脂、茶末，香油、蜜浸后服用。

白果、榧子、海枣、�子、都念子、盐麸子：主治痰嗽。

香橼：酒煮，止痰嗽。

橘皮：痰嗽，同甘草为丸服用。经年气嗽，同神曲、生姜、蒸饼为丸服用。

枳壳：咳嗽痰滞。

皂荚：咳嗽囊结。卒然寒嗽，烧研，豉汤送服。咳嗽上气，蜜炙为丸服用。又同桂心、干姜为丸服用。

桑白皮：去肺中水气。咳血，同糯米研末服用。

厚朴、矾石：化痰止嗽，醋糊为丸服用。或加人参或加建茶，或同炒栀子为丸服用。

浮石：清金，化老痰，咳嗽不止，研末服或为丸服。

雌黄：久嗽，煅后制成丸剂服用。

雄黄：冷痰劳嗽。

密陀僧、礞石、硇砂、马刀、蛤蜊粉：主治痰嗽。

海蛤、白僵蚕：酒后痰嗽，焙研后茶调服。

痰火

黄芩、桔梗、荠苨、前胡、百合、天门冬、山豆根、白鲜皮、马兜铃：能清肺热，除痰咳。

甘草：除火伤肺咳。小儿热嗽，猪胆汁浸炙，蜜丸服用。

沙参：益肺气，清肺火，水煎服。

麦门冬：心肺虚热，火嗽，嚼食效果很好，体内寒多之人禁服。

百部：热咳上气，火炙，酒浸服。暴咳嗽，同姜汁煎服。三十年嗽，汁和蜜炼服。小儿寒嗽，同麻黄、杏仁为丸服。

天花粉：虚热咳嗽，同人参末服用。

瓜蒌：润肺，降火，涤痰，为咳嗽要药。干咳，瓜蒌汁和蜜炼后含服。痰嗽，和明矾，制成丸剂服用。痰咳不止，同五倍子为丸，噙服。热咳不止，同姜、蜜蒸含服。肺热痰嗽，同半夏为丸服。酒痰咳嗽，同青黛为丸服。妇人夜咳，同香附、青黛为末服用。

贝母：清肺消痰止咳，与砂糖制成丸剂服食。又治孕嗽。小儿晬（zuì）嗽（即百日咳），同甘草为丸服。

知母：消痰润肺，滋阴降火。远近痰嗽，同贝母为末，姜片蘸食。

石韦：气热嗽，同槟榔，姜汤送服。

射干：老血在心脾间，咳唾气臭，散胸中热气。

马勃：肺热久嗽，蜜丸服。

百合：肺热咳嗽，蜜蒸含服。

杏仁：除肺中寒热咳嗽，童尿浸，研汁熬为丸，酒服。

巴旦杏、梨汁：消痰降火，食用效果很好。突然咳嗽，以一碗入椒四十粒，煎沸入黑饧一块，慢慢服用。又以一枚刺孔，放入椒煨食。又切片用酥煎，冷却后食用。又汁和酥、蜜、地黄汁熬稠，含服。

干柿：润心肺，止热咳。嗽血，蒸熟，掺青黛食用。

柿霜、余甘子：治疗服用丹石，伤肺所致的咳嗽。

甘蔗汁：虚热咳嗽涕唾，入青粱米煮粥食用。

大枣、石蜜、刺蜜、桑叶：主治热咳。

石膏：热盛喘咳，同甘草为末服用。热嗽痰涌如泉，煅过，醋糊为丸服用。

浮石：热咳，为丸服。

玄精石、硼砂：消痰止咳。

五倍子：敛肺降火，止嗽。

百药煎：清肺化痰。敛肺劫嗽，同诃子、荆芥为丸含服。化痰，同黄芩、橘皮、甘草为丸含咽。

虚劳

黄芪：补肺泻火，止痰嗽、自汗及咳吐脓血。

人参：补肺气。肺虚久嗽，同鹿角胶研末煎服。化痰止嗽，与明矾制成丸剂服用。喘嗽有血，五更时用鸡蛋清调服。小儿喘嗽，发热自汗，有血，与天花粉一起服用。

五味子：收肺气，止咳嗽，是治疗火热咳嗽必用之药。久咳肺胀，与粟壳一同制成丸剂服用。久嗽不止，同甘草、五倍子、风化硝为末，噙含。又同甘草、细茶末噙含。

紫菀：止咳吐脓血，消痰益肺。肺伤咳嗽，水煎服。吐血咳嗽，与五味子一同制成丸剂服用。久嗽，同款冬花、百部为末服用。小儿咳嗽，与杏仁一同制成丸剂服用。

款冬花：治肺热劳咳，连连不绝，涕唾稠黏，为温肺治嗽疗效最佳之药。痰嗽带血，与百合一同制成丸剂服用。以三两烧烟，用筒吸。

仙灵脾：治劳气，三焦咳嗽，腹满不食，与五味子、覆盆子一同制成丸剂服用。

地黄：治咳嗽吐血，为末用酒送服。

柴胡：除劳热胸胁痛，消痰止嗽。

牛蒡子：治咳嗽伤肺。

罂粟壳：治久咳多汗，醋炒，同乌梅为末服。

桃仁：急劳咳嗽，同猪肝、童尿煮，为丸服。

胡桃：润燥化痰。久咳不止，与人参、杏仁一同制成丸剂服用。

诃黎勒：敛肺降火，下气消痰。久咳，含服咽汁。

钟乳粉：虚劳咳嗽。

赤石脂：咳则大便自出，同禹余粮煎服。

蜜蜡：虚咳，发热声嘶，浆水煮，为丸服。

鳖：骨蒸咳嗽，同柴胡等药煮熟后食用。

生龟：一二十年咳嗽，煮汁酿酒服。

龟甲、蛤蚧，鸜鹆（qú yù，俗称八哥）、鹦鹉：并主劳咳。

五灵脂：咳嗽肺胀，同胡桃仁为丸服，名敛肺丸。

猪肾：同花椒煮熟后食用。突然咳嗽，同干姜煮食，使出汗。

猪胰：二十年嗽，浸酒饮用。同腻粉一同，煅研后服用。

猪肺：肺虚咳嗽，麻油炒熟后食用。

猪胆：瘦病咳嗽（指久咳虚损，形体消瘦），同人尿、姜汁、橘皮、诃子煮汁服。

羊胰：久嗽，温肺润燥，同大枣浸酒饮服。

羊肺、羊肉、貓骨、獭肝、阿胶：主劳咳。

黄明胶：久嗽，同人参末、豉汤每日服用。

外治

木鳖子：肺虚久嗽，同款冬花烧烟，用筒吸。

榆皮：久嗽欲死，以尺许出入喉中，吐脓血愈。

诸汗

有气虚，血虚，风热，湿热。

气虚

黄芪：泄邪火，益元气，实皮毛。

人参：一切虚汗，同当归、猪肾煮食，止怔忡自汗。

白术：为末服，或同小麦煎服，止自汗。同黄芪、石斛、牡蛎为末服，主脾虚自汗。

麻黄根：止诸汗必用，或末，或煎，或外扑。

玉竹、知母、地榆：止自汗。

附子：亡阳自汗。

艾叶：盗汗，同茯神、乌梅煎服。

何首乌：贴脐。

郁金：涂乳。

粳米粉：外扑。

糯米：同麦麸炒，为末服。

酸枣仁：睡中汗出，与人参、茯苓一同为末服用。

茯神：虚汗盗汗，同乌梅汤服。血虚心头出汗，艾汤调服。

柏实：养心止汗。

桂：主表虚自汗。

杜仲：产后虚汗，与牡蛎一同服用。

吴茱萸：产后盗汗恶寒。

雷丸：同胡粉扑。

五倍子：同荞麦粉作饼，煨食，再用唾液调和敷填脐中。

牡蛎粉：气虚盗汗，同杜仲酒服。虚劳盗汗，同黄芪、麻黄根煎服。产后盗汗，麸炒研，猪肉汁服。阴汗，同蛇床子、干姜、麻黄根外扑。

龙骨：止夜卧惊汗。

黄雌鸡：伤寒后虚汗，同麻黄根煮汁，入肉苁蓉、牡蛎粉煎服。

猪肝：脾虚，食即汗出，为丸服。

血虚

当归、地黄、白芍药、猪膏：产后虚汗，同姜汁、蜜、酒煎服。

猪心：心虚自汗，同人参、当归煮熟后食用。

肾：产后汗蓐劳，煮粥臛（huò，做成肉羹）食。

风热

防风：止盗汗，同人参、川芎为末服。自汗，为末，麦汤送服。

白芷：盗汗，同朱砂服。

荆芥：冷风出汗，煮汁服。

龙胆：男女小儿及伤寒一切盗汗，为末酒服，或加防风。

黄连：降心火，止汗。

胡黄连：小儿自汗。

麦门冬、小麦、浮麦、麦面：盗汗，制成丸剂，煮食。

豉：盗汗，熬末酒服。

蒸饼：每夜食一枚，止自汗盗汗。

黄蒸、米醋：止黄汗。

胡瓜：小儿出汗，与黄连、胡黄连、黄柏、大黄等药制成丸剂服用。

椒目：盗汗，炒研，猪唇汤送服。

盐麸子：收汗。

经霜桑叶：除寒热盗汗，为末服。

竹沥：产后虚汗，热服。

不眠

有心虚，胆虚，兼火。

清热

灯心草：夜不合眼，煎汤代茶。

半夏：阳盛阴虚，目不得暝，同秫米，以千里流水煎煮，用芦苇作柴火，服后便可安眠。

地黄：助心胆气。

麦门冬：除心肺热，安魂魄。

秫米、大豆：日夜不眠，用新布火炙熨目，并蒸豆作枕。

干姜：虚劳不眠，研末二钱，汤服取汗。

酸枣：胆虚烦心不得眠，炒熟为末，竹叶汤送下，或加人参、茯苓、白术、甘草，煎服。或加人参、辰砂、乳香，为丸服。

大枣：烦闷不眠，与葱白一起煎服。

郁李仁：因悸不得眠，为末酒服。

乳香：治不眠，入心活血。

茯神、知母、牡丹皮，生银、紫石英、朱砂，蜂蜜、白鸭：煮汁。

消渴

上消少食，中消多食，下消小便如膏油。

生津润燥

天花粉：为治疗消渴的要药，煎汤、作粉、熬膏，疗效俱佳。

黄栝楼：酒洗熬膏，白矾为丸服。

王瓜子：食后嚼二三两。

王瓜根、生葛根：煮服。

白芍药：同甘草煎服，每日三次，患消渴十年者也能治愈。

牛蒡子、葵根：消渴，小便不利，煎服；消中尿多，也可煎服。

乌梅：止渴生津，微研水煎，入豉再煎服。

降火清金

麦门冬：心肺有热，同黄连为丸服。

天门冬、黄连：三消，或酒煮，或猪肚蒸，或冬瓜汁浸，为丸服。小便如油者，同天花粉丸服。

浮萍：捣汁服，与天花粉一同制成丸剂服用。

萑草：虚热渴，捣汁饮服。

紫葛：产后烦渴，煎水服。

凌霄花：水煎服。

泽泻、白药、贝母、白英、沙参、荠苨、茅根：煎水。

茅针、芦根、菰根、凫（fú）葵、水频、水莼（chún）、水藻、陟厘、莸（yóu）草、灯心草、苎根、苦杖、紫菀、荭（hóng）草、白芷：治风邪久渴。

款冬花：消渴喘息。

苏子：消渴变水，同萝卜末，桑白皮汤，每日服三次，水从小便出。

小麦：作粥饭食用。

麦麸：止烦渴。

薏苡仁：煮汁。

赤小豆：煮汁。

豌豆：淡煮。

冬瓜：利小便，止消渴，捣汁饮服。干瓤煎汁。苗、叶、子疗效俱佳。

梨汁、庵罗果：煎饮。

林檎、芰实、西瓜、甘蔗、乌芋、黄柏：止消渴，尿多能食，煮汁饮服。

桑白皮：煮汁。

地骨皮、荆沥、竹沥：每日饮服。

竹叶、茯苓：上盛下虚，火炎水涸，消渴，同黄连等份，与天花粉一同糊为丸剂服用。

猪苓，故麻鞋底：煮汁服。

密陀僧：同黄连为丸服。

滑石、石膏、长石、无名异：与黄连一同制成丸剂服用。

朱砂：主烦渴。

浮石：煮汁服。与青黛、麝香一同服用。同蛤粉、蝉蜕为末，鲫鱼胆调服。

蚕茧：煮汁饮。

蚕蛹：煎酒服。

晚蚕沙：焙研，冷水送服二钱，不过数服，便可痊愈。

雄猪胆：同定粉为丸服。

牛胆：除心腹热渴。

补虚滋阴

地黄、知母、葳蕤：止烦渴，煎汁饮。

人参：生津液，止消渴，为末，鸡子清调服。同天花粉，为丸服。同粉甘草、猪胆汁，为丸服。与葛粉、蜜一同熬膏服用。

黄芪：诸虚发渴，生痈或痈后作渴，与粉甘草半生、半炙一同制成药末服用。

香附：消渴累年，与茯苓一同制成药末，每日服用。

牛膝：下虚消渴，地黄汁浸后晒干，制成丸剂服用。

五味子：生津补肾。

菟丝子：煎饮。

菝葜：同乌梅煎服。

覆盆子、悬钩子、糯米粉：做粥一斗食，或绞汁和蜜服。

糯谷：炒取花，同桑白皮煎汤，治三消。

白扁豆：与天花粉汁混合，制成丸剂服用。

韭菜：淡煮，吃至十斤，便可见效。

藕汁、椰子浆、栗壳：煮汁服。

枸杞、桑椹：单独食用。

松脂、矾石、石钟乳、蛤蚧、鲤鱼、嘉鱼、鲫鱼：酿茶煨食，不过数枚。

鹅：煮汁。

白雄鸡、黄雌鸡：煮汁。

野鸡：煮汁。

白鸽：切片，同土苏煎汁，慢慢咽下。

雄猪肚：煮汁饮。仲景方：黄连、知母、麦门冬、天花粉、粱米同蒸，制成丸剂服用。

猪脊骨：与甘草、木香、石莲、大枣一同煎服。

猪肾羊肾：下虚消渴。

羊肚：胃虚消渴。

羊肺、羊肉：与瓠子、姜汁、白面一同煮食。

杀虫

苦楝根皮：消渴有虫，煎水入麝香服，此方为人所不知。研末，与茴香末同服。

鳞禽

鲫鱼胆、鸡肠、鸡内金：膈消饮水，同天花粉炒为末，糊成丸剂服。

五灵脂：同黑豆末，每服三钱，冬瓜皮汤送下。

麝香：饮酒食果物成渴者，研末酒糊为丸，以枳椇子汤下。

遗精梦泄

有心虚，肾虚，湿热，脱精。

心虚

远志、远志苗、益智、石菖蒲、柏子仁、人参、菟丝子：思虑伤心，遗沥梦遗，与茯苓、石莲一同制成丸剂服用。又主茎寒精自出，尿有余沥。

茯苓：阳虚有余沥，梦遗，用黄蜡制成丸剂服用。心肾不交，同赤茯苓熬膏，制成丸剂服用。

莲须：清心，通肾，固精。

莲子心：止遗精，入辰砂制成药末服用。

石莲肉：同龙骨、益智等份，制成药末服用。酒浸，猪肚丸，名水芝丹。

厚朴：心脾不调，遗沥，与茯苓一同，用酒、水煎服。

朱砂：心虚遗精，入猪心煮食。

肾虚

巴戟天：夜梦鬼交精泄。

肉苁蓉：茎中寒热痛，泄精遗沥。

山药：益肾气，止泄精，为末酒服。

补骨脂：主骨髓伤败，肾冷精流，与青盐一同制为药末服用。

五味子：肾虚遗精，熬膏每日服用。

葳蕤、蒺藜、狗脊：固精强骨，益男子，与远志、茯神、当归一同制为丸剂服用。

益智仁：梦泄，与乌药、山药一同制成丸剂服用。

木莲：惊悸遗精，与白牵牛一同制成药末服用。

覆盆子、韭子：补肾壮阳，止泄精。制成药末，酒服，止虚劳梦泄，也可醋煮为丸服。

芡实：益肾固精，与茯苓、石莲、秋石一同制成丸剂服用。

樱桃、金樱子：固精，熬膏服，或加芡实丸，或加缩砂为丸服。

乳香：卧时含枣大许嚼咽，止梦遗。

棘刺：阴痿精自出，补肾益精。

沉香：男子精冷遗精，补命门。

安息香：男子夜梦鬼交遗精。

石硫黄、五石脂、赤石脂：小便精出，大便寒滑，与干姜、胡椒一同制成丸剂服用。

阳起石：精滑不禁，大便溏泄，与钟乳石、附子一同制成丸剂服用。

桑螵蛸：男子虚损，白天睡觉时遗精，与龙骨一同制成药末服用。

晚蚕蛾：止遗精白浊，焙研为丸剂服用。

九肋鳖甲：阴虚梦泄，烧末用酒送服。

龙骨：多寐泄精，小便泄精，同远志制为丸服，也可同韭子为末服。

紫梢花、鸡膍胵（pí zhì，即鸡内金）、黄雌鸡、乌骨鸡：遗精白浊，同白果、莲肉、胡椒煮食。

鹿茸：男子腰肾虚冷，夜梦鬼交，精溢自出，空腹用酒送服方寸匕，也可煮酒饮服。

鹿角：水磨服，止脱精梦遗。酒服，主妇人梦与鬼交，鬼精自出。

白胶：虚遗，酒服。

阿胶：肾虚失精，酒服。

猪肾：肾虚遗精，入附子末，煨食。

湿热

半夏：肾气闭，精无统摄而遗，与下虚不同，用猪苓炒过，与牡蛎一同制成丸剂服用。

车前草：服汁。

续断、漏芦、泽泻、苏子：梦中失精，炒研服。

黄柏：积热心忪梦遗，入片脑制成丸剂服用。

牡蛎粉：梦遗便溏，醋糊为丸服。

大便燥结

有热，有风，有气，有血，有湿，有虚，有阴，有脾约，三焦约，前后关格（大小便不通）。

通利

大黄、牵牛：利大小便，除三焦壅结，气秘气滞，半生半炒服用，或同大黄为末服，或同皂荚为丸服。

芫花、泽泻、荛花：都能利大小便。

射干：汁服，利大小便。

甘遂：下水饮，治二便关格，蜜水服用，也可敷脐。

续随子：利大小肠，下恶滞物。

桃花：水服，通大便。

桃叶：汁服，通大小便。

郁李仁：利大小肠，破结气血燥，或末或丸，作面食用。

白矾：利大小肠，二便关格，填脐中，滴冷水。

蜣螂：二便不通，焙末，用水送服。

蝼蛄：二便不通欲死，与蜣螂一同制成药末服用。

养血润燥

当归：与白芷一同制成药末服用。

地黄、冬葵子、吴葵华、羊蹄根、紫草：利大肠。痈疽痘疹闭结，煎服。

土瓜根汁：灌肠。

胡麻、胡麻油、麻子仁：老人、体质虚弱之人及产妇大便闭结，煮粥食用。

粟米、秫、荞麦、大小麦、麦酱汁、马齿苋、苋菜、芋、百合、葫、苦耽、菠棱菜、苦荬菜、白苣、菘、苜蓿、薇、落葵、笋。甘蔗。

桃仁：血燥，同陈皮服。产后闭，同藕节煎服。

杏仁：气闭，同陈皮服。

苦枣、梨、菱、柿子、柏子仁：老人虚秘，与松子仁、麻仁一同制成丸剂服用。

食盐：润燥，通大小便，敷脐及灌肛内，也可饮用。

蜂蜜、蜂子、螺蛳 海蛤：都能利大小便。

田螺：敷脐。

鸡屎白、牛乳、驴乳、乳腐、酥酪、猪脂、诸血、羊胆：下导。

猪胆：下导。

猪肉：冷利。

兔、水獭、阿胶：利大小肠，是调大肠的圣药。老人虚闭，用葱白汤送服。产后虚闭，与枳壳、滑石一同制成丸剂服用。黄明胶。

导气

白芷：风闭，为末服。

蒺藜：风闭，与皂荚一同制成药末服用。

生葛、威灵仙、旋覆花、地蜈蚣汁：并冷痢。

草乌头：二便不通，葱蘸插入肛门内，名霹雳箭。

羌活：利大肠。

萝卜子：利大小肠风闭气闭，炒，擂水服。和皂荚为末服。

葱白：大肠虚闭，同盐捣烂贴脐。二便闭，和酢敷小腹，再灸七壮。小儿虚闭，煎汤调阿胶为末服。仍蘸蜜，插肛门内。

生姜：蘸盐，插肛内。

茴香：大小便闭，同麻仁、葱白煎汤，调五苓散服。

枳壳：利大小肠。同甘草煎服，治小儿闭塞。

枳实：下气破结。同皂荚丸服，治风气闭。

陈橘皮：大便气闭，连白酒煮，焙研，酒服二钱。治疗老年人加杏仁，制为丸剂服用。

槟榔：大小便气闭，为末，童尿、葱白煎服。

乌梅：大便不通，气奔欲死，十枚纳入肛门内。

瓜蒂：为末，塞肛门内。

厚朴：大肠干结，猪脏煮汁，制成丸剂服用。

茶末：产后闭结，葱涎和丸，用茶送服百丸。

皂荚：受风、体质虚弱及有脚气病之人，大肠或闭或利。酥炒，蜜丸服。便闭，同蒜捣烂，敷脐内。

白胶香：同鼠屎，纳下部（指塞肛）。

虚寒

黄芪：老人虚闭，同陈皮末，以麻仁浆、蜜煎匀和服。

人参：产后便闭，与枳壳、麻仁一同制为丸剂服用。

甘草：小儿初生，大便不通，同枳壳一钱，煎服。

肉苁蓉：老人虚闭，与沉香、麻仁一同制为丸剂服用。

锁阳：虚闭，煮食。

半夏：辛能润燥，主冷闭，同硫黄为丸服。

附子：冷闭，为末，蜜水服。

胡椒：大小便关格，胀闷杀人，二十一粒煎，调芒硝半两服用。

吴茱萸枝：二便突然闭塞不通，口含一寸自通。

硫黄：性热而利，老人冷闭。

胁痛

有肝胆火，肺气，郁，死血，痰澼，食积，气虚。

木实

黄连：猪胆炒，能大泄肝胆之火，治肝火胁

痛，姜汁炒丸。左金丸：同茱萸炒，丸服。

柴胡：治胁痛主药。

黄芩、龙胆、青黛、芦荟：均能泻肝胆之火。

芍药、抚芎：能疏通肝气。

生甘草：能缓火。

木香：能散肝经滞气，升降诸气。

香附子：总解诸郁，治膀胱连胁下气滞。

地肤子：治胁下痛，为末酒服。

青橘皮：泻肝胆积气必用的药。

栀子、芦荟、桂枝。

痰气

芫花：治心下痞满，痛引两胁，干呕汗出，同甘遂、大戟制为散剂，枣汤送服。

大戟、甘遂：治痰饮胁痛。控涎丸。

狼毒：治两胁气结痞满，心下停痰鸣转，同附子、旋覆花制为丸服。

香薷：治心烦胁痛连胸欲死，捣汁饮。

防风：能泻肺实烦满，止胁痛。

半夏、天南星、桔梗、苏梗、细辛、杜若、白前、贝母，生姜：皆治胸胁逆气。

白芥子：治痰在胸胁支满，每次用酒吞服七粒。又同白术制为丸剂服用。

薏苡根：治胸胁卒痛，煮服即定。

橘皮、槟榔、枳壳：治心腹结气痰水，两胁胀痛。因惊伤肝，胁骨痛，同桂末服。

枳实：治胸胁痰澼气痛。

茯苓，白僵蚕、牡蛎粉、文蛤：皆治胸胁逆气满痛。

羚羊角：治胸胁痛满，烧末水服。

麝香、古钱：治心腹烦满，胸胁痛欲死，煮汁服。

血积

大黄：治腹胁老血痛。

凤仙花：治腰胁引痛不可忍，晒研，酒服三钱，可活血消积。

当归、川芎、姜黄、延胡索、牡丹皮、红蓝花，神曲、红曲：皆治死血食积作痛。

韭菜：治瘀血，两胁刺痛。

吴茱萸：治食积。

桃仁、苏木、白棘刺：治腹胁刺痛，同槟榔煎酒服。

巴豆：治积滞。

五灵脂：治胁痛，同蒲黄煎醋服。

虚陷

黄芪、人参、苍术、柴胡、升麻：皆治气虚下陷，两胁撑满胀痛。

黑大豆：治腰胁卒痛，炒焦煎酒服。

茴香：治胁下刺痛，同枳壳制为药末，盐、酒服。

外治

食盐、生姜、葱白、韭菜、艾叶：均炒熨患处。

芥子、茱萸：皆同醋研后外敷。

大黄：同石灰、桂心熬醋贴。同大蒜、朴硝捣贴。

腰痛

有肾虚，湿热，痰气，瘀血，闪肭，风寒。

虚损

补骨脂：治骨髓伤败、腰膝冷、肾虚腰痛，为末酒服，或同杜仲、胡桃制为丸剂服用。治妊娠腰痛，研末，同胡桃，用酒送下。

菊花：治腰痛去来时间漫长。

艾叶：治带脉为病，腰溶溶如坐水中。

附子：能补下焦之阳虚。

蒺藜：能补肾，治腰痛及奔豚肾气，制为蜜丸服用。

萆薢：治腰脊痛强，男子臀（guì）腰痛（指卒然伤腰致痛），久冷痹软，同杜仲末，酒服。

狗脊、菝葜、牛膝、肉苁蓉、天麻、蛇床子、石斛、山药：皆治男子腰膝强痛，补肾益精。

韭子：同安息香制为丸剂服用。

茴香：治肾虚腰痛，猪肾煨食。腰痛如刺，角茴末，盐汤服，或加杜仲、木香，外以糯米炒熨。

干姜、菥蓂子、胡麻、胡桃：治肾虚腰痛，同补骨脂制为丸剂服用。

栗子：治肾虚腰脚不遂，风干，每日食用。

山楂：治老人腰痛，同鹿茸制为丸剂服用。

阿月浑子、莲实、芡实、沉香、乳香：能补腰膝命门。

杜仲：治肾虚冷臀痛，煎汁煮羊肾作汤食。或浸酒服，或研末，用酒送服。青娥丸。

枸杞根：同杜仲、萆薢，浸酒服。

五加皮：治贼风伤人，软脚臀腰，去多年瘀血。

柏实：治腰中重痛，肾中寒，膀胱冷脓宿水。

山茱萸、桂、龟甲：皆治腰肾冷痛。

鳖甲：卒腰痛，不可俯仰，炙研酒服。

猪肾：治腰虚痛，包杜仲末煨食。

羊肾：研末用酒送服。老人肾硬（指腰部强直，活动受限），同杜仲炙食。

鹿茸：同菟丝子、茴香制为丸剂服用。同山药煮酒服。

鹿角：炒研酒服，或浸酒。

麋角及茸：酒服。

虎胫骨：酥炙，浸酒饮。

湿热

知母：治腰痛，能泻肾火。

葳蕤：治湿毒腰痛。

威灵仙：治宿脓恶水，腰膝冷疼，酒服一钱取利，或制为丸剂服用。

青木香：治气滞腰痛，同乳香酒服。

地肤子：治积年腰痛时发，研末酒服，每日服五六次。

蛤蟆草：治湿气腰痛，同葱、枣煮酒，常服。

牵牛子：能除湿热气滞，腰痛下冷脓，半生半炒，同硫黄研末，白面制成丸药服用，煮食。

木鳖子、蕙草，桃花：治湿气腰痛，酒服一钱，一夜即消。或酿酒服。

槟榔：治腰重作痛，研末酒服。

甜瓜子：治腰腿痛，酒浸末服。

皂荚子：治腰脚风痛，酥炒丸服。

郁李仁：能宣腰胯冷脓。

茯苓：能利腰脐间血。

海桐皮：治风毒腰膝痛。

桑寄生，淡菜：治腰痛胁急。

海蛤、牛黄：治妊娠腰痛，烧末酒服。

风寒

羌活、麻黄：治太阳病腰脊痛。

藁本：治十种恶风鬼注，流入腰痛。

血滞

延胡索：能止暴腰痛，活血利气，同当归、桂心研末，酒服。

甘草、细辛、当归、白芷、芍药、牡丹、泽兰、鹿藿：皆治女人血沥腰痛。

术：能利腰脐间血，补腰膝。

庵茴（lǘ）子：治闪挫痛，擂酒服。

甘遂：治闪挫痛，入猪肾煨食。

续断：治折跌，恶血腰痛。

神曲：治闪挫，煅红淬酒服。

冬瓜皮：治折伤，烧研酒服。

西瓜皮：治闪挫，晒干研末，酒服。

橙核：治闪挫，炒末酒服。

橘核：治肾疰（指发于肾脏部位具有传染性、结节形成和病程长等特点的慢性病，主要指劳瘵）。

青橘皮：治气滞。

鳖肉：治妇人血瘕腰痛。

外治

桂：治反腰血痛，醋调涂。

白檀香：治肾气腰痛，磨水涂。

芥子：治痰注及扑损痛，同酒涂。

天麻：半夏、细辛同煮，熨贴于患处。

大豆、糯米：皆治炒熨寒湿痛。

痛风

属风、寒、湿、热、挟痰及血虚、污血。

风寒风湿

麻黄：祛风寒、风湿、风热痹痛，发汗。

羌活：祛风湿相搏，一身尽痛，非此不除。同松节煮酒，每日酌情饮用。

防风：主周身骨节尽痛，乃治风去湿之仙药。

苍术：散风，除湿，燥痰，解郁，发汗，通治上中下湿气。湿气所致身痛，熬汁作膏，点服。

桔梗：祛寒热风痹，滞气作痛，病位在上者宜加用。

茜根：治骨节痛，燥湿行血。

紫葳：除风热血滞作痛。

苍耳子：祛风湿周痹，四肢拘痛，为末煎服。

牵牛子：除气分湿热，气壅腰脚痛。

芫花：治疗风湿痰注作痛。

草乌头：治疗风湿痰涎，历节走痛不止，入豆腐中煮过，晒研，每服五分，仍外敷痛处。

乌头、附子：并燥湿痰，为引经药。

薏苡仁：治疗久风湿痹，筋急不可屈伸。风湿身痛，日晡（bū，即下午三点至五点）甚者，同麻黄、杏仁、甘草煎服。

豆豉、松节：去筋骨痛，能燥血中之湿。历节风痛，四肢如脱，浸酒，每日服用。

桂枝：引诸药横行手臂。同椒、姜浸酒，絮熨阴痹。

海桐皮：治疗腰膝注痛，血脉顽痹，同诸药浸酒服。

五加皮：祛风湿骨节挛痛，浸酒服。

枸杞根及苗：去皮肤骨节间风。子，补骨。

蚕沙：浸酒服。

蝎梢：祛肝风。

蚯蚓：脚风肿痛宜用。

穿山甲：治疗风痹疼痛，引经通窍。

守宫：通经络，入血分。历节风痛，同地龙、草乌头诸药制为丸剂服用。

白花蛇：骨节风痛。

乌蛇：同白花蛇。

水龟：治疗风湿拘挛，筋骨疼痛，同天花粉、枸杞子、雄黄、麝香、槐花煎服。龟甲亦入阴虚骨痛方。

五灵脂：散血活血，止诸痛，引经有效。

虎骨：治疗筋骨毒风，走注疼痛，胫骨尤良。白虎风痛膝肿，同通草煮服，取汗。同没药制为药末服用。风湿痛，同附子为末服用。头骨，浸酒饮。

风痰湿热

半夏、天南星：治风痰、湿痰、热痰凝滞，历节走注。右臂湿痰作痛，南星、苍术煎服。

大戟、甘遂：并治湿气化为痰饮，流注胸膈经络，发为上下走注，疼痛麻痹。能泄脏腑经隧之湿。

大黄：泄脾胃血分之湿热。酥炒煎服，治腰脚风痛，取下冷脓恶物即止。

威灵仙：治风湿痰饮，为治疗痛风的要药，身之上下皆宜。腰膝积年冷病诸痛，制为末，酒下，或制为丸剂服用，微微泻下即为见效。

黄芩：治疗三焦湿热风热，历节肿痛。

秦艽：除阳明风湿、湿热，养血荣筋。

龙胆草、木通：煎服。

防己、木鳖子：并主湿热肿痛，病位在下加用。

姜黄：治风痹臂痛，能入手臂，破血中之滞气。

红蓝花：活血滞，止痛，瘦人宜之。

白芥子：治疗暴风毒肿（暴感风毒邪气所致肿痛），痰饮流入四肢经络作痛。

桃仁：治疗血滞风痹挛痛。

橘皮：下滞气，化湿痰。风痰麻木，或手麻木，或十指麻木，皆是湿痰死血。用五碗逆流水煮一斤去白的橘皮，煮烂去药渣至一碗，顿服取吐，乃治疗吐痰的圣药。

槟榔：祛一切风气，能下行。

枳壳：治疗风痒麻痹，散痰疏滞。

黄柏：除下焦湿热痛肿，病位在下身甚者加用。

茯苓：渗湿热。

竹沥：化热痰。

苏方木：能活血止痛。

滑石：渗湿热。

羚羊角：入肝平风，舒筋，止热毒风历节掣痛有效。

补虚

当归、川芎、芍药、地黄、丹参：并养新血，破宿血，止痛。

牛膝：补肝肾，逐恶血，治风寒湿痹，膝痛不可屈伸，能引诸药下行，痛在下者加用。

石斛：治疗脚膝冷痛痹弱，酒浸酥蒸，服满一镒，永不骨痛。

天麻：诸风湿痹不仁，补肝虚，利腰膝。腰脚痛，同半夏、细辛袋盛，蒸热互熨，汗出则愈。

萆薢、狗脊：寒湿膝痛，腰背强痛，补肝肾。

土茯苓：治疮毒筋骨痛，去风湿，利关节。

锁阳：润燥养筋。

罂粟壳：收敛固气，能入肾，治骨痛尤宜。

松脂：历节风酸痛，炼净，和酥煎服。

乳香：补肾活血，定诸经之痛。

没药：逐经络滞血，定痛。历节诸风痛不止，同虎胫骨末，酒服。

外治

白花菜：敷风湿痛。

白芥子：走注风毒痛，同醋涂。

蓖麻油：入膏，拔风邪出外。

牛皮胶：同姜汁化，贴骨节痛。

蚕沙：蒸熨。

头痛

头痛有外感，气虚，血虚，风热，湿热，寒湿，痰厥，肾厥，真痛，偏痛。右属风虚，左属痰热。

引经太阳：麻黄、藁本、羌活、蔓荆。阳明：白芷、葛根、升麻、石膏。

少阳：柴胡、川芎。太阴：苍术、半夏。少阴：细辛。厥阴：吴茱萸、川芎。

湿热痰湿

黄芩：一味酒浸晒研，茶服，治风湿、湿热、相火、各种偏正头痛。

荆芥：散风热，清头目。作枕，去头项风。同石膏末服，去风热头痛。

薄荷：除风热，清头目，制成蜜丸服用。

菊花：治疗头目风热肿痛，同石膏、川芎制为药末服用。

蔓荆子：治疗头痛，脑鸣，目泪。太阳头痛，制为末浸酒服用。

水苏：风热痛，同皂荚、芫花制为丸剂服用。

半夏：痰厥头痛，非此不除，同苍术用。

瓜蒌：热病头痛，洗瓤温服。

香附子：气郁头痛，同川芎末常服。偏头风，同乌头、甘草制为丸剂服用。

大黄：热厥头痛，酒炒三次，制为药末，用茶送服。

钩藤：平肝风心热。

茺蔚子：治疗血逆，大热头痛。

木通、青黛、大青、白鲜皮、茵陈、白蒿、泽兰、沙参、丹参、知母、吴蓝、景天：并主天行头痛。

前胡、旋覆花、竹笋：并主痰热头痛。

杨梅：头痛，制为药末，用茶送服。

橘皮、枳壳：并主痰气头痛。

枸杞：祛寒热头痛。

竹茹：饮酒人头痛，煎服。

竹叶、竹沥、荆沥：并痰热头痛。

黄柏、栀子、茯苓、白垩（è）土：并湿热头痛。合王瓜为末服，止疼。

石膏：治疗阳明头痛如裂，壮热如火。并风热，同竹叶煎。风寒，同葱、茶煎。风痰，同川芎、甘草煎。

犀角：伤寒头痛寒热，诸毒气痛。

风寒湿厥

川芎：风入脑户头痛，行气开郁，必用之药。风热及气虚，为末茶服。偏头风，浸酒服。卒厥，同乌药末服。

防风：往来头面风。偏正头风，同白芷制成蜜丸服用。

天南星：风痰头痛，同荆芥制为丸剂服用。痰气，同茴香制为丸剂服用。妇人头风，为末酒服。

乌头、附子：浸酒服，煮豆食，治头风。同白芷制为药末服用，治风毒痛。同川芎或同高良姜服，治风寒痛。同葱汁为丸，或同钟乳石、全蝎制为丸剂，治气虚痛。同全蝎、韭根为丸，肾厥痛。同釜墨，止痰厥痛。

天雄：祛头面风往来疼痛。

草乌头：祛偏正头风，同苍术、葱汁制为丸剂服用。

白附子：祛偏正头风，同牙皂末服。痰厥痛，同半夏、南星制为丸服。

地肤子：祛雷头风肿，同生姜擂酒服，取汗。

杜衡：祛风寒头痛初起，为末服，发汗。

蒴藋：煎酒取汁。

蓖麻子：同川芎烧服，取汗。

萆薢：同虎骨、旋覆花制为末服用，取汗。

通草：烧研酒服，治洗头风。

菖蒲：祛头风泪下。

杜若：风入脑户，痛肿涕泪。

胡芦巴：气攻痛，同三棱、干姜制为末，酒服。

牛膝：脑中痛。

当归：煮酒。

地黄、芍药：并血虚痛。

葳蕤、天麻、人参、黄芪：并气虚痛。

苍耳、大豆黄卷：并头风痹。

胡麻：祛头面游风。

百合：祛头风目眩。

胡荽、葱白、生姜：并风寒头痛。

杏仁：治疗时行头痛，解肌。风虚痛欲破，

研汁入粥食，得大汗即解。

吴茱萸：治疗厥阴头痛呕涎，同姜、枣、人参煎服。

蜀椒、枳椇、柏实：并主头风。

桂枝：治疗伤风头痛自汗。

乌药：治疗气厥头痛，及产后头痛，同川芎末，以茶送服。

皂荚：治疗时气头痛，烧研，同姜、蜜，水服，取汗。

山茱萸：祛脑骨痛。

辛夷、伏牛花、空青、曾青：并风眩头痛。

石硫黄：肾厥头痛、头风，同硝石制为丸剂服用。同胡粉制为丸剂服用。同食盐制为丸剂服用。同乌药制为丸剂服用。

蜂子、全蝎、白僵蚕：葱汤服，或入高良姜，或以蒜制为末服，治痰厥、肾厥痛。

白花蛇：祛脑风头痛，及偏头风，同南星、荆芥等药制末服用。

鱼鳔：八般头风，同川芎、白芷为末，葱酒热饮，醉醒则愈。

羊肉：头脑大风，汗出虚劳。

羊屎：雷头风，研酒服。

外治

谷精草：为末嗃（xiù）鼻，调糊贴脑，烧烟熏鼻。

延胡索：同牙皂、青黛为丸。

瓜蒂、藜芦、细辛、苍耳子、大黄、远志、荜茇、高良姜、牵牛：同砂仁、杨梅制为药末。

芸薹子、皂荚、白棘针：同丁香、麝香。

雄黄：同细辛。

玄精石、硝石、人中白：同地龙末、羊胆制为丸剂。

旱莲汁、萝卜汁、大蒜汁、苦瓠汁：并嗃鼻。

艾叶：揉丸嗅之，取出黄水。

蓖麻仁：同枣肉纸卷，插入鼻内。

半夏烟、木槿子烟、龙脑烟：并熏鼻。

灯火：焠之。

荞麦面：作大饼，更互合头，出汗。或作小饼，贴四眼角，灸之。

麝香：同皂荚末，安顶上，炒盐熨之。

全蝎：同地龙、土狗、五倍子末。

山豆根、南星：同川乌。

乌头、草乌头：同栀子、葱汁。

乳香：同蓖麻仁。

决明子：并贴太阳穴。

朴硝：热痛，涂顶上。

诃子：同芒硝、醋外摩。

牛蒡根：同酒煎膏外摩。

绿豆：作枕，去头风。决明、菊花疗效俱佳。

栀子：蜜和敷舌上，追涎去风甚妙。

眩晕

眩是目黑，运（晕）是头旋，皆是气虚挟痰、挟火、挟风，或挟血虚，或兼外感四气。

风虚

天麻：目黑头旋，风虚内作，非此不能除，为治风之神药，名定风草。头风旋晕，消痰定风，同川芎制成蜜丸服用。

术：头忽眩晕，瘦削食土，同曲制为丸剂服用。

荆芥：头旋目眩。产后血晕欲死，童尿调服。

白芷：治疗头风血风眩晕，制为蜜丸服用。

苍耳子：诸风头晕，蜜丸服。女人血风头旋，闷绝不省，为末酒服，能通顶门。

贝母：洗洗恶风寒。目眩项直。

钩藤：平肝风心火，头旋目眩。

当归：失血眩晕，川芎煎服。

川芎：头风眩晕。

附子、乌头、薄荷、细辛、木香、紫苏、水苏、白蒿、飞廉、卷柏、蘼芜、羌活、藁本、地黄、人参、黄芪、升麻、柴胡、山药：治风虚眩晕。

生姜、松花：头旋脑肿，浸酒饮。

槐实：风眩欲倒，吐涎如醉，漾漾如舟车上。

辛夷：眩冒，身体不稳如在车船上。

蔓荆子：治疗脑鸣昏闷。

伏牛花、丁香、茯神、茯苓、山茱萸、地骨皮、全蝎、白花蛇、乌蛇：治头风眩晕。

鹿茸：眩晕，或见一为二，半两煎酒，入麝服。

驴头：中风头眩，身颤，心肺浮热，同豉煮食。

兔头骨及肝、羚羊角、羊头蹄及头骨、羊肉、牛胃、猪脑、猪血、熊脑：治疗风眩瘦弱。

痰热

天南星：治疗风痰眩晕吐逆，同半夏、天麻、白面煮为丸。

半夏：痰厥昏晕，同甘草、防风煎服。风痰眩晕，研末水沉粉，入朱砂为丸服。金花丸：同南星、寒水石、天麻、雄黄、白面制为丸剂服用。

白附子：风痰，同石膏、朱砂、龙脑制为丸剂服用。

大黄：湿热眩晕，炒末茶服。

旋覆花、天花粉、前胡、桔梗、黄芩、黄连、泽泻、白芥子：热痰烦晕，同黑芥子、大戟、甘遂、芒硝、朱砂制为丸剂服用。

橘皮、荆沥、竹沥：头风眩晕目眩，心头漾漾欲吐。

枳壳、黄柏、栀子、石胆：女人头晕，天地转动，称为心眩，不是血风。以胡饼剂和，切小块焙干，每服一块，竹茹汤送下。

云母：中风寒热，如在舟船上。同常山服，吐痰饮。

石膏：治疗风热。

白僵蚕：并风痰。

外治

瓜蒂：吐痰。痰门吐法可用。

眼目

有赤目传变，内障昏盲，外障翳膜，物伤眯目。

赤肿

黄连：消目赤肿，泻肝胆心火，不可久服。赤目痛痒，出泪羞明，浸鸡蛋清点。蒸人乳点眼。同冬青煎液点眼。同干姜、杏仁煎液点眼。水调贴足心。烂弦风赤，同人乳、槐花、轻粉蒸熨。风热盲翳，羊肝制为丸剂服用。

胡黄连：浸人乳，点赤目。小儿涂足心。

黄芩：消肿赤瘀血。

芍药：治疗目赤涩痛，补肝明目。

桔梗：治疗赤目肿痛。肝风盛，黑睛痛，同牵牛制为丸剂服用。

白牵牛：风热赤目，同葱白煮为丸剂服用。

龙胆：治疗赤肿瘀肉高起，痛不可忍，除肝胆邪热，去目中黄，佐柴胡，为眼疾必用之药。暑月目涩，同黄连汁点眼。漏脓，同当归末服用。

玉竹：治目痛眦烂泪出，赤目涩痛，同芍

药、当归、黄连煎洗。

白芷：赤目胬肉，头风侵目痒泪，一切目疾，同雄黄制为丸剂服用。

薄荷：去风热。烂弦，以姜汁浸研，泡汤洗目。

荆芥：祛头目一切风热疾，为末酒服。

山茵陈：赤肿，同车前子为末服。

王瓜子：赤目痛涩，同槐花、芍药制为丸剂服用。

香附子：治肝虚睛痛羞明，同夏枯草末、砂糖水服。头风睛痛，与川芎末一同，以茶送服。

防己：治目睛暴痛，酒洗三次，末服。

夏枯草：补养厥阴血脉，因此治疗目痛疗效如神。

菖蒲：各种赤目，捣汁熬膏点之。同盐敷，挑针。

地黄：治血热，睡起目赤，煮粥食。暴赤痛，小儿哺乳期目赤，并外贴。

地肤子：风热赤目，同地黄作饼，晒研服。

苦参、细辛：并明目，益肝胆，止风眼下泪。

黄芪、连翘：又洗烂弦。

大黄：主热毒赤目。

赤芍药、白及、防风、羌活、白鲜皮、柴胡、泽兰、麻黄：主风热赤目肿痛。

五味子：同蔓荆子煎，洗烂弦。

艾叶：同黄连煎水，洗赤目。

附子：暴赤肿痛，纳粟许入目。

高良姜：吹鼻退赤。

石斛：同川芎嗃鼻，起倒睫（眼睫毛向后方生长，触及眼球）。

木鳖子：塞鼻，起倒睫。

豆腐：热贴。

黑豆：袋盛泡热，互熨数十次。

烧酒：洗火眼。

生姜：目暴赤肿，取汁点眼。

干姜：治目睛久赤，及冷泪作痒，泡汤洗眼。取粉点眼，尤妙。末，贴足心。

西瓜：晒干，研末服。

石莲子：眼赤痛，同粳米做粥服食。

梨汁：点胬肉。赤目，入腻粉、黄连末。

甘蔗汁：合黄连煎，点暴赤肿。

酸榴皮：点目泪。

秦皮：洗赤目肿。暴肿，同黄连、苦竹叶煎服。

黄柏：治目热赤痛，泻阴火。时行赤目，浸水蒸洗。婴儿赤目，浸人乳点。

栀子：治目赤热痛，明目。

枸杞根皮：洗天行赤目。

槐花：退目赤。胎赤（新生儿头面，身体皮肤发赤），以枝磨铜器汁涂患处。

冬青叶：同黄连熬膏，点各种赤眼。子汁，亦可同朴硝点眼。

丁香：百病在目，同黄连煎乳点眼。

郁李仁：和龙脑，点赤目。

淡竹沥：点赤目。

荆沥：点赤目。

诃黎勒：磨蜜，点风眼。

桑叶：赤目涩疼，为末，纸卷烧烟熏鼻中。

炉甘石：火煅，童尿淬研，点风湿烂眼。同朴硝泡，洗风眼。

芒硝：洗风赤眼。

白矾：同铜青洗风赤眼。甘草水调，贴目胞，去赤肿。

五倍子：主风赤烂眼，研末外敷。或烧过，入黄丹。与白善土、铜青一同泡洗。与蔓荆子同煎洗。其中虫（虫毒侵扰或眼部瘙痒），同炉甘石点眼。

穿山甲：倒睫，羊肾脂炙嗃鼻。火眼，烧烟熏眼。

田螺：入盐化汁，点肝热目赤。入黄连、珍珠，止目痛。入铜绿，点烂眼。海螺同。

蚌：赤目、目暗，入黄连，取汁点眼。

海螵蛸：同铜绿泡汤，洗妇人血风眼。

鸡冠血：点目泪不止。

昏盲

人参：益气明目。酒毒目盲，苏木汤调末服。小儿惊后，瞳仁不正，同阿胶煎服。

黄精：补肝明目，同蔓荆子九蒸九晒为末，每日服用。

苍术：补肝明目，同熟地黄为丸服。同茯苓为丸服。青盲雀目、同猪肝或羊肝，粟米汤煮食。目昏涩，同木贼为末服。小儿目涩不开，同猪胆煮为丸服。

玄参：补肾明目。赤脉贯瞳，猪肝蘸末服。

当归：内虚目暗，同附子制为丸剂服用。

青蒿子：目涩，为末，每日服用，久则目明。

苍耳子：为末，入粥食，明目。

地黄：补阴，主目䀮䀮无所见。补肾明目，同椒红制为丸剂服用。

麦门冬：明目轻身，同地黄、车前制为丸剂服用。

决明子：除肝胆风热，淫肤赤白膜，青盲。益肾明目，每日清晨吞服一匙，百日后夜见物光。补肝明目，同蔓菁酒煮为末，每日服用。积年失明，青盲雀目，为末，米饮送服。或加地肤子制为丸剂服用。

地肤子：补虚明目，同地黄末服。叶，洗雀目，去热暗涩疼。汁，点物伤睛陷。

车前子：明目，去肝中风热毒冲眼，赤痛障翳，脑痛泪出。风热目暗，同黄连末服。目昏障翳，补肝肾，同地黄、菟丝子为丸服。名驻景丸。

蒺藜：三十年失明，为末，每日服用。

菟丝子：补肝明目，浸酒制为丸剂服用。

玉竹：眼见黑花，昏暗痛赤，每日煎服。

淫羊藿：病后青盲，同淡豉煎服。小儿雀目，同蚕蛾、甘草、射干末，入羊肝内煮食。

天麻、川芎、萆薢：补肝明目。

白术：目泪出。

菊花：风热，目疼欲脱，泪出，养目去盲，作枕明目。菊花叶同效。

五味子：补肾明目，收瞳子散大。

覆盆子：补肝明目。

茺蔚子：益精明目。瞳子散大者勿用。

木鳖子：疳后目盲，同胡黄连制为丸剂服用。

龙脑、薄荷：暑月目昏，取汁点眼。

柴胡：目暗，同决明子末，人乳调和敷目上，久久目视五色。

荠苨、地榆、蓍实、艾实、牛蒡子、蓼子、款冬花、瞿麦、通草、柴胡、细辛鳢肠、酸浆子、萱草、槌胡根、荭草实。

赤小豆、腐婢、白扁豆：并明目。

大豆：肝虚目暗，牛胆盛之，晚上吞服二十一粒。

苦荞皮：同黑豆、绿豆皮、决明子、菊花作枕，至老目明。

葱白：归目益精，除肝中邪气。

葱实：煮粥食，明目。

蔓菁子：明目益气，使人洞视，水煮三遍，去掉苦味，晒干为末，用水送服。一用醋煮，或醋蒸三遍，为末服，治青盲，十得九愈。或加决明子，酒煮。或加黄精，九蒸九晒。花，为末服，治虚劳目暗。

芥子：雀目，炒末，羊肝煮食。挼（ruó）入目中，去翳。

白芥子：涂足心，引热归下，痘疹不入目。

荠菜、菥蓂、苋实、苦苣、莴苣、翘摇、冬瓜仁、木耳。

梅核仁、胡桃：明目。

石蜜：明目，去目中热膜，同巨胜子制为丸剂服用。

椒目：眼生黑花年久者，同苍术制为丸剂服用。蜀椒、秦椒。

桂、辛夷、枳实、山茱萸：明目。

沉香：肾虚目黑，同蜀椒制为丸剂服用。

五加皮：明目。浸酒，治目歪斜。

黄柏：目暗，每日清晨含洗，终身无目疾。

松脂：肝虚目泪，酿酒饮。

桑叶及柴灰、柘木灰：逐月按日，煎水洗目，明目，治青盲。

蔓荆子：明目除昏，止睛痛。

蕤核：同龙脑，点一切风热昏暗黑花。

炉甘石：目暗昏花，同黄丹炼蜜，制为丸剂服用。

钟乳石、赤石脂、青石脂、长石、理石：并明目。

石膏：去风热，雀目夜昏，同猪肝煮食。风寒入脑系，败血凝滞作眼寒，同川芎、甘草制末服用。

丹砂：目昏内障，神水散大，同磁石、神曲制为丸剂服用。

芒硝：逐月按日洗眼，明目。

蜂蜜：目肤赤胀。肝虚雀目，同蛤粉、猪肝煮食。

蚌粉：雀目夜盲，同猪肝、米泔煮食，与夜明砂功效相同。

蛤粉：雀目，炒研，油、蜡和丸，同猪肝煮食。

玳瑁：因肝肾虚热，迎风流泪。同羚羊角、石燕子制末服用。

珍珠：合鲤鱼胆、白蜜，点肝虚雀目。

鲫鱼：热病目暗雀，作肉汤食用。弩肉，外贴患处。

猪肝：补肾明目。雀目，同海螵蛸、黄蜡煮食。同石决明、苍术制末煮食。

青羊肝：补肝风虚热，目暗赤痛，及热病后失明，作生食，并水浸外贴。青盲，同黄连、地黄制丸服用。小儿雀目，同白牵牛制末煮食。又同谷精草煮食。赤目失明，同决明子、蓼子制末服用。风热昏暗生翳，生捣为末，同黄连制丸服用。不能远视，同葱子末，煮粥食用。目病䀮䀮，煮热熏眼。

鹿茸：补虚明目。

羖羊角：并明目。

羚羊角：并明目。

翳膜

白菊花：病后生翳，同蝉花为末服。瘢豆生翳，同绿豆皮、谷精草制末，煮干柿食用。

淫羊藿：目昏生翳，同王瓜末服用。

谷精草：去翳，同防风制末服用。痘后生翳，同猪肝制丸服用。

天花粉：痘后目障，同蛇蜕、羊肝煮食。

羊肝、覆盆子根粉：点痘后翳。

白药子：疳眼生翳，同甘草、猪肝煮食。

黄芩：肝热生翳，同淡豆豉末，猪肝煮食。

水萍：瘢疮入目，以羊肝煮汁调末服用，服十次见效。

番木鳖：瘢疮入目，同脑、麝吹耳。

马勃：瘢疮入目，同蛇皮、皂角子煅研服用。

贝母：研末点翳。同胡椒末止泪。同真丹点弩肉，或同丁香。

麻黄根：内外障翳，同当归、麝香嗃鼻。

鳢肠：同蓝叶浸油摩顶，生发去翳。

牛膝叶：汁，点目生珠管。

青箱子：肝热赤障，翳肿青盲。

败酱：赤目翳障弩肉。

白豆蔻：白睛翳膜，利肺气。

木贼：退翳。

鹅不食草：嗃鼻塞耳贴目，为去翳之神药。

马齿苋：目中息肉淫肤，青盲白翳，取子为末，蒸熨。

黑豆皮：痘后生翳。

绿豆皮：痘后生翳，同谷精草、白菊花制末，柿饼、粟米泔煮食，效果绝佳。

杏仁：去油，入铜绿，点翳。入腻粉，点弩肉。

密蒙花：青盲肤翳，赤肿眵多，目中赤脉，及疳气攻眼，润肝燥。同黄柏制丸服用，可去障翳。

楮实：肝热生翳，研末，每日服用。同荆芥为丸服，治目昏。叶末及白皮灰，入麝，点一切翳。

枸杞汁：点风障赤膜昏疼。榨油点灯，明目。

没药：目翳晕疼肤赤，肝血不足。

乳香、琥珀：磨翳。

丹砂：擦翳，点息肉。同贝母，点珠管。

炉甘石：明目去翳，退赤收湿，煅赤，童尿淬七次，入龙脑，点一切目疾。或黄连水煮过，亦良。同硼砂、海螵蛸、朱砂，点目翳昏暗烂赤。

矾石：点翳膜弩肉。

硇砂：去膜翳弩肉，或入杏仁。

蓬砂：点目翳弩肉瘀突，同片脑用。

芒硝：点障翳赤肿涩痛。或入黄丹、冰片、麝香。

消石：同黄丹、片脑点翳。浮石。

蚕蜕：并去障翳。

蝉蜕：目昏障翳，煎水服。产后翳，为末，羊肝汤服。

海螵蛸：点一切浮翳及热泪。伤寒热毒攻目生翳，入片脑。赤翳攀睛，加辰砂，黄蜡为丸，置入患处。小儿疳眼流泪，加牡蛎、猪肝煮食。

石决明：明目磨翳。同甘草、菊花煎服，治羞明。海蚌、木贼水煎服，治肝虚生翳。同谷精草末，猪肝蘸食，治痘后翳。

珍珠：点目去翳。合左缠根，治麸豆入目。地榆煮过，醋浸研末，点顽翳。

五灵脂：治血贯瞳仁。同海螵蛸末，猪肝蘸食，治浮翳。

夜明砂：目盲障翳，入猪肝煮食。

熊胆：明目除翳，清心平肝。水化点眼。

诸物眯目

地肤汁、猪脂、牛酥、鲍鱼头：煮汁。

鸡肝血：并点诸物入目。

蚕沙：诸物入目，水吞十枚。

食盐：尘物入目，洗之。

豉：浸水。

大麦：煮汁。并洗麦稻芒屑入目。

菖蒲：塞鼻，去飞丝入目。

瞿麦：眯目生翳，其物不出，同干姜末每日服用。

耳

耳鸣、耳聋。有肾虚，有气虚，有郁火，有风热。耳痛是风热，聤耳是湿热。

补虚

熟地黄、当归、肉苁蓉、菟丝子、枸杞子：治疗肾虚耳聋，各种补阳药皆可通用。

黄芪、白术、人参：气虚聋鸣，各种补中药皆可通用。

骨碎补：耳鸣，为末，猪肾煨食。

百合：为末，每日服用。

茯苓：突然耳聋，黄蜡和嚼。山茱萸、黄柏。

慈石（即磁石，下同）：养肾气，治聋。老人取汁作猪肾汤食用。

鸡子：作酒，止耳鸣。和蜡炒食，治耳聋。

猪肾：煮粥，治聋。

羊肾：补肾治聋。脊骨，同慈石、白术等药

煎服。

鹿肾、鹿茸角：补虚治聋。

解郁

柴胡：去少阳郁火，耳鸣、耳聋。

连翘：耳鸣辉辉焞焞（辉辉：光耀的样子。焞焞：tūn tūn，光暗弱的样子。意即耳鸣时轻时重），除少阳三焦火。

香附：突然耳聋，炒研，莱菔子汤送下。

牵牛：疳气耳聋，入猪肾煨食。

栝楼根：煮汁酿酒服，治耳聋。

黄芩、黄连、龙胆、芦荟、抚芎、芍药、木通、半夏、石菖蒲、薄荷、防风：治疗风热郁火耳鸣，各种流气解郁消风降火药都可使用。

全蝎：耳聋，酒服一钱，以能听见水声为效。

外治

木香：浸麻油煎，滴耳聋，每日四五次。

凌霄叶：汁滴。

地黄、骨碎补：一起煨，塞耳聋。

菖蒲：同巴豆塞耳。

附子：突然耳聋，醋浸插耳。烧灰，同石菖蒲塞耳，止鸣。

草乌头：塞鸣痒聋。

甘遂：插耳，口含甘草。

蓖麻子：同大枣作挺插耳。

土瓜根：塞耳，灸聋。

栝楼根：猪脂煎，塞耳鸣。

巴豆：蜡和。

细辛、狼毒、龙脑、槐胶、松脂：同巴豆。并塞耳聋。

椒目：肾虚耳鸣，如风水、钟磬者，同巴豆、菖蒲、松脂塞耳，一日一换药，神效。

胡桃：煨研热塞，食顷即通。

芥子：以人乳和匀，塞入耳道，治耳聋耳鸣。

葱茎：插耳鸣。同蜜水，滴入耳道，治疗耳聋耳鸣。

杏仁：蒸油滴耳。

石榴：入醋煨熟，入黑李子、仙枣子，滴突然耳聋。

生麻油：每日滴耳，取耵聍。

慈石：入少麝香，淘，鹅油和塞。同穿山甲塞耳，口含生铁。

海螵蛸：同麝香吹耳。

穿山甲：同蝎尾、麝香和蜡，塞如耳道，治疗耳鸣耳聋。

耳痛

连翘、柴胡、黄芩、龙胆、鼠粘子、商陆：塞。

楝实、牛蒡根：熬汁。

蓖麻子：并涂。

木鳖子：耳突然热肿，同小豆、大黄，油调涂。

菖蒲：作末炒罨，甚效。

郁金：浸水滴耳。

吴茱萸：同大黄、乌头末，贴足心，引热下行，止耳鸣耳痛。

矾石：化水。

芒硝：水。

炒盐：枕。

蛇蜕：耳忽大痛，如虫在内行走，或流血水，或干痛，烧灰吹入，痛立止。

桑螵蛸：灰掺。

穿山甲：同土狗吹。

麝香：通窍。

聤耳

白附子：同羌活、猪羊肾煨食。

附子、红蓝花：同矾末。

青黛：同香附、黄柏末。

败酱、狼牙、蒲黄、桃仁：炒。

杏仁：炒。

橘皮灰：入麝。

薄荷汁、青蒿汁、茺蔚汁、燕脂汁、虎耳草汁、麻子汁、韭汁、柑叶汁：并滴耳。

炉甘石：同矾、麝香。

浮石：同没药、麝香。

密陀僧、轻粉：并吹耳。

硫黄：和蜡作挺塞。

五倍子、桑螵蛸、蝉蜕、灰蜘蛛、全蝎、龙骨、穿山甲、海螵蛸、鸠屎：并同麝香吹耳。

虫物入耳

半夏：同麻油。

百部：浸油。

苍耳汁、葱汁、韭汁、桃叶汁、姜汁、酱汁、蜀椒、石胆、水银、古钱：煎猪脂。

石斛：插耳烧熏。

龙脑：并吹耳。

猪肪：作枕。并主蜈蚣、虫、蚁入耳。

穿山甲灰：吹。

杏仁油：滴，并主蚁入耳。

灯心：浸油，钓小虫、蚁入耳。

鳝血：同皂角子虫，滴蝇入耳。

菖蒲：塞蚤、虱入耳。

皂矾：蛆入耳，吹之。

薄荷汁：水入耳中，滴耳。

面

面肿是风热。面紫赤是血热。疱是风热，即谷嘴。酒糟鼻是血热。黧黑斑是风邪客于皮肤，痰饮渍于腑脏，即雀卵斑，女人名粉滓斑。

风热

白芷香、白附子、薄荷叶、荆芥穗、零陵香、黄芩、藁本香、升麻、羌活、葛根、麻黄、海藻、防风、远志、白术、苍术：并主阳明风热。

菟丝子：浸酒服。

葱根：主发散。

牛蒡根：汗出中风面肿，或连头项，或连手足，研烂，酒煎成膏贴患处，并服三匙。

黑豆：风湿面肿，麻黄汤中加入，取小汗。

大黄：头面肿大疼痛，以二两，同僵蚕一两为末，姜汁和丸如弹子大，服用。

辛夷、黄柏、楮叶：煮粥食。

石膏：并去风热。

酒皶、面疱、黧黑斑

内治

玉竹：久服，去面上黑斑，令人面色红润。

升麻、白芷、防风、葛根、黄芪、人参、苍术、藁本：达阳明阳气，去面黑。

女菀：治面黑，同铅丹末酒服，男女二十日，黑从大便出。

冬葵子：同柏仁、茯苓制末服用。

桑耳：制末服用。

苍耳叶：制末服用，并去面上黑斑。

天门冬：同蜜捣丸，每日用来洗面，去黑斑。

甘松香：同香附、牵牛末，每日服用。

益母草：煅研，每日洗用。

夏枯草：烧灰，入红豆洗。

蒺藜、苦参、白及、零陵香、茅香：并洗面黑，去黑斑。

蓖麻仁：同硫黄、密陀僧、羊髓和匀外涂，去雀斑。同白枣、大枣、瓦松、肥皂丸洗。

白附子：去面上诸风百病。疵皯（即粉刺），酒和外贴，自落。

白牵牛：酒浸为末，涂面，去风刺、粉滓。

瓜蒌实：去手面皱纹，悦泽人面。同杏仁、猪胰研涂，令人面白。

羊蹄根：消面上紫块，同姜汁、椒末、穿山甲灰，外擦。

土瓜根：去面黑面疱，为末夜涂，百日光彩射人。

白蔹：同杏仁研涂，去粉滓酒皻（zhā）。

半夏：面上黑气，焙研醋调涂。

术：渍酒，拭黑斑、疱。

山药、山慈菇、白及、蜀葵花及子、马蔺花：杵，涂皻疱。

菟丝子汁：涂。

旋花、水萍、卷柏紫参、紫草、凌霄花、细辛藿香、乌头、白头翁、白薇、商陆，胡麻油：涂面，去面黑、酒皶、小疖、粉刺，游风入面。

胡豆、毕豆、绿豆、大豆：并作澡豆，去面黑。

马齿苋：洗面疱及瘢痕。

胡荽：洗黑子。

冬瓜仁、叶、瓤：并去面黑，悦泽白皙。冬瓜仁为丸服，面白如玉。服汁，去面热。蔓菁子、落葵子。

李花、梨花、木瓜花、杏花、樱桃花：并入面脂，去面黑皱皮，好颜色。

桃花：去雀斑，同冬瓜仁研，蜜涂。粉刺如米，同丹砂末服，令面红润。同鸡血涂身面，光华鲜洁。

白柿：多食，去面黑。

杏仁：祛头面诸风，酒渣鼻，疱疖，同鸡子清外涂。两颊赤痒，频频外揩。

李仁：同鸡蛋清夜涂，去面黑，悦色。

银杏：同酒糟嚼涂，去面黑，酒渣鼻，疱疖。

乌梅：为末，唾调涂。

枸杞子：酒服，祛皯疱。

山茱萸：祛面疱。

栀子：祛面赤，酒渣鼻，疱疖，也入外涂药。

柳华：祛面热、面黑。

桂枝：和盐蜜涂。

龙脑香：酥和，涂酒皻赤鼻（即酒糟鼻）。

白檀香：磨汁外涂。

没石子：磨汁。

白茯苓：和蜜涂。

皂荚子：同杏仁外涂。

皂荚、肥皂荚、蔓荆子、楸木皮、辛夷、樟脑：并入面脂。榆叶。

浆水：洗。

密陀僧：去瘢，面黑，乳煎涂面，即生光。同白附子、白鸡屎末，人乳外涂。

白僵蚕：蜜和擦面，灭黑斑黯斑，令人颜面润泽，或加白牵牛。

石蜜：经常服用，面如花红。

蜂子：炒食，并浸酒涂面，去雀斑面疱，可美白。

蜂房：酒服，治皻瘤出脓血。

牡蛎：为丸服用，令面变白。

珍珠：和乳敷面，去面黑，润泽。蛟髓；白鹅膏：并涂面美白。

鸡蛋清：酒或醋浸，敷疵，治面黑，面疱。

猪蹄：煎胶，涂老人面。

羊胆：同牛胆、酒，涂皯疱。

羊胫骨：祛皯、面黑粗陋，身皮粗厚，同鸡蛋清外涂。

鹿角尖：磨汁，涂皯疱，神效。

鹿角：磨汁涂面，光泽如玉。骨，酿酒饮，肥白。

瘢痕

蒺藜：煎水洗。

葵子：涂。

马齿苋：煎水洗。

大麦麸：和酥敷。秋冬用小麦麸。

鸡子黄：炒黑外涂。

面疮

紫草、艾叶：醋搽之。妇人面疮，烧烟熏，定粉搽。

蓖麻子：肺风面疮，同大枣、瓦松、白果、肥皂制丸，每日外洗。

土瓜根：面上晶状粟疹，夜涂日洗。

凌霄花：两颊浸淫疮，连及两耳，煎汤日洗。

何首乌：煎水洗。

牵牛：外涂。

甘松：面上风疮，与香附、牵牛末一同，每日外洗。

蛇床子：同轻粉。

曼陀罗花、胡麻：嚼。

白米：涂小儿面上甜疮。

丝瓜：同牙皂烧，擦面疮。

枇杷叶：用茶送服，治面上风疮。

桃花：面上黄水疮，研末服。

杏仁：鸡蛋清和涂。

银杏：和糟嚼涂。

盐汤：搨面上，可除恶疮。

斑蝥：涂面上晶状粟疹。

蚯蚓：烧。

乌蛇：烧。并涂面疮。

鲫鱼头：烧，和酱汁，涂面上黄水疮。

鸡内金：金腮疮，初生如米豆，久则穿蚀，同郁金敷。

鼻

鼻渊，流浊涕，是脑受风热。鼻鼽，流清涕，是脑受风寒，包热在内。脑崩臭秽，是下虚。鼻窒，是因阳明湿热，生息肉。酒糟鼻，是因阳明风热及血热，或脏中有虫。鼻痛，是阳明风热。

渊鼽

内治

苍耳子：为末，每日服二钱，能通顶门。同白芷、辛夷、薄荷制末，葱、茶送服。

防风：同黄芩、川芎、麦门冬、人参、甘草制末服用。

川芎：同石膏、香附、龙脑制末服用。

草乌头：脑泄臭秽，同苍术、川芎制丸服用。

羌活、藁本、白芷、鸡苏、荆芥、甘草、甘松、黄芩、半夏、南星、菊花、菖蒲、苦参、蒺藜、细辛、升麻、芍药：并去风热痰湿。

丝瓜根：脑崩腥臭，是有虫，烧研服用。

藕节：鼻渊，同川芎制末服用。

蜀椒、辛夷：辛走气，能助清阳上行通于天，治鼻病而利九窍。头风清涕，同枇杷花末，用酒送服。

栀子、龙脑香、百草霜：鼻出臭涕，水服三钱。

石膏、全蝎、贝子：鼻渊脓血，烧研酒服。

烂螺壳。

外治

荜茇：吹。

白芷：流涕臭水，同硫黄、黄丹吹。

皂荚：汁，熬膏嗃鼻。

大蒜：同荜茇捣，放囟门上，用熨斗外熨。

艾叶：同细辛、苍术、川芎末，隔帕放在顶门，外熨。

附子：葱汁和贴足心。大蒜也可。

窒瘜

内治

白薇：肺实鼻塞，不闻香臭，同贝母、款冬、百部制末服用。

天南星：风邪入脑，鼻塞结硬，流浊涕，每

以二钱，同甘草、姜、枣煎服。

小蓟：煎服。

麻黄、白芷、羌活、防风、升麻、葛根、辛夷、川芎、菊花、地黄、白术、薄荷、荆芥、前胡、黄芩、甘草、桔梗、木通、水芹、干姜。

干柿：同粳米煮粥食。

荜澄茄：同薄荷、荆芥制丸服用。

槐叶：同葱、豉煎服。

山茱萸、釜墨：水服。石膏。

外治

细辛：鼻齆（wèng，因鼻孔堵塞而发声不清），不闻香臭，时时吹鼻。

瓜蒂：吹鼻。或加白矾，或同细辛、麝香，或同狗头灰。

皂荚、麻鞋灰、矾石、麝香：并吹。

蒺藜：同黄连煎汁，灌入鼻中，嚏出瘜肉如蛹。

青蒿灰、龙脑香、硇砂：并滴。

桂心、丁香、蕤核 藜芦、石胡荽、薰草：并塞。

菖蒲：同皂荚末塞。

蓖麻子：同枣塞，一月可闻香臭。

白矾：猪脂同塞。同硇砂点之。尤妙。同蓖麻、盐梅、麝香塞。

猬皮：炙研塞。

鼻干

黄米粉：小儿鼻干无涕，是脑热。同矾末，贴囟门。

鼻痛

石硫黄：搽。

酥、羊脂：并涂患处。

鼻毛

硇砂：鼻中生毛，昼夜长一二尺，渐圆如绳，痛不可忍，同乳香制丸，服十粒，自落。

赤糟鼻

凌霄花：鼻上酒糟鼻，与栀子末一同，每日服用，同硫黄、胡桃、腻粉揩搽。

使君子：酒糟鼻、面疮，以香油浸润，睡觉前嚼三五个，久久自落。

苍耳叶：酒蒸焙研服。

栀子：酒糟鼻、面疱，炒研，黄蜡制丸服用。同枇杷叶制末，用酒送服。

橘核：鼻赤，酒糟鼻，炒研三钱，同胡桃一个，擂酒服。

百草霜：每日服二钱。

蜂房：炙末酒服。

大黄、紫参、桔梗、生地黄、薄荷、防风、苦参、地骨皮、桦皮、石膏、蝉蜕、乌蛇。

外治

黄连：酒糟鼻，同天仙藤灰，油调搽。

蓖麻仁：同瓦松、大枣、白果、肥皂丸洗。

牵牛：鸡蛋清调，晚上涂，早晨洗去。

银杏：同酒糟嚼敷。

硫黄：同枯矾末，茄汁调涂。或加黄丹，或加轻粉。

轻粉：同硫黄、杏仁涂。

槟榔：同硫黄、龙脑涂，仍研蓖麻、酥油搽。

大枫子：同硫黄、轻粉、木鳖子涂。

雄黄：同硫黄、水粉，乳汁调敷，不过三五次。或同黄丹。

没石子：水调。

密陀僧：乳调。

鹿角：磨汁。

石胆：并涂擦。

鼻疮

黄连：同大黄、麝香搽鼻中。为末，敷鼻下赤。

玄参、大黄：同杏仁。

杏仁：和乳汁。

辛夷：同麝。

黄柏：同槟榔。

芦荟、紫荆花：贴。

密陀僧：同白芷。

海螵蛸：同轻粉。

唇

脾热则唇赤或肿，寒则唇青或噤，燥则唇干或裂，风则唇动或㖞，虚则唇白无色，湿热则唇沈（shěn）湿烂，风热则唇生核。狐则上唇有疮，惑则下唇有疮（狐惑：因感染虫毒，湿热不化，以致神情恍惚，口腔、眼、外阴溃烂为特征疾病）。

唇裂湿痒

葵根：紧唇湿烂，乍愈乍发，经年累月，又名唇沈，烧灰和脂涂。

赤苋、马齿苋、蓝汁：并洗。

马芥子：敷。

缩砂：烧涂。

甜瓜：噙。

西瓜皮：烧噙。

桃仁、青橘皮：烧。

橄榄：烧。

黄柏：蔷薇根汁调。

松脂：化。

东壁土：并涂。

蛴螬：烧。

鳖甲：烧。

乌蛇皮：烧。

鳝鱼：烧。

五倍子：同诃子。

唇裂

昨叶何草：唇裂生疮，同姜、盐捣擦。

黄连：泻火。

生地黄：凉血。

麦门冬：清热。

人参：生津。

当归：生血。

芍药：润燥。麻油。

唇肿

大黄、黄连、连翘、防风、薄荷、荆芥、蓖麻仁、桑汁。

石膏、芒硝：并涂。

井华水：下唇肿痛，或生疮，名驴嘴风，以水常润，然后再擦药。上唇肿痛生疮，名鱼口风。

猪脂：唇肿黑，痛痒不可忍，以瓷刀去血，以古钱磨脂涂之。

唇动

薏苡仁：风湿入脾，口唇瞤动，唇揭，同防己、赤小豆、甘草煎服。

唇青

青葙子、决明：并主唇口青。唇噤草。

天南星：擦牙，煎服。

艾叶：敷舌。

荆芥、防风、秦艽、羌活、芥子：醋煎，敷舌。

大豆：炒挼（边炒边揉搓）酒水擦牙。

苏方木、青布：灰，酒服，仍烧刀上取汁搽。

竹沥、荆沥、皂荚、乳香、伏龙肝：澄水服。

白僵蚕：发汗。

吻疮

蓝汁：洗。

葵根：烧。

缩砂壳：烧。

槟榔：烧。

青皮、竹沥：和黄连、黄丹、黄柏涂。

蜂蜜、龟甲：烧。

甲煎、甲香：并涂。

发灰：小儿燕口疮，饮服，并涂。

口舌

舌苦是胆热，甘是脾热，酸是湿热，涩是风热，辛是燥热，咸是脾湿，淡是胃虚，麻是血虚，生苔是脾热闭，出血是心火郁，肿胀是心脾火毒，疮裂是上焦热，木强是风痰湿热，短缩是风热。舌出数寸有伤寒、产后、中毒、大惊数种。口糜是膀胱移热于小肠，口臭是胃火食郁。喉腥是肺火痰滞。

舌胀

甘草：木强肿胀塞口，不治则危及性命，可以甘草浓煎噙漱。

芍药：同甘草煎。

半夏、羊蹄、络石：并漱。

蓖麻油：燃熏。

附子尖：同巴豆。

蒲黄：同干姜。

青黛：同朴硝、片脑。

赤小豆：同醋。

醋：和釜墨。粟米。

龙脑香：伤寒舌出数寸，掺舌，症消。

冬青叶：舌胀出口，浓煎浸舌。

巴豆：伤寒后舌出不收，纸卷一枚放入鼻中，舌自收。

黄柏：浸竹沥。

伏龙肝：和醋，或加牛蒡汁。

硼砂：姜片蘸，擦木舌。

玄精石：同牛黄、朱砂等掺。

白矾：同朴硝掺。同桂放在舌下。

硝石：同竹沥含。

芒硝：同蒲黄掺。中仙茅毒，舌胀出口，用芒硝、大黄泻下。小儿舌胀塞口，可服用紫雪、竹沥。

朱砂：妇人产子，舌出不收，敷舌，再突然惊吓患者，则入。石胆、皂矾。

五倍子：掺舌上。

白僵蚕：或加黄连。

蜂房：炙。

鼠妇：杵。

海螵蛸：同鸡子黄。

鲫鱼头：烧。

蛇蜕灰：重舌（舌下疼痛，血脉肿胀，状似舌下又生小舌，伴饮食难下，言语不清，口流清涎，日久溃腐）重颚。并醋和掺。

鸡冠血：中蜈蚣毒，舌胀出口，浸之咽下。

五灵脂：重舌，煎醋漱。

鹿角：炙熨，亦磨涂。

羊乳牛乳：饮。

发灰：敷。

玄参、连翘、黄连、薄荷、升麻、防风、桔梗、赤芍药、大青、生地黄、黄芩、牛蒡子、牡丹皮、黄柏、木通、半夏、茯苓，芒硝、石膏。

舌苔

薄荷：舌苔语涩，取汁，同姜、蜜擦。

生姜：诸病舌上生苔，用青布蘸井水抹后，时时以姜擦舌。

白矾：小儿初生，白膜裹舌，刮出血，以少许敷舌，否则发惊。

舌衄

生地黄：与阿胶末同服，米饮送服。汁和童尿酒服。

黄药子：与青黛水同服。

蒲黄：与青黛水同服，并敷舌。同乌贼骨敷。

香薷：煎汁，每日服三升。

大小蓟：汁，和酒服。

蓖麻油：点灯熏鼻自止。

茜根、黄芩、大黄、升麻、玄参、麦门冬、艾叶、飞罗面：水服。

豆豉：水煎服。

赤小豆：绞汁服。

黄柏：蜜炙，米饮送服。

槐花：炒服并掺。

龙脑：引经。

栀子、百草霜：同蚌粉服。醋调涂。

石膏，五倍子：同牡蛎、白胶香掺。

紫金沙：即是蜂房顶。同贝母、芦荟制蜜丸水服。

发灰：水服一钱。或加巴豆，同烧灰。

强痹（指舌活动不利，吞咽困难）

雄黄：中风舌强，同荆芥末，豆淋酒服。

醋：小儿舌强肿，和饴含服。

乌药：因气舌麻。

皂荚、矾石：去除痰壅，治舌麻。

人参：去气虚舌短。

黄连、石膏：主心热舌短。

舌苦

柴胡、黄芩、苦参、黄连、龙胆：泻胆。

麦门冬：清心。

枳椇：解酒毒。

舌甘

生地黄、芍药、黄连。

舌酸

黄连、龙胆：泻肝。

神曲、萝卜：消食，嚼服。

舌辛

黄芩、栀子：泻肺。

芍药：泻脾。

麦门冬：清心。

舌淡

白术：燥脾。

半夏、生姜：行水。

茯苓：渗湿。

舌咸

知母：泻肾。

乌贼骨：淡胃。

舌涩

黄芩：泻火。

葛根：生津。

防风、薄荷：祛风热。

半夏、茯苓：祛痰热。

口糜

内治

桔梗：同甘草煎服。

麦门冬、玄参、赤芍药、连翘、秦艽、薄荷、升麻、黄连、黄芩、生地黄、知母、牡丹、木通、甘草、石斛、射干、附子：口疮，久服凉药不愈，理中加附子反治之，含以官桂。

栗子：小儿口疮，每日煮后食用。

蜀椒：久患口疮者，水洗面拌煮熟，空腹吞服，以饭压下，不过再服。

龙脑：经络火邪，梦遗口疮，同黄柏制蜜丸服用。

地骨皮：口舌糜烂，同柴胡煎服。

黄柏、茯苓、猪苓，朴硝、硼砂、石膏、滑石、青钱：口内热疮，烧淬酒饮。

猪膏：口疮塞咽，同黄连煎服。

咽喉

咽痛是君火，有寒包热。喉痹是相火，有嗌疽，俗名走马喉痹，杀人最急，唯火及针焠效速，次则拔发咬指，吐痰嗃鼻。

降火

甘草：缓火，去咽痛，蜜炙煎服。肺热，同桔梗煎。

桔梗：去肺热，利咽嗌，喉痹毒气。煎服。

知母、黄芩：并泻肺火。

薄荷、荆芥、防风：并散风热。

玄参：去无根之火。治急喉痹，同鼠粘子末服；治发斑咽痛，同升麻、甘草煎服。

蠡实：同升麻煎服。根、叶同。

恶实：除风热，利咽膈。治喉肿，与马蔺子末同服。治悬痈肿痛，同甘草煎咽，名开关散。

牛蒡根：捣汁服，亦煎。

射干：祛喉痹咽痛，不得消息，利肺热，捣汁服，取利。

灯笼草：治疗热咳咽痛，制末服用，仍醋调外涂。

白头翁：治下痢咽痛，同黄连、木香煎服。

麦门冬：治因虚热上攻导致的咽痛，与黄连丸同服。

缩砂：疗热咳咽痛，制末水服。

悬钩子茎：治喉塞，烧研水服。

蔷薇根：治尸咽（又名尸咽喉，与伤寒、狐惑相同，可相互参考），乃尸虫（即腹内尸虫，泛指人体内各种寄生虫，易上食人喉咽生疮）上蚀，痛痒，语声不出，同甘草、射干煎服。

瓜蒌皮：治咽喉肿痛，语声不出，与僵蚕、甘草末同服。

乌蔹莓：车前、马蔺杵汁，同咽。

络石：治喉痹欲死，煎水呷之。

马勃：拌蜜水揉呷。治马喉痹，火硝吹之。

龙胆、大青、红花、鸭跖草、紫葳：捣汁服用。

榼藤子：烧。

鹅抱忍冬：并煎酒服。

通草：含咽，散诸结喉痹。

灯心草：烧灰，同盐吹喉痹甚捷。同硼砂，同箬叶灰皆可。同红花灰，酒服一钱，即消。

葛蔓：治卒喉痹，烧服。

木通：消咽痛喉痹，煎水呷。

商陆：熨、炙及煎酒涂顶。

白芷：同雄黄水和，涂顶。

都管草、百两金、钗子股、辟虺雷（虺，音huǐ，古书上说的一种毒蛇。辟虺雷，别称避蛇雷）、蒺藜、谷精草、蛇含、番木鳖、九仙子、山豆根、朱砂根、黄药子、白药子、苦药子：可咽，可煎服，可制末服，也可涂喉外。

豆豉：消咽生息肉，刺破出血，同盐涂之，神效。

白面：醋和涂喉外。

水苦荬：磨服。

糟酱茄、丝瓜汁。

西瓜汁、橄榄、无花果、苦茗：噙咽。

吴茱萸：醋调涂足心。

李根皮：磨水涂顶，先以皂末吹鼻。

黄柏：酒煮含。消喉肿，醋敷之。

龙脑香：同黄柏、灯心、白矾烧吹。

梧桐泪：磨汁扫。

槐花、槐白皮、诃黎勒、盐麸子、皋芦、朴硝：并含咽，煎服，末服。

不灰木：同玄精石、珍珠丸服。

石蟹：磨汁，及涂喉外。

黑石脂：治口疮咽痛。

食盐：点喉风（咽喉部突然肿痛、音哑、喉鸣、呼吸困难等疾患）、喉痹、咽痛甚效。戎盐、盐蟹汁。

牛涎：并含咽。

牛靥（为牛科动物黄牛或水牛的甲状腺体）：散喉痹。

猪肤：止咽痛。

沙牛角：治喉痹欲死，烧研酒服。

牛鼻拳：烧灰，治缠喉风（咽喉红肿疼痛，或肿疼连及胸前，项强而喉颈如蛇缠绕之状）。

猪胆：腊月盛黄连、朴硝，风干吹之。

腊猪尾：烧灰，水服。

败笔头：饮服二钱。

鼫（shí）鼠肚、人尿：并含咽，或入盐。

风痰

羌活：开喉闭口噤，同牛蒡子煎灌。

升麻：治风热咽痛，煎服，或取吐。

半夏：治咽痛，煎醋呷。喉痹不通，吹鼻。同巴豆、醋同熬膏化服，取吐。

天南星：同白僵蚕制末服用。

菖蒲汁：烧铁锤淬酒服。

贝母、细辛、远志：并吹之。

蛇床子：治冬月喉痹，烧烟熏之，其痰自出。

蓖麻油：烧燃熏淬，其毒自破。仁，同朴硝，研水服，取吐。

麻黄：治尸咽痛痒，烧熏。

苍耳根：治缠喉风，同老姜研酒服。

木贼：烧服一钱，血出即安。

高良姜：同皂荚，吹鼻。

马蔺根、艾叶、地松、马蹄香、箭头草、益母草、蛤蟆衣：同霜梅。

萱草根、瑞香花根、紫菀根、牛膝：并杵汁，入酢灌之，取吐，甚则灌鼻。

藜芦、恒山、钩吻、莽草、荛花：制末服用，吐痰。

白附子：同矾涂舌。

草乌头：同石胆吹。

天雄、附子：蜜炙含服。

芦茹、云实根汁。

饴糖、大豆汁：同含服咽下。

粳谷奴：治走马喉痹，研后服用，立即见效。

稻穰：烧煤和醋，灌鼻，追痰（药效直达痰涎凝聚之处）。

麻子：治尸咽，烧服。

青蘘（ráng）：治飞丝入咽，嚼咽。

韭根、薤根、芥子：并敷喉外。

葱白、独蒜：同塞入鼻中。

百合、桑耳：二药浸蜜含服。

生姜汁：和蜜服，治食诸禽中毒，咽肿痹。

萝卜子、秦椒、瓜蒂：并吐风痰。

桃皮、荔枝根：并煮含。

榧子：治尸咽，杀虫。

杏仁：炒，和桂末服。

白梅：同生矾含。

山柑皮、桂皮、荆沥：并含咽。

干漆：治喉痹欲死，烧烟吸之。

巴豆：烧烟，熏淬；纸卷塞鼻。

皂荚：治急喉痹，生研点之，即破，外以醋调涂之。挼水灌。

乌药：煎醋。

桐油、无患子：研灌，并吐风痰。

楮实：水服一个。

枣针：烧服。

枸橘叶：疗咽喉成漏，煎服。

胡颓根：治喉痹，煎服。

紫荆皮、簟（jīn）竹叶、百草霜：并煎服。

梁上尘：同枯矾、盐、皂，吹。

土蜂窠：擦舌根。

漆箸：烧烟，熏淬。

故甑蔽（即古代的蒸食工具）：烧服。

履鼻绳：治尸咽，烧服。

牛鼻拳（拳，音quàn，牛鼻拳，即穿系牛鼻的绳木的木质部分）灰。

绿矾：并吹喉。

白矾：生含，治急喉闭。同盐，点一切喉病。巴豆同枯过，治喉痈甚捷。猪胆盛过，吹。新砖浸取霜，吹。

硼砂：含咽，或同白梅丸，或同牙硝含。

硇砂：消悬痈卒肿，绵裹含之。喉痹口噤，同马牙硝点之。

代赭石、马衔：并煎汁服。

车辖：烧，焠酒饮。

铁秤锤：烧焠，菖蒲汁饮。

铅白霜：同甘草含，或同青黛丸噙。

银朱：同海螵蛸吹。

雄黄：磨水服。同巴豆研服，取吐下。或入瓶烧烟熏鼻，追涎。

石胆：吹喉痹神方。或入牙皂末。

马牙硝：同僵蚕末、硼砂，吹。

硝石。

天浆子：并含咽。

白僵蚕：治喉痹欲死，姜汁调灌。或加南星、石胆、白矾、甘草、蜂房。同乳香烧烟熏。

蚕蜕纸灰：制成蜜丸含服。

桑螵蛸：烧，同马勃制成丸剂服用。

壁钱：同白矾，烧吹。

蜘蛛：焙研吹。

五倍子：同僵蚕、甘草、白梅丸含服，自破。

土蜂子：止嗌痛。

蜂房灰、海螵蛸：并吹。

黄颡鱼颊骨：烧灰，茶服三钱。

鲤鱼胆：同灶底灰，涂喉外。

鳢鱼胆：水化灌之。

青鱼胆：含咽。或灌鼻，取吐；或盛石胆，阴干，吹。

鲛鱼胆：和白矾扫喉，取吐。

鼋（yuán，别名蓝团鱼，为鳖科中最大的一种）胆：薄荷汁灌，取吐。

蛇蜕：烧烟，吸之。裹白梅含。同当归末，酒服，取吐。

牡蛎。

鸡内金：烧吹。

鸡屎白：含咽。

雄雀屎：水服。砂糖丸含。

猪脑：疗喉痹已破，蒸熟，入姜食之。

喑声

喑，有肺热，有肺痿，有风毒入肺，有虫食肺。症有寒包热，有狐惑。不语有失音，有舌强或痰迷，有肾虚喑痱（喑痱，痿病类症状，即舌喑不能言，足废不能用）。

邪热

桔梗、沙参、知母、麦门冬：并除肺热。

木通、菖蒲：并出音声。治小儿卒喑，麻油泡汤服。

黄芩：除热病声喑，同麦门冬丸服。

人参：除肺热声哑，同诃子末噙；治产后不语，同菖蒲服。

牛蒡子：治热时声症，同桔梗、甘草煎服。

青黛：同薄荷，蜜丸含。

马勃：治失声不出，同马牙硝，砂糖制丸服用。

燕覆子：续五脏断绝气，使语声气足。

灯笼草、瓜蒌、甘草、贝母。

赤小豆：治小儿不语，研末敷舌。

萝卜：疗咳嗽失音，同皂荚煎服。汁，和姜汁服。

胡麻油。

梨汁：治客热中风不语，卒暗风不语。同竹沥、荆沥、生地汁熬膏服用。

柿：润声喉。

槐花：炒嚼，去风热失音。

栀子：去烦闷喑哑。

诃黎勒：小便煎汁，含咽。治感寒失音，同桔梗、甘草、童尿，并水煎服。久咳嗽失音，加木通。

杉木灰：淋水饮，治肺壅失音。

乳香：中风，口噤不语。

荆沥、竹沥、竹叶：煎汁。

天竺黄：并治痰热失音，中风不语。

地骨皮、桑白皮。

蝉蜕：声音嘶哑，为末水服。

蛤蟆胆：治小儿失音不语，点舌尖上，立即见效。

鸡子：开喉声。

犀角：疗风热失音。

猪脂：疗肺伤失音，同生姜煮，蘸白及末食。

猪油：疗肺热暴喑，炼一斤，入白蜜，时服一匙。

酥、人乳：治失音，和竹沥服。卒不得语，和酒服；疗中风不语，舌强，和酱汁服。

人尿：治久咳失声。

风痰

羌活：治贼风失音。若中风口噤不语，煎酒饮，或炒大豆投之。小儿，同僵蚕，入麝香、姜汁服。

蘘荷根：治风冷失音，汁和酒服。

天南星：祛诸风，口噤不语，同苏叶、生姜煎服。治小儿痫后失音，煨研，猪胆汁服。

荆芥：治诸风口噤不语，为末，童尿酒服。

黄芪：治风喑不语，同防风，煎汤熏之。

红花：治男女中风，口噤不语，同乳香服。

远志：治妇人血噤失音。

白术：祛风湿，治舌木强。

防己：治毒风不语。

附子：治口卒噤喑，吹之。

白附子：治中风失音。

黑大豆：治卒然失音，同青竹筭（suàn，古同“算”）子煮服。卒风不语，煮汁或酒含之。

豉汁：治卒不得语，入美酒服。

酒：疗咽伤声破，同酥调干姜末服。

干姜：疗卒风不语，置于舌下。

生姜汁。

橘皮：治卒失音，煎呷。

杏仁：润声气。卒哑，同桂枝含服。蜜、酥煮丸噙服。生含，主偏风失喑不语。

榧子：主尸咽痛痒，语音不出，有虫食咽，同芜荑、杏仁、桂丸噙服。

桂：治风僻失音，置于舌下，咽汁。同菖蒲煎服。

楮枝、叶：治卒风不语，煮酒服。

东家鸡栖木：治失音不语，烧灰水服，尽一升，可见效。

密陀僧：疗惊气入心，喑不能言，茶服一匙，平肝去怯也。

雄黄：平中风舌强，同荆芥末，豆淋酒服。

矾石：治中风失音，产后不语，汤服一钱。痰盛多服，吐之。

孔公蘖（niè）：令喉声圆。

履鼻绳（木履上的草绳）：主尸咽，语声不出，有虫，烧灰水服。

梭头：治失音不语，刺手心，痛即语。

白僵蚕：治中风失音，酒服。

五倍子、百药煎、龟尿：主中风舌喑不语，小儿惊风不语，点舌下。

珍珠：疗卒忤不语，鸡冠血丸，口中。

鸡屎白：疗中风失音，去痰迷，水煮服。

乱发灰：疗中风失音，百药不效，同桂末酒服。

牙齿

牙痛，有风热、湿热、胃火、肾虚、虫龋。

风热、湿热

秦艽：袪阳明湿热。

黄芩：袪中焦湿热。

白芷：除阳明风热。同细辛掺，入朱砂掺。

黄连：袪胃火湿热。牙痛恶热，揩之，立止。

升麻：阳明本经药，主牙根浮烂疳䘌。去胃火，煎漱。

羌活：散风热，煮酒漱。同地黄末，煎服。

当归、牡丹、白头翁、薄荷：风热。

荆芥：散风热，同葱根、乌柏根煎服。

细辛：和锻石，掺。

缩砂仁：嚼。

荜茇：去口齿浮热。与木鳖子同嗃鼻，立即显效，疗效如神。

附子尖：同天雄尖、蝎梢末，点之即止。

大黄：去胃火牙痛。烧研，揩牙。同地黄贴之。

生地黄：治牙痛牙长，并含咋之。主食蟹龈肿，皂角蘸汁炙研，掺之。

苍术：同青盐、生姜，日擦固齿。同艾叶煎漱。

牛蒡根：去热毒风肿，取汁，入盐熬膏，涂龈上。

积雪草：塞耳。

红豆蔻、酸草、鹅不食草：嗃鼻。

山柰：入麝，擦牙吹鼻。

川芎、山豆根、大戟：咬含。

木鳖子：磨醋。

高良姜：同蝎。

青木香：擦牙。

薰草：同升麻、细辛。

屋游：同盐。

瓜蒌皮：同蜂房。

鹤虱、地菘、红灯笼枝、芭蕉汁、苍耳子、恶实、青蒿、猫儿眼睛草、瓦松豆：煎汁漱口。

萝卜子、莳萝（shì luó，多年生草本植物，古称“洋茴香”）：嗃鼻。

水芹：利口齿。

赤小豆、老姜：同矾。

干姜：同椒。

鸡肠草：同旱莲、细辛。

苋根：烧。

灰藋（diào，别名小藜，草本植物，有祛湿解毒缓泻之效）：烧。

茄科：烧。

丝瓜：烧。同盐擦。

大蒜：煨，擦。

芸苔子：与白芥子、角茴同嗃鼻。

马齿苋：汁。

木耳：同荆芥。

壶卢子。

桃白皮：同柳、槐皮。

李根白皮：并煎漱。

胡椒：去齿根浮热。风、虫、寒三痛，同绿豆咬之；同荜茇塞孔。

荔枝：止风牙痛，连壳入盐，烧揩。

瓜蒂：止风热痛，同麝香咬。

蜀椒：坚齿。止风、虫、寒三痛，同牙皂，煎醋漱。

吴茱萸：煎酒。

荷蒂：同醋。

秦椒、杉叶：风虫，与川芎、细辛同煎酒漱口。

松叶、松节：煎水，入盐或酒漱。

松脂：揩。

桂花：风、虫牙痛。

辛夷：消面肿引痛。

乳香：去风虫嚼咽。

地骨皮：治虚热上攻，同柴胡、薄荷，水煎漱。

槐枝、柳白皮、白杨皮、枳壳、臭橘皮、郁李根、竹沥、竹叶：同当归尾煎。

荆芥：与荆芥、荜茇同煎。

郁李根：煎汁漱口。

没石子、皂荚：同盐、矾烧。

肥皂荚：同盐烧。

无患子：同大黄、香附、盐煅。

丁香：远同胡椒、荜茇、全蝎末点之，立止。

枫香：去年久齿痛。

蚯蚓泥：烧。并揩牙。

壁上尘土：同盐烧，嗃鼻。

金钗：烧，烙。

白银：治风牙，烧赤，淬火酒，漱之即止。

石膏：泻胃火。同荆芥、防风、细辛、白芷末，每日揩齿。

白矾：煎漱，止血，及齿碎。

黄矾：漱风热牙疼。

食盐：揩牙洗目，坚牙明目，止宣露（即牙龈发肿溃烂）；卧时封龈，止牙痛出血；槐枝煎过，去风热；皂角同烧，去风热。

青盐：同上。

川椒：煎干，揩牙，永无齿疾。

朴硝：皂荚煎过，擦风热及食蟹龈肿。

雄黄：与干姜同嗃鼻。

铅灰。

白僵蚕：同姜炒。

蚕蜕纸灰：揩擦。

露蜂房：同盐烧擦，同全蝎擦。同细辛漱，煎酒漱。

百药煎：除风热，泡汤含；同延胡索末、雄黄末擦。

白马头蛆：取牙。

全蝎、五灵脂：去恶血齿痛，醋煎漱。

雄鸡屎：烧咬。

羊胫骨灰：清湿热，同当归、白芷擦。

诸朽骨：除风热，煨咬。

肾虚

旱莲草：同青盐炒焦，揩牙，乌须固齿。

补骨脂：同青盐日揩。风虫，同乳香。

蒺藜：止打动牙痛，擦漱。

骨碎补：同乳香塞。

独蒜：熨。

甘松：同硫黄，煎漱。

牛膝：含漱。

地黄。

石燕子：揩牙，坚固、止痛及齿疏。

硫黄：肾虚，入猪脏，煮丸服。

羊胫骨灰：补骨。

虫䘌

桔梗：同薏苡根，水煎服。

大黄：同地黄贴。

镜面草、蜀羊泉、紫蓝：并点。

雀麦：同苦瓠叶，煎醋炮，纳口中，引虫。

覆盆子：点目取虫。

荜茇：同木鳖子，嗃鼻；同胡椒塞孔。

细辛、莽草、苦参、恶实：并煎漱。

附子：塞孔，又塞耳。

羊踯躅：蜡丸。

藤黄、乌头、草乌头、天南星、芫花：并塞孔。

韭子：并烧烟熏。

韭根：同泥贴，引虫。

茄根：汁涂。烧灰贴。

烧酒：浸花椒，漱。

银杏：食后生嚼一二枚。

地椒：同川芎揩。

杨梅根皮、酸榴根皮、吴茱萸根：并煎漱。

杏仁：煎漱或烧烙。

桃橛（jué）：烧汁滴。

桃仁、柏枝：并烧烙。

皂荚子：醋煮烙之。

胡桐泪：为治疗口齿病的要药。去湿热牙痛，及风疳䘌齿骨槽风，为末，入麝，夜夜贴之。宣露臭气，与枸杞根同漱。蠹黑（即虫蛀之处发黑），同丹砂、麝香掺。

巴豆：驱风虫，棉裹咬。烧烟熏，同蒜塞耳。

阿魏：同臭黄塞耳。

丁香：治齿疳䘌露黑臭，煮汁食。同射干、麝香揩。

海桐皮：煮汁并漱。

槐白皮、枸橘刺、鼠李皮、地骨皮：醋。

枫柳皮、白杨皮、白棘刺：并煎漱。

樟脑：同朱砂揩。同黄丹、肥皂塞孔。

楤白皮：塞孔，牙自烂。

乳香：同椒，或巴豆，或矾，塞孔。

松脂、芦荟、芜荑、天蓼根。

花硷、石鹹：并塞孔。

铁铧头：治积年齿䘌，烧赤，入硫黄、猪脂熬沸，柳枝揾药烙之。

砒霜：同黄丹，蜡丸塞耳。

锻石：治风虫，和蜜煅擦。砂糖和，塞孔。

雄黄：和枣塞。

硇砂：塞孔。

轻粉：同黄连掺。

土朱：同荆芥掺。

绿矾：缺。

五倍子：并掺。

蟾酥：同胡椒丸咬。

蜘蛛：焙研，入麝掺。

地龙：化水和面，塞孔，上敷皂荚末。同延胡索、荜茇末，塞耳。

钱窠：包乳香烧，放入孔中，包胡椒塞耳。

石蜜、竹蜂、蚺蛇胆：同枯矾、杏仁掺。

鳞蛇胆、海虾。

雀屎、燕屎：并塞孔。

夜明砂：同蟾酥，丸咬（指做成大丸咬食）。

啄木鸟：烧，放入孔中。舌，同巴豆点之。

猪肚：咬之引虫。

熊胆：同猪胆、片脑搽。

麝香：咬之，二次断根。

豺皮：灰敷。

齿疏

沥青：入细辛，掺。

寒水石：同生炉甘石，掺。

齿长

白术：主治牙齿日长，渐至难食，名髓溢，煎水漱之。

生地黄：牙咬。

齿缺

银膏：补牙之用。

生齿

雄鼠脊骨：研揩，即生。

雌鼠屎：日拭一枚，三七日止。

黑豆：牛屎内烧存性，入麝香掺之，不可见风，治大人小儿牙齿不生。牛屎中豆，效果尤佳。

路旁稻粒：点牙落处，一七下自生。

乌鸡屎：雌雄各半，入旧麻鞋灰、麝香少许，擦之。

齿齼

胡桃：食酸齿齼（牙齿接触酸味时的感觉），嚼之即解。

妒齿

地骨皮：妒齿已去，不能食物，煎水漱之。

须发

菊花：和巨胜、茯苓，制蜜丸服用，去风眩，变白不老（即具有延年益寿的功效）。

旱莲：内煎膏服；外烧揩牙，乌髭发，益肾阴。汁涂，眉发生速。作膏，点鼻中，补益脑精。

常春藤、扶芳藤、络石木通、石松：主风血，好颜色，变白不老，浸酒饮。

白蒿、青蒿、香附：长毛发。

茜草：汁，同地黄，熬膏服。

地黄：九蒸九晒，每日服用。

牛膝、麦门冬、肉苁蓉、何首乌、龙珠、旱藕、瞿麦。

青精饭、黑大豆、白扁豆、大麦、胡麻：九蒸九晒。

马齿苋、繁缕、韭、姜、蔓菁子。

胡桃、蜀椒：并久服，变白生毛发。

干柿：同枸杞子，丸服，治女人蒜发（壮年白发）。

榴花：和铁丹服，变白如墨。

松子、槐实、秦皮、桑寄生、放杖木、女贞实、不凋木、鸡桑叶、南烛：并久服变白，乌须发。

桑椹：蜜丸服，变白。

鳖肉：长须发。

自己发灰：同椒煅制，酒服，可使发不白，名还精丹。

锻石：发落不止，炒赤浸酒服。

发落

半夏：治眉发堕落，涂之即生。

骨碎补：治病后发落，同野蔷薇枝，煎汁刷于发上。

香薷：治小儿发迟，同猪脂涂。

茉莉花：蒸油。

蓬蘽子（péng lěi，蔷薇科植物，小灌木）：榨汁。

芭蕉油、蓖麻子、金星子、兰草、蕙草、昨叶何草：浸油梳头，可使长发乌黑。

土马鬃：灰。

乌韭：灰。

水萍、水苏、蜀羊泉、含水藤。

胡麻油及叶、大麻子及叶：并沐日梳，长发。

蒲公英、旱莲：并揩牙，乌须。

生姜：擦。

莴苣子、白菘子油、芸薹子油。

甜瓜叶汁：并涂发，令长黑。

榧子：同胡桃、侧柏叶浸水梳发，可使发不落。

枣根：蒸汁。

榠楂、木瓜：浸油。

蜀椒：浸酒。

柏子油、辛夷、松叶：并浸油、水涂头，生毛发。

侧柏叶：浸油，生发；烧汁，黑发；和猪脂沐发，可使头发长黑；根皮，生发。

皂荚：地黄、姜汁炙研，揩牙乌须。

樗叶：同椿根、楸叶汁，涂秃，生发。

楸叶汁、蔓荆子：同猪脂。

桑椹：浸水，涂头，生毛发。

桐叶：同麻子，煮米泔，沐发则长。连子，蒸取汁，沐发则黑。

桑白皮：同柏叶，沐发不落。

山茶子：掺发解脯（zhí，头发积有脂膏者，也发黏）。

合欢木皮灰、槐枝灰、石荆。

雁骨灰：并沐头，长发。

鸡蛋白、猪胆：沐头解腽（zhí，头发有油脂，即用鸡蛋白、猪胆洗头祛除油脂）。

雁肪、鹎脂、鸡肪、猪鬐膏、熊脂及脑：沐头，生发。

豹脂：朝涂暮生。

犬乳：涂赤发。

羖羊角：灰，同牛角灰、猪脂，涂秃发。

羊屎灰：淋汁沐头，生发。和猪脂，变发黄赤。

猪屎：灰，涂发落。

发灰：油煎枯，涂发。

发白

瓜蒌：同青盐、杏仁煅末，拔白易黑，也可以揩牙。

百合、姜皮：去白发，生黑发。

野狼把草、黑豆：煎醋染发。

大麦：同铁砂、没石子。

荞麦：同铁砂。

酸石榴：并染须发。

胡桃：和胡粉，拔白生黑；烧，同贝母，揩牙乌须；青皮皮肉及树皮根，皆染须发。

余甘子：合铁粉，涂头，生须发。

橡斗、毗黎勒浆、椰子浆、盐麸子、菱壳、芰花、莲须、红白莲花：并涂须发。

鸡舌香：同姜汁，拔白生黑。

詹糖香：同胡桃皮，涂发，黑如漆。

梧桐子汁：点孔生黑；木皮，和乳汁涂须。

愢（chuà）皮：包侧柏，烧熏香油烟，抹须发，即黑。

乌桕子油、乌桕皮、诃黎勒、没石子、婆罗得。

黑铅：梳白发；烧灰，染发。

胡粉：同锻石，染须。

铅霜：梳须发。

铅丹：染。

铜钱锈：磨油，涂赤发秃落。

铁莁：染。

生铁：浸水。

铁砂：和没石子，染。

石灰：染。

绿矾：同薄荷、乌头、铁浆水染。

赤铜屑。

五倍子：炒，同赤铜屑诸药，为染须神方。

百药煎、水蛭：同龟尿拈须，自黑。

蜗牛：同京墨，埋马屎中，化水染须，妙。

蜜蜡、鳖脂、猪胆、狗胆犬乳：并点白生黑。

生眉

白鲜皮：治眉发脆脱。

香附：长须眉。

苦参、仙茅：散大风，治眉发脱落。

昨叶何草：为生眉发膏之要药。

半夏：治眉发堕落，涂之即生。茎涎同效。

鳢肠汁：涂眉发，可使发迅速生长。

乌麻花：浸油。

芥子：同半夏、姜汁。

蔓荆子：醋和。涂于发上。

生姜：擦。

柳叶：同姜汁，擦眉落。

白矾：治眉发脱落，蒸饼丸服。

雄黄：和醋涂。

雁肪：涂。

狗脑：眉发火瘢不生，和蒲黄，如不应，和酒服，即愈。

妇人经水

经闭，有血滞，血枯。不调，有血虚者过期，血热者先期，血气滞者作痛。

活血流气

香附：血中之气药。生用，上行；熟用，下行；炒黑，则止血。童尿制，入血分补虚；盐水制，入血分润燥。酒炒，行经络；醋炒，消积聚；姜炒，化痰饮。配伍人参、白术，补气；配伍当归、苄，补血；配伍苍术、芎䓖，解郁；配伍栀子、黄连，降火；配伍半夏，消胀；配伍神曲、枳实，化食；配伍紫苏、葱白，解表邪；配伍三棱、莪术，消积磨块；配伍茴香、补骨脂，引气归元；配伍艾叶，治血气，暖子宫。香附乃气病之总司，为女科之仙药。

当归：一切气，一切劳。破恶血，养新血，补诸不足。头止血，身养血，尾破血。妇女百病，与地黄同制丸服用；月经逆行，与红花同煎服；血气胀痛，同干漆制丸服用；室女经闭，同没药末，红花酒调服。

丹参：破宿血，生新血，安生胎，落死胎，止血崩带下，调经脉，或前或后，或多或少，兼治冷热劳，腰脊痛，骨节烦疼，晒研，每服二钱，温酒调下。

川芎：一切气，一切血，破宿血，养新血，搜肝气，补肝血，润肝燥，可治女人血闭无子，乃血中气药也。

芍药：解女子寒血闭胀、小腹痛，可治诸老血留结，月经不调。

生地黄：凉血生血，补真阴，通月水。

兰草：理血和气，养营调经。

泽兰：主养营气，破宿血，主妇人劳瘦，乃女科之要药也。

茺蔚子：调经，令人有子，活血行气，有补阴之功。

庵䕡子：同桃仁浸酒，通月经。

延胡索：月经不调，结块淋露，利气止痛，破血，同当归、橘红制丸服用。

柴胡：治妇人热入血室，寒热，经水不调。

黄芩：治下女子血闭淋漏。

茅根：治月水不匀，淋漓，除恶血。

莙荙根：通经脉，宜妇人。

醍醐菜：擂酒，通经。

茶汤：入砂糖少许，治经闭、烦热，与生地黄汁同服。

木香、乳香、乌药、白芷、桑耳：主血气。

荔枝核：止血气痛，与香附末同服。

荜茇：治血气痛，经不调，与蒲黄丸同服。

附子：通经，同当归煎服。

芥子：酒服末，通月水。

韭汁：治经脉逆行，入童尿饮。

丝瓜：为末，酒服，通月水。

土瓜根：经水不利，同芍药、桂枝、虫为末，酒服。

薏苡根：煎服，通经。

牛膝：散血结，经病不调，与干漆、地黄汁丸同服。

牛蒡根：治月水不通，积块欲死，蒸三次，浸酒日饮。

马鞭草：通月经瘕块，熬膏服。

虎杖：通经，同没药、凌霄花制末服用。

蒺藜：通经，同当归末，酒服。

木麻：疗月闭癥瘕，久服令人有子。

硇砂：治月水不通，积聚刺痛，破结血，暖子宫，同皂荚、陈橘皮制丸服用。

白垩土：疗女子寒热癥瘕，月闭无子，子宫冷。

铜镜鼻：治血闭癥瘕（腹中肿块，坚硬不移动，痛有定处为癥；聚散无常，痛无定处为瘕），伏肠（疑指伏梁，古病名，以腹痛，腹泻，右下腹包块为主要表现的积聚类疾病）绝孕。

乌金石：通月经，煎汤，服巴豆三丸。

蚕沙：治月经久闭，炒，煮酒饮一盏即通。

葛上亭长：治血闭癥块，米炒，研服。

乌鸦：治经闭，炙研，同水蛭等药服用。

獭胆：通经，同硇砂等药，丸服。爪同效。

白狗屎：月水乍多乍少，烧末酒服。

鼠屎：通经，酒服一钱。

童男、童女发：通经，同斑蝥、麝香制末服用。

人乳：日饮三合，通经。

水蛭、地胆、樗鸡、五灵脂、鳖甲、纳鳖、穿山甲、龙胎、蛤粉、菩萨石、铜弩牙、朴硝、紫荆皮、木占斯、桂心、干漆、厚朴：煎酒。

栝楼根、质汗、甜瓜蔓、蓬莪术、三棱、枣木、紫葳、庵罗果、桃仁、牡丹皮、刘寄奴、紫参、姜黄、郁金、红蓝花、瞿麦、番红花、续随子、蛇莓、瓦松、石帆、赤孙施、蒲黄：并破血通经。

大枣：主妇人脏燥，悲哭如祟，同小麦、甘草，水煎服。

益气养血

人参：血虚者益气，阳生则阴长也。

术：利腰脐间血，开胃消食。

熟地黄：治伤中胞胎，经候不调，冲任伏热，久而无子，同当归、黄连制丸服用。

石菖蒲：疗女人血枯宫冷。

补骨脂、泽泻、阳起石、玄石、白玉、青玉、紫石英：主子宫虚冷，月水不调，绝孕。

阿胶：主女人血枯，经水不调，无子。炒研，酒服。

雀卵、乌贼鱼骨、鲍鱼汁：主女子血枯病，伤肝，唾血下血，通经闭。

驴包衣：治月经不通，研，入麝香，新汲水下，不过三服。

带下

是湿热夹痰，有虚、有实。

苍术：燥湿强脾，四制（即盐水、童便、醋、酒制）丸服。

艾叶：治白带，煮鸡子食。

石菖蒲：治赤白带下，同补骨脂末服。

白芷：治漏下赤白，能蚀脓，白带冷痛腥秽，同蜀葵根、白芍、枯矾制丸服用；锻石淹过，研末酒服。

草果：同乳香，末服。

糯米：治女人白淫（指从阴道流出过多的白色黏液），同花椒烧研，醋糊丸服。

莲米：治赤白带，同白果、江米、胡椒，入乌骨鸡，煮食。

白扁豆：炒研，米饮日服。花同效。

荞麦：炒焦，鸡蛋白服。

韭子：治白带白淫，醋煮丸服。

芍药：同香附末，煎服；同干姜末服。

沙参：治七情内作，或虚冷者，为末，米饮日服。

狗脊：治室女白带，冲任虚损，关节重，同鹿茸制丸服用。还治妇人。

枸杞根：治带下脉数，同地黄，煮酒饮。

椿根白皮：同滑石丸服；同干姜、芍药、黄柏，丸服。

木槿皮：煎酒，止带下，随赤、白用。

榆荚仁：和牛肉作羹食，止带下。

茯苓：丸服。

松香：酒煮，丸服。

槐花：同牡蛎末，酒服。

冬瓜仁：炒研，汤服。

牡荆子：炒焦，饮服。

益母草：为末汤服。

夏枯草：为末，饮服。

鸡冠花：浸酒饮，或末服。

马齿苋：绞汁，和鸡蛋白服。

大蓟根：浸酒饮。

酢浆草：阴干，酒服。

椒目：炒研，水服。

榄子：同石菖蒲，末服。

韭汁：同童尿，露一夜，温服。

葵叶、葵花：治带下，目中溜火，和血润燥，为末，酒服，随赤带、白带用。

蜀葵根：散脓血恶汁，治带下，同白芷、芍药、枯矾，化蜡丸服。

败酱：治带下，破多年凝血，化脓为水。

漏芦：治产后带下，同艾叶丸服。

甑带（江南以蒲为甑带，取久用败烂者用之，取其久被蒸气，故能散气）：五色带下，煮汁服。

泽兰子：治女人三十六疾。

马矢蒿、蠡实、紫葳、茜根、白蔹、土瓜根、赤地利、鬼箭羽、水芹、蒲黄、景天、猪苓、李根白皮、金樱根、酸榴皮、桃毛、白果、石莲、芡实、城东、腐木、橡斗、秦皮、人参、黄芪、肉苁蓉、何首乌、葳蕤、当归、川芎、升麻：升提。

柴胡：升提。

阳起、白石脂、五色石脂、玉泉、石胆、代赭石、石硫黄、石硫赤、硇砂：主赤白带下，无子。

锻石：主白带、白淫，同茯苓丸服。

云母粉：水服方寸匕，立即见效。

禹余粮：治赤白带，同干姜，丸服。

石燕：治月水湛浊，赤带多年，煎饮或末，日服。

白矾：治白淫漏下，经水不利，子肠坚澼，中有干血，烧研，同杏仁丸，放入阴户内。

白瓷器：主白崩带。

伏龙肝：炒烟尽，同棕灰、梁上尘同服。

秋石：枣肉丸服。

牛角：烧灰，酒服。

狗头骨：同牛角服法。

兔皮灰：同牛角服法。

猪肾：宜多食。

猪肝：同金墨、百草霜，煨食。

羊胰肉：主赤白带。

狗阴茎：治女人带下十二疾。

鹿角：治妇人白浊，炒研酒服。

鹿茸：治赤白带，炙末酒服；治室女白带，冲任虚寒，同狗脊、白蔹，制成丸剂服。

白马左蹄：五色带下，烧灰，酒服。

驼毛、乌驴皮、牛骨及蹄甲阴茎、麋角、鹿血、阿胶、丹雄鸡、乌骨鸡、鸡内金、雀肉、雀卵、雀屎、伏翼、五灵脂、鳗鲡鱼、鲤鱼鳞、龙骨、鼍甲、龟甲、鳖肉、鲎鱼骨、海螵蛸、牡蛎粉、马刀、海蛤、蛤粉、蚌粉、蜜蜂子、土蜂子、蚕蜕纸：灰。

故绵：灰。

淡菜、海蛇、全蝎、丹参、三七、地榆：主赤白带。

贯众：醋炙，末服，止赤白带。

蛇床子：同枯矾，放入阴户。

古砖：烧赤，安蒸饼坐之。

崩中漏下

月水不止，五十行经。

调营清热

当归：治漏下绝孕，崩中诸不足。

丹参：功同当归。

川芎：煎酒。

生地黄：治崩中及经不止，擂汁，酒服。

芍药：治崩中痛甚，同柏叶煎服；治经水不止，同艾叶煎服。

肉苁蓉：治血崩，绝阴不产。

人参：固血脱益阳，阳生则阴长。

升麻：升阳明清气。

柴胡：升少阳清气。

防风：炙研，面糊煮，酒服一钱，效果显著。

白芷：主崩漏，入阳明经。

香附子：炒焦，酒服，治血如崩山，或五色漏带，宜常服之。

黄芩：主淋漏下血，养阴退阳，去脾经湿热。阳乘阴，崩中下血，研末，霹雳酒服一钱；四十九岁，月水不止，条芩醋浸七次，炒研为丸，日服。

青蘘：汁服半升，立愈。

鸡冠花及子：为末，酒服。

大、小蓟：汁煎服。或浸酒饮。

菖蒲：主产后崩中，煎酒服。

蒲黄：止崩中，消瘀血，同五灵脂末炒，煎酒服。

凌霄花：为末，酒服。

茜根：止血内崩，及月经不止。五十后行经，作败论，同阿胶、柏叶、黄芩、地黄、发灰，煎服。

三七：酒服二钱。

石苇：研末，酒服。

水苏：煎服。

柏叶：治月水不止，同芍药煎服；同木贼炒，末服。

槐花：止漏血，烧研酒服；治血崩不止，同黄芩，烧秤锤酒服。

淡竹茹：主崩中，月水不止，微炒，水煎服。

黄麻根：水煎。

甜瓜子：治月经太过，研末，水服。

黑大豆：治月水不止，炒焦，冲酒。

白扁豆花：主血崩，焙研，饮服。

蒸饼：烧研，饮服。

延胡索：主因损血崩，煮酒服。

缩砂：焙研，汤服。

益智子：同缩砂服法。

椒目：焙研，酒服。

胡椒：同诸药，丸服。

叶：治漏血，崩中不止，同干姜、阿胶，煎服。

木莓根皮：煎酒，止崩。

续断、石莲子、蠡实、茅根、桃毛小柏、冬瓜仁、松香、椿根白皮、鹿角、鹿茸、鹿血、猪肾、乌骨鸡、丹雄鸡、鸡内金、雀肉、鲎尾、蚌壳、文蛤、海蛤、鲍鱼：主漏下崩中。

毛蟹壳：止崩中腹痛，烧研，饮服。

牡蛎：治崩中及月水不止，研，艾煎醋膏，丸服。

鳖甲：治漏下五色，醋炙研，酒服；同干姜、诃黎勒制丸服用。

紫矿：治经水不止，制末服用。

鳔胶：治崩中赤白，焙研，鸡子煎饼食，酒下。

阿胶：治月水不止，炒焦，酒服，和血滋阴。

羊肉：治崩中垂死，煮归、芐、干姜服。

止涩

棕灰：酒服。

莲房：治经不止，烧研，酒服；血崩，同荆芥烧服；产后崩，同香附烧服。

败瓢：同莲房，烧服。

丝瓜：同棕烧服。

木耳：炒黑，同发灰服，取汗。

桑耳：烧黑，水服。

槐耳：烧服。

乌梅：烧服。

梅叶：同棕灰服。

荷叶：烧服。

桃核：烧服。

胡桃：十五个，烧研，酒服。壳亦可。

甜杏仁黄皮：烧服。

凫茈（fú zǐ，即荸荠）：一岁一个，烧研，酒服。

漆器灰：同棕灰服。

故绵：同发烧服。

败蒲席灰：酒服。

木芙蓉花：治经血不止，同莲房灰，饮服。

槐枝灰：治赤白崩，酒服。

头灰：水服。

白纸灰：酒服。

蚕蜕纸灰：与槐子末同服。

百草霜：狗胆汁服。

松烟墨：治漏下五色，水服。

乌龙尾：治月水不止，炒，同荆芥末服。

绵花子：治血崩如泉，烧存性，酒服三钱。

贯众：煎酒。

丁香：煎酒。

地榆：治月经不止，血崩，漏下赤白，煎醋服。

三七：酒服。

地锦：酒服。

木贼：治崩中赤白，月水不断，与当归、川芎同服；治漏血不止，五钱，煎水服；止血崩气痛，同香附、朴硝，末服。

石花：同细茶、漆器末，酒服。

桑花：煎水。

翻白草：擂酒。

醍醐菜：杵汁，煎酒。

夏枯草：研末，饮服。

桂心：煅研，饮服二钱。

何首乌：同甘草，煮酒服。

扶杨皮：同牡丹、升麻，牡蛎，煎酒，止白崩。

橡斗壳、金樱根、榴皮：根同。

鬼箭羽、城东腐木、石胆、代赭石、白垩土、玄精石、硇砂、五色石脂、太乙余粮：并主赤沃崩中，漏下不止。

赤石脂：主月水过多，同补骨脂末，米饮服二钱。

禹余粮：治崩中漏下五色，同赤石脂、牡蛎、乌贼骨、伏龙肝、桂心，末服。

伏龙肝：治漏下，同阿胶、蚕沙末，酒服。

五灵脂：治血崩不止，及经水过多，半生半炒，酒服，能行血止血；为末熬膏，入神曲，丸服。烧存性，铁锤烧淬酒服。

鹊巢：治积年漏下，烧研，酒服。

牛角䚡：烧研，酒服。

羊胫骨：治月水不止，煅，入棕灰，酒服。

狗头骨：止血崩，烧研，糊丸，酒服。

乌驴屎：止血崩，及月水不止，烧研，糊丸，酒服。

乌驴皮、羖羊角：烧。马悬蹄：煅。

马鬐毛及尾：烧。

牛骨及蹄甲：煅 。

孔雀屎：煅。

龙骨：煅。

鼍甲：煅。

海螵蛸、鲤鱼鳞：并主崩中下血，漏下五色。

胎前

子烦，胎啼。

安胎

黄芩：同白术，为安胎清热之圣药。

白术：同枳壳制丸服用，束胎易生。

续断：三月孕，防胎堕，同杜仲，丸服。

益母草：子功效相同。胎前宜熬膏服。

丹参：安生胎，落死胎。

青竹茹：八、九月伤动作痛，煎酒服。

竹沥：因交接动胎，饮一升。

白药子：治胎热不安，同白芷末服。

黄连：因惊胎动出血，酒饮。

知母：月末足，腹痛如欲产状，丸服。

枳壳：止腹痛，同黄芩煎服。同甘草、白术丸服，令胎瘦易生。

大枣：止腹痛，烧研，小便服。

缩砂仁：行气止痛。胎气伤动，痛不可忍，炒研，酒服；子痫昏瞀，炒黑，酒下。

香附子：安胎顺气，为末，紫苏汤服，名铁罩散；恶阻，同藿香、甘草末，入盐汤服。

槟榔：治胎动下血，葱汤服末。

益智子：治漏胎下血，同缩砂末，汤服。

大腹皮、榉皮、陈橘皮、藿香、木香、紫苏：行气安胎。

川芎：损动胎气，酒服二钱。还可验胎有无。

当归：疗妊娠伤动，或子死腹中。服此，未损即安；已损即下。同川芎末，水煎服；治堕胎下血，同葱白煎服。

朱砂：上症，用末一钱，鸡蛋白三枚，和服。未死，安；已死，出。

葱白：治下血抢心困笃，浓煎服。未死，安；已死，出。

薤白：同当归煎服。

艾叶：治妊娠下血，半产下血，仲景胶艾煮醋服。

阿胶：治胎动下血，葱豉汤化服；葱、艾，同煎服；尿血，饮服；血痢，大便血，煎服。

黄明胶：酒服。

秦艽：同甘草、白胶、糯米，煎服。同阿胶、艾叶，煎服。

木贼：同川芎末，煎服。

生地黄：捣汁，或末，或渍酒，或煮鸡子。

桑寄生：同阿胶、艾叶煎。

酱豆：炒研，酒服。

赤小豆芽：酒服，日三。亦治漏胎。

桃枭（即经冬不落的干桃子）：烧服。

莲房：烧服。

百草霜：同棕灰、伏龙肝、童尿，酒服。

鸡蛋：二枚，生，和白粉食。

鹿角：同当归煎服；腰痛，烧投酒中七次，饮。

生银：煎水，或同苎根，煎酒服。

代赭石、鹿茸、麋角、黑雌鸡、豉汁、大蓟、蒲黄、蒲蒻、卖子木：止血安胎。

菖蒲：治半产下血不止，捣汁服。

荷鼻：治胎动见黄水，一个，烧研，糯米汤服。

糯米：治胎动下黄水，同黄芪、川芎，煎服。

秫米：同糯米。

粳米：同糯米。

蜜蜡：治下血欲死，一两，化投酒半升服，立止。

熟地黄：治漏胎不止，血尽则胎死，同生地黄末，白术汤服；止腹痛脉虚，同当归，丸服。

苎麻根：同银子煎服。

葵根：烧灰，酒服。

五倍子：酒服。

鸡卵黄：酒煮，日食。

鸡肝：切，和酒食。

龙骨、铁秤锤：主漏胎，下血不止。

人参、黄芪：治胎前诸虚。

弩弦：治胎动上膈，系腰立下。

蛇蜕：治胎动欲产，袋盛，系于腰下。

伏龙肝：研水服。

井底泥、犬尿泥：主妊娠伤寒，涂腹护胎。

嫩卷荷叶：主孕妇伤寒，同蚌粉涂腹，并服之。

子烦

竹沥：治胎气上冲，烦躁，日频饮之。

葡萄：煎服。擂汁亦佳。

黄连：酒服一钱。

知母：枣肉丸服。

生银：同葱白、阿胶煎服。

蟹爪：煎服。

胎啼

黄连：治腹中儿哭，煎汁常呷。

产后

补虚活血

人参：止血晕，同紫苏、童尿，煎酒服；不语，同石菖蒲、石莲肉煎服；发喘，苏木汤服末二钱；秘塞，同麻仁、枳壳，做成丸服；诸虚，同当归、猪肾煮食。

当归：止血痛，同干姜末服；自汗，同黄芪、白芍药，煎服。

蒲黄：止血晕、血证、血烦、血痛，胞衣不下，并水服二钱。或煎服。

苏木：止血晕、血胀、血噤，及气喘欲死，并煎服。

黄芪：治产后一切病症。

杜仲：疗诸病，枣肉丸服。

泽兰：治产后百病。根，作为菜食。

益母草：熬膏，主胎前、产后诸病。

茺蔚子：同上。

地黄：酿酒，治产后百病。酒服，下恶血。

桃仁：煮酒。

薤白、何首乌：主产后诸疾。

麻子仁：浸酒，去瘀血，产后余疾。

玄参、蜀椒、蚺蛇膏、蛭、淡菜、阿胶：主产乳余疾。

童尿：和酒，通治产后恶血诸疾。

羊肉：止腹痛厥逆，同当归、白芍、甘草，水煎服。

羊脂：上症，同地黄、姜汁，煎食。

黄雌鸡：治产后宜食。或同百合、粳米，煮食。

狗头：主产后血奔入四肢，煮食。

繁缕：破血，产妇宜食之，或酒炒，或绞汁，或醋糊丸服。

马齿苋：破血，止产后虚汗及血痢。

芸薹子：行滞血，治产后一切心腹痛。

血运（血晕）

红花：煮酒服，下恶血、胎衣。

茜根：煎水。

红曲：擂酒。

神曲：炒研，汤服。

虎杖：煎水。

夏枯草：汁。

松烟墨：磨醋。

白纸灰：酒服。

鳔胶：烧末，童尿、酒服。

鸡蛋：生吞一枚。产妇血一枣大，和醋服之。

接骨木：止血晕烦热，煎服。

续断：止血晕寒热，心下硬，煎服。

红药子：止血晕腹胀厥逆，同红花煎服。

百合：止血晕狂言。

香附子：治血晕狂言，生研，姜、枣煎服。

漆器：烧烟熏。

米醋：煅炭淬熏。韭菜，沃熏。

血气痛

丹参：破宿血，生新血。

败芒箔：止好血，去恶血，煮酒服。

三七：酒服。

川芎、三棱、莪术、甘蕉根、延胡索：酒服。

鸡冠花：煎酒。

大黄：醋丸。

虎杖：水煎。

蘩菜、蒴藋：水煎。

红蓝花：酒煎。

赤小豆、羊蹄实、败酱、牛膝、红曲：擂酒。

槐耳：酒服。
姜黄：同桂，酒服。
郁金：烧研，醋服。
莲薏：生研，饮服。
生姜：水煎。
三岁陈枣核：烧。
山楂：水煎。
秦椒、桂心：酒服。
天竺桂、梫木：水煎。
质汗、芫花：与当归末同服。
榈木：水煎。
庵蕳苗：或子，童尿、酒煎。
刘寄奴：煎或末。
天仙藤：炒研，童尿、酒服。
没药：同血竭、童尿、酒。
慈菇：汁，服一升，主血闷，攻心欲死。
荷叶：炒香，童尿服。
枳实：同酒炒芍药，煎服。
石刺木：煎汁。
紫荆皮：醋糊丸服。
鬼箭羽：同当归、红花煎。或同四物汤。
琥珀：入丸、散。
茱萸根白皮、升麻：煎酒。
麻黄：煎酒。
布：包盐煅服。
釜下墨：酒服。
伏龙肝：酒服立下。
户限下土：酒服。
自然铜：煅，淬醋饮之。
铁斧：烧，淬酒饮。
铁秤锤：同上。
石琅：磨水。
乌金石：烧赤淬酒，同过寒水石，末服。
姜石：同代赭石丸服。
蟹爪：酒、醋煎服。血不下，煮蟹食之。
鸡蛋白：醋吞一枚。
羊血：治血闷欲绝，热饮一升。
鹿角：烧末，豉汁服。
羚羊角：烧末，酒服。
海马、白僵蚕、五灵脂、伏翼、龙胎、兔头：炙热，摩腹痛。

下血过多

贯众：止心腹痛，醋炙，研末服。
艾叶：疗血不止，同老姜煎服，立止；治感寒腹痛，焙，熨脐上。
紫菀：水服。
石菖蒲：煎酒。
楮木皮：煎水。
椿白皮、桑白皮：炙，煎水。
百草霜：同白芷，末服。
乌毡皮：酒服。止血。
鳝鱼：宜食。
凌霄花：并主产后恶漏淋漓。
旋覆花：同葱煎服。
紫背金盘：酒服。
小蓟：同益母草煎服。
代赭石：与地黄汁和服。
松烟墨：煅研酒服。并主堕胎下血不止。

风痉

荆芥：主产后中风，痉直口噤，寒热，不识人，水煎，入童尿、酒服。或加当归。
白术：同泽泻煮服。
羌活：研末，水煎。
黑大豆：炒焦冲酒。
穞豆：同黑大豆。
鸡屎：炒焦，冲酒。
白鲜皮：余痛，中风，水煎服。
竹沥、地榆：主产乳痉疾。
鸡苏：主产后中风，恶血不止，煎服。
井泉石：治产后搦搐。

寒热

柴胡、白马通灰：水服。

羊角灰：酒服。主产后寒热闷胀。

苦参：主产后烦热。

甘竹根：清烦热，煮汁。

松花：去壮热，同芎䓖、当归、蒲黄、红花、石膏，煎服。

知母、猪肾：煮食。

狗肾：煮食。并主产后蓐劳寒热。

血渴

黄芩：解产后血渴，同麦门冬煎服。

紫葛：解烦渴，煎呷。

芋根：产妇宜食之，破血。饮汁，止渴。

咳逆

石莲子：主产后咳逆，呕吐心忡，同茯苓、丁香末，米饮服。

壁钱窠（别名壁茧，为壁钱科动物壁钱的卵囊）：产后咳逆，三五日欲死，煎汁呷之。

下乳汁

母猪蹄：同通草煮食，饮汁。

牛鼻：作羹食，不过三日，乳大下。

羊肉：作臛食。

鹿肉：作臛食。

鼠肉：作羹臛食。

死鼠：烧末，酒服。

鲤鱼：烧，服二钱。鳞灰亦可。

鲍鱼汁：同麻仁、葱豉，煮羹食。

虾汁：煮汁或羹。

胡麻：炒研，入盐食。

麻子仁：煮汁。

赤小豆：煮汁。

豌豆：煮汁。

丝瓜：烧存性，研，酒服取汗。

莴苣：煎汁服。子，研，酒服。

白苣：同莴苣。

木馒头：同猪蹄煮食。

通草：同木馒头。

贝母：同知母、牡蛎粉，以猪蹄汤日服。

土瓜根：研末，酒服，日服两次。

栝楼根：烧研酒服，或酒、水煎服。

栝楼子：炒研，酒服二钱。

胡荽：煮汁或酒。

繁缕、泽泻、细辛、殷蘖：并下乳汁。

石钟乳粉：漏芦汤调服一钱，乳下止。

石膏：煮汁服。

王不留行：通血脉，下乳汁之神品也。

穿山甲：炮研，酒服二钱，名涌泉散。

蜜蜂子：炒治食。

漏芦、飞廉、荆三棱：煎水洗乳。

回乳

神曲：主产后无子饮乳，欲回转者，炒研，酒服二钱。此李濒湖自制神方也。

大麦：炒研，白汤服二钱。

缴脚布：勒乳一夜，即回。

断产

零陵香：酒服二钱，尽一两，绝孕。

薇衔：食之令人绝孕。

凤仙子：产后吞之，即不受胎。

玉簪花根：产后，同凤仙子、紫葳、丹砂制成丸服，不复孕。

马槟榔：经水后，常嚼二枚，井水下，久则子宫冷不孕也。

白面：每经行后，以一升浸酒，三日服尽。

印纸灰：产后，以水服二钱，令人断产。

水银、黑铅：并冷子宫。

牛膝、麝香、凌霄花。

第三卷

本草纲目-水部

时珍说：水，是八卦中坎卦的表现形象。坎卦的图形，横画则为☵，纵则为☵。水本身属纯阴，但水的应用则为纯阳。水在天上就成为雨、露、霜、雪，在地下就成为海、河、泉、井。水的流动和静止、寒凉和温热，是不同的水汽和水的特性所形成的。水的甘、淡、咸、苦，又产生各种不同的滋味。所以古代圣人通过分辨九州水土的不同，来区别人的善恶，判定人的寿命长短。水为万物化生的源泉，土为万物生长的根本。人们饮用的源于水，食物则源于土。饮食是人们生命活动赖以生存的根本，而营卫之气也依赖于饮食。所以说，水液散失则营血枯竭，水谷不入则卫气消亡。既然水的性味不同，尤其是防病治病的医生们更要谨慎地潜心研究。

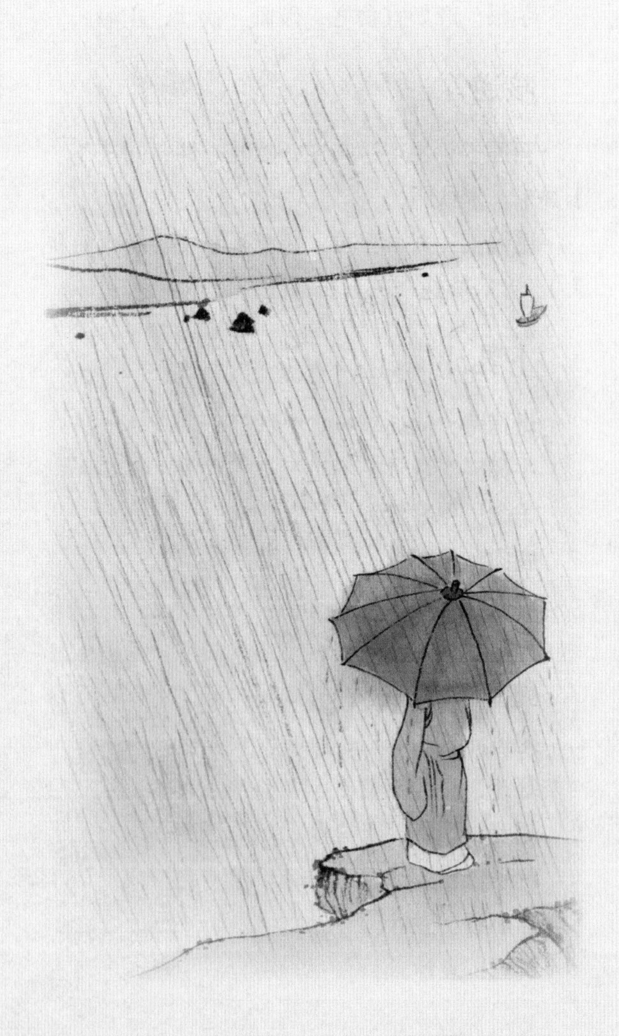

雨水
Yu Shui

【释名】时珍说：地上的水汽蒸腾上升为云，天上的水汽凝结下降为雨，所以人身的汗液，是用天地间的雨水来命名的。

【气味】味咸，性平，无毒。

立春雨水

【主治】陈藏器说：夫妻各饮一杯立春雨水，然后再同房，就会生育子女，效果非常好。

时珍说：立春雨水适宜煎煮发散表邪和补中益气的药物。

【发明】时珍说：虞抟（tuán）《医学正传》中指出：立春时节的雨水，性质特点是禀受了春天升腾生发之气，所以可以用来煎煮治疗中气不足、清气不升的药物。古代方书中记载用立春雨水治疗妇人不孕症，是指在立春这一天夫妇二人各饮一杯雨水后同房，即可以怀孕，这也是取立春雨水能够发育万物之意。

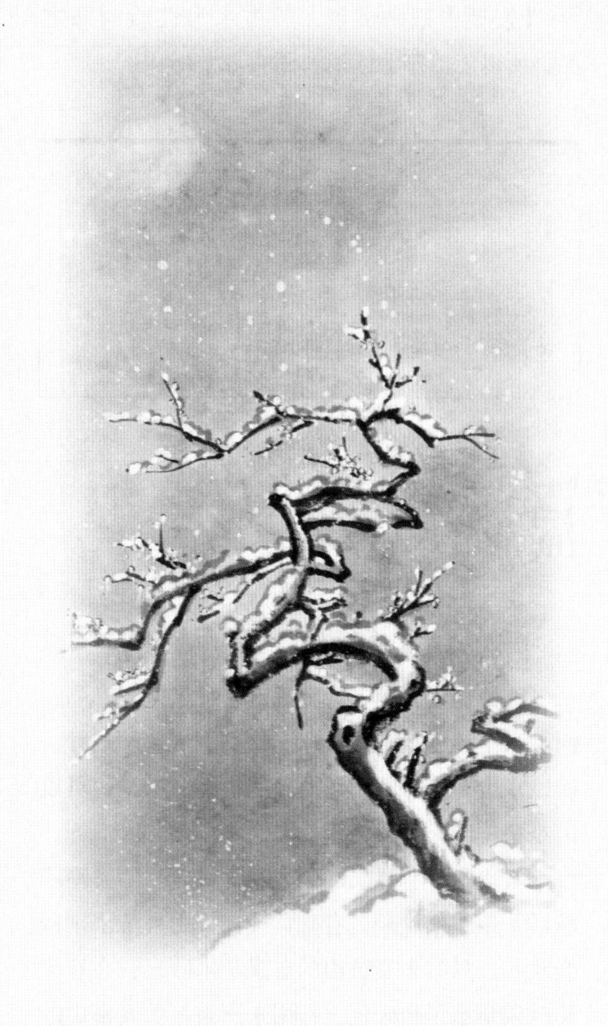

按语

雨水一年四季均有，但立春雨水能生发阳气。在煎煮中药时，若需要生发阳气，可以选用立春雨水。至于夫妻二人同饮雨水能够受孕的说法，尚无科学验证。

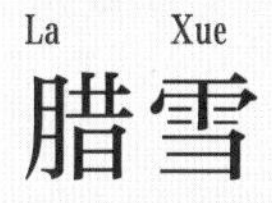

La Xue 腊雪

【释名】时珍说：按刘熙《释名》上讲：雪，是洗的意思。雪能洗去瘴疠之气和危害庄稼的虫类。凡是花，一般只有五个花瓣，而雪花却有六个花瓣，六是阴的生成数。冬至后的第三个戊日为腊月，腊月前三场大雪，非常适宜于农作物生长，又能杀死危害庄稼的虫类。把腊雪搜集起来，密封放在阴凉处，数十年也不会坏；用腊月水浸泡五谷种子，则植物耐旱不生虫；把腊雪水洒在酒席间，虫蝇就会自行离去；用腊雪水腌制贮藏一切果食，则不会出现虫蛀。这难道不是除害虫的有效验证吗？

陈藏器说：春天的雪中有虫，雪水也容易败坏，所以不适宜取用。

【气味】味甘，性冷，无毒。

【主治】陈藏器说：腊雪能解一切热毒之证，治疗流行病、季节性的传染病，小儿发热惊痫、哭闹不安，也治疗成人因服丹石出现的异常病证，饮酒后突然发热、黄疸等症。

张从正说：用腊雪水洗眼睛，可以消红肿。

吴瑞说：用腊雪水煎茶煮粥，解热止渴。

时珍说：腊雪水适合煎煮治疗伤寒发热的药物，外用治疗痱子的效果也很好。

【发明】寇宗奭说：腊雪水为性质大寒之品，所以能治疗上述诸病证。

按语

腊雪水味甘，性寒，能清热解毒。主治热毒病症，还能生津止渴，若津伤，发热也可选用。但体质寒者则不适宜应用。

Wen Tang

温汤

【释名】又名温泉、沸泉。

陈藏器说：地下含有硫黄，水温就会升高，而且水中还有硫黄的气味。硫黄主治各种疮肿，所以水也有同样的作用。温度很高的温泉，可以熏制猪羊肉，煮熟鸡蛋。

时珍说：有温泉的地方非常多。胡仔《渔隐丛话》记载：温泉多有硫黄气味，用来洗浴则侵袭肌肤。只有新安黄山的温泉是朱砂泉，在春天的时候泉水呈微红色，可用来烹茶。长安骊山的温泉是矾石泉，泉水中的气味不是很浓。朱砂泉水虽是红色，但水温不高，泉底处可能有雄黄。有砒石的地方也有温泉，洗浴之后可使人中毒。

【气味】味辛，性热，微毒。

【主治】陈藏器说：温泉可以治疗各种风邪筋骨拘挛，风湿顽痹，手足不遂，眉发脱落，疥癣诸病，如果病变在皮肤骨节，可以用温泉沐浴，沐浴后身体会非常虚弱疲劳，可以根据症状，随证用药或饮食补养。没有病的人，不宜轻易用温泉沐浴。

【发明】汪颖说：庐山有温泉，方士往往教身患疥癣、麻风、梅毒的人，在饱食后于温泉

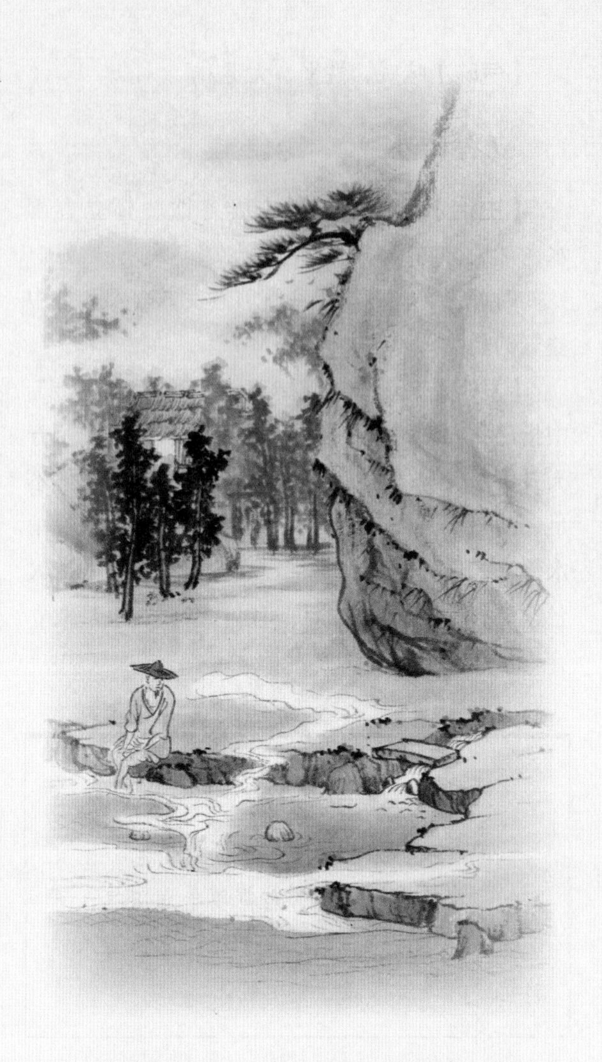

中长时间浸泡，直到出汗为止，十多天病就可自愈。

按语

温泉具有温散寒邪的功效，因以含硫黄者善治皮肤疾患，故皮肤病者可以用温泉沐浴。同时，因能祛除寒邪，一些寒湿病证患者也可以选择浸泡温泉。

第四卷 本草纲目-火部

时珍说：水火能滋养百姓，而百姓也依赖水火才能生存。历代本草医药方书中，都知道分辨水，但不知辨别火，的确是一大缺陷。在五行中，南方属火，火字横着写就是卦象中的☲卦，直着写就是“火”字，是炎上蒸腾的形象。火气上行于天，下藏于地，而被人们应用。上古时，燧人氏上观天象，俯察地理，钻木取火，教百姓熟食的方法，使百姓不再患腹部疾病。周朝的司烜氏用燧向太阳取明火，用大盆向月亮取明水，以供祭祀之用。司爟氏掌管着火的政令，在四季变化时用国火救治时行疾病。《曲礼》说：圣王应用水火金木，饮食也有规律。那么古时圣王对于火政，以及火在天人之间的作用，是用心研究了，而后世对于火的认识为什么却如此迟缓？

Tan Huo

炭火

【集解】时珍说：烧木为炭。木头放久就会腐烂，而木炭埋入土中却不腐烂，因木有生发的特点，而木炭没有生发的特性。殡葬时埋入木炭，能使虫蚁不入，也可使竹木的须根到坟边自回，这也是缘于炭无生发的特性。古代之人在冬至、夏至的前二日，将土、炭置于衡器两端，使轻重平衡。如果阴气渐盛，则放土的一端偏重；阳气渐盛，则放炭的一端偏重。

【主治】时珍说：栎树制的炭火，适宜煅炼一切金石药。桴炭火，适宜烹煎焙炙各种丸、散药。

白炭

【主治】时珍说：治误吞入腹内金、银、铜、铁，将白炭烧红，尽快研末，煎热水小口地喝。如果病情严重，刮末三钱，用井水调服，无效再服。炭火又能解水银、轻粉之毒。带火的炭放入水底，能吸附取出水银。上面放炭，能辟除邪气。除夕之夜，将白炭放入门户之内，也辟除邪恶之物。

附方

1. 突然咽部哽噎：将炭末做成蜜丸，含

咽。《千金方》。

❷ 白虎风病，骨节像被咬碎，痛处日夜游走不定：炭灰五升，蚯蚓屎一升，红花七捻，和熬，以醋拌，用旧布包两个包，交替互熨痛处，有效。《圣惠方》。

❸ 新久痢疾下血：用紧炭三钱，枳壳烧存性五钱，研为细末。每次服三钱，五更时用米饮送下一服，天明再服，当日见效。忌油腻毒物。《普济方》。

❹ 汤火灼疮：炭末，香油调涂。《济急方》。

❺ 白癞头疮：白炭烧红，投入沸水中，温洗，有效。《百一选方》。

❻ 阴囊湿痒：麸炭、紫苏叶研末，外撒。《经验方》。

按语

炭能生火，但治病用的是炭或炭灰，并不是直接用炭火。温熨可以治疗寒湿引起的风湿关节疼痛。

第五卷 本草纲目-土部

时珍说：土是五行当中最主要的，是八卦中的坤卦。五色而以黄色为正色，五味而以甘味为正味。因此，《尚书·禹贡》可分辨九州土地的颜色不同，《周官》可分辨十二种土壤的性质不同。土的特点，至柔而有刚，至静而有变，兼五行而生万物，没有一行能超过土的功能，可见坤土之德太深厚了。对于人来说，脾胃与土相应，所以各种土入药，都有补助戊己脾胃的作用。

Fu Long Gan

伏龙肝

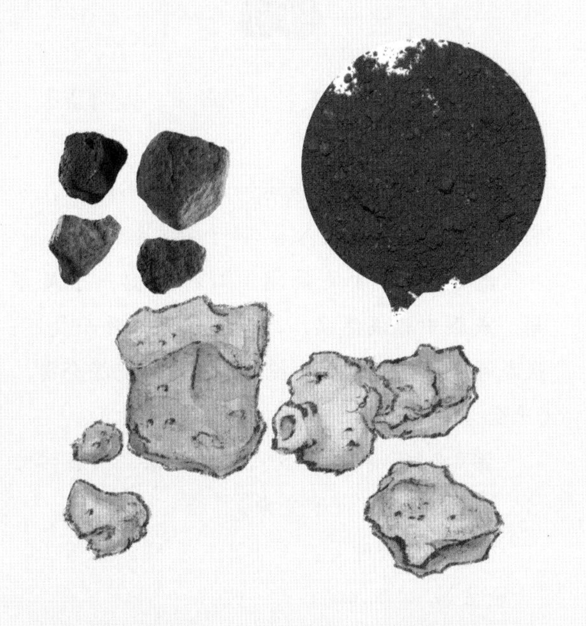

【释名】又名灶心土。

陶弘景说：灶心土是灶中正对釜月下的黄土。因灶有灶王神，所以称为伏龙肝，这是用他名来隐没其真名。现在的人用广州的盐城屑来治疗崩漏下血和瘀血内结，也是取其近月的土，这大概是因其得到火焚烧的缘故。

雷敩说：凡用伏龙肝，不要用灶下土。所谓伏龙肝，是指十年以上的土灶，灶中火气日久积结而成的土，如红色的石块，中黄，形有八棱，取得后研成细末，水飞用。

时珍说：按《广济历》作灶忌日上说：伏龙在灶中时不可移动灶的位置，伏龙是灶神。《后汉书》上说：阴子方在腊月初八日的早上做饭时，看到灶神显形。并注释说：宜到市面上买猪肝泥抹火灶，可使妇人守孝道。可见伏龙肝的名字与用猪肝抹灶有关。临安的陈舆说：砌灶时，放一具猪肝在灶中，等时间久后，猪肝与土合在一起，作为药用，名称大概即源于此。独孤滔《丹书》说：伏龙肝取十年以上的灶下土，深挖一尺，有一种颜色如紫瓷者就是真正的伏龙肝，可使锡凝缩，也可以减弱丹砂的毒副反应。这大概是不知伏龙肝乃取自猪肝泥灶的意思，而认为只是在灶下的缘故。

【气味】味辛，性微温，无毒。

【主治】《名医别录》（以下简称《别录》）载：伏龙肝能治疗妇人崩漏，吐血，咳血。用醋调敷，治痈肿毒气。

《大明本草》（以下简称《大明》，因日华子、《日华子本草》即《大明本草》，故二书名统一用《大明》）载：止鼻衄，痢下脓血，带下，尿血，遗精滑精，催生下胞，及小儿夜啼。

时珍说：治心痛，癫狂，风邪蛊毒，妊娠胎动不安，小儿脐疮，重舌，惊厥，反胃，感受秽气神志不清，各种疮疡。

附方

1 突然感受秽气：伏龙肝末，一鸡蛋大，水服取吐。《千金方》。

2 睡梦中突然昏迷：灶心对锅底土，研末，水服二钱，更吹入鼻。《千金方》。

3 中风，牙关紧闭，心神恍惚，手足不利，或腹中胀满疼痛，或时有昏厥，时而复苏：伏龙肝末五升，水八升搅匀，澄清后洗涤全身。《千金方》。

4 癫狂，神志错乱：伏龙肝末，水服方寸匕，每日服三次。《千金方》。

5 小儿舌肿大：釜下土，和醋涂在舌上。《千金方》。

6 舌肿大，麻木：伏龙肝末，牛蒡汁调涂舌上。《圣惠方》。

7 反胃吐食：灶中土年久者，研为细末，米饮送服三钱。《百一选方》。

8 吐血衄血：伏龙肝末半升，用早上新打上来的井水一升，淘汁和蜜服。《广利方》。

9 妇人崩漏：伏龙肝半两，阿胶、炒蚕沙各一两，研末。每次空腹酒服二三钱，以取效为度。《本草衍义》。

10 胞衣不下：灶下土一寸，醋调，放入脐中，续服甘草汤三四合。《产宝》。

11 诸腋狐臭：伏龙肝末，频敷。《千金方》。

12 聤耳出水：绵裹伏龙肝末塞耳，每日三次。《圣济总录》。

13 小儿脐疮：伏龙肝研末，敷患处。《圣惠方》。

14 小儿丹毒：多年灶下黄土末，与屋漏水调匀外敷，用新从井中汲取的水、鸡蛋清或油也可，干即换。《肘后方》。

15 小儿热疖：釜下土、生椒末等份，醋和涂患处。《千金翼方》。

16 发背欲死：伏龙肝末，酒调，厚敷患处，干即换，平乃止。《千金方》。

17 一切痈肿：伏龙肝以蒜和作泥贴患处，干再换，或鸡蛋黄调和也可。《外台秘要》。

18 杖疮肿痛：釜月下土为末，油和涂患处，卧羊皮上，频涂。《千金方》。

19 灸疮肿痛：灶中黄土末，煮汁淋冲洗。《千金方》。

按语

伏龙肝味辛，性温，能温中止血，止呕，止泻，用于出血证，为温经止血的要药。对脾气虚寒、不能统血之出血病症，皆可应用，尤其治疗吐血、便血，疗效更佳。也可治疗胃寒呕吐，脾虚久泻。作用平和。

Bai 百 Cao 草 Shuang 霜

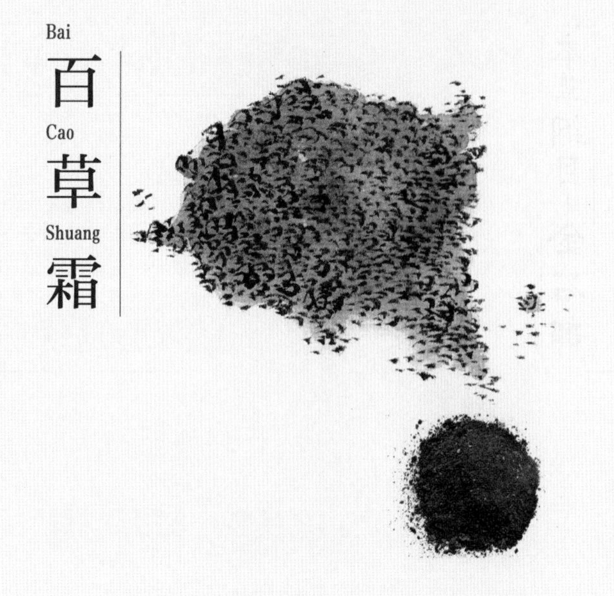

【释名】又名灶突墨、灶额墨。

时珍说：百草霜是灶额及烟炉中的墨烟。质轻而细，故称为霜。

【气味】味辛，性温，无毒。

【主治】苏颂说：能消化积滞，入消食药中使用。

时珍说：止上下各部位出血，治妇人崩中带下，胎前产后诸病，伤寒阳毒发狂，黄疸，疟痢，噎膈，咽喉口舌诸疮。

【发明】时珍说：百草霜、釜底墨、梁上倒挂尘，都是烟气结成的，但其体质有轻重虚实的不同。重者归中、下二焦，轻者入心肺之经。古方治阳毒发狂的黑奴丸，三者并用，而内有麻黄、大黄，是攻解三焦的积热，兼取火化从治之义。其消积滞，亦是取其从化之意，所以黄疸、噎嗝、疟疾、痢疾之病多用。其治出血、胎产诸病，虽是取其血见黑则止的作用，也离不开从治的道理。

附方

1 衄血不止：百草霜末吹鼻，立止。

2 齿缝出血：百草霜末掺之，立止。《集简方》。

3 妇人崩漏：百草霜二钱，狗胆汁拌匀，分作二次服用，当归酒送下。《经验方》。

4 胎动下血，或胎已死：百草霜二钱，棕灰一钱，伏龙肝五钱，为末。每服一二钱，温开水入酒及童尿调下。《卫生杂兴》。

5 妇人白带：百草霜一两，香金墨半两，研末。每服三钱，猪肝一叶，批开入药在内，纸裹煨熟，细嚼，温酒送服。《永类钤方》。

6 痢疾下血：百草霜五钱，用米汤调匀，露一夜，次早空腹服。《邵真人经验方》。

7 突然泻痢：百草霜末，米饮调下二钱。《续十全方》。

8 挟热下痢脓血：灶突中墨、黄连各一两，研为细末。每次用酒送下二钱，每日二次。《圣惠方》。

9 咽中结块，不通饮食，危困欲死：百草霜，蜜和为丸，如芡实大。每次用新打的井水化开一丸灌下，病重的不过两丸，名百灵丸。《普济方》。

10 鼻疮脓臭：百草霜末，用冷水送服二钱。《三因方》。

11 白秃头疮：百草霜和猪脂外涂。《简便方》。

12 头疮诸疮：以醋汤洗净，百草霜入腻粉（又名汞粉、轻粉、峭粉。由水银、白矾、食盐合炼而成）少许。生油调涂，立愈。《证类本草》。

按语

百草霜也称锅底灰，是烧柴火灶锅底下的黑灰。味辛，性温，能止血，消积。用于吐血、衄血、便血、血崩、带下、泻痢、食积、咽喉肿痛、口舌诸疮等。外用可治臁疮，白秃头疮，外伤出血。内服：煎汤，5~10g；或入丸、散。外用，研末撒，或调敷。

第六卷 本草纲目—金石部

时珍说：石，是气的核，土的骨。大的是岩石，小的是砂尘。石的精华是金和玉，石有毒性的是礜（yù）和砒。石气凝结，则为丹青；石气升华，则为矾汞。石的变化：有的由柔软变成刚强，乳卤变成石即是如此；有的由动而成静，就像草木化成石；飞禽走兽等有灵性之物化成石，是自有情变成无情；雷震星陨落成石，是自无形而变成有形。大自然资生的石，有鸿钧之巨，融入炉中可以煅制。金石虽是顽物，然而造化无穷。居家生活，都依赖金石，财富得以保存。金石虽然是死物，然而可以被无穷地利用。所以《禹贡》《周官》列其何土所产，《农经》《轩典》也详细记载它的性能，这是良相、良医应当注意的。

Jin 金

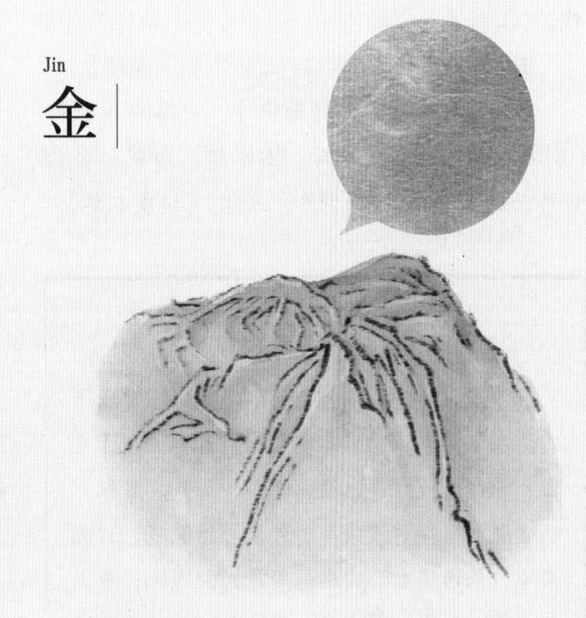

【释名】又名黄牙、太真。

时珍说：按许慎的《说文解字》解释：五金之中，黄色的金为首，它久埋地下不生锈，经反复炼制也不会减轻重量，还能依从人们的意愿加工成各种黄金制品。黄金生于土中，故金字有左右两点，就像金在土中存在的形状。《尔雅注疏》称黄金为鎏（dàng），称形状美的为镠（liú），称饼形的黄金为钣（bǎn），称色泽艳丽的黄金为铣。独孤滔在《丹房镜源》中说：天生牙称为黄牙。《梵书》中称金为苏伐罗。

陶弘景说：仙方中称金为太真。

【集解】《别录》载：金屑出产于益州，随时可以开采。

陶弘景说：金的产地遍布各地，但以梁州（现陕西南部）、益州（现四川一带）、宁州（现云南一带）三州的产量高，把含有金屑的沙砾在水中淘洗，淘得的金屑称为生金。在建平、晋安一带也有金沙，存在于山石中，经烧熔鼓铸成为金砣。这种经过初步加工的金砣含杂质较多，还需要再加炼制。高丽、扶南及西域等地出产的黄金，加工制成器皿，可以直接应用。

苏颂说：现在饶州、信州、南剑、登州所产的金，采制也有多种方法，有的像山石状，有的像米豆粒状，这些都是未经过炼制的，都是生金。

时珍说：金有山金、沙金二种。金的颜色根据金的含量不同，七成金色青，八成金色黄，九成金色紫，十成金色赤，以赤为足金之色。金中含银者质地较柔软，含石块的颜色发青，含铜者质地坚硬，击之则有声。《宝货辨疑》说：马蹄金像马蹄，难采得。橄榄金出荆湖岭南。胯子金象带胯（佩带上衔蹀躞之环，用以挂弓矢刀剑。源于唐白居易《和春深》“通犀排带胯，瑞鹘勘袍花”，带胯就是这个环的别称），出产于湖南北部地区。瓜子金大如瓜子，麸金如麸片，出产于湖南、高丽。沙金细如沙屑，出产于四川。叶子金出产于云南。《地镜图》说：黄金之气赤，夜有火光及白鼠。有人说：山上有薤，其地下即有金。凡是在墓穴里埋过的金，或是制成钗钏饰物及便器的金，陶弘景称之为辱金，这些金不可合炼。《宝藏论》说：金有二十种，外国还有五种。还丹金产于丹穴中，金中含有丹砂，颜色尤赤，可以炼丹服用，此为稀世珍宝。麸金产于五溪汉江一带，大的如瓜子，小的如麦子，性平无毒。山金产于交广南韶的诸山中，生长于山石之内。马蹄金是最精良的，二蹄一斤。毒金即生金，产于交广（现广西一带）的山石内，色赤的有大毒，可以毒死人，经过火炼十多次，可以消除其毒性。这五种都是真金。水银金、丹砂金、雄黄金、雌黄金、硫黄金、曾青金、石绿金、石胆金、母砂金、白锡金、黑铅金，是加药制成的。铜金、生铁金、熟铁金、鍮石金，是加药点成者。以上十五种，都是假金，性顽滞有毒。外国的五种金，是波斯紫磨金、东夷青金、林邑赤金、西戎金、占城金。

金屑

【气味】味辛，性平，有毒。

李珣说：生金有毒，熟金无毒。

寇宗奭说：不说“金”而再加“屑”字者，是已经磨屑可用的意思，必须烹炼锻屑为箔，才可入药。金箔和生金一样，都有毒能杀人，且难分解。如果中毒，只有鹧鸪肉可解除毒性。若不经煅制，金屑就不可用。金性恶锡，畏水银，得余甘子则体柔，也是物性相感的缘故。

时珍说：洗金用盐。骆驼、驴、马的脂肪，都可以柔金。金遇铅则碎，翡翠石能屑金，是物性相制，金蛇能解生金毒。晋代贾皇后饮金屑酒而死，可知生金有毒。凡用金箔时，须当辨别出铜箔。

【主治】《别录》载：能镇定精神，使骨髓充盈，通利五脏邪气，久服可以长生。

甄权说：疗小儿受惊而伤五脏，痫证感受风邪所致的突发神志不清，镇心安定神志。

李珣说：治疗癫痫风热，气逆咳嗽，伤寒肺损吐血，骨蒸劳极作渴，都可以用金箔入丸、散服用。

青霞子说：能破除冷气，祛除风邪。

按语

金味辛，性平，能镇静安神。用于治疗神志异常的病变，如小儿受到惊吓引起的神志不安、癫痫等，古代多用金箔，但由于代价较高，现在临床少用。

Yin

银

【释名】又名白金、鋈（wù）。

时珍说：《尔雅注疏》把白金称为银，其美者称为镠。《说文解字》注：鋈，即白金。梵书称为阿路巴。

【集解】《别录》载：银屑出产于永昌，可以随时开采。

陶弘景说：银的产地和金一样，都是生于土中。银的炼制和服用方法也和金相似。永昌属益州，今属宁州（现云南一带）。

苏敬说：银与金，生于不同之处，各地均有出产，但以虢州所产的质量最好，其他地方所产的银多含有铅等杂质，品质差。朝鲜产银作成贴，说不是银矿出产，但其色发青不如虢州所产者。

马志说：生银出自饶州乐平的银矿之中，形状如硬锡，纹理粗错自然者为好。

苏颂说：银在矿石中与铜相杂，当地人采得，用铅再三煎炼方成，故称为熟银。生银则贮藏于生银矿中，形状如硬锡。其金坑中所得，乃在土石中渗漏成条，如发丝状，当地人称为老翁须，非常难得。方书用生银，必得此乃真。

寇宗奭说：银产于矿石之中，须经炼制而成，所以称为熟银。生银不从矿石中炼制而是自然生成的，又称老翁须，其入药功用与熟银不同。社会上的一些术士，有的用朱砂制成，或用铅汞制成，或用焦铜制成，它们既然无造化之气，又怎能入药？不可不加以分别。

时珍说：闽、浙、荆、湖、饶、信、广、滇、贵州等地，山中都产银，有从矿中炼出者，也有从沙土中炼出者。其中生银，俗称银笋、银牙，也叫出山银。独孤滔《丹房镜源》所谓铅坑中出褐色石，形如笋，打破以后颜色发白，名为自然牙、自然芽、自然铅，也称生铅，此物有变化的特点，是不堪服食的。《管子》说：土石中上面有铅，下面有银。《地镜图》说：山上有葱，下面有银。银之气，入夜呈白色，流散在地，地气之精变为白雄鸡。《宝藏论》说：银有十七种。另外，外国还有四种。天生牙，生银坑内石缝中，形状如乱丝，色发红的为上品。入火紫白如草根者较次，衔黑石的银最奇，出产于乐平、鄱阳的产铅之山中，一名龙牙，一名龙须，是真正的天生银，无毒，最适宜入药。生银产于矿石中，成片块，大小不定，形状如硬锡。母砂银，产于五溪丹砂穴中，色理红光。黑铅银，得子母之气。此四种为真正的纯银。另外有水银银、草砂银、曾青银、石绿银、雄黄银、雌黄银、硫黄银、胆矾银、灵草银，都是用药制成的银；丹阳银、铜银、铁银、白锡银，都是用药点化而成的，这十三种都是假银。外国的四种银：新罗银、波斯银、林邑银、云南银，都是精纯的好银。

银屑

【修治】陶弘景说：医方中镇心丸用银，不可直接服用。制成银屑，应当用水银研至银消失而成。

时珍说：入药只用银箔，易细，若用水银盐消制银屑，反而有毒。《龙木论》称为银液。另外，锡箔和银屑相似，宜辨别真伪。

【气味】味辛，性平，有毒。

【主治】《别录》载：能安和五脏，镇定心神，止惊悸，祛除邪气，久服轻身，长年益寿。

甄权说：能安定神志，治疗惊痫，小儿癫

疾狂走。

青霞子《丹台录》载：能破冷除风。

李珣说：银箔能坚骨，镇心明目，去风热癫痫，入丸、散中使用。

生银

【气味】味辛，性寒，无毒。

【主治】《开宝本草》载：主治热狂惊悸，发痫恍惚，夜卧不安，谵语，邪气侵扰，神志异常。服之明目镇心，安神定志。小儿诸热丹毒，并以水磨服用，功效胜于紫雪丹。

《大明》载：主治小儿感受邪气，热毒烦闷，用水磨服。

时珍说：煮水入葱白、粳米作粥食，治胎动不安，漏血。

【发明】王好古说：白银属肺。

苏颂说：银屑，葛洪《肘后方》治痈肿的五石汤用其入方。

寇宗奭说：本草书中说银屑有毒，生银无毒，注释者常有疏漏不加解释。大概是生银的毒已发于外，无蕴结郁滞之气，所以无毒。矿银蕴藏于石中，郁结之气全未敷畅，因此有毒。

时珍说：本草书中说银屑有毒，这种说法不对。生银初煎出像丝缕的纹理，是天然之性，故无毒。古代的治法是用水银煎消，制银箔成泥入药，所以银屑有毒。银本身无毒，其毒则是在炼制过程中附加的诸物之毒。现在的人用银器作饮食器皿，遇毒则变黑。中毒而亡之人，也用银物来探试，那么银无毒是有依据的。银作为药用，也有平肝镇怯之效。因此，《太清服炼书》说，银禀西方辛阴之神，结精为质，药性猛烈，服它能伤肝，这是有道理的。《抱朴子》中说银化水服，可成地仙，是方士的谎言，不可相信。

雷敩说：凡用金银铜铁，只可将其放在药中，借气生药力而已，不可做药直接服用，因其能消人脂肪。

附方

1 妊娠腰痛如折断者：银一两，水三升，煎取二升，内服。《子母秘录》。

2 风牙疼痛：纹银一两，烧红淬烧酒一盏，热漱饮用，立止。《集简方》。

3 口鼻疳蚀，穿唇透颊：银屑一两，水三升，铜器煎一升，每日洗三四次。《圣济总录》。

4 身面赤疵：常用银揩，令热，久久自消。《千金翼方》。

> **按语**
>
> 金属银味辛，性寒，能镇惊，安神定志，用于热狂惊悸，夜卧不安，神志异常，癫痫，但现在临床较少将其作为药物使用。

自然铜 Zi Ran Tong

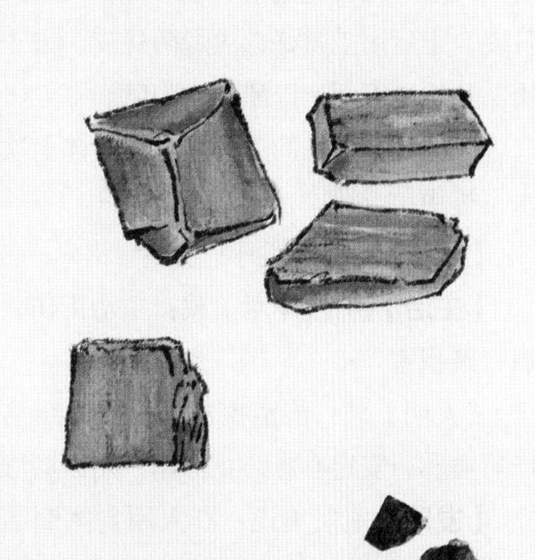

【释名】又名石髓铅。

马志说：其色青黄如铜，不加冶炼，故称为自然铜。

【集解】马志说：自然铜产于邕州（现广西南宁）山岩间出铜处，于坑中及石间采得，其形方圆不定，其色青黄如铜。

苏颂说：现在信州（现江西上饶一带）、火山军铜坑中及石间都有自然铜。信州出一种铜，如乱丝状，在铜矿中，山气熏蒸，自然流出，也像老翁银须之类，入药最好。

雷敩说：石髓铅，即自然铜。不用方金牙，它和石髓铅很相似，如果误食，可导致呕吐伤身。石髓铅似干银泥，味微甘。

时珍说：按《宝藏论》所说，自然铜生于青、石绿穴中，形状如秋冬林木中的草根，色红腻，也有的生在穴壁上。有一类像丹砂，光明坚硬有棱，里面含有铜脉，效果绝佳。还有一种像木根，不红腻，随手碎为粉，极为精细，产铜矿的山附近就有。现在人们所用的自然铜，都不是这些。

【修治】雷敩说：采得石髓铅，捶碎，同甘草汤煮一昼夜，到天亮时漉出汤液，摊开晾干，入臼中捣碎，过筛，用醋浸一夜，到第二天早上，用六一泥泥瓷盒子，盛二升，文武火中养三日夜，干后用盖盖好，火煅两昼夜，去土研如粉用。凡炮制五两，以醋两镒为度。

时珍说：现在的人只用火煅醋淬七次，研细水飞过用。

【气味】味辛，性平，无毒。

【主治】《开宝本草》载：主治折伤，散血止痛，破积聚。

《大明》载：能消瘀血，排脓，续筋骨，治产后血邪，安定心志，止惊悸，用酒磨服。

【发明】寇宗奭说：有人用自然铜治疗折断翅膀的胡雁，后来胡雁飞走。现在人们治疗跌打损伤，用自然铜研细水飞过，同当归、没药各半钱，用酒调服，再用手按摩病伤部位。

朱震亨说：自然铜，人们将它作为接骨的药物，然而治疗接骨的方子很多，一般宜补气、补血、补胃。水平低的医生只强调速效，迎合病人的心理，而铜不煅又不可用。若刚煅出的自然铜，其火毒、金毒相煽，挟香药热毒，虽有接骨之功，然而燥散引起的弊端，比刀剑还厉害，应戒用。

时珍说：自然铜接骨的功效，与铜屑相同，不可低估。但接骨之后，不可常服，即以理气活血便可。

附方

1 心气刺痛：自然铜，火煅醋淬九次，研末，醋调一字服用，即止。《卫生易简方》。

2 项下瘿瘤（气瘿）：自然铜贮水缸中，逐日饮食，皆用此水，其瘿自消。或火烧烟气，久久吸之，也可以。杨仁斋《仁斋直指方》。

3 暑湿瘫痪，四肢不能动：自然铜烧红，酒浸一夜，炮川乌头、五灵脂、苍术（酒浸）各一两，当归（酒浸）二钱，为末，酒糊为丸，如梧桐子大。每次服用七丸，用酒送下，感觉四肢麻木即止。《陆氏积德堂方》。

按语

自然铜味辛，性平，能散瘀止痛，接骨疗伤。用于治疗跌打损伤，骨折筋断，瘀肿疼痛。多入丸、散剂，醋淬研末服每次0.3g，外用适量。不宜久服。孕妇忌用。

Xi

锡

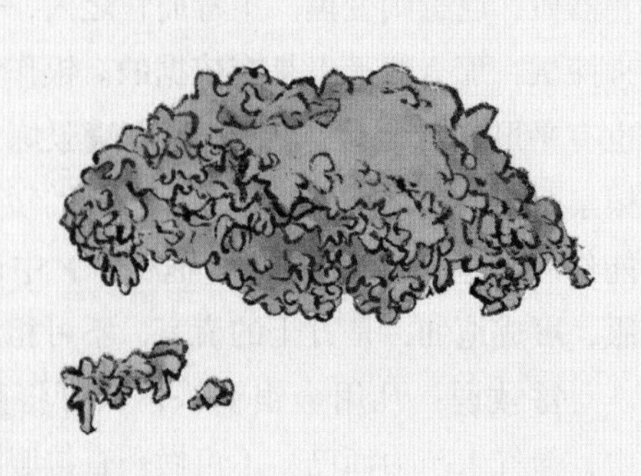

【释名】又名白镴（là）、鈏（yǐn）、贺。

时珍说：《尔雅》载：锡又称为钖。郭璞注解说：是白镴。从事方术的人称为贺，大概因为以临贺出产的锡为佳品。

【集解】《别录》载：锡出产于桂阳山谷。

陶弘景说：现在锡出自临贺，仍是桂阳地界。铅与锡相似，而药用有很大区别。

时珍说：锡出云南、衡州。许慎《说文解字》说：锡者，银铅之间也。《土宿本草》云：锡受太阴之气而生，二百年不动成砒，砒二百年而锡始生。锡禀阴气，故其质柔。二百年不动，遇太阳之气乃成银。现在人们把酒放在新锡器中，浸渍日久，有的便会中毒，这是因为砒能溶化锡，岁月较近，便被采取，而锡中蕴藏有毒的原因。

【正误】苏敬说：临贺采者名铅，又名白镴，只有一处的供天下应用。至于锡，出银的地方都有。形体相似，但应用有很大区别。

时珍说：苏敬不识铅、锡，把锡作为铅，把铅作为锡。他说黄丹、胡粉为炒锡，都因为不识铅、锡的缘故。现在予以纠正。

【气味】味甘，性寒，微毒。

【主治】《大明》载：主治恶毒风疮。

【发明】时珍说：洪迈《夷坚志》讲：当地人多患瘿病是因为风沙多，沙入井中，人们饮井中水而患瘿病。所以金州、房州的人家，把锡作为井阑，都夹锡钱镇制，或把锡沉入井中，就能免患瘿病。

附方

① 解砒霜毒：锡器，于粗石上磨水服。《济急方》。

② 杨梅毒疮：黑铅、广锡各二钱半，结砂，蜈蚣二条，为末，纸卷作小捻，油浸一夜，点灯日照疮二次，七日见效。《集玄方》。

按语

金属锡味甘，性寒，能治疗风疮毒邪，古代也用其方治瘿瘤，现临床极少使用。

Yu 玉

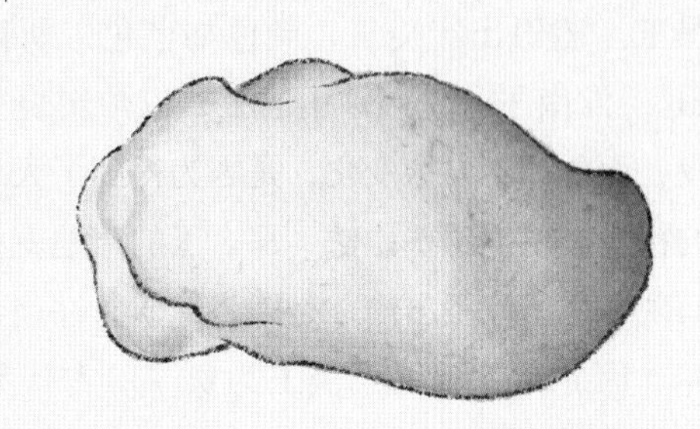

【释名】又名玄真。

时珍说：按许慎《说文解字》讲：玉是石中之美者。玉有五德：润泽以温，是仁；观其外形可以知道其内在，是义；其声音舒扬且能远传，是智；宁折不弯，是勇；锐廉但不杂，是洁。其字形像三块玉石连贯的形状。葛洪《抱朴子》一书说：玄真，是玉的别名，服后能使人身体轻健。所以说服玉之人，寿命无限。

【集解】《别录》载：玉泉、玉屑，生产于蓝田山谷中，可以随时开采。

陶弘景说：好玉出产于蓝田及南阳徐善亭部界中，日南、卢容水中，外国于阗、疏勒诸处都是好玉。颜色像猪膏一样洁白，叩击时发出鸣响的是真品。能与玉相比的物品非常多，而且十分相似，要仔细辨别它们。所以不识玉的人把燕石作玉收藏，卞和（春秋时楚国人，和氏璧的发现者，先后献宝石于楚厉王、楚武王，都被认为是石头，以欺君之罪被砍去双脚。楚文王即位后，他怀抱璞玉坐在荆山下痛哭。楚文王令工匠剖雕璞玉，果是宝玉，遂称此玉为和氏璧）献传世美玉，却因宝玉不被人识而长哭。

李珣说：《异物志》记载：玉出产于昆仑。《别宝经》记载：凡是石中蕴藏玉，只需将石映向灯光察看，若内有红光，明亮如初升的太阳，就可知道石中有玉。

时珍说：按《太平御览》云：交州出产白玉，夫余出产赤玉，挹娄（yì lóu，中国古代的一个民族）出产青玉，大秦出产菜玉，西蜀出产黑玉。蓝田出产美玉，颜色如蓝色，所以称蓝田。《淮南子》说：钟山的玉，以炉炭烧三日三夜，而色泽不发生变化，是因为得到了天地之间的精华。根据这些说法，那么玉的产地就多了，而现在之所以不出产，是因为地质条件遭到了破坏。因此，就独以于阗玉为贵了。古代祭祀所用的玄珪苍璧、黄琮赤璋、白琥玄璜，都是以天地四时来命名的宝玉。《礼记》中说，石中蕴藏有玉则气如白虹，其神态可见于山川之间。《博物志》说：有谷之山产玉。《尸子》说：水流蜿蜒之处有珠，水流曲折之处有玉。《地镜图》说：二月，山上草木开始生长，有光下垂的地方有玉。《玉书》说：玉有山玄文，水苍文，生于山而木润泽，产于水中能使水流芳，藏于璞而文采外露。《稗官》记载：火玉颜色红赤，可烹鼎；暖玉可避寒；寒玉可避暑；香玉有香气；软玉质柔软。还有观日玉，可以看清日中的宫阙，这些都是难得的稀世珍宝。

寇宗奭说：燕玉出产于燕北地区，体柔脆如油，和粉色，不作药用。

玉屑

【修治】陶弘景说：玉屑是玉制成的屑，不是另外的药物。《仙经》记载，炼服食玉，把玉捣成米粒大小，再用醋一类溶玉如泥，或和为浆。凡服食之玉，不能用已经制成器物的玉制品及坟墓中的玉石。

【气味】味甘，性平，无毒。

【主治】《别录》载：除胃中热，喘息烦满，止渴，将玉屑制成如麻豆大小服用，久服能轻身延年。

《大明》载：润心肺，助声喉，滋润毛发。

李珣说：滋养五脏，止烦除躁，宜与金、银、麦冬等同煎服，有益于身体。

附方

1 小儿惊啼：白玉二钱半，寒水石半两，研末，用水调匀，涂心下。《圣惠方》。

2 面身瘢痕：用真玉日日磨瘢痕，久则自灭。《圣济总录》。

按语

玉石味甘，性平，能清热除烦。古代认为玉能滋润脏腑、镇惊，但现临床少用。

珊瑚

Shan 珊 Hu 瑚

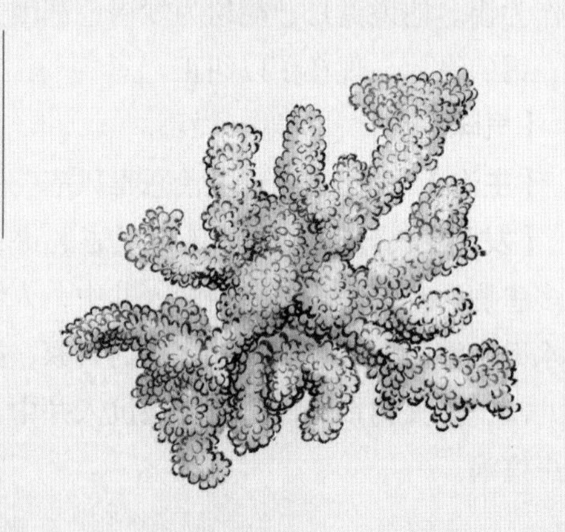

【释名】又名钵摆娑福罗。

【集解】苏敬说：珊瑚生于南海，也有从波斯国及师子国传来的。

苏颂说：现在广州也有，说生长在海底，呈枝条形状，明润如红玉，其中多有孔，也有无孔的，枝条多的更是难得，这种珊瑚可随时采集。谨按《海中经》所说：采集珊瑚，先制作铁网沉入水底，珊瑚贯入网中生长，一年长二三尺高，有枝无叶，因为需要拉网而出，都摧折在网中，所以很难有完整的。不知现在采集珊瑚是否还用此方法。

寇宗奭说：珊瑚有红油色者，细纵纹非常可爱。有的像铅丹色，没有纵纹，为下品。入药则用红油色的。波斯国海中有珊瑚洲，渔民从大船上把铁网坠入水底采取。珊瑚开始时生在磐石上，色白如菌，一年后变黄，二年后变红，枝干交错相杂，高三四尺。人潜入水中，用铁器挖断它的根，系在网舶上，捞出水面收取，过时不取就会腐败。

时珍说：珊瑚生在海底，五至七株成林，称为珊瑚林。珊瑚在水中直而软，出水见风和太阳就变弯曲而且质硬，变成红色者为上品，汉代赵佗称它为火树。也有黑色的，质量差，碧色的质量也好。古人称碧色的珊瑚为青琅玕（láng gān），都可作“珠”。许慎《说文解字》中说：珊瑚色赤，有的生长在海中，有的生长在山上。根据这些说法，那么生长在海中的为珊瑚，生长在山上的为琅玕。

【气味】味甘，性平，无毒。

【主治】《新修本草》载：治疗目中翳膜，消瘀血。研成药末吹入鼻中，止鼻血。

《大明》载：能明目镇心，止惊痫。

时珍说：点入眼中，去眼中飞丝（眼睛有飞丝一样的东西出现）。

【发明】李珣说：珊瑚的主治与金相似。

寇宗奭说：现在人们用来点眼，治疗目翳。

陈藏器说：珊瑚被针刺后，流出的汁液像血一样。将金投入其中，称为金浆；将玉投入其中，称为玉髓，久服可以长生。

附方

小儿麸翳（一作浮翳，指翳膜初起），未坚时不可乱用药：宜将珊瑚研成细粉，每日点眼，三日可痊愈。钱相公《箧（qiè）中方》。

按语

珊瑚味甘，性平，能清热明目，镇惊，用于治疗目赤疼痛、翳膜遮睛、惊痫。内服：研末，1～3g。外用：研细末点眼或用于体表溃疡。

云母 Yun Mu

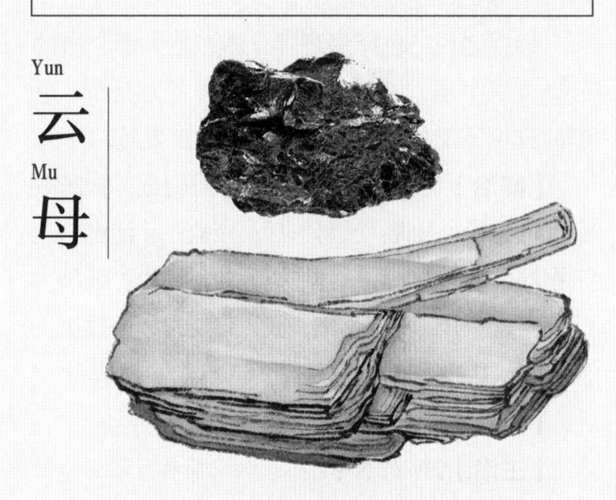

【释名】又称为云华、云珠、云英、云液、云砂、磷石。

时珍说：根据《荆南志》记载：华容方台山出产云母，当地人等候在云出之处，在下面掘取，都大有收获。有长五六尺者可作为屏风，但掘取时禁止出声。根据记载，这种石是云的根，所以有“云母”之称，而云母的根是阳起石。

《抱朴子》中有这样的记载：服食云母十年，云气常覆于身上，因此服其母而招来其子，是理所当然。

【集解】《别录》载：云母生产于太山山谷、齐山、庐山及琅琊北定山石间，可在二月采集，有五种颜色。云英多为青色，云珠多为红色，云液多为白色，云砂多为青黄色，磷石的颜色为正白色。

陶弘景说：根据《仙经》记载，云母有八种：迎着阳光观察，色泽青白且多黑的，名称为云母；色黄白多青的，称为云英；色青白多赤的，称为云珠；如冰露一样，乍黄乍白的，称为云砂；黄白皎洁的，为云液；皎洁纯白明澈的，为磷石。以上六种都可以服食，各有特色。色暗纯黑、有像铁一样斑纹的是云胆，色杂黑而强肥的是地涿（zhuō），这两种都不能服食。炼云母有一定的方法，最好由做事仔细的人操作，不然药物入腹即是害人。现在在江东一带的人，只用庐山出产的云母，因为它质量好，青州产的也好，用沙土养护，随岁月生长。

杨损之说：色泽呈现青、赤、黄、紫、白的云母可以服用，以白色、轻薄通透者为上品。色黑的云母不能使用，否则可使人淋沥发疮。

【修治】时珍说：道家典籍中曾记载，盐汤煮云母可为粉。又说：云母一斤，用盐一斗渍湿它，于铜器中蒸一天，在臼钵中捣成粉。又说：云母一斤，白盐一升，一同捣细，放入多层布袋内揉搓，然后洗尽盐味，悬挂在高处让风吹干，自然成粉。

【气味】味甘，性平，无毒。

【主治】《神农本草经》（以下简称《本经》）记载：治疗身皮死肌，中风寒热，除邪气，安定五脏，补益精血，明目，久服可轻身延年。

《别录》记载：下气，使肌肉强壮，治疗多种劳伤，虚损少气，止痢，久服可使肌肤光泽，不显老，还可使人耐寒暑，志高长寿。

甄权说：主下痢，补肾冷。

【发明】韩保昇说：云母属金，故色白而主肺。

寇宗奭说：古代虽有服炼法，但是为了慎重服食，现在很少使用，唯有合成。

云母膏，用来治疗一切痈毒疮肿等，方药见于《太平惠民和剂局方》。

时珍说：古人讲用云母填充尸体，尸体不会腐烂。盗墓者挖掘冯贵人的坟墓，其尸体形貌如活人，而一起奸尸。盗掘晋幽公的坟墓，发现纵横的百余具尸体及衣服皆如活人一样，这都是因为使用云母填充尸体的缘故。

附方

1 痰饮头痛，往来寒热：云母粉（炼）二两，常山一两，为末。每服方寸匕，汤服取吐。忌生葱、生菜。《深师方》。

2 小儿下痢赤白及水痢：云母粉半两，煮白粥调食。《食医心鉴》。

3 赤白久痢，积年不愈：饮调云母粉方寸匕服，服用两次，立见神效。《千金方》。

4 妇人带下：水和云母粉，服方寸匕，立见神效。《千金方》。

5 小便淋疾：温水和云母粉，服用三钱。《千金方》。

6 粉滓面黑：云母粉、杏仁等份为末，黄牛乳拌，略蒸，夜间涂面，早晨洗去。《圣济总录》。

7 一切恶疮：云母粉外敷。《千金方》。

8 风热汗出：用水调和云母粉，服用不过三钱，再服立愈。《千金翼方》。

按语

云母味甘，性温，能纳气坠痰，止血敛疮。用于治虚喘、眩晕、惊悸、失眠、癫痫、久痢、白带多、金创出血、痈疽疮毒等，现在临床应用较少。

白石英

Bai Shi Ying

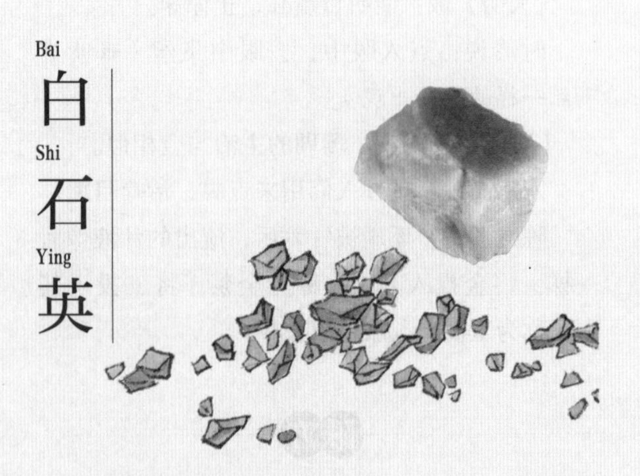

【释名】时珍说：据徐锴讲：英，也作瑛，是玉光的意思。现在五种石英，都是石类似玉而有光莹。

【集解】《别录》载：白石英出产于华阴山谷及太山，大如手指，长二三寸，六面如刀削，白澈而有光泽，长五六寸的更好。其中，黄端白棱的，为黄石英；赤端白棱的，为赤石英；青端赤棱的，为青石英；黑泽有光的，为黑石英。

陶弘景说：现在医生多用新安出产的白石英，极细长白澈；寿阳八公山出产的体量大，但是不中用。道家典籍《仙经》记载，白石英无论大小，只要是精白无瑕的就可以使用。如此说来，则大的白石英就为佳品，而其他的四色石英，现在不再用。

苏敬说：白石英到处都有，今泽州、虢州、洛州山中都出产。现在以泽州产的白石英为佳。

寇宗奭说：白石英形状像紫石英，但略大而有六棱，白色的则像水晶。

时珍说：泽州有一种英鸡，食石英，性最补益。

【气味】味甘，性微温，无毒。

【主治】《本经》载：主治消渴，阳痿不足，咳逆，胸膈间久寒，能益气，除风湿痹痛，久服可轻身延年。

《别录》载：治疗肺痿，下气，利小便，补五脏，通日月光，耐寒热。

甄权说：治肺痈吐脓，咳逆上气，黄疸。

王好古说：实大肠。

五色石英

【主治】《大明》载：治疗心腹邪气，妇女心腹痛，能镇心，祛除胃中冷气，益毛发，悦颜色，治惊悸，安魂定魄，壮阳道，下乳。随脏而治：青色的治肝，赤色的治心，黄色的治脾，白色的治肺，黑色的治肾。

【发明】时珍说：白石英是入手太阴、阳明气分之药，能治痿痹、肺痈枯燥，但毕竟是石类药物，只可暂用，不宜久服。

苏颂说：古人服食，尤其重用白石英。紫石英只入五石饮中。其黄、赤、青、黑四种石英，本草书中虽记载有名字，但都不被方家所用。《乳石论》把钟乳当作乳，把白石英当作石，可见六英之中贵重的只有白石英。又说：乳为阳中之阴，石为阴中之阳。所以在阳气始生的十一月后的甲子日服乳，在阴气始生的五月后的甲子日服石。但是相反畏恶，发动时为害不浅。所以乳石之发，治疗方法虽然很多，但有效的方法很少，确实不可轻易服食。

寇宗奭说：紫、白二色石英，治病可暂时煮汁服用，没有听说长期服用对人体有益。张仲景只令㕮咀（fǔ jǔ，用口将药物咬碎，以便煎服，后用其他工具切片、捣碎或锉末），不为细末，难道会没有用意吗？若久服，宜详审。

附方

1 风虚冷痹，各种阳虚不足及肾虚耳聋，益精保神：白石英三两，坩锅内火煅酒淬三次，入瓶中密封，勿泄气。每早温服一杯，吃点饭压住。另有一法：磁石（火煅醋淬五次）、白石英各五两，盛入绢袋中，浸一升酒中五六日，温服。饮尽后，再添酒。《千金翼方》。

2 惊悸善忘，心脏不安，上膈风热，化痰安神：白石英一两，朱砂一两，制为散剂。每次服用半钱，食后煎金银汤送下。《简要济众方》。

4 石水（腹部坚满水肿）：用白石英十两，捶成豆子大小，装入瓷瓶，用好酒二斗浸泡，以泥封瓶口，用马粪糠火作柴烧，常令小沸，从卯时到午时住火。第二天暖一中盏饮服，一日三次。酒饮尽，可再烧一次。《圣惠方》。

按语

白石英味甘，性温，能温肺肾，安心神，利小便。用于治疗肺寒咳喘、阳痿、消渴、心神不安、惊悸善忘、小便不利、黄疸、风湿痹痛。

紫石英

Zi Shi Ying

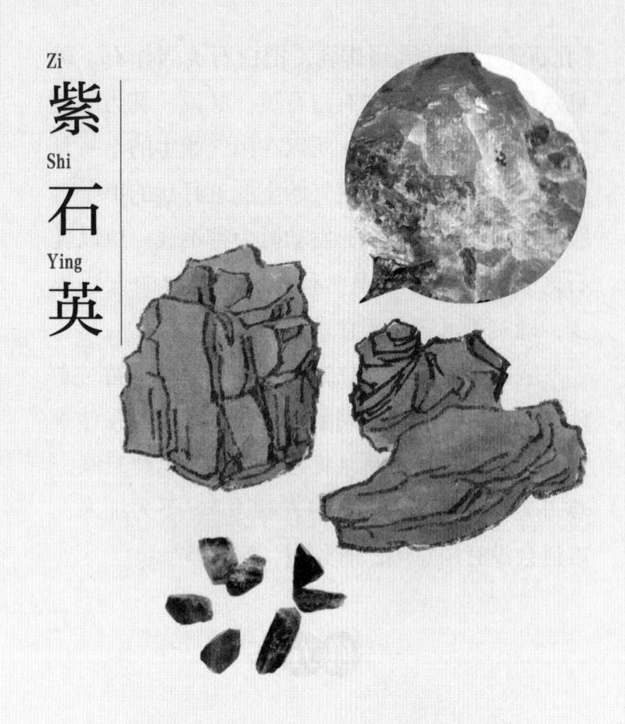

【集解】《别录》载：紫石英出产于太山山谷，可以随时采集。

陶弘景说：现在最好的紫石英是太山石，颜色重而清澈，且下面有根。次者产自雹零山，也好。又有南成石，但无根。还有青绵石，颜色重黑且明澈。有林邑石，腹里必会有眼样的物质。吴兴石，只在四面才有紫色，还没有光泽。会稽诸暨石，形状、颜色像石榴子。以前，紫石英使用混杂，现在只采太山石，因为其品质最佳。

掌禹锡说：按《岭表录》记载：泷州山中有很多紫石英，颜色淡紫，质地莹澈，不论大小都有五棱，两头像箭镞一样。煮水饮用，温而无毒，与北中的白石英相比，功效更好。

寇宗奭说：紫石英明澈像水精，但颜色紫而不均匀。

时珍说：按《太平御览》所讲：自大岘至太山，都有紫石英。太山所产的，甚是奇特。平氏阳山县所产的，颜色深重，特别好。乌程县北垄山所产的，光亮，但体小而色黑。东莞县爆山所出产的，过去用来进贡。江夏矾山也出产紫石英。永嘉固陶村小山所出产的紫石英，芒角很好，但体小色薄。

【修治】时珍说：凡入丸、散药中使用，用火煅醋淬七次，研末，水飞，晒干后入药。

【气味】味甘，性温，无毒。

【主治】《本经》载：主治心腹咳逆邪气，补身体不足，女子风寒在子宫，绝孕十年无生育者。久服可以温中，益寿延年。

《别录》载：治疗上气心腹痛，寒热邪气结气，补心气不足，定惊悸，安定神志，补益下焦，止消渴，除胃中积寒日久，消散痈肿，使人颜面悦泽。

甄权说：补养肺气，治惊痫、蚀脓。

【发明】甄权说：虚而惊悸不安的病证，宜加用紫石英。女子服紫石英，可以增强生育能力。

苏颂说：《乳石论》记载，不单用紫石英，只在五石散中使用它。张文仲《随身备急方》有镇心水煮服用紫石英的方法，胡洽及《千金方》则多将紫石英与其他药同用。当今医家治疗妇科疾病和心病，偶尔使用紫石英。

时珍说：紫石英是手少阴、足厥阴血分药。上能镇心，是取重能去怯之意。下能益肝，是取湿能润枯之意。心生血，肝藏血，其性暖而能补，故心神不安、肝血不足以及女子血海虚寒不孕的病证适宜使用紫石英。

附方

1 虚劳惊悸，补虚止惊，令人能食：紫石英五两，打碎如豆子大小，水淘一遍，以水一斗，煮取三升，慢慢服下，或煮粥服食，水尽可再煎煮。张文仲方。

2 痈肿毒气：紫石英火烧醋淬，制为药末，生姜、米醋煎煮外敷，外摩也可以。《大明》。

按语

紫石英味甘，性温，能温肾助阳，镇心安神，温肺平喘。用于治疗肾阳亏虚，宫冷不孕，崩漏带下；心悸怔忡，虚烦不眠；肺寒气逆，痰多咳喘。现在尤多用以治疗不孕症。因紫石英性温，阴虚火旺而不能摄精之不孕症及肺热气喘患者忌用。

丹砂 Dan Sha

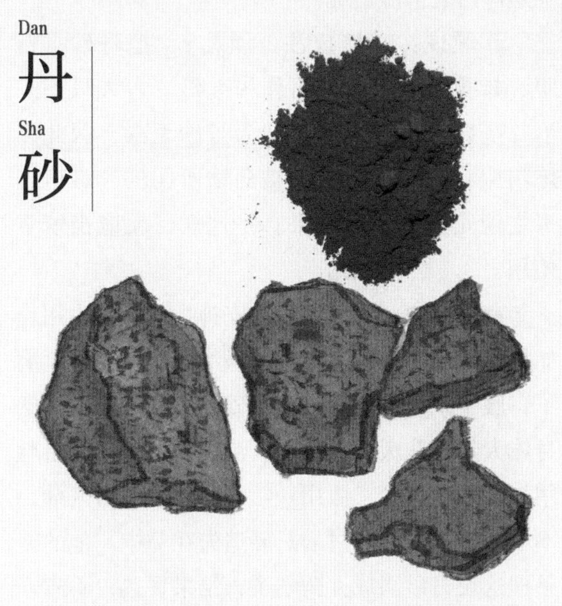

【释名】又名朱砂。

时珍说："丹"是石头的名字，"丹"字从字形上看，像井中有一点，好像丹落在井中的形状，这个说法出自许慎的《说文解字》。后人用"丹"代指红色，所以丹砂又称朱砂。

【集解】《别录》载：丹砂出产于符陵的山谷（即涪州，属重庆），可以随时采集。

陶弘景说：丹砂就是现在所说的朱砂。庸医采集武都仇池雄黄夹杂雌黄的品种，当作丹砂使用，这是错误的。符陵是涪州接壤巴郡南部的一带地方，现在没有再采集的了。现在丹砂多出产自武陵、西川一些少数民族聚居地区，这些地方都属四川，所以称为巴砂。《仙经》也用越砂，即出产于广州临漳的丹砂。这两个地方的丹砂品质都好，但以外观光明透亮的为上品。外形如云母片的，称为云母砂。外形像樗蒲子、紫石英的称为马齿砂，品质也好。外形像大小豆及大块圆滑的，称为豆砂。细碎末状的，称为末砂。这两种比较粗，不入药用，但可作绘画用。即使是出产于同一郡县的丹砂，品质也有优劣之分。

时珍说：丹砂以辰砂、锦砂为最好。麻阳就是古时的锦州一带。品质好的为箭镞砂，质地不实者为肺砂，细的为末砂。颜色发紫不染纸的为旧坑砂，品质较好；颜色鲜艳能染纸的为新坑砂，品质较差。苏颂、陈承所说的阶州砂、金砂、商州砂，其实是陶弘景所说的武都雄黄，不是丹砂。范成大《桂海志》记载，《本草》以辰砂为上品，宜砂次之。宜州出砂的地方，与湖北大牙山相连，北为辰砂，南为宜砂。由于这些地方地质结构没有大的区别，所以药材质量没有区别。时间长一些的也是出于白石床上。于是苏颂说，宜砂出于土石间，并不是出产于石床上，这是没有认识到上述的这一点。还有一种红色质嫩的，名土坑砂，是土石之间的品种，不太能受火煅。邕州也有丹砂，大的重达数十、数百两，成块的颜色黑暗，少墙壁，不能作药用，只能用来烧取水银。苏颂说融州也有丹砂，但现在没有了，融州实乃邕州的错讹。臞仙《庚辛玉册》记载：丹砂石以五溪山峒中产的且得到正南之气的为上品。麻阳各个山岭与五溪相连出产的丹砂，质量较差。云南、波斯、西胡的丹砂，都是光洁可以使用的。柳州产的一种砂，虽与辰砂类似，只是块圆像皂角子，不作药用。商州、黔州的土丹砂，宣州、信州砂，都是内含毒气及金银铜铅气的，不可服用。

【修治】时珍说：现在的制法只取好砂研末，用流动的水，水飞三次后使用。这种末砂多杂有石末、铁屑，不能入药使用。还有一种方法，将丹砂装入绢袋，用荞麦灰淋湿，煮三天三夜后取出，用流水浸泡洗过后，研粉晒干使用。另有一种方法，用丹砂与石胆、消石混合后埋在土中，可以化为水。

【气味】味甘，性微寒，无毒。

时珍说：《别录》记载丹砂无毒，岐伯、甄权说其有毒，两种说法似相矛盾。按照何孟春《余冬录》所说，丹砂性寒而无毒，遇火则产热，因而有毒，服用后能致人死亡，药性随火煅而发生变化。这种说法是正确的。丹砂之所以畏磁石、碱水，是因为水克火的缘故。

【主治】《本经》载：主治身体五脏百病，保养精神，安定神志，益气明目，祛除毒邪。久服可通调精神，益寿延年。

《别录》载：能通血脉，止烦满消渴，益精神，悦泽颜面，消除腹痛、毒气、诸疮。使人身体轻健，如神仙一样。

甄权说：能镇心，治疗结核、抽风。

《大明》记载：丹砂可以润心肺，治疮痂、息肉，并可外用涂敷。

时珍说：治惊痫，解胎毒、痘毒，驱邪疟，能发汗。

【发明】韩保昇说：朱砂呈火红色，善治心经病变。

李杲说：丹砂属纯阴之物，能镇纳浮火，安定神明，凡心经热邪不用丹砂不能祛除。

王好古说：丹砂是心经血分的主药，主治命门实热证。

时珍说：丹砂生于南方，禀受离火特性之气而生成，具有体阳而性阴的性质，所以它的外部呈现红色而内部含真汞。丹砂性寒，这是因为离火之中有水的原因。它药味不苦而甘，这是因为离火之中有土的原因。正因为如此，丹砂同远志、龙骨等药配伍，可以保养心气；同当归、丹参等药配伍，可以养心血；同枸杞、地黄等药配伍，可以养肾；同厚朴、川椒等药配伍，可以养脾；同天南星、川乌等药配伍，可以祛风。除上述功效外，丹砂还可以明目、安胎、解毒、发汗，随配伍的佐使药物不同而获得相应的作用，无论用来治疗什么病证，都可以取得疗效。

葛洪《抱朴子》说：临沅县有一户廖姓人家，世世代代长寿。后搬到另外的地方居住，子孙多夭折。而又有人搬到他们原来居住的地方，又多长寿。人们怀疑可能是因为此处井水颜色是红色的，于是挖掘水井，发现了前人埋在井里的数十斛丹砂。饮用这井里的水就可以长寿，更何况是炼丹之人服后呢？

苏颂说：郑康成注《周礼》，把丹砂、石胆、雄黄、矾石、磁石作为五毒。古人只用来治疗疮疡，而《本经》认为丹砂无毒，因此多炼治服食，但很少有不被药物所伤的，难道五毒之说是正确的？如果真是这样，就应当慎重使用。

寇宗奭说：朱砂能镇心安神，但应该生用。如果炼后服用，很少有不患病的。有位医生生病了，服了几粒被烧炼过的丹砂，有一天早上突然身体大热，几天后就死了。沈括说：表兄李善胜用朱砂炼制丹药，服用一年多，沐浴后再入鼎，不小心把一块烧炼过的丹砂遗失在鼎中。他的徒弟把这块丹砂当成丸药吃了，结果昏迷，不省人事，当天晚上就死了。生朱砂，即便是初生小儿也可服用，但是一旦用火煅炼过，就能毒死人，不可不谨慎。

陈文中说：小儿刚出生，就可以服朱砂、轻粉、白蜜、黄连水，用以除胎毒。但是这些都是伤脾败阳之药，轻粉下痰损心，朱砂下涎损神，身体壮实的小儿服用后会软弱无力，身体弱的小儿服用后身体易受损伤，变生出许多疾病。

时珍说：叶石林《避暑录》记载：林彦振、谢任伯服了经过火制的丹砂，结果都患脑疽病而亡。张杲《医说》记载：张悫（què）服食丹砂，患中消病多年，结果发鬓疽而亡。这些都可以作为服食丹砂之人的警示。周密《野语》记载：临川周推官生来便体质孱弱，于是经常服食丹砂、乌头、附子等药，结果晚年患背疽。医生们为他诊治，都将他的病归结于服食的丹石，但即便服用了解毒药也不见效。有一位外科医生，人称祝老，为他诊脉后说：这是极阴证，应该多服炼制的丹砂及三建汤。于是周推官先用小剂量试探服用，接着增大剂量，三日后用膏敷贴，结果半月后周推官的疮口平复了，总共服用三建汤一百五十剂。这个案例与前面几则案例有所不同，大概是因为人的脏腑禀受差异大的缘故。这就要求高明的医生辨其阴阳脉症，不可先入为主。没有对事物有精心研究的人，不能达到这个程度。

附方

❶ 明目轻身，驱多种寄生虫，除疮癞：美酒五升，浸泡朱砂五两，连续五夜，将朱砂晒干研末，制成蜜丸如豆子大小。每服二十丸，温开水下，久服见效。《卫生易简方》。

❷ 乌须变白：小雌鸡二只，只与黑芝麻加水饲养，待下蛋时，收取先下的鸡蛋，开一小孔，以朱砂末填入鸡蛋内，再糊住，同其他要孵化的蛋一起孵，待其他蛋孵出小鸡后，将这枚鸡蛋取出，蛋内之药自然结实，研粉，蒸饼和丸如绿豆大。每次用酒送下五至七丸。不单治须发变白，还能治愈疾病。张潞方。

❸ 小儿惊热，夜卧多啼：朱砂半两，牛黄一分，制为药末。每服一字，用犀角（现犀角用水牛角代替）磨水调匀服下。《普济方》。

❹ 癫痫狂乱，归神丹：治一切惊忧，思虑多忘及一切心气不足，癫痫狂乱。切雄猪心二个，填入大朱砂二两、灯心三两，扎牢，放入石器中煮一伏时，取朱砂为末，以茯神末二两，用酒打薄，糊丸如梧桐子大。每次服九至十五丸，或至二十五丸，麦门冬汤送下，病症严重者，可用乳香、人参煎汤送下。《百一选方》。

❺ 诸般吐血：朱砂、蛤粉等份，制为药末，用酒送服二钱。《圣济总录》

按语

丹砂即朱砂，味甘，性微寒，有毒，能清心镇惊，安神解毒。用于治疗心神不宁、心悸、失眠，惊风、癫痫，疮疡肿毒，咽喉肿痛，口舌生疮。内服入丸、散，每次0.1～0.5g。内服不可过量或持续服用，孕妇及肝功能不全者禁服。只宜生用，忌火煅。

Xiong Huang 雄黄

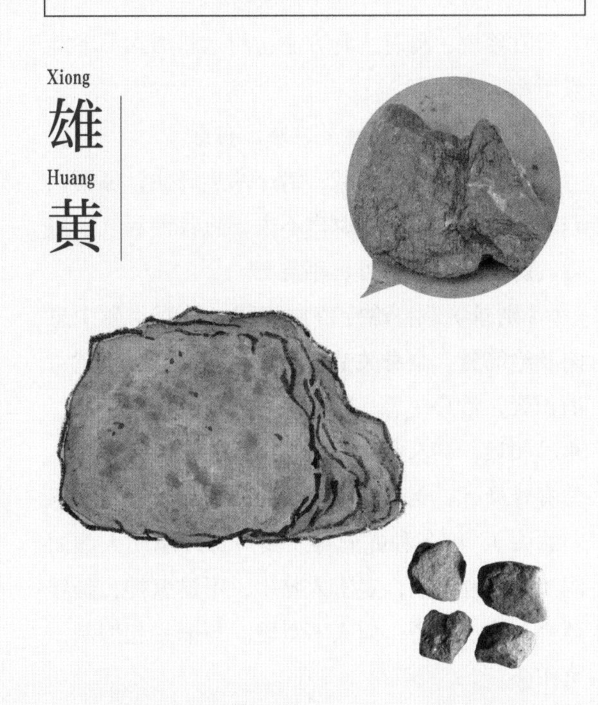

【释名】又名黄金石、石黄、熏黄。

吴普说：雄黄生山脉的向阳面，是丹石中的雄烈品，所以称雄黄。

苏敬说：出产于石门的称为石黄，也是雄黄，而通名黄金石，石门产的品质差。质量很差的名熏黄，只用熏疮疥，故称熏黄。

时珍说：雄黄在冶炼黄金时点入使用，所以叫黄金石，不是金矿的苗。

【集解】《别录》载：雄黄生于武都山谷、敦煌山脉的向阳面，可随时采掘。

时珍说：武都水窟所产的雄黄，北方人拿来充当丹砂，但研成细末后颜色带黄。《丹房镜源》记载：雄黄千年可化为黄金。武都所产的雄黄质量上佳，西北所产的雄黄稍次。呈铁色的质量好，鸡冠色质量稍次。在沉水银脚铁末上拭擦，很快有黄衣生出的是真雄黄。还有一种说法，检验雄黄的真伪，可以用它烤虫，可使虫死者为真，口中细嚼含汤不臭辣的质量较次。

【修治】孙思邈说：若要服用武都雄黄，须用油煎九日九夜才可入药，不然有毒性，切不可生用。

时珍说：另有一种方法：用米醋加入萝卜汁煮干用，效果好。

【气味】味苦，性平、寒，有毒。

【主治】《本经》载：治疗寒热病症，瘰疬，恶疮，痈疽，痔疮，腐肉不去，除各种邪气、虫毒。炼制后服食，可延年益寿。

《别录》载：治疗疥虫疮肿、目痛、鼻中息肉及绝筋骨、全身关节疼痛、积聚癖气。雄黄可消积聚，治疗中恶、腹痛、鬼疰（鬼疰、尸疰，意思相近，病人突发心腹刺痛，甚或闷绝倒地，具有传染性；也指流窜无定随处可生的多发性深部脓疡），解各种蛇虺毒及藜芦毒，能使人颜面润泽。服食之后，走上入脑中，不畏鬼神，延年益寿，护卫脾胃，使人不饥饿。与铜一起炼制，可作金。

《大明》载：主治疥癣，祛除风邪、山岚瘴气，治疗癫痫及一切虫兽伤。

王好古说：能搜肝气，泻肝风，消涎积。

时珍说：治疗疟疾寒热，伏暑泄痢，饮酒成癖，惊痫，头风眩晕，化腹中瘀血，杀痨虫，疳积等。

【发明】甄权说：雄黄能解各种毒，避除多种邪气，也解蛊毒。人们佩带它，邪气、毒气不敢侵犯；进入山林，虎狼潜伏躲避；涉水过河，毒物不会伤身。

葛洪说：将雄黄带在身上进入山林，便可不畏惧虫蛇。若蛇伤人，以少许雄黄敷伤口，很快就会好。长江中、下游一带，暑湿之气郁蒸，有很多毒虫及射工（即蜮，在水里暗中害人，口含沙粒射人或射人的影子，被射中的就要生疮，被射中影子的也要生病，因此得名）、沙虱之类毒物，只需要用雄黄、大蒜等份，一并捣烂，制成一药丸佩戴。若已被毒物所伤，涂搽也有效果。

寇宗奭说：将雄黄焚烧，蛇闻到它的气味便会远离。治蛇咬方，可见五灵脂词条下。《唐书》记载：甄立言深入学习方书，时任太常丞。有一尼姑，六十多岁，心腹鼓胀，身体羸瘦，已经两年了。甄立言为她诊病后，告诉她：你腹内有虫，应当是由你误食毛发所致。于是让她服雄黄一剂，不多会儿尼姑就吐出来一条蛇（指寄生虫），如拇指一般粗细，没有眼睛，把它烧了之后仍然有头发的气味，尼姑就此痊愈。

时珍说：五毒药，《范汪东阳方》变为飞黄散，主治迁延日久不愈的痈疽、恶疮，能腐蚀恶肉。炮制方法：取瓦盆一个，把雌黄放于中央，丹砂放在南方。磁石放在北方，曾青放在东方，白石英放在西方，矾石放在上层，石膏放在中层，钟乳石放在下面，云母放在盆底，雄黄放在所有药物的最上面，把它们全盖住，所有的药物都研末，取二两。把一个盆盖在这个瓦盆的上面，用羊毛泥密封住盖口，做一个三角灶，用陈年的芦苇烧一天，取盆盖上的飞黄使用。雄黄是治疗疮疡杀毒的要药，入肝经气分，故肝风肝气、惊痫痰涎、头痛眩晕、暑疟泄痢、积聚等诸多病症，用它治疗，疗效显著。雄黄还能化血为水。然而方士炼治并服食雄黄，并把它的作用神异化，因此被雄黄毒死的人不可胜数。洪迈《夷坚志》记载：雍国公虞允文患暑痢，几个月都没有好。忽然梦中到了一个地方，看见一位仙官模样的人，请他入座。墙壁间有药方，方上写有如下的辞句：“暑毒在脾，湿气连脚；不泄则痢，不痢则痁；独炼雄黄，蒸饼和药；另作治疗，医家大错。”虞允文按照这个方子，用雄黄水飞九度，装在竹筒内，蒸七次，研末，蒸饼调和制成如梧桐子大小的药丸。每次用甘草汤送服七丸，每日三次，果然痊愈。至于《太平广记》记载的成都刘无名服雄黄长生不死的说法，那是方士所言，不可信。

附方

❶ 突然中邪魔：雄黄末吹鼻中。《集验方》。

❷ 突然受到惊吓患病，血漏腹中，烦满难忍：用酒送服雄黄粉一茶匙，每日三次，可化血为水。《千金方》。

❸ 小儿各种痫证：雄黄、朱砂等份，为末。每次服一钱，把猪心血调入蒜等捣成的汁液之中，一并服下。《仁斋直指方》。

❹ 伤寒咳逆，服药无效：雄黄二钱，酒一盏，一同煎煮，煎剩七分，就乘热鼻嗅它发出的热气，咳逆就会止住。《活人书》。

❺ 伤寒狐惑，阴虫腐蚀阴部，痛痒不止：雄黄半两，放在瓶中燃烧，烟熏患者的阴部。《圣惠方》。

❻ 偏头风病：用至灵散，取雄黄、细辛等份，为末。每次将少许雄黄吹入鼻中，左边头痛吹右鼻，右边头痛吹左鼻。《博济方》。

❼ 腹胁痞块：雄黄一两，白矾一两，为末，用面糊调成膏，摊贴在胁腹部，很快便可见效。若未见效，再贴。待大便通畅，量多，病即愈，这是秘方。《集玄方》。

❽ 饮酒成癖：用酒癥丸，治饮酒过度、头眩、恶心呕吐及酒积停于胃间，遇饮即吐，久而成癖。用雄黄（如皂角子大小）六个，巴豆（连皮、油）十五个，全蝎梢十五个，一起研末，加入白面五两半，加水做成丸，如豌豆大小，待快干时，加入麦麸炒香。将一粒放水中试一下，若浮起来就取起收藏，每次服两丸，用温酒送下。《和剂局方》。

❾ 小腹痛满，不得小便：取雄黄末，调蜜制成丸剂，塞于尿道中。《伤寒类要》。

❿ 中风舌强：用正舌散，雄黄、荆芥穗等份，研为细末，用豆淋酒送服二钱。《卫生宝鉴》。

⓫ 破伤中风：雄黄、白芷等份，为末。酒煎后灌下，病患立即苏醒。《邵真人经验方》。

⓬ 疯狗咬伤：雄黄五钱，麝香二钱，研细末，分二次，用酒送服。《救急良方》。

⓭ 百虫入耳：雄黄烧捻熏耳，虫自出。《十便良方》。

⓮ 蜘蛛伤人：用雄黄研细末外敷于患处。《朝野佥载》。

⓯ 白秃头疮：雄黄、猪胆汁调和后，外敷。《圣济总录》。

⓰ 眉毛脱落：雄黄末一两，醋调和后外涂。《圣济总录》。

⓱ 疔疮恶毒：①《千金方》介绍刺患处四边及中心，以雄黄研末外敷，极有效。②《积德堂方》用雄黄、蟾酥各五分，为末，葱、蜜捣丸小米大，以针刺破疮顶，插入，效果好。

⓲ 恶疮：雄黄一钱半，杏仁三十粒去皮，轻粉一钱，为末，洗净，以雄猪胆汁调上，二三日即愈。百发百中，天下第一方，出武定侯府内。《积德堂方》。

⓳ 蛇缠恶疮：雄黄末，用醋调，外敷。《普济方》。

⓴ 风热痛：用雄黄、干姜各等份，为末，嗃鼻（将一定的药物制成粉末，嗃入鼻内），左痛嗃右，右痛嗃左。

㉑ 牙齿虫痛：用雄黄末，和枣肉做成药丸，塞入龋齿孔中。《类要》。

22 疳虫蚀齿：雄黄、葶苈等份，研末，用腊猪胆调和，以槐树枝点患处。《金匮要略》。

23 耳出臭脓：雄黄、雌黄、硫黄等份为末，吹入耳中。《圣济总录》。

熏黄

【主治】恶疮疥癣，杀虫虱，调和诸药，熏嗽。

附方

1 小便不通：熏黄末做成豆粒大小，放在尿道孔中，效果好。崔氏方。

2 三十年咳嗽：熏黄、木香、莨菪子等份为末，将羊脂涂青纸上，把药末铺在青纸上，用竹筒烧烟，吸烟。崔氏方。

3 咳嗽熏法：熏黄一两，用蜡纸条卷作筒十枚，烧烟吸咽，取吐止。一天熏一次，只吃白粥，七日后用羊肉汤调补。《千金方》。

4 水肿上气，咳嗽腹胀：熏黄一两，款冬花二分，熟艾一分，把蜡纸铺在艾上，散二药末在上面，用苇管卷成筒，烧烟，吸咽三十口即愈。三日用完一剂，一百日内不要吃盐、醋。《外台秘要》。

5 手足甲疽：熏黄、蛇皮等份为末。以泔水洗净，割去甲，入肉处敷药，一会儿就止痛，效果很好。《近效方》。

按语

雄黄味辛，性温，有毒，能解毒，杀虫。用于治疗痈肿疔疮，湿疹疥癣，蛇虫咬伤。内服尚能祛痰截疟，但内服宜慎，不可久服。外用适量，研末敷。孕妇禁用。切忌火煅。根据苏敬所说，熏黄为雄黄较差者，只宜外用。

石膏 Shi Gao

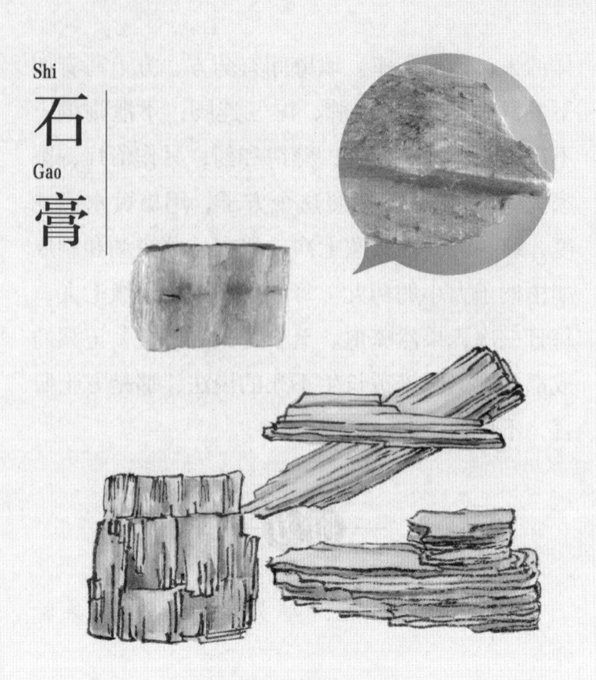

【释名】又名细理石、寒水石。

时珍说：石膏的纹理细密，所以叫细理石。它的药性大寒如水，所以又叫寒水石，与凝水石同名异物。

【集解】《别录》载：石膏出产于齐山山谷及齐卢山、鲁蒙山，可以随时采集。石膏纹理细密，色白润泽的质量较好，黄色的服后易致淋病。

朱震亨说：本草书中药物的命名多有一定含义，有的以颜色命名，有的以形状命名，有的以气味命名，有的以质地命名，有的以味道命名，有的以功能命名，有的以采集时段来命名。石膏是以质地和功能来命名的。过去的人把方解石作为石膏，是错误的。石膏味甘、辛，本是阳明经药，阳明主肌肉；它味甘，能缓脾益气，止渴泻火；它味辛，能解肌表，发汗，上行到头，又入太阴、少阳经。而方解石，只是体重、质坚、性寒而已，希望它能如同石膏一样主治三经疾病，怎么可能呢？

时珍说：石膏有软、硬二种。软石膏体积大，蕴藏在石头之中，一层一层的，像压扁的米糕，每层厚数寸。有红、白二种颜色，红色的不可服用，白色的洁净，细纹短密像一束束针，正如凝成的白蜡，松软易碎，煅后色白，容易碾成粉。其中明洁，微有青色，纹理长，细如白丝，称为理石。与软石膏是同一物质的两个品种，捣碎以后形状、颜色和软石膏是一样的，不易分辨。硬石膏成块状，纹理呈直线，像马的牙齿一样坚白，击碎后一段段横断，光亮如云母、白石英，外有一层壁，烧后也容易散开，仍质硬不能碾成粉。那种像硬石膏成块状、敲击后成一块一块的方形石，名称即方解石，烧后裂散但不能成粉状，与硬石膏是同一种物质的两个品种，敲碎后颜色、形状一样，不易辨别。陶弘景、苏敬、日华子、雷敩、苏颂、阎孝忠等都把硬的作为石膏，软的作为寒水石。直至朱震亨开始才断定软的才是石膏，而后人使用后确实有效，千百年的疑惑终于明了。那就是古人所称的寒水石，即是软石膏；所谓的硬石膏，是长石。石膏、理石、长石、方解石四种，性气都是寒的，都可以祛除大热结气，只是石膏又能解肌发汗，这是与其他品类的不同之处。理石就是石膏之类，长石就是方解石之类，二者均可代用。现在的人们用石膏点制豆腐，这是过去的人不知道的。

【修治】雷敩说：凡使用石膏，在石臼中捣成粉，过筛，用生甘草水飞过，澄晒研用。

时珍说：古代修治只是将石膏打碎如豆子大小，放入绢中包好，入汤剂中煎煮。现在人们认为，因其性寒，用火煅过用，或糖拌炒过，才能不碍脾胃。

【气味】味辛，性微寒，无毒。

【主治】《本经》载：治疗中风恶寒发热，心下逆气，惊悸，气喘，口干舌燥，不能休息，腹中坚硬疼痛，除邪气，产乳金疮。

《别录》载：除时行邪气，头痛身热，三焦大热，皮肤热，肠胃中结气，解肌发汗，止消渴，烦躁，呕吐，腹胀，喘息，咽热，也可煎汤外洗。

甄权说：治伤寒头痛如裂，高热不退，皮肤如火烤。和葱煎，代茶饮，去头痛。

《大明》载：治流行性热狂、头风眩晕，下乳汁，揩齿利于牙齿。

李杲说：除胃热、肺热，散阴邪，缓脾益气。

张元素说：止阳明经头痛，发热恶寒，午后潮热，大渴引饮，中暑潮热，牙痛。

【发明】成无己说：风，是阳邪；寒，是阴邪；风邪容易伤阳气，寒邪容易伤阴气。营卫阴阳，被风寒所伤，则不是小剂量能发挥疗效的，必须轻重之剂同用发散，才能祛除阴阳之邪，调和营卫之气。所以大青龙汤中以石膏为使药，因为石膏乃重剂，并且又能专达肌表。又说：热淫所胜，佐以苦甘。知母、石膏苦甘之味可以散热。

张元素说：石膏性寒，味辛而淡，气味俱薄，体重而沉，属降、属阴，是阳明经大寒之药。善治阳明经头痛、牙痛，止消渴、中暑、潮热。但是大寒容易伤胃，使人食纳减退，因此不是腹中有大热的病症，不宜轻用使用石膏。另外，阳明经证出现发热恶寒、燥热、午后潮热、壮热不退、小便混浊色赤、大渴欲饮水、自汗、头痛等症状，张仲景用白虎汤治疗。如果没有以上诸症，不要服用。有许多血虚发热看似是白虎汤证，其实是脾胃虚劳，疾病开始时，身体表现出的症状，与上述病证相同。医生不能详尽辨证而误用白虎汤，导致病患很难救治。

李杲说：石膏是入足阳明经的药，所以张仲景治伤寒阳明证，出现身热、目痛、鼻干、不得睡卧。身以前热，病在胃经。胸前热，病在肺。邪在阳明，肺受火制，故用辛寒以清肺气，所以有白虎汤的名称。又治三焦皮肤大热，入手少阳。凡病脉数，热不退者，宜用白虎汤，而胃弱者，不可用白虎汤。

寇宗奭说：孙兆说，四月以后天气逐渐变热时，宜用白虎汤。但东、西、南、北四方气候不一,一年之中运气也不一样，也应结合地理位置、自然界的运气不同，灵活选用药物，这种说法才是正确的。

时珍说：李杲讲，立夏前多服白虎汤的人，会出现小便不禁，这是降令太过的缘故，即阳明经津液不能上输于肺，肺的清气再下降造成的。初虞世《古今录验方》用五蒸汤治各种热病，也是白虎汤加人参、茯苓、地黄、葛根，因病加减。王焘《外台秘要》治骨蒸劳热久久咳嗽，用石膏纹理如束针者一斤，粉甘草一两，细研如面，每日用水调服三四次，它无毒很有好处，是养生上品，不可忽视石膏低贱，或担心其性寒。《名医录》讲，睦州杨士丞的女儿患骨蒸内热外寒，很多医生都治不好，处州吴医生用此方使病患的体温降下来。我认为这几例病案都是应用于肺胃火盛、少火壮火亢盛、胃气未衰的病例。如果年老体弱以及气血虚弱、胃气虚之人，恐怕就不适合用白虎汤了。广济林训导时年五十岁，患痰嗽发热，有位医生让他单服石膏，药量达到一斤多，结果导致病患不能饮食，反而使咳嗽更加频繁，病情加重，最终导致卧床不起。这是用药之人糊涂，不明药性的缘故，治疗这种病证怎么能用石膏呢？杨士瀛说：煅过的石膏最能收湿敛疮，不会导致肌肉溃烂。按刘跂《钱乙传》所讲，同族某人，患呕吐泄泻，医生用温药治疗后，病患吐泻未愈，还出现气喘的症状。钱乙说，这个人本来是中热，怎么能耐受刚燥的药剂呢？不久就会出现大小便不通的症状，应当服用石膏汤。族人和医生都不认同钱乙的处方。过了两天，果然又来请钱乙。钱乙说：仍然是石膏汤证。服用了钱乙的药方，病即痊愈了。另外，古方所用的寒水石，是凝水石；唐宋以来诸方所用的寒水石，就是现在所说的石膏，所有含寒水石的方子多附载于后面。现在人们又把长石、方解石作为寒水石，不能不辨别清楚。

附方

1 伤寒发狂，患者翻越墙壁上屋：寒水石二钱，黄连一钱，研为细末。煎甘草放冷后服用，名鹊石散。《本事方》。

2 风热心躁，口干狂言，浑身壮热：寒水石半斤，煅烧半日，放置在洁净地坑内，用盆盖严，四周用湿土堆起，经一晚取出，加入甘草末、天竺黄各二两，龙脑二分，合糯米糕做成如弹子大小的药丸，用蜜水研磨后服下。《集验方》。

3 小儿身热：石膏一两，青黛一钱，为末，糕糊为丸，如龙眼大。每次服用一丸，灯心汤化下。《普济方》。

4 骨蒸劳病，外寒内热，热邪附骨而蒸蒸发热：其病根在五脏六腑之中，必定是一些疾病的后遗症，形体消瘦，饮食无味，有的患者皮肤干燥而无光泽。骨蒸严重之时，四肢逐渐细小，足背肿起。石膏十两，研如乳粉状，用水调和后服一汤匙，每日二次，以身凉为度。《外台秘要》。

5 热盛喘嗽：石膏二两，炙甘草半两，研为细末，每次服三钱，用生姜、蜜调送服。《普济方》。

6 痰热喘嗽，痰涌如泉：石膏、寒水石各五钱，研为细末，每次用人参汤送服三钱。《保命集》。

7 食积痰火，泻肺火、胃火：白石膏半斤，用火煅，除去火毒，研为细末，醋糊为丸，如梧桐子大。每次服用四五十丸，温开水送服。

丹溪方。

8 胃火牙疼：好软石膏一两，火煅，淡酒淬过，研为细末，加入防风、荆芥、细辛、白芷五分，共研末。可涂在牙齿上，疗效甚佳。《保寿堂方》。

9 老人风热、内热，目赤头痛，视物模糊：石膏三两，竹叶五十片，砂糖一两，粳米三合，水三大盏，煎石膏、竹叶，去渣，取二盏，煮粥加入糖后食用。《养老方》。

10 鼻衄头痛、心烦：石膏、牡蛎一两，研为细末，每次用新从井中打出的水服二钱。并滴入鼻内。《普济方》。

11 筋骨疼痛，因风热者：石膏三钱，飞罗面七钱，研为细末，水调和后放火上煅红，冷却后用滚开的酒熔化后服，盖被取汗。连服三日，可以断根。《卫生杂兴》。

12 小便频数，而不是淋证，患者消瘦：石膏半斤捣碎，水一斗，煮取五升。每次服五合。《肘后方》。

13 小儿吐泻：吐泻物色黄，是伤热导致。玉露散，用石膏、寒水石各五钱，生甘草二钱半，为末，开水调服一钱。《小儿药证直诀》。

14 乳汁不下：石膏三两，水二升，煮三沸。三天饮完，疗效好。《子母秘录》。

15 妇人乳痛：用石膏煅红，袪出火毒，研末，每次服三钱，用温酒送下，酒饮下后即醉。睡一觉后，再服一次。陈日华《经验方》。

16 油烫伤，火灼伤，痛不可忍：用石膏研末，外敷效果好。梅师《集验方》。

17 金疮出血：寒水石、沥青等份，为末，以干粉掺涂在患处，不要接触水。《积德堂方》。

18 刀疮伤湿，溃烂不生肌：煅寒水石一两，黄丹二钱，为末，洗净伤口，外敷。病重者加龙骨一钱，孩儿茶一钱。《积德堂方》。

19 疮口不敛，生肌肉，止疼痛，去恶水：寒水石二两，烧赤，黄丹半两，研细末，掺涂患处。名红玉散。《和剂局方》。

20 口疮咽痛，上膈有热：煅寒水石三两，朱砂三钱半，冰片半字大小，为末，掺涂患处。《三因方》。

按语

石膏味甘、辛，性大寒。生用：清热泻火，除烦止渴。用于治疗温热病气分实热证大热、大渴、大汗、脉洪大，肺热喘咳证，胃火牙痛、头痛、消渴症。煅用：敛疮生肌，收湿，止血。用于溃疡不敛、湿疹瘙痒、水火烫伤、外伤出血。脾胃虚寒及阴虚内热者忌用。

Hua 滑 Shi 石

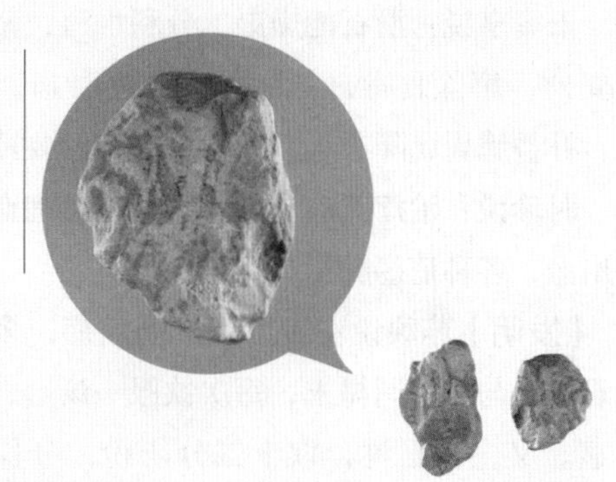

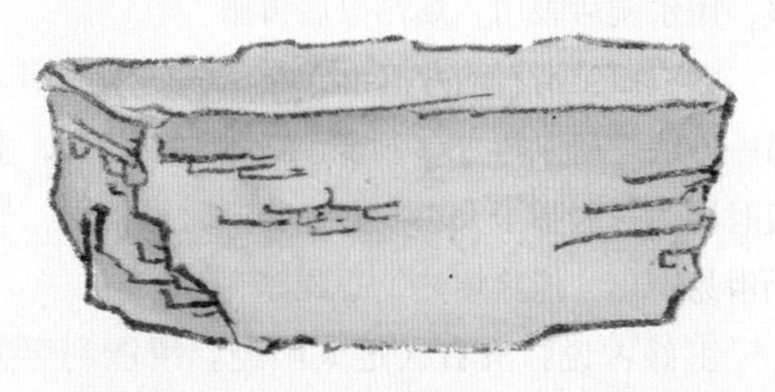

【释名】又名画石、液石、膋（liáo）石、脱石、冷石、番石、共石。

寇宗奭说：滑石现在叫画石，因为它软滑，可以绘画。

时珍说：滑石性滑利窍，其质地又滑腻，所以叫滑石。裱画艺人用滑石刷在纸上代替粉，很白腻。

【集解】时珍说：滑石出产于南方桂林各地及瑶峒中，这些地方就是古代的始安。有白、黑二种，功效相似。山东蓬莱县桂府村所出产的品质也很好，因此医生处方常开桂府滑石，与桂林出产的同称。现在人们也用来刻图书，但不怎么坚固。滑石的根为不灰木，滑石中有光明黄子的叫石脑芝。

【修治】雷敩说：凡用白滑石，先用刀刮净，研粉，用牡丹皮同煮一昼夜，去牡丹皮，取滑石，用东流水淘过，晒干备用。

【气味】味甘，性寒，无毒。

【主治】《本经》载：治疗身热，泄泻，女子乳汁排出不畅，小便点滴不通，能利小便，荡涤胃中积聚寒热，补益精气。久服能使人身体轻健，延年益寿，并且使人耐饥。

朱震亨说：滑石能燥湿，分利水道，坚实大肠粪便，解除食毒，祛除积滞，逐凝血，解燥渴，补益脾胃，降心火，为治疗石淋的要药。

时珍说：治疗黄疸水肿脚气，吐血衄血，金疮出血，各种疮疡肿毒。

【发明】苏颂说：古方治淋沥病症，多单用滑石。又与石韦同捣末，每次饮服一汤匙，效果明显。又主治石淋，取十二分研粉，分作两次服，用水调后服用。烦热停后再服。

甄权曰：滑石治疗五淋、难产，研末服用。另一方法是研末与丹参、蜜、猪脂熬成药膏，空腹时用酒送服弹子大小一丸，临产时加倍服，使胎滑易产出，能除烦热、心躁。

王好古说：滑石入足太阳经。滑能利窍，以通利水道，为至燥之剂。猪苓汤中用滑石、阿胶，同为滑剂，以利水道；与葱、豉、生姜同煎，去渣澄清，以通利。淡味渗泄为阳，因此可以解表利小便。若小便自利者，不宜用滑石。

时珍说：滑石利窍，不只是利小便。它上能利毛腠的孔窍，下能利精、尿的孔窍。它味甘、淡，先入胃，渗走经络，游溢津气，上输于肺，下通膀胱。肺主皮毛，为水之上源。膀胱主司津液，经气化能利出。所以滑石上能发表，下利水道，为荡热燥湿之药。发表是荡涤上、中之热，利水道是荡涤中、下之热；发表是燥上、中之湿，利水道是燥中、下之湿。热散则三焦安宁，表里调和，湿去则阑门通而阴阳利。刘完素用益元散（内含滑石），通治表里上下诸病，就是这个意思，只是没有明确说明而已。

附方

❶ 益元散：又名天水散、太白散、六一散，解中暑伤寒疫疠，饥饱劳损，忧愁思虑，惊恐悲怒，传染所得的汗后遗热、劳复等各种疾病，兼能解两感伤寒，百药酒食邪热毒。治多种劳伤，一切虚损，内伤阴痿，惊悸健忘，惊痫抽搐，烦躁满闷，短气痰嗽，肌肉疼痛，腹胀闷痛，淋闭涩痛，石淋，身热呕吐，泄泻，痢疾下痢赤白，除烦热，祛胸中积聚，寒热。止渴，消除蓄水。妇人产后津液耗损，血虚阴虚热甚，催生，通乳汁。治吹乳乳痈，牙疮齿疳。白滑石（水飞）六两，粉甘草一两，为末，每次服三钱，蜜少许，用温水调下。实热病者用新从井下打出的水送服，通利用葱豉汤送服，通乳用猪肉面汤送服，催产用香油浆送服。凡难产或死胎不下，皆是由风热燥涩，结滞紧敛，不能舒散缓解所致。滑石药力到达之处，则结滞顿开，病自然痊愈。刘完素《伤寒直格》。

❷ 膈上烦热多渴，利九窍：滑石二两捣细，水三大盏，煎成二盏，去渣，加入粳米煮粥食用。《圣惠方》。

❸ 女劳黄疸（因房劳所致的黄疸），午后发热恶寒，小腹硬满，大便溏，色黑，额头黑：滑石、石膏等份，研末，用大麦汁服一汤匙，每

日三次，服后小便大利则病愈。若腹满则难治。《千金方》。

4 伤寒衄血：滑石末，用饭做成丸，如梧桐子大小。每次服十丸，微嚼破，新汲井水咽下，可以立即止血。汤晦叔说：鼻衄，是由于应当发汗而没有发汗所致。其血紫黑时，不论血量多少，不可以止。并且要服温和药，调和营卫，待血色鲜艳时，急服此药可止血。《本事方》。

6 气壅关格不通，小便淋结，脐下闷痛：滑石粉一两，水调服。《广利方》。

7 小便不通：滑石末一升，用车前汁调和，涂脐的四周，方四寸，干后再换。冬季用水调和。《杨氏产乳》。

8 妇人小便不利，因过忍小便而致：滑石末，用葱汤送服二钱。《圣惠方》。

9 妊娠子淋（妊娠小便疼痛），不得小便：滑石末水调和成泥，敷贴在脐下二寸。《外台秘要》。

10 伏暑水泄：用白龙丸，火煅滑石一两，硫黄四钱，为末，面糊为丸如绿豆大。每次用淡姜随年龄大小服。《普济方》。

11 伏暑吐泄，或吐，或泄，或疟，小便赤，烦渴：用玉液散，煅桂府滑石四两，藿香一钱，丁香一钱。为末，用米汤送服二钱。《普济方》。

12 风毒热疮，遍身出黄水：桂府滑石末外敷，第二日便痊愈。先以虎杖、豌豆、甘草等份，煎汤洗后再搽。《普济方》。

13 阴下湿汗：滑石一两，煅石膏半两，枯白矾少许，研粉掺阴下。《集简方》。

14 杖疮肿痛：滑石、赤石脂、大黄等份为末。用茶汤洗净，外贴。《赵氏经验方》。

15 热毒怪病，目赤鼻胀，大喘，浑身出斑，毛发如铁，这是由于中热邪，毒气结于下焦：用滑石、白矾各一两，为末，水三碗，煎至减半，频频饮服。《夏子益奇疾方》。

-按语-

滑石味甘、淡，性寒，能利尿通淋，清热解暑，收湿敛疮。用于治疗热淋、石淋、尿热涩痛，暑湿、湿温、湿疮、湿疹、痱子。宜包煎，外用适量。脾虚、热病伤津者及孕妇忌用。

Lu 炉 Gan 甘 Shi 石

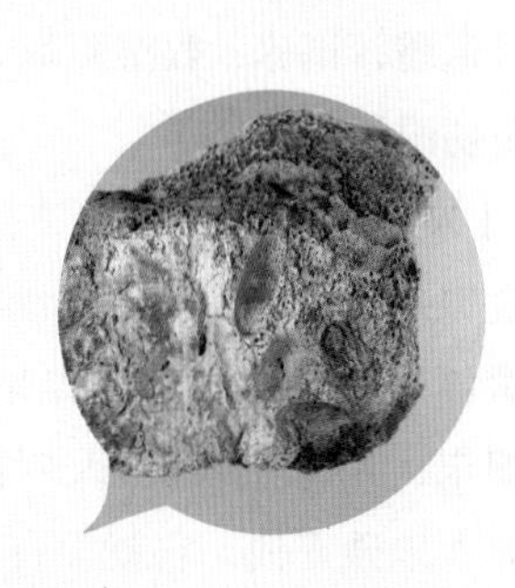

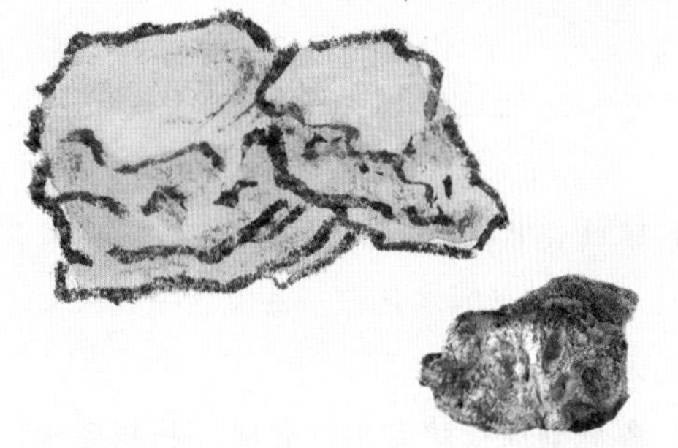

【释名】又名炉先生。

时珍说：炉火中所出产，它的味甘，所以叫炉甘石。

【集解】时珍说：炉甘石在冶炼矿石处都有出产，以川蜀、湘东出产最多，但以太原、泽州、阳城、高平、灵丘、融县及云南所产的质量为佳。炉甘石块状大小不一，形状像羊脑，质地疏松如石脂，也黏舌。产于金矿井的颜色微黄，质量好。产于银矿井的颜色白，或带青，或带绿，或粉红。赤铜与炉甘石接触，就变为黄色，就是现在的黄铜，这都是受炉甘石的点化。《造化指南》云：炉甘石受黄金、白银之气熏陶，三十年才能结成。用大秽浸泡及砒石煮过，都可点化，不比三黄差。崔昉《外丹本草》云：用铜一斤，炉甘石一斤，炼后即成输石一斤半。难道是石中所含的物质被提取出来了吗？真正的输石产在波斯，像黄金，烧后色红而不黑。

【修治】时珍说：凡使用炉甘石，用炭火煅红，童便淬七次，用水洗净，研粉，水飞过，晒干用。

【气味】味甘，性温，无毒。

【主治】时珍说：能止血，消肿毒，生肌，明目退翳，退赤，收湿除烂。与龙脑一同点眼，治一切眼科疾病。

【发明】时珍说：炉甘石是阳明经药，吸收了金银之气，所以是治疗眼病的要药。时珍常用煅淬后的炉甘石、海螵蛸、硼砂各一两，研为细末，用来点眼治疗多种眼病，疗效很好。若加入朱砂五钱，它就没有黏性了。

附方

1 眼睛突然红肿：炉甘石火煅尿淬，风化硝等份，为末。新鲜水化开，每次点一粟米大。《御药院方》。

2 各种翳膜：炉甘石、青矾、朴硝等份，为末。每用一字，开水化开，乘温洗。每日三次。《宣明方》。

3 一切目疾：真炉甘石半斤，用黄连四两，锉成豆粒大小，放入银器或石器内，加水两碗，煮二昼夜，去黄连，为末，加入冰片二钱半，研匀，贮存在罐中，每次点少许，连续使用可以收效。另外一方：用煅炉甘石一钱，朴硝一钱，为末。热汤泡后洗眼。

4 聤耳出汁：炉甘石、矾石各二钱，胭脂半钱，麝香少许。为末，用时先将耳道揩干净，再将药末吹入。《普济方》。

5 牙齿疏松，容易塞物：煅炉甘石、寒水石等份，为末。每次用少许擦牙，忌刷牙，长期使用牙齿自密。《集玄方》。

6 肛漏不合：用童尿制炉甘石、牡蛎粉，外敷。内服滋补药。《杂病治例》。

7 下疳阴疮：炉甘石火煅醋淬，反复五次，取一两，孩儿茶三钱，为末，用麻油调敷。很快痊愈。通妙邵真人方。

8 阴汗湿痒：炉甘石一分，真蚌粉半分，研粉外扑。《仁斋直指方》。

按语

炉甘石味甘，性平，能解毒明目退翳，收湿止痒敛疮。用于目赤翳障、溃疡不敛、湿疮、湿疹、眼睑溃烂。外用适量，研末撒布或调敷。水飞点眼、吹喉，一般不内服。

石灰 Shi Hui

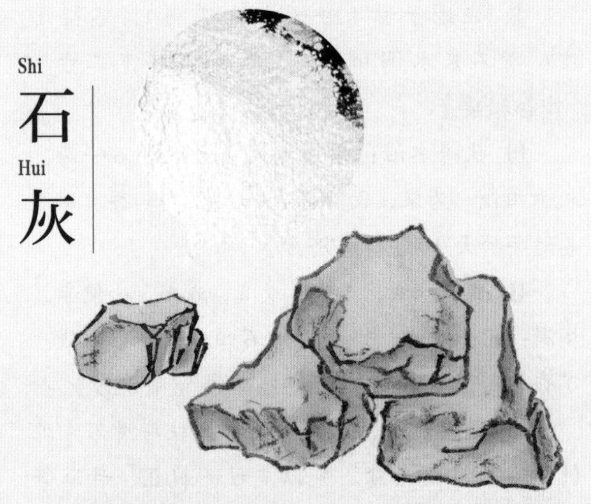

【释名】又名石垩（è）、垩灰、希灰、锻石、白虎、矿灰。

【集解】《别录》载：石灰生中山川谷。

陶弘景说：近山中的石料，青白色，在灶火中煅烧后，用水浇沃，热气蒸腾而化解。俗名石垩。

苏颂说：石灰在靠近山处的地方都有，煅烧青石就是灰，又名石锻，有风化、水化二种。风化者，取煅了的石头，置于风中自解，这种石灰质量较好；水化者，是用水浇沃，热气蒸腾而化解，它的质量稍差。

时珍说：现在人们专门建窑来煅烧石灰，先在下面放一层柴或煤炭，上垒青石，一层一层，自下点火，层层自然焚烧而散解。入药只用风化、不夹石的为佳。

【气味】味辛，性温，有毒。

【主治】《本经》载：主治疽疮疥瘙，热气，恶疮癞疾，死肌堕眉，杀痔虫，祛除黑子息肉。

《别录》载：疗髓骨疽疮。

甄权说：治瘑疥（guō jiè，即疥疮），腐蚀恶肉。止金疮出血效果好。

时珍说：散血定痛，止水泻血痢，白带白淫，收脱肛、阴挺（子宫脱垂），消积聚结核，外贴治口㖞斜，黑须发。

【发明】陶弘景说：石灰药性非常猛烈，人们用它来泡酒饮，就会导致腹痛下利。古今多用来建造坟墓，用来防水并避虫。因此，古人用坟墓中的水来洗各种疮疡，都能愈病。

苏敬说：《别录》及现在的人们用石灰治疗金疮出血，止血非常有效。若五月五日采繁缕、葛叶、鹿活草、槲叶、芍药、地黄叶、苍耳叶、青蒿叶，混入石灰一同搅拌，制为团状，形如鸡蛋，晒干后研末，可以用来治疗疮疡，对生肌极为有效。

时珍说：石灰是止血良药。但用石灰后不可沾水，否则会使肌肉腐烂。

附方

1 人落水而死：用石灰裹好放于身体下部，水出完后就会苏醒。《千金方》。

2 痰厥气绝，心头尚温者：千年石灰一合，水一盏，煎开后倒掉清水，再用一盏水煎，煎至极沸后，澄清药液，灌下。一会儿痰自下，病自愈。《集玄方》。

3 中风口㖞：新石灰用醋炒，调成泥状，外涂。左病涂右侧，右病涂左侧，很快就能牵正。《本草衍义》。

4 风牙肿痛：放置两年的石灰、细辛等份，研末。外搽即止痛。《普济方》。

5 虫牙作痛：矿灰，用砂糖调和，塞虫牙孔中。《普济方》。

6 风虫牙痛：百年陈石灰为末四两，蜂蜜三两，拌匀，以盐泥固济，火煅一日，研末。擦牙神效。名神仙失笑散。张三丰方。

7 干霍乱病：千年石灰，用砂糖水调服二钱，或淡醋汤也可，名落盏汤。《摘玄方》。

8 偏坠气痛：陈石灰炒、五倍子、栀子等份，为末，面和醋调，外敷，一夜即消。《医方摘要》。

9 白带白淫：（白淫：夜间梦交而流出白色或黄色黏液或白天耳闻目睹淫秽之事而不自止地流出黏液，相当于性功能异常。）风化石灰一两，白茯苓三两，为末，糊丸如梧桐子大。每次服二三十丸，空腹用米饮送下，非常有效。《集玄方》。

10 血痢十年：石灰三升，用水一斗熬黄，澄清。一次服一升，每日三次。崔知悌方。

11 虚冷脱肛：石灰烧热，旧布帛包裹，坐在布帛上，冷即更换。《圣惠方》。

12 产后阴道不闭，或子宫脱出：石灰一斗，以水二斗熬黄，澄清熏蒸。《肘后方》。

13 突然吐血：将石灰于刀头上烧研，用井水送服二钱。《普济方》。

14 发落不止，是肺有劳热，瘙痒：用石灰三升，炒焦，水拌，酒三斗浸泡，每次服三合，使酒气相接，则新发更生，效果极好。《千金方》。

15 身面疣目：醋渍石灰六七日，取汁频繁点滴，疣会自落。《千金方》。

16 疣痣留赘：石灰一两，用桑灰淋汁熬成膏，刺破点赘处。《普济方》。

17 疔疮恶肿：石灰、半夏等份，为末，外敷。《普济方》。

18 痰核红肿，寒热，状如瘰疬：煅石灰为末，与白果肉同捣，外贴。也可以用蜜调。《活人心统》。

19 痄腮肿痛：醋调石灰外敷。《简便方》。

20 多年恶疮：多年石灰研末，鸡蛋清和成块，煅过再研，用姜汁调和外敷。《救急方》。

21 痔疮有虫：古石灰、炮川乌等份，共为末，烧饭为丸如梧桐子大。每次服二三十丸，用温开水送下。《活法机要》。

22 疥疮有虫：石灰淋汁，洗患处数次。孙思邈方。

23 血风湿疮：千年陈石灰研末外搽，痛即止，疮即愈，疗效神奇。蔺氏方。

24 火焰丹毒：醋和石灰调后外涂。或者同青黛外涂。《摘玄方》。

25 汤火伤灼：年久石灰外敷。或加油调。《肘后方》。

26 杖疮肿痛：新石灰用麻油调搽，非常有效。《集简方》。

27 误吞金银或钱，在腹内不下：石灰，硫黄如一皂角子大，同研为末，酒调服。孙用和《秘宝方》。

28 蝼蛄咬人：醋和石灰调和外涂。《圣惠方》。

29 蚯蚓咬人，其毒如大风，眉须皆落：以石灰水浸泡，效果好。《经验方》。

-按语-

石灰味辛，性温，有毒，能燥湿，杀虫，止血，定痛，蚀恶肉。用于疥癣，湿疮，创伤出血，烫伤，痔疮，脱肛，崩带，赘疣。本品主要是外用，研末调敷，或以水溶化澄清涂洗。

Fu 浮 Shi 石

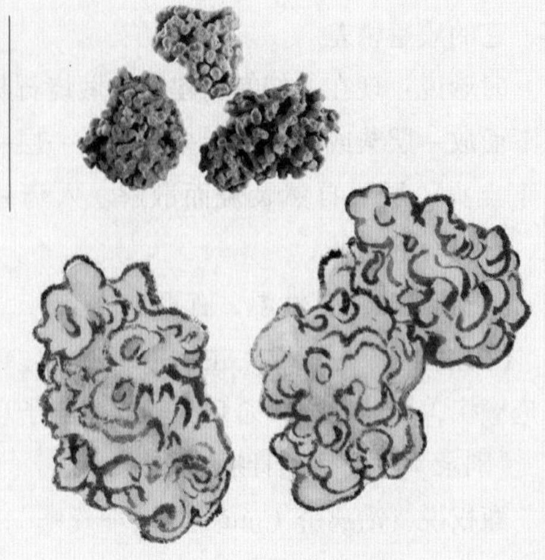

【释名】又名海石、水花。

【集解】时珍说：浮石是江河间泥沙、水沫凝聚日久而形成的。形状如水沫和钟乳石，有细孔的孔洞像蛀窠，白色，质轻。现在浮石皮作为日常家用，祛除皮垢的作用很好。海产的浮石味咸，入药效果更好。

【气味】味咸，性平，无毒。

时珍说：小寒。

【主治】《大明》载：煮汁饮服，可以止渴，治淋，解野兽毒。

陶弘景说：止咳。

寇宗奭说：能祛目翳。

朱震亨说：能清金降火，消除积块，化老痰。

时珍说：治疗瘤瘿、结核、疝气，能降气，消疮肿。

【发明】陈藏器说：若远行无水止渴，可以将海石和苦瓜蒌做成丸药，每日清早服二十丸，便不会口渴。

朱震亨说：海浮石可以治老痰积块，因为咸能软坚。

时珍说：浮石是由水沫结成，色白而体轻，质地玲珑，外形似肺。气味咸寒，可以润下。入肺除上焦痰热，止咳嗽而软坚。能清水之上源，所以又能治各种淋证。根据俞琰《席上腐谈》记载：肝属木，其性当浮而反沉；肺属金，当沉而反浮，是什么道理？这是因为肝脏实而肺脏虚，所以石入水则沉降，但是南海有浮水之石；木入水则浮，但是南海有沉水之香木。虚实不同，性质相反。

附方

1 咳嗽不止：海浮石研末，煎汤服，或做成蜜丸服用。《肘后方》。

2 消渴引饮：《本事方》用海浮石、舶上青黛等份，麝香少许，为末。以温开水送服一钱。另一方以白浮石、蛤粉、蝉壳等份，为末，鲫鱼胆汁七个，调服三钱，疗效非常好。

3 血淋，砂淋，小便涩痛：用黄烂浮石为末。每次服二钱，以生甘草煎汤调服。《仁斋直指方》。

4 小肠疝气，茎缩囊肿者：①用浮石为末。每次服二钱，木通、赤茯苓、麦门冬煎汤调下。《仁斋直指方》。②用海石、香附等份，为末。每服二钱，姜汁调下。丹溪方。

5 底耳有脓：海浮石一两，没药一钱，麝香少许，为末。清洁耳内脓液后吹入药末。《普济方》。

6 疳疮不愈：海浮石二两，烧红醋淬数次，金银花一两，共研末。每次服二钱半，水煎服。病位在上，饭后服；病位在下，饭前服。病发一年的患者，服药半年便可痊愈。《儒门事亲》。

7 疔疮发背：白浮石半两，没药二钱半，共为末，醋糊为丸如梧桐子大。每次服六七丸，临睡时用冷酒送下。《普济方》。

按语

浮石即海浮石，味咸，性寒，能清肺化痰，软坚散结，利尿通淋。用于痰热咳喘、瘰疬、瘿瘤、血淋、石淋。煎服，10～15g。打碎先煎。

阳起石
Yang Qi Shi

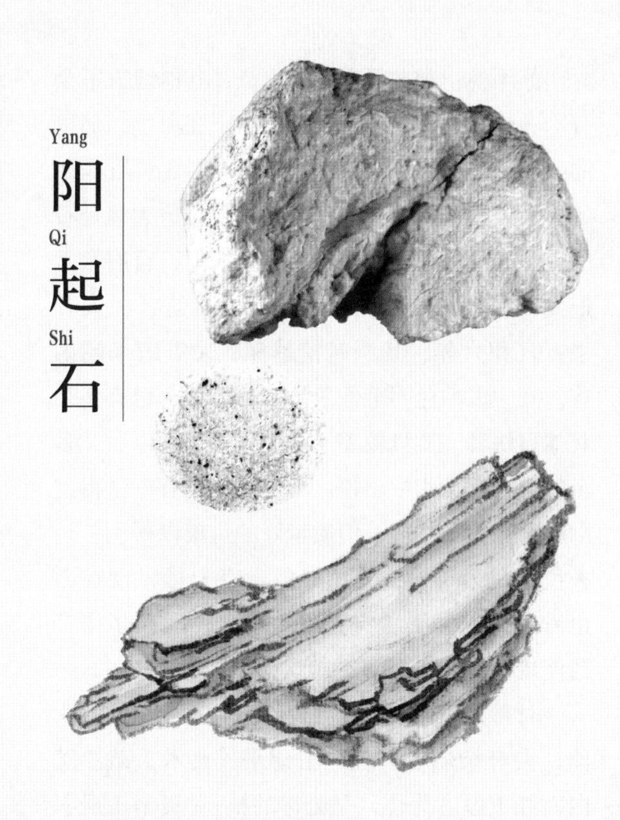

【释名】又名羊起石、白石、石生。

时珍说：阳起石以功能命名。

【集解】《别录》载：阳起石生于齐山山谷及琅琊或云山，是云母一类的药。可随时采掘。

陶弘景说：阳起石出产地与云母相同，而且非常像云母，但比云母厚。现在所用的阳起石出产于益州，与矾石同产于一处，色黄黑。

苏敬说：这种石头色白，纹理像殷蘖，中间夹带云母，而且质地润泽的较好，所以《本经》称为白石。现在的人采用纯黑如炭的阳起石，其实是错误的。黑颜色的云母叫云胆，服用后可伤害身体，黑阳起石也对人体有害。齐山在齐州西北方向，不出产阳起石。阳起石仅出产于齐山西北六七里的卢山。《本经》将云山与卢山写错。太山、沂州只产黑色阳起石，白色的只出产于齐州。

李珣说：太山出产的黄色阳起石最好，邢州鹊山出产的白色的也很好。

苏颂说：现在只有齐州出产，其他地方不会有。齐州只有一土山，阳起石出产在那里，那里的人称阳起山。那座山常有温暖之气，虽是寒冬，大雪遍地，唯独这座山无积雪，这大概是石气熏蒸的原因吧。此山只有一个洞口，官府常常把此洞关闭。初冬时节，派遣人员监督民夫开采，日积月累，其洞越挖越深，采集越来越困难。其中以白色明莹像狼牙者为上等，也有夹杂其他石块者，质量较差。每年采集上供以后，多余的部分存于州中出售，不这样就没有办法得到阳起石。货虽然多，但质量好的也难以得到。过去说这是云母根，其中好像带有云母，现在再也看不到这种了。古方服用较少，现在多作补药使用。

时珍说：现在以色白晶莹轻松如狼牙者为佳，夹有杂质者欠佳。王建平《典术》载：黄白而红重厚者为佳，是云母的根。《庚辛玉册》记载：阳起石即壮阳的石。齐州拣金山产出的好，其尖似箭镞的药力强，如狗牙的稍差，如果放在大雪中积雪迅速消失的为真品。

【修治】《大明》载：凡是入药煅烧后水飞用，白色的好。

时珍说：使用火煅赤，酒淬七次，研细，水飞过，晒干备用。也有用烧酒浸过，同樟脑入罐升炼，取粉用。

【气味】味咸，性微温，无毒。

【主治】《本经》记载：治疗崩中漏下，破子宫瘀血，癥瘕结气，止寒热腹痛，治不孕症，阳痿不起，补不足。

《别录》记载：治疗男子茎头寒，阴下湿痒，去臭汗，消水肿。久服不饥饿，令人有子。

甄权说：阳起石可以补肾气精亏，腰疼膝冷湿痹，子宫久冷，寒冷癥瘕，月经不调。

《大明》记载：治带下，瘟疫，冷气，补多种劳伤。

王好古说：补命门不足。

时珍说：散多种热肿。

【发明】寇宗奭说：治疗男女下部虚冷，肾气乏绝，子宫久寒，水飞后才可使用。一般石类药无论药性冷热都有毒性，宜斟酌使用。

时珍说：阳起石是治疗命门气分的药，下焦虚寒的也用它，然而不能久服。

张从正《儒门事亲》说：喉痹，是相火亢盛所致的疾病。相火即龙火，应以火驱逐它。例如一男子患缠喉风肿，表里都病，药不能吞服。用凉药灌入鼻中数十滴，外用阳起石烧红，与伏龙肝等份研成细末，每天用新汲水在局部调敷百遍。三日后热开始退，肿开始消。这就是反治法。

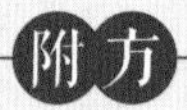

附方

1 丹毒肿痒：阳起石煅研，新水调涂。《儒门事亲》。

2 元气虚寒，精滑不禁，大肠溏泄，手足厥冷：阳起石（煅研）、钟乳粉各等份，酒煮附子末，同面糊为丸，如梧桐子大，每次空腹米饮送服五十丸，以愈为度。《济生方》。

3 阳痿阴汗：阳起石煅为末，每服二钱，盐酒送下。《普济方》。

按语

阳起石味咸，性温，能温肾壮阳。用于治疗阳痿不举、宫冷不孕、崩中漏下以及腰膝冷痛等症。多入丸、散剂，不宜久服。

Ci 慈 Shi 石

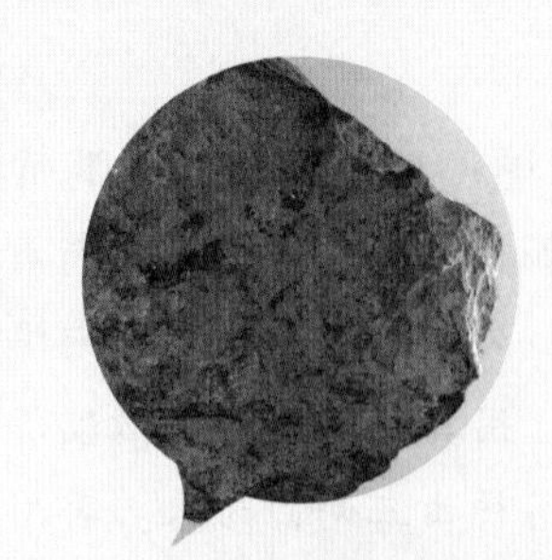

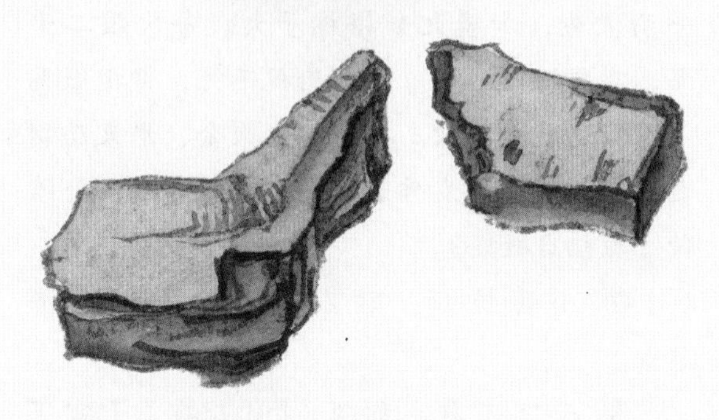

【释名】又名玄石、处石、熁（xié）铁石、吸针石。

陈藏器说：慈石（现作磁石）吸取铁，像慈母之招子，故名。

时珍说：矿石无磁力，不能引铁，称玄石，而《别录》又将其列于玄石之后。

【集解】《别录》记载：磁石出产于太山川谷及慈山山阴，有铁的地方外表即可见。可随时采掘。

陶弘景说：现在南方也有好的磁石。能吸针，能够连着吸附三四根针的为佳。炼丹书中多使用。

陈藏器说：磁石出产于相州北山。

苏颂说：现在慈州、徐州及南海靠近山中都有出产，其中慈州产的质量最佳，作为进贡品，以能吸数十根针，或吸一二斤重的刀器，来回转动也不落者为佳，随时可采。其石中有孔，孔中有黄赤色，上面有细毛，其功用更好。

雷敩说：凡使用不要误用玄中石和中麻石，这两种石头都像磁石，只是不能吸铁。而且中麻石中心有红色，表面粗糙，是铁山石。误服使人生恶疮，很难治疗。真磁石一片，四面吸铁可达一斤的，称为延年沙；四面只吸铁八两的，称为续采石；四面吸铁五两的，称磁石。

土宿真君说：铁接受太阳之气，才能生长成石。一百五十年才成为磁石，再经过二百年孕育才能成铁。

【修治】雷敩说：凡加工一斤磁石，用五花皮一镒，地榆一镒，故绵十五两，三种药一同锉末，在石上将一斤磁石捶成二三十块，然后将石入瓷瓶中，下草药，用东流水煮三天三夜，漉出搽干，布裹后再捶细，碾成粉，水飞过再碾用。

寇宗奭说：入药须火烧醋淬，研末水飞。或用醋煮三日夜。

【气味】味辛，性寒，无毒。

【主治】《本经》载：治周痹风湿，肢节中痛，不能持物，手足酸软，除大热烦满及耳聋。

《别录》载：养肾脏，强骨气，益精除烦，通关节，消痈肿瘰疬，颈核喉痛，小儿惊痫，煎水饮用，可以治疗不孕症。

甄权说：补男子肾虚风虚。身体强直，腰中不利，加入用之。

《大明》载：治筋骨羸弱，补多种劳伤，眼昏，除烦躁。治疗小儿误吞针铁等，立即研细末，将筋肉不切断，与末同服，即可使针出。

时珍说：能明目聪耳，止金疮血。

【发明】寇宗奭说：养肾气，填精髓，肾虚耳聋、目昏者都可用。

陈藏器说：重可去怯，磁石、铁粉之类药。

时珍说：磁石是水性，色黑入肾，因此治各种肾病，而能使耳朵通，使眼睛亮。一士子频繁患眼病，渐渐感觉眼睛昏暗，生翳膜。时珍用李杲的羌活胜风汤加减，给病人服用，而又用磁朱丸反佐治疗，两个月就恢复正常了。因磁石入肾，能镇养真精，使神水不外移；朱砂入心，镇养心血，使邪火不上侵；而佐以神曲，消化滞气，生熟并用，温养脾胃发生之气，是道家黄婆媒合婴姹的道理（黄婆指的是中黄真土，即脾胃，婴姹指的是婴儿、姹女。婴儿比喻本性，姹女比喻命。性与命结合，就是这个原理）。制方的人确实看到了其中的奥妙。方见孙思邈《千金方》神曲丸，只说明目，百岁可读小字书籍，却没有阐发药物的微妙功能，谁说古方不能治疗现在的疾病呢？独孤滔云：磁石是坚顽药物，不能融化，只可借其气服食，不可久服渣滓，否则必有大患。药是用来治病的，病愈则停药。砒石、硇砂还可服食，为什么磁石不可单独服用呢？磁石既然炼末，也不是坚固不催之物，只是在用的时候要根据病情而选用。

附方

1 耳突然聋闭：熁铁石研末半钱，入病耳内，铁砂末入不病耳内，自然通透。《仁斋直指方》。

2 肾虚耳聋：真磁石一豆大，穿山甲烧存性，研一字，新绵塞耳内，口含生铁一块，觉耳中如风雨声即通。《济生方》。

3 老人耳聋：磁石一斤捣末，水淘去赤汁，用布包裹，猪肾一具，细切。以水五斤煮磁石，剩二斤水，加入肾，下盐豉作汤食用。用米煮粥食也可。《养老方》。

4 老人虚损风湿，腰肢痹痛：磁石三十两，白石英二十两，捶碎用瓮盛，加水二斗浸于露地。每天取水煮粥食，连续食用一年，气力强盛，颜如童子。《养老方》。

5 阳事不起：磁石五斤，研末，清酒渍十四天，每次服三合，每日三次，夜一次。《千金方》。

6 眼昏内障：用磁朱丸，治眼睛瞳仁宽大渐散，昏花如在雾露中行走，逐渐看物体昏花，物体重影，久则光散不收，及内障神水淡绿、淡白色者。用真磁石二两火煅醋淬七次，朱砂一两，生用神曲三两，为末。再用神曲末一两煮糊，加蜜丸如梧桐子大。每次服二十丸，空腹饭汤送下。服后俯视不见，仰视微见星月，这就是有效。也治心火乘金、水衰反制之病，久病反复发作者服之，永不复发。倪维德《原机启微集》。

7 小儿惊痫：磁石煎水饮服。《圣济总录》。

8 子宫不收，称瘣（huì）疾（子宫下垂），痛不可忍：磁石丸用磁石酒浸煅研末，米糊为丸如梧桐子大。每次睡觉前用滑石汤送下四十丸。次早用磁石散，米汤送服二钱。散用磁石酒浸半两，铁粉二钱半，当归五钱，为末服。

9 大肠脱肛：①《仁斋直指方》用磁石半两，火煅醋淬七次，为末。每次空腹米饮送服一钱。②《简便方》用磁石末，面糊调涂囟上。入后洗去。

10 金疮肠出纳入：以磁石、滑石各三两为末，米饮送服方寸匕，每日二次。《刘涓子鬼遗方》。

11 金疮血出：磁石研末外敷，能止痛止血。《千金方》。

12 疔肿热毒：磁石研末，用醋调外敷，拔根立出。《外台秘要》。

13 各种肿毒：吸铁石三钱，忍冬藤四两，黄丹八两，香油一斤，如常熬膏，外贴。《乾坤秘韫》。

按语

慈石现作磁石，味咸，性寒，能镇惊安神，平肝潜阳，聪耳明目，纳气平喘。用于心神不宁、惊悸、失眠、癫痫、头晕目眩、耳鸣耳聋、视物昏花、肾虚气喘。宜打碎先煎。如入丸、散，不可多服。

代赭石 Dai Zhe Shi

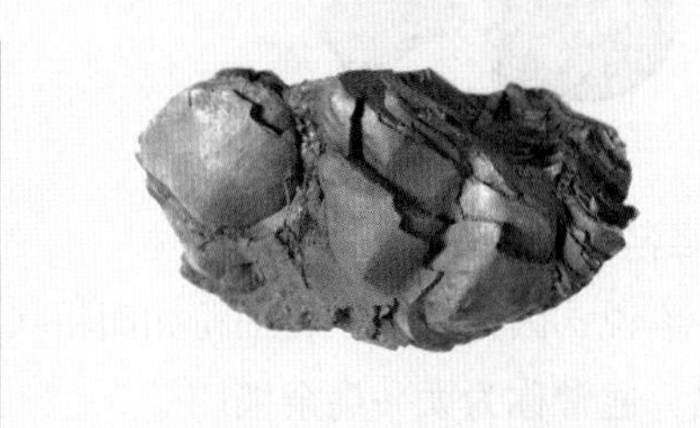

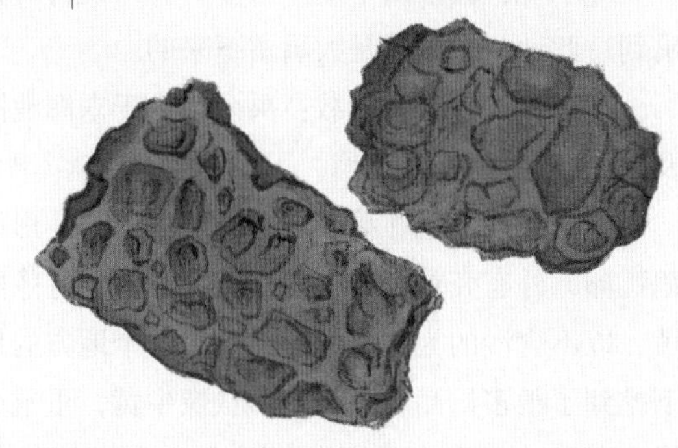

【释名】又名须丸、血师、土朱、铁朱。

《别录》载：出产于代郡的称代赭，出产于姑幕的称须丸。

时珍说：赭，是赤色。代，即雁门。现在习惯称土朱、铁朱。《管子》说：山上有赭石，山下面有铁。铁朱的别名大概缘于此说，不只是因为它的形色。

【集解】《别录》载：代赭石生于齐国山谷，颜色红中带青色，像鸡冠一样，有光泽，尤其以染指甲而颜色不掉的代赭石为佳。随时可采。

陶弘景说：代赭石是代郡城门下的赤土。江东很久以前就没有了，一般方中用的很少，只入仙方，与戎盐、卤碱都是急需之品。

苏敬说：这种石多出产于代州，可在山中采得，并不在城门下的土里。现在齐州亭山出产赤石，有赤、红、青等不同颜色。其中赤色的也如鸡冠一般，而且光亮润泽，当地人采集后只用来涂染屋中的柱子。这种赭石呈紫色且暗，与代州出产的相似，古往今来一直用它。现在灵州鸣沙县界河北，平地挖掘四五尺深就能得到，外表赤色光滑，中间紫色如鸡肝，比齐州、代州所出产的要好得多。

苏颂说：现在河东京东山中也有代赭石。看到古方中紫丸治小儿病其中用到代赭石，却说没有真的，就用牡蛎代替使用，这才知道真正的代赭石极其难得。现在医家使用代赭石多择取大块，以其石面上花纹如水泡样的为佳，并称它为丁头代赭。《北山经》云：少阳山中有很多美丽的赭石。《西山经》说：石碎山中，常有水流出，其中就流出许多赭石，将这些赭石涂到牛马身上，牛马便不会生病。

时珍说：赭石各处山中都有，以西北出产的为好。宋朝时处州每年可上贡万斤赭石。崔昉《外丹本草》记载：代赭，属阳石。与禹余粮并生于山峡中。研细粉可作红色涂料，可批阅文字，也可涂刷其他物品，呈现金红色。张华用赤土擦宝剑，让宝剑更加明亮锋利，就是这个道理。

【修治】时珍说：现在的人只将赭石煅红，用醋淬三次或七次，之后研细、水飞，取其相制，可以作为肝经血分药使用。《物类相感志》说：用酒、醋煮赭石，插铁钉入石内，赭石渐渐就化成了汁。

【气味】味苦，性寒，无毒。

【主治】《别录》载：主治带下病、难产、胞衣不下、堕胎等病症，赭石可养血气，除五脏血脉中之热、血痹血瘀，治疗大人小儿惊气入腹及阳痿不起。

《大明》载：能安胎健脾，治反胃吐血、鼻

衄、月经不止，肠风痔瘘，泻痢滑精，遗尿，夜尿多，小儿惊痫疳疾，能使金疮长肉，辟邪气。

【发明】时珍说：代赭是肝与包络二经的血分药，因此所主治的病证都是二经血分病证。曾经有一小儿腹泻后眼睛上翻，三天不能吃奶，目黄如金色，气息将绝。有位医生说：这是慢惊风，宜从肝治疗。于是，水飞代赭石末，每次服半钱，冬瓜仁煎汤送服，结果大病痊愈。

附方

❶ 哮喘有声，不能卧睡：土朱末，米醋调服，时时进一二服。《普济方》。

❷ 小肠疝气：代赭石火煅醋淬，为末。每次用温开水送服二钱。《寿域神方》。

❸ 痢疾下血：代赭石一两，火煅，米醋淬，醋一升，全部用完，磨细粉，每次服一钱，温开水送服。《斗门方》。

❹ 妇人血崩：赭石火煅醋淬七次，为末。温开水送服二钱。《普济方》。

❺ 赤眼肿闭：土朱二分，石膏一分，为末。用新汲水调敷眼角两头及太阳穴。《仁斋直指方》。

❻ 喉痹肿痛：紫朱煮汁饮服。《普济方》。

❼ 各种疮肿热毒：土朱、青黛各二钱，滑石、荆芥各一钱，为末。每次服一钱半，用蜜水调下，再外敷。《仁斋直指方》。

按语

代赭石味苦，性寒，能平肝潜阳，重镇降逆，凉血止血。用于肝阳上亢，头晕目眩；呕吐，呃逆，噫气；气逆喘息；血热吐衄，崩漏。宜打碎先煎。入丸、散剂，每次1～3g。外用适量。降逆、平肝宜生用，止血宜煅用。孕妇慎用。因代赭石含微量砷，故不宜长期服用。

Yu Yu Liang 禹余粮

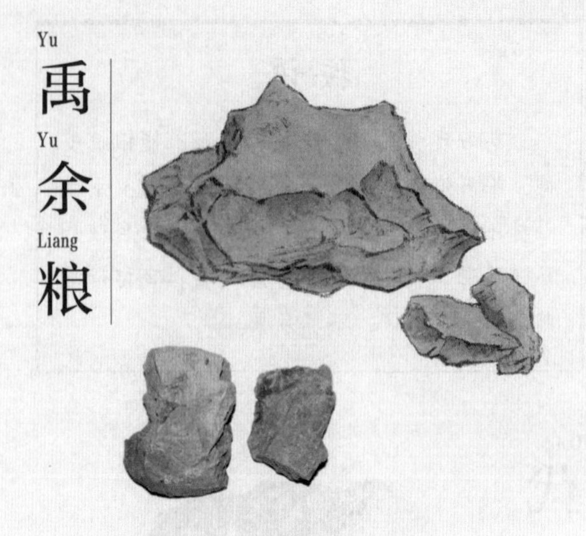

【释名】又名白余粮。

时珍说：因为石头中有细粉如面粉状，所以叫余粮，通常称为太一禹余粮。

陈承说：会稽山中出产很多。有人说古时大禹到过此地，余粮就是大禹留下来的。

【集解】《别录》记载：禹余粮生于东海池泽及山岛或池泽中。

陶弘景说：现在禹余粮多出产于东阳，形如鹅鸭卵，外有壳重叠，中间有黄色细末，好像蒲黄，以不含沙的为佳。近年在茅山这个地方的地下挖到了很多，品质很好，形状像牛黄，重重交错，其中有一种紫色的摸起来很细腻，靡靡如面，口中嚼没有一点碜牙的感觉，《仙经》记载可以服用。南方人将平泽中一种藤称禹余粮，叶像菝葜，根呈块状有节，形似菝葜且颜色为赤色，味道像山药。这与生在池泽中的很相似，有人怀疑现在这种石头是太一余粮。

苏颂说：现在只有泽州、潞州有禹余粮。以前有人说形状如鹅、鸭卵，外有壳。现在画的全是山石的形状，都不是卵状，与以前的说法有差异，但随时可采。张华《博物志》记载：扶海洲上有一种茆草，果实吃起来像大麦，名叫自然谷，也称禹余粮，相传大禹治水时抛弃其他的东西，将剩下的余食留下来作为药用，茆草与此同名不同物，大概是与生在池泽中的同种吧？

时珍说：禹余粮是石头中的黄粉，出产于池泽；产于山谷的是太一余粮。陶弘景所说的引藤生禹余粮，苏颂所说的引草生禹余粮，虽名同而物不同，相差很大。

【修治】陶弘景说：凡用时，细研水搅拌，取汁澄清，不要有沙土。

【气味】味甘，性寒，无毒。

【主治】《本经》记载：治疗咳逆寒热烦满，下痢赤白，血闭癥瘕，大热。炼丹服，能延年益寿。

《别录》记载：疗小腹痛结烦疼。

甄权说：主治崩漏。

《大明》记载：治邪气及骨节疼、四肢麻木、痔瘘等疾。久服耐寒暑。

时珍说：能催生，固大肠。

【发明】成无己说：重可去怯，禹余粮重镇，为镇固之剂。

时珍说：禹余粮是手足阳明经血分重剂。其性涩，因此主下焦前后诸病，李知先诗载：下焦有病人难会，须用余粮、赤石脂。《抱朴子》载：用禹余粮丸每日服两次，服三日后可使人气力增，负重远行，身轻不疲劳。但是方药书中多没有收录。

附方

1 大肠咳嗽，咳则大便出：赤石脂禹余粮汤主之。洁古家珍。

2 冷劳，腹泄不止：用神效太一丹，禹余粮四两，火煅醋淬，乌头一两，冷水浸一夜，去皮、脐焙，研末，用醋糊为丸，如梧桐子大。每次饭前用温水送下五丸。《圣惠方》。

3 伤寒下痢不止，心下痞硬，利在下焦者：赤石脂禹余粮汤主之。赤石脂、禹余粮各一斤，一同研末，加水六升，煮取一升，去渣，分两次服用。仲景《伤寒论》。

4 赤白带下：禹余粮火煅醋淬、干姜等份，若赤带则干姜减半，为末。空腹服，每次两茶匙。《胜金方》。

5 崩中漏下，颜色青黄赤白，导致无生育：禹余粮（煅研）、赤石脂（煅研）、牡蛎（煅研）、乌贼骨、伏龙肝（炒）、桂心，等份为末，用温酒送服方寸匕，每日两次，忌葱、蒜。张文仲《随身备急方》。

6 肠中气痛，妇人少腹痛：禹余粮为末，每次用米饮送服二钱，每日二次，极有疗效。《卫生易简方》。

7 身面瘢痕：禹余粮、半夏等份为末，鸡蛋黄调和后外敷。先以布局部擦赤，不要见风，每日三次。用十日，多年瘢痕消退。《圣济总录》。

按语

禹余粮味甘、涩，性平，能涩肠止泻，收敛止血，止带。用于久泻、久痢、崩漏、便血、带下。孕妇慎用。

Meng Shi 礞石

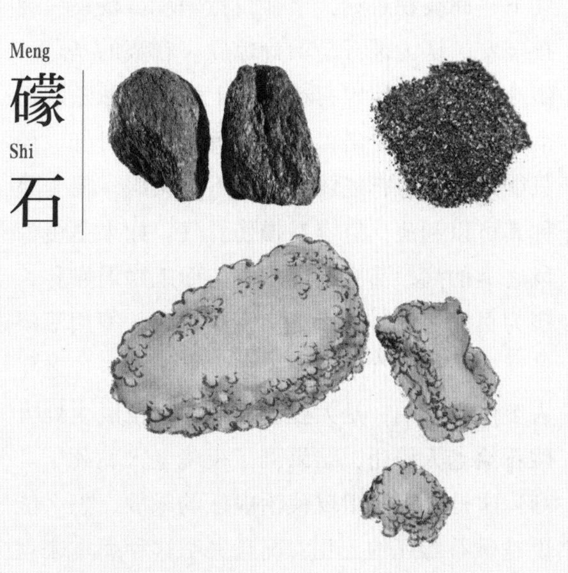

【释名】又名青礞石。

时珍说：其颜色雾濛濛的，所以称礞石。

【集解】时珍说：礞石，江北各座山上往往能采到，以盱（xū）山出产的为好。有青、白二种，以青色的礞石效果好，坚细而青黑，打开后内面有白星点，煅后则星黄如麸金。其没有星点的，不作药用。通城县一座山出产这种石头，工人把它作为器物。

【修治】时珍说：用大坩锅一个，将礞石四两打碎，加入硝石四两拌匀。用十五斤炭火烧煅，至硝石完，礞石颜色为金色为度。取出研末，水飞去消石毒，晒干用。

【气味】味甘、咸，性平，无毒。

【主治】《嘉祐本草》说：主治食积不消，留滞脏腑，宿食癥块久不愈。小儿食积羸瘦，妇人积年宿食癥块，攻刺心腹。用巴豆、硇砂、大黄、荆三棱做成丸药服用，效果好。

时珍说：治积痰惊痫，咳嗽喘急。

【发明】时珍说：青礞石气平味咸，其性下行，属阴沉下降之品，是厥阴肝经的药。由于肝经风木太过，来制脾土，气不运化，积滞生痰，壅塞上、中二焦，变生风热诸病，故宜用此药重坠。用硝石制后，其性疏快，使木平气下，而痰积通利，诸症自然消除。汤衡《婴孩宝鉴》认为礞石是治疗惊厥、利痰的圣药。痰吐在水上，用礞石粉撒在上面，痰即随水而消，从中可以看出，礞石的沉坠之性可知。但只能用于救急，气弱脾虚者不宜久服。杨士瀛称其可以利痰，但容易损伤胃气。如果是慢惊风之类的病，都应佐以木香。而王隐君则称，痰为百病之源，不论虚实寒热百病，都用滚痰丸通治，这怎么能行呢？朱震亨讲：一位老年人突然患失明，是大虚的病症，有位医生处方礞石给老人服用，结果到了夜晚老人就死了。吁！这是庸医误用攻伐治虚证的缘故，怎么能说是礞石毒死的人呢？况且失明这种病本来就与礞石不相干。

附方

1 通治痰证导致的多种疾病，水泻患者及妊妇不能服用：礞石、焰硝各二两，煅过研飞晒干，一两。大黄（酒蒸）八两，黄芩（酒洗）八两，沉香五钱。为末，水丸如梧桐子大。常服十至二十丸，欲利大便则服一百至二百丸，温水送下。王隐君《养生主论》。

2 一切积病，用金宝神丹治一切虚冷久积，滑泄久痢，癖块，血刺心腹，下痢及妇人崩中漏下：青礞石半斤为末，硝石末二两，坩锅内铺头盖底，按实。炭火二十斤，煅过取出，入赤石脂末二两，用水调成芡实大小的丸子。晾干后，倒入坩锅内，小火煅红，贮存。每次服一至三丸，空腹用温水送服，然后吃少量食物压住。如泻痢日久，加到五至七丸。《杨氏家藏方》。

3 急慢惊风：用夺命散治急慢惊风，痰涎壅塞咽喉，生命垂危，服此药坠下风痰，是治惊利痰的圣药：真礞石一两，焰硝一两，同煅过，研末。每次服半钱或一钱。急惊痰热者，用薄荷自然汁入生蜜调下；慢惊脾虚者，用木香汤入熟蜜调下。也可做成雪糕丸如绿豆大，每次服二三丸。《汤氏婴孩宝书》。

4 小儿急惊风：青礞石磨水服。《卫生方》。

按语

礞石味咸，性平，能坠痰下气，平肝镇惊。用于气逆喘咳，癫狂，惊痫。宜打碎布包先煎。重坠性猛，非痰热内结不化之实证不宜使用。脾虚胃弱、小儿慢惊患者及孕妇忌用。

Mai 麦 Fan 饭 Shi 石

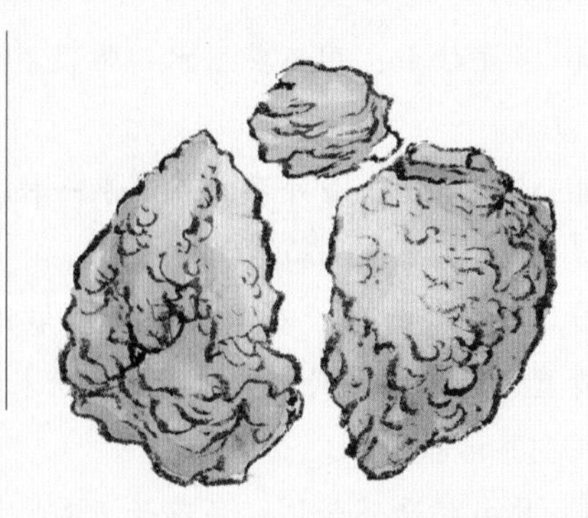

【释名】时珍说：麦饭石是以形状命名的。

【集解】时珍说：李迅讲：处处山溪中都有麦饭石。这种石头大小不等，有的如拳头大，有的如鹅卵，有的如盏，有的如饼，形状大略如同手握成的一团麦饭，上面有粒点，如豆如米，颜色黄白，在溪流的麻石中寻找这种形状的石头即是麦饭石。古方记载，曾经做过磨石的为好，这其实并不对。这种石头不可能做磨石。假如没有这种石，可以用旧磨石靠齿轮的一面代替，因为这面磨石经常磨麦而具有麦性。

【气味】味甘，性温，无毒。

【主治】时珍说：主治一切痈疽发背。

【发明】苏颂说：一般来说，石类多主治痈疽。民间流传麦饭石膏，治发背疮很有效，是中岳山人吕子华的秘方。裴员外用名利引诱，河南尹用重刑胁迫，吕子华宁死绝望，守死不传秘方。取麦饭石打碎如棋子大小，用炭火烧赤，投米醋中浸之，如此十次，研末筛细，入乳钵内，用数人再碾五至七日，要碾得细腻如面，取四两。鹿角一具，要生取连脑骨者，其自脱者不能用，截成二三寸，用炭火烧至烟尽即止，为末研细，取二两。白蔹生研末，取二两。用存放三年的米醋倒入银石器内，煎沸后立即加入药末，竹杖子不住搅，熬一二个时辰，稀稠合适时，倒在盆内，待冷，以纸盖好收藏，不要让灰尘入内。用时，以鹅毛翎挑出少量做成膏药，涂在痈肿四周，中间留钱币大小的孔以通气。如果没有成脓就会内消，已形成脓头的则会变小，已破溃的能排出脓，就如流水一样。

又有北齐的马嗣明治疗杨遵彦的背疮，采用粗黄石如鹅卵大者，猛火中烧红，放在浓醋中，就有屑落醋中，再烧再淬，直至石头消尽，取石屑晒干，捣碎筛取极细末，用醋调和后外敷，能很快痊愈。刘禹锡《传信方》称炼石法，用来敷疮肿没有不见效的。

按语

麦饭石味甘，性温，能解毒散结，祛腐生肌，除寒祛湿，益肝健胃，活血化瘀，利尿化石，强身健体。用于痈疽发背、痤疮、湿疹、脚气、痱子、手指皲裂、食欲不佳、痢疾、风湿痹痛、腰背疼痛、外伤红肿、尿路结石、失眠，以及牙痛、口疮等。

Shi 石 Yan 燕

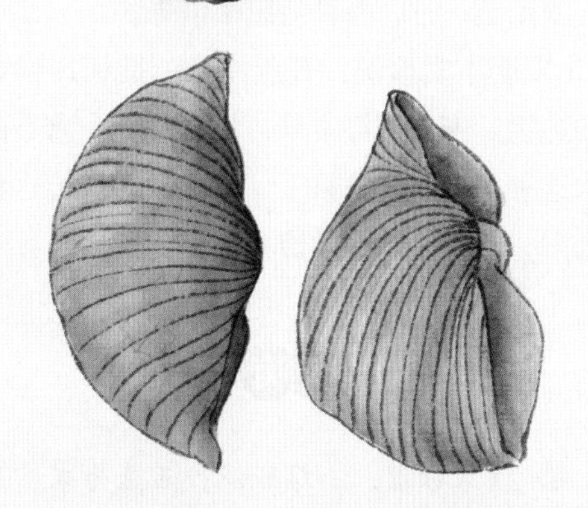

【集解】李珣说：石燕出产于零陵。

苏敬说：在永州祁阳县西北一十里有土冈上，深掘一丈多就可以采到石燕。形似蚶子，但比蚶子小，质地坚硬重如石。相传石燕雷雨天就从石穴中出来，随雨水飞落下来，这种说法毫无依据。

苏颂说：祁阳县江畔沙滩上有石燕。有人说：生在洞中，凝固得像石头一样的才好，随时可采。

寇宗奭说：石燕形似蚬蛤，颜色如土，坚硬如石。既然没有羽翼，又怎么能飞出石穴？这种说法实属荒谬。

时珍说：石燕有二种：一种就是上面所说的，是石头类，形状像燕子而有纹理，圆而大的为雄，长而小的为雌；另一种是钟乳石洞穴中的石燕，长得像蝙蝠，食乳汁能飞，是禽类，参见禽部。禽石燕食乳，因而食用石燕具有补助的功效，与钟乳石作用相同，因此方书中补助阳虚的药多用它。一般人不知道，往往用这种石作为助阳药，记载于方书中，这是错误的。

【气味】味甘，性凉，无毒。

【主治】《新修本草》载：主治淋疾，煮汁饮用。妇人难产，两手各持一枚，疗效立现。

时珍说：疗眼目障翳，各种淋沥，久患消渴，脏腑频泻，便血痔瘘，年久不愈，面色虚黄，饮食无味，妇人月经浑浊，赤白带下多年者，每天磨汁饮服。一枚用三天，以此为准。也可研末，水飞过用，每日服半钱至一钱，米饮送服。服用至一月，各种病患都消失。

【发明】时珍说：石燕性凉，是利窍畅行湿热的药物。宋人修订本草，将石钟乳、禽石燕混收入这种“石燕”条目下。因此世间误传这种石能助阳，却不知其功效恰相反。

附方

1 伤寒尿涩，小腹胀满：石燕为末，用葱白汤调半钱，胀通为度。《圣惠方》。

2 血淋心烦：石燕子、商陆、赤小豆、红花等份，共为末，每次服一钱，用葱白汤调下。《圣惠方》。

3 多年便血：用石燕磨水，常服不要停。《灵苑方》。

4 赤白带下，多年不止：石燕一枚，磨水服，很快见效。《徐氏家传方》。

5 固齿，止痛：石燕三对，火煅醋淬七次，青盐、乳香各一两，细辛半两，研末，揩牙齿，用荆芥汤漱口。

6 牙齿稀疏不坚固：石燕子五对，火煅、米醋淬七次，研末，用青盐、麝香各少许，研匀。每日用它揩牙后，以温酒含漱，咽下。《元遗山方》。

7 服石类身体燥热：石燕子七个，打碎，水三升，煮取二升，频频淋洗，以愈为度。《圣济总录》。

按语

石燕（石类）味甘、咸，性凉，能除湿热，利小便，退目翳。用于小便不通、淋证、带下、尿血，小儿疳积，肠风痔漏，外用治疗眼目障翳。

食盐 Shi Yan

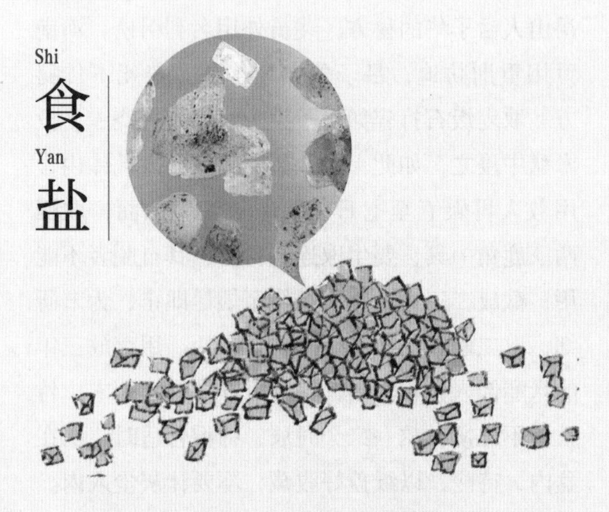

【释名】又名鹾（cuó），音磋（cuō）。

时珍说：“盐”字像器皿中煎卤的形象。《礼记》中记载：盐被称为咸鹾。《尔雅》说：天然生成的为卤，人工合成的为盐。许慎《说文解字》记载：盐，是咸的。东方称它为斥，西方称它为卤，河东称它为咸。黄帝的臣子宿沙氏，最初通过煮海水而得到盐。《本经》中的大盐，即现在解池的颗盐。方士称盐为海砂。

【集解】《别录》载：大盐出产于邯郸及河东池泽。

苏敬说：大盐就是河东的印盐，人们经常食用，形状粗于食盐。

陶弘景说：有东海盐、北海盐、南海盐、河东盐池、梁益盐井盐、西羌山盐、胡中树盐，颜色种类各不相同，以河东盐为好。东海盐、官盐色白，草粒细。北海盐色黄，草粒粗。如果用盐做鱼鲊（zhǎ，腌鱼）及咸菜，还是北海盐好，而贮藏茧必须用官府的盐。四川一带的盐颗粒小、味道淡，广州盐味道咸、苦，不知治疗身体疾病作用好不好。

陈藏器说：四海之内到处都有盐，只是西南地区稍少一些，人们通过烧竹和木头取盐使用。

苏颂说：并州末盐，是刮碱煎炼而成的，不是特别好，所说的卤碱就是这种。大盐出产于河东池泽，比末盐粗，也就是现在的解盐。解州、安邑两地的盐是在池旁耕一块地，用池水灌满，每逢刮大南风，第二天凹地中就有很多盐，当地人称它为种盐，是最好的盐。东海、北海、南海的盐，现在的沧、密、楚、秀、温、台、明、泉、福、广、琼、化各个州，煮海水为盐，称为泽盐，医书中称为海盐。在海边挖坑，上面铺上竹木，再盖上蓬草、茅草，上面再堆积沙子。每次潮汐冲洗沙子，则卤碱就流入坑中。海水退后就用火炬照射它，卤气向上冲，火都熄灭。因取海水卤盐贮藏于盘子中煎煮，一下子就形成盐。汉代称这些煮盐的器皿为牢盆，现在有人用鼓铁作为煎盐的工具。南海人编竹制盐，上下用蛤蜊灰，长一丈，深一尺，平底放在灶背上，称为盐盘。梁州、益州的盐井以及现在归州及四川各个郡都有盐井，从中汲水用来煎煮取盐，制法像煮海水取盐法一样。另外，滨州有土盐，是煎炼草土制成的，其色黑质粗，不可入药。通、泰、海州都有卖盐的地方，他们用刀刮掉碱，煎成盐送给官府，如并州末盐之类的，味道就很好，用来供给民间，极为盛行。

时珍说：盐的品种很多。海盐取海卤煎炼而成，现在辽宁、河北、山东、两淮、闽浙、广南所出产的就是海盐。井盐是取井卤煎炼而成，现在四川、云南所出产的就是这种盐。池盐出产于河东安邑、西夏灵州，而现在只有解州出产。疏通卤地为畦陇，把它围起来，引清水注入，时间一长就变成红色。等到夏秋南风大起，一夜之间就能凝结成盐，称为盐南风。如果不起南风，就不会结盐了。但是注水结盐不得将浊水灌入，否则易使淤泥沉淀，污染盐。海丰、深州也是引海水入池，晒干而成的。并州、河北所出产的都咸盐，先刮取咸土煎炼而成。阶、成、凤州所出产的都是崖盐，生于土崖之间，形状像白矾，也称生盐。这五种都是食盐，上供国家赋税，下济民众使用。

海盐、井盐、咸盐三者为人们炼制而成，而池盐、崖盐二种为自然生成。《周礼》讲：制造盐的人掌管盐的政策命令。祭祀时供给它苦盐、散盐，迎接宾客供给他形盐，帝王的膳食，供给他饴盐。苦盐就是颗盐，出产于池塘江河，盐的形态为颗粒状，没有经过加工，其味咸苦。散盐就是末盐，出产于海及井中，一起煮取咸而形成的，盐都是散末状。形盐就是印盐，有的将盐刻作虎的形状，有人说是卤堆积而成，其形如虎。饴盐是用饴拌合而成，有人说出产于西部少数民族地区，味甜而美。此外又有崖盐出产于山崖，戎盐产于土中，伞子盐产于井水中，石盐产于石头，木盐生于树，蓬盐生于草。造化生物的奥妙，确实难以知晓。

【修治】时珍说：人们多以矾、消、灰、石

之类的东西掺杂入盐。入药须用水化解，澄清去渣，煎炼成白色才是好盐。

大盐

【气味】味甘、咸，性寒，无毒。

时珍说：味咸、微辛，性寒，无毒。

韩保昇说：多食令人皮肤色黑，损筋力。

【主治】《本经》载：主治肠胃结热，喘逆，胸中疾病，但会导致呕吐。

《别录》载：主治伤寒寒热，吐胸中痰癖，止心腹突然疼痛，祛除多种蛊邪毒气，下部疮肿，强壮肌骨。

陈藏器说：除风邪，吐下恶物，杀虫，去皮肤风毒。调和脏腑，消宿物，使人壮健。

《大明》载：助水脏，治疗霍乱心痛，金疮，明目，止风泪邪气，一切虫伤疮肿火灼疮，长肉，补皮肤，通大小便，疗疝气，滋五味。

甄权说：空腹用盐揩齿，吐水洗目，能使夜间看得见小字。

时珍说：能解毒，凉血润燥，定痛止痒，吐一切时气风热、痰饮、关格（脾肾虚衰，气化不利，浊邪壅塞三焦，导致小便不通与呕吐并见。小便不通谓之关，呕吐时作谓之格）等病。

【发明】陶弘景说：五味之中，唯此咸味不可缺。西北方的人食物不咸，而多长寿，少病，颜色好；东南方的人食物多欲咸，而寿命短，多病，就是咸味损人伤肺的原因。然而用咸味浸鱼肉，就能使鱼肉长时间不坏，用来沾布帛，会使布帛易致腐烂，所应用的方法各有所宜。

寇宗奭说：《素问》讲：咸走血，因此东方食鱼盐多的人皮色多黑色，咸味走血分由此可知。气喘咳嗽及水肿患者都宜禁食盐。北方的人用盐来泡尸体，使尸体不坏。其烧剥金银熔汁作药，仍须用解州大盐为好。

时珍说：《洪范》记载：水，润下作咸。《素问》说：水生咸。这是盐的根源。水周流于天地之间，润下的特性无所不在，其味作咸，凝结为盐，也是无所不在。盐的气味咸腥，人血也是咸腥的。咸味走血分，患有血病的人不要多食咸，多食咸就容易导致血脉凝集而变色，这是从其类。煎盐时用皂角收取，所以盐的味微辛。辛走肺，咸走肾。喘嗽、水肿、消渴患者，严格禁忌摄入盐分。如果摄入，有的引发痰吐，有的导致血脉凝涩，有的导致水邪为患。

然而盐为百病之主，百病没有不用盐的。因此服用补肾药用盐汤，是因为咸入肾，引药气入肾脏。补心的药用炒盐，因心苦虚，以咸补心。补脾的药用炒盐，虚则补其母，脾是心之子。治积聚、结核用咸，是因为咸能软坚。治疗各种痈疽眼目及血病用咸，是因为咸走血分。治疗各种风热病用咸，是因为寒能胜热。治疗大小便病患用咸，是因为咸能润下。治疗骨病齿病用咸，是因为肾主骨，咸入骨。涌吐药用咸，是因为咸引水聚。用卤水点豆腐，也是因为这个原因。治疗各种毒蛊、毒虫伤用咸，是因为盐能解毒。

附方

❶ 腹胀气满：黑盐，用酒送服六铢。《后魏书》。

❷ 酒肉过多，胀满不快：用盐花揩牙，温水漱下二三次，效果非常好。《简便方》。

❸ 上吐下泻，腹痛：炒盐一包，熨其心腹，令气透，又用一包熨其背。《救急方》。

❹ 上吐下泻，抽筋，气绝欲死，腹部尚有热气者：以盐填脐中，炙盐上七壮（每炙一个艾炷为一壮），即苏。《救急方》。

❺ 肝虚转筋（肢体筋脉牵掣拘挛，痛如扭转），肝脏气虚，风冷抟于筋，遍体转筋，入腹不可忍：热汤三斗，入盐半斤，稍热浸渍。《圣惠方》。

❻ 一切脚气：盐三升，蒸热分裹，用脚踏

踩盐上，使脚心发热。又可以和槐白皮蒸后用，效果尤其好，每夜用。《食疗本草》。

7 脚气疼痛：每夜用盐擦腿膝至足甲，也可以用热汤泡洗。有一人病此。曾用有验。《救急方》。

8 胸中痰饮，伤寒热病，疟疾须用吐者：用盐汤催吐。《外台秘要》。

9 妇人阴部疼痛：青布裹盐，熨局部。《药性论》。

10 小便不通：湿纸包白盐，烧过，吹少许入尿孔中，立刻即通。《普济方》。

11 二便不通：盐和醋敷脐中，干即换药。再用盐汁灌肛内，用纸裹盐投放水中后内服。《家藏方》。

12 漏精、白浊：雪白盐一两，并筑紧固济，煅一日，出火毒，白茯苓、山药各一两，为末，枣肉和蜜丸如梧桐子大。每次用枣汤送服三十丸。大概因甘味缓解咸，脾肾都受益。《仁斋直指方》。

13 下痢肛痛，痛不可忍：熬盐包坐熨。《肘后方》。

14 血痢不止：白盐，纸包烧研，调粥吃，三四次即止。《救急方》。

15 金刃外伤，导致破伤风：煎盐令热，以匙抄。沥却水，热泻疮上。冷即更换，一日不停，取病愈，大效。《肘后方》。

16 病笑不休：沧盐煅赤，研，入河水煎沸，饮服，探吐热痰数升，即愈。《素问》说：神有余，笑无休止。神，指的是心火有余，火遇到风则上炎，是产生笑的征象。一妇女患此病半年，张从正使用此方，就治好了。《儒门事亲》。

17 饮酒不醉：凡饮酒，先食盐一茶匕，再饮酒，可使酒量加倍。《肘后方》。

18 风热牙痛：槐枝煎浓汤二碗，加入盐一斤，煮干，炒研，每日用盐揩牙，并用水洗目。《唐瑶经验方》。

19 风病耳鸣：盐五升蒸热，以耳枕盐上，盐冷后再加热。《肘后方》。

20 目中泪出：盐点目中，用冷水洗数次，即愈。《范汪方》。

21 酒糟鼻：白盐常擦，效果好。《仁斋直指方》。

22 疮癣痛痒，初形成：嚼盐频繁擦，效果好。《千金翼方》。

23 蜂虿（chài）叮螫：嚼盐涂之。《千金方》。

24 溃痈作痒：用盐摩痈肿四围，即可止痒。《外科精义》。

按语

食盐味咸，性寒，能涌吐痰积，清火凉血，引药归肾。用于痰积胸中，食停上脘而达到涌吐的作用，一般是将食盐炒后大剂量用。火热所致的咽喉肿痛、齿龈出血、口舌生疮等，可以用盐漱口；在炮制药物时加盐后能使药物更好地入肾、走肾。还用于各种菜肴加工后的调味，所有菜肴如无其调味，则食物索然无味。

卤碱
Lu Jian

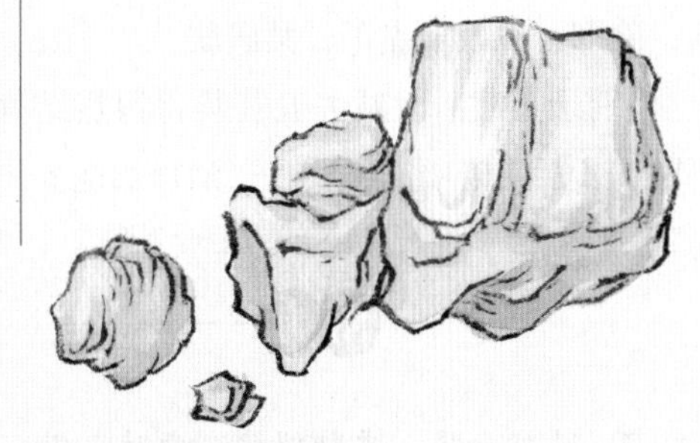

【释名】又名卤（lǔ）盐、寒石、石碱。

时珍说：“碱”字的读音有二个：读音“咸”，有润下的作用；读音“减”，是盐土的名称，后人作硷、作鹻（jiǎn）。许慎《说文解字》载：卤，是西边的碱地。因此字从西，省文，像盐形。东边谓之斥，西方谓之卤，河东谓之碱。传说：沼泽是聚水的洼地，其在地上的成为刚卤，也是西边的意思。

【集解】《别录》记载：卤碱出产于河东池泽。

陶弘景说：现在一般人没有见过卤碱，怀疑是黑盐。又说：是煎煮盐后锅底的渣滓。这两种说法不详细。

苏颂说：并州人刮掉碱煎炼，质量不是很好，就是卤碱。

汪机曰：卤碱就是卤水。

时珍说：《说文解字》已经说过，卤碱都是盐碱地的名称，那么所谓凝结的渣滓和卤水的说法都是不对的。卤盐与卤碱不同。山西各个州的原野，及太谷、榆次地势高的地方，秋季都出产卤，远望如水，近看如积雪。当地人刮取熬后作为盐用，微有苍黄色的，就是卤盐。《尔雅》所谓天生的叫卤，人工合成的叫盐，即是指此。凡盐没有经过滴去苦水，就不能食用，苦水就是卤水。卤水之下，澄盐凝结如同石头的，就是卤碱。朱震亨所说的石碱，就是灰碱。《吴普本草》谓卤碱，又名卤盐，指的是卤水的盐，不是卤地的盐。

【气味】味苦，性寒，无毒。

独孤滔说：卤盐能制四黄，作焊药能使药物相互溶合，同硇砂覆盖铁一样，一会儿就变软。

【主治】《本经》载：能治大热、消渴、狂烦，除邪，以及下蛊毒，柔肌肤。

《别录》载：卤碱去五脏肠胃留热结气，心下坚，食后呕逆喘满，明目，治疗目痛。

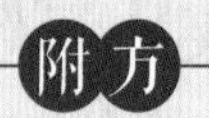

❶ 风热赤眼，虚肿涩痛：卤碱一升，青梅二十七个，古钱二十一文，用新瓶装，密封，在汤中煮一顿饭的时间。三日后取其点眼，每日三至五次。《圣惠方》。

❷ 齿腐龈烂，不拘大人小儿：用上好碱土，用开水淋取汁，再用石器熬干刮下，加入少许麝香，研末，掺在患处。《宣明方》。

按语

卤碱味咸、苦，性寒，能清热泻火，化痰，软坚，明目。用于大热烦渴、风热目赤涩痛。成人每次1～2克，每日2～3次。用开水溶化后冷服。外用：制成膏剂涂搽，溶液点眼或洗涤。脏腑虚寒者慎用。

朴硝（Po Xiao）

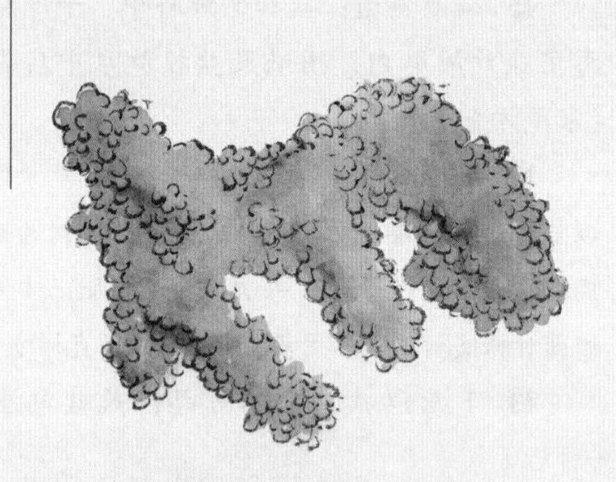

【释名】又名硝石朴、盐硝、皮硝。

马志说：硝的意思是本来的特性，石是坚硬色白的意思，朴是没有溶的意思。其芒硝、英硝的名称都从此出，所以称硝石朴。

时珍说：此物见水即消，又能消化诸物，故称为消。出产于盐卤之地，形状像末盐，凡牛马等皮须用此炮制熟，因此现在俗有盐硝、皮硝的名称。煎炼入盆，凝结在底下，粗朴的称为朴硝，在上有芒者是芒硝，有牙状的是马牙硝。《本经》止有朴硝、硝石，《别录》又出芒硝，宋代《嘉祐本草》又出马牙硝，大概不知道硝石就是火硝，朴硝就是芒硝、马牙硝，一物有精粗的不同。各种说法不知道这点，以至于说法不统一。现在将芒硝、牙硝合并一起介绍。

【集解】《别录》载：朴硝生益州山谷有咸水向阳的一面，随时可采，颜色青白的好，黄色的伤人，红色的杀人。又载：芒硝，来源于朴硝。

雷敩说：朴硝中炼出，形似麦芒，称芒硝。

马志说：以暖水淋朴硝，取汁煎炼，令减半，投于盆中，经一夜就有细芒产生，所以称芒硝。又有英消的名称，其形状像白石英，有四五棱，晶莹透彻可爱，主治与芒硝同，也来源于朴硝，其煎炼自别有法，也称为马牙硝。

时珍说：硝有三个品种：出产于西蜀的，俗称川硝，作用最好；出产于河东的，俗称盐硝，作用稍次；生河北、青州、齐州的，俗称土硝。皆生于斥卤之地，那里的人刮扫煎汁，经一夜结成，状如末盐，犹有沙土猥杂，颜色黄白，因此《别录》说，朴硝黄色的伤人，红色的杀人。必须再用水煎化，澄去渣滓，加入萝卜数枚同煮熟，去萝卜倒入盆中，经一夜则结成白硝，如冰如蜡，因此俗称盆硝。齐州、卫州的硝则渣滓多，而上面生细芒如锋，即《别录》所说的芒硝。川、晋地的硝则渣滓少，而上面生牙如圭角，作六棱，纵横玲珑，洞澈可爱，就是《嘉祐本草》所说的马牙硝，形状如白石英，又名英硝。芒硝、马牙硝的渣滓，则通称朴硝。取芒硝、英硝，再三用萝卜煎炼去咸味，就是甜硝。把芒硝、甜硝置于有太阳底下，风吹日晒，使水汽蒸发，则轻白如粉，就是风化硝。把朴硝、芒硝、英硝同甘草煎过，鼎罐升煅，就是玄明粉。陶弘景及唐宋各位医家都不知几种消是一物，只是有精粗之异，因名称迷惑，错误猜度，没有辨明清楚。

朴硝

【气味】味苦，性寒，无毒。

《别录》载：朴硝苦、辛，性大寒，无毒。炼白如银，能寒、能热，能滑、能涩，能辛、能咸、能酸，入地千年不变。

时珍说：《别录》所列神化之说，乃硝石之功。

张从正说：畏三棱。

【主治】《本经》载：主治百病，除寒热邪气，逐六腑积聚肿块。能化多种石。炼后服食，能轻身长寿。

《别录》载：主治胃中食饮热结，破瘀血闭阻，停痰痞满，能推陈致新。

皇甫谧说：疗热胀，养胃消谷。

甄权说：治腹胀，大小便不通。女子月经不通。

《大明》载：通泄五脏百病及癥瘕肿块，治流行热病，头痛，消肿毒，排脓，润毛发。

芒硝

【气味】味辛、苦，性大寒，无毒。

【主治】《别录》载：主治五脏积聚，久热胃闭，除邪气，破瘀血，腹中痰实搏结，通经脉，利大小便及月经，破五淋，能推陈致新。

甄权说：治疗瘰疬、黄疸病，时疾壅热，能散恶血，堕胎。敷漆疮。

马牙硝

【气味】味甘，性大寒，无毒。

时珍说：咸、微甘。就是英硝。

【主治】甄权说：除五脏积热伏气。

《大明》载：研末筛后，点赤眼病，去赤肿障翳涩泪痛，也加入点眼药中用。

时珍说：功用同芒硝。

【发明】成无己说：《内经》云：咸味下泄为阴。又说：咸以软坚。热邪侵淫在体内，用咸寒治疗。气坚者用咸软坚，热盛者用寒消除。所以张仲景大陷胸汤、大承气汤、调胃承气汤都用芒硝，以软坚去实热，结块不很坚硬的不能用。

王好古说：本草记载，朴硝味辛，辛味可以用来润肾燥。现在人们不说朴硝有辛味，只说具有咸味，是因为咸能软坚。意义正是如此。本草书上说芒硝利小便，还可导致堕胎，然而伤寒妊娠可下者可以使用这味药，还可兼用大黄引导，直入大肠，达到润燥软坚泻热的功效，使母子俱安。《黄帝内经》讲：妇女在怀孕期间，一旦出现了可以应用毒药、猛药的症状，即使使用毒药、猛药也不会损伤胎儿，说的就是这个道理。以病变部位在下而言，那么便、尿俱属阴。以前后部位而言，那么前属气，后属血。以肾而言，肾主大小便难。尿涩秘结，都是水少火盛。《内经》言，热侵淫于体内，用咸寒之品治疗，佐以苦味，因此用芒硝、大黄相须为用，作为使药。

张元素说：芒硝气薄味厚，沉而降，属阴。其用法有三：其一去实热；其二荡涤肠中宿垢；其三破坚积热块。孕妇只在妊娠三四个月及七八个月期间不可用，其他妊娠阶段用都无妨碍。

寇宗奭说：朴硝是初得一煎而成的，其味酷涩，所以效力强而不平和，治食鲙不消，用此荡逐之。芒硝是朴硝淋过炼成的，故其性和缓，现在多来用治伤寒。

时珍说：朴硝澄在底下，是硝里面的粗制品，其质重浊。芒硝、牙硝结于朴硝的上面，是硝里面的精制品，其质清明。甜硝、风化硝，则又是芒硝、牙硝之去气味而甘缓轻爽的药材。因此朴硝只可以用于身体壮实的人，以及作为外敷外涂之药；如果用作汤、散服食，必须用芒硝、牙硝为好。张仲景《伤寒论》只用芒硝，不用朴硝，就是这个意思。硝，禀太阴之精，是水之子。气寒味咸，走血而润下，荡涤三焦肠胃实热阳强之病，是去除火邪之药。唐代时，腊日（指腊月八日），皇帝赐群臣的紫雪、红雪、碧雪，都是用这种硝炼成，通治积热诸病有神效，贵在使用的人正确应用。

附方

1 骨蒸热病：芒硝末，水服一汤匙，每日二次，效果好。《千金方》。

2 腹中痞块：皮硝一两，独蒜一个，大黄末八分，捣作饼。贴于患处，以痞块消除为度。《邵氏经验方》。

3 食物过饱不消，遂成痞膈：马牙硝一两，吴茱萸半斤，煎汁投消，乘热服。良久未转，再进一服，立刻见效。《经验方》。

4 小便不通：白花散：芒硝三钱，用茴香酒送下。《简要济众方》。

5 时气头痛：朴硝末二两，生油调涂巅顶上。《圣惠方》。

6 赤眼肿痛：朴硝置豆腐上蒸化，取汁，点眼。《简便方》。

7 各种眼病障翳：牙硝十两，汤泡汁，厚纸滤过，在瓦器上熬干，置地上一夜，入飞炒黄丹一两，麝香半分，再过筛，加入冰片，每天点眼。《济急仙方》。

8 牙齿疼痛：皂荚浓浆，同朴硝煎化，淋在石上，待成霜。擦牙。《普济方》。

9 食蟹牙龈肿：朴硝外敷，即消。《普济方》。

10 喉痹肿痛：《外台秘要》用朴硝一两，细细含咽，立效。或加丹砂一钱。气塞不通，加生甘草末二钱半，吹喉。

11 小儿舌肿胀：马牙硝涂于舌上下，每日三次。姚和众方。

12 口舌生疮：朴硝口含，效果好。孙思邈方。

13 指甲肿痛：芒硝煎汤浸渍。《圣惠方》。

14 一切风疹：水煮芒硝汤，外搽。梅师《集验方》。

15 漆疮作痒：芒硝煎汤，外涂。《千金方》。

按语

朴硝原为朴消，因见水即消，故用消，因其为矿物药材，改消为硝。根据炮制所取容器的药材，沉于底部的为朴硝（朴硝），中间层的为马牙硝，结于上部有芒刺的为芒硝，咸、苦，寒，能泻下攻积，润燥软坚，清热消肿，用于积滞便秘；咽痛、口疮、目赤及痈疮肿痛等。10～15g，冲入药汁内或开水溶化后服。外用适量。孕妇及哺乳期妇女忌用或慎用。

玄明粉

Xuan Ming Fen

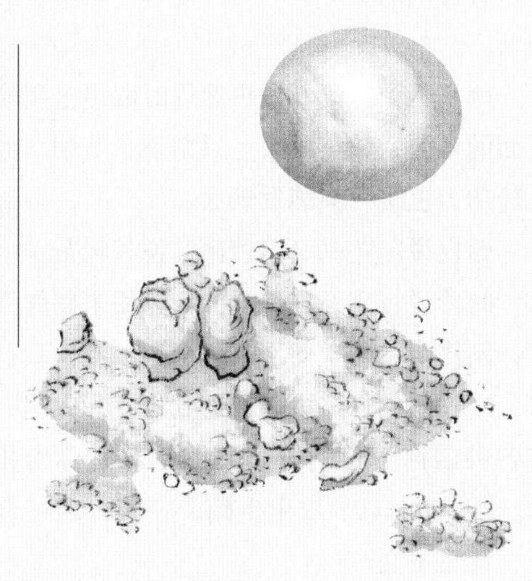

【释名】又名白龙粉。

时珍说：玄，是水的颜色，明，是莹澈的意思。《御药院方》谓之白龙粉。

【修治】时珍说：制法：用白净朴硝十斤，长流水一石，煎化去渣，星月下露一夜，去水取消。每一斗，用萝卜一斤切片，同煮熟滤净，再露一夜取出。每用硝一斤，用甘草一两，同煎去渣，再露一夜取出。以大沙罐一个，筑实盛放，盐泥固济厚半寸，不盖口，置炉中，以炭火十斤，先用文火再用武火煅。待沸定，以瓦一片盖口，仍前固济，再用十五斤顶火煅。放冷一昼夜，取出，隔纸放地上，用盆覆盖三日出火毒，研末。每一斤，入生甘草末一两，炙甘草末一两，和匀，瓶收用。

【气味】味辛、甘，性冷，无毒。

【主治】甄权说：主治心热烦躁，并五脏宿滞癥结。

《大明本草》记载：能明目，退膈上虚热，消肿毒。

【发明】李杲说：玄明粉，性沉，属阴。其用有二：去胃中的实热，荡肠中的宿垢。大抵用此以代盆硝。

《玄明粉传》载：唐玄宗听说终南山道士刘玄真服食多寿，乃诏而问之。玄真曰：臣按《仙经》，修炼朴硝，号玄明粉，只服此方，遂无病长生。这种药无渣性温，阴中有阳，能除一百二十种疾病。生吃尚能救急难性命，何况修炼长服。益精壮气，助阳证阴。不拘男子、妇人，幼稚孩童。不问四时冷热。一切热毒风冷，痃癖气胀满，多种劳伤，骨蒸传尸，头痛烦热，五内气塞，大小肠不通，三焦热淋，中恶，咳嗽呕逆，口苦舌干，咽喉闭塞，惊悸健忘，营卫不调，中酒中鲙，饮食过度，腰膝冷痛，手足酸痹，久冷久热，四肢壅塞，背膊拘急，目昏眩晕，久视无力，肠风痔病，血厥不调，妇人产后，小儿疳气，阴毒伤寒，表里疫疠。此药久服，令人悦泽。开关健脾，驻颜明目，轻身延寿，功效不可具载。只用一两，分为十二服，临时酌量加减。似觉壅热伤寒，头痛鼻塞，四肢不举，饮食不下，烦闷气胀，需通泻求安者，即看年龄大小，用药二钱半或半两，以桃花煎汤下为使，最上；次用葱汤下；如未通，以沸汤投之即效。或食诸鱼藕菜饮食各种毒药，用葱白汤调服二钱，毒物立刻泄下。如果女人身怀六甲，长服安胎生子，也无疮肿疾病。若要微畅不闭塞，只需经常服用，稍稍得力，朝服夕应，不搜刮人的五脏，恰恰自泰。其药初服时，每日空腹，酒饮茶汤任下二钱匕，良久更下三钱匕。七日内常微泄利黄黑水涎沫等，这是将各种疾病的根本搜淘出去，不用感到害怕。七日后渐知腹内温暖，消食下气，长服除故养新，气血日安。用大麻子汤下为使，忌苦参。

王好古说：“玄明粉治阴毒”一句，非伏阳在内不可用。若用治真阴毒，杀人迅猛。

朱震亨说：玄明粉火煅而成，其性当温。说它长服久服，轻身固胎，驻颜益寿，大能补益，怎么会有这种说法呢？我亲见一二位朋友，不相信我的话，服药而死，因此记下以为告诫。

时珍说：《本经》言朴硝炼后服食，能轻身长寿，是方士不正确的言论。后人因此制为玄明粉。煅炼多遍，佐以甘草，去其咸寒之毒。遇有三焦肠胃实热积滞，少年气壮者，量与服之，也有速效。若脾胃虚冷，及阴虚火动者服之，是加速病情的发展。

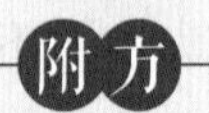

❶ 热厥气痛：玄明粉三钱，热童尿调下。《集简方》。

❷ 伤寒发狂：玄明粉二钱，朱砂一钱，研末，以冷水服。《伤寒蕴要》。

❸ 鼻血不止：玄明粉二钱，水服。《圣济总录》。

-按语-

玄明粉即芒硝的精制品，作用与芒硝相似，能泻下攻积，润燥软坚，清热消肿。主要是外用。

Xiao 消 Shi 石

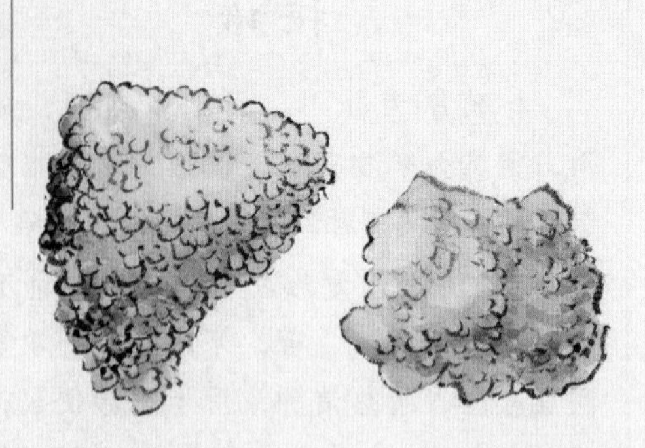

【释名】又名芒硝、苦硝、焰硝、土宿、火硝、地霜、生硝、北帝玄珠。

马志说：用它消化各种石头，因此称消石（现作硝石）。初煎炼时有细芒，而形状像朴硝，所以有芒硝的名称。不与朴硝和《别录》的芒硝同类。

寇宗奭说：硝石是再煎炼时取出芒硝凝结在下面的东西，精英既去，只留下余渣如石而已。入药功力也缓，只能发烟火。

甄权说：芒硝又名苦硝，说其味苦。

时珍说：硝石，炼丹的行家用来制作五金八石，制作金银的工匠用来化金银，制作兵器的行家，用来制作烽燧火药，遇到火就起火焰，因此有各种名称。《狐刚子粉图》炼粉圆称为北帝玄珠。《开宝本草》重出生硝、芒硝，现在合为一条，详见下文。

【集解】《别录》记载：硝石生益州山谷及武都、陇西、西羌，随时可采。

陶弘景说：硝石治疗疾病与朴硝相似，《仙经》用此消化各种石头，现在没有真正认识这点。有的说与朴硝同出产于一座山，所以朴硝又名硝石朴。还有的说叫芒硝，现在芒硝是炼制朴硝做成的。并没有核实它的效验。有人得到一种物体，颜色与朴硝大同小异，聚积好像手握盐雪不冰，烧之呈紫青色烟火，说这是真正的硝石。现在宕昌（tàn chāng）以北的各座山上有碱土的地方就有它。

马志说：这就是地霜。所在的山中洼地，冬月地上有霜，将霜扫起用水淋滤取汁，然后煎炼而成，形状如金钗的脚，好的长五分。陶弘景说有很多头，大概是没有认识它的缘故。又说：生硝出产于茂州西部山岩的岩石间，形状、块的大小不定，呈青白色，随时采集。

时珍说：硝石，各个卤地都有出产，而河北庆阳诸县及四川地区最多。秋冬季节遍地生白，扫取后煎炼而成。购买者只顾眼前利益，多不洁净，须再用水煎化，倾倒在盆中，一夜聚结成形，澄在底下的，状如朴硝，又名生硝，说它是炼制过的，来源于消。凝结在上面的，有的有锋芒如芒硝，如有的有圭棱或像马牙硝，因此硝石也有芒硝、牙硝的名称，与朴硝的芒硝、牙硝同名称，单水火之性味则不同。崔昉《外丹本草》说：硝石属阴石。这不属石类，是碱卤煎成，现在称焰硝。河北商城及怀、卫地界，沿河人家，用刀刮卤取汁煎炼而成，与朴硝稍有不同，南方地区不出产。升玄子《伏汞图》说：硝石出产于黑色的场地，颜色青白，用白石英炮炙热后滴在上面，消溶于石头中的是真品。出产这种石头的地方，气味特别污秽恶心，飞鸟也不能从此地飞过。人们有时穿单衣经过，身上各种虫都化为水。能消金石为水，服之长生，以形状如鹅管石的为好。谨按升玄子所说，好像与现在的硝石不同，而姚宽《西溪丛话》认为它是真正的硝石，难道外国所产的与中国的不同吗？或者是另外一种吗？应当等到知识渊博的人来订正。

【正误】陶弘景说：《本经》没有记载芒硝，只有硝石，一名芒硝。《别录》才出芒硝，治疗与硝石相同，怀疑就是硝石。过去出产于宁州，颜色黄白，粒大，味极辛、苦。现在医家多用煮炼后作药，颜色全白，粒细，而且味不很烈。皇甫士安讲：没有朴硝可用硝石。硝石出产于山的阴面处，盐的里面。取石脾与硝石用水煮，一斛能得三斗，色白如雪，放在水中就消了，所以称消石（硝石）。其味苦，无毒，主治消渴热病，止烦满，三月份采集于赤山。朴硝也出产于山的阴面处，有盐咸苦之水，则朴硝出产于山的阳面处。其味苦无毒，其色黄白，主治热病，腹中饱胀，养胃消谷，去邪气，也是放在水中就消了，其疗效与硝石稍有区别。按照如上所说，是取芒硝合煮，更成为真硝石，但不知石脾是何物？把朴硝当作芒硝，用热汤淋滤取汁煮后，倒入木盆内，经过一夜就可成形。现在益州的人重复炼矾石制作硝石，绝对柔软色白，而性味仍然是矾。又说：朴硝现在出产于益州北部汶山郡的西川、蚕陵二县交界处山崖上，颜色多青白，也夹杂黑斑。当地人选择色白柔软的，用来作硝石使用，当用火烧使汁沸出，形状如同矾石。

苏敬说：朴硝有纵理、缦理二种，使用无区别。其白而软的，是朴硝苗，虚软。作用不强。炼成硝石，所得的药材不多，以它当硝石使用，功力很差。又说，硝石即是芒硝，朴硝一名消石朴。现在炼制粗恶朴硝，取汁煎作芒硝，即是硝石。《别录》又出芒硝，是错的。晋宋古方，多用硝石，少用芒硝。近代诸医，只用芒硝，很少说硝石。道理已经明白，不重出。

王好古说：硝石，是多种硝的总名。但不经火制的，称为生硝；朴硝经过火制，称为芒硝、盆硝。

时珍说：各种硝，自晋唐以来，诸家皆根据名称猜测，都无定见。只有马志《开宝本草》，认为硝石是地霜炼成，而芒硝、马牙硝是朴硝炼出的，一言足破诸家的疑惑。诸家因硝石一名芒硝，朴硝一名硝石朴，二名相混，就导致惑辨不决。但不知硝有水、火二种，形质虽同，性质气味决然不同。只《本经》把朴硝、硝石二条为正名。其《别录》芒硝、《嘉祐本草》马牙硝、《开宝本草》生硝，都是多出的，现在合并一起。《本经》所列朴硝，是水硝，有二种，煎炼结出细硝，结出如马牙的为牙硝，其凝底成块者通为朴硝，其气味皆咸而寒。《本经》所列硝石是火硝。亦有二种，煎炼结出细芒者，亦名芒硝，结出马牙者也名牙硝，又名生硝，其凝底成块者通为消石，其气味都是辛苦而且大温。二种硝都有芒硝、牙硝之称谓，因此古方中有互相代替的说法。自唐宋以后，所用芒硝、牙硝，都是水硝。南医所辨虽明白，但以凝水石、猪胆煎成者为芒硝，则是错误的。现在一起改正其错误。其石脾一名硝石，造成假消石。

【修治】时珍说：熔化，投甘草入内，即伏火。

硝石

【气味】味苦，性寒，无毒。

【主治】《本经》载：主治五脏积热，胃胀闭，涤去蓄结饮食，推陈致新，祛除邪气。炼之如膏，久服轻身。

《别录》：疗五脏十二经脉中多种疾病，暴伤寒，腹中大热，止烦满消渴，利小便，以及瘘蚀疮。天地间很好的药，能化多种石。

甄权说：破积散坚，治腹胀，破血，下瘰疬，泻后断根。

《大明》载：含咽，治喉闭。

时珍说：治伏暑伤冷，霍乱吐利，五种淋疾，女劳黑疸（身黄、额上微黑、膀胱急、少腹满、小便通利、大便色黑、傍晚手足心，发热而反觉恶寒），心肠疞（jiǎo，急痛）痛，赤眼，头痛牙痛。

生硝

【气味】味苦，性大寒，无毒。

时珍说：辛、苦，大温，无毒。

【主治】《开宝本草》记载：主治风热癫痫，小儿惊邪，抽搐，眩晕头痛，肺壅耳聋，口疮，喉痹咽塞，牙颔肿痛，目赤热痛，多眼屎，多泪。

【发明】土宿真君说：硝石感受海卤之气所产，是天地间非常有效的药物，能祛寒，能清热，能滑利，能收涩，能辛能苦，能酸能咸，入地千年，其色不变，化多种石，化而为水，制服草木，柔润五金，制炼八石，虽炼仙丹也不舍此药。

时珍说：土宿所说，是讲硝石的神奇作用。《别录》列于“朴硝”之下，是不对的。朴硝属水，味咸而气寒，其性下走，不能上升，属于阴中之阴。因此只有荡涤肠胃积滞，折治三焦邪火。硝石属火，味辛带苦微咸，而气大温，其性上升，是水中之火。故能破积散坚，治疗各种热病，升散三焦火郁，调和脏腑虚寒。与硫黄同用，则配类二气，均调阴阳，有升降水火的作用，治冷热缓急之病，煅制礞石，则除积滞痰饮。硫黄的药性是暖而利，其性下行，硝石的药性是暖而散，其性上行。礞石之性寒而下，硝石之性暖而上。一升一降，一阴一阳，这是制方的奥妙。现在军队造烽火铳机等物，用硝石者，直上云霄，可知其性升。《雷公炮炙论·序》讲，脑痛欲死，鼻中吹入硝石粉，也是取其上升辛散的特性，是从治的意思。《本经》说其性寒，《别录》说其性大寒，正与龙脑性寒之误相似。凡辛苦之品没有大寒的，况且这味药遇火则燃烧，与樟脑、火酒的性质相同，怎么有性寒、大寒的道理?《史记·仓公传》记载：淄川王美人生子没有乳汁，召淳于意诊治。淳于意往，让王美人饮莨菪药一撮，用酒饮服，一会儿就有乳汁。淳于意再诊其脉躁，脉躁者有其他的病，即饮用硝石一剂，出血，血如豆大，五六枚而愈。这是祛除血结的验案。

附方

❶ 头痛欲死：硝石研末，吹入鼻内，即愈。《炮炙论》。

❷ 各种心腹疼痛：焰硝、雄黄各一钱，研细末。每次点少许入眦（zì，眼角，上下眼睑的接合处，靠近鼻子的称内眦，靠近两鬓的称外眦）内，名火龙丹。《集玄方》。

3 眼睛红肿热痛：硝石研末，卧时，用铜筷子点黍米大小入目眦。到天亮时，用盐水洗去。《圣惠方》。

4 风热喉痹及缠喉风病：玉钥匙：用焰硝一两半，白僵蚕一钱，硼砂半两，冰片一字，为末，吹喉。《三因方》。

5 伏暑泻痢及肠风下血，或酒毒下血，服一次见效，多年者不过服三次：硝石、舶上硫黄各一两，白矾、滑石半两，飞面四两，为末，滴水为丸如梧桐子大。每次用新打的井水送服三五十丸。名甘露丸。《普济方》。

6 五种淋疾：劳淋、血淋、热淋、气淋、石淋及小便不通至甚者：用硝石一两，不夹泥土雪白者，生研为末，每次服二钱，分别根据不同淋证用药：劳淋者，劳倦虚损，小便不出，小腹急痛，用葵子末煎汤送下，通利后便须服补虚丸、散。小便不出时，下血疼痛难忍，热淋，小便热，赤色，脐下急痛，都可用冷水调服。气淋者，小腹满急，尿后常余沥不尽，用木通煎汤送服。石淋者，阴茎内疼痛，尿不能排出，引起小腹膨胀急痛，尿下砂石，令人闷绝，将药末先放入铫内，隔纸炒至纸焦为度，再研末，用温水调送服。小便不通者，用小麦汤送下。突然患各种淋病，只用冷水送下。并且要空腹，将硝调和如水再服用。沈括《灵苑方》。

9 服石发疮，疼不可忍：用纸圈围之，中心填满硝石，以匙抄水淋之，感觉无热痛即止。《兵部手集》。

10 发背初起，恶寒，或背上出现疮肿隐疹：硝石三两，热水一升，泡化，用青布折叠三重，湿敷患处，热后再更换，频频冷敷直到痊愈。《外台秘要》。

11 女劳黑疸：张仲景说：黄疸，日晡（下午三点至五点）时发热，反恶寒，此为房劳醉饱所致，膀胱急，少腹满，全身发黄，额上黑，足下热，因此可作黑疸。腹胀如水，大便黑，时时溏泻，这不是水肿病。腹满者难治。硝石、矾石煅烧，等份，研末，用大麦粥汁送服方寸匕，每日三次。病随大小便排出，小便变黄，大便变黑，是即将病愈之象。《金匮要略》。

按语

硝石虽也有芒硝的别名，但根据附方中所录药方，应是焰硝（火硝）。李时珍解释：《本经》所列硝石即火硝也。火硝（火药原材料），苦、寒。时珍认为辛、苦，大温，能润燥软坚，消癥，通淋。用于五脏积热、便秘、瘰疬、癥瘕、石淋等。现临床少用。

Nao 硇 Sha 砂

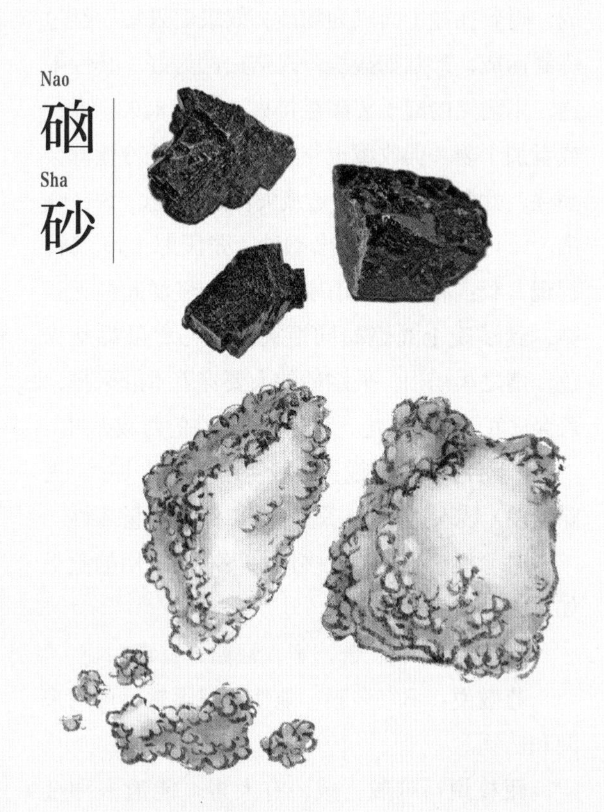

【释名】又名硗（náo）砂，音“硇”。狄盐，北庭砂，气砂，透骨将军。

时珍说：硇砂性毒。服用会使人硇乱，所以

叫硇砂。北方人把它当食盐用。土宿真君《造化指南》讲：硇性透物，五金凭借它作为先锋，所以称它为透骨将军。

萧炳说：出产于北庭（泛指塞北少数民族所统治之地）者为上，人们称为北庭砂。

【集解】苏敬说：硇砂出产于西戎（古代华夏人对西部少数民族的统称），形如牙硝，光亮洁净的好。

苏颂说：今西凉夏国及河东、陕西附近的州、郡也有硇砂。然而西戎来的颗块光明，大者如拳，重三至五两，小者如手指面，入药最猛。边界出产的，杂碎如麻豆粒，又夹杂有砂石，使用时须水飞澄清去掉土石，药性也差，当地人称气砂。

时珍说：硇砂也属硝石之类，就是卤液凝结而成，出产于青海，与月亮的光彩互相照射而生成，附着在盐上而成为物质，奴隶们采集后经过炼制而成，形状如盐块，以洁白的为好。其性最透，用黝黑的罐子装满悬挂火上就能永久干燥，或者加干姜一同收藏也很好。如果靠近冷地就会潮湿，就会化为水或渗透流失。《一统志》说：临洮（táo）兰县有个洞出硇砂。张匡邺（yè）《行程记》载：高昌北庭山中，常有烟气涌起但无云雾，到了晚上光焰如同炬火，照见禽鼠都是赤色，谓之火焰山。采硇砂的人要穿着木屐采掘，若穿皮底鞋就会焦化。北庭就是现在的西域火州。

【修治】寇宗奭说：一般使用须经水飞过，去除尘秽，装入瓷器中，熏蒸煮干，就能消除毒性。

时珍说：当今的人多用水飞净后，用醋煮干如霜，刮下表皮使用。

【气味】味咸、苦、辛，性温，有毒。

苏敬说：不宜多服。能使金银柔软，可用来调和药物。

甄权说：味酸、咸，有大毒。能消多种金石，腐蚀人的肠胃。生食能将人的心脏化为血。中硇砂毒的人，用生绿豆研汁，饮一二升即解毒。畏浆水，忌羊血。

《大明》载：辛、酸，暖，无毒。畏一切酸。一般炮制用黄丹、石灰围在四周，煅红使用，并且无毒。世人怀疑硇砂能烂肉，但人们被刀刃所伤之后，如果用硇砂涂抹外敷，当时就可结痂。

陈藏器说：硇砂性大热，服后会暴热，损伤毛发，说性温是错误的。

【主治】《新修本草》载：主治积聚，破结血，止痛下气，疗咳嗽宿冷，去恶肉，生好肌，烂胎。也可以作为治疗驴马的药物使用。

陈藏器说：主妇人、男子羸瘦积病，血气不调，肠鸣，食饮不消，腰脚痛冷，痃癖（脐腹偏侧或胁肋部时有筋脉攻撑急痛的病症）痰饮，喉中结气，反胃吐水，使人能食肥健。

甄权说：除冷病。大益阳事。

《大明》：补水脏，暖子宫，消瘀血，治疗宿食不消，食肉饱胀，夜多小便，男子腰胯酸重，四肢无力，妇人血气心疼，气块痃癖，及血崩带下，恶疮息肉。敷金疮，能生新肉。

寇宗奭说：去目翳胬肉。

王好古说：消内积。

时珍说：治噎膈，癥瘕，积痢骨鲠，祛除痣黡疣赘。

【发明】陈藏器说：一次水飞为酸砂，二次水飞为伏翼，三次水飞为定精，颜色如同鹅蛋黄。入各种补药中作为丸剂服用，有暴热的反应。

苏颂说：这种药出现在唐代，但方书著作中古人单服一味伏火作丸子，亦有兼用硫黄、马牙硝等混合使用的，不知道方书出于何时，不是古代的方法。这种药物本是攻积聚之品，热而有毒，服用过多，则腐坏人的肠胃，生用又能化人心为血，本来不是普通人可以服用的。而西部土人用来腌制肉把它当盐，食用无害，大概是习惯成自然的原因，所以无毒。

寇宗奭说：金银有伪品，把硇砂放入锅中，伪品全熔化，更何况是在人体腹中长时间积聚，怎么能不腐烂溃疡呢？

张元素说：硇砂破坚癖，不可独用，须入其他药物配用。

时珍说：硇砂是大热、有毒之物，治疗噎膈反胃积块内癥之病，使用它可显神效。这些疾病大概都起于七情、饮食，痰气郁结，遂成有形，妨碍道路，吐食痛胀，如果不用这种药物来化消，又怎么能除去呢？硇砂善于腐烂金银铜锡，厨师煮硬肉，加入少许硇砂，硬肉即烂，这种特性可以此类推。所谓“化人心为血”者，也是说硇砂不可多服。张果《玉洞要诀》记载：北庭砂本属阴石之气，含阳毒之精，能化多种金石，去秽益阳，功效显著，力量同硫黄。独孤滔《丹房镜源》记载：硇砂有大毒，能制伏五金，有沉寒痼冷疾病的患者可以服用，但只要疾病一减轻就停药，多服则成壅塞痈肿。这两种说法都很明确，但唐宋医方乃有单服之法，大概是想用硇砂助阳以纵欲，而不考虑其损阴所带来的祸患。

附方

1 肾脏积冷，气攻心腹疼痛，面青足冷：硇砂二两，桃仁（去皮）一两，酒一小盏，煎硇砂至沸十多次，去掉砂石，加入桃仁泥，慢慢煎成膏，和蒸饼做丸如梧桐子大。每次用热酒送服二十丸。《圣惠方》。

2 月经不通，脐腹积聚疼痛：硇砂一两，皂角五个，去皮、子，锉为末，以头醋一大盏，熬膏，入陈橘皮末三两，捣三百下，做丸如梧桐子大。每次温酒送下五丸。《圣惠方》。

3 喉痹口噤：硇砂、马牙硝等份，研匀，点喉部。《圣济总录》。

4 咽喉悬痈，卒肿：硇砂半两，用绵裹后含，咽津即安。《圣惠方》。

5 偏头风痛：硇砂末一分，水润豉心一分，捣丸如皂子大。用绵包，露出一头，随左右塞鼻中，立效。《圣惠方》。

6 鼻中息肉：用硇砂点，即落。白飞霞方。

7 鼻中毛出，昼夜可长一二尺，渐渐粗圆如绳，痛不可忍，摘去复生，此因食猪羊血过多致生：用乳香、硇砂各一两为末，饭丸梧桐子大，每次空腹睡觉前各服十丸，用水送下。自然退落。夏子益《奇疾方》。

8 鱼骨鲠咽：硇砂少许，嚼咽立下。《外台秘要》。

9 割甲侵肉，久不愈：硇砂、矾石为末，将药裹在病处，以愈为度。《外台秘要》。

按语

硇砂味咸、苦、辛，性温，有毒，能消积软坚，破瘀散结。用于癥瘕、瘰疬、噎膈反胃、痰饮、喉痹、经闭、目翳、息肉、疣赘、痈肿疔疮。

Peng 蓬 Sha 砂

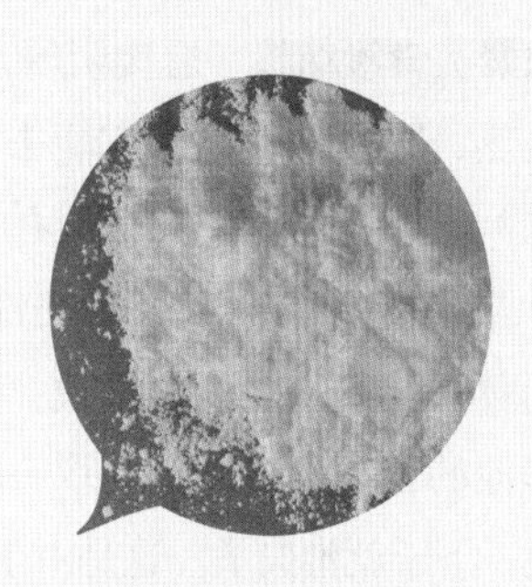

【释名】 又名鹏砂、盆砂。

时珍说：名称不清楚。一作硼砂。有的说炼出盆中结成，称为盆砂，如盆硝的意思。

【集解】 苏颂说：蓬砂（现作硼砂）出产于南海，形质光莹，也有很大块者。各种方中少用，可焊金银。

寇宗奭说：南方出产的硼砂呈深褐色，其味平和，入药之后显效迅速；西方出产的，色白，其味焦，入药作用平和。

时珍说：硼砂生西南番，有黄、白二种。产

于西部的白如明矾，产于南部的黄如桃胶，都要经炼制结成，如硇砂之类。西部产的可使物体柔软，去垢，袪金属毒，与硝石同功，与砒石有协同作用。

【气味】味苦、辛，性暖，无毒。

时珍说：甘、微咸，凉，无毒。

【主治】《大明》载：能消痰止嗽，破瘕结喉痹。

时珍：袪上焦痰热，生津液，去口气，消障翳，除噎膈反胃，积块瘀肉，阴㿉骨鲠，恶疮及口齿诸病。

【发明】苏颂说：现在医家用硼砂治咽喉病变，最适合。

寇宗奭说：含化咽津，治喉中肿痛，膈上痰热，初觉便治，不能成喉痹，也是缓缓取效。

时珍说：硼砂，味甘微、咸而气凉，色白而质轻，能去胸膈上焦之热。《素问》云：热邪侵淫在内，可以用咸寒的药治疗，用甘味的药缓解。其特性能使金属柔软而去垢腻，因此可以治疗噎膈积聚、骨鲠结核、恶肉阴㿉，取它能柔物之性；治痰热、眼目障翳，取它能去垢之性。洪迈《夷坚志》记载：鄱阳汪友良误吞一块骨头，哽于咽中，尝试了多种方法都不能使骨头顺下。恍惚之中梦到着一袭红衣之人对他说：只有南硼砂最妙，能解他的苦痛。汪友良就取一块硼砂含化咽汁，骨鲠一下子就消失了。这是由于硼砂软坚的特点。

附方

1 鼻血不止：硼砂一钱，水服立止。《集简方》。

2 木舌肿强：硼砂末，生姜片蘸揩，少时即消。《普济方》。

3 咽喉谷贼肿痛：硼砂、牙硝等份为末，用蜜调和半钱，含咽。《仁斋直指方》。

4 咽喉肿痛：破棺丹用硼砂、白梅等份，捣丸如芡子大。每次噙化一丸。《经验方》。

6 小儿阴㿉，㿉肿大不消：硼砂一分，水研外涂，非常有效。《集玄方》。

7 饮酒不醉：先服盆砂二钱，妙。《物类相感志》。

8 饮食毒物：硼砂四两，甘草四两，真香油一斤，都置于瓶内。遇有毒者，服油一小盏。长时间浸泡，效果更佳。《瑞竹堂经验方》。

按语

蓬砂现用名硼砂，味甘、咸，性凉，外用清热解毒，用于咽喉肿痛，口舌生疮，目赤肿痛。内服清肺化痰，用于痰热咳嗽兼有咽喉肿痛者尤宜。内服兼可解毒消肿。

石硫黄
Shi Liu Huang

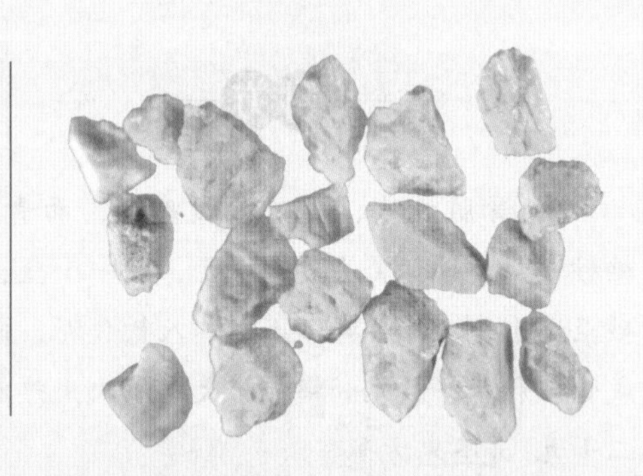

【释名】又名硫黄、黄硇砂、黄牙、阳侯、将军。

时珍说：硫黄秉纯阳火石的精气而结成，性质通流，颜色中黄，性猛，有毒，为多种石类药中的猛药，因此被称为“将军”。外科医家称它为阳侯，也称黄牙，又称黄硇砂。

【集解】《别录》载：石硫黄出产于东海牧羊山谷，以及太山、河西山，是矾石之液。

吴普说：有的石硫黄出产于易阳，有的出产于河西，有的五色黄是潘水石液。烧灼石硫黄，可产生紫色的火焰，可在八月、九月采。

苏颂说：现在只出产于南海各地。岭外州郡也有，但是质量不佳。鹅黄的石硫黄叫作昆仑黄，赤色的叫作石亭脂，青色的叫作冬结石，半白半黑的叫作神惊石，但并不能入药。还有一种水硫黄，出产自广南及资州，溪涧水中流出，用茅草收取后熬成汁，称为珍珠黄，气腥臭，只能用作疮疡药用，也可煎炼成汁，来作为书写作画的用具，也如鹅黄色。

时珍说：凡产石硫黄的地方，必有温泉，作硫黄气。《魏书》云：盘盘国有火山，山旁都是焦熔，横流数十里后便凝结坚硬，这就是石硫黄。张华《博物志》说：西域硫黄出产自且弥山，距离高昌八百里，山高数十丈，白天山孔中有烟冒出，夜晚则如灯光一般。《庚辛玉册》云：硫黄有两种：石硫黄，出产于南海琉球山中；土硫黄，出产于广南。以嚼之无声者质量为佳，海上产于倭地的硫黄也很好。现在人们用它配硝石作烽燧烟火，为军中要物。

【修治】时珍说：一般使用硫黄，入丸、散药中使用，须把萝卜剜空，夹入硫再合定，用稻糠火煨熟，去其臭气；用紫背浮萍同煮过，消其火毒；用皂荚汤淘洗，去其黑浆。另一方法：打碎，以绢袋盛，用无灰酒煮三昼夜用。

【气味】味酸，性温，有毒。

甄权说：有大毒，用黑锡煎汤解毒，或食用冷猪血解毒。

李珣：人能通过炮制来制伏硫黄的毒，使之归于本色，服硫黄能除百病。如有毒性发动，宜用猪肉、鸭羹、余甘子汤，并解除毒性。

葛洪说：四黄之中只有阳侯（硫黄）为尊贵，用金石煅炼的不可用，只有用草木制伏者才入药用。桑灰、益母、紫荷、菠薐、天盐、桑白皮、地骨皮、车前、马鞭草、黄柏、何首乌、石韦、荞麦、独帚、地榆、蛇床、菟丝、蓖麻、蚕沙，或灰或汁，都可制伏硫黄毒。

【主治】《本经》载：主治妇人阴蚀、疽痔、恶血，坚筋骨，除头秃。能化金银铜铁奇物。

《别录》载：疗心腹积聚，邪气冷痛在胁，咳逆上气，脚冷疼弱无力，以及鼻衄，恶疮，下部疮，止血，杀疥虫。

吴普说：治妇人血结。

甄权说：下气，治腰肾久冷，除冷风顽痹，寒热。生用治疥癣，炼服主虚损泄精。

李珣说：长肌肤，益气力，治疗老人风秘（因风邪扰肺脏，肺与大肠为表里，肺热吸干大肠的水分，导致津液干燥致大便燥结，排便艰难），并宜炼服。

时珍说：主虚寒久痢，滑泄霍乱，补命门不足，阳气暴绝，阴毒伤寒，小儿慢惊。

【发明】苏颂说：古方中没有服食硫黄的。《本经》使用硫黄，只用于治疮蚀、攻积聚、冷气脚弱等，而近世用火炼制，常入丸、散药中服用。而这些治炼、服食的方法，没有根据，不像乳石有论议节度。因此硫黄的疗效虽好，但其祸患更大，怎么能不禁用呢？土硫黄辛热腥臭，只能用来治疥杀虫，不可内服。

寇宗奭说：现在人们治下元虚冷，元气将绝，久患寒泄，脾胃虚弱，垂命欲尽，服硫黄治疗没有不见效的。一旦见效就停药，不必服尽。人们只知道用硫黄治病的好处，却不知道它的祸害，硫黄这味药既能损伤身体，又可保养身体。如果病势危急，可增加剂量服用，但用量少则不显效，仍加附子、干姜、肉桂。

王好古说：如太白丹、来复丹，都可以用硝石佐硫黄，药性热的药佐以药性寒的药，与仲景白通汤佐以人尿、猪胆汁的用意是一样的。所以治疗内伤、生冷、外冒暑热、霍乱等去格拒的寒邪又兼有伏阳的病症，不得不这样用药。如无伏阳，只是阴虚，更不必用阴药反佐，这是为什么呢？因为硫黄也被称为将军，有破除邪气的功效，可使正气顺畅，返滞还清，挺出阳精，消除阴邪。

时珍说：硫黄秉承纯阳之精，有大热之性，能补命门真火不足，且其药性虽热而疏利大肠，又与躁涩者不同，也是救危的妙药。但炼制久服，则有偏胜的弊端。更何况服食的人，又都靠此药纵欲，自受其咎，与药又有什么关系呢？按孙升《谈圃》所说：硫黄，是神仙药。每年三伏天食百粒，对去除脏腑积滞有很好的效果。但硫黄埋藏在石下，阳气溶液凝结而成，其性大热，火炼服之，多发背疽。方勺《泊宅编》记载：金液丹，是由硫黄炼成的，为纯阳之物，适合有顽固冷邪的人服用。现在夏至后，人多服用，反而为大患。韩愈曾作文告诫世人勿服食硫黄，但他自己晚年却因服硫黄而死，这还不足以告诫世人吗？夏英公患有冷病，服硫黄、钟乳多年，最后寿终正寝，这就是个人的禀赋不同。洪迈《夷坚志》记载：唐与正也知医理，能根据医理治疗疾病。吴巡检患病不得小便，卧则微通，站立就不能点滴，遍用通利药都不见效。唐知道吴巡检平日自制黑锡丹常服，因而感叹道，这一定是导致砂石滞于膀胱时，硫黄消去，铅没有排尽（因黑锡丹含铅）。铅砂入膀胱，卧则偏重，尚可小便，站立则正好塞住尿道，所以小便不通。于是取金液丹三百粒，分为十服，煎瞿麦汤送下。铅得硫气则化，多次尿道通下，病就好了。硫能化铅，记载于经方中，假如不通变，怎么能达到完美的效果呢？

附方

1 阴证伤寒极冷，厥逆烦躁，腹痛：舶上硫黄研末，用艾叶煎汤送服三钱，睡觉汗出而愈。《本事方》。

2 一切冷气，积块作痛：硫黄、焰硝各四两结砂，青皮、陈皮各四两，研末，糊丸如梧桐子大。每次空腹米饮送服三十丸。《鲍氏小儿方》。

3 伤暑吐泻：硫黄、滑石等份为末。每次服一钱，米饮送服，很快止泻。《救急良方》。

4 咳逆打呃：硫黄烧烟，嗅之立止。《医方摘要》。

5 头痛头风，如神丹：光明硫黄、硝石各一两，细研，水丸如芡子大，空腹嚼服一丸，用茶送下。《普济方》。

6 鼻上作痛：上品硫黄末，冷水调搽。《澹寮方》。

7 鼻面紫风，风刺瘾疹：舶上硫黄、白矾枯等份，为末。每次用黄丹少许，以津液调和，外涂，一月见效。《宣明方》。

8 小儿聤耳：硫黄末和蜡制作条状，插入耳中，每日二次。《千金方》。

9 小儿口疮糜烂：生硫黄水调，涂手心、足心。效即洗去。《世医得效方》。

10 耳卒声闭：硫黄、雄黄等份研末。绵裹塞耳，数日即听见说话声。《千金方》。

11 一切恶疮，真君妙神散：用好硫黄三两，荞麦粉二两，为末，用井水和作小饼，晒干收用。临用细研，新汲水调外敷。痛者即不痛，不痛则即痛而愈。《坦仙皆效方》。

12 女子阴部疮：硫黄研末外敷，病愈即止。《肘后方》。

13 阴道松弛，有冷感：硫黄煎水频洗。《心传方》。

14 阴湿疮疱：硫黄外敷，每日三次。梅师《集验方》。

按语

硫黄味酸，性温，有毒，外用解毒杀虫疗疮，用于疥癣、湿疹、阴疽疮疡。内服补火助阳通便，用于阳痿、虚喘冷哮、虚寒便秘。外用适量，研末敷或加油调敷患处。内服1.5～3g，炮制后入丸、散剂服用。阴虚火旺者及孕妇忌服。

Fan 矾 Shi 石

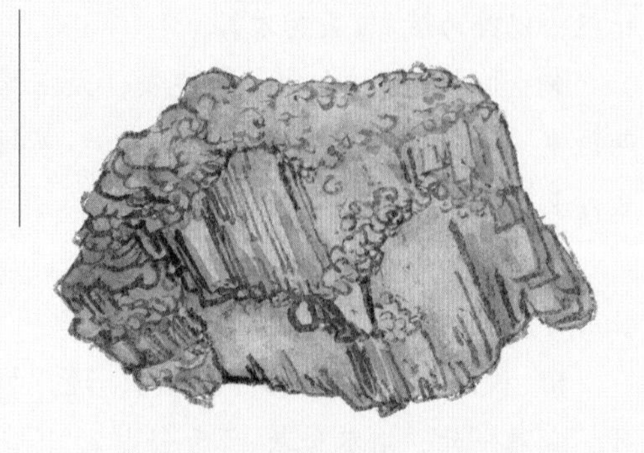

【释名】又名涅石、羽涅、羽泽，煅枯者名巴石，轻白者名柳絮矾。

时珍说：矾，是燔的意思，燔石是焚烧而成的。

【集解】《别录》记载：矾石出产于河西山谷，及陇西武都、石门，随时可采。能使铁炼制成铜。

陶弘景说：现在矾石出产于益州北部西川，从河西来。色青白，生者名马齿矾。炼成纯白名白矾，四川人把它当作硝石。其黄黑者名鸡屎矾，不能入药用，只可以镀作熟铜，投入醋中，涂在铁外面镀成铜色，外面虽为铜色，但内质不变。

苏颂说：矾石开采出来都是石头，经过烧碎煎炼，便得到了矾石。矾石有五种，它们的颜色各异，即白矾、黄矾、绿矾、黑矾、绛矾。现在白矾出晋州、慈州、无为州，入药及染色应用很多。黄矾是炼丹人的必需之品，也可入药。黑矾只出产于西戎，也称为皂矾，染须发可用它，也可用来染皮。绿矾可药用，入咽喉口齿，也可用来染色。绛矾煅烧后变为赤色，现在很少见。又有矾精、矾蝴蝶、巴石、柳絮矾，皆是白矾。炼白矾时，待其极沸腾，盘中心有液体溢出，像物体飞出，用铁匕接住，成虫形的，是矾蝴蝶。只成块光莹像水精的，是矾精。这二者入药，作用强于一般的矾石。煎炼而成，轻虚如棉絮的，是柳絮矾。煅烧至汁尽，色白如雪的，称为巴石。

时珍说：矾石，加以分析而辨别，不只这五种。白矾，方士（自称能访仙炼丹以求长生不老的人）称它为白君，以出产于山西一带为佳，以青州、吴中出产的为次。洁白的称为雪矾，光明的称为明矾，也叫作云母矾；纹如束针，状如粉扑的，称为波斯白矾，并且入药疗效好。黑矾，即铅矾，出产于晋地，形状如黑泥的称为昆仑矾；形状如赤石脂且有金星的，为铁矾；其状如紫石英，用火引烧成金线，用刀画上即紫赤色者，为波斯紫矾，都不入药服食，只有炼丹及疮疡患者使用。

【修治】雷敩说：将白矾石装在瓷瓶之中，在火中煅烧，令白矾石内外通赤，用钳揭起盖，立即放矾石与蜂巢在内烧。每十两矾石用蜂巢六两，烧尽为止。取出放冷，研成细粉，用纸包裹，安放在五寸深的土坑中一夜，然后取用。又法：取明亮如水晶且酸、咸、涩味全的矾石，研成细粉，以瓷瓶用六一泥泥封，待干，加入粉三升在内，立即加入五方草、紫背天葵自然汁各一镒，待汁干，盖了瓶口，再用泥封上下口，用炭火一百斤煅烧。从巳时至未时（关于时辰，查看书中附录），去火取出，其色如银，研如轻粉用。

时珍说：现在人们只煅干汁用，称为枯矾，不煅的是生矾。如果服食，须按照法度使用。按《九鼎神丹秘诀》讲，炼矾石入服食法：用新桑合盘一具，在密室净扫，以火烧地使地面发热，洒水或醋在上面，铺白矾在地上，用盘覆盖，四面用灰拥定。一昼夜之后，石精都凝结在盘上，扫取收藏。没有收尽的，再如前法，数遍乃止，这就是矾精。若欲作水，即以扫下的矾精一斤，加入一斗三年的陈醋之中，这被称为矾华，百日更佳。若需急用，七日之后也可用。

【气味】味酸，性寒，无毒。

【主治】《本经》载：主治寒热，泻痢，赤白带下，外阴白斑，恶疮，目痛，坚骨节牙齿。炼药服食，能使身体轻健，延年益寿。

《别录》载：除痼热在骨髓，去鼻中息肉。

《大明》载：除风去热，消痰止渴，暖水脏，治中风失音。和桃仁、葱汤洗浴，可出汗。

甄权说：生含咽津，治急喉痹。疗鼻衄、齆（wèng）鼻（因鼻孔堵塞而发音不清），鼠漏（生于颈、腋部之窦道破溃难敛者）、瘰疬、疥癣。

寇宗奭说：枯矾贴嵌甲，治疗牙缝中血出如衄。

时珍说：治疗吐下痰涎，痢疾，燥湿解毒，追涎，止血定痛，袪恶肉，生好肉，治痈疽疔肿恶疮、癫痫、黄疸、通大小便、口齿眼目等病，还可治疗虎犬蛇蝎百虫伤。

附方

1 中风痰厥，四肢不收，气闭膈塞者：白矾一两，牙皂角五钱，研为细末。每次服一钱，用温水调下，吐痰为度。陈师古方。

2 胸中痰厥，头痛不欲食：矾石一两，水二升，煮取一升，入蜜半合，频服。一会儿大吐，若没有吐，饮少量热汤催吐。《外台秘要》。

3 风痰痫病，化痰丸：生白矾一两，细茶五钱，研末，炼蜜丸如梧桐子大小，一岁十丸，用茶汤送下；大人，五十丸。久服。痰自大便中出。能断病根。邓笔峰《卫生杂兴》。

4 小儿胎寒，躽（yǎn，身体向前弯曲）啼发痫：白矾煅半日，枣肉为丸如黍米大。每乳下一丸，病愈乃止，去痰效果很好。《保幼大全》。

5 产后不语，胡氏孤凤散：用生白矾末一钱，用温开水调服。《妇人良方》。

6 牙关紧急不开者：白矾、盐化等份，搽之，涎出自开。《集简方》。

7 咽喉谷贼肿痛：生矾石末少少点肿处，吐涎，以痒为度。《圣惠方》。

8 牙齿肿痛：白矾一两烧灰，大露蜂房一两微炙。每次用二钱，水煎含漱去涎。《简要济众方》。

9 患齿碎坏欲尽者：常用绵裹矾石含嚼，吐去汁。《肘后方》。

10 齿龈血出不止：矾石一两，烧，加水三升，煮取一升，用水含漱。《千金方》。

11 木舌肿强：白矾、桂心等份，为末。放舌下。《圣惠方》。

12 口舌生疮，下虚上壅，定斋方：用白矾泡汤洗足。张从正方：用白矾末、黄丹水飞炒等份研，搽之。

13 口中气臭：明矾加入麝香为末，擦牙上。《生生编》。

14 衄血不止：枯矾研末吹，效果好。《圣济总录》。

15 赤目风肿：甘草水磨明矾，敷眼胞上，有效。或用枯矾频擦眉心。《集简方》。

16 赤白带下，月经不利，子宫中有干血，有白色分泌物：用矾石烧，杏仁一分，研匀，炼蜜为丸如枣核大，放入阴道中，每日一换。张仲景《金匮要略》。

17 妇人子宫脱垂，阴痒：矾石烧研，空腹用酒送服一汤匙，每日三次。《千金翼方》。

18 男妇遗尿：枯白矾、牡蛎粉等份，研末。每次服一汤匙，温酒送服，每日三次。余居士《选奇方》。

19 二便不通：白矾末填满脐中，用刚刚打出来的井水滴脐，觉冷透腹内，即自然通畅。若脐平为防水流，用纸将周围围住。《经验方》。

20 上吐下泻：枯白矾研末一钱，用多次烧开的水服下。华佗《危病方》。

21 牛皮癣疮：石榴皮蘸明矾末外抹。切记不要用醋。《仁斋直指方》。

22 身面瘊子：白矾、地肤子等份，煎水。频洗患处。《多能鄙事》。

23 腋下狐臭：矾石用绢袋盛，常常用粉搽腋下，甚妙。许尧臣方。

24 阴部出汗，湿痒：枯矾粉外扑，又泡汤洗涤。《御药院方》。

25 疔肿恶疮：用二仙散，生矾、黄丹等份，以三棱针刺出血，待恶血出尽外敷。不超过三次，便可痊愈。是太医李管勾方。《卫生宝鉴》。

按语

白矾味酸、涩，性寒，外用解毒杀虫，燥湿止痒；内服止血，止泻，化痰。外用治湿疹瘙痒，疮疡疥癣。内服治便血、吐衄、崩漏、久泻久痢、痰厥癫狂痫证、湿热黄疸。外用适量，研末撒布、调敷或化水洗患处。内服0.6～1.5g，入丸、散服。体虚胃弱及无湿热痰火者忌服。

第七卷 本草纲目-草部

时珍说：天地造化可孕育万物，草木就这样应时而生。天阳刚健与地阴柔顺交合，就能生长木根；地柔交于阳刚，就能生长枝干。叶片、花萼属阳，花朵、果实属阴。据此看来，则草中有木，木中有草。得到灵气精华的就成为良草，受到戾气侵袭的就成为毒草。所以有五行，即金、木、水、火、土；有五气，即香、臭、臊、腥、膻；有五色，即青、赤、黄、白、黑；有五味，即酸、苦、甘、辛、咸；有五性，即寒、热、温、凉、平；有五用，即升、降、浮、沉、中。神农口尝百草而分辨药性，黄帝、岐伯著录它们的功效，汉、魏、唐、宋代的明贤良医对药物的认识都有所进益。

Gan 甘 Cao 草

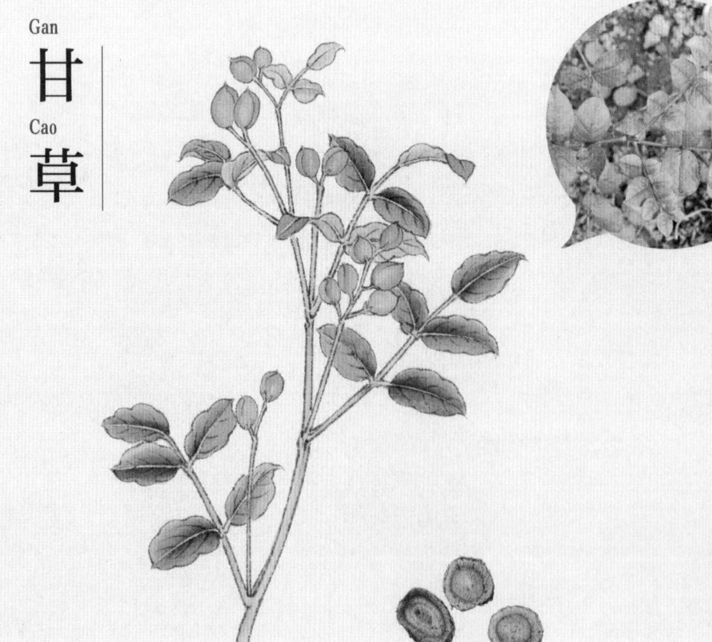

【释名】又名蜜甘、蜜草、美草、蕗草、灵通、国老。

陶弘景说：此草最为众药之主，经方很少有不用的，犹如香中的沉香一样。甄权说：诸药中甘草为君，能治多种药石毒、草木毒，有调和众药的功效，因此被称为国老。

【集解】苏颂说：现在甘草有数

种，以坚实断理者为佳。轻虚、有纵理及细韧的质量差。《尔雅》说：蘦（lìng），大苦。郭璞：蘦似地黄。《诗·唐风》又说：采苓采苓，首阳之巅。“蘦”与“苓”通用。首阳之山在河东蒲坂县，与现在甘草所生长的地方相近，而先儒所说苗叶却与现在的全不同，难道是种类不同？

时珍说：甘草枝叶都如槐树，高五六尺，但叶端微尖而糙涩，似有白毛，结角如相思角，到了成熟时节角便裂开，子扁如小豆，极其坚硬，齿啮不破。现在只以直径粗而结紧断纹的为佳，称为粉草。其质轻虚细小者，质量不佳。

根

【修治】雷敩说：应用时须去头尾尖处，因为头尾处药材可使人呕吐。每次用时，切长三寸，擘作六七片，放入瓷器中，用酒浸蒸，从巳时至午时，晒干，切片用。炮制一斤用酥七两涂炙，酥尽为度。又一种方法：先炮制使内外赤黄，然后可用。

时珍说：方书炙甘草皆用长流水蘸湿炙，炙熟后刮去赤皮，或用浆水炙熟，没有用酥炙、酒蒸的。一般来说，补中宜炙用，泻火宜生用。

【气味】味甘，性平，无毒。

【主治】《本经》记载：治疗五脏六腑寒热邪气，坚筋骨，长肌肉，倍气力，金疮肿毒，能解毒。久服可轻身延年。

《别录》记载：能温中下气，除烦满短气，伤脏咳嗽，止渴，通经脉，利血气，解百药毒，调和多种矿石、草类的毒性。

甄权说：主腹中冷痛，治惊痫，除腹胀满，补益五脏，肾气内伤，治阳痿，治妇人出血、腰痛，凡体虚而多热者可以加用甘草。

《大明》记载：能安定神志，补多种劳伤，一切虚损，惊悸烦闷健忘，通九窍，利百脉，益精养气，壮筋骨。

李杲说：生用泄火热，熟用散表寒，去咽痛，除邪热，缓正气，养阴血，补脾胃，润肺。

王好古说：可以治疗肺痿脓血，消疮疽。

时珍说：解小儿胎毒惊痫，降火止痛。

梢

【主治】张元素说：生用治胸中积热，去茎中痛，加酒煮延胡索、苦楝子，疗效更好。

头

【主治】朱震亨说：生用能祛足厥阴、阳明二经污浊之血，消胀导毒。

时珍说：主痈肿，宜入吐药。

【发明】朱震亨说：甘草味甘，大缓诸火。若要治疗下焦病症，须用甘草梢。

李杲说：甘草气薄味厚，可升可降，是阴中阳也。阳不足者，用甘味滋补。甘温能除大热，因此生用可以平气，补脾胃不足而大泻心火；炙用则气温，补三焦元气而散表寒，除邪热，去咽痛，缓正气，养阴血。凡心火乘脾，腹中急痛，腹皮急缩者，宜加倍使用。甘草能缓急，而又调和诸药，缓和药性。因此，热药加用甘草可以缓和热性，寒药加用甘草可以缓和寒性，寒热相杂者用之可以调和诸药。

王好古说：五味之用，苦泄辛散，酸收咸软，甘上行而发，而本草书中说甘草能下气是什么原因呢？大概因为甘味主中，有升降浮沉，可上可下，可外可内，有和有缓，有补有泄，尽是居中之道。甘者使人脘腹胀满，脘腹胀满的人不要食甘，甘缓而导致壅气，不适用于胀满病症。凡没有脘腹胀满症状用炙甘草为补，若脘腹胀满用生甘草为泻，能引诸药直至胀满之处。甘味入脾，归其所喜，这是升降浮沉的道理。《内经》所说的“以甘补之，以甘泻之，以甘缓之”，就是这个意思。

附方

❶ 心悸，脉结代：甘草二两，水三升，煮取一半，服七合，每日服一次。《伤寒类要》。

❷ 伤寒咽痛：甘草汤主之。用甘草二两蜜水炙，水二升，煮取一升半，服五合，每日服二次。张仲景《伤寒论》。

❸ 肺热喉痛，痰热者：炒甘草二两，桔梗米泔浸一夜一两，每取五钱，水一盅半，入阿胶半片，煎服。钱乙《小儿药证直诀》。

❹ 肺痿久嗽涕唾多，骨节烦闷，寒热：炙甘草三两，捣为末。每日取小便三合，调甘草末一钱，服用。《广利方》。

❺ 小儿热嗽：甘草二两，猪胆汁浸五夜，炙研末，蜜丸如绿豆大，食后薄荷汤送下十丸。名凉膈散。《圣惠方》。

❻ 小儿遗尿：大甘草头煎汤，夜夜服之。《世医得效方》

❼ 大人羸瘦：炙甘草三两，每天早上用小便煮开三四次，顿服，效果好。《外台秘要》。

❽ 舌肿塞口，不治杀人：甘草煎浓汤，热漱频吐。《圣济总录》。

❾ 乳痈初起：炙甘草二钱，新水煎服，仍令人吮吸。《仁斋直指方》。

❿ 小痈疖发热时：即用粉草节，晒干为末，热酒服一二钱，连进数服，痈热皆止。《外科精要》。

⓫ 痘疮烦渴：炙粉甘草、栝楼根等份，水煎服用。甘草能通血脉，发疮痘。《仁斋直指方》。

⓬ 阴下湿痒：甘草煎汤，每日外洗三至五次。《古今录验方》

⓭ 汤火灼疮：甘草煎蜜外涂。李楼奇方。

⓮ 蛊毒（毒虫作祟害人的毒症）、药毒：甘草节，用真麻油浸泡，年久愈妙。每用嚼咽，或水煎服，神妙。《仁斋直指方》。

按语

甘草味甘，性平，能补气，清热解毒，润肺止咳，缓急止痛，调和药性。用于心气不足，脉结代、心动悸，脾气虚证，咳喘；脘腹、四肢挛急疼痛，热毒疮疡、咽喉肿痛及药物、食物中毒，缓解药物的烈性、毒性、副作用。特点是热药用之缓其热，寒药用之缓其寒，攻下药用之缓其泻，峻猛药用之缓其烈，所谓“十方九草”，离不了甘草，故有“国老”之称。补虚多炙用，余则生用。不宜与京大戟、芫花、甘遂、海藻同用。

黄芪
Huang Qi

【释名】又名黄芪、戴糁、戴椹、独椹、芰草、蜀脂、百本、王孙。

时珍说：耆，长也。黄耆色黄，为补药之长，故名。现在通俗写作“黄芪”。有的写作“蓍”，不对，“蓍”乃蓍龟之蓍，音“尸”。

【集解】《别录》载：黄芪生长于蜀郡山谷、白水、汉中。二月、十月采收，阴干。

陶弘景说：质量最好的出自陇西洮阳，色黄白，味道甜美，现在难得。次用产于黑水宕昌的，色白，肌理粗，新鲜的黄芪也味甘而温补。又有出产于蚕陵白水的，颜色、肌理胜于出产于蜀中的，性冷而补。又有赤色的，可作膏贴。世俗方药多用，道家不用。

苏敬说：现在出产于原州及华原的黄芪质量最好，产于蜀汉的已不再采用。产于宜州、宁州者质量也可。

苏颂说：现在河东、陕西州郡多有。根长二三尺左右，独茎，或作丛生，枝干离地二三寸。它的枝叶茂盛，高低疏密有致，如羊齿状，又像蒺藜苗。七月中开黄紫花，其实作荚子，长寸许。八月中采根用。它的皮压折如绵，称为绵黄芪。然有数种，有白水芪、赤水芪、木芪，功用都相同，而药力以白水芪为强。木芪短而纹理呈横向。现在的人多用苜蓿根假冒黄芪，折皮也似绵，颇能以假乱真。但苜蓿根坚而脆，黄芪则非常柔韧，皮微黄褐色，肉中白色，这是它们的区别。

王好古说：绵上即是山西的沁州，白水在陕西的同州。黄芪味甘，柔软如绵，能令人肥壮；苜蓿根，味苦而坚脆，通俗称为土黄芪，能令人瘦劣。使用时，应仔细辨别它们功效区别。

时珍说：黄芪叶像槐叶而微尖小，又似蒺藜叶而微阔大，呈青白色。开黄紫花，大如槐花。结小尖角，长寸许。根长二三尺，以紧实如箭竿者为良。嫩苗也可作为食用。其子收贮，十月下种，如种菜法也可。

【修治】时珍说：现在的人只捶扁，用蜜水涂炙数次，以熟为度。也有用盐汤润透，容器盛放，于汤瓶中蒸熟切用。

根

【气味】味甘，性微温，无毒。

【主治】《本经》记载：治疗痈疽，经久腐败的痈疮，能排脓止痛，还可用于大风癞疾、各种痔疮鼠瘘、补虚、小儿百病。

《别录》记载：妇人子宫感受风邪之气，逐五脏间恶血，补男子虚损，五劳羸瘦，止渴，腹痛泻痢，益气，利阴气。

甄权说：主虚喘，肾衰耳聋，疗寒热，治发背，补益各种虚损。

《大明》记载：助气壮筋骨，长肉补血，破腹部肿块，瘰疬瘿赘，肠风血崩，带下，赤白下痢，产前胎后一切疾病，月经经期紊乱，痰嗽，头风热毒赤目。

张元素说：治虚劳自汗，补肺气，泻肺火心火，实皮毛，益胃气，去肌热及诸经之痛。

【发明】陶弘景说：出自陇西者温补，出自白水者冷补。又有赤色者，可作膏，用消痈肿。

陈藏器说：治疗虚而客热，用白水黄芪；治疗虚而客冷，用陇西黄芪。

《大明》记载：黄芪是具有补益性质的药，称为羊肉。白水芪性凉无毒，排脓治血，及烦闷热毒骨蒸劳。赤水芪性凉无毒，治血退热毒，其他的功效相同。木芪性凉无毒，治烦排脓之力，小于黄芪，遇到缺货时木芪需加倍使用。

张元素说：黄芪，甘温纯阳。其功用有五：补各种虚损不足，补益元气，壮脾胃，去肌热，排脓止痛、活血生血、内托阴疽。黄芪为疮家圣药。又说：补五脏各种虚损，治脉弦自汗，泻阴火，去虚热，无汗能发散，有汗能止汗。

王好古说：黄芪治气虚盗汗，并自汗及肤痛，是皮表之药；治咯血，柔脾胃，是中州之药；治伤寒尺脉不至，补肾脏元气，是里药。所以，黄芪是上中下内外三焦之药。

李杲说：《灵枢》载：卫气者，所以温分肉而充皮肤，肥腠理而司开阖。黄芪既补三焦，实卫气，与桂枝功效相同，但又较桂枝味甘性平，不辛热，这是它们的差别。桂枝通血脉，能破血而实卫气，黄芪则益气。又黄芪与人参、甘草三味，为除躁热肌热之圣药。脾胃一虚，肺气先绝。必用黄芪温分肉，益皮毛，实腠理，不令汗出，以益元气而补三焦。

朱震亨说：黄芪补元气，肥白而多汁之人为宜；若面黑形实而消瘦之人服用，令人胸满，宜用三拗汤泻满。

寇宗奭说：防风、黄芪，世人大多相须而用。唐·许胤宗开始在陈朝（南北朝时期）时做官，担任新蔡王外兵参军，柳太后感受风邪不能说话，脉沉而牙关紧急。许胤宗说：药既然不能下喉，适合煎汤用热气熏蒸，药入腠理，一昼夜病可愈。于是煎煮黄芪防风汤数斛，放在床下，蒸气如烟雾，当天晚上便能言语。

李杲说：防风能制黄芪，黄芪得防风功效更强，是这两味药相畏相使的缘故。

朱震亨说：人的口与地相通，鼻通于天。口以养阴，鼻以养阳。天主清，故鼻不受有形而受无形；地主浊，因此口受有形而兼乎无形。柳太后患病不能言语，如果用有形之汤内服，药力缓慢不及事；现在投以黄芪、防风，药汤的气味充满室内，则口鼻俱受药气。如果不是聪明的人运用得出神入化，柳太后的病便不能被治愈。

李杲说：小儿受外物所惊，宜用黄连安神丸镇心药。如果是脾胃寒湿，呕吐腹痛，痢疾泻下青白，宜用益黄散。如果是脾胃伏火，劳役过度，虚损不足之证，或者服巴豆泻下伤脾之类的药物，胃虚而成慢惊的，用益黄散、理中丸，必伤人的性命。当于心经中，以甘温补土之源，更于脾土中，以甘寒泻火，以酸凉补金，使金旺火衰，风木自然平息。如今创立黄芪汤泻火补金益土，是神治之法。用炙黄芪二钱，人参一钱，炙甘草五分，白芍药五分，水一大盏，煎取半盏，温服。

汪机说：萧山魏直著有《博爱心鉴》三卷，说小儿痘疮，只有顺、逆、险三证。顺者为吉，不需用药。逆者为凶，不必用药。只有险是有灾祸的征象，当用药使转危为安，宜用保元汤加减治疗。此方原出于李东垣，是治疗慢惊土衰火旺之法。现在借用而治痘，是因为它能内固营血，外护卫气，滋助阴阳。所谓险证，即是初出时圆晕干红少润，将长光泽，顶陷不起，既出虽起惨色不明，浆行色灰不荣，浆定光润不消，浆老湿润不敛，结痂而胃弱内虚，痂落而口渴不食，痂后生痈肿，痈肿溃而敛迟。凡是有上述诸症，都适宜用此汤。或加川芎，加官桂，加糯米以佐助。

陈嘉谟说：人参补中，黄芪实表。凡是脾胃内伤、发热恶寒、上吐下泻、倦怠嗜卧、胀满痞塞、神短脉微的病症，用药当以人参为君，黄芪为臣；如果是表虚自汗亡阳，溃疡痘疹阴疮的病证，用药当以黄芪为君，人参为臣，不可固执一端，不知变通。

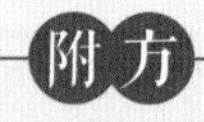
附方

1 小便不通：绵黄芪二钱，水二盏，煎取一盏，温服。小儿减半。《卫生总微论》。

2 气虚白浊：黄芪盐炒半两，茯苓一两，研为细末。每次服用一钱，白开水送下。《经验良方》。

3 老人大便秘结：绵黄芪、陈皮（去白）各半两，研为细末。每次服三钱，用大麻子一合，研烂，以水滤浆，煎至液面泡沫起，入白蜜一匙，再煎至沸，调药空腹服用，严重的服用不超过二次。

4 尿血沙淋，痛不可忍：黄芪、人参等份，研为细末。用大萝卜一个，切一指厚大，四五片，蜜二两，炙过之后蘸药末服下，不拘时间服用，以盐汤送下。《永类钤方》。

5 吐血不止：黄芪二钱半，紫背浮萍五钱，研为细末。每次服用一钱，姜蜜水送下。《圣济总录》。

6 咳嗽脓血，咽干，是虚中有热，不可服凉药。用好黄芪四两，甘草一两，研为细末。每次服二钱，点汤送服。《席延赏方》。

7 肺痈得吐：黄芪二两，研为细末。每次服二钱，水一中盏，煎取六分，温服，每日服三四次。《圣惠方》。

8 胎动不安，腹痛，下黄汁：黄芪、川芎合一两，糯米一合，水一升，煎取半升，分几次服用。《妇人良方》。

9 阴汗湿痒：绵黄芪，酒炒为末，熟猪心切片蘸着吃，效果好。《赵真人济急方》。

按语

黄芪味甘，性微温，能补气升阳，固表止汗，利水消肿，托毒生肌。用于气虚体弱，倦怠乏力，食少便溏，短气自汗，中风偏枯，半身不遂；中气下陷之脱肛、子宫脱垂、胃下垂；表虚不固之自汗；虚证水肿；气血亏虚疮疡难溃或溃久难敛。还可治疗消渴、中风后遗症等。

人参 Ren Shen

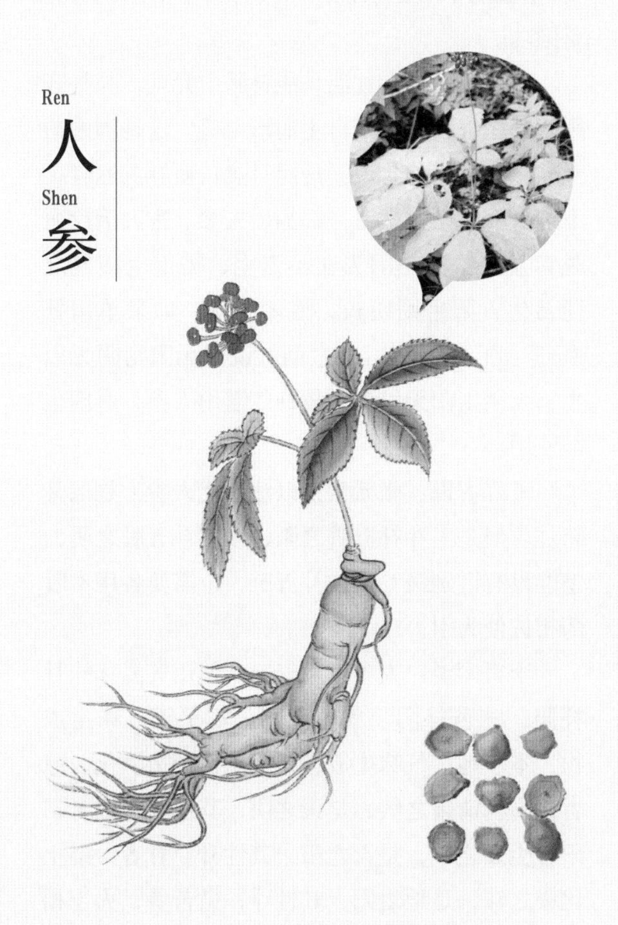

【释名】又名人蓡（shēn）、人蓡、黄参、血参、人衔、鬼盖、神草、土精、地精、海腴皱面还丹。

时珍说：人参生长年限长，逐渐长成，根如人形，有神，所以称为人参、神草。蓡，是逐渐的意思。“蓡”即“浸”字，后世因字的笔画繁多，就以“参”字代替，以求简便。然而错误沿袭日久，不能改变过来了，只有张仲景《伤寒论》尚作“蓡”字。其生长有阶段，故称人衔。其草背阳向阴，故称鬼盖。在五参之中，人参色黄属土补脾胃，生阴血，因此有黄参、血参的名称。得地的精灵，故有土精、地精之名。据《广五行记》记载：隋文帝时，上党有人屋后每夜听见人的叫呼声，寻求不得，离住宅一里多地的地方，见枝叶异常，掘地五尺深，得到人参，犹如人体，四肢毕备，自此呼声遂绝。那么土精的名称，由此验证。《礼斗威仪》云：地下有人参，天上有紫气。

【集解】时珍说：上党，即现在的潞州。现在所用的都是辽参，来源于高丽、百济、新罗三国，今都属于朝鲜。辽参也有来中国贸易互市的。也可收子，于十月下种，如种菜法。秋冬季节采挖的质地坚实，春夏季节采挖的质地虚软，不是产地不同而质地有虚实。辽参连皮者黄润色如防风，去皮者坚白如粉，伪冒的都用沙参、荠苨、桔梗采根，以假乱真。沙参体虚无心而味淡，荠苨体虚无心，桔梗体坚有心而味苦。人参体实有心而味甘，微带苦，自有余味，俗名金井玉阑。其似人形者，称为孩儿参，假冒的尤其多。宋代苏颂《图经本草》所绘潞州者，三桠五叶，是真人参。产滁州者，乃沙参的苗叶。沁州、兖州者，都是荠苨的苗叶。其所云江淮土人参者，也是荠苨，都没有详细审察。现在产于潞州的尚不可得，则他处者尤不足信。近来又有德行不好的人以人参先浸取汁自吃，然后晒干再出售，谓为汤参，实在不能作为药用，不可不察。我父亲李月池，讳言闻，字子郁，官至太医吏目。曾经著有《人参传》上下卷甚详，此处不能详细记录，但也简略节选要语。

【修治】陶弘景说：人参易生蛀虫，只有放入新器中密封，才可多年不坏。

萧炳说：人参频繁见到风和阳光则容易生虫，用盛过麻油瓦罐，泡净焙干，细辛与人参混合放入，密封，可放置多年。另一种方法：用淋过灶灰晒干罐收也可以。

李言闻说：人参生长的地方背阳，故不喜见风和阳光。凡用时宜切碎，熟用宜隔纸焙干，或醇酒润透切碎焙熟用。忌接触铁器。

根

【气味】味甘，性微寒，无毒。

张元素说：性温，味甘、微苦，气味俱薄，浮而升，是阳中之阳也。又说：人参是阳中微阴。

李杲说：得黄芪、甘草，乃甘温除大热，泻阴火，补元气，又为疮家圣药。

朱震亨说：人参入手太阴经。与藜芦相反，服人参一两，入藜芦一钱，它的功效完全消失。

【主治】《本经》载：补五脏，安精神，定魂魄，止惊悸，除邪气，明目开心益智。久服轻身延年。

甄权说：主多种劳伤，虚损痰弱，止呕哕，补五脏六腑，保中守神。消胸中痰，治肺痿及痫疾，冷气逆上，伤寒不下食，凡虚而多梦纷纭者加用。

张元素说：治肺胃阳不足，肺气虚促，短气少气，补中缓中，泻心肺脾胃中的火邪，止渴生津液。

时珍说：治男子、妇人一切虚证，发热自汗，眩晕头痛，反胃吐食，痎疟，泄泻，久痢，小便频数淋沥，劳倦内伤，中风中暑，痿痹，吐血嗽血下血，血淋血崩，胎前产后诸病。

【发明】陶弘景说：人参为药中要品，与甘草同功。

李杲说：人参甘温，能补肺中元气，肺气旺则四脏之气皆旺，精自生而形自盛，这是肺主诸气的缘故。张仲景说：汗后身热亡血脉沉迟者，下痢身凉脉微血虚者，都加用人参。古人治疗血脱者益气，这是因为血不自生，需得生阳气之药乃生，阳生则阴长，血才旺盛。如果单用补血药，血无由而生。《素问》说：无阳则阴无以生，无阴则阳无以化。故补气需用人参，血虚也需使用。

王好古说：张元素说以沙参代人参，是取其味甘。但是人参补五脏之阳，沙参补五脏之阴，怎能没有区别呢？虽说补五脏，也需要各用本脏药相佐使为引。

李言闻说：人参生用气凉，熟用气温；味甘补阳，味苦补阴。气主生物，本乎天；味主成物，本乎地。气味生成，是阴阳的创造演化。凉者，高秋清肃之气，是天之阴，其性降；温者，阳春生发之气，是天之阳，其性升。甘者，湿土化成之味，是地之阳，其性浮；微苦者，火土相生之味，是地之阴，其性沉。人参气味俱薄。气之薄者，生降熟升；味之薄者，生升熟降。如土虚火旺之病，则宜生参，凉薄之气，以泻火而补土，是纯用其气；脾虚肺怯之病，则宜熟参，甘温之味，以补土而生金，是纯用其味。李杲以相火乘脾，身热而烦，气高而喘，头痛而渴，脉洪而大者，用黄柏佐人参。孙思邈治疗夏天热伤元气，人汗大泄，欲成痿厥，用生脉散，以泻热火而救金水。君以人参之甘寒，泻火而补元气；臣以麦门冬之苦甘寒，清金而滋水源，佐以五味子之酸温，生肾精而收耗气。这都是补天元之真气，不是补热火。凡是病后气虚及肺虚咳嗽的，都宜用人参。如果是气虚有火的，与天门冬膏一起服用。

附方

1 人参膏：用人参十两细切，以流动的水二十盏浸透，放入银石器内，桑柴火缓缓煎取十盏，滤汁，再以水十盏，煎取五盏，与前汁混合煎成膏，用瓶收，随病服用。

2 胃寒气满，不能传化，易饥不能食：人参末二钱，生附子末半钱，生姜二钱，水七合，煎二合，鸡蛋清一枚，打转空腹服。《圣济总录》。

3 脾胃虚弱，不思饮食：生姜半斤取汁，白蜜十两，人参末四两，银锅煎成膏，每次用米饮调服一匙。《普济方》。

4 胃虚恶心或呕吐有痰：人参一两，水二盏，煎一盏，入竹沥一杯，姜汁三匙，食远温服，以知为度，老人尤宜。《简便方》。

5 霍乱呕恶：人参二两，水一盏半，煎汁一盏，入鸡蛋清一枚，再煎温服。一方加丁香。《卫生家宝方》。

6 霍乱烦闷：人参五钱，桂心半钱，水二盏，煎服。《圣惠方》。

7 霍乱吐泻烦躁不止：人参二两，橘皮三两，生姜一两，水六升，煮三升，分三次服用。《圣济总录》。

8 妊娠吐酸水，心腹痛，不能饮食：人参、干姜炮等份，为末，以生地黄汁和丸梧桐子大。每次服五十丸，米汤送下。《和剂局方》。

9 阳虚气喘，自汗盗汗，气短头晕：人参五钱，熟附子一两，分作四帖。每帖以生姜十片，流水二盏，煎取一盏，饭后较长时间温服。《济生方》。

10 气喘，气急，喉鸣响：人参末，汤服方寸匕，每日服五六次，有效。《肘后方》。

11 产后发喘：人参末一两，苏木二两，水二碗，煮汁一碗，调参末服，神效。《圣惠方》。

12 产后血晕：人参一两，紫苏半两，以童尿、酒、水三合，煎服。《医方摘要》。

13 产后不语：人参、石菖蒲、石莲肉等份，每次服五钱，水煎服。《妇人良方》。

14 产后便秘，出血多：以人参、麻子仁、枳壳麸炒为末，炼蜜为丸如梧桐子大。每次服五十丸，米饮送下。《济生方》。

15 肺热声哑：人参二两，诃子一两，为末噙咽。《摘玄方》。

16 小儿喘咳，发热，自汗吐血，脉虚无力：人参、天花粉等份，每次服半钱，蜜水调下，以愈为度。《经验方》。

17 咳嗽吐血：人参、黄芪、飞罗面各一两，百合五钱，研为细末，制成水丸如梧桐子大。每次服五十丸，饭前茅根汤送下。

18 衄血不止：人参、柳枝（寒食采者）等份，研为细末。每次服一钱，东流水送服，每日三次。无柳枝，用莲子心。《圣济总录》。

19 阴虚尿血：人参（焙）、黄芪（盐水炙）等份，研为细末。用红皮大萝卜一枚，切成四片，以蜜二两，将萝卜逐片蘸炙，令干再炙，勿令焦，以蜜尽为度。每次用一片，蘸药食用，仍以盐汤送下，以病愈为度。《三因方》。

20 蜈蚣咬伤：嚼人参外涂。《医学集成》。

21 蜂虿螫伤：人参末外敷。《证治要诀》。

-按语-

人参味甘、微苦，性平，能大补元气，补脾益肺，生津，安神益智。用于元气虚脱证、肺脾心肾气虚证、热病气虚津伤口渴及消渴证。宜文火另煎，分次兑服。野山参研末吞服，每次2g，日服2次。不宜与藜芦同用。

沙参 Sha Shen

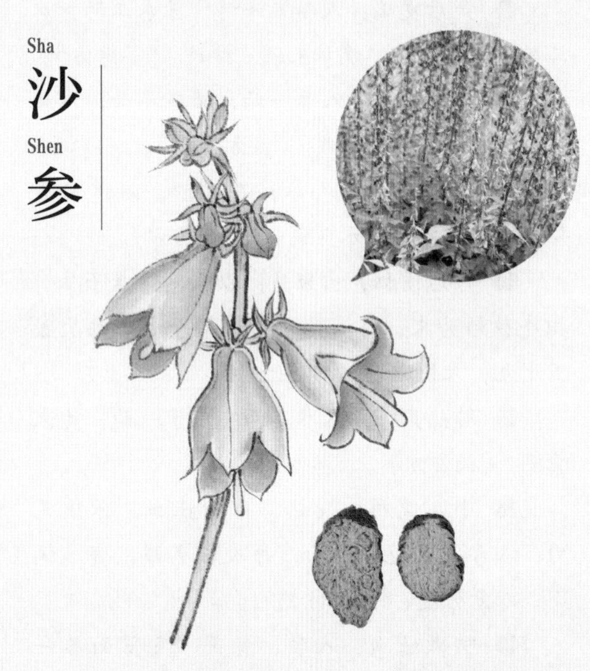

【释名】又名白参、知母、羊乳、羊婆奶、铃儿草、虎须、苦心、文希、识美。

陶弘景说：沙参与人参、玄参、丹参、苦参统称五参，形态不完全相似，但主治颇同，因此都有参名。又有紫参，即牡蒙。

时珍说：沙参白色，宜于沙地生长，故名。它的根多白汁，乡下人称羊婆奶，《别录》中“有名未用”记载用羊乳名称，就是沙参。此物无心味淡，而《别录》也名苦心，又与知母同名，不知是为什么。铃儿草的名称，是指它的花像铃的形态。

【集解】时珍说：沙参山区到处都有。二月长苗，叶如初生小葵叶，而团扁不光。八九月抽茎，高一二尺。茎上之叶，则尖长如枸杞叶，而小有细齿。秋天叶间开小紫花，长二三分，形状如铃铎，五出，白蕊，也有白花者。并结果实，大如冬青子，中有细子。霜后苗枯。其根生沙地者长尺余，大一虎口，生黄土地者则短，根茎皆有白汁。八九月采者，色白而坚实。春天采者，微黄而虚。造假之人往往将其蒸后压实来充人参用，但沙参质地轻松，味淡而短。

根

【气味】味苦，性微寒，无毒。

【主治】《本经》记载：血结惊气，除寒热，能补中，益肺气。

《别录》记载：疗胸痹，心腹疼痛，结热邪气头痛，皮间邪热，安五脏。久服利人。又说：羊乳主头肿痛，益气，长肌肉。

甄权说：去皮肌浮风，疝气下坠，治常欲眠，养肝气，宣五脏风气。

《大明》说：能补虚，止惊烦，益心肺，治疗一切恶疮疥癣及身痒，排脓，消肿毒。

时珍说：清肺火，治久咳肺痿。

【发明】张元素说：肺寒的人用人参；肺热的人用沙参代替，取其味甜。

王好古说：沙参味甘微苦，是厥阴本经之药，又为脾经气分药。微苦补阴，甘则补阳，所以张元素用沙参代替人参。盖人参性温，补五脏之阳；沙参性寒，补五脏之阴。虽然说是补五脏，也需要各用本脏之药相佐助，使随所引而相辅助即可。

时珍说：人参甘苦温，质地重实，专补脾胃元气，因而益肺与肾，故宜于内伤元气的人使用。沙参甘淡而寒，质地轻虚，专补肺气，因而益脾与肾，故宜于肺热的人应用。人参补阳而生阴，沙参补阴而制阳，不可不辨。

附方

❶ 肺热咳嗽：沙参半两，水煎服。《卫生易简方》。

❷ 突然患疝气，小腹及阴中相引，绞痛，自汗：沙参捣筛为末，酒服方寸匕，立愈。《肘后方》。

❸ 妇人白带多，因七情内伤或下元虚冷所致：沙参为末，每次服二钱，米饮调下。《证治要诀》。

按语

此乃南沙参（因北沙参清代才入药），味甘，性微寒，能养阴清肺，清胃生津，补气，化痰。用于肺阴虚干咳痰少、咳血或咽干音哑，胃阴虚口燥咽干、大便秘结、舌红少津及饥不欲食、呕吐等。反藜芦。

桔梗 Jie Geng

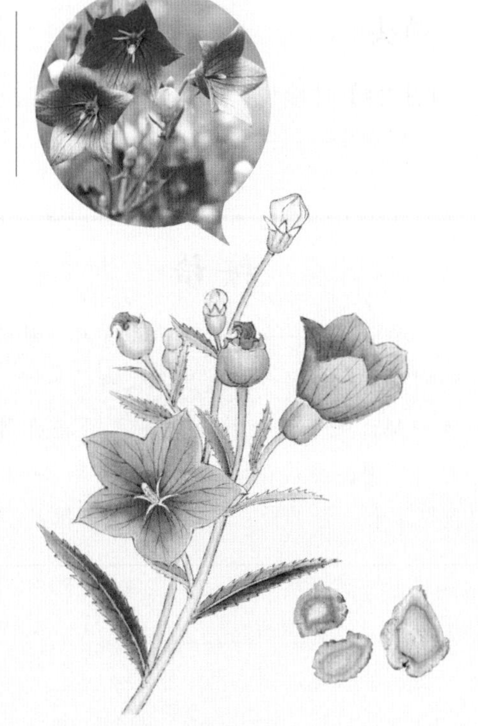

【释名】又名白药、梗草、荠苨（qí nǐ）。

时珍说：桔梗的根结实而梗直，因此得名。《吴普本草》一名利如，一名符扈，一名房图，医书中不见这些名称。桔梗、荠苨乃一类，有甜、苦二种，因此《本经》桔梗中也名荠苨，现在称荠苨为甜桔梗。

【集解】《别录》记载：桔梗生于嵩高山谷及冤句，二月采根晒干。

吴普说：叶如荠苨，茎如笔管，呈紫赤色，二月生苗。

陶弘景说：近道到处都有，二三月生苗，煮后可食用。桔梗治疗蛊毒效果很好，俗方用此，名为荠苨。

苏敬说：荠苨、桔梗，叶有相互交叉的，也有叶呈三四对的，都一茎直上，叶既相乱，只以根有心为差别。

苏颂说：现在到处都有。根如指大，呈黄白色。春天生苗，茎高尺余。叶似杏叶而长椭，四叶相对而生，嫩时也可煮后食用。夏天开小花呈紫碧色，很像牵牛花，秋后结子。八月采根，其根有心，如果没有心的为荠苨。关中所产，根呈黄皮，像蜀葵根。茎细，青色。叶小，青色，像菊叶。

根

【修治】时珍说：现在只刮去外面的浮皮，米泔水浸一夜，切片微炒用。

【气味】味辛，性微温，有小毒。

【主治】《本经》记载：胸胁疼痛如刀刺，腹满肠鸣幽幽，惊恐悸气。

《别录》记载：利五脏肠胃，补血气，除寒热风痹，温中消谷，治疗喉咽疼痛，下蛊毒。

甄权说：治疗下痢，破血积气，消积聚痰涎，去肺热气促嗽逆，除腹中冷痛，主中恶及小儿惊痫。

《大明》记载：下一切气，止霍乱转筋，心

腹胀痛，补五劳，养气，除邪辟瘟，破癥瘕肺痈，养血排脓，补内漏及喉痹。

张元素说：利窍，除肺部风热，清利头目咽嗌，胸膈滞气及痛，除鼻塞。

李杲说：治寒呕。

时珍说：主口舌生疮，赤目肿痛。

【发明】王好古说：桔梗气微温，味苦辛，味厚气轻，阳中之阴，主升。入手太阴肺经气分及足少阴经。

张元素说：桔梗清肺气，利咽喉，其色白，为肺部引经药。与甘草同行，为舟楫之剂。如大黄苦泄峻下之药，要将药物引至胸中，需用辛甘的药物升提。譬如铁石入江，没有舟楫不能承载。所以方中有桔梗，药性不能下沉而主升浮。

时珍说：朱肱《类证活人书》治胸中痞满不痛，用桔梗、枳壳，取其通肺利膈下气。张仲景《伤寒论》治寒实结胸，用桔梗、贝母、巴豆，取其温中消谷破积。又治肺痈唾脓，用桔梗、甘草，取其苦辛清肺，甘温泻火，又能排脓血、补内漏。其治少阴证二三日咽痛，也用桔梗、甘草，取其苦辛散寒，甘平除热，合而用之，能调寒热。后人易名甘桔汤，通治咽喉口舌诸病。宋仁宗加荆芥、防风、连翘，遂名如圣汤，极言其验。按王好古《医垒元戎》载之颇详，失音加诃子，声不出加半夏，上气加陈皮，涎嗽加知母、贝母，咳渴加五味子，酒毒加葛根，少气加人参，呕加半夏、生姜，唾脓血加紫菀，肺痿加阿胶，胸膈不利加枳壳，心胸痞满加枳实，目赤加栀子、大黄，面肿加茯苓，肤痛加黄芪，发斑加防风、荆芥，疫毒加鼠粘子、大黄，不得眠加栀子。

朱震亨说：干咳嗽，乃痰火之邪郁在肺中，用苦桔梗开宣。痢疾腹痛，乃肺气郁在大肠，也宜苦桔梗开之，后用利药。此药能开提气血，故气药中宜用之。

附方

1 胸满不痛：桔梗、枳壳等份，水二盅，煎取一盅，温服。《南阳活人书》。

2 痰嗽喘急：桔梗一两半，为末，用童子小便半升，煎四合，去渣温服。《简要济众方》。

3 喉痹毒气：桔梗二两，水三升，煎取一升，一次服完。《千金方》。

4 咽痛：桔梗一两，甘草二两，水三升，煮取一升，分几次服用。张仲景《伤寒论》。

5 骨槽风痛，牙根肿痛：桔梗为末，枣瓤和丸皂子大，绵裹咬住。仍用荆芥汤含漱。《经验方》。

6 牙疳臭烂：桔梗、茴香等份，烧研外敷。《卫生易简方》。

7 鼻出血：桔梗为末，水服方寸匕，每日服四次。一加生犀角屑。《普济方》。

8 瘀血在肠内，久不消：桔梗为末，米饮送下一刀圭。《肘后方》。

芦头

【主治】时珍说：吐上膈风热痰实，生研末，白汤调服一二钱，探吐。

按语

桔梗味苦、辛，性平，能宣肺，祛痰，利咽，排脓。用于咳嗽痰多、胸闷不畅，咽喉肿痛、失音，肺痈吐脓。又可宣开肺气而通二便，用治癃闭、便秘。素有“舟楫之剂”之称。性升散，凡气机上逆者慎用。

Huang 黄 Jing 精

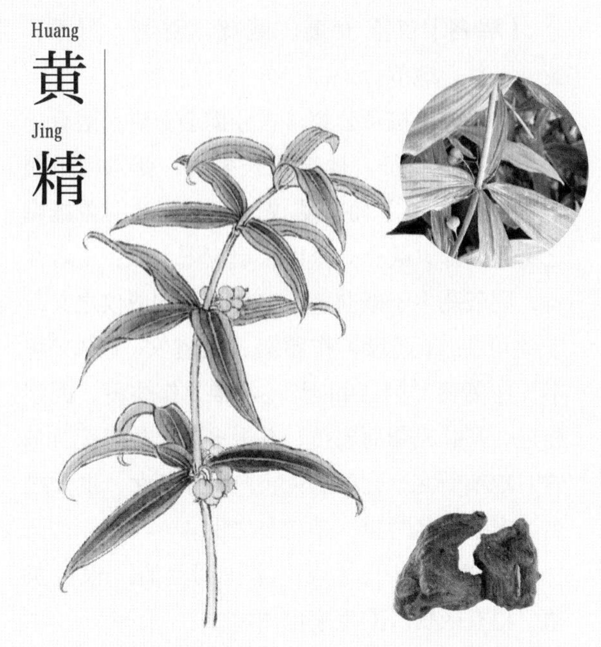

【释名】又名黄芝、戊已芝、菟竹、鹿竹、仙人余粮、救穷草、米铺、野生姜、重楼、鸡格、龙衔、垂珠。

时珍说：黄精为服食之要药，因此《别录》将它列于草部之首，养生家认为它是芝草一类，尤善补益脾胃，故称为黄精。余粮、救穷，以作用命名。鹿竹、菟竹，因叶似竹，而鹿兔食。垂珠，以子的形状而言。陈藏器《本草拾遗》救荒草即此，现在合并为一。

【集解】《别录》记载：黄精生于山谷中，二月采根阴干。

时珍说：黄精野生于山中，也可劈根长二寸，稀疏种植，一年后长得极为稠密，子也可种。它的叶像竹而不尖，或两叶、三叶、四五叶，都对节而生。它的根横行，形状像玉竹，通常采其苗炸熟，淘去苦味食用，名为笔管菜。陈藏器《本草拾遗》说青黏是玉竹。又有黄精、钩吻之说，陶弘景、雷敩、韩保昇都说二者相似。苏敬、陈藏器都说不相似。苏颂复设模棱两可之辞。现在考证《神家本草》《吴普本草》，都说钩吻是野葛，呈蔓生，其茎如箭，与苏敬的说法相吻合。张华《博物志》载：过去黄帝问于天老："天地所生，有吃了令人不死的吗？"天老回答："太阳之草名黄精，吃了可以长生；太阴之草名钩吻，不可食用，入口立死。人们相信钩吻能杀人，不信黄精能延年益寿，不也是很困惑吗？"按此只以黄精、钩吻相对待而言，没有说它们相似。陶弘景因此而说二物相似，与神农所说钩吻不合。恐怕当以苏敬所说为是，而陶弘景、雷敩所说的是另外一种毒物，不是钩吻。历代本草只有陈藏器辨别药物最为精审，尤当相信。

【修治】孟诜说：吃黄精的方法：取蒸笼去底，锅内安置，加满黄精，密盖，蒸至气出，即暴晒。如此九蒸九晒。若用生黄精则刺激咽喉。若服生品，初时只可服一寸半，逐渐增加。

【气味】味甘，性平，无毒。

【主治】《别录》记载：补中益气，除风湿，安五脏。久服轻身，延年不饥。

《大明》记载：补多种劳伤，助筋骨，耐受寒热，补益脾胃，润心肺。单服九蒸九晒后食用，能美颜耐饥。

时珍说：补益各种虚损，止寒热，填精髓，驱多种寄生虫。

【发明】时珍说：黄精为补脾胃佳品。土者万物之母，母得其养，则水火既济，木金交合，而诸邪自去，百病不生。《神仙芝草经》云：黄精宽中益气，使五脏调良，肌肉充盛，骨髓坚强，其力增倍，多年不老，颜色鲜明，发白更黑，齿落更生。又能驱多种寄生虫。根最佳，花、果实皆可服食。

唐慎微说：徐铉《稽神录》记载：临川士家有一婢女，逃入深山中，久之见野草枝叶可爱，取根食用，久久不知饥饿。夜间息于大树下，听见草中动静，以为是老虎，就上树躲避。到天亮时下树，其身快速凌空而下，好似飞鸟。多年后人们砍柴见到，抓捕不到，就临绝壁下网围，结果婢女一下子腾上山顶。有的说这婢女安有仙骨，不过是服用灵药。就用酒食置住来的路上，婢女果然来吃，食后，遂不能去，捕获到后，婢女指所食之草，就是黄精。

附方

❶ 补肝明目：黄精二斤，蔓菁子一斤淘，混合，九蒸九晒，研末。空腹每次用米饮送下二钱，每日二次，延年益寿。《圣惠方》。

❷ 皮肤癞疮，鼻坏色败：用黄精根二斤，去皮，洗净，晒干，放入粟米饭中，蒸至米熟，时时食用。《圣济总录》。

❸ 补虚：黄精、枸杞子等份，捣作饼，晒干为末，炼蜜为丸如梧桐子大。每次用汤送下五十丸。《奇效良方》。

按语

黄精味甘，性平，能补气养阴，健脾，润肺，益肾。用于阴虚肺燥、干咳少痰及肺肾阴虚的劳咳久咳，脾脏气阴两虚之面色萎黄、困倦乏力、口干食少、大便干燥，肾精亏虚腰膝酸软、须发早白等早衰症状。

萎蕤 Wei Rui

【释名】又名女萎、葳蕤、委萎、萎香、荧、玉竹、地节。

时珍说：按黄公绍《古今韵会》讲：葳蕤，草木叶垂的特征。此草根长多须，就像帽子缨下垂之緌（ruí）而有威仪，故名。凡羽盖旌旗之缨緌，皆象葳蕤。张氏《瑞应图》云：王者礼备，则葳蕤生于殿前。一名萎香。则威仪之义，于此可见。《别录》作萎蕤，是省文。《说文解字》作萎移，因音相近。《尔雅》作委萎，因字相近。其叶光莹而象竹，其根多节，故有荧及玉竹、地节等名。《吴普本草》又有乌女、虫蝉之名。宋本一名马熏，是乌萎之讹。

【集解】陶弘景说：现在到处有。根似黄精，稍有区别。养生家也用。

苏颂说：现在滁州、舒州及汉中、均州都有。茎干强直，像竹箭杆，有节。叶狭而长，表白里青，也像黄精。根黄而多须，大如指，长一二尺。有的说可以食用。三月开青花，结圆实。

时珍说：处处山中有玉竹。其根横生，像黄精，稍小，黄白色，性柔多须，最难干燥。其叶如竹，两两相值。也可采根种植，极易繁茂。嫩叶及根，都可煮淘食用。

根

【修治】雷敩说：采得后用竹刀刮去节皮，洗净，以蜜水浸一夜，蒸了焙干用。

【气味】味甘，性平，无毒。

【主治】《本经》载：女萎主中风暴热，不能动摇，跌筋结肉，各种虚损不足。久服去面上黑斑，令人面色润泽，身体轻健，延年益寿。

《别录》载：萎蕤主心腹结气，虚热湿毒腰痛，茎中寒，及目痛眦烂泪出。

甄权说；时疾寒热，内补不足，去虚劳客热。头痛不安，加而用之，效果很好。

萧炳说：补中益气。

《大明》载：除烦闷，止消渴，润心肺，补多种劳伤虚损，腰脚疼痛。流行热病，服食无禁忌证。

时珍说：主风温自汗灼热，及劳疟寒热，脾胃虚乏，男子小便频数，失精，一切虚损。

【发明】李杲说：萎蕤能升能降，是阳中之阴。它的功用有四：主风淫四肢，两目流泪溃烂，男子湿注腰痛，女子面生黑斑。

时珍说：萎蕤性平味甘，柔润可食。所以朱肱《南阳活人书》治风温自汗身重，语言难出，用萎蕤汤，将其作为君药。我每用治虚劳寒热痁（shān）疟，及一切不足之证，用玉竹代替人参、黄芪，不寒不燥，很有突出疗效，不只是去风热湿毒而已，这是古人没有阐述的。

陈藏器说：陈寿《魏志·樊阿传》载：青黏一名黄芝，一名地节。此即萎蕤，极似偏精。本来功效外，主聪明，调血气，令人强壮。和漆叶捣为散服用，主五脏益精，杀多种寄生虫，轻身不老，使肌肤变白，润肌肤，暖腰脚，只是有热者不可服用。晋·嵇绍有胸中寒疾，每次饮酒后苦唾，服葳蕤后便痊愈。草像竹，取根花叶阴干用。过去华佗入山中看见神仙服用此药，回来告诉樊阿，樊阿服用后寿至百岁。

时珍说：苏颂注黄精，疑青黏是黄精，与此说不同。现在考察黄精、萎蕤的性味功用大抵相近，而萎蕤之功更胜。故青黏一名黄芝，与黄精同名；一名地节，与萎蕤同名。则二物虽通用也可。

附方

1 赤眼涩痛：萎蕤、赤芍药、当归、黄连等份，煎汤熏洗。《卫生家宝方》。

2 眼见黑花，赤痛昏暗，甘露汤：用萎蕤焙干四两，每次服二钱，水一盏，入薄荷二叶，生姜一片，蜜少许，同煎至七分，临睡时温服，每日一次。《圣济总录》。

3 发热口干，小便涩：萎蕤五两，煎汁饮服。《外台秘要》。

4 痫后虚肿，小儿痫病愈后，血气上虚，热在皮肤，身面俱肿：萎蕤、葵子、龙胆、茯苓、前胡等份，研为细末。每次服一钱，水煎服。《圣济总录》。

按语

萎蕤即玉竹，味甘，性微寒，能养阴润燥、生津止渴。用于阴虚肺燥干咳少痰、咳血、声音嘶哑，胃阴虚口干舌燥，食欲不振，以及热伤心阴之烦热多汗、惊悸等。

知母

Zhi Mu

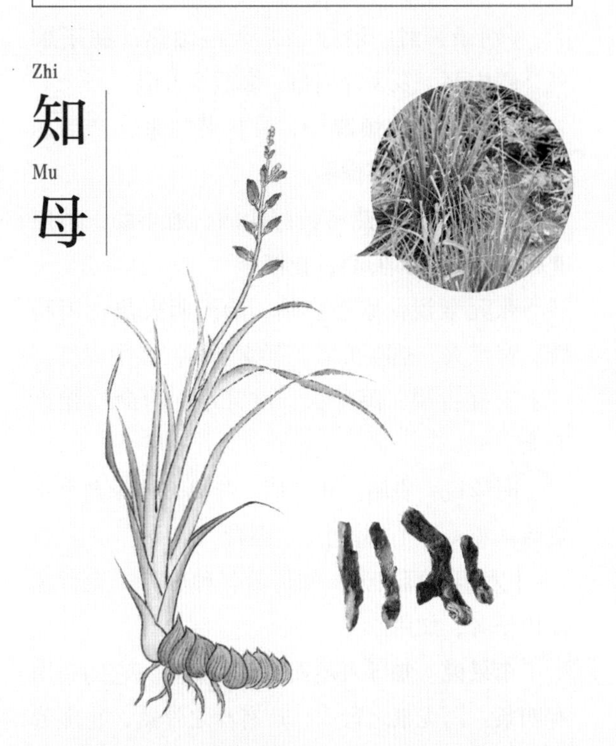

【释名】又名蚳（chí）母、连母、货母、地参、苦心、儿草、踵草、女雷、女理、鹿列、韭逢、东根、野蓼、昌支。

时珍说：宿根的旁边，初生的子根，形状像蚳蝱（méng），所以称为蚳母。讹传为知母、蝭（dì）母。其余的多不清楚。

【集解】《别录》载：知母生于河内川谷，二月、八月采根晒干。

陶弘景说：现在出于彭城。外形像菖蒲而柔润，叶至难死，挖出随生，枯燥乃止。

苏颂说：现在濒河怀、卫、彰德等郡及解州、滁州也有。四月开青花如同韭花，八月结实。

根

【修治】时珍说：用时，拣肥润、里面白色的，去毛，切片。引经上行则用酒浸焙干，下行则用盐水润焙。

【气味】味苦，性寒，无毒。

【主治】《本经》载：消渴热中，除邪气，肢体浮肿，下水，补不足，益气。

《别录》载：治疗伤寒久疟烦热，胁下邪气，膈中恶，及风汗内疸。多服令人泄。

甄权说：心烦躁闷，骨热劳往来，产后蓐劳，肾气劳，憎寒虚烦。

《大明》载：热劳传尸疰病，通小肠，消痰止嗽，润心肺，安心，止惊悸。

张元素说：凉心去热，治阳明火热，泻膀胱、肾经火，热厥头痛，下痢腰痛，喉中腥臭。

王好古说：泻肺火，滋肾水，治命门相火有余。

时珍说：安胎。止子烦（指妇女妊娠期中出现的烦躁心悸）。辟射工、溪毒。

【发明】甄权说：知母治各种热劳，患者虚而口干者，加用。

李杲说：知母入足阳明、手太阴。它的功用有四条：泻无根之肾火，疗有汗之骨蒸，止虚劳之热，滋化源之阴。张仲景用知母入白虎汤中治疗不得眠，是因为不得眠由烦躁所致。烦出于肺，躁出于肾，君以石膏，佐以知母之苦寒，以清肾之源；缓以甘草、粳米，使不速下。又因为小便闭塞而渴，是热在上焦气分，肺中伏热不能生水，膀胱绝其化源，适宜用气薄味薄淡渗的药物，以泻肺火清肺金而滋水之化源。如果热在下焦血分而不渴者，是因为真水不足，膀胱干涸，无阴则阳无以化，当用黄柏、知母大苦寒之药补肾与膀胱，使阴气行而阳自化，小便自通。

时珍说：肾苦燥，宜食辛以润之。肺苦逆，宜食辛以泻之。知母辛苦寒凉，下则润肾燥而滋阴，上则清肺金而泻火，是肺、肾二经气分药。黄柏则是肾经血分药。因此知母、黄柏二药相须配伍使用，人们将它们比喻为虾与水母，必相依附。

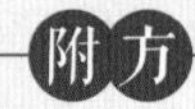

附方

1 久嗽气急：知母去毛，切片，称五钱，隔纸炒，杏仁姜水泡去皮尖焙五钱，以水一盅半，煎取一盅，饭后温服。再用萝卜子、杏仁等份，制为药末，米糊为丸，每次服五十丸，用姜汤送下，可以去除病根。《邓笔峰杂兴方》。

2 妊娠胎气不安，烦不得卧：知母一两，洗焙为末，用枣肉做丸剂如弹子大。每次服一丸，人参汤送服。《产乳集验方》。

3 妊娠腹痛月未足，如欲产之状：知母二两，制为药末，做成梧桐子大小的蜜丸，每次用粥饮送下二十丸。《小品方》。

4 紫癜风疾：醋磨知母外擦，每日三次。《卫生易简方》。

5 嵌甲肿痛：知母烧存性研，掺患处。《多能鄙事》。

按语

知母味苦、甘，性寒，能清热泻火，生津润燥。用于热病烦渴，肺热燥咳，骨蒸潮热、盗汗、心烦，内热消渴，肠燥便秘等。知母长于清润。

Rou 肉 Cong 苁 Rong 蓉

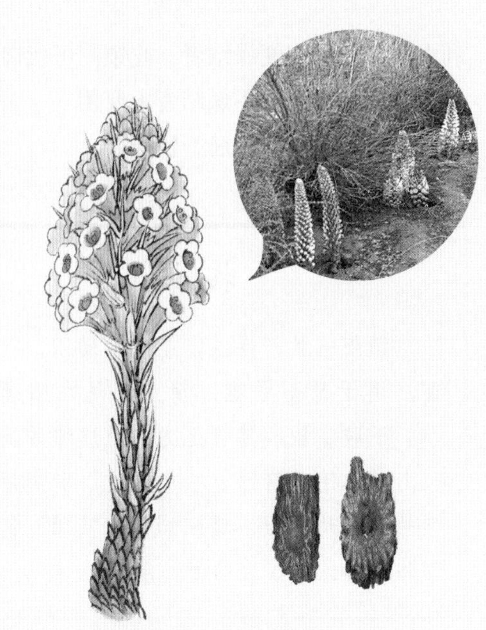

【释名】又名肉松容、黑司命。

时珍说：此药补而不峻烈，因此有了“从容”的名号。从容，和缓之貌。

【集解】《别录》说：肉苁蓉出产于河西山谷及代郡雁门，五月五日采收，阴干后使用。

陶弘景说：代郡、雁门属并州，马很多的地方就长着肉苁蓉，据说是野马的精液落在地上所生。生时像肉，做羊肉汤补益虚乏的效果极好，也可生吃。河南地界有很多，现在质量最好的出自陇西，外形扁平柔润，多花而味甘。其次是出于北方的，形短而少花。巴东、建平一带也有，而质量不好。

朱震亨说：河西统一之后，现在才认识了它的真形，何尝有所谓鳞甲者？是因为苁蓉稀罕难得，人多用金莲根用盐盆制而为之，又以草苁蓉伪充，用者宜审察。

【修治】雷敩说：使用之前，先用清酒浸泡一夜，天明之后用棕刷去沙土浮甲，从中间劈开，去白膜，如竹丝草样。如果用药带有白膜，能隔人心前气不散，令人上气。用甑蒸，从午时至酉时取出，又用酥炙得所。

【气味】味甘，性微温，无毒。

【主治】《本经》记载：主治多种劳伤，补中，除阴茎中寒热痛，养五脏，强肾，益精气，多子，妇人癥瘕。久服轻身。

《别录》记载：除膀胱邪气腰痛，止痢。

甄权说：益髓，悦颜色，延年益寿，大补壮阳，日御过倍，治女人血崩。

《大明》说主治女子绝阴不产，润五脏，长肌肉，暖腰膝，男子泄精，尿血遗沥，女子带下阴痛。

【发明】王好古说：命门相火不足者，以此补益，是肾经血分药。凡服苁蓉以治肾，必妨碍心。

朱震亨说：峻补精血。骤然而用，反动大便滑泄。

雷敩说：强筋健髓，用苁蓉、鳝鱼二味制为药末，用黄精汁制为丸剂服用，功效能增加十倍。这种说法出自《乾宁记》。

苏颂说：西方人多用作食。只刮去鳞甲，用酒浸后洗去黑汁，切成薄片，同山芋、羊肉一起做汤，味道极好，可以补益人体，胜过服食补药。

寇宗奭说：洗去黑汁，味皆散失。嫩者方可作汤，老者味苦。入药量少则无效。

附方

1 补益劳伤，肾精亏损，面黑：用苁蓉四两，水煮令烂，薄成细切，加精羊肉，入调味品，以米煮粥空腹食用。《药性论》。

2 肾虚白浊：肉苁蓉、鹿茸、山药、白茯苓等份，制成药末，用米糊成梧桐子大小的丸剂，每次用枣汤送下三十丸。《圣济总录》。

3 汗多便秘，老人虚人皆可用：肉苁蓉酒浸焙二两，研沉香末一两，制成药末，麻子仁汁打糊，制成梧桐子大小的丸剂。每次服七十丸。《济生方》。

④ 消中易饥：将肉苁蓉、山茱萸、五味子制成药末，做成梧桐子大小的蜜丸，每次用盐酒下二十丸。《医学指南》。

按语

肉苁蓉味甘、咸，性温。能补肾助阳，润肠通便。用于肾阳亏虚、精血不足之阳痿早泄、宫冷不孕、腰膝酸痛、痿软无力，肠燥津枯便秘等。此药温而不燥，润而不泻，作用从容不迫，为温阳、润肠要药。

锁阳 Suo Yang

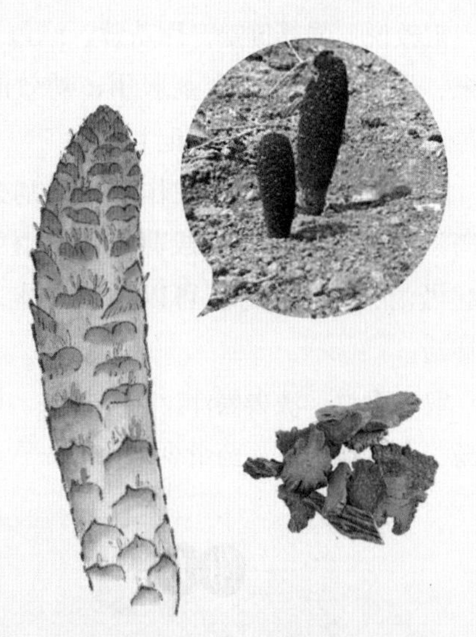

【集解】锁阳出自肃州。据陶九成《辍耕录》载：锁阳生于鞑靼田地，野马或与蛟龙遗精入于地下，时间长了便发起如笋，鳞甲栉比，筋脉连络，很像阴茎，即肉苁蓉之类。有人说乡里的淫妇，就而交合，锁阳一得阴气，勃然怒长。当地人挖取洗净，去皮切成薄片晒干，将其作为药材售卖，功力胜于苁蓉百倍。时珍疑此自有种类，如肉苁蓉、列当，也未必都是遗精所生。

【气味】味甘，性温，无毒。

【主治】朱震亨说：大补阴气，补益精血，利大便。体虚大便燥结者，吃锁阳可代肉苁蓉，煮粥吃更佳。大便不燥结者不要用。

时珍说：润燥养筋，治痿弱。

按语

锁阳味甘，性温，能补肾助阳，润肠通便。用于肾阳亏虚，精血不足之阳痿、不孕、下肢痿软、筋骨无力；血虚津亏肠燥便秘。可单用熬膏服。阴虚阳亢、脾虚泄泻、实热便秘均忌服。锁阳功同肉苁蓉，锁阳助阳作用强，肉苁蓉通便作用好。

天麻 Tian Ma

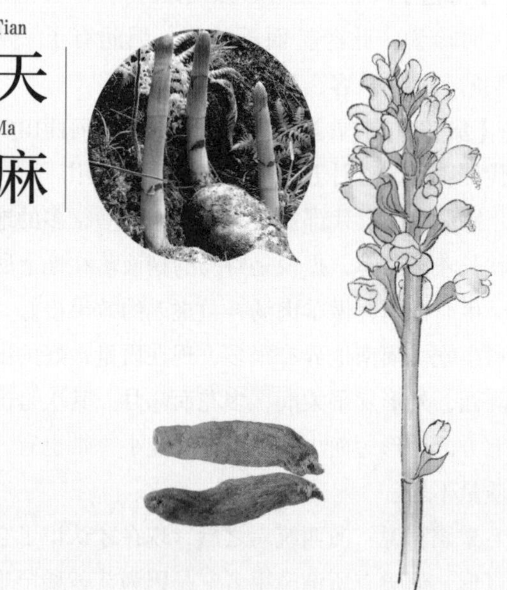

【释名】又名赤箭芝、独摇芝、定风草、离母、合离草、神草、鬼督邮。

时珍说：赤箭以状而名，独摇、定风以性异而名，离母、合离以根异而名，神草、鬼督邮以功而名。天麻即赤箭的根。

【集解】时珍说：《本经》只记载有赤箭，后人称为天麻。甄权《药性论》说赤箭芝又名天麻，本来已经说明白了。宋代马志重修本草，又重出天麻（意即赤箭、天麻是两味不同的药材），所以如此分辨。沈括《梦溪笔谈》记载：《本经》明确讲赤箭采集根。后来的人说其茎如箭，应当用茎，其实不是这样的。例如，鸢尾、牛膝皆因茎叶相似，其用根（这是说，鸢尾的茎叶像鸢鸟的尾部，牛膝的茎像牛的膝部，但用的是根）。上品之中除了五芝之外，补益之药，赤箭为第一。世人惑于天麻之说，遂只用治风，确实可惜。沈括此说虽对，但根、茎皆可用。天麻子从茎中落下，俗名还筒子。其根晒干，肉色坚白，如羊角色，呼羊角天麻；蒸过黄皱如干瓜者，俗呼酱瓜天麻，都可用。一种形尖而空，薄如玄参状者，不能用。《抱朴子》说：独摇芝生高山深谷之处，所生左右无草。其茎大如手指，赤如丹素。叶似小苋。根有大魁如斗，细者如鸡蛋十二枚绕之。人得到大的天麻，服用它后可延年益寿。按：此乃天麻中一种神异的，如人参中之神参。

【修治】雷敩说：修事天麻十两，锉细后放在瓶中。用蒺藜子一镒，小火熬焦，盖在天麻上，用三重纸封住，从巳时放至未时取出。再用蒺藜炒过，像之前一样盖系上，一共七遍。用布拭去上面的气汗，刀劈焙干，单独捣用。

时珍说：这是治风痹药，所以如此炮制。若治肝经风虚，只需要洗净，用湿纸包裹，于糠火中煨熟，取出后切片，酒浸一夜，焙干后使用。

赤箭

【气味】味辛，性温，无毒。

【主治】《本经》记载：久服益气力，长阴肥健。

《别录》记载：身体轻健，延年，消痈肿，下支满，寒疝下血。

《开宝本草》记载：主治各种风湿痹，四肢拘挛，小儿惊痫，利腰膝，强筋力。久服益气，轻身长年。

《大明》说：助阳气，补多种劳伤，通血脉，开窍。服食没有禁忌。

张元素说：治疗风虚眩晕头痛。

【发明】李杲说：肝虚不足者，宜用天麻、川芎补益。天麻有四大作用：治疗大人风热头痛、小儿惊痫惊悸、各种风证麻痹不仁、感受风热语言不遂。

时珍说：天麻是肝经气分之药。《素问》云：诸风掉眩，皆属于木。故天麻入厥阴经而治诸病。根据罗天益所说：眼黑头眩，风虚内作，这种病症非天麻不能治。天麻乃定风草，是治风神药。如果久服天麻药，遍身发出红丹，正是其祛风功效的表现。

寇宗奭说：天麻需要用其他的药相佐使，然后才能见其功效，仍须加而用之。有人将天麻蜜渍制为果脯，或蒸煮食用，当深思则得。

附方

1 天麻丸：消风化痰，清利头目，宽胸利膈，治心忪烦闷，头晕欲倒，肩背拘倦，神昏多睡，肢节烦痛，皮肤瘙痒，偏正头痛，鼻齆（wèng，指鼻塞、嗅觉失灵），面目虚浮。天麻半两，川芎二两，制为药末，做成如芡子大小的蜜丸，每次饭后嚼一丸，茶酒任下。《普济方》。

2 腰脚疼痛：天麻、半夏、细辛各二两，绢袋二个，将药物均匀承载这两个绢袋之中，蒸热交互熨痛处，汗出则可痊愈。隔几日再熨。《卫生易简方》。

按语

天麻味甘，性平，能息风止痉，平抑肝阳，祛风通络。用于肝风内动，惊痫抽搐；眩晕，头痛；肢体麻木，手足不遂，风湿痹痛。尤为治疗眩晕要药，取其祛风的特点。

Zhu

术

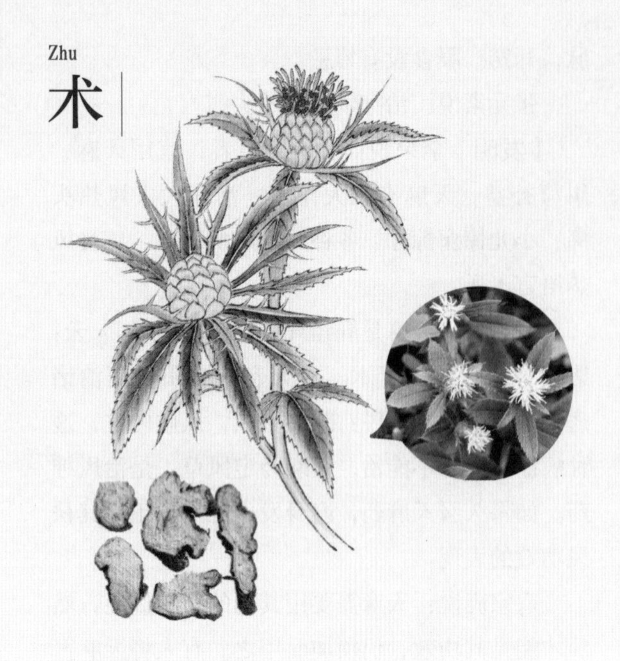

【释名】又名山蓟、杨枹、枹蓟、马蓟、山姜、山连、吃力伽。时珍说：按《六书》本义，术字篆文，像其根干枝叶的形状。《吴普本草》一名山芥，一名天蓟。因其叶似蓟，而味似姜、芥。西域称为吃力伽，故《外台秘要》有吃力伽散。扬州之域多种白术，其状如枹，因此有杨枹及枹蓟之名，现在的人称为吴术。枹是鼓槌的名字。古方苍术、白术通用，后人才开始有了苍术、白术的区分。

【集解】《别录》载：术生于郑山山谷、汉中、南郑，二月、三月、八月、九月采根晒暴干。

陶弘景说：郑山，即是南郑。现在到处都有，以产于蒋山、白山、茅山者为佳。十一月、十二月采者好，多脂膏而甘。苗可作饮品，非常香美。术有两种：白术叶大有毛而作桠，根甜而少膏，可作丸、散药用；赤术叶细无桠，根小味苦而多膏，可作煎剂用。东境术大而无气烈，不堪使用。现在集市货卖的，都用米粉外涂令颜色亮白，不是自然之色，用时宜刮去。

苏颂说：术，现在到处都有，以产于茅山、嵩山者为佳。春生苗，青色无桠。茎作蒿干状，呈青赤色，长二三尺。夏天开花，紫碧色，也似刺蓟花，或有黄白色者。入伏后结子，至秋而苗枯。根似姜而旁有细根，皮黑，心黄白色，中有膏液紫色。其根干湿都可通用。陶弘景说术有二种，则《尔雅》所谓枹蓟，即是白术。现今白术生于杭、越、舒、宣州高山岗上，叶叶相对，上有毛，方茎，茎端生花，淡紫碧红数色，根作桠生。二月、三月、八月、九月采收晒干用，以大块紫花为胜。古方所用术者，皆是白术。

寇宗奭说：苍术长如大拇指，肥实，皮色褐，气味辛烈，用米泔浸洗去皮后使用。白术短粗局促，颜色微褐，气微辛苦而不烈。古方及《本经》只说术，不分苍、白二种，用时宜细细察明。

李时珍说：苍术，即是山蓟，山中到处都有。苗高二三尺，其叶抱茎而生，梢间叶似棠梨叶，其脚下叶有三五叉，都有锯齿小刺。根如老姜之状，苍黑色，肉白有油膏。白术，即是枹桴蓟，吴越有出产。人多取根栽种，一年即稠密。嫩苗可做菜吃，叶稍大而有毛。根如手指大，形状如鼓槌，也有大的如拳头一般。当地人剖开晒干，称为削术，也名片术。陈自良说白而肥者，是浙术；瘦而黄者，是由幕阜山出产的，药力低劣。过去的人用术不分赤、白。自宋代以来，才说苍术苦辛气烈，白术苦甘气和，各自施用，也十分有道理，都以秋季采收者为佳。春季采者虚软易坏。嵇含《南方草木状》记载：药有乞力伽这味药，即是术。濒海所产的，一根有至数斤者，采收服食，疗效最佳。

术　白术

【气味】味甘，性温，无毒。

【主治】《本经》载：主治风寒湿痹，死肌

痉疸，止汗除热消食。作煎剂久服，轻身延年不饥。

《别录》载：主治大风在身面，眩晕头痛，泪出，消除痰水，驱逐皮间风气水肿，除上脘胀满，霍乱上吐下泻不止，利腰脐间血，补益津液，暖胃消谷嗜食。

甄权说：治心腹胀满，腹中冷痛，胃虚下利，多年气痢，除寒热，止呕逆。

《大明》载：主治反胃，利小便，治疗多种劳伤，补腰膝，长肌肉，治冷气，痃癖气块，妇人腹冷癥瘕。

张元素说：除湿益气，和中补阳，消痰逐水，生津止渴，止泻痢，消足胫湿肿，除胃中热、肌热。得枳实，消痞满气分。佐黄芩，安胎清热。

王好古说：理胃益脾，补肝风虚，主舌本强，食则呕，胃脘痛。身体重，心下急痛，心下水痞。冲脉为病，逆气里急，脐腹疼痛。

【发明】王好古说：本草书中没有苍术、白术的名称。近世多用白术治皮间风，出汗消痰，补胃和中，利腰脐间血，通水道。上而皮毛，中而心胃，下而腰脐，在气主气，在血主血，无汗则发，有汗则止，与黄芪的功效相同。

张元素：白术除湿益燥，和中补气。有九大作用：第一，温中；第二，去脾胃中湿；第三，除胃中热；第四，强脾胃，进饮食；第五，和胃生津液；第六，止肌热；第七，四肢困倦，嗜卧，目不能开，不思饮食；第八，止渴；第九，安胎。凡是中焦不受湿，不能下利，必须用白术逐水益脾。非白术不能去湿，非枳实不能消痞，因此枳术丸以白术为君药。

汪机说：脾恶湿，湿胜则气不得施化，津液从而由生呢？所以说膀胱是津液之府，气化就能排出。用白术去除湿气，因此气在人体内周流，津液就可以化生。

附方

1 参术膏：治一切脾胃虚损，益元气。白术一斤，人参四两，切片，以流水十五碗浸一夜，桑柴文武火煎取浓汁熬膏，入炼蜜收膏，每次用白汤点服。《集简方》。

2 胸膈烦闷：白术末，用水送服方寸匕。《千金方》。

3 心下有水：白术三两，泽泻五两，水三升，煎取一升半，分三次服用。梅师《集验方》。

4 四肢肿满：白术三两。嚼碎，每服半两，水一盏半，大枣三枚，煎至九分，温服，每日三四次，不拘时候。《本事方》。

5 中风口噤，不知人事：白术四两，酒三升，煮取一升，一次服完。《千金方》。

6 产后中寒，遍身冷直，口噤，不识人：白术四两，泽泻一两，生姜五钱，水一升，煎服。《产宝》。

7 湿气作痛：白术切片，煎汁熬膏，白汤点服。《集简方》。

8 中湿骨痛：术一两，酒三盏，煎取一盏，顿服。不饮酒的人，用水煎服。《三因方》。

9 妇人肌热，血虚者，小儿蒸热，脾虚羸瘦，不能饮食：用白术、白茯苓、白芍药各一两，甘草半两，为散，姜、枣煎服。《外台秘要》。

10 风瘙瘾疹：白术为末，酒服方寸匕，每日二次。《千金方》。

11 面多皯黑，呈雀卵色：醋渍术，每日外搽，疗效极好。《肘后方》。

12 自汗不止：白术末，饮服方寸匕，每日服二次。《千金方》。

13 老小虚汗：白术五钱，小麦一撮，水煮至干，去麦为末，用黄芪汤下一钱。《全幼心鉴》。

14 脾虚泄泻：白术五钱，白芍药一两，冬日用肉豆蔻煨，制成药末，用米饭制成梧桐子大小的丸剂。每次用米饮送下五十丸，每日二次。

《丹溪心法》。

15 湿泻暑泻：白术、车前子等份，炒为末，白汤送服二三钱。《简便方》。

16 久泻滑肠：白术炒、茯苓各一两，糯米炒二两，制成药末，枣肉拌食，或制成丸剂服用。《简便方》。

17 老小滑泻：白术（黄土炒过）半斤，山药（炒）四两，制为药末，用米饭糊成丸剂。量人大小，米汤送服。或加人参三钱。《集简方》。

18 老人常泻：白术（黄土拌蒸，焙干去土）二两，苍术（泔浸炒）五钱，茯苓一两。制成药末，用米糊做成梧桐子大小的丸剂，每次用米汤送下七八十丸。《简便方》。

19 孕妇束胎：白术、枳壳（麸炒）等份，制成药末，用米糊做成梧桐子大小的丸剂。入月一日，每次饭前温水三十丸，胎瘦则易产。《保命集》

20 牙齿日长，渐至难食，名髓溢病：白术煎汤，漱服取效，即愈。张锐《鸡峰备急良方》。

按语

白术味甘、苦，性温，能健脾益气，燥湿利尿，止汗，安胎。用于脾虚有湿、食少便溏或泄泻、水肿、气虚自汗、脾虚胎动不安。为补气健脾第一要药。临床较苍术用之更多。

Cang Zhu

苍术

【释名】又名赤术、山精、仙术、山蓟。

时珍说：术，服之令人长生辟谷（一种养生方式，即养生中不食五谷，又称却谷、去谷、绝谷、绝粒、却粒、休粮等，为一种延年益寿的养生法则）修成神仙，因此有山精、仙术的称谓。术有赤术、白术二种，主治虽然相近，而功效上有止汗、发汗的不同。今将《本经》以及《别录》、甄权、《大明》四家所说的功用等各自附方，希望对使用者有所参考。

【修治】《大明》记载：用术以米泔浸一夜，入药。

时珍说：苍术性燥，因此用糯米泔浸去其油，切片焙干用。也有用脂麻同炒，来缓解燥性的。

【气味】味苦，性温，无毒。

时珍说：白术甘而微苦，性温而和。赤术味甘而辛烈，性温而燥，可升可降，入脾、胃、肺、大肠、心经。忌与白术同用。

【主治】《本经》记载：主治风寒湿痹，死肌痉疸。作煎饵久服，轻身延年不饥。

《别录》记载：主头痛，消痰水，遂皮间风水结肿，除心下急满及霍乱吐下不止，暖胃消谷嗜食。

陶弘景说：除恶气，消灾祸。

《大明》记载：治筋骨软弱，痃癖气块，妇人冷气癥瘕，山岚瘴气温疾。

李杲说：除湿发汗，健胃安脾，为治痿要药。

朱震亨说：散风益气，总解诸郁。

时珍说：治湿痰留饮或挟瘀血成窠囊，及脾湿下流，浊沥带下，滑泻肠风。

【发明】寇宗奭说：苍术气味辛烈，白术微辛苦而不烈。古方及《本经》只言术，不分苍术、白术。只因为陶弘景说术有两种，自此人多重用白术，却将苍术置而不用。如古方平胃散之类，苍术为最重要的药，功效尤速。殊不详本草原无白术之名。嵇康说：闻道人遗言，服食术、黄精，令人长寿。

李杲说：本草只言术，不分苍术、白术。而苍术别有雄壮上行之气，能除湿，下安太阴，使邪气不传入脾。因为其经米泔水浸炒，能出汗，与白术止汗的功效不同，不可以此代彼。大概是有止汗、发汗的区别，其余的功效、主治则相同。

张元素说：苍术与白术主治相同，但苍术比白术气重而体沉。若除上湿发汗，苍术功用最大；若补中焦，除脾胃湿，苍术功用不如白术。腹中窄狭者，需用之。

朱震亨说：苍术治湿，上、中、下都可用。又能解各种郁。痰、火、湿、食、气、血六郁，都是因为传化失常，不得升降，病在中焦，因此药必兼升降。欲升之，必先降之；欲降之，必先升之。因此，苍术为足阳明经药，气味辛烈，强胃强脾，可以发谷之气，能直接进入诸经，疏泄阳明之湿，通行敛涩。香附乃阴中快气之药，下气最速。一升一降，因此郁散而平。

时珍说：按《吐纳经》记载：紫微夫人术序说：我考察草木的功效，见效迅速并益体的，没有比术更好的。术可以长生，久视，看远处更清晰。山林隐士逸养服术的人，长寿健康。《神仙传》云：陈子皇得了食术养生的要方，其妻姜氏患疲病，服食了术，不疗自愈，颜色气力如二十岁时。时珍根据以上几种说法，都认为像是苍术，不只是白术。现在养生之人也称苍术为仙术，因此将养生的一些理念都记载于苍术之后，又有张仲景避一切恶气，用赤术同猪蹄甲烧烟。陶弘景也说术能除恶气，消弭灾害水流不畅。因此，现在患疫时及春季，人们常常烧苍术以避除邪气。许叔微《本事方》记载：许叔微患饮癖三十年。开始因少年时夜间坐着写作文章，向左边伏靠着桌子，是以饮食多坠向左边。半夜时必饮酒数杯，又向左边侧卧。壮年时没有感觉，三五年以后，感觉酒只从左边流下并汩汩有声，胁肋疼痛，饮食量减，胃中嘈杂，饮酒半杯即止。每十余日，必呕酸水数升。夏天只有右侧身体出汗，左边无汗。遍访名医，服用各种仙方，偶尔切中病情，好转月余，病又发作。温补药如天雄、附子、礜石之类，利下药如牵牛、甘遂、大戟之类，无不尝试，但都不见效。他推测自己体内一定有盛装水饮的袋囊，如水之有窠臼，不盈满窠不行。但水饮之清者可行，而浊者就会停滞，没有路径疏通，因此积累五至七日必呕吐。脾土恶湿，而水则流湿，不如燥脾以去湿，培土制水以填窠臼。于是全部屏弃所服之药，只用苍术一斤，去皮切片为末，芝麻半两，水二盏，捣研滤汁，大枣五十枚，煮去皮、核，捣和为丸，制为梧桐子大小。每日空腹温服五十丸，逐渐增加到一二百丸。忌食桃、李、雀肉。服用三个月而病除。自此以后经常服用，不呕不痛，胸膈宽利，饮食如故，夏天时也周身汗出，灯下能写小字，这都是因为苍术的功效。开始服用时必觉微燥，用栀子末开水点服可解，久服自不觉燥。

附方

❶ 补脾滋肾，生精强骨：苍术去皮五斤，为末，米泔水漂，澄取底用。芝麻二升半，去壳研烂，绢袋滤去渣，澄浆拌术，晒干。每次服三钱，空腹用米汤或酒调服。孙氏《集效方》。

❷ 面黄食少，男妇面无血色，食少嗜卧：苍术一斤，熟地黄半斤，干姜（炮）各一两，春秋七钱，夏五钱，为末，糊丸梧桐子大，每温水下五十丸。《济生拔萃方》。

❸ 小儿癖疾：（癖疾，午后潮热，口渴饮冷，肚大青筋，渐至坚硬成块，不时作痛。）苍术四两，制为药末，羊肝一具，用竹刀批开，撒上术末，用线缚牢，入砂锅煮熟，捣作丸剂服用。《生生编》。

❹ 飧（sūn）泻久痢，椒术丸：用苍术二两，川椒一两，为末，醋糊丸梧桐子大。每次服二十丸，饭前温水下。恶痢久者，加桂。《保命集》。

❺ 脾湿下血：苍术二两，地榆一两，分作

二服，水二盏，煎取一盏，饭前温服。久痢虚滑，以此下桃花丸。《保命集》。

6 湿气身痛：苍术泔浸切，水煎，取浓汁熬膏，用白开水送服。《简便方》。

7 补虚明目，健骨和血：苍术泔浸四两，熟地黄（焙）二两，制为药末，用酒糊成梧桐子大小的丸剂。每次用温酒下三五十丸，每日三次。《普济方》。

8 眼目昏涩：苍术半斤，米泔水浸七日，去皮切焙，木贼各二两，研为细末。每次服一钱，茶酒任下。《圣惠方》。

9 婴儿目涩不开，或出血：苍术二钱，入猪胆中扎煮，将药气熏眼后，更嚼取汁与服，效果好。《幼幼新书》。

10 风牙肿痛：苍术盐水浸过，烧存性，研末揩牙，去风热。《普济方》。

按语

苍术味辛、苦，性温，能燥湿健脾，祛风散寒。用于治疗湿阻中焦证、风湿痹证、风寒挟湿表证，还能明目。白术与苍术，古时统称为术，后世逐渐分别入药。均可健脾燥湿，白术以健脾益气为主，苍术以苦温燥湿为主。

Gou 狗 Ji 脊

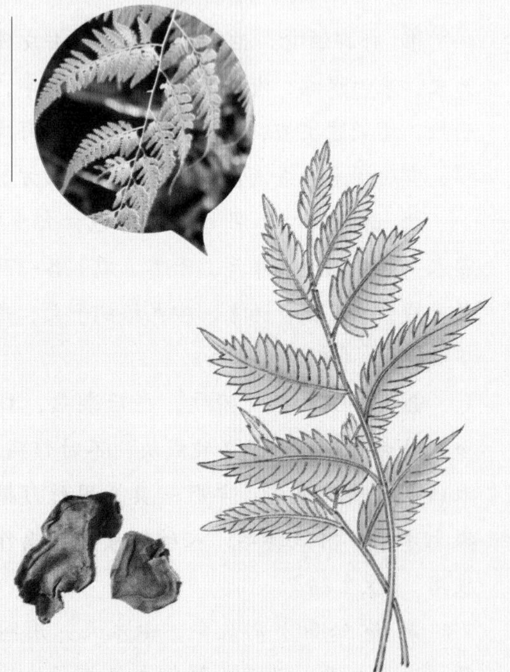

【释名】又名强膂（lǚ）、扶筋、百枝、狗青。

苏敬说：这种药苗似贯众，根长多分支，如狗的脊骨，而肉作青绿色，因此得名。

【集解】《别录》记载：狗脊生于常山川谷，二月、八月采根晒干。

时珍说：狗脊有二种：一种根呈黑色，如狗脊骨；一种有金黄毛，如狗形，都可入药。其茎细，而叶、花两两对生，正似大叶蕨。与贯众叶相比，狗脊有齿，面背皆光。其根大如拇指，有硬黑须聚集。

根

【修治】时珍说：现在人们只用锉刀去掉或炒去毛须用。

【气味】味苦，性平，无毒。

【主治】《本经》载：主治腰背强痛，关节不利，周痹寒湿膝痛，尤其有利于老人。

《别录》载：疗遗尿不能控制，男子、女子脚弱腰痛，风邪淋露，少气目暗，强壮脊柱，利俯仰，女子伤中关节重。

甄权说：男子女人毒风软脚，肾气虚弱，续

筋骨，补益男子。

时珍说：强壮肝肾，健骨，治风虚。

附方

1 男子诸风，四宝丹：用金毛狗脊，盐泥密封，煅红，去毛，苏木、萆薢、川乌头生用等份，制为药末，用米醋制成梧桐子大小的丸剂。每次服二十丸，温酒、盐汤送服。《普济方》。

2 室女白带，冲任虚寒，鹿茸丸：用金毛狗脊（燎去毛）、白蔹各一两，鹿茸酒蒸焙二两，研为细末，用艾煎醋汁打糯米糊，制丸如梧桐子大。每次服五十丸，空腹用温酒送下。《济生方》。

3 固精强骨：金毛狗脊、远志肉、白茯神、当归身等份，制为药末，用炼蜜制成梧桐子大小的丸剂。每次用酒送服五十丸。《集简方》。

4 病后足肿，但节食以养胃气：外用狗脊煎汤渍洗。吴绶《伤寒蕴要》。

按语

狗脊味苦、甘，性温，能祛风湿，补肝肾，强腰膝。用于治疗风湿痹证，腰膝酸软、下肢无力，遗尿、白带过多。尤其善于治疗脊强。狗脊绒毛可以止血。

贯众 Guan Zhong

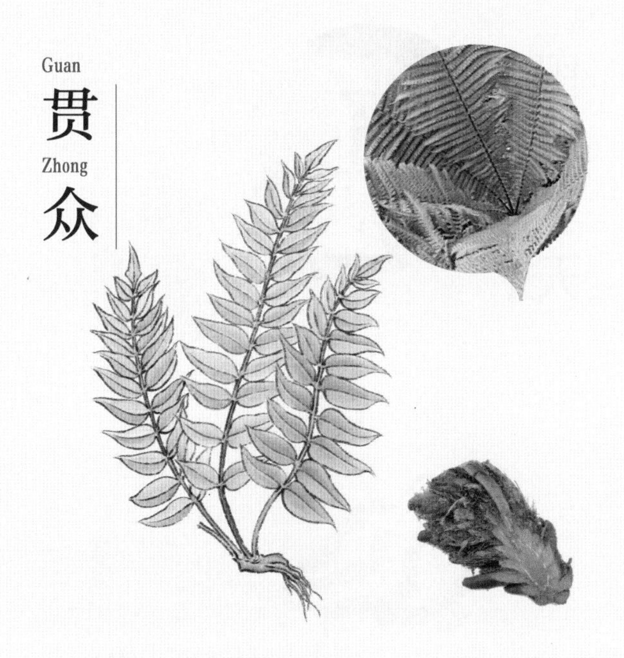

【释名】又名贯节、贯渠、百头、虎卷、扁府、草鸱头、黑狗脊、凤尾草。

时珍说：此草叶茎如凤尾，其根一本而众枝贯之，因此草叫凤尾，根叫贯众、贯节、贯渠。渠者，魁也。

【集解】《别录》载：贯众生于玄山山谷及冤句少室山，二月、八月采根，阴干后使用。

苏颂说：现在陕西、河东州郡及荆、襄间多有出产，但是很少有开花的。贯众春天生苗，呈赤色，叶大如蕨。茎干三棱，叶呈绿色，像鸡翎，又叫作凤尾草。其根为紫黑色，形如大瓜，下有一黑须毛，又像老鸱。

时珍说：贯众多生长在山阴近水的地方。数根丛生，一根数茎，茎大如筷子，其涎滑。叶两两对生，像狗脊的叶，但是无锯齿，青黄色，面深背浅。根弯曲而有尖嘴，黑根须，丛族状，类似于狗脊的根，但是稍大，形状像伏鸱（伏卧的鸱鸟。鸱：一种凶猛的鸟，又名鹞鹰）。

根

【气味】味苦，性微寒，有毒。

【主治】《本经》载：主治腹中邪热气，各种毒邪，可以杀死多种寄生虫。

《别录》说：去寸白虫（绦虫），破癥瘕，除头风，止金疮。

苏颂说：为末，用水送服一钱，止鼻血有效。

时珍说：治疗下血，崩中，滞下，产后血气胀痛，斑疹毒，漆毒，骨鲠。解诸病。

【发明】时珍说：贯众善治妇人血气病，根汁能制三黄，化五金，伏钟乳，结砂制汞，且能解毒软坚。王好古治夏月痘出不快，快斑散里使用了贯众。说贯众有毒，而能解腹中邪热之毒。病因内感而发于外的多有效，不属于古法的分经论治。又有黄山谷煮豆帖，言荒年以黑豆一升挼净，入贯众一斤，锉如骰子大，同以水煮，小火斟酌至豆熟，取出晒干，覆令展尽余汁，簸去贯众，每日空腹吃豆五至七粒，能食百草木枝叶有味可饱。又有王璆《百一选方》，说滁州蒋教授，因食鲤鱼玉蝉羹，被鱼刺卡了咽喉，诸药都没有效果。有人告知用贯众浓煎汁一盏，分三次服用，连进至夜，鱼刺一咯而出。也可制为药末，饮水送服一钱。据此可知贯众具有软坚的作用，不只是能够止血治疮而已。

附方

1 鼻衄不止：贯众根末，用水送服一钱。《普济方》。

2 女人血崩：贯众半两，煎酒服下，立止。《集简方》。

3 产后失血过多，心腹彻痛者：用贯众状如刺猬者一个，全用不锉，只揉去毛及花萼，以好醋蘸湿，慢火炙令香熟，候冷为末，空腹服用，每次用米饮送服二钱，甚效。《妇人良方》。

4 痘疮不快，快斑散：用贯众、赤芍药各一钱，升麻、甘草各五分，入淡竹叶三片，水一盏半，煎七分，温服。王好古方。

5 头疮白秃：贯众、白芷为末，油调外涂。又方：贯众烧末，油调涂。《圣惠方》。

6 漆疮作痒：油调贯众末涂患处。《千金方》。

7 鸡鱼骨鲠：贯众、缩砂、甘草等份，为粗末，绵包少许，含之咽汁，久则随痰自出。《普济方》。

8 血痢不止：凤尾草根，即贯众，五钱，煎酒服用。《集简方》。

9 便毒肿痛：贯众，酒服二钱，疗效极佳。《多能鄙事》。

按语

贯众味苦，性微寒，有小毒，能清热解毒，凉血止血，杀虫。用于风热感冒、温毒发斑，血热出血，虫疾。杀虫及清热解毒宜生用，止血宜炒炭用。服用本品时忌油腻。

巴戟天 (Ba Ji Tian)

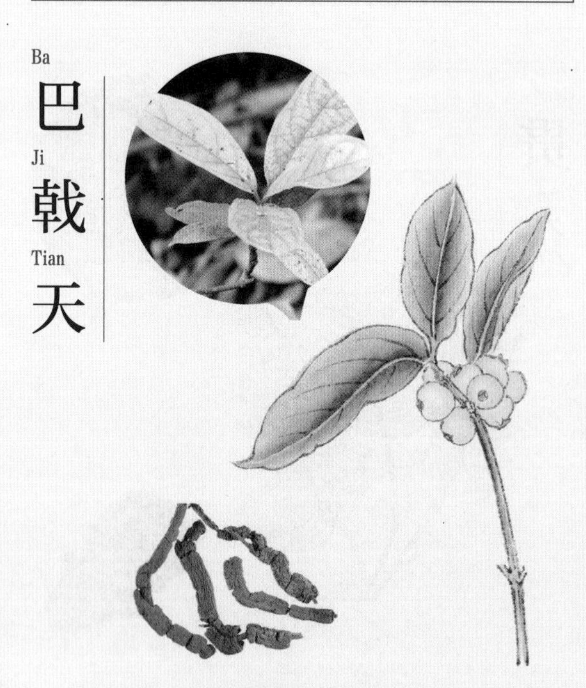

【释名】又名不凋草、三蔓草。

【集解】《别录》载：巴戟天生于巴郡及下邳山谷，二月、八月采根，阴干后使用。

陶弘景说：现在也用产于建平、宜都的巴戟天，根像牡丹的根，更细小，外赤内黑，使用时打去心。

寇宗奭说：巴戟天本来有心，干缩时自落，或抽去，因此中心空，不是本来就有小孔的。

苏颂说：现在江淮、河东州郡也有出产，但不及产于蜀川者的品质好，多生于山林内。内地所生的巴戟天，叶似麦门冬而厚大，到秋季结实。现在的医家多以紫色为佳。蜀地人却说：没有紫色的。采收时或用黑豆同煮，可使它呈紫色，但气味已失，尤其应该辨别。又有一种山葎根，很像巴戟天，但颜色是白色的。当地人采得，用醋水煮后，用冒充巴戟天，极难辨别。只要打破察看一下，中间呈紫色而鲜洁的是伪品；中间虽然呈紫色，又有微白色，掺杂有粉色，纹理细小色暗的是真品。

根

【修治】时珍说：现在的治法是只用酒浸一夜，锉焙后入药。若急用，只用温水浸软，去心后即可使用。

【气味】味辛、甘，性微温，无毒。

【主治】《本经》记载：主治大风邪气，阳痿不起，强壮筋骨，安定五脏，补中增志益气。

《别录》记载：治疗头面部游风（一种以头面部皮肤灼热瘙痒，状若风疹块的病症），小腹及阴中引痛，补多种劳损，益精，利男子。

甄权说：治男子夜梦鬼交精泄，强阴下气，治风癞。

《大明》记载：治一切风证，治疗水胀。

时珍说：治脚气，去风疾，补血海。

【发明】王好古说：巴戟天，是肾经血分药。

寇宗奭：有人嗜酒，每天饮五至七杯，后患脚气病，病情危重。有人告诉他用巴戟半两，和糯米同炒，炒至米微转色，去米不用，大黄一两，锉炒，一同制成药末，用熟蜜制成丸剂，温水送服五十至七十丸。服药期间禁酒，不久便痊愈。

按语

巴戟天味辛、甘，性微温。能补肾助阳，祛风除湿。用于肾阳虚阳痿、宫冷不孕、小便频数，风湿腰膝疼痛及肾虚腰膝酸软无力。

远志 Yuan Zhi

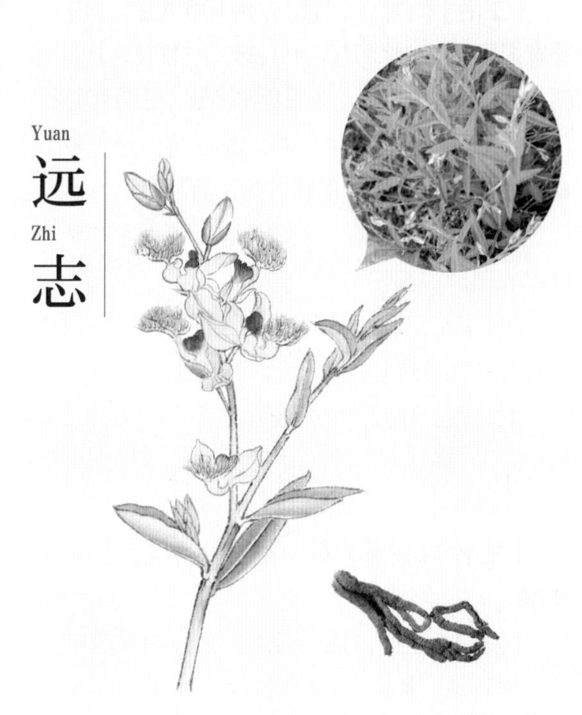

【释名】苗名小草、细草。

时珍说：服用此草可以益智强志，因此有“远志”之称。《世说新语》记载：谢安说，隐于山中时就叫远志，出山后就叫小草。《记事珠》称它为醒心杖。

【集解】《别录》记载：远志生于太山及冤句川谷，四月采根、叶，阴干后使用。

苏颂说：现在河、陕、洛西州郡也有。根的外形像蒿根，呈黄色。苗似麻黄而色青，又如毕豆。叶也有像大青，但是略小。三月开白花。根长及一尺。泗州出产的花为红色，根、叶都大于产于他处的。商州出产的根为黑色。民间传说夷门出产的最佳。四月采根，晒干后使用。

时珍说：远志有大叶、小叶两种，陶弘景所说者是小叶，马志所说的是大叶，大叶者花是红的。

根

【修治】雷敩曰：凡使需去心，否则令人烦闷。仍用甘草汤浸一夜，晒干或焙干用。

【气味】味苦，性温，无毒。

【主治】《本经》记载：主治咳嗽气逆，伤中，补虚损不足，祛除邪气，利九窍，益智慧，耳目聪明，不忘，强志倍力。久服身体轻健，延缓衰老。

《别录》记载：利丈夫，定心气，止惊悸，益精，去心下膈气，皮肤中热，面目黄。

甄权说：治健忘，安定神志，使人不迷茫，可以壮阳。

《日华》记载：长肌肉，助筋骨，妇人血噤失音，小儿客忤。

时珍说：治疗一切痈疽。

叶

【主治】《别录》载：益精补阴气，止虚损梦泄。

【发明】王好古说：远志，是肾经气分药。

时珍说：远志入足少阴肾经，不是入心经的药。其功效主要是强志益精，治疗善忘。因为精与志，都是肾经所藏。肾精不足，则志气衰微，不能上通于心，因此迷惑善忘。《灵枢》云：肾藏精，肾精寄居“志”，肾盛怒而不止则伤志，志伤则喜忘其前言，腰脊不可以俯仰屈伸，毛悴色夭。又说：人若善忘，是因为上气不足、下气有余导致的，肠胃实而心肺虚，虚则营卫留于下，过久了不按时上行，所以导致健忘。陈言《三因方》记载，远志酒可以治疗痈疽，有奇功，也是取补肾的作用。

附方

1 心孔昏塞，多忘善误：远志，为末服用。《肘后方》。

2 喉痹作痛：远志肉为末，吹喉，涎出为度。《仁斋直指方》。

3 脑风头痛，不可忍：远志末吹鼻。《宣明方》。

4 吹乳肿痛：远志焙研，酒服二钱，用渣外敷。《袖珍方》。

5 小便混浊：远志、甘草水煮半斤，茯神、益智仁各二两，为末，酒糊为丸如梧桐子大，每次空腹用枣汤送下五十丸。《普济方》。

> **按语**
>
> 远志味苦、辛，性温，能安神益智，祛痰开窍，消散痈肿。用于治疗失眠多梦、心悸怔忡、健忘、癫痫惊狂、咳嗽痰多、痈疽疮毒、乳房肿痛、喉痹。一般化痰止咳宜炙用。

淫羊藿

Yin Yang Huo

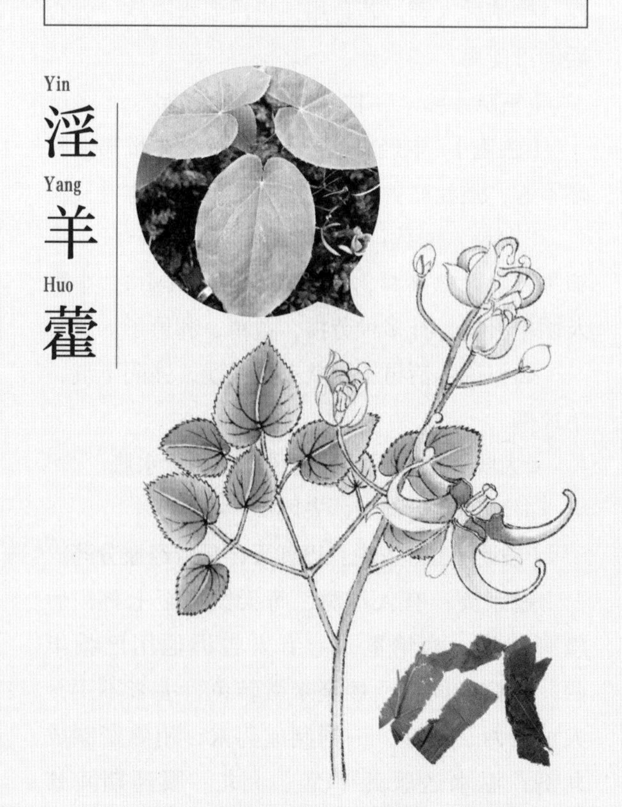

【释名】又名仙灵脾、放杖草、弃杖草、千

两金、干鸡筋、黄连祖、三枝九叶草、刚前。

陶弘景说：服用淫羊藿可以增强性功能。西川北部有淫羊，一日之内百次交合，是吃淫羊藿所致，因此得名。

时珍说：豆叶称藿，淫羊藿的叶与之相似，故又名藿。仙灵脾、千两金、放杖、刚前，这些名字都是突出它的作用。鸡筋、黄连祖，这些都是根据它的根形。柳宗元的文章里写作“仙灵毗”，一般人脐称为毗，淫羊藿补肾，这样取名于理也说得通。

【集解】苏敬说：到处都有，叶形似小豆而圆薄，茎细亦坚，俗名仙灵脾。

苏颂说：江东、陕西、泰山、汉中、湖湘地区都有。茎如粟秆。叶青似杏，叶上有棘。根呈紫色，而且有须。四月开白花，也有开紫色花的。五月采叶晒干。湖湘出产的淫羊藿，叶如小豆，枝茎紧细，经冬不凋，根像黄连。关中地区则称为三枝九叶草。苗高一二尺，根、叶都可药用。《蜀本草》说以在听不见水声的地方生长起来的淫羊藿质量为佳。

时珍说：淫羊藿生于大山之中。一根数茎，茎粗如线，高一二尺。一茎二桠，一桠三叶。叶长二三寸，如杏叶及豆藿，叶面光洁、叶背色淡，叶薄且叶缘有细齿，有微刺。

根叶

【修治】雷敩说：凡使用时称仙灵脾的，用剪刀剪去四面花枝，每一斤用羊脂四两拌炒。以羊脂炒尽为度。

【气味】味辛，性寒，无毒。

【主治】《本经》记载：主治阳痿，绝伤，阴茎疼痛，利小便，益气力，强志。

《别录》记载：坚筋骨，消瘰疬赤痈，下部有疮，洗出虫。

《大明》载：丈夫绝阳无子，女人绝阴无子，老人衰老，中年健忘，一切冷风劳气，筋骨挛急，四肢不仁，补腰膝，强心力。

【发明】时珍说：淫羊藿味甘气香，性温不寒，能益精气，是入手足阳明、三焦、命门之药，适于肾阳亏损者服用。

附方

1 仙灵脾酒，补益男子，壮阳，理腰膝冷：淫羊藿一斤，酒一斗，浸三日，逐时饮用。偏风不遂、皮肤不仁者，适于服用。《食医心镜》。

2 仙灵脾酒：仙灵脾一斤，细锉，生绢袋盛，放在不渗漏的容器中，用无灰酒二斗浸泡，重封，春、夏三日或秋、冬五日后，每日暖饮。以饮至微醺为度，不可大醉，酒尽再酿，无不效验。《圣惠方》。

3 三焦咳嗽，腹满不饮食，气不顺：仙灵脾、覆盆子、五味子（炒）各一两，制为药末，制成梧桐子大小的蜜丸，每次用姜茶送服二十丸。《圣济总录》。

4 目昏生翳：仙灵脾、瓜蒌（红色者）等份，制为药末。每次服一钱，用茶送服，每日二次。《圣济总录》。

5 病后青盲，时间不长者可治：仙灵脾一两，淡豆豉一百粒，水一碗半，煎取一碗，一次服完即好。《百一选方》。

6 小儿雀目：仙灵脾根、晚蚕蛾各半两，炙甘草、射干各二钱半，为末。用羊子肝一枚，切开掺药二钱，扎定，以黑豆一合，米泔一盏，煮熟，分二次食用，以汁送服。《普济方》。

7 痘疹入目：仙灵脾、威灵仙等份，制成药末。每服五分，米汤送下。《痘疹便览》。

8 牙齿虚痛：仙灵脾为粗末，煎汤频漱，疗效显著。《奇效方》。

-按语-

淫羊藿味辛、甘，性温，能补肾壮阳，祛风除湿。用于肾阳虚衰、阳痿尿频、腰膝无力，风寒湿痹、肢体麻木，也用于肾阳虚之喘咳等症。其温补肾阳作用较强。

Xian 仙 Mao 茅

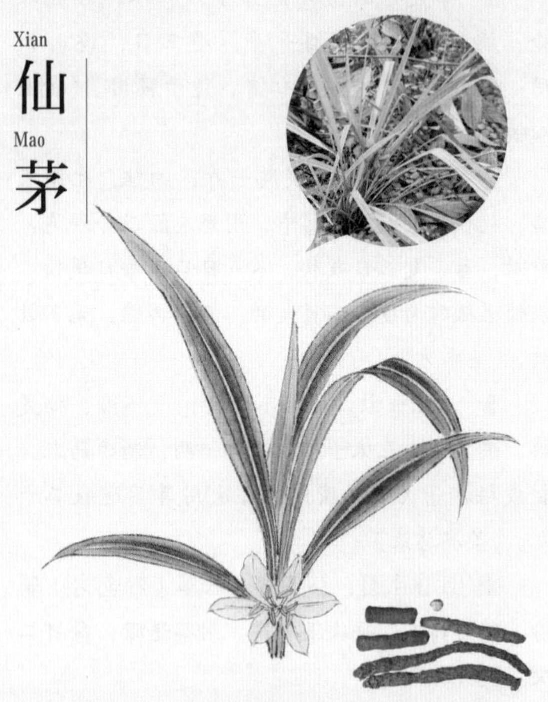

【释名】又名独茅、茅爪子、婆罗门参。

李珣说：其叶似茅，久服轻身，故名仙茅。梵音呼为阿输乾陀。

苏颂说：仙茅的根独生。因西域的婆罗门僧献给唐玄宗的方中有这味药，所以现在江南人称它为婆罗门参，说它的补益之功用如同人参。

【集解】李珣说：仙茅生于西域，叶像茅，它的根粗细有节，有的如同笔管，有节纹理。花呈黄色，多汁涎。叶青如茅而软，且略宽阔，叶面有纵纹。又像初生的棕榈秧，高一尺多。到冬天全部枯萎，春初才再生长。三月开花如栀子花，呈黄色，不结实。它的根独茎而直，大如小指，下有短细肉根相附，外皮稍粗为褐色，内肉为黄白色。二月、八月采根，晒干后使用。产于衡山的花为碧色，五月结黑子。

时珍说：仙茅四五月中抽茎四五寸，开的小花有六瓣，呈深黄色，不像栀子。大山中到处有仙茅，人们只取梅岭出产的药用，而《会典》记载成都每年上贡仙茅二十一斤。

根

【修治】雷敩说：采得仙茅后，以清水洗净，刮去皮，于槐砧上用铜刀切成豆子大小，用生稀布袋盛，在乌豆水中浸一夜，取出后用酒拌湿蒸煮，从巳时至亥时，取出晒干。不要接触铁器及牛乳，否则会使人鬓、须斑白。

【气味】味辛，性温，有毒。

【主治】《开宝本草》载：主治心腹冷气不能食，腰脚风寒痹痛，痉挛，不能行走，男子虚劳，老人遗尿，无生育，治疗阳痿。久服增强记忆，助筋骨，益肌肤，长精神，明目。

李珣说：治各种风湿气阻，补暖腰脚，清安五脏。久服轻身，益颜色。男子多种劳伤，明耳目，填骨髓。

《大明》载：开胃消食下气，补益房事，使人不疲倦。

【发明】苏颂说：五代唐筠州刺史王颜著《续传信方》，因国书编录西域婆罗门僧服仙茅方，当时十分盛行。说仙茅可以治疗多种劳伤，明目益筋力。并说十斤钟乳石也不及一斤仙茅，这表明仙茅的作用相当好。归根结底，仙茅源于西域道人所传。开元元年婆罗门僧进供此药，唐明皇服之有效，但在当时作为禁方，密不外传。天宝战乱，方书流散，上都僧不空三藏才得了这个方，传给了司徒李勉、尚书路嗣供、给事齐杭、仆射张建封服用，都有效。路公久服金石无效，得此药，其功效增加百倍。齐给事守缙云说，有气力小、风疹发作的情况，服了仙茅就好了。八九月间采得，用竹刀刮去黑皮，切成豆粒大小，米泔水浸两夜，阴干后捣筛，用熟蜜制成梧桐子大小的丸剂，每天早晨空腹饮酒送服二十丸。忌铁器，禁食牛乳及黑牛肉，否则仙茅大减药力。

汪机说：五台山上有仙茅，患大风证的人，服它病就会痊愈。

时珍说：按许真君书所说：久服仙茅会长生。其味甘能养肉，辛味能养节，苦味能养气，咸味能养骨，滑能养肤，酸味能养筋，适于用醋送服，必定有效。又有范成大在《虞衡志》中记载：广西英州多仙茅，当地的羊吃了，全身化成了筋，不再有血肉。食用这种羊肉对人体大有补益，因此这种羊被叫作乳羊。沈括《梦溪笔谈》记载：夏文庄公禀赋与常人不同，只要睡着就身冷如死人，睡觉必须得有人帮他温暖身体，很长时间之后才能动弹。因此，夏文庄公常服仙茅、钟乳、硫黄。观此病案可知，仙茅性热，是补三焦命门之药，唯阳虚精寒、禀赋向来虚怯之人可以应用。如果身体健壮、相火炽盛的人服用，反而动火。张杲《医说》有记载：一人中了仙茅之毒，舌胀出口，逐渐肿大，与肩平齐。因此用小刀割破舌头，随破随合，割至一百多下，才出了一点血，此时才说可以救治。煮大黄、朴硝给病患服用，有用药涂舌面，很快舌大消缩。这都是火盛性淫之人过量服用仙茅导致的危害。

附方

❶ 仙茅丸，壮筋骨，益精神，明目：仙茅二斤，糯米泔浸五日，去赤水，夏月浸三日，铜刀刮锉阴干，取一斤；苍术二斤，米泔浸五日，刮皮焙干，取一斤；枸杞子一斤，车前子十二两，白茯苓（去皮）、茴香（炒）、柏子仁（去壳）各八两，生地黄（焙）、熟地黄（焙）各四两。制成药末，酒煮糊丸如梧桐子大小。每服五十丸，饭前用温酒送下，每日服二次。《圣济总录》。

❷ 定喘下气，补心肾，神秘散：用白仙茅（米泔浸三夜，晒炒）半两、人参二钱半、阿胶（炒）一两半、鸡内金（烧）一两，制成药末。每次服二钱，空腹服用，用糯米饮送下，每日二次。《三因方》。

按语

仙茅味辛，性热，有毒，能温肾壮阳，祛寒除湿。用于治疗肾阳不足，命门火衰之阳痿精冷、小便频数；腰膝冷痛，筋骨痿软无力。阴虚火旺者忌服。巴戟天、淫羊藿、仙茅均可以壮阳，祛风湿，助阳力淫羊藿强于巴戟天，弱于仙茅。

玄参 Xuan Shen

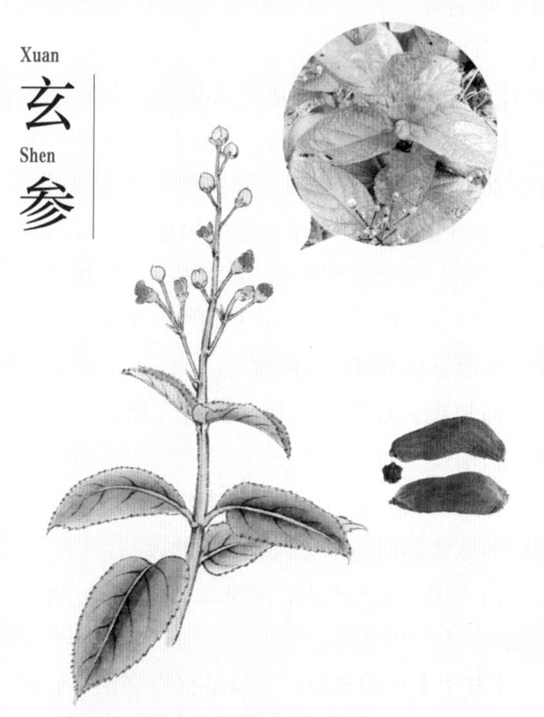

【释名】又名黑参、玄台、重台、鹿肠、正马、逐马、馥草、野脂麻、鬼藏。

时珍说：玄，指的是黑色。《别录》一名端，一名咸，名义多未详。

弘景说：其茎有点像人参，因此名字里有“参”字。

【集解】《别录》载：玄参生于河间川谷及冤句，三月、四月采根，晒干后使用。

苏颂说：二月生苗。叶似芝麻对生，又如槐柳而尖长有锯齿。细茎呈青紫色。七月开花，呈青碧色。八月结子黑色。有白花的，茎大，紫赤色而有细毛，有节如同竹子一样的，高五六尺。

时珍说：它的根有腥气，因此苏敬认为它是臭的。它的宿根多被地蚕食用，因此中空。花有紫色、白色二种。

根

【修治】雷敩说：采摘之后，用蒲草把它重重隔开，入蒸笼蒸两昼夜，晒干后使用。不能接触铜器，否则食后容易刺激咽喉，损伤眼睛。

【气味】味苦，性微寒，无毒。

【主治】《本经》记载：主治腹中寒热，积聚，女子产后和哺乳疾病，补肾气，使人明目。

《别录》记载：主治突然中风伤寒，身热神昏及疟疾，癥瘕，下寒血，除胸中气，下水，止烦渴，散颈下核，痈肿，止心腹痛，坚癥，定五脏。久服补虚明目，滋阴益精。

甄权说：疗热风头痛，伤寒劳复，治暴结热，散瘤瘘瘰疬。

《大明》记载：治游风，补劳损，治心惊烦躁，骨蒸痨病邪气，止健忘，消肿毒。

时珍说：滋阴降火，解斑毒，利咽喉，通小便血滞。

【发明】张元素说：玄参是枢机之药，管辖统领诸气上下，清肃而不浊，常应用于风药之中。因此，《类证活人书》常用它治疗伤寒阳毒、汗下后毒不散及心下懊侬、烦不得眠、心神颠倒欲绝。由此而论，治胸中氤氲之气、无根之火，当以玄参为圣剂。

时珍说：肾水受伤，真阴失守，孤阳无根，发为火病，法宜壮水以制火，因此玄参与地黄功效相同。

附方

1 诸毒鼠瘘：玄参渍酒，每日饮服。《开宝本草》。

2 年久瘰疬：生玄参捣烂外敷，每日换药二次。《广利方》。

3 眼睛红肿：将玄参制成药末，用米泔煮猪肝，每日蘸食。《济急仙方》。

4 发斑咽痛，玄参升麻汤：用玄参、升麻、甘草各半两，水三盏，煎取一盏半，温服。《南阳活人书》。

5 急喉痹风：玄参、牛蒡子半生半炒各一两，制成药末，新水服一盏，立即痊愈。大人、小儿都可应用。《圣惠方》。

6 鼻中生疮：将玄参末涂在疮上，或用水浸软塞鼻。《卫生易简方》。

7 三焦积热：玄参、黄连、大黄各一两，制成药末，炼蜜制成梧桐子大小的丸剂。每服三十至四十丸，白开水送下。小儿服用的丸剂制成粟米大小。丹溪方。

8 小肠疝气：黑参捣碎，炒，制成丸剂。每服一钱半，空腹用酒送服，出汗即见效。孙天仁《集效方》。

按语

玄参味甘、苦、咸，性微寒，能清热凉血，泻火解毒，滋阴。用于温邪入营、内陷心包、温毒发斑，热病伤阴、津伤便秘、骨蒸劳嗽，目赤咽痛、瘰疬、白喉、痈肿疮毒。玄参、生地黄均能清热凉血、养阴生津，玄参泻火解毒力较强，生地黄清热凉血之力较强。

Di 地 Yu 榆

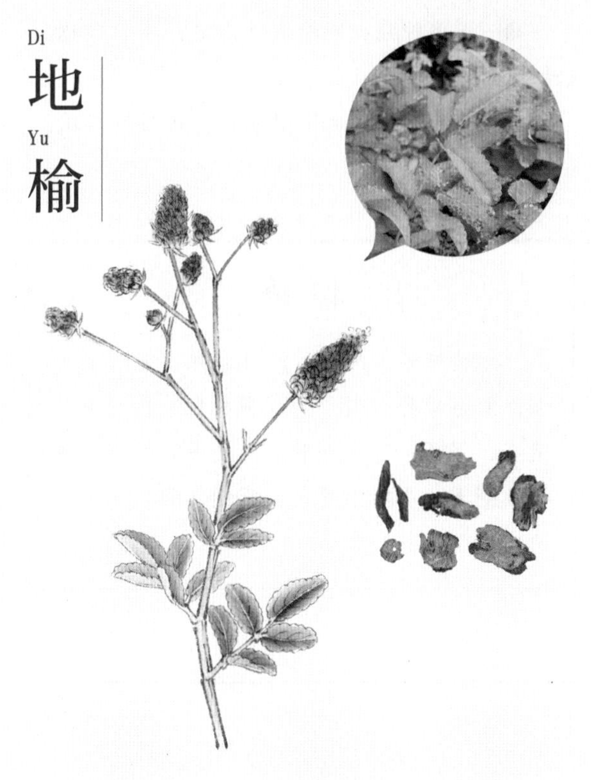

【释名】又名玉豉、酸赭。

陶弘景说：其叶似榆而比榆长，初生时布于地上，因此得名。它的花、子呈紫黑色，像豆豉一样，因此又叫作玉豉。

时珍按：《外丹方》说地榆一名酸赭，是因为其味酸、呈赭色的缘故。现在蕲州一带的乡里人称地榆为酸赭，又讹传赭为枣，则地榆、酸赭是一物便很清楚了，其主治之功用也相同，因此合并《别录》有名未用中酸赭为一物。

【集解】《别录》载：地榆生于桐柏及冤句山谷，二月、八月采根，晒干后使用。又说：酸赭生于昌阳山，采取不拘时间。

苏颂说：现在平原川泽到处都有。宿根三月内生苗，初生时分布于地上，独茎直上，高三四尺，对分出叶。叶似榆叶而稍狭，细长似锯齿状，呈青色。七月开花如桑椹，呈紫黑色。根外黑里红，像柳根。

陶弘景说：它的根也可以酿酒用。道方中将它烧作灰，能使石头烂，因此煮含有矿石的方子中用地榆。山里人若没有茶叶时，采叶代饮，又可炒着吃。

根

【气味】味苦，性微寒，无毒。

【主治】《本经》记载：妇人乳产，痓痛七伤，带下五漏，止痛止汗，除恶肉，疗金疮。

《别录》记载：止脓血，各种瘘，恶疮，热疮，补绝伤，若产后将它塞在阴道之内，可发挥金疮膏的功用。还能消酒，除渴，明目。

《开宝本草》记载：止冷热痢，疳痢，效果极佳。

《大明》记载：止吐血，鼻衄，肠风下血，月经不止，血崩，产前后诸血疾以及水泻。

李杲说：治胆气不足。

时珍说：地榆汁酿酒，治风痹，补脑。捣汁涂虎犬蛇虫伤。

【发明】苏颂说：古代治疗崩漏下血的药方之中多用到此药。

寇宗奭说：其性沉寒，入下焦。若热血痢则可用。若虚寒人及水泻白痢，不可轻易使用。

时珍说：地榆除下焦热，治大小便血。止血取上截切片炒用。其梢则能行血，不可不知。杨士瀛说：诸疮，痛者加地榆，痒者加黄芩。

附方

1 男女吐血：地榆三两，米醋一升，煮十余沸，去渣，饭前稍热服一合。《圣惠方》。

2 妇人漏下，赤白不止，令人黄瘦，血痢不止：地榆晒研，每服二钱，掺在羊血上，炙熟食用。《圣惠方》

3 赤白下痢，瘦骨嶙峋：地榆一斤，水三升，煮取一升半，去药渣，再煎如稠饧，绞滤，空腹服三合，每日二次。《海上方》。

4 下血不止，二十年者：取地榆、鼠尾草各二两。水二升，煮取一升，一次服完。如果下血不止，以水渍屋尘饮一小杯。《肘后方》。

5 肠道下血，腹痛不已：地榆四两，炙甘草三两。每服五钱，水一盏，入缩砂四七枚，煎取一盏半，分二次服用。《宣明方》。

6 小儿疳痢：地榆煮汁，熬如饴糖，服下便愈。《肘后方》。

7 毒蛇螫人：新地榆根捣汁饮，兼以渍疮。《肘后方》。

8 虎犬咬伤：地榆煮汁饮，并为末敷。也可为末，白开水温服，每日三次。忌酒。梅师《集验方》。

9 指甲肿痛：地榆煮汁渍之，半日即愈。《千金方》。

10 小儿湿疮：地榆煮浓汁，每日洗二次。《千金方》。

按语

地榆味苦、酸、涩，性微寒，能凉血止血，解毒敛疮。用于治疗多种血热出血证、烫伤、湿疹、疮疡痈肿。止血多炒炭用，解毒敛疮多生用。治疗大面积烧伤病人，不宜使用地榆制剂外涂。

Dan 丹 Shen 参

【释名】又名赤参、山参、郄蝉草、木羊乳、逐马、奔马草。

时珍说：五参五色配五脏。因此，人参入脾名黄参，沙参入肺名白参，玄参入肾名黑参，牡蒙入肝名紫参，丹参入心名赤参，苦参则是右肾命门之药。古人舍紫参而称苦参，是不知道这个道理。

萧炳说：丹参治疗风湿脚软，用药后可以追逐奔跑的马，因此又名奔马草，曾经使用，确实有效。

【集解】《别录》说：丹参生于桐柏川谷及太山，五月采根，晒干后使用。

苏颂说：现今陕西、河东州郡及随州都有出产。二月生苗，高一尺许。茎方有棱，呈青色。叶相对，如薄荷叶而有毛。三月至九月开花成穗，红紫色，像苏花。根赤色，大的像手指一样，长尺余，一苗数根。

时珍说：山中到处都有。一枝五叶，叶如野苏而尖，青色皱毛。小花成穗如蛾形，中有细子。其根皮红而肉紫。

根

【气味】味苦，性微寒，无毒。

【主治】《本经》记载：心腹邪气，肠鸣幽幽如同腹间走水，寒热积聚，破癥除瘕，止烦满，益气。

《别录》记载：养血，去心腹痛疾结气，腰脊强脚痹，除风邪留热，久服利人。

陶弘景说：浸酒饮，能治疗风痹足软。

甄权说：主中恶及百邪鬼魅，腹痛气作，声音鸣吼，能定精。

《大明》记载：能养神定志，通利关节血脉，治冷热劳，骨节疼痛，四肢不遂，头痛赤眼，热温狂闷，破宿血，生新血，安胎，去死胎，止血崩，带下，调妇人经脉不匀，血邪心烦，恶疮疥癣，瘿赘肿毒丹毒，排脓止痛，生肌长肉。

时珍说：能活血，通心包络，治疝痛。

【发明】时珍说：丹参色赤味苦，气平而降，为阴中之阳。入手少阴、厥阴之经，是心与包络血分之药。按《妇人明理论》所载：四物汤可以治疗妇人病，不论产前产后，经水多少，都可通用。只有一味丹参散，主治与四物汤相同。丹参能破宿血，补新血，安生胎，去死胎，止崩中带下，调经脉，它的功效大致与当归、地黄、川芎、芍药等相似。

附方

1 丹参散：治妇人经脉不调，或前或后，或多或少，产前胎不安，产后恶血不下，兼治冷热劳，腰脊痛，骨节烦疼。用丹参洗净，切晒为末。每次服二钱，温酒调下。《妇人明理方》。

2 落胎下血：丹参十二两，酒五升，煮取三升，温服一升，一日服三次。也可水煮。《千金方》。

3 寒疝腹痛，小腹阴中相引痛，自汗出，欲死：丹参一两为末。每次服二钱，热酒调下。《圣惠方》。

4 妇人乳痈：丹参、白芷、芍药各二两，㕮咀，用醋淹一夜，猪脂半斤，微火煎成膏，去渣外敷。孟诜《必效方》。

5 热油火灼，除痛生肌：丹参（锉）八两，用水微调，取羊脂二斤，煎三沸，以涂疮上。《肘后方》。

按语

丹参味苦，性微寒，能活血调经，祛瘀止痛，凉血消痈，除烦安神。用于治疗月经不调、闭经痛经、产后瘀滞腹痛、血瘀心痛、脘腹疼痛、癥瘕积聚、跌打损伤及风湿痹证，疮痈肿毒，热病烦躁神昏及心悸失眠。活血化瘀宜酒炙用。

紫草 Zi Cao

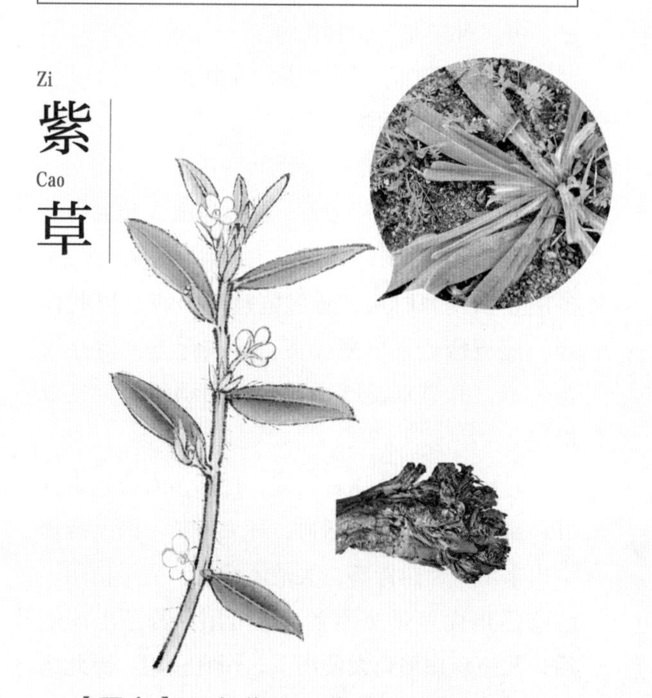

【释名】又名紫丹、紫芙、茈莀、藐、地

血、鸦衔草。

时珍说：此草花紫、根紫，可以染紫，故名。《尔雅》作茈草。瑶族人、侗族人称它为鸦衔草。

【集解】《别录》载：紫草生于砀山山谷及楚地，三月采根，阴干后使用。

陶弘景说：现在出产于襄阳，多从南阳新野来，当地人种植，即是现在作紫色染料用的，方药都不再用。

时珍说：种紫草，三月逐垄下子，九月子熟时割草，春社（为立春之后的第五个戊日，约在春分前后）前后采根阴干，其根头有白毛如茸。没有开花时采集，则根色鲜明；开花过时采集，则根色暗恶。采时以石压扁晒干。采收之时，忌人溺及驴马粪和烟气，否则紫草会变成黄色。

根

【气味】味苦，性寒，无毒。

【主治】《本经》记载：治疗心腹邪气，五疸，可以补中益气，利九窍。

《别录》记载：通水道，疗肿胀满痛。以合膏，疗小儿疮及面皶。

甄权说：治恶疮，手足间癣疾。

时珍说：治斑疹痘毒，活血凉血，利大肠。

【发明】苏颂：古方少用紫草，现在医家多用它治伤寒时疾，透发疮疹不出者，以此作药，使痘疹透发出来。韦宙《独行方》治疗天花疮毒，煮紫草汤饮用，后人相承而用，见效极快。

时珍说：紫草味甘、咸，性寒，入心包络及肝经血分。长于凉血活血，利大小肠。因此痘疹欲出未出，血热毒盛，大便闭涩者，适于使用。痘疹已出而紫黑便闭者，也可用。若已出而红活，及痘疹白陷而大便泻下，切宜忌用。因此杨士瀛在《仁斋直指方》中说：紫草治痘，能导大便，使发出亦轻。紫草得木香、白术为佐，尤为有益。又有曾世荣《活幼心书》记载：紫草性寒，小儿脾气实者也可用，脾气虚者反能作泻。古方唯用茸，取其初得阳气，以类触类，所以用它来发痘疮。现在的人不知道这个道理，一概而用，这不对。

附方

1. 消解痘毒：紫草一钱，陈皮五分，葱白三寸，用刚打的井水煎服。《仁斋直指方》。
2. 婴童疹痘三四日，隐隐将出未出，色赤便闭者：紫草（锉）二两，用久沸的水一盏泡，封勿泄气，待温时服半合，则疮虽出亦轻。大便泻下的勿用。煎服也可。《经验后方》。
3. 痘毒黑疔：紫草三钱，雄黄一钱，研为细末，用胭脂汁调，银簪挑破，点之极妙。《集简方》。
4. 痈疽，便闭：紫草、瓜蒌实等份，新水煎服。《仁斋直指方》。
5. 小儿白秃：紫草煎汁外涂。《圣惠方》。
6. 小便卒淋，产后淋漓：紫草一两，为散，每食前用井华水（早晨第一次汲取的井泉水）服二钱。《千金翼方》。
7. 恶虫咬人：紫草煎油外涂。《圣惠方》。

按语

紫草味甘、咸，性寒，能清热凉血，活血，解毒透疹。用于治疗温病血热毒盛、斑疹紫黑、麻疹不透，疮疡、湿疹、水火烫伤。熬膏或用植物油浸泡后涂搽。脾虚便溏者忌服。

白头翁
Bai Tou Weng

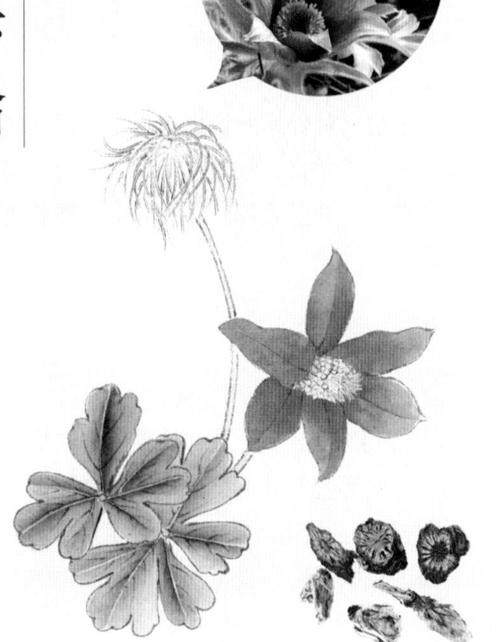

【释名】又名野丈人、胡王使者、奈何草。

陶弘景说：到处都有。近根处有白茸，形状像白头老翁，因此得名。

时珍说：丈人、胡使、奈何，都是指它像老翁。

【集解】《别录》记载：白头翁生于高山山谷及田野，四月采收。

苏敬说：它的叶子像芍药一样大，抽一茎。茎头一花，呈紫色，像木槿花。果实大的如鸡蛋，白毛寸余，皆披下，似纛（dào）头，正似白头老翁，故以此为名。陶弘景说近根处有白茸，好像是不认识此药。

韩保昇说：白头翁到处都有，有细毛，不滑泽，花蕊黄。二月采花，四月采实，八月采根，都是晒干后使用。

根

【气味】味苦，性温，无毒。

【主治】《本经》记载：主治先热后寒的疟疾，大寒大热，癥瘕、积聚、瘿气，逐血，止腹痛，疗金疮。

《别录》记载：治鼻衄。

陶弘景说：止毒痢。

甄权说：主治赤痢腹痛，齿痛，各个关节疼痛，项下瘿瘤、瘰疬。

《大明》记载：一切风气，暖腰膝，明目消赘。

【发明】李杲说：气厚味薄，可升可降，为阴中之阳药。张仲景治疗热痢下重，用白头翁汤主治。大概欲使肾强，急食苦来使之强。痢则下焦虚，因此用纯苦的药使之强壮。男子阴疝偏坠，小儿头秃膻腥，鼻衄无此不效，毒痢有此收效。

吴绶说：热毒下痢，紫血鲜血者适宜使用。

附方

1 白头翁汤治热痢下重：用白头翁二两，黄连、黄柏、秦皮各三两，水七升，煮取二升，每次服一升，不愈再服。妇人产后，痢虚极者，加甘草、阿胶各二两。仲景《金匮要略》。

2 下痢咽肿：春夏病此，宜用白头翁、黄连各一两，木香二两，水五升，煎取一升半，分三次服用。《圣惠方》。

3 阴癞（小儿睾丸肿大）偏肿：白头翁根生者，不限多少，捣敷肿处。一夜作疮，二十日病愈。《外台秘要》。

4 外痔肿痛：白头翁草，以根捣涂患处，逐血止痛。《卫生易简方》。

5 小儿秃疮：白头翁根捣敷，一夜作疮，半月病愈。《肘后方》。

按语

白头翁味苦，性寒，能清热解毒，凉血止痢。用于热毒血痢，疮痈肿毒。煎汤外洗，可治疗阴痒带下。

Bai 白 Ji 及

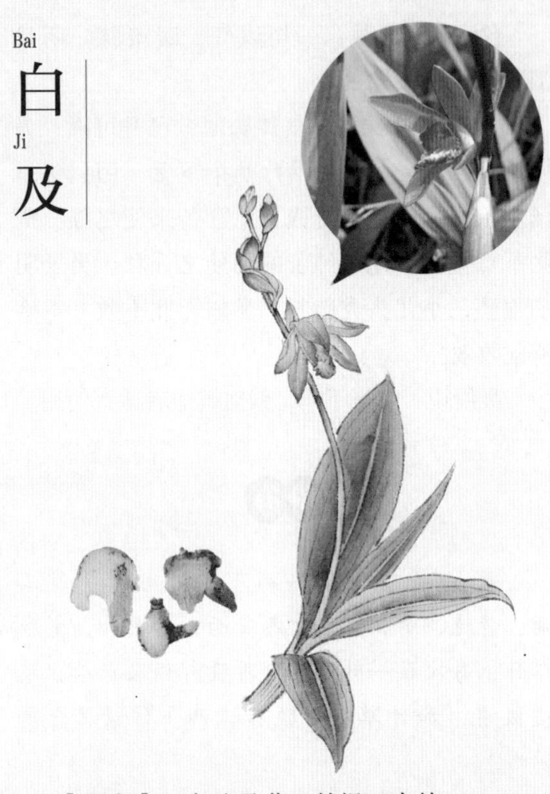

【释名】又名连及草、甘根、白给。

时珍说：其根为白色，连及而生，因此被称为白及。其味苦，而称甘根，这是反说。《吴普本草》作臼根，其根有臼，也说得通。《金光明经》称它为罔达罗喝悉多。另外，《别录》有名未用中有白给，即是白及，性味、功用都相同，是属于重复出现，现在合并为一。

【集解】《别录》载：白及生于北山川谷及冤句及越山。又说：白给生于山谷，叶如藜芦，根白相连，九月采收。

韩保昇说：现在出于申州。叶似初生棕苗叶及藜芦。三四月抽出一苔，开紫花。七月果实成熟，呈黄黑色。冬季凋谢。根似菱，有三角，白色，角头生芽。八月采根使用。

苏颂说：现在江淮、河、陕、汉、黔等州都有，生长在石山上。春季生苗，长一尺许。叶像栟榈，两指大，呈青色。夏季开紫花。二月、七月采根。

时珍说：韩保昇所说形状正是，但一株只抽一茎。开花长寸许，红紫色，中心如舌。其根如菱米，有脐，如荸荠的脐，又如扁扁螺旋纹。性难干燥。

根

【气味】味苦，性平，无毒。

【主治】《本经》记载：痈肿恶疮败疽，伤阴死肌，胃中邪气，贼风鬼击，肢体痱缓不收。

甄权说：除白癣、疥虫。治疗积热不消、阳痿、面上皮肤黧黑枯槁、长水疱，可以使人肌肤润滑。

《大明》记载：止惊痫，血痢，风痹，赤眼，癥结，温热疟疾，发背，瘰疬，肠风痔瘘，扑损，刀箭疮，汤火疮，生肌止痛。

李杲说：止肺血。

【发明】苏敬说：山野之人患手足皲裂者，将白及嚼后涂在皲裂处，有效，因为其性黏的原因。

苏颂说：现在的医家治金疮不愈及痈疽，多用白及。

朱震亨说：凡吐血不止，宜加白及。

时珍说：白及性涩而收敛，得秋天时令的特点，故能入肺经止血，生肌治疮。据洪迈《夷坚志》记载：台州狱吏怜悯一位重要囚犯。因犯十分感激，便对他说：我犯了七次死罪，遭审讯拷打，肺皆损伤，以至于呕血。有人传给了我一张药方，只用白及为末，每日用米汤送服，见效如神。之后囚犯被凌迟处死，刽子手剖开他的胸，见肺间有窍穴数十处，都被白及填补，色仍不变。洪贯之听到这个传说，在赴任洋州时，遇到一兵卒忽然咯血，病情非常危急，便用白及救治，一日即止血。《摘玄方》记载：试血法：将血吐在水碗内，若血浮者为肺血，血沉者为肝血，半浮半沉者为心血。各随所见，以羊肺、羊肝、羊心煮熟，蘸白及末，每日食用。

附方

❶ 鼻衄不止：水调白及末，涂鼻根上，仍以水服一钱，立止。《经验方》。

❷ 心气疼痛：白及、石榴皮各二钱，制为药末，用炼蜜制成黄豆大小的丸剂。每次服三丸，艾醋汤送下。《生生编》。

❸ 舌肿大，鹅口疮：白及末，用乳汁调，涂于足心。《圣惠方》。

❹ 妇人子宫脱垂：白及、川乌头等份，制成药末，用绢包裹一钱放入阴道中，入三寸，腹内热即止，每日用一次。《广济方》。

❺ 疔疮肿毒：白及末半钱，以水澄之，去水，摊于厚纸上外贴。《袖珍方》。

❻ 打跌骨折：酒调白及末二钱服用。《永类钤方》。

❼ 刀斧伤损：白及、煅石膏等份，制成药末。外掺，也可收口。《济急方》。

❽ 手足皲裂：白及末水调塞患处，不要犯水。《济急方》。

❾ 汤火伤灼：白及末油调外敷。《济急方》。

-按语-

白及味苦、甘、涩，性寒，收敛止血，消肿生肌。用于治疗肺胃出血证，为止血要药；痈肿疮疡、手足皲裂、水火烫伤。反乌头。

三七 San Qi

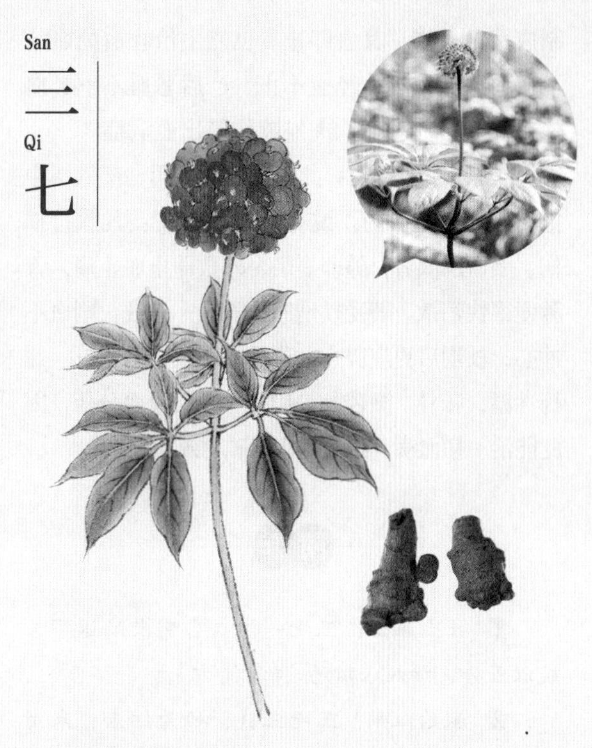

【释名】又名山漆、金不换。

时珍说：当地人说它的叶左三右四，故名三七，但恐怕不是这样。有的说本名山漆，说它能愈合刀伤，像漆黏物一样，这种说法比较合理。金不换，是说它贵重。

【集解】时珍说：本品生长在广西南丹各州番峒深山中，采根晒干，呈黄黑色。团性略像白及，长得像老干地黄，有节。味微甘而苦，很像人参的味道。有人认为，将粉末掺入猪血中，能血化为水的是真品。近代传说一种草，春天长苗，夏季苗高三四尺。叶似菊艾而劲厚，有分叉，尖锐。茎上有红色棱。夏秋季开黄花，蕊如金丝，弯曲可爱，但气味不香，三七花干燥后，花絮如苦荬絮状。根叶味甘，治金疮跌打损伤出血及身体各个部位出血病，疗效极佳。

根

【气味】味甘、微苦，性温，无毒。

【主治】时珍说：能止血散血定痛，治疗金刃箭伤、跌仆杖疮、血出不止者，嚼烂外涂，或制成药末外掺，其血即止。也能主治吐血衄血、下血血痢、崩中、经血不止、产后恶血不下、血晕血痛、目赤肿痛、虎蛇咬伤等出血病症。

【发明】时珍说：此药近时才应用，南人军中把它当作金疮要药，说有奇功。又说：凡跌打损伤、瘀血淋漓者，随即嚼烂，外敷即止血止痛，青肿便很快消散。若受杖刑时，先服一二钱，则血不冲心，杖刑后更应服它，产后服用效果也很好。此药性温，味甘、微苦，是阳明、厥阴经血分药，因此能治一切血病，与血竭、紫矿功效相同。

附方

1 吐血衄血：三七一钱，自嚼米汤送下。或以五分，加入八核汤。《集简方》。

2 赤痢血痢：三七三钱，研为细末，米泔水调服，便可痊愈。《集简方》。

3 大肠下血、妇人血崩：三七研末，同淡白酒调一二钱服，三服可愈。加五分入四物汤，疗效也好。《集简方》。

4 产后血多：三七研末，米汤送服一钱。《集简方》。

5 赤眼肿痛，病情重者：三七磨汁涂肿处四周，疗效甚妙。《集简方》。

6 无名痈肿，疼痛不止：三七磨米醋调涂即散。已破者，研末干涂。《集简方》。

7 虎咬蛇伤：三七研末，米饮服三钱，仍嚼外涂。《集简方》。

叶

【主治】时珍说：主治折伤跌仆出血，敷之即止，青肿经夜即散，其他功效与根相同。

按语

三七味甘、微苦，性温，能化瘀止血，活血定痛。用于治疗出血证、止血不留瘀、化瘀不伤正、跌打损伤、瘀血肿痛。有补虚强壮的作用，用于治虚损劳伤。

黄连
Huang Lian

【释名】又名王连、支连。

时珍说：其根连珠而色黄，因此得名。

【集解】《别录》记载：黄连产于巫阳川谷及蜀郡太山之阳，二月、八月采根。

苏颂说：现在江、湖、荆、夔（kuí）州郡也有，以宣城九节坚重相击有声者为佳，产于施、黔（qián）的为次，东阳、歙（shè）州、处州者又次。苗高一尺以上，叶似甘菊，四月开花呈黄色，六月结实似芹子，色黄。江左者根若连珠，苗经冬不凋，叶如小雉尾草，正月开花作细穗，淡白薇黄色。六、七月根紧，才能采收。

时珍说：黄连，取蜀地黄肥而坚者为佳。唐时以澧（lǐ）州者为上。现在虽然吴、蜀都有，然只以雅州、眉州者为良。大抵有二种：一种根粗无毛有珠，像鹰、鸡爪子的外形而坚实，色深黄；一种无珠多毛而中虚，黄色稍淡。二者各有所宜。

根

【修治】时珍说：五脏六腑皆有火，平则治，动则病，所以有君火、相火之说，其实是一气而已。黄连入手少阴心经，为治火之主药；治本脏之火，则生用；治肝胆之实火，则以猪胆汁浸炒；治肝胆之虚火，则以醋浸炒；治上焦之火，则以酒炒；治中焦之火，则以姜汁炒；治下焦之火，则以盐水或朴硝研细调水和炒；治气分湿热之火，则以吴茱萸汤浸炒；治血分块中伏火，则以干漆末调水炒；治食积之火，则以黄土研细调水和炒。

【气味】味苦，性寒，无毒。

【主治】《本经》记载：主治热气，目痛眦伤泣泪，明目，腹痛下痢，妇人阴中肿痛。

《别录》记载：主五脏冷热，久下泄痢脓血，止消渴大惊，除水利骨，调胃厚肠益胆，疗口疮。

《大明》记载：治多种劳伤，益气，止心腹痛，惊悸烦躁，润心肺，长肉止血，天行热疾，止盗汗并疮疥。与猪肚共同蒸制为丸，治小儿疳气，还可杀虫。

陈藏器说：治羸瘦气急。

张元素说：治郁热在中，烦躁恶心，昏沉欲吐，心下痞满。

时珍说：去心窍恶血，解服药过剂烦闷及巴豆、轻粉毒。

【发明】张元素说：黄连性寒、味苦，气味俱厚，可升可降，为阴中之阳，入手少阴经。其用有六：泻心脏火，去中焦湿热，诸疮必用，去风湿，赤眼暴发，止中部见血。

成无已说：苦入心，寒胜热，黄连、大黄之苦寒，可以清导心下虚热。

王好古说：黄连味苦性燥，苦入心，火就燥。实则泻其子，脾为心之子，泻心者其实泻脾也。

朱震亨说：黄连去中焦湿热而泻心火，若脾胃气虚，不能转运者，则以茯苓、黄芩替代。以猪胆汁拌炒，佐以龙胆草，则大泻肝胆之火。

刘完素说：古方把黄连作为治痢的要药。治痢唯宜辛苦寒药，辛能发散开通郁结，苦能燥湿，寒能胜热，使气宣平而已。各种苦寒药多泄，只有黄连、黄柏性冷而燥，能降火去湿而止泻痢，因此治痢时，把黄连作为君药。

李杲说：诸痛痒疮，皆属于心。凡诸疮宜以黄连、当归为君，甘草、黄芩为佐。凡眼暴发赤肿，痛不可忍者，宜黄连、当归以酒浸煎之。宿食不消，心下痞满者，须用黄连、枳实。

苏颂说：黄连治目方多，而羊肝丸功效尤为奇异。今医家洗眼，以黄连、当归、芍药等份，用雪水或甜水煎汤热洗之，冷即再温，甚益眼目。只要是风毒赤目花翳，没有不显效的。因为眼目之病，皆由血脉凝滞导致，因此用行血药合黄连施治。血得热则行，因此要乘热洗。

时珍说：黄连为治目及痢的要药。古方治痢：香连丸，用黄连、木香；姜连散，用干姜、黄连；变通丸，用黄连、吴茱萸；姜黄散，用黄连、生姜。治消渴，用酒蒸黄连。治伏暑，用酒煮黄连。治下血，用黄连、大蒜。治肝火，用黄连、吴茱萸。治口疮，用黄连、细辛。皆是一冷一热，一阴一阳，寒因热用，热因寒用，君臣相佐，阴阳相济，最得制方之妙，无偏胜之害。

杨士瀛说：黄连能去心窍恶血。

附方

1 心经实热：用黄连七钱，水一碗半，煎成一碗，饭后半小时温服。小儿减量。《和剂局方》。

2 肝火为痛：黄连姜汁炒，研为细末，粥糊制为丸剂，如梧桐子大。每次服三十丸。左金丸：用黄连六两，吴茱萸一两，同炒为末，神曲糊为丸，如梧桐子大。每次服三四十丸。丹溪方。

3 伏暑发热，作渴，呕恶，及赤白痢，消渴，肠风酒毒，泄泻诸病，都宜用酒煮黄龙丸：用黄连一斤，切碎，加好酒二升半煮干，再焙过、研细，糊成丸子，如梧桐子大。每次服五十丸，一天服三次。《和剂局方》。

4 阳毒发狂，奔走不定：用黄连、寒水石等份，研为细末。每服三钱，浓煎甘草汤送服。《易简方》。

5 消渴骨蒸：黄连末，取冬瓜汁浸一夜，晒干又浸，如此七次，再研为细末，以冬瓜汁和,做成丸子，如梧桐子大。每次服三四十丸，煎大麦汤送服。《易简方》。

6 消渴尿多：①《肘后方》用黄连末和蜜成丸，如梧桐子大，每次服三十丸。②《宝鉴》用黄连半斤，酒一升浸，隔水煮一昼夜，取出晒干，研为细末，滴水为丸，如梧桐子大。每次服五十丸，温水送下。

7 湿热水病：黄连末，制成如梧桐子大的蜜丸。每次服二至五丸，每日服三四次。《范汪方》。

8 破伤风病：黄连五钱，加酒一碗，煎至七分，再加黄蜡三钱溶化后，趁热服。高文虎《蓼花洲闲录》。

9 小便白浊，因心肾气不足，思想无穷所致：黄连、白茯苓等份，研为细末，酒糊成丸，如梧桐子大。每次服三十丸，用补骨脂煎汤送服，每日服三次。《普济方》。

10 热毒血痢：黄连一两，加水二升，煮取半升，露一夜，次日加热后空腹服用。《千金方》。

11 赤痢久下，屡治不愈：黄连一两，鸡蛋清调和为饼，炙成紫色，研为细末，以浆水三升，慢火煎成膏。每服半合，温米汤送下。一方：只以鸡蛋白和丸服。《胜金方》。

12 赤白暴痢，大便下如鹅鸭肝，痛不可忍：用黄连、黄芩各一两，水二升，煎取一升，分三次热服。《经验方》。

13 下痢腹痛，赤白痢下，里急后重，日夜数十行，脐腹绞痛：用黄连一升，酒五升，煮取一升半，分两次服用。《肘后方》。

14 气痢后重，里急或下泄。①杜壬方：姜连散：用黄连一两，干姜半两，各为末。每用黄连一钱，干姜半钱，和匀，空腹温酒送下，或米汤送下。②《济生方》秘传香连丸：用黄连四两，木香二两，生姜四两，以生姜铺砂锅底，次铺黄连，上铺木香，新汲水三碗，煮焙研，醋调陈仓米糊为丸，每日服五次。

15 小儿下痢，赤白多时，体弱不堪：黄连用水浓煎，和蜜，每日服五六次。《子母秘录》。

16 积热下血：聚金丸，治肠胃积热，或因酒毒下血，腹痛作渴，脉弦数。黄连四两，分作四等份。一份生用，一份切炒，一份炮切，一份水浸晒研末。条黄芩一两，防风一两，为末，面糊为丸，如梧桐子大。每次服五十丸，米泔浸枳壳水，饭前送下。冬天加酒蒸大黄一两。《杨氏家藏方》。

17 脏毒下血：黄连为末，独头蒜煨研和，为丸如梧桐子大，每次空腹用陈米汤送服四十丸。《济生方》。

18 酒痔下血：黄连酒浸，煮熟为末，酒糊丸如梧桐子大。每次服三四十丸。一方：用自然姜汁浸焙炒。《医学集成》。

19 痔疾：黄连末外敷。加赤小豆末尤良。《斗门方》。

20 痢痔脱肛：冷水调黄连末外涂。《经验良方》。

21 脾积食泄：黄连二两，为末，大蒜捣和，为丸如梧桐子大。每次服五十丸。《活人心统》。

22 吐血不止：黄连一两捣碎，每次服一钱，水七分，入豉二十粒，煎至五分，去渣温服。大人、小儿皆治。《简要济众方》。

23 小儿赤眼：水调黄连末，贴足心。《全幼心鉴》。

24 目卒痒痛：乳汁浸黄连，频点眼中。《外台秘要》。

25 泪出不止：黄连浸浓汁渍拭之。《肘后方》。

26 牙痛恶热：黄连研末掺之。李楼奇方。

27 口舌生疮：《肘后方》用黄连煎酒，时含呷服。赴筵散：用黄连、干姜等份，为末掺疮上。

28 痈疽肿毒，已溃未溃都可用：黄连、槟榔等份，为末，以鸡蛋清调搽。《王氏简易方》。

-按语-

黄连味苦，性寒，能清热燥湿，泻火解毒。用于治疗湿热痞满、呕吐吞酸，湿热泻痢，高热神昏，心烦不寐，血热吐衄，痈肿疖疮，目赤牙痛，消渴；外治湿疹、湿疮、耳道流脓。其大苦大寒，偏于祛心、胃之火。过服久服易伤脾胃，脾胃虚寒者忌用。

黄芩

Huang Qin

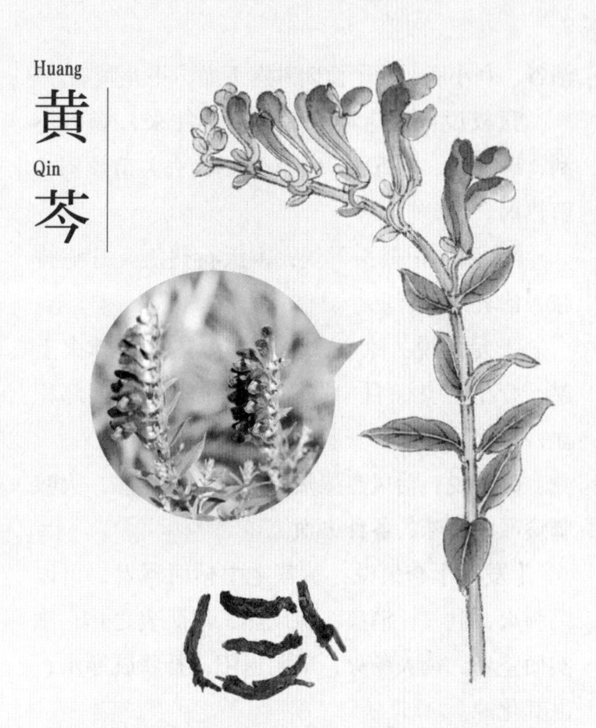

【释名】又名腐肠、空肠、内虚、妒妇、条芩。

时珍说：宿芩是旧根，多中空，外黄内黑，即如今所谓的片芩，因此又有腐肠、妒妇等名。子芩是新根，多内实，即如今所谓的条芩。

【集解】《别录》记载：黄芩生秭归川谷及冤句，三月三日采根，阴干后使用。

苏颂说：现在川蜀、河东、陕西近郡都有出产。苗长尺余，茎干粗如筷子，叶丛生，像紫草，高一尺许，也有独茎者，叶细长，色青，两两相对，六月开紫花，根如知母粗细，长四五寸，二月、八月采根，晒干后使用。

《吴普本草》记载：二月生赤黄叶，两两四面相值。其茎中空，或方圆，高三四尺。四月开花呈紫红赤。五月实黑根黄。二月至九月间采收。

【气味】味苦，性平，无毒。

时珍说：黄芩得酒，上行。得猪胆汁，除肝胆火。得柴胡，退寒热。得芍药，治下痢。得桑白皮，泻肺火。得白术，安胎。

【主治】《本经》记载：主治诸热黄疸，肠澼泄痢，逐水，下血闭，恶疮疽蚀火疡。

《别录》记载：治疗痰热胃中热，小腹绞痛，消谷，利小肠，女子血闭淋露下血，小儿腹痛。

甄权说：治热毒骨蒸，寒热往来，肠胃不利，破痈气，治五淋，令人宣畅，去关节烦闷，解热渴。

《大明》记载：下气，主天行热疾，疔疮排脓，治乳痈发背。

张元素说：凉心，治肺中湿热，泻肺火上逆，疗上焦热，目中肿赤，瘀血壅盛，上部积血，补膀胱寒水，安胎，养阴退阳。

时珍说：治风热湿热头疼，奔豚热痛，火咳肺痿喉中腥味，各种失血。

【发明】李杲说：黄芩之中枯而飘者，可以泻肺火，利气，消痰，除风热，清肌表之热；细实而坚者，泻大肠火，养阴退阳，补膀胱寒水，滋其化源。

张元素说：黄芩的作用有九：泄肺热，上焦皮肤风热风湿，去诸热，利胸中气，消痰膈，除脾经诸湿，夏月须用，妇人产后养阴退阳，安胎。以酒炒则上行，主上部积血，非此不能除。下痢脓血，腹痛后重，身热久不能止者，须与芍药、甘草同用。凡诸疮痛不可忍者，宜用黄芩、黄连等苦寒之药。

朱震亨说：黄芩降痰，是借其降火之功。凡去上焦湿热，需以酒洗过再使用。片芩泻肺火，需用桑白皮佐助。若肺虚者，多用则伤肺，必先以天门冬保定肺气而后用。黄芩、白术是安胎圣药，俗以黄芩为寒而不敢用，大概不知胎孕宜清热凉血，血不妄行，就能养胎。黄芩乃上、中二焦之药，能降火下行，白术能补脾。

时珍说：张元素说黄芩泻肺火，治脾湿；李杲说片芩治肺火，条芩治大肠火；朱震亨说黄芩治上、中二焦火；而张仲景治少阳证小柴胡汤，太阳少阳合病下利黄芩汤，少阳证下后心下满而不痛泻心汤，并用；成无己言黄芩苦而入心，泄痞热。是黄芩能入手少阴阳明、手足太阴少阳六经。大概黄芩气寒味苦，色黄带绿，苦入心，寒胜热，泻心火，治脾之湿热，一则金不受刑，一则胃火不流入肺，即所以救肺。肺虚不宜用本品，因其苦寒伤脾胃，恐损伤母脏。少阳之证，寒热胸胁痞满，默默不欲饮食，心烦喜呕，或渴或不渴，或小便不利。虽然病在半表半里，而胸胁痞满，实兼心肺上焦之邪。心烦喜呕，默默不欲饮食，又兼脾胃中焦之证。因此用黄芩以治手足少阳相火，黄芩也是少阳本经药。若因饮寒受寒，腹中痛，及饮水心下悸，小便不利，而脉不数者，是里无热证，则黄芩不可用。若热厥腹痛，肺热而小便不利者，怎么能不用黄芩呢？因此，善于读书的人先求索内在的原理，不要只是拘泥于表面文字。过去有人多酒欲，少腹绞痛不可忍，小便如淋，诸药不效。偶然用黄芩、木通、甘草三味药煎服，于是疼痛停止。王好古曾说有人因虚服附子药多，小便不通，服黄芩、黄连药而愈。这都是热厥之痛，学者怎能拘泥与这些？我二十岁的时候，因感冒咳嗽既久，且犯禁忌，于是病骨蒸发热，肤如火燎，每日吐痰碗许，暑月烦渴，寝食几乎废止，六脉浮洪。遍服柴胡、麦门冬、荆沥诸药，一个多月后，病情反而加剧，都以为我必死无疑。父亲突然想到李杲治肺热如火燎，烦躁引饮而昼盛者，气分热也。宜一味黄芩汤，以泻肺经气分之火。于是按方用黄芩一两，水二盅，煎一盅，一次服下。次日身热尽退，痰嗽都痊愈。

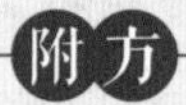

附方

❶ 三补丸：治上焦积热，泻五脏火，黄芩、黄连、黄柏等份，研为细末，蒸饼为丸，如梧桐子大，每服二三十丸，开水送下。《丹溪纂要》。

❷ 肺中有火，清金丸：用黄芩炒为末，水泛为丸，如梧桐子大。每服二三丸，开水送下。

《丹溪纂要》。

3 小儿惊啼：黄芩、人参等份，制为药末。每服一字，用水送下。《普济方》。

4 肝热导致的眼生翳障，不拘大人小儿：黄芩一两，淡豆豉三两，研为细末。每次服三钱，用熟猪肝裹吃，温水送下，每日服二次。忌酒面。《卫生家宝方》。

5 少阳头痛，治太阳头痛，不拘偏正，小清空膏：用黄芩酒浸透，晒干为末。每次服一钱，茶酒调下。东垣《兰室秘藏》。

6 眉眶作痛，风热有痰：黄芩（酒浸）、白芷等份，研为细末。每服二钱，茶送下。《洁古家珍》。

7 吐血衄血，或发或止，积热所致：黄芩一两，去掉中心黑朽者，研为细末。每服三钱，水一盏，煎取六分，和药渣一起温服。《圣惠方》。

8 吐衄下血：黄芩三两，水三升，煎取一升半，每次温服一盏。也可治疗妇人崩漏下血。庞安时《伤寒总病论》。

9 血淋热痛：黄芩一两，水煎热服。《千金方》。

10 月经淋漓不尽：芩心丸，治妇人四十九岁以后，月经当住，每月却行，或过多不止。用黄芩心二两，米醋浸七日，炙干又浸，如此七次，制为药末，用醋糊成梧桐子大小的丸剂。每服七十丸，空腹温酒送下，每日二次。《瑞竹堂方》。

11 安胎清热：条芩、白术等份，炒为末，米饮和丸，如梧桐子大。每次服五十丸。或加神曲。凡妊娠调理，用四物汤去地黄，加白术、黄芩为末，常服疗效甚佳。《丹溪纂要》。

12 产后血渴，饮水不止：黄芩、麦门冬等份，水煎温服。《杨氏家藏方》。

13 老小火丹：黄芩研为细末，水调涂患处。梅师《集验方》。

按语

黄芩味苦，性寒，能清热燥湿，泻火解毒，止血，安胎。用于治疗湿温、暑湿、胸闷呕恶，湿热痞满、黄疸泻痢，肺热咳嗽、高热烦渴，血热吐衄，痈肿疮毒，胎动不安。清热多生用，安胎多炒用，清上焦热可酒炙用，止血可炒炭用。脾胃虚寒者不宜使用。黄芩分为子芩和枯芩。子芩为生长年少的子根，体实而坚，质重主降，善泻大肠湿热，主治湿热泻痢腹痛；枯芩为生长年久的宿根，体轻主浮，善清上焦肺火，主治肺热咳嗽痰黄。

秦艽 (Qin Jiao)

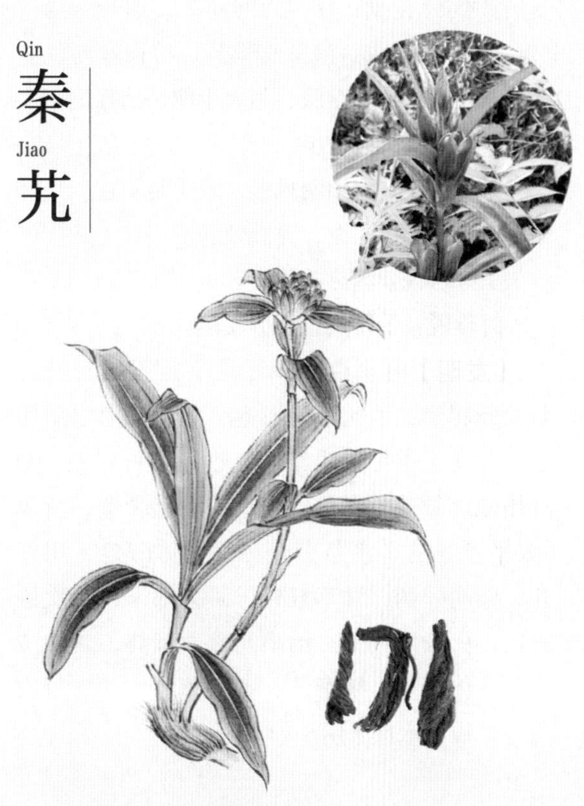

【释名】又名秦爪。

时珍说：秦艽出自秦中，以根作罗纹交纠者为佳，故名秦艽。

【集解】苏颂说：河、陕州郡多有。根呈土黄色而相交纠，长一尺以上，粗细不等。枝干高五六寸。叶婆娑，连茎梗都是青色，如莴苣叶。六月中开花紫色，像葛花，当月结子。每于春秋采根，阴干后使用。

【修治】雷敩说：秦艽须从根部的纹理辨别取用：左旁有纹列为秦，用来治病；右旁有纹归类为艽，服后易发脚气。凡用秦艽，用布拭去黄白色毛，再用还元汤（即健康儿童的小便）浸一夜，晒干用。

时珍说：秦艽只以左旁有纹理的为好，分秦与艽为二名，是错误的。

【气味】味苦，性平，无毒。

【主治】《本经》记载：主治寒热邪气，寒湿风痹，肢节痛，下水利小便。

《别录》记载：疗风无问新久，通身挛急。

《大明》记载：治肺痨骨蒸、疳积及时气。

甄权说：牛乳点服，利大小便，治疗酒黄、黄疸，解酒毒，去头风。

张元素说：除阳明风湿，及手足不遂，口噤牙痛口疮，肠风泻血，养血荣筋。

王好古说：泄热益胆气。

时珍说：治胃热、虚劳发热。

【发明】时珍说：秦艽是手足阳明经药，兼入肝胆经，因此手足不遂、黄疸烦渴之病用之，取其去手足阳明经的湿热。阳明有湿，则身体酸疼烦热；有热，则日晡潮热骨蒸，所以《太平圣惠方》治急劳烦热，身体酸疼，用秦艽、柴胡一两，甘草五钱，研为细末，每次服三钱，白开水调下。治小儿骨蒸潮热，食纳减少，身体瘦弱，用秦艽、炙甘草各一两，每次用一二钱，水煎服用。

附方

❶ 五种黄疸：①崔元亮《海上方》：凡黄疸有数种：伤酒发黄，误食鼠粪发黄，因劳发黄，多痰涕，目有赤脉，益憔悴，或面赤恶心者，用秦艽一大两，切碎分为两份，每份用酒半升，浸绞取汁，空腹服下，或下利即止。②《贞元广利方》治黄病内外皆黄，小便赤，心烦口干者，以秦艽三两，牛乳一大升，煮取七合，分温再服。③孙思邈方：加芒硝六钱。

❷ 暴泻，渴饮明显：秦艽二两，炙甘草半两。每次服三钱，水煎服用。《圣惠方》。

❸ 伤寒烦渴，心神燥热：秦艽一两，用牛乳一大盏，煎取六分，分成两次服用。《太平圣惠方》。

❹ 小便艰难，或转胞（妊娠小便不通），腹满闷：秦艽一两，用水一盏，煎取六分，分成两次服用。又方：加冬葵子等份，研为细末，酒服一匕。《圣惠方》。

❺ 胎动不安：秦艽、炙甘草、炒鹿角胶各半两，研为细末。每服三钱，水一大盏，糯米五十粒，放入前药中一起煎服。又方：秦艽、炒阿胶、艾叶等份，如上煎服法。《圣惠方》。

❻ 疮口不合：秦艽为末掺疮上。《仁斋直指方》。

按语

秦艽味辛、苦，性平，能祛风湿，通络止痛，退虚热，清湿热。用于治疗风湿痹痛，筋脉拘挛，骨节酸痛，无问寒热新久均可配伍应用；中风不遂；骨蒸潮热，疳积发热；湿热黄疸。秦艽为风药中之润剂。

Chai 柴 Hu 胡

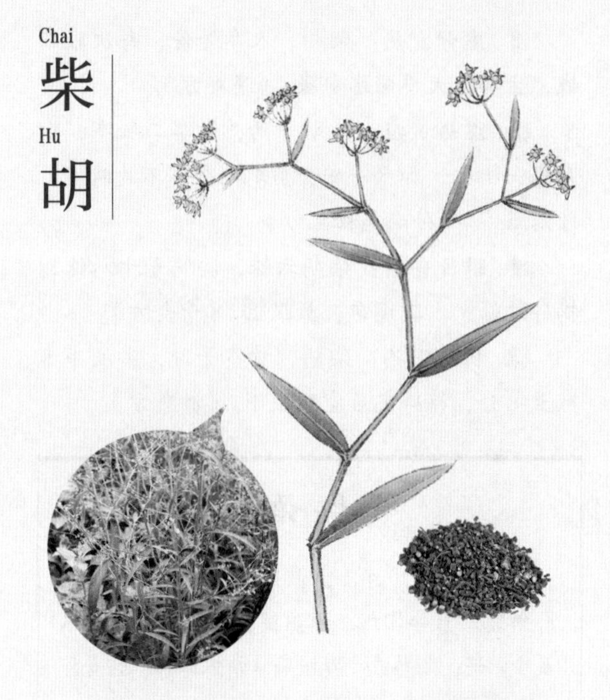

【释名】又名地熏、芸蒿、山菜、茹草。

时珍说："茈"字有柴、紫两种读音。茈姜、茈草之茈皆音"紫"，茈胡之茈音"柴"。茈胡生山中，嫩时可作菜吃，老则采而为柴，因此苗有芸蒿、山菜、茹草之名，而根名柴胡。

【集解】《别录》记载：柴胡叶名芸蒿，辛香可食，生于弘农川谷及冤句，二月、八月采根，晒干后使用。

雷敩说：柴胡出自平州平县，即现在的银州银县。在西畔生长的地方，多有白鹤、绿鹤在此飞翔，这是因为柴胡的香气直上云间的缘故。过往的人闻到香气，都会神清气爽。

时珍说：银州，即现在的延安府神木县，五原城是其废址。所出产的柴胡长一尺多，微微发白且柔软，不易得到。北地所产者，如前胡而软，现在的人称它为北柴胡，入药也好。南土所产者，不似前胡，正如蒿根，强硬不堪使用。其苗有如韭叶者、竹叶者，以竹叶者为佳。其如邪蒿者质量最次。

【修治】雷敩说：凡采得银州柴胡，去须及头，用刀削去赤薄皮少许，以粗布擦净，切碎用。不要近火，否则影响疗效。

【气味】味苦，性平，无毒。

张元素说：气味俱轻，属阳，主升，为少阳经药，引胃气上升。苦寒以发散表热。

李杲说：主升，阴中之阳，是手少阳、手厥阴、足少阳、足厥阴四经的引经药。在脏主血，在经主气。欲上升，则用根，以酒浸；欲中及下降，则用梢。

时珍说：行手足少阳，以黄芩为佐；行手足厥阴，以黄连为佐。

【主治】《本经》记载：主心腹胃肠结气，饮食积聚，寒热邪气，推陈致新。久服可以轻身明目益精。

《别录》记载：可除伤寒胃中烦热，各种痰热结实，胸中邪气，五脏间游气，大肠停积水胀及湿痹拘挛。

甄权说：治虚劳发热，骨节烦疼，热气肩背疼痛，虚劳羸瘦，下气消食，宣畅气血。主时疾内外热不解，单独煮服疗效较好。

《大明》载：补多种劳伤，除烦止惊，益气力，消痰止嗽，润心肺，添精髓，健忘。

张元素说：除虚劳，散肌热，去早晚潮热，寒热往来，胆热，妇人胎前产后各种热，胃脘痞满，胸胁疼痛。

时珍说：治阳气下陷，平肝、胆、三焦、包络相火及头痛眩晕，目昏赤痛障翳，耳鸣耳聋，各种疟疾及痞块寒热，妇人热入血室，月经不调，小儿痘疹余热，面黄肌瘦，腹部膨大。

【发明】徐之才说：柴胡得桔梗、大黄、石膏、麻子仁、甘草、桂，以水一斗，煮取四升，入硝石三方寸匕，疗伤寒寒热头痛，心下烦满。

苏颂说：张仲景治伤寒，有大、小柴胡汤，及柴胡加龙骨牡蛎汤、柴胡加芒硝汤等，因此后人治寒热将柴胡视为最重要的药。

李杲说：能引清气而行阳道，伤寒除外，各种热证则加用，无热则不加。又能引胃气上行，升腾而行春令者，宜加用。又各种疟疾以柴胡为君药，随所发时所在经络，佐以引经之药。十二经疮疽中，需用柴胡以散诸经血结气聚，功效与连翘相同。

王好古说：柴胡能去脏腑内外俱乏，既能引清气上行而顺阳道，又入足少阳。在经主气，在脏主血。前行则恶热，却退则恶寒。只是气微寒，味薄，因此柴胡可以行经。如果佐以三棱、莪术、巴豆之类，则能消坚积，主血分病。妇人经水时来时断，伤寒杂病，张元素俱用小柴胡汤，加入四物汤等药，并配伍加入秦艽、牡丹皮等品，为调经之剂。又说柴胡是妇人产后血热必用之药。

时珍说：劳有五劳，病在五脏。若劳在肝、胆、心，及包络有热，或少阳经寒热者，则柴胡乃手足厥阴少阳必用之药。劳在脾胃有热，或阳气下陷，则柴胡乃引清气、退热必用之药。唯劳在肺、肾者，不用柴胡。但是李杲说各种热证宜加用，无热则不加。又说诸经之疟，皆以柴胡为君。十二经疮疽，需用柴胡以散结聚。则是肺疟、肾疟，十二经之疮，有热者都可以用。但要用者仔细探求病原，加减佐使方可。按庞元英《谈薮》云：张知阁久患病疟，发热时全身如火，年余便骨瘦如柴，医者用鹿茸、附子等药治疗，结果热上加热。于是，召医官孙琳诊治。孙琳投小柴胡汤一剂，张知阁热减十分之九，三剂便病愈。孙琳说：此名劳疟，热从髓出，加以刚剂，气血更亏，怎么能不瘦呢？这是因为有热在皮肤、在脏腑、在骨髓，非柴胡清热不可。若得银柴胡，只需一剂药。南方所产的柴胡功效稍弱，因此要服三剂才能见效。

附方

❶ 伤寒余热，伤寒之后，邪入经络，体瘦肌热，推陈致新，解利伤寒时气伏暑，仓促并治，不论年长年幼：柴胡四两，甘草一两，每服三钱，水一盏煎服。许叔微《本事方》。

❷ 虚劳发热：柴胡、人参等份，每次服三钱，生姜、大枣同水煎服。《澹寮方》。

❸ 湿热黄疸：柴胡一两，甘草二钱半，白茅根一小把，加水一碗，煎取七分，不拘时间，任意服完。《孙尚药秘宝方》。

❹ 眼目昏暗：柴胡六铢，决明子十八铢，捣碎过筛，人乳调匀，敷眼上。《千金方》。

❺ 积热下痢：柴胡、黄芩等份，半酒半水煎至七分，待冷定后空腹服下。《济急方》。

按语

柴胡味苦、辛，性微寒，能解表退热，疏肝解郁，升举阳气，退热截疟。用于表证发热及少阳证；胸胁或少腹胀痛、情志抑郁、妇女月经失调、痛经；气虚下陷，脏器脱垂；疟疾。解表退热宜生用；疏肝解郁宜醋炙。阴虚阳亢，肝风内动，阴虚火旺及气机上逆者忌用或慎用。

前胡

Qian Hu

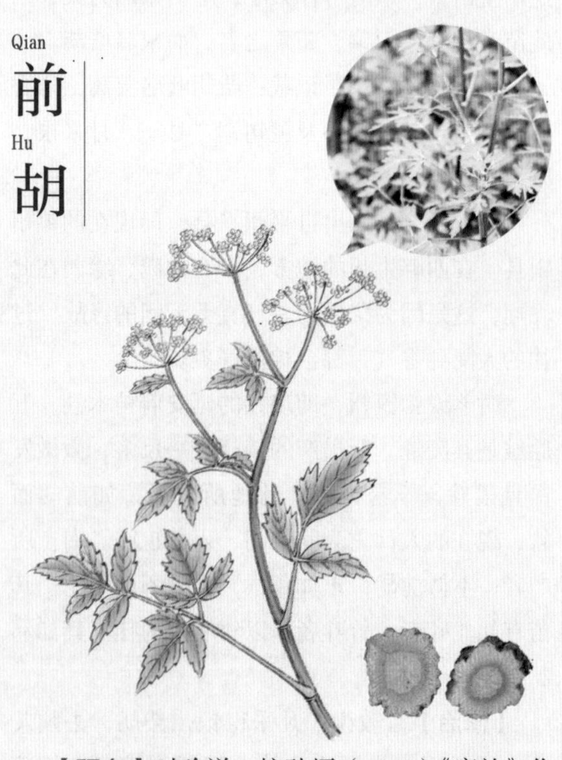

【释名】时珍说：按孙愐（miǎn）《唐韵》作

湔（jiān）胡，命名含义未解。

【集解】《大明》记载：产于越、衢、婺、睦等地者皆好，七八月采收，外黑里白。

苏颂说：现在陕西、梁汉、江淮、荆襄州郡及相州、孟州都有。春生苗，青白色，似斜蒿。初出时有白芽，长三四寸，味很香美，又似芸蒿。七月内开白花，与葱花相类。八月结实。根青紫色。与柴胡相似。但柴胡赤色而脆，前胡黄而柔软，是为不同。

时珍说：前胡有数种，以苗高一二尺，色似斜蒿，叶如野菊而细瘦，嫩时可食，秋月开黪（cǎn）白花，像蛇床子花，它的根皮为黑色，肉呈白色，有香气者为真。大概以出产于北方的为佳，因此方书称为北前胡。

【修治】雷敩说：炮制应先用刀刮去苍黑皮并髭（zī）土，切细，用甜竹沥浸润，太阳下晒干用。

【气味】味苦，性微寒，无毒。

【主治】《别录》记载：主治痰满，胸胁中痞，心腹结气，风头痛，去痰，下气，治伤寒寒热，推陈致新，明目益精。

甄权说：能去热实，及时气内外俱热，单独煎煮服用。

《大明》记载：治一切气，破郁结，开胃下食，通五脏，主霍乱转筋，骨节烦闷，反胃呕逆，气喘咳嗽，安胎，小儿一切疳气。

时珍说：清肺热，化痰热，散风邪。

【发明】时珍说：前胡味甘、辛，气微平，为阳中之阴，主降。是手太阴、手阳明、足太阴、足阳明经药，与柴胡纯阳上升入少阳厥阴经者不同。其功用长于下气，因此能治痰热喘嗽、痞膈呕逆诸疾，气下则火降，痰亦下降。所以有推陈致新的功效，为治痰气的要药。

附方

小儿夜啼：前胡捣筛，制成如小豆大小的蜜丸。每日服一丸，逐渐加至五六丸，以病愈为度。《普济方》。

按语

前胡味苦、辛，性微寒，能降气化痰，疏散风热。用于治疗痰热壅肺，肺失宣降之咳喘胸满，咯痰黄稠量多等。

防风

Fang Feng

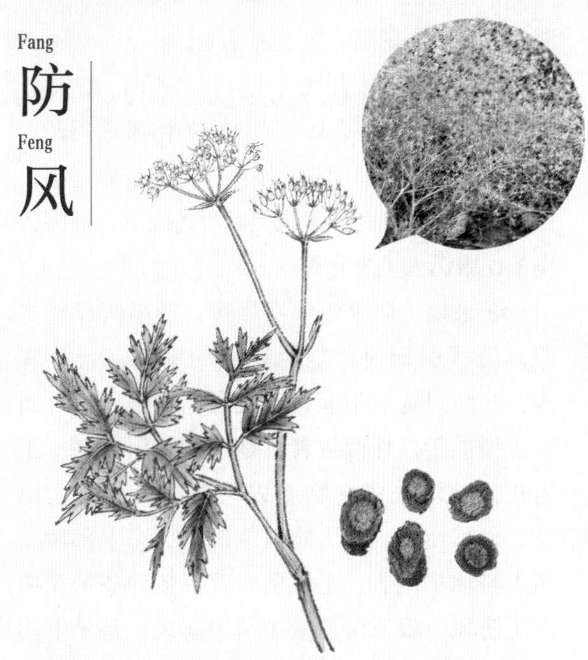

【释名】又名铜芸、茴芸、茴草、屏风、蕳（jiān）根、百枝、百蜚（fēi）。

时珍说：防，是御的意思。治疗风证的功效最重要，因此得名。屏风者，暗含防风之义。曰芸、曰茴、曰蕳者，是因其花如茴香，其气如芸蒿、蕳兰。

【集解】苏颂说：汴东、淮浙州郡都有生长。茎叶都是青绿色，茎色深而叶色淡，似青蒿但短小些。初春时为嫩紫红色，江东宋亳人采来当菜吃，特别爽口。

时珍说：江淮所产多是石防风，生长在山石之间。二月采嫩苗当菜吃，味道辛甘芳香，叫作珊瑚菜。其根粗丑，其子也可为种。

【气味】味甘，性温，无毒。

【主治】《本经》记载：主大风，头眩痛，能除恶风风邪，目盲不能视物，风行周身，骨节疼痛，久服轻身。

《大明》记载：治多种风证，男子一切劳伤，补中益神，风赤眼，止冷泪及瘫痪，通利五脏关脉，治多种劳伤，羸损盗汗，心烦体重，能安神定志，均匀气脉。

张元素说：治上焦风邪，泻肺火，散头目中滞气，经络中留湿，主上部见血。

王好古说：搜肝气。

【发明】张元素说：防风，为治风通用药，上半身风邪病证宜用身，下半身身风证宜用梢，是治风去湿的仙药，是风能胜湿的缘故。能泻肺实，误服泻人上焦元气。

李杲说：防风治一身尽痛，乃卒伍卑贱之职，随所引而至，是风药中的润剂。若补脾胃，非防风为引不能行。凡脊痛项强，不可回顾，腰似折，项似拔者，是手足太阳经证，正当用防风。凡疮在胸膈以上，虽无手足太阳证，也可使用，因为防风能散结，去上部风。病人身体拘倦者，是风邪所致，各种疮见此症需用防风。钱乙泻黄散中倍用防风，是土中泻木的意思。

附方

❶ 自汗不止：防风去掉芦头，研为细末，每次服二钱，浮小麦煎汤送服。《朱氏集验方》：防风用麸炒过，猪皮煎汤送下。

❷ 睡中盗汗：防风二两，川芎一两，人参半两，研为细末。每次服三钱，临睡时服。《易简方》。

❸ 消风顺气，老人大肠秘涩：防风、枳壳（麸炒）各一两，甘草半两，共研为末，每次饭前服二钱。《简便方》。

❹ 偏正头风：防风、白芷等份，研为细末，炼蜜为丸，如弹子大。每次嚼一丸，茶清送下。《普济方》。

❺ 小儿解颅：防风、白及、柏子仁等份，共研为末。以乳汁调涂，一日一换。《养生主论》。

❻ 妇人崩中：用防风去掉芦头，炙赤为末。每次服一钱，以面糊酒调下。此方称独圣散。

按语

防风味辛、甘，性微温，能祛风解表，胜湿止痛，止痉。用于治疗外感表证，头痛身痛，恶风寒，风疹瘙痒，风湿痹痛。也可用于脾虚湿盛、清阳不升所致的泄泻。其质松而润，为风药之润剂、治风的通用药。

独活

Du Huo

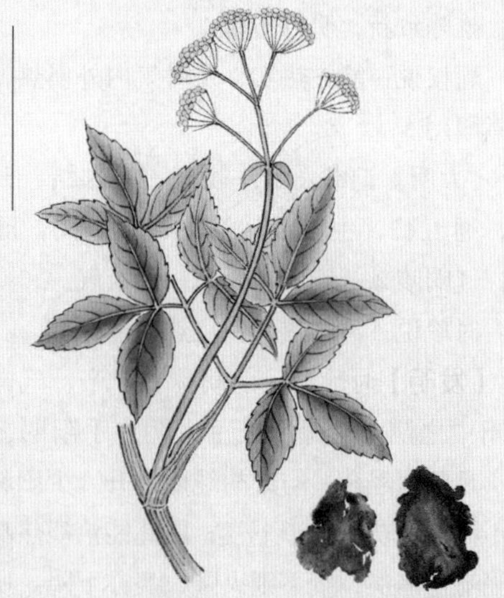

【释名】又名羌活、羌青、独摇草、护羌使者、胡王使者、长生草。

陶弘景说：一茎直上，不为风摇，因此称为独活。

《别录》记载：此草得风不摇，无风自动，

因此称为独摇草。

时珍说：独活以羌中来者为良，因此又有羌活、胡王使者等名称，是一物二种。正如川芎、抚芎，白术、苍术之义，功用稍有不同。

【集解】苏颂说：独活、羌活今出蜀汉者佳。春生苗叶如青麻。六月开花作丛，或黄或紫。结实时叶黄者，是夹石上所生；叶青者，是土脉中所生。

时珍说：独活、羌活是一类二种，以生于中国者为独活，生于西羌者为羌活，苏颂所说十分明了。按：王贶《易简方》云：羌活要用紫色有蚕头鞭节者。独活是极大羌活有臼如鬼眼者。

【修治】时珍说：去皮或焙用。

根

【气味】味苦、甘，性平，无毒。

【主治】《本经》载：主治风寒所击，金疮止痛，奔豚痫痓，女子疝瘕。久服轻身耐老。

《别录》记载：治疗诸贼风，百节痛风，不论得病的时间长短。

甄权说：独活治诸中风湿冷，奔喘逆气，皮肤苦痒，手足挛痛劳损，风毒齿痛。羌活治贼风失音不语，多痒，手足不遂，口面歪斜，遍身㾦痹、血癞。

《大明》记载：羌活、独活治一切风证、气病，筋脉拘挛，骨节酸疼，眩晕，目赤疼痛，多种劳伤，利五脏及体内水气。

李杲说：治风寒湿痹，酸痛不仁，诸风掉眩，颈项难伸。

王好古说：去肾间风邪，搜肝风，泻肝气，治项强、腰脊痛。

张元素说：散痈败血。

【发明】苏敬说：治疗风证宜用独活，兼水证宜用羌活。

刘完素说：独活不摇风而治风，浮萍不沉水而利水，因其所胜而相制。

张元素说：风能胜湿，因此羌活能治水湿。独活与细辛功用相同，治疗少阴头痛。头晕目眩，非此药不能解除。羌活与川芎功用相同，治疗太阳、少阴头痛，透关利节，治督脉为病的脊强厥冷。

王好古说：羌活乃足太阳、厥阴、少阴药，与独活不分为二种。后人因羌活气雄，独活气细。因此雄者治足太阳风湿相搏，头痛、肢节痛、一身尽痛者，非羌活不能解除，乃拨乱反正的君药。细者治足少阴伏风，头痛、两足湿痹、不能动止者，非独活不能治，但不治太阳之证。

时珍说：羌活、独活都能逐风胜湿，透利关节，但气有刚劣不同。《素问》云：从下上者，引而去之。二味苦辛而温，味之薄者，阴中之阳，因此能引气上升，通达周身，而散风胜湿。

附方

1 中风，牙关紧急，通身冷，昏不知人：独活四两，好酒一升，煎取半升服用。《千金方》。

2 中风不语：独活一两，酒二升，煮成一升，大豆五合，炒至爆裂，以药酒倒入，盖好，过一段时间，温服三合，未愈再服。陈延之《小品方》。

3 产后中风，语言謇涩，四肢拘急：羌活三两，研为细末。每次服五钱，酒、水各一盏，煎至一半后服用。《小品方》。

4 产后风虚：独活、白鲜皮各三两，水三升，煮取二升，分成三次服用。能饮酒者，入酒同煮。《小品方》。

5 产后腹痛：羌活二两，酒煎服。《必效方》。

6 妊娠浮肿：羌活、萝卜子同炒香，取出羌活为末。每次服二钱，温酒调下，第一日服一次，第二日服二次，第三日服三次。许叔微《本事方》。

7 历节风痛：独活、羌活、松节等份，用酒煮过，每日空腹饮一杯。《外台秘要》。

8 风牙肿痛：①《肘后方》用独活煮酒热漱之。②文潞公《药准》用独活、地黄各三两，研为细末。每服三钱，水一盏煎，和渣温服，睡前再服一次。

9 喉闭口噤：羌活三两，牛蒡子二两，水煎一盅，入白矾少许，灌之取效。《圣济总录》。

-按语-

独活与羌活均能祛风湿，止痛，解表。独活性较缓和，发散力较羌活为弱，多用于治疗风寒湿痹在下半身者，治头痛属少阴者；羌活性较燥烈，发散力强，常用于治疗风寒湿痹，痛在上半身者，治风寒头痛。

升麻

Sheng Ma

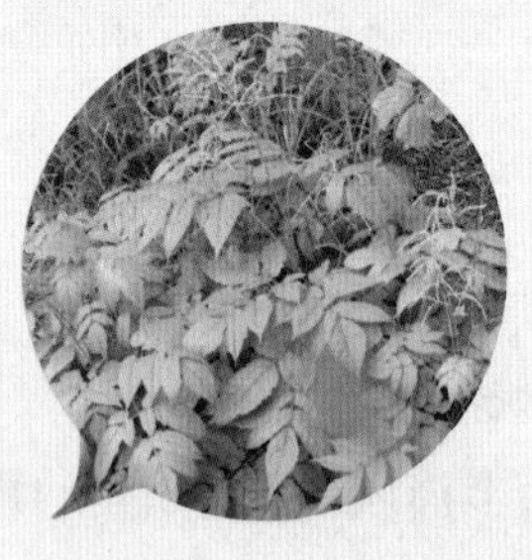

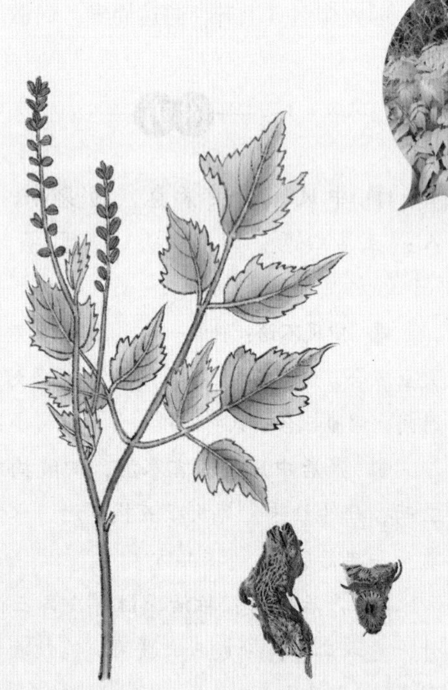

【释名】 又名周麻。

时珍说：其叶似麻，其性上升，因此得名。

【集解】《别录》记载：升麻生益州山谷，二月、八月采根，晒干后使用。

陶弘景说：旧时以出产于宁州的升麻为第一，形细而黑，极坚实。现在只出产于益州，品质好的升麻细削，皮青绿色，称为鸡骨升麻。北部也有，而体形虚大，呈黄色。建平也有，虽然形体较大，但是味薄，不堪使用。

苏颂说：现在蜀汉、陕西、淮南州郡都有出产，以产于蜀川者为佳。春天生苗，高三尺左右。叶似麻叶，呈青色。四月、五月着花，似粟穗，呈白色。六月以后结实，黑色。根如蒿根，紫黑色，多须。

【修治】 时珍说：去须及头芦，切细后使用。

根

【气味】 味甘、苦，性平、微寒，无毒。

李杲说：引葱白，散手阳明风邪。引石膏，止阳明齿痛。人参、黄芪，非升麻为引，不能上行。

时珍说：升麻，同柴胡，引生发之气上行；

同葛根，能发阳明之汗。

【主治】甄权说：小儿惊痫，热壅不通，疗痈肿豌豆疮，水煎绵沾拭疮上。

张元素说：治阳明头痛，补脾胃，去皮肤风邪，解肌肉间风热，疗肺痿咳唾脓血，能发浮汗。

王好古说：牙根浮烂恶臭，太阳鼻血，为疮家圣药。

时珍说：消斑疹，行瘀血，治阳陷眩晕，胸胁虚痛，久泄下痢，里急后重，遗浊，带下崩中，血淋下血，阳痿足寒。

【发明】张元素说：补脾胃药中不用升麻引经不能取效。升麻功用有四：为手足阳明引经药，升发阳气，祛除巅顶及皮肤风邪，治阳明经头痛。

李杲说：升麻可以发散阳明风邪，升胃中清气，又引甘温之药上升，以补卫气充实肌肤。因此，元气不足者，用此药于阴中升阳，又缓解带脉挛急。此胃虚伤冷，郁遏阳气于脾，宜用升麻、葛根升散其火郁。

王好古说：升麻葛根汤，是阳明发散之药。患病初期，太阳证便服用，发动其汗，必传阳明，反成其害。朱肱《活人书》说：瘀血入里，吐血衄血者，可以使用犀角地黄汤，它是阳明经圣药。如无犀角，可以用升麻代替。二物性味不同，为什么能代替使用呢？是因为升麻能引地黄及其他药同入阳明经的缘故。

时珍说：升麻引阳明清气上行，柴胡引少阳清气上行。这可用于禀赋素弱，元气虚馁及劳役饥饱生冷内伤，是脾胃引经最重要的药。升麻葛根汤是发散阳明经风寒的方剂。治疗阳气郁遏及元气下陷、时行赤眼等病症，都有很好的疗效。曾经有一人常喜饮酒，适逢寒冬时节他哀哭母丧而受寒，便患上了寒病，如果饮食物中没有生姜、大蒜等，就不能进食。到了夏季酷暑之时，他饮水多，又情志抑郁。因病右腰微微胀痛，牵引右胁，上至胸口，欲躺卧。发病时大便里急后重，常有如厕之感，小便长而数，或吞酸，或吐水，或作泻，或阳痿，或厥逆，或得酒少止，或得热稍止。但是一旦受寒、食寒，或劳役，或入房，或怒或饥，立即发病。一旦病止，各种病症随即消失，如同正常人一般，严重时一日发作数次。服用温脾胜湿、滋补消导等药，都只能缓解，但随即又发病。时珍考虑，这是饥饱劳逸、内伤元气、清阳下陷、不能上升所导致的。于是就用升麻葛根汤合四君子汤，加柴胡、苍术、黄芪，煎服，服药后仍饮酒一二杯以助升药力。病患服药入腹，感觉腹内有清气上行，胸膈爽快，手足暖和，头目精明，神采奕发，病症痊愈。之后每次发作时，病症一服即止，神验无比。如果减去升麻、葛根，或不饮酒，那么疗效便减缓。大抵人过五十以后，气消者多，长者少；降者多，升者少；秋冬之令多，而春夏之令少。如果是禀受弱而有前诸症者，都适合用上方灵活加减治疗。《素问》说：阴精所奉使人长寿，阳精所降使人夭折。纵观历代医家，能探讨奥妙、阐发医理的医者，只有张元素、李杲二人而已。其他不少著作如《参同契》《悟真篇》等，都与这相同。本草以升麻为解毒、吐蛊毒的要药，是因为它是阳明本经药，又有药性上升的缘故。按：《范石湖文集》记载：李焘为雷州推官，审理案件时得了一张治蛊方：毒在上，用升麻吐出；在腹，用郁金下之；或合二物服之，不吐则下。此方救活了很多人。

附方

1 卒肿毒起：用升麻磨醋，随时外涂。《肘后方》。

2 喉痹作痛：用升麻片含咽，或以半两煎水服，催吐。《仁斋直指方》。

3 胃热齿痛：用升麻煎汤，热漱并咽下。

方中也可以加入生地黄。《仁斋直指方》。

4 口舌生疮：升麻一两，黄连三分，共研为末，用绵纱裹药末含咽。《本事方》。

5 热痱瘙痒：用升麻煎汤内服，同时外洗。《千金方》。

6 小儿尿血：用升麻五分，水五合，煎至一合，内服。一岁儿，一日一服。姚和众《至宝方》。

7 产后恶血不尽，或经月半年：用升麻三两，清酒五升，煮至三升，分成两份服。《千金翼方》。

按语

升麻味辛、微甘，性微寒，能解表透疹，清热解毒，升举阳气。用于治疗外感表证，麻疹不透、齿痛口疮、咽喉肿痛、温毒发斑，气虚下陷、脏器脱垂、崩漏下血。发表透疹、清热解毒宜生用，升阳举陷宜炙用。升提之力较柴胡为强。麻疹已透，阴虚火旺，以及阴虚阳亢者，均当忌用。

苦参 Ku Shen

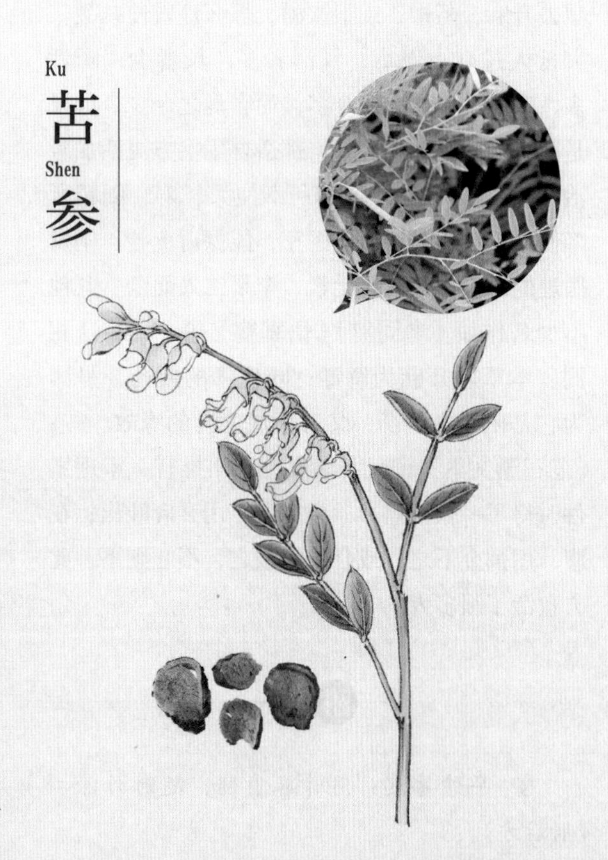

【释名】又名苦骨、地槐、水槐、菟槐、骄槐、野槐。

时珍说：苦以药味命名，参以功用命名，槐以叶形命名。

【集解】《别录》记载：苦参生于汝南山谷及田野，三月、八月、十月采根，晒干后使用。

时珍说：七、八月结角如萝卜子，角内有子二三粒，形如小豆而质坚。

【修治】雷敩说：采根，用糯米浓泔汁浸一夜，腥秽气并浮在水面上，须重重淘过，即蒸，从巳时至申时，取出晒干，切片使用。

【气味】味苦，性寒，无毒。

【主治】《本经》载：主治心腹结气，肿块积聚，黄疸，小便余沥不尽，逐水，除痈肿，补中，明目止泪。

《别录》记载：养肝胆气，安五脏，平胃气，令人嗜食轻身，定志益精，利九窍，除伏热肠痢，止渴醒酒，小便黄赤，疗恶疮、阴部瘙痒。

陶弘景说：渍酒饮，治疥疮。

苏敬说：治恶虫、胫部酸楚不适。

甄权说：治热毒风，皮肌烦躁生疮，麻风病，除大热嗜睡，治腹中冷痛，中恶腹痛。

时珍说：杀疳虫。炒存性，米饮送服，治肠风泻血并热痢。

【发明】张元素说：苦参味苦气沉纯阴，为足少阴肾经君药，治肾经病变必用，能逐湿。

时珍说：苦参、黄柏苦寒，都能补肾，大概是因为苦燥湿、寒除热。热生风，湿生虫，因此又能治风杀虫。只有肾水弱而相火胜者，才适宜用。若火衰精冷、真元不足及年高之人，不可用。《素问》记载：五味入胃，各归所喜，久而增气，这是物化之常。气增而久，就成为了夭亡的缘由。王冰注云：入肝为温，入心为热，入肺为清，入肾为寒，入脾为至阴而兼四气，这都是增其味而益其气，各从本脏之气。因此，久服黄连、苦参而反热者，即属此类。气增不已，则脏气有偏胜，偏胜则脏有偏绝，因此会出现暴死夭折。所以药不具五味，不备四气，而长久服用，虽暂且获胜，日久必暴亡夭折。但人有时疏忽，不能合理使用。张从正也说：只要是药都有毒性。即使是甘草、苦参，也不能说完全没有偏胜。久服则五味各归其脏，必有该脏气偏胜的祸患。各种药都是这样，学者应当触类旁通。

附方

1 热病发狂：用苦参末，制成梧桐子大小的蜜丸。每次服十丸，薄荷汤送下。也可用苦参末二钱，水煎服。《千金方》。

2 小儿身热：苦参煎汤洗浴。《外台秘要》。

3 毒热足肿，作痛欲脱：苦参煮酒外擦。姚僧坦《集验方》。

4 梦遗食减：用苦参三两，白术五两，牡蛎粉四两，研为细末。用雄猪肚一个，洗净，砂罐煮烂，和药捣匀，制成小豆一样的丸剂。每次服四十丸，米汤送下，每日服三次。刘松石《保寿堂方》。

5 小腹热痛，青黑或赤色，不能喘：用苦参一两，醋一升半，煎至八合，分两次服用。张杰《子母秘录》。

6 感受邪气，心痛：用苦参三两，醋一升半，煮至八合，分两次服用。《肘后方》。

7 血痢不止：用苦参炒焦，研为细末，制成如梧桐子大小的丸剂。每次服十五丸，米汤送下。《仁存堂经验方》。

8 大肠脱肛：苦参、五倍子、陈壁土等份，煎汤外洗，用木贼研末外敷。《医方摘要》。

9 产后露风，四肢烦热：头痛者，用小柴胡汤；头不痛者，用苦参二两，黄芩一两，生地黄四两，水八升，煎至二升，分几次服用。

10 齿缝出血：苦参一两，枯矾一钱，研为细末，每日揩牙三次。《普济方》。

11 鼻疮脓臭，有虫：苦参、枯矾一两，生地黄汁三合，水二盏，煎至三合，每次取少量滴鼻。《普济方》。

12 肺热生疮，遍身皆是：用苦参末，粟米饭，制成梧桐子大小的丸剂。每次服五十丸。空腹米饮送下。《御药院方》。

13 遍身风疹，痹痛不可忍，胸颈脐腹及近隐处都是这样，多涎痰，夜不得睡：用苦参末一两，皂角二两，水一升，揉滤取汁，煎熬成膏，和苦参末，制成梧桐子大小的丸剂。每次服三十丸，饭后温水送服，次日便愈。寇宗奭《本草衍义》。

14 肾脏风毒，及心肺积热，皮肤生疥癞，瘙痒时出黄水，及大风手足坏烂，一切风疾：苦参三十一两，荆芥穗一十六两，研为细末，水糊丸如梧桐子大。每次服三十丸，茶送下。《和剂局方》。

15 下部漏疮：苦参煎汤，每日外洗。《仁斋直指方》。

16 瘰疬结核：苦参四两，牛膝汁为丸，如绿豆大。每次用温水送下二十丸。张文仲《随身备急方》。

17 汤火伤灼：将苦参研为细末，油调外敷。《卫生宝鉴》。

18 赤白带下：苦参二两，牡蛎粉一两五钱，研为细末。以雄猪肚一个，水三碗煮烂，捣泥和丸，制成梧桐子大小的丸剂。每次服百丸，温酒送服。陆氏《积德堂方》。

按语

苦参味苦，性寒，能清热燥湿，杀虫，利尿。用于治疗湿热泻痢、便血、黄疸，湿热带下、阴肿阴痒、湿疹湿疮、皮肤瘙痒、疥癣，湿热小便不利。脾胃虚寒者忌用，反藜芦。

白鲜皮

Bai Xian Pi

【释名】又名白膻（shān）、白羊鲜、地羊鲜、金雀儿椒。

陶弘景说：通俗称为白羊鲜。气味与羊膻相似，因此又叫作白膻。

时珍说：鲜，是羊之气。此草根为白色，作羊膻气，其子累累如椒，因此有了以上各种名称。

【集解】陶弘景说：到处都有，以蜀中产者为良。

苏颂说：今现在河中、江宁府、滁州、润州都有。苗高一尺多，茎为青色，叶稍为白色而像槐树叶，也像茱萸。四月开淡紫色的花，像小蜀葵花。根似小蔓菁，皮黄白而心实。当地人采摘它的嫩苗当菜吃。

【气味】味苦，性寒，无毒。

【主治】《本经》记载：主治头风黄疸，咳嗽不止，小便淋沥，女子阴道肿痛，肌肤麻木，不可屈伸起止行走。

甄权说：治一切热毒风、恶风风疮，疥癣赤烂，眉发脱脆，皮肌急，壮热恶寒，解热黄、酒黄、急黄、谷黄、劳黄。

《大明》记载：通关节，利九窍及血脉，通小肠水气，流行时疾，头痛眼疼。

【发明】时珍说：白鲜皮气寒善行，味苦性燥，是足太阴、阳明经去湿热药，兼入手太阴、阳明，为治各种黄疸风痹的要药。历代医家只用它治疗疮科病症，没有深究它的功效。

附方

产后中风，人虚不可服他药者：一物白鲜皮汤，用新鲜的井水三升，煮取一升，温服。陈延之《小品方》。

按语

白鲜皮味苦，性寒，能清热燥湿，祛风解毒，祛湿止痒。用于治疗湿热疮毒、湿疹，疥癣，湿热黄疸，风湿热痹。脾胃虚寒者慎用。

Yan 延 Hu 胡 Suo 索

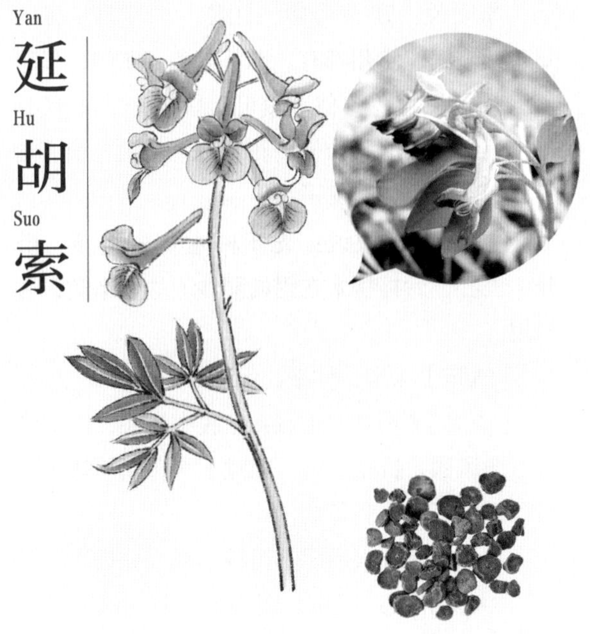

【释名】又名延胡索。

王好古说：本名延胡索，避宋真宗名讳，改“玄”为“延”。

【集解】陈藏器说：延胡索生于奚国，从安东来，根与半夏相似，呈黄色。

时珍说：现在二茅山西上龙洞有种植。每年寒露后栽种，立春后生苗，叶如竹叶样，三月长三寸高，根丛生如芋卵样，立夏挖起。

【气味】味辛，性温，无毒。

【主治】《开宝本草》载：破血，妇人月经不调，腹中结块，崩中淋露，产后各种血病，血晕，暴血冲上，因损下血。煮酒或酒磨服。

《大明》记载：除风治气，暖腰膝，止暴腰痛，破肿块，用于跌打损伤所致的瘀血、落胎。

王好古说：治心气小腹痛，有神效。

李珣说：能散气，治肾气，通经络。

时珍说：能活血利气，止痛，通小便。

【发明】李珣说：主肾气，及祛除产后恶露（妇女产后，由阴道排出的瘀血、黏液）或儿枕痛（产后小腹疼痛）。可与三棱、鳖甲、大黄做成散剂，作用很好，虫蛀成末者疗效尤其好。

时珍说：延胡索味苦、微辛，气温，入手太阴、手厥阴、足太阴、足厥阴四经，能行血中气滞，气中血滞，因此专治一身上下各个部位疼痛，用之中的，妙不可言。荆穆王妃胡氏，因食用了荞麦面生气而大怒，胃脘疼痛，痛势不可忍。医者用吐、下法行气化滞诸药，但是入口即吐，不能奏效，大便三日不通。想到《雷公炮炙论》说：心痛欲死，速觅延胡。于是，就用延胡索三钱，研为细末，温酒调下，不久大便畅行而疼痛停止。又有华老年纪五十多岁，患下痢腹痛垂死，已备下棺木。用此药三钱，米饮送服，痛即减半，调理而安。按：方勺《泊宅编》记载：有一人病遍体作痛，痛不可忍。有的医生认为是中风，有的认为是中湿，有的认为是脚气，服药都没有效果。周离亨说：当是气血凝滞导致的。用延胡索、当归、桂心等份，研为细末，温酒送服三四钱，随量频频服用，很快疼痛消失。延胡索能活血化气，是第一品药。

附方

1 老人小孩咳嗽：延胡索一两，枯矾二钱半，研为细末。每次服二钱，饴糖一块和药，含服。《仁存堂经验方》。

2 鼻出衄血：延胡索末，绵裹塞耳内，左鼻出血塞右，右鼻出血塞左。《普济方》。

3 小便尿血：延胡索一两，朴硝七钱半，研为细末。每服四钱，水煎服。《活人书》。

4 小便不通：捻头散，治小儿小便不通。用延胡索、川楝子等份，研为细末。每次服半钱或一钱，白汤滴油数点调下。钱乙《小儿药证直诀》。

5 热厥心痛，或发或止，久不愈，身热足寒者：用延胡索去皮，金铃子肉等份，研为细末，每温酒或白开水下二钱。《圣惠方》。

6 妇女血气，腹中刺痛，经候不调：用延胡索去皮醋炒，当归酒浸炒各一两，橘红二两，研为细末，酒煮，用米糊制成梧桐子大小的丸剂。每次服一百丸，空腹艾醋汤下。《济生方》。

7 产后诸病，凡产后，秽污不尽，腹满，及产后血晕，心头硬，或寒热不禁，或心闷、手足烦热、气力欲绝诸病：用延胡索炒研，用酒送服二钱，疗效极佳。《圣惠方》。

8 疝气危急：延胡索盐炒，全蝎去毒生用，等份为末。每次服半钱，空腹盐酒送下。《仁斋直指方》。

按语

延胡索味辛、苦，性温，能活血，行气，止痛。用于治疗气血瘀滞之痛证，其能行血中之气滞，气中血滞，因此能专治一身上下诸痛。为常用的止痛药，无论何种痛证，均可配伍应用。

Bei 贝 Mu 母

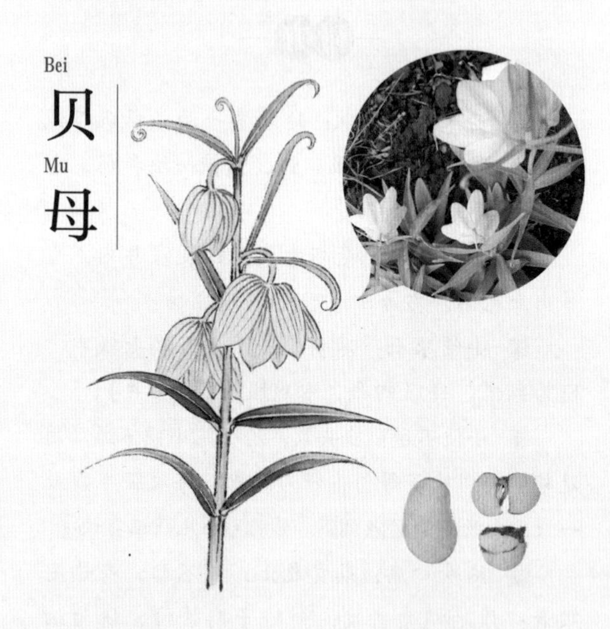

【释名】又名茵（méng）、勤母、苦菜、苦花、空草、药实。

陶弘景说：形状像聚贝子，因此叫作贝母。

【集解】《别录》记载：贝母生于晋地，十月采根，晒干后使用。

苏颂说：现在河中、江陵、郢、寿、随、郑、蔡、润、滁州都有。二月生苗，茎细，呈青色。叶也呈青色，似荞麦叶，随苗出。七月开花，碧绿色，形状像鼓子花。八月采根，根有瓣子，黄白色，如聚贝子。

【修治】雷敩说：先于柳木灰中炮黄，劈开，去心，后拌糯米在锅内同炒。炒至米黄，去米用。

【气味】味辛，性平，无毒。

【主治】《别录》记载：疗腹中痞块，心下满痛，恶风寒，目眩项强，咳嗽上气，止烦热渴，出汗，安五脏，利骨髓。

陶弘景说：服用后不饥饿，减少食量。

《大明》载：消痰，润心肺。研为细末后，用砂糖制成丸剂，含服，止嗽。烧灰油调，外敷人畜恶疮，敛疮口。

甄权说：主胸胁逆气，时疾黄疸。研末点目，去肤翳。以七枚研为细末，用酒送服，治难产及胞衣不出。与连翘同服，主治项下瘿瘤。

【发明】陈承说：贝母能散心胸郁结之气。

王好古说：贝母是肺经气分药。张仲景治寒实结胸外无热证者，用三物小陷胸汤主治，白散（即三物白散，由桔梗、巴豆、贝母组成）也可服，正是因为方内有贝母。

成无己说：辛散而苦泄，桔梗、贝母的苦辛，用以下气。

汪机说：一般认为半夏有毒，用贝母代替。贝母是太阴肺经之药，半夏是太阴脾经、阳明胃经之药，怎么能代替呢？对于虚劳咳嗽、吐血咯血、肺痿肺痈、妇人乳痈痈疽及诸郁之症，半夏是禁忌药，均以贝母为向导，还可代替；至于脾胃湿热，涎化为痰，久则生火，痰火上攻，昏愦、僵仆、语言不流畅等症，生死存亡，旦夕之间，则贝母不能代替。

苏颂说：贝母治恶疮。唐代人记载一案例

讲：江北有一商人，左臂上生疮，疮形如人面，不痛不痒，没有痛苦。商人故意用酒滴疮口中，疮面变为赤色。给它喂食，也能食，食多则臂内肉胀起。如果不喂食，则整个臂麻痹。有位名医教用各种药物试验，用金石草木之类都无痛苦，用到贝母时，疮口就收口。商人大喜，就用小芦苇筒围住疮口而灌入贝母，数天后疮口结痂而愈，但始终不知是什么疾病。《本经》说贝母主金疮，这大概是说能够愈合金疮一类的疾病吧。

附方

1 忧郁不伸，胸膈不宽：贝母去心，姜汁炒研，姜汁面糊，制成丸剂。每次服七十丸。《集效方》。

2 化痰降气，止咳解郁，消食除胀：用贝母（去心）一两，姜制厚朴半两，制成如梧桐子大的蜜丸，每次服五十丸。《卫生杂兴》。

3 孕妇咳嗽：贝母去心，麸炒黄为末，砂糖拌丸，如芡子大。每次含咽一丸，疗效好。《救急易方》。

4 妊娠尿难，饮食如故：用贝母、苦参、当归四两，研为细末，制成小豆大小的丸剂，每次饮服三至十丸。《金匮要略》。

5 乳汁不下，二母散：贝母、知母、牡蛎粉等份，研为细末，每次用猪蹄汤调服二钱。王好古《汤液本草》。

6 冷泪目昏：贝母一枚，胡椒七粒，研为细末，点眼。《儒门事亲》方。

7 吐血不止：贝母炮研，温水送服二钱。《圣惠方》。

8 衄血不止：贝母炮研末，温水送服二钱，良久再服。《普济方》。

9 吹奶作痛：贝母研为细末，吹鼻中，大效。《世医得效方》。

10 乳痈初肿：贝母研为细末，酒服二钱，仍令人吸吮，即通。《仁斋直指方》。

按语

《本草纲目》以前历代本草，皆统称贝母。至明《本草汇言》始有“川者为妙”之说，清代《轩岐救正论》始有浙贝母之名。川贝母味苦、甘，性寒。清热化痰，润肺止咳，散结消肿。用于虚劳咳嗽，肺热燥咳，瘰疬、乳痈、肺痈。浙贝母味苦，性寒。能清热化痰，散结消痈。用于风热、痰热咳嗽，瘰疬，瘿瘤，乳痈疮毒，肺痈。川贝以甘味为主，性偏于润，宜于肺热燥咳，虚劳咳嗽；浙贝以苦味为主，性偏于泄，宜于风热犯肺或痰热郁肺之咳嗽。在清热散结方面，以浙贝为胜。均反乌头。

Bai 白 Mao 茅 Gen 根

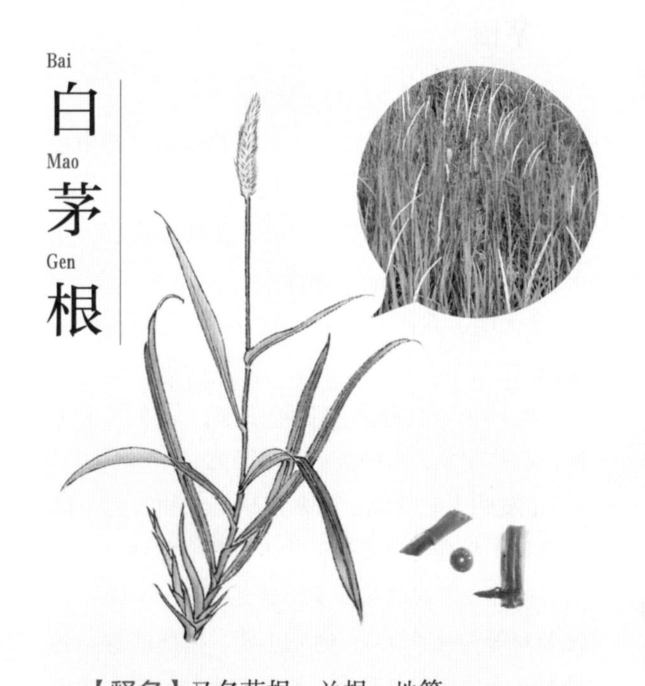

【释名】又名茹根、兰根、地筋。

时珍说：茅叶如矛，因此称作茅。其根牵连，因此称作茹。

【集解】苏颂说：到处都有。春天发芽，像针一样长在地上，俗名叫茅针，可以吃，对小儿特别有益处。夏天开白花，入秋就枯萎了。它的根很洁白，六月采挖。

时珍说：茅有白茅、菅茅、黄茅、香茅、芭茅数种，叶都相似。白茅短小，三四月开白花成穗，结的果实细小。它的根很长，白软如筋并且有节，味道甘甜，俗称丝茅，可以做成草席来遮盖东西和供祭祀时作蒲包用。它的根干了以后，晚上看上去有光，所以腐烂以后就变成了萤火。菅茅只生长在山上，像白茅但要长一些，入秋抽茎，开花成穗如荻花，结的果实尖黑，长约一分，粘衣刺人。其根短硬，如细竹根，无节，微有甜味。黄茅茎上开叶，茎下有白粉，根头有黄毛，根短而细硬无节，秋深开花，穗像菅茅，可以编成绳索。香茅生长在湖南和江淮一带，叶有三脊，气味芳香，可以用来做垫子和缩酒。芭茅成丛生长，叶大如香蒲，长六七尺，有二种。

茅根

【气味】味甘，性寒，无毒。

【主治】《本经》载：主治劳伤虚羸，补中益气，除瘀血血闭寒热，利小便。

《别录》载：治多种淋证，除肠胃热邪，止渴坚筋，妇人崩中。久服利人。

《大明》载：主女人月经不调，通小便赤涩如血。

时珍说：止吐血和各种出血，伤寒气逆上冲，肺热喘急，水肿黄疸，解酒毒。

【发明】时珍说：白茅根味道甘甜，能消除伏热（①指盛夏的炎热；②体内先有热邪内伏，或其他邪气郁而化热，发病时见咽干，口臭，小便黄短等内热症状），通利小便，因此能够止各种血气上逆，喘急消渴，治黄疸水肿，是非常好的药物。世人因为它的性味平淡而忽视了它，只知道服用苦寒的药物，因而导致伤了冲和之气，这是不知道茅根的用处啊。

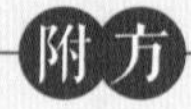

1 温病冷啘（wā），因热甚饮水，成暴冷啘者：茅根（切）、枇杷叶（拭去毛，炙香）各半斤，水四升，煎至二升，去药渣，慢慢饮服。庞安时《伤寒总病论》。

2 温病热哕，乃伏热在胃，令人胸满则气逆，逆则哕，或大下，胃中虚冷：茅根、葛根各半斤，切碎，水三升，煎至一升半。每次温饮一盏，哕止即停。庞安时《伤寒卒病论》。

3 反胃上气，食入即吐：茅根、芦根二两，水四升，煮至二升，一次服完。《圣济总录》。

4 肺热气喘：生茅根一握，切碎，水二盏，煎取一盏，饭后温服。病情严重的服三次即止，名如神汤。《圣惠方》。

5 虚后水肿，因饮水多，小便不利：用白茅根一大把，小豆三升，水三升，煮干，去掉白茅根，吃小豆。《肘后方》。

6 五种黄病，即黄疸、谷疸、酒疸、女疸、劳疸也。黄汗者，乃大汗出入水所致，身体微肿，汗出如黄柏汁：用生茅根一把，切细，以猪肉一斤，煮成汤服用。《肘后方》。

7 小便热淋：白茅根四升，水一斗五升，煮至五升，每日服三次。《肘后方》。

8 小便出血：白茅根煎汤，频饮为佳。谈野翁方。

9 鼻衄不止：白茅根为末，米泔水送服二钱。《圣惠方》。

10 吐血不止：①《千金翼方》用白茅根一握，水煎服用。②《妇人良方》用根洗捣汁，日饮一合。

按语

白茅根味甘，性寒，能凉血止血，清热利尿，清肺胃热。用于治疗血热出血证，水肿、热淋、黄疸，胃热呕吐、肺热咳喘。煎服，15～30g，鲜品加倍，以鲜品为佳，可捣汁服。多生用，止血还可炒炭用。

龙胆 Long Dan

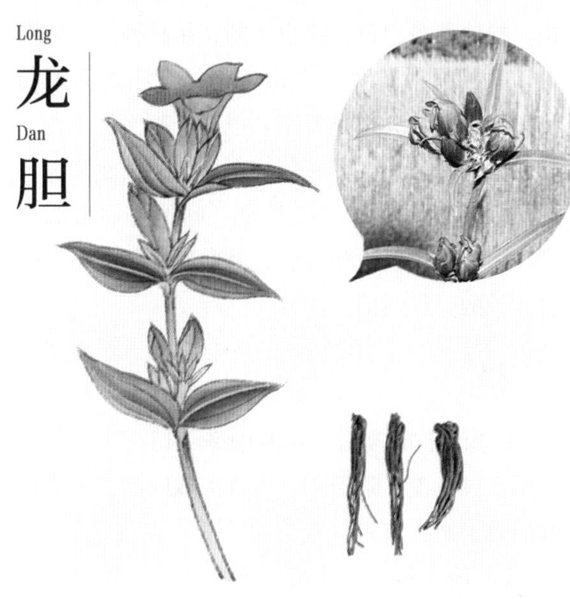

【释名】又名陵游。

马志说：叶如龙葵，味苦如胆，因此得名。

【集解】《别录》载：龙胆生齐朐（qú）山谷及冤句，二月、八月、十一月、十二月采根，阴干后使用。

陶弘景说：现在产于路旁，以吴兴者为佳。根的形状像牛膝，它的味道非常苦。

苏颂说：宿根黄白色，下抽根十余条，类牛膝而短。直上生苗，高一尺余。四月生叶如嫩蒜，细茎如小竹枝。七月开花，如牵牛花，呈铃铎（duó）状，青碧色。冬后结子，苗便枯萎。俗名草龙胆。又有山龙胆，味苦涩，叶经霜雪而不凋。当地人用治它四肢疼痛，与此同类是另外一种。采集不拘时候。

【修治】雷敩说：采得阴干。用时，铜刀切去须上头子，切细，甘草汤浸一夜，漉出，晒干用。

【气味】味苦、涩，性大寒，无毒。

雷敩说：空腹服用，令人小便不禁。

【主治】《本经》记载：主治骨间寒热，惊痫邪气，续绝伤，定五脏，杀蛊毒。

《别录》记载：除胃中伏热，时气温热，热泄下痢，去肠中小虫，益肝胆气，止惊惕。久服益智不忘，轻身耐老。

甄权说：治小儿壮热骨热，惊痫入心，时疾热黄，痈肿口疮。

《大明》记载：治客忤（小儿突受惊吓而发生面色发青、口吐涎沫、喘息腹痛、惊痫）疳气，热病狂语，明目止烦，治疮疥。

张元素说：去目中黄及睛赤肿胀，瘀肉高起，痛不可忍。

李杲说：退肝经邪热，除下焦湿热之肿，泻膀胱火。

时珍说：疗咽喉痛，风热盗汗。

【发明】张元素说：龙胆味苦性寒，气味俱厚，沉而降，属阴，是足厥阴、少阳经气分药。其用有四：除下部风湿，祛湿热，脐下至足肿痛，寒湿脚气。下行的功用与防己相同，酒浸则能上行，外行以柴胡为主，龙胆为使，是治眼中疾病必用之药。

王好古说：益肝胆之气而泄火。

时珍说：相火寄居在肝胆，有泻无补，因此龙胆益肝胆之气，正以其能泻肝胆之邪热。但大苦大寒，过量服则会伤胃中生发之气，反助火邪，也类似于久服黄连反从火化之义。

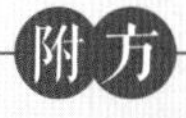

1 伤寒发狂：龙胆草研为细末，入鸡蛋清、白蜜，化凉水服二钱。《伤寒蕴要》。

2 一切盗汗，妇人、小儿一切盗汗，又治伤寒后盗汗不止：龙胆草研为细末，每次服一钱，猪胆汁三两点，入温酒少许调服。《杨氏家藏方》。

3 小儿盗汗身热：龙胆草、防风各等份，研为细末。每次服一钱，米饮调下。也可制成丸剂服用，也可水煎服。《婴童百问》。

4 咽喉热痛：龙胆草擂水服用。《集简方》。

5 夏季眼睛干涩：龙胆草捣汁一合，黄连浸汁一匙，拌匀点目。《世医得效方》。

6 眼中漏脓：龙胆草、当归等份，研为细末。每服二钱，温水下。《鸿飞集》。

-按语-

龙胆草味苦，性寒，能清热燥湿，泻肝胆火。用于治疗湿热黄疸、阴肿阴痒、带下、湿疹瘙痒，肝火头痛、目赤耳聋、胁痛口苦。脾胃寒者不宜用，阴虚津伤者慎用。

细辛 Xi Xin

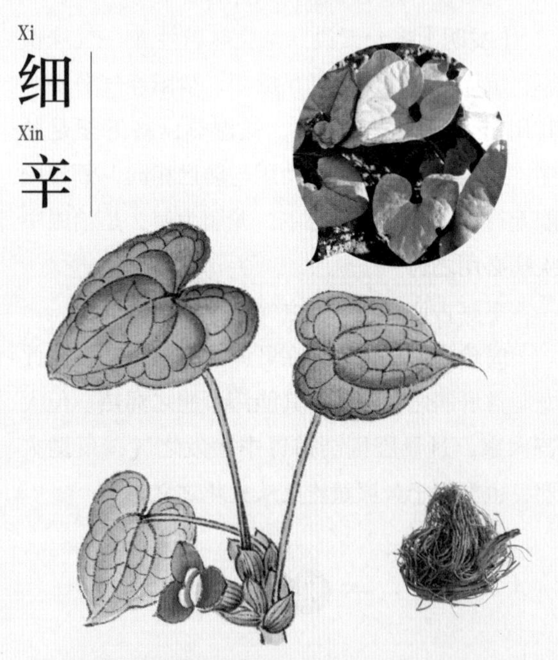

【释名】又名小辛、少辛。

苏颂说：华州真细辛，根细而味极辛，因此称作细辛。

【集解】《别录》记载：细辛生华阴山谷，二月、八月采根，阴干后使用。

寇宗奭说：细辛叶如葵，呈赤黑色。沈括《梦溪笔谈》说：细辛出华山，极细而直，柔韧，深紫色，味极辛，嚼之如椒而更甚于椒。

时珍说：《博物志》说杜衡伪乱细辛，自古已是这样。大抵能伪乱细辛的，不止是杜衡，应当将根苗色味详细辨别。叶似小葵，柔茎细根，直而色紫，味极辛者，是细辛。叶似马蹄，茎微粗，根曲而黄白色，味也辛的，是杜衡。一茎直上，茎端生叶如伞，根似细辛，微粗直而黄白色，味辛微苦，是鬼督邮。似鬼督邮而色黑者，是及已。叶似小桑，根似细辛，微粗长而黄色，味辛而有臊气者，是徐长卿。叶似柳而根似细辛，粗长黄白色而味苦者，是白薇。似白薇而白直味甘的，是白前。

根

【修治】雷敩说：凡使细辛，切去头、子，用瓜水浸一夜，晒干用。需拣去双叶的，因为双叶的服了对人有害。

【气味】味辛，性温，无毒。

【主治】《本经》载：主治咳逆上气，头痛脑动，百节拘挛，风湿痹痛死肌。久服则可以明目利九窍，轻身长年。

《别录》记载：能温中下气，破痰利水道，开胸中滞结，除喉痹鼻塞不闻香臭，风痫癫疾，下乳结，汗不出，血不行，安五脏，益肝胆，通精气。

甄权说：添胆气，治嗽，去皮肤风湿痒，风眼泪下，除齿痛，血闭，妇人血沥腰痛。

陶弘景说：口含细辛，去口臭。

王好古说：润肝燥，治督脉为病，脊强而冷。

时珍说：治口舌生疮，大便燥结，目中倒睫（指眼睫毛向后方生长，触及眼球的不正常状况）。

【发明】寇宗奭说：治头面风痛，不可缺此药。

张元素说：细辛气温，味大辛，气厚于味，

为阳，主升，入足厥阴、少阴血分，为手少阴引经之药。香味俱细，因此入少阴，与独活相类。以独活为使，治少阴头痛，疗效极佳。也可以止诸阳头痛，诸风通用。味辛而热，温少阴之经，散水气以去内寒。

成无己说：水停心下不行，则肾气燥，宜以辛滋润。细辛之辛，以行水气而润燥。

李杲说：胆气不足，细辛补之。又治邪气自里之表，因此仲景少阴证，可以用麻黄附子细辛汤。

时珍说：气之厚者能发热，为阳中之阳。辛温能散，因此诸风寒风湿头痛痰饮胸中滞气惊痫者，适宜使用此药。口疮、喉痹、虫牙诸病用细辛，取其能散浮热、发火郁之义。辛能泄肺，因此风寒咳嗽上气者，也适宜使用。辛能补肝，因此胆气不足、惊痫眼目诸病，宜用。辛能润燥，通少阴及耳窍、便涩者宜用。

陈承说：细辛不是华阴产的，就不是真品。若研末单用，不可过一钱，多则因气闷塞不通而死，即使死了也验不出原因。近年来在开平狱中曾经有这种案例，不可不记。这并不是药物本身有毒，只是不知剂量轻重。

附方

❶ 中风卒倒，不省人事：细辛研为细末，吹入鼻中。《世医得效方》。

❷ 虚寒呕哕，饮食不下：细辛（去叶）半两，丁香二钱半，研为细末。每次服用一钱，柿蒂煎汤送服。

❸ 小儿客忤（指小儿骤见生人，突闻异声，突见异物而引起惊吓啼哭，神志不安），口不能言：细辛、桂心等份，制成为末，每用少许放入小儿口中。《外台秘要》。

❹ 小儿口疮：细辛研为细末，醋调，贴肚脐上。《卫生家宝方》。

❺ 口舌生疮：细辛、黄连等份，制成药末，搽患处，漱去涎汁，名兼金散。一方用细辛、黄柏。《三因方》。

❻ 口疮虫牙肿痛：细辛煎成浓汁，多次漱口，热含冷吐。《圣惠方》。

❼ 鼻中息肉：细辛研为细末，时时吹入。《圣惠方》。

❽ 诸般耳聋：细辛研为细末，溶在黄蜡中，团成小丸，每绵裹一丸，塞入耳中，一二次即愈。须戒怒气，名聪耳丸。龚氏《经验方》。

按语

细辛味辛，性温，有小毒，能解表散寒，祛风止痛，通窍，温肺化饮。用于治疗风寒感冒，头痛、牙痛、风湿痹痛，鼻渊，肺寒咳喘。煎服，1～3g；散剂每次服0.5～1g。有“细辛不过钱”“过钱命相连”之说。阴虚阳亢头痛、肺燥伤阴干咳者忌用。不宜与藜芦同用。

白薇 Bai Wei

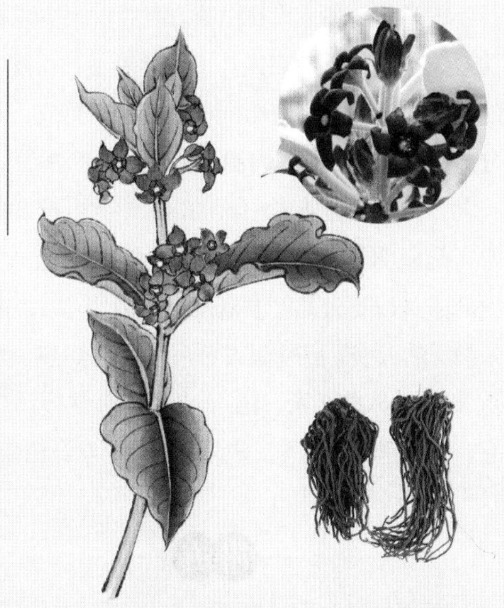

【释名】又名薇草、白幕、春草、葞（mǐ）、骨美。

时珍说：微，是细的意思。其根细而白，因此得名。

【集解】《别录》记载：白薇生平原山谷，三月三日采根，阴干后使用。

苏颂说：现在陕西诸郡及舒、滁、润、辽州也有出产。茎叶都为青色，与柳叶很相似。六、七月开花，八月结实。其根呈黄白色，像牛膝而短小，八月采集。

【修治】雷敩说：凡采得白薇，用糯米泔汁浸一夜，取出后去须根，切细，蒸制，从申时至巳时，晒干后使用。

时珍说：后人唯以酒洗用。

【气味】味苦、咸，性平，无毒。

【主治】《本经》记载：主治突然中风，身热，肢体酸痛，不识人，狂惑邪气，寒热酸疼，温疟，发作有时。

《别录》记载：疗伤中淋露，下水气，利阴气，益精。久服益人。

时珍说：治风温灼热多眠，热淋、遗尿，金疮出血。

【发明】王好古说：古方多用来治疗妇人疾病，因本草书中载录它有治疗伤中淋证、露下的作用。

时珍说：古人多用白薇，但后世很少掌握它的功效。按张仲景治妇人产中虚烦呕逆、可安中益气的竹皮丸方中，用白薇同桂枝一分，竹皮、石膏三分，甘草七分，用枣肉制为大丸，每次服用，饮化一丸。又说，有热者白薇加倍，由此可推知白薇性寒，是阳明经药。徐之才《药对》说白薇恶大枣，而此方又以枣为丸，大概是担心诸药寒凉伤脾胃。朱肱《活人书》治风温发汗后、身犹灼热、自汗身重多眠、鼻息必鼾、语言难出者的萎蕤汤中也用它。孙思邈《千金方》中记载有诏书发汗白薇散。

附方

1 肺实鼻塞，不闻香臭：白薇、贝母、款冬花各一两，百部二两，研为细末。每次服一钱，米汤送下。《普济方》。

2 妇人遗尿，不拘胎前产后：白薇、芍药各一两，研为细末。酒服方寸匕，每日服三次。《千金方》。

3 妇人血厥：人平常没有疾苦，忽然病如死人，身不能动摇，目闭口噤，或微知人，目眩头晕，移时才醒，这称为血厥，也称为郁冒。是出汗过多，血少，阳气独上，气塞不行，因此身如死状。气血恢复，阴阳复通，因此移动病患身体时才能苏醒。妇人尤多此证。宜服白薇汤。用白薇、当归各一两，人参半两，甘草一钱半。每次服五钱，水二盏，煎至一盏，温服。《本事方》。

4 金疮血出：白薇研为细末，外贴患处。《儒门事亲》。

按语

白薇味苦、咸，性寒，能清热凉血，利尿通淋，解毒疗疮。用于治疗阴虚发热、产后虚热，热淋、血淋，疮痈肿毒、毒蛇咬伤、咽喉肿痛，阴虚外感。脾胃虚寒、食少便溏者不宜服用。

白前 Bai Qian

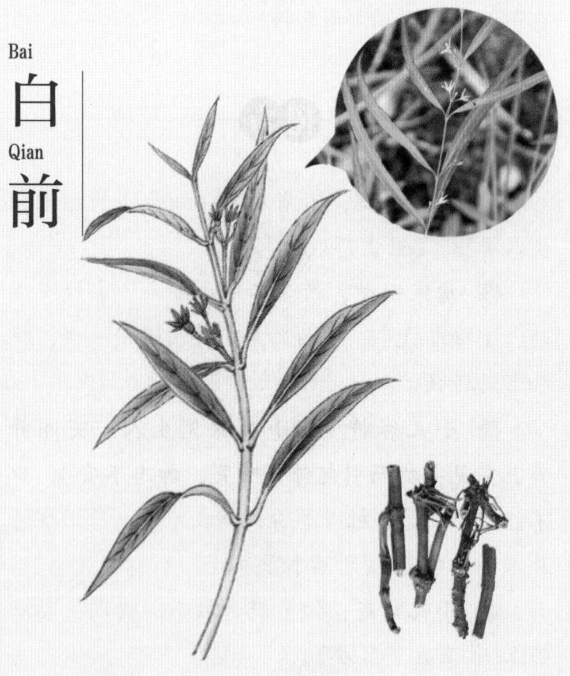

【释名】又名石蓝、嗽药。

【集解】陶弘景说：白前出近道，根似细辛而大，色白，缺乏韧性易折断，治疗咳嗽上气的方剂中多使用。

马志说：根似白薇、牛膝之类，二月、八月采根，阴干后使用。

【修治】雷敩说：凡使用白前，用生甘草水浸泡一昼夜，漉出后，去头及须根，焙干收用。

【气味】味甘，性微温，无毒。

【主治】《别录》记载：主治胸胁逆气，咳嗽上气，呼吸欲绝。

《大明》记载：主一切气，肺气烦闷，奔豚（下腹气上冲胸，直达咽喉，腹部绞痛，胸闷气急，头昏目眩，心悸易凉，烦躁不安，发作过后如常）肾气。

时珍说：降气下痰。

【发明】寇宗奭说：白前能保定肺气，治嗽多用，以温药相佐使，疗效甚佳。

时珍说：白前色白而味微辛甘，是手太阴经药。长于降气，肺气壅实而有痰者适宜。若体虚而长哽气者，不可使用。张仲景治嗽而脉浮，泽漆汤中也用它。

附方

① 久嗽唾血：炒白前、炒桔梗、炒桑白皮三两，炙甘草一两，水六升，煮至一升，分三次服用。忌猪肉、菘菜。《外台秘要》。

② 久咳上气，体肿，短气胀满，昼夜倚壁不得卧，常作水鸡声者，白前汤主之：白前二两，紫菀、半夏各三两，大戟七合，以水一斗，浸一夜，煮至三升，分作几次服用。禁食羊肉、饧糖大佳。《深师方》。

③ 久患暇呷（xiá xiā，吞咽不利），咳嗽，喉中作声，不得眠：取白前焙捣为末，每温酒送服二钱。《深师方》。

按语

白前味辛、苦，性微温，能降气化痰。用于咳嗽痰多，气喘。无论属寒属热，外感内伤，新嗽久咳均可用之，尤以痰湿或寒痰阻肺，肺气失降者为宜。

当归 Dang Gui

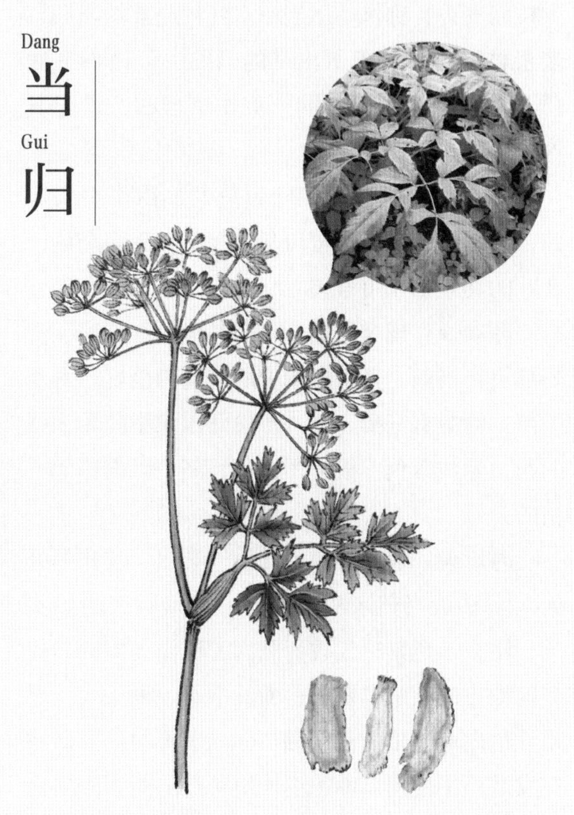

【释名】又名乾归、山蕲（qí）、白蕲、文无。

苏颂说：许慎《说文解字》记载：生于山中的称作薜（bì），又名山蕲。而当归应属于芹类，生于平地的称作芹，只有生于山中而显粗大的才称作当归。

时珍说：当归本不属于芹类，只因为花和叶像芹，因而才有芹的称呼。古人娶妻是为了传宗接代，当归有调血的功效，因此为治疗女病的要药，有“思夫”之意，因而才有了“当归”的称呼。正好与唐诗“胡麻好种无人种，正是归时又不归”的意思相同。崔豹《古今注》记载：古人离别时相互赠送芍药，思念时相互赠送文无。因而文无又名当归，芍药又名将离。

陈承说：当归能使气血各有所归，恐怕当归的称呼是因此而得吧！

【集解】《别录》载：当归生于陇西的山川峡谷，二月、八月份采根，阴干后使用。

陶弘景说：如今陇西四阳的黑水当归，多肉少枝而气香，称作马尾当归。西川北部的当归，多根枝而细。历阳所出产的当归，色白而气味薄，与其他地方的不同，称作草当归，若无其他，也可入药用。

苏敬说：一种像细叶川芎的，称作蚕头当归，即陶弘景所说产自历阳的当归，不入药用，茎叶的功效都比川芎差。

苏颂说：现今川蜀、陕西各地及江宁府、滁州都出产当归，其中以蜀中所产的为最好。春季生苗，叶绿有三瓣。七八月份开出像小茴香一样的花，呈浅紫色。根呈黑黄色，其中以肉厚而不枯的为好。

时珍说：现今陕西、四川、秦州、汶州等处的人多移栽当归来贩卖。其中秦州所产当归头圆、尾多、色紫、气香而肥润，称作马尾归，比其他地方的质量都要好，而其中有一种头大、尾粗、色白而坚枯的称作镵（chán）头归，只适宜在发散药中使用。韩悉说四川所产的药力刚猛而善攻，秦州所产的当归力柔而善补，很正确。

当归根

【修治】雷敩说：每用时去掉芦头，用酒浸渍一晚后入药。用于止血、破血时，当归头、尾的功效各不相同。如果要破血，即用当归头一节硬实处。如果要止痛止血，即用当归尾。如果一并使用，则服用无效，不如不用，只有单用时效果才好。

张元素说：当归头止血，当归尾破血，当归身和血，全用则破血止血。先用水将土洗净。治疗上部疾病时用酒浸，治疗外伤时用酒洗过后，置于火上烘干或晒干，再入药。

李杲说：当归头止血而上行，当归身养血而中守，当归梢破血而下流，全当归活血而不走。

时珍说：雷敩、张元素说当归头、尾的功效各不相同。大凡植物的根，在身半以上，气脉上行，效法于天；身半以下，气脉下行，效法于地。人身效法天地，则治疗上部疾病时当用头，治疗中部疾病时当用身，治疗下部疾病时当用尾，通治时则全用，这是有一定道理的。当归晒干后趁热置于容器中用纸密封保存，可以不生蛀虫。

【气味】味苦、甘，性温，无毒。

【主治】《本经》记载：治疗咳逆上气，温疟恶寒发热，妇女漏下不孕，各种恶疮、疮疡、金疮，煮汁饮服。

《别录》记载：能温中止痛，去瘀血内留，治疗中风痉挛、无汗，湿痹、中恶，以及外邪入侵所致的虚冷，能补益五脏，生肌肉。

甄权说：能止呕逆，治疗虚劳恶寒发热，下痢腹痛、齿痛，妇女下血、腰痛，崩中，补各种不足。

《大明》记载：治疗一切风病、一切气血病，补益一切虚劳，能破瘀血，养新血，治疗腹中肿块，肠胃冷。

时珍说：治疗头痛、心腹各种痛症，滋养肠胃、筋骨、皮肤，治疗痈疽，能排脓止痛，和血补血。

王好古说：主治痿痹嗜卧，足下热而痛。冲脉为病，气逆里急。带脉为病，腹痛，腰部恶寒像坐在水中一样。

【发明】甄权说：患者虚冷的，加而用之。

陈承说：世人多认为当归只能治血，而《金匮要略》《外台秘要》《千金方》等方书都认为它是大补不足、决取立效的药物。古方用当归治疗妇女产后瘀血上冲，见效最快。大凡碰到气血昏乱之病，服后即定。可以用其来补虚，为产后必备的要药。

寇宗奭（shì）说：《药性论》中记载的有关补益女子各种不足的说法，可以尽括当归的功用。

成无己说：脉者血之府，诸血皆统属于心。凡需通脉的，必先补心益血。因而张仲景治疗手足厥寒、脉细欲绝的病，用当归的苦温以助心血。

张元素说：当归的功用有三：一为心经本药，二可和血，三可治疗各种夜间加重的疾病。为所有血病必用之药。血脉壅塞而不流通则痛，而当归的甘温能和血，辛温能散内寒，苦温能助心散寒，使气血各有所归。

王好古说：当归入手少阴心经，因为心生血；入足太阴脾经，因为脾裹血；入足厥阴肝经，因为肝藏血。当归头能破血，身能养血，尾能行血。全用时，同人参、黄芪配伍，可以补气而生血；同牵牛、大黄配伍则行气而破血。与肉桂、附子、吴茱萸配伍则性偏热，与大黄、芒硝配伍则性偏寒。配伍使用时必须佐使分明，用的人必须牢记。用酒蒸后使用可治疗头痛，因为诸痛皆属于肝木，因而用血药主治。

汪机说：治疗头痛时，加酒煮后服上清液，以取其浮而上行的特性。治疗心痛，用酒调末服，以取其浊而半沉半浮的特性。治疗小便出血，用酒煎服，以取其沉入下极的特性。由于服法不同而药势自有高低的分别。王好古指出当归为血药，但又为何能治疗胸中咳逆上气的病呢？答道：当归气味辛散，为血中气药。何况咳逆上气之中有属于阴虚而阳无所依附的，因此可用血药补阴，则血和而气自降。

韩懋说：当归主治血分病。四川所产的力刚猛而善攻，秦州所产的力柔弱而宜补。每用时，治疗血分病宜用酒制，有痰则用姜制，是取其可以导血归源的道理。血虚则用人参、赤石脂作为佐药，血热则用生地黄、黄芩为佐药，不断绝生化之源。血积时则配伍大黄。总之，血药少不了用当归。因而古方四物汤中以它为君药，芍药为臣药，地黄为佐药，川芎为使药。

附方

❶ 血虚发热，症见肌热燥热、目赤面红、烦渴引饮、昼夜不止、脉洪大而虚、重按无力：当归身（酒洗）二钱，黄芪（蜜炙）一两，为一次服用的剂量。加水两杯，煎煮至一杯，空腹时温服，一天两次。此方名当归补血汤。李杲《兰室秘藏》。

❷ 失血眩晕，所有伤胎出血，产后出血，崩中出血，金疮出血，拔牙出血，一切出血过多，心烦眩晕，闷绝不省人事：当归二两，川芎一两，每次取五钱，加水七分，酒三分，煎至七分，趁热服用，一天两次。《妇人良方》。

❸ 鼻血不止：将当归（焙干）捣研为末，每次取一钱，米汤调服。《圣济总录》。

❹ 小便出血：当归四两，切碎，加酒三升，煮成一升，一次服完。《肘后方》。

❺ 头痛欲裂：当归二两，加酒一升，煮至六合，服下，一天两次。《外台秘要》。

❻ 目暗：当归（生晒）六两，附子（火炮）一两，捣研为末，炼成梧桐子大的蜜丸。每次取三十丸，温酒送下。此方名六一丸。《圣济总录》。

❼ 心下刺痛：将当归捣研为末，每次取方寸匕，酒送服。《必效方》。

❽ 手臂疼痛：当归（切碎）三两，加酒浸泡三天，温服。服完后，另取当归三两再泡酒。《事林广记》。

❾ 温疟：当归一两，加水煎服，一天一次。《圣济总录》。

❿ 久痢：当归二两，吴茱萸一两，一同炒香，除去吴茱萸不用，捣研为末，加蜜炼成梧桐子大的丸剂。每次取三十丸，米汤调服。此方名胜金丸。《普济方》。

⓫ 大便不通：当归、白芷等份，捣研为末。每次取二钱，用米汤送下。《圣济总录》。

⓬ 妇人百病，诸虚不足：当归四两，地

黄二两，捣研为末，加蜜炼成梧桐子大的丸子。每次取十五丸，饭前用米汤送服。《太医支法存方》。

13 倒经（指女子月经期在子宫以外部位如鼻粘膜、口腔、胃、肠等部位发生出血，常伴有全身不适，烦躁不安等）：先用京墨磨汁服下，止血。再用当归尾、红花各三钱，水一杯半，煎至八成，温服。《简便方》。

14 少女经闭：当归尾、没药各一钱，捣研为末，红花浸酒送服，一天服一次。《普济方》。

15 妇人血气，症见脐下气胀，月经不利，欲呕，失眠：当归四钱，干漆（烧灰存性）二钱，捣研为末，炼成梧桐子大的蜜丸。每次取十五丸，温酒送下。《永类钤方》。

16 堕胎下血不止：当归（焙）一两，葱白一把。每次取五钱，用酒一杯半，煎至八成，温服。《圣济总录》。

17 妊娠胎动，或子死腹中，血下疼痛，口噤欲死：当归二两，川芎一两，捣研为粗末，每次取三钱，加水一杯，煎至将干，加酒一杯，再煎至沸腾，温服，或灌服。半小时后再服一次。此方名佛手散。张文仲《随身备急方》。

18 倒产（分娩时婴儿足部先出），子死不出：将当归捣研为末，用酒送服方寸匕。《子母秘录》。

19 产后血胀，腹痛引胁：当归二钱，干姜（炮）五分，捣研为末，每次取三钱，加水一杯，煎煮至八成，加盐、醋少量，热服。《妇人良方》。

20 产后腹部绞痛：当归（末）五钱，白蜜一合，加水一杯，煎煮至一杯，分两次服下。不效再服。《妇人良方》。

21 产后自汗，壮热，气短，腰脚痛不可转侧：当归三钱，黄芪合芍药酒炒各二钱，生姜五片，加水一杯半，煎至七成，温服。《和剂局方》。

22 小儿胎寒，喜啼，昼夜不止，终成痫病：取当归末一小豆大小，用乳汁灌服，一天三四次。《肘后方》。

23 小儿脐湿成脐风，或红肿，或出水：取当归末敷患处。一方加麝香少量，一方加等份胡粉。如果愈后因尿再发，可再敷。《圣惠方》。

24 汤火烫伤，红肿溃烂：当归、黄蜡各一两，麻油四两，用油煎当归使其变焦黄，过滤去渣，加黄蜡搅拌成膏，出其火毒，摊贴患处。《和剂局方》。

按语

当归味辛、苦，性温，能补血调经，活血止痛，润肠通便。用于治疗血虚诸症，血虚血瘀之月经不调、经闭、痛经等，虚寒性腹痛、跌打损伤、痈疽疮疡、风寒痹痛，血虚肠燥便秘。湿盛中满、大便泄泻者忌服。活血用当归尾，补血用当归身，补血和血则用全当归。

芎䓖

Xiong Qiong

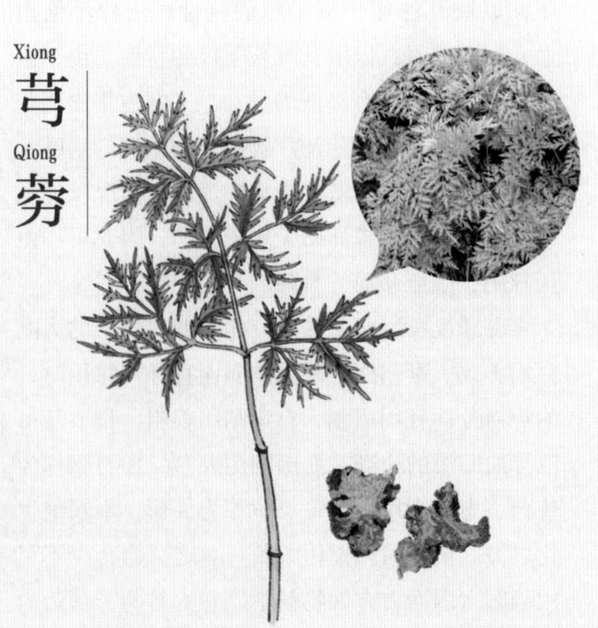

【释名】又名胡䓖（qióng）、川芎、香果、

山鞠（jū）穷。

时珍说："芎"本作"营"字，名义不详。有人说：人的头部中间隆起，四周下垂，位置最高，与天的形状相同。因为此药上行，专治脑部各种疾病，因此称为芎䓖。又以出自胡戎的芎䓖为好，因此又称为胡䓖。古人因其根节的形状像马衔，又称其为马衔芎䓖。后人因其形状像雀脑，又称其为雀脑芎。其中出自关中的称作京芎，又称作西芎；出自四川的称作川芎，出自天台的称作台芎；出自江南的称作抚芎，都因产地而命名。《左传》记载：楚人问萧人道：有没有麦曲？有没有山鞠穷？河鱼患腹疾怎么办？因为二物都能去湿，所以才这么问。朱震亨治疗六郁的越鞠丸中用越桃、鞠穷，因此而得名。《金光明经》称其为阇（shé）莫迦（jiā）。

【集解】吴普说：芎䓖有的部分生于胡地无桃山的北边，有的生于泰山。叶细而香，有青黑色的纹理，像藁本一样红，冬夏季节丛生，五月份开红花，七月份结黑色果实，靠近顶端有两叶。三月份采根，有节而像马衔。

陶弘景说：叶像蛇床而香，节大茎细，形状像马衔，称作马衔芎䓖。四川也有生产，但是很细。

苏敬说：乡间所种的川芎，形块大，重实而多脂。山中所采的川芎，瘦小而细，味苦、辛。以九月、十月份采收为好，若三月、四月份采收则不合时宜。

苏颂说：陕西、四川、江东的山中多生产川芎，而以四川所产者为好。四五月份长叶，像水芹、胡荽、蛇床，丛生而茎细。它的叶很香，江东、四川人采叶作为饮品。七八月份开碎白色花，像蛇床子的花。根坚硬而瘦小，呈黄黑色。关中所产的形块重实，形如雀脑状的为雀脑芎，功力最强。

时珍说：四川不寒冷，人们多栽种，深秋茎叶也不枯萎。清明节后宿根生苗，分其枝横埋于地下，则节节生根。八月份根下始结川芎，才可采挖，蒸熟暴晒干燥后可买卖。《救荒本草》记载：它的叶像芹而稍细窄，有丫叉，又像白芷，叶也细，又像胡荽叶而稍壮，另外有一种像蛇床叶而粗。嫩叶可炸食。

寇宗奭说：每用时以产自四川，大块，里色白，不油，以嚼之微辛甘者为好。其他不可入药，只可为末，煎汤洗澡而已。

芎䓖根

【气味】味辛，性温，无毒。

【主治】《本经》记载：治疗中风入脑头痛，寒痹筋脉挛急，金疮，妇女血闭不孕。

《别录》记载：能去除脑中冷，治疗面上游风，流泪，多涕多唾液，精神恍惚像喝醉酒一样，诸寒冷气，心腹坚痛，中恶卒急肿痛，胁风痛，能温中去内寒。

甄权说：治疗腰脚软弱，半身不遂，胞衣不下。

《大明》记载：治疗一切风病、一切气病、一切劳损病、一切血病。能补五劳，壮筋骨，调众脉，破腹中结块瘀血，养新血，治疗吐血鼻血尿血，脑痈发背，瘰疬瘿赘，痔瘘疮疥，能长肉排脓，消瘀血。

王好古说：能搜肝气，补肝血，润肝燥，补风虚。

时珍说：能燥湿，止泻痢，行气开郁。

【发明】寇宗奭说：现今的人用此药最多，为治疗头面诸风不可或缺的药物，但是必须用他药佐助。

张元素说：川芎能上行头目，下行血海，因而清神汤及四物汤都用它。能散肝经风气，为治疗少阳经、厥阴经头痛及血虚头痛的圣药。其功用有四点：一为少阳引经之药，二治疗诸经头痛，三助清阳之气，四去湿气在头。

李杲说：治疗头痛必用川芎。若不愈，再加

各自的引经药：太阳经头痛加羌活，阳明经头痛加白芷，少阳经头痛加柴胡，太阴经头痛加苍术，厥阴经头痛加吴茱萸，少阴经头痛加细辛。

朱震亨说：郁在中焦，须用川芎开提升气，气升则郁自降。因此川芎总能解诸郁，直达三焦，为通阴阳气血的使药。

时珍说：川芎为血中气药。肝苦急，用辛补之，因此适宜血虚者使用；辛以散之，因此适宜气郁者使用。《左传》记载：麦曲、鞠穷（川芎）去湿，治疗河鱼腹部疾病。治疗湿泻每次加此二味药，效果非常好。血痢已通而仍痛不止的，属于阴亏气郁，药中加川芎为佐药，则气行血调，其病立止。

虞抟（tuán）说：骨蒸多汗和气虚的人，不可久服川芎。因为它性味辛散，可令真气走泄，导致阴液更虚。

时珍说：五味入胃，各归其本脏。若长期服用某药会导致脏腑的偏胜或偏衰，因而有猝死的隐患。如果方药中具五味，备四气，君臣佐使配合得宜，怎么会有此种祸患呢？比如川芎，本属肝经药，若单服时间很长，则辛喜归肺，肺气偏胜，金来克木，肝必受邪，久则偏绝，怎么能不导致夭亡？因此，做医生的贵在探求治病内在的原理。

附方

❶ 气虚头痛：将川芎捣研为末，每次取二钱，用茶调服。《集简方》。

❷ 气厥头痛，妇人气盛头痛及产后头痛：川芎、乌药等份，捣研为末。每次取二钱，用葱茶煎汤调下。另一方加白术，加水煎服。《御药院方》。

❸ 风热头痛：川芎一钱，茶叶二钱，水一杯，煎至五成，饭前热服。《简便方》。

❹ 头风化痰：将川芎洗净切碎，晒干后捣研为末，炼成小弹子大的蜜丸。每次取一丸，不拘时嚼碎，用茶送服。《经验后方》。

❺ 偏头风痛：将川芎切细后浸酒，每日饮酒。《斗门方》。

❻ 风热上冲，头目晕眩，胸中不利：川芎、槐子各一两，捣研为末。每次取三钱，用茶调服。若为胸中不利，加水煎服。张元素《保命集》。

❼ 头风眩晕及偏正头痛，汗多恶风，胸膈痰饮：川芎一斤，天麻四两，捣研为末，炼成弹子大的蜜丸。每次嚼服一丸，用茶送服。刘完素《宣明方》。

❽ 失血眩晕：当归二两，川芎一两，每次取五钱，加水七分，酒三分，煎至七成，热服，一天两次。《妇人良方》。

❾ 一切心痛：川芎一个，捣研为末，用酒送服。《孙氏集效方》。

❿ 损动胎气，或子死腹中：川芎为末，每次取方寸匕，用酒送服。《十全方》。

⓫ 崩中下血，昼夜不止：《千金方》中载录：川芎一两，酒一大杯，煎取五成，慢慢服下。另《圣惠方》加生地黄汁二合，同煎。

⓬ 酒癖胁胀，时复呕吐，腹有水声：川芎、三棱(炮)各一两，捣研为末。每次取二钱，用葱白煎汤送服。《圣济总录》。

⓭ 小儿脑热，好闭目，或太阳穴处疼痛，或目红肿：川芎、薄荷、朴硝各二钱，捣研为末，每次取少许量，吹鼻。《全幼心鉴》。

⓮ 齿败口臭：水煎川芎，含服。《广济方》。

⓯ 牙齿疼痛：川芎一个，入酒糟内藏一月，焙干，加入细辛一起研末，揩牙。《本事方》。

⓰ 诸疮肿痛：川芎煅烧后捣研为末，加入轻粉，用麻油调涂患处。《普济方》。

⓱ 产后乳悬（妇人产后，两乳忽长，细小如肠，垂过小肚，痛不可忍，危亡须臾，名曰乳悬）：川芎、当归各一斤，取半斤锉细成散，置于容器内，加水浓煎，不拘多少频服；再取一斤

半锉成块，于病人桌下烧烟，令患者用口鼻吸烟。用完不愈，再作一服。同时用蓖麻子一粒，贴其头顶。夏子益《奇疾方》。

18 风痰：将川芎捣研为末，加蜜和成大丸，晚上服下。《图经本草》。

19 齿根出血：取川芎含服。《别录》。

按语

川芎味辛，性温，能活血行气，祛风止痛。用于治疗血瘀气滞痛证，头痛，风湿痹痛。其特点是上行巅顶，中开郁结，下达血海，旁开四肢，辛温走窜，走而不守，一往直前。川芎为血中之气药、气中之血药，为治疗诸经头痛的圣药。

She 蛇 Chuang 床

【释名】又名蛇粟、蛇米、虺（huǐ）床、马床、墙蘼（mí）、思益、绳毒、枣棘。

时珍说：蛇虺喜欢卧在下面食这种药物的子实，因此有蛇虺床、蛇粟的称谓。它的叶像蘼芜，因此称为墙蘼。《尔雅》记载：盱（xū），即虺床。

【集解】《别录》记载：蛇床生于临淄的山川、峡谷及田野，五月份采实，阴干后使用。

苏颂说：三月份生苗，高约二三尺，叶青碎，丛生像蒿枝。每枝上有花头一百多个，结同一窠，像马芹。四五月份才开白花，如伞状。子呈黄褐色，像黍米，很轻。

时珍说：其花像碎米攒成。其子由两片合成，像莳萝子而细，也有细棱。当归、川芎、水芹、藁本、胡萝卜的花和果实都像蛇床。

蛇床子

【修治】雷敩说：每用时，必须用浓蓝汁和百部草根自然汁，一起浸渍一整天，漉出后晒干。再用生地黄汁拌匀后蒸煮六个小时，取出晒干后备用。

《大明》记载：每次服用时，需先挼去皮壳，再取仁微炒杀其毒，即不辣。煎汤洗浴时，可生用。

【气味】味苦，性平，无毒。

【主治】《本经》记载：治疗男子阳痿湿痒，妇人阴中肿痛，能除痹气，利关节，治疗癫痫、恶疮。

《大明》记载：能暖丈夫阳气、女人阴气，治疗腰胯酸疼，四肢顽痹，缩小便，去阴汗湿癣齿痛，治疗赤白带下，小儿惊痫，扑损瘀血。治疗大风身痒，可以煎汤洗浴。

【发明】雷敩说：此药能使人阳气盛数，因此被称为鬼考。

时珍说：蛇床是右肾命门、少阳三焦气分之药，《本经》将它列为上品，它的功效不仅是辅助男子，而又有益于妇人。世人忽视此药，而千辛万苦索求远域的补药，难道不是轻视近处而重视远处的药吗？

附方

❶ 阳事不起：蛇床子、五味子、菟丝子等份，捣研为末，炼成梧桐子大的蜜丸。每次取三十丸，用温酒送服，一天三次。《千金方》。

❷ 赤白带下，月经不来：蛇床子、枯白矾等份，捣研为末，加醋面糊成弹子大的丸剂，用胭脂做衣，绵布包裹放入阴户中。若热得厉害，换药，一天一次。《儒门事亲》。

❸ 子宫寒冷：将蛇床子仁捣研成药末，加面粉少许，和匀制成如枣一样大小的丸剂，绵包裹放入阴道中。此方名蛇床子散。《金匮要略》。

❹ 妇人阴痒：蛇床子一两，白矾二钱，煎汤频洗患处。《集简方》。

❺ 产后阴脱：用布包蛇床子，蒸热后熨患处。

❻ 妇人阴痛，产后阴脱（子宫脱垂）：蛇床子五两，乌梅十四个，煎水洗患处，每天五六次。《千金方》。

❼ 男子阴肿胀痛：将蛇床子捣研为末，用鸡蛋黄调敷患处。《永类钤方》。

❽ 大肠脱肛：蛇床子、甘草各一两，捣研为末。每次取一钱，白开水送服，一天三次。同时用蛇床子末敷患处。《经验方》。

❾ 痔疮肿痛：用蛇床子煎汤，熏洗患处。《简便方》。

❿ 小儿癣疮：将蛇床子捣研为末，用猪脂调和，涂患处。《千金方》。

⓫ 风虫牙痛：①《千金方》：将蛇床子、蜡烛烬同研，涂患处。②《集简方》：用蛇床子煎汤，乘热漱口。

⓬ 喉痹肿痛，不可下药：将蛇床子烧烟于瓶中，口含瓶嘴吸烟，其痰自出。《圣惠方》。

-按语-

蛇床子味辛、苦，性温，有小毒。能温肾壮阳，燥湿杀虫，祛风止痒。用于治疗阴部湿痒、湿疹、疥癣，寒湿带下、湿痹腰痛，肾虚阳痿、宫冷不孕。阴虚火旺或下焦有湿热者不宜内服。

藁本

Gao Ben

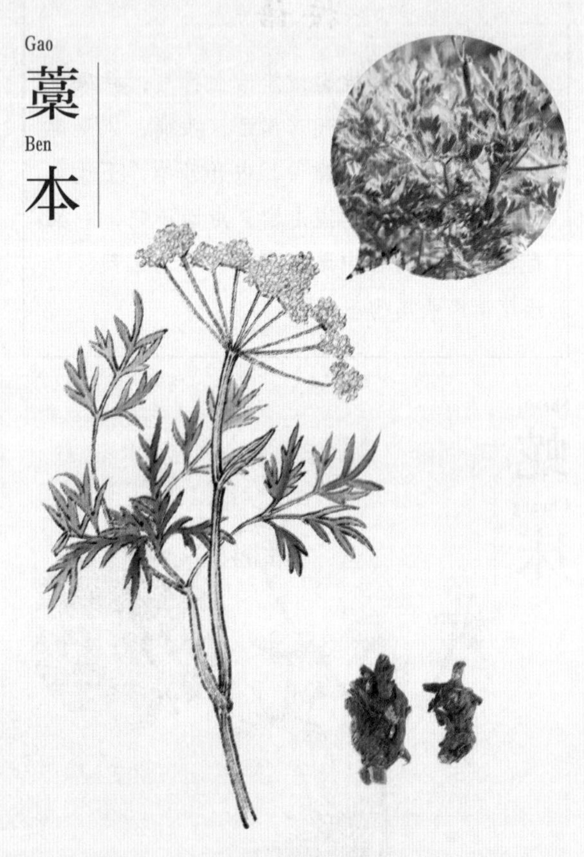

【释名】又名藁（gǎo）茇（bá）、鬼卿、地新、微茎。

苏敬说：它的根上苗下像禾藁，因此称为藁本。本，即根的意思。

时珍说：古人调制的香料中多用到它，称作藁本香。《山海经》称它为藁茇。

【集解】《别录》记载：藁本生于高山的山谷中，正月、二月份采根，暴晒三十天。

陶弘景说：民间都用川芎根须，因其形状和

气味相像。《桐君药录》记载川芎的苗像藁本，强调二者的花、实都不相同，所生长的地方也不一样。现今生长在东山的是另外一种藁本，形、气与藁本很相像，只是稍长大。

苏颂说：现今西川、河东各地及兖州、杭州都有藁本生长。叶像白芷香，又像川芎，但川芎像水芹而大，藁本则叶细。五月份开白花，七八月份结子。根呈紫色。

时珍说：江南的深山中都有藁本。根像川芎而轻虚，味麻，不能饮用。

藁本根

【气味】味辛，性温，无毒。

【主治】《本经》记载：治疗妇人疝瘕，阴中寒肿痛，腹中急，除风头痛，能长肌肤，悦颜色。

《别录》记载：能辟雾露润泽，治疗风邪亸（duǒ）曳（因风邪引起全身无力、四肢下垂、不能收缩）金疮，可作洗浴药的面脂。

甄权说：治疗多种恶风鬼疰，流入腰痛冷，能化小便，通血，去头风面黑疮疱。

《大明》记载：治疗皮肤病面黑，酒皶（zhā）粉刺，痫疾。

张元素说：治疗太阳头痛、巅顶痛，大寒犯脑，痛连齿颊。

李杲说：治疗头面身体皮肤风湿。

王好古说：治疗督脉为病，脊强而冷。

时珍说：治疗痈疽，能排脓内塞。

【发明】张元素说：藁本是太阳经风药，其气雄壮，为治疗寒气郁于本经所致头痛的必用之药。巅顶头痛非此药不能除。与木香功效相同，治疗清邪阻于上焦。与白芷同用，可作面脂。既能治风，又能治湿，均可随证配伍使用。

时珍说：《邵氏闻见录》记载：夏英公患泄泻，太医从虚论治，不见效。霍老说：这是风邪客于胃。服用藁本汤后泄止。这大概是因为藁本能去风湿的缘故吧！

附方

1 大实心痛，已用下利药，用此彻其毒：藁本半两，苍术一两，分作二次服用。加水二杯，煎至一杯，温服。《活法机要》。

2 干洗头屑：藁本、白芷等份，捣研为末，夜间擦于头发上，早晨梳去。《便民图纂》。

3 小儿疥癣：用藁本煎汤洗澡，并用其涮洗衣服。《保幼大全》。

按语

藁本味辛，性温，祛风散寒，除湿止痛。用于治疗风寒感冒，巅顶疼痛，风寒湿痹。为治疗癫顶头痛的要药，同时可下达肠胃，适用于寒湿腹痛腹泻。凡阴血亏虚、肝阳上亢、火热内盛之头痛者忌服。

白芷 (Bai Zhi)

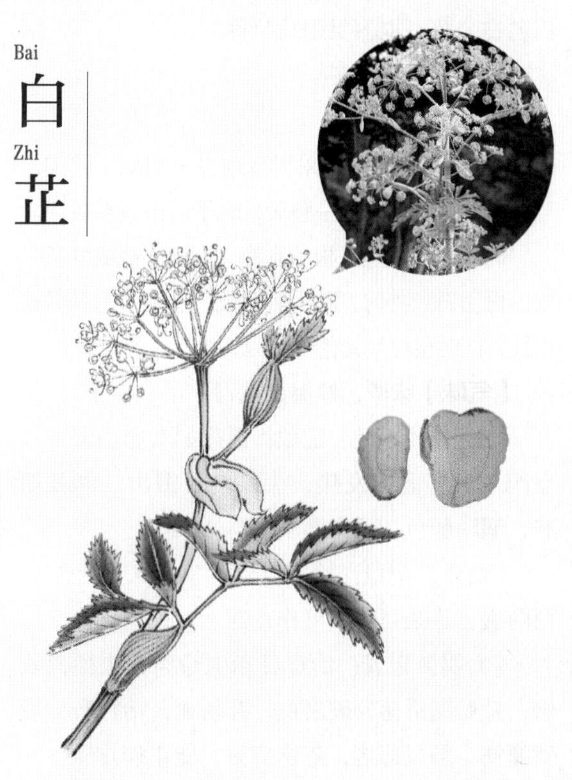

【释名】又名白茝（chǎi）、芳香、泽芬、苻

(fú)蓠、虈(xiāo)、莞。叶名蒚(lì)麻、药。

时珍说：徐锴说：初生的根干为芷，则白芷的含义取于此。王安石《字说》记载：茝香可以养鼻，又可养体，因而茝字从臣(yí)。"茝"音"怡"，养的意思，许慎《说文解字》记载：晋国将其称作虈，齐国称作茝，楚国称作蓠，又称为药。白芷生长在低下的池泽，与兰一样芬芳，因此诗人常拿兰茝来歌颂，而本草中有芳香、泽芬的称谓，古人称其为香白芷。

【集解】陶弘景说：现今白芷到处都有生长，以东边为最多。叶可作香料。

苏颂说：在其生长的众多地方之中，又以吴地最多。根长约尺余，粗细不等，色白。枝干离地面五寸。春季生叶，相对而生，色紫，宽三指许。花色白微黄。入伏后结子，立秋后苗枯。二月、八月采根，暴晒干燥后使用。其中以色黄明亮者为好。

雷敩说：凡摘时不要用四条一处生长的，此药名丧公藤。也不要用马兰根。

白芷根

【修治】雷敩说：采得后刮去土和皮，锉细，与等份的黄精片同蒸一整天，晒干后去黄精备用。

时珍说：现在采根后洗净、刮皮、截成寸长一段，再用石灰拌匀，晒干后贮藏。这是因为其易被虫蛀，同时也可使其色变白的缘故。入药时微焙。

【气味】味辛，性温，无毒。

【主治】《本经》记载：治疗妇女赤白漏下，血闭阴肿，恶寒发热，头风侵目泪出，能长肌肤，润泽颜色，可作面脂用。

《别录》记载：治疗风邪为病，久渴吐呕，两胁满，头眩目痒。可作膏药。

《大明》记载：治疗目赤生弩肉，去面黑疵瘢，补胎漏滑落，破瘀血，补新血，治疗乳痈发背瘰疬，肠风痔瘘，疮痍疥癣，能止痛排脓。

甄权说：能蚀脓，止心腹血瘀刺痛，治疗女人沥血腰痛，血崩。

张元素说：能解利手阳明经头痛，治疗中风恶寒发热，及肺经风热，头面皮肤风痹燥痒。

时珍说：治疗鼻渊鼻衄，齿痛，眉棱骨痛，大肠风秘，小便下血，妇人血风眩晕，翻胃吐食，能解砒毒蛇伤、刀箭金疮。

【发明】李杲说：白芷为治疗风病通用的药物，它气味芳香，能通九窍，解表发汗时不可缺少。

刘完素说：治疗正阳明经头痛、热厥头痛，可加用此药。

王好古说：与辛夷、细辛同用，可治疗鼻病，加入到内托散内的药物中可长肌肉，则知其入阳明经。

时珍说：白芷色白而味辛，行手阳明庚金；性温而气厚，行足阳明戊土；芳香上达，入手太阳小肠经。肺为庚之弟、戊之子。因而所主之病不离三经。比如头目眉齿诸病，为三经风热；比如漏带痈疽诸病，为三经湿热。风热者用辛散之，湿热者用温除之。白芷为阳明经主药，因此又能治疗血病、胎病，还可排脓生肌止痛。据王璆(qiú)《百一选方》记载：王定国患风病头痛，到都梁求治于名医杨介，连进三丸，立即病愈。王定国恳求其方，才知道是用香白芷一味，洗净晒干捣研为末，炼成弹子大的蜜丸。每次嚼服一丸，用茶清或荆芥汤化下。于是命名为都梁丸。此药治疗头风眩晕、女人胎前产后、伤风头痛、血风头痛，都有效果。戴原礼《证治要诀》也记载：头痛夹热，项生肿块，适宜服用此药。又有臞(qú)仙《神隐书》记载：种白芷能避蛇，而且《夷坚志》所载治疗蝮蛇咬伤的方子中用到白芷，正是因为蛇畏白芷，而《本经》不曾记载。

寇宗奭说：《药性论》说白芷能蚀脓。现在的人用它治疗妇女带下疾病。肠中有败脓，淋露不已，腥秽难忍，又致脐腹冷痛，都是由败脓血所致，须用此药排脓。白芷一两，单叶红蜀葵根二两，白芍药、白枯矾各半两，捣研为末，用蜡化成梧桐子大的丸子。每天空腹和饭前，用米汤送服十丸或十五丸。待脓尽，才用他药补益。

附方

❶ 一切伤寒，一切风邪：白芷一两，生甘草半两，生姜三片，葱白三寸，大枣一枚，豆豉五十粒，水二碗，煎服取汗，不汗再服。此方名为神白散，又名圣僧散。《卫生家宝方》。

❷ 风寒流涕：香白芷一两，荆芥穗一钱，捣研为末，每次取二钱，用茶点服。《百一选方》。

❸ 小儿风寒流涕：将白芷捣研为末，用葱白捣成小豆大的丸子，每次取二十丸，用茶送服。同时取白芷末，用姜汁调涂太阳穴处，吃热葱粥取汗。《圣惠方》。

❹ 小儿身热：将白芷煮汤洗澡，取汗避风。《子母秘录》。

❺ 头面诸风：将白芷切碎，用萝卜汁浸透，晒干后捣研为末。每次取二钱，用白开水送下。或者吹入或自行吸入鼻腔内。《仁斋直指方》。

❻ 头风眩晕：将白芷洗净晒干后捣研为末，炼成弹子大的蜜丸。每次嚼服一丸，用茶或荆芥汤化服。此方名都梁丸。《百一选方》。

❼ 眉棱骨痛：白芷、黄芩（酒炒）等份，捣研为末。每次取二钱，用茶调下。《丹溪纂要》。

❽ 风热牙痛：①白芷一钱，朱砂五分，捣研为末，做成芡子大的蜜丸，频用擦牙。②用白芷、吴茱萸等份，浸水后漱口出涎。《医林集要》。

❾ 口齿气臭：①《百一选方》：用白芷七钱，捣研为末，饭后用水送服一钱。②《济生方》：用白芷、川芎等份，捣研为末，做成芡子大的蜜丸，每日含化。

❿ 血风反胃：白芷一两，切片，置于瓦上炒黄后捣研为末。用猪血七片，沸水泡七次，蘸末吃下，一天一次。《妇人良方》。

⓫ 脚气肿痛：白芷、白芥子等份，捣研为末，用生姜汁调和后涂患处。《医方摘要》。

⓬ 妇人白带：白芷四两，用石灰半斤，浸渍三夜，去掉石灰后切片，炒后研末。每次取二钱，用酒送服，一天两次。《医学集成》。

⓭ 妇人难产：白芷五钱，加水煎服。《唐瑶经验》。

⓮ 大便风秘：将白芷炒后捣研为末，每次取二钱，用米汤加蜜少量送服，连进二服。《十便良方》。

⓯ 小便气淋，结涩不通：将白芷用醋浸后焙干，取二两，捣研为末。每次取一钱，用木通、甘草煎汤加酒送服，连进二服。《普济方》。

⓰ 鼻血不止：用所出血调白芷末，涂鼻梁，鼻血立止。《简便方》。

⓱ 小便出血：白芷、当归等份，捣研为末，每次取二钱，米汤调服。《经验方》。

⓲ 肠风下血：将白芷捣研为末。每次取二钱，米汤送服。《余居士选奇方》。

⓳ 痔漏出血：将白芷捣研为末。每次取二钱，米汤送服，并煎汤熏洗患处。《仁斋直指方》。

⓴ 痔疮肿痛：先用皂角烧烟熏患处，再用鹅胆汁调白芷末涂患处。《医方摘要》。

㉑ 肿毒热痛：用醋调白芷末敷患处。《卫生易简方》。

㉒ 乳痈初起：白芷、贝母各二钱，捣研为末，温酒送服。《秘传外科方》。

㉓ 疔疮初起：白芷一钱，生姜一两，酒一杯，温服取汗。《袖珍方》。

㉔ 痈疽红肿：白芷、大黄等份，捣研为末，每次取二钱，米汤送服。《经验方》。

㉕ 小儿丹瘤（指小儿皮肤感染或血管瘤，乃邪热毒类，类似血管瘤或丹毒的一种）：白

芷、寒水石捣研为末，用生葱汁调涂患处。此方名为截风散。《全幼心鉴》。

26 刀箭伤疮：白芷嚼烂后涂于患处。《集简方》。

27 解砒石毒：将白芷捣研为末，每次取二钱，用水送服。《事林广记》。

28 诸骨鲠咽：白芷、半夏等份，捣研为末。每次取一钱，用水送服。《普济方》。

29 毒蛇伤螫：①用新汲水调白芷末一斤，灌服。用麦门冬汤调服效果更好，同时用药末搽患处。②用新汲水多次洗净患处败肉，见深部肌肉组织，擦干，将白芷捣研为末，入胆矾、麝香少许，涂于患处。洪迈《夷坚志》。

白芷叶

【主治】《别录》记载：煎水洗澡，去尸虫（类似于现在所说的细菌、病毒）。

时珍说：沐浴治疗丹毒瘾疹风瘙。

附方

小儿身热：白芷苗、苦参等份，加浆水煎煮，入盐少许洗患处。《卫生总微论》。

按语

白芷味辛，性温，能解表散寒，祛风止痛，通鼻窍，燥湿止带，消肿排脓。用于治疗风寒感冒，头痛，牙痛，痹痛，鼻渊，带下证，疮痈肿毒。还能祛风止痒，用治皮肤风湿瘙痒。为治疗阳明经头痛的要药。外可散风寒而解表，上可祛风通窍而止痛，外可消肿排脓而生肌，下可散寒燥湿而止带。辛香温燥，阴虚血热者忌服。

芍药 (Shao Yao)

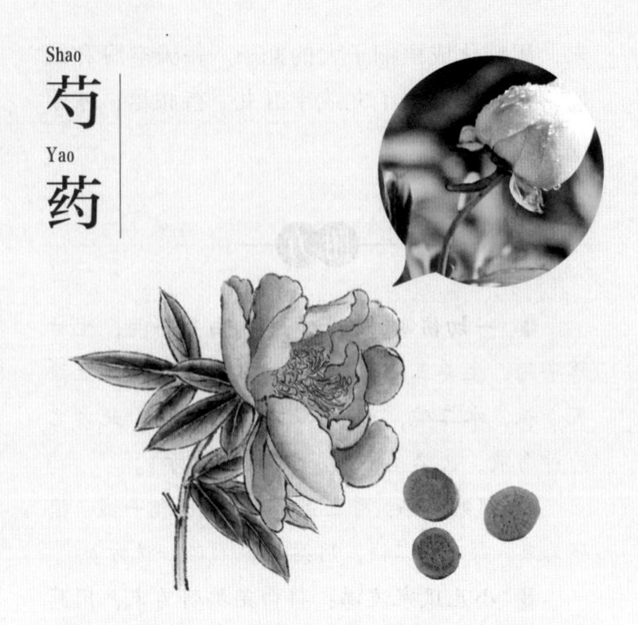

【释名】又名将离、犁食、白术、余容、铤（chán），白者名金芍药，赤者名木芍药。

时珍说：芍药，即婥约。婥约，意为美好的样子。此草花容美好，因而用其命名。罗愿《尔雅翼》记载：制食物的毒性，没有比芍药更强的，因此命名上有“药”字。《郑风·诗》记载：男女挑逗对方时，常以芍药互赠。《韩诗外传》记载：芍药，即离草。董子说：芍药一名将离，是因为人们常在将要离别时赠送它。俗称其花有千叶的为小牡丹，红的为木芍药，与牡丹同名。

【集解】《别录》记载：芍药生于嵩山山川、峡谷及丘陵处，二月、八月份采根，暴晒干燥后使用。

陶弘景说：现今以出自白山、蒋山、茅山的最好，色白而长约一尺。其他地方所产的颜色多红，有轻微通利的功效。

苏颂说：现今到处都有生长，其中以生于淮南的最好。春季生红芽而丛生，茎上有三枝五叶，像牡丹而狭长，高约一二尺。夏初开花，有红、白、紫等多种颜色，结子像牡丹子而稍小。秋季采根。《安期生服炼法》记载：芍药有金芍药，色白而多脂；木芍药，色紫瘦而多脉。

时珍说：古人称赞洛阳的牡丹、扬州的芍药

为天下第一。如今药中所用的芍药也多取产自扬州。十月生芽，到春季才长，三月份开花。其品种一共有三十余种，有千叶、单叶、楼子的差别。入药时宜用单叶芍药的根，气味俱厚。根显红色或白色，与花的颜色相同。

芍药根

【修治】雷敩说：凡采收时，用竹刀刮去皮和土，锉细，用蜂蜜水拌蒸六个小时，晒干备用。

时珍说：如今的人多生用，只有避免中寒的时候用酒炒，入妇女血药时醋炒。

【气味】味苦，性平，无毒。

【主治】《本经》记载：治疗各种邪气所致的腹痛，除血痹，破坚积，治疗发热恶寒、少腹结块，能止痛，利小便，益气。

《别录》载：能通顺血脉，缓中，散瘀血，逐贼血，去水气，利膀胱大小肠，消痈肿，治疗时行寒热，中恶腹痛腰痛。

甄权说：治疗脏腑壅气，强五脏，补肾气，治疗时疾骨热，妇人血闭不通，能蚀脓。

《大明》记载：治疗妇女一切病症，胎前产后诸疾，能治风补劳，退热除烦益气，治疗惊狂头痛，目赤明目，肠风泻血痔瘘，发背疮疥。

张元素说：能泻肝，安脾肺，收胃气，止泻利，固腠理，和血脉，收阴气，敛逆气。

时珍说：能止下痢腹痛后重。

【发明】马志说：赤芍利小便下气，白芍止痛散血。

成无己说：白补而赤泻，白收而赤散。酸能收敛，甘能缓急，因而酸甘相合，用来补阴血。降逆气而除肺燥。又说：芍药的酸味可敛津液而益营血，收阴气而泄邪热。

张元素说：白补赤散，泻肝补脾胃。酒浸能通行经脉，止中部腹痛。与生姜同用，能温经散湿通滞，通利腹中痛，治疗胃气不通。白芍入脾经而补中焦，为治疗下利必用的药物。因为泻利多为太阴病，所以不可缺它。得炙甘草为佐药，治疗腹中痛，夏季可少加黄芩，恶寒加桂枝，这些都出自张仲景的方。其功效一共有六点：一能安脾经，二能治疗腹痛，三能收胃气，四能止泻痢，五能和血脉，六能固腠理。

寇宗奭说：芍药须用单叶色红的为好，然而血虚寒之人禁用。古人强调：减芍药来避中寒。确实不可忽略。

朱震亨说：芍药泻脾火，性味酸寒，冬季用时必用酒炒。凡腹痛多因血脉凝涩，也必酒炒后使用。然而只能治疗血虚腹痛，并不能治疗其他的腹痛。因为芍药性酸寒主收敛，无温散的功效。治疗下痢腹痛必炒用，后重者不用炒。产后不可用，因为其性酸寒可攻伐生发之气。迫不得已要使用时，也要酒炒后再用。

时珍说：白芍药益脾，能于土中泻木。赤芍药散邪，能行血中之滞。产后肝血已虚，不可再泻，因而禁用赤芍药。酸寒的药很多，为何独避芍药呢？因此苏颂说张仲景治疗伤寒多用芍药，因为其能治疗恶寒发热、利小便的缘故。

李杲说：有人问，古人以酸涩为收，《本经》为何又说芍药能利小便呢？答道：芍药能益阴滋湿而增加津液，津液足因而小便自行，并不是因芍药能通利小便。问：又说其能缓中是为何？答道：损其肝者缓其中，即调血也，故四物汤中用芍药。大多酸涩药物为收敛停湿之剂，因此主手足太阴经收敛之体，又能治疗血海而入于九地之下，后至厥阴经。白者色在西方，因此可以补；赤者色在南方，因此可以泻。

附方

1 服食法：将采收的芍药洗净去皮，用流动的水煮百遍，阴干。停三天，置于木甑内蒸，上面黄土盖紧，一天一夜后蒸熟，取出阴干，捣研为末。每次取三小勺，用麦煎汤或酒送服，一天三次。《图经本草》。

2 腹中虚痛：白芍药三钱，炙甘草一钱，夏季加黄芩五分，恶寒加肉桂一钱，冬季大寒再加肉桂一钱。水二杯，煎至一半，温服。张元素《用药法象》。

3 脚气肿痛：白芍药六两，甘草一两，捣研为末。用白开水点服。《事林广记》。

4 消渴引饮：白芍药、甘草等份，捣研为末。每次取一钱，加水煎服，一天三次。陈日华《经验方》。

5 小便五淋：赤芍药一两，槟榔一个，用面包裹煨熟，捣研为末。每次取一钱，加水一杯，煎至七成，空腹服用。《博济方》。

6 鼻血不止：将赤芍药捣研为末，每次取两小勺，用水送服。《事林广记》。

7 崩中下血，小腹痛甚：芍药一两，炒成黄色，侧柏叶六两，微炒。每次取二两，加水一升，煎至六合，入酒五合，再煎至七合，空腹分两次服下。也可捣研为末，每次取二钱，酒服。《圣惠方》。

8 月经不止：白芍药、香附子、熟艾叶各一钱半，加水煎服。熊氏《妇人良方补遗》。

9 血崩带下：赤芍药、香附子等份，捣研为末。每次取二钱，加盐一撮，水一杯，煎七分，温服。一天服二服，十服见效。此方名如神散。《苏沈良方》。

10 赤白带下，年深月久不愈：①白芍药三两，同干姜半两，锉细后同熬令黄，捣研为末。空腹水服二小勺，一天两次。②只用芍药炒黑，研末，酒服。《贞元广利方》。

11 金疮出血：白芍药一两，熬黄后捣研为末，每次取二钱，用酒或米汤送服，逐渐加量，同时用药末敷疮上。《广利方》。

12 痘疮胀痛：将白芍药捣研为末，每次取小半勺，酒服。《痘疹方》。

13 木舌肿满，塞口杀人：赤芍药、甘草煎水热漱。《圣济总录》。

14 鱼骨鲠咽：白芍药嚼细咽汁。《事林广记》。

按语

芍药有赤、白之分。白芍味苦、酸，性微寒，能养血敛阴，柔肝止痛，平抑肝阳，止汗。用于肝血亏虚及血虚月经不调，肝脾不和之胸胁脘腹疼痛或四肢挛急疼痛，肝阳上亢之头痛眩晕、阴虚盗汗等。赤芍味苦，性微寒，能清热凉血，散瘀止痛。用于温毒发斑，血热吐衄；目赤肿痛，痈肿疮疡；肝郁胁痛，经闭痛经，癥瘕腹痛，跌打损伤。白芍、赤芍，白补赤泻，白收赤散，均反藜芦。

Mu 牡 Dan 丹

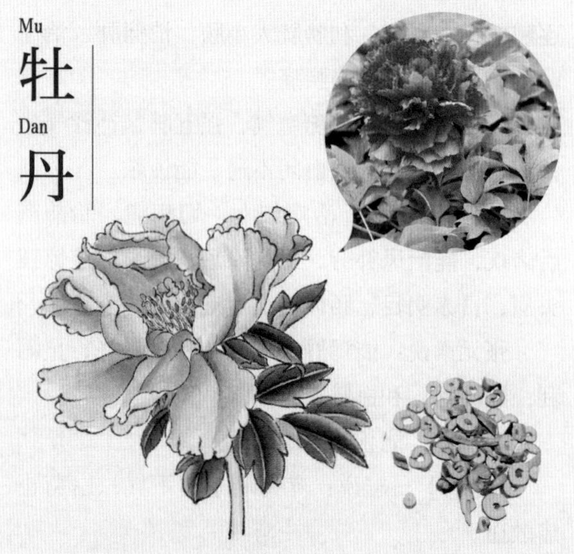

【释名】又名鼠姑、鹿韭、百两金、木芍药、花王。

时珍说：牡丹以色红者为上品，虽结子而根上生苗，因此称作牡丹。唐朝人称其为木芍药，因为它的花像芍药，而宿干像木。在群花的排名中，以牡丹为第一，芍药为第二，因而世人称牡丹为花王，称芍药为花相。欧阳修《花谱》所记载的牡丹共有三十多种。有的用产地来命名，有的用人名来命名，有的用其颜色来命名，有的用其特点来命名。

【集解】《别录》记载：牡丹生于四川山谷及汉中，二月、八月份采根阴干。

苏敬说：牡丹生于汉中、剑南。苗像羊桃，夏季开白花，秋天结果实，形圆而色绿，冬季果实变成红色，过冬而不凋谢。根像芍药，肉白而皮红。当地人称作百两金，长安人称作吴牡丹的为真品。现在常用的牡丹与吴牡丹不同，带有臊气。

萧炳说：白主补益，赤主通利。

苏颂说：现今的丹州、延州、青州、越州、滁州和州山中都有生长，但花有黄、紫、红、白多种颜色。此种应是山牡丹，其茎梗枯燥，呈黑白色。二月于梗上生苗叶，三月份开花。其花叶与人家所种相似，但花瓣只有五六叶。五月份结黑色的子，如鸡头子大。根呈黄白色，长约五至七寸，大如笔管。近世之人多视它为贵重之品，想要它开花鲜艳美丽，于是秋冬移接，培以壤土，至春季盛开，花态百变。然而其根性已经失去本真，没有一点药力，不可药用。

寇宗奭说：牡丹花也有绯红、深碧色的。以生于山中，单叶花红的牡丹根皮入药才好。有的买卖人用枝梗皮来冒充，尤其荒谬。

时珍说：牡丹只取红白色、单瓣的入药。现在的千叶异品，都是人工所为，气味不纯，不可药用。《花谱》记载丹州、延州以西及褒斜道中牡丹最多，与荆棘没有差别，当地人采取作柴火，其根入药，功效甚妙。只要栽花的时候，根下放白蔹末便可以避虫，根处洞穴中放硫黄可以杀蠹，用乌贼骨刺牡丹枝干，树必枯死。这便是物性，不可不知。

牡丹根皮

【修治】雷敩说：每采得根后晒干，用铜刀劈破去骨，锉成大豆样大，用酒拌蒸六个小时，晒干备用。

【气味】味辛，性寒，无毒。

【主治】《本经》记载：治疗恶寒发热，中风抽搐，惊痫邪气，除肠胃结块瘀血，安五脏，疗痈疮。

甄权说：治疗冷气，散诸痛，治疗女子经脉不通，血滴腰痛。

《大明》记载：通关腠血脉，排脓，消扑损瘀血，续筋骨，除风痹，治疗落胎下胞，产后一切冷热血气。

张元素说：治疗神志不足，无汗之骨蒸，衄血吐血。

时珍说：能和血生血凉血，治血中伏火，除烦热。

【发明】张元素说：牡丹是天地之精，为群花之首。叶属阳，主发生。花属阴，主成实。丹为红色，属火。因此，能泻阴胞中之火。四物汤中加用牡丹皮，治疗妇人骨蒸。又说：牡丹皮入手厥阴、足少阴经，因此能治无汗的骨蒸；地骨皮入足少阴、手少阳经，因此能治有汗的骨蒸。神不足的属手少阴经，志不足的属足少阴经，因此仲景肾气丸中使用了牡丹皮，治疗神志不足。又能治疗肠胃积血，为治疗吐血、衄血必用的药物，因此犀角地黄汤中也使用了它。

李杲说：心虚，肠胃积热，心火炽甚，心气不足者，以牡丹皮为君。

时珍说：牡丹皮治疗手少阴、手厥阴、足少阴、足厥阴四经血分伏火。因为伏火即阴火，阴火即相火。古方只用它治疗相火，因此张仲景肾气丸中用它。后人只用黄柏治疗相火，却不知牡丹的功效更好。此是千载奥秘，人所不知，现在特意指明。赤花主利，白花主补，人也很少悟到，宜相区别。

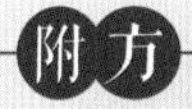

1 疝气偏坠，气胀不能动：牡丹皮、防风等份，捣研为末，每次取二钱，用酒送服。《千金方》。

② 妇人瘀血，攻聚上面多怒：牡丹皮半两，干漆（烧烟尽）半两，水二杯，煎至一杯服下。《诸证辨疑》。

③ 伤损瘀血：牡丹皮二两，虻虫二十一枚，熬过后同捣为末。每日清晨取方寸匕，温酒送服。《贞元广利方》。

④ 金疮内漏：将牡丹皮捣研为末，每次取三指一撮，水送服。《千金方》。

⑤ 下部生疮，已成漏疮：将牡丹皮捣研为末，用白开水送服方寸匕，一天三次。《肘后方》。

按语

牡丹皮味辛、苦，性微寒，能清热凉血，活血祛瘀，消散痈肿。用于治疗温毒发斑，血热吐衄；温病伤阴，阴虚发热，夜热早凉、无汗骨蒸；血滞经闭、痛经、跌打伤痛；痈肿疮毒。为治疗无汗骨蒸之要药。清热凉血宜生用，活血祛瘀宜酒炙用。血虚有寒、月经过多者及孕妇不宜使用。

木香 Mu Xiang

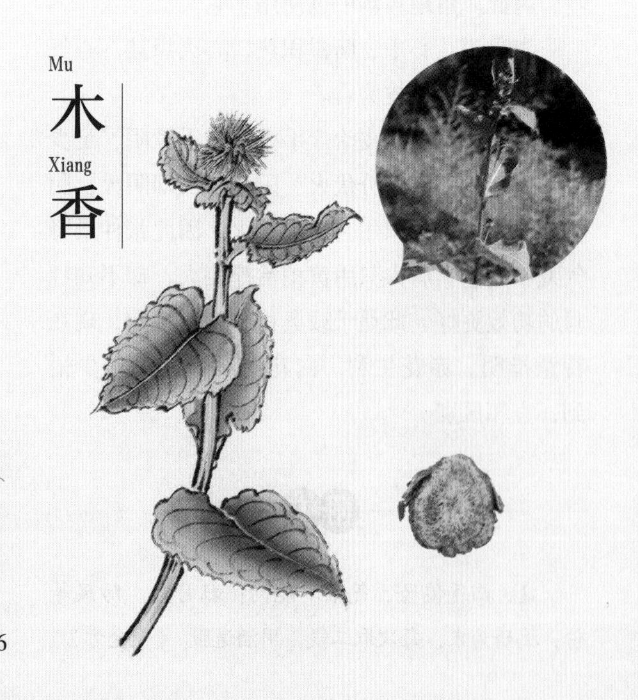

【释名】又名蜜香、青木香、五木香、南木香。

时珍说：木香，属于草类。本名蜜香，因其香气像蜜。由于沉香中有蜜香，于是误传此为木香。古人称作青木香。后人称马兜铃根为青木香，于是便称此为南木香、广木香，以相区别。《三洞珠囊》记载：五香即青木香。一株有五根，一茎有五枝，一枝有五叶，叶间有五节，因此称为五香，焚烧之后，香气能上彻九天。古方治疗痈疽有五香连翘汤，内用青木香。《古乐府》记载氍毹（qú shū）、毾㲪五木香，皆指木香。

苏颂说：《修养书》记载：正月初一取五木煮汤洗澡，可以令人须发乌黑到老。徐锴注解说：道家也称青木香为五木（认为青木香为五香，也称作五木），多在沐浴时使用。《金光明经》称它为矩琵佗香。

【集解】《别录》记载：木香生于永昌山谷。

苏敬说：木香有两种，当以昆仑山所产的为好，西胡（指我国西北部胡人居住地）产的不好。叶像羊蹄而更为长大，花像菊花，结的果实呈黄黑色，到处都有，功用极多。

甄权说：《南州异物志》记载：青木香出自天竺，为草根，形状像甘草。

苏颂说：如今只有从广州用船运来的，其他地方并无出产。根窠大而像茄子，叶像羊蹄而更为长大。也有像山药而根大、开紫花的。不拘时节，采根、芽为药。以形状如枯骨，味苦黏牙的为好。江淮地区也有此种，称作土青木香，不能药用。《蜀本草》记载孟昶（chǎng）也曾在自家庭苑中试种它，苗高约三四尺，叶长八九寸，皱软而有毛，开黄花，恐怕也是土木香。

雷敩说：其香是芦蔓根条，向左盘旋。采得二十九天后，便硬如朽骨。上有芦头覆盖其子，色青的是木香无疑。

寇宗奭说：常从岷州出塞外，得青木香，持归西洛。叶像车蒡，但狭长，茎高约二三尺，花黄如金钱，其根即木香。生嚼极其辛香，尤善行气。

陈承说：木香今多从外国来，正如陶弘景所言。苏颂《图经本草》所载来自广州的，属于木类。又载产自滁州、海州的，是马兜铃根。

时珍说：木香，南方各地都有。《一统志》记载：叶像丝瓜，冬季取根，晒干。

【修治】时珍说：凡入理气药，只生用，不见火。若实大肠，宜用面煨熟用。

【气味】味辛，性温，无毒。

【主治】《大明》记载：治疗心腹一切气病，膀胱冷痛，呕逆反胃，霍乱泄泻痢疾，能健脾消食，安胎。

甄权说：治疗九种心痛，积年冷气，腹中结块胀痛，壅气上冲，烦闷瘦弱，女人血瘀气滞，痛不可忍，捣末后用酒送服。

张元素说：能散滞气，调诸气，和胃气，泄肺气。

朱震亨说：能行肝经气。煨熟实大肠。

【发明】陶弘景说：青木香，秦国人用它治疗毒肿、消恶气，有效验。现今只有制蛀虫丸时用它。用它煮水洗澡，效果很好。

寇宗奭说：木香专门疏泄胸腹间滞塞冷气，其他药则效果差些。与橘皮、肉豆蔻、生姜相配伍则绝佳，见效极快。

张元素说：木香能除肺中滞气。若用其治疗中、下二焦气结滞及转运不及，需用槟榔为使。

朱震亨说：调气用木香，因其味辛，能使气上升，气郁不达者适宜使用它。若阴火冲上的用它，则反助火邪，当用黄柏、知母，而少用木香佐助。

王好古说：《本经》记载：主治气虚、气不足，能补气；通壅气，导一切气，能破气。安胎，健脾胃，能补气；除腹中结块，能破气。其补气、破气不同。而张元素只说能调气，而不说能补。

汪机说：与补药为佐则补，与泄药为君则泄。

时珍说：木香为三焦气分药，能升降诸气。诸气膹郁，皆属于肺，因此上焦气滞用它，是取金郁则泄之意。中气不运，皆属于脾，因此中焦气滞宜用它，这是因脾胃喜芳香的缘故。大肠气滞则表现为后重，膀胱气不化则见癃闭、淋证，肝气郁则痛，因此下焦气滞者宜用它，取“塞者通”之意。

附方

❶ 中气（脾胃之气）不足，闭目不语，如中风状：将木香捣为末，每次取三钱，用冬瓜子煎汤灌服。痰多的，加竹沥、姜汁。《济生方》。

❷ 气胀懒食：木香、诃子皮各二十两，捣研为散后过筛，加糖和成梧桐子大的丸剂。每次取三十丸，空腹用酒送服，一天两次。一方去砂糖用白蜜，加羚羊角十二两。热盛用牛乳下，冷盛用酒下。此方名青木香丸。《圣惠方》。

❸ 心气刺痛：木香一两，皂角（炙）一两，捣研为末，糊成梧桐子大的丸剂，每次取五十丸，用水送服。《摄生方》。

❹ 一切游走性疼痛，气痛不和：取木香，用温水磨浓汁，入热酒调服。《简便方》。

❺ 腹痛：木香、乳香、没药各五分，加水煎服。《阮氏小儿方》。

❻ 小肠疝气：木香四两，酒三斤，煮开后，取酒适量，每天饮三次。孙天仁《集效方》。

❼ 气滞腰痛：木香、乳香各二钱，用酒浸后置于饭上蒸，再用酒调服。《圣惠方》。

❽ 耳卒聋闭：木香（切碎）一两，用醋浸一夜，入胡麻油一合，小火煎煮，沸腾三次，用

棉布过滤去渣，每天滴耳三四次。《外台秘要》。

9 耳内作痛：将木香捣研为末，用葱黄沾鹅脂，蘸末深放入耳中。《圣济总录》。

10 霍乱转筋，腹痛：木香末一钱，木瓜汁一杯，入热酒调服。《圣济总录》。

11 各种痢疾：木香一块，长宽一寸，黄连半两，加水半升同煎干，去黄连，将木香切成薄片，焙干后捣研为末。分作三次服用：第一服用橘皮汤下，二服用陈米煎汤下，三服用甘草煎汤下。孙兆《秘宝方》。

12 肠风下血：木香、黄连等份，捣研为末，放入肥猪大肠内，两头扎定，煮极烂，去药食肠。或者连药捣，制成丸剂服用。刘松石《保寿堂方》。

13 小便浑浊如精状：木香、没药、当归等份，捣研为末，用刺棘心自然汁和成梧桐子大小的丸剂，每次取三十丸，饭前盐汤送下。《普济方》。

14 小儿阴肿：木香、枳壳（麸炒）二钱半，炙甘草二钱，加水煎服。《曾氏小儿方》。

15 小儿天行，壮热头痛：木香六分，白檀香三分，捣研为末，用清水和服。同时用温水调涂囟顶。《圣惠方》。

16 天行发斑，呈赤黑色：木香二两，加水二升，煮取一升服下。《外台秘要》。

17 一切痈疽，疮疖、瘖瘘恶疮、下疰臁疮溃后，外伤风寒，恶汁臭败不敛：木香、黄连、槟榔等份，捣研为末，用油调频涂患处。《和剂局方》。

18 毒蛇咬伤：木香不拘多少，煎水服。《袖珍方》。

19 腋臭阴湿：将木香用好醋浸渍，夹于腋下、阴下。捣末敷患处。《外台秘要》。

20 牙齿疼痛：将木香捣研为末，入麝香少量，揩牙，同时用盐汤漱口。《圣济总录》。

按语

木香味辛，性温，能行气止痛，健脾消食，温中和胃。特点为行气止痛之要药，健脾消食之佳品。生用行气力强而用于行气止痛，煨用行气力缓而用于实肠止泻。

高良姜

Gao Liang Jiang

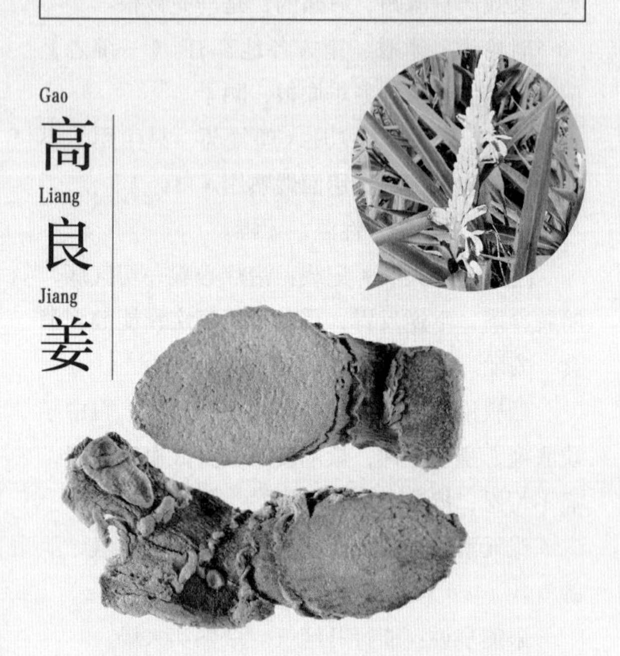

【释名】又名蛮姜，子名红豆蔻。

时珍说：陶弘景说此姜开始出产自高良郡，因此得名。高良，即如今的高州。在汉为高凉县，吴国时改为郡。其山高而稍凉，因此得名，则“高良”当作“高凉”。

【集解】陶弘景说：高良姜出自高良郡，二月、三月份采根。形状和气味与杜若相似，而叶像山姜。

苏敬说：出自岭南的高良姜，形大而虚软，生于江左的高良姜细而紧，辛味不明显，其实为一种。

李珣说：红豆蔻生于南海各峡谷之中，为高良姜子。它的苗像芦，叶像姜，花作穗，嫩叶卷向而生，微带红色。嫩者加盐，累累作朵而不散落，需用朱槿花染其深色。善醒醉酒，解酒毒，且无需他药佐助。

时珍说：据范成大《桂海志》记载：红豆蔻花丛生，叶瘦像碧芦，春末始发。初开花抽一干，有大皮包裹，皮拆花见。一穗有数十蕊，淡红色而鲜艳，像桃花杏花的颜色。蕊重时下垂则像葡萄，又像火齐珠宝及剪彩鸾枝的形状。每蕊有芯两瓣，人们将其比作连理。其子也像草豆蔻。

【修治】时珍说：高良姜、红豆蔻都宜炒后入药。也有用生姜同吴茱萸土炒过后入药用的。

高良姜根

【气味】味辛，性大温，无毒。

【主治】《别录》记载：治疗暴冷，胃中冷逆，霍乱腹痛。

甄权说：治风，破气，腹内久冷气痛，去风冷痹弱。

《大明》记载：治疗转筋泻痢，反胃呕食，能解酒毒，消宿食。

苏颂说：含块入口中，咽下津液，治疗忽然恶心，呕清水，一会就好。若口臭，同草豆蔻制成药末，煎饮。

时珍说：能健脾胃，宽噎膈，破冷癖，除瘴疟。

【发明】杨士瀛说：治疗噫气、呕逆属于胃寒的病症，以高良姜为要药，可以佐以人参、茯苓，因为其能温胃，解散胃中风邪。

时珍说：《十全方》记载：心脾冷痛，用高良姜，锉细微炒后捣研为末，米汤送服一钱，病证立止。太祖高皇帝御制周颠仙碑文，也载录高良姜有效验。又有秽迹佛记载治疗心口痛的方子时指出：凡是男女心口有一点痛的，为胃脘有滞或有虫，多因生怒和受寒而引起，遂致终身。用高良姜酒洗七次后焙干捣研，香附子醋洗七次后焙干捣研，分别收贮。病因寒而得的，用高良姜末二钱，香附子末一钱；因怒而得的，用香附子末二钱，高良姜末一钱；病因寒、因怒都有的，各取一钱半，用米汤加入生姜汁一汤匙，盐一撮，服后立止。韩飞霞《医通书》也称此方有效。

附方

❶ 霍乱吐利，腹痛中恶：用火将高良姜炙焦香。每次取五两，加酒一升，煮至沸腾三四次，一次服下。《外台秘要》。

❷ 霍乱腹痛：高良姜一两锉细，加水三大杯，煎至二杯半，过滤去渣，入粳米一合，煮粥食用。《圣惠方》。

❸ 霍乱呕甚不止：用生高良姜二钱锉细，大枣一枚，水煎后冷服。此方名冰壶汤。《普济方》。

❹ 脚气欲吐：用高良姜一两，水三升，煮至一升，顿服。若仓促之间没有高良姜，用母姜一两代替，加酒煎服。

❺ 心脾疼及一切冷物伤：高良姜、干姜等份，炮熟后捣研为末，用面糊丸如梧桐子大，每次取十五丸，饭后橘皮汤送服。孕妇勿服。《和剂局方》。

❻ 脾虚寒疟，寒多热少，不思饮食：高良姜（麻油炒）、干姜（炮）各一两，捣研为末。每次取五钱，用猪胆汁调成膏子，临发时用热酒调服。一方用胆汁和丸，每次取四十丸，用酒送服。一方用高良姜、干姜（半生半炮）各半两，穿山甲（炮）三钱，捣研为末。每次取二钱，用猪肾煮酒送下。《朱氏集验方》。

❼ 妊妇疟疾：用高良姜三钱锉细，用公猪胆汁浸渍一晚，加土炒黑，去土，用肥枣肉十五枚，一起培干后捣研为末。每次取三钱，加水一杯，煎热，病将发作时服下。《永类钤方》。

❽ 暴赤眼痛：用管吹高良姜末入鼻取嚏，或弹出鼻血。谈野翁《试验方》。

❾ 风牙痛肿：高良姜二寸，全蝎（焙）一枚，捣研为末后掺合后涂患处，吐涎，再用盐汤漱口。王璆《百一选方》。

10 头痛吹鼻：将高良姜生研后频频吹入鼻中。《普济方》。

按语

高良姜味辛，性热，能散寒止痛，温中止呕。用于治疗胃寒冷痛，胃寒呕吐。高良姜为治疗胃脘疼痛的要药，但不可单用多用，恐有耗气之弊。

Dou 豆 Kou 蔻

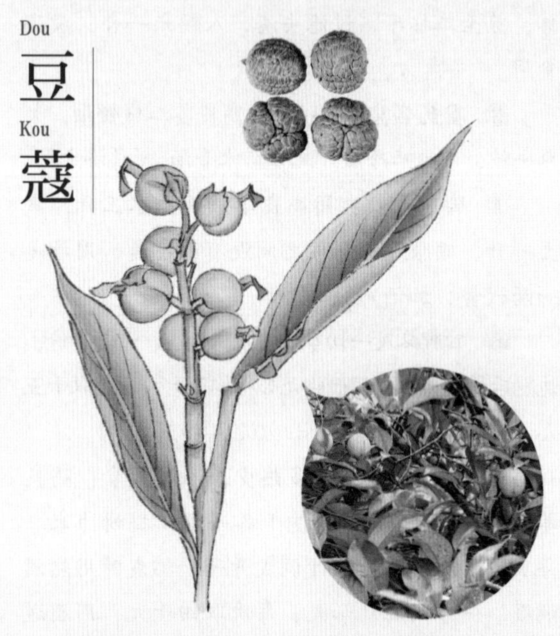

【释名】又名草豆蔻、漏蔻、草果。

寇宗奭说：豆蔻，即草豆蔻。此是相对肉豆蔻而命名。若作果实，则味不和。其花性热，用水浸泡后运至京城，味微苦而不美，干燥后色淡紫。因为它能消酒毒，故为果实。

时珍说：据扬雄《方言》记载：凡是植物生长茂盛多称作蔻。豆蔻的称谓也许正是取义于此。《南方异物志》作“漏蔻”，这是因为南方人的字无标准语音。现在虽不专门作为果实使用，还可用于茶和食料，因而尚留有“草果”的称谓。《金光明经》记载了三十二种香药，称它为苏乞迷罗（细）。

【集解】苏颂说：草豆蔻在现今的岭南地区都有生长。苗像芦，叶像山姜、杜若类植物，根像高良姜。二月开花结穗房，生于茎下，嫩叶卷向而生，开始像芙蓉花，微红，穗头呈深红色。叶逐渐展开，花逐渐开出，而颜色逐渐变淡。也有开黄白色花的。南方人多采花当果，尤其看重质嫩者。同穗一起加盐腌制，叠叠作朵不散。又用木槿花一同浸泡，可使其色变红。它结的果实像龙眼子而尖锐，皮无鳞甲，皮中子像石榴瓣，夏季成熟时采收暴晒干燥。根苗稍微作樟木香，根、茎、子都作辛香。

李珣说：豆蔻生于交趾。其根像益智，皮壳小厚。核像石榴而辛香，叶像芄兰而小。三月份采叶，破细阴干备用，味苦中带甘。

时珍说：草豆蔻、草果虽是一物，但是稍有不同。现今建宁所产的豆蔻，大的像龙眼而形略长，皮呈黄白色，薄而有棱峭，仁大如缩砂仁而气辛香、味平和。云南、广东所产的草果，长大像诃子，皮黑厚而棱密，子粗而味辛臭，很像斑蝥的气味，当地人都用作芼茶（可供食用的茶）以及作食料。南方人取生草蔻加入梅汁，盐渍令其色红，暴晒干燥后佐酒，称作红盐草果。其初结较小的称作鹦哥舌。元朝的饮膳中，都以草果为上等供品。南方人又用一种火杨梅伪充草豆蔻，其形圆而粗，气味辛猛而不和，人们多用它，有人说它是山姜的果实，不可不加以辨别。

【修治】雷敩说：凡用时必须去蒂，取向里的子及皮，用茱萸一起置于锅上缓炒，待茱萸变成淡黄黑色，即去茱萸，取草豆蔻皮及子杵碎备用。

时珍说：现今的人只用面裹煻火煨熟，去皮用。

豆蔻仁

【气味】味辛、涩，性温，无毒。

【主治】《别录》记载：能温中，治疗心腹痛，呕吐，去口臭气。

《开宝本草》记载：能下气，止霍乱，治疗一切冷气，消酒毒。

李杲说：能调中补胃，健脾消食，去客寒，治疗心与胃痛。

时珍说：治疗瘴疠寒疟，伤暑吐下泄痢，噎膈反胃，痞满吐酸，痰饮积聚，妇人恶阻带下，能除寒燥湿，开郁破气，杀鱼肉毒。制丹砂毒。

【发明】寇宗奭说：草豆蔻气味极辛而微香，性温而调散冷气效果很快。虚弱不能饮食的患者，宜与木瓜、乌梅、缩砂仁、益智、神曲、甘草、生姜同用。

李杲说：风寒邪气客于贲门（为消化道的一部分，食道和胃的接口部），当心作疼时，宜煨熟使用。

朱震亨说：草豆蔻性温，能散滞气，消膈上痰。只有身受寒邪，口食寒物，胃脘作疼，才可温散，用之才会效如桴鼓。或用于治疗湿痰郁结成病，也有效果。若是热郁病证，则不可用，会积温成热。必用栀子等药治疗。

时珍说：豆蔻治病，是取其辛热浮散的特性，能入太阴阳明经，具有除寒燥湿、开郁化食的功效。南方地势低下，山岚多烟瘴，多食酸咸，因而脾胃常生寒湿郁滞。因此食料中必用豆蔻，以与体质相宜。但是食用过多也会助脾热伤肺损目。有人说：与知母功用相同，治疗瘴疟寒热，取其一阴一阳无偏胜之害。大概是因为草果能治疗太阴独胜之寒，知母能治疗阳明独胜之火。

附方

1 心腹胀满短气：草豆蔻一两，去皮后捣研为末，用木瓜、生姜煎汤，调服半钱。《千金方》。

2 胃弱呕逆不食：草豆蔻仁二枚，高良姜半两，水一杯，煮取汁，入生姜汁半合，与白面调和后切碎，用羊肉汁煮熟，空腹服下。《普济方》。

3 霍乱烦渴：草豆蔻、黄连各一钱半，乌豆五十粒，生姜三片，水煎服下。《圣济总录》。

4 虚疟自汗不止：草豆蔻一枚，面裹煨熟，连面捣研，入平胃散二钱，加水煎服。《经效济世方》。

5 气虚瘴疟，热少寒多，或只寒不热，或虚热不寒：用草豆蔻仁、熟附子等份，水一杯，生姜七片，大枣一枚，煎半杯服下。此方名果附汤。《济生方》。

6 脾寒疟疾，寒多热少，或只寒不热，或大便泄而小便多，不能食：用草豆蔻仁、熟附子各二钱半，生姜七片，大枣肉二枚，水三杯，煎至一杯，温服。《医方大成》。

7 脾肾不足：草豆蔻仁一两，用茴香一两炒香，去茴香不用；吴茱萸水泡七次，用补骨脂一两炒香，去补骨脂不用；葫芦巴一两，用山茱萸一两炒香，去山茱萸不用。将上三味捣研为散，酒糊为丸剂，如梧桐子大。每次取六十丸，盐汤送下。《百一选方》。

8 赤白带下：连皮草豆蔻一枚，乳香一小块，面裹煨成焦黄，同面研细。每次取二钱，米汤送服，一天两次。《卫生易简方》。

9 香口辟臭：草豆蔻、细辛捣研为末，含服。《肘后方》。

10 脾痛胀满：草豆蔻仁二个，加酒煎服。《仁斋直指方》。

按语

《本草纲目》所载豆蔻为草豆蔻，味辛，性温，能燥湿行气，温中止呕。用于治疗寒湿中阻、胃气上逆所致的呕吐、腹胀疼痛、泻痢等。阴虚血燥者慎用。《中华人民共和国药典（2015年版）》所载豆蔻为白豆蔻。

白豆蔻

Bai Dou Kou

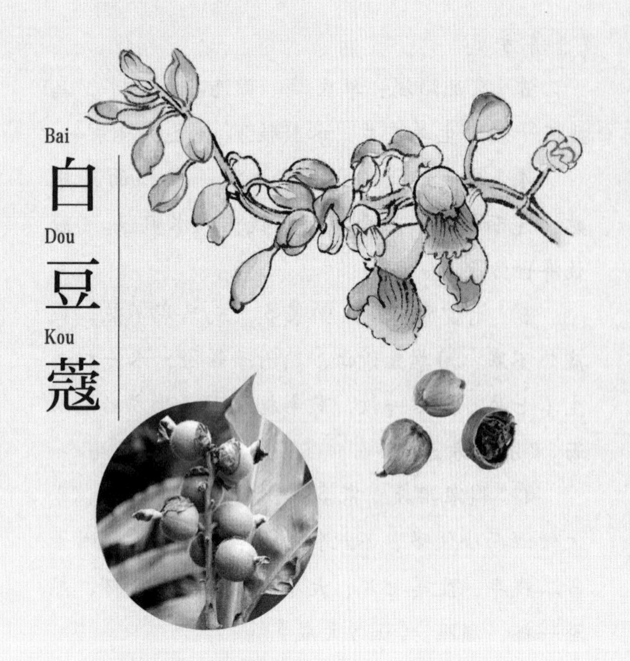

【释名】又名多骨。

【集解】马志说：白豆蔻出自伽古罗国，称作多骨。其草的形状像芭蕉，叶像杜若，长八九尺而光滑，冬夏季节花不凋零，呈浅黄色，子作朵像葡萄，初开时呈淡青色，成熟后变成白色，七月采收。

苏颂说：现今广州、宜州都有白豆蔻，但不及外番船运来的好。

时珍说：白豆蔻子圆大而像白牵牛子，壳白而厚，仁像缩砂仁，入药时去皮炒用。

白豆蔻仁

【气味】味辛，性大温，无毒。

【主治】《开宝本草》记载：能去积冷气，止吐逆反胃，消谷下气。

李杲说：能散肺中滞气，宽膈进食，治白内障。

王好古说：能补肺气，益脾胃，理元气，收脱气。

时珍说：治疗噎膈，除疟疾寒热，解酒毒。

【发明】张元素说：白豆蔻气味俱薄，其功用有五点：一专入肺经，为肺经本药；二能散胸中滞气；三能去感寒腹痛；四能温暖脾胃；五治疗赤眼暴发，去太阳经目内大眦红筋，用量少。

时珍说：据杨士瀛记载：白豆蔻能治疗脾虚疟疾，呕吐寒热，能消能磨，流行于三焦之间，营卫一转，诸症自平。

附方

1 胃冷恶心，凡食即吐：白豆蔻子三枚，捣细，酒一杯，温服，连服几次。张文仲《随身备急方》。

2 人忽恶心：多嚼白豆蔻子。《肘后方》。

3 小儿吐乳：白豆蔻仁十四个，缩砂仁十四个，生甘草二钱，炙甘草二钱，捣研为末，常掺入小儿口中。《世医得效方》。

4 脾虚反胃：白豆蔻、缩砂仁各二两，丁香一两，陈仓米一升，用黄土炒焦，去土研细，姜汁和匀，制成梧桐子大小的丸剂。每次取一百丸，用姜汤送服。此方名太仓丸。《济生方》。

5 产后呃逆：白豆蔻、丁香各半两，研细，取一钱，用桃仁汤送服，过会再服一次。《乾坤生意》。

-按语-

白豆蔻味辛，性温，能化湿行气，温中止呕。用于治疗湿阻中焦及脾胃气滞胸腹虚胀、食少无力，呕吐。入汤剂宜后下。阴虚血燥者慎用。

缩砂蔤

Suo Sha Mi

【释名】时珍说：名称的含义不详。藕埋在泥中的部分多蔤，取其密藏的意思。此物的果实在根下，仁藏于壳内，可能也有此种含义吧！

【集解】李珣说：缩砂蔤生于西海及西戎等地，以及波斯各国。大多从安东道传来。

马志说：生于南方。苗像廉姜，子的形状像白豆蔻，它的皮紧厚而皱，呈黄赤色，八月采收。

苏颂说：如今只有岭南的山野间才有。苗茎像高良姜，高三四尺，叶呈青色而长八九寸，宽半寸多。三月、四月开花在根下，五六月成实，五七十枚作一穗，形状像益智而圆，皮紧厚而皱，有粟纹，外有细刺，呈黄赤色。皮间细子作一团，八隔，可有四十余粒，像大黍米，外呈淡黑色，内色白而味香，像白豆蔻仁。七月、八月采收，辛香可用来调食味，蜜煎后外裹糖食用。

仁

【气味】味辛，性温、涩，无毒。

【主治】《开宝本草》载：治疗虚劳冷泻，宿食不消，赤白泻痢，腹中虚痛矢气。

甄权说：主治冷气腹痛，止休息气痢，劳损，能消化水谷，温暖脾胃。

陈藏器说：治疗肺气上逆所致咳嗽，奔豚，鬼疰，惊痫邪气。

《大明》载：治疗一切气病、霍乱转筋。并能助酒香。

杨士瀛说：能和中行气，止痛安胎。

张元素说：治疗脾胃气滞积结不散。

时珍说：能补肺醒脾，养胃益肾，理元气，通滞气，散寒饮胀痞，治疗噎膈呕吐，能止女子崩中，去除咽喉口齿的浮热，化铜铁，治骨哽。

【发明】时珍说：据韩悉《医通》记载：肾恶燥，以辛润之。缩砂仁味辛，可以润肾燥。又说：缩砂属土，主治醒脾调胃，能引诸药归于丹田。味香而走窜，能调和五脏冲和之气，像天地以土为冲和之气一样，因此作补肾药用，与地黄丸拌蒸，取其下达之意。又能化骨食、草木等药和炼制三黄时使用，但不知此药是如何起作用的？

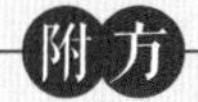

❶ 冷滑下痢，逐变虚羸：①将缩砂仁炒后研末，用羊肝切薄片掺入，于瓦上焙干后捣研为末，入干姜末等份，做饭丸如梧桐子大，每次服四十丸，白开水送下，一日二次。②缩砂仁、炮附子、干姜、厚朴、陈橘皮等份，捣研为末，做饭丸如梧桐子大，每服四十丸，米汤送下，一日二次。都出自《药性论》。

❷ 大便泻血，三代相传：将缩砂仁捣研为末，米汤趁热送服二钱，以愈为度。《十便良方》。

❸ 小儿脱肛：将缩砂去皮后捣研为末，以猪腰子一片，切开后放入药末，缚定，煮熟给患儿食用，再服白矾丸。《保幼大全》。

❹ 遍身肿满，阴囊也肿：用缩砂仁、土狗一个，等份，研末，和老酒服下。《直指方》。

❺ 痰气膈胀：将砂仁捣碎，用萝卜汁浸透，焙干捣研为末。每次服一二钱，饭后开水送服。《简便方》。

❻ 上气咳逆：砂仁（洗净，炒研）、生姜（连皮）等份，捣烂，饭后，用热酒泡服。《简便方》。

❼ 子痫昏冒（妊娠期抽搐眩晕）：缩砂和皮一同炒黑，热酒调下二钱。不饮酒者，用米汤送下。温隐居《海上方》。

❽ 妊娠胎动，偶因所触，或跌坠伤损，致胎不安，痛不可忍：将缩砂于熨斗内炒热，去皮用仁，捣碎。每次服二钱，热酒调下。一会觉腹中胎动处极热，即胎已安。孙尚药方。

❾ 妇人血崩：取新缩砂仁，于新瓦上焙干研末，米汤送服三钱。《妇人良方》。

⑩ 热壅咽痛：将缩砂壳捣研为末，水送服一钱。戴原礼方。

⑪ 牙齿疼痛：常嚼缩砂。《仁斋直指方》。

⑫ 口唇生疮：将缩砂壳煅研，擦患处，即愈。《黎居士简易方》。

⑬ 鱼骨入咽：缩砂、甘草等份，捣研为末。绵布包裹含服咽汁，当随痰出。王璆《百一选方》。

⑭ 误吞诸物，金银铜钱等物不化者：浓煎缩砂汤饮服，即下。《世医得效方》。

⑮ 一切食毒：取缩砂仁末，水送服一二钱。《事林广记》。

按语

缩砂蔤即砂仁，味辛，性温，能化湿行气，温中止泻，安胎。用于湿阻或脾胃气滞之脘腹胀痛、食少纳差，脾胃虚寒之泄泻、呕吐，及气滞妊娠呕吐、胎动不安等。

益智子 (Yi Zhi Zi)

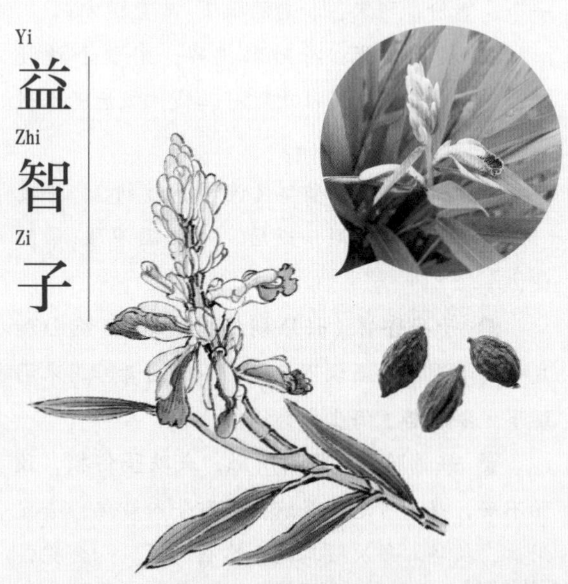

【释名】时珍说：脾主智，由于此药能益脾胃，因而与龙眼义同而名益智。据苏轼记载：海南出产益智，花和实都长穗，而分为三节。查看其上、中、下节，可以预测早、中、晚稻收成的好坏。大丰收时则都结实，收成不好便不结实，三节并熟的情况很罕见。作为药用，只能治水，而无益于智，而其能得此名，难道是因为它能预测年成的缘故？这也是一种说法，但终显得牵强附会。

【集解】陈藏器说：益智出产自昆仑山及交趾国，现今岭南各地也有生长。顾微《广州记》记载：它的叶像蘘（ráng）荷，长约一丈。根上有小枝，高约八九寸，无华萼。茎像竹箭，子从心出。一枝有十子而丛生，如小枣大。核仁黑而皮白，以核小者为好，含服能摄涎秽。还可破四块去核，取外皮加蜂蜜煮，为粽食，味辛。晋朝卢循传给刘裕的益智粽，指的就是它。

苏敬说：益智子像连翘子头而未开的，苗、叶、花、根与豆没有差别，只是子偏小。

时珍说：据嵇含《南方草木状》记载：益智二月份开花，接着结实，五六月份成熟。其子像笔头而两头尖，长约七八分，夹杂在五味中，饮酒芬芳，也可加盐晒和作粽食。现今的益智子形状像枣核，而皮和仁都像草豆蔻。

益智仁

【气味】味辛，性温，无毒。

【主治】马志说：治疗遗精虚漏，小便余沥，能益气安神，补不足，安三焦，调诸气。

李杲说：治疗客寒犯胃，以及人多唾，能和中益气。

王好古说：能益脾胃，理元气，补肾虚，治疗滑精、小便滴沥。

时珍说：治疗冷气腹痛，及心气不足、梦泄赤浊、热伤心系、吐血血崩诸症。

【发明】刘完素说：益智性辛热，能开发郁结，使气宣通。

王好古说：益智本是脾药，主君、相二火。在集香丸则入肺，在四君子汤则入脾，在大凤髓丹则入肾，三脏互有子母相关之义。当于补药中兼用之，切勿多服。

时珍说：益智大辛，为行阳退阴的药物，三焦、命门气弱的患者宜用。据杨士瀛《仁斋直指方》记载：心为脾母，增加进食时不只能和脾，火能生土，当使心药入脾胃药中，这样二者相合的效果才会更好。因此古人进食药中，多用益智，取土中益火之意。又据洪迈《夷坚志》记载：秀川进士陆迎，突然吐血不止，晕厥惊颤，狂躁直视，到深夜欲出门而走。这种病症反复出现了两个晚上，遍用方药，但都不能治疗。夜梦观音授一方，说只用服一料，可使病根永除。梦醒后记下此方，如方制药，其病痊愈。其方用益智子仁一两，生朱砂二钱，青橘皮五钱，麝香一钱，碾为细末。每次服一钱，空腹用灯心草煎汤送下。

附方

1 小便频数：将益智子盐炒后去盐，天台乌药等份，捣研为末，酒煮山药粉为糊，制成如梧桐子大小的丸剂。每次取七十丸，空腹盐汤送下。此方名缩泉丸。《朱氏集验方》。

2 心虚尿滑，赤、白二浊：益智子仁、白茯苓、白术等份，捣研为末。每次取三钱，白开水调下。

3 白浊腹满：将益智仁用盐水浸炒，厚朴姜汁炒等份，生姜三片，大枣一枚，加水煎服。《永类钤方》。

4 小便赤浊：益智子仁、茯神各二两，远志、甘草水煮各半斤，捣研为末，用酒糊成如梧桐子大小的丸剂，空腹时用姜汤送下五十丸。

5 腹胀忽泻，日夜不止，诸药不效：用益智子仁二两，浓煎服下。《世医得效方》。

6 妇人崩中：益智子炒熟后碾细，每次取一钱，用米汤加盐送服。《产宝》。

7 香口辟臭：益智子仁一两，甘草二钱，碾粉舔舐。《经验良方》。

8 漏胎下血：益智仁半两，缩砂仁一两，捣研为末。每次取三钱，空腹白开水送服，一天两次。胡氏《济阴方》。

按语

益智仁味辛，性温，能温脾止泻摄涎，暖肾缩尿固精。用于治疗下元虚寒遗精、遗尿、小便频数，脾胃虚寒，腹痛吐泻及口涎自流。它是治疗涎水过多的要药。

荜茇 (Bi Ba)

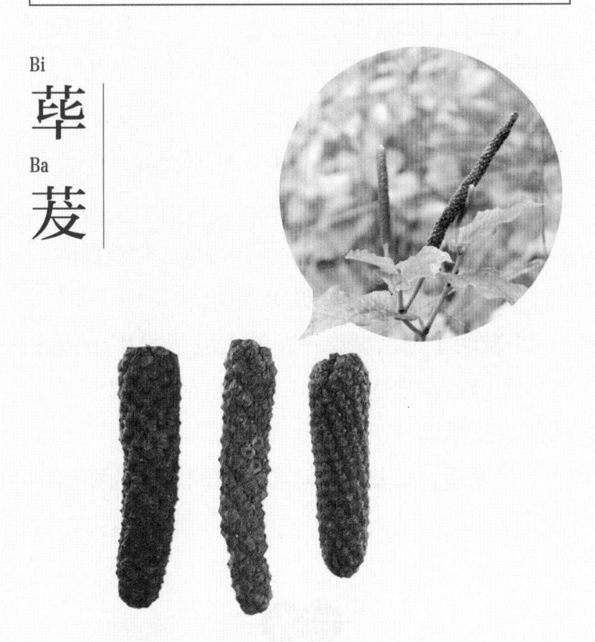

【释名】又名荜拨。

时珍说：荜拨当作荜茇（bì bá），出自《南方草木状》，为番语。陈藏器《本草》作毕勃，《扶南传》作逼拨，《大明会典》作毕茇。又段成式《酉阳杂俎（zǔ）》记载：摩伽陀国称作荜拨梨，拂林国称作阿梨诃陀。

【集解】苏敬说：荜拨生于波斯国。丛生，茎叶像蒟（jǔ）酱，子紧而细，但味较蒟酱辛烈。

陈藏器说：其根称作毕勃没，像柴胡而黑硬。

苏颂说：今为岭南特有，多生于竹林内。正

月发苗作丛，高约三四尺，其茎像筷子。叶青圆而像蕺（jí）菜，宽二三寸而像桑叶，面光而厚。三月份开白花。七月份结子如小指大，长约二寸，呈青黑色，像桑椹子而长。九月收采，枯干后暴晒干燥。南方人喜欢其辛香味，有人取叶生食。后有从海上运来的，气味更加辛香。

时珍说：荜茇的气味很像胡椒，其形长约一二寸，防风子圆如胡荽子，二者不一样。

【修治】雷敩说：每用时，去挺用头，用醋浸渍一夜，焙干，用刀刮去皮粟子，洗净后用，免伤人肺，令人上气。

【气味】味辛，性大温，无毒。

【主治】陈藏器说：能温中下气，补腰脚，除腥气，消食，除胃冷，治疗阴疝腹中结块。

《大明》记载：治疗霍乱冷气，血瘀气滞心痛。

李珣说：治疗水泻虚痢，呕逆反酸，产后泄痢，与阿魏一起用，疗效更好。得诃子、人参、桂心、干姜，治疗脏腑虚冷肠鸣泻痢，疗效极佳。

时珍说：治疗头痛鼻渊牙痛。

【发明】寇宗奭说：荜茇走肠胃，用于治疗冷气呕吐心腹满痛均宜。多服则能走泄真气，令人肠虚下重。

时珍说：荜茇为治疗头痛鼻渊牙痛的要药，取其性辛热，能入阳明经而散浮热的功效。

附方

1 冷痰恶心：荜茇一两，捣研为末，每次取半钱，饭前用米汤送服。《圣惠方》。

2 暴泄身冷，自汗，甚则欲呕，小便清，脉微弱：荜茇、肉桂各二钱半，高良姜、干姜各三钱半，捣研为末，糊成如梧桐子大小的丸剂。每次取三十丸，姜汤送下。此方名已寒丸。《和剂局方》。

3 胃冷口酸，流清水，心下连脐痛：用荜茇半两，厚朴（姜汁浸炙）一两，捣研为末，入热鲫鱼肉内，研和成绿豆大小的丸剂。每次取二十丸，米汤送下。《余居士选奇方》。

4 瘴气成块，在腹不散：生荜茇一两，生大黄一两，捣研为末，入麝香少量，炼成如梧桐子大的蜜丸，每次取三十丸，用冷酒送服。《永类钤方》。

5 妇人血瘀气滞作痛，下血无时，月经不调：将荜茇用盐炒，蒲黄炒，等份捣研为末，炼成蜜丸如梧桐子大。每次取三十丸，空腹温酒送服。此方名二神丸。陈氏方。

6 偏头风痛：将荜茇捣研为末，令患者口含温水，随左右痛，用左右鼻吸一撮。《经验后方》。

7 鼻流清涕：用荜茇末吹入鼻中。《卫生易简方》。

按语

荜茇味辛，性热，能温中散寒，下气止痛。用于治疗胃寒腹痛，呕吐，呃逆，泄泻。填塞龋齿孔中，可治龋齿疼痛。

肉豆蔻
Rou Dou Kou

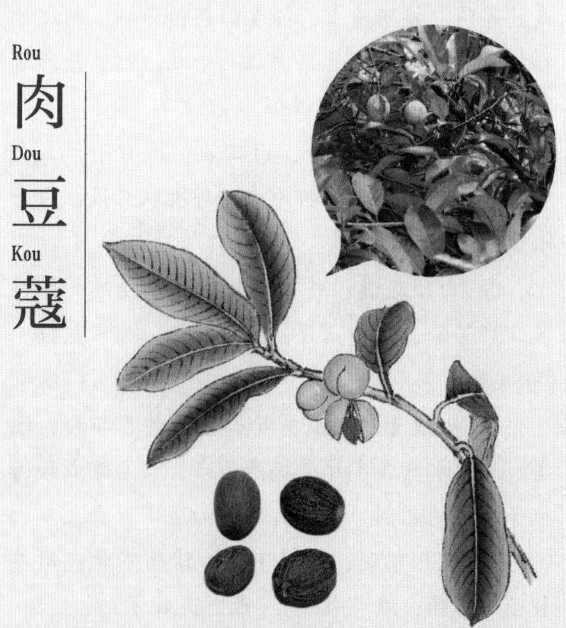

【释名】又名肉果、迦拘勒。

寇宗奭说：肉豆蔻是相对于草豆蔻而命名的，去壳只用肉。肉显油色者质佳，枯白瘦虚者质劣。

时珍说：花和果实都像豆蔻而无核，因此命名。

【集解】陈藏器说：肉豆蔻生于胡国，胡名为迦拘勒。只有外国船运而来，而中国不出产。其形圆而小，皮紫而紧薄，中肉辛辣。

苏颂说：现今岭南人家也有种植。春季生苗，夏季抽茎开花，结实像豆蔻，六月、七月份采收。

时珍说：肉豆蔻花和果实的形状虽然像草豆蔻，但皮肉的颗粒则不同。肉豆蔻颗外有皱纹，而内有斑缬纹，像槟榔纹。最易生蛀虫，只有烘干后密封保存，则可以保留得长久些。

肉豆蔻实

【修治】雷敩说：每次使用时，需用糯米粉熟汤搜裹豆蔻，于火中煨熟，去粉用。炮制过程中不能犯铁器。

【气味】味辛，性温，无毒。

【主治】《开宝本草》记载：能温中，消食止泄，治疗积冷心腹胀痛，霍乱中恶，鬼气冷疰，呕沫冷气，小儿乳霍。

《大明》记载：能调中下气，开胃，解酒毒，消皮外络下气。

李珣说：主治心腹虫痛，脾胃虚冷，气并冷热，虚泄赤白痢，研末煮粥饮服。

时珍说：能暖脾胃，固大肠。

【发明】《大明》记载：肉豆蔻能调中下气，消皮外络下气，味美，药力更强。

寇宗奭说：善下气，多服则泄气，应用适当则和气。

朱震亨说：属金与土，作丸药能温中补脾。《大明》称其能下气，因为脾得补而善运化，气自下。

汪机说：治疗痢疾用此药涩肠，为治疗伤乳泄泻的要药。

时珍说：土爱暖而喜芳香，肉豆蔻的辛温，因此可理脾胃而治吐利。

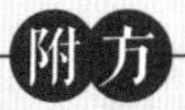

附方

1 暖胃除痰，进食消食：肉豆蔻二个，半夏（姜汁炒）五钱，木香二钱半，捣研为末，蒸饼做丸如白芥子大，每次取五丸或十丸，饭后吞服。《普济方》。

2 霍乱吐利：将肉豆蔻捣研为末，用姜汤送服一钱。《普济方》。

3 久泻不止：①肉豆蔻（煨）一两，木香二钱半，捣研为末，用大枣肉和为丸。每次取四五十丸，用米汤送服。②肉豆蔻（煨）一两，熟附子七钱，研末后糊丸，每次取四五十丸，用米汤送服。③肉豆蔻（煨）、罂粟壳（炙）等份捣研为末，用醋糊丸，每次取四五十丸，用米汤送服。《百一选方》。

4 老人虚泻：肉豆蔻三钱，用面裹煨熟，去面捣研为末，乳香一两，捣研为末，用陈米粉糊丸如梧桐子大。每次取五十至七十丸，用米汤送服。《瑞竹堂方》。

5 小儿泄泻：肉豆蔻五钱，乳香二钱半，生姜五片，同炒成黑色，去姜，捣研为膏，做丸如绿豆大。据小儿大小取适量，用米汤送服。《全幼心鉴》。

6 冷痢腹痛，不能饮食：肉豆蔻（去皮）一两，用醋和面包裹火煨，捣研为末。每次取一钱，用米粥调下。《圣惠方》。

按语

肉豆蔻味辛，性温，能涩肠止泻，温中行气。用于治疗虚泻，冷痢，胃寒胀痛，食少呕吐。内服需煨熟去油用。湿热泻痢者忌用。

Bu 补 Gu 骨 Zhi 脂

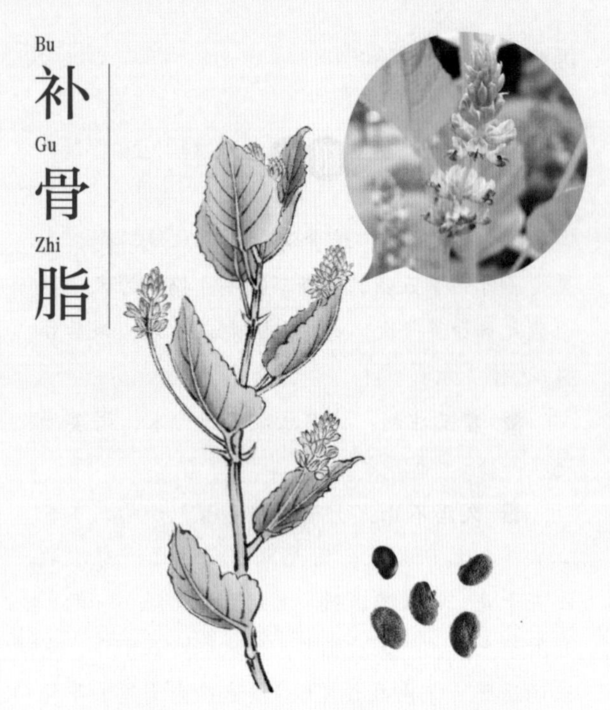

【释名】又名破故纸、婆固脂、胡韭子。

时珍说：补骨脂用来描述其功效。胡人称作婆固脂，而俗误称为破故纸。称作胡韭子是因为其子的形状像韭子，并不是指产自胡地的韭子。

【集解】马志说：补骨脂生于岭南各地及波斯国。

苏颂说：现今岭外山谷田野间也多有生长。四川的合州也有，但不如从外国通过船运来的质量好。茎高约三四尺，叶小像薄荷，花呈淡紫色，果实像芝麻子，圆扁而黑，九月采收。

《大明》记载：徐表《南州记》说是胡韭子。来自南番的色红，出自广南的色绿，入药时微炒用。

补骨脂子

【修治】雷敩说：此药性燥毒，必须用酒浸渍一晚，漉出，用水浸泡三天三夜，蒸六个小时，晒干用。另一法：用盐同炒，暴晒干燥备用。

【气味】味辛，性大温，无毒。

【主治】《开宝本草》记载：治疗多种劳伤，风邪虚冷，骨髓伤败，肾冷精流，及妇人血瘀气滞堕胎。

甄权说：治疗男子腰疼，膝冷，阴囊潮湿，逐诸冷顽痹，通利，止小便，腹中冷。

《大明》记载：能兴阳事，明耳目。

时珍说：治疗肾泄，通命门，暖丹田，敛精神。

【发明】苏颂说：破故纸，现在的人多与胡桃一起服用，此法出自唐朝的郑相国。他自述说：我在任南海节度使时，时年七十五岁。南海地势低下多湿，伤于内外，多种疾病同时发作，阳气衰绝，服用钟乳石等药毫无效果。元和七年，诃陵国船主李摩诃知晓了我的病状，于是传给我此方药。开始时，我因为有所疑惑而未服用。摩诃诚恳地建议，我才开始服药。过了七八天，才开始感觉有效果。此后常服，其功神效。元和十年二月，我离开南海后归京，记录方子，相传下来。用破故纸十两，净择后去皮，洗后暴晒，捣研后过筛令细。胡桃瓤二十两，水浸去皮，细研如泥。再用好蜜调和，令如饴糖，瓷器盛装。第二天用温酒二合，调药一汤匙服下，遂用饭压药。若不饮酒的人，用暖热水调服，日久可延年益气，悦心明目，补添筋骨。只是要禁芸薹、羊血，余无所忌。此药物本自外番随海船而来，非中原所有。番人称作补骨脂，语音讹传为破故纸。

时珍说：此方也可制成丸药，用温酒送服。据白飞霞《方外奇方》记载：破故纸属火，收敛神明，能使心包火与命门火相通。因此能使元阳坚固，骨髓充实，涩以治脱。胡桃属木，润燥养血。血属阴，恶燥，因此用油以润之。佐以破故纸，有木火相生的妙义。因此说：破故纸无胡桃，好比水母之无虾。破故纸恶甘草，而《瑞竹堂方》青娥丸内加甘草，是为什么呢？难道甘草能调和百药，变恶为不恶吗？又有许叔微学士《本事方》记载：孙思邈说补肾不如补脾，我说补脾不如补肾。肾气虚弱，则阳气衰劣，不能熏蒸脾胃。脾胃气寒，令人胸膈痞塞，不进饮食，迟于运化，或见腹胁虚胀，或见呕吐痰涎，或见肠鸣泄泻。比如鼎釜中的食物，没有火力，终日不熟，怎么能消化呢？济生二神丸治疗脾胃虚寒泄泻，用破故纸补肾，肉豆蔻补脾。二药虽兼补，但无斡旋气机的作用。常加木香以顺气，斡旋气机，使仓廪空虚。仓廪一空虚，便可以受物。这个方法屡用见效，不可不知。

附方

❶ 下元虚败，脚手沉重，夜多盗汗：补骨脂（炒香）四两，菟丝子（酒蒸）四两，胡桃肉（去皮）一两，乳香、没药、沉香各捣研二钱半，炼成如梧桐子大小的蜜丸。每次取二三十丸，空腹盐汤或温酒送服。自夏至日开始，到冬至日结束，一天服一次。此方名补骨脂丸。《和剂局方》。

❷ 男女虚劳，男子女人多种劳伤，下元久冷，一切风病，四肢疼痛：补骨脂一斤，用酒浸一晚，晒干，再用乌油麻子一升一起炒，炒直乌油麻子没有噼噼剥剥声，筛去乌油麻子，只取补骨脂捣研为末，加醋煮面糊制成如梧桐子大小的丸剂。每次取二三十丸，空腹温酒或盐汤送服。《经验后方》。

❸ 肾虚腰痛：补骨脂一两，炒后捣研为末，用温酒服三钱。一方加木香一钱。《经验后方》。

❹ 肾气虚弱，风冷乘之。或血气相搏，腰痛如折，俯仰不利，或因劳役伤肾，或身处湿地伤腰，或损坠堕伤，或风寒客搏，或气滞不散，皆令腰痛，或腰间如物重坠：取补骨脂用酒浸炒一斤，杜仲去皮，姜汁浸炒一斤，胡桃肉去皮二十个，捣研为末，用大蒜捣膏一两，和丸成梧桐子大，每次取二十丸，空腹温酒服下，妇女用淡醋汤送服。此方名青娥丸。《和剂局方》

❺ 妊娠腰痛：补骨脂二两，炒香后捣研为末。先嚼服胡桃肉半个，再取补骨脂末二钱，空腹温酒调服。此方名通气散。《妇人良方》。

❻ 定心补肾：补骨脂（炒）二两，白茯苓一两，捣研为末。没药五钱，用酒浸泡高出药面一指，煮化后和末，制成如梧桐子大小的丸剂。每次取三十丸，用白开水送服。此方名养血返精丸。《朱氏集验方》。

❼ 精气不固：补骨脂、青盐等份，同炒后捣研为末。每次取二钱，用米汤送服。《三因方》。

❽ 小便频数：补骨脂（酒蒸）十两，茴香（盐炒）十两，捣研为末，用酒糊成如梧桐子大小的丸剂。每次服百丸，用盐酒送服，或者将药末掺猪肾内煨食。《普济方》。

❾ 小儿遗尿：将补骨脂炒后捣研为末，每次取五分，晚上用白开水送服。《婴童百问》。

❿ 肾漏：补骨脂、韭菜子各一两，捣研为末。每次取三钱，加水二杯，煎至六成服，一天三次。夏子益《奇疾方》。

⓫ 脾肾虚泻：补骨脂（炒）半斤，肉豆蔻（生用）四两，捣研为末，将肥枣肉研成膏，和丸如梧桐子大，每次取五十至七十丸，空腹米汤送服。此方名二神丸。加木香二两，名三神丸。《本事方》。

⓬ 水泻久痢：补骨脂（炒）一两，罂粟壳（炙）四两，捣研为末，炼蜜丸如弹子大。每次取一丸，用生姜、大枣同水煎服。《百一选方》。

⓭ 肾虚牙痛：补骨脂二两，青盐半两，炒后捣研为细末，擦患处。《御药院方》。

⓮ 风虫牙痛，上连头脑：补骨脂（炒）半两，乳香二钱半，捣研为末，擦患处。或做成丸剂塞入虫孔内。《传信适用方》。

⓯ 打坠腰痛：补骨脂（炒）、茴香（炒）、辣桂等份，捣研为末，每次取二钱，用热酒送服。《仁斋直指方》。

-按语-

补骨脂味辛，性温，能补肾助阳，固精缩尿，纳气平喘，温脾止泻。用于治疗肾虚阳痿、腰膝冷痛，肾虚遗精、遗尿、尿频，脾肾阳虚五更泄泻，肾不纳气，虚寒喘咳。补骨脂性质温燥，能伤阴助火，阴虚火旺及大便秘结者忌服。

Jiang 姜 Huang 黄

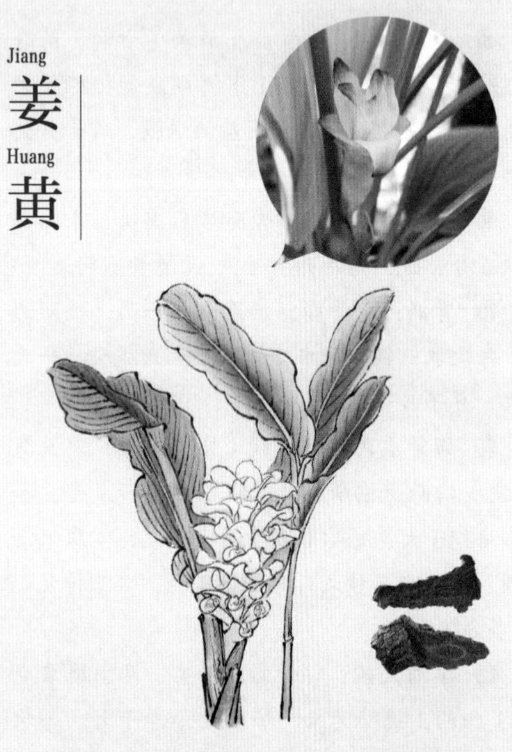

【释名】又名蒁（shù）、宝鼎香。

【集解】苏敬说：姜黄根、叶都像郁金。春季花与苗从根上一起生出，到夏季花开灿烂而无子。根有黄、青、白三种颜色。其炮制的方法与郁金相同。西戎人称作蒁。其味辛少而苦多，也与郁金相同，只是花开的不一样。

陈藏器说：真姜黄是经种三年以上老姜所生，能开花。花在根的旁边，像蘘荷。根节坚硬，气味辛辣，种姜的地方才有，很是难得。也有来自西番的，与郁金、莲药相类似。正如苏敬所说，应该是莲药而不是姜黄。又说姜黄是莲，郁金是胡莲。如此说来，则三物没有差别，相互同名，总称为莲，只是功用和性状不同。而现今的郁金味苦寒，色红，主治马热病；姜黄味辛温，色黄；莲味苦而色青。三物不同，所用当有不同。

《大明》记载：生于海南的为蓬莪莲，生于江南的为姜黄。

苏颂说：姜黄在现今的江、广、蜀川多有生长。叶色青绿，长约一二尺，宽三四寸，有斜纹，像红蕉叶而小。花呈红白色，到中秋逐渐凋零。春末才生，其花先生，再生叶，不结实。根盘屈而显黄色，像生姜而形圆，有节。八月份采根，切片暴晒干燥后使用。蜀人用它治疗气胀及产后瘀血攻心，效果很好。俗人生吃，说可以祛邪避恶。郁金、姜黄、莲药三种药物很相近，苏敬不能分别，视三者为一物。陈藏器从色味分别三物，又说姜黄是三年老姜所生。近年汴都多种姜，往往有姜黄生卖，才是老姜。买下生食治疗气病效果最好。

时珍说：近时以形扁如干姜的为片子姜黄，形圆如蝉蜕腹的为蝉肚郁金，二者都可浸水染色。莲的形状虽然像郁金，而颜色却不黄。

姜黄根

【气味】味辛、苦，性大寒，无毒。

【主治】《新修本草》记载：治疗心腹结块，疰忤（指发于夏令的季节性疾病，微热食少，身倦肢软，渐见消瘦），能下气破血，除风热，消痈肿，功力强于郁金。

《大明》记载：治疗腹中结块、瘀血块，能通月经，治疗扑损所致的瘀血，可以止暴风痛冷气，下食。

苏颂说：能祛邪避恶，治疗气胀、产后瘀血攻心。

时珍说：治疗风痹臂痛。

【发明】时珍说：姜黄、郁金、莲药为三种

药物，形状功用都相近。但郁金入心经而治血；姜黄兼入脾经，兼治气；莪药则入肝经，兼治气中之血。这是三药的不同之处。古方五痹汤用片子姜黄，治疗风寒湿气手臂痛。戴原礼《要诀》记载：片子姜黄能入手臂而治痛。其兼有理血中之气的功效从此可知。

附方

1 心痛难忍：姜黄一两，桂三两，捣研为末。每次取一钱，用醋汤送服。《经验后方》。

2 胎寒腹痛，啼哭吐乳，大便泻青，状若惊搐，出冷汗：姜黄一钱，没药、木香、乳香二钱，捣研为末，炼蜜制成如芡子大小的丸剂。每次取一丸，用钩藤煎汤化服。《和剂局方》。

3 产后血痛有块：用姜黄、桂心等份，捣研为末，每次取方寸匕，用酒送服方寸匕。昝殷《产宝》。

4 疮癣初生：姜黄末掺患处。《千金翼方》。

按语

姜黄味辛、苦，性温，能活血行气，通经止痛。用于治疗气滞血瘀所致的心、胸、胁、腹诸痛，风湿痹痛。血虚无气滞血瘀者慎用，孕妇忌用。姜黄既入气分，也入血分，为活血行气止痛的要药。

郁金 Yu Jin

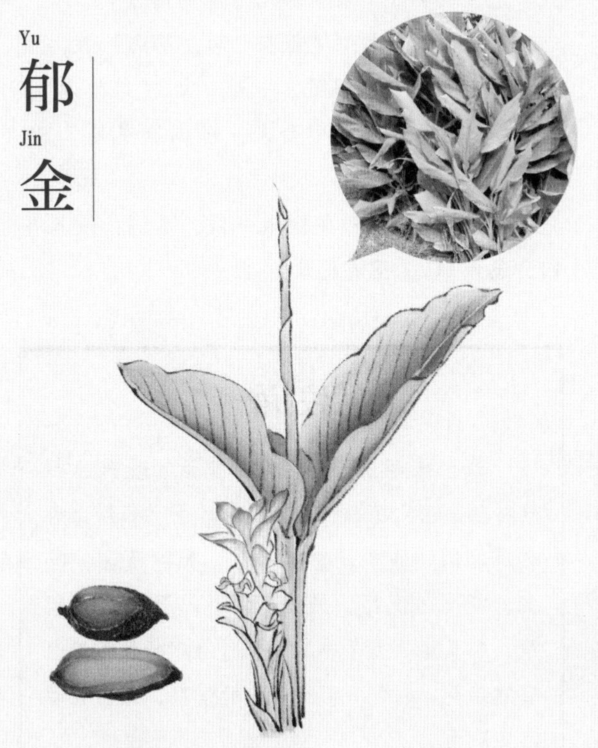

【释名】又名马莪。

朱震亨说：郁金无香气而性轻扬，能到达酒气所到达的高远处。古人用其治疗气机郁遏不能上升的疾病，大概因此而得名。

时珍说：酒和郁鬯（chàng），古人说是指大秦国所产郁金花香，只有郑樵《通志》说它就是郁金。然而大秦三代时并未通中原，怎么会有此草呢？罗愿《尔雅翼》也说是此根，和酒令酒黄如金，因此称它为黄流。此理也说得通。此根的形状像莪莪，而能治疗马病，因此又称为马莪。

【集解】苏敬说：郁金生于蜀地及西戎。苗像姜黄，花白而质红，秋末出茎心而无实。其根黄红色，取四周子根去皮烘干，马药中常用它，破血中带补，胡人称作马莪。岭南有果实像小豆蔻，不能食用。

苏颂说：现今广南、江西各地也有，然而不如蜀中的好。四月初生苗像姜黄，正如苏敬所说。

时珍说：郁金有二种：郁金香是用其花，此是用其根。它的苗像姜，根如指头大小，长的有一寸左右，体圆有横纹像蝉腹的形状，外黄而内红。人用其浸水染色，微有香气。

郁金香根

【气味】味辛、苦，性寒，无毒。

【主治】《新修本草》记载：治疗血积下气，能生肌止血，破瘀血，治疗血淋尿血，金疮。

甄权说：可单用来治疗妇女血瘀气滞心痛，冷气结聚，可用温醋摩服。也能治疗胀痛。

张元素说：能凉心。

李杲说：治疗阳毒入胃，下血频痛。

时珍说：治疗血瘀气滞心腹痛，产后瘀血冲心欲死，失心癫狂蛊毒。

【发明】朱震亨说：郁金属火、土与水，其性轻扬上行，治疗吐血衄血，唾血血腥及经脉逆行，都可将郁金末加韭菜汁、生姜汁、童尿同服，其血自清。痰中带血的，加竹沥。又鼻血上行的，郁金、韭菜汁加四物汤服下。

时珍说：郁金入心及心包络经，治疗血病。《经验方》治疗失心癫狂，用真郁金七两，明矾三两，捣研为末，薄糊丸如梧桐子大。每次服五十丸，白开水送服。有妇人患癫狂十年，高人授此方治疗。初服时觉心胸间有物脱去，神气清爽，再服即苏醒。此为惊忧所致的痰血络聚心窍。郁金能入心经而去瘀血，明矾化顽痰。庞安时《伤寒总病论》记载：斑疹水痘开始有白疱，突然抽搐入腹，逐渐变成紫黑色，无脓，日夜乱叫。郁金一枚，甘草二钱半，加水半碗煮干，去甘草，切片焙研为末，入真脑子（冰片）炒半钱。每次用一钱，用生猪血五七滴，新汲水调服。不过二服，严重的毒气从手足心出，如痈状，随后痊愈，此乃五死一生的危险病候。又《范石湖文集》记载：岭南有挑生（以鱼肉延客，对之行厌胜法，鱼肉能生于人腹中致人以死）的灾害，常于饮食中行厌胜法（偷偷放在别人房中、器物中会给人带来坏运的泥人、木人、弓箭、剪刀、纸人等东西），鱼肉能停留在人腹中，而人却死，暗地里便能杀害全家。开始觉胸腹痛，第二天扎入人体，十天后生在腹中。凡胸膈痛，立即用升麻或胆矾催吐。若膈下痛，急用米汤调郁金末二钱服，便可泻出恶物。或合用升麻、郁金服下，不吐则下。李巽岩侍郎做雷州推官时，审理案件时得此方，救命甚多。

附方

1. 产后心痛，血气上冲欲死：将郁金烧灰存性，捣研为末，取二钱，米醋一口，调和后灌服。《袖珍方》。

2. 自汗不止：将郁金捣研为末，临睡时调涂于乳上。《集简方》。

3. 衄血吐血：将郁金捣研为末，水服二钱。严重的再服一次。黎居士《易简方》。

4. 尿血不止：郁金末一两，葱白一握，水一杯，煎至三合，温服，一天三次。《经验方》。

5. 痔疮肿痛：郁金末，水调涂患处。《医方摘要》。

6. 耳内作痛：郁金末一钱，水调，倒入耳内，急倒出。《圣济总录》。

按语

郁金味辛、苦，性寒，能活血止痛，行气解郁，清心凉血，利胆退黄。用于气滞血瘀之胸、胁、腹痛，热病神昏、癫痫痰闭，吐血、衄血、倒经、尿血、血淋，肝胆湿热黄疸、胆石症。畏丁香。郁金为治疗肝郁气滞血瘀的要药。入气分而行气疏肝解郁，入血分而活血凉血。

Peng 蓬 E 莪 Shu 茂

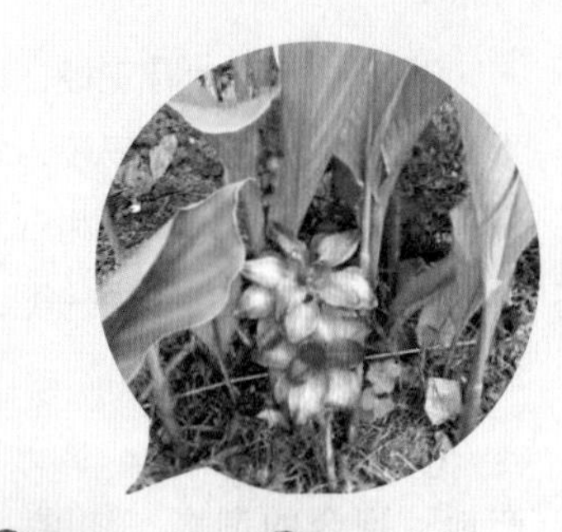

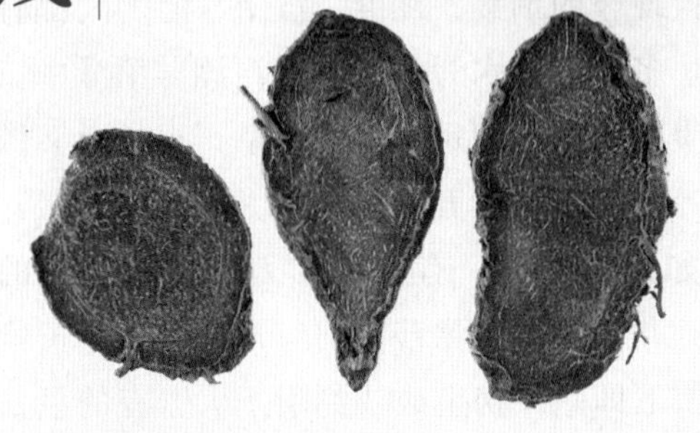

【释名】又名蒁药。

【集解】马志说：蓬莪茂（shù）生于西戎及广南各地。叶像蘘荷，子像干桑椹，茂在根下并排而生，有一好一恶，恶者有毒。西戎人取药时，先给羊食用，羊不食者弃掉不用。

陈藏器说：一名蓬莪，色黑；二名蒁，色黄；三名波杀，味甘，有大毒。

《大明》记载：为南中姜黄根，生自海南的称作蓬莪蒁。

苏颂说：如今江浙也有生长。三月生苗，生在田野中。其茎如钱币大，高二三尺。叶呈青白色，长约一二尺，宽五寸以上，很像蘘荷。五月开花作穗，黄色，头淡紫。根像生姜，而茂在根下，像鸡鸭蛋，大小不一。九月采根，削去粗皮，蒸熟暴晒干燥备用。

蓬莪茂根

【修治】雷敩说：使用时，在砂盆中用醋磨，令醋尽，然后在火旁烘干，重筛过后备用。

苏颂说：此药物质地极坚硬，难以捣治，用时需在热灰火中煨透，趁热捣研，便能碎如粉。

时珍说：今人多用醋炒或煮熟入药，取其引入血分。

【气味】味苦、辛，性温，无毒。

【主治】甄权说：治疗痃癖（脐腹偏侧或胁肋部攻撑急痛）、冷气，用酒、醋磨服。

《大明》记载：治疗一切气病，能开胃消食，通月经，消瘀血，止跌打损伤疼痛下血，内伤瘀血。

王好古说：疏通肝经聚血。

【发明】苏颂说：蓬莪茂在古方中不见使用。如今为医家治疗腹内结块、各种气病最紧要的药物。与荆三棱同用效果更好，在治疗妇女各种疾病的用药中使用较多。

王好古说：蓬莪茂色黑，能破气中之血，加入气药中有香气。虽然为泻药，也能益气，因此孙尚药用它来治疗气短不能接续，另外大小七香丸、集香丸等多种汤剂、散剂也多用到。又为肝经血分药。

时珍说：郁金入心经，专治血分之病；姜黄入脾经，兼治血中之气病；蓬莪茂入肝经，治疗气中之血病，稍有不同。据王执中《资生经》记载：执中患心脾痛日久，服醒脾药物反胀满。取天竺人所记载的蓬莪蒁面裹炮熟研末，用水与酒醋煎服，立即痊愈。这是因为此药能破气中之血的缘故。

附方

1 一切冷气，撞心切痛，发即欲死：蓬莪茂（醋煮）二两，木香（煨）一两，捣研为末。每次取半钱，用淡醋汤送服。《卫生家宝方》。

2 小肠胀气，痛不可忍：蓬莪茂研末，每次取一钱，空腹葱酒服下。杨子建《护命方》。

3 妇人血气，游走作痛，腰痛：蓬莪茂、干漆二两，捣研为末，每次取二钱，酒送服。腰痛用核桃酒送服。《普济方》。

4 小儿盘肠（指小儿以腹痛、屈腰、干

啼、脚冷、唇乌、额汗如珠为临床特征的疾患）内钓痛：莪茂半两，用阿魏一钱化水浸一天一夜，焙干后捣研。每次取一撮，紫苏煎汤送下。《保幼大全》。

5 小儿气痛：蓬莪茂炮熟为末，热酒服一大钱。《十全博救方》。

6 上气喘急：蓬莪茂五钱，酒一杯半，煎至八成服下。《保生方》。

7 气短不接，滑泄，小便热数：蓬莪茂一两，川楝子（去核）一两，捣研为末，入硼砂一钱，炼过后研细。每次取二钱，用温酒或盐汤空腹服下。此方名正元散。孙用和《秘宝方》。

按语

蓬莪茂即莪术，味苦、辛，性温，能行气破血，消积止痛。用于治疗气滞血瘀所致的癥瘕积聚、经闭及心腹瘀痛，跌打损伤，瘀肿疼痛，食积脘腹胀痛。孕妇及月经过多者忌用。

Jing 荆 San 三 Leng 棱

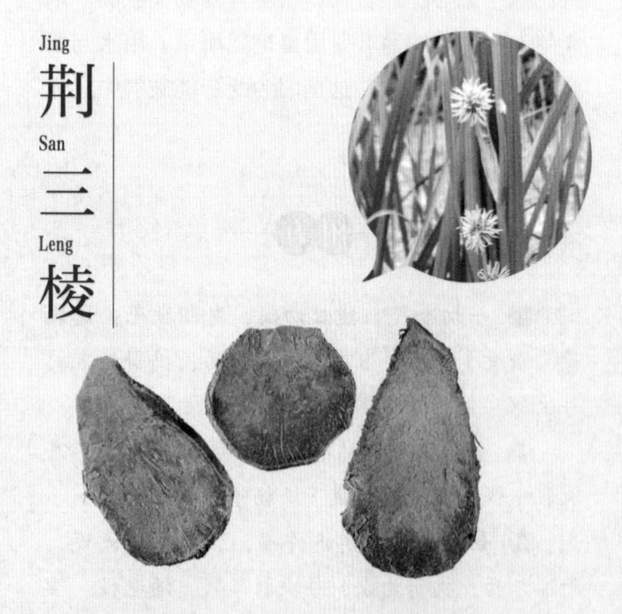

【释名】又名京三棱、草三棱、鸡爪三棱、黑三棱、石三棱。

苏颂说：因叶有三棱，因此称为三棱。多生于荆楚地区，故称荆三棱，以突出其产地。又单列草三棱条，是说其为鸡爪三棱，生于蜀地，二月、八月采收。其实为一类，是随其形状不同来命名而已。

【集解】苏颂说：京三棱在旧时不标示其产地，现今的荆襄、江淮、济南、河陕间都有生长。多生于浅水旁和山陂、河湖、沼泽中。春季生苗，高三四尺，叶像莎草，很长，又像茭蒲叶而有三棱。五六月抽茎，高约四五尺，大的如人指一样，有三棱如刀削而成。茎的顶端开花，大体上像莎草，但是更大，呈黄紫色。苗下即魁，初生成块如附子大，有的呈扁形，其旁有根横贯，一根则连数魁，魁上也出苗。其魁都扁长，像小鲫鱼，体重的即三棱。其根尽头有一魁，未发苗，小圆如乌梅，即黑三棱。又有根的顶端像爪一样钩曲，即鸡爪三棱。皮黑肌白很轻。有人说：不出苗只生细根的称作鸡爪三棱。不生细根的称作黑三棱，大小不等，其色黑，去皮即变白。这三种本是一种，但药力各有刚柔，各有其适用范围。因其形状不同而命名，如乌头、乌喙、云母、云华等，本不是两物。今人妄用凫茈（cí）、香附冒充。另外河中府有石三棱，根黄白色，形状像钗股，叶像蒲一样绿，苗高约一尺，叶上也有三棱，四月开花，色白，像蓼蒗花，五月采根，也可以消积气。现在所用的三棱都是淮南红蒲根，泰州尤多。其体很坚重，刻削成鱼形，叶扁而茎圆，不再有三棱，不知什么原因仍被叫作三棱？即使太医也不认为是错的。流习既然很久，用根的不识其苗，采药的人不知道它的作用，因此出现错误，不再辨别，今三棱只有旁引二根，无直下根，其形状大体上像鲫鱼。

时珍说：三棱多生于荒废的山陂、水池及湿地中。春季丛生，夏秋季抽高茎，茎端复生数叶，开花六七枝，花都细碎成穗，呈黄紫色，中有细子。其叶茎、花和果实都有三棱，与香附的苗叶、花和果实一样。但长大一些，其茎光滑有三棱，像棕树的叶茎。茎中有白瓤，剖开用以织物，柔韧如藤。吕忱《字林》记载：䔧（qín）草生于水中，根可用来捆绑器物。用的正是三棱的草茎，而不是根。《抱朴子》说䔧根花鳝（shàn），指的也是此草。其根多黄黑色的须根，削去须皮，才像鲫鱼的形状，并不是本来就像鲫鱼。

荆三棱根

【修治】张元素说：入药用时须炮熟。

时珍说：消积时需用醋浸渍一天，炒或煮熟后焙干，入药才好。

【气味】味苦，性平，无毒。

【主治】《开宝本草》记载：治疗年久腹中结块，产后瘀血血结，通女子月经，堕胎，止痛利气。

《大明》记载：治疗气胀，能破积气，消倒扑损伤瘀血，治疗妇人血脉不调、心腹痛、产后腹痛血晕。

张元素说：治疗心膈痛，饮食不消。

王好古说：能通肝经积血，治疗疮肿坚硬。

时珍说：下乳汁。

【发明】王好古说：三棱色白属金，破血中之气，为肝经血分药。三棱、莪茂治疗积块疮硬，取坚者削之的意思。

马志说：相传有古人腹中结块致死，死前留下遗言让开腹取结块。取得的病块干硬如石，有五色纹理。因为这是异物，于是将它削成刀柄。之后用这把刀砍三棱，刀柄随即消成了水，可知此药可治疗腹中结块。

时珍说：三棱能破气散结，因此能治疗各种疾病。其功效与香附相近而力更峻猛，常难以久服。据戴原礼《证治要诀》记载：有人患腹中结块腹胀，用三棱、莪术，用酒煨煎服下，泻下像鱼的黑物而痊愈。

附方

1 腹中结块、鼓胀：三棱根（切）一石，水五石，煮成三石，过滤去渣再煎，取三斗汁入锅中，武火煎煮如稠糖，密封容器收贮。每次取方寸匕，早晨用酒送服，一天两次。此方名三棱煎。《千金翼方》。

2 脐腹偏侧或胁肋部气块：草三棱、荆三棱、石三棱、青橘皮、陈橘皮、木香各半两，肉豆蔻、槟榔各一两，硇砂二钱，捣研为末，糊成梧桐子大小的丸剂，每次取三十丸，姜汤送服。《奇效方》。

3 脐腹偏侧或胁肋部结块不愈，胁下硬如石：三棱（炮）一两，大黄一两，捣研为末，加醋熬成膏。每天空腹用生姜橘皮汤送服一汤匙。《圣惠方》。

4 小儿气癖：用三棱煮汁作羹粥，给喂奶的母亲食用，同时每天取枣大一枚给小儿食用。《子母秘录》。

5 反胃恶心，药食不下：三棱（炮）一两半，丁香三分，捣研为末。每次取一钱，白开水点服。《圣济总录》。

6 乳汁不下：三棱三个，水二碗，煎汁成一碗，洗奶取汁出为度。《外台秘要》。

按语

三棱味苦，性平，能破血行气，消积止痛。用于气滞血瘀所致的癥瘕积聚、经闭及心腹瘀痛，跌打损伤，瘀肿疼痛，食积脘腹胀痛。孕妇及月经过多者忌用。作用与莪术相似，但是三棱偏于破血，莪术偏于破气。

Suo
莎
Cao
草
Xiang
香
Fu
附
Zi
子

【释名】又名雀头香、草附子、水香棱、水巴戟、水莎、侯莎、莎结、夫须、续根草、地藾（lài）根、地毛。

时珍说：《别录》只记载莎（suō）草，不说其用苗或用根。后世都用它的根，称作香附子，而不知有莎草的称谓。其草可做成斗笠及雨衣，疏散而不沾水，因此字从草从沙。也写作“蓑”字，因其做成衣服后下垂，像孝子所穿衰衣的形状，故又从“衰”字。《尔雅》记载：薃（hào），即侯莎，其果实为缇。又说：薹（tái），即夫须。薹是斗笠的称谓，为贱夫所用的物品。其根相连而生，可以用来制作香料，因而称作香附子。上古时称作雀头香。据《江表传》记载：魏文帝遣使向吴国所求的雀头香，说的就是它。其叶像三棱及巴戟天，而生于低下的湿地中，因而又有水三棱、水巴戟的称谓。俗人称它为雷公头。《金光明经》称作月萃哆。《记事珠》称作抱灵居士。

【集解】《别录》记载：莎草生于田野，二月、八月采收。

苏敬说：此草的根称作香附子，又名雀头香，到处都有。所有莎草的茎叶都像三棱，与其他药物一起使用可做成香料。

苏颂说：现今到处都有。苗叶像薤白而瘦小，根如筷子头大。据唐玄宗《天宝单方图》记载，水香棱的功用、形状与它相类似。指出水香棱原生于博平郡池泽中，苗称作香棱，根名莎结，也称作草附子。河南及淮南低下的湿地都有，称作水莎。陇西称作地藾根。蜀地称作续根草，也称为水巴戟。如今，涪都最多，到处可见，称作三棱草。用茎作鞋，采苗、花和根治病。

时珍说：莎叶像老韭菜叶而硬，光亮有剑脊棱。五六月份抽一茎，三棱中空，茎端复出数叶。开青花成穗如黍，中有细子。其根上有须，须下结子一二枚，转相延续生长，子上有细黑毛，大的如羊枣大而两头尖。采后燎去毛，暴晒干燥后买卖。此药为近时常用的要药，而陶弘景没有认识到这一点，各家的注解也很简略，可知古今药物兴废的不同。如此则本草所载诸药，不能因为现今不了解，便废弃不收录，怎么知道它在其他的时候不是作为重要的药物来使用呢？比如像香附这类药物就是这样。

香附根

【修治】雷敩说：凡采得后阴干，于石臼中捣研，切忌使用铁器。

时珍说：凡采得后连苗一起暴晒干燥，用火燎去苗及毛。用时先用水洗净，后置于石上磨去皮。再用童便浸透，洗净晒干后捣用。或生用或炒用，或用酒醋盐水浸渍。用稻草煮过后味不苦。

【气味】味甘，性微寒，无毒。

【主治】《别录》记载：能除胸中热，充皮毛，久服利人，益气，长须眉。

苏颂说：治疗心中邪热停留，膀胱间连胁下气结，整日忧愁不乐，心悸少气。

李杲说：治疗一切气病，霍乱吐泻腹痛，肾气膀胱冷气。

时珍说：散时气寒疫，利三焦，解六郁，消饮食、腹中结块，痰饮痞满，胕肿腹胀，脚气，止心腹、肢体、头目、齿耳各种疼痛，痈疽疮疡，吐血下血尿血，妇人崩漏带下，月经不调，胎前产后百病。

香附苗及花

【主治】《天宝单方图》说：治疗男子心肺中虚风及客热（指发热，进退不定，如客之往来），膀胱和胁下时有气结，皮肤瘙痒起瘾疹，饮食减少，日渐消瘦，整天忧愁心悸少气等症。将苗、花二十余斤一起采收，锉细，用水二石五斗，煮成一石五斗，置于桶中浸浴，令汗出五六次，瘙痒即止。四季常用，瘾疹风永除。

时珍说：煎汤服可散气郁，利胸膈，降痰热。

【发明】王好古说：香附可治疗膀胱、两胁气结，心悸少气，是能益气，为血中之气药。本草中不载其能治疗崩漏，而方中多用它来治疗崩漏，是能益气而止血。又能逐去瘀血，有推陈的功效。正与巴豆，既能治疗大便不通，又能止泄泻，与此同意。又指出：香附为阳中之阴，血中之气药，凡气郁、血瘀、气滞等病症，必用香附。炒黑后能止血，治疗崩漏，为治疗妇人病的良药，但多服易走气。

朱震亨说：香附需用童便浸过，能解各种郁结，为治疗血瘀气滞必用的药物，能引药至气分而生血，这正有阴生阳长的含义。本草不言其补的功效，而医家只说对老人有益，留有拓展的余地。因为其药于行中有补的作用。天之所以称作天，因为它能刚强劲健而永不停息地运动。正是因为其刚强劲健而永不停息地运动，万物才会永不停止地生长，说的就是这个道理。如今香料中也用到它。

时珍说：香附气平而不寒，香而能走窜。其味多辛能散，微苦能降，微甘能和。香附是足厥阴肝经、手少阳三焦经气分主药，而兼通十二经气分。生用能上行胸膈，外达皮肤；熟用能下走肝肾，外达腰足。炒黑用则止血，得童便浸炒则能入血分而补虚，盐水浸炒则能入血分而润燥，青盐炒则能入肾补气，酒浸炒则能行经络，醋浸炒则能消积聚，姜汁炒则能化痰饮。得人参、白术则补气，得当归、生地则补血，得木香则能疏滞和中，得檀香则能理气醒脾，得沉香则能升降诸气，得川芎、苍术则能解诸郁，得栀子、黄连则能降火热，得茯神则能交济心肾，得茴香、补骨脂则能引气归元，得厚朴、半夏则能决壅消胀，得紫苏、葱白则能解散邪气，得三棱、莪术则能消磨积块，得艾叶则能治疗血瘀气滞暖子宫，实乃气病之总司、女科之主帅。飞霞子韩𢘓说：香附能推陈致新，因此很多书都说它能益气。一般认为它能耗气，宜于女子而不宜于男子，这种说法不对。因为妇女以血用事，气行则无疾病之忧。老人精枯血闭，只能靠气的资助。小儿气日渐充盛，所以形体才会日益坚固。一旦生病则气滞而弱，因此香附在气分为君药，少有人知。以人参、黄芪为臣药，佐以甘草，治疗虚怯见效很快。韩𢘓游医于外时，治病给药。治疗百病用黄鹤丹，治疗妇人病用青囊丸，据实际情况加用药引，都有效果。黄鹤丹是铢衣翁在黄鹤楼所授的方子，因而得名。其方用香附一斤，黄连半斤，洗净晒干研末，水糊丸如梧桐子大。若为外感，用葱姜汤送服；若为内伤，用米汤送服；若为气病，用木香汤送下；若为血病，则用酒送下；若为痰病，则用姜汤送下；若为火病，则用白开水下。其余以此类推。青囊丸是邵应节真人因母亲生病而祈祷，感动了方士，而方士所授之方，用香附（略炒）一斤，乌药（略炮）五两三钱，捣研为末，加水醋煮面糊，制为丸剂。据实际情况加用药引，如头痛，用茶送下；痰气，则用姜汤送下；多常用酒送下。

附方

❶ 男子心中客热，心悸少气：取香附根二大升，捣碎后煎熬令香，用布袋盛装，置于三大斗酒中浸渍。过春季三月后，浸渍一天即可服用；过冬季十月后，即浸渍七天后服用，靠近暖处才好。每次取一杯，空腹温服，一天三到四次，常令酒气相续，直至痊愈。若不能饮酒，即取香附根十两，加桂心五两，芜荑三两，一起捣研为散，捣一千杵，加蜜和为丸剂。每次取二十丸，空腹时用酒及姜蜜汤饮汁等送服，一天两次，逐渐增加到三十丸，直至痊愈。《天宝单方图》。

❷ 交感丹：人到中年，精耗神衰，上则多惊；中则塞痞，饮食不下；下则虚冷遗精。香附子一斤，水浸一晚，在石上擦去毛，炒黄，茯神去皮木，四两，捣研为末，炼蜜丸如弹子大。每次取一丸，清早细嚼，用降气汤送服。降气汤方：用香附子水浸一晚，在石上擦去毛，炒黄，取半两，茯神二两，炙甘草一两半，捣研为末，同白开水点服上方。萨谦斋《瑞竹堂经验方》。

❸ 气热上攻，头目昏眩，偏正头痛：大香附子去皮，水煮两个小时，捣研焙干再研末，炼蜜丸如弹子大。每次取一丸，加水一杯，煎至八成服下。妇女用醋汤煎服。此方名一品丸。《奇效良方》。

❹ 一切气病，痞胀喘哕，噫酸烦闷，虚痛走注：香附子（炒）四百两，沉香十八两，缩砂仁四十八两，炙甘草一百二十两，捣研为末。每次取一钱，加盐少许，用白开水点服。《和剂局方》。

❺ 一切气疾，心腹胀满，胸膈噎塞，噫气吞酸，痰逆呕恶，宿酒不解：香附子一斤，缩砂仁八两，甘草（炙）四两，捣研为末，每次取适量，用白开水加盐点服。捣研为粗末煎服也可。此方名快气汤。《和剂局方》。

❻ 心腹刺痛：香附子（擦去毛后焙干）二十两，乌药十两，甘草（炒）一两，捣研为末。每次取二钱，用盐汤随时点服。此方名小乌沉汤。《和剂局方》。

❼ 心脾气痛：将香附用米醋浸渍，略炒后捣研为末，高良姜用酒洗七次，略炒后捣研为末，分别密封保存。因于寒证，加生姜二钱，附子一钱；因于气证，加附子二钱，生姜一钱；因于气证与寒证，各等份，和匀。再用热米汤入姜汁一汤匙，盐一撮，调服。此方名独步散。白飞霞《方外奇方》。

❽ 心腹诸痛：男女心气痛、腹痛、少腹痛、血气痛，不可忍者。香附子二两，蕲艾叶半两，用醋汤一同煮熟，去艾叶炒熟后捣研为末，用米醋糊制成如梧桐子大小的丸剂，每次取五十丸，白开水送服。此方名艾附丸。《集简方》。

❾ 停痰宿饮，风气上攻，胸膈不利：香附（皂荚水浸）、半夏各一两，白矾（末）半两，用姜汁和面糊丸如梧桐子大。每次取三四十丸，用姜汤随时送服。《仁存方》。

❿ 肾虚腹冷：香附子炒后捣研为末，每次取二钱，加生姜、盐一起煎服。《普济方》。

⓫ 酒肿虚肿：香附去毛，加米醋煮干，焙干后捣研为末，用米醋糊丸服。《经验良方》。

⓬ 老小脐腹偏侧或胁肋部结块，往来疼痛：香附、天南星等份，捣研为末，用姜汁糊丸如梧桐子大，每次取二十至三十丸，用姜汤送服。《圣惠方》。

13 疝气胀痛，小肠气胀：取香附末二钱，用海藻一钱煎酒，空腹调服，同时吃下海藻。《濒湖集简方》。

14 腰痛：香附子五两，生姜二两，取自然汁浸渍一晚，炒黄后捣研为末，加青盐二钱，擦牙数次。《乾坤生意》。

15 血气刺痛：香附子（炒）一两，荔枝核（烧灰存性）五钱，捣研为末。每次取二钱，用米汤调服。《妇人良方》。

16 妇人、少女一切月经不调，血气刺痛，腹胁膨胀，心悸乏力，面色萎黄，头晕恶心，崩漏带下，便血，腹中结块，妇人数次堕胎：将香附子用米醋浸渍半天，再置于砂锅中煮干，捣碎焙干，再研为末，用醋糊为丸，醋汤送服。此方名醋附丸。另一方：香附子一斤，熟艾叶四两，醋煮，当归（酒浸）二两，捣研为末，用醋糊为丸，醋汤送服。此方名艾附丸。《澹寮方》。

17 妇人气盛血衰，变生诸症，头晕腹满：香附子四两，炒茯苓、炙甘草各一两，橘红二两，捣研为末。每次取二钱，用白开水送服。此方名抑气散。《济生方》。

18 下血血崩，五色漏带：将香附子去毛后炒焦，捣研为末，用极热酒服二钱。严重昏迷的情况取三钱，用米汤送服。也可加棕灰。许叔微《本事方》。

19 赤白带下，血崩不止：香附子、赤芍药等份，捣研为末。加盐一撮，水二杯，煎至一杯，饭前温服。《圣惠方》。

20 安胎顺气：香附子炒后捣研为末，每次取一二钱，浓煎紫苏汤送服。一方加砂仁。此方名铁罩散。《中藏经》。

21 妊娠恶阻，胎气不安，气不升降，呕吐酸水，起坐不便，饮食不进，头风睛痛：用香附子一两，藿香叶、甘草各二钱，捣研为末。每次取二钱，用白开水加盐调服。此方名二香散。《圣惠方》。

22 临产顺胎：用香附子四两，缩砂仁（炒）三两，甘草（炙）一两，捣研为末。每次取二钱，用米汤送服。此方名福胎饮。《朱氏集验方》。

23 产后狂言，血晕，烦渴不止：生香附子去毛后捣研为末。每次取二钱，生姜、大枣水煎服。《朱氏集验方》。

24 吐血不止：香附根一两，白茯苓半两，捣研为末。每次取二钱，用陈仓米煎成米汤送服。《澹寮方》。

25 肺破咯血：香附末一钱，米汤送服，一天两次。《百一选方》。

26 小便尿血：香附子、鲜地榆等份，各自煎汤。先服香附汤三五口，后将地榆汤喝完。不见效再服。《指迷方》。

27 小便血淋，痛不可忍：香附子、陈皮、赤茯苓等份，加水煎服。《十便良方》。

28 老小脱肛：香附子、荆芥穗等份，捣研为末，每次取三匙，加水一大碗，煎至沸腾十余次后淋洗患处。《三因方》。

29 偏正头风：香附子（炒）一斤，乌头（炒）一两，甘草二两，捣研为末，炼蜜丸如弹子大。每次取一丸，用葱茶嚼服。《本事方》。

30 气郁头痛：①《澹寮方》：用香附子（炒）四两，川芎二两，捣研为末。每次取二钱，用茶调服。②华佗《中藏经》：加甘草一两，石膏二钱半。

31 女人头痛：将香附子捣研为末，每次取三钱，用茶送服，一天三到五次。《经验良方》。

32 肝虚睛痛，冷泪怕光：用香附子一两，夏枯草半两，捣研为末。每次取一钱，用茶送服。此方名补肝散。《简易方》。

33 突然耳聋耳闭：将香附子炒后研末，莱菔子煎汤，每次取二钱，早晚各服一次。忌用铁器。《卫生易简方》。

34 各种牙痛：香附、艾叶煎汤漱口，同时用香附末擦患处，去涎。《普济方》。

35 牙疼，齿龈肿痛：香附子（炒存性）三两，青盐、生姜各半两，捣研为末，每天擦患处。《济生方》。

36 消渴累年不愈：香附根一两，白茯苓半两，捣研为末。每次取三钱，陈粟米煎汤送服，一天两次。

37 痈疽疮疡：将香附子去毛，用生姜汁淹渍一晚，焙干后碾为细末，每次取二钱，用白开水不拘时送服。若疮初作，用此药代茶饮。疮溃后，也宜继续服用。此方名独胜散。或只用《和剂局方》小乌沉汤，少用甘草，愈后服至半年。陈自明《外科精要》。

按语

香附味辛、微苦、微甘，性平，能疏肝解郁，调经止痛，理气调中。用于肝郁气滞胁痛、腹痛，月经不调，痛经，乳房胀痛，气滞腹痛。它是气病之总司，女科之主帅。炒黑则止血。

Huo 藿 Xiang 香

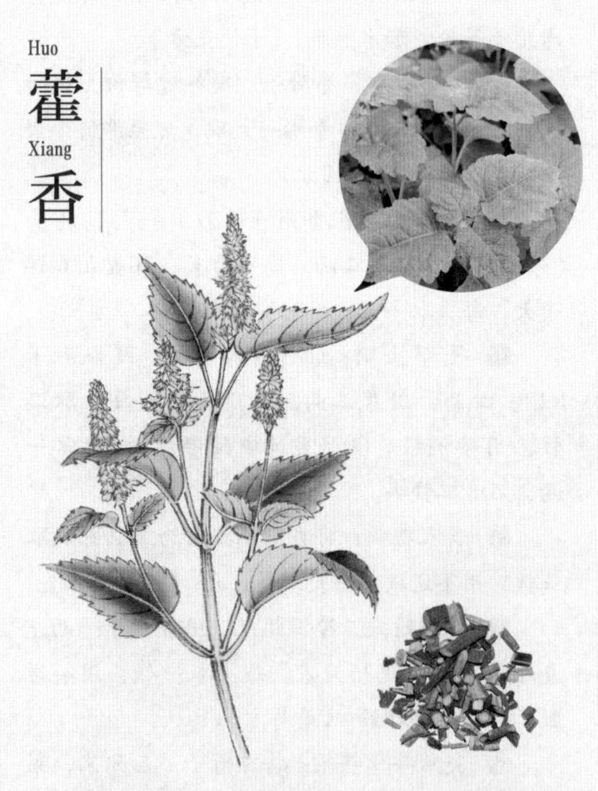

【释名】又名兜娄婆香。

时珍说：大豆叶称作藿，藿香叶与它相似，因此而得名。《楞严经》记载：坛前用兜娄婆香煎水洗浴，指的即是此药。《法华经》称它为多摩罗跋香，《金光明经》称作钵怛（dá）罗香，都是“兜娄”二字的梵语。《涅槃》又称作迦算香。

【集解】掌禹锡说：据《南州异物志》记载：藿香出自海边国，茎的形状像白芷，叶像水苏，可放在衣服中。嵇含《南方草木状》记载：藿香出自交趾、九真、武平、兴古等地，官民多自行种植，丛生，五六月份采收，晒干后有芳香味。

苏颂说：藿香在岭南多有生长，人家也较多种植。二月份生苗，茎梗很密，丛生，叶像桑叶而小薄，六七月份待叶子变成黄色时便可采收。金楼子和俞益期在书信中写道：扶南国人说：五香同是一木。其根是旃（zhān）檀，节是沉香，花是丁香，叶是藿香，胶是乳香。因此本草书籍将五香同放在一条下，原因大概出于此。今南中藿香是草类，与嵇含所说的正相符合。范晔《合香方》记载：零陵香、藿香均性燥。古人用来作熏香。这是扶南国人的说法，是不妥的。

时珍说：藿香方茎有节中虚，叶稍像茄子叶，张元素、李杲只用其叶，不用枝梗。现在人们将枝梗一起使用，是因为叶多伪品的缘故。《唐史》记载：顿逊国出产藿香，插枝便生，叶像佩兰。刘欣期《交州记》说藿香像苏合香，只是说其气味相似，并不是说形状相似。

藿香枝叶

【气味】味辛，性微温，无毒。

【主治】《别录》记载：治疗风水毒肿，去恶气，止霍乱心腹痛。

苏颂说：为治疗脾胃吐逆的要药。

张元素说：能助胃气，开胃口，进饮食。

王好古说：能温中快气，治疗肺虚有寒，上焦壅热，饮酒口臭，煎汤漱口。

【发明】李杲说：芳香的气味能助脾胃，因此藿香能止呕逆，进饮食。

王好古说：为手、足太阴经药。因此在顺气乌药散中，能补肺；入黄芪四君子汤，则能补脾。

附方

1 升降诸气：藿香一两，香附（炒）五两，捣研为末，每次取一钱，用白开水点服。《经效济世方》。

2 霍乱吐泻垂死：用藿香叶、陈皮各半两，水二杯，煎取一杯，温服。《百一选方》。

3 暑月吐泻：滑石（炒）二两，藿香二钱半，丁香五分，捣研为末。每次取一二钱，用米泔水调服。《禹讲师经验方》。

4 胎气不安，气不升降，呕吐酸水：香附、藿香、甘草二钱，捣研为末。每次取二钱，加盐少量，开水送服。《圣惠方》。

5 香口去臭：藿香洗净，煎汤，时时含服漱口。《摘玄方》。

按语

藿香味辛，性微温，能祛暑解表，化湿和胃，止呕。用于湿阻中焦脘腹痞闷，少食作呕，神疲体倦，呕吐，暑湿、湿温。鲜品加倍。它是治疗中焦湿浊之要药。性芳香而不嫌其猛烈，温煦而不偏于燥热，能祛除阴霾湿邪，而助脾胃正气。

兰草 Lan Cao

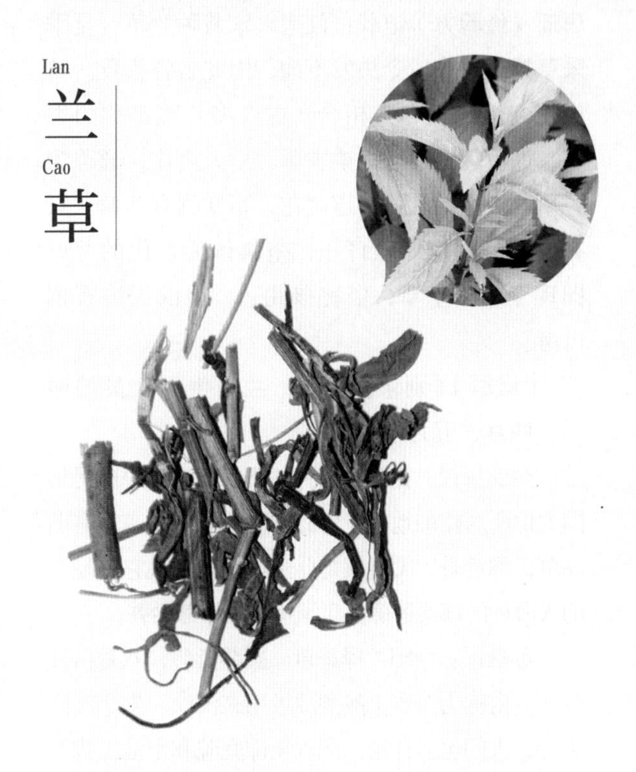

【释名】又名蕑、水香、香水兰、女兰、香草、燕尾香、大泽兰、煎泽草、兰泽草、省头草、都梁香、孩儿菊、千金草。

马志说：叶像马兰，因此称作兰草。它的叶有分枝，俗称燕尾香。时人用它煮水来洗澡，治疗风病，因此又称为香水兰。

陈藏器说：兰草生于湖泽边，妇女将其同油一起调和之后，用来润泽头发，因此称为兰泽。盛弘之《荆州记》记载：都梁有座山，山下有水清浅，水中生有兰草，因而称作都梁香。

时珍说：都梁就是现今的武冈州，另外临淮盱眙（xū yí）县也有都梁山，生产此香。兰是香草，能避不祥。陆玑《诗疏》记载：郑国有个习俗，三月时男女双手握蕑站在水边，以自我除灾去邪。而兰用来释阑，闲用来释蕑，其义相同。《淮南子》记载：男子种兰草，虽美而无芳香气味。则可知兰草必须由女子种植，女兰的称呼大概源出于此。它的叶像菊叶，女子、小孩喜欢佩戴，则女兰、孩菊的称呼，大概源于此说。唐瑶《经验方》记载：江南人家栽种兰草，夏季采草置于发中，令头发不油，因此名省头草。其说正与煎泽的含义相合。古人将兰蕙都称为香草，如零陵香草、都梁香草。后人简化，通称为香草。近世的人只知道兰花，不知到有兰草。只有方回考察后予以订正，坚决认为古代的兰草即现今的千金草，俗称孩儿菊，他的说法有据可考。

【集解】《别录》记载：兰草生于太吴的池泽，四月、五月采收。

陶弘景说：方和药俗人并不识用。太吴应是吴国太伯所居住的地方，因此称太吴。现今东间有煎泽草，称兰香，大概就是此药。李当之说它是现今的人所种的都梁香草，而泽兰也称作都梁香。

苏敬说：兰即兰泽香草。圆茎紫萼，八月份开白花。俗称为兰香，煎煮后可用来洗澡。生于溪沟水旁，人们也多种植，用以装饰庭院和水池。陶弘景所说的煎泽草就是都梁香，而人不能定论。

韩保昇说：生于低下的湿地，叶像泽兰，尖长而有分枝，花呈红白色而有香气。

陈藏器说：兰草、泽兰是两种不同的物种而同名，陶弘景不能分辨，苏敬也轻率地加以辨别。兰草生于湖边，叶光滑而润，根小而叶的背面呈淡紫色，五月、六月份采收阴干，即都梁香。泽兰叶尖而微有毛，不光润，茎呈方形而节紫，初采时微辛，干燥后也具辛味。

时珍说：兰草、泽兰属于同一类植物的不同种属，都生于水旁低下的湿地。二月份旧根生苗成丛，紫茎素枝，红节绿叶，叶对向节而生，有细齿。只有茎圆节长而叶光滑有分枝的才是兰草；茎微方，节短而叶有毛的是泽兰。嫩时可揉搓和佩戴，八九月份后逐渐变老，高的约三四尺，开花结穗，像鸡苏花，呈红白色，中有细子。雷敩《炮炙论》所称大泽兰，即兰草；小泽兰，即泽兰。《礼记》记载佩戴佩巾、兰、茝（chǎi），《楚辞》绣秋兰来作为佩饰，《西京杂记》记载汉朝时在池苑中种兰草用来敬神，或用其研粉藏于衣服、书中来避虫，都是指的这两种兰草。现在吴地的人多有种植，称作香草，夏季收割，用酒和油浸制，缠作把子，以润泽头发，与《别录》记载出自太吴的说法正相符合。各家不知二兰乃是一物二种，但功用却有入气、入血的区分，因此不能定论。有人说家种的为兰草，野生的为泽兰，也可以讲得通。

【正误】寇宗奭说：关于兰草，各家说法不同，从而没有明确的认识，所以没有定论。现今江陵、鼎州、澧州山谷间有很多，而山外的平田没有，多生长在阴地幽谷。叶像麦门冬而宽阔，且柔韧，长约一二尺，四时常青。花呈黄绿色，中间瓣上有细紫点。春季芳香的为春兰，色深；秋季芳香的为秋兰，色淡。开放的时候满室尽香，与其他的花香不同。（编者注：寇宗奭所云是兰花，并不是现作为药用的佩兰，李时珍解释得很清楚。）

朱震亨说：兰叶禀承金水之气而像有火，人只知看重它的香气，而不知其叶有药用。现今栽植在座位旁边的兰花，其叶消散久积陈郁之气的效果很好。

时珍说：寇宗奭、朱震亨所说的是近世称作的兰花，而不是古代的兰草。兰有数种，兰草、泽兰生于水旁，山兰即生于山中的兰草。兰花也生山中，与三兰差别很大。兰花生于近处的，叶像麦门冬而春季开花；生于福建的，叶像菅茅而秋季开花。黄山谷所说一干一花为兰，一干数花为蕙（huì），那是因为不识兰草、蕙草，于是用兰花勉强分别。兰草与泽兰同类。因此陆机说兰像泽兰，但宽阔而节长。《离骚》说它绿叶紫茎素枝，可搓绳、可佩戴、可衬垫、可作膏、可沐浴。《郑诗》记载男女握蕳。应劭《风俗通》记载尚书奏事，怀香握兰。《礼记》记载诸侯将熏香作为见面礼，大夫将兰作为见面礼。至于兰花，有叶无枝，可玩而不可搓绳、佩戴、衬垫、沐浴、手握、作膏、焚烧。因而朱子《离骚辨证》说古代的香草必定花叶都有香气，而燥湿不变，因此可收割佩戴。现今的兰蕙，只有花香而叶无香气，质弱易萎，不可收割佩戴，必定不是古人所指的兰草，说得已经很明白了。古代的兰像泽兰，而蕙就是现在的零陵香。现今像茅而花有两种的，不知道是什么时候弄错的。熊太古《冀越集》记载，世俗所称的兰，生于深山幽谷，绝不是古时称作水泽的兰。《遁斋闲览》记载，《楚辞》所说的兰，有人说是都梁香，有人说是泽兰，有人说是猗兰，应当以泽兰为正解。现今人所种植像麦门冬的，称作幽兰，不是真兰。因此陈止斋著《盗兰说》来讥讽它。方虚谷《订兰说》说古代的兰草，即现今的千金草，俗称孩儿菊。现今所称作的兰，其叶像茅而嫩，根称作土续断，因其花香气浓厚，故得兰名。杨升庵说：世人以像蒲萱的称作兰，《九畹》篇被误解已经很久了。吴草庐著有《兰说》记载很详细，说兰为医经上品药物，有枝有茎，为草栽种所生。现今所称作的兰，无枝无茎。因黄山谷称它为兰，世人于是谬指其为《离骚》的兰。寇氏《本草衍义》也沉溺于俗说，反而怀疑旧说是错误的。然而医经为实用，怎么能出现错误呢？现今的兰，果真能利水、杀蛊而除痰癖吗？其种植盛于闽地，朱子乃是闽人，难道会不识其土产而反辨析如此？世俗之人至今仍然以不是兰的为兰，这个疑惑怎么这么难解呢？哎！总观各医家明析如此，则寇宗奭、朱震亨二人的错误可知，而医家用兰草时当不复存疑。

兰草叶

【气味】味辛，性平，无毒。

【主治】《本经》记载：能利水道，杀蛊毒，避不祥。久服益气轻身不老，通神明。

《别录》记载：能除胸中痰癖（痰邪癖聚于胸胁之间所致胁肋胀满，按之有水声，时痛，妨害食饮，久不治，令人瘦弱）。

雷敩说：能生血，调气，养营。

李杲说：其气清香，能生津止渴，润泽肌肉，治疗消渴胆瘅。

马志说：煮水洗澡可以治疗风病。

时珍说：消痈肿，调月经。煎水可以解中牛马毒。

陈藏器说：主恶气，香泽可作膏涂发。

【发明】时珍说：按《素问》记载：五味入于口中，藏于脾胃，用来行精气。津液在脾，令人口中有甘味，这是由肥美的食物所引起的。甘气上溢，转为消渴。可用兰来治疗，因其能除陈旧之气。王冰注释说，这是因为辛能发散的缘故。李杲治疗消渴的生津饮中用到兰叶，大概是本于此。又用此草浸油涂发，可以去头风头垢，令头发芳香润泽。《史记》所载罗襦襟带松解，微闻香泽，说的就是兰草。崔寔（shí）《四时月令》有做香泽的方法：用清油浸泡兰香、藿香、丁香、苜蓿叶四种，用新棉包裹，浸胡麻油中，和猪脂一起加入容器中加热，待沸腾后，下入少量青蒿，用棉布盖住瓶口，从容器中倒出，瓶收贮存备用。

附方

吃牛马肉中毒：佩兰连根叶煎水服。唐瑶《经验方》。

-按语-

兰草即今之佩兰，辛平，能解暑化湿，辟秽和中。用于湿阻中焦口中甜腻、多涎、口臭，暑湿、湿温。鲜品加倍。另有兰花、泽兰、兰蕙与佩兰作用不同，李时珍解释得很清楚。

泽兰 Ze Lan

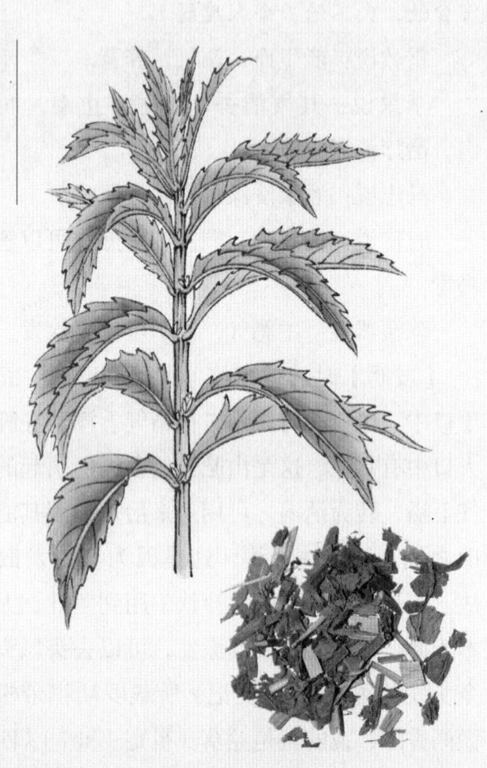

【释名】又名水香、都梁香、虎兰、虎蒲、龙枣、孩儿菊、风药，根名地笋。

陶弘景说：生于水泽边，因此叫作泽兰，也名都梁香。

时珍说：此草也可以制成香泽，不仅仅指其生于水泽旁。齐安人称其为风药，《吴普本草》一名水香，陶弘景也称作都梁，现今俗称孩儿菊，则其与兰草为一物二种，尤可证明。其根可食，故称为地笋。

【集解】《别录》记载：泽兰生于汝南各处的大湖边，三月三日采收，阴干。

吴普说：生于低处的水旁，叶像兰，二月生苗，红节，四叶在枝节间相对生长。

陶弘景说：现今到处都有，多生于低下的湿地，叶微香，可煎油及作浴汤，百姓多种植，叶小而稍不同。现今山中又有一种很像泽兰，方茎，叶小而强，不是很香。既然称作泽兰，则生于山中的就不是，而药家却采其入药。

苏敬说：泽兰茎方节紫，叶像兰草而不是很香，现在京城用的就是它。陶弘景说它是兰草，茎圆紫萼白花，确实不是泽兰。

苏颂说：现在荆州、徐州、随州、寿州、蜀州、梧州、河中府都有生长。根呈紫黑色，像粟的根。二月生苗，高二三尺。茎干呈青紫色，有四棱。叶相对而生，像薄荷，微香。七月开花，显紫白色，萼呈全紫色，也像薄荷花。三月采苗阴干。荆湖岭南的百姓多有种植。出自寿州的无花子，与兰草大抵是一类。但兰草生于水旁，叶光滑而润泽，叶的背面呈淡紫色，五六月份生长茂盛；而泽兰生于水泽中及低下的湿地，叶尖，微有毛，不光润，方茎紫节，七八月初采收时微辛，此为二者的区别。

雷敩说：凡用时须辨别雌雄。大泽兰茎叶都圆，根呈青黄色，能生血调气；与荣合小泽兰明显不同，叶上有斑，根头尖，能破血，通久积。

寇宗奭说：泽兰出土后便分枝梗，叶像菊叶，但尖而长。

时珍说：吴普所说的是真泽兰。雷敩说大泽兰即兰草，小泽兰即此泽兰。

泽兰叶

【修治】雷敩说：凡用大小泽兰，锉细，用布袋盛，悬于屋檐下，阴干备用。

【气味】味苦，性微温，无毒。

【主治】《本经》记载：治疗哺乳妇女内出

血，中风后遗症，大腹水肿，身面四肢浮肿，骨节中水，金疮，痈肿疮脓。

《别录》记载：治疗产后金疮内塞。

甄权说：治疗产后腹痛，多产后血瘀气滞、衰弱怕冷，成天劳累而致消瘦羸弱，妇人下血腰痛。

《大明》记载：治疗胎前产后百病，能通九窍，利关节，养血气，破旧血，消腹中积块，通小肠，长肌肉，能消跌打损伤所致的瘀血，治疗鼻血吐血，头风目痛，妇人劳伤消瘦，男子面黄。

【发明】苏颂说：泽兰在治疗妇人病的方中最为多用。古人用来治疗妇人病的泽兰丸很多。

时珍说：兰草、泽兰气香而性温，味辛而散，阴中之阳，为足太阴、厥阴经药。脾脏喜芳香，肝宜辛散。脾气得舒，则三焦通利而正气和；肝郁得散，则营卫流行而病邪解。兰草走气道，因此能通利水道，除痰癖，杀蛊避恶，而为治疗消渴的良药；泽兰走血分，因此能治疗水肿，涂痈毒，破瘀血，消腹中积块，而为治疗妇人病的要药。虽同为一类而功用稍有差别，正如赤白茯苓、芍药，补泻都不同。雷敩说，雌者调气生血，雄者破血通积，正与二兰主治相合。大泽兰为兰草，可以此为凭据。血生于气，因此说调气以生血。荀子说，泽兰、白芷可以养鼻，称泽兰、白芷的芳香气味可通肺气。

附方

1 产后水肿，血虚浮肿：泽兰、防己等份，捣研为末。每次取二钱，用醋送服。张文仲《随身备急方》。

2 小儿蓐疮：将泽兰心嚼碎，封于疮上。《子母秘录》。

3 疮肿初起，损伤瘀肿：将泽兰捣烂，封于疮上。《集简方》。

4 产后阴翻（产后阴唇翻花）：泽兰四两，煎汤熏洗患处二三次，再加入枯矾煎汤洗。《集简方》。

按语

泽兰味苦、辛，性微温，能活血调经，祛瘀消痈，利水消肿。用于治疗血瘀经闭、痛经、产后瘀滞腹痛，跌打损伤，瘀肿疼痛及疮痈肿毒，水肿、腹水。其功效与益母草相似。

香薷 Xiang Ru

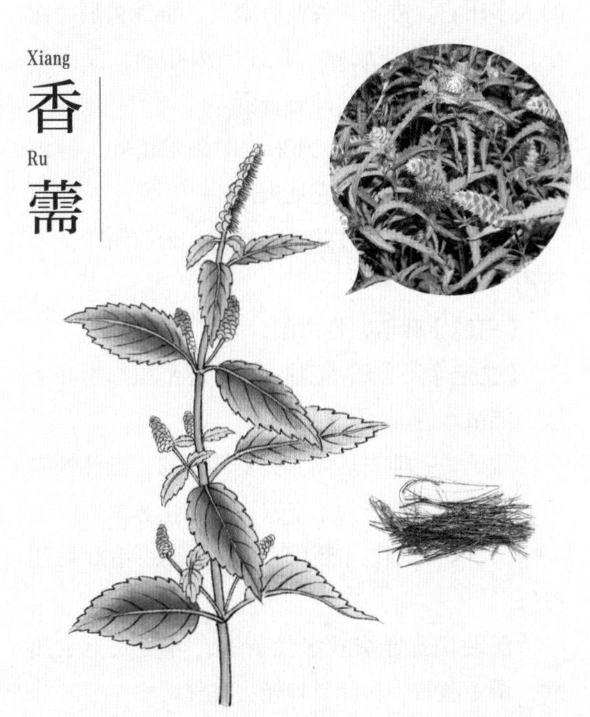

【释名】又名香菜（róu）、香茸、香菜、蜜蜂草。

时珍说：薷，本作菜。《玉篇》记载，菜菜是苏类植物。其气芳香，叶柔，因而用菜命名。草初生称作茸。俗称蜜蜂草，因为其花房像蜜蜂。

【集解】陶弘景说：家家都种有此草，可以当菜生吃，十月中旬采收干燥。

苏颂说：所在的地方都有种植，但生于北方的质量较差，而且数量少，像白苏而叶更细，寿春及新安都有生长。又有一种石香葇，生于石上，茎叶更细，色黄而味极其辛香，用起来效果尤其好。

寇宗奭说：香薷生于山野间，荆湖的南北、二川都有。开封、洛阳人于园圃中种植，暑季也作蔬菜食用。叶像茵陈，花上的毛呈紫色，连边成穗，一穗有四五十房，像荆芥穗，另有一种香气。

时珍说：香薷有野生，有家种。中州人三月栽种，称作香菜，用其作为蔬菜食用。朱震亨认为取大叶者为好，然而细叶者香气更浓烈，现今的人多用它，方茎，尖叶有缺口，很像黄荆叶而小，九月开紫花成穗。有细子细叶的，仅高数寸，叶像落帚叶，此即石香薷。

【修治】雷敩说：凡采收时去根留叶，锉细后暴晒干燥，不要使它见火。

时珍说：八九月开花结穗时，采收阴干，入药用。

【气味】味辛，性微温，无毒。

【主治】《别录》记载：治疗霍乱腹痛呕吐下泄，能散水肿。

孟诜说：能去热风。突发转筋的，煮汁顿服半升，即止。捣研为末水服，可以止鼻衄。

《大明》记载：能下气，除烦热，治疗呕逆冷气。

汪颖说：春季煮水代茶饮，可使人不生热病，调中温胃。含汁漱口能去臭气。

时珍说：主治脚气寒热。

【发明】陶弘景说：霍乱煮水饮用，无不痊愈，作煎剂除水肿效果很好。

苏颂说：霍乱转筋可单独煎煮服用。若四肢逆冷，汗出而渴，加蓼子同煮服下。

朱震亨说：香薷属金与水，有彻上彻下的功效，能解暑利小便，且治疗水病效果很快，用叶大的浓煎作丸药服用。肺病得此药，清化行而热自降。

时珍说：世医治疗暑病，用香薷饮作为首药。有乘凉饮冷导致阳气为阴邪所郁遏的头痛，发热恶寒，烦躁口渴，或吐或泻，或霍乱者适宜用此药，用以发越阳气、散水和脾。若饮食不节、劳役作丧的人，伤暑而见大热大渴，汗泄如雨，烦躁喘促，或泻或吐的，是劳倦内伤的证候，必用李杲的清暑益气汤、人参白虎汤之类，用以泻火益元。若用香薷，是重虚其表，而又助邪。因为香薷是夏季解表的药，就如冬季用麻黄一样，气虚的人尤其不可多服。现在之人不知暑伤元气，不拘有病无病，一概用其代茶饮，说能避暑，真是痴人说梦。况且其性温，不可热饮，反而会导致吐逆。饮用时只适宜冷服，则无格拒的祸害。此药治疗水肿病果真有奇效。有一读书人的妻子自腰以下浮肿，面目也肿，喘急欲死，不能枕在枕头上，大便溏泄，小便短少，服药无效。诊其脉沉而大，沉主水，大主虚，乃是病后冒风所致，称作风水。用《千金方》神秘汤加麻黄，一服喘定十分之五。再用胃苓汤吞服深师薷术丸，二天后小便清长，肿消十分之七，调理数日后痊愈。更能证明古人的方都十分有道理，但需深入领会，才能灵活运用。

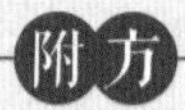

附方

1 一切伤暑，吐利，或发热头痛体痛，或心腹痛，或转筋，或干呕，或四肢逆冷，或烦闷欲死：①《和剂局方》：用香薷一斤，厚朴（姜汁炙）、白扁豆（微炒）各半斤，锉成散剂，每次取五钱，加水二杯，酒半杯，煎成一杯，置于水中沉冷，连进二服。此方名香薷饮。②《活人书》：去扁豆，入黄连四两，姜汁同炒黄色用。

2 水病浮肿：用干香薷五十斤，锉细，入

容器中，加水淹过三寸，煎煮使气力都尽，过滤去渣澄清。小火煎煮至可制成丸药，制成如梧桐子大小的丸剂。每次服五丸，一天三次，逐渐增加剂量。此方名香薷煎。苏颂《图经本草》。

3 通身水肿：用香薷叶一斤，水一斗，熬至极烂过滤去渣，再熬成膏，加白术末七两，和成梧桐子大的丸剂。每次取十丸，用米汤送服，白天服五次，晚上一次。此方名深师薷术丸。《外台秘要》。

4 四时伤寒：将水香薷捣研为末，每次取一二钱，用热酒调服，取汗出。《卫生易简方》。

5 心烦胁痛，连胸欲死：将香薷捣汁一二升服下。《肘后方》。

6 鼻衄不止：将香薷捣研为末，每次取一钱，水送服。《圣济总录》。

7 舌上出血：将香薷煎汁，每次取一升，口服，一天三次。《肘后方》。

8 口中臭气：香薷一把，煎汁含漱。《千金方》。

9 小儿头发生长迟缓：陈香薷二两，水一杯，煎汁至三成，入猪脂半两，和匀，每日涂发。《永类钤方》。

按语

香薷味辛，性微温，能发汗解暑，和中利湿，利水消肿。用于风寒感冒、水肿、脚气。用于发表，量不宜过大，且不宜久煎。它是治暑病之要药，如同冬月用的麻黄。

Jia 假 Su 苏

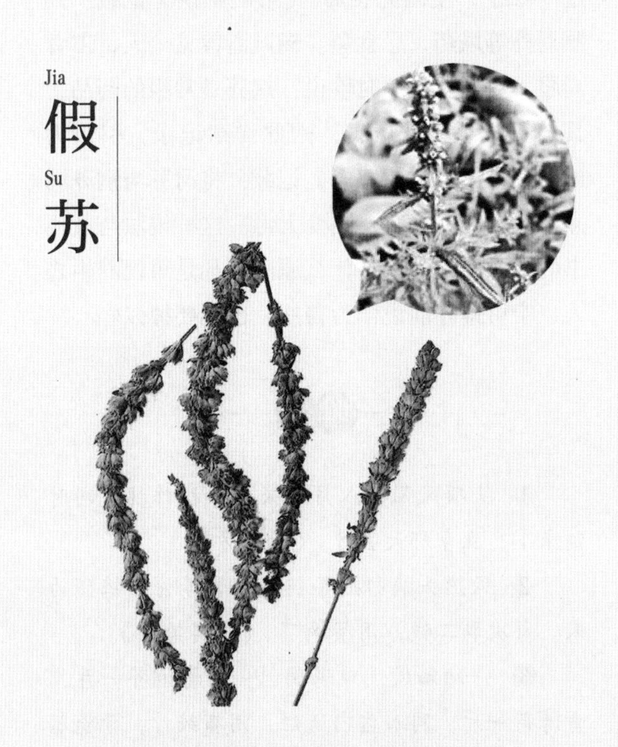

【释名】又名姜芥、荆芥、鼠蓂（mì）。

陶弘景说：假苏在方药中已经不再使用。

苏敬说：此即菜部中的荆芥，称姜芥是声误的缘故。开始在草部，现今录入菜部。

陈士良说：荆芥在本草中称作假苏。而假苏又是另外一种植物，叶尖而圆，多野生，因为香气像苏，因此称作苏。

苏颂说：医官陈巽说，被江左之人称为假苏、荆芥的，实际上为两种植物。

时珍说：据《吴普本草》记载：假苏又名荆芥，叶像落藜而细，蜀中人生吃。

【集解】《别录》载：假苏生于汉中的山川水泽。

苏颂说：现今到处都有。叶像落藜而细，开始生长时，气味辛香可食用，人们取它作为生菜。古方中很少用到，近世医家视它为要药，取花实结穗的晒干入药。又有一种胡荆芥，俗称新罗荆芥。另外还有一种石荆芥，生于山石间。体性相近，入药也差不多。

时珍说：荆芥原本只有野生，现今被世人所用，于是栽植品就多起来了。二月份下子生苗，炒吃而味辛香。方茎细叶，像独帚叶而更狭小，呈淡黄绿色。八月份开小花，作穗成房，花房像紫苏房，内有细子像葶苈子的形状，呈黄红色，连穗一起采收入药用。

假苏茎穗

【气味】味辛，性温，无毒。

【主治】《本经》记载：治疗鼠瘘发热恶寒，瘰疬生疮，能破结散聚，下瘀血，除湿痹。

陈藏器说：能去邪气，除劳渴冷风，可发汗，煮汁服用。捣烂后用醋调和，敷疗肿肿毒。

甄权说：单用治疗恶风贼风，口面歪斜，遍身麻木，痹痛，心虚忘事，能益力添精，避邪毒气，通利血脉，传送五脏不足气，助脾胃。

陈士良说：主治血劳，风气壅满，背脊疼痛，虚汗，理丈夫脚气，筋骨烦疼，及阴阳毒伤寒头痛，头旋目眩，手足筋急。

《大明》记载：能利五脏，消食下气，醒酒。作菜生熟皆可食用，也可煎茶饮服。用豆豉汁煎服，治疗暴伤寒，能发汗。

苏颂说：治疗妇人血风及疮疥的要药。

孟诜说：治疗产后中风身强直，研末用酒送服。

时珍说：能散风热，清头目，利咽喉，消疮肿，治项强，目中黑花，及生疮疝气，吐血衄血，下血血痢，崩中痔漏。

【发明】张元素说：荆芥味辛、苦，气、味都薄，浮而升，属阳。

王好古说：荆芥为肝经气分药，能搜肝气。

时珍说：荆芥入足厥阴肝经气分，擅于祛风邪，散瘀血，破结气，消疮毒。因为厥阴是风木，主血，与相火寄于此，因此它为治疗风病、血病、疮病的要药。其治疗风病，贾丞相称为再生丹，许叔微称其功效神奇，戴原礼称赞其为产后要药，萧存敬称作一捻金，陈无择暗称举卿古拜散，难道它会无缘无故而获得这么高的赞誉吗？据《唐韵》记载："荆"字举卿切，芥字古拜切。大概是二字的反切，暗藏隐语而用来故意隐藏其方。又有荆芥反鱼蟹河豚的说法，本草医方书中并未说到，而在野史小说中往往有记载。据李廷飞《延寿书》记载：凡食一切无鳞鱼，忌荆芥。如果食黄鲿鱼后再食荆芥，令人吐血，只有地浆可以解它的毒。如果与蟹同食则容易动风。又有蔡绦铁《围山丛话》记载：我住岭峤时，亲眼见到吃黄颡（sǎng）鱼时犯姜芥而立即死亡的例子，它的毒比钩吻都要厉害。洪迈《夷坚志》记载：吴人魏几道食黄颡鱼羹，后来又采荆芥和茶饮用。不一会就足痒，上彻心肺，之后又狂走，足皮欲裂。急服药，两天之后才得以缓解。陶九成《辍耕录》记载：只要吃河豚，不可服荆芥药，二者药性相反非常明显。我在江阴见过一书生，便因此丧命。《苇航纪谈》记载：凡服荆芥等风药，忌食鱼。杨诚斋曾见一人，二者同服，立即死亡。时珍说：荆芥是常用的药品，其与鱼相反如此厉害，因此详细记录，引以为戒。又据《物类相感志》记载：将河豚与荆芥同煮，换水三到五次，则变无毒。这种说法与其他书的载录不同，这是什么原因？凡是重视养生之人，宁可遵守前说作为警戒，也不要掉以轻心。

附方

❶ 头项风强：八月后采荆芥穗作枕，同时铺床下，立春那天去掉。《千金方》。

❷ 风热头痛：荆芥穗、石膏等份，捣研为末。每次取二钱，用茶调下。《永类钤方》。

❸ 一切偏风，口眼㖞斜：用青荆芥一斤，青薄荷一斤，同入盆内研烂，用布绞汁，于瓷器中煎熬成膏，过滤去掉渣的三分之一，将余下分

作两份晒干，捣研为末，用膏和成梧桐子大的丸子。每次取三十丸，用白开水送服，早、晚各服一次。忌动风之物。《经验后方》。

4 中风口噤（指牙关紧闭，口不能开）：将荆芥穗捣研为末，每次取二钱，用酒送服。此方名荆芥散。

5 产后怒气，发热迷闷：用荆芥穗，半炒半生后捣研为末，每次取一二钱，用童子小便送服。若角弓反张，用豆淋酒送下。或锉成散剂，加童便煎服。此方名独行散。戴原礼《证治要诀》。

6 产后血晕，心慌眼花，抽搐欲死：取干荆芥穗捣研为末，过筛，每次取二小勺，入童子小便一酒杯，调匀，热服。口噤者挑齿，口闭者灌鼻。《图经本草》。

7 产后血眩风虚，精神昏冒：荆芥穗一两三钱，桃仁（去皮、尖）五钱，炒后捣研为末，每次取三钱，水送服。若喘则加杏仁（去皮、尖，炒）、甘草（炒）各三钱。《保命集》。

8 九窍出血：用荆芥煎酒，一次服完。《仁斋直指方》。

9 口鼻出血：将荆芥烧后捣研为末，每次取二钱，用陈皮汤送服。

10 吐血不止：①用荆芥连根洗净，捣汁成半杯服下。将干荆芥穗捣研为末，也可用。《经验方》。②将荆芥穗捣研为末，每次取二钱，用生地黄汁调服。《圣惠方》。

11 小便尿血：荆芥、缩砂仁等份，捣研为末。每次取三钱，糯米煎汤送服，一天三次。《集简方》。

12 痔漏肿痛：荆芥煮汤，每日洗患处。《简易方》。

13 大便下血：①将荆芥炒后捣研为末，每次取二钱，米汤送服，妇女用酒送服，也可拌面作馄饨吃。《经验方》。②荆芥二两，槐花一两，同炒成紫色后捣研为末。每次取三钱，用清茶水送下。《简便方》。

14 小儿脱肛，子宫脱出：荆芥、皂角等份，煎汤洗患处，同时用铁浆涂患处。《经验方》。

15 阴疝肿痛：将荆芥穗焙干后捣研为散，每次取二钱，用酒送服。《寿域神方》。

16 小儿脐肿：用荆芥煎汤洗净后，再用煨葱刮薄出火毒，贴患处。《海上方》。

17 疔肿诸毒：荆芥一握切碎，加水五升，煮成二升，分二次冷服。《药性论》。

18 一切疮疥：将荆芥捣研为末，用地黄自然汁熬成膏，和成梧桐子大的丸子。每次取三十至五十丸，取茶酒任下。《普济方》。

19 脚丫湿烂：取荆芥叶捣烂，敷患处。《简便方》。

20 缠脚生疮：将荆芥烧灰，先用甘草汤洗净患处，再用葱汁调和荆芥灰敷患处。《摘玄方》。

21 头目诸疾，一切眼疾，血劳，风气头痛，头旋目眩：将荆芥穗捣研为末，每次取三钱，酒服。《龙树论》。

22 癃闭不通，小腹急痛：将荆芥、大黄捣研为末，等份，每次取三钱，温水送服。小便不通者，大黄减半；大便不通，荆芥减半。此方名倒换散。《普济方》。

按语

假苏即荆芥，味辛，性微温，能祛风解表，透疹，消疮，止血。外感表证，风寒、风热或寒热不明显者均可使用；麻疹不透、风疹瘙痒、疮疡初起兼有表证、吐衄下血者也可用。不宜久煎。发表透疹消疮宜生用；止血宜炒用。荆芥穗更长于祛风。

Bo
薄荷
He

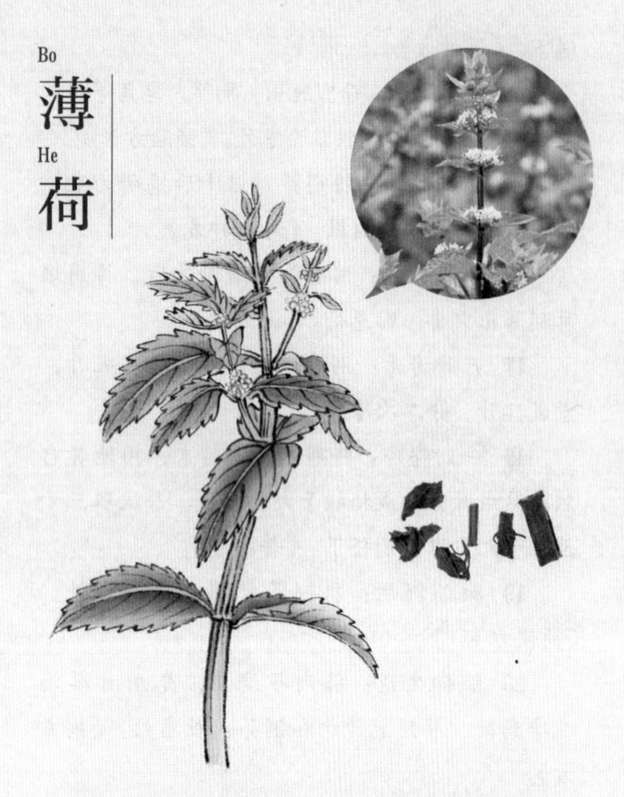

【释名】又名菝（bá）苘、蕃荷菜、吴菝苘、南薄荷、金钱薄荷。

时珍说：薄荷为俗称。陈士良《食性本草》写作菝苘，杨雄《甘泉赋》写作茇（bá）葀（kuò），吕忱《字林》写作茇苦（guā），则可知薄荷为误称。孙思邈《千金方》写作蕃荷，是因方音的讹误。现在的人入药多用苏州所产的薄荷，因此陈士良称作吴菝苘，以与胡菝苘相区别。

寇宗奭说：世人称此为南薄荷，因为还有一种称作龙脑薄荷，用来相互区别。

【集解】苏颂说：薄荷到处都有。茎叶像荏而尖长，根过冬不死，夏秋季采茎叶暴晒干燥，古方很少用，或者与薤白一起作齑（jī）食，近世为治疗风寒的要药，因此人家多有种植。又有一种胡薄荷，与此相类，但少甜味。生长在江浙间，当地人多用其作茶饮，俗称新罗薄荷。靠近开封、洛阳的寺庙有人栽种一两株，即《天宝单方》中所谓的连钱草。又有石薄荷，生于江南山石间，叶微小，到冬天便变成紫色，没有听说有其他的功效。

苏敬说：人家种植的薄荷也可以生吃。有一种蔓生的，功用相似。

时珍说：薄荷，人多栽种。二月份旧根生苗，清明节前后分种。方茎红色，叶对生，开始时形长而头圆，等长大后则变尖。吴、越、川、湖地的人多用其代茶饮。苏州所种的，茎小而气芳香，江西所种的稍粗，川蜀所种的更粗，入药用时以出自苏州的为好。《物类相感志》记载：凡收薄荷，必须隔夜用粪水浇灌，雨后才收割，这样才会使其性偏凉，否则没有凉性。野生的薄荷，茎叶和气味都相似。

薄荷茎叶

【气味】味辛，性温，无毒。

【主治】《新修本草》记载：治疗贼风伤寒发汗，恶气心腹胀满，霍乱，宿食不消，能下气，煮汁服用，发汗，大解劳乏，也可以生吃。

孙思邈说：当菜长食，祛肾中邪气，避邪毒，除疲劳，令人口香，清洁口腔。煎汤可洗漆疮。

甄权说：能通利关节，发毒汗，去愤气，破血止痢。

陈士良说：治疗阴阳毒，伤寒头痛，四季都适宜食用。

《大明》记载：治疗中风失音吐痰。

苏颂说：主治伤风头脑风，通关格及小儿风涎，为要药。

李杲说：能清头目，除风热。

时珍说：能利咽喉口齿诸病，治疗瘰疬疮疥、风瘙瘾疹。捣汁含漱，去舌苔语涩。挼叶塞鼻，止衄血。涂蜂螫蛇伤。

【发明】张元素说：薄荷性味辛凉，气味都薄，浮而升，属阳。因此能去巅顶及皮肤风热。

陈士良说：薄荷能引诸药入营卫，因此能发散风寒。

寇宗奭说：小儿惊狂壮热，需用薄荷作为引药。又治疗骨蒸热劳，用其汁与其他药熬为膏。猫食薄荷则醉，这是物相感的缘故。

王好古说：薄荷为手、足厥阴气分药。能搜肝气，又主治肺盛有余的肩背痛及风寒汗出。

时珍说：薄荷入手太阴、足厥阴经，辛能发散，凉能清利，专能消风散热，因此为治疗头痛、头风、眼目咽喉口齿、小儿惊热及瘰疬疮疥的要药。戴原礼说可用薄荷治疗猫咬伤，取汁涂患处有效，取其相制的原理。

附方

1 风热：将薄荷捣研为末，炼成如芡子大的蜜丸，每次含化一丸。用白砂糖调和也可以。《简便单方》。

2 风气瘙痒：用大薄荷、蝉蜕等份，捣研为末。每次取一钱，温酒调服。《永类钤方》。

3 舌苔语謇（jiǎn）：取薄荷自然汁，同白蜜、姜汁调和，擦舌。《医学集成》。

4 眼弦赤烂：将薄荷用生姜汁浸渍一晚，晒干后捣研为末。每次取一钱，用开水泡洗患处。《明目经验方》。

5 鼻血不止：取薄荷汁滴鼻。或用干薄荷煮水，绵裹后塞鼻。许叔微《本事方》。

6 血痢不止：薄荷叶煎汤常服。《普济方》。

7 水入耳中：取薄荷汁滴入耳中。《经验方》。

8 蜂虿（chài）螫伤：将薄荷叶挼过后，贴于患处。《外台秘要》。

9 火毒生疮，两股生疮，汁水淋漓：用薄荷煎汁频涂患处。张杲《医说》。

按语

薄荷味辛，性温，能疏散风热，清利头目，利咽透疹，疏肝解郁。用于风热感冒，温病初起，发热、微恶风寒、头痛，头痛眩晕，目赤多泪，咽喉肿痛，麻疹不透，风疹瘙痒，肝郁气滞，胸闷胁痛。还能芳香避秽，兼能化湿和中。宜后下。薄荷叶长于发汗解表，薄荷梗偏于行气和中。

Su 苏

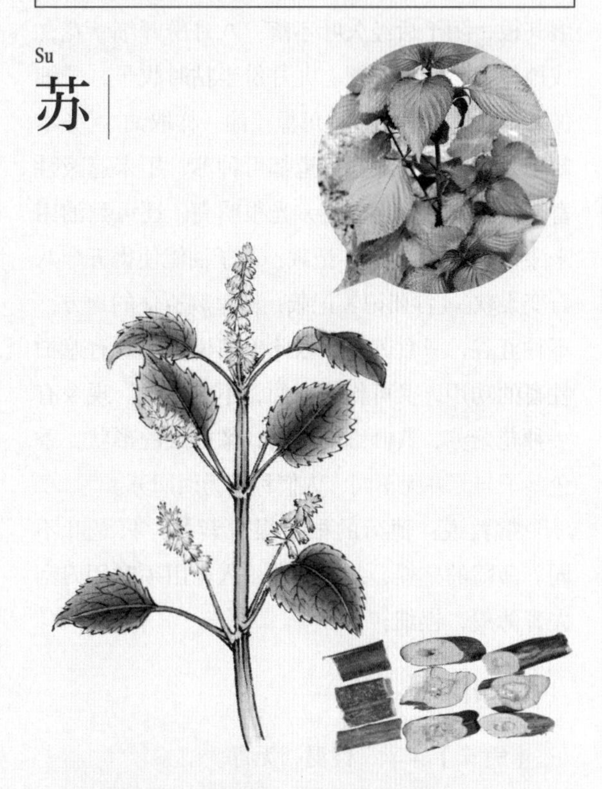

【释名】又名紫苏、赤苏、桂荏。

时珍说：“蘇”从“稣”，音“酥”，舒畅的意思。苏性舒畅，能行气和血，因此称作苏。称为紫苏是为了与白苏相区别。苏属于荏类，而味更辛，像桂，因此《尔雅》称作桂荏。

【集解】陶弘景说：苏叶背面呈紫色而味很香，其中叶不是紫色且不香，像荏的那种，称作野苏，不能入药用。

苏颂说：苏，即紫苏。到处都有，以背面

都呈紫色的为最好。夏季采茎叶，秋季采子。苏有数种，水苏、鱼苏、山鱼苏都是荏类，各有分别。

时珍说：紫苏、白苏都在二三月份下种，或由宿子在地自生。其茎方，叶圆而有尖，四周有锯齿，土地肥沃处所生的面背都呈紫色，贫瘠处所生的面呈青色而背部显紫色，其中面背都显白色的即为白苏，属于荏类。紫苏嫩时采叶，可以和蔬菜一起食用。加盐及青梅的卤汁作泡菜很香，夏季作熟汤饮用。五六月份连根采收，用火煨其根，阴干后经久叶不落。八月份开细紫花，成穗作房，像荆芥穗。九月份半枯时收子，子细像芥子而呈红黄色，也可像荏油一样取油。《务本新书》记载：凡地边近道都可种苏，用来遮蔽牲畜，收子打油做成燃灯，光很明亮，还可熬油用来漆物。《丹房镜源》记载：苏子油能使得五金八石变柔软。《沙州记》记载：鲜卑族所住的地方，不种五谷，只食苏子。因此王祯说，苏既有遮护牲畜的功用，又可作为灯油，不可缺少。现今有一种花紫苏，其叶细而齿密，像剪成的形状，香色茎子与苏并无不同，人们称其为回回苏。

雷敩说：薄荷的根茎很像紫苏，只是叶不同。薄荷的茎燥，紫苏茎和，入药用须时用刀刮去青薄皮，锉细。

苏叶

【气味】味辛，性温，无毒。

【主治】《别录》记载：能下气，除寒中，其子效果更好。

孟诜说：能除寒热，治疗一切冷气病。

《大明》记载：能补中益气，治疗心腹胀满，止霍乱转筋，开胃下食，止脚气，通大小肠。

苏颂说：能通心经，益脾胃，煮服效果最好，可与橘皮一起使用。

时珍说：能解肌发表，散风寒，行气宽中，消痰利肺，和血温中止痛，定喘安胎，解鱼蟹毒，治疗蛇犬咬伤。

甄权说：用叶生食作汤，杀一切鱼肉毒。

【发明】苏颂说：若用于宣通风毒，则单用茎，去节效果更好。

时珍说：紫苏为近世要药。其味辛，入气分；其色紫，入血分。因此与橘皮、砂仁同用，则能行气安胎；与藿香、乌药同用，则能温中止痛；与香附、麻黄同用，则能发汗解肌；与川芎、当归同用，则能和血散血；与木瓜、厚朴同用，则能散湿解暑，治疗霍乱、脚气；与桔梗、枳壳同用，则能利膈宽肠；与杏仁、莱菔子同用，则能消痰定喘。

汪机说：宋仁宗命翰林院制定能饮用的汤饮。上奏说：紫苏煮水为第一。因为紫苏能下胸膈浮气，然而却不知道用久则能泄人真气。

寇宗奭说：紫苏其气香，其味微辛甘而能散。现在的人早晚饮紫苏汤，一点好处都没有。医家说芳草能导致富贵人生病，紫苏就是其中的一种。如果是脾胃虚寒的人，饮用后则多致滑泄，但往往不易察觉。

附方

1 感寒上气：苏叶三两，橘皮四两，酒四升，煮成一升半，分两次服下。《肘后方》。

2 伤寒气喘不止：用赤苏叶一把，水三升，煮成一升，慢慢服下。《肘后方》。

3 劳复食复欲死：苏叶煮汁二升，饮服。也可加生姜、豆豉一起煮汁服下。《肘后方》。

4 干呕不止：苏叶浓煎，取三升，顿服。《千金方》。

5 霍乱胀满：用生苏叶捣汁饮服。也可用干苏叶煮汁服用。《肘后方》。

6 诸失血病：紫苏不限多少，入大锅内，加水煎煮，直至煎干，过滤去渣，煎成膏，将炒熟的红豆捣研为末，和成梧桐子大的丸子。每次取三五十丸，酒送服。《斗门方》。

7 金疮出血不止：用嫩紫苏叶、桑叶一起捣烂贴患处。《永类钤方》。

8 颠扑伤损：紫苏叶捣烂敷患处。谈野翁《试验方》。

9 伤损血出不止：用陈紫苏叶蘸所出血，挼烂后敷患处。《永类钤方》。

10 疯狗咬伤：将紫苏叶嚼烂敷患处。《千金方》。

11 蛇虺伤人：紫苏叶捣汁饮服。《千金方》。

12 食蟹中毒：将紫苏煮汁饮服二升。《金匮要略》。

13 飞丝入目，舌上生疱：将紫苏叶嚼烂，用白开水送服。《世医得效方》。

14 乳痈肿痛：紫苏叶煎汤频服，并捣烂敷患处。《海上仙方》。

15 咳逆短气：紫苏茎叶二钱，人参一钱，水一杯，煎服。《普济方》。

苏子

【气味】味辛，性温，无毒。

【主治】《别录》记载：能下气，除寒温中。

甄权说：治疗上气咳逆，冷气及腰脚中湿气风结气。捣汁煮粥经常食用，令人肥白身香。

《大明》记载：能调中，益五脏，止霍乱呕吐反胃，补虚劳，肥健人，利大小便，破癥结，消五膈，消痰止嗽，润心肺。

寇宗奭说：治疗肺气喘急。

时珍说：治风顺气，利膈宽肠，解鱼蟹毒。

【发明】陶弘景说：苏子下气，与橘皮同用，疗效更佳。

时珍说：苏子与叶功效相同。发散风气宜用叶，清利上下则宜用子。

附方

1 顺气利肠：紫苏子、麻子仁等份，研烂，加水过滤取汁，同米煮粥食下。《济生方》。

2 治风顺气，利肠宽中：紫苏子一升，微炒后捣碎，用布袋盛装，于三斗酒中浸渍三晚，稍稍饮用。《圣惠方》。

3 一切冷气，风湿脚气：紫苏子、高良姜、橘皮等份，炼成如梧桐子大小的蜜丸。每次取十丸，空腹时用酒下。《药性论》。

4 风寒湿痹，四肢挛急，脚肿不可履地：紫苏子二两，研碎，加水三升，捣研取汁，煮粳米二合，做成粥，和葱、椒、生姜、豆豉一起食用。《圣惠方》。

5 消渴变水：紫苏子（炒）三两，莱菔子（炒）三两，捣研为末。每次取二钱，用桑根白皮煎汤服下，一天三次。《圣济总录》。

6 梦中失精：苏子一升，煎熬后研末，每次取方寸匕，酒服，一天两次。《外台秘要》。

7 食蟹中毒：紫苏子煮汁饮服。《金匮要略》。

8 上气咳逆：将紫苏子加入水捣研后滤汁，同粳米一起煮粥食用。《简便方》。

按语

紫苏分紫苏叶、紫苏梗，能解表散寒，行气宽中。用于治疗风寒感冒，胸脘满闷，恶心呕逆，咳喘痰多，脾胃气滞，胸闷呕吐。还能解鱼蟹毒。苏叶偏于发散，苏梗偏于行气安胎。

苏子味辛，性温，能降气消痰，止咳平喘，润肠通便。用于治疗咳喘痰多，肠燥便秘。阴虚喘咳及脾虚便溏者慎用。紫苏主升，苏子主降。

Ju

菊

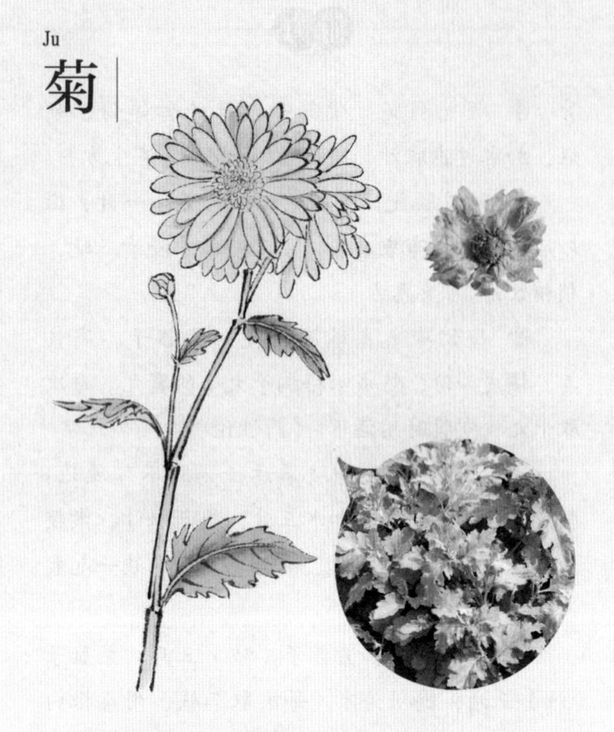

【释名】又名节华、女节、女华、日精、更生、治蘠、阴成、周盈。

时珍说：据陆佃《埤（pí）雅》记载：菊本作蘜（jú）字，从鞠。鞠，是穷的意思。《月令》说：九月，菊开黄花。开花到这时而穷尽，因此称为蘜。节华的名称，也是取其花期应节候的意思。

【集解】《别录》记载：菊花生长在雍州的沼泽地带和田野。正月采根，三月采叶，五月采茎，九月采花，十一月采实，都阴干备用。

苏颂说：到处都有栽种，但以南阳菊潭的为佳。初春遍地生细苗，夏季茂盛，秋季开花，冬季结子。菊的种类特别多。只有紫茎的且气味芳香，叶厚而柔软的，嫩时可食，花稍大，味很甜的，为真菊；茎青而大，叶细，气味浓烈，像蒿艾，花小味苦的，叫苦薏，即野菊。南阳菊也有两种：白菊叶大如艾叶，茎青根细，花白蕊黄；黄菊叶似茼蒿，花蕊都是黄色。现在人们服食多用白色的菊。又有一种开小花，瓣下如小珠子，叫作珠子菊，入药也很好。

时珍说：菊的种类，共有一百多种，宿根自己生长，茎叶花色，各不相同。宋人刘蒙泉、范至能、史正志都著有《菊谱》，也不能详尽收罗。其茎有株蔓、紫赤、青绿之殊，其叶有大小、厚薄、尖秃的不同，其花有千叶单叶、有蕊无蕊、有子无子、黄白红紫、杂色深浅、大小的区别，有甘、苦、辛的不同味道，还有夏菊、秋菊、冬菊之分。大概只以单叶、味甘的菊花用来入药，如《菊谱》中所记载的甘菊、邓州黄、邓州白。甘菊开始生长于山野，现在的人们都栽种。它的花细碎，品质不太好，花蕊类似蜂窠，中间有细子，也可以将菊枝压在土中繁殖。嫩叶和花都可炸食。白菊花稍大，味不是很甘甜，也在秋季采收。无种子的菊，称为牡菊。将它烧灰撒在地中，能杀死蛙黾（měng，蛙的一种）。出自《周礼》。

花，叶、根、茎、实并同

【气味】味苦，性平，无毒。

时珍说：《本经》说菊花味苦，《别录》说菊花味甘。诸家以甘者为菊，苦者为苦薏，只取甘味的入药。根据张华《博物志》所载，菊有两种，苗、花一样，仅味道稍有不同，味苦的不堪食用。范至能在《谱序》中称只有甘菊可食用，也可入药。其余的黄菊、白菊都味苦，虽然不可食用，但是可以入药。治头风，则白菊花效果更好。根据上述两种说法，可知菊类有甘、苦两种，作为食品必须用甘菊，入药则各种菊都可以，但不得用野菊，即苦薏。所以景焕《牧竖闲谈》说：真菊延龄，野菊损人。正如黄精益寿、钩吻杀人一样。

【主治】《本经》记载：治各种风证及头眩肿痛，目欲脱出，流泪，皮肤死肌，恶风湿痹。长期服用通利血气，轻身耐老，延年益寿。

《别录》记载：治腰痛无常，除胸中烦热，安肠胃，利五脉，调四肢。

甄权说：治头目风热，眩晕倒地，脑颅疼痛，消散身上一切游风，利血脉，并无所忌。

《大明》记载：用菊花作枕头可明目，叶也可以明目，生、熟都可食。

张元素说：养目血，去翳膜。

王好古说：主肝气不足。

白菊

【气味】味苦、辛，性平，无毒。

【主治】陶弘景说：治风眩，能使头发不白。

陈藏器说：可染须发令黑。同巨胜（黑芝麻）、茯苓做成蜜丸服用，祛风眩，延年益寿，益面色。

【发明】朱震亨说：黄菊花属土与金，所以滋水与泻火，能补阴血，因此可以养目。

时珍说：菊花春天生长，夏天茂盛，秋天开花，冬天结实，备受四气，饱经露霜，叶枯不落，花槁不谢，味兼甘苦，性禀平和。过去人们认为它能除风热，益肝补阴，却不知它得金水之精英尤多，可以补益肺、肾二脏。补水能制火，益肺金能平肝木，木平则风息，火降则热除，用来治头目的各种风热，含义深远。黄色的入肺肾阴分，白色的入肺肾阳分，红色的行妇人血分，都可入药。菊的苗可作蔬菜，叶可生吃，花可作药食服用，根及种子可入药，装入布袋可作枕头，造酿后可饮服，全身上下，都有功用。古代圣贤将菊比作君子，神农将它列为上品，隐士采后制成药酒，文人墨客将它落下的花瓣拿来食用。费长房说饮菊酒九日，可以避邪。《神仙传》记载康风子、朱孺子都因服了菊花而成仙。《荆州记》记载胡广患风病羸瘦之病很久，饮菊潭水而长寿。菊花如此贵重，岂是群芳能相提并论的？钟会称赞菊有五美：花圆高悬，像天空一样；色黄纯正，像大地一样；种植早，开花晚，如君子的德行；饱经风霜，有贞洁质朴之美；放入杯中，体质轻盈，如神仙般的食物。《西京杂记》记载：采菊花的茎叶，混杂在高粱米中酿酒，到第二年九月就可饮用。

附方

1 风热头痛：菊花、石膏、川芎各三钱，研为细末。每服一钱半，用茶水调下。《简便方》。

2 膝风疼痛：菊花、陈艾叶作护膝，久用则自除。吴旻《扶寿方》。

3 癍痘入目，生翳障：白菊花、谷精草、绿豆皮等份，研为细末。每用一钱，以干柿饼一枚，粟米汁一盏，同煮至汁尽，吃柿饼，每日吃三枚。《仁斋直指方》。

4 病后生翳：白菊花、蝉蜕等份，捣为散。每用二三钱，入蜜少许，水煎服。大人小儿皆宜，屡验。《救急方》。

5 疔肿垂死：菊花一握，捣汁一升，入口即活，此是神验方。冬月采根。《肘后方》。

6 女人阴肿：甘菊苗捣烂煎汤，先熏后洗。《世医得效方》。

7 眼目昏花：双美丸，用甘菊花一斤，红椒（去目）六两，为末，用新地黄汁和，制成丸剂如梧桐子大。每服五十丸，临卧茶清下。《瑞竹堂方》。

按语

菊花味辛、甘、苦，性微寒，能疏散风热，平抑肝阳，清肝明目，清热解毒。用于治疗风热感冒，温病初起发热、咳嗽，肝阳上亢眩晕、头痛，目赤昏花，疮痈肿毒。疏散风热宜用黄菊花，平肝、清肝明目宜用白菊花。

Ye

野菊

Ju

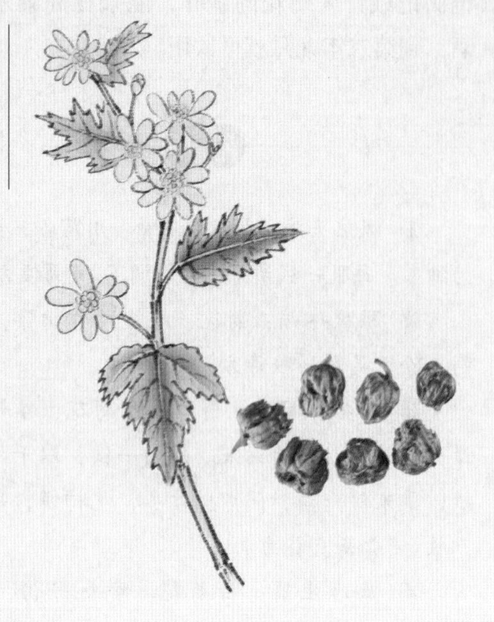

【释名】又名苦薏。

时珍说：薏乃莲子之心，这味药味苦似莲心，因此被称为苦薏。

【集解】陈藏器说：苦薏生长在沼泽边上，茎如马兰，花如菊。菊味甜而薏味苦。

时珍说：苦薏到处都有，原野极多，与菊没有太大的差别，但叶薄小而多尖，花小而蕊多，如蜂窝状，气味苦辛浓烈。

【气味】味苦、辛，性温，有小毒。

朱震亨说：野菊花，服之能大伤胃气。

【主治】陈藏器说：功能调中止泄，破血，可用于治疗妇人腹内宿血。

时珍说：治痈肿疔毒，瘰疬，眼生息肉。

附方

1 痈疽疔肿，一切无名肿毒：①《孙氏集效方》：用野菊花连茎捣烂，酒煎，热服取汗，以药渣外敷。②《卫生易简方》：用野菊花茎叶、苍耳草各一把，共捣烂，入酒一碗，绞汁服，以药渣外敷。或在六月六日采苍耳叶，九月九日采野菊花，研为细末，每次用酒送服三钱。

2 瘰疬未破：野菊花根捣烂，酒煎服，以药渣外敷自消。《瑞竹堂经验方》。

-按语-

野菊花味苦、辛，性微寒，能清热解毒。用于痈疽疔疖，咽喉肿痛，目赤肿痛，头痛眩晕。外洗也用治湿疹、湿疮、风疹痒痛等。野菊花与菊花均可清热解毒，野菊花苦寒，长于解毒消痈，治疗疮痈疔毒肿痛多用之；菊花甘心微寒，长于疏风清热，治疗上焦头目风热多用之。

Ai

艾

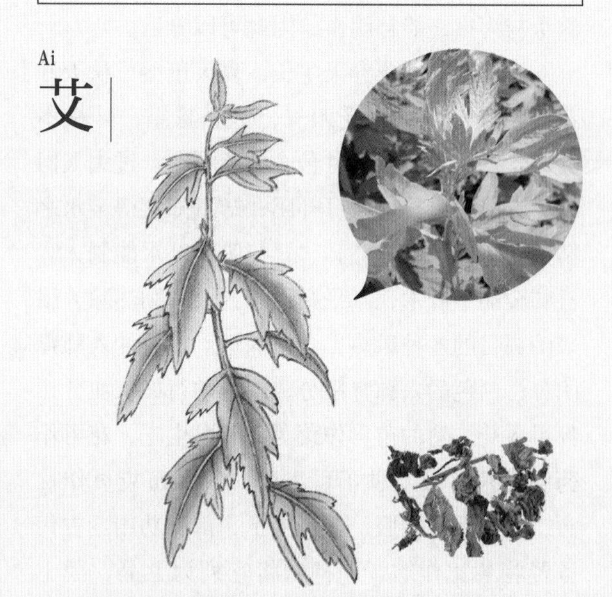

【释名】又名冰台、医草、黄草、艾蒿。

时珍说：王安石《字说》记载：艾可以乂（yì，祛除之意）疾，陈久者更佳，故字从乂。

【集解】苏颂说：到处都有，宋朝时以产于复道（楼阁或悬崖间有上下两重通道）以及四明所产的品质为佳。用这种艾灸治百病效果尤其好。初春遍地生苗，茎似蒿，叶背呈白色，以苗短的为佳。三月三日，五月五日，采叶晒干，放置时间久了才可用。

时珍说：艾叶，本草书中没有注明何处出产为道地药材，只说生长于田野之间。宋朝时，以汤阴复道及四明出产的为佳。近代唯产于汤阴的称为北艾，产于四明的称为海艾。自成化年间以来，则以蕲州出产的为最好，成为当地的特产，人们极为看重它，称为蕲艾。相传他处艾灸酒坛不能透热，蕲艾一灸则能透彻，这就是不同之处。这种草多在山上及平原地区生长。二月宿根重新生苗成丛状生长，其茎直生，为白色，高四五尺。叶向四面布散，形状似蒿，分为五尖，桠（yā）上又有小尖，叶面青色，背面为白色，有茸毛，柔软而厚实。七八月叶间出穗如车前穗，细花，结实累累盈枝，中有细子，霜后始枯。艾都在五月五日连茎割取，晒干收叶。先父李言闻曾经著有《蕲艾传》一卷，赞道：蕲艾产于山阳，端午时采收。治病灸疾，功效显著。

【修治】时珍说：凡用艾叶，需用放置时间久者，炮制使其细而柔软，称为熟艾。若用生艾，灸火则伤人肌脉。所以孟子说：患七年的病，求三年的陈艾。拣取干净艾叶，扬去尘屑，捣熟，筛去渣滓，取白者再捣，至柔烂如绵为度。用时焙燥，则灸火力大。治妇人病，入丸、散剂中，需用熟艾，用醋煮干，捣成饼子，烘干再捣为末用。如果以糯米糊和作饼，及酒炒者，功效都不好。

【气味】味苦，性微温，无毒。

时珍说：苦而辛，生艾性温，熟艾性热，可升可降，属阳。入足太阴、厥阴、少阴之经。苦酒、香附为之使。

【主治】《别录》记载：灸治百病。也可煎服，止吐血下痢、阴部生疮、妇人阴道出血，利阴气，生肌肉，避风寒，使人有生育能力。煎时不要见风。

陶弘景说：捣汁服，止伤血，杀蛔虫。

苏敬说：主衄血下血，下痢脓血。

甄权说：止崩漏下血、肠痔出血，止腹痛，安胎。用醋作煎剂，治癣效果很好。若捣汁饮服，治心腹一切冷气疼痛。

《大明》记载：治带下，止霍乱转筋、下痢后寒热。

王好古说：治带脉为病，腹胀满，腰部暖暖如坐水中。

时珍说：能温中，逐冷除湿。

【发明】孟诜说：春月采嫩艾作菜食，或者和面粉做成如弹子大小的馄饨，每次吞三五枚，然后再吃饭，治一切恶气，长期服用可止冷痢。又可将嫩艾做成干饼，用生姜煎服，止泻痢及产后泻血，非常有效。

朱震亨说：妇人不能生育，大多是由血少不能摄精所致。普通的医生认为是子宫虚冷，投以辛热药物，或服用艾叶。不知艾叶药性非常热，入火灸则气下行，入药服则气上行。本草只说它性温，不说它性热。世俗之人喜温，大多服用它，久服后毒发，不能归咎于艾！我考据苏颂《图经本草》，因而有所感慨。

时珍说：艾叶生则微苦大辛，熟则微辛、大苦，生时为温性，熟时为热性，性属纯阳。可以取太阳真火，可以回垂绝元阳。服用后则走三阴经脉，而逐一切寒湿，变肃杀之气为融和之气。灸之则透诸经，而治百种病邪，救治顽疾转为康泰，其作用强。苏敬说它生寒，苏颂说它有毒。一则见其能止诸血，一则见其热气上冲，于是说它性寒有毒，这是错误的。大概是不知道血随气而行，气行则血散，热是因为久服而致火上冲。药物用来治病，中病则止。如果平常有虚寒痼冷、湿郁带漏的妇人，以艾叶和当归、附子等药治病，有何不可？如果妄意求子，服艾不止，又助以辛热，药性久偏，致使火躁，这是谁的过错呢，与艾有什么关系？艾附丸治心腹少腹各种疼痛，调女人诸病，颇有功用。胶艾汤治虚痢及妊娠产后下血，尤有奇效。老人丹田气弱、脐腹畏冷者，以熟艾入布袋兜其脐腹，疗效妙不可言。如果有寒湿脚气，也可把艾叶夹入袜内。

附方

1 伤寒时气，温疫头痛，壮热脉盛：以干艾叶三升，水一斗，煮取一升，顿服取汗。《肘后方》。

2 妊娠伤寒，壮热，赤斑变为黑斑，尿血：用艾叶如鸡蛋大，酒三升，煮至二升半，分为二次服用。《伤寒类要》。

3 妊娠风寒，卒中，不省人事，状如中风：用熟艾三两，米醋炒极热，以布包熨脐下，不久即苏醒。《妇人良方》。

4 中风口噤：熟艾灸承浆一穴，颊车二穴，各五壮。《千金方》。

5 舌缩口噤：以生艾捣后外敷。干艾浸湿也可用。《圣济总录》。

6 咽喉肿痛：①《医方大成》：同嫩艾捣汁，慢慢咽下。②《经验方》：用青艾和茎叶一把，同醋捣烂，外敷喉上。冬月取干艾也可用。李臣所传之方。

7 小儿脐风，撮口：艾叶烧灰填肚脐中，外以布缚定。或隔蒜灸之，至口中有艾气立愈。《简便方》。

8 头风久痛：蕲艾揉为丸，时时嗅闻，以鼻子出黄水为度。《青囊杂纂》。

9 头风面疮，痒出黄水：艾二两，醋一升，砂锅煎取汁，摊薄纸上外贴患处，一日二三次。《御药院方》。

10 心腹恶气：艾叶捣汁，饮服。《药性论》。

11 脾胃冷痛：白艾末，开水调服二钱。《卫生易简方》。

12 口吐清水：干蕲艾煎汤，小口饮服。《怪证奇方》。

13 霍乱吐泻，不止：以艾一把，水三升，煮至一升，一次服完。《外台秘要》。

14 老人、小孩白痢：艾姜丸，用陈北艾四两，炮干姜三两，研为细末，醋煮陈仓米糊为丸，如梧桐子大。每次服七十丸，空腹米汤下，很有奇效。《永类钤方》。

15 诸痢久下：艾叶、陈皮等份，煎汤服之，还可为末，酒煮烂饭和丸，每盐汤下二三十丸。《圣济总录》。

16 暴泄不止：陈艾一把，生姜一块，水煎热服。《生生编》。

17 大便后下血：艾叶、生姜煎浓汁，服三合。《千金方》。

18 妊娠下血：张仲景说：妇人有漏下者，有半产后下血不绝者，有妊娠下血者，并宜胶艾汤主之。阿胶二两，艾叶三两，川芎、甘草各二两，当归、地黄各三两，芍药四两，水五升，清酒五升，煮取三升，再下入阿胶溶化，每温服一升，每日三次。《金匮要略》。

19 妊娠胎动，或腰痛，或抢心，或下血不止，或倒产子死腹中：艾叶一鸡蛋大，酒四升，煮至二升，分二次服用。《肘后方》。

20 胎动迫心，作痛：艾叶鸡蛋大，以头醋四升，煎至二升，温服。《子母秘录》。

21 妇人崩中，连日不止：熟艾鸡蛋大，阿胶（炒为末）半两，干姜一钱，水五盏，先煮艾叶、干姜至二盏半，倒出，入阿胶烊化，分三次服用，一日服完。初虞世《古今录验方》。

22 产后腹痛，欲死，因感寒起者：陈蕲艾二斤，焙干，捣烂后铺在肚脐上，以布覆盖，用熨斗外熨，至口中有艾气出来，疼痛自止。杨诚《经验方》。

23 忽然吐血一二口，有的因为心热，有的因为内虚亏损：熟艾三团，水五升，煮至二升服。还可以烧灰，水调服二钱。《千金方》。

24 鼻血不止：艾灰吹鼻，还可以艾叶煎服。《圣惠方》。

25 盗汗不止：熟艾二钱，白茯神三钱，乌梅三个，水一盅，煎至八分，睡前温服。通妙真人方。

26 身面疣目：艾火炙三壮，即除。《圣惠方》。

27 小儿疳疮：艾叶一两，水一升，煮取四合内服。《随身备急方》。

28 小儿烂疮：艾叶烧灰，外敷患处。《子母秘录》。

29 臁疮（又称裤口毒、裙边疮，是指发生在小腿下部的慢性溃疡），口冷不合：熟艾烧烟，外熏患处。《经验方》。

按语

艾叶味辛、苦，性温，能温经止血，散寒调经，安胎。用于出血证，以崩漏下血多用，可用于月经不调、痛经、胎动不安。将本品捣绒，制成艾条、艾炷等，用以熏灸体表穴位，能温煦气血，透达经络，为温灸的主要原料。温经止血宜炒炭用，其余情况生用。以湖北蕲州产的艾叶为佳，称为蕲艾。

茵陈蒿

Yin Chen Hao

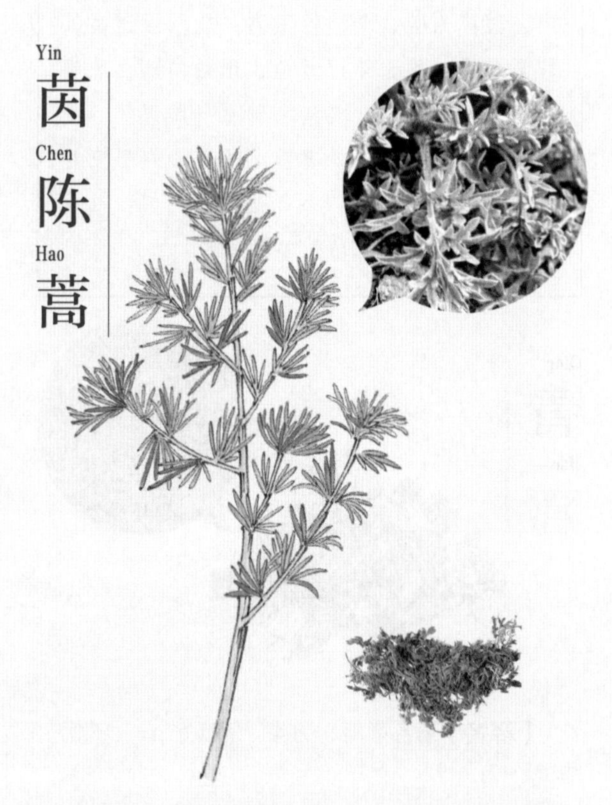

【释名】陈藏器说：它虽是蒿类，但过冬不死，又因旧苗而生，所以称为因陈，后来加一“蒿”字。

【集解】《别录》记载：茵陈生长在太山和丘陵坡岸上，五月及立秋采收，阴干。

陶弘景说：到处都有，像蓬蒿但叶片紧细。秋后茎枯萎，经过冬天也不会死，到了春天又重新生长。

时珍说：茵陈，以前人们将它当作蔬菜种植，所以入药用山茵陈，以此与家茵陈相区别。洪舜俞《老圃赋》载记，酣糟紫姜之掌，沐醯（xī）青陈之丝（酣：浓厚。糟：酒糟。紫姜：生姜。掌：生姜呈掌状。沐：润泽。醯：醋。青陈：茵陈，呈丝状。两者为对偶句，可译成：用浓厚的酒糟浸润生姜，用醋润泽茵陈），说的就是家茵陈。现在淮扬地区的人，二月二日还采野茵陈苗，和面粉做成茵陈饼吃。后来的人根据各自地方所传，遂致混乱。现在的山茵陈二月生苗，其茎如艾。其叶如淡色青蒿而背白，叶片多，紧细而扁整。九月开细花黄色，结的果实大如艾子，花实都与菴（ān）蕳（lǘ）花实相似，也有无花实的。

【气味】味苦、平，性微寒，无毒。

【主治】《本经》记载：主风湿寒热邪气，热结黄疸。久服轻身益气延年。令人容颜白皙悦泽。

《别录》记载：治通身发黄，小便不利，除

头热，去腹块。

陈藏器说：通关节，去滞热。

《大明》记载：石茵陈治流行性时疾热狂，头痛头眩，风眼疼痛，瘴疟，女人腹中肿块，突然损伤，身体匮乏。

【发明】寇宗奭说：张仲景治伤寒热甚发黄，身面都黄，用之极效。曾有一僧因伤寒后发汗不彻，留有热邪，身面都黄，多热，年久不愈。有医者认为是患者食用了色黄的食物，但不对症，因为食欲未减。我给予这种药，服用五天病减了三分之一，十天减去三分之二，二十天全好了。药方用山茵陈、山栀子各三分，秦艽、升麻各四钱，制为散剂。每用三钱，水四合，煎至二合，去药渣，饭后温服。此药方以山茵陈为根本，因此予以记录。

王好古说：张仲景茵陈栀子大黄汤，可以治疗湿热之病。栀子柏皮汤可以治疗燥热之病。如秧苗水涝则湿黄，秧苗干旱则燥黄。湿则泻之，燥则润之。这两方可以用来治阳黄。韩祇和、李思训用茵陈附子汤治阴黄，都是以茵陈为君药，而佐以大黄、附子，各随其寒热而用药。

附方

1 茵陈羹，除大热黄疸，伤寒头痛，风热瘴疟，利小便：将茵陈切细，煮汤饮服。也可生食。《食医心镜》。

2 遍身风痒，生疮疥：用茵陈煮浓汁外洗。《千金方》。

3 疬疡风病：茵陈蒿两把，水一斗五升，煮至七升。先用皂荚煮汤外洗，再以此茵陈汤外洗。隔日一洗。崔行功《纂要方》。

4 痫黄（病人身如金色，不多言语，四肢无力，喜眠卧，口吐黏涎者）如金，好眠吐涎：茵陈蒿、白鲜皮等份，水二盅煎服，每日服二次。《三十六黄方》。

5 遍身黄疸：茵陈蒿一把，同生姜一块，捣烂，于胸前四肢，每日外擦。

6 男子酒疸（因酒食不节，脾胃受伤，湿浊内郁生热，身目发黄，胸中烦闷，不能食，时欲吐，小便赤涩）：用茵陈蒿四根，栀子七个，大田螺一个，连壳捣烂，用煮沸后的白酒一大盏，冲汁饮服。

7 眼热赤肿：山茵陈、车前子等份，煎汤调散，多服几次。《仁斋直指方》。

按语

茵陈味苦、辛，性微寒，能利湿退黄，解毒疗疮。用于治疗黄疸，湿热内蕴之风瘙瘾疹、湿疮瘙痒。其清利脾胃肝胆湿热，使之从小便排出，为治黄疸之要药。农历三月间采集的为绵茵陈，香气浓，作用好；秋季采集的为茵陈蒿，功效较差。

Qing 青 Hao 蒿

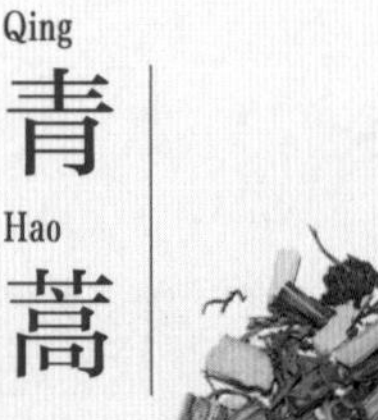

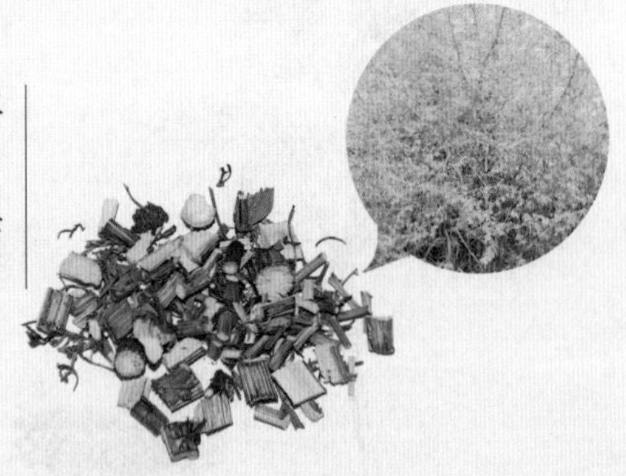

【释名】又名草蒿、方溃、菣(qìn)、犼蒿、香蒿。

韩保昇说：草蒿，江东人称为犼蒿，是因为它的气味像犼。北方人称它为青蒿。

【集解】韩保昇说：青蒿嫩时可以用醋腌为腌菜，味道很香美。它的叶似茵陈蒿而背面不白，高四尺左右。四月、五月间采收，晒干入药。《诗经》记载“呦呦鹿鸣，食野之蒿”，说的就是青蒿。

苏颂说：青蒿春天生苗，叶非常细小，可以食用。到了夏天便长到四五尺高。秋天开出细小的淡黄花，花下结子，如粟米大小，八九月采子阴干。根、茎、子、叶都可入药用，烤干后作饮品，香气尤佳。

时珍说：青蒿二月生苗，茎粗如指而肥软，茎叶都为深青色。它的叶片微似茵陈，而面背都是青色，其根白硬。七八月开细黄花，非常芳香。结实大如麻子，中有细子。

【修治】雷敩说：凡使用时，唯植物中间部分好。使用种子时不要使用叶，使用根时不要使用茎，四种若同时使用，反而有害。采得叶后，用童子小便，浸泡七日七夜，滤出晒干。

【气味】味苦，性寒，无毒。时珍说：能伏硫黄。

【主治】《本经》记载：主治疥疮瘙痒恶疮，杀虱虫，治留热在骨节间，明目。

《大明》记载：补中益气轻身，补虚劳，驻颜色，长毛发令黑不衰老，兼治头发分叉，杀风毒。治心痛热黄，生青蒿捣汁服用，并将药渣外贴。

时珍说：治疟疾寒热。

苏敬说：将新鲜青蒿捣烂后外敷在金疮上，可以止血止疼。

孟诜说：烧灰后滤取汁液，和石灰煎，可治恶疮、息肉、瘢痕。

【发明】苏颂说：青蒿治骨蒸劳热最有疗效，古方曾经单用。

时珍说：青蒿得春木少阳之气最早，因此所主治的病证都是少阳、厥阴血分的病。据《月令通纂》记载，三伏天的庚日，采青蒿悬挂在门庭内，可避邪气。阴干为末，冬至、元旦各服二钱，有良效。

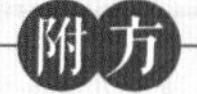

附方

❶ 虚劳盗汗，烦热口干：用青蒿一斤，取汁熬膏，入人参末、麦门冬末各一两，制成如梧桐子大小的丸剂，每饭后米汤送服二十丸，名青蒿煎。《圣济总录》。

❷ 疟疾寒热：①《肘后方》用青蒿一把，水二升，捣汁服用。②《仁存方》在五月五日天未明时，采青蒿阴干四两，桂心一两，研为细末。疟疾未发前，酒服二钱。③《经验方》用端午日采青蒿叶阴干，桂心等份，研为细末。每服一钱，先寒用热酒，先热用冷酒，疟疾发作当天的五更服之。切忌发物。

❸ 赤白痢下：五月五日采青蒿、艾叶等份，同豆豉捣作饼，晒干，名蒿豉丹。每用一饼，以水一盏半煎服。《圣济总录》。

❹ 鼻中衄血：青蒿捣汁服用，并塞鼻中，疗效极佳。《卫生易简方》。

❺ 酒痔便血：青蒿用叶不用茎，用茎不用叶，研为细末。先出血后大便，用冷水调服，先大便后出血，用水酒调服。《永类钤方》。

❻ 金疮扑损：《肘后方》用青蒿捣烂外敷，血止则愈。一方：用青蒿、麻叶、石灰等份，五月五日捣和晒干。临时研为细末，外搽。《圣惠方》。

❼ 牙齿肿痛：青蒿一把，煎水漱口。《济急方》。

❽ 毒蜂螫人：嚼青蒿，外敷患处。《肘后方》。

❾ 耳出脓汁：青蒿末，绵裹纳入耳中。《圣惠方》。

❿ 鼻中息肉：青蒿灰、石灰等份，淋汁熬膏点鼻。《圣济总录》。

-按语-

青蒿味苦、辛，性寒，能清透虚热，凉血除蒸，解暑，截疟。用于温邪伤阴，夜热早凉；阴虚发热，劳热骨蒸；暑热外感，发热口渴；疟疾寒热。不宜久煎，或鲜用绞汁服。本品尤善除疟疾寒热，为治疗疟疾的良药。

Huang 黄 Hua 花 Hao 蒿

【释名】又名臭蒿。

【集解】《大明》记载：臭蒿，又名草蒿。

时珍说：香蒿、臭蒿，都可以称为草蒿。此蒿与青蒿相似，但此蒿色绿带淡黄，气味辛臭不可食用，人们采以罨（yǎn）酱黄酒麹。

叶

【气味】味辛、苦，性凉，无毒。

【主治】时珍说：主治小儿风寒惊热。

子

【气味】味辛，性凉，无毒。

【主治】《大明》记载：治劳损，下气开胃，止盗汗及时行邪气。

-按语-

黄花蒿辛、苦，凉，能清热解疟，祛风止痒。用于治疗伤暑、疟疾、潮热、小儿惊风等症。

Chong 茺 Wei 蔚

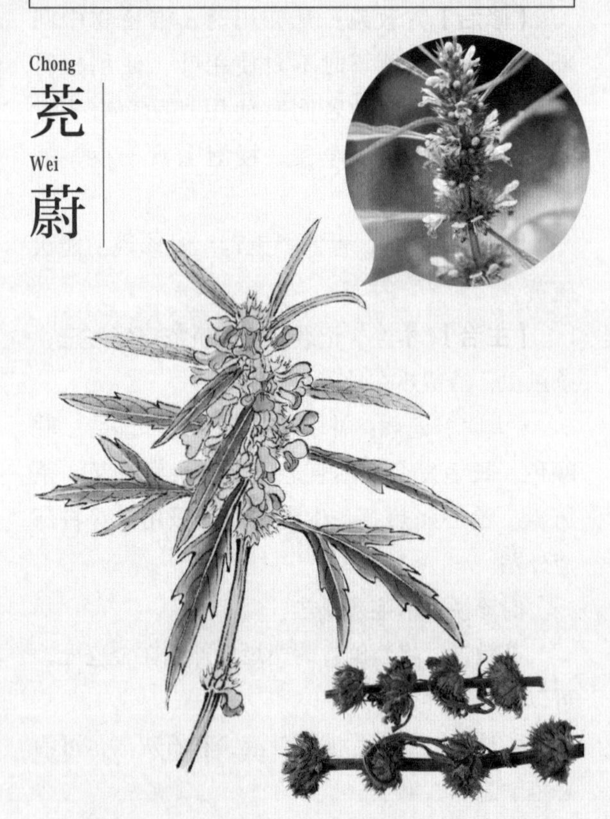

【释名】又名益母、益明、野天麻、猪麻、夏枯草、土质汗。

时珍说：此草及子皆充盛密蔚（指生长茂盛），所以叫作茺蔚。它对妇人特别有益，所以又有“益母”之称。它的茎与天麻相似，被称为野天麻，通俗叫作猪麻，是因为猪喜食用。夏至后即枯萎，所以又有“夏枯”之名。《近效方》

称它为土质汗。林亿说：质汗出自西番，是热血合诸药煎制而成，治金疮折伤。益母也可以作煎，治折伤，因此名为土质汗。

【集解】《别录》记载：茺蔚生于海滨、池塘及沼泽地带，五月采收。

陶弘景说：现在到处都有。叶如荏（rěn），茎为方形，子的形状细长，有三棱。然而作为药物使用较少。

寇宗奭说：茺蔚初春生苗时，可以浸洗，淘去苦水，煮后当菜吃。凌冬不凋。

时珍说：茺蔚，近水湿处很多。春初生苗像嫩蒿，入夏长至三四尺，茎为方形像黄麻茎，叶如艾叶而背面为青色，一梗三叶，叶有尖歧。一节寸许，节节生穗，丛簇抱茎。四五月间，穗内开小花，呈红紫色，也有微白色的。每萼内有细小种子四粒，粒大如茼蒿子，有三棱，呈褐色，药店往往当作巨胜子售卖。其草生时有臭气，夏至后即枯萎，其根白色。苏颂《图经本草》认为其叶似荏，其子黑色，似鸡冠子，九月采实。此草有白花、紫花二种，茎叶子穗都一样。但白者能入气分，红者能入血分，应区别而用。陈藏器《本草拾遗》记载：茺蔚生于田野间，人称郁臭草。天麻生平泽中，与马鞭草相似，每节都开紫花，花中有子，像青葙子。孙思邈《千金方》载录：天麻的草、茎如火麻，冬生苗，夏开赤花，如鼠尾花。这些都好像是说茺蔚、天麻为两个物种，其实不知道这是一物二种。凡物花都有赤白，如牡丹、芍药、菊花之类。又按：郭璞《尔雅》注说："蓷"音推，即茺蔚，又名益母。叶似荏，白花，花生节间。又说：蓷音推，茎为方形，叶长而锐，有穗，穗间有花呈紫缥色，可以作为饮品，江东人称为牛蘈（tuí）。据此可知，蓷、蘈名本相同，但以花色而分别，其实就是同一物。陈藏器本草又有錾（zàn）菜，云生江南阴地，似益母草，方茎对节白花，主产后血病。此即茺蔚之开白花者，因此主血病的功用也相同。

子

【修治】时珍说：使用时，微炒至有香味，或者蒸熟，烈日暴晒至干燥，舂簸去壳，取仁用。

【气味】味辛、甘，性微温，无毒。

时珍说：味甘、辛，性温。灰制硫黄。

【主治】《本经》记载：能明目益精，除水肿，长期服用可以轻身。

《别录》记载：治血逆大热，头痛心烦。

《大明》记载：治产后血胀。

吴瑞说：舂仁生食，补中益气，通血脉，填精髓，止渴润肺。

时珍说：治风解热，顺气活血，养肝益心，安魂定魄，调女人经脉，崩漏带下，胎前产后各种疾病。长期服用，可令妇女有孕。

【发明】朱震亨说：茺蔚子活血行气，有补阴的功效，因此叫作益母。凡胎前产后所依赖的，乃是血气。胎前无滞，产后无虚，以其行中能补。

时珍说：茺蔚子味甘微辛，气温，阴中之阳，手、足厥阴经药。开白花者入气分，开紫花者入血分。它是治疗妇女经脉不调、胎产等一切血气诸病的良药，而医药方书中很少用到。时珍常用它同四物汤、香附等药同用，疗效显著。包络生血，肝藏血，此物能活血补阴，因此能明目益精，调经，治疗女人各种疾病。李杲说瞳子散大的，禁用茺蔚子，是因为它辛温主散，能助火。当归虽然辛温，但兼苦甘，能和血，因此没有禁忌。我认为目得血而能视，茺蔚行血甚捷，瞳子散大，乃是血不足，因此才禁用，并不是助火。血滞所致的目病则适宜用它，所以说它明目。

茎、叶、根

《大明》记载：苗、叶、根功效相同。

【气味】时珍说：茎、叶味辛、微苦，花味微苦、甘，根味甘。都没有毒。

【主治】《本经》记载：治荨麻疹，可煎汤洗浴。

苏敬说：捣汁服，主治浮肿，能下水，消恶毒疔肿、乳痈丹毒等，还可以外敷。又服汁，主治子死腹中及产后血胀闷。滴汁入耳中，主治聤耳（中医病证名，以耳道流脓、听力障碍为主症）。捣敷可治蛇虫毒。

陈藏器说：掺入养颜药中，可以令人肌肤光泽，除粉刺。

时珍说：能活血破血，调经解毒，治胎漏产难，胎盘不下，血晕血风血痛，崩中漏下，尿血泻血，疳痢痔疾，跌打损伤所致的瘀血，大小便不通。

【发明】时珍说：益母草的根、茎、花、叶、实都可入药，也可以同用。若治手、足厥阴血分风热，明目益精，调女人经脉，则单用茺蔚子为好。若治疗肿毒疮疡、消水行血、妇人胎产诸病，则适宜共同使用为佳。这是因为它的根、茎、花、叶专于行，而子则行中有补。

附方

1 女人难产：益母草捣汁七大合，煎至一半，一次服完。如果没有新鲜的，用晒干的益母草，则用一大把，水七合，煎服。韦宙《独行方》。

2 胎死腹中：益母草捣烂，用温水少许，搅和后绞取汁，一次服完。韦宙《独行方》。

3 产后血晕，心气欲绝：益母草研汁，服一盏。《子母秘录》。

4 产后血闭，不下者：益母草汁一小盏，入酒一合，温服。《圣惠方》。

5 赤白带下：益母草花开时采，捣为末。每服二钱，饭前温水下。《集验方》。

6 小便尿血：益母草捣汁，服一升立愈。此苏澄方。《外台秘要》。

7 赤白杂痢，困重者：益母草晒干，陈盐梅烧存性，等份为末。每服三钱，白痢干姜汤送服，赤痢甘草汤送服。称为二灵散。《卫生家宝方》。

8 小儿疳积合并痢疾：益母草嫩叶，同米煮粥食用。饮汁也可以。《广利方》。

9 痔疾下血：益母草叶，捣汁饮服。《食医心镜》。

10 一切痈疮，妇人乳痈，小儿头疮，及浸淫黄烂热疮，疥疽阴蚀：用切碎益母草五升，以水一斗半，煮至一斗，分数次外洗。《千金方》。

11 急慢疔疮：用益母草捣烂外敷，绞汁五合内服。《圣惠方》。

12 疖毒已破：益母草捣烂外敷。《斗门方》。

13 勒乳成痈：益母草研为细末，水调后涂乳上，一夜即愈。《圣惠方》。

14 聤耳出汁：取益母草茎叶，捣汁滴耳。《圣惠方》。

按语

益母草味辛、苦，性微寒，活血调经，利水消肿，清热解毒。用于血滞经闭、痛经、经行不畅、产后恶露不尽、瘀滞腹痛；水肿，小便不利；跌打损伤，疮痈肿毒，皮肤瘾疹。益母草为妇科经产之要药。其子叫作茺蔚子，功能为活血调经，清肝明目。

Xia 夏 Ku 枯 Cao 草

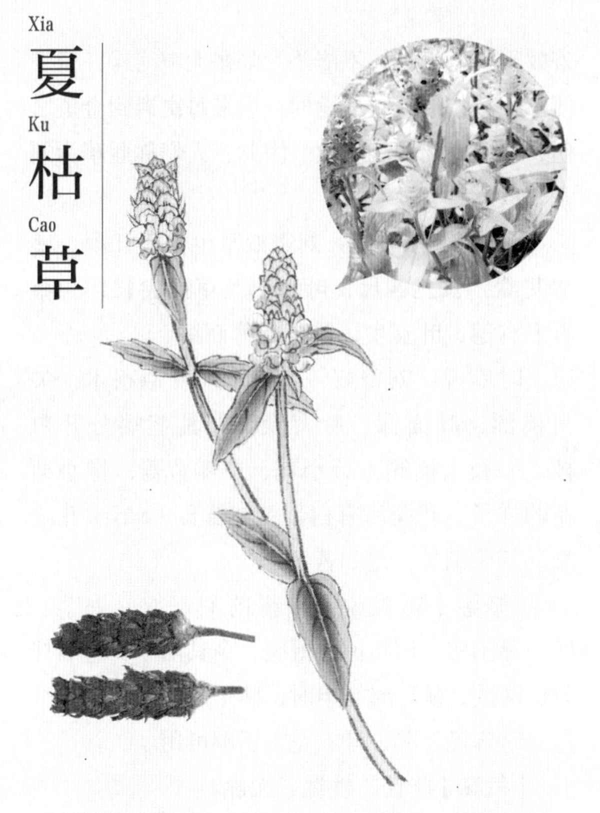

【释名】又名夕句、乃东、燕面、铁色草。

朱震亨说：这种草过了夏至就会枯萎。因为它禀承了纯阳之气，得阴气便会枯萎，所以得此名。

【集解】苏敬说：到处都有，生于平原的沼泽地带。冬至后生，叶像旋覆花的叶。三月、四月开花，抽穗呈紫白色，像丹参花，结子也抽穗。到了五月便枯萎了，所以应在四月采收。

时珍说：原野间长有很多，苗高一二尺左右，其茎微呈方形。叶对节生，似旋覆叶而长大，边缘有细齿，背白多纹。茎端抽穗，长一二寸，穗中开淡紫色的小花，一穗有细子四粒。将嫩苗煮后，浸去苦味，然后用油盐拌和做成菜吃，味道极佳。

茎叶

【气味】味苦、辛，性寒，无毒。

【主治】《本经》记载：治疗寒热瘰疬、瘘管头疮，破腹部结块，散瘿瘤结气，脚肿湿痹，可以使身体轻灵。

【发明】朱震亨说：本草说夏枯草能治瘰疬，散结气。却没有提到补养厥阴血脉之功用。观其退寒热，虚者可用；若实者用行散之药佐之，外用艾灸，也能渐取疗效。

时珍说：黎居士《易简方》记载夏枯草治眼珠疼痛，用砂糖水浸泡一夜后使用，这是取夏枯草能解内热、缓肝火的功效。楼全善说：眼珠疼痛，尤其是到了晚上则加重的情况，用夏枯草治疗非常有效。有的用苦寒药点眼反甚者，用夏枯草也非常有效果。因为眼珠连目本，即系也，属厥阴之经。晚上眼痛加重和点苦寒药反而更严重的，是因为晚上与寒药都属于阴的缘故。夏枯禀纯阳之气，补厥阴血脉，所以治此，功效如神，这是以阳来治阴。一男子夜间眼珠疼痛，连眉棱骨，甚而头半边肿痛。用黄连膏点眼反而更疼，各种药物都没有效果。艾灸厥阴、少阳，疼痛暂止，半日后又发作，反复治疗共一个多月。用夏枯草二两，香附二两，甘草四钱，研为细末。每服一钱半，清茶调服。药才下咽，则疼痛减半，服至四五剂即痊愈。

附方

1 明目补肝，肝虚目睛痛，冷泪不止，血脉痛，羞明怕日：夏枯草半两，香附子一两，研为细末。每服一钱，腊茶煎汤送服。《简要济众》。

2 赤白带下：夏枯草，花开时采，阴干为末。每服二钱，米汤送下，饭前服用。徐氏家传方。

3 血崩不止：夏枯草为末，每服方寸匕，米汤调下。《圣惠方》。

4 产后血晕，心气欲绝：夏枯草捣绞汁，服一盏。徐氏《家传方》。

5 扑伤金疮：夏枯草口嚼烂，外敷患处。《卫生易简方》。

按语

夏枯草味辛、苦，性寒，能清热泻火，明目，散结消肿。用于治疗目赤肿痛、头痛眩晕、目珠夜痛，瘰疬、瘿瘤，乳痈肿痛。煎服，或熬膏服。夏枯草为清肝热的要药。

刘寄奴

Liu Ji Nu

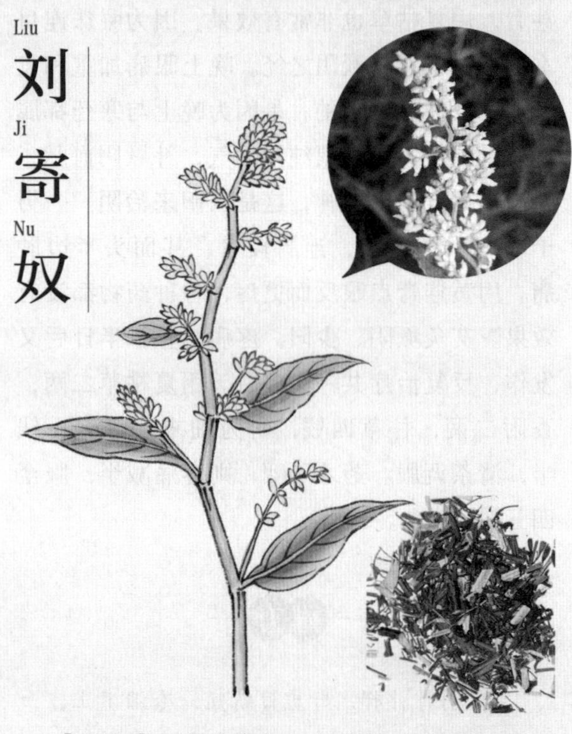

【释名】又名金寄奴、乌藤菜。

时珍说：李延寿《南史》记载：宋高祖刘裕，小名寄奴。年轻时在新州割荻（多年生草本植物，生在水边，叶子长形，似芦苇，秋天开紫花，茎可以编席），遇到一条大蛇，刘裕便弯弓射蛇。第二天他再次前往，听见有杵（chǔ）臼声。循声寻找，看见几个童子，都穿着青衣，在榛（zhēn）林中捣药，便问其故。童子回答说：我的主人被刘寄奴射伤了，现在捣合药物去外敷。刘裕说：为何不杀了刘寄奴？童子说：刘寄奴将来要为王，不能杀。刘裕大声呵斥，童子便都跑散，他就收药返回。后来每次遇到金疮之伤，敷上此药便能痊愈。因此，人们称此草为刘寄奴草。

【集解】苏敬说：刘寄奴草生长于江南。茎似艾蒿，长三四尺，叶似山兰草而尖长，一茎直上有穗，叶互生，其子似稗而细。

时珍说：刘寄奴一茎直上。叶似苍术，尖长糙涩，叶面深、叶背淡。九月茎端分开数枝，一枝上攒簇十朵小花，白瓣黄蕊，像小菊花的样子。花谢后有白絮，如苦荬（mǎi）花之絮。其子细长，也如苦荬子。

【修治】雷敩说：采得的刘寄奴，去茎、叶，只用实。用布擦去薄壳，令其洁净，与酒拌匀，同蒸，从巳时至申时，晒干后使用。

时珍说：茎、叶、花、子都可用。

【气味】味苦，性温，无毒。

【主治】苏敬说：破血下胀。多服可使人下痢。

《别录》记载：下血止痛，治产后余疾，止金疮血，非常有效。

《大明》记载：主治心腹痛，下气，水胀血气，通妇人经脉郁结，止霍乱水泻。

时珍说：治小便尿血，研末后服用。

附方

1 大小便血：将刘寄奴研为细末，茶调，空腹服二钱。《集简方》。

2 折伤瘀血，在腹内者：刘寄奴、骨碎补、延胡索各一两，水二升，煎至七合，入酒及童子小便各一合，一次服完。《千金方》。

3 血气胀满：刘寄奴穗实研为细末，每服三钱，酒煎服。不可过多，令人吐利。此为破血的仙药。《卫生易简方》。

4 霍乱成痢：刘寄奴草煎汁饮服。《圣济总录》。

5 汤火伤灼：刘寄奴捣末，先将糯米浆用鸡翎扫上，然后掺末。不会有疼痛感，也无疤痕。凡汤火伤，先用盐末涂在局部，保护肌肉不坏死，然后掺药为好。《本事方》。

6 风入疮口，肿痛：刘寄奴为末，洒在患处。《圣惠方》。

7 小儿夜啼：刘寄奴半两，地龙炒一分，甘草一寸，水煎，灌入少许。《圣济总录》。

8 赤白下痢，阴阳交滞，不问赤白：刘寄奴、乌梅、白姜等份，水煎服。赤痢加乌梅，白痢加白姜。艾元英《如宜方》。

按语

刘寄奴味苦，性温，能散瘀止痛，疗伤止血，破血通经，消食化积。用于治疗跌打损伤、肿痛、金疮出血出血，血瘀经闭、产后瘀滞腹痛、癥瘕，食积腹痛、赤白痢疾。孕妇慎用。

旋覆花 Xuan Fu Hua

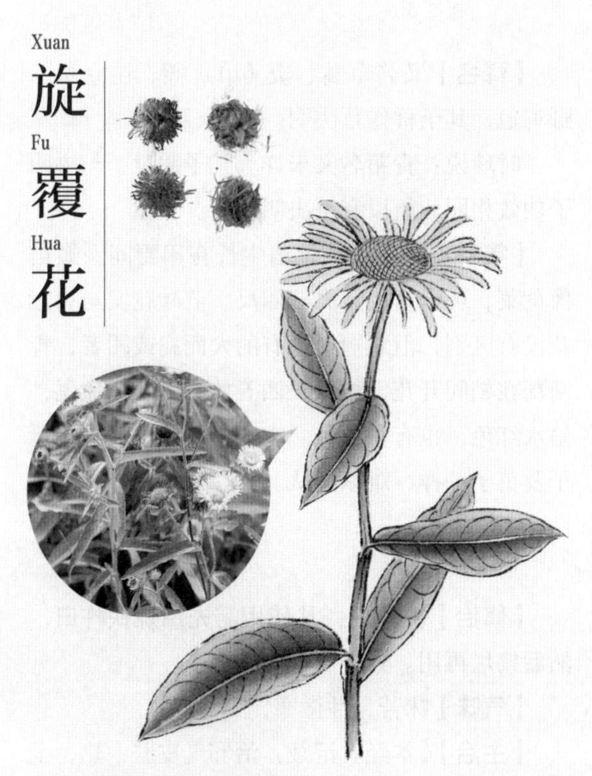

【释名】又名金沸草、金钱花、滴滴金、盗庚、夏菊、戴椹。

寇宗奭说：花缘繁茂，圆而覆下，因此称为旋覆。

时珍说：各种名称都因花的形状而命名。

【集解】陶弘景说：出产于近道下湿地，形似菊花而更大。

时珍说：花的形状像金钱菊。水泽边生者，花小瓣单；人们栽种的旋覆花，花大蕊簇，这是土壤贫瘠与肥沃的缘故。其根细白。

【修治】雷敩说：采得花，去蕊、壳皮及蒂子，蒸制，从巳时至午时，晒干后使用。

【气味】味咸，性温，小毒。

【主治】《本经》记载：主治结气胁下满，惊悸，除水，去除五脏间寒热，补中下气。

《别录》记载：消胸上痰结，唾如胶漆，心胁部位有痰水，膀胱饮邪停留，风气湿痹，皮间死肉，目中眵䁾（chī miè，指眼屎多，泪不绝），利大肠，畅血脉，益色泽。

甄权说：主水肿，逐大腹，开胃，止呕逆不下食。

寇宗奭说：行痰水，去头目风邪。

王好古说：消坚软痞，治噫气。

【发明】苏颂说：张仲景治伤寒汗下后，心下痞坚，噫气不除，有七物旋覆代赭汤；杂治妇人，有三物旋覆汤。胡洽居士治痰饮在两胁，胀满不适，有旋覆花丸，旋覆花应用广泛。

成无己曰：硬则气坚，旋覆花味咸，咸能软坚，因此能软痞坚。

朱震亨说：寇宗奭说其行痰水去头目风，是走散之药。病人属虚者，不宜多服，冷利大肠，宜戒之。

时珍说：旋覆花是手太阴肺、手阳明大肠药。虽然可以治疗各种病症，它的功效只在行水下气、通血脉。

附方

1 中风壅滞：旋覆花，洗净焙研，炼蜜制成如梧桐子大小的丸剂。睡觉前用茶汤下五至七丸，多至十丸。《经验方》。

2 半产漏下（指流产，阴道出血），虚寒夹杂，其脉弦芤，旋覆花汤：用旋覆花三两，葱十四茎，新绛少许，水三升，煮至一升，一次服完。《金匮要略》。

3 月蚀耳疮（以外耳道红肿、溃疡、渗液等为特征）：旋覆花烧研，羊脂和匀，外涂患处。《集简方》。

4 小儿眉癣，小儿眉毛眼睫，因癣退不生：用旋覆花、天麻苗、防风等份，研为细末，洗净，以油调涂患处。《卫生总微论》。

按语

旋覆花味苦、辛、咸，性微温，能降气行水化痰，降逆止呕。用于治疗咳喘痰多，痰饮蓄结，胸膈痞满；嗳气，呕吐。本品有绒毛，易刺激咽喉作痒而致呛咳呕吐，需用布包入煎。

青葙

Qing Xiang

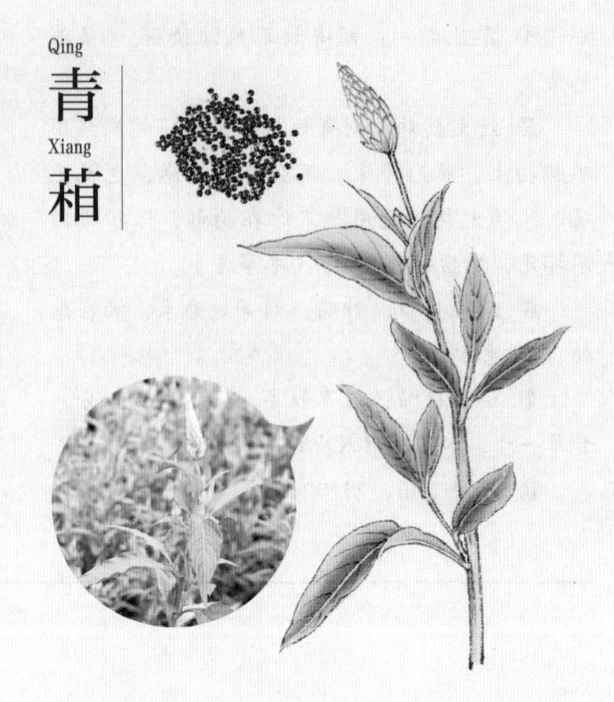

【释名】又名草蒿、萋（qī）蒿、昆仑草、野鸡冠，其子称作草决明。

时珍说：青葙名义未详。其子明目，与决明子功效相同，所以有草决明之名。

【集解】时珍说：青葙生长在田野间，嫩苗像苋菜，可以食用，高三四尺。苗叶花实与鸡冠花没有区别，但鸡冠花穗有的大而扁或团者，青葙却在梢间开花，穗尖长四五寸，形状似兔尾，呈水红色，也有黄白色。它的子在穗中，与鸡冠子及苋子一样，难以辨认。

茎叶

【修治】雷敩说：凡使用需先用烧铁杵臼，然后捣烂再用。

【气味】味苦，性微寒，无毒。

【主治】《本经》记载：治邪气皮肤中热，全身瘙痒，杀三虫。

《别录》记载：治恶疮疥虱痔蚀，阴蚀。

苏敬说：捣汁服，大疗温疠。

《大明》记载：止金疮出血。

子

【气味】味苦，性微寒，无毒。

【主治】《本经》记载：主唇口发青。

《大明》记载：治五脏邪气，益脑髓，镇肝，明耳目，坚筋骨，去风寒湿痹。

甄权说：治肝脏热毒冲眼，眼红肿疼痛，青盲（眼外观正常，唯视力逐渐下降，或视野缩小，甚至失明的内障）翳肿，恶疮疥疮。

【发明】寇宗奭说：青葙子，《本经》中未言它可治眼，只有《药性论》《大明》才说它治肝明目。现在的人却多用来治眼，与《本经》之意不同。

时珍说：青葙子治眼，与决明子、苋实功效相同。《本经》虽然没有说它能治眼，但记载一名草决明，主唇口青，则它明目的功效即可推知。目是肝之窍，唇口青是足厥阴经之症，古方除热也多用它，则知青葙子为厥阴药。况且用青葙子治目病，往往有效，尤可证明青葙子明目。据《魏略》记载：初平年间有位青牛先生，常服青葙子丸，百余岁之时，看上去也只有五六十岁的样子。

附方

鼻衄不止，眩冒欲死：青葙子汁三合，灌入鼻中。《贞元广利方》。

按语

青葙子味苦，性微寒，能清热泻火，明目退翳。用于肝热目赤、眼生翳膜、视物昏花，肝阳化火所致的头痛、眩晕、烦躁不寐。本品有扩散瞳孔作用，青光眼患者禁用。

鸡冠 Ji Guan

【释名】时珍说：以花的形状命名。

【集解】时珍说：鸡冠花到处都有。三月长苗，入夏后高的有五六尺，矮的才几寸。它的叶色青而柔，颇似白苋菜。它的茎呈赤色，或圆或扁，有筋起。六七月茎梢间开花，有红、白、黄三色。它的穗圆长而尖者，宛如青葙之穗；扁卷而平者，宛如公鸡之冠。花大有围一二尺者，层层卷出，甚是可爱。子在穗中，黑细光滑，与苋实一样。它的穗如秕麦的形状。花期最长久，霜降后才开始凋谢。

苗

【气味】味甘，性凉，无毒。

【主治】时珍说：治痔疮及血病。

子

【气味】味甘，性凉，无毒。

【主治】陈藏器说：止肠风泻血，赤白下痢。

《大明》记载：崩中带下，入药炒用。

花

【气味】味甘，性凉，无毒。

【主治】时珍说：治痔漏下血，赤白下痢，崩中赤白带下，分赤白用。

附方

1 吐血不止：白鸡冠花，醋浸煮七次，研为细末。每服二钱，热酒送下。《经验方》。

2 结阴便血（阴气内结所致便血）：鸡冠花、椿根白皮等份，研为细末，炼蜜制成梧桐子大小的丸剂。每服三十丸，黄芪汤送下，每日服二次。《圣济总录》。

3 大便后下血：白鸡冠花并子炒，煎服。《圣惠方》。

4 五痔肛肿，久不愈，变成瘘疮：用鸡冠花、凤眼草各一两，水二碗，煎汤频洗。《卫生宝鉴》。

5 下血脱肛：白鸡冠花、防风等份，研为细末，糊丸制成梧桐子大小的丸剂，空腹米汤送服，每次服用七十丸。一方：白鸡冠花（炒）、棕榈灰、羌活一两，研为细末。每服二钱，米汤送服。《永类钤方》。

6 月经不止：红鸡冠花一味，晒干为末。每服二钱，空腹酒调下。忌鱼腥、猪肉。《孙氏集效方》。

7 产后血痛：白鸡冠花，酒煎饮服。李楼《奇方》。

8 妇人白带：白鸡冠花晒干为末，清晨空腹酒服三钱。赤带用红色的。《孙氏集效方》。

9 白带、沙淋（指尿道中有结石，小便淋沥不尽）：白鸡冠花、苦葫芦等份，烧存性，空腹火酒送服。《摘玄方》。

10 赤白下痢：鸡冠花煎酒服。赤痢用红鸡冠花，白痢用白鸡冠花。《集简方》。

-按语-

鸡冠花味甘、涩，性凉，能收敛止带、止血、止痢。用于脾虚带下，湿热带下；崩漏，便血痔血；赤白下痢，久痢不止。瘀血阻滞崩漏及湿热下痢初起兼有寒热表证者不宜使用。

红蓝花

Hong Lan Hua

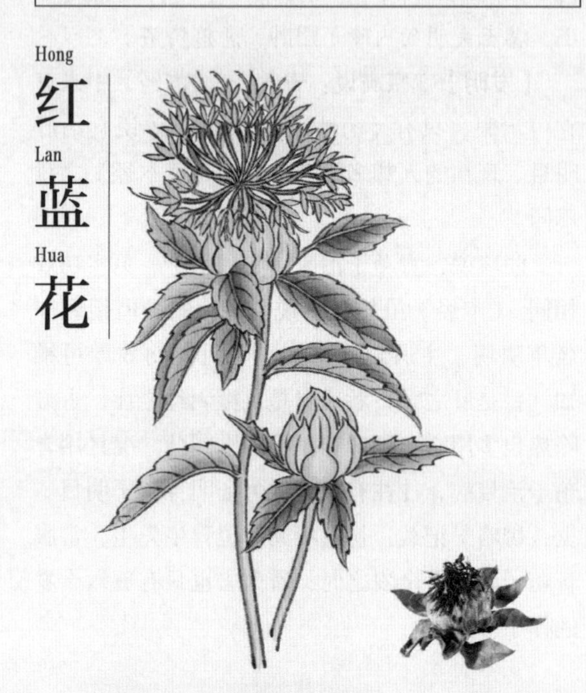

【释名】又名红花、黄蓝。

苏颂说：其花红色，叶颇似蓝，故有蓝名。

【集解】马志说：红蓝花即红花，生长在梁汉及西域。《博物志》说：张骞从西域带回种子。现在魏地也有种植。

苏颂说：现在到处都有。老百姓在菜圃里种植，冬季撒子，到了春天植株开始生苗，夏天才开花。花下结梂蝟（qiú wèi），多刺，花就开在梂上。种植的人乘着露水采摘花，采后花又开，直到开尽为止。梂中结子，白色的颗粒像小豆般大小。把它的花晒干，可以做成红色的颜料来染布，还可作胭脂。

时珍说：红花在二月、八月、十二月都可以

下种，雨后播种，像种麻一样。初生的嫩叶、苗可以食用。它的叶像小蓟叶。到五月开花，像大蓟花而呈红色。清晨采花捣熟，用水淘，然后用布袋滤去黄汁又捣，把酸粟米的水澄清后再淘，又用布袋绞去汁，用青蒿覆盖一夜，晒干，或者捏成薄饼，阴干收用。入药搓碎用。其子五月收采，淘净捣碎煎汁，加入醋拌蔬菜吃，味道极美。

【气味】味辛，性温，无毒。

张元素说：入心养血，谓其苦温，阴中之阳，因此可以入心。佐当归，可以生新血。

王好古说：辛而甘苦温，肝经血分药也。入酒疗效甚佳。

【主治】《开宝本草》记载：治产后血晕口噤、腹内恶血没有排尽、绞痛、胎死腹中，红蓝花和酒煮服。也可主治蛊毒。

朱震亨说：多用可以破积血，少用可以养血。

时珍说：能活血润燥，止痛散肿，通经。

【发明】时珍说：血生于心包，藏于肝，属于冲任。红花汁与它同类，因此能够行男子血脉，通女子经水。多则行血，少则养血。《养疴漫笔》记载：新昌有一个姓徐的妇女，因生产已晕死，但胸膈尚有微热。有个姓陆的名医说：这是血闷的缘故，用红花几十斤，就可以救活。于是其家人马上买来红花，用大锅煮汤，盛了三桶放在窗格下，把徐氏抬来，让她睡在上面熏蒸，汤冷后又加热。过了一会儿她的指头便能动弹，半日后便苏醒过来。这也是得到了唐朝许胤宗用黄芪汤熏柳太后治风病方法的启示。

附方

1 一切肿疾：红花熟捣，取汁饮服。《外台秘要》。

2 喉痹壅塞，不通者：红蓝花捣，绞取汁一小升饮服，以病愈为度。如冬月没有新鲜的红蓝花，用干的浸湿绞汁煎服。《广利方》。

3 热病胎死：红花酒煮汁，饮二三盏。熊氏《妇人良方补遗》。

4 产后血晕，心闷气绝：红花一两，研为细末，分成两次服用，酒二盏，煎一盏，连续服。《子母秘录》。

5 噎膈，不能饮食：端午采头次红花，无灰酒（不加石灰水自然澄清的酒，无灰酒适宜做药酒）拌，焙干，血竭瓜子样者，等份为末，无灰酒一盏，隔汤顿热，徐咽。初服二分，次日四分，三日五分。杨起《简便方》。

按语

红花味辛，性温，能活血通经、祛瘀止痛。用于治疗血滞经闭、痛经、产后瘀滞腹痛，癥瘕积聚，胸痹心痛、血瘀腹痛、胁痛，跌打损伤，瘀滞肿痛，瘀滞斑疹色暗，瘀阻头痛、眩晕、中风偏瘫、喉痹、目赤肿痛等症。可用于回乳，孕妇忌用。有出血倾向者慎用。小剂量使用红蓝花有行血和血之功效，大剂量则有活血破血之效。

番红花
Fan Hong Hua

【释名】又名泊（jì）夫蓝、撒法郎。

【集解】时珍说：番红花产于西番回回地域和

天方国，即彼地红蓝花。元朝时入食馔用。据张华《博物志》记载，张骞得到从西域的红蓝花种，就是这一种，只是地理位置稍有不同的缘故。

【气味】味甘，性平，无毒。

【主治】时珍说：治心忧郁积，气闷不散，活血。久服令人心喜。又治惊悸。

附方

伤寒发狂，惊怖恍惚：用番红花二分，水一盏，浸一夜冷服。王玺《医林集要》。

按语

番红花味甘、性微寒，功效与红花相似，但力量较强，又兼有凉血解毒的功效，尤宜于治疗斑疹火热，疹色不红活及温病入营血之证。

Da 大 Ji 蓟 Xiao 小 Ji 蓟

【释名】又名虎蓟、马蓟、猫蓟、刺蓟、山牛蒡、鸡项草、千针草、野红花。

陶弘景说：大蓟是虎蓟，小蓟是猫蓟，叶都多刺，两者很相似。田野间很多，但是很少入药用。

陈藏器说：蓟门因为多产蓟而得名，所以蓟当以产于北方的为好。

【集解】《别录》记载：大小蓟，五月采。

苏敬说：大小蓟叶虽然相似，但功效有很大的区别。大蓟生于山谷，根能治痈肿；小蓟生于平泽，不能消肿，但是都能破血。

苏颂说：小蓟到处都有，通俗叫作青刺蓟。二月生苗，长到二三寸时，和根一起可以当菜吃，味道很鲜美。四月时可达一尺多高，多刺，花从中心长出，花头像红蓝花而呈青紫色，北方人称它为千针草。四月采苗，九月采根，都要阴干后使用。大蓟苗根与小蓟相似，但更加肥大。

大蓟根 叶同

【气味】味甘，性温，无毒。

【主治】《别录》记载：主女子赤白带下，安胎，止吐血鼻出血，可使人肥健。

甄权说：捣根绞汁服半升，主崩中下血，立即见效。

《大明》记载：叶可治肠痈，腹脏瘀血，跌打损伤，生研后，用酒和小便冲和，随意服用。

另外，治疗恶疮疥癣，则同盐研磨外敷。

小蓟根　苗同

【气味】味甘，性温，无毒。

【主治】《别录》记载：能养精保血。

陈藏器说：破宿血，生新血，治疗暴下血、血崩、金疮出血、呕血等，都可以绞取汁温服。煎后和糖，可以促进金疮愈合，还能解蜘蛛蛇蝎毒，服用疗效也较好。

《大明》记载：治热毒风、胸膈烦闷，可以开胃下食，退热，补虚损。苗：去烦热，生研汁服。

孟诜说：作菜食用，能除风热。夏天热烦不止，捣汁半升服，立即见效。

【发明】《大明》记载：小蓟效力轻微，只能退热，不像大蓟可以健养下气。

苏敬说：大小蓟都能破血。但大蓟兼能治疗痈肿，而小蓟专主血，不能消肿。

附方

1 心热吐血，口干：用刺蓟叶及根，捣绞取汁，每顿服二小盏。《圣惠方》。

2 舌硬出血不止：刺蓟捣汁，和酒服。干者研为细末，冷水送服。《普济方》。

3 卒泻鲜血：小蓟叶捣汁，温服一升。梅师《集验方》。

4 崩中下血：大小蓟根一升，酒一斗，浸五夜，任意饮服。酒煎服也可以，或生捣汁温服。又方：小蓟茎叶洗切，研汁一盏，入生地黄汁一盏，白术半两，煎令药液减半，温服。《千金方》。

5 堕胎下血：小蓟根叶、益母草五两，水三大碗，煮汁一碗，再煎至一盏，分成两份，一日服完。《圣济总录》。

6 金疮出血不止：小蓟苗捣烂外涂。孟诜《食疗本草》。

7 小便热淋（指小便淋沥不尽有热感）：马蓟（即前述大蓟、小蓟）根捣汁服。《圣惠方》。

8 鼻塞不通：小蓟一把，水二升，煮取一升，分几次服用。《外台秘要》方。

9 小儿浸淫疮，痛不可忍，发寒热者：刺蓟（即前述大蓟、小蓟，因叶片上有刺而得名）叶水调敷疮上，干即再换。《简要济众方》。

10 癣疮作痒：刺蓟叶捣汁服用。《千金方》。

11 妇人阴部瘙痒：小蓟煎汤，每日洗三次。《广济方》。

按语

大蓟、小蓟，味甘、苦，性凉，能凉血止血，散瘀解毒消痈。用于治疗血热出血证，热毒痈肿。大蓟散瘀消痈力强，止血作用广泛，因此适宜治疗吐血、咯血及崩漏下血等症；小蓟兼能利尿通淋，因此以治血尿、血淋为佳。

续断（Xu Duan）

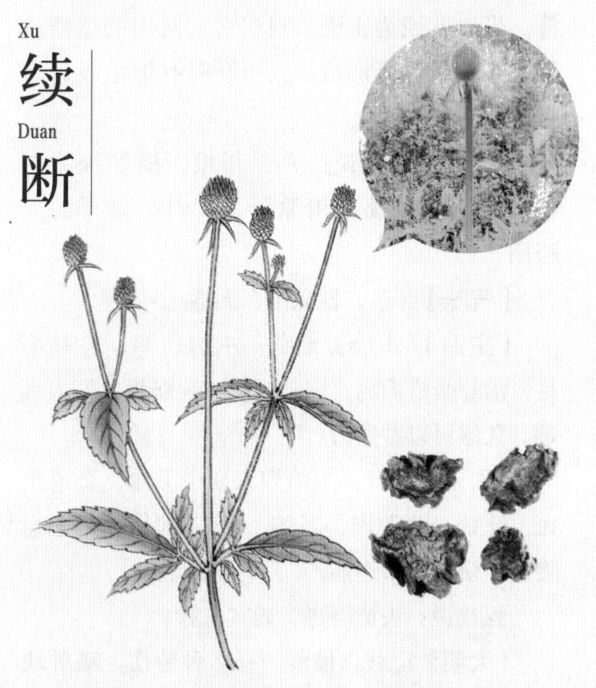

【释名】又名属折、接骨、龙豆、南草。

时珍说：续断、属折、接骨，都是用它的功效而命名。

【集解】陶弘景说：《桐君药录》记载：续断生蔓，叶细，茎如荏（一年生草本植物，茎方形，叶椭圆形，有锯齿，开白色小花，又称白苏。李时珍说：其面背皆白者即白苏，乃荏也。），根呈黄白色，有汁，七月、八月采根。现在都用茎叶，一节一节，皮黄皱，状如鸡脚者，又称为桑上寄生。时人又有接骨树，高一丈余，叶像蒴藋（shuò diào），皮能治金疮。广州有续断藤，又名诺藤，割断其茎，以容器接取其汁饮服，能治疗虚损绝伤，用来洗头，可以使头发生长，折枝插地即生。这些说法恐怕都不是真的。

时珍说：续断的说法没有统一。桐君说是蔓生，叶像荏。李当之、范汪都说是虎蓟。日华子说是大蓟，又名山牛蒡。苏敬、苏颂都说叶像苎麻，根像大蓟，而《别录》又有大小蓟条，很难作为依据。但自汉朝以来，以大蓟为续断，沿用很久了。探究其实，则二苏所说，好像和桐君相符，当以此说为正确。现在之人所用的续断从川中来，色赤而形瘦，以折断时有烟尘飞起者为佳。

【修治】雷敩说：凡采得根，横切锉之，再去除向里硬筋，用酒浸一伏时，焙干，入药用。

【气味】味苦，性微温，无毒。

【主治】《本经》记载：主治伤寒，能补不足，治疗金疮痈疡，跌打损伤，续筋骨，妇人乳难。久服可以益气力。

《别录》记载：主治妇人崩中下血，金疮出血，止痛，生肌肉，及踠（wǎn）部伤损，恶血腰痛，缓解关节疼痛。

甄权说：去诸温毒，通宣血脉。

《大明》记载：助气，补多种劳伤，破肿块结聚瘀血，消肿毒，肠风痔瘘，治疗乳痈瘰疬、妇人产前后一切病、胎漏、子宫冷、面黄虚肿，可以缩小便，止泄精尿血。

【发明】时珍说：宋张叔潜秘书任剑州知府时，他的部下患血痢。一医生用平胃散一两，入川续断末二钱半，每服二钱，水煎服下后即病愈。绍兴壬子年间，会稽痢疾流行，叔潜之子将此方外传，病患用后往往有效验。小儿下痢服用都有效果。

附方

1 小便淋沥：生续断捣绞汁饮服。初虞世《古今录验方》。

2 妊娠胎动，两三月堕，宜提前服用此方：川续断（酒浸）、杜仲（姜汁炒，去丝）各二两，研为细末，枣肉煮烂捣和，制为如梧桐子大的丸剂。每服三十丸，米汤下。

3 产后诸疾，血晕，心闷烦热，虚弱，气欲绝，有时寒有时热：续断皮一把，水三升，煎至二升，分三次服用。《子母秘录》。

4 跌打损伤，闪肭（nà）骨节：用续断草叶捣烂外敷。《卫生易简方》。

按语

续断味苦、辛，性微温，能补益肝肾，强筋健骨，止血安胎，疗伤续折。用于治疗阳痿不举，遗精遗尿；腰膝酸痛，寒湿痹痛；崩漏下血，胎动不安；跌打损伤，筋伤骨折。还能活血祛瘀止痛，治疗痈肿疮疡，血瘀肿痛，乳痈肿痛。续断为治疗跌打损伤的要药。

Lou
漏卢
Lu

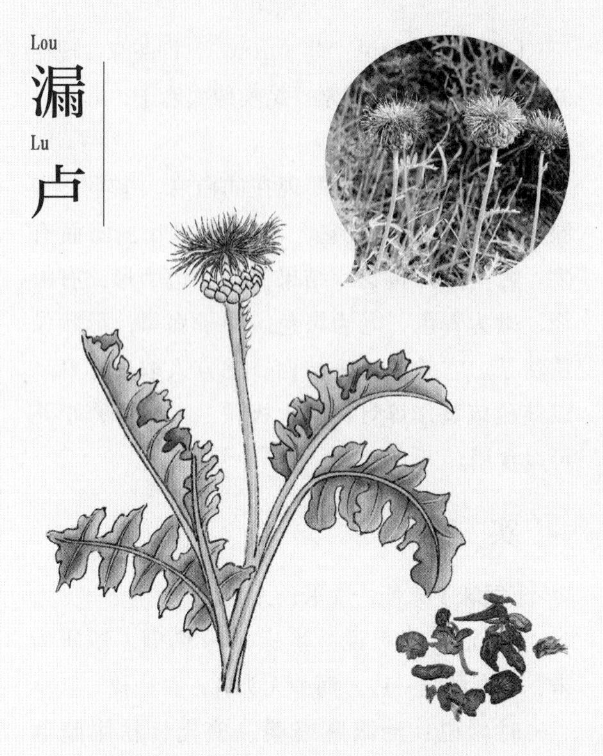

【释名】又名野兰、荚蒿、鬼油麻。

时珍说：屋的西北黑处称为漏。凡物呈黑色称为卢。此草秋后即变为黑色，异于众草，所以有“漏卢”（现为“漏芦”）之称。

【集解】《别录》记载：漏芦生长在乔山山谷，八月采根，阴干。

陶弘景说：乔山是黄帝下葬的地方，在上郡。现在漏芦出产于近道，时人取苗使用。它的根叫作鹿骊根，醋调后外摩可以治疗疮疥。

苏敬说：此药俗名叫作荚蒿，茎叶像白蒿，花呈黄色，生荚，长似细麻之荚，如筷子大小，有四五瓣，七八月后都变黑，异于众草，属于蒿类。常用其茎叶及子，未见用根。

陈藏器说：南方人用苗，北方人用根，是树上所生，像茱萸树，高二三尺，有毒杀蛊，当地人用它洗疮疥。

根苗

【修治】雷敩说：凡采得漏芦，锉细，用生甘草等量拌蒸，从巳时至申时，拣出晒干后使用。

【气味】味咸，性寒，无毒。

【主治】《本经》记载：治皮肤热毒，恶疮疽痔，湿痹，下乳汁。久服可使人轻身益气，耳目聪明，不老延年。

《别录》记载：止遗尿，热气疮痒如麻豆，可作煎汤洗浴。

《大明》记载：通小肠，治泄精尿血，肠风，风赤眼，小儿壮热，扑损，续筋骨，乳痈瘰疬金疮，止血排脓，补血长肉，通经脉。

【发明】时珍说：漏芦下乳汁，清热解毒，排脓止血，生肌杀虫。所以李杲将它作为手足阳明药，而且治痈疽发背的古代药方中，以漏芦汤居首。庞安时《伤寒总病论》治痈疽及预解时行痘疹热，用漏芦叶，说没有漏芦叶就用山栀子代替，也是取其寒能解热之效，可还是不知道漏芦能入阳明经的道理。

附方

1 虚寒泻痢：漏芦一两，艾叶（炒）四两，研为细末。米醋三升，入药末一半，同熬成膏，再下入剩下的药末和匀，制成如梧桐子大的丸剂，每温水下三十丸。《圣济总录》。

2 乳汁不下，是气脉壅塞。又可治经络凝滞，乳内胀痛，邪蓄成痈，服之自然内消：漏芦二两半，蛇蜕（炙焦）十条，瓜蒌（烧存性）十个，研为细末。每服二钱，温酒调下，过一会后喝热汤，以乳汁通畅为度。《和剂局方》。

3 历节风痛，筋脉拘挛：古圣散，用漏芦（麸炒）半两，地龙（去土炒）半两，研为细末，生姜二两取汁，入蜜三两，同煎三五沸，入好酒五合，搅匀。每次用三杯，调药末一钱，温服。《圣济总录》。

4 一切痈疽发背，初发二日，但有热证，

宜服漏芦汤，退毒下脓，乃是宣热拔毒之剂，热退即停服：漏芦（用有白茸者）、连翘、生黄芪、沉香各一两，生粉草半两，大黄（微炒）一两，研为细末。每服二钱，姜枣汤调下。李迅《痈疽集验方》。

5 白秃头疮：五月收漏芦草，烧灰，猪膏和匀，外涂。《圣济总录》。

-按语-

漏卢现用名漏芦，味苦，性寒，能清热解毒，消痈散结，通经下乳，舒筋通脉。用于治疗乳痈肿痛、瘰疬疮毒，乳汁不下，湿痹拘挛。气虚、疮疡平塌者及孕妇忌服。本品尤为治乳痈之良药。

Qing 苘 Ma 麻

【释名】又名白麻。

时珍说：苘一作莔（qǐng），又作檾（qǐng）。种植必然连顷，所以称为莔。

【集解】苏敬说：苘（qǐng），即莔麻。现在的人取皮做成布和绳索。结实像大麻子，九月、十月采收，阴干。

时珍说：苘麻，即现在的白麻。多生长于湿处，人们也种植它。叶大像桐叶，团而有尖。六七月开黄花。结果实如半边磨形，有齿缘，嫩为青色，老为黑色。中子扁黑，形状像黄葵子。它的茎轻虚洁白。北方人取皮作麻。以茎蘸硫黄作焠灯，引火极快。其嫩子，小儿可以食用。

实

【气味】味苦，性平，无毒。

【主治】苏敬说：治赤白冷热痢，炒研为末，每蜜汤服一钱。痈肿无头者，吞一枚。

时珍说：治眼睛翳膜，瘀肉，祛眼睛倒睫毛。

根

【主治】苏颂说：还可以治痢。古方用它。

附方

一切眼疾：苘麻子一升，研为细末，将猪肝切成片，蘸末炙熟，再蘸再炙，末尽乃为末。每服一字，陈仓米煎汤调服，每日服三次。《圣济总录》。

-按语-

苘麻味苦，性平，能清热利湿，解毒，退翳。用于治疗小便不利、淋沥不尽、痢疾、痈肿、目翳等症。

胡芦巴

Hu Lu Ba

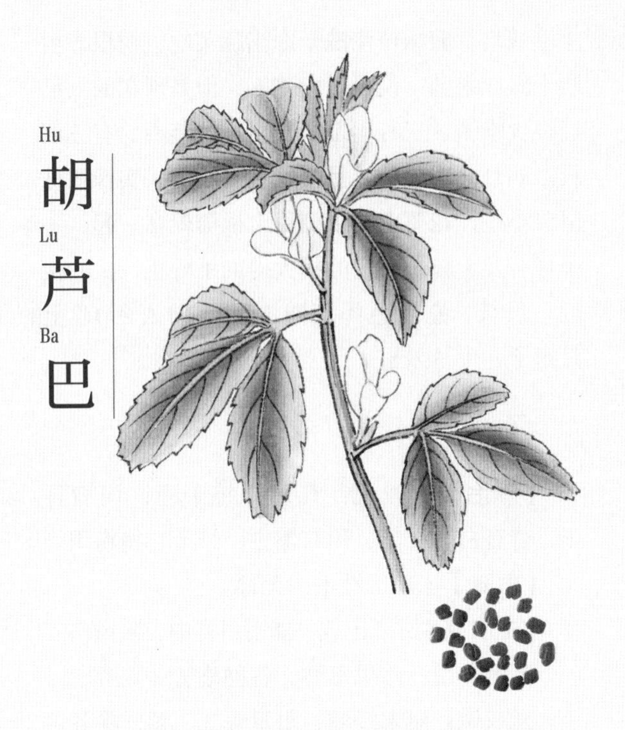

【释名】又名苦豆。

【集解】掌禹锡说：胡芦巴出产于广州和黔州。春季生苗，夏季结子，子作细荚，至秋季采收。现在的人多用产于岭南的。有的说是番萝卜子，不知道是否正确。

【修治】时珍说：凡入药，淘洗干净，用酒浸一夜，晒干，蒸熟或炒过用。

【气味】味苦，性大温，无毒。

【主治】《嘉祐本草》说：主治元脏虚寒冷气。得附子、硫黄，治肾虚冷，腹胁胀满，面色青黑。得茠香子、桃仁，治膀胱气特别有效。

时珍说：治冷气疝瘕，寒湿脚气，益右肾，暖丹田。

【发明】寇宗奭说：膀胱气，用胡芦巴和桃仁麸炒等份，研为末。一半为散，一半用酒糊和成如梧桐子大的丸剂。每服五七十丸，空腹盐酒下。其散用热米汤送服下，与丸子交叉服用，空腹服。日各一二服。

时珍说：胡芦巴是右肾命门之药。元阳不足，冷气潜伏，不能归元者，适合用它。宋代《太平惠民和剂局方》有胡芦巴丸，治大人、小儿小肠奔豚偏坠及小腹有形如卵，上下走痛，不可忍者。用胡芦巴八钱，茴香六钱，巴戟（去心）、川乌头（炮，去皮）各二钱，楝实（去核）四钱，吴茱萸五钱，一起炒为末，酒糊丸如梧桐子大。每服十五丸，小儿五丸，盐酒服下。太医薛己说：一人患有寒疝，阴囊肿痛，服五苓散等药均不见效果，给予此药服用，而病愈。张从正《儒门事亲》说：有人病视物不清，想吃苦豆，即胡芦巴，频频服用不间断，不到一年，即觉目中微痛，如虫行入眦，视物渐渐清晰而病愈。这也是因为胡芦巴有补益命门的功效，即所谓“益火之源，以消阴翳”。

附方

1 小肠气痛：胡芦巴炒研末，每服二钱，茴香酒送服。《仁斋直指方》。

2 肾脏虚冷，腹胁胀满：胡芦巴（炒）二两，熟附子、硫黄各七钱五分，研为细末，酒煮曲糊丸如梧桐子大，每盐汤下三四十丸。《圣济总录》。

3 冷气疝瘕：胡芦巴（酒浸晒干）、荞麦（炒研面）各四两，小茴香一两，研为细末，酒糊丸如梧桐子大。每服五十丸，空腹盐汤或盐酒下。服至两月，大便出白脓，则除根。方广《丹溪心法附余》。

4 阴癞（睾丸肿大）肿痛偏坠，或小肠疝气，下元虚冷，久不愈者，沉香内消丸主之：沉香、木香各半两，胡芦巴（酒浸炒）、小茴香（炒）各二两，研为细末，酒糊成如梧桐子大的丸剂。每服五七十丸，盐酒下。

5 气攻头痛：胡芦巴（炒）、三棱（酒浸焙）各半两，干姜（炮）二钱半，研为细末，姜汤或温酒每服二钱。《济生方》。

6 寒湿脚气，腿膝疼痛，行步无力：胡芦巴（酒浸一液，焙）、补骨脂（炒香）各四两，研为细末。木瓜切顶去瓤，将药末放入装满，再用顶盖住，蒸烂，捣丸制成梧桐子大的丸剂。每服七十丸，空腹温酒送服。《杨氏家藏方》。

按语

胡芦巴味苦，性温，能温肾助阳，散寒止痛。用于肾虚腰酸，阳痿，小腹冷痛，腹胁胀满，寒疝，寒湿脚气。

恶实 Wu Shi

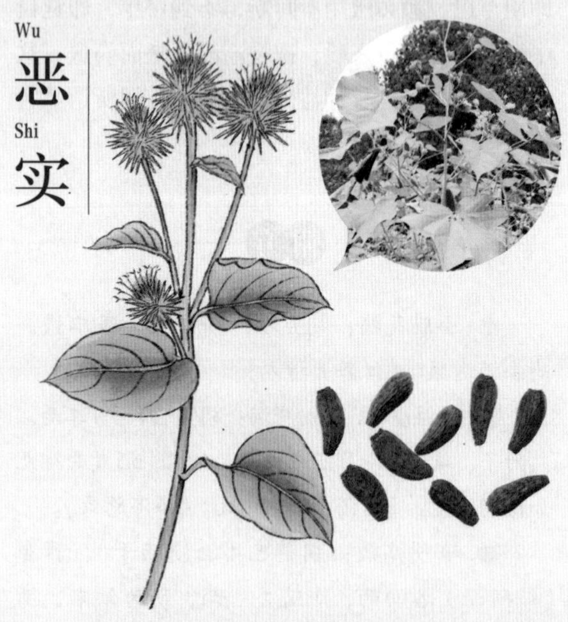

【释名】又名鼠粘、牛蒡、大力子、蒡翁菜、便牵牛。

时珍说：它的果实形状丑恶而多刺钩，因而得名。它的根叶都可以食用，人们称为牛菜，术士隐其名，称它为大力。俚人称为便牵牛。河南人称为夜叉头。

苏颂说：果实的壳有很多刺，老鼠经过时即粘上不能脱落，所以称为鼠粘子。

【集解】苏颂说：恶实即牛蒡子，到处都有。叶大，像芋叶而长。果实像葡萄核而呈褐色，外壳似栗梂，而小如指头，有很多刺。根有极大的，当菜吃对身体有好处。秋后采子入药。

时珍说：牛蒡，古代的人播种时，用肥沃的土壤栽培。剪嫩苗淘洗干净当蔬菜吃，挖根煮后晒干做成果脯，说可以营养人，但是现在的人已经很少吃了。三月生苗，长出来的茎高的有三四尺。四月开花成丛，呈淡紫色。结的果实像枫梂但要小些，花萼上的细刺百十根攒聚在一起，一个梂有几十颗子。它的根大得如手臂粗，长的接近一尺长，它的色泽灰黪（cǎn，暗灰色）。七月采子，十月采根。

子

【修治】雷敩说：凡用择拣干净，用酒拌蒸，待有白霜重出，用布擦去，焙干，捣粉用。

【气味】味辛，性平，无毒。

【主治】《别录》记载：能明目补中，除风伤。

陈藏器说：治风毒肿、各种瘘管。

甄权说：研末浸酒，每日服二三盏，除各种风证，去丹石毒，利腰脚。在吃饭前揉捏三枚牛蒡子吞服，可散各种结节筋骨烦热毒。

苏敬说：吞一枚，出痈疽头。

孟诜说：炒研煎饮，通利小便。

张元素说：润肺散气，利咽膈，去皮肤风，通十二经。

时珍说：能消斑疹毒。

【发明】李杲说：鼠粘子的功用有四：治风湿瘾疹，咽喉风热，散诸肿疮疡之毒，利凝滞腰膝之气。

附方

❶ 风水身肿，皮肤欲裂：牛蒡子二两，炒研为末。每温水服二钱，每日服三次。《圣惠方》。

❷ 风热浮肿，咽喉闭塞：牛蒡子一合，半生半熟，研为细末，热酒服一寸匕。《经验方》。

❸ 痰厥头痛：炒牛蒡子、旋覆花等份，研为细末。腊茶清服一钱，每日服二次。《圣惠方》。

4 头痛连睛：牛蒡子、石膏等份，研为细末，茶清调服。《医方摘要》。

5 咽膈不利，疏风壅涎唾：牛蒡子微炒、荆芥穗一两，炙甘草半两，研为细末。饭后汤服二钱，当缓缓取效。寇宗奭《本草衍义》。

6 悬痈（发生于上腭的痈肿）喉痛，是风热上攻：炒牛蒡子、生甘草等份，水煎含咽，名启关散。《普济方》。

7 咽喉痘疹：牛蒡子二钱，桔梗一钱半，粉甘草节七分，水煎服。《痘疹要诀》。

8 风热瘾疹：炒牛蒡子、浮萍等份，以薄荷汤服二钱，每日服二次。初虞世《古今录验方》。

9 风龋牙痛：炒牛蒡子，煎水含嗽。《延年方》。

10 小儿痘疮，时出不快，壮热狂躁，咽膈壅塞，大便秘涩，小儿咽喉肿，不利。若大便利者，勿服：牛蒡子炒一钱二分，荆芥穗二分，甘草节四分，水一盏，同煎至七分，温服。已出亦可服。名必胜散。《和剂局方》。

11 妇人吹乳：牛蒡子二钱，麝香少许，温酒慢慢吞下。《袖珍方》。

12 便痈肿痛：牛蒡子二钱，炒研末，入蜜一匙，朴硝一匙，空腹温酒调服。《袖珍方》。

13 蛇蝎蛊毒：牛蒡子，煮汁服。《卫生易简方》。

14 水蛊腹大：牛蒡子（微炒）一两，研为细末，面糊制成如梧桐子大的丸剂，每米汤下十丸。《张文仲方》。

15 关节肿痛，风热攻手指，赤肿麻木，甚则攻肩背两膝，遇暑热则大便秘：牛蒡子三两，新炒豆豉、羌活各一两，研为细末。每服二钱，白汤下。《本事方》。

根、茎

【气味】味苦，性寒，无毒。

【主治】《别录》记载：主治伤寒寒热汗出，中风面肿，消渴热中，攻逐水饮。久服轻身耐老。

苏敬说：根：主治牙齿痛，劳疟，诸风，脚无力，风毒，痈疽，咳嗽伤肺，肺壅腹内积块，冷气积血。

陈藏器说：根：浸酒服，去风和恶疮。和叶捣碎，外敷杖疮金疮，永不畏风。

甄权说：主治面目烦闷，四肢不健，通十二经脉，洗五脏恶气。可常作菜吃，可令人身体轻灵。

孟诜说：将根切碎后拌豆、面作饭吃，能消胀壅。茎叶煮汁洗浴，去皮肤内痒如虫行。还可加入盐花捣烂，外搨治一切肿毒。

【发明】苏颂说：把根做成果脯食用疗效非常好。茎叶适合煮汁酿酒服用。冬月采根，蒸后晒干入药。刘禹锡《传信方》：治疗突然中风，用紧细牛蒡根，挖取时避风，用竹刀或荆刀刮去泥土，擦干净，捣烂后绞取汁一大升，和好蜜四大合，温热后分两次服用，得汗出便愈。此方从岳鄂郑中丞处得到。郑中丞因吃热肉一顿，便中暴风。外甥卢氏为颍阳令，恰有此方。按方服用，立即痊愈。

附方

1 时气余热不退，烦躁发渴，四肢无力，不能饮食：用牛蒡根捣汁，饮服一小盏，有效。《圣惠方》。

2 流行时疾：生牛蒡根捣汁五合，空腹分为二次服用。服完后，取桑叶一把，炙黄，用水一升，煮取五合，一次服完取汗。孙思邈《食忌》。

3 热邪内攻，心烦恍惚：用牛蒡根捣汁一升，饭后分为二次服用。《食医心镜》。

4 一切风疾，十年、二十年者：牛蒡根

一升，生地黄、枸杞子、牛膝各三升，用袋盛药，浸入无灰酒三升内，随意饮服。《外台秘要》。

5 老人风湿久痹，筋挛骨痛：服此壮肾，润皮毛，益气力。牛蒡根（切碎）一升，生地黄（切碎）一升，大豆（炒）二升，用纱袋盛，浸一斗酒中，五六日后，随意空腹温服二三盏，每日服二次。《集验方》。

6 头面忽肿，热毒风气内攻，或连手足赤肿，触着痛者：牛蒡子根，洗干净后研烂，酒煎成膏，纱布摊贴肿处。再用热酒服一二匙，肿消痛减。《斗门方》。

7 头风掣痛，不可禁者，可用摩膏：取牛蒡茎叶，捣取浓汁二升，无灰酒一升，盐花一匙头，慢火煎稠成膏，用膏外摩痛处，风毒自散。外摩时需用力搓热，才有效果。冬月用根。《箧中方》。

8 头皮痒，头皮屑多：牛蒡叶捣汁，熬稠外涂。到第二天，用皂荚水洗去。《圣惠方》。

9 喉中热肿：鼠粘根一升，水五升，煎至一升，分三次服用。《延年方》。

10 小儿咽肿：牛蒡根捣汁，慢慢咽下。《普济方》。

11 热毒牙痛，热毒风攻头面，齿龈肿痛不可忍：牛蒡根（捣汁）一斤，入盐花一钱，熬成膏。将膏涂在齿龈下，严重的不过三次即可病愈。《圣惠方》。

12 瘿瘤：鼠粘子根一升，水三升，煮取一升半，分三次服用。或者研为末，做成蜜丸服用。《救急方》。

13 耳突然肿痛：牛蒡根切碎，绞汁二升，熬膏外涂。《圣济总录》。

14 小便不通，脐腹急痛：牛蒡叶汁、生地黄汁二合，和匀，入蜜二合。每次服用一合，入水半盏，煎至沸腾三五次，调滑石末一钱服。《圣济总录》。

15 疖子肿毒：鼠粘子叶外贴。《千金方》。

16 诸疮肿毒：牛蒡根三茎洗，煮烂捣汁，入米煮粥，吃一碗，效果很好。《普济方》。

17 积年恶疮、翻花疮、漏疮不愈者：牛蒡根捣烂，和腊月猪脂，每日外涂。《千金方》。

18 月水不通，结成肿块，腹肋胀大，欲死：牛蒡根二斤锉细，蒸三遍，用纱袋盛装，以酒二斗浸泡五天，每次饭前温服一盏。《普济方》。

按语

牛蒡子味辛、苦，性寒，能疏散风热，宣肺祛痰，利咽透疹，解毒消肿，滑肠通便。用于治疗风热感冒，温病初起发热，咽喉肿痛；麻疹不透，风疹瘙痒；痈肿疮毒，丹毒，痄腮喉痹；大便秘结。炒用可使其苦寒及滑肠之性略减。

Xi 葈 Er 耳

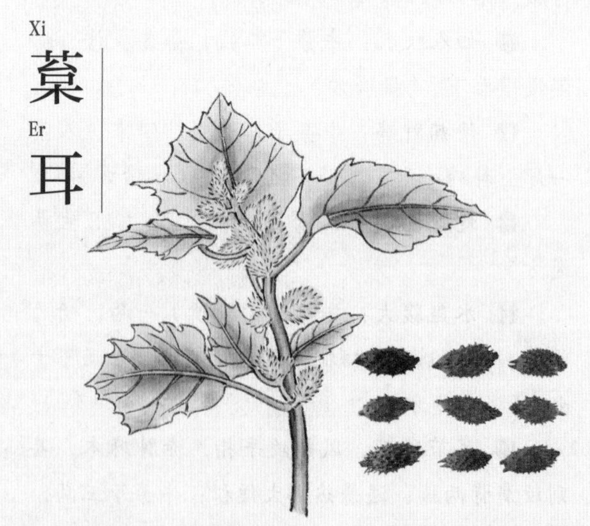

【释名】又名胡葈（xǐ）、常思、苍耳、卷耳、爵耳、猪耳、耳珰、地葵、羊负来、道人头、喝起草、野茄。

苏颂说：诗人称为卷耳，《尔雅》称为苍耳，《广雅》称为葈耳，都是以它的果实而得名。陆玑《诗疏》记载：它的果实像是妇人的耳珰（dāng），现在有的人称它为耳珰草。郑康成认为是白胡荽，幽州人称为爵耳。《博物志》记载：洛中有人驱赶羊群入蜀，胡菓子有很多刺，粘在羊毛上，于是到了中土，所以叫作羊负来。通俗称为道人头。

时珍说：它的叶的形状像菓麻，又像茄，所以有菓耳、野茄等名称。它的味道滑如葵，所以又叫地葵，与地肤同名。诗人想着给卷耳作赋，所以叫常思菜。张揖《广雅》作常菓，也说得通。

【集解】苏颂说：苍耳现在到处都有。陆氏《诗疏》记载：它的叶子青白色像胡荽，白花细茎，蔓生，可煮后当菜吃，滑而味淡。四月中旬生子，形状像妇人戴的耳珰。郭璞说：形状像老鼠的耳朵，丛生如盘状。现在所看见的苍耳都是这个样子，但不作蔓生。

时珍说：周定王《救荒本草》记载：苍耳叶呈青白色，类似黏糊菜叶。秋天结实，比桑椹短小且多刺。嫩苗可以炸熟食用，用水浸淘后拌食，可以充饥。其子炒去皮，研为面，可做成烧饼吃，也可熬油点灯。

实

【修治】《大明》记载：入药炒熟，捣去刺用，或酒拌蒸过用。

【气味】味甘，性温，小毒。

【主治】陈藏器说：主风头寒痛，风湿周痹，四肢拘挛痛，恶肉死肌，膝痛。久服益气。

甄权说：治肝热，明目。

《大明》记载：治一切风气，填髓，暖腰脚，治瘰疬疥疮及瘙痒。

时珍说：炒香浸酒服，去风补益。

附方

1 久疟不愈：苍耳子，根茎也可用，焙研为末，酒糊制成如梧桐子大的丸剂。每酒服三十丸，每日服二次。生者捣汁服也可。《朱氏集验方》。

2 大腹水肿，小便不利：苍耳子灰、葶苈末等份。每服二钱，温水送服，每日服二次。《千金方》。

3 风湿挛痹，一切风气：苍耳子三两，炒为末，以水一升半，煎取七合，去药渣后呷服。《食医心镜》。

4 牙齿痛肿：苍耳子五升，水一斗，煮取五升，乘热含于口中，冷即吐去，吐后再含，不过一剂即愈。茎、叶也可，或入盐少许。孙思邈《千金翼方》。

5 鼻渊流涕：苍耳子炒研为末，每次用白开水点服一二钱。《证治要诀》。

6 眼目昏暗：苍耳子一升，研为细末，白米半升，煮作粥，每日食用。《普济方》。

茎、叶

【修治】雷敩说：采得后，去心，取黄精，用竹刀切细拌匀，从巳时至亥时蒸制，取出后，去黄精，阴干后使用。

【气味】味苦、辛，性微寒，有小毒。

【主治】孟诜说：主中风伤寒头痛。

苏敬说：主麻风，癫痫，头风湿痹，毒在骨髓，腰膝风毒。夏月采来晒干研为细末，水服一二匕，冬季用酒送服。也可以做成丸剂，每服二三十丸，每日服三次。服满一百天，症状如疥疮，或发痒，流脓汁，或有的皮肤会斑驳甲错，死皮脱完后则肌如凝脂。使人减少睡意，除各种毒螫，杀虫疳湿毒。久服可使人耳目聪明，轻身强志。

陈藏器说：把叶子搓揉后放在舌下，出涎，去目黄嗜睡。烧灰，和腊猪脂，敷贴在疔肿处，可出脓头。煮酒服用，主治狂犬咬毒。

【发明】时珍说：苍耳子久服去风热有效，最忌猪肉和风邪，触犯了禁忌则全身发出红斑。

《苏沈良方》记载：苍耳根、苗、叶、实，都洗濯阴干，烧灰汤淋，滤取浓汁，用两灶熬炼。灰汁耗减，即取旁边锅中的热灰汤加入。一日一夜不灭火，最后熬制成霜，干瓷瓶收贮。每日早晚酒服二钱，可以补暖去风驻颜，尤治皮肤风，令人皮肤清洁干净。每次洗澡时加入少许，效果较好。宜州文学昌从谏，服此药十几年，到了七八十岁，面色红润，身体轻健，这都是药力的功效。《斗门方》记载：妇人血风攻脑、头眩闷绝、忽死倒地、不省人事者，用苍耳草嫩心阴干，制成为末，用酒调服一大钱，功效极好。

附方

1 诸风头晕：苍耳叶晒干为末，每服一钱，酒调下，每日服三次。如果服药后呕吐，则用蜜丸如梧桐子大，每服二十丸。《杨氏经验方》。

2 毒攻手足，肿痛欲断：苍耳捣汁浸渍患处，并以药渣外敷。春天用心，冬天用子。《千金翼方》。

3 风瘙瘾疹，身痒不止：用苍耳茎、叶、子等份，研为细末。每服二钱，豆淋酒调下。《圣惠方》。

4 脸上黑斑：苍耳叶焙为末，饭后米汤调服一钱，一月即愈。《摘玄方》。

5 赤白汗斑（汗斑为皮肤损害的色素减退或色素沉着斑，脱屑）：苍耳嫩叶尖，和青盐擂烂，五六月时外擦，五七次即有疗效。《摘玄方》。

6 齿风动痛：苍耳一把，用浆水煮，入盐含漱。《外台秘要》。

7 鼻衄不止：苍耳茎叶捣汁，服一小盏。《圣惠方》。

8 五痔下血：五月五日采苍耳茎叶为末，水服方寸匕，非常有效。《千金翼方》。

9 赤白下痢：苍耳草不拘多少洗净，用水煮烂，去掉药渣，加入蜂蜜，用武火熬成膏。每服一二匙，白汤送服。《医方摘玄》。

10 产后下痢：苍耳叶捣绞汁，温服半中盏，每天服三四次。《圣惠方》。

按语

苍耳子味辛、苦，性温，有毒，发散风寒，通鼻窍，祛风湿，止痛。能发散风寒，通鼻窍，祛风湿，止痛。用于治疗风寒感冒，恶寒发热，头身疼痛，鼻塞流涕，鼻渊头痛、不闻香臭、时流浊涕，风湿痹痛。也可用于风疹瘙痒。但是过量服用易致中毒。

豨莶

Xi Xian

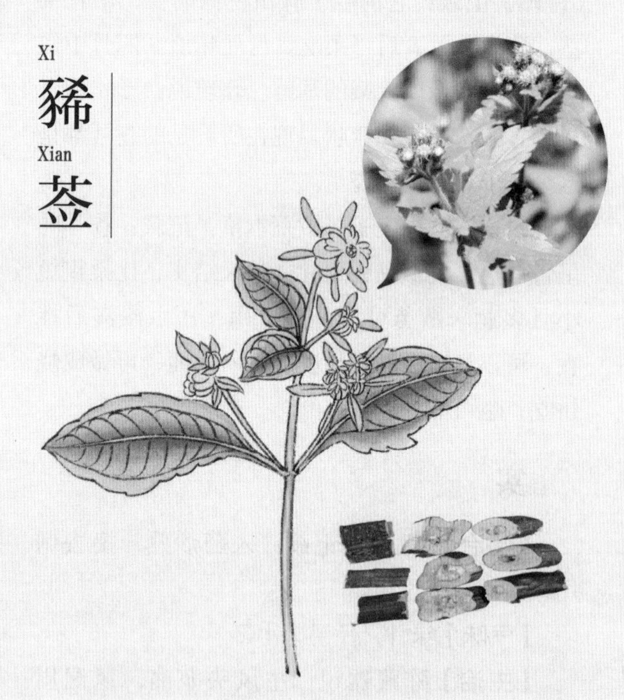

【释名】又名希仙、火杴（xiān）草、猪膏母、虎膏、狗膏、黏糊菜。

时珍说：《韵书》记载：楚人称猪为豨（xī），草的气味辛毒则称为莶（xiān）。此草气臭如猪而味莶螫，所有叫作豨莶。称它为猪膏、虎膏、狗膏，是因为它们气味相似，并且能治虎狗咬伤。火杴应当是虎莶，音调传说导致错讹，现在的人又讹称豨莶为希仙。《救荒本草》说将它的嫩苗炸熟，浸去苦味，油盐调和食用，所以又称为黏糊菜。

【集解】苏颂说：到处都有。春天长苗叶，似芥菜但细长些，纹理较粗。茎高二三尺。初秋开花像菊花，结的果实颇似鹤虱。《救荒本草》记载：采摘它的苗叶，淘去苦味，炸熟后用盐拌可食用。

【气味】味苦，性寒，有小毒。

【主治】苏敬说：豨莶，治热除虫烦满不能食，取新鲜的捣汁服三合，服用过量会导致呕吐。又说：猪膏母，主治金疮，能止痛，止血生肉，除各种恶疮，消浮肿。捣烂后外敷，或用水泡散敷疗效都很好。

陈藏器说：主久疟兼郁痰，捣汁饮服取吐。捣烂后外敷，可治虎伤、狗咬、蜘蛛咬、蚕咬、蠼螋（qú sōu）尿疮。

时珍说：治肝肾风气，四肢麻痹，骨痛膝弱，风湿诸疮。

【发明】时珍说：新鲜的捣汁饮服会令人呕吐，所以说有小毒。九蒸九晒后能补虚除痹，所以说没有毒。

唐慎微说：江陵府节度使成讷在《进豨莶丸方表》中说：我有个弟弟叫䜣，三十一岁时患中风，卧床五年，百医不愈。有个名为钟针的道人看了弟弟的病后，说：可以服用豨莶丸，必会痊愈。这种草多生长在肥沃的土壤里，高三尺左右，节叶相对生。应当在五月以后采集它，且在距离地面五寸处剪割，用温水洗去泥土，摘下叶子和枝头。九蒸九晒，不必太干燥，水分适量就可以了。然后熬捣为末，炼蜜制成如梧桐子大的丸剂，空腹温酒或米汤下二三十丸。服到二千丸时，病症加重，但不要担忧，这是药物在发挥功效。服到四千丸，必然会痊愈。至五千丸，定当恢复强壮的身体。我按照方法配药，令弟弟䜣服用，果然如道人所言，弟弟病愈。服后需吃饭三五匙压药味。尤以五月五日采集的最好。奉敕交给太医院详细誊录。又有益州张咏《进豨莶丸表》说：把豨莶切细煮后吃菜喝汤，可作填饱肚子的饭食；加入松柏制饼，也有治病的功用，因此充饥不必山珍海味，治病又何须奇异药品？倘若得到对症的药，又哪管它的外形丑陋呢？我因修建龙兴观，挖掘得到一块碑，上面刻有呼吸吐纳的方法和两个药方。按照方子的记载派人四处访问，采得药草。这种草金棱银线，茎色淡，紫根，对节而生。蜀地称它为火枕，茎叶同苍耳很相似。采摘不需登高历险，每次只求少量却得到很多。急采不难，广收也很容易。如果经常服用，则可见特效。谁知道至贱之物，能有这么好的功效呢？我自已吃了一百服后，便眼睛清亮，视物清晰。到食用一千服时，胡须变得乌黑发亮，肢体轻健有力，效果很好。本地有一都押衙名罗守一，曾因中风从马上摔下来，不能说话。我给他服了十服后，他的病马上就好了。又有智严和尚，七十岁，忽然患了偏风，口眼㖞斜，时时吐涎。我给他服了十服后，也得痊愈。

附方

1 风寒泄泻，火枕丸：治风气行于肠胃，泄泻：豨莶草研为细末，醋糊丸如梧桐子大。每服三十丸，白开水送服。《圣济总录》。

2 痈疽肿毒，一切恶疮：豨莶草端午采者一两，乳香一两，白矾烧半两，研为细末。每服二钱，热酒调下。毒重者连进三服，得汗出为佳。《乾坤秘韫》。

3 发背疔疮：豨莶草、五爪龙、小蓟、大蒜等份，擂烂，入热酒一碗，绞汁服，得汗立效。《乾坤生意》。

4 疔疮肿毒：端午采豨莶草，晒干，研为细末。每服半两，热酒调下。汗出即愈，特别有效。《集简方》。

5 反胃吐食：豨莶草焙为末，蜜丸如梧桐

子大，每次服五十丸。《百一选方》。

按语

稀莶草味辛、苦，性寒，能祛风湿，通经络，利关节。用于治疗风湿痹痛，中风半身不遂，风疹，湿疮，疮痈。生用祛湿热，除风痒，酒蒸制后略有补益肝肾之功，单用作用缓慢，久服方效。

Lu
芦

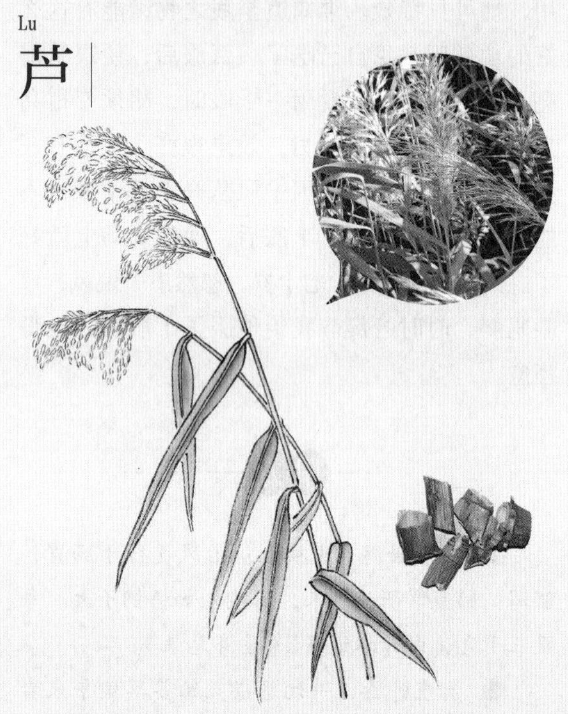

【释名】又名苇、葭（jiā），花名蓬茙，笋名虇（quán）。

时珍说：毛苌（cháng）。《诗疏》载：苇初生时名葭，还未茂盛时名芦，长成后名苇。苇，是伟大之意。芦，是色呈卢黑色。葭，是嘉美的意思。

【集解】苏敬说：芦根生长于低下潮湿之地。茎叶像竹，花像荻花，花名叫蓬茙。二月、八月采根，晒干后使用。

时珍说：芦有几种：长一丈左右，中空皮薄而色白的，是葭（jiā，初生的芦苇），是芦，是苇；比苇短小，而中空皮厚，颜色呈青苍色，是菼（tǎn），是薍，是荻（dí，多年生草本植物，生在水边，叶子长形，似芦苇，秋天开紫花，茎可以编席箔），是萑（huán，指芦苇一类的植物，初生名菼,幼小时叫蒹，长成后称萑）；最为短小，而中实者，是蒹（jiān，没有长穗的芦苇），是薕（lián，未开花的荻）。都是以初生、已成得名。它们身都像竹，它们的叶都长如箬（ruò）叶，它们的根入药，性味都相同。

根

【气味】味甘，性寒，无毒。

【主治】《别录》记载：治消渴客热，止小便利。

苏敬说：治疗反胃呕逆不下食，胃中热，伤寒内热，效果很好。

甄权说：解大热，开胃，治噎哕不止。

《大明》记载：寒热时疾烦闷，泻痢口渴，孕妇胃热。

笋

【气味】味小苦，性冷，无毒。

【主治】宁原说：除膈间客热，止渴，利小便，解河豚及各种鱼蟹毒。

时珍说：解各种肉毒。

【发明】时珍说：《雷公炮炙论·序》记载：过食过饮，须煎芦根、厚朴服用。注云：用芦根和厚朴等份，煎汤饮服。这是因为芦根甘能益胃、寒能降火的缘故。

附方

1 骨蒸肺痿，不能食者，苏游芦根饮主之：芦根、麦门冬、地骨皮、生姜各十两，橘皮、茯苓各五两，水二斗，煮至八升，去药渣，分五次服用，汗出乃愈。《外台秘要》。

❷ 劳复食复，欲死：用芦根煮浓汁饮服。《肘后方》。

❸ 呕哕不止，厥逆者：芦根三斤切，水煮浓汁，频频饮服二升。《必效方》：如果用童子小便煮后饮服，不过三服即愈。《肘后方》。

❹ 五噎（噎气、忧噎、食噎、劳噎、思噎五种噎症）吐逆，心膈气滞，烦闷不下食：芦根五两锉细，用水三大盏，煮取二盏，去药渣后温服。《金匮要略》。

❺ 反胃上气：芦根、茅根各二两，水四升，煮至二升，分几次服用。《千金方》。

❻ 霍乱烦闷：芦根三钱，麦门冬一钱，水煎服。《千金方》。

❼ 霍乱胀痛：芦根一升，生姜一升，橘皮五两，水八升，煎至三升，分几次服用。《太平圣惠方》。

茎、叶

【气味】味甘，性寒，无毒。

【主治】时珍说：治霍乱呕逆，肺痈烦热，痈疽。烧灰淋汁，煎膏，蚀恶肉，去黑子。

徐之才说：萚（tuò，草木脱落的皮、叶）：治金疮，生肉灭瘢。

【发明】时珍说：古方煎药多用劳水和陈芦火，是因为水不强，火不盛。芦中空虚，所以能入心肺，治上焦虚热。

附方

❶ 霍乱烦渴，腹胀：芦叶一把，水煎服。又方：芦叶五钱，糯米二钱半，竹茹一钱，水煎，入姜汁、蜜各半合，煎两沸后，时时呷服。《圣惠方》。

❷ 吐血不止：芦荻外皮烧灰，不要令外皮发白，研为细末，入蚌粉少许，研匀，麦门冬汤服一二钱。《圣惠方》。

❸ 肺痈咳嗽，烦满微热，心胸甲错：苇茎汤，用苇茎切二升，水二斗，煮汁五升。入桃仁五十枚，薏苡仁、瓜瓣各半升，煮取二升，饮服。当吐出脓血而愈。张仲景《金匮要略》。

❹ 发背溃烂：陈芦叶为末，以葱椒汤洗净，外敷。《乾坤秘韫》。

❺ 小儿秃疮：用盐汤洗净患处，蒲苇灰外敷。《圣济总录》。

按语

芦根味甘，性寒，能清热泻火，生津止渴，除烦，止呕，利尿。用于治疗热病烦渴，胃热呕哕，肺热咳嗽、肺痈吐脓，热淋涩痛等症。临床可以大剂量使用。

麻黄 (Ma Huang)

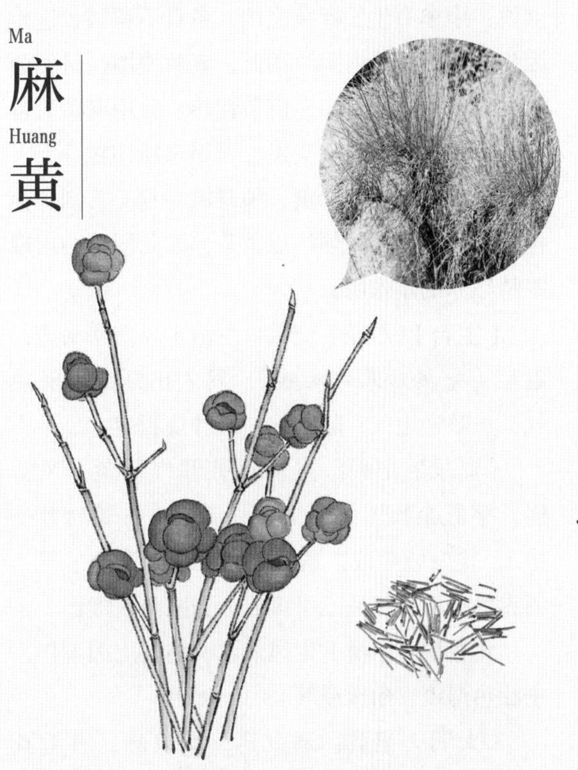

【释名】又名龙沙、卑相、卑盐。

【集解】《别录》记载：麻黄生晋地和河东，立秋采茎，阴干收用。

苏颂说：现在靠近汴京地区多有出产，以产于荥阳、中牟者为佳。春天生苗，到了五月则长到一尺左右。梢上开黄花，结实如百合瓣而稍小，又像皂荚子，味甜，微有麻黄气，外皮呈红色，里仁子黑。根为紫赤色。时人说有雌雄二种：雌者三月、四月开花，六月结子；雄者无花，不结子。至立秋后收茎阴干。

茎

【修治】陶弘景说：用时折去节根，水煮十余沸，以竹片掠去水面上泡沫。

【气味】味苦，性温，无毒。

张元素说：性温，味苦而甘辛，气味俱薄，轻清而浮，属阳，主升。手太阴之药，入足太阳经，兼走手少阴、阳明经。

时珍说：麻黄微苦而辛，性热而轻扬。僧继洪说：中牟有生长麻黄之地，冬日不积雪，这是因为麻黄可以泄内阳。因此，麻黄使用过量便会泄人真气。由此可知，麻黄性热。服用麻黄后自汗不止者，用冷水浸头发，再用米粉扑在身上，汗即止。凡是服用麻黄，须避风一日，否则病会再次发作。使用时须佐以黄芩，如此便不会出现眼睛红赤的副作用。

【主治】《本经》记载：主治中风伤寒头痛，温疟（先热后寒的疟疾），发表出汗，去邪热气，止咳逆上气，除寒热，破肿块积聚。

《别录》记载：主治五脏邪气缓急，风胁痛，字乳余疾（女子生产哺乳后，出现的月子病），止好吐唾液，通腠理，解肌，泄邪恶气，消赤黑斑毒。但是不可多服，否则令人虚弱。

甄权说：治身上毒风麻木痹痛，皮肉不仁，主壮热温疫，山岚瘴气。

《大明》记载：通九窍，调血脉，开毛孔皮肤。

张元素说：去营中寒邪，泄卫中风热。

时珍说：散赤目肿痛，水肿风肿，产后血滞。

【发明】陶弘景说：麻黄疗伤寒，为解肌第一药。

苏颂说：张仲景治伤寒，有麻黄汤及葛根汤、大小青龙汤，都用麻黄。治肺痿咳嗽上气，有射干麻黄汤、厚朴麻黄汤，这些都是大方。

李杲说：轻可去实，麻黄、葛根之类。六淫有余之邪，客于阳分皮毛之间，腠理闭塞，营卫气血不行，所以称之为实。二药轻清走上，故轻可去实。麻黄微苦，其形中空，阴中之阳，入足太阳膀胱经。该经循背下行，本寒而又受外寒，因此适宜发汗，去皮毛气分寒邪，以泄表实。若过度发散则汗多亡阳，或饮食劳倦及杂病自汗表虚之证用之，则耗散人的元气，不可不禁。

王好古说：麻黄治卫实之药，桂枝治卫虚之药，二物虽然是太阳证药，其实是营卫药。心主营为血，肺主卫为气。因此麻黄为手太阴肺经之剂，桂枝为手少阴心经之剂。伤寒伤风而咳嗽，用麻黄、桂枝，是汤液之源。

时珍说：麻黄为肺经专药，因此治疗肺病多用它。张仲景治伤寒，无汗用麻黄，有汗用桂枝。历代医家解释，都随文附会，没有穷究医理之人。我常常思考，似有一得，与众人认识有异。津液为汗，汗即是血。在营则为血，在卫则为汗。若寒伤营，营血内涩，不能外通于卫，卫气闭固，津液不行，因此无汗发热而恶寒。若风伤卫，卫气外泄，不能内护于营，营气虚弱，津液不固，因此有汗发热而恶风。然而，风寒之邪都从皮毛而入。皮毛者，肺之合。肺主卫气，包罗一身，为天之象。此证虽属于太阳，而肺实受邪气。其症兼有面赤怫郁，咳嗽有痰，喘而胸满，难道这不是肺病吗？由于皮毛外闭，则邪热内攻，而肺气郁积。因此用麻黄、甘草同桂枝，引出营分之邪，达于肌表，佐以杏仁泄肺而利气。出汗后无大热，有喘的，加以石膏。朱肱《活人书》记载，夏至后加石膏、知母，都是泄肺火之药。因此，麻黄汤虽为太阳发汗重剂，实为发散肺经火郁之药。腠理不密，则津液外泄，而肺气自虚。虚则补其母，因此用桂枝同甘草外散风邪以救表，内伐肝木以防脾。佐以芍药，泄木而固脾，泄东以补西。使以姜、枣，以行脾之津液而和营卫。下后微喘者加厚朴、杏仁，以利肺气。汗后脉沉迟者加人参，以益肺气。朱肱加黄芩为阳旦汤，以泻肺热，都是脾肺之药。因此，桂枝虽太阳解肌轻剂，实为理脾救肺之药。这是千古未发之秘旨，我在这里指出。又因少阴病发热脉沉，有麻黄附子细辛汤、麻黄附子甘草汤。少阴与太阳互为表里，这是赵嗣真所说的熟附配麻黄，补中有发的缘故。有一禁卫军士卒夏天时通宵饮酒，患了水泄之病，数日不止，饮食水谷直入直出。服分利消导升提等药反而加剧。时珍诊之，脉浮而缓，大肠下弩（弩，又名水弩，一种水虫，南宋以前医籍中，蜮、射工、沙虱、水弩常混淆统称，泛指由恙虫等引起的一类急性传染病，后衍生为将此类症状名为水弩、射工。李时珍在《本草纲目》中也同意此说，认为水中之虫沙虱能入人皮肤。此处“大肠下弩”不仅指肉眼可见之“虫”，更包含病似风寒的症状），又复发痔疮出血。这是因为吃肉食生冷茶水过杂，抑遏阳气在下，木盛土衰，《素问》所谓“久风成飧泄”，治法应当升之扬之。于是处方用小续命汤，一服而愈。过去张仲景治伤寒六七日，大下后，脉沉迟，手足厥逆，咽喉不利，唾脓血，泄利不止者，用麻黄汤平其肝肺，兼升发之，就是这个道理。

附方

❶ 伤寒黄疸，表热者，麻黄醇酒汤主之：麻黄一把，去节，用绵包裹，美酒五升，煮取半升，顿服取小汗。春月用水煮。《千金方》。

❷ 里水黄肿，张仲景云：一身面目黄肿，其脉沉，小便不利，甘草麻黄汤主之。麻黄四两，水五升，煎煮，掠去水面上泡沫，入甘草二两，煮取三升。每服一升，盖被，迫汗外出，不出汗再服，避风寒。《千金方》云：有患气急久不愈，变成水病，从腰以上肿者，宜此发其汗。水肿脉沉属少阴。其脉浮者为风，虚胀者为气，都不是水，以麻黄附子汤发汗。麻黄三两，水七升，煎煮，掠去水面上泡沫，入甘草二两，炮附子一枚，煮取二升半。每服八分，每日服三次，盖被使汗出。张仲景《金匮要略》。

❸ 风痹冷病：麻黄（去根）五两，桂心二两，研为细末，酒二升，慢火熬如饧糖。每服一匙，热酒调下，至汗出为度。需要避风。《圣惠方》。

❹ 小儿慢脾风（即慢惊风，症见面唇发青发暗，额上汗出，四肢厥冷，手足微搐，气弱神微，昏睡不语等），因吐泄后而成：麻黄长（去节）五寸十个，白术（指面大）两块，全蝎二个，生薄荷叶包煨，研为细末。两岁以下一字，三岁以上半钱，薄荷汤送服。《圣惠方》。

❺ 产后腹痛，及血下不尽：麻黄去节，研为细末，酒服方寸匕，一日二三服，血下尽即止。《子母秘录》。

❻ 心下悸病：半夏麻黄丸，用半夏、麻黄等份，研为细末，用炼蜜制成小豆大的丸剂。每饮服三丸，每日服三次。《金匮要略》。

根节

【气味】味甘，性平，无毒。

【主治】陶弘景说：能止汗，夏天掺杂米粉外扑。

【发明】甄权说：麻黄根节能止汗，用旧竹扇与它共同捣末外扑。又可将牡蛎粉、粟粉与麻黄根等份，研为细末，纱袋盛贮。如遇盗汗出，即外扑，用手摩。

时珍说：麻黄发汗之气迅疾不能御，而根节止汗效如桴鼓，物理之妙，不可测度如此。自汗有风湿、伤风、风温、气虚、血虚、脾虚、阴虚、胃热、痰饮、中暑、亡阳、柔痉等证，都可以随证加入应用。当归六黄汤加麻黄根，治盗汗效果尤为迅捷。这是因为它的药性能行周身肌表，所以能引诸药外至卫分而固腠理也。本草只知道外扑的方法，而不知道内服的功效也极佳。

附方

1 盗汗阴汗：麻黄根、牡蛎粉为末，外扑。

2 盗汗不止：麻黄根、椒目等份，研为细末。每服一钱，无灰酒下。外以麻黄根、旧蒲扇为末，外扑。《奇效良方》。

3 小儿盗汗：麻黄根三分，旧蒲扇灰一分，研为细末，用乳汁服三分，每日服三次。再用干姜三分同为末，三分外扑。《古今录验方》。

4 诸虚自汗，夜卧即甚，久则枯瘦：黄芪、麻黄根各一两，牡蛎米泔浸洗煅过，捣为散。每服五钱，水二盏，小麦百粒，煎服。《和剂局方》。

5 虚汗无度：麻黄根、黄芪等份，为末，飞面糊作丸，如梧桐子大。每用浮麦汤下百丸，以止为度。谈野翁《试验方》。

6 产后虚汗：黄芪、当归各一两，麻黄根二两。每服一两，煎汤送服。

7 阴囊湿疮，肾有劳热：麻黄根、石硫黄各一两，米粉一合，为末，外敷。《千金方》。

按语

麻黄味辛、微苦，性温，能发汗解表，宣肺平喘，利水消肿。用于治疗风寒感冒，咳嗽气喘，风水水肿。也可用治风寒痹证，阴疽，痰核。发汗解表宜生用，止咳平喘多炙用。其发汗宣肺力强，凡表虚自汗、阴虚盗汗及肺肾虚喘者均当慎用。

麻黄根味甘、微涩，性平，能固表止汗。用于自汗、盗汗。外用扑于身上，可治各种虚汗症。

木贼 Mu Zei

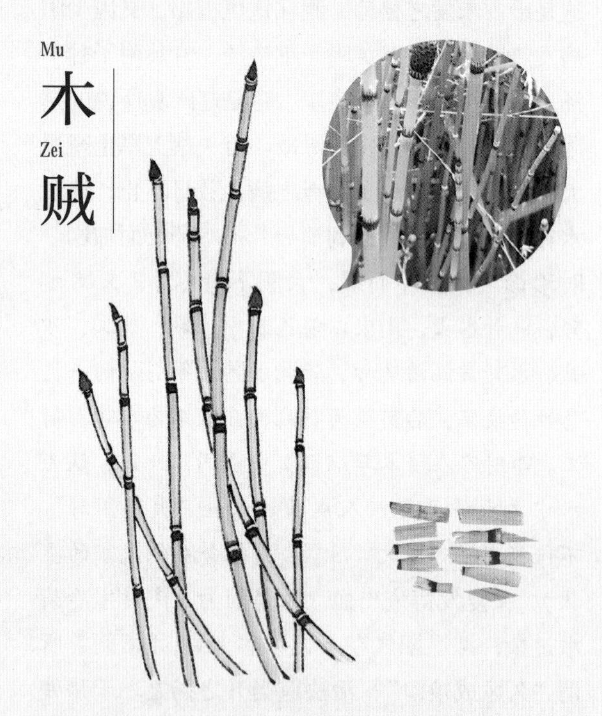

【释名】时珍说：此草有节，表面糙涩。治木骨者，用之磋（cuō）擦则光滑干净，好像是木之贼，因此称为木贼。

【集解】掌禹锡说：木贼产于秦、陇、华、成等郡靠近水的地方。苗长一尺左右，丛生。每根一干，没有花叶，寸寸有节，色青，经冬不凋枯。四月采收。

时珍说：丛丛直上，长者二三尺，形状像凫

此苗（荸荠）和粽心草，中空有节，又像麻黄茎而稍粗，没有枝叶。

【气味】味甘、微苦，性温，无毒。

【主治】《嘉祐本草》说：治目疾，退翳膜，消积块，益肝胆，疗肠风，止痢疾，及妇人月经不断，崩中赤白。

时珍说：解肌，止泪止血，去风湿，疝痛，大肠脱肛。

【发明】掌禹锡说：木贼得牛角腮、麝香，可以治疗休息久痢。得禹余粮、当归、川芎，治崩中赤白。得槐蛾、桑耳，治肠风下血。得槐子、枳实，治痔疾出血。

朱震亨说：木贼去节烘过，发汗至易，本草书中不曾记载。

时珍说：木贼气温，味微甘苦，中空而轻，阳中之阴，主升，主浮。与麻黄同形同性，所以也能发汗解肌，升散火郁风湿，治眼目诸血疾。

附方

1 目昏多泪：木贼（去节）、苍术（泔浸）各一两，研为细末。每服二钱，茶调下。或蜜丸也可。

2 舌硬出血：木贼煎水含漱。《圣惠方》。

3 血痢不止：木贼五钱，水煎温服，一日一服。《圣惠方》。

4 肠痔下血，多年不止：用木贼、枳壳各二两，干姜一两，大黄二钱半，并于锅内炒黑存性，研为细末。每次用粟米汤服二钱，非常有效。苏颂《图经本草》。

5 大肠脱肛：木贼烧存性，为末掺之，按入即止。一加龙骨。《三因方》。

6 妇人血崩，血气痛不可忍，远年近日不愈者，雷氏木贼散主之：木贼一两，香附子一两，朴硝半两，研为细末。每服三钱，色黑者，酒一盏煎，红赤者，水一盏煎，和药渣服，每日服二次。脐下痛者，加乳香、没药、当归各一钱，同煎。忌生冷硬物、猪鱼油腻、酒面。《医垒元戎》。

7 月水不断：炒木贼三钱，水一盏，煎至七分，温服，每日服一次。《圣惠方》。

8 胎动不安：木贼去节、川芎等份，研为细末。每服三钱，水一盏，入金银一钱，煎服。《圣济总录》。

9 小肠疝气：木贼锉细，微炒为末，沸汤点服二钱，缓服取效。一方：用热酒下。寇宗奭《本草衍义》。

按语

木贼味甘、苦，性平，能疏散风热，明目退翳。用于治疗风热目赤、迎风流泪、目生翳障，外伤出血、肠风出血、妇科出血等。

灯心草

Deng Xin Cao

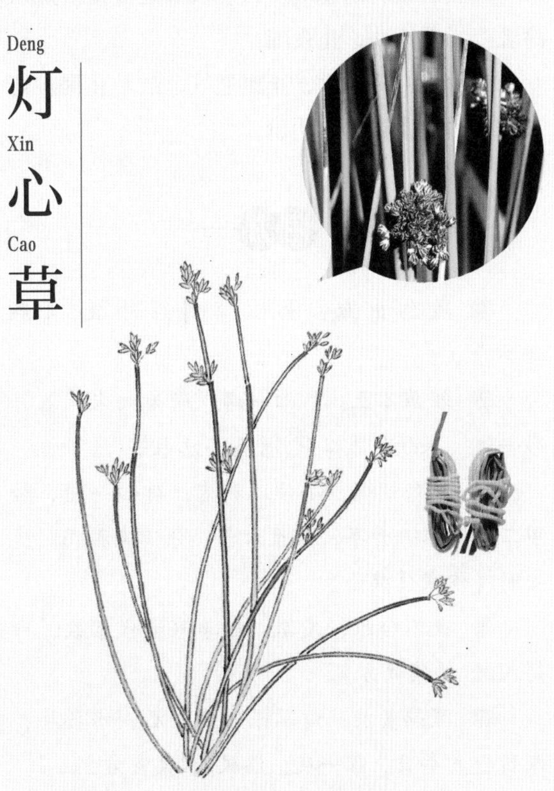

【释名】又名虎须草、碧玉草。

【集解】马志说：灯心草生于江南沼泽地带，丛生，茎圆细而长直，人们用它来制席。

寇宗奭说：陕西也有。蒸熟待干，折取中心白瓤燃灯者，称为熟草。有不蒸者，生干剥取，称为生草。入药宜用生草。

时珍说：此草即龙须之类，但龙须紧小而瓤实，此草稍粗而瓤虚白。吴人栽种，取瓤为灯炷，以草织席及蓑。他处野生者不多。炼丹的人用它伏硫、砂。

【修治】时珍说：灯心难研，用粳米粉浆染过，晒干研末，入水澄清，浮在水面上的即是灯心，晒干用。

【气味】味甘，性寒，无毒。

【主治】《开宝本草》记载：五淋，生煮服。败席煮服，疗效更好。

张元素说：泻肺，治阴窍涩不利，行水，除水肿癃闭。

朱震亨说：治急喉痹，烧灰吹之甚捷。烧灰涂乳上，喂小儿，止夜啼。

时珍说：降心火，止血通气，散肿止渴。烧灰入轻粉、麝香，治阴疳。

附方

1 破伤出血：灯心草嚼烂外敷。《胜金方》。

2 衄血不止：灯心一两，研为细末，入丹砂一钱。米饮送服二钱。《圣济总录》。

3 痘疮烦喘，小便不利者：灯心一把，鳖甲二两，水一升半，煎至六合，分二次服用。庞安时《伤寒总病论》。

4 夜不合眼，失眠：灯草煎汤代茶饮，即得入睡。《集简方》。

5 湿热黄疸：灯草根四两，酒、水各半，入瓶内煮半日，露一夜，温服。《集玄方》。

按语

灯心草味甘、淡，性微寒，能利尿通淋，清心降火。用于治疗小便不利、淋沥涩痛、心烦失眠、口舌生疮等症。

地黄

Di Huang

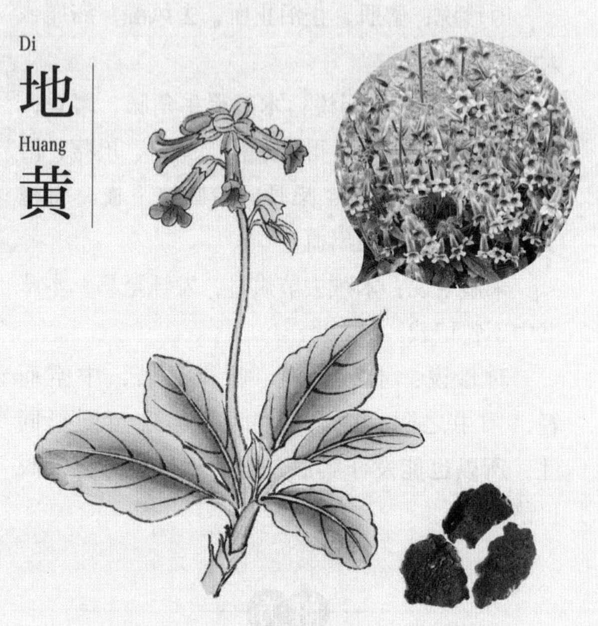

【释名】又名苄（hù）、芑（qǐ）、地髓。

《大明》记载：可以将生品置于水中浸泡来验证，浮在水面的称为天黄，半浮半沉的称为人黄，沉于水底的称为地黄。入药时以沉入水底的为最好，半沉于水中的稍次，浮在水面的则不能入药使用。

时珍说：《尔雅》记载：苄，即地黄。郭璞（pú）注解说，江东称作苄。罗愿说：苄以沉入水底的最为珍贵，因此字形从“下”。

【集解】《别录》记载：地黄以生于咸阳山川、沼泽处的黄土中为好，二月、八月份采根阴干。

陶弘景说：咸阳即长安。生于渭城的有子实像小麦。如今以彭城的干地黄为最好，其次为历阳所产，近用以江宁板桥的地黄为好。制作干地黄时法度极严，要求捣汁和蒸，炮制者不能按照自己的意愿而随意变动；而此处说是阴干，难道蒸法已经失传了吗？人们常用牛膝、萎蕤（ruí）冒充它，但人们不能进行辨别。

苏颂说：如今处处都有地黄生长，以出自同州的为上品。二月生叶，布在地上就可长出，像车前，叶上有皱纹而不光滑。高的近一尺，低的有三四寸，它的花像油麻花而呈红紫色，也有开黄花的。其果实作房如连翘，中间的子很细而显沙褐色。根像人的手指，通黄色，粗细长短不等。地黄很容易种植，根一入土就可生长。有人说：古时称种地黄适宜用黄土。现今则不然，很适合在肥沃的空地上种植，这样种出来的地黄根大而多汁。用苇席围编成车轮状，直径约一丈，再取土填充到苇席中做成花坛样。坛上再用土将苇席填满，堆成几级，上面的一级比下面的一级直径少一尺。如此几层，形状像佛塔一样。再将根节多的地黄切成一寸长的段，种植在坛上，层层填满，每日灌水，使其生长茂盛。到春分秋分时，从上一层开始挖取，根都长大而不断折。采得的根暴晒干燥。出自同州的光滑、柔润而甜美。

寇宗奭说：地黄叶像甘露子，花像脂麻花，但有细斑点。北方人称其为牛奶子花，茎上有微细的短白毛。

时珍说：现今之人只以怀庆地黄为上品，然而各地却在每个时间的兴废不同。它的苗初生时紧贴地面，叶像山白菜而毛不光滑，叶面呈深青色，又像小芥叶而稍厚，不分叉。叶中生茎，上有细毛。茎梢开小筒子花，呈红黄色。结实像小麦粒大。根长四五寸，细如手指，皮呈赤黄色，像羊蹄根及胡萝卜根，暴晒干燥后变黑，生食作土气。俗称它的苗为婆婆奶。古人种子，现今只种根。王旻（mín）《山居录》记载：取地黄嫩苗，摘其侧叶可以作菜，对人体大有益处。本草书指出二月、八月采根，是没有明白地黄的物性。八月份时残叶犹在，叶中精气，未尽归于根。二月份新苗已生，根中精气已兹于叶。不如正月、九月采收的为好，最适宜蒸煮与暴晒。《礼记》记载：羊苄豕（猪）薇（嫩茎和叶可作蔬菜），自古就可以食用。

陈嘉谟说：在江浙肥沃的土地上所种的地黄，受南方阳气的影响，质虽光润而效果差；产自怀庆山中的，禀受北方纯阴之气，皮有疙瘩而效果强。

干地黄

【修治】陈藏器说：干地黄，《本经》中不说是生干还是蒸干。医家所用二物时却各有分别，蒸干的偏温补，晒干的偏平补，当依此法而用。

时珍说：《本经》所称干地黄的，即生地黄的干品。其做法是取地黄一百斤，选择其中肥厚的六十斤，洗净，晒干令微皱。再将拣下的洗净，置于木臼中捣绞取汁，入酒再捣，取汁拌前地黄，于太阳下晒干，或用火焙干用。

【气味】味甘，性寒，无毒。

【主治】《本经》记载：治疗伤中，能逐血痹，填骨髓，长肌肉。作汤可除寒性、热性腹中结块，除痹，治疗折伤、跌倒、伤筋。久服轻身不老，生品效果尤好。

《别录》记载：主治男子多种劳伤，女子伤中胞漏下血，能破瘀血，尿血，利大小肠，祛除胃中饮食积滞，补五脏内伤虚损不足，通血脉，益气力，利耳目。

《大明》记载：能助心胆气，强筋骨长志，安魂定魄，治疗惊悸劳损，心肺虚损，吐血鼻衄，妇人崩中血晕。

甄权说：治疗产后腹痛。久服皮肤变白，延年益寿。

张元素说：能凉血生血，补肾水真阴，除皮肤燥，去各种湿热。

王好古说：主治心病掌中热痛，脾气痿蹶（jué）嗜卧，足下热而痛。

时珍说：治疗齿痛唾血。

生地黄

【气味】性大寒。

【主治】《别录》记载：治疗妇人崩中流血不止及产后血上所致的近心处闷绝。伤身胎动下血，死胎不落，堕坠踠折，瘀血留血，鼻血吐血，皆可捣汁饮服。

甄权说：解诸热，通月经，利水道。捣烂贴心腹能消瘀血。

【发明】王好古说：生地黄入手少阴心经，又为手太阳小肠药，因此钱乙泻心火时与木通同用来导赤。与他药一起用时，可治疗各经血热。尿血、便血也可以用。

甄权说：病人虚而多热的，适宜加用。

戴原礼说：阴虚阳盛，相火炽盛，来乘阴位，日渐煎熬，表现为虚火的证候，宜用地黄这类药物，以滋阴退阳。

寇宗奭说：《本经》只说有干、生二种，不说用熟的。如果有血虚劳热，产后虚热，老人中虚燥热的，给予生地黄或者干地黄时，当考虑其性太寒，因此后世改用蒸熟、暴晒干燥的地黄。生、熟地黄的功效差别相当大，不可不详细审辨。

时珍说：《本经》所称干地黄的，乃是阴干、晒干、烘干品，因此又说生用效果尤其好。《别录》又说生地黄是新挖时的鲜品，因此药性大寒。而熟地黄是经反复蒸晒而成。各家本草都指干地黄为熟地黄，虽主治证候相同，而凉血补血的功效稍有不同。

熟地黄

【修治】苏颂说：制作熟地黄的方法为：取肥地黄二三十斤，洗净，再将拣剩下的瘦短的二三十斤捣烂绞榨取汁，投石器中浸透，于甑（zèng）上浸三四回。多次浸泡、过滤、转蒸完毕后，又暴晒使汁吸尽。此时的地黄当光黑如漆，味甜如饴糖。需用瓷器收贮，因为熟地黄脂柔喜润的缘故。

雷敩说：采收生地黄后去皮，置于瓷锅上于柳木甑中蒸，摊开令气稍歇，酒拌后再蒸，取出令药干燥。制作过程中勿犯铜铁器，若犯铜铁则会使人肾消并发白，男损荣，女损卫。

时珍说：近时制作方法：拣取沉水肥大的生地，用好酒入缩砂仁末内，拌匀，置于柳木甑上于瓦锅内蒸透，晾干。再用砂仁、酒拌蒸，晾干。如此九蒸九晾才停止。这是因为熟地黄药性滋腻，得砂仁的辛香而具走窜之性，则合和五脏冲和之气，可使气归丹田的缘故。现今市场上只用酒煮熟后就售卖，不可入药用。

【气味】味甘、微苦，性微温，无毒。

【主治】时珍说：能填骨髓，长肌肉，生精血，补五脏内伤不足，通血脉，利耳目，黑须发，治疗男子多种劳伤、女子伤中胞漏、月经不调、胎产百病。

张元素说：能补血气，滋肾水，益真阴，去脐腹急痛，病后胫股酸痛。

王好古说：治疗坐而欲起，目无所见。

【发明】张元素说：地黄生用则大寒而能凉血，血热则需用它；熟用则微温而能补肾，血衰少的需用到它。脐下痛的病症属肾经，非熟地黄不能除，它是通肾的药物。

王好古说：生地黄治疗心热、手足心热，入手足少阴厥阴经，能益肾水，凉心血，其脉洪实的较为适宜使用。若脉虚，则宜用熟地黄，借助火力蒸九次，能补肾中元气。仲景八味丸中以它为诸药之首，为天一所生水之源。《汤液本草》用四物汤治疗肝病，以它为君药，肝肾同治。

时珍说：据王硕《易简方》记载：男子多阴虚，宜用熟地黄；女子多血热，宜用生地黄。又说：生地黄能生精血，天门冬引入所生之处；熟地黄能补精血，用麦门冬引入所补之处。虞抟

《医学正传》记载：生地黄生血，而胃气虚弱的人服用，能妨碍饮食；熟地黄补血，而痰饮多的人服用，能腻膈。有人说：生地黄酒炒则能不妨胃，熟地黄姜汁炒则能不腻膈。知道这些的都是能掌握地黄精微之处的人。

苏颂说：崔元亮《海上方》记载：治一切心痛，无论是新症，还是陈病。用生地黄一味，随人的食量，捣绞取汁，搜面作面食或冷淘后食用，不久后当下利出虫，长约一尺，头像壁虎，之后便不再患病。以前有人患此病二年，深深痛恨此病，临终时告诫家人，他死后当剖开，以去病本。死后家人遵循他的遗言，剖尸去病，果然得一虫，将此虫置于竹节中间，每次吃饭的时候都用所吃食物来饲养它。然而给此虫喂食地黄面，随即坏烂。由此而得此方。刘禹锡的《传信方》也记载了其事，写道：贞元十年，通事舍人崔抗女儿，患心痛病将死，将地黄冷淘食下后，便吐一物，小勺大，形状像蛤蟆，无足目，好像有口，于是痊愈。但是注意冷淘时不要加盐。

附方

1 服食法：一方：地黄根洗净，捣烂绞榨取汁，煎熬令变稠，入白蜜再煎，直至可做丸，做成梧桐子大的丸子。每天早上取三十丸，用温酒送下，一天三次。一方：用大枣和成丸。一方：用干地黄末入膏，做成丸子服下也可以。

2 吐血唾血，痈疖：生地黄不拘多少，捣研三次压榨三次，取汁直至汁尽，用容器盛装，密封勿令泄气，置于火上煎煮至减半，绞榨过滤去渣，再煎如稠糖，做成弹子大的丸子。每次取一丸，温酒送服，一天二次。此方名地黄煎。《千金方》。

3 补益：生地黄十斤，洗净，捣烂压榨取汁，鹿角胶一斤半，生姜半斤，绞榨取汁，蜜二升，酒四升。先用火煎煮地黄汁至沸腾数次，接着用酒捣研紫苏子四两，取汁，入地黄汁中煎煮至沸腾一二十次，下鹿角胶，直至胶化完全，下姜汁、蜜再煎，待其稠厚，用容器盛装。每次空腹时取方寸匕，用酒化服。此方名地髓煎。《千金方》。

4 利血生精：地黄（切碎）二合，与米同入罐中煎煮，待米熟，加酥二合，蜜一合，一起炒香后加入，再煮熟后食用。此方名地黄粥。《臞仙神隐》。

5 明目补肾：生地黄、熟地黄各二两，蜀椒一两，捣研为末，加蜜做丸如梧桐子大，每次取三十丸，空腹时盐汤送下。《普济方》。

6 固齿乌须，生津液：地黄五斤，置于柳木甑内，用土盖上，蒸熟后晒干。如此三次，捣研后做成小饼。每次含服一枚。《御药院方》。

7 男女虚损，四体沉滞，骨肉酸痛，及吸少气，或小腹拘急，腰背强痛，咽干唇燥，或饮食无味，多卧少起，渐至瘦削：生地黄二斤，面一斤，捣烂，炒干后捣研为末。每次取方寸匕，空腹时酒服，一天三次。《肘后方》。

8 虚劳困乏：地黄一石，捣研压榨取汁，酒三斗，搅匀后一起煎煮收膏。天天服用。《必效方》。

9 病后虚汗，口干心躁：熟地黄五两，水三杯，煎成一杯半，分三次服下，一天服完。《圣惠方》。

10 骨蒸劳热：生地黄一升，捣研三次，绞榨取汁，分两次服下。若下利则减量，以身轻热退为度。《外台秘要》。

11 妇人发热，欲成劳病，肌瘦食减，月经不调：干地黄一斤，捣研为末，炼成蜜丸如梧桐子大。每次取五十丸，酒服。此方名地髓煎。《保庆集》。

12 妇人劳热心慌：生干地黄、熟干地黄等份，捣研为末，取生姜自然汁，入水相和，打糊做丸如梧桐子大。每次取三十丸，用地黄汤送下，或用酒醋茶汤送服也可，一天两次。如有脏腑虚冷，则早上服八味丸。此方名地黄煎。《妇人良方》。

13 咳嗽唾血，劳瘦骨蒸，早晚寒热往来：生地黄汁三合，煮白粥直至快熟，入地黄汁搅匀，空服食下。《食医心镜》。

14 吐血咳嗽：将熟地黄捣研为末，每次取一钱，酒服，一天三次。《圣惠方》。

15 吐血不止：生地黄汁一升二合，白胶香二两，用容器盛装，入甑内蒸煮，直至白胶香消尽，服下。梅师《集验方》。

16 心热吐衄，脉洪数：生地黄汁半升，煎熬至一合，入大黄末一两，待成膏，制成丸如梧桐子大，每次取五丸到十丸，白开水送服。并《圣惠方》。

17 鼻出衄血：干地黄、冰片、薄荷等份，捣研为末，用冷水调服。孙兆《秘宝方》。

18 吐血便血：地黄汁六合，置于容器中煎煮至沸腾，入牛皮胶一两，待化尽后入生姜汁半杯，分三次服下。《圣惠方》。

19 肠风下血：生地黄、熟地黄一起酒浸，五味子等份，捣研为末，加炼蜜制成如梧桐子大的丸剂，每次取七十丸，酒送服。《百一选方》。

20 初生便血，小儿初生七八日，大小便血出：生地黄汁五到七汤匙，酒半汤匙，蜜半汤匙，调和服下。不可服用凉药。《全幼心鉴》。

21 小便尿血吐血，耳鼻出血：生地黄汁半升，生姜汁半合，蜜一合，调和后服下。《圣惠方》。

22 小便血淋：生地黄汁、车前叶汁各三合，一起调和后煎服。《圣惠方》。

23 月经不止：生地黄汁一杯，酒一杯，煎服，一天二次。《千金方》。

24 月经不调，久而无子：熟地黄半斤，当归二两，黄连一两，同酒浸一晚，焙干后捣研为末，炼成蜜丸如梧桐子大。每次取七十丸，米汤或温酒送服。禹讲师方。

25 妊娠漏胎，下血不止：①用生地黄汁一升，用酒四合浸泡后，煎煮至沸腾三五次，服下。不止又服，《百一选方》。②将生地黄捣研为末，每次取方寸匕，酒服，白天和晚上各服一次，崔氏方。加干姜末，《经心录》。③用生地黄、熟地黄等份，捣研为末。每次取半两，用白术、枳壳煎汤，空腹调服，一天二次。此方名二黄丸。《保命集》。

26 胎寒腹痛：熟地黄二两，当归一两，微炒后捣研为末，做成蜜丸如梧桐子大，每次取三十丸，温酒送服。此方名内补丸。许叔微《本事方》。

27 妊娠胎动：生地黄捣汁，煎煮至沸腾，入鸡蛋清一枚，搅匀服下。《圣惠方》。

28 产后血痛有块，经脉行后，腹痛不调：熟地黄一斤，陈生姜半斤，一同炒干后捣研为末。每次取二钱，温酒调下。此方名黑神散。《妇人良方》。

29 产后恶血不止：将干地黄捣研为末，每次取一钱，饭前热酒服下。连服三服。《瑞竹堂方》。

30 产后中风，胁不得转：生地黄五两研汁，生姜五两取汁，相互浸泡一晚，第二天各自炒黄，待浸汁干，焙干后捣研为末。每次取方寸匕，酒服。此方名交加散。《济生方》。

31 产后烦闷：生地黄汁、酒各一升，相和后煎沸，分二次服下。《集验方》。

32 产后百病：用地黄汁浸泡神曲二升，秫（shú）米二斗，令发酵，如常法酿造。待酒熟，封存七天，取上清，常服令酒气相接。忌生冷、醋、滑肠食物、蒜、鸡猪鱼肉及一切毒物。此酒需在未产前一月酿成。夏季不可酿此酒。此方名地黄酒。《千金翼方》。

33 寒疝绞痛：乌鸡一只，如常法煮制。生地黄七斤，锉细，于甑中一起蒸，下用容器接汁。清晨开始服，到下午三到五点服完。其间当寒水下完时，作白粥吃下。久疝者作三剂服下。《肘后方》。

34 小儿阴肿：用葱椒汤于温暖处洗患处，水调地黄末敷患处。睾丸发热，用鸡蛋清调地黄末敷患处，或加牡蛎少量。《世医得效方》。

35 小儿热病，壮热烦渴，头痛：生地黄汁三合，蜜半合，和匀，频频与服。《普济方》。

36 中暑昏沉：取地黄汁一杯服下。

37 热瘴昏迷烦闷，饮水不止：生地黄根、生薄荷叶等份，捣烂，取自然汁，入麝香少量，水调服，感觉心下顿凉时，勿再服。《普济方》。

38 血热生癣：取地黄汁频服。《千金方》。

39 疔肿乳痈：地黄捣烂敷患处，变热即更换。梅师《集验方》。

40 痈疖恶肉：地黄三斤，水一斗，煮取三升，过滤去渣煎至稠厚，涂纸上贴患处，一天三次。《鬼遗方》。

41 一切痈疽及打扑伤损，未破疼痛：用生地黄捣烂如泥，摊敷患处，再掺木香末于中，又摊地黄泥重贴患处。王衮（gǔn）《博济方》。

42 打扑损伤，骨碎及筋伤烂：用生地黄熬膏，包裹患处。用竹简编成夹板，尽快固定患处，勿令转动。一整天可换十次。《肘后方》。

43 损伤打扑，瘀血在腹：用生地黄汁三升，酒一升半，煮至二升半，分三次服下。出《千金方》。

44 物伤睛突，轻者睑胞肿痛，重者目睛突出，但目系未断：急捣生地黄，用棉布包裹敷患处。同时用避风膏药，护其四周。《圣济总录》。

45 睡起目赤肿起，良久如常：用生地黄汁，浸泡粳米半升，晒干，三浸三晒。每晚用米煮粥，吃一碗。《医余录》。

46 眼突然红痛：水洗生地黄、黑豆各二两，捣研为膏。睡前用盐汤洗眼，闭目后用药厚敷眼上，到天亮，用水润湿取下。《圣济总录》。

47 产妇目赤：将生地黄切成薄片，温水浸贴患处。《小品方》。

48 牙疳宣露，脓血口气：生地黄一斤，盐二合，捣研为末，捣和成团，用面包煨直至烟断，去面入麝香一分，研匀，白天晚上贴患处。《圣济总录》。

49 牙齿挺长：常食生地黄。张文仲《随身备急方》。

50 牙动欲脱：将生地黄用棉布包裹出汁。用汁浸渍牙根，一起咽下，一天五六次。《千金方》。

51 食蟹龈肿，肉努出者：生地黄汁一碗，牙皂角（火炙）数条，蘸尽地黄汁，捣研为末敷患处。《永类钤方》。

52 耳中常鸣：生地黄截成断，塞入耳中，一天换几次。或煨熟，效果更好。《肘后方》。

53 须发黄赤：生地黄一斤，生姜半斤，各自洗净，捣研取自然汁，留下药渣。用不蛀皂角十条，去皮弦，蘸汁，炙至汁尽。同药渣一起入罐内用泥封固，煅烧存性，捣研为末，用铁器盛装。每次取药末三钱，白开水调和，停二天，临睡前用刷子刷染须发上。《本事方》。

54 竹木入肉：生地黄嚼烂敷患处。《救急方》。

55 狂犬咬伤：将地黄捣烂取汁饮服，并涂患处。《百一选方》。

地黄叶

【主治】《千金方》说：治疗恶疮似癞，病已十年，先用盐汤洗患处，再捣烂天天涂患处。

时珍说：据《抱朴子》记载：韩子治用地黄苗喂五十岁老马，生三匹马驹，到一百三十岁才死。张鷟（zhuó）《朝野佥（qiān）载》记载：鸟被鹰伤，衔地黄叶点患处；虎中箭毒，食清泥解毒。鸟兽况且知道解毒，更何况是人呢?

地黄实

【主治】苏颂说：四月采收，阴干后捣末，水服方寸匕，一天三次，功效与地黄相同。

陶弘景说：出自渭城的有子，淮南七精散用到它。

地黄花

【主治】苏颂说：捣研为末服食，功效与地黄相同。

时珍说：肾虚腰脊痛，捣研为末，酒服方寸匕，一天三次。

附方

内障青盲，风赤生翳，及坠睛日久，瞳损失明：地黄花（晒）、黑豆花（晒）、槐花（晒）各一两，捣研为末。猪肝一具，一起用水二斗，煎煮至上面有凝脂，掠尽凝脂，收贮瓶中。每次取少量，点眼，一天三四次。《圣惠方》。

-按语-

地黄分鲜地黄、生地黄、熟地黄。鲜地黄味甘、苦，性大寒，能清热凉血，泻火除烦，滋阴力稍弱。

生地黄味甘、苦，性寒，能清热凉血，养阴生津。用于热入营血，舌绛烦渴、斑疹吐衄；阴虚内热，骨蒸劳热；津伤口渴，内热消渴，肠燥便秘。鲜地黄生津作用更好。

熟地黄味甘，性微温，能补血养阴，填精益髓。用于血虚萎黄，眩晕，心悸，失眠及月经不调、崩中漏下，肝肾阴虚，腰膝酸软、遗精、盗汗、耳鸣、耳聋及消渴等。

牛膝 (Niu Xi)

【释名】又名牛茎、百倍、山苋菜、对节菜。

陶弘景说：它的茎有节，像牛膝，因此以牛膝为名。

时珍说：《本经》又名百倍，为隐语，主要是说它有滋补的功效，如牛的力量一样大。它的叶像苋，节对生，因此有山苋、对节的俗称。

【集解】《别录》记载：牛膝生于河内山川峡谷及临朐（qú），二月、八月、十月采根，阴干。

吴普说：叶像夏蓝，茎本红色。

陶弘景说：现今出自靠近蔡州的牛膝，长大而柔润。它的茎有节，茎呈紫节而大的为雄牛膝，青细的为雌牛膝，以雄牛膝为好。

《大明》记载：怀州所产的长而白，苏州所产的色紫。

苏颂说：现今江淮、闽粤、关中也有生长，但是不及怀庆出产的纯正。春季生苗，茎高二三尺，青紫色，有节如鹤膝及牛膝头。叶尖圆如汤匙，两两相对。于节上生花作穗，秋季结实很细。其中以根长大至三尺而质柔润的为好。茎、叶也可单用。

时珍说：处处都有生长的牛膝，称作土牛膝，不能服食。只以北方及四川人家栽种的牛膝为好。秋季收子，到春播种。它的苗方茎暴节，叶对生，很像苋叶，长且有尖角。秋季开花，作穗结子，状如小鼠身上背负的小虫，有涩毛，贴茎而倒生。九月份采根，水中浸泡两晚，挼去皮，晾干捆扎后暴晒干燥，虽然色白、皮直而显得贵重，但挼去白汁入药，却不如留皮者功效强大。嫩苗可作菜食。

牛膝根

【修治】雷敩说：凡用时去头芦，用黄精自然汁浸泡一晚，漉出，锉细，焙干备用。

时珍说：现今只有用酒浸入药，欲药势下行则生用，滋补则焙干用，或酒拌蒸过用。

【气味】味苦、酸，性平，无毒。

【主治】《本经》记载：治疗寒湿痿症、痹病，四肢拘挛，膝痛不可屈伸，逐血瘀气滞，治疗伤热火烂，能堕胎。久服轻身耐老。

《别录》记载：治疗伤中少气，男子阴消，老人遗尿，能补中续子，益精利阴气，填骨髓，止发白，除脑中痛及腰脊痛，治疗妇人月经不通、血结。

甄权说：治疗阳痿，能补肾，助十二经脉，逐瘀血。

《大明》记载：治疗腰膝软怯冷弱，破结块，排脓止痛，治疗产后心腹痛并血晕，下死胎。

王好古说：能强筋，补肝脏风虚。

寇宗奭说：同苁蓉浸酒服，可以益肾。竹木刺入肉内，嚼烂敷患处，即出。

时珍说：治疗久疟寒热往来，五淋尿血，茎中痛，下痢，喉痹口疮齿痛，痈肿恶疮伤折。

【发明】甄权说：虚弱羸瘦的患者，可加用此药。

朱震亨说：牛膝能引诸药下行，筋骨痛风在下的，适宜加用。凡用到土牛膝的，春夏季用叶，秋冬季用根，只有叶汁的见效最快。

时珍说：牛膝是足厥阴、少阴经药。所主治的病，大抵得酒则能补肝肾，生用则能去瘀血，仅此二者而已。其治疗腰膝骨痛、足痿阴消、遗尿、久疟、伤中少气等病，难道不是取其补肝肾的功效吗？其治疗腹中结块、心腹诸痛、痈肿恶疮、金疮折伤喉齿、淋痛尿血、经候胎产等病，难道不是取其去瘀血的功效吗？据陈日华《经验方》记载：我在临汀刻印了方夷吾所编的《集要方》。后在鄂渚，得九江太守王南强书信说：家中老人久患淋病，百药不效。偶然见到了临汀《集要方》中用牛膝治疗淋病的记载，服后痊愈。又有叶朝议亲人患血淋，流下小便在盆内凝如蒟蒻（jǔ ruò，俗称魔芋），不久变成老鼠的形状，但没有足，百治不效。有一村医用牛膝煎浓汁，让病患一天服五次，称作地髓汤。虽然没有立即痊愈，但血的颜色逐渐变淡，不久就恢复到病前。十年后血淋病又发作，服后又病愈。于是检索各种本草书，发现《肘后方》中治疗小便不利、茎中痛欲死，用牛膝和叶酒煮服用的记载。又据杨士瀛《仁斋直指方》记载：小便淋痛，或尿血，或尿有砂石而胀痛。用川牛膝一两，水二杯，煎成一杯，温服。有一妇人患此病十年，服后即见效。杜牛膝也可用，或入麝香、乳香，效果更好。

附方

① 劳疟积久不止：长大牛膝一握，生切，加水六升，煮成二升，分三次服下。清早服一次，未发前服一次，临发时服一次。《外台秘要》。

② 消渴不止：牛膝五两捣研为末，生地黄汁五升浸泡，白天晒晚上浸泡，以汁尽为度，炼成蜜丸，如梧桐子大，每次取三十丸，空腹温酒送服。《经验方》。

③ 卒患腹中结块，腹中有如石刺，昼夜啼呼：牛膝二斤，用酒一斗浸泡，密封，于火中温

令味出。每次取五合至一升，随酒量大小饮下。《肘后方》。

4 痢下肠蛊（先白后赤为痢下，先赤后白为肠蛊）：牛膝（捣碎）二两，用酒一升浸泡一晚。每次服一到两杯，一天三次。《肘后方》。

5 妇人血块：①土牛膝根洗净切碎，焙干后捣研为末，酒煎后温服。②单服土牛膝。《图经本草》。

6 女人血病，月经淋闭，月经不来，绕脐寒疝痛，及产后血气不调，腹中结块不散：牛膝酒浸一晚后焙干，干漆炒令烟尽，各一两，捣研为末，生地黄汁一升，入容器内，小火煎熬至可作丸，制成如梧桐子大的丸剂。每次取二丸，空腹米汤送下。此方名万病丸。《拔萃方》。

7 妇人阴痛：牛膝五两，酒三升，煮取一升半，过滤去渣，分三次服下。《千金方》。

8 胞衣不出：牛膝八两，冬葵子一合，水九升，煎成三升，分三次服下。《延年方》。

9 产后尿血：取川牛膝水煎频服。熊氏《妇人良方补遗》。

10 喉痹乳蛾：①新鲜牛膝根一握，艾叶七片，与人乳一起捣和取汁，灌入鼻内。没有艾叶也可。②将牛膝捣汁，和醋灌鼻。

11 口舌疮烂：牛膝浸酒含漱，也可煎服。《肘后方》。

12 牙齿疼痛：牛膝研末含漱。也可烧灰用，塞于牙齿间。《千金方》。

13 折伤闪肭（nà，扭伤筋骨或肌肉）：牛膝捣烂敷患处。《卫生易简方》。

14 金疮作痛：生牛膝捣烂敷患处。梅师《集验方》。

15 突然得恶疮：牛膝根捣烂敷患处。《千金方》。

16 痈疖已溃：用牛膝根稍微刮去皮，插入疮口中，留半寸在外，再取嫩橘叶和地锦草各一握，捣烂敷在上面，随干随换。陈日华《经验方》。

17 风瘙瘾疹，骨疽癞病：将牛膝捣研为末，每次取方寸匕，酒服，一天三次。《千金方》。

牛膝茎、叶

【气味】缺。

【主治】时珍说：治疗寒湿痿症、痹病，久疟淋秘，诸疮。功效同根，春夏季适宜用。

附方

1 气湿痹痛，腰膝痛：牛膝叶（切碎）一斤，加米三合，于豆豉汁中煮成粥，同盐酱一起空腹食下。《圣惠方》。

2 老疟不断：牛膝茎叶一把切碎，加酒三升浸泡，令稍有酒气，服下，病不愈再发作，则再服用。《肘后方》。

3 感受溪水中毒邪，恶寒发热，烦躁，骨节强痛，不急治，会死亡：用雄牛膝茎紫色、节大者一把，以酒、水各一杯同捣，绞榨取汁温服，一天三次。《肘后方》。

按语

牛膝根味苦，甘、酸，性平，能补肝肾，强筋骨，活血通经，引火（血）下行，利尿通淋。用于瘀血阻滞之经闭、痛经、经行腹痛、胞衣不下及跌仆伤痛；腰膝酸痛、下肢痿软；淋证、水肿、小便不利；火热上炎，阴虚火旺之头痛、眩晕、齿痛、口舌生疮、吐血、衄血。活血通经、利水通淋、引火（血）下行宜生用；补肝肾、强筋骨宜酒炙用。性专下行，孕妇月经过多者忌服。中气下陷，脾虚泄泻，下元不固，多梦遗精者慎用。现《中华人民共和国药典（2015年版）》所载牛膝指的是怀牛膝。怀牛膝偏于补肝肾、强筋骨。另川牛膝偏于活血通经。

另外，还有土牛膝，味微苦、酸，性寒，能清热利咽，活血通淋，用于治疗咽喉肿痛，小便不利。牛膝为治疗咽喉肿痛之要药。时珍所说“处处都有生长的牛膝，称作土牛膝，不能服食”即指此。

Zi 紫 Wan 菀

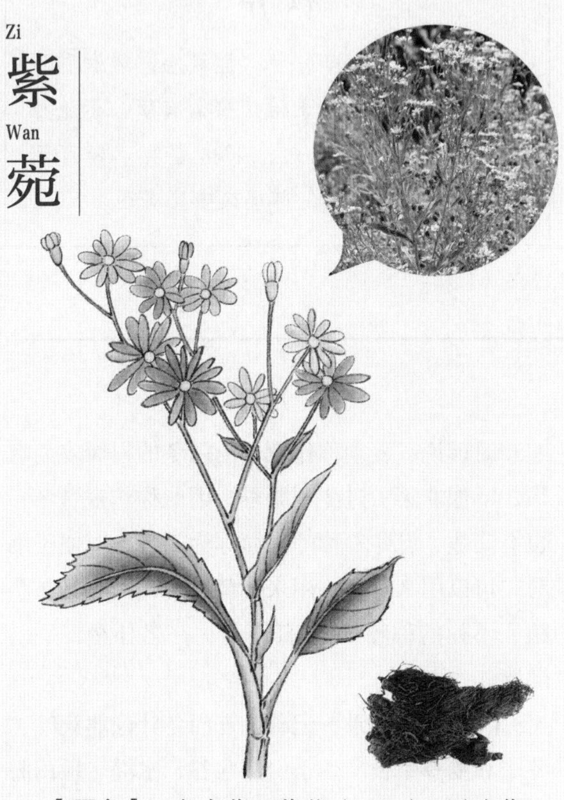

【释名】又名青菀、紫蒨（qiàn）、返魂草、夜牵牛。

时珍说：它的根呈紫色，柔软而有弯曲，故名紫菀。许慎《说文解字》作“茈（zǐ）菀”。《斗门方》称作返魂草。

【集解】《别录》记载：紫菀生于汉中、房陵山谷及真定、邯郸。二月、三月采根，阴干。

陶弘景说：靠近道路旁到处都有。它生长时满布一地，花呈紫色，本来有白毛，根很柔细。有白色的称作白菀，不作药用。

《大明》记载：形状像蚕休，根作节，色紫、柔润而软的质佳。

苏颂说：现今耀、成、泗、寿、台、孟各州及兴国军各地都有。三月间布地生苗，叶二四相连，五月、六月间开黄白紫花，结黑子。

苏敬说：白菀，即女菀。功效、形状与紫菀相同，无紫菀时也可用。

汪颖说：紫菀连根叶采收，醋浸，入盐少许保存，作菜辛香，称作仙菜。盐不宜多，多则腐烂。

时珍说：据陈自明记载：紫菀以出自牢山、根像北细辛者为好，沂、兖（yǎn）以东都有生长。现今的人多用车前、旋覆花根经红土染过后伪充。紫菀为治疗肺病之要药，肺本自亡津液，又服走津液的药物，为害严重，不可不慎。

紫菀根

【修治】雷敩说：凡用应先去须。有一种色白而鲜艳，号称羊须草，自然不同。去头及土，用水洗净，用蜜浸泡一晚，到天明时将药置于火上焙干备用。一两用蜜二分。

【气味】味苦，性温，无毒。

【主治】《本经》记载：治疗咳逆上气，胸中寒热结气，能去蛊毒痿蹶（手足萎弱无力，动作行走不便），安五脏。

《别录》记载：治疗咳唾脓血，能止喘悸，治疗五劳体虚，能补不足，治疗小儿惊痫。

甄权说：治疗尸疰，能补虚下气，治疗劳气虚热，百邪鬼魅。

《大明》记载：能调中，消痰止渴，润肌肤，添骨髓。

王好古说：能益肺气，主息贲（即肺积，在右胁下，覆大如杯，以咳嗽、胸痛、咯血、体倦乏力为主要临床表现）。

附方

1 肺伤咳嗽：紫菀五钱，水一杯，煎至七成，温服，一天三次。《卫生易简方》。

2 久嗽不瘥：紫菀、款冬花各一两，百部半两，捣研为末。每次取三钱，用生姜三片，乌梅一个，煎汤调服，一天二次。《图经本草》。

3 小儿咳嗽，声不出者：紫菀末、杏仁等份，入蜜同研，制成如芡子大的丸剂。每次取一丸，用五味子汤化服。《全幼心鉴》。

4 吐血咳嗽，吐血后咳：紫菀、五味炒后捣研为末，制成如芡子大的蜜丸，每次含化一丸。《指南方》。

5 产后下血：将紫菀捣研末，每次取五撮，水送服。《圣惠方》。

6 缠喉风痹，不通欲死：紫菀根一茎，洗净后纳入喉中，取恶涎出。再用马牙硝含服咽津。《斗门方》。

7 妇人小便卒不得出：将紫菀捣研为末，每次取三撮，用水送服。《千金方》。

按语

紫菀味苦、辛、甘，性微温，能润肺下气，化痰止咳。用于治疗咳嗽有痰，无论外感、内伤，病程长短，寒热虚实，皆可用之。外感暴咳生用，肺虚久咳蜜炙用。

Mai 麦 Men 门 Dong 冬

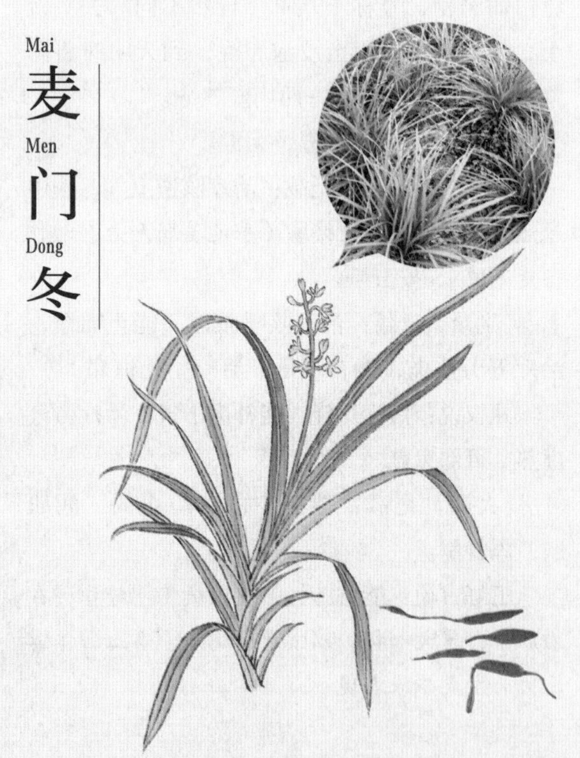

【释名】又名虋（mén）冬，秦名羊韭，齐名爱韭，楚名马韭，越名羊耆。又名禹韭、禹余粮、忍冬、忍凌、不死草、阶前草。

陶弘景说：根像穬麦，因此称为麦门冬。

时珍说：麦须称作虋，麦门冬的根像麦而有须，叶像韭菜，过冬不凋零，因此称作麦虋冬，也有诸韭、忍冬等称呼。简称为门冬，以便于书写。可以用来服食，用来代替五谷，因此又有余粮、不死的称呼。《吴普本草》一名仆垒，一名随脂。

【集解】《别录》记载：麦门冬叶像韭菜叶，冬季和夏季生长。生于山川水谷、水堤、坂田肥沃的土石间及长久废弃的地方。二月、三月、八月、十月采根，阴干。

吴普说：生于山谷中肥沃的地方，丛生，叶像韭菜叶，果实青黄色。采收无时间限制。

陶弘景说：函谷关即秦关。到处都有，冬季结实像青珠，四月采根，以肥大的为好。

陈藏器说：出自江宁的麦门冬形小而质润，出自新安的形大而色白。它的苗大的像鹿葱，小的像韭菜叶，大小有三四种，功用相似，其子形圆而色青。

苏颂说：所在各地都有。叶色青像莎草，长约一尺，四季不凋谢。根呈黄白色而有须，像连珠形。四月开淡红色花，像红蓼花。果实色青而圆如珠。江南所产的叶大，有人说以出产自吴地的麦门冬更好。

时珍说：古人只用野生的麦门冬，后世所用的多是栽种而成。其具体种法为：四月初采根，在黑土或者肥沃的沙地中栽种。于每年六月、九月、十一月上粪及除草灌溉三次。夏至前一天取根，洗净晒干贮藏。它的子可种植，但成长比较慢。来自浙中的麦门冬最好，它的叶像韭菜而多纵纹，且异常坚韧。

麦门冬根

【修治】陶弘景说：每用时选取肥大的，洗净，抽去心，否则令人烦。大概一斤需减去四五两的样子。

时珍说：凡入水煎剂时，用开水润湿，一会抽去心，或焙软，趁热去心。若入丸、散剂用，需焙热，再置于风中吹冷，如此三四次，既容易干燥，又不损伤药效。或用水浸捣膏和药也可以。入滋补药中，则用酒浸后研磨。

【气味】味甘，性平，无毒。

【主治】《本经》记载：治疗心腹结气，伤中伤饱，胃络脉绝，羸瘦短气。久服轻身不老不饥。

《别录》记载：治疗身重目黄，心下支满，虚劳客热，口干燥渴，能止呕吐，愈痿蹶，强阴益精，消谷调中保神，定肺气，安五脏，令人肥健，美颜色，有子。

陈藏器说：能去心热，止烦热，寒热体劳，下痰饮。

《大明》记载：治疗多种劳伤，能安魂定魄，止嗽，定肺痿吐脓，流行性疾热狂头痛。

甄权说：治疗热毒大水，面目肢节浮肿，能下水，主泄精。

张元素说：治疗肺中伏火，补心气不足，治疗血热妄行，及经水枯，乳汁不下。

陈藏器说：久服轻身明目。同车前、地黄做丸服，能去温瘴（指热带气温过高，森林里动植物腐烂后生成的毒气），变白，夜视有光。

陶弘景说：麦门冬为治疗食欲亢盛的要药。

【发明】寇宗奭说：麦门冬多用于治疗肺热，其味苦，但专主泄下而不专主收，寒多之人禁服。治疗心肺虚热及虚劳。与地黄、阿胶、麻仁一起，同为润经益血、复脉通心的药物；与五味子、枸杞子一起，同为生脉的药物。

张元素说：麦门冬治疗肺中伏火、脉气欲绝时，加五味子、人参，三味组成生脉散，可补肺中元气不足。

李杲说：六七月间湿热正盛，人病骨软无力，身重气短，头眩眼黑，严重的则痿软。因此孙思邈用生脉散补其天元真气。脉是人的元气。人参性甘寒，泄热火而益元气。麦门冬性苦寒，滋润燥金而清水源。五味子性酸温，泻心火而补肺金，兼益五脏之气。

时珍说：据赵继宗《儒医精要》记载：麦门冬与地黄配伍，麦冬为君药，地黄为使药，服后令人头发不白，能补益脑髓，通达肾气，定喘气短促，肌体润滑有光泽，除身上一切恶气不洁的疾病，既有君药又有使药。如果有君药而无使药，单用无效。此方只有火盛气壮的人服用才适宜。若气弱胃寒的人，必不能食用。

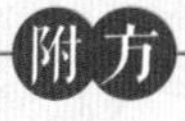

❶ 补中益心，悦颜色，安神益气，令人肥健：新麦门冬根去心，捣熟后绞榨取汁，与白蜜混合。置于容器中大火煎煮，不停搅拌，直至如稠糖才成。用温酒天天化服。此方名麦门冬煎。《图经本草》。

❷ 劳气欲绝：麦门冬一两，甘草（炙）二两，粳米半合，大枣二枚，竹叶十五片，水二升，煎成一升，分三次服下。《南阳活人书》。

❸ 虚劳客热：麦门冬煎汤频服。《本草衍义》。

❹ 吐血衄血，诸方不效：麦门冬（去心）一斤，捣烂取自然汁，入蜜二合，分作两次服下。《活人心统》。

❺ 鼻血不止：麦门冬（去心）、生地黄各五钱，加水煎服。《保命集》。

❻ 齿缝出血：麦门冬煎汤漱口。《兰室宝鉴》。

❼ 咽喉生疮：麦门冬一两，黄连半两，捣研为末，炼成蜜丸如梧桐子大。每次取二十丸，用麦门冬汤送服。《普济方》。

❽ 乳汁不下：麦门冬去心，捣焙为末。每次取三钱，加酒磨犀角约一钱左右，趁热调服。熊氏《妇人良方补遗》。

❾ 下痢口渴，引饮无度：麦门冬（去心）三两，乌梅肉二十个，锉细，加水一升，煮至七成，慢慢服下。《必效方》。

❿ 男女血虚：麦门冬三斤，取汁后煎熬成膏，生地黄三斤，取汁后煎熬成膏，等份，一起过滤，入四分之一蜜，再熬成膏，用瓶收存。每天用白开水点服。忌铁器。《医方摘要》。

-按语-

麦门冬味甘、微苦，性微寒，能养阴生津，润肺清心。用于治疗胃阴虚舌干口渴，胃脘疼痛，饥不欲食，呕逆，大便干结；阴虚肺燥有热的鼻燥咽干，干咳痰少、咳血，咽痛音哑；心阴虚心烦、失眠多梦、健忘、心悸怔忡。麦门冬为养肺胃之阴的要药。

鸭跖草
Ya Zhi Cao

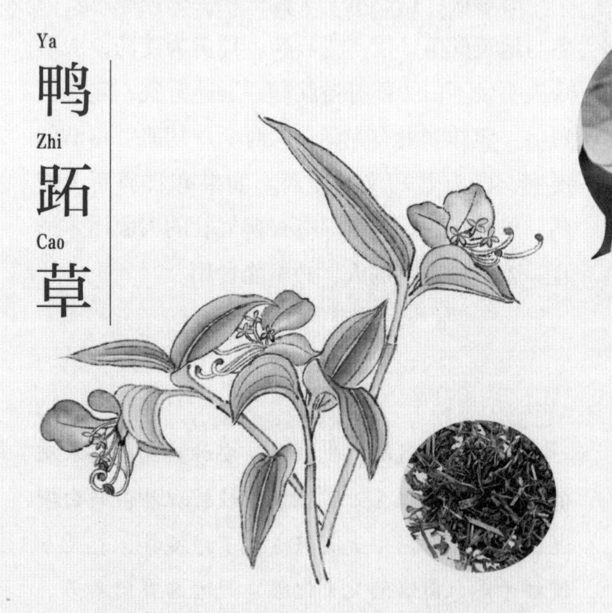

【释名】又名鸡舌草、碧竹子、竹鸡草、竹叶菜、淡竹叶、耳环草、碧蝉花、蓝姑草。

陈藏器说：鸭跖（zhí）草生于江东、淮南的平地。叶像竹叶，高一二尺，花呈深碧色，很美，有角像鸟嘴。

时珍说：竹叶菜平地上到处都有生长。三四月生苗，紫茎竹叶，嫩时可食用。四五月开花，像蛾子的形状，两叶像翅膀，色碧而可爱。结角尖曲像鸟嘴，果实在角中，如小豆大。豆中有细子，灰黑而皱，状如蚕屎。巧匠采其花，取汁作为颜料染羊皮灯，青碧如黛。

鸭跖草苗

【气味】味苦，性大寒，无毒。

【主治】陈藏器说：治疗寒热瘴疟，痰饮疔肿，积块涩滞，小儿丹毒，发热狂痫，大腹痞满，身面气肿，热痢，蛇犬咬伤、痈疽等毒。

《大明》记载：同赤小豆一起煮食，可下水气湿痹，利小便。

时珍说：能消喉痹。

附方

1 小便不通：鸭跖草一两，车前草一两，捣烂取汁，入蜜少量，空腹服下。《集简方》。

2 下痢赤白：鸭跖草煎汤天天饮服。《活幼全书》。

3 喉痹肿痛：鸭跖草汁点患处。《袖珍方》。

4 五痔肿痛：将鸭跖草挼软后纳入患处。危亦林《世医得效方》。

按语

鸭跖草味甘、淡，性寒，清热泻火，解毒，利水消肿。用于治疗风热感冒、高热烦渴，咽喉肿痛、痈疮疔毒，水肿尿少、热淋涩痛。脾胃虚弱者，用量宜少。

Kui
葵

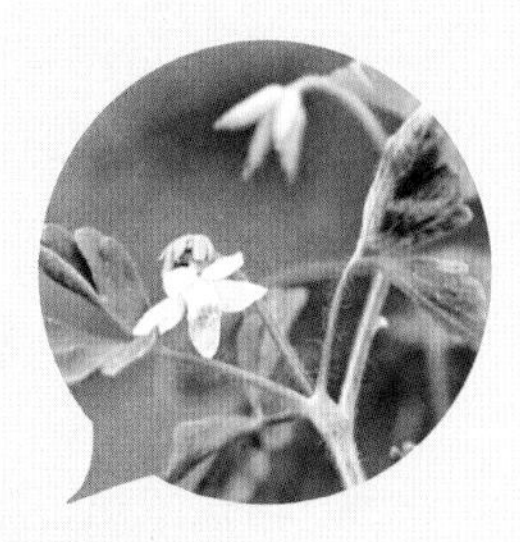

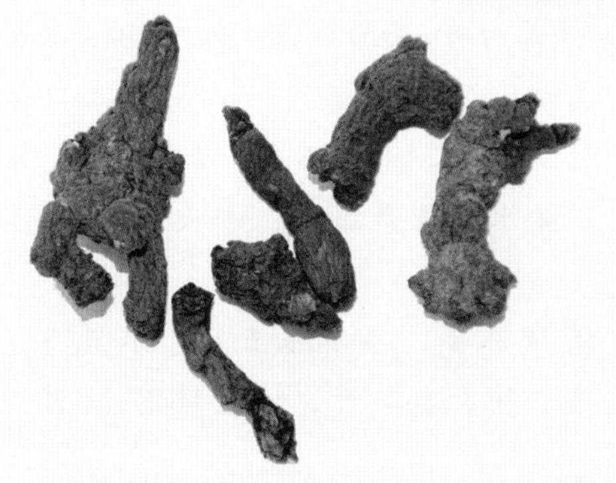

【释名】又名露葵、滑菜。

时珍说：据《尔雅翼》记载：葵即揆。葵叶向阳，不使日光照射其根，乃是巧妙地避开。古人采葵必待露水消解，因此称为露葵。今人称它为滑菜，是用以描述其性滑。

【集解】《别录》记载：冬葵子生于少室山。

陶弘景说：秋季种葵，覆盖后过冬，到春季生子，称作冬葵，入药用性滑利。春葵子的性虽滑利，不能入药用，因而是常吃的葵。丹术家取葵子稍炒，炒爆。散于湿地上，踏遍，早上种则傍晚生，还不过夜。

苏敬说：这是常吃的葵。有数种，大多不入药用。

苏颂说：葵到处都有。苗叶作菜食，更加甜美，冬葵子在古方中入药最多。葵有蜀葵、锦葵、黄葵、终葵、菟葵，都有效果。

时珍说：葵菜古人种植并作为常食，现今种植的很少。有紫茎、白茎二种，以白茎为好。大叶小花，背呈紫黄色，其中最小的称作鸭脚葵。它的果实如指顶大，皮薄而扁，果实内有子轻虚像榆荚仁。四五月栽种的可留子。六七月栽种的为秋葵，八九月栽种的为冬葵，过一年后收采。正月再种的为春葵。旧根到春季也生长。据王祯《农书》记载：葵为喜阳之草。其菜易生，郊野很多，无论肥沃还是贫瘠的地方都有生长。葵是百菜之主，为四季常备的食物。产量大而耐旱，味甜而无毒。可用来防备荒年，可以用来咸干菜，其中枯萎的可用来做成榜簇（即晾晒工具），根、子又能治疗疾病，都不能遗弃。它真的是菜食里面的要品，是滋益民生的良品。

葵苗

【气味】味甘，性寒，滑，无毒。

【主治】孙思邈说：葵为脾菜。适宜于脾病，能利胃气，滑大肠。

苏颂说：能导积滞，妊妇食用易滑胎。

甄权说：煮水服，利小肠，治疗时行黄疸。将干叶捣研为末或烧灰服下，治疗金疮出血。

汪颖说：能除客热，治疗恶疮，能散脓血，治疗女人带下及小儿热毒、下痢丹毒等病都适宜服用。

孟诜说：能润燥利窍，功效与子相同。

【发明】张从正说：凡久病大便涩滞的，适宜吃葵菜，自然通利，因为滑可养肠窍。

时珍说：据唐代王焘《外台秘要》记载：流行斑疮（类似于天花），很短时间布满全身，生白浆，这是由恶性毒气所致。高宗永徽四年，此疮从西域向东流行到内地，只用煮熟的葵菜叶加蒜泥吃下便可治愈。《圣惠方》也记载：小儿发斑，用生葵菜叶绞汁，少量服下，能散恶性毒气。现在的医生治疗痘疮，惧怕病人大小便频繁，泄其元气，以致于痘疮不能外透。葵菜滑窍，利二便，似乎不太适宜，而过去人们却很依赖葵菜。难道是古今运气不同，而治法也随时变换了吗？

附方

1 肉锥怪疾：有人手足甲忽长，倒生刺肉，如锥子刺痛而不可忍。取葵菜食下。夏子益《奇疾方》。

2 诸瘘不合：先用米泔水温洗，擦干净，再取葵菜小火烘暖贴患处。忌诸鱼、蒜及房事。《必效方》。

3 汤火伤疮：将葵菜捣研为末敷患处。《食物本草》。

4 蛇蝎螫伤：将葵菜捣汁服下。《千金方》。

5 误吞铜钱：将葵菜捣汁冷服。《普济方》。

葵根

【气味】味甘，性寒，无毒。

【主治】《别录》记载：治疗恶疮，淋病，能利小便，解蜀椒毒。

甄权说：治疗小儿吞钱不出，煮水饮服。

孟诜说：治疗疳疮出黄汁。

时珍说：能利窍滑胎，止消渴，散恶毒气。

附方

1 二便不通，胀急：生冬葵根二斤，捣汁成三合，生姜四两，取汁一合，和匀，分两次服下。《圣惠方》。

2 消渴引饮，小便不利：葵根五两，水三大杯，煮水，清晨服下，一天一次。《圣惠方》。

3 消中尿多：冬葵根五斤，水五斗，煮成三斗。每次取二升，清晨服下。《外台秘要》。

4 胎漏下血：葵根茎烧灰，每次取方寸匕，用酒送服，一天三次。《千金方》。

5 妒乳乳痈：将葵茎及子捣研为末，每次取方寸匕，酒送服，一天二次。昝殷《产宝》。

6 身面疳疮，出黄水：将葵根烧灰，和猪脂涂患处。《食疗本草》。

7 小儿蓐疮：葵根烧末敷患处。《外台秘要》。

8 小儿紧唇：葵根烧灰，用酥调涂患处。《圣惠方》。

9 口吻生疮：将多年的葵根烧灰敷患处。《外台秘要》。

10 解防葵毒：取葵根捣汁饮服。《千金方》。

冬葵子

【气味】味甘，性寒，滑，无毒。

【主治】《本经》记载：治疗五脏六腑寒热羸瘦，五癃（癃证总称，石癃出石，血癃出血，膏癃出膏，泔癃出泔，其内容虽只有四癃，但却用五癃之病名），能利小便。久服坚骨长肌肉，轻身延年。

《别录》记载：治疗妇女乳难内闭，肿痛。

孟诜说：能出痈疽头。

陶弘景说：能下丹石毒。

时珍说：能通大便，消水气，滑胎治痢。

【发明】时珍说：葵气味俱薄，性淡滑而为阳，因此能利窍通乳，消肿滑胎。其根、叶与子的功效相同。据陈自明《妇人良方》记载：哺乳的妇女因为气脉壅塞，乳汁不行，以致经络凝滞，乳房胀痛，留蓄而作痈毒。用葵菜子炒香、缩砂仁等份，捣研为末，热酒送服二钱。此药能滋气脉，通营卫，行津液，极有效验。此方是上蔡张不愚的方子。

附方

1 大便不通：①冬葵子三升，水四升，煮取一升服下。《肘后方》。②将冬葵子捣末、人乳汁等份，和服。《圣惠方》。

2 关格胀满，大小便不通：①用冬葵子二升，水四升，煮取一升，纳猪脂一鸡蛋大，一次服下。《肘后方》。②将冬葵子捣研为末，用猪脂和丸如梧桐子大。每次服五十丸。《千金方》

3 小便血淋：冬葵子一升，水三升，煮汤，一天服三次。《千金方》。

4 妊娠淋病，下血：冬葵子一升，水三升，煮至二升，分次服下。《千金方》。

5 产后淋漓不通：用冬葵子一合，朴硝八分，水二升，煎至八合，下朴硝服下。《集验方》。

6 妊娠水肿身重，小便不利，恶寒，起则头眩：用冬葵子、茯苓各三两，捣研为末。每次取方寸匕，水送服，一天三次。如有转胞（妊娠小便不通），加发灰。《金匮要略》。

7 生产困闷：冬葵子一合，捣破，水二升，煮成半升，一次服下。《食疗本草》

8 婴儿倒生，产妇口噤：冬葵子炒黄后捣研为末，每次取二小勺，酒送服。昝殷《产宝》。

9 胞衣不下：冬葵子一合，牛膝一两，水二升，煎成一升服下。《千金方》。

10 面上疱疮：冬葵子、柏子仁、茯苓、冬瓜子各一两，捣研为末。每次取方寸匕，饭后用酒送服，一天三次。陶弘景方。

按语

冬葵子味甘，性寒，能利水通淋，滑肠通便，下乳。用于治疗淋证，水肿胀满，小便不利，乳汁不通、乳房胀痛，便秘。冬葵子为利尿通淋之要药。脾虚便溏者与孕妇慎用。

Shu 蜀 Kui 葵

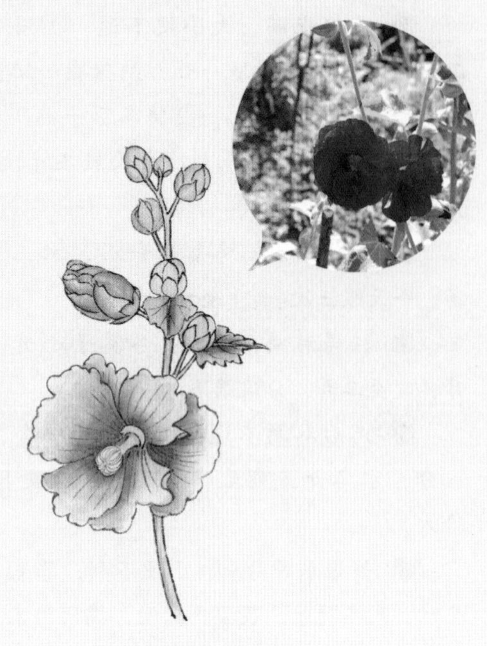

【释名】又名戎葵、吴葵。

陈藏器说：《尔雅》记载：菺（jiān）即戎葵。郭璞注解说：即现今的蜀葵。叶像葵叶，花像木槿花。戎蜀因其来自各自产地不同而命名。

时珍说：罗愿《尔雅翼》将吴葵作胡葵，胡即戎。夏小正说，四月份小满后五天，吴葵开花，《别录》所载吴葵，即是此药。而唐人不知，退入到有名未用的行列。《嘉祐本草》重又在“菜部”出蜀葵条。大概是因为没有读过《尔雅注》及《千金方》中吴葵又名蜀葵的记载的缘故。今合并为一。

【集解】苏颂说：蜀葵像葵，花像木槿花，有五种颜色。开小花的名锦葵，功用更强。

时珍说：蜀葵到处都有人家种植。春初种子，冬季旧根也自发生苗，嫩时可食用。叶像葵菜而大，也像丝瓜叶，有分叉。过小满后长茎，高五六尺。花像木槿花而大，有深红、浅红、紫、黑、白色等几种颜色，单叶复叶的不同。古人说其疏茎密叶、翠萼艳花、金粉檀心，描述得很形象，只有红、白二色才能入药。它的果实如指头大，皮薄而扁，内仁像马兜铃仁及芜荑仁，轻虚容易栽种。将其秸剥去皮，可织布作绳。有一种小的名锦葵，即荆葵。《尔雅》称作荍（qiáo）。其花如五铢钱大，粉红色，有紫缕纹。

蜀葵苗

【气味】味甘，性微寒，滑，无毒。

【主治】孙思邈说：能除客热，利肠胃。

陈藏器说：煮熟食用，治疗丹石发热结，大人、小儿热毒下痢。

时珍说：作菜吃，滑窍治淋，润燥易产。

《大明》记载：捣烂涂火疮，烧后捣研可敷金疮。

蜀葵根茎

【主治】陈藏器说：治疗客热，能利小便，散脓血恶汁。

【发明】寇宗奭说：蜀葵，四季取红色、单叶的根，阴干，治疗带下，能排脓血恶物，极有效验。

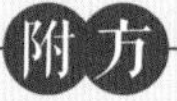

1 小便淋痛：葵花根洗净锉细，加水煎煮至沸腾五到七次，服下。《卫生宝鉴》。

2 小便血淋：葵花根二钱，车前子一钱，煮汤，天天服下。《简便单方》。

3 小便尿血：将葵茎捣研为末，每次取方寸匕，用酒送服，一天三次。《千金方》。

4 肠胃生痈，腥秽殊甚，脐腹冷痛：单叶红蜀葵根、白芷各一两，白枯矾、白芍药各五钱，捣研为末，将黄蜡熔化，和成如梧桐子大的丸剂，每次取二十丸，空腹时用米汤送服。待脓血出尽，服十宣散补益。此方名怀忠丹。《坦仙皆效方》。

5 诸疮肿痛：葵花根去黑皮，捣烂，入水调稠贴患处。《普济方》。

6 小儿吻疮，经年欲腐：葵根烧后研末敷

患处。《圣惠方》。

7 小儿口疮：赤葵茎炙干后捣研为末，蜜和含服。《圣惠方》。

-按语-

蜀葵味甘，性寒，主要以根入药，能清热解毒，排脓，利尿。用于治疗痈疽肿毒、痢疾、白带过多、淋证、汤火烫伤。

龙葵 Long Kui

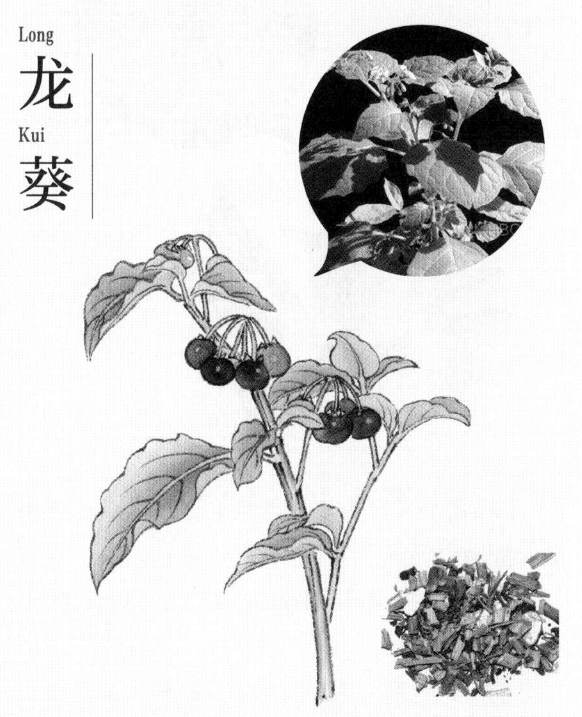

【释名】又名苦葵、苦菜、天茄子、水茄、天泡草、老鸦酸浆草、老鸦眼睛草。

时珍说：龙葵，用来描述其性滑如葵。苦是用菜的味道来命名，茄是用叶的形状来命名，天泡、老鸦眼睛都是用其子的形状来命名。与酸浆相类似，因此加“老鸦”二字来加以区别。五爪龙也用来命名老鸦眼睛草，败酱、苦苣一起称作苦菜，名字虽同而物不同。

【集解】陶弘景说：益州有苦菜，即是苦蘵。

苏敬说：苦蘵，即龙葵。俗称为苦菜，而不称作荼。龙葵到处都有，关河间称作苦菜，叶圆而花白，子像牛李子，生的为青色熟后变成黑色，只能煮食，不能生食。

苏颂说：龙葵在近处也很稀少，只有在北方比较多，人称作苦葵。叶圆像排风而无毛，花显白色，子也像排风子，生的为青色熟后变成黑色，其中红色的称作赤珠，也可入药用。又说：老鸦眼睛草，生于民间。叶像茄子叶，因此称作天茄子。有人说，即为漆姑草。

时珍说：龙葵、龙珠，为一类二种，处处都有。四月生苗，嫩时可食用，性柔滑。渐长高至二三尺，茎大如筷子，像灯笼草而无毛。叶像茄叶而小。五月以后，开小白花，五出黄蕊。结子正圆，大的像五味子，上有小蒂，数颗同缀，其味酸。中有细子，也像茄子的子。但种子生青熟黑的为龙葵，生青熟红的为龙珠，功用也相仿佛，隔的不是很远。蜀羊泉的叶像菊叶，开紫花，子像枸杞子。

龙葵苗

【气味】味苦、微甘，性寒，滑，无毒。

【主治】《新修本草》记载：食用可解劳乏，使人少睡，去虚热肿。

苏颂说：治疗风证，可补益男子元气，治疗妇人败血。

时珍说：能消热散血，压丹石毒时宜食用。

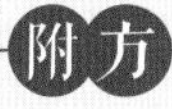

附方

去热少睡：将龙葵菜同米一起煮作羹粥，食用。《食医心镜》。

龙葵茎 叶 根

【气味】味苦、微甘，性寒，滑，无毒。

【主治】孟诜说：捣烂和土，可敷疗肿火

丹疮。

时珍说：治疗痈疽肿毒，跌仆伤损，能消肿散血。

苏颂说：根与木通、胡荽煎汤服下，能通利小便。

附方

1 从高处坠下欲死：取龙葵茎叶，捣汁服下，同时用药渣敷患处。唐瑶《经验方》。

2 火焰丹肿：龙葵叶，入醋细研敷患处。苏颂《图经本草》。

3 痈肿无头：龙葵茎叶捣敷患处。《经验方》。

4 发背痈疽成疮：①龙葵一两，捣研为末，麝香一分，研匀，涂患处。苏颂《图经本草》。②蛤蟆一个，同龙葵茎叶捣烂，敷患处。《袖珍方》。

5 诸疮恶肿：龙葵草研末，将龙葵草同酒一起研磨，服下，用药渣敷患处。《普济方》。

6 疔肿毒疮，黑色肿痛：用龙葵根一握洗净切碎，乳香末、黄连三两，杏仁六十枚，一起捣研作饼，约三钱厚，依疮的大小敷患处，觉痒即换去。痒不可忍，切勿搔抓。待一顿饭的时间，疮中像石榴子一样密集，才去药。时时用甘草汤温洗患处，洗后用蜡贴患处。终生不得食羊血。如果无龙葵，可以用蔓菁根代替。《圣济总录》。

7 吐血不止：龙葵苗半两，人参二钱半，捣研为末。每次取二钱，水送下。《圣济总录》。

8 避除蚤虱：将龙葵叶铺于席下。

9 多年恶疮：龙葵叶贴患处，或研末后贴患处。《救急良方》。

10 产后肠出不收：龙葵草一把，水煎，先熏后洗。《救急方》。

按语

龙葵味苦、微甘，性寒，能清热解毒，活血消肿。用于治疗疮痈肿毒，丹毒，跌打扭伤，湿疹，小便不利，白带过多，痢疾。龙葵为解毒消肿疗疮之要药。

败酱

Bai Jiang

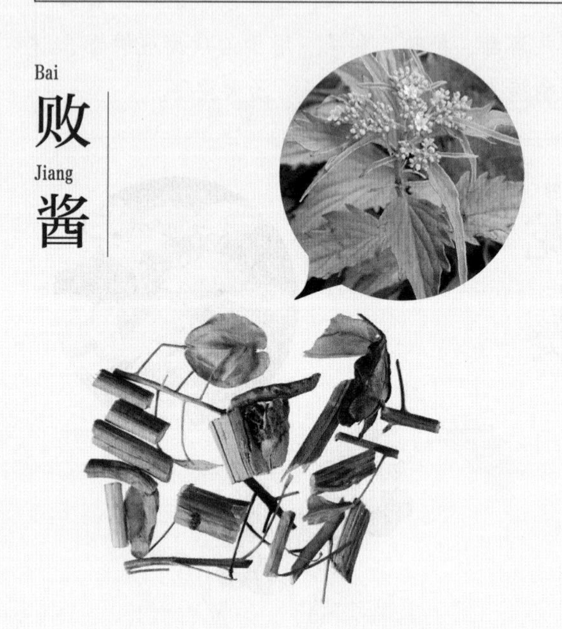

【释名】又名苦菜、苦蘵（zhī）、泽败、鹿肠、鹿首、马草。

陶弘景说：根作陈败的豆酱气，因此以败酱命名。

时珍说：南方人采其嫩者，暴蒸作菜食用，味微苦而有陈酱气，因此又名苦菜，与苦荬、龙葵同名。也称作苦蘵，与酸酱同名，苗的形状则不同。

【集解】《别录》记载：败酱生于江夏的山川、峡谷，八月采根，暴晒干燥。

陶弘景说：叶像豨莶（xiān）草，根的形状像柴胡。

苏敬说：这味药不生长在路旁，多生于山岗间。叶像水莨（gèn）及薇衔，丛生，花黄而根紫，作陈酱的颜色，它的叶不像豨莶草。

时珍说：原野处处都有，俗称苦菜，农民多食用。江东人每于采收后储存起来。春初生苗，深冬才开始凋零。开始时叶布地生长，像菘菜叶而狭长，有锯齿，绿色，面深背浅。夏秋时茎高二三尺而柔弱，数寸有一节。节间生叶，四散如伞。巅顶开白花成簇，像芹花、蛇床子花的形状，结小果实成簇。其根白紫，很像柴胡。

败酱根　苗

【修治】雷敩说：采收后就用棍略微捶打，入甘草叶相拌对蒸六个小时，去甘草叶，焙干备用。

【气味】味苦，性平，无毒。

【主治】《本经》记载：治疗暴热火疮赤气，疥疮瘙痒、痈疽、痔疮，马鞍热气（指昼夜体温两次升降者，类似于登革热）。

《别录》记载：除痈肿浮肿结热，治疗风痹不足，产后腹痛。

甄权说：治疗毒风侵害身体麻木沉重痹痛，破多年瘀血，能化脓为水，治疗产后诸病，止腹痛，烦渴。

《大明》记载：治疗血瘀气滞所致的心腹痛、破腹中结块，催生落胞胎，治疗血晕鼻衄吐血、赤白带下、赤眼障膜胬肉、聤耳、疮疖疥癣丹毒，能排脓补瘘。

【发明】时珍说：败酱是手足阳明、厥阴经药。擅长排脓破血，因此仲景治痈及古方妇人科中都用到它。它虽较容易获得，但后人不知道正确使用，大概是没充分认识到它的好处吧！

附方

❶ 肠痈有脓：薏苡仁十分，附子二分，败酱五分，捣研为末。每次取方寸匕，水二升，煎成一升，一次服下。此方名薏苡仁附子败酱汤。张仲景《金匮要略》。

❷ 产后恶露，七八日不止：败酱、当归各六分，续断、芍药各八分，川芎、竹茹各四分，生地黄（炒）十二分，水二升，煮成八合，空腹服下。《外台秘要》。

❸ 产后腰痛，痛不可转：败酱、当归各八分，川芎、芍药、桂心各六分，水二升，煮成八合，分二次服下。忌葱。《广济方》。

❹ 产后腹痛如椎刺：败酱草五两，水四升，煮成二升，每次取二合服下，一天三次。《卫生易简方》。

> **按语**
>
> 败酱味辛、苦，性微寒，能清热解毒，消痈排脓，祛瘀止痛。用于治疗肠痈肺痈，痈肿疮毒，产后瘀阻腹痛。也可治肝热目赤肿痛及赤白痢疾。败酱为消散肠痈的要药。

款冬花 (Kuan Dong Hua)

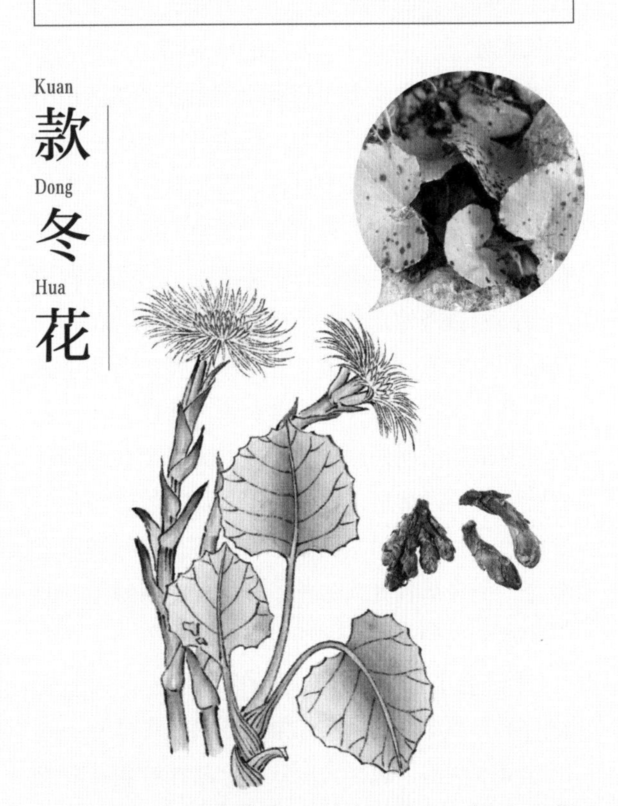

【释名】又名款冻、颗冻、氐冬、钻冻、菟奚、橐（tuó）吾、虎须。

时珍说：据《述征记》记载：洛水到年末冷冻寒凉时，款冬生于草冰之中。颗冻的称谓由此而得，后人讹称它为款冬，应是款冻。款是至的意思，到冬季才开花。

寇宗奭说：百草中只有此草不惧冰雪，是早于春季而开的最早的花，因此世称钻冻。虽然生长在冰雪之下，到时也一样生芽，春季时人采摘其代蔬菜食用。入药时以略见花者为好。这样才有芬芳的气味，其他的则都无药力。现在人们多使用像筷子头样的，大概是没有花的。

【集解】《别录》记载：款冬生于常山山谷及上党水边，十一月采花阴干。

陶弘景说：以出自河北的为第一，以形状像宿蓴（pò，蘘荷，一种草本植物，花穗和嫩芽可食）而没舒展的为好，其腹里有丝。以出自高丽百济的为第二，其花也像大菊花。以出自蜀北部宕（dàng）昌的为第三，而无人知晓。它冬季时生长在冰下，十二月、正月清早采收。

苏敬说：现今多出自雍州南山溪水及华州山谷、水沟间。叶像葵而大，丛生，花出根下。

苏颂说：现今关中也有。根呈紫色，叶像萆薢，十二月开黄花，青紫萼，高出土面一二寸，初开时像菊花萼，通直而肥实无子。陶弘景所说出自高丽百济的，与此类相近。又有开红花的，叶像荷而斗直，大的容一升，小的容数合，俗称蜂斗叶，又称水斗叶。苏敬所说大而像葵，丛生的，应该指的就是这种。傅咸《款冬赋序》记载：我曾因为追逐禽兽，登上北山，那时候已经是冬季的十一月，结的冰已经布满山谷，崖石被积雪覆盖，回头却看见款冬花正开得茂盛而鲜艳，像人为敷上去的一样。这话说得多么形象。

【修治】雷敩说：凡采收时，需去掉向里裹花的蕊壳和向里的果实像栗零壳的。将枝叶一起用甘草水浸泡一晚，再取款冬叶相拌缠裹一夜，晒干去叶用。

【气味】味辛，性温，无毒。

【主治】《本经》记载：治疗咳逆上气喘气、喉痹、各种惊痫寒热邪气。

《别录》记载：治疗消渴，喘息呼吸急促。

甄权说：治疗肺气壅满、心促急，热劳咳嗽，连连不绝，涕唾稠黏，肺痿肺痈，吐脓血。

《大明》记载：能润心肺，益五脏，除烦消痰，洗肝明目，可治疗中风等病。

【发明】苏颂说：《本经》用其主治咳逆，古方认为其为温肺治疗痰嗽中最要紧的药物。崔知悌治疗久咳而用熏法：每天早上取款冬花如鸡蛋大一团，用少量蜂蜜拌花使其湿润，放入一升于容器中。又用一瓦碗钻一孔，孔内安一小笔管，用泥缝口，不要使它漏气。容器下点炭火，不一会烟从筒出，用口含吸，咽下。如若胸中觉闷，就抬头，立即将指头按住筒口，勿使漏气，到烟尽才停止。这样五天一次，待到第六天，饱食羊肉面一顿，将痊愈。

寇宗奭说：有人病咳嗽多天，有人点燃款冬花三两，于无风的地方用笔管吸入其烟，满口则咽下，几天后果然有效果。

附方

❶ 痰嗽带血：款冬花、百合（蒸焙）等份，捣研为末，制成如龙眼大的蜜丸。每次取一丸，睡前嚼服，姜汤送服。《济生方》。

❷ 口中疳疮：款冬花、黄连等份，捣研为细末，用唾液调成饼子。先用蛇床子煎汤漱口，再用饼子敷患处。杨诚《经验方》。

按语

款冬花味辛、微苦，能润肺下气，止咳化痰。用于治疗多种咳喘，无论寒热虚实，皆可选用。外感暴咳宜生用，内伤久咳宜炙用。

决明
Jue Ming

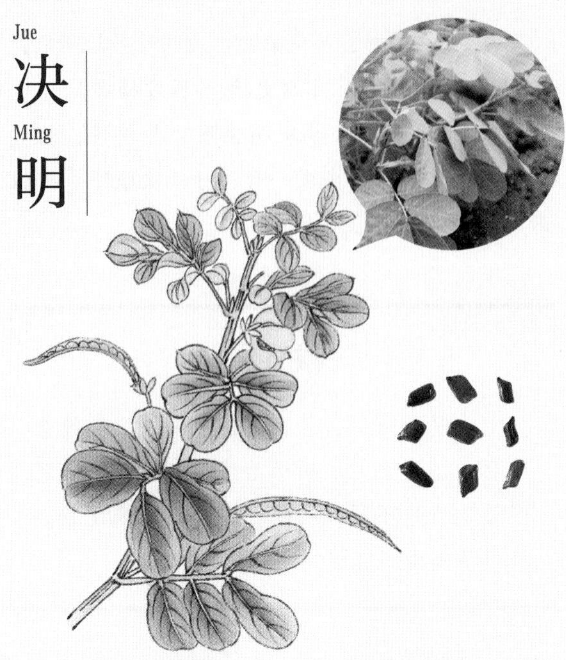

【释名】时珍说：此种指的是马蹄决明，因其有明目的功效而命名。又有草决明、石决明，功效相同。草决明即青葙子，陶弘景称它为萋蒿。

【集解】《别录》记载：决明子生于龙门的山川、水泽，十月十日采收，阴干一百天。

陶弘景说：龙门在长安的北边。如今处处都有。叶像茳（jiāng）芒。子的形状像马蹄，称作马蹄决明，用时当捣碎。另外还有草决明，是萋蒿子。

苏颂说：如今处处都可见到人家园圃中栽种的决明。夏初生苗，高约三四尺。根带紫色。叶像苜蓿而大。七月开黄花，结角。子像青绿豆而锐，十月采摘。据《尔雅》记载：薢（xiè）茩（hòu），即决光。郭璞解释说：这说的是药草决明。叶黄而锐，红花，果实像山茱萸。也有人称作菱（líng）。关西称作薢茩。其说法与此种很不相像。又有一种马蹄决明，叶像茳芏，子的形状像马蹄。

寇宗奭说：决明，苗高约四五尺，春季可作为菜蔬。深秋结角，其子生角中像羊肾。如今湖南北方的人家种植的很多，有的在村野成段生长。《蜀本图经》（即蜀本草）说叶像苜蓿而宽大，描述得很是恰当。

时珍说：决明有两种：一种称作马蹄决明，茎约三四尺，叶比苜蓿叶大，而上小下部张开，昼开夜合，两两相贴。秋季开淡黄色花，五出，结角像初生的细豇豆，长约五六寸。角中有子数十粒，错开相连，形状像马蹄，青绿色，是治疗眼病最好的药。还有一种茳芒决明，在《救荒本草》中称作山扁豆。苗茎像马蹄决明，但叶上小而下尖，很像槐叶，夜晚也不闭合。秋开深黄色花，五出，结角大如小指，长约二寸。角中子排成数列，形状像黄葵子而扁，褐色，味甘滑。两种的苗、叶都可作酒曲，俗称独占缸。但茳芒嫩苗及花与角子，都可煮食及点茶食用；马蹄决明的苗角都韧苦，不可食用。苏颂说薢茩即决明，明显不是一类，恐怕另有一物。

决明子

【气味】味咸，性平，无毒。

【主治】《本经》记载：治疗视物不清，眼睛发红，长翳膜，流眼泪。久服能使眼睛明亮，减肥瘦身。

《别录》记载：治疗唇口色青。

《大明》记载：能助肝气，益精。用水调末可涂肿毒，敷太阳穴，治疗头痛。又贴印堂，止鼻血。作枕头，治疗头风，使眼睛明亮，比黑豆的作用好。

甄权说：治疗肝热迎风流泪。每早取一匙搓干净，空腹吞服，一百天后夜间能看见东西。

朱震亨说：能益肾，解蛇毒。

甄权说：叶可作菜食，利五脏，明目，效果很好。

【发明】时珍说：《物类相感志》记载：园圃中种决明，蛇不敢入。朱震亨说决明能解蛇毒，出自此处。王旻《山居录》记载：春季种决明，生叶可采食，花阴干也可食用。切忌用于泡茶，多食无不患风病。按：马蹄决明苗角都有韧性，而且苦，不宜于食用。纵然食用，有利五脏、明目的功效，怎么会患风病呢？

附方

1 多年失明：决明子二升，捣研为末，每次取方寸匕，饭后用粥饮送服。《外台秘要》。

2 青盲（眼外观正常，唯视力逐渐下降，甚至失明的内障疾病）雀目（夜盲）：决明一升，地肤子五两，捣研为末，用米汤作丸如梧桐子大，每次取二三十丸，米汤送服。《普济方》。

3 补肝明目：决明子一升，蔓菁子二升，加酒五升煎煮，暴晒干燥后捣研为末。每次取二钱，温水送服，一天二次。《圣惠方》。

4 目赤肿痛，头风热痛：决明子炒后研末，茶调敷两太阳穴处，干则更换。《医方摘玄》。

5 发背初起：草决明生用一升捣碎，生甘草一两，水三升，煮成一升，分二次服下。许叔微《本事方》。

按语

决明子味甘、苦、咸，性微寒，能清热明目，润肠通便。用于治疗目赤肿痛、羞明多泪、目暗不明，头痛、眩晕，肠燥便秘。气虚便溏者不宜使用。

地肤 Di Fu

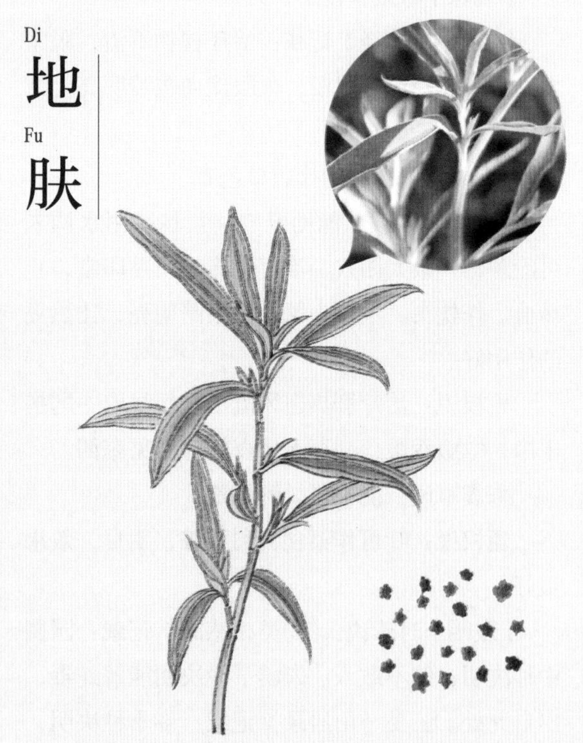

【释名】又名地葵、地麦、落帚、独帚、王蔧（huì）、王帚、扫帚、益明、涎衣草、白地草、鸭舌草、千心妓女。

时珍说：称作地肤、地麦，是因其子的形状像麦子的缘故。称作地葵，是因其苗的味道相似的缘故。称作鸭舌，因其形状相似的缘故。称作妓女，因其枝繁而头多的缘故。称作益明，因其子具有明目的功效。子落则变老，茎可作成扫帚，因此有帚、蔧等名称。

【集解】《别录》记载：地肤子生于荆州平湖及田野，八月、十月采收果实，阴干。

陶弘景说：现今田野间也很多，都取其茎苗作成扫帚。其子很细，可入补药做丸、散用，用作养生的不多。

苏敬说：种田人称作地麦草，北方人称作涎衣草。叶细而茎红，出熟田中。苗极弱小，不能胜举。现今说能作成扫帚，恐怕没有充分认识它。

《大明》记载：地肤即落帚子。子呈青色，像一粒睡醒的蚕沙的形状。

苏颂说：如今的四川、关中近处都有。初生

于薄地，五六寸，根形像蒿，茎红而叶青，大的像荆芥。三月开黄白色花，结子青白色，八月、九月采其果实。《神仙七精散》记载：地肤子，为星的精灵。（编者注：凡物之精，化则为生。下生五谷，上为列星。因地肤结子多，为药，嫩苗可食，老可为帚，故有“星之精”的说法。）有人说其苗为独帚，一名鸭舌草。陶弘景所谓茎苗可作扫帚，苏敬说其苗弱不胜举，二说不同，而今医家都以为独帚。《密州图上》说根丛生，每窠（kē）有二三十茎，茎有红有黄，七月开黄花，其实为地肤。到八月而茎干，可采收。此正与独帚相合。恐怕出自西北的短弱，因此苏敬才会那样说。

时珍说：地肤嫩苗，可作蔬菜食用，一科数十枝，攒簇团团直上，性最柔弱，因此将老时可为帚，耐用。苏敬说不可作帚，只是说其嫩苗而已。其子最繁。《尔雅》记载：葥（qián），王蔧。郭璞注解说：王帚，像藜，可以为扫帚，江东称作落帚。这个说法恰当。

地肤子

【气味】味苦，性寒，无毒。

【主治】《本经》记载：能清膀胱热，利小便，补中益精气，久服耳目聪明，轻身耐老。

《别录》记载：能去皮肤中热气，使人润泽，散恶疮积块，强阴气。

甄权说：治疗阴病，可去热风，可作汤洗澡。与阳起石同服，主治男子阳痿不起，补气益力。

《大明》记载：治疗热邪停留所致丹毒肿痛。

【发明】陈藏器说：众病都起于虚。虚而多热的，加地肤子、甘草。

附方

1 风热赤目：地肤子（焙）一升，生地黄半斤，取汁和作饼，晒干后研末。每次取三钱，空腹酒送服。《圣惠方》。

2 目痛眯目：取地肤子白汁，频注眼中。王焘《外台秘要》。

3 胁下疼痛：将地肤子捣研为末，每次取方寸匕，酒送服。《寿域神方》。

4 疝气危急：地肤子炒香研末。每次取一钱，酒送服。《简便方》。

5 久患疹子，腰痛多年，有时发动：六月、七月取地肤子，晒干后研末。每次取方寸匕，酒送服，一天服五六次。《肘后方》。

6 血痢不止：地肤子五两，地榆、黄芩各一两，捣研为末。每次取方寸匕，温水调服。《圣惠方》。

7 妊娠患淋，热痛酸楚，手足烦疼：地肤子十二两，水四升，煎至二升半，分次服下。《子母秘录》。

8 肢体疣目（又名千日疮。相当于现代的寻常疣）：地肤子、白矾等份，煎汤频洗患处。《寿域神方》。

地肤苗叶

【气味】味苦，性寒，无毒。

【主治】苏颂说：主治大肠泄泻，能和气，涩肠胃，解恶疮毒。

时珍说：煎水服，治疗手足烦疼，利小便诸淋。

【发明】时珍说：虞抟《医学正传》记载：我时年七十，秋季患淋证，二十余天，百方不效。后得一方，取地肤草捣自然汁，服后小便遂通。至贱之物，却有如此回生的功效。时珍按：《圣惠方》治疗小便不通，用地麦草一大把，水煎服。古方也常用到。此物能益阴气，通小肠。无阴则阳无以化，也暗含李杲治疗小便不通，用黄柏、知母滋肾的深意。

附方

物伤睛陷，胬肉突出：地肤洗去土二两，捣

烂绞榨取汁，每次取少量点眼。冬季用干品煮浓汁点眼。《圣惠方》。

按语

地肤子味辛、苦，性寒，能利尿通淋，清热利湿，止痒。用于治疗膀胱湿热、小便不利、淋沥涩痛、阴痒带下、风疹、湿疹。地肤子为止痒之要药。

瞿麦
Qu Mai

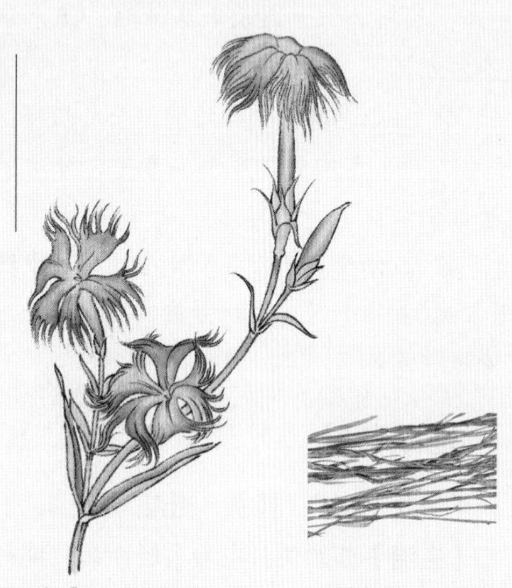

【释名】又名蘧（qú）麦、巨句麦、大菊、大兰、石竹、南天竺草。

时珍说：据陆佃解《韩诗外传》记载：生于两旁的称作瞿。由于此麦的穗旁生的缘故，因此称为瞿麦。《尔雅》作蘧。有渠、衢二种读音。

【集解】《别录》记载：瞿麦生于太山山谷，立秋采收阴干。

苏颂说：现今处处都有。苗高一尺以上，叶尖小而呈青色，根紫黑色，形状像细蔓菁。花呈红紫、深红色，也像映山红，二月到五月开花。七月结实作穗，子很像麦。河阳河中府出产的，苗可用。淮甸所产的根细，村民取作刷帚。《尔雅》称作大菊，《广雅》称作茈（zǐ）萎。

时珍说：石竹叶像地肤叶而尖小，又像初生小竹叶而细窄，其茎纤细而有节，高约一尺，稍有间隔而梢间开花。田野所生的，花如钱币大，红紫色。人家所栽种的，花稍小而妩媚，有红白、粉红、紫红、斑烂等多种颜色，俗称洛阳花。结实像燕麦，内有小黑子。其嫩苗炸熟后水淘过，可食用。

瞿麦穗

【修治】雷敩说：凡用只用蕊壳，不用茎叶。若同时空腹服用茎叶、蕊壳，会即使人气噎，小便失禁。用时以竹沥浸一整天，漉后，晒干。

【气味】味苦，性寒，无毒。

【主治】《本经》记载：治疗关格（小便不通与呕吐并见的危重病症。小便不通谓之“关”，呕吐时作谓之“格”）和各种小便癃闭，小便不通，能出刺，决破痈肿，明目去翳，破胎堕子，下瘀血。

《别录》记载：能养肾气，逐膀胱邪逆，止霍乱，长毛发。

甄权说：主治五淋。

《大明》记载：治疗月经不通，破血块排脓。

瞿麦叶

【主治】《大明》记载：治疗痔瘘下血，可作汤粥食用。又治疗小儿蛔虫，及丹石药发。并治眼目肿痛及肿毒，捣敷患处。治疗浸淫疮（瘙痒无时，蔓延不止，挠抓后渗出黄水，浸淫成片的一种疮病）和妇人阴疮。

【发明】李杲说：瞿麦利小便，可作为君药使用。

苏颂说：古今方中为通心经、利小肠最要紧的药物。

寇宗奭说：八正散用中瞿麦，如今之人将其作为最要紧的药物。如果心经虽有热，而小肠虚者服下，则心热未退，而小肠另作他病。因为肠与心为传送，因此用它入小肠。本草并不说其能治疗心热。若心无大热，只治心热，并不能全部消除心热，当应用那些治疗小肠经的药物，使心火衰退即可。

时珍说：近代医家治疗难产，有石竹花汤，治疗九孔出血，有南天竺饮，都取其破血利窍的功效。

附方

1 小便石淋：瞿麦子捣研为末，每次取方寸匕，酒送服，一天三次。《外台秘要》。

2 小便不利，有水气，用瓜蒌瞿麦丸：瞿麦二钱半，栝楼根二两，大附子一个，茯苓、山芋（应为山药）各三两，捣研为末，制成如梧桐子大的蜜丸。每次服三丸，一天三次。没有效果，增加至七八丸。张仲景《金匮要略》。

3 下焦结热，小便淋闭不通，或有血出，或大小便出血：瞿麦穗一两，甘草（炙）七钱五分，山栀子仁（炒）半两，捣研为末。每次取七钱，连须葱头七个，灯心草五十茎，生姜五片，水二碗，煎至七成，时时温服。此方名立效散。《千金方》。

4 九窍出血，服药不止：瞿麦拇指大一把，山栀子仁三十个，生姜一块，甘草（炙）半两，灯草一小把，大枣五枚，水煎服。《圣济总录》。

5 目赤肿痛：瞿麦炒黄后捣研为末，用鹅涎（鹅的口水）调瞿麦粉后，涂眼内眦。或捣瞿麦汁涂眼。《圣惠方》。

6 眯目生翳：其物不出，生肤翳（眼生障翳，薄如蝇翅的病症）。瞿麦、干姜（炮），捣研为末，每次取二钱，水调服，一天二次。《圣惠方》。

7 鱼脐疔疮：瞿麦烧灰，和油敷患处。崔氏方。

8 咽喉骨鲠：瞿麦捣研为末，每次取方寸匕，服下，一天二次。《外台秘要》。

9 竹木入肉：瞿麦捣研为末，每次取方寸匕，水送服。或煮汁服下，一天三次。梅师《集验方》。

10 箭刀在肉及咽喉胸膈诸隐处不出：瞿麦末方寸匕，酒送服，一天三次。《千金方》。

按语

瞿麦味苦，性寒，能利尿通淋，破血通经。用于治疗淋证，尤以热淋最为适宜，闭经及月经不调。孕妇忌服。瞿麦为利尿通淋要药。

王不留行（Wang Bu Liu Xing）

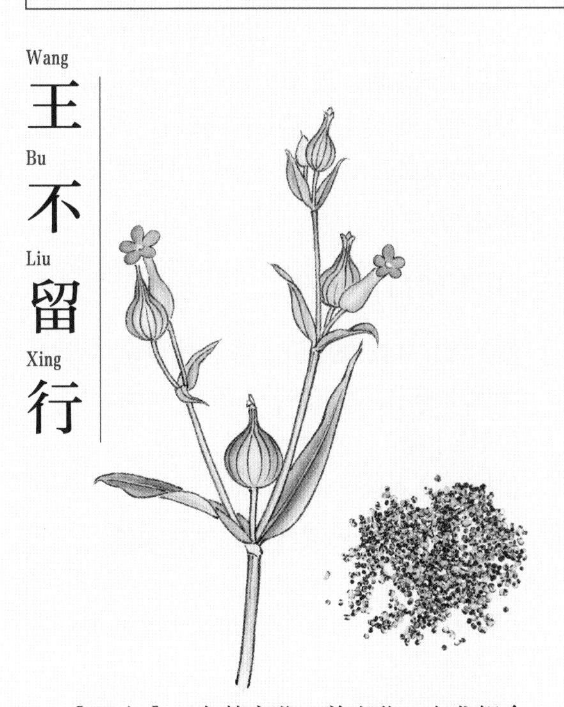

【释名】又名禁宫花、剪金花、金盏银台。

时珍说：此物性走而不住，即使有王命也不能留其行，因此得名。

【集解】《别录》记载：王不留行生于太山山谷，二月、八月采收。

陶弘景说：现今到处都有。叶像酸浆，子像菘子。人说是蓼子，其实不是。多在治疗痈瘘的方中使用。

韩保昇说：到处都有。叶像菘蓝。开花红白色。子壳像酸浆，果实圆黑像菘子，大的像黍栗。三月收苗，五月收子。根、苗、花、子可一起通用。

苏颂说：现今的江浙、河边近处都有。苗、茎俱呈青色，高七八寸左右。根黄色像荠根。叶尖像小匙头，也有像槐叶的，四月开花，呈黄紫色，随茎而生，如菘子形状，又像猪蓝花。五月采苗茎，晒干后使用。王不留行又俗称剪金草。生于河北的，叶圆花红，与此种稍有差别。

时珍说：多生于麦地中。苗高的有一二尺。三四月开小花，像铎铃的形状，红白色。结实像灯笼草子，壳有五棱，壳内包裹有一颗果实，大的像豆。实内有细子，大的像菘子，生的为白色，熟后变成黑色，正圆像细珠而可爱。陶弘景说叶像酸浆，苏氏说花像菘子的形状，都欠详细审察，以子为花叶的形状。灯笼草即酸浆。苗、子都可入药。

王不留行苗　子

【修治】雷敩说：凡采得后拌湿蒸六个小时。用浆水浸泡一晚，焙干备用。

【气味】味苦，性平，无毒。

【主治】《本经》记载：治疗金疮，又能止血，去痛出刺，除风痹内寒。久服轻身，耐老增寿。

《别录》记载：止心烦鼻出血，痈疽恶疮瘘乳，妇人难产。

甄权说：治疗风毒，能通血脉。

《大明》记载：治疗遍身风疹，妇人月经不调，发背（发生于脊背部位的痈疽）。

张元素说：能下乳汁。

时珍说：能利小便，出竹木刺。

【发明】张元素说：王不留行可以作下乳引导之用，因其有利血脉的功效。

时珍说：王不留行能走血分，是阳明冲任的药。俗有“穿山甲、王不留，妇人服了乳长流”的说法，可见其特性是行而不住。据王执中《资生经》记载，一妇人患淋症长期卧床不起，服用各种药都不见效。其丈夫晚上来找我。我按《既效方》治疗淋症的方法，用剪金花十余叶煎汤，令患者服下。第二天早上即来告知，病已经减八分。再服而痊愈。剪金花一名禁宫花，一名金盏银台，一名王不留行。

苏颂说：张仲景治疗金疮，有王不留行散。《贞元广利方》治疗诸风痉，有王不留行汤，效果都很好。

附方

❶ 鼻衄不止：王不留行连茎叶阴干，浓煎汁温服。《指南方》。

❷ 粪后下血：王不留行末，取一钱，水送服。《圣济总录》。

❸ 金疮亡血：王不留行十分，八月八日采收；蒴藋细叶十分，七月七日采收；桑东南根白皮十分，三月三日采收。川椒三分，甘草十分，黄芩、干姜、芍药、厚朴各二分。将前三味药物烧灰存性，后六味捣研为散，混合。如果是大疮，则取方寸匕，水送服；若是小疮，取药粉敷患处。产后也可服用。此方名王不留行散。张仲景《金匮要略》。

❹ 妇人乳少：王不留行，穿山甲（炮）、龙骨、瞿麦穗、麦门冬等份，捣研为末。每次取一钱，热酒调服，后食猪蹄羹，同时用木梳梳乳，一天三次。此方名涌泉散。《卫生宝鉴》方。

❺ 头风白屑：王不留行、香白芷等份，捣研为末。干掺头发，一晚后篦去。《圣惠方》。

❻ 误吞铁石，骨刺不下，情况危急：王不留行、黄柏等份，捣研为末，水浸后蒸作饼，作丸如弹子大，以青黛为衣，线穿挂通风处。每次取一丸，用冷水化开，灌服。《百一选方》。

❼ 竹木针刺在肉中不出，疼痛：将王不留行捣研为末，每次取方寸匕，开水调服，同时用

根敷患处。梅师《集验方》。

-按语-

王不留行味苦、性平，能活血通经，下乳消痈，利尿通淋。用于治疗血瘀经闭、痛经、难产，产后乳汁不下、乳痈肿痛，热淋、血淋、石淋。孕妇慎用。王不留行为通经下乳通淋之要药。

Ting 葶 Li 苈

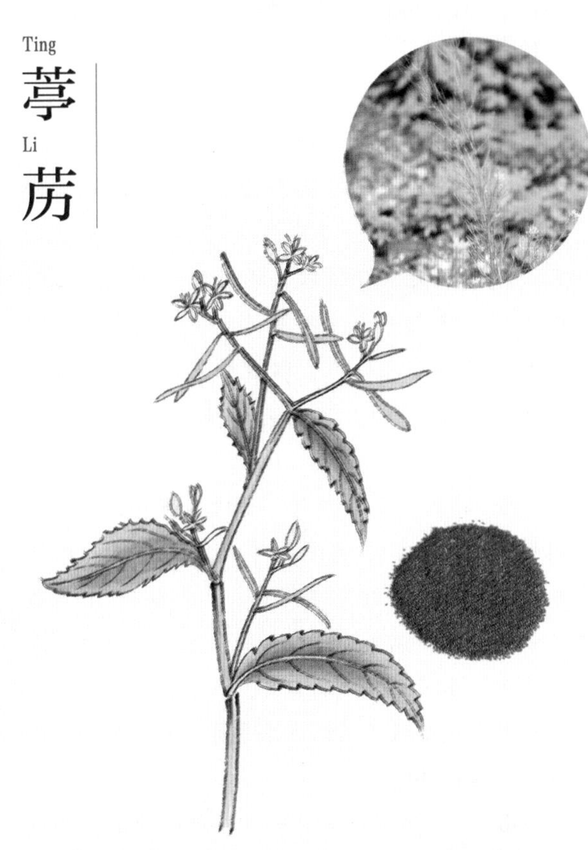

【释名】又名丁历、蕇（diǎn）蒿、大室、大适、狗荠。

【集解】《别录》记载：葶苈生于藁城平湖及田野，立夏后采其果实，阴干。

陶弘景说：以出自彭城的为最好，如今近处也有。母即公荠。子细黄而味极苦，使用时当煎熬。

苏颂说：现今洛阳的东边、陕西、河北各地都有，以出自曹州的为好。初春生苗叶，高约六七寸，像荠。根呈白色，枝茎都呈青色。三月开花，稍黄。结角，子扁小像黍粒而稍长，黄色。《月令》记载：孟夏季节，靡草死。许慎、郑玄注解时都说靡草是荠、葶苈之属。有人说葶苈单茎向上，叶端出角，粗且短。又有一种狗芥草，叶近根下处有分枝，生角细长。采收时必须分别此二种。

雷敩说：不要使用红须子，很相像，只是味微甜苦而已。葶苈子的苦味在顶端。

时珍说：据《尔雅》记载：蕇，即葶苈。郭璞注解说：果实和叶子都像芥，一名狗荠。狗芥即是葶苈。大概是葶苈有甜、苦二种。狗芥味微甜，即甜葶苈。有人说甜葶苈是菥（xī）蓂（míng）子，考查其功用也似乎不对。

葶苈子

【修治】雷敩说：凡用葶苈，用糯米相混合，置于火上，微焙，待米熟，去米，捣用。

【气味】味辛，性寒，无毒。

【主治】《本经》记载：治疗腹中结块、结气，饮食寒热，能破坚逐邪，通利水道。

《别录》记载：能下膀胱水，伏留热气，皮间邪水上出，治疗面目浮肿，突然身感风热痱痒，利小腹。但是久服可令人体虚。

甄权说：治疗肺壅上气咳嗽，能止喘促，除胸中痰饮。

时珍说：通行月经。

【发明】李杲说：葶苈大降气，与辛酸同用，可以导水肿气结。《本草十剂》记载：泄可去闭，指的就是葶苈、大黄这类药。此二味药都大苦大寒，一可泄瘀血闭结，一可泄气闭。因为葶苈性苦寒，气味俱厚，作用不比大黄弱，性味胜过其他药，用以泻阳分肺中的邪闭，也能泄大便，这是因为体轻象阳的缘故。

寇宗奭说：葶苈有甜、苦二种，其形状则一

样。《本经》既然说其味辛苦，那么甜者不应再入药。大概因为治体都以行水走泄为用，因此说久服令人体虚，取其有苦泄的作用，《药性论》不说其味酸。

朱震亨说：葶苈属火而性急，善于逐水。病人身体稍虚的不宜应用。况且伤人很快，何必说久服之后才虚呢？

王好古说：苦、甜二种味道不同，主治不同。张仲景泻肺汤中用苦葶苈，其他的方中有用甜的，有不用甜、苦的。一般说来苦能下泄，甜则稍缓，根据病人的虚实情况而用，不可不审察。本草书中虽说所治相同，而甜、苦的味道怎么会不同呢？

时珍说：甜、苦二种，正像牵牛，有黑、白二色，有性急缓的不同；又像壶卢（葫芦）有甜、苦二味，一种有毒，一种无毒。一般说来，味甜的泄下力量较缓，虽然泄肺而不伤胃；味苦的泄下力量较急，既泄肺而又易伤胃，因此用大枣辅佐。然而肺中水气郁满的，非此药不能除。但是一旦水去则立即停止使用，不可过量。既不久服，何至于杀人？《淮南子》记载：大戟去水，葶苈治胀，用之不知节制，反而成病。

附方

1 通身肿满：苦葶苈（炒）四两，捣研为末，大枣肉和丸如梧桐子大。每次取十五丸，用桑白皮汤送服，一天三次。

2 水肿尿涩：①甜葶苈二两，炒后捣研为末，大枣二十枚，水一大升，煎成一升，去枣入葶苈末，煎至可作丸，制成如梧桐子大的丸剂。每次取六十丸，水送服，逐渐增加剂量，以微微下利为度。梅师《集验方》。②用葶苈三两，布包饭上蒸熟，捣一万下，制成如梧桐子大的丸剂，不需要用蜜和。每次取五丸，逐渐加至七丸，以微微下利为好，不可多服，令人不能忍受。《崔氏方》。③苦葶苈炒后研末，枣肉和丸如小豆大。每次取十丸，煎麻子汤送服，一天三次。忌咸酸生冷。《外科精义》。

3 腹胀积聚：葶苈子一升熬，用酒五升浸泡七天，每天服用三合。《千金方》。

4 肺湿痰喘：甜葶苈炒后捣研为末，枣肉作丸服。《摘玄方》。

5 痰饮咳嗽：含膏丸用葶苈子一两，用纸衬炒令变黑，知母一两，贝母一两，捣研为末，枣肉半两，砂糖一两半，和丸如弹丸大。每次用新绵包裹一丸，含服咽津，严重的也不过三丸。《箧中方》。

6 咳嗽上气，不得卧，或遍体气肿，或单面肿，或足肿：葶苈子三升，小火煎熬后研末，用布袋盛装，于酒五升中浸泡，冬季七天，夏季三天。开始取如胡桃大小一枚，白天服三次，晚上一次，冬季白天服两次，晚上服两次。根据病人体力，取微微下利一二为度。若患病比较急的，不待疗程满，也可绞汁服下。崔知悌方。

7 肺痈喘急不得卧，支饮不得息：（支饮：以胸痛、气喘、心包积液等为主要表现的痰饮病，咳逆倚息，短气不得卧，其形如肿。）葶苈炒黄后捣末，制成如弹丸大的丸剂。每次取大枣二十枚，水三升，煎取二升，入葶苈一丸，再煎取一升，一次服下。此方名葶苈大枣泻肺汤。张仲景《金匮要略》。

8 月经不通：葶苈一升，捣研为末，制成蜜丸如弹子大，布包裹放入阴中二寸，一晚后换下，有汁水出，则停用。《千金方》。

9 突然发癫狂：葶苈一升，捣三千下，取白狗血调和，制成丸剂如芝麻子大。每次取一丸，酒送服，服三次痊愈。《肘后方》。

10 头风疼痛：将葶苈子捣研为末，取汤淋汁洗头，三四次即愈。《肘后方》。

⑪ 疳虫蚀齿：葶苈、雄黄等份，捣研为末，腊月猪脂和成膏，用棉布包裹槐树枝蘸点患处。《金匮要略》。

⑫ 白秃头疮：葶苈末涂患处。《圣惠方》。

按语

葶苈子味苦、辛，性大寒，能泻肺平喘，利水消肿。用于治疗痰涎壅盛，喘息不得平卧，水肿、悬饮、胸腹积水、小便不利。葶苈子有甜、苦之分，甜者下泄之性缓，虽泄肺而不伤胃；苦者下泄之性急，既泄肺而易伤胃，因此常以大枣辅之。此药力峻，不可过剂和久服而伤人。

车前

Che Qian

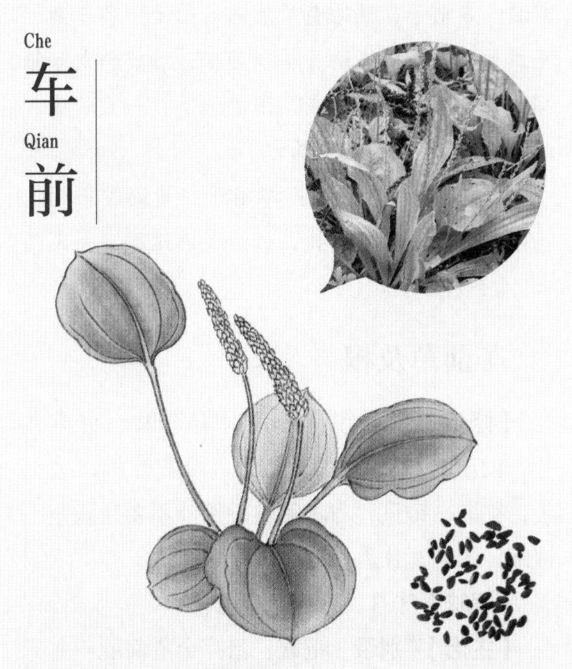

【释名】又名当道、芣（fú）苡、马舄（xì）、牛遗、牛舌、车轮菜、地衣、蛤蟆衣。

时珍说：据《尔雅》记载：芣苡，即马舄。马舄，即车前。陆玑《诗疏》记载：此草好生于道路边及牛马走过的路上，故有车前、当道、马舄、牛遗的称呼。舄，即鞋子。幽州人称作为牛舌草。蛤蟆喜藏伏于它的下面，因此江东人称它为蛤蟆衣。又有《韩诗外传》记载，直生道路上的称作车前，生于道路两边的称作芣苡，恐怕也是强说。瞿是生于道路两旁的。

【集解】《别录》记载：车前生于真定平湖、丘陵、山道中，五月五日采收，阴干。

苏敬说：现今以出自开州的为好。

苏颂说：江河湖海、淮河流域、靠近洛阳的地方及北方到处都有。春初生苗，叶布地而像汤匙的面，生长几年的高度可达一尺余。中抽数茎，作长穗像鼠尾。花很细密，青色稍红。结实像葶苈，红黑色。五月采苗，七月、八月采果实。人家园圃中有种植，四川人尤其喜好种植它。北方人取根晒干，伪充为紫菀买卖，严重地削减了其功用。陆机说嫩苗作菜食而大滑，令人不再食用。

时珍说：王旻《山居录》记载，有种车前剪苗食用的方法，可知古人常将它作为菜蔬。如今农民仍采食它。

车前子

【修治】时珍说：凡用需水淘洗去掉泥沙，晒干。入汤液煎剂时，炒过后用；入丸、散剂时，则用酒浸泡一晚，蒸熟后研烂，作饼晒干，焙干研末。

【气味】味甘，性寒，无毒。

【主治】《本经》记载：治疗气癃（又称气淋，小便涩痛，淋沥不尽，小腹胀满疼痛）而止痛，能利水道通小便，除湿痹。久服轻身耐老。

《别录》记载：治疗男子伤中，女子淋漓不欲饮食，养肺强阴益精，令人有子，明目且可治疗眼红痛。

甄权说：能去风毒，治疗肝中风热，毒风冲眼，眼睛红肿障翳，脑痛流泪，解丹石毒，去心胸烦热。

萧炳说：能养肝。

陆机说：治疗妇人难产。

时珍说：能导小肠热，止暑湿泻痢。

【发明】陶弘景说：车前子性冷而滑利，仙经中服食它，说可令人身轻，能跳越水岸、山谷，不老长生。

苏颂说：车前子入药最多。驻景丸中用车前、菟丝二物，制成蜜丸饭后服下，古今以其为奇方。

王好古说：车前子，能利小便而不走气，与茯苓功效相同。

时珍说：据《神仙服食经》记载，车前一名地衣，为雷的精华，服后可改变人的容颜，八月采收。现今车前在五月时子已变老，而说七月、八月采收，难道是因为气候不同的缘故？唐朝张籍诗中写道：开州午月（即五月）车前子，作药人皆道有神。惭愧文君怜病眼，三千里外寄闲人。观此诗也可看出以五月采自开州的车前子为好，又可见其具有治疗眼病的功效。一般服用时，须佐以他药，如六味地黄丸中用泽泻。若单用则泄利太过，恐怕不能久服。欧阳公曾患突然下痢（急性腹泻），太医治不好。欧阳公夫人去集市上买药一帖，欧阳修服用后痊愈。之后，欧阳公极力请求医生告诉其配方，则只有车前子一味捣研为末，米汤服二小勺。说此药利水道而不动气，水道利则清浊分，而泻痢自止。

附方

1 小便血淋作痛：车前子晒干后捣研为末，每次取二钱，车前叶煎汤送服。《普济方》。

2 石淋作痛：车前子二升，用布袋盛，水八升，煮取三升，服下。《肘后方》。

3 老人淋病，身体热甚：车前子五合，布包裹煮汁，入青粱米四合，煮粥食下。《寿亲养老书》。

4 孕妇热淋：车前子五两，葵根（切）一升，加水五升，煎取一升半，分三次服下。梅师《集验方》。

5 滑胎易产：将车前子捣研为末，每次取方寸匕，酒送服。不饮酒的人，用水调服。《妇人良方》。

6 横产不出：将车前子捣研为末，每次取二钱，酒送服。《子母秘录》。

7 阴冷闷疼，渐入囊内，肿满杀人：将车前子捣研为末，每次取方寸匕，水送服，一天两次。《千金方》。

8 阴下痒痛：车前子煮汁频洗患处。《外台秘要》。

9 久患内障：车前子、干地黄、麦门冬等份，捣研为末，作蜜丸如梧桐子大，服下。《圣惠方》。

10 肝肾俱虚，眼昏黑花，或生障翳，迎风有泪：车前子、熟地黄（酒蒸后焙干）各三两，菟丝子（酒浸）五两，捣研为末，炼蜜作丸如梧桐子大。每次取三十丸，温酒送下，一天两次。此方名驻景丸。《和剂局方》。

11 风热目暗涩痛：车前子、黄连各一两，捣研为末。每次取一钱，饭后温酒送服，一天两次。《圣惠方》。

车前草及根

【修治】雷敩说：凡用时需选取一窠有九叶，内有蕊，茎长一尺二寸。取蕊叶根，去上土，称取一镒重，力求完整。用叶不要用蕊茎，锉细，于新瓦片上摊干用。

【气味】味甘，性寒，无毒。

【主治】《别录》记载：治疗金疮而能止血，治疗鼻出血，瘀血，血积，下血，小便红，能止烦下气，除小虫。

徐之才说：主治阴疝。

甄权说：叶主治泄精病，治疗尿血。能补益五脏，明目，利小便，通五淋。

附方

❶ 小便不通：车前草一斤，水三升，煎取一升半，分三次服下。一方入冬瓜汁。一方入桑叶汁。《百一方》。

❷ 初生尿涩不通：车前捣汁，入蜜少量，灌服。《全幼心鉴》。

❸ 小便尿血：车前捣汁五合，空腹服下。《外台秘要》。

❹ 鼻衄不止：生车前叶，捣汁饮服。《图经本草》。

❺ 金疮血出：车前叶捣敷患处。《千金方》。

❻ 热痢不止：车前叶捣汁，入蜜一合煎煮，温服。《圣惠方》。

❼ 产后血渗入大小肠：车前草汁一升，入蜜一合混合，煎煮至沸腾，分两次服下。《崔氏方》。

❽ 湿气腰痛：车前连根七棵，葱白连须七棵，大枣七枚，酒一瓶，常服。《简便方》。

❾ 目赤作痛：车前草自然汁，调朴硝末，睡时涂眼胞上，第二天早上洗去。若为小儿目痛，车前草汁，和竹沥点患处。《圣济总录》。

❿ 目中微翳：车前叶、枸杞叶等份，手中揉汁出，用桑叶包裹两层，悬阴处一晚，破开桑叶取汁点患处。《十便良方》。

-按语-

车前子味甘，性微寒，能利尿通淋，渗湿止泻，明目，祛痰。用于淋证、水肿、小便淋漓、泄泻，目赤肿痛、目暗昏花、翳障，痰热咳嗽。宜包煎。肾虚遗滑者慎用。车前草还有清热解毒的功效。

狼把草 Lang Ba Cao

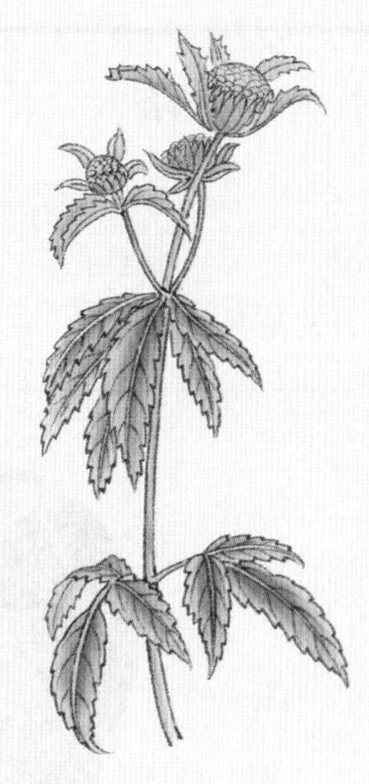

【释名】又名郎耶草。

时珍说：此即陈藏器《本草拾遗》所指的郎耶草。福建人称爷为郎罢，则“狼把”当作“郎罢”才解释得通。又有医家说此草即鼠尾草，功用也相近，但没有确切的依据。

【集解】陈藏器说：狼把草生于山道边，与秋穗子一起可以染皂。又说：郎耶草生于山河间，高三四尺，叶作雁齿，像鬼针苗。鬼针，即鬼钗。其叶有桠，像钗脚状。

掌禹锡说：狼把草出自近世，古方中未见使用，只有陈藏器提到过，但描述不详细。太宗皇帝御书记其主治血痢，很是细致。

【气味】味苦，性平，无毒。

【主治】陈藏器说：能黑人发，令人不老。又说：郎耶草主治赤白久痢，小儿大腹痞满，丹毒寒热。取根茎煮汁服下。

《图经本草》载：狼把草主治男子血痢，不治疗妇人病。根可治疗积年疳痢。取草二斤，捣绞取汁一小升，纳白面半个鸡蛋大，和匀，空腹一次服下。极其严重的，不过服三次。或者收苗阴干，捣末，蜜水半杯，服方寸匕。

时珍说：可染须发，治疗多年癣病，天阴即痒，搔出黄水的，捣末敷患处。

-按语-

狼把草味苦、甘，性平，能清热解毒，祛湿。用于治疗感冒、咽喉肿痛、痢疾、盗汗、闭经，外用治疖肿、湿疹、皮癣。

Li
鳢肠
Chang

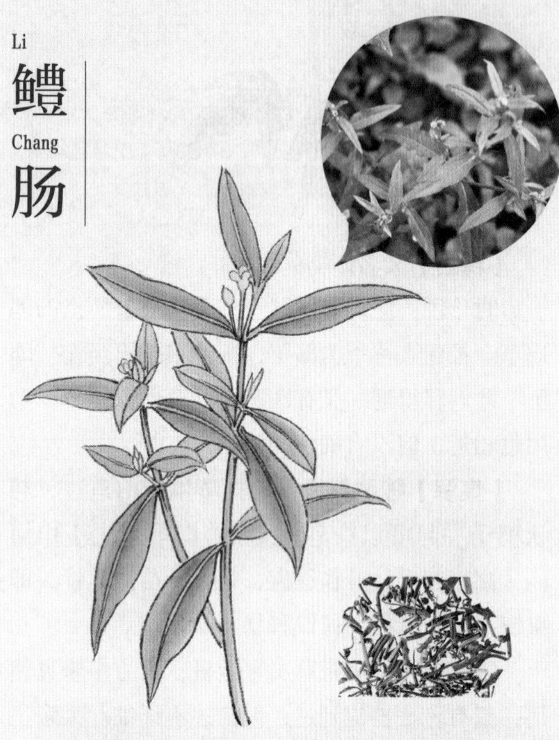

【释名】又名莲子草、旱莲草、金陵草、墨烟草、墨头草、墨菜、猢孙头、猪牙草。

时珍说：鳢（lǐ），即乌鱼，其肠呈乌色。此草茎柔，切断有墨汁流出，因此被称为墨烟草、墨头草，俗称墨菜。果实细小而很像莲房的形状，因此得莲名。

【集解】苏敬说：鳢肠生于低下的湿地，坑渠间多有生长。苗像旋覆。二月、八月采收，阴干。

苏颂说：处处都有，南方尤多。此物有二种：一种叶像柳而光泽，茎像马齿苋，高一二尺，开花细而白，其实像小莲房，苏敬称其像旋覆；一种苗梗枯瘦，很像莲花而呈黄色，果实也作房而圆，南方人称作连翘。二种折断苗后都有汁出，须臾变黑，俗称作旱莲子，也称作金陵草。

时珍说：旱莲有二种：一种苗像旋覆而花白细的，是鳢肠；一种花黄紫而结房像莲房的，是小莲翘，烧柴火灶也用到它。

旱莲草

【气味】味甘、酸，性平，无毒。

【主治】《新修本草》记载：治疗血痢。针灸疮发，大出血不可止的，外敷立止。用汁涂眉发，眉发生长迅速而且多。

时珍说：能乌髭发，益肾阴。

《大明》记载：能止血排脓，通小肠，敷一切疮疽。

萧炳说：膏点鼻中，有益脑精。

附方

❶ 益髭发，变白为黑：旱莲草三十斤，六月以后采收，挑拣青嫩无泥土的。不用洗，摘去黄叶，捣烂，布绞取汁，纱布过滤，入容器中盛装，正中午时煎煮，共煎五天。又取生姜一斤绞汁，白蜜一斤混合，正中午时煎煮，用柳木棍不停搅拌，待如稀糖，药才成。每天清晨及午后各服一汤匙，温酒一杯化服。如果想做成丸剂，正中午时再煎，直至可作丸，做成丸剂如梧桐子大，每次取三十丸，服下。此方名金陵煎。孙思邈《千金月令》方。

❷ 乌须固齿：①七月取旱莲草连根一斤，用酒洗净，青盐四两，腌渍三晚，同汁一起入油锅中，炒熟存性，研末。天天用其擦牙，连唾液一起咽下。②将旱莲取汁，同盐炼干，研末擦牙。《摄生妙用方》。③旱莲草一两半，麻枯饼三两，升麻、青盐各三两半，诃子连核二十个，皂角三挺，月蚕沙二两，捣研为末，用醋和面糊

丸如弹子大，晒干后入泥瓶中，火煨使烟出存性，取出研末，天天揩牙。此方名旱莲散。《奉亲养老书》。

3 偏正头痛：取旱莲草汁滴鼻。《圣济总录》。

4 一切眼疾，翳膜遮障，头痛：五月五日凌晨合药。旱莲草一握，蓝叶一握，油一斤，同浸，密封四十九天。每次睡觉时，用铁匙点药抹头顶上四十九遍。《圣济总录》。

5 截疟：旱莲草捶烂，男左女右，置于寸口上，压定，用布系紧，不久起小泡，称作天灸。王执中《资生经》。

6 小便尿血：旱莲草、车前草各等份，捣取自然汁。每次取三杯，空腹服下。《医学正传》。

7 肠风脏毒，下血不止：旱莲子草，瓦上焙干，研末。每次取二钱，用米汤送服。《家藏经验方》。

8 痔漏疮发：旱莲草一把，连根须洗净，捣擂如泥，用极热酒一杯冲入，取汁饮服，药渣敷患处。刘松石《保寿堂方》。

9 疔疮恶肿：五月五日收旱莲草阴干，露一夜收。遇到这类疾病时嚼一叶贴患处，外用消毒膏护之，二三日后疔脱。《圣济总录》。

10 风牙疼痛：旱莲草，入盐少量，于掌心揉擦。《集玄方》。

按语

鳢肠即旱莲草。旱莲草味甘、酸，性寒，滋补肝肾，凉血止血。用于治疗肝肾阴虚须发早白、头晕目眩、失眠多梦、腰膝酸软、遗精耳鸣，以及阴虚血热的失血证。旱莲草为益肾乌发的良品。

连翘 (Lian Qiao)

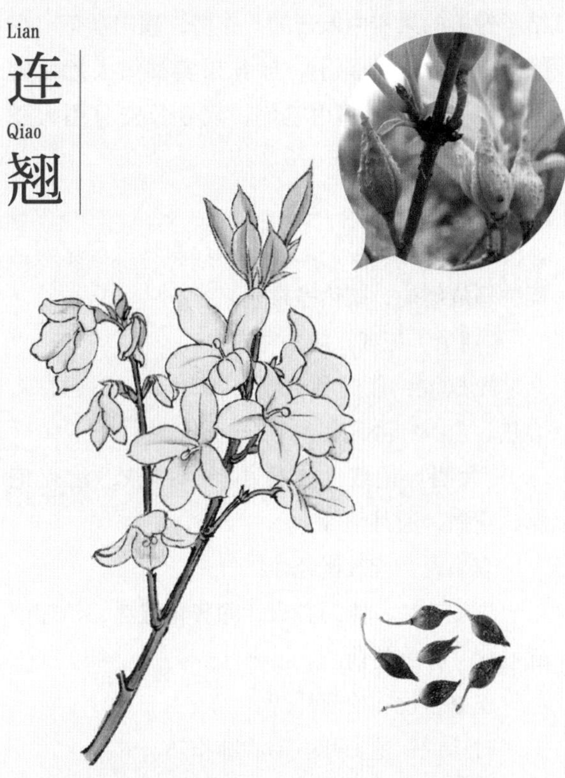

【释名】 又名连、异翘、旱莲子、兰华、三廉、根名连轺（yáo）、折根。

苏敬说：其果实像莲而作房，高于众草，因此以连翘命名。

寇宗奭说：连翘并不翘出于众草，太山山谷间有很多。它的子折开，能看见片片相连如翘，应是因为这个原因才得名。

时珍说：据《尔雅》记载：连，即异翘。本名称作连，又称作异翘，因此合称为连翘。连轺也作连苕，即《本经》下品中的翘根。唐代苏敬修订本草时列于“有名未用”中，今合而为一。旱莲是小翘，人们却以为是鳢肠，因此同名。

【集解】《别录》记载：连翘生于太山山谷，八月采收，阴干。

陶弘景说：到处都有。现在用茎连花的果实。

苏敬说：连翘有两种，即大翘、小翘。大翘生于低下的湿地，叶狭长像水苏，花黄而可爱，结子像椿的果实中未开的，作房，翘出众草。小翘生于山岗、平原上，叶花果实都像大翘而较小、细。山南人都用它们，现今长安只用大翘子，不用茎、花。

【气味】味苦，性平，无毒。

【主治】《本经》记载：治疗寒热鼠瘘瘰疬，痈肿恶疮瘿瘤，结热蛊毒。

《别录》记载：能去寸白虫。

甄权说：能通利五淋，治疗小便不通，除心热。

《大明》记载：能通小肠，排脓，治疗疮疖，止痛，通月经。

李杲说：能散诸经血结气聚，消肿。

朱震亨说：能泻心火，除脾胃湿热，治疗中部血症，作为使药。

王好古说：治疗耳聋。

时珍说：茎、叶主治心肺积热。

【发明】张元素说：连翘的功效有三点：一可泻心经客热；二可去上焦诸热；三为疮家圣药。

李杲说：治疗十二经疮药中不可无此药，是取结者散之的含义。

王好古说：连翘为手足少阳的药，治疗疮疡瘤瘿痰核有神效，与柴胡功效相同，但有气分、血分的不同。与牛蒡子同用治疗疮疡，效果非常好。

时珍说：连翘的形状像人心，两片合成，其中有仁很香，是少阴心经、厥阴心包络经气分主药。诸痛痒疮皆属心火，因此为十二经疮家之圣药，而兼治手足少阳、手阳明三经气分之热。

附方

❶ 瘰疬结核：连翘、芝麻等份，捣研为末，频频食用。《简便方》。

❷ 项边瘰疬：连翘二斤，瞿麦一斤，大黄三两，甘草半两。每次取一两，用水一碗半，煎至七成，饭后热服。十余天后，灸临泣穴十四壮。张元素《活法机要》。

❸ 痔疮肿痛：连翘煎汤熏洗患处，后用刀上飞过绿矾入麝香贴患处。《集验方》。

连翘根

【气味】味甘，性寒、平，有小毒。

【主治】《本经》记载：能下热气，益阴精，令人面色悦好，明目。久服可以轻身耐老。

《别录》记载：蒸用可治疗酒病。

时珍说：治疗伤寒瘀热欲发黄。

【发明】《本经》记载：翘根生于蒿高平湖，二月、八月采收。

陶弘景说：因为没有人认识到它的功效，因此方药中不用此药。

王好古说：此药即连翘根。能下热气，因此张仲景治疗伤寒瘀热在里，麻黄连轺（yáo）赤小豆汤中用到它。并注解说：连轺即连翘根。

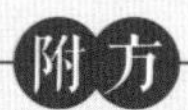
附方

痈疽肿毒：连翘草及根各一升，水一斗六升，煮汁三升，服下取汗。《外台秘要》。

按语

连翘味苦，性微寒，能清热解毒，消肿散结，疏散风热。用于治疗痈肿疮毒，瘰疬痰核；风热外感，温病初起头痛发热、口渴咽痛；热淋涩痛。连翘为“疮家圣药”。

Shuo 蒴 Diao 藋

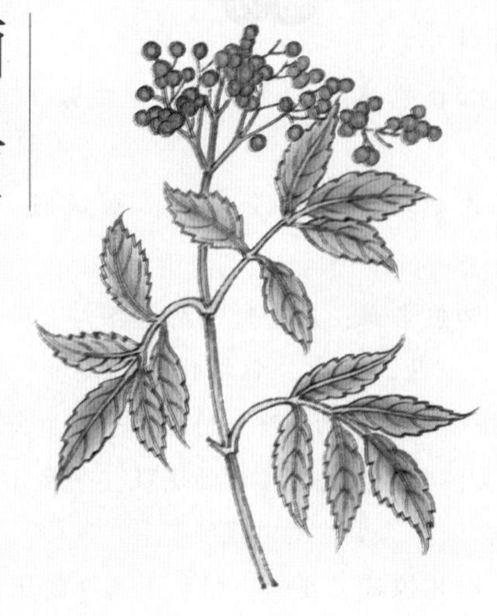

【释名】又名堇草、芨、接骨草。

【集解】《别录》记载：蒴藋（shuò diào）生于田野。春夏采叶，秋冬采茎、根。

苏敬说：此药即陆英，余下的出此条。《尔雅》记载：芨，即堇草。郭璞注解说：即乌头苗。

寇宗奭说：蒴藋花白，子开始是青色像绿豆壳，每朵如杯面一样大，又平生，有一二百子，十月才熟红。

时珍说：每枝有五叶。

【气味】味酸，性温，有毒。

【主治】《别录》记载：治疗风瘙隐疹，身痒湿痹，可作汤洗澡。

《大明》载：洗浴治疗疮疽癞风痹。

附方

1 手足偏风，风湿冷痹，寒湿腰痛：蒴藋叶，火燎，厚铺于床上，趁热睡在上面，变冷后再换。冬季取根，捣碎熬热用。《外台秘要》。

2 脚气胫肿，骨疼不仁：蒴藋根研碎，酒糟三分，根一分，一起蒸热，密封包裹肿处。《千金方》。

3 浑身水肿，坐卧不得：取蒴藋根去皮，捣汁一合，同酒一合，温服。梅师《集验方》。

4 头风作痛：蒴藋根二升，酒二升，煮服，汗出才止。《千金方》。

5 头风眩晕，起倒无定：蒴藋、独活、白石膏各一两，枳实（炒）七钱半。每次取三钱，酒一杯，煎至六成服下。《圣惠方》。

6 产后恶露不除：蒴藋二十两锉细，水一斗，煮成三升，分三次服下。《千金方》。

7 一切风疹：蒴藋煮汤，和少量酒涂患处。梅师《集验方》。

8 小儿赤游：（赤游：局部皮肤红赤如丹，形如片云，游走不定。）上下游行，至心即死。蒴藋煎汤洗患处。《子母秘录》。

9 五色丹毒：蒴藋叶捣烂敷患处。《千金方》。

10 手足疣目：蒴藋子，揉烂，涂目上。《圣惠方》。

按语

蒴藋味甘、酸，性温，能清热解毒、祛风除湿、活血止痛、通经接骨。用于治疗风湿疼痛，脚气浮肿，痢疾，黄疸，风疹瘙痒，丹毒，疮肿，跌打损伤、骨折。

Qing 青 Dai 黛

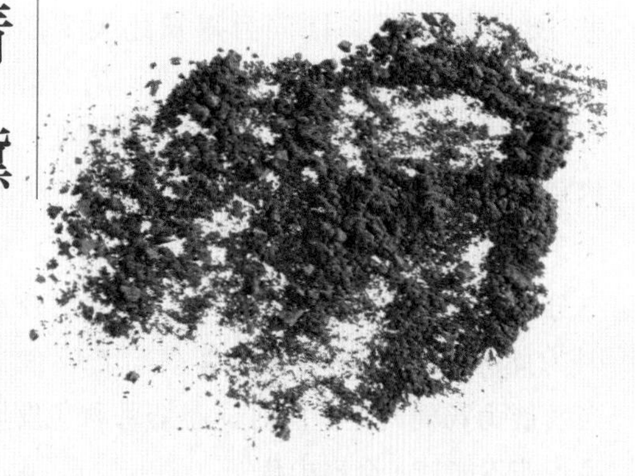

【释名】又名靛花、青蛤粉。

时珍说：黛，眉毛的颜色。刘熙《释名》记载：拔掉眉毛，用此代替，因此称作黛。

【集解】马志说：青黛来自波斯国。现今在太原、庐陵、南康等地，取染缸上沫呈紫碧色的使用，与青黛功效相同。

时珍说：产自波斯的青黛，也是外国的蓝靛花，如果不可得，则中国的靛花也可用，也可用青布浸汁代替。买卖的人却又用干淀伪充，其中混有石灰，入药用时当知晓。

【气味】味咸，性寒，无毒。

【主治】《开宝本草》记载：能解诸药毒，治疗小儿各种热病，惊痫发热，天行头痛恶寒发热，与水一起研服。也可磨敷热疮恶肿，治疗金疮下血，蛇犬等毒。

甄权说：能解小儿疳热，杀虫。

陈藏器说：治疗小儿丹热，和水服下。同鸡蛋清、大黄末，敷疮痈蛇虺螫毒。

朱震亨说：能泻肝，散五脏郁火，解热，消食积。

时珍说：能去热烦，治疗吐血咯血，斑疮阴疮，杀恶虫。

【发明】寇宗奭说：青黛是蓝做成的。有一妇人病脐下和腹上，下连二阴，遍生湿疮，形状像马爪疮，他处并没有，瘙痒疼痛，大小便涩，出黄汁，饮食也减少，身面稍肿。医生当作恶疮治疗，用鳗鲡鱼、松脂、黄丹等药涂患处，热痛加重。询问后得知此人嗜酒，喜吃鱼蟹等发风物。急令洗去膏药。用马齿苋四两，杵烂，入青黛一两，再研匀涂患处。立即热减，痛痒都去。同时我以八正散，一天服三次，祛除邪热。药干即加药。连用二天，病减三分之一，五天减三分之二，二十天后痊愈。因为此为中下焦停蓄风热毒气。若不能出，当发展为肠痈内痔。同时，需禁忌酒色发风等品。若不能禁，会患内痔。

附方

1 心口热痛：姜汁调青黛一钱服下。《医学正传》。

2 内热吐血：青黛二钱，水送服。《圣惠方》。

3 肺热咯血：用青黛一两，杏仁（用牡蛎粉炒过）一两，研匀，黄蜡化开后调和，制成三十个饼子。每次取一饼，用干柿子半个夹定，湿纸包裹，煨香后嚼食，米汤送服，一天三次。此方名青饼子。华佗《中藏经》。

4 小儿惊痫，夜啼：根据小儿年龄大小，取青黛适量，水研服下。《生生编》。

5 耳疳出脓：青黛、黄柏末，干搽患处。《谈野翁方》。

6 烂弦风眼（上下眼弦溃烂赤痛，泪出羞明，用手拂拭不离）：青黛、黄连泡汤，天天洗患处。《明目方》。

7 产后发狂：四物汤加青黛，水煎服下。《摘玄方》。

8 伤寒赤斑：青黛二钱，加水研服。《活人书》。

9 豌豆疮毒，未成脓者：青黛枣大一枚，加水研服。梅师《集验方》。

10 瘰疬未穿：青黛、马齿苋同捣，天天涂敷患处。《简便方》。

按语

青黛味咸，性寒，能清热解毒，凉血消斑，清肝泻火，定惊。用于治疗温毒发斑，血热吐衄；咽痛口疮，火毒疮疡；咳嗽胸痛，痰中带血；暑热惊痫，惊风抽搐。本品难溶于水，一般作散剂冲服，或入丸剂服用。外用适量。胃寒者慎用。

Shui Liao 水蓼

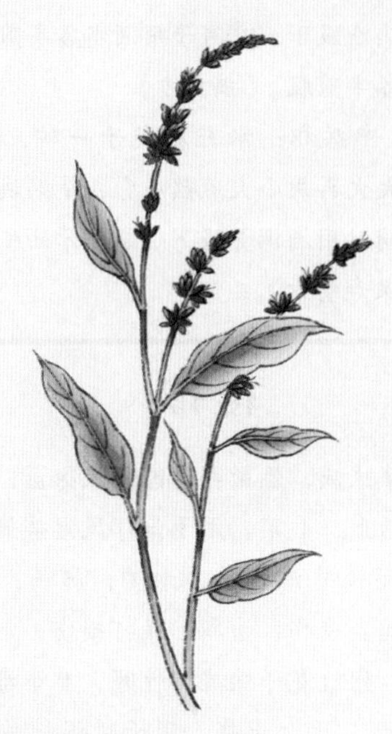

【释名】又名虞蓼、泽蓼。

马志说：生于浅水的湖中，因此称为水蓼。

时珍说：据《尔雅》记载：蔷，即虞蓼。山夹水称作虞。

【集解】苏敬说：水蓼生于低下湿水边。叶像马蓼，比家蓼叶大，茎显红色，水挼后食用，功效比蓼子强。

寇宗奭说：水蓼大概与水荭相似，但枝稍低。如今造酒时取其叶，用水泡汁，和面作曲，也是取其辛味。

时珍说：此是水边所生的蓼，叶长五六寸，比水荭叶稍狭，比家蓼叶稍大，而功用相似。寇宗奭称蓼实即水蓼子，大概是因为这个缘故。

水蓼茎叶

【气味】味辛，无毒。

【主治】《新修本草》记载：治疗蛇咬伤，捣敷患处。绞汁服下，止蛇毒入腹而觉心闷。又治疗脚气肿痛成疮，水煮汁泡患处。

-按语-

水蓼味辛、苦，性平，能行滞化湿，散瘀止血，祛风止痒，解毒。用于治疗湿滞内阻，脘闷腹痛，泄泻，痢疾，小儿疳积；血滞经闭痛经，跌打损伤；风湿痹痛；崩漏；便血，外伤出血；皮肤瘙痒，湿疹，风疹，足癣；痈肿疮毒，毒蛇咬伤等。

Hong Cao 荭草

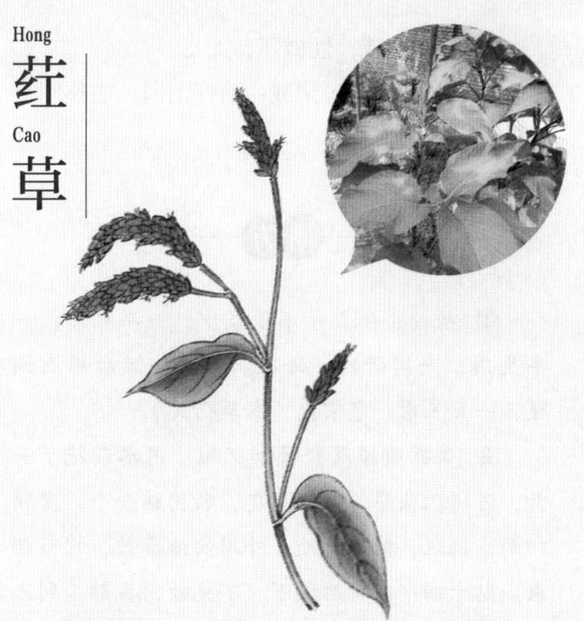

【释名】又名鸿藒（xié）、茏古、游龙、石龙、天蓼、大蓼。

时珍说：此蓼很大而花也繁茂而呈红色，因此称作荭、鸿。鸿即大的意思。《别录》有名未用草部中有天蓼，说其一名石龙，生于水中。陈藏器解释道：天蓼即水荭，一名游龙，一名大蓼。据此可知，二条乃是一指其果实，一指其茎叶而言。今合二为一。

【集解】《别录》记载：荭生于水边，像马蓼而大，五月采实。

陶弘景说：现今生于低下湿地的很多，极像马蓼而更为长大。《诗经》称隰（xí）有游龙，郭璞注解说，即茏古。

苏颂说：荭即水荭，像蓼而叶大，红白色，高丈余，《尔雅》记载：荭，即茏古。其中大的称蘬。陆机说：游龙一名马蓼。然而马蓼是另外一种。

时珍说：其茎粗如拇指，有毛。其叶大而像商陆，开浅红色花，成穗。深秋结子，成扁型像酸枣仁而小，其色红黑而肉白，不是很辛，炊炒可食用。

荭草实

【气味】味咸，性微寒，无毒。

【主治】《别录》记载：治疗消渴，去热明目益气。

附方

1 瘰疬：水荭子不限多少，一半稍炒，一半生用，一同研末。每次取二钱，饭后用酒调服，一天三次。寇宗奭《本草衍义》。

2 癖痞腹胀及坚硬如杯碗：用水荭花子一升，另研独头蒜三十个去皮，新狗脑一个，皮硝四两，捣烂，摊敷患处，外用油纸覆盖，棉布捆束。贴十四个小时后换下。不见效，再贴二到三次。若有脓溃，不要奇怪。查看其虚实，白天逐次间隔服用钱氏白饼子、紫霜丸、塌气丸、消积丸，以辅助消积块，服至半月，甚至一个月，没有不愈的。以喘满的为实，不喘的为虚。《蔺氏经验方》。

荭草花

【主治】时珍说：能散血，消积，止痛。

附方

1 胃脘血瘀气滞作痛：水荭花一大撮，水二杯，煎至一杯服下。董炳《集验方》。

2 心气绞痛：①将水荭花捣研为末，每次取二钱，热酒服下。②男子用酒水各半煎服，女子用醋水各半煎服。《摘玄方》。

3 腹中痞积：水荭花或子一碗，用水三碗，先用大火再用小火煎熬成膏，量痞块大小摊贴患处，同时用酒调膏服下。忌腥荤油腻之物。刘松石《保寿堂方》。

按语

荭草味咸，性微寒，能祛风除湿，清热解毒，活血，截疟。用于治疗风湿痹痛，痢疾，腹泻，吐泻转筋，水肿，脚气，痈疮疔疖，蛇虫咬伤，疳积，跌打损伤，疟疾。荭草花、水红花子味咸，性寒，有小毒，能祛风利湿，活血止痛。用于风湿性关节疼痛等。

火炭母草

Huo Tan Mu Cao

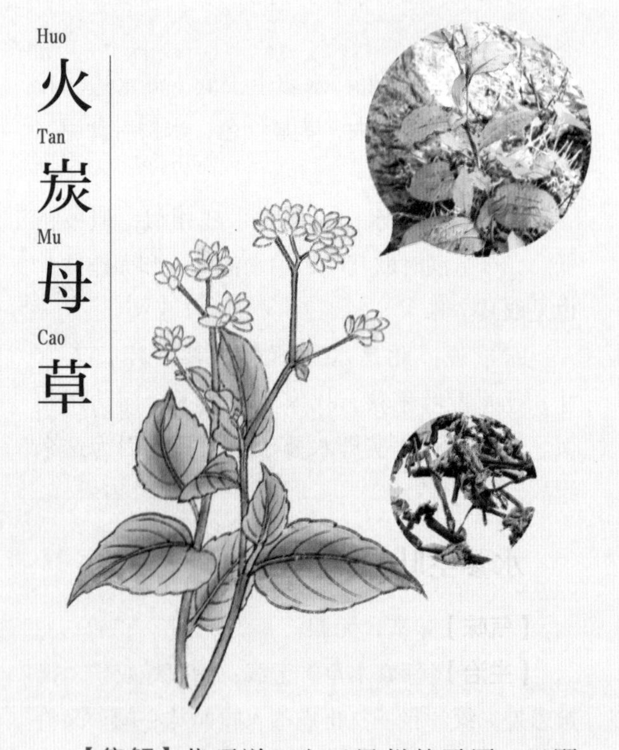

【集解】苏颂说：生于恩州的平原、田野中。茎红而柔，像细蓼。叶端尖，近梗呈方

形。夏季开白花。秋季结实像菽，青黑色，味甜可食用。

火炭母草叶

【气味】味酸，性平，有毒。

【主治】苏颂说：能去皮肤风热，治疗流注骨节，痈肿疼痛。随时可采收。捣烂，用盐酒炒，敷肿痛处。过一晚后更换。

> **按语**
>
> 火炭母草味酸，性平，能清热利湿，凉血解毒。用于泄泻、痢疾、黄疸、感冒、咽喉肿痛、阴痒、白带过多、乳房肿痛、疖肿湿疹、毒蛇咬伤。

三白草 San Bai Cao

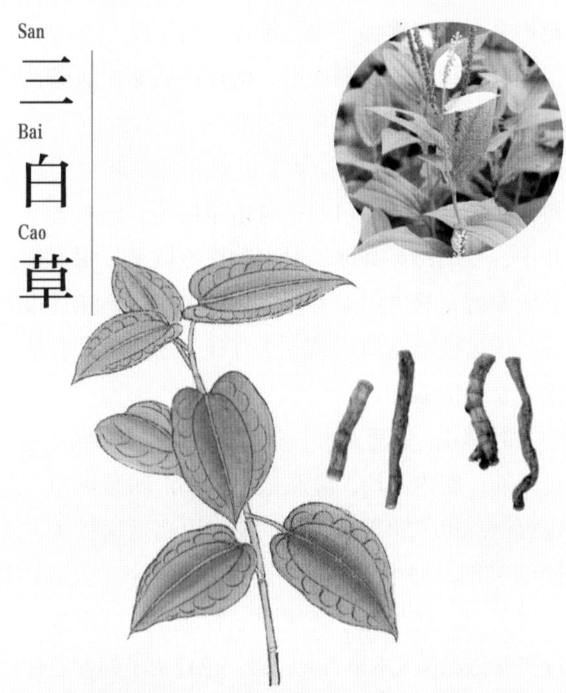

【释名】陶弘景说：叶上有三白点，因此命名。

【集解】苏敬说：三白草生于水池、湖边，高约一尺。叶像水荭，也像蕺（jí），又像菝葜。叶上有三个黑点，不是白点。古人以其为秘密，隐黑为白。根像芹根，黄白色而粗大。

陈藏器说：此草初生没有白色，入夏时叶的顶端半白如粉。农民观察它来种田，三叶白则草长得茂盛，因此称作三白。如果说是三黑点，苏氏没有弄清楚。它的叶像薯蓣，也不像水荭。

韩保昇说：现今多出自襄州，二月、八月采根用。

时珍说：三白草生于田野、湖边，三月生苗，高约二三尺。茎像蓼，叶像章陆及青葙。四月其顶三叶朝上，三次变作白色，余叶仍成青色不变。俗语说：一叶白，食小麦；二叶白，食梅杏；三叶白，食黍子。五月开花成穗，像蓼花的形状，而色白薇香。结细实。根长白而虚软，有节须，形状像泥菖蒲根。《造化指南》记载：五月采花及根，可制雄黄毒。苏敬说像水荭，有三个黑点，乃是指马蓼，不是三白草。陈藏器所说虽然正确，但叶却不像薯蓣。

【气味】味甘、辛，性寒，有小毒。

【主治】《新修本草》记载：治疗水肿脚气，能利大小便，消痰破癖，除积聚，消疔肿。

陈藏器说：捣烂绞汁服下，令人吐逆，除疟及胸膈热痰，小儿痞满。

时珍说：根可治疗脚气风毒胫肿，捣酒服下，也很有效。又可煎汤，洗癣疮。

> **按语**
>
> 三白草味甘、辛，性寒，能清热解毒，利尿消肿。用于治疗小便不利、淋沥涩痛、水肿、白带过多，外治疮疡肿毒、湿疹。

Hu
虎杖
Zhang

【释名】又名苦杖、大虫杖、斑杖、酸杖。

时珍说：杖用来描述它的茎，虎描述它的斑纹。

【集解】陶弘景说：田野上很多，形状像大马蓼，茎有斑纹而叶圆。

韩保昇说：到处都有。生于低下湿地，作树高约一丈，茎红而根黄。二月、三月采根，晒干后使用。

苏颂说：现今多出自汾州、越州、滁州等地，到处都有。三月生苗，茎像竹笋的形状，上有红斑点，初生便分枝子。叶像小杏叶，七月开花，九月结实。出自南方的，无花。根皮呈黑色，破开成黄色，像柳根。也有高约一丈的。《尔雅》记载：蒤（tú），即虎杖。郭璞注解说：像荭草而粗大，有细刺，可以染红。指的就是它。

寇宗奭说：大体上都像寒菊，但是花、叶、茎、蕊差别很大。只有茎叶有淡色的黑斑。六七月慢慢开花，到九月中旬才开完，花片向四面延伸，颜色像桃花，但差别很大而外侧稍深。陕西山脚、水边很多。

雷敩说：凡用时不要误用天蓝及斑袖根，二物根的形状、味道都很像。

汪机说：各种注解有的说像荭、像杏、像寒菊，各不相同，难道是产地有不同吗？

时珍说：它的茎像荭蓼，叶圆像杏，枝黄而像柳，花的形状像菊，颜色像桃花。放在一起观察，未尝有不同。

虎杖根

【修治】雷敩说：采得后锉细，再用叶包一晚，晒干备用。

【气味】性微温。

【主治】《别录》记载：能通利月经，破瘀血积块。

陶弘景说：泡酒服，主治突发腹部肿块。

陈藏器说：治疗风在骨节间及血瘀，煮汁作酒服下。

甄权说：治疗大热烦躁，止渴，利小便，祛一切热毒。

《大明》记载：治疗产后血晕，瘀血不下，心腹胀满，能排脓，主治疮疖、扑损瘀血、破风毒结气。

苏颂说：烧灰，贴各种恶疮。焙干研末，炼蜜为丸，陈米煎汤送服，治疗肠痔下血。

时珍说：研末酒送服，治疗产后瘀血血痛，及坠扑昏闷有效。

【发明】甄权说：暑季用根和甘草同煎为饮料，颜色像琥珀而可爱，味道很甜美。将瓶置于井中，令其冷澈如冰，时人称作冷饮子，喝下比茶效果好，极能解暑毒。其汁染米作糜糕味道很好。捣末浸酒常服，破女子月经不通。但是有孕的妇女不能服用。

时珍说：孙思邈《千金方》记载：治疗妇女月经不通，腹内结块，虚胀腹中雷鸣，四肢沉重，也可治疗男子积聚，有虎杖煎：取高地虎杖根，锉细二斛，加水二石五斗，煮取一斗半，去渣，入酒五升，煎如糖。每次取一合服下，以痊愈为度。又许叔微《本事方》记载：治疗男子妇女各种淋证。用苦杖根洗净，锉细取一合，加水五合，煎成一杯，去渣，入乳香、麝香少量服下。鄞县尉耿梦得的妻子患沙石淋，已有十三年。每次解小便时痛不可忍，便器中有小便下沙石剥剥的声响。百方不效，偶然间得此方服下，一晚即痊愈。

附方

❶ 小便五淋：将虎杖捣研为末，每次取二钱，用米汤送服。《集验方》。

❷ 月经不利：虎杖三两，凌霄花、没药一两，捣研为末，每次取一钱，热酒送服。

❸ 月经不通，腹大如瓮，气短欲死：虎杖一斤，去头晒干燥，切碎。土瓜根汁、牛膝汁二斗。加水一斛，浸泡虎杖一晚，煎取二斗，入二汁，同煎如糖。每次取一合，酒送服，白天二次，晚上一次。《圣惠方》。

❹ 时疫流毒，攻手足，肿痛欲断：用虎杖根锉细，煮汁泡患处。《肘后方》。

❺ 腹中突结肿块，坚硬如石，刺痛：取虎杖根一石左右，洗干捣末，米五升做成饭，纳入虎杖搅拌，好酒五斗浸泡，密封待药消饭浮，可服一升半，勿食鲑鱼及盐。只取一斗干品（指上述虎杖、米做成的食物），用酒渍泡饮，作用也很好，从少量开始起，一天三次。使肿块消失，强于别的药。《外台秘要》。

❻ 消渴引饮：虎杖烧过、海浮石、乌贼鱼骨、朱砂等份，捣研为末。口渴时取二钱，用麦门冬汤送服，一天三次。忌酒色、鱼面、鲊酱、生冷。《卫生家宝方》。

按语

虎杖味苦，性寒，能利湿退黄，清热解毒，活血散瘀，化痰止咳。用于治疗湿热黄疸，淋浊，带下；水火烫伤，痈肿疮毒，毒蛇咬伤；经闭，癥瘕，跌打损伤；肺热咳嗽。还能泄热通便，用于热结便秘。孕妇忌服。虎杖是治疗湿热黄疸的要药。

萹蓄
Bian Xu

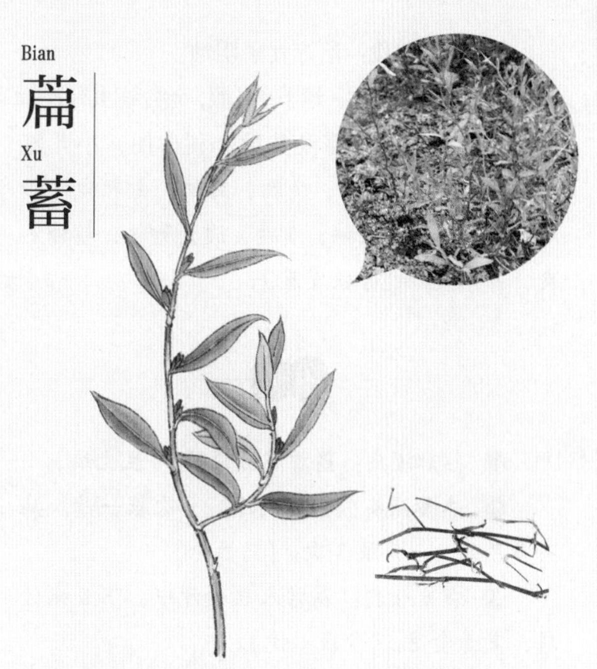

【释名】又名扁竹、扁辨、扁蔓、粉节草、道生草。

时珍说：许慎《说文解字》作扁筑，与竹的音相同。节间有粉，多生于道路边，因此医家称它为粉节草、道生草。

【集解】《别录》记载：萹蓄生于东莱山谷，五月采收，阴干。

陶弘景说：到处都有，布地而生，花节间显白色，叶细而显绿色，因此被人称作扁竹。

苏颂说：春季中旬布地生于道路边，苗像瞿麦，叶细绿像竹，红茎像钗股，节间花出很细，淡青黄色，根像蒿根，四五月采苗阴干。《蜀图经》记载：二月晒干。郭璞注解《尔雅》时说：像小藜红茎节，好生于道路边，可食用，杀虫，描述得很准确。有人说：《尔雅》所载王刍即此药。

时珍说：其叶像落帚叶而不尖，茎弱小而引蔓，节密。三月开小红花，像蓼蓝花，结细子，家庭中一般烧灰炼霜用。有一种水扁筑，称作薄，出自《说文解字》。

【气味】味苦，性平，无毒。

【主治】《本经》记载：治疗浸淫疮、疥疮瘙痒、疽、痔疮，能杀三虫。

《别录》记载：治疗女子阴蚀。

甄权说：煮汁饮，给予小儿服，治疗蛔虫有效。

时珍说：治疗霍乱黄疸，利小便，小儿魃（jì）病（又名继病、交乳、交奶；由乳食停滞所致营养不良性疾病，黄瘦，腹大脚软，精神不爽，身体痿痹，骨软发落）。

附方

1 热淋涩痛：萹蓄煎汤频服。《生生编》。

2 热黄疸疾：萹蓄捣汁，一次服一升。病有多年的，一天服二次。《药性论》。

3 霍乱吐利：萹蓄入豆豉汁中，下五味佐料，煮羹食用。《食医心镜》。

4 小儿蛔咬心痛，面青，口中沫出：取萹蓄十斤锉细，加水一石，煎至一斗，去渣煎如糖。隔晚勿食，空腹服一升。同时常常煮汁作饭服下。

5 虫蚀阴部，虫形状如蜗牛，侵蚀阴部瘙痒：萹蓄一把，水二升，煮熟。五岁小儿，取三到五合，空腹服下。《杨氏产乳》。

6 痔发肿痛：萹蓄捣汁，服一升。服用一二次后未愈，再服。同时取汁和面煮食，一天三次。《药性论》。

7 恶疮痂痒作痛：萹蓄捣烂敷患处，痂落即愈。《肘后方》。

按语

萹蓄味苦，性微寒，能利尿通淋，杀虫止痒。用于多种淋证、虫证、湿疹、阴痒。鲜者加倍。外用适量。萹蓄为治疗湿热瘙痒的常用药物。

蒺藜（Ji Li）

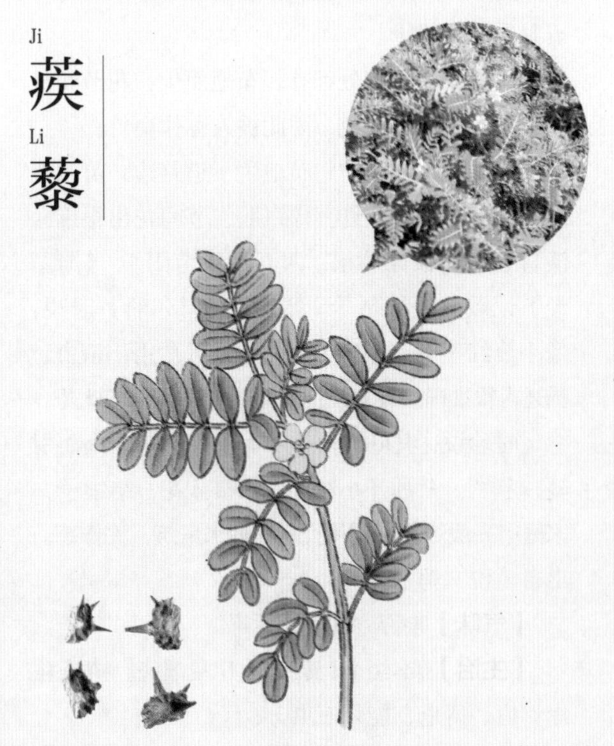

【释名】又名茨、旁通、屈人、止行、豺羽、升推。

陶弘景说：多生于道路上及墙上，叶布地而长，子有刺，形状像菱而小。长安最多，人行走时多穿木履。现今军队铸铁似蒺藜状，用来布设在敌人的来路上，称作铁蒺藜。《易经》记载，通过蒺藜，可判断吉凶。《诗经》记载，墙有茨，不可扫，因为刺梗秽浊。

时珍说：蒺，即疾；藜，即利；茨，即刺。其刺可伤人，快且锋利。称作屈人、止行，都是因为其能伤人。

【集解】《别录》记载：蒺藜子生于冯翊（yì）的平湖或道路边，七月、八月采实，暴晒干燥。

苏颂说：冬月也可采收，呈黄白色。郭璞注解《尔雅》时说，布地而蔓生，细叶，子有三角，刺人，描述得很全面。又有一种白蒺藜，现今生于同州的沙地上，牧马草地上最多，近道上也有。绿叶细蔓，满布沙上。七月开花显黄紫色，像豌豆花而小。九月结实作荚，子便可采。其实味甜而微腥，显褐绿色，与蚕种子为同一类而差别很大。又与马藻（piáo）子很相似，但马藻子稍大，不能入药，需仔细分辨。

寇宗奭说：蒺藜有二种：一种杜蒺藜，即现今的道路边布地而生的，开小黄花，结有芒刺；一种白蒺藜，出自同州沙苑牧马的地方。子像羊肾，大的像黍粒，为补肾药，今人多用。治疗风病只用刺蒺藜。

时珍说：蒺藜叶像初生皂荚叶，整齐而可爱。刺蒺藜形状像红根菜子及细菱，三角四刺，实有仁。其中白蒺藜结荚长一寸左右，内子大如芝麻，形状像羊肾而带绿色，今人称作沙苑蒺藜。

蒺藜子

【修治】雷敩说：凡用拣净后蒸煮六个小时，晒干，捣烂令刺尽，用酒拌再蒸六个小时，晒干备用。

《大明》记载：入药时不论入丸、散剂，都需炒去刺用。

【气味】味苦，性温，无毒。

【主治】《本经》记载：治疗瘀血，能破腹中结块，治疗喉痹乳难。久服长肌肉，明目轻身。

《别录》记载：治疗身体风痒，头痛，咳逆伤肺肺痿，能止烦下气。治疗小儿头疮，痈肿阴疝，可作粉摩患处。

甄权说：治疗诸风疬疡，能吐脓，去燥热。

《大明》记载：治疗奔豚（豚，即小猪。奔豚病致病原因一是肾脏寒气上冲，二是肝气上逆，表现为下腹气上冲胸，直达咽喉，腹部绞痛，胸闷气急，头昏目眩，心悸易凉，烦躁不安，发作过后如常。因其发作时胸腹如有小豚奔闯，故名，类似于胃肠神经官能症）肾气，肺气胸膈满，能催生堕胎，益精，治疗肾脏虚冷、小便多、止遗沥、泄精、溺血、肿痛。

苏颂说：治疗痔漏阴汗，妇人发乳，带下。

时珍说：治疗风秘，及蛔虫心腹痛。

附方

❶ 服食法：蒺藜子一石，七八月熟时收取，晒干，去刺，捣为末。每次取二钱，水调服，一天三次，勿令中断。《神仙秘旨》。

❷ 腰脊引痛：将蒺藜子捣末，蜜和作丸如蚕豆大。每次取二丸，酒服，一天三次。《外台秘要》。

❸ 通身浮肿：杜蒺藜天天煎汤洗患处。《圣惠方》。

❹ 大便风秘：蒺藜子（炒）一两，猪牙皂荚去皮（酥炙）五钱，捣研为末。每次取一钱，用盐茶汤调服。《普济方》。

❺ 月经不通：杜蒺藜、当归等份，捣研为末，每次取三钱，米汤调服。《儒门事亲》。

❻ 难产，胎在腹中，并胞衣不下及胎死：蒺藜子、贝母各四两，捣研为末，每次取三钱，米汤送服。一会不下，再服。梅师《集验方》。

❼ 蛔虫心痛吐清水：七月七日采蒺藜子阴干，烧作灰，每次饭前取方寸匕服下，一天三次。《外台秘要》。

❽ 万病积聚：七八月收蒺藜子，加水煮熟，暴晒干燥，作蜜丸如梧桐子大。每次取七丸，酒送服。将汁煎煮如糖，服下。

❾ 牙齿动摇疼痛及打动：①土蒺藜去角生研五钱，淡浆水半碗，蘸水入盐温漱口。②用根烧灰，贴牙。《御药院方》。

❿ 牙齿出血不止，动摇：取白蒺藜末，天天擦患处。《道藏经》。

⓫ 打动牙疼：将蒺藜子或根捣研为末，天天擦牙。《瑞竹堂方》。

⑫ 鼻塞出水，多年不闻香臭：蒺藜二握，加水一大杯，煮取半杯。人仰卧，先满口含饭，用汁一合灌鼻中。过一会再灌，嚏出一两个息肉，像红蛹虫，即痊愈。《圣惠方》。

⑬ 面上瘢痕：蒺藜子、山栀子各一合，捣研为末，用醋和，晚上涂患处早起洗掉。《救急方》。

⑭ 白癜风疾：白蒺藜子六两，生捣为末。每次取二钱，水送服，一天两次。孙思邈《食忌》。

⑮ 一切疔肿：蒺藜子一升，熬熟捣研作成灰，用醋调和后敷疔头上。《外台秘要》。

蒺藜花

【主治】寇宗奭说：阴干后捣研为末。每次取二到三钱，温酒送服，治疗白癜风。

蒺藜苗

【主治】《千金方》记载：煮汤，洗疥疮、癣病、风疮作痒。

附方

① 鼻流清涕：蒺藜苗二握，黄连二两，水二升，煎成一升，少量灌鼻中取嚏，不见效再灌。《圣惠方》。

② 诸疮肿毒：蒺藜蔓洗净，截成三寸一段，取得一斗，加水五升，煮取二升，去渣，纳容器中，再煮取一升，纳小容器中，煎煮如糖状，涂肿处。《千金方》。

白蒺藜

【气味】味甘，性温，无毒。

【主治】时珍说：能补肾，治疗腰痛泄精，虚损劳乏。

【发明】苏颂说：古方中都用有刺的，治疗风病及明目效果最好。《神仙方》也有单服蒺藜的方法，说不论黑白，只取坚实的，捣去刺用。

时珍说：古方中补肾治风病，都用刺蒺藜。后世补肾多用沙苑蒺藜，或者用其熬膏和药，功效也相差不远。刺蒺藜炒黄去刺，磨面作饼，或蒸熟食用，可以救济凶年灾荒。

按语

刺蒺藜（现又名白蒺藜）味辛、苦，性微温，小毒，能平肝疏肝，祛风明目。用于治疗肝阳上亢头晕目眩；胸胁胀痛，乳闭胀痛；风热上攻，目赤翳障；风疹瘙痒，白癜风。孕妇慎用。其为祛风明目常用药。《本草纲目》"蒺藜"条下的白蒺藜实际上是沙苑子，亦名潼蒺藜、沙苑蒺藜，甘，温。能补肾固精，养肝明目。用于肾阳亏虚，肾气不固之遗精滑泄，白带过多；肝肾不足，目失所养，目暗不明，视物模糊者。

谷精草

Gu Jing Cao

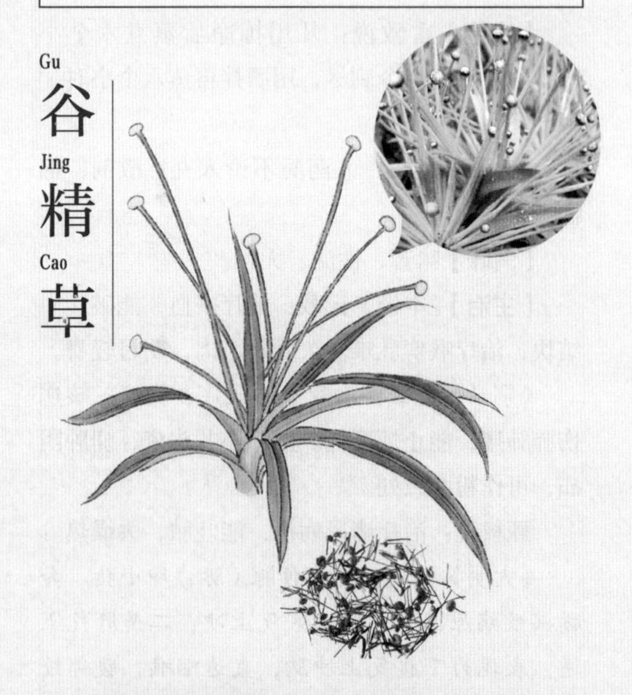

【释名】又名戴星草、文星草、流星草。

时珍说：谷精草为谷田余气所生，因此称作谷精。

马志说：开白花像星，因此有戴星等称谓。

【集解】苏颂说：到处都有。春季生于谷田中，叶茎都是青色，根花都是白色。二月、三月采花用，花白小圆像星。可喂马令其肥壮，主治马头上生虫、毛焦枯等病。还有一种，茎梗长而有节，根稍红，出自秦陇间。

时珍说：此草在收谷后，于荒田中生长，江湖南北多有。一科丛生，叶像嫩谷秧。抽细茎，高四五寸。茎头有小白花，点点如乱星。九月采花，阴干。

谷精草花

【气味】味辛，性温，无毒。

【主治】《开宝本草》记载：治疗喉痹、齿风痛、各种疮疥。

时珍说：治疗头风痛，目盲翳膜，痘后生翳，能止血。

【发明】时珍说：谷精体轻而性浮，能上行阳明经。治疗目中各种疾病，加用谷精草花，效果很好。它明目退翳的功效似乎在菊花之上。

附方

1 脑痛眉痛：谷精草二钱，地龙三钱，乳香一钱，捣研为末。每次取半钱，于烟筒烧，随左右熏鼻。《圣济总录》。

2 偏正头痛：①取谷精草一两，捣研为末，用白面糊调摊纸上，贴痛处，变干则换。《集验方》。②用谷精草末、铜绿各一钱，硝石半分，随左右吹鼻。《圣济总录》。

3 鼻衄不止：将谷精草捣研为末，每次取二钱，熟面汤服下。《圣惠方》。

4 目中翳膜：谷精草、防风等份，捣研为末，米汤送服。《明目方》。

5 痘后目翳，隐涩泪出，久而不退：①将谷精草捣研为末，用柿子或猪肝片蘸食。②加蛤粉等份，同入猪肝内煮熟，天天食用。邵真人《济急方》。

6 小儿雀盲，至晚忽然看不见物：用羯（jié）羊（被阉割后的公羊）肝一具，不用水洗，竹刀剖开，入谷精草一撮，瓦罐里煮熟，天天食下。忌铁器。若不肯食用，则将其炙熟，捣末作丸如绿豆大。每次取三十丸，用茶送服。《卫生家宝方》。

7 小儿中暑，吐泄烦渴：谷精草烧灰存性，放冷后捣研为末。每次取半钱，冷米汤送服。《保幼大全》。

-按语-

谷精草味辛、甘，性平，能疏散风热，明目，退翳。用于治疗风热目赤肿痛、羞明、眼生翳膜，风热头痛。谷精草为明目退翳的常用药。

Hai 海 Jin 金 Sha 沙

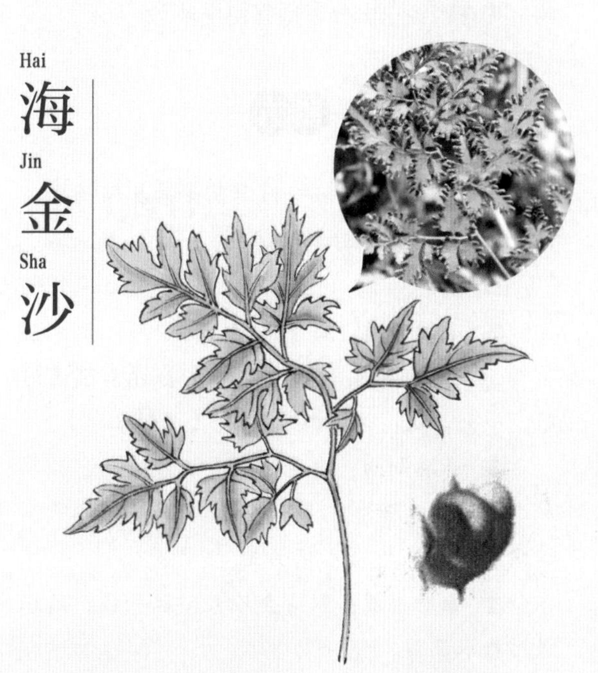

【释名】又名竹园荽。

时珍说：其色黄而像细沙。称作海是为了将其神秘化。俗称竹园荽，是根据叶的形状像胡荽的特点命名。

【集解】掌禹锡说：出自贵州中部，湖南也有。生作小株，高约一二尺。七月收其全草，于太阳中暴晒，小干，用纸衬承，以棍子击打，有细沙落纸上，一边晒一边击打，以击尽为度。

时珍说：江浙、湖湘、川陕等地都有，生于山林下。茎细像线，缠绕在竹木上，高一尺左右。其叶细像园荽叶而很薄，背面都是青色，上有多皱纹。皱处有沙子，形状像蒲黄粉，黄红色。不开花，细根坚强。其沙及草都可入药。医家采草取汁，用来煮砂。

【气味】味甘，性寒，无毒。

【主治】《嘉祐本草》载：能通利小肠。得栀子、马牙硝、硼砂，治疗伤寒热狂。或入丸、散剂用。

时珍说：治疗湿热肿满，小便热淋、膏淋、血淋、石淋、阴茎疼痛，解热毒气。

【发明】时珍说：海金沙为小肠、膀胱血分药。热在二经、血分者适宜使用。

附方

1 热淋急痛：海金沙草阴干后捣研为末，每次取二钱，用生甘草汤送服。一方：加滑石。《夷坚志》。

2 小便不通，脐下满闷：海金沙一两，茶半两，捣碎。每次取三钱，用生姜甘草煎汤送服，一天二次。也可捣末服下。《图经本草》。

3 膏淋如油：海金沙、滑石各一两，甘草梢二钱半，捣研为末。每次取二钱，麦门冬煎汤送服，一天二次。《仁存方》。

4 血淋痛涩：取海金沙末，取一钱，用水或砂糖水调服。《普济方》。

5 脾湿肿满，腹胀如鼓，喘不得卧：海金沙三钱，白术四两，甘草半两，黑牵牛头末一两半，捣研为末。每次取一钱，水调服。此方名海金沙散。李杲《兰室秘藏》。

6 痘疮变黑：用海金沙草煎酒，敷其身。《仁斋直指方》。

按语

海金沙味甘、咸，性寒，能利尿通淋，止痛。用于治疗多种淋证，尤善止石淋尿道疼痛，为治诸淋涩痛的要药。宜包煎。肾阴亏虚者慎服。

Shui 水 Yang 杨 Mei 梅

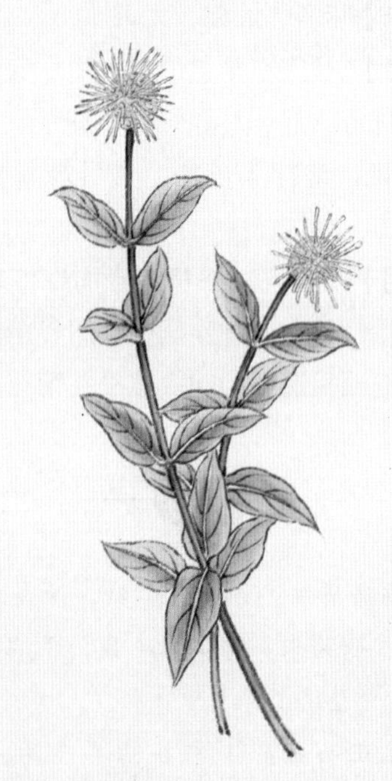

【释名】又名地椒。

【集解】时珍说：生于水边，条叶很多，生子像杨梅的形状。《庚辛玉册》记载：地椒一名水杨梅，多生于近处阴冷潮湿的地方，荒芜的田野中也有生长。丛生，苗叶像菊，茎端开黄花，实像椒而不红。实可用于浸泡三黄、白矾，佐制朱砂、轻粉的毒性。

【气味】味辛，性温，无毒。

【主治】时珍说：治疗疔疮肿毒。

按语

水杨梅味苦、涩，性凉，能清热利湿，解毒消肿。用于治疗湿热泄泻，痢疾，湿疹；疮疖肿毒，咽喉肿痛，风火牙痛，跌打损伤，外伤出血。

半边莲 Ban Bian Lian

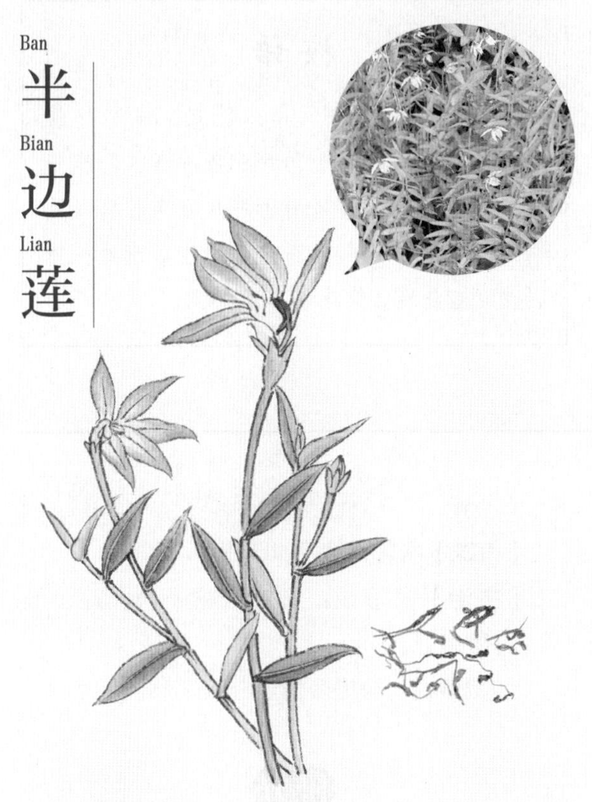

【集解】时珍说：半边莲是一种小草，生于阴冷潮湿的田埂沟渠边。就地细梗引蔓，节节生细叶。秋开小花，呈淡红紫色，只有半边，如莲花形状，因此被称为半边莲。又称为急解索。

【气味】味辛，性平，无毒。

【主治】时珍说：被蛇虺咬伤，捣汁饮服，用药渣围涂患处。又治疗寒齁（hōu）气喘，及疟疾寒热往来，同雄黄各二钱，捣成泥，置于碗内覆盖，待变成青色，用饭制成梧桐子大的丸剂。每次取九丸，空腹盐汤送服。

按语

半边莲味辛，性平，能清热解毒，利水消肿。用于治疗疮痈肿毒，蛇虫咬伤；腹胀水肿，湿疮湿疹。可单味水煎，局部湿敷或外搽患处。虚证水肿患者忌用。

紫花地丁 Zi Hua Di Ding

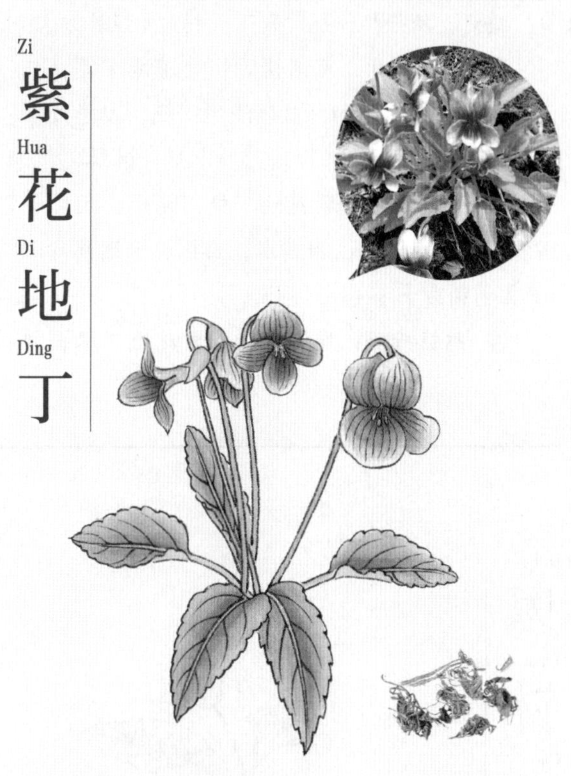

【释名】又名箭头草、独行虎、羊角子、米布袋。

【集解】时珍说：到处都有。其叶像柳而稍细，夏季开紫花而结角。平地生的起茎，沟壑边所生的起蔓。《普济方》记载：乡村篱落所生的紫花地丁，夏秋季开小白花，像铃儿倒垂，叶稍像木香花的叶。此种与开紫花者相恶，恐怕是另外有一种。

【气味】味苦、辛，性寒，无毒。

【主治】时珍说：治疗一切痈疽发背，疔肿瘰疬，无名肿毒恶疮。

附方

❶ 黄疸内热：将紫花地丁捣末，每次取三钱，酒送服。《乾坤秘韫》。

❷ 稻芒粘在咽部，不能取出：将紫花地丁嚼碎咽下。《乾坤秘韫》。

❸ 痈疽恶疮：紫花地丁连根，同苍耳叶等份，捣烂，酒一杯，搅汁服下。杨诚《经验方》。

❹ 痈疽发背，无名诸肿：紫花地丁草，三伏时采收，用白面和，盐醋浸泡一晚，贴患处。孙天仁《集效方》。

❺ 一切恶疮：紫花地丁根，晒干，用罐子盛装，烧烟对疮熏，出黄水，出尽黄水则病愈。《卫生易简方》。

❻ 瘰疬疔疮，发背诸肿：紫花地丁根去粗皮，同白蒺藜一起捣研为末，用油调和后涂患处。《乾坤秘韫》。

❼ 疔疮肿毒：①用紫花地丁草捣汁服下。《千金方》。②用紫花地丁草、葱头、生蜜共捣贴患处。若是瘤疮，加新黑牛屎。杨氏方。

按语

紫花地丁味苦、辛，性寒，能清热解毒，凉血消肿。用于治疗疔疮肿毒，乳痈肠痈，毒蛇咬伤。还可用于肝热目赤肿痛以及外感热病。外用鲜品适量，捣烂敷患处。体质虚寒者忌服。紫花地丁为治疗疔毒的要药。

鬼针草

Gui Zhen Cao

【集解】陈藏器说：生于水池边，方茎，叶有桠，子作钗脚，像针一样附着在人的衣服上。北方人称作鬼针，南方人称作鬼钗。

【气味】味苦，性平，无毒。

【主治】时珍说：蜘蛛、蛇咬伤，捣汁服下，并敷患处。

陈藏器说：涂蝎虿伤。

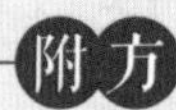

附方

割甲伤肉不愈：鬼针草苗、牛蒡子根捣汁，和腊猪脂涂患处。《千金方》。

按语

鬼针草味苦，性微寒，能清热解毒，祛风除湿，活血消肿。用于治疗咽喉肿痛，泄泻，痢疾，黄疸，肠痈，疔疮肿毒，蛇虫咬伤；风湿痹痛；跌打损伤。孕妇忌服。

Dai 大 Huang 黄

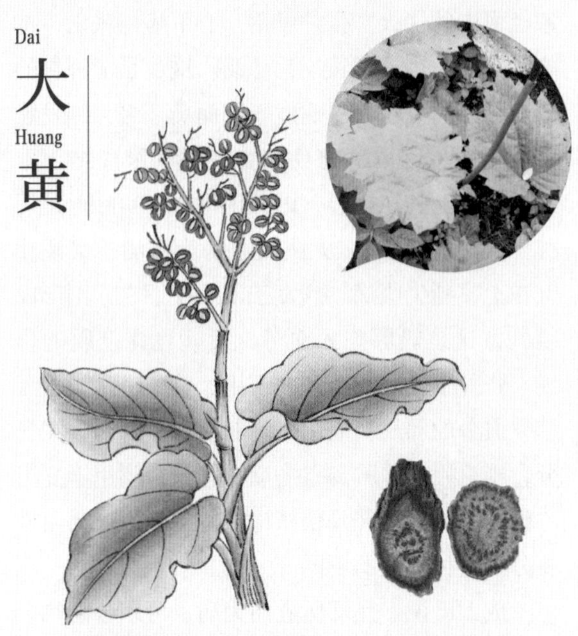

【释名】又名黄良、将军、火参、肤如。

陶弘景说：大黄，用来描述其颜色。之所以称为将军，应当是取其药力迅猛的意思。

李杲说：能推陈致新。像平定祸乱，获得太平的将军，所以有“将军”的称呼。

【集解】吴普说：大黄生于蜀郡北部或陇西。二月叶子卷曲生长，呈黄红色，叶子四四相当，茎高三尺左右。三月开黄花，五月结黑色子实，八月采根。根有黄色汁液，切片阴干用。

陶弘景说：现今采自益州北部汶山及西山的大黄，虽然不如来自河西、陇西的，但质量好的也作紫地锦色，味极苦涩，色极浓黑。以产自西川阴干的大黄为好。来自北部的有晒干的，也有烘干的，烘干的皮小焦不如晒干的，却更耐虫蛀。此药利下的效果极其猛烈，若研成粗粉的不便于服用。

苏敬说：叶、子、茎都像羊蹄，但茎高六七尺而脆，味酸能生吃，叶粗长而厚。根细的也像宿羊蹄，大的如碗大，长二尺。其性湿润而易被虫蛀坏，烘干才好。烘干的时候先烧石使其变热，截成寸段置于石上烘烤，一天后稍变燥，用绳穿晾干。现今出自宕州、凉州、西羌、蜀地的都比较好。而出自幽州、并州以北地方的变细，气味和药力比不上蜀中所产的。

陈藏器说：凡用时当加以分别。如果取品质好的、能攻病的，可用蜀中所产像牛舌片质地紧硬的；如果取泄泻峻猛快速、能推陈去热的，当取河西所产有锦纹的。

苏颂说：如今蜀川、河东、陕西等地都有生产。以产自蜀川有锦纹的比较好。其次为产自秦陇的，被称作土番大黄。正月内生青叶，像蓖麻叶，大的像扇。根像芋，大的如碗口，长一二尺。它的细根像牛蒡根，小的也像芋根。四月开黄花，也有青红色像荞麦花的。茎青紫色，形状像竹。二月、八月采根，去黑皮，切作横片，烘干。蜀大黄做成竖片时像牛舌的形状，称作牛舌大黄。二者功效相等。江淮所出被称作土大黄的，二月开花，结小子。

时珍说：宋祁《益州方物图》记载：蜀地大山中多有大黄，红茎大叶，根如碗大，药市将大的做成枕头，呈紫地锦纹。如今以出自庄浪的为最好，庄浪即古泾原陇西的一个地方，与《别录》的记载相吻合。

根

【修治】雷敩说：凡用时先细切。取纹像水旋斑而质紧重的，锉片蒸六个小时，晒干，又洒腊水再蒸十个小时，如此循环七次。晒干，洒上淡蜜水再蒸一整天，此时大黄必像乌膏一样，晒干后使用。

陈藏器说：凡用有蒸用、生用、熟用的不同，不得一概而论。

陈承说：大黄采收时，都用火石烘干买卖，更不用说生用的，用时也不须更多炮炙蒸煮。

【气味】味苦，性寒。无毒。

【主治】《本经》记载：能下瘀血血闭，治疗寒热，破腹中结块，去留饮宿食，能荡涤肠胃，推陈致新，通利水谷，调中化食，安和五脏。

《别录》记载：能平胃下气，除痰实，去肠间结热，消心腹胀满，去女子寒血闭胀、小腹痛、各种瘀血留结。

甄权说：能通女子月经，利水肿，利大小肠，贴治热肿毒，治疗小儿寒热时疾，去烦热蚀脓。

《大明》记载：能通宣一切气，调血脉，利关节，泄壅滞水气，治疗温瘴热疟。

张元素说：泄各种实热不通，除下焦湿热，消宿食，泄心下痞闷胀满。

时珍说：治疗下痢赤白、里急腹痛、小便淋沥、实热燥结、潮热谵语、黄疸，以及各种火疮。

【发明】徐之才说：配伍芍药、黄芩、牡蛎、细辛、茯苓，治疗惊恚怒气所致的心下悸气。配伍硝石、紫石英、桃仁，治疗女子血闭。

寇宗奭说：张仲景治疗心气不足，吐血衄血，方用泻心汤，药用大黄、黄芩、黄连。有人说心气既不足，而不用补心汤，却用泻心汤是为什么呢？答道：如果只有心气不足，则当不会发生吐衄。此是邪热因不足而客于人体，才使人吐衄。用苦泄其热，用苦补其心，能一举两得。有这样的证，用这样的方，无不取效。只需判断虚实的轻重而已。

朱震亨说：大黄苦寒善泄热，张仲景在泻心汤中用到它，正因少阴经不足，本经之阳亢严重而没有能辅助的，以致阴血妄行飞越，因此用大黄泻去其亢盛之火，使之平和，则血归经而自安。因为心的阴气不足，并非一日能得，肺与肝都受火邪侵扰而发病。因此用黄芩救肺，用黄连救肝。肺为阴之主，肝为心之母、血之合。肝肺的火既退，则阴血可复其旧。寇宗奭不明说此中的道理而只说邪热停留，怎么能揭示仲景的原意而开悟后人呢？

时珍说：大黄是足太阴、手足阳明、手足厥阴五经血分药。凡是病在五经血分的，适宜用它。若病在气分用它，是所谓的诛伐不当。泻心汤治疗心气不足吐血衄血的，属于真心之气不足，而手厥阴心包络、足厥阴肝、足太阴脾、足阳明胃的邪火有余。虽然说是泻心，实际上是泻四经血中的伏火。张仲景治疗心下痞闷胀满、按之软等症，用大黄黄连泻心汤。这也是泄脾胃的湿热，并非是泻心。病发于阴而反下之，则发展为痞满，就是因为寒伤营血，邪气乘虚结于上焦。胃的上脘在于心，因此说泻心，实际上是泻脾。《素问》记载：太阴所患病为痞满，又说浊气在上，则生胀满。病发于阳而反下之，则形成结胸，这是热邪陷入血分，发病也在上脘的位置。张仲景大陷胸汤和丸都用大黄，也是为了泻脾胃血分的邪气，而用来降其浊气。若结胸在气分，则只用小陷胸汤；痞满在气分，则用半夏泻心汤。成无己注释《伤寒论》时，也没能明白需要分别这种含义的不同。

成无己说：热邪所胜而为病，可用苦泄热。大黄苦，用以荡涤瘀热，下燥结而泄胃实。

苏颂说：本草著作中称大黄能推陈致新，而且以它的效果最为神奇，因此古方下积滞时多用到它，张仲景治疗伤寒时用到它的地方尤其多。古人用毒药攻病，必随人病情的虚实寒热而处置，并非一切病都轻用它。梁武帝因发热想服用大黄，姚僧坦说：大黄属于通泻药，您年纪已高，不可轻用。梁武帝没有听从他的意见，最终导致精神委顿。梁元帝经常患有心腹疾病。御医们都认为宜用平药，可逐渐得以宣通。姚僧坦说：脉洪而实，此有宿食妨碍，不用大黄就没有痊愈的希望。梁元帝听从了他的话，最终病愈。由此可以看出，如今医家只用一味药治疗所有的病，一旦偶然中病，便称此方神奇无比；一旦有所差误，则不说是用药过失所致，不得不引以为戒啊！

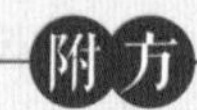

❶ 心气不足，吐血衄血：大黄二两，黄连、黄芩各一两，水三升，煮一升，热服，直至下利。此方名泻心汤。张仲景《金匮要略》。

❷ 吐血刺痛：大黄一两，捣研为散。每次

取一钱，用生地黄汁一合，水半杯，煎煮至沸腾三到五次，随时服用。《简要济众方》。

3 伤寒痞满：大黄二两，黄连一两，用水二升浸泡，一会绞榨取汁，分作二次温服。此方名大黄黄连泻心汤。张仲景《伤寒论》。

4 热病谵狂，伤寒发黄：大黄五两，锉后炒至稍红，捣研为散。用水五升，煎成膏。每次取半汤匙，冷水送下。《圣惠方》。

5 伤寒发黄气实：大黄一两，水二升，浸泡一晚，清晨煎取药汁一升，入芒硝一两，慢慢服下，一会当利下。《伤寒类要》。

6 腰脚疼痛，因风、气所致：大黄二两，切如棋子大，用少量酥一起炒干，勿令变焦，捣末过筛。每次取二钱，空腹时用水三大合，入生姜三片，煎煮至沸腾十余次，取汤调服。崔元亮《海上方》。

7 一切壅滞：①大黄四两，牵牛子（半炒半生）四两，捣研为末，炼蜜丸如梧桐子大。每次取十丸，白开水送下。如要微微下利，每次可加至一二十丸。《经验方》。②用皂荚熬膏和成丸用，此方名为坠痰丸、全真丸、保安丸。《卫生宝鉴》。

8 痰为百病：大黄（酒浸，蒸熟后切片晒干）八两，生黄芩八两，沉香半两，青礞石二两，取硝石二两，同入容器中密封，煅红研末二两。将上述药物各自捣研为末，用水和丸入如梧桐子大。常服十到二十丸，小病五十到六十丸，慢病七十到八十丸，急病一百二十丸，温水吞服，服药后立即卧床勿动。未下再服。只有水泻、胎前产后不可服用。此方名滚痰丸。《养生主论》。

9 腹中痞块：大黄十两，捣研为散，加醋三升，蜜两汤匙一起煎煮，作丸如梧桐子大。每次取三十丸，生姜汤送下，以吐利为度。《外台秘要》。

10 腹胁积块：①风化石灰末半斤，炒至极热，待稍冷，入大黄末一两炒热，入桂心末半两略炒，下醋搅成膏，摊布上贴患处。②大黄二两，朴硝一两，捣研为末，用大蒜同捣成膏，贴患处。③加阿魏一两，效果尤其好。《丹溪心法》。

11 久患积聚，二便不利，气上抢心，腹中胀满，厌食：大黄、白芍各二两，捣研为末。做成水丸如梧桐子大，每次取四十丸，水送服，一天三次。《千金方》。

12 小儿各种热病：大黄（煨熟）、黄芩各一两，捣研为末，炼蜜丸如麻子大。每次取五丸至十丸，蜜汤送下。一方：加黄连，名三黄丸。《小儿药证直诀》。

13 赤白浊淋：大黄捣研为末。每次取六分，用鸡蛋一个，破顶入药，搅匀蒸熟，空腹食用。《简便方》。

14 诸痢初起：大黄（煨熟）、当归各二三钱，体质壮实的人各取一两。水煎服，取通利。一方：加槟榔。《集简方》。

15 热痢里急：大黄一两，酒浸半天，煎服，取通利。《集简方》。

16 食已即吐，胸中有火：大黄一两，甘草二钱半，水一升，煮至半升，温服。张仲景《金匮要略》。

17 妇人血积作痛：大黄一两，酒二升，煎煮至沸腾十次，一次服下，取利。《千金翼方》。

18 产后血块：大黄末一两，醋半升，熬膏，作丸如梧桐子大。每次取五丸，温醋化服。《千金方》。

19 女子新婚，阴道肿痛：大黄一两，酒一升，煎煮至沸腾一次，一次服下。《千金方》。

20 男子偏坠作痛：大黄末和醋涂患处，变干则更换。梅师《集验方》。

21 小儿脑热，常想闭目：大黄一分，水三合，浸泡一晚。一岁小儿每次服半合，剩下的涂顶上，干则再上。姚和众《至宝方》。

22 暴赤目痛：四物汤加熟大黄，酒煎服下。《传信适用方》。

23 胃火牙痛：口含冰水一口，用纸捻蘸大黄末，随左右吹鼻，立止。《儒门事亲》。

24 风热牙痛：大黄瓶内烧灰存性，捣研为末，早晚揩牙，随即漱去。此方名紫金散。《千金家藏方》。

25 风虫牙痛，龈常出血，渐至崩落，口臭：大黄（米泔水浸软）、生地黄各旋切一片，合定贴患处，一夜即愈，未愈再贴。忌说话，恐引入风。《本事方》。

26 口疮糜烂：大黄、枯矾等份，捣研为末，擦患处直至吐涎出。《圣惠方》。

27 鼻中生疮：①生大黄、杏仁捣匀，猪脂和涂患处。②生大黄、黄连各一钱，麝香少量，捣研为末，生油调搽患处。《圣惠方》。

28 伤损瘀血：①大黄（酒蒸）一两，杏仁（去皮尖）二十一粒。研细，加酒一碗，煎煮至六成，鸡鸣时服下。到天亮时取下瘀血，即愈。此方名鸡鸣散。《三因方》。②大黄、当归等份，炒后研末。每次取四钱，温酒送服。《和剂局方》。

29 打扑伤痕，瘀血凝滞，或作潮热：大黄末，姜汁调涂患处。《濒湖集简方》。

30 杖疮肿痛：取大黄末，醋调涂患处。用童便调敷也可以。《医方摘玄》。

31 金疮烦痛，大便不利：大黄、黄芩等份，捣研为末，炼蜜丸。饭前水送下十丸，一天三次。《千金方》。

32 冻疮破烂：取大黄末，水调涂患处。《卫生宝鉴》。

33 汤火伤灼：大黄生研，蜜调涂患处。洪迈《夷坚志》。

34 艾灸完毕，火痂虽退，疮内鲜肉片飞像蝴蝶的形状，痛不可忍，火毒为患：大黄、朴硝各半两，捣研为末，水服取利。张杲《医说》。

35 火丹赤肿遍身：大黄磨水，频刷患处。《急救方》。

36 肿毒初起：大黄、五倍子、黄柏等份，捣研为末。水调涂患处，每天四到五次。《简便方》。

37 痈肿红热作痛：大黄末，醋调涂患处。变干燥则更换。《肘后方》。

38 乳痈肿毒：用川大黄、甘草各一两，捣研为末，加酒熬成膏贮存。用绢布摊贴疮上，仰卧。同时先用温酒送服一大汤匙，第二天取下恶物。此方名全黄散。《妇人经验方》。

按语

大黄味苦，性寒，能泻下攻积，泻火解毒，清热凉血，清利湿热，活血化瘀，止血。用于治疗积滞便秘；血热吐衄，目赤咽肿；热毒疮疡，烧烫伤，湿热痢疾，黄疸，淋证；瘀血证瘀阻腹痛，跌打损伤，瘀血肿痛。大黄为通导大便的要药。妇女妊娠期、月经期、哺乳期忌用。

商陆

Shang Lu

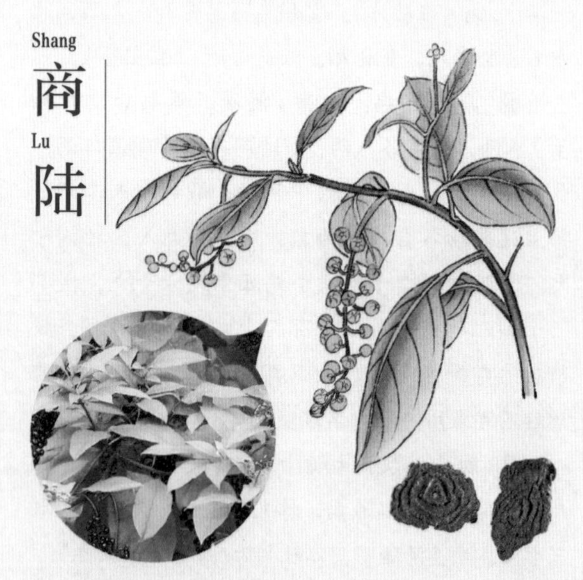

【释名】又名蓫（zhú）薚（tāng）、当陆、章柳、白昌、马尾、夜呼。

时珍说：此物能逐荡水气，因此称作蓫薚，讹称为商陆，又讹称为当陆，北方人音讹为章柳。有人说枝枝相遇，叶叶相当，故称作当陆。有人说多当陆路而生，所以称作当陆。

【集解】《别录》记载：商陆生于咸阳山川、峡谷。

韩保昇说：到处都有。叶大像牛舌而厚脆，开红花的根红色，开白花的根白色。二月、八月采根，晒干。

苏颂说：俗称章柳根，多生于人家园圃中。春季生苗，高三四尺，青叶像牛舌而长。茎青红色，极其柔脆。夏秋季开红紫花，作朵。根像萝卜而更长，八九月采收。《尔雅》称它为蓫薚，《广雅》称它为马尾，《易经》称它为苋陆。

雷敩说：有一种称作赤昌的，苗叶极其相像，不可服用，有伤筋骨消肾的毒性。

时珍说：商陆也可作蔬菜栽种，取白根及紫色的打破，作田畦栽种，也可种子。根、苗、茎都可洗净后蒸食，或用灰汁煮过食用也可以。对于服食丹砂、乳石的人食用尤其有好处。其中色红与黄色的有毒，不可食用。据周定王《救荒本草》记载：章柳干粗像鸡冠花干，稍有线楞，淡紫红色，极易生长栽植。

根

【修治】雷敩说：取花白的根，用刀刮去皮，切成薄片，用水浸泡两晚，漉出，架甑上蒸，用黑豆叶一层，商陆一层，如此蒸十二个小时，取出，去掉豆叶，暴晒干燥，锉用。无豆叶时，可用豆代替。

【气味】味辛，性平，有毒。

【主治】《本经》记载：治疗水肿、疝气、积块、痹症，熨患处还可除痈肿。

《别录》记载：去胸中邪气，治疗水肿痿痹，腹满胀大不能弯腰，能疏五脏邪气，散水气。

甄权说：泻十种水病。治疗喉痹不通，切薄片醋炒，涂治喉外，效果很好。

《大明》记载：能通大小肠，泻蛊毒，堕胎，治疗火气肿毒，敷治恶疮。

【发明】陶弘景说：方家多不用干商陆，只在治疗水肿时，切生根用，同生鲤鱼一起煮作汤服用。

苏颂说：古代方术家多用到它，也可单服。五月五日采根，竹篮盛装，挂屋角通风处阴干一百天，捣末过筛，水调服。

时珍说：商陆苦寒，性沉，能降，属阴。其性下行，专于行水。与大戟、甘遂，性虽不同而功效相同。胃气虚弱的人不可用。方家治疗肿满，小便不利，取红根捣烂，入麝香三分，贴于脐心，用布束定，小便得利则肿消。又能治疗水湿，用手指在皮肤上画，随即消失不留痕迹的用白商陆、香附子炒干，出火毒，用酒浸泡一晚，晒干后捣研为末。每次取二钱，米汤送服。或者用大蒜同商陆煮汁服也可以。将其茎叶作成蔬菜食用，也可治疗水肿病。

陈嘉谟说：古人称赞说：它的味酸辛，它的形状像人。治疗水肿，其效如神。

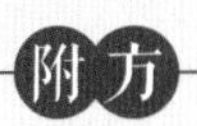

1 湿气脚软：商陆根切小豆大，煮熟，再用绿豆一起煮为饭。每天食用。《斗门方》。

2 水气肿满：①白商陆根去皮，切如豆大，取一大杯，加水三升，煮至一升，再用粟米一大杯，同煮成粥。每天空腹服用，取微利，不得杂食。《外台秘要》。②用白商陆六两，取汁半合，和酒半升，视人取适量服下。《千金髓方》。③用白商陆一升，羊肉六两。水一斗，煮取六升，去渣，和葱、豆豉作羹食用。梅师《集验方》。

3 腹中突然积块，有物如石，刺痛啼哭

哀叫：商陆根捣汁或蒸用，用布垫腹上，安药，不要覆盖，变冷即更换，昼夜不停。《千金方》。

4 胁下肿块，坚硬如石：生商陆根汁一升，杏仁（浸去皮尖，捣如泥）一两，以商陆汁绞杏泥，火煎如稠糖。每次取枣大一枚，空腹热酒送服，以利下恶物为度。《圣惠方》。

5 产后腹大坚满，喘不能卧：商陆根三两，大戟一两半，甘遂（炒）一两，捣研为末。每次取二到三钱，热水调服，以大便宣利为度。此方名白圣散。张元素《保命集》。

6 小儿痘毒，忽作腹痛，膨胀弩气，干霍乱：商陆根和葱白捣敷脐上。《摘玄方》。

7 耳卒热肿：生商陆，削尖纳入耳中，一天换两次。《圣济总录》。

8 喉卒攻痛：商陆切根炙热，隔布熨患处，变冷则更换。《图经本草》。

9 瘰疬喉痹攻痛：生商陆根捣作饼，置于患处，用艾炷于上灸三到四壮。《外台秘要》。

10 石痈如石坚硬，不作脓，湿漏诸疖：生商陆根捣擦患处，干燥则换，取软为度。张文仲方。

11 一切毒肿：商陆根和盐少量，捣敷患处，一天两次。孙思邈《千金方》。

12 疮伤水毒：商陆根捣炙，布裹熨患处，冷则更换。《千金方》。

按语

商陆味苦，性寒，有毒，能泻下逐水，消肿散结。用于治疗水肿，鼓胀，大便秘结，通利二便而排水湿，疮痈肿毒。醋制以降低毒性。外用适量。孕妇忌用。

Lang 狼 Du 毒

【释名】时珍说：只看它的名字，就可知它的毒性很大。

【集解】《别录》记载：狼毒生于秦亭山谷及奉高。二月、八月采根，阴干。以陈年而沉水的为好。

陶弘景说：宕昌也有出产。据说只有几亩地生产，蝮蛇食它的根，因此较为难得。也有用出自太山的。如今用出自汉中及建平的，说它与防葵的根相同，但置于水中下沉的为狼毒，浮于水面的为防葵。俗用较为稀少，为治疗腹内疾病的要药。

苏敬说：如今多出自秦州、成州，秦亭原在二州的边界处。秦陇地寒，本无蝮蛇。此物与防葵都不属于同一类，生长的地方又有差别，太山、汉中也没听说有生产的。

马志说：狼毒的叶像商陆及大黄，茎叶上有毛，根皮色黄，肉色白。以质实重的为好，质轻的力差。秦亭在陇西，奉高属于太山下县。陶弘景说：沉于水底的是狼毒，浮于水上的是防葵，此不足为信。假使防葵秋冬季采收时质地坚实，得水也可以下沉；狼毒春夏季采收时质轻虚，得水也能上浮。此外，二物全然有别，没办法比较。此药与麻黄、橘皮、半夏、枳实、吴茱萸统称为六陈。

韩保昇说：根像玄参，质地浮虚的质量差。

时珍说：狼毒出自秦、晋等地。今人往往以草蔺茹为狼毒，是错误的。见蔺茹条下。

根

【气味】味辛，性平，有大毒。

【主治】《本经》记载：治疗咳逆上气、破积聚饮食、寒热水气、恶疮鼠瘘疽蚀。

《别录》记载：能除胸下积块。

《大明》记载：治疗痰饮积块，能杀鼠。

《抱朴子》记载：同野葛纳入耳中，治疗耳聋。

附方

1 心腹连痛作胀：野狼毒二两，附子半两，捣末过筛，制成如梧桐子大的蜜丸。第一天服一丸，第二天服二丸，第三天服到三丸停止；又从一丸开始服起，到服至三丸又停止，直至痊愈。《肘后方》。

2 腹中冷痛，水谷阴结，心下停痰，两胁痞满，按之鸣转，不欲饮食，两胁气结：野狼毒三两，附子一两，旋覆花三两，捣研为末，作蜜丸如梧桐子大。每次取三丸，饭前白开水送下，一天三次。《肘后方》。

3 阴疝欲死，丸缩入腹，急痛欲死：狼毒四两，防风二两，附子（烧）三两，作蜜丸如梧桐子大。每次取三丸，一天三次，白开水送下。《肘后方》。

4 一切虫病：将狼毒捣末，每次取一钱，用糖一皂子大，砂糖少量，水化开，睡前空腹服下。《集效方》。

5 干湿虫疥：狼毒不拘多少，捣烂，用猪油、马油调搽患处。睡时不要用被蒙头，恐药气损伤面部。蔺氏《经验方》。

6 积年干癣，生痂，搔之出黄水，每逢阴雨天即痒：用狼毒末涂患处。《圣惠方》。

7 恶疾风疮：野狼毒、秦艽等份，捣研为末。每次取方寸匕，温酒送下，一天一二次。《千金方》。

> **按语**
>
> 野狼毒味苦、辛，性平，有大毒，能逐水祛痰，破积杀虫。用于治疗水肿腹胀，咳嗽，气喘，痰、食、虫积，心腹疼痛，疥癣，痔瘘，癥瘕积聚等。体弱者及孕妇忌用。

大戟
Da Ji

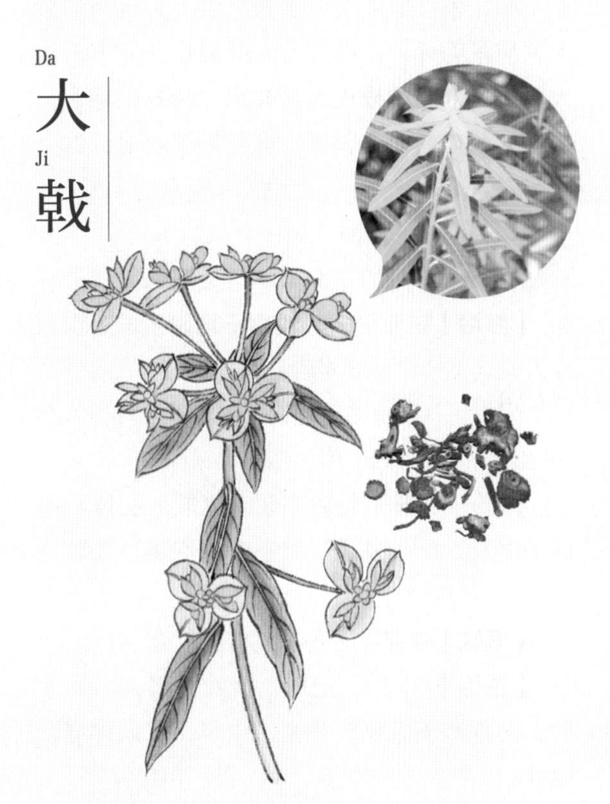

【释名】又名邛（qióng）钜、下马仙。

时珍说：它的根味辛苦，刺激人的咽喉，因此被称为大戟。现在民间称作下马仙，说它泻下作用很迅速。郭璞注解《尔雅》时说：荞，邛钜，即大戟。

【集解】《别录》记载：大戟生于常山。十二月采根，阴干。

韩保昇说：苗像甘遂而高大，叶有白汁，花黄。根像细苦参，皮黄黑，肉黄白。五月采苗，二月、八月采根用。

苏颂说：靠近路边的地方多有。春季生红芽，逐渐长大作丛，高一尺以上，叶像初生的杨柳，小圆。三月、四月开黄紫色花，团圆像杏花，又像芫荑。根像细苦参，秋冬季节采根阴干。淮甸所出的茎圆，高三四尺，黄花，叶到心也像百合苗。江南生的叶像芍药。

时珍说：大戟生于平地水泽的很多。直茎高二三尺，中空，折断有白浆。叶长狭像柳叶但不圆，梢叶密集向上生长。以产于杭州的紫大戟质量为好，江南的土大戟较次。北方的绵大戟色白，它的根皮柔韧如绵，药效很峻利，能伤人。体弱的人服用，可能导致吐血，这个一定要知道。

根

【修治】雷敩说：凡使用不用附生的，误服令人泄气不禁，可煎荠苨汤解。

采得后，于槐砧上锉细，与海芋叶拌蒸八个小时，去芋叶，晒干用。

时珍说：凡采得后用浆水煮软，去除根基底的茎秆，晒干备用。海芋叶麻有毒，恐怕不能用。

【气味】味苦，性寒，有小毒。

【主治】《本经》记载：治疗蛊毒，多种水肿，腹部胀满急痛，积聚，中风，皮肤疼痛，呕吐。

《别录》记载：治疗颈腋痈肿，头痛，能发汗，利大小便。

《大明》记载：泻毒药，除时疫黄病，温疟，破积块。

甄权说：能下瘀血积块，治疗腹内雷鸣，能通月经，堕胎孕。

苏颂说：治疗瘾疹风病及风毒脚肿，都可煮水用，天天热淋，达到病愈。

【发明】成无己说：大戟、甘遂味苦能泄水，因为水为肾所主。

王好古说：大戟与甘遂同为泄水的药。湿胜的可用苦燥药祛除。

时珍说：痰涎为病，随气升降，无处不到。入于心，则迷心窍而成癫痫，妄言妄见；入于肺，则塞肺窍而成咳唾稠黏，喘急背冷；入于肝，则留伏蓄聚，而成胁痛干呕，寒热往来；入于经络，则麻痹疼痛；入于筋骨，则颈项胸背腰胁手足牵引隐痛。陈无择《三因方》中都用控涎丹主治，有奇效。这是治痰的根本。痰的根本是水，是湿。遇到气与火，则能凝滞而为痰、为饮、为涎、为涕、为癖。大戟能泄脏腑的水湿，甘遂能行经隧的水湿，白芥子能散皮里膜外的痰气。只有善于应用这些药物的人才能收奇功。钱乙称肾为真水，有补无泻，而又说痘疮变黑是归肾的证候，用百祥圆下之，可以泻肾，其实并不是泻肾，泻其腑则脏自不实。我认为百祥圆只用大戟一味，大戟能行水，故说泻其腑则脏自不实，因为膀胱为水腑。百祥圆并不是单独泻腑，实际上是泻其子，肾邪实而泻其肝。大戟味苦涩，浸水则变成青绿色，为入肝胆的药。因此百祥圆又能治疗咳嗽而吐青绿水。因为青绿色为少阳风木的颜色。

附方

1 咳嗽吐青绿水，痘疮归肾，紫黑干陷，不发寒：①大戟不拘多少，阴干，浆水煮至极软，去茎晒干，再放入原来煮过的汁液中煮，煮至汁尽，焙干捣研为末，制成水丸如粟米大。每次取一二十丸，研，用红芝麻汤送下。此方名百祥圆。②大戟一两，大枣三枚，水一碗同煮，暴晒干燥，去大戟，用枣肉焙丸服下，从少至多，以利下为度。此方名枣变百祥丸。张元素《活法机要》。

❷ 痰涎留在胸膈上下：痰涎在胸膈中导致颈项、胸背、腰胁、手足胯髀隐痛，不可忍受，筋骨牵掣，走窜，皮肤麻痹不仁，类似瘫痪，不可误作风气、风毒及疮疽治疗。头痛不可抬举，或睡中流涎，或咳唾喘息，或痰迷心窍。大戟、甘遂、白芥子（微炒）各一两，捣研为末，姜汁打面糊丸如梧桐子大。每次取七丸或二十丸，用唾液咽下。若取利下，则服五十至六十丸。此方名控涎丹。《三因方》。

❸ 水肿喘急，小便涩：大戟（炒）二两，干姜（炮）半两，捣研为散。每次取三钱，姜汤送下。《圣济总录》。

❹ 水病肿满，不问年月浅深：大戟、当归、橘皮（切）各一两，加水二升，煮取七合，一次服下。极其严重的，不过再服便痊愈。禁毒食一年。再不复发。李绛《兵部手集》。

❺ 水气肿胀：①大戟一两，广木香半两，捣研为末。清晨酒送服一钱半，达到下绿水后，用粥进补。忌食咸物。②大戟烧灰存性，研末，每次空腹取方寸匕，酒送服。《简便方》。

❻ 水肿腹大如鼓，或遍身浮肿：①大枣一斗，入锅内加水浸过，用大戟根苗覆盖，瓦盆盖定，煮熟，取枣随时食用。②大戟、白牵牛、木香等份，捣研为末。每次取一钱，用猪腰子一对，劈开掺末在内，湿纸煨熟，空腹食下。左胀则塌左，右胀则塌右。此方名大戟散。张元素《活法机要》。

❼ 牙齿摇痛：取大戟咬于痛处。《生生编》。

❽ 中风发热：大戟、苦参四两，白酢浆一斗，煮熟洗患处，恶寒才止。《千金方》。

按语

大戟味苦，性寒，有毒，能泻水逐饮，消肿散结。用于治疗水肿、鼓胀、胸胁停饮，痈肿疮毒，瘰疬痰核。入丸、散服，每次1g。外用适量，生用。内服醋制用，以减低毒性。虚弱者及孕妇忌用。反甘草。

泽漆 Ze Qi

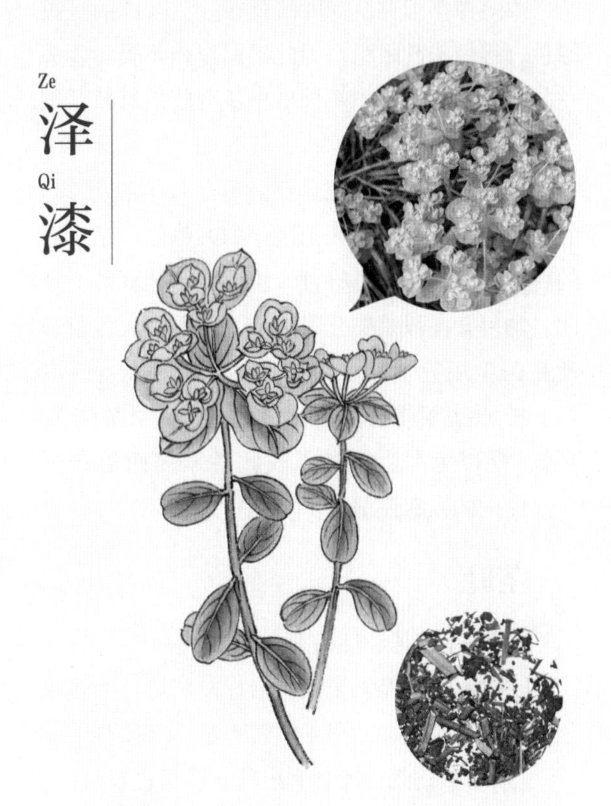

【释名】又名漆茎、猫儿眼睛草、绿叶绿花草、五凤草。

陶弘景说：泽漆是大戟苗。生时摘叶有白汁，因此被称作泽漆，也能粘咬人肉。

【集解】《别录》记载：泽漆，即大戟苗。生于太山川泽。三月三日、七月七日，采茎叶阴干。

《大明》记载：此即大戟花。山川、水泽中都有。茎梗小，花黄色，叶像嫩菜，四月、五月采收。

苏颂说：如今冀州、鼎州、明州及靠近道路边的地方都有。

时珍说：《别录》、陶弘景都说泽漆是大戟苗，《大明》又说是大戟花，它的苗可食用。但是大戟苗能泄人，不可作为菜食用。今考证《土宿本草》及《宝藏论》各书，都说泽漆是猫儿眼睛草，一名绿叶绿花草，一名五凤草。江湖平原、水泽、平陆多有。春季生苗，一科分枝成丛，柔茎像马齿苋，绿叶像苜蓿叶，叶圆而呈黄绿色，很像猫的眼睛，因此被称作猫儿眼。茎头一共有五叶中分，中间抽出小茎五枝，每枝开细花青绿色，复有小叶承接，整齐如一，因此又被称作五凤草、绿叶绿花草。掐茎有白汁粘人，它的根白色有硬梗。有人把这作为大戟苗，是错误的。五月采汁，能煮雄黄，伏钟乳，结草砂。据此，则可知泽漆是猫儿眼睛草，并不是大戟苗。现在医生用它治疗水蛊、脚气有效。尤与《本经》的原文相吻合。自从汉朝人结集出版《别录》，误以为是大戟苗，因此各家因而沿袭至今。使用的人宜谨慎。

茎叶

【气味】味苦，性微寒，无毒。

【主治】《本经》记载：治疗皮肤热，大腹水气，四肢面目浮肿，男子阴气不足。

《别录》记载：能利大小肠，明目轻身。

《大明》记载：能止疟疾，消痰退热。

【发明】时珍说：泽漆利水，功效与大戟类似，因此人们见到它的茎有白汁，就误以为是大戟。然而大戟的根、苗都有毒且都能伤人，而泽漆根硬不可用，苗也无毒，可作菜食用而利男子阴气，很不一样。

附方

1 肺咳上气，脉沉：泽漆三斤，用水五斗，煮取一斗五升，去渣，入半夏半升，紫参、白前、生姜各五两，甘草、黄芩、人参、桂心各三两，煎取五升。每次取五合，一天三次，服下。此方名泽漆汤。张仲景《金匮要略》。

2 胃脘肿块，如杯大，不能饮食：泽漆四两，大黄、葶苈（熬）各三两。捣末过筛，制成如梧桐子大的蜜丸。每次取两丸，一天三次，服下。葛洪《肘后方》。

3 多种水气：泽漆十斤，夏季取嫩茎叶，入酒一斗，研汁约二斗，于锅内，慢火煎熬如稀糖，入瓶内收存。每天空腹取一汤匙，温酒调下。《圣惠方》。

4 水气蛊病：生泽漆，晒干后捣研为末，用枣肉作丸如弹子大。每次取二丸，白开水化下，一天二次。《乾坤秘韫》。

5 牙齿疼痛：泽漆一握，研烂，开水泡取汁，含漱吐涎。《卫生易简方》。

6 男女瘰疬：泽漆一到二捆，井水二桶，五月五日午时，置于锅内煎熬至一桶，过滤去渣，澄清后再熬至一碗，用瓶收贮存。每次先用椒、葱、槐枝煎汤将疮洗净，再涂此膏。

7 癣疮有虫：泽漆，晒干后捣研为末，香油调搽患处。《卫生易简方》。

按语

泽漆味辛、苦，性微寒，有毒，能利水消肿，化痰止咳，解毒散结。用于治疗水肿、腹水胀满，咳喘证，瘰疬，癣疮。脾胃虚寒者及孕妇慎用。不宜过量或长期使用。

Gan 甘 Sui 遂

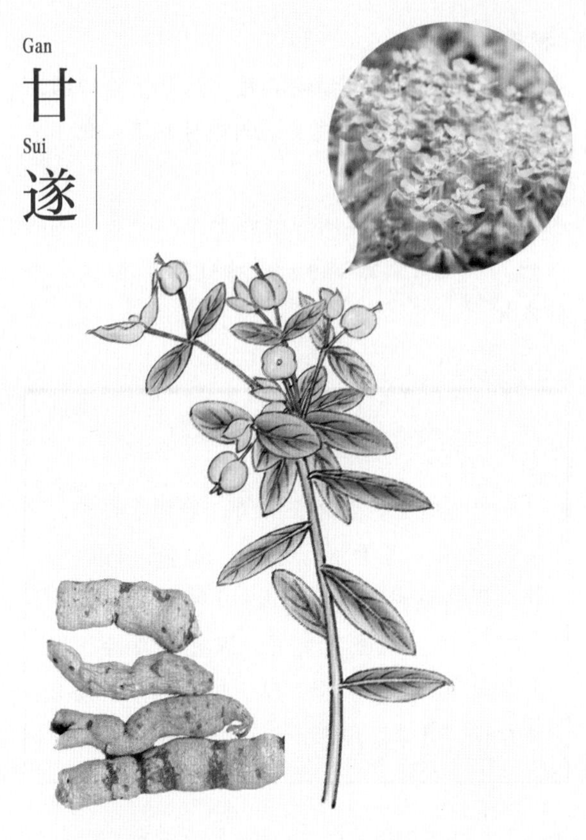

【释名】又名甘藁、陵藁、陵泽、甘泽、重泽、苦泽、白泽、主田、鬼丑。

【集解】《别录》记载：甘遂生于中山川谷。二月采根，阴干。

吴普说：二月、八月采收。

苏敬说：甘遂苗像泽漆，它的根皮红色，肉呈白色，以结成连珠、质重的为好。

苏颂说：苗像泽漆，茎短小而叶有汁，根皮红色，肉白色，作连珠状，如指头大。

根

【修治】雷敩说：凡采得后去茎，于槐砧上锉细，用生甘草汤、荠苨自然汁二味，搅拌浸泡三天，当水变成像墨汁一样，漉出，用水淘洗六到七次，直至水变清。漉出，于器皿中熬脆使用。

时珍说：如今的人多用面煨熟用，用以去其毒性。

【气味】味苦，性寒，有毒。

【主治】《本经》记载：治疗大腹疝气积块，腹满，面目浮肿，留饮宿食积聚，能破腹中结块，通利二便。

《别录》记载：能下五水，散膀胱留热，去皮中痞胀，热气肿满。

甄权说：能泻多种水病，去痰水。

时珍说：泻肾经及隧道水湿，治疗脚气，阴囊肿坠，痰迷癫痫，噎膈痞塞。

【发明】寇宗奭说：此药专于行水，以攻决水湿为用。

张元素说：味苦气寒。苦性泄，寒能胜热，可直达水气所结的地方，为泄水的圣药。水结胸中，非此药不能除，因此张仲景大陷胸汤中用到它。但此药有毒，不可轻用。

时珍说：肾主水，水凝则变为痰饮，水溢则变为肿胀。甘遂能泄肾经的湿气，可谓能治痰之本。但不可过量服用，需中病则止。刘完素《保命集》记载：凡是水肿服药尚未全消的，用甘遂末涂腹部，绕脐令满，内服甘草水，其肿便会消去。又有王璆《百一选方》记载：脚气上攻，结成肿块、结核和一切肿毒。用甘遂末，水调敷肿处，同时浓煎甘草汁服下，其肿即散。虽然二物药性相反，却能相互影响而发生如此强烈的效果。

附方

① 水肿腹满：甘遂（炒）二钱二分，黑牵牛一两半，捣研为末，加水煎煮，不停饮服。《普济方》。

② 膜外水气：甘遂末、大麦面各半两，水和做成饼，烧熟食用。《圣济总录》。

③ 身面洪肿：甘遂二钱半，生研为末。取猪肾一枚，分为七小块，入药末在内，湿纸包裹火煨，煨熟食用，一天一次。《肘后方》。

④ 肾水流注，腿膝挛急，四肢肿痛：甘遂二钱半，木香四钱，生研为末。取猪肾一枚，分

为七小块，入药末在内。每次取二钱，煨熟，温酒嚼下。《御药院方》。

5 小儿疳水：甘遂（炒）、青橘皮等份，捣研为末。三岁小儿取一钱，用麦芽汤送下，以下利为度。忌食酸咸三到五天。此方名水宝散。《小儿卫生总微论方》。

6 水蛊喘胀：甘遂、大戟各一两，慢火炙研。每次取一字，加水半杯，煎煮至沸腾三到五次，服下。《圣济总录》。

7 水肿喘急，二便不通：甘遂、大戟、芫花等份，捣研为末，用枣肉和丸如梧桐子大。每次取四十丸，黎明时热开水送下，以下利黄水为度。不见效，则第二天中午再服。此方名十枣丸。《三因方》。

8 心下留饮，坚满脉伏，自利反快：甘遂（大的）三枚，半夏十二个，用水一升，煮至半升，去渣。入芍药五枚，甘草一节，水二升，煮至半升，去渣。用蜜半升，一起煎至八合，一次服下取利。此方名甘遂半夏汤。张仲景《金匮要略》。

9 二便不通：①取甘遂末，用生面糊调敷脐中及丹田处，同时用艾灸三壮，饮服甘草汤，以通为度。②取甘遂末一两，炼蜜和匀，分作四次服下，一天一次，直至取利。《圣惠方》。

10 疝气偏肿：甘遂、茴香等份，捣研为末，每次取二钱，酒送服。《儒门事亲》。

11 妇人血结，少腹胀满如圆形，小便稍难而不渴：大黄二两，甘遂、阿胶各一两，加水一升半，煮至半升，一次服下。张仲景方。

12 痞证发热，盗汗，胸背疼痛：甘遂面包裹，入浆水中煎煮至沸腾十次，去面，用细糠火炒黄后捣研为末。大人每次取三钱，小儿每次取一钱，用冷蜜水睡前送服。忌食油腻鱼肉。《普济方》。

13 消渴引饮：甘遂（麦麸炒）半两，黄连一两，捣研为末，蒸饼制成丸剂如绿豆大。每次取二丸，薄荷汤送下。忌食甘草。《杨氏家藏方》。

14 麻木疼痛：甘遂二两，蓖麻子仁四两，樟脑一两，捣作饼贴患处。内服甘草汤。此方名万灵膏。《摘玄方》。

15 耳朵突然聋闭：甘遂半寸，绵裹插入两耳内，口中嚼少量甘草，耳道自然通畅。《永类钤方》。

按语

甘遂味苦，性寒，有毒，能泻水逐肿，消肿散结。用于治疗水肿，鼓胀，胸胁停饮，风痰癫痫，疮痈肿毒。入丸、散服，每次0.5～1g。内服醋制用，以减低毒性。虚弱者及孕妇忌用。反甘草。但在古方中也有将甘遂、甘草同用者，如上方甘遂半夏汤。

续随子 (Xu Sui Zi)

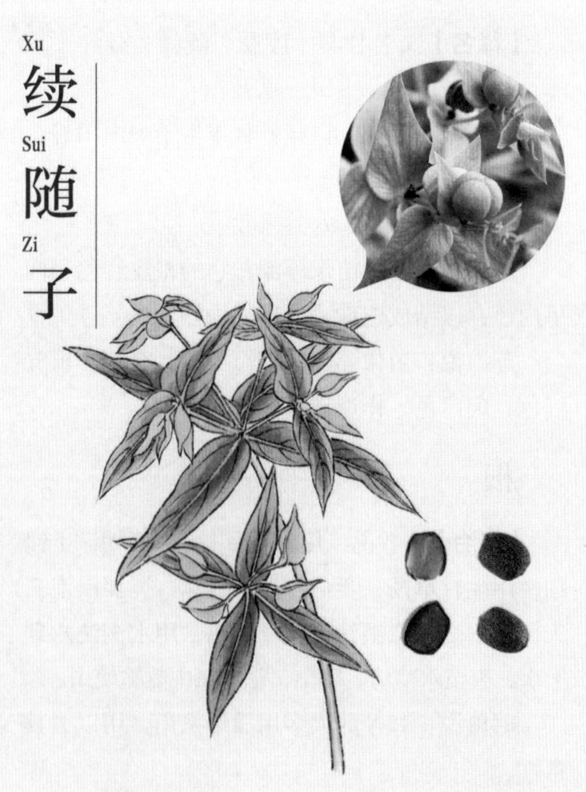

【释名】又名千金子、千两金、菩萨豆、拒

冬、联步。

苏颂说：从叶中长出茎，几个一起相续而生，因此称为续随子。冬季才开始生长，因此又称拒冬。

【集解】马志说：续随子生自蜀郡，现今到处都有。苗像大戟。

苏颂说：如今南中多有，北方产少。苗像大戟，初生一茎，茎端生叶，叶中间再出几茎相续，花也像大戟，从叶中抽干而生，果实青有壳。人家园亭中将它作为装饰而多有种植。秋季下种，冬季生长，春季开花，夏季结果实。

时珍说：茎中也有白汁，可结如水银样的东西。

【修治】时珍说：用时需要去壳，以取色白的为好，用纸包，压去油，取霜用。

【气味】味辛，性温，有毒。

【主治】《开宝本草》记载：治疗妇人血结月经闭塞不行，瘀血结块，治疗心腹痛，冷气胀满，利大小肠，下恶滞物。

《蜀本草》记载：治疗积聚痰饮、食不下、呕逆及腹内各种疾病。研碎酒送服，不过三颗，当下恶物。

《大明》记载：能宣导一切宿滞，治疗肺气水气，一天服十粒。若泻太多，用酸浆水或淡醋煮粥食用，即止。又能涂治疥疮、癣疮。

【发明】苏颂说：续随下水最迅速，但是有毒能伤人，不可过多服用。

时珍说：续随与大戟、泽漆、甘遂茎叶相像，主治病症也相似，其功效均长于利水。只有用之得法，才能成为下水的要药。

附方

1. 水气肿胀：续随子一两，去壳研，压去油，再研，分作七次服下，每治一人用一服，男子用生饼子酒送下，妇人用荆芥汤送下，凌晨三点到五点服药。当下利，到天亮可自止。后用厚朴汤补之。经常吃效果更好。忌食盐、醋一百天。《斗门方》。

2. 阳水肿胀：续随子（炒去油）二两，大黄一两，捣研为末，用酒水制丸如绿豆大。每次取五十丸，白开水送下。《摘玄方》。

3. 黑子疣赘：取熟续随子涂患处。《普济方》。

按语

续随子味辛，性温，有毒，能逐水消肿，破血消癥。用于治疗水肿、鼓胀，癥瘕、经闭。还能攻毒杀虫，用治顽癣、恶疮肿毒及毒蛇咬伤等。多入丸、散服。外用适量，捣烂敷患处。孕妇及体弱便溏者忌服。

莨菪
Lang Dang

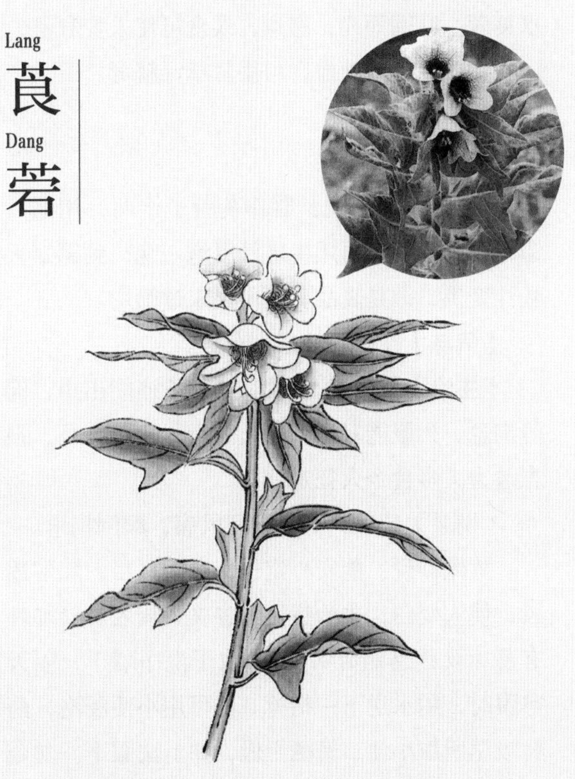

【释名】又名天仙子、横唐、行唐。

时珍说：莨菪又写作蒗蔼。服用它的子后，能令人轻薄放荡不受拘束，因此称它为莨菪。

【集解】《别录》记载：莨菪子生于海边的山川水谷及雍州。五月采子。

陶弘景说：如今处处都有。子的形状很像五味核而极小。

韩保昇说：叶像菘蓝，茎叶都有细毛，花白色，子壳作罂的形状，结实扁细，像粟米大小，青黄色，六月、七月采子，晒干。

苏颂说：苗茎高二三尺，叶像地黄、王不留行、红蓝等，有三指宽，四月开花，紫色，茎荚有白毛。五月结实，有壳作罂子的形状，像小石榴。房中的子很细，青白色，像粟米粒。

雷敩说：凡用时不要用苍蓂子，它的形状与莨菪子相似，只是颜色稍红，服用无效，有的人多用它掺杂入药。

时珍说：张仲景《金匮要略》记载：菜中有水莨菪，叶圆而光，有毒，误食可使人变狂乱，病状像中风，或吐血，可用甘草汁解毒。

子

【修治】雷敩说：制作莨菪子十两，用醋一镒，煮干为度。再用牛乳汁浸泡一晚，到第二天乳汁变黑，即是真品。晒干捣末过筛用。

【气味】味苦，性寒，有毒。

【主治】《本经》记载：治疗齿痛能出虫，肉痹拘急。久服能轻身，使人健行，走及奔马，强志益力。多食令人狂走。

《别录》记载：治疗癫狂风痫，颠倒拘挛。

陈藏器说：能安心定志，聪明耳目，除邪逐风，使人变白，主治痃癖（脐腹偏侧或胁肋部时有筋脉攻撑急痛的病症）。取子洗净晒干，隔天空腹时，用水送下一指捻。也可用小便浸泡，药材吸尽所加小便，暴晒干燥，如上法服下。勿令子破，破则令人发狂。

甄权说：炒焦研末，治疗下部脱肛，止冷痢。主治蛀牙痛，咬之虫出。

《大明》记载：能烧熏虫牙和洗治阴汗。

【发明】陶弘景说：可入治疗癫狂的方中使用，但不可使用过量。

甄权说：用石灰水清煮一整天，捧出，去芽暴晒干燥，用附子、干姜、陈橘皮、桂心、厚朴作丸服下。能去一切冷气，治疗积年气痢，很是温暖，不可生服。

时珍说：莨菪的功效，没见到有上面所说的那么多，而它的毒性比上面说得更加厉害。煎煮一到二天后芽才生，它的毒性可想而知。莨菪、云实、防葵、赤商陆都能令人狂乱、迷惑，像见鬼一样，而古人没有对其含义进行说明。因为此类药物都有毒，能使人痰迷心窍，蒙蔽人的神志，以扰乱人视听的缘故。唐朝安禄山诱惑奚、契丹的藩主，给他们饮服莨菪酒，喝醉后将他们坑埋。嘉靖四十三年二月，陕西游僧武如香，挟妖术到昌黎县民张柱家中，看见他的妻子貌美，摆设饭局之时，与他的全家同坐，将红散投入饭食之内。不一会儿张柱全家昏迷，张氏妻惨被奸污。游僧又将魔法吹入张柱耳中，张柱发狂惑，见全家都是妖鬼，将全家杀害，一共十六人，一点血迹都没有。衙门抓住张柱将其囚禁。十余天后张柱吐痰约二碗，问起原因，才知所杀之人是他的父母兄嫂妻子姊侄。张柱与如香都被处死。世宗肃皇帝命令发榜告示天下。这种妖药也应属于莨菪一类。当他痰迷的时候，见人都认为是鬼。若莨菪中毒，其解救的办法，难道不应该知道吗？

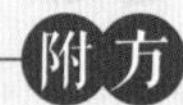

附方

1 突然发癫狂：莨菪三升，捣研为末，用酒一升浸泡数天，绞榨过滤去渣，煎煮至可做丸，丸如小豆大，每次取三丸，一天三次，服下。不效再服。陈延之《小品方》。

2 风痹厥痛：莨菪（炒）三钱，大草乌头、甘草半两，五灵脂一两，捣研为末，用螺青为衣，糊丸如梧桐子大。每次取十丸，男子用菖蒲酒送下，女子用芫花汤送下。《圣济总录》。

3 久嗽不止有脓血：①莨菪子（淘去浮于水面的）五钱，煮制令芽长出，炒后研末，取真酥一鸡蛋大，大枣七枚，同煎令酥尽，取枣一天服用三枚。②莨菪子三撮，吞服，一天五到六次。孟诜《必效方》。

4 年久呷嗽，近三十年：莨菪子、木香、熏黄等份，捣研为末。用羊脂涂青纸上，撒末于上，卷作筒，烧烟熏吸。崔行功《纂要方》。

5 积冷痃癖，不思饮食，羸弱困顿：莨菪子（水淘去浮于水面的）三分，大枣四十九个。加水三升，煮干，只取枣去皮核。每次空腹食一个，米汤送下，觉热即停止。《圣济总录》。

6 水泻日久：干枣（去核）十个，入莨菪子填满扎定，烧灰存性。每次取一钱，用粟米煎米汤送服。《圣惠方》。

7 冷疳痢下：将莨菪子捣研为末，用腊月猪脂和丸，绵裹如枣大一枚，导入下部。如果因痢出，再纳新的。孟诜《必效方》。

8 赤白下痢，腹痛，肠滑后重：大黄（煨）半两，莨菪子（炒黑）一撮，捣研为末。每次取一钱，米汤送服。《普济方》。

9 久痢不止，变成各种痢，兼有脱肛：莨菪子（淘去浮于水面的，煮令芽出，晒干，炒成黄黑色）一升，青州枣（去皮、核）一升，醋二升，同煮，捣膏做成丸如梧桐子大。每次取二十丸，饭前米汤送下。此方名莨菪丸。《圣惠方》。

10 脱肛不收：莨菪子炒后研末，敷患处。《圣惠方》。

11 风牙虫牙：①莨菪子一撮，入小口瓶内烧烟，竹筒引烟出，入虫孔内，熏患处。《瑞竹堂方》。②莨菪子入瓶内，用开水淋下，口含瓶口，令气熏患处。水冷则更换，用尽三合水才止。有涎津可吐去。《普济方》。③莨菪子几粒纳入虫牙孔中，用蜡封住。《随身备急方》。

12 牙齿宣落，风痛：取莨菪子末，绵裹咬于患处，有汁勿下咽。《必效方》。

13 风毒咽肿，咽水不下，瘰疬咽肿：用水送服莨菪子末两小勺。《外台秘要》。

14 乳痈坚硬：新莨菪子半汤匙，清水一杯，服下。不得嚼破。《外台秘要》。

15 恶疮似癞，十年不愈：莨菪子烧后研末敷患处。《千金方》。

16 打扑折伤：用羊脂调莨菪子末，敷患处。《千金方》。

17 狂犬咬伤：莨菪子七枚，吞服，一天三次。《千金方》。

按语

莨菪的果实和根部均可入药。莨菪子，俗名天仙子，味苦，性温，大毒，能解痉止痛，安神，杀虫。用于癫狂、风湿痹痛、喘咳、胃痛、久泻久痢、脱肛、牙痛、痈肿、恶疮，对痉挛性的疼痛效果较好。每日剂量不超过1g。

莨菪根味苦，性寒，有毒，能疗疥癣，杀虫。

Bi
蓖
Ma
麻

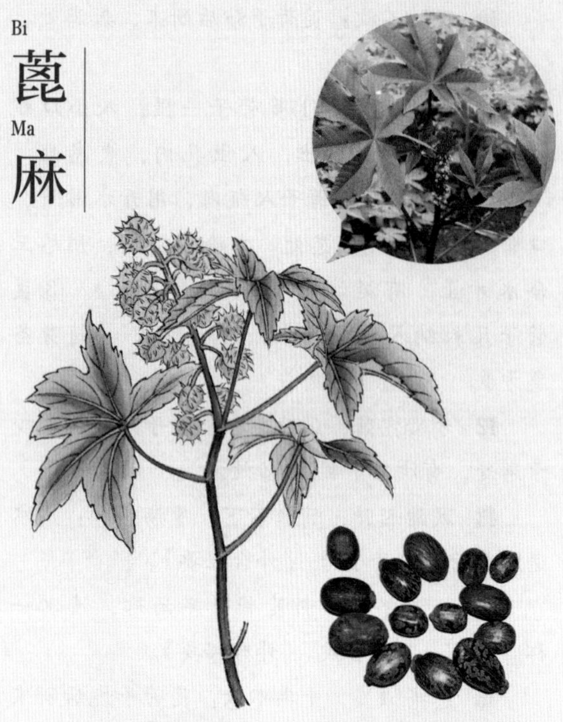

【释名】苏颂说：叶像大麻，子的形状像牛蜱，因此称为蓖麻。

时珍说：蓖也写作螕（bī）。螕，即牛虱。它的子有麻点，因此称为蓖麻。

【集解】苏敬说：此为人间所种的，叶像大麻叶而很大，结子像牛蜱。如今从胡中来的，茎红，高一丈左右，子大像皂荚核，疗效也较好。

苏颂说：现今到处都有。夏季生苗，叶像葎草而大厚。茎红有节像甘蔗，高一丈左右。秋季生细花，随便结实，壳上有刺，形状像巴豆，色青黄有斑点呈褐色。夏季采茎叶，秋季采实，冬季采根，晒干后使用。

时珍说：它的茎有红色、白色，中空。它的叶大像瓠叶，每片一共有五尖。夏秋季间从枝桠里抽出花穗，累累呈黄色。每枝结果实几十颗，上有刺，簇拥像猬毛而软。一般三到四子合成一颗，枯时劈开，形状像巴豆，壳内有子大的像豆。壳有斑点，形状像牛螕。再去斑壳，中有仁，色娇白像续随子仁，有油可作印色及油纸，子无刺的质量好，子有刺的有毒。

子

【修治】雷敩说：凡用时不要用黑天赤利子，攀爬在地蒌上生长，它的颗粒呈两头尖而有毒。而蓖麻子，节节有黄黑色斑。凡用时用盐汤煎煮半天，去皮取子研末用。

时珍说：取蓖麻油的方法：用蓖麻仁五升捣烂，加水一斗煎煮，有沫撇起，待沫尽才止。去水，将沫煎至点灯不炸、滴水不散为度。

【气味】味甘、辛，性平，有小毒。

【主治】《新修本草》记载：治疗水积。加水研二十枚服下，吐恶沫，加至三十枚，三天一服，直至痊愈。又主治风虚寒热，身体疮痒浮肿，尸疰恶气，榨油涂患处。

《大明》记载：研末敷治痈疮、创伤、疥疮、癞疮。涂手足心，能催生。

寇宗奭说：治疗瘰疬。取子炒熟去皮，每次睡前嚼服二到三枚，逐渐加至十几枚，有效。

时珍说：主治偏风不遂，口眼歪斜，失音口噤，头风耳聋，舌胀喉痹，齁喘脚气，毒肿丹瘤，汤火伤，针刺入肉，女人胎衣不下，子宫脱垂，开通关窍经络，能止各种痛，消肿、排脓、拔毒。

【发明】朱震亨说：蓖麻属阴，性善收，能追脓取毒，为外科要药。排出有形的滞物，因此产后胞衣不下、死胎凝血也可以应用。

时珍说：蓖麻仁甘辛有毒热，气味与巴豆很相近，也能利人，因此能下水气。它性善走，能开通诸窍经络，因此能治疗偏风、失音口噤、口眼㖞斜、头风七窍等病，不止于能出有形之物而已。一人患偏风，手足不举。时珍用此油同羊脂、麝香、穿山甲等药，煎作摩膏，每天摩几次，一月左右便康复。兼服搜风化痰养血的方剂，三月后痊愈。一人患手臂一块肿痛，也用蓖麻捣膏贴患处，一晚就痊愈。一人患气郁偏头痛，用此药同乳香、食盐捣贴太阳穴，一夜痛止。一妇人生产后子宫脱垂，捣仁贴其丹田穴，一夜而上。此药外用屡奏奇效，但内服不可轻率。有人说捣膏用筷子点于鹅、马等六畜的舌根下，动物即不能进食，或者点肛门内，即刻下血而死，由此可知其毒性之大。

附方

1 半身不遂，失音不语：蓖麻子油一升，酒一斗，锅内盛油，入酒中浸泡一天，煎熟，慢慢服下。《外台秘要》。

2 口眼歪斜：①蓖麻子仁捣膏，左边㖞贴右侧，右边㖞贴左侧。②蓖麻子仁四十九粒，研作饼，右㖞安在左手心处，左㖞安在右手心处，再用铜盂盛热水坐药上，变冷则更换，五六次即愈。③用蓖麻子仁四十九粒，巴豆十九粒，麝香五分，作饼如上法使用。《妇人良方》。

3 风气头痛，不可忍受：①乳香、蓖麻仁等份，捣饼随左右贴太阳穴处。一方：蓖麻油纸剪花，贴太阳穴处。《德生堂方》。②蓖麻仁半两，枣肉十五枚，捣涂纸上，卷筒插入鼻中，下清涕即止。

4 鼻塞不通：蓖麻子仁（去皮）三百粒，大枣（去皮、核）十五枚，捣匀，棉布包裹塞鼻。一天换一次，三十余天后能闻香臭。《圣济总录》。

5 五种风痫，不问病程长短：蓖麻子仁二两，黄连一两，在容器内加水一大碗，火上煎煮。干即添水，三天两夜后取出黄连，只用蓖麻风干，不要见太阳，用竹刀每个切作四段。每次服二十段，饭后荆芥汤送下，一天两次。终身忌食豆。《卫生宝鉴》。

6 舌上出血：取蓖麻子油纸燃烧，烧烟熏鼻中。《摘玄方》。

7 舌胀塞口：蓖麻仁四十粒，去壳研油涂纸上，作燃烧烟熏患处。未退再熏，以愈为度。《经验良方》。

8 急喉痹塞，牙关紧急不通：①蓖麻子仁研烂，纸卷作筒，烧烟熏吸。②只取油作捻。此方名圣烟筒。

9 咽中疮肿：①蓖麻子仁一枚，朴硝一钱，同研，水送服，连进二到三服取效。杜壬方。②蓖麻仁、荆芥穗等份，捣研为末，作蜜丸，棉布包含化，咽汁。《三因方》。

10 水气胀满：蓖麻子仁（研），水解得三合。清晨一次服完。有人说体壮的人只可服五粒。《外台秘要》。

11 脚气作痛：蓖麻子七粒，去壳研烂，同苏合香丸贴足心。《外台秘要》。

12 齁喘咳嗽：蓖麻子去壳炒熟，拣味甜的食用。需多服才能见效。终身不可食炒豆。《卫生易简方》。

13 子宫脱垂：蓖麻子仁、枯矾等份，捣研为末，放纸上托入。同时用蓖麻子仁十四枚，研膏涂顶心即入。《摘玄方》。

14 一切毒肿，痛不可忍：蓖麻子仁捣敷患处。《肘后方》。

15 疠风鼻塌，手指挛曲，节间痛不可忍，渐至断落：蓖麻子（去皮）一两，黄连（锉如豆大）一两，用小瓶子入水一升，同浸。春夏季节浸泡两天，秋冬季节浸泡五天后，取蓖麻子一枚劈破，用浸药水吞服。逐渐加至四五枚，微利不妨碍。瓶中水尽再添。两月后吃大蒜、猪肉试一试，若不发则是取效。若发动再服，直至不发才止。杜壬方。

16 小儿丹瘤：蓖麻子五个，去皮研末。入面一汤匙，水调涂患处。《修真秘旨》。

17 瘰疬结核：蓖麻子炒后去皮，每睡时服二三枚。一生不可吃炒豆。《阮氏经验方》。

18 瘰疬恶疮，软疖：白胶香一两，容器内溶化，去渣，用蓖麻子六十四个，去壳研成膏，将溶胶投入，搅匀，入油半汤匙头，至点水中试膏软硬，添减胶油适宜，用棉布量疮大小摊贴患处。《儒门事亲》。

19 肺经风热起白屑，或稍有红疮：蓖麻子仁四十九粒，白果、胶枣各三粒，瓦松三钱，肥皂一个，捣为丸。洗脸时用。吴旻《扶寿方》。

20 面上雀斑：蓖麻子仁、密陀僧、硫黄各一钱，捣研为末。用羊髓和匀，每晚敷面。《摘玄方》。

21 发黄不黑：取蓖麻子仁，用香油煎焦，去渣，三天后频刷患处。《摘玄方》。

22 耳卒聋闭：蓖麻子（去壳）一百个，与大枣十五枚捣烂，入乳汁，和丸作挺。每次用棉布包裹一枚，塞入耳中，以感觉耳中热为度。一天一换。《千金方》。

23 汤火灼伤：蓖麻子仁、蛤粉等份，研成膏。汤伤用油调，火灼用水调，涂患处。《古今录验》。

24 竹木骨鲠：①蓖麻子仁一两，凝水石二两，研匀。每次取一捻，置舌根含咽。②蓖麻油、红曲等份，研细，砂糖作丸如皂子大，棉布包裹含咽。

按语

蓖麻子味甘、辛，性平，小毒，能消肿拔毒，泻下通滞。用于痈疽肿毒、瘰疬、喉痹、疥癞、癣疮、水肿腹满、大便燥结。

Chang Shan Shu Qi 常山 蜀漆

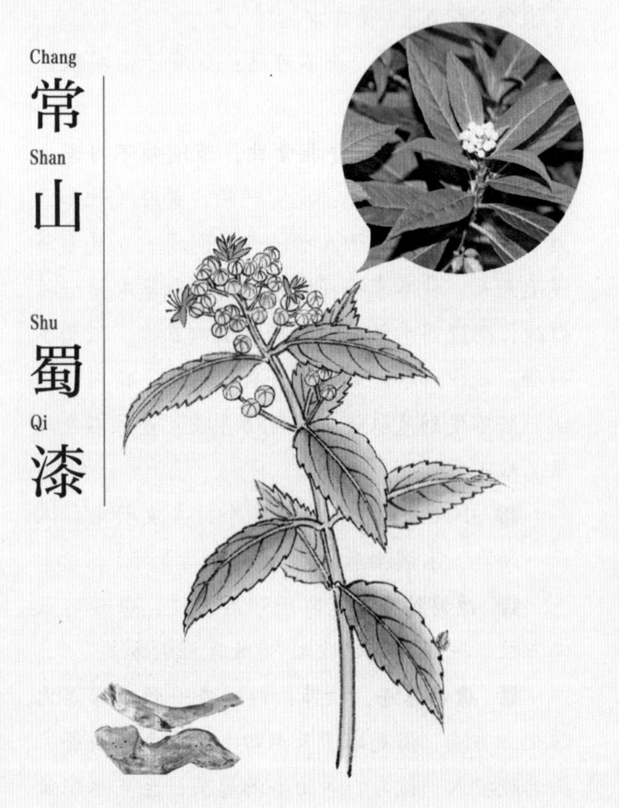

【释名】又名恒山、互草、鸡屎草、鸭屎草。

时珍说：恒即是常的意思。恒山是北岳的称呼，在如今的定州。常山是郡名，属于现今的真定。难道这些药都是因为始产于这些地方而得名吗？蜀漆是常山苗，功用相同，故今合并为一。

【集解】《别录》载：常山生于益州山川、峡谷及汉中。二月、八月采根，阴干。又说，蜀漆生江林山川谷以及蜀汉中，为常山苗。五月采叶，阴干。

陶弘景说：常山出自宜都、建平。果实小，色黄的，称作鸡骨常山，用之最好。蜀漆是常山苗而所出又不同，江林山即益州江阳山，因此是同一个地方。当地人采得后，绕结作丸，以采收得时、质干燥的为好。

苏敬说：常山生于山谷间。茎圆有节，高的不过三四尺。叶像茗而狭长，两两相当。三月生白花，青萼。五月结果实，青圆，三子为房。它的草暴晒干燥呈青白色，能入药用。若阴干则变黑，烂坏。

韩保昇说：如今出自金州、房州、梁州中江县。树高三四尺，根像荆根，黄色而破。五六月采叶，称作蜀漆。

李含光说：蜀漆是常山茎，八月九月采收。

苏颂说：如今汴西、淮、浙、湖南等地也有，一同如上所说。而海州所出的，叶像楸叶。八月有花，红白色，子呈碧色，像山楝子而小。如今天台山出产一种草，称作土常山，苗叶极甜。人们将其作为饮料饮用，味甜如蜜，又称作蜜香草，性凉能益人，并不是这种常山。

【修治】雷敩说：采时连根苗一起收。若用茎叶，则临时去根，甘草锉细，同水拌湿蒸。临时去甘草，取蜀漆锉细，又拌甘草水匀，再蒸，晒干用。常山，凡用时用酒浸泡一晚，漉出晒干，熬膏捣末用。

时珍说：近时有用酒浸蒸熟或炒熟的，也不太产生呕吐。又有用醋制的，可产生呕吐。

常山

【气味】味苦，性寒，有毒。

【主治】《本经》载：治疗伤寒出现寒热，温疟，邪毒，胸中痰结，呕吐呃逆。

《别录》载：治疗水胀，恶寒，鼠瘘。

甄权说：治疗各种疟病，能吐痰涎，治疗颈部瘿瘤。

蜀漆

【气味】味辛，性平，有毒。

【主治】《本经》载：治疗疟及咳逆寒热，腹中结块坚硬，胀满结聚，积聚邪气。

《别录》载：治疗胸中邪气停滞，可用呕吐的方法使之消除。

甄权说：治疗瘴病，温疟寒热，祛除肥气（因蛊虫病、疟疾等导致胁下肿大包块，质坚硬，表面光滑，常伴腹胀、疲乏、出血现象）。

张元素说：能破血，洗去腥味，与苦味、酸味药同用，祛除胆腑邪气。

【发明】雷敩说：蜀漆春夏季用茎叶，秋冬用根。老人久病，切忌服用。

苏颂说：常山、蜀漆为治疗疟疾最重要的药。不可多服，令人吐逆。

朱震亨说：常山性极其强悍，善于驱逐，能伤人真气。病人稍显虚弱，不可用。《外台秘要》用三两作一次服，如果不明白雷敩告诫的久病，切忌不能用。

时珍说：常山、蜀漆有劫痰截疟的功效，须在发散表邪及提出阳分之后用。用之适宜，神效立见；失其法度，则真气必伤。一般说来，疟有六经疟、五脏疟、痰湿、食积、瘴疫鬼邪等，须分清阴阳虚实，不可一概而论。常山、蜀漆生用则上行必吐，酒蒸炒熟用则气稍缓，少用可不致吐。配甘草就产生呕吐，配大黄就通利，配乌梅、穿山甲则入肝，配小麦、竹叶则入心，配秫米、麻黄则入肺，配龙骨、附子则入肾，配草果、槟榔则入脾。因为无痰不作疟，二物的功效，也在驱逐痰水而已。杨士瀛《仁斋直指方》记载：常山治疗疟疾，人们都轻视它的功效。患疟疾的人多有痰涎黄水，有的停留在胃脘，有的结于胁间，就产生寒热。治法上应当吐痰逐水，常山怎么能不用呢？水在上焦，则常山能吐；水在胁下，则常山能破结而下水。但需行血的药品佐助，才能收全功。如果有纯热发疟或蕴热内实的证候，投以常山，大便点滴而下，似泄不泄的，需用北大黄为佐药，泄利几次，才能获痊愈。还有待制（官名）李焘说：岭南瘴气为寒热所感，邪气多在营卫皮肉之间。若想去皮肤毛孔中瘴气的根本，非用常山不可。但能催吐，只有用七宝散冷服，即不吐人，且有效果。

附方

❶ 截疟汤方：①常山三两，浆水三升，浸泡一晚，煎取一升，欲发前一次服下，取吐。《外台秘要》。②常山一两，秫米一百粒，水六升，煮取三升，分三次服下，即发作前的晚上、未发时、临发时各服一次。《肘后方》。③常山（酒煮晒干）、知母、贝母、草果各一钱半，水一碗半，煎至半熟，于凌晨三至五点时热服。将药渣用酒浸泡，发作前服下。《养生主论》。

❷ 截疟酒方：①常山一两，酒一升，浸泡二三天，分作三次服下，清晨一服，一会再服，临发时又服。一方：加甘草，酒煮服下。《肘后方》。②常山一钱二分，大黄二钱半，炙甘草一钱二分。水一杯半，煎至减半，称作醇，发作当天凌晨三至五点温服；再取水一杯，煎至减半，称作醨，未发时温服。此方名醇醨汤。宋侠《经心录》。③常山一钱半，槟榔一钱，丁香五分，乌梅一个，酒一杯，浸泡一晚，凌晨三至五点饮服。虞抟《医学正传》。

❸ 截疟丸方：①常山三两，研末，鸡蛋清和丸如梧子大，煮熟，杀腥气，晒干收存。每次取二十丸，竹叶汤送下，凌晨三至五点服一次，天明服一次，发作前服一次，或吐或不吐即止。此方名恒山丸。《千金方》。②常山末三两，真丹砂一两研细，白蜜调和捣杵一百下，制成丸剂如梧桐子大。先发时服三丸，一会再服三丸，临发时服三丸，酒送下。此方名丹砂丸。《肘后方》。③常山二两，黄丹半两，乌梅（连核瓦焙）一两，捣研为末，糯米粉糊丸如梧桐子大。每次取三十至五十丸，凉酒送下，隔一夜服一次，清晨服一次。午后才吃饭。此方名黄丹丸。曾世荣《活幼心书》。④常山三两，知母一两，甘草半两，捣末，制成蜜丸如梧桐子大。先发时服十丸，次服七丸，后服五六丸，直至痊愈。葛洪《肘后方》。⑤常山四两，炒熟存性，草果二两，炒熟存性，捣研为末，薄糊丸如梧桐子大。每次睡前冷酒送服五十丸，凌晨三至五点再服一次。忌食鹅羊热物。此方名瞻仰丸。《和剂局方》。⑥常山八两，酒浸后蒸熟焙干，槟榔二两，生研末，糊丸如梧桐子大。每次睡前冷酒送服五十丸，凌晨三至五点再服一次。此方名胜金丸。⑦常山、槟榔各一两，生研，穿山甲（煨焦）一两半，糯粉糊丸如绿豆大，用黄丹作衣。每次服三十至五十丸，每次睡前一次，凌晨三至五点再服一次。此方名二圣丸。《集简方》。

❹ 厥阴肝疟：寒多热少，喘息如死状，或少腹胀满，小便如脓，不问病程久近，不吐不泄。常山一两，醋浸一晚，煮干，每次取二钱，加水一杯，煎至半杯，凌晨三至五点冷服。赵真人《济急方》。

❺ 太阴肺疟：发作时心寒，寒甚又发热，发热时善惊。常山三钱，甘草半钱，秫米三十五粒，水二碗，煎至一碗，发作当天早上分三次服下。《千金方》。

❻ 少阴肾疟，恶寒，手足寒，腰脊痛，大便难，目昏视物不清：常山二钱半，豆豉半两，乌梅一钱，竹叶一钱半，葱白三根，水一升半，煎至一升，发作前分三次服下。《千金方》。

❼ 牝疟独寒不热：蜀漆、云母（煅三天三夜）、龙骨各二钱，捣研为末。每次取半钱，临发时清晨服一次，发作前服一次，酢浆水调下。温疟（先热后寒）又加蜀漆一钱。此方名蜀漆散。张仲景《金匮要略》。

❽ 牡疟独热不冷：蜀漆一钱半，甘草一钱，麻黄二钱，牡蛎粉二钱，水二碗，先煎麻黄、蜀漆，去上沫，入药再煎至一碗，未发前温服，得吐则止。王焘《外台秘要》。

❾ 温疟热多：常山一钱，小麦三钱，淡竹叶二钱。水煎，凌晨三至五点服下。《药性论》。

⑩ 三十年疟：①常山、黄连各一两，酒三升，浸泡一晚，置于容器中煮取一升半。发作当天早上服五合，发作时再服。《肘后方》。②常山一两半，龙骨五钱，附子（炮）二钱半，大黄一两，捣研为末，鸡子黄和丸如梧桐子大。未发时服五丸，将发时服五丸，白开水送下。张文仲《随身备急方》。

⑪ 瘴疟寒热：①常山一寸，草果一枚，热酒一碗，浸泡一晚，凌晨三至五点服下，盖被卧床，酒醒即愈。刘长春《经验方》。②用常山、槟榔、甘草各二钱，黑豆一百粒，水煎服。谈野翁《试验方》。③常山、黄连、香豉各一两，附子（炮）七钱，捣末，制成蜜丸如梧桐子大。每次取四丸，空腹水送服，欲发时服三丸。到午后才进食。葛洪《肘后方》。

⑫ 妊娠疟疾：酒蒸常山、石膏（煅）各一钱，乌梅（炒）五分，甘草四分，水一杯，酒一杯，浸泡一晚，清晨温服。姚僧坦《集验方》。

⑬ 小儿惊忤，暴惊卒死，中恶：蜀漆（炒）二钱，牡蛎一钱二分，浆水煎服，当吐痰而愈。此方名千金汤。阮氏。

⑭ 胸中痰饮：常山、甘草各一两，水五升，煮取一升，去渣，入蜜二合。温服七合，取吐。不吐再服。《千金方》。

按语

常山味苦、辛，性寒，有毒，能涌吐痰涎，截疟。用于胸中痰饮，胸膈壅塞，不欲饮食，欲吐而不能吐；各种疟疾，尤以治间日疟、三日疟为佳。涌吐可生用，截疟宜酒制用。用量不宜过大，体虚者及孕妇不宜用。蜀漆乃常山苗，功用相同。

藜芦 Li Lu

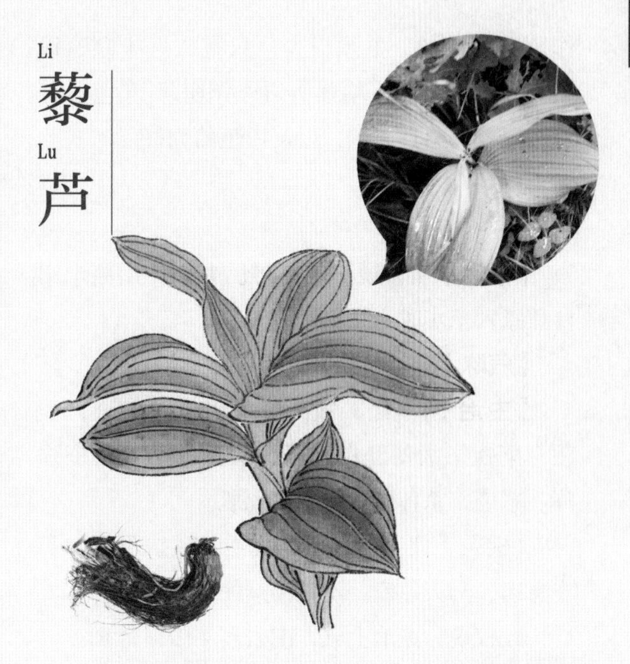

【释名】又名山葱、葱苒、葱葵（tǎn）、葱葵、丰芦、憨葱、鹿葱。

时珍说：黑色的称作黎，它的芦有黑皮包裹，故称藜芦。根边像葱，俗称葱管藜芦，指的就是它。北方人称它为憨葱，南方人称它为鹿葱。

【集解】《别录》载：藜芦生于太山山谷。三月采根，阴干。

吴普说：叶大，小根相连。

陶弘景说：靠近道路边到处都有。根的下段像葱而多毛。用时只需剔取根，稍炙即可。

韩保昇说：叶像郁金、秦艽、蘘荷等，根像龙胆，茎下多毛。夏季生长，冬季凋零，八月采根。

苏颂说：如今的陕西、山南东西各地都有，以出自辽州、均州、解州的为好。三月生苗叶，叶青，像初出的棕心，又像车前，茎像葱白，青紫色，高五六寸。上有黑皮将茎包裹，像棕皮。有花肉呈红色，根像马肠根，长四五寸左右，黄白色。二月、三月采根阴干。此物有二种：一种水藜芦，茎叶大体相同，只是生在靠近水溪的涧石上，根须有一百多茎，不入药用。如今用的称作葱白藜芦的，根须极少，只有二三十茎，以生自高山的为好，均州俗语称作鹿葱。《范子计然》记载：出自河东，以黄白色的为好。

根

【修治】雷敩说：凡采得后去头，用糯米泔汁煎煮六个小时，晒干用。

【气味】味辛，性寒，有毒。

【主治】《本经》载：治疗蛊毒，咳逆，泄泻，痢疾，大便红白冻子，头部疮疡、疥疮瘙痒、恶疮，杀各种虫毒，去死肌。

《别录》载：治疗呕哕气逆，喉痹不通，鼻中息肉，马刀烂疮。不入汤剂使用。

甄权说：主治上气，能去多年脓血泄痢。

苏颂说：能吐上膈风涎，治疗暗风痫病，小儿齁喘痰疾。

寇宗奭说：捣末，治疗马疥癣。

【发明】苏颂说：即使服藜芦方寸匕或一字，就能大吐，以藜芦、黄连研末用鼻吸，通顶（通顶散见附方4）令人打喷嚏，而其他著作中说它能治疗呕哕气逆，效果不是很清楚。

时珍说：呕哕气逆用吐药，也是反胃用吐法以祛痰积的意思。吐药的适应证不同：常山吐疟痰，瓜丁吐热痰，乌附尖吐湿痰，莱菔子吐气痰，藜芦则吐风痰。据张从正《儒门事亲》记载：一妇人患风痫。自从六七岁得惊风病后，每一到两年就发作一次；到五到七年，每年发作五到七次；三十岁到四十岁则天天发作，严重的时候一天发作十余次。于是导致志昏、痴呆、健忘，只想求死。刚好遇上当年闹饥荒，采食各种草来充饥。于田野中见一种草像葱的形状，采回来后蒸熟饱食。到凌晨三点到五点的时候，忽然觉心中不安，吐涎如胶，连续几天不止，一共约一二斗，汗出如洗，极度昏困。三天后，感觉人变轻健，病去且食量增加，百脉调和。拿所食的葱向人询问，才知道是憨葱苗，即本草所谓的藜芦。《图经本草》记载：能吐风病，这也是偶然间得吐法治愈。我朝荆和王妃刘氏，年七十，病中风，不省人事，牙关紧闭，群医束手无策。我的父亲太医吏目月池诊视，已经不能服药达十四个小时。逼不得已，打去刘氏一齿，浓煎藜芦汤灌服。一会，噫气一声，于是吐痰而苏醒，调理而安。"药不瞑眩，厥疾弗瘳"（在治疗疾病过程中，服药后出现的一种恶心、头眩、胸闷等反应，被认为是一种疾病向着好的方向发展的表现），确实有理。

附方

❶ 各种风病痰饮：藜芦十分，郁金一分，捣研为末。每次取一字，温浆水一杯和服，探吐。《经验方》。

❷ 中风不省人事，牙关紧急：藜芦一两，去苗头，浓煎防风汤浴过，焙干切碎，炒至淡褐色，捣研为末。每次取半钱，小儿减半，温水调灌服，以吐风涎为效。未吐再服。《简要济众》。

❸ 中风不语，喉中如曳锯，口中涎沫：藜芦一分，天南星一个，去浮皮，于天南星脐上剜一坑，纳入陈醋二橡斗，四面火逼成黄色，捣研为末，用生面作丸如小豆大。每次取三丸，温酒送下。《经验方》。

❹ 各种风病头痛：①藜芦一茎，晒干研末，入麝香少量，吹鼻。②藜芦半两，黄连三分，吹鼻。此方名通顶散。《圣惠方》。

❺ 黄疸水肿：藜芦于灰中炮制，捣研为末。每次取半小勺，水送服，小吐。《百一方》。

❻ 身面黑痣：藜芦灰五两，水一大碗淋汁，于容器中用大火煮成黑膏，用针稍刺破后点痣，不过三次取效。《圣惠方》。

❼ 鼻中息肉：藜芦三分，雄黄一分，捣研为末，蜜调和后点患处。每天点三次，点息肉上，不要点两边。《圣济总录》。

8 牙齿虫痛：取藜芦末，入虫孔中。《千金翼方》。

9 白秃虫疮：取藜芦末，猪脂调涂患处。《肘后方》。

10 头风白屑，瘙痒严重：取藜芦末，洗头时掺头部，紧包两天两夜，避风。《本事方》。

11 反花恶疮，恶肉反出如米：取藜芦末，猪脂和敷患处，一天至少三五次。《圣济总录》。

12 疥癣虫疮：藜芦末，生油和涂患处。《斗门方》。

13 羊疽疮痒：藜芦二分，附子八分，捣研为末，敷患处。陶弘景方。

-按语-

藜芦味苦、辛，性寒，有大毒，能涌吐风痰，杀虫。用于中风痰壅、癫痫、疟疾、疥癣、恶疮，可灭蝇蛆。反细辛、芍药、人参、沙参、丹参、苦参、玄参。

附子 Fu Zi

【释名】它的母根称作乌头。

时珍说：初种的为乌头，像乌的头。附乌头而生的为附子，像子附母一样。乌头像芋魁，附子像芋子，都是同一物。因为还有草乌头、白附子，故俗称此药为黑附子、川乌头来进行区别。各家不分乌头有川乌、草乌两种，都混杂在一起进行注解，如今一起予以纠正。

【集解】《别录》载：附子生于犍为山谷及广汉。冬季采收为附子，春季采收为乌头。

陶弘景说：乌头与附子同根。附子八月采收，以有八角的为好。乌头四月采收。春季茎初生时有脑头，像乌鸟的头，故称它为乌头。有两个分支共一蒂，形状像牛角的，称作乌喙。取汁煎煮为射罔。天雄像附子，细而长，可长至三四寸。侧子即附子边角中大的。本是同根而生，而《本经》说附子出自犍为，天雄出自少室，乌头出自朗陵，分生三个不同的地方，应当是各自有所适宜生长的地方。如今则无差别了。

苏敬说：天雄、附子、乌头，都以出自蜀道绵州、龙州的为好，均在八月采收制作。其他地方虽然也有制作的，但药力弱，也不相似。来自江南的，均不能入药用。

《大明》载：天雄大而长，少角刺而虚；附子大而短，有角平稳而实。乌喙像天雄，乌头小于附子，侧子小于乌头，连聚生的称作虎掌，都是天雄、子母一类，但药力有差别和等次，也是宿根与嫩根的差别。

雷敩说：乌头很少有茎苗，身长而乌黑，很少有旁尖。乌喙皮上呈苍色，有尖头，大的孕八九个，周围底陷，像乌铁一样黑。天雄身全矮，无尖，周围四面有附子，孕十一个，皮苍色。侧子只是在附子旁边，有小颗像枣核的。

韩保昇说：正的为乌头，两个分支的为乌喙，细长三四寸的为天雄，根旁像芋散生的为附子，旁连生的为侧子，五物同出一物而名称不同。苗高二尺左右，叶像石龙芮及艾。

寇宗奭说：五种都是一物，但依大小长短和形状来命名罢了。

苏颂说：五种如今都出自蜀地，都是一种所产，它的种出于龙州。冬至前，先将陆田耕作五到七遍，用猪粪施肥，然后布种，每月除草松土等，到第二年八月后方成。它的苗高三四尺，茎作四棱，叶像艾叶，花呈紫碧色作穗，它的实细小像桑椹的形状，黑色。本来只种附子一物，到成熟后变成四种药物。以长二三寸的为天雄，割削附子旁的尖角为侧子，附子中极小的也称作侧子，原种的为乌头。其余大大小小的都为附子，以有八角的为上品。绵州彰明县多种植，只有产自赤水一乡的最好。然而它收采的时节与本草所记载的不同。据本草记载：冬季采收为附子，春季采收为乌头。《博物志》记载：附子、乌头、天雄是同一物。春秋冬夏四季采收不同。而《广雅》记载：奚毒，即附子。一年为侧子，二年为乌喙，三年为附子，四年为乌头，五年为天雄。如今种植一年，便有这五种药物。难道是今人的种植方法用力太过，因而生长过于繁盛吗?

时珍说：乌头有两种：出自彰明的即为附子之母，今人称它为川乌头。春末生子，因此说春季采收的为乌头。冬季则生子已成，因此说冬季采收的为附子。其中天雄、乌喙、侧子，都是生子较多的，因它们的形状来命名；如果生子少及独头的，即没有这么几种药物。其中产自江左、山南等地的，乃是《本经》所列的乌头，今人称作草乌头。故说它的汁煎为射罔。陶弘景不知道乌头有两种，用附子的乌头，注解为射罔的乌头，于是导致医家怀疑，而雷敩的说法尤其没有道理。宋人杨天惠著《附子记》说得很详细，今选摘其中的要点，读后可不辨而自然明白。他在书中记载道：绵州属于以前的广汉地界，有八个县，只有彰明出产附子。彰明一共有二十个乡，只有赤水、廉水、昌明、会昌四乡出产附子，而以赤水最多。每年将以上地方的田熟耕作垄。取种于龙安、龙州、齐归、木门、青堆、小坪等处。十一月播种，春季生苗。它的茎像野艾而有光泽，它的叶像地麻而厚。它的花开紫瓣黄蕤，长苞而圆。七月采收的，称作早水，拳缩而小，因为未长成的缘故。九月采收的才好。一共有七个品种，本同而末异。其中初种体小的为乌头，附乌头而旁生的为附子，又在左右附而偶生的为鬲子，附生而长的为天雄，附生而尖的为天锥，附生而上出的为侧子，附生而散生的为漏篮子，都脉络连贯，像子附母，而附子以它为贵，故专用附子命名。凡种一个而子有六七个以上，但都较小；种一个而有子二三个的则稍大；种一个而子独生的，则特大。附子的形状，以蹲坐正、节角少的为上品，节多而像鼠乳的稍差些，形不正而伤缺风皱的为下品。本草说附子以八角的为好，它的角为侧子的说法，很是荒谬。附子的颜色，以白花的为上品，铁色的次之，青绿色的为下品。天雄、乌头、天锥都以丰实满握的为好。漏篮、侧子，为种植的人向役夫要来的，质量不够好。这个记载里面提到的漏篮，即雷敩所谓的木鳖子，《大明》所谓的虎掌。其中的鬲子，即乌喙。天锥即属于天雄一类，医方中也没有此种名称，而功用当相同。

【修治】韩保昇说：附子、乌头、天雄、侧子、乌喙，采得后，用生水和开水浸泡半天，勿令灭气，出来的时候用白灰缠绕，换几次后使其变干。又一方法：用米粥及糟曲等浸泡。但比不上前法。

苏颂说：五物采收时，在一处造酿。其方法为：先在六个月内，制作大小面曲。未采前半个月，用大麦煮成粥，用曲造醋，待熟去糟。醋不用太酸，太酸则加水稀释。将附子去掉根须，于新坛内浸泡七天，一天搅拌一遍，捞出后疏筛摊晾，使其生白衣。再于和缓的阳光下晒一百一十天，以透干为度。若置于猛烈阳光下晒，则皱而皮不附肉。

时珍说：据《附子记》记载：此物最多，不

能常熟。有的种美而苗不茂盛，有的苗茂盛而根不充实，有的因为酿造太过而腐烂，有的因为暴晒而挛缩，像有神物暗地里故意为之。故种植的人常向神祈祷，被认为是药妖。其酿法为：用醋醅安于密室中，浸泡满一个月，发出晾干。刚出酿时，其中大的有如拳头大，已经定形后就不满一握，故能到一两的极其难得。当地人说：但得半两以上的都是好的。蜀人用的少，只有秦陕闽浙等地较适宜使用。然而秦人才买其下品，闽浙的人才得其中品，其上品都被有钱人买得。

陶弘景说：凡用附子、乌头、天雄，都用热灰稍炮使其裂开，不要太焦，只有在姜附汤中才生用。常用方中每次用到附子，须与甘草、人参、生姜相配，是为了制其毒的缘故。

雷敩说：凡用乌头，宜于火中炮制使其变皴裂开，擘破使用。若用附子，须选用底平有九角像铁色，一个重一两的，即是气全的附子。不要用杂木火，只用柳木灰火中炮令皱缩裂开，用刀刮去上面的孕子，都去底尖，擘破，于屋下平地上挖一土坑安放，一晚后取出，焙干用。若需阴制，生时去皮尖底，切薄片，用水同黑豆浸泡五天五夜，漉出，太阳下晒干用。

朱震亨说：凡制乌头、附子、天雄，需用童子小便浸透煮过，以杀其毒性，并助其下行，入盐少量尤其好。或用小便浸泡十四天，拣去坏的，用竹刀将每个切成四片，井水淘净，每天换水，再浸泡七天，晒干用。

时珍说：附子生用则能发散，熟用则能峻补。生用时，需按照阴制的方法，去皮、脐入药用。熟用时，用水浸过，炮制使其裂开，去皮、脐，趁热切片再炒，使其内外俱黄，去火毒入药。又有一法；每次取一个，用甘草二钱，盐水、姜汁、童便各半杯，一同煮熟，出火毒一晚后用，则毒可去。

【气味】味辛，性温，有大毒。

【主治】《本经》记载：治疗风寒咳逆邪气，能温中，治疗寒湿踒躄（瘫痪），拘挛膝痛，不能行走，破癥瘕、积聚、血瘕（因瘀血聚积所生的有形肿块）、金疮（金属器皿损伤导致的疮疡）。

《别录》记载：治疗腰脊风寒，脚疼冷弱，心腹冷痛，霍乱转筋，下痢赤白，温中，祛除阴寒，坚肌骨，又能堕胎，为多种散寒药中的要药。

张元素说：能温暖脾胃，除脾湿肾寒，补下焦的阳虚。

李杲说：能除脏腑沉寒、三阳经厥冷、湿邪侵淫腹痛、胃寒蛔虫窜动，治疗闭经，补虚散壅滞。

王好古说：治疗督脉为病，脊椎强而厥冷。

时珍说：治疗三阴伤寒邪，阴毒，寒疝，中寒邪，中风邪，痰厥，气厥，柔痉，癫痫，小儿慢惊风，风湿麻痹，肿满脚气，头风，肾经厥冷头痛，暴泻阳气虚脱，久痢脾泄，寒疟瘴气，久病呕吐哕逆，反胃噎膈，痈疽不收口，久漏，寒性疮疡。合葱汁，塞入耳中治疗耳聋。

乌头 即附子母根

【主治】张元素说：治疗各种风病，风痹血痹，半身不遂，祛除寒冷，温养脏腑，祛除胃脘痞块，感受寒邪腹痛。

李杲说：除寒湿，行经，散风邪，破各种积聚冷毒。

王好古说：补命门不足，治疗肝经风邪，虚损。

时珍说：能助阳退阴，功同附子而性稍缓。

【发明】寇宗奭说：补虚寒用附子，治疗风病多用天雄，大体如此。其中乌头、乌喙、附子，则可据他们的功效强弱不同而选用。

时珍说：据王氏《究原方》记载：附子性重滞，能温脾散寒。川乌头性轻疏，能温脾去风。若是寒病即用附子，风病即用川乌头。又说：凡是人中风，不可先用风药及乌头、附子。若先用气药，后用乌头、附子才恰当。又说凡用乌附这类药，都适合冷服，取热因寒用的道理。因为阴寒在下，虚阳上浮。用寒药治疗，则阴气更加严重而疾病加重；用热药治疗，则拒格而不能下药。热药冷服，下咽之后，冷体既消，热性便发，而病气随之而愈。不违其病情而大获好处，此为反治的妙处所在。以前张仲景治疗寒疝内结，用蜜煎乌头。《近效方》治疗喉痹，用蜜炙附子，含服咽汁。朱丹溪治疗疝气，用乌头、栀子。都是热因寒用的例子。李东垣治疗冯翰林侄儿阴盛格阳的伤寒，面红目赤，烦渴引饮，脉来七八至，但按之则散。用姜附汤加人参，投半斤服下，得汗而愈。这些都是得益于附子的妙用。

吴绶说：附子是治疗阴证的要药。凡是伤寒传变三阴，乃是中寒夹阴，虽身大热而脉沉的，必用附子。有的厥冷腹痛，脉沉细，严重的唇青囊缩，急需用它，它有退阴回阳，起死回生的功效。近世治疗阴证伤寒，往往疑似，不敢用附子，直待阴极阳竭才用，这时候已经迟了。况且夹阴伤寒，内外皆阴，阳气暴衰。必须急用人参，健脉以益其本原，佐以附子，温经散寒。舍此不用，怎么才能救命呢？

刘完素说：一般方治中，疗麻痹多用乌、附，因为药性强，能温通经络，温行能治愈麻痹，待药性发挥而正气行，则麻病痊愈。

张元素说：附子以白术作为佐药，是除寒湿的圣药。湿药宜少加用它来用以引经。又能益火之源，以消阴翳，则便尿才能有节制，用的就是乌、附。

虞抟说：附子禀受雄壮之质，有斩将夺关之气。能引补气药行十二经脉，以追复散失的元阳；引补血药入血分，以滋养不足的真阴；引发散药开腠理，以驱逐在表的风寒；引温暖药达下焦，以祛除在里的冷湿。

朱震亨说：气虚热甚的，宜少用附子，以助人参、黄芪的药力。肥胖的人多湿，也宜少加乌、附辅助行经。张仲景八味丸用其作为少阴的向导，而后世因此把附子作为补药，是错误的。附子走而不守，取它健悍走下之性，以防止地黄的腻滞，可使得药力更好发挥作用。乌头、天雄都气壮力强，可为下部药的佐药；没人能揭示其害人的地方，习惯用为治疗风病的药及补药，伤人很多。

王履说：张仲景八味丸，为兼阴火不足的病而设。钱乙六味地黄丸，为阴虚者而设。附子是补阳药，并不是为了行滞。

王好古说：服附子补火时，必须防止它伤阴。

时珍说：乌附毒药，非危病不用，而补药中少加引导，它的功效更加迅速。有人才服方寸匕，即发燥不能忍受，而古人补剂中用为常药，难道是古今运气不同吗？荆府都昌王，体瘦而冷，无他病。天天用附子煎汤饮服，同时嚼服硫黄，如此几年。蕲州卫张百户，平生服鹿茸、附子等药，到八十多岁，康健倍常。宋代张杲《医说》记载：赵知府沉迷酒色，每天煎干姜熟附汤吞硫黄金液丹一百粒，才能进食，否则倦弱不支，最终活到了九十岁。而其他的人服一粒即产生祸害。像这些人，都是因为他们脏腑禀赋之偏，服之有益无害，不可用常理一概而论。又有《琐碎录》记载：滑台气候极寒，当地人食附子像吃芋栗一样。这则是气候的缘故。

附方

1 少阴伤寒：脉微细，但欲寐，小便色白。麻黄（去节）二两，甘草（炙）二两，附子（炮去皮）一枚，水七升，先煮麻黄去上沫，入二味，煮取三升，分作三次服下，取轻微发汗。

此方名麻黄附子甘草汤。张仲景《伤寒论》。

2 少阴发热，脉沉：麻黄（去节）二两，附子（炮去皮）一枚，细辛二两，水一斗，先煮麻黄去上沫，再入二味，同煮至三升，分三次服下。此方名麻黄附子细辛汤。张仲景《伤寒论》。

3 热病吐下及下利，身冷脉微，发躁不止：附子（炮）一枚，去皮、脐，分作八片，入盐一钱，水一升，煎至半升，温服。《经验良方》。

4 中风偏废：生附子（去皮、脐）一个，羌活、乌药各一两。每次取四钱，生姜三片，水一杯，煎至七成服下。此方名羌活汤。王硕《简易方》。

5 体虚有风，外受寒湿，身如在空中：生附子、生天南星各二钱，生姜十片，水一杯半，慢火煎服。《本事方》。

6 口眼歪斜：生乌头、青矾各等份，捣研为末。每次取一字，吹入鼻内，取涕吐涎。此方名通关散。《箧中秘宝方》。

7 口突然不能发音，闷乱如死：取附子末，吹入喉中。《千金翼方》。

8 小儿项软：附子（去皮、脐）、天南星各二钱，捣研为末，姜汁调摊成膏，贴天柱骨。内服泻青丸。《全幼心鉴》。

9 小儿囟门下陷：乌头、附子（都取生品，去皮、脐）二钱，雄黄八分，捣研为末，葱根捣和作饼，贴陷处。《全幼心鉴》。

10 腰脚冷痹疼痛，有风：川乌头三个，生用，去皮、脐，捣研为散，醋调涂布上，贴患处。《圣惠方》。

11 脚气腿肿，久不痊愈：黑附子一个，生用，去皮、脐，捣研为散，生姜汁调如膏状，涂患处。药干再涂，以肿消为度。《简要济众》。

12 十指疼痛，麻木不仁：生附子（去皮、脐）、木香各等份，生姜五片，水煎温服。王硕《简易方》。

13 头风头痛：①乌头一升，炒至变黄，捣研为末，用布袋盛装，浸泡三斗酒中，每天取适量，温服。《外台秘要》。②附子（炮）、石膏（煅）等份，捣研为末，入龙脑、麝香少量。每次取半钱，任选茶酒送下。孙兆《口诀》。③附子（生，去皮、脐）一枚，绿豆一合，同入容器内煮，以豆熟为度，去附子，食绿豆。每个附子可煮五次，捣研为末，服下。《修真秘旨》。

14 沐头中风，头面多汗恶风，当先风一日则痛甚：大附子（炮）一个，食盐等份，捣研为末。每次取方寸匕，摩囟上。或用油调稀也可，一天三次。此方名头风摩散。张仲景方。

15 年久头痛：川乌头、天南星等份，捣研为末。葱汁调涂太阳穴处。《经验方》。

16 痰厥头痛如破，厥气上冲，痰塞胸膈：炮附子三分，釜墨四钱，冷水调服方寸匕，当吐即愈。忌猪肉、冷水。

17 鼻渊脑泄：取生附子末，葱涎和如泥状，敷涌泉穴。《普济方》。

18 耳鸣不止，昼夜不停：乌头（烧作灰）、菖蒲等份，捣研为末，棉布包裹塞耳，一天二次。《杨氏产乳》。

19 耳卒聋闭：附子醋浸，削尖插入耳中。或者再于上灸十四壮。《本草拾遗》。

20 聤耳脓血：将生附子捣研为末，葱涕调和，灌耳中。《肘后方》。

21 久患口疮：将生附子捣研为末，醋、面调贴足心，男左女右，一天换两次。《经验方》。

22 风虫牙痛：①附子（烧灰）一两，枯矾一分，捣研为末，揩牙。《普济方》。②川乌头、川附子生研，面糊丸如小豆大。每次取一丸，棉布包裹，咬于患处。③取炮附子末纳虫孔中。《删繁方》。

23 虚寒腰痛：鹿茸（去毛，酥炙微黄）、附子（炮，去皮、脐）各二两，盐花三分，捣研为末，枣肉和丸如梧桐子大。每次取三十丸，空腹温酒送下。

24 小便虚闭，两尺脉沉，属于虚寒：附子一个，炮去皮、脐，盐水浸泡一段时间，泽泻一两。每次取四钱，水一杯半，灯心七茎，煎服。《普济方》。

25 肿疾喘满：生附子一个，去皮、脐，切片，生姜十片，入沉香一钱，磨水同煎，饭前冷服。小儿每次取三钱，水煎服。《朱氏集验方》。

26 脾虚湿肿：大附子五枚，去皮四破，用赤小豆半升，藏附子于其中，慢火煮熟，去豆焙干研末，用薏苡仁粉糊丸如梧桐子大。每次取十丸，萝卜汤送下。《朱氏集验方》。

27 大肠冷秘：附子一枚，炮去皮，取中心如枣大，捣研为末，取二钱，蜜水空腹服下。《圣济总录》。

28 水泄久痢：川乌头二枚，一枚生用，一枚用黑豆半合同煮熟，研丸如绿豆大。每次取五丸，黄连汤送下。《普济方》。

29 久痢休息：熟附子半两，研末，鸡蛋白二枚，捣和成丸如梧桐子大。倒入开水，煎煮至沸腾几次，漉出，分作两次服下，米汤送服。《圣济总录》。

30 虚火上行，背内热如火炙：取附子末，用唾液调和，涂涌泉穴处。《摘玄方》。

31 经水不调，血脏冷痛：熟附子（去皮）、当归等份。每次取三钱，水煎服。《普济方》。

32 手足冻裂：将附子去皮后捣研为末，用水、面调涂患处。谈野翁《试验方》。

乌头附子尖

【主治】时珍说：捣研为末，用茶送服半钱，能吐风痰，治疗癫痫。

【发明】时珍说：乌、附用尖，也主要是取其锐气直达病所的道理，无其他含义。《保幼大全》载：治疗小儿慢脾惊风、四肢厥逆。用附子尖一个，硫黄枣大一个，蝎梢七个，捣研为末，姜汁面糊丸如黄米大。每次取十丸，米汤送下。也可治疗久泻瘦弱。凡用乌、附，不可偏执地认为其性热。当审察患者手足冷的情况，轻则用汤剂，重一点的则用丸剂，严重的则用膏剂，待手足转暖，阳气回，即为好转的表现。此方是《和剂局方》碧霞丹的变法，不是真的慢脾风不可轻用，因此初虞世有金虎碧霞的劝诫。（注：金虎丹：牛黄、丹砂、粉霜、腻粉、雄黄、龙脑、铅白霜、天竺黄、麦门冬、甜硝、硼砂、白矾。源于《圣济总录》卷六。碧霞丹见附方1。二方均有毒）。

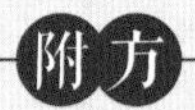

1 中风痰厥，癫痫惊风，痰涎上壅，牙关紧急，上视搐搦：乌头尖、附子尖、蝎梢各七十个，石绿研过九次，水飞，取十两，捣研为末，面糊丸如芡子大。每次取一丸，薄荷汁半杯化服，再服温酒半合。若为小儿惊痫，加白僵蚕等份。此方名碧霞丹。《和剂局方》。

2 脐风撮口：生川乌尖三个，蜈蚣半条，酒浸炙干，麝香少量，捣研为末。取少量吹鼻得嚏，同时用薄荷汤灌服一字。《永类钤方》。

3 木舌肿胀：川乌头、巴豆研细，醋调涂刷患处。《集简方》。

4 牙痛难忍：附子尖、天雄尖、全蝎各七个，生研为末，点患处。《永类方》。

5 割甲成疮，连年不愈：川乌头尖、黄柏等份，捣研为末。将患处洗净后贴药。《古今录验》。

6 老幼口疮：乌头尖一个，天南星一个，研末，姜汁调和涂足心，男左女右，不过二三次即愈。

按语

附子味辛、甘，性大热，有毒，能回阳救逆，补火助阳，散寒止痛。用于治疗亡阳证四肢拘急，手足厥冷，恶寒蜷卧，吐泻腹痛；肾阳不足，命门火衰阳痿滑精，宫寒不孕，腰膝冷痛，夜尿频多；风寒湿痹周身骨节疼痛。

乌头为附子的母根，味辛、苦，性热，大毒，能祛风湿，温经止痛。用于治疗风寒湿痹，历节疼痛，不可屈伸者；心腹冷痛，寒疝疼痛；跌打损伤，麻醉止痛。宜先煎、久煎。孕妇忌用。反贝母类、半夏、白及、白蔹、天花粉、瓜蒌类。内服应炮制用。

天雄 Tian Xiong

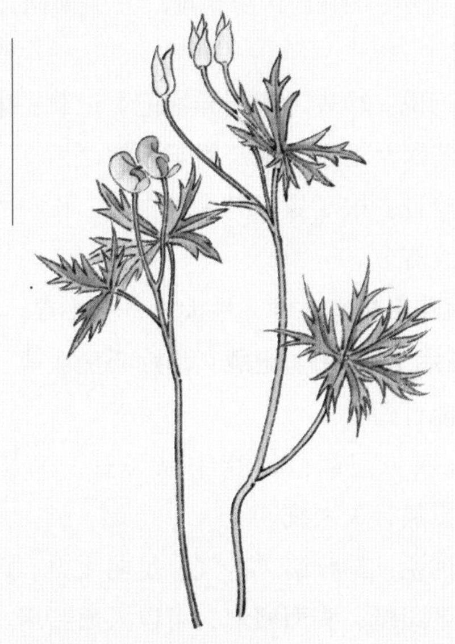

【释名】又名白幕。

时珍说：天雄是种附子而生出或变出，形长而不生子，因此称作天雄。其中长而尖的，称作天锥，命名象其形状。

【集解】《别录》记载：天雄生于少室山谷。二月采根，阴干。

陶弘景说：如今采用八月中旬所产的。天雄像附子细而长，可长三四寸左右。如今以出自宜都佷山的为最好，称作西建。钱塘间所产的称作东建，药性弱小，与宜都的不相似。

苏敬说：天雄、附子、乌头，都以出自蜀道绵州、龙州的为好。其他的地方纵然也有生长，但力弱不及。乌头苗称作堇，音斳。《尔雅》记载：芨，即堇草。如今讹堇为建，于是用建平来解释。

陈承说：从开始下种而不生附子、侧子，一年后独长大的一种。蜀人种植，尤其忌讳生出这种，以为不吉利，像养蚕而成白僵的含义一样。

时珍说：天雄有两种：一种是蜀人种附子而生出形长的，或者种附子而尽变成长形的，即像种芋形状不同一样；一种是属于其他地方的草乌头一类，自己生成，因此《别录》注解乌喙时说长三寸以上的为天雄。入药需用蜀产经过酿制的。

【修治】《大明》记载：凡是入丸、散用，需炮去皮用，入煎剂即和皮生用，效果更好。

时珍说：熟用法：每十两用酒浸泡七天。挖一土坑，用炭十五斤煅红，去火，用醋二升浸泡，候干，趁热放入天雄，小盆盖一晚，取出，去脐用。

【气味】味辛，性温，有大毒。

【主治】《本经》记载：治疗大风，寒湿痹证，全身关节痛，拘挛缓急，能破积聚邪气，治疗金疮，强壮筋骨，轻身健行。

《别录》记载：治疗风邪引起的头面部反复疼痛，心腹积块，关节重着不能行步，祛除骨间疼痛，温阳气，强志，使人武勇有力，不疲倦。又能堕胎。

掌禹锡说：据《淮南子》记载：天雄雄鸡志气益。注解说：取天雄一枚，放入雄鸡肠中，捣生食用，可使人勇气有力。

甄权说：治疗风痰寒痹，脚软，风毒，能止气喘急促，杀禽虫毒。

《大明》记载：治疗一切风病，一切气病，

能助阳道，暖水脏，补腰膝，益精明目，通九窍，利皮肤，调血脉，治疗四肢不遂，能下胸膈水，破结块痈结，排脓止痛，续骨，消瘀血，治疗背脊伛偻（yǔ lǚ，腰背弯曲），霍乱转筋，能发汗，止阴汗。炮制含服，治疗喉痹。

【发明】寇宗奭说：补虚寒需用附子。风邪致病多用天雄，也取其形体较大的，因为天雄的尖角多，热性不直达下焦，因此取其敷散。

张元素说：补上焦的阳虚，非天雄不可。

朱震亨说：天雄、乌头，气壮形伟，可作为治疗下部病症的佐药。

时珍说：乌、附、天雄，都是补下焦命门阳虚的药，补下所以能益上。若是上焦阳虚，即属心脾部位，当用参、芪，不当用天雄。况且乌、附、天雄的尖，都是向下生长，其气下行。雷敩《炮炙论·序》记载：咳逆频繁，用酒送服熟天雄，说是将天雄炮研，用酒送服一钱。

附方

❶ 元阳素虚，寒邪外攻，手足厥冷，大小便滑数，小便白浑，六脉沉微：用乌头、附子、天雄（均炮裂，去皮、脐）等份，切碎，每次取四钱，加水二杯，生姜十五片，煎至八成，温服。此方名三建汤。《肘后方》。

❷ 男子失精：天雄（炮）三两，白术八两，桂枝六两，龙骨三两，捣研为散。每次取半钱，酒送服。张仲景《金匮要略》。

-按语-

天雄味辛，性温，大毒，与附子、乌头同出一物，为乌头不附生附子者。能祛风散寒，燥湿，益火助阳，用于阴寒盛之风湿寒痹、肢体疼痛、四肢不温等。

Bai 白 Fu 附 Zi 子

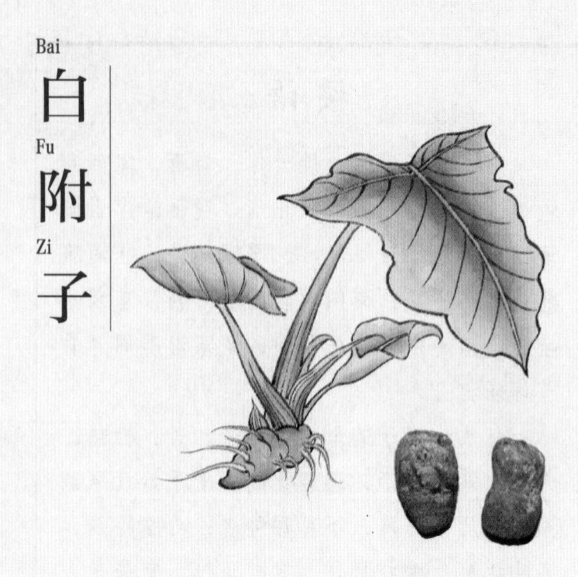

【集解】《别录》记载：白附子生于蜀郡。三月采收。

苏敬说：本出自高丽，如今出自凉州以西，蜀郡却不再有。生于砂砾下面的湿地，独茎像鼠尾草，细叶环绕一周，生于穗间，根形像天雄。

李珣说：徐表《南州异物记》记载：生于东海、新罗国及辽东。苗与附子相像。

时珍说：根正像草乌头中小的，长一寸许，干的皱纹有节。

【气味】味辛、甘，性大温，有小毒。

【主治】《别录》记载：治疗心痛血痹，面上百病，能行药势。

《大明》记载：治疗中风失音，一切冷风气，面皯黑，长瘢疵。

李珣说：治疗诸风冷气、足弱无力、疥癣风疮、阴下湿痒、头面瘢痕，可以入面脂用。

王好古说：能补肝风虚。

朱震亨说：治疗风痰。

【发明】时珍说：白附子是阳明经药，与附子相似，因此得白附子的名称，实际上不属于附子一类。据《楚国先贤传》记载：孔休伤到面颊，留下瘢痕。王莽赐玉屑白附子香，给他消瘢。

附方

1 中风口㖞，半身不遂：白附子、白僵蚕、全蝎等份，生研为末。每次取二钱，热酒调下。此方名牵正散。《杨氏家藏方》。

2 小儿暑风，暑毒入心，痰塞心孔，昏迷搐搦：白附子、天南星、半夏，均去皮，取等份，生研为末，猪胆汁和丸如黍米大。量小儿大小取适量，用薄荷汤送下。让小儿侧卧，呕出痰水即刻苏醒。此方名三生丸。《全幼心鉴》。

3 偏正头风：白附子、白芷、猪牙皂角（去皮），等份为末。每次取二钱，饭后茶水送服，右边痛向右侧卧，左边痛向左侧卧，两边都痛则仰卧一会。《本事方》。

4 痰厥头痛：白附子、天南星、半夏等份，生研为末，生姜自然汁浸，蒸饼作丸如绿豆大。每次取四十丸，饭后姜汤送下。《济生方》。

5 面上暗黑䵟：将白附子捣研为末，睡前浆水洗脸，用白蜜和涂纸上，贴面部。《卫生易简方》。

6 耳出脓水：白附子（炮）、羌活各一两，捣研为末。猪羊肾各一个，每个入药末半钱，湿纸包裹煨熟，凌晨三点至五点食下，温酒送下。《圣济总录》。

7 喉痹肿痛：白附子末、枯矾等份，研末，涂舌上，有涎即吐出。《圣惠方》。

8 偏坠疝气：白附子一个，捣研为末，唾液调填脐上，用艾灸三壮或五壮于脐上，立即见好。杨起《简便方》。

9 小儿吐逆不定，虚风喘急：白附子、藿香等份，捣研为末。每次取半钱，米汤送服。《保幼大全》方。

10 慢脾惊风，大人风虚：白附子半两，天南星半两，黑附子一钱，一同炮去皮，捣研为末。每次取二钱，生姜五片，加水煎服。《杨氏家藏方》。

按语

白附子味辛、甘，性温，有毒。能祛风痰，止痉，止痛，解毒散结。用于治疗中风痰壅，口眼歪斜，惊风癫痫，破伤风，痰厥头痛、眩晕，瘰疬痰核，毒蛇咬伤。宜炮制后用。其辛温燥烈，阴虚血虚动风或热盛动风者、孕妇均不宜用。

虎掌 天南星

Hu Zhang Tian Nan Xing

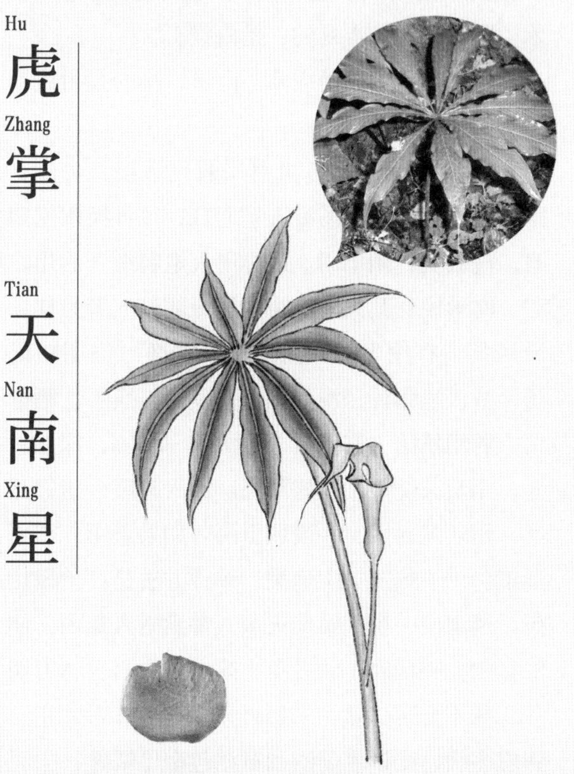

【释名】又名虎膏、鬼蒟蒻（jǔ ruò）。

苏敬说：它的根四旁有圆牙，看上去像虎掌，因此命名。

苏颂说：天南星，即本草所载的虎掌，小者名由跋。古方多用虎掌，未言及天南星。天南星之名近出于唐朝人治中风痰毒的方药中，为后人所采用，另立此名。

时珍说：虎掌因叶的外形像似，不是指的根。南星因根圆白，形状像老人星，故名南星，即是虎掌。苏颂说得很明白。

【集解】《别录》记载：虎掌生汉中山谷及冤句。二月、八月采收，阴干。

陶弘景说：靠近道路也有生长。外形像半夏，但大而四边有子如虎掌。现在使用多切作三四片。方药中用的不多。

苏敬说：这是由跋的宿根。其苗独长出一茎，茎头一叶，枝丫挟茎，根大者如拳头，小者如鸡卵，都像扁柿。四旁有圆牙，看上去像虎掌。由跋是新根，比半夏大二三倍，四旁无子牙。陶弘景说像半夏的，是由跋。

时珍说：大的是虎掌、南星，小的是由跋，属于同一种。

【修治】苏颂说：九月采收虎掌根，去皮、脐，放入容器中用汤浸五至七日，每日换水三四遍，洗去涎，晒干用。或再用火炮制裂开后用。

时珍说：凡天南星需用重一两以上者为佳。治风痰，有用生的，需以温水洗净，仍用白矾汤，或入皂角汁，浸泡三日夜，每日换水，晒干用。若用熟的，需于黄土地上挖一小坑，深五六寸，用炭火烧红，以好酒浇。放入南星，盖好瓦盆，用灰泥封固，一夜取出用。如果急用，即用湿纸包，于热灰火中炮裂。一种方法是：治风热痰，用酒浸一夜，桑柴火蒸，常洒酒入甑内，使气猛腾。一伏时（相当于一昼夜）取出，竹刀切开，味不麻舌为熟。未熟再蒸，至不麻舌才止。脾虚多痰，则以生姜渣和黄泥包南星煨熟，去泥焙用。造南星曲法：以姜汁、矾汤，和南星末作小饼子，放于篮内，楮叶包盖，待布上黄色菌丝，取晒收贮。造胆星法：以南星生研末，腊月取黄牯牛胆汁和剂，纳入胆中，悬挂于通风处风干。年久者更好。

【气味】味苦，性温，有大毒。

【主治】《本经》记载：治疗心痛，寒热结气，积聚，伏梁（中医病名，是因秽浊之邪结伏肠道，阻滞气血运行，秽浊与气血搏结日久而形成，以腹痛腹泻、右下腹包块为主要表现的积聚类疾病），损伤筋痿无力，利小便。

《别录》记载：除阴囊潮湿，止眩晕。

甄权说：主治疝气肿块、肠痛、伤寒时病，能壮阳。

《开宝本草》记载：天南星主中风麻痹，除痰，降逆气，利胸膈，攻坚积肿块，消散痈肿，散血堕胎。

陈藏器说：治疗金疮、跌打损伤瘀血，可以捣烂外敷。

《大明》记载：治蛇虫咬伤，疥癣恶疮。

张元素说：去上焦痰及眩晕。

李杲说：主破伤风，口噤，角弓反张（指头项强直，腰背反折，向后向曲如角弓状，伴有口噤不语，四肢抽搐，可见于惊风、破伤风症）。

王好古说：补肝虚，治痰功效与半夏同。

时珍说：治惊痫，口眼歪斜，喉痹，口舌糜烂生疮，结核，解颅（即小儿囟门不合）。

【发明】时珍说：虎掌、天南星，是手太阴肺经、足太阴脾经之药。味辛而麻，因此能治风散血；气温而燥，因此能胜湿除涎；性紧而毒，才能攻积拔肿而治口㖞舌糜。杨士瀛《仁斋直指方》云：诸风口噤，宜用南星，用人参、石菖蒲为佐。

附方

1 诸风口噤：制天南星，切细，大人三钱、小儿三字，生姜五片，苏叶一钱，水煎减半，入雄猪胆汁少许，温服。《仁斋直指方》。

2 风痫痰迷，坠痰丸：用天南星九蒸九晒，为末，姜汁面糊丸如梧桐子大。每服二十丸，人参汤送下。也可用石菖蒲、麦门冬汤送下。《卫生宝鉴》。

3 小儿惊痫后音哑不能讲话：以天南星湿纸包煨，研为细末。雄猪胆汁调服二字。《全幼心鉴》。

4 口眼歪斜：天南星生研末，自然姜汁调匀，左贴右，右贴左。《仁存方》。

5 角弓反张：南星、半夏等份，为末。姜汁、竹沥灌下一钱。仍灸印堂。《摘玄方》。

6 破伤风疮：生南星末，水调涂疮四周，水出有效。《普济方》。

7 风痰头痛，不可忍：天南星一两，荆芥叶一两，为末，姜汁糊丸如梧桐子大。每次饭后姜汤下二十丸。又上清丸：用天南星、茴香等份，生研为末，盐醋煮面糊丸。如上法服用。《经效济世方》。

8 壮实之人风痰及中风，中气初起，星香饮：用南星四钱，木香一钱。水二盏，生姜十四片，煎取六分，温服。王硕《易简方》。

9 痰湿臂痛，右边者：南星制、苍术等份，生姜三片，水煎服用。《摘玄方》。

10 风痰咳嗽：大天南星一枚，炮裂研末。每服一钱，水一盏，姜三片，煎取五分，温服。每日早、中、晚各服一次。《千金博济方》。

11 气痰咳嗽，玉粉丸：南星曲、半夏曲、陈橘皮各一两，研为细末，自然姜汁打糊丸如梧桐子大。每次服用四十丸，姜汤送下。寒痰，去橘皮，加官桂。李杲《兰室秘藏》。

12 温中散滞，消导饮食：天南星炮、高良姜炮各一两，砂仁二钱半，研为细末，姜汁糊丸如梧桐子大。每次姜汤送下五十丸。《和剂局方》。

13 初生儿贴囟门，用于头热鼻塞者：制天南星为末，水调贴囟门上，将手心搓热外熨。危亦林《世医得效方》。

14 小儿口疮，白屑如鹅口，不需服药：用生天南星去皮、脐，研为细末。醋调涂足心，男左女右。阎孝忠《集效方》。

15 风虫牙痛：南星末塞虫孔，用霜梅覆盖住，去涎。《摘玄方》。

按语

天南星味苦、辛，性温，有毒。能燥湿化痰，祛风解痉；外用散结消肿。用于治疗湿痰、寒痰阻肺，咳喘痰多，胸膈胀闷；风痰眩晕、中风、癫痫、破伤风；痈疽肿痛，瘰瘕，蛇虫咬伤。内服制用。用牛胆汁炮制后为胆南星，苦、辛，凉，能清热化痰，息风定惊。用于治疗中风、癫痫、惊风、头风眩晕、痰火喘咳等症。

半夏 Ban Xia

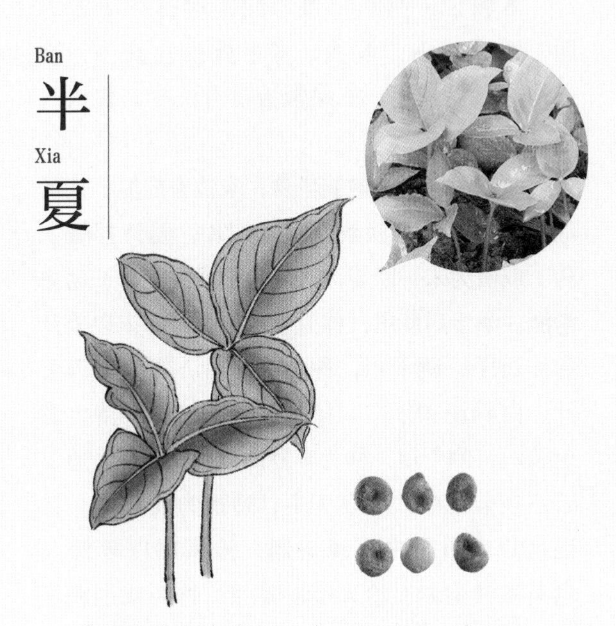

【释名】又名守田、水玉、地文、和姑。

时珍说：《礼记·月令》记载：五月半夏生。农历夏季为四月、五月、六月，半夏五月而生，当夏之半，因此得名。守田是取的会意，水玉因形状而名。

【集解】《别录》记载：半夏生槐里川谷。五月、八月采根，晒干。

吴普说：生长在小山丘或原野中，二月开始长叶，叶片三三相对。顶端开圆形白花。

苏敬说：到处都有。生长在平原湿地中的，名羊眼半夏，以圆白的为好。江南出产大的径长一寸，南方人特别重视。近来互用，功效、形状有区别。

苏颂说：各地都有，以齐州出产的为佳。二月生苗一茎，茎端三叶，浅绿色，颇似竹叶，而生江南者像芍药叶。根下相重，上大下小，皮黄肉白。五月、八月采根，以灰裹二日，汤洗晒干。《蜀图经》云：五月采则虚小，八月采乃实大。生于平原湿地的很小，名羊眼半夏。

【修治】陶弘景说：凡使用，用热水洗十多次，使滑液出尽。否则，有毒。方中有半夏必须用生姜的，是能制其毒的缘故。

雷敩说：炮制半夏四两，用白芥子末二两，浓醋二两，搅浊，将半夏投入其中，洗三遍，然后使用。如果滑液没有洗尽，使人气逆，肝气郁怒。

时珍说：现在炮制半夏，唯洗去皮垢，用汤泡浸七日，逐日换汤，晾干切片，姜汁拌焙入药。或研为末，以姜汁入热水中浸澄三日，沥去滑液，晒干后使用，称为半夏粉。或研末以姜汁和作饼子，晒干用，称为半夏饼。或研末以姜汁、白矾汤和作饼，楮叶包置于篮中，待生黄色菌丝，晒干用，称为半夏曲。白飞霞《医通》云：痰分之病，半夏为主，造而为曲尤佳。治湿痰以姜汁、白矾汤炮制，治风痰以姜汁及皂荚煮汁炮制，治火痰以姜汁、竹沥或荆沥炮制，治寒痰以姜汁、矾汤入白芥子末炮制，这都是造曲的妙法。

根

【气味】味辛，性平，有毒。

【主治】《本经》记载：治疗伤寒寒热，上脘部坚硬，胸胀咳逆，头眩，咽喉肿痛，肠鸣，能下气，止汗。

《别录》记载：消心腹胸膈痰热满结，咳嗽上气，上脘部急痛，痞硬，时气呕逆，消痈肿，疗萎黄，悦泽面目，堕胎。

甄权说：能消痰，下肺气，开胃健脾，止呕吐，去胸中痰满。生者：摩痈肿，除瘤瘿气。

《大明》记载：治吐食反胃，霍乱转筋，肠腹冷，痰疟。

张元素说：治寒痰及形寒饮冷伤肺而咳，消胸中痞，膈上痰，除胸寒，和胃气，燥脾湿，治痰厥头痛，消肿散结。

朱震亨说：治眉棱骨痛。

王好古说：补肝虚。

时珍说：除腹胀、失眠、白浊、梦遗、带下。

【发明】甄权说：半夏为使药。虚而有痰气，宜加用。

苏颂说：治胃冷呕吐，哕逆，为方中最重要的药物。

成无己说：辛者，能散，能润。半夏之辛，以散逆气结气，除烦呕，发音声，行水气而润肾燥。

王好古说：《内经》讲：肾主五液，化为五湿。水液入肾为唾液，入肝为眼液，入心为汗液，入脾为痰液，入肺为鼻涕。有痰称嗽，无痰称咳。痰，因咳而引动脾的湿。半夏能泄痰之标，不能泄痰之本。泄本，即是泄肾。咳无形，痰有形；无形则润，有形则燥，所以是流湿润燥。止呕吐应是足阳明胃经药，除痰是治疗足太阴脾病。柴胡为使药，因此现在小柴胡汤中用半夏，虽为止呕，也助柴胡、黄芩主治往来寒热，这又是足少阳胆经、足阳明胃经的药。

寇宗奭说：现在之人只知道半夏祛痰，不言益脾，大概是能分利水邪的缘故。脾恶湿，湿则濡困，脾为湿困，就不能治水。《内经》云：水湿胜则泻。一男子夜晚如厕数次，有人教他用生姜一两，半夏、大枣各三十枚，水一升，瓷瓶中小火烧开，时时口含，病就好了。

赵继宗说：朱震亨说二陈汤治一身之痰，世上的医生均遵循这种说法，凡有痰者都用。二陈汤内有半夏，其性躁烈，若风痰、寒痰、湿痰、食痰则相宜；至于劳痰、失血诸痰，用之反能燥血液而使病情加重，不可不知。

汪机说：一般认为半夏性燥有毒，多用贝母代替。贝母是手太阴肺经之药，半夏是足太阴脾经、足阳明胃经之药，怎么能代替呢？咳嗽吐痰，虚劳吐血，或痰中见血，各种郁证，咽痛喉痹，肺痈肺痿，痈疽，妇人乳难，这都是以贝母为向导，半夏是禁用之药。涎是脾之液，精美的饮食，熏烤的食物，都能生脾胃湿热，因此涎化为痰，久则痰火上攻，令人昏愦口噤，偏废僵仆，语言謇涩，生死在旦夕之间，如果不用半夏、南星，还用什么可以治疗呢？如果用贝母代替，就是翘首待毙而已。

时珍说：脾无留湿不生痰，因此脾为生痰之源，肺为贮痰之器。半夏能主痰饮及腹胀者，是因为它体滑而味辛性温。涎滑能润，辛温能散也能润，因此行湿而通大便，利窍而泄小便。所谓辛走气，能化液，辛以润之即是。张元素说：半夏、南星治其痰，而咳嗽自愈。朱震亨说：二陈汤能使大便润而小便长。成无已说：半夏辛而散，行水气而润肾燥。又有《和剂局方》用半硫丸治老人虚秘，皆取其滑润。《针灸甲乙经》用它治疗夜不安眠，难道果真其性燥吗？岐伯说：卫气行于阳，阳气满，不得入于阴，阴气虚，因此目不得瞑。治法：饮服半夏汤一剂，阴阳既通，立刻得眠。其方用流水千里者八升，扬之万遍，取清者五升，煎煮，用苇茎煎煮，水烧开后，下秫米一升，半夏五合，煮取一升半，饮汁一杯，每日三次，以有效为度。病初起的，喝药后就入睡，汗出就好。时间久的，饮服三次即愈。

附方

❶ 祛痰开胃，去胸膈壅滞：①《斗门方》：用半夏洗泡，焙干为末，自然姜汁和作饼，湿纸裹煨香。用温热水二盏，同饼二钱，入盐五分，煎取一盏，服用。祛痰毒，及治疗酒食伤，非常有效。②《经验后方》：用半夏、天南星各二两。为末，水五升，入坛内浸一夜，去清水，焙干重研。每服二钱，水二盏，姜三片，煎服。

❷ 中焦痰涎，利咽，清头目，进饮食：半夏泡七次四两，枯矾一两，为末，姜汁打糊，或煮枣肉，和丸如梧桐子大。每次用姜汤送下十五丸。寒痰加丁香五钱，热痰加寒水石煅四两。名玉液丸。《和剂局方》。

❸ 痰厥中风，省风汤：用半夏汤泡八两，炙甘草二两，防风四两。每次服用半两，姜二十片，水二盏，煎服。《奇效良方》。

❹ 风痰湿痰，青壶丸：半夏一斤，天南星半两，各汤泡，晒干为末，姜汁和作饼，焙干，入神曲半两，白术末四两，枳实末二两，姜汁面糊丸如梧桐子大。每次服用五十丸，姜汤送下。叶氏《医学统旨》。

❺ 风痰喘急，千缗汤：用半夏汤洗七个，炙甘草、皂荚（炒）各一寸，姜二片，水一盏，煎取七分，温服。《和剂局方》。

❻ 上焦热痰，咳嗽：制过半夏一两，片黄芩末二钱，姜汁打糊丸绿豆大。每服七十丸，淡姜汤食后服。此周宪王亲制方。《袖珍方》。

❼ 肺热痰嗽：制半夏、瓜蒌仁各一两，为末，姜汁打糊丸如梧桐子大。每次服二三十丸，白汤送下。或以瓜蒌瓤煮熟为丸。《济生方》。

❽ 热痰咳嗽，烦热面赤，口燥心痛，脉洪数者，小黄丸：用半夏、天南星各一两，黄芩一两半，为末，姜汁浸，蒸饼丸如梧桐子大。每服五十至七十丸，饭后姜汤送下。张元素《活法机要》。

❾ 小儿痰热，咳嗽惊悸：半夏、南星等份，为末，牛胆汁和，入胆内，悬于通风处阴干，蒸饼为丸如绿豆大。每次姜汤送下三至五

丸。《摘玄方》。

10 湿痰咳嗽，面黄体重，嗜卧惊，兼食不消，脉缓者，白术丸：用半夏、南星各一两，白术一两半，为末，薄糊丸如梧桐子大。每次服五十至七十丸，姜汤送下。《活法机要》。

11 呕哕眩悸，谷不得下，半夏加茯苓汤：半夏一升，生姜半斤，茯苓三两，切，以水七升，煎取一升半，分次温服。《金匮要略》。

12 伤寒干呕：半夏熟洗，研末。生姜汤送服一钱匕。梅师《集验方》。

13 呕吐反胃，大半夏汤：半夏三升，人参三两，白蜜一升，水一斗二升和，扬一百二十遍。煮取三升半，温服一升，每日服二次。也治膈间支饮。《金匮要略》。

14 胃寒哕逆，停痰留饮，藿香半夏汤：用半夏汤泡炒黄二两，藿香叶一两，丁香半两。每次服四钱，水一盏，姜七片，煎服。《和剂局方》。

15 小儿吐泻，脾胃虚寒：齐州半夏泡七次、陈粟米各一钱半，姜十片。水盏半，煎取八分，温服。钱乙《小儿药证直诀》。

16 小儿痰吐，或风壅所致，或咳嗽发热，饮食即呕：半夏泡七次，半两，丁香一钱。以半夏末水和包丁香，用面重包，煨熟，去面为末，生姜自然汁和丸如麻子大。每次服二十至三十丸，陈皮汤送下。《活幼口议》。

17 妊娠呕吐：半夏二两，人参、干姜各一两，为末，姜汁面糊丸如梧桐子大。每次服十丸，每日服三次。张仲景《金匮要略》。

18 小儿腹胀：半夏末少许，酒和丸粟米大。每次服二丸，姜汤送下。不愈，加量。或用火炮研末，姜汁调匀贴脐，疗效也好。《子母秘录》。

19 伏暑引饮，脾胃不利，消暑丸：用半夏醋煮一斤，茯苓半斤，生甘草半斤，为末，姜汁面糊丸如梧桐子大。每次服五十丸，热汤送下。《和剂局方》。

20 老人虚秘，冷秘，及痃癖（脐腹偏侧或胁肋部时筋脉攻撑急痛的病症）冷气，半硫丸：半夏（泡，炒）、生硫黄等份，为末，自然姜汁煮糊丸如梧桐子大。每次空腹温酒下五十丸。《和剂局方》。

21 少阴咽痛生疮，不能言语，声不出者，苦酒汤主之：半夏七枚打碎，鸡蛋一个，在顶端开一小孔，去蛋黄，加满醋，加半夏在内，用小铁镮子放在炭火上，煎开三次，去渣，放杯中，时时咽下，极有效果。未愈再用。张仲景《伤寒论》。

22 喉痹肿塞：生半夏末吹入鼻内，涎出，有效。《集简方》。

23 骨鲠在咽：半夏、白芷等份，为末。水服方寸匕，当呕出。忌羊肉。《外台秘要》。

24 重舌木舌，胀大塞口：半夏煎醋，含漱。又方：半夏二十枚，水煮过，再泡片时，乘热以酒一升浸泡，密封良久，热漱冷吐。

25 面上黑气：半夏焙研，米醋调敷。不可见风，不计遍数，从早至晚，如此三日，皂角汤洗下，即面莹如玉。《摘玄方》。

按语

半夏味辛，性温，有毒，能燥湿化痰，降逆止呕，消痞散结；外用消肿止痛。用于治疗湿痰，寒痰咳嗽声重，痰白质稀，湿痰上犯清阳之头痛、眩晕，甚则呕吐痰涎；各种呕吐；心下痞，结胸，梅核气；瘿瘤，痰核，痈疽肿毒及毒蛇咬伤。半夏反乌头。

Zao 蚤 Xiu 休

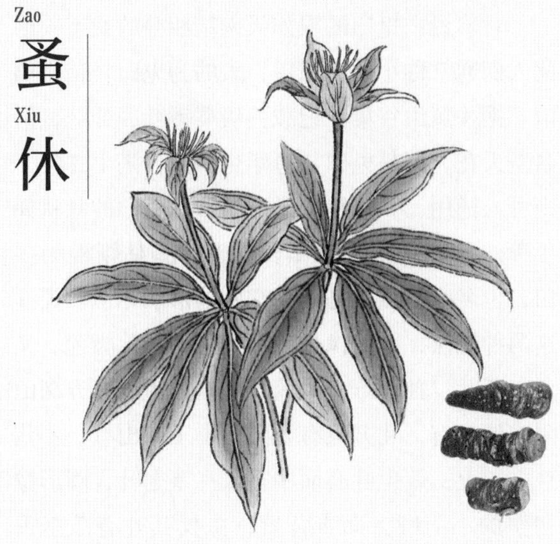

【释名】又名蚩休、螫休、紫河车、重台、重楼金线、三层草、七叶一枝花、草甘遂、白甘遂。

时珍说：虫蛇之毒，得此药治疗即休，因此有蚤休、螫休等名字。重台、三层，因其叶的形状命名。金线重楼，因其花的形状而命名。甘遂，因其根的形状而命名。紫河车，因其功用而命名。

【集解】《别录》记载：蚤休生于山阳川谷及冤句。

苏敬说：现在所说的重楼金线即是。一名重台，南方人名草甘遂。一茎长六七片叶，似王孙、鬼臼、蓖麻之类，叶有二三层。根像肥大菖蒲，细肌脆白。

韩保昇说：叶片像鬼臼、牡蒙，多年生的二三重。根如紫参，皮黄肉白。五月采根，晒干。

《大明》记载：根如蜈蚣，大如肥紫菖蒲。

苏颂说：即是紫河车。现在河中、河阳、华、凤、文州及江淮间亦有。叶似王孙、鬼臼等，作二三层。六月开黄紫花，蕊赤黄色，上有金丝垂下。秋季结红子。根似肥姜，皮赤肉白。四月、五月采收。

寇宗奭说：蚤休无旁枝，只一茎挺生，高一尺多，巅顶有四五片叶。叶有歧，像虎杖。中心又长茎，也像是长叶。只有根入药用。

时珍说：重楼金线到处都有，生长在深山阴湿的地方。一茎独长，茎正在叶柄中。叶绿色像芍药，共二三层，每一层有七片叶。茎的上头夏月开花，一花七瓣，有金丝蕊，长三四寸。王屋山产的多至五至七层。根像鬼臼、苍术的形状，外面紫色，里面白色，有黏、糯二种。炼丹的人采收来制三黄、朱砂、汞剂的毒。入药洗切焙用。俗谚有云：七叶一枝花，深山是我家。痈疽如遇者，一似手拈拿。

根

【气味】味苦，性微寒，有毒。

【主治】《本经》记载：主治惊痫，摇头弄舌，腹中有热。

《别录》记载：主治癫疾，痈疮阴蚀，下多种虫，解蛇毒。

《新修本草》记载：生食一升，能利水。

《大明》记载：治胎风手足抽搐，能治疗吐泄、瘰疬。

时珍说：去疟疾寒热。

【发明】苏敬说：摩醋，外敷治疗痈肿蛇毒，非常有效。

时珍说：紫河车是足厥阴经药。凡是属于足厥阴经的惊痫、疟疾、瘰疬、痈肿适宜使用。道家有服食的方法，不知是否真的有益。

附方

1 小儿胎风，手足抽搐：用蚤休研为细末，每次服用半钱，冷水送下。《卫生易简方》。

2 慢惊风抽搐，兼有阳证者：蚤休一钱，天花粉末二钱，同于慢火上炒至焦黄，研匀。每服一字，煎麝香薄荷汤调下。钱乙《小儿药证直诀》。

-按语-

蚤休味苦，性微寒，有毒，能清热解毒，消肿止痛，凉肝定惊。用于治疗痈肿疔疮，咽喉肿痛，毒蛇咬伤，惊风抽搐，跌打损伤。孕妇及患阴证疮疡者均忌服。

Gui 鬼 Jiu 臼

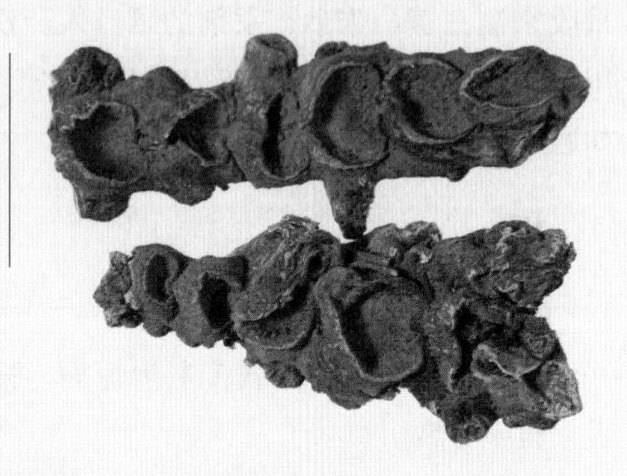

【释名】又名害母草、羞天花、术律草、琼田草、独脚莲、独荷草、山荷叶、旱荷。

陶弘景说：鬼臼根如射干，色白，味甘，九臼相连，长有毛的好，因此得名。

时珍说：此物有毒，而臼如马眼，因此名马目毒公。杀蛊解毒，故有犀名。其叶如镜、如盘、如荷，而新苗生则旧苗死，因此有镜、盘、荷、莲、害母各种名称。《苏东坡诗集》云：琼田草俗称唐婆镜，即本草鬼臼。每年生一臼，如黄精根而坚瘦，可以辟谷。宋祁《剑南方物赞》云：羞天花，蜀地到处都有。依茎缀花，蔽叶自隐，俗名羞天，我改为羞寒花，即本草鬼臼。

【集解】陶弘景说：鬼臼生山谷中。八月采收，阴干。像射干、术一类，又像钩吻。有两种：产自钱塘、靠近道路的，味甘，上有丛毛，质量最好；产会稽、吴兴的，大而味苦，无丛毛，作用差。现在马目毒公状如黄精根，其臼处像马眼而柔润。现在药方中多用鬼臼而少用毒公。

时珍说：鬼臼的根如天南星相叠的状态，因此人们通常称小的为南星，大的为鬼臼，错得离谱。据《黄山谷集》记载：唐婆镜叶底开花，俗名羞天花，即是鬼臼。每年生一臼，满十二年，则可入药用。又郑樵《通志》云：鬼臼的叶状如小荷，形如鸟掌，每年长一茎，茎枯则根为一臼，也名八角盘，是因为它叶的形状相似。根据这两种说法，则好像是现在人所谓的独脚莲。又名山荷叶、独荷草、旱荷叶、八角镜。南方深山阴密处都有，北方只有龙门山、王屋山有。一茎独立向上，茎生叶心而中空。一茎七叶，圆形像初生的小荷叶，面青背紫，搓揉其叶有瓜李香味。开花在叶下，也有无花的。其根很像苍术、紫河车。炼丹的人采取它的根伏制三黄、朱砂、汞剂。还有唐代独孤滔《丹房镜源》云：术律草有二种，根都像南星，赤茎直上，茎端生叶。一种叶共七瓣，一种叶作数层。叶似蓖麻，面青背紫而有细毛。叶下附茎开一花，状如铃铎倒垂，呈青白色，黄蕊中空，结黄子。风吹不动，无风自摇。可用来制伏砂汞。按此即鬼臼的另一种。

根

【气味】味辛，性温，有毒。

【主治】《本经》载：杀蛊毒，解百毒。

《别录》载：杀大毒，疗咳嗽喉结，风邪烦惑，去目中肤翳。不入汤剂使用。

时珍说：下死胎，治邪疟痈疽、蛇毒、射工毒。

【发明】苏颂说：古方治百毒恶气多用它。又说：现在福州人三月采琼田草根叶，焙干捣末，制成蜜丸服，治风疾。

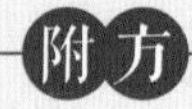

附方

❶ 子死腹中，胞破不生：此方累效，每年救人以万计。鬼臼不拘多少，黄色者，去毛为细

末，不用筛罗，只捻之如粉为度。每服一钱，无灰酒一盏，同煎八分，通口服。立生如神。名一字神散。《妇人良方》。

❷ 黑黄急病，黑黄，面黑黄，身如土色，不妨食，脉沉：宜烙口中黑脉、百会、玉泉、章门、心俞。用生鬼臼捣汁一小盏服。干者为末，水送服。《三十六黄方》。

-按语-

鬼臼又名八角莲，药用根茎，味苦、辛，性温，有毒，能祛痰散结，解毒祛瘀。用于治疗痨伤咳嗽、吐血、胃痛、瘿瘤、瘰疬、痈肿疔疮、跌打损伤、蛇伤。

She 射 Gan 干

【释名】又名乌翣（shà）、乌吹、乌蒲、扁竹、仙人掌、野萱花、草姜。

陶弘景说：射干的"射"字，方书多注音为"夜"。

苏颂说：射干的外形，茎梗疏长，正如射人长竿的形状，由此得名。而陶弘景以夜音为疑，是因为古字音多通称，就像汉朝的官名仆射，主射事，也标音为"夜"，没有别的含义。

时珍说：其叶丛生，横铺一面，如乌翅及扇之状，因此有乌扇、乌翣、凤翼、鬼扇、仙人掌等名。通俗称为扁竹，是说它的叶扁生而根如竹。根叶又如蛮姜，故名草姜。翣的读音是所甲切，音扇。

【集解】《别录》记载：射干生南阳山谷田野。三月三日采根，阴干。

陶弘景说：这是乌翣根，呈黄色，庭台多种。人们说它的叶是鸢尾，而又有鸢头，这只是形状相似，恐怕不是乌翣。又另有射干，相似而花白茎长，似射人之执竿者。因此阮公诗云：射干临层城。此不入药用。

苏敬说：鸢尾、叶都像射干，而花呈紫碧色，不抽高茎，根似高良姜而肉白，名鸢头。

韩保昇说：射干高二三尺，黄花果实黑。根多须，皮黄黑，肉黄赤。到处都有，二月、八月采根，去皮晒干。

陈藏器说：射干、鸢尾二物相似，人多不能分清。射干即人们所种的花草，名凤翼，叶子像乌翅，秋季生红花，有赤点。鸢尾也是人们所种，苗较射干低矮，形状像鸢尾，夏季生紫碧色花。

时珍说：射干，就是现在的扁竹。今人所种，多是紫花的，称为紫蝴蝶。其花三四月份开，呈六出，大如萱花。结房大如拇指，颇似泡桐子，一房四隔，一隔十余子。子大如胡椒而色紫，极硬，咬之不破。七月始枯萎。陶弘景认为射干、鸢尾是同一种。苏敬、陈藏器认为开紫碧花的是鸢尾，开红花的是射干。韩保昇认为开黄花的是射干。苏颂认为花红黄的是射干，白花的也是它的种类。朱震亨认为开紫花的是射干，开红花的不是。各执一说，以什么作为依据呢？仅根据张揖《广雅》所说：鸢尾，即是射干。《易通卦验》云：冬至时射干生长。《土宿真君本草》云：射干即扁竹，叶扁生，如侧手掌形，茎也像这样，呈青绿色。一种紫花，一种黄花，一种碧花。多生江南、湖广、川、浙平陆间。八月取汁，煮雄黄，伏雌黄，制丹砂，能拒火。因此可以说，鸢尾、射干本是一类，但花色不同。正如牡丹、芍药、菊花之类，其色各异，皆是同属。大抵入药功效相差不大。

根

【修治】雷敩说：采根之后，先用米泔水浸一夜，漉出，然后以堇竹叶煮之，从午时至亥时，晒干用。

【气味】味苦，性平，有毒。

【主治】《本经》记载：主治咳逆上气，喉痹，咽痛，呼吸困难，散结气，腹中邪逆，饮食后大热。

《别录》记载：疗宿血在心脾间，咳唾，言语气臭，散胸中热气。

陶弘景说：用醋摩涂毒肿。

甄权说：治疰气，消瘀血，通女人经闭。

《大明》记载：消痰，破癥结，胸膈满腹胀，气喘痃癖，开胃下食，镇肝明目。

寇宗奭说：治肺气喉痹为佳。

张元素说：去胃中痈疮。

朱震亨说：利积痰疝毒，消结核。

时珍说：降实火，利大肠，治疟母。

【发明】朱震亨说：射干治肺金的病变，行太阴肺、厥阴肝经的积痰，使结核自消，作用很快。又治大便毒，这是足厥阴肝经湿气，因疲劳而发。取射干三寸，与生姜同煎，饭前服，通利大便三两次，作用很好。

时珍说：射干能降火，因此为古方治喉痹咽痛的要药。孙思邈《千金方》，治喉痹有乌翣膏。张仲景《金匮要略》治咳而上气，喉中作水鸡声，有射干麻黄汤。又治疟母鳖甲煎丸，也用乌扇烧过。都取其能降厥阴相火。火降则血散肿消，而痰结自解，癥瘕自除。

附方

❶ 咽喉肿痛：射干花根、山豆根阴干为末，吹入咽喉，疗效如神。《袖珍方》。

❷ 伤寒咽闭肿痛：用生射干、猪脂各四两，一起煎，使微焦，去渣，每次含红枣大小取效。庞安时《伤寒总病论》。

❸ 喉痹不通，浆水不入：①《外台秘要》：用射干一片，含咽汁良。②《医方大成》：用扁竹新根（射干）擂汁咽下，大便通即解。或醋研汁噙，引涎出效果好。③《便民方》：用紫蝴蝶根（射干）一钱，黄芩、生甘草、桔梗各五分，为末，水调顿服，立愈。名夺命散。

❹ 二便不通，诸药不效：紫花扁竹根，生水边者佳，研汁一盏服，即通。《普济方》。

❺ 水蛊腹大：（由寄生虫引起的臌胀病，又称蛊胀，简称蛊。《圣济总录》解释：水蛊之状，腹膜肿胀，皮肤粗黑，摇动有声。）用鬼扇根捣汁，服一杯，水即下。《肘后方》。

❻ 阴疝肿刺，发时肿痛如刺：用生射干捣汁与服取下利。也可做成丸服。《肘后方》。

❼ 乳痈初肿：扁竹根如僵蚕者，同萱草根为末，蜜调敷患处，非常有效。《永类钤方》。

按语

射干味苦，性寒，能清热解毒，消痰，利咽。用于治疗咽喉肿痛、痰盛咳喘。射干为治喉痹咽痛的要药。脾虚便溏者不宜使用。孕妇忌用或慎用。

凤仙
Feng Xian

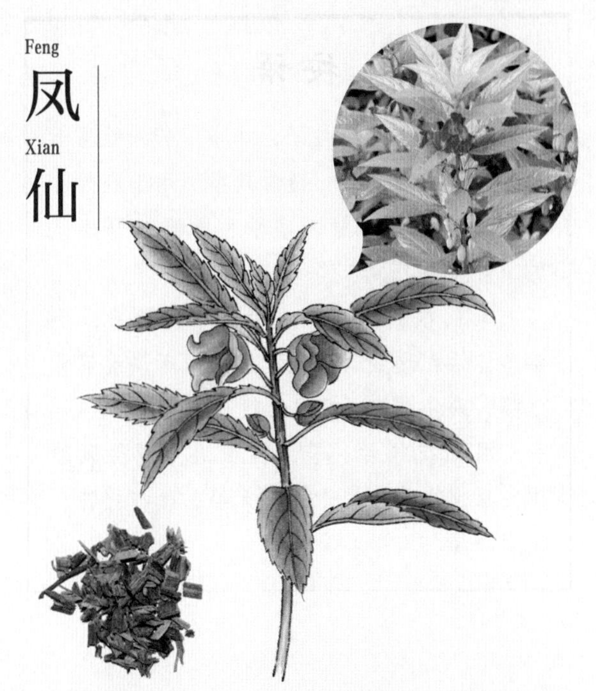

【释名】又名急性子、旱珍珠、夹竹桃、海蒳、菊婢、染指甲草。

时珍说：其花，头、翅、尾、足都有，翘然如凤状，因此称为凤仙。女人采其花及叶包染指甲，它的果实的形状像小桃，老则迸裂，因此有指甲、急性、小桃等名称。宋光宗李皇后名凤，因避讳，宫中称为好女儿花。张宛丘称它为菊婢。韦居称它为羽客。

【集解】时珍说：凤仙，人们多种植，极易生长。二月下子，五月可再种。苗高二三尺，茎有红、白二色，其大如指，中空而脆。叶长而尖，像桃柳叶但有锯齿。桠间开花，有黄色、白色、红色、紫色、碧色以及杂色，其花能变换颜色，外形如飞禽，自夏初至秋尽，开放、凋谢连续不断。结果实多，如樱桃大，其形稍微长些，色如毛桃，生的青色，熟后黄色，触碰它即自然裂开。皮卷如拳大，苞中有子像萝卜子但比萝卜子小，呈褐色。人采其肥茎汋酉邑（食物煮到适口易嚼的程度），来冒充莴笋。嫩叶淘去污泥，浸一夜，也可以食用。但此草不生虫蠹，蜂蝶也不靠近，恐怕也不能认为它无毒。

子

【气味】味微苦，性温，有小毒。

【主治】时珍说：治产难，积块噎膈，下骨鲠，透骨通窍。

【发明】时珍说：凤仙子其性急速，因此能透骨软坚。厨师煮鱼肉较硬的，投数粒入其中，肉质即易软烂，是其验证。这是因为它透骨，最能损齿，与玉簪根同，凡服用的人不可着齿，多用也损伤咽喉。

附方

1 产难催生：凤仙子二钱，研末。水服，不要近牙。外以蓖麻子随年数捣涂足心。《集简方》。

2 噎食不下：凤仙花子酒浸三夜，晒干为末，酒丸绿豆大。每服八粒，温酒送下。不可多用，即急性子。《摘玄方》。

3 咽中骨鲠，欲死者：白凤仙子研水一大呷，以竹筒灌入咽，其物即软。不可经牙。或为末吹喉。《普济方》。

4 牙齿欲取：金凤花子研末，入砒少许，点疼处牙根，拔牙。《摘玄方》。

花

【气味】味甘，性滑，温，无毒。

【主治】时珍说：蛇伤，擂酒服即解。又治腰胁引痛不可忍者，研饼晒干为末，每次空腹用酒送服三钱，能活血消积。

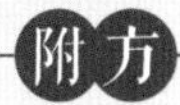

风湿卧床不起：用金凤花、柏子仁、朴硝、木瓜煎汤洗浴，每日二三次。内服独活寄生汤。吴旻《扶寿精方》。

根

【气味】味苦、甘、辛，有小毒。

【主治】时珍说：治疗鸡鱼骨鲠，误吞铜铁，杖扑肿痛，能散血通经，软坚透骨。

附方

1 咽喉物哽：金凤花根嚼烂噙咽，骨自下，消鸡骨尤其显效。即以温水漱口，免损牙齿。也治误吞铜铁。《世医得效方》。

2 打杖肿痛：风仙花叶捣如泥，涂肿破处，干则又换上，一夜血散后，即愈。冬月收取干者研末，水和涂患处。叶廷器《通变要法》。

按语

凤仙子又名急性子，味辛、苦，性温，小毒，能破血消积，透骨软坚。用于经闭、痛经、产难，噎膈、痞块、骨鲠，外疡坚肿，骨鲠不下。

凤仙根、叶味苦、甘、辛，性平，小毒。能活血通经，软坚消肿。用于风湿筋骨疼痛、跌仆肿痛、咽喉骨鲠。

凤仙花味甘、苦，性微温，能祛风除湿，活血止痛，用于治疗闭经、跌打损伤、瘀血肿痛、风湿痹痛。

曼陀罗花

Man Tuo Luo Hua

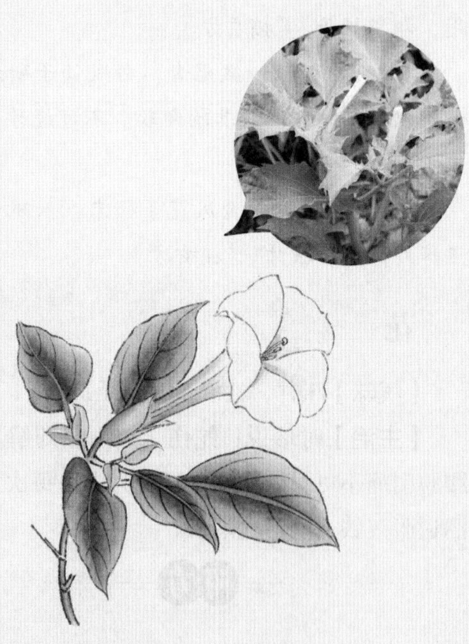

【释名】又名风茄儿、山茄子。

时珍说：《法华经》记载佛说法时，天上纷纷飘下曼陀罗花。道家北斗有陀罗星使者，手执此花，由此命名。曼陀罗，梵言是杂色的意思。茄是因叶形命名。姚伯声《花品》称为恶客。

【集解】时珍说：曼陀罗生北土，人们也栽种。春生夏长，独茎直上，高四五尺，生不旁引，绿茎碧叶，叶如茄叶。八月开白花，凡六瓣，状如牵牛花而大，攒花中坼，骈叶外包，而朝开夜合。结实圆而有丁拐，中有小子。八月采花，九月采实。

花 子

【气味】味辛，性温，有毒。

【主治】时珍说：治疗诸风及寒湿脚气，煎汤浸洗。又主治惊痫及脱肛，可以入麻醉药中使用。

【发明】时珍说：相传此花笑着采酿酒饮，可令人发笑；舞蹈着采酿酒饮，可令人舞蹈。我曾经做过试验，饮酒后过一会，再令一人或笑或舞加以引导，结果验证确实如此。八月采此花，七月采火麻子花，阴干，等份为末。热酒调服三钱，少顷昏昏如醉。割疮灸火，宜先服此，便不觉得痛苦。

附方

面上生疮：曼陀罗花，晒干研末。少许贴疮上。《卫生易简方》。

按语

曼陀罗花味辛，性温，有毒，能平喘止咳，麻醉镇痛，止痉。为麻醉镇咳平喘药，用于治疗咳喘无痰或痰少、心腹疼痛、风湿痹痛、跌打损伤、癫痫、小儿慢惊风，广泛用于各种麻醉。内服：0.2～0.6g。宜入丸、散剂，作卷烟吸，一日量不超过1.5g。有毒，应控制剂量。外感及痰热咳喘、青光眼、高血压、心动过速者禁用；孕妇、体弱者慎用。

芫花 Yuan Hua

【释名】又名杜芫、赤芫、去水、毒鱼、头痛花、儿草、败华。根名黄大戟、蜀桑。

时珍说：芫或作杬，其义未详。去水是说它的功效，毒鱼是说它的毒性，大戟是说它的根相似。人们因为它的气味难闻，称为头痛花。《山海经》云，首山其草多芫，其中指的就是芫花。

【集解】《别录》记载：芫花生于淮源川谷。三月三日采花，阴干。

吴普说：芫根生于邯郸。二月生叶，呈青色，加厚则黑。花有紫色、赤色、白色的。三月实落尽，叶乃生。三月采花，五月采叶，八月、九月采根，阴干。

苏颂说：到处都有。宿根旧枝茎紫，长一二尺。根入土深三至五寸，呈白色，似榆根。春生苗叶，小而尖，像杨柳枝叶。二月开紫花，颇似紫荆而作穗，又似藤花而细。现在绛州出产的花呈黄色，称为黄芫花。

时珍说：顾野王《玉篇》云：杬木出豫章，煎汁保存果品、蛋类，可使它们不腐坏。洪迈《容斋随笔》云：现在饶州到处都有。茎干不全是木。品德恶劣的人想要挑衅事端，取叶揉烂后外擦皮肤，皮肤就赤肿像被打伤的，来诬陷人。

【修治】陶弘景说：用当微熬。不可靠近眼睛。

时珍说：芫花保存数年陈久者良，用时以好醋煮沸十余次，去醋，以水浸一夜，晒干用，则毒性除去。有的用醋炒者则治疗较差。

【气味】根同。味辛，性温，有小毒。

【主治】《本经》记载：主治咳逆上气，喉间鸣喘，咽肿短气，蛊毒，鬼疟（疟疾发作无常，或噩梦、恐惧），疝气，痈肿，杀虫鱼。

《别录》记载：消胸中痰水，喜唾，水肿，五水（风水、皮水、正水、石水、黄汗的合称）在五脏皮肤及腰痛，下寒毒肉毒。根：疗疥疮。可用毒鱼。

甄权说：治心腹胀满，去水气寒痰，涕唾如胶，通利血脉，治恶疮，风湿痹痛，一切毒风，四肢拘挛紧急，不能行步。

《大明》记载：疗咳嗽瘴疟。

时珍说：治水饮痰澼，胁下疼痛。

【发明】时珍说：张仲景治伤寒太阳证，表邪不解，胃脘部有水气，干呕发热而咳，有的喘，有的利下，用小青龙汤主治。如果表邪已解，有时头痛出汗、不恶寒，胃脘部有水气，干呕，痛引两胁，有的喘，有的咳，用十枣汤主治。大概小青龙汤治没有发散表邪，使水气自毛窍而出的病症，就是《内经》所谓开鬼门（即宣肺发汗）的法则。十枣汤驱逐里邪，使水气自大小便而泄，就是《内经》所谓洁净府（即泻膀胱水）、去陈莝（指驱除郁于体内的水液废物）法。饮有五种，都由内喝水浆，外受湿气，郁蓄而成为留饮。流于肺则为支饮，令人喘咳、寒热，吐沫背寒；流于胁下就为悬饮，令人咳唾，痛引缺盆两胁；流于胃脘就成为伏饮，令人胸满呕吐，寒热眩晕；流于肠胃，则为痰饮，令人腹鸣吐水，胸胁支满，或作泄泻，忽肥忽瘦；流于经络，则为溢饮，令人沉重注痛，或作水气胕肿。芫花、大戟、甘遂之性，逐水泄湿，能直达水饮窠囊隐僻之处。只可少量使用，取效甚捷。不可过量服用，容易泄人真元。陈言《三因方》，以十枣汤药为末，用枣肉和丸，以治水气喘急浮肿之证，是善于变通的做法。

王好古说：水者，为肺、肾、脾三经所主，有五脏六腑十二经之部分。上而头，中而四肢，下而腰脚；外而皮毛，中而肌肉，内而筋骨。脉有尺寸之殊、浮沉之别，不可轻泻。当知病在何经何脏，才可使用。如果使用错误，则为害不浅。芫花与甘草相反，而胡洽居士方，治痰澼饮澼，以甘遂、大戟、芫花、大黄、甘草同用。大概是欲其大吐以泄湿，取其相反而相激的道理。

附方

1 卒得咳嗽：芫花一升，水三升，煮汁一升，取枣十四枚，煮汁令干。每日食枣五枚，必愈。《肘后方》。

2 突然咳嗽有痰：芫花一两，炒，水一升，煮沸四次，去药渣，白糖入半斤。每次服一个枣子大左右。不要吃酸咸之物。张文仲《随身备急方》。

3 喘嗽失音，暴伤寒冷，喘嗽失音：取芫花连根一虎口，切碎，晒干。让病人用草席自裹，舂，使药末的灰尘飞扬，入其七孔中。当眼泪出，口鼻皆辣，待芫根尽便停止，病即愈。《古今录验》。

4 干呕胁痛，伤寒有时头痛，胃脘痞满，痛引两胁，干呕短气，汗出不恶寒，是表解里未和，十枣汤：芫花（熬）、甘遂、大戟各等份，制为散剂。以大枣十枚，水一升半，煮取八合，去渣加入药。强壮的人服一钱，羸弱的人服半钱，清晨服下，当下利病除。如不除，第二天清晨再服。张仲景《伤寒论》。

5 水蛊胀满：芫花、枳壳等份，以醋煮芫花至烂，制成如梧子大的丸剂。每次服三十丸，温开水送下。《普济方》。

6 酒疸尿黄发黄，心懊痛，足胫满：芫花、椒目等份，烧末。水服半钱，每日服二次。《肘后方》。

7 背腿间痛一点痛，不可忍者：芫花根末，米醋调云外敷。如疼痛不止，用布外裹。尤其适宜妇人产后有此病。《袖珍方》。

8 各种气痛：芫花醋煮半两，延胡索炒一两半，为末。每服一钱。男子元脏痛，葱酒送下。疟疾，乌梅汤送下。妇人血气痛，当归酒送下。诸气痛，香附汤送下。小肠气痛，茴香汤送下。《仁存堂经验方》。

9 催生去胎：芫花根剥皮，以绵裹，点麝香，入阴穴三寸，胎即下。《摄生妙用方》。

10 产后恶物不下：芫花、当归等份，炒为末。调一钱服。《保命集》。

11 牙痛难忍，诸药不效：芫花末擦牙，令热痛定，用温水漱口。《永类钤方》。

12 白秃头疮：芫花末，猪脂和匀外敷。《集效方》。

13 痈肿初起：芫花末，和胶涂患处。《千金方》。

14 痈疖已溃：芫花根皮搓作捻，插入痈疖部位，使脓易排尽，容易收口。《集简方》。

⑮ 一切菌毒：因蛇虫毒气，熏蒸所致。用芫花生研，新汲水服一钱，以利为度。《世医得效方》。

-按语-

芫花味苦、辛，性温，有毒，能泻水逐饮，祛痰止咳，杀虫疗疮。用于治疗胸胁停饮、水肿、鼓胀，咳嗽痰喘；外用头疮、白秃、顽癣及痈肿。煎服，1.5～3g；入丸、散服，每次0.6g。外用适量。内服醋制用，以降低毒性。虚弱者及孕妇忌用。芫花反甘草。

醉鱼草（Zui Yu Cao）

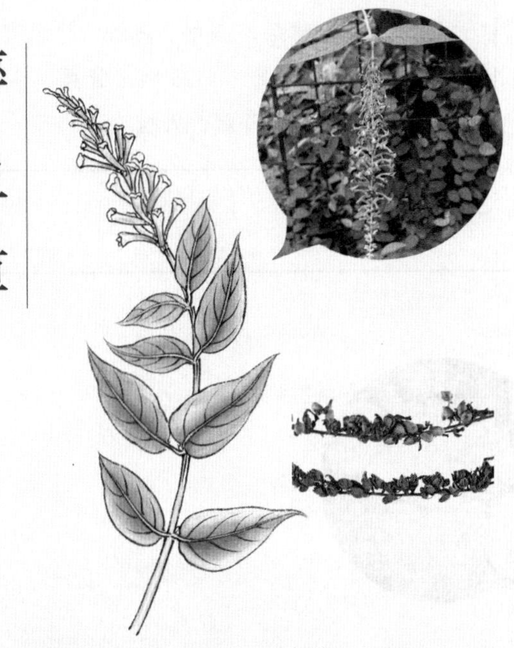

【释名】又名闹鱼花、鱼尾草。

【集解】时珍说：醉鱼草南方到处都有。多生长在平缓的岸边，成小株生长，高的可达三四尺。根的形状像枸杞。茎像黄荆，有微棱，外有薄黄皮。枝易繁衍，叶似水杨叶，对节而生，经冬不凋。七八月开花成穗，呈红紫色，就像芫花一样。结细小的种子。捕鱼的人采花及叶用来毒鱼，鱼都圉圉（yǔ yǔ，困而未舒的样子）而死，称为醉鱼儿草。池沼边不可种植。这种花的颜色、形状、气味都像芫花，都能毒鱼，但开花在不同的季节是二者的区别。按：《中山经》云：熊耳山有种草，它的形状像苏而开红色的花，名为葶苧，可以毒鱼，是这种草的同类吗？

花 叶

【气味】味辛、苦，性温，有小毒。

【主治】时珍说：痰饮成齁，遇寒便发，取花研末，和米粉作果，炙熟食用，即效。又可治疗误食石斑鱼子中毒，呕吐不止，及各种鱼骨鲠喉，捣汁和冷水少许咽下，吐出即止，骨即化。久疟成癖的，以花填鲫鱼腹中，湿纸裹煨熟，空腹食用，仍以花和海粉捣贴，便消。

-按语-

醉鱼草味辛、苦，性温，有毒，捣碎投入水中能使活鱼麻醉，由此得名。能祛风杀虫，活血。用于流行性感冒、咳嗽、哮喘、风湿关节痛、痄腮、瘰疬，蛔虫病、钩虫病，跌打损伤。

毛茛（Mao Gen）

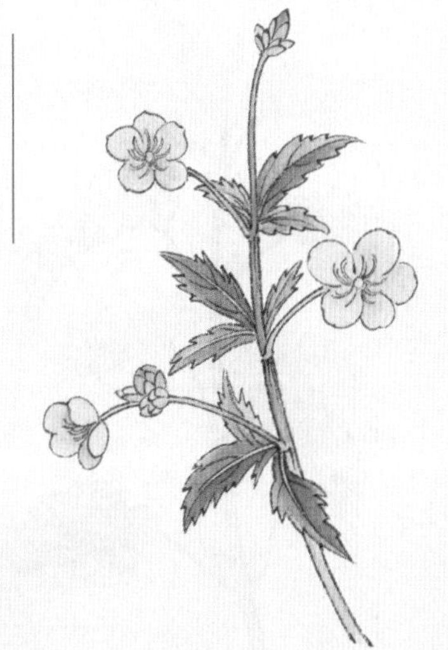

【释名】又名毛建草、水茛、毛堇、自灸、猴蒜。

时珍说：茛，是草乌头的幼苗，这种草的形状及毒性与之都相似，因此得名。《肘后方》称为水茛，又名毛建，也是“茛”字的音讹。俗名毛堇，似水堇而有毛。山里人截疟，采叶搓揉，贴寸口上，一夜起泡如火燎，因此称为天灸、自灸。

【集解】陈藏器说：陶弘景注解钩吻时说，或是毛茛。苏敬云：毛茛是有毛石龙芮，有毒，与钩吻不相干。葛洪《肘后百一方》云：菜中有水茛，叶圆而光，生于水旁，有毒，蟹多食用。人若误食，精神狂乱如中风状，或吐血，可用甘草汁解其毒。又说：毛建草生于江东地，田野泽畔。叶如芥而大，上有毛，花为黄色，子像蒺藜。

时珍说：毛建、毛茛就是现在的毛堇，低下潮湿的地方生长很多。春生苗，高者一尺有余，一枝三叶，叶有三尖及细缺。与石龙芮茎叶一样，但有细毛为两者区别。四五月开小黄花，呈五瓣，非常光艳。结果实形状如绽放的青桑椹，如有尖峭，与石龙芮子不同。沈括《梦溪笔谈》所谓的石龙芮有两种：水生者叶光而末圆润，陆生者叶毛而末锋锐。此即叶毛者，宜加以分辨。

叶及子

【气味】味辛，性温，有毒。

【主治】陈藏器说：主治恶疮痈肿，疼痛未溃，捣叶外敷，不要将药入疮面，否则会使肉烂。患有疟疾的人，取一把微研碎，敷于臂上，男左女右，不要使药接触破损处的肉，否则烂成疮。和姜捣涂腹，能破冷气。

按语

毛茛味辛、微苦，性温，有毒，能利湿消肿，止痛，截疟，杀虫。用于治疗风湿关节痛、牙痛、痈肿、鹤膝风，胃痛、偏头痛、黄疸，疟疾，疥癣，灭蛆。

荨麻

Xun Ma

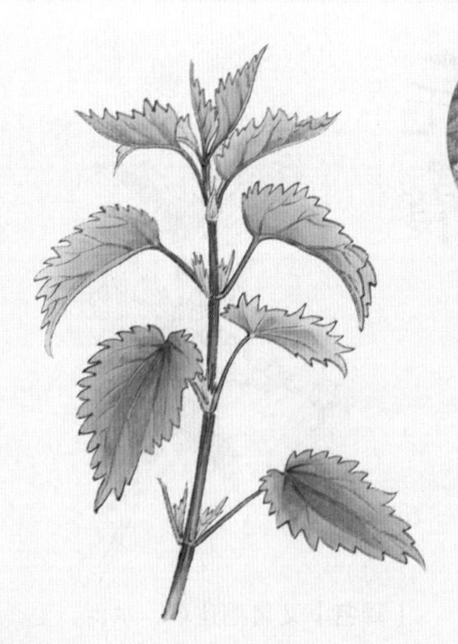

【释名】又名毛蕁（qián）。

时珍说：荨字本作“蕁”。杜甫有除蕁草诗，指的就是它。

【集解】苏颂：荨麻生江宁府山野中。

时珍说：四川、贵州等处很多。其茎有刺，高二三尺。叶似花桑，或青或紫，背紫者入药。叶面上有毛芒，人接触后，皮肤如蜂虿螫蠚（hē，指蜂、蝎子等用毒刺刺人或动物），用人尿清洗后症状即缓解。有花无实，冒冬不凋。揉搓后投于水中，能毒鱼。

【气味】味辛、苦，性寒，有大毒。使人上吐下利不止。

【主治】苏颂说：治蛇毒，捣涂患处。

时珍说：风疹初起，用此点涂，一夜皆失。

-按语-

荨麻味辛、苦，性寒，有毒，能祛风通络，平肝定惊，解毒。用于治疗风湿疼痛、产后抽风、小儿惊风、荨麻疹。

Gou 钩 Wen 吻

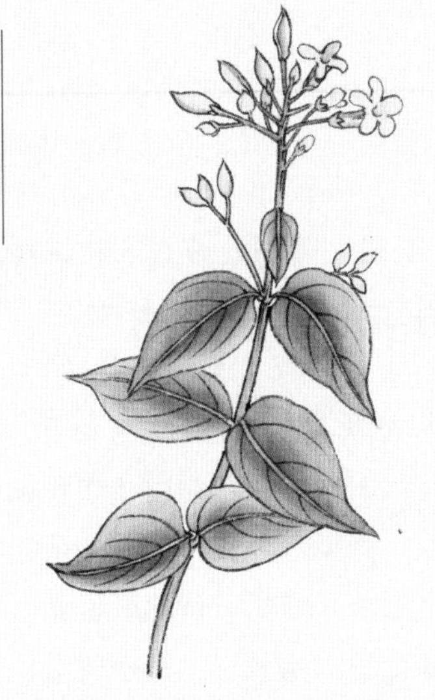

【释名】又名野葛、毒根、胡蔓草、断肠草、黄藤。

陶弘景说：是说它入口既能钩人咽喉。有人说：吻，当作“挽”字，能牵挽人肠而致死亡。

时珍说：此草虽名野葛，不是野生的葛根，或写作“冶葛”。王充《论衡》云：冶，是地名，在东南。此说也通。广东、广西人称它为胡蔓草，又名断肠草。入人畜腹内，即粘在肠上，半日则肠黑烂，又名烂肠草。云南人称为火把花，是因其花红而性热如火。岳州称为黄藤。

【集解】《别录》记载：钩吻生于傅高山谷及会稽东野，折断后有青烟冒出者，叫作固活。二月、八月采收。

苏敬说：野葛生桂州以南，乡里民间都有。那里的人都叫它钩吻，也称苗为钩吻，根名野葛。此物蔓生，叶如柿，新采的根皮白茎黄。宿根像地骨，嫩根像汉防己，以皮节断的为好。新鲜的钩吻折断时无烟尘气，经一年以后则有烟尘飞起，从茎的细孔中冒出。现在折断枸杞根也是这样。人误食其叶的可致死，而羊食其苗后长得肥壮，物性相伏大概如此。

时珍说：嵇含《南方草木状》记载：野葛是蔓生植物，叶如罗勒，有光泽但厚一些，又名胡蔓草。人们将它掺杂入未经烧煮的蔬菜中，可毒人，半日就会致人死亡。段成式《酉阳杂俎》说：胡蔓草生长在邕州、容州之间，丛生，花扁如栀子而稍大，不成朵，黄白色，叶稍黑。《岭南卫生方》记载：胡蔓草叶如茶，其花黄而小。一叶入口，百窍流血，没有人能生还。时珍又参访南方人，说：钩吻，即是胡蔓草，现在的人称为断肠草。蔓生，叶圆而光。春夏嫩苗毒甚，秋冬枯老毒性稍缓。五六月开花似榉柳花，数十朵作穗。生岭南的开黄花，生滇南的开红花，称为火把花。

【气味】味辛，性温，大有毒。

时珍说：其性大热。本草书中载毒药时，只说有大毒，可见其毒性大得异常。

【主治】《本经》记载：主治金疮，乳部恶疮，中恶毒风邪，咳逆上气，水肿，杀鬼疰蛊毒。

《别录》记载：破癥积，除脚膝痹痛，四肢拘挛，恶疮疥虫，杀鸟兽。捣汁入膏中，不入汤饮。

吴普说：主治咽喉阻塞，声音变化。

【发明】陈藏器说：食钩吻叶，饮冷水即死，冷水会加重其毒性。当地人毒死人后将尸体挂在树上，腐尸的汁液滴在地上长出菌子，采收这种菌，命名为菌药，毒性烈于野葛。蕹菜捣汁，可解野葛毒。取蕹菜汁滴在野葛苗上，野葛苗随即枯萎而死。南方人先吃蕹菜，后吃野葛，二物相互制伏，自然不感觉难受。魏武帝吃野葛达到一尺，是因为先吃了蕹菜。

时珍说：据李石《续博物志》记载：胡蔓草出产于广东、广西。广人欠债遭逼债，常食用此草而死，来诬陷他人。用急流水吞服即死得快，用慢流水吞服即死得稍缓。有的捕取毒蛇杀死，盖上此草，浇水生菌，可制作成毒药害人。葛洪《肘后方》记载：凡是中了野葛毒，口不能张开，将大竹筒的节贯穿，用竹筒顶在病人的两胁及脐中，灌冷水入筒中，数次换水。一会儿即能张开口，便可下药解毒。只要多饮甘草汁、人屎汁，白鸭或白鹅断头沥血，入口中，或羊血灌服。《岭南卫生方》记载：如果中毒，马上取鸡蛋未孵成小鸡者，研烂和麻油灌服。吐出毒物便可生还，稍迟即死。

按语

钩吻味辛、苦，性温，大毒，能祛风攻毒，散结消肿，止痛。用于治疗疥癞、湿疹、瘰疬，痈肿疔疮，跌打损伤，风湿痹痛。只作外用，切忌内服。

菟丝子 (Tu Si Zi)

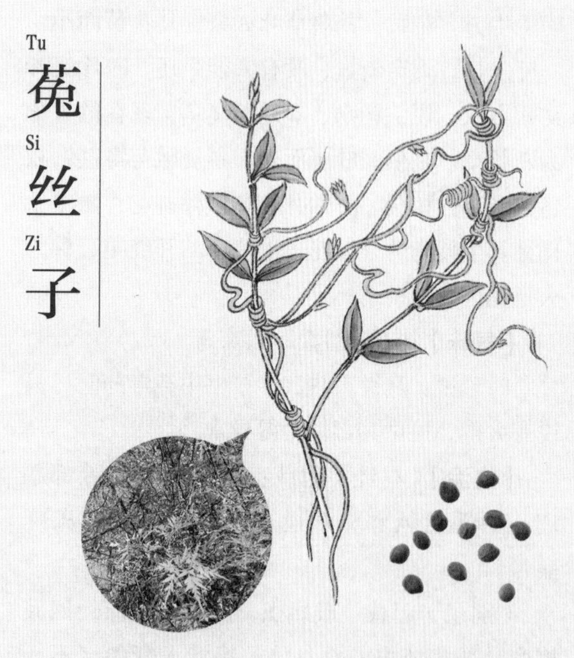

【释名】又名菟缕、菟累、菟芦、菟丘、赤纲、玉女、唐蒙、火焰草、野狐丝、金线草。

苏颂说：孙炎注释《尔雅》说：唐、蒙、女萝、菟丝，是一物四名，而本草书中“唐蒙”为一名。《诗经》云：茑与女萝。毛苌解释说：女萝，即是菟丝。

时珍说：毛诗注释女萝即是菟丝。《吴普本草》菟丝又名松萝。陆佃说在木为女萝，在草为菟丝，二物有很大区别，都是由《尔雅》释诗误以为一物所致。张揖《广雅》记载：菟丘，是菟丝。女萝，是松萝。陆玑《诗疏》说菟丝蔓缠在草上，黄红如金色。松萝寄生在松树上，生长的枝为青色，没有杂蔓寄生的。

【集解】《别录》记载：菟丝子生长在朝鲜川泽田野上，蔓延于草木之上。九月采果实，晒干。色黄而细者为赤网，色浅而大者为菟虆(léi)，功用相同。

苏颂说：现在近道也有，以冤句出产者为佳。夏天生苗，初如细丝，遍地不能自起。遇到其他草梗便缠绕而生，根部渐渐脱离于地而寄空中，有的说它没有根，凭借气而生，确实是是这样。

时珍说：宁献王《庚辛玉册》记载：火焰草即菟丝子，为阳草。多生荒园古道。其子入地，初生有根，攀援到草木时，其根自断。无叶有花，白色微红，香气袭人。结果实像秕豆而小，色黄，生于梗上尤佳，怀孟林中多有它，入药更好。

子

【修治】时珍说：凡使用时用温水淘去沙泥，酒浸一夜，晒干捣烂。未捣烂的，再浸晒干后捣。又一方法：酒浸四五日，蒸后晒干，共四五次，研作饼，焙干再研为末。有的说：晒干时，放入纸条数枚同捣，即刻成粉，而且省力。

【气味】味辛、甘，性平，无毒。

【主治】《本经》记载：能接筋续伤，补益虚损，增加气力，使人肥健。

《别录》记载：能滋养肌肉，强壮筋骨，主治阴茎寒冷，滑精，小便余沥不尽，口苦口干，血寒积瘀。久服明目，轻身，延年益寿。

甄权说：治男女虚冷，添精益髓，去腰疼膝冷，消渴内热。久服去面部黑斑，悦泽肤色。

《大明》记载：补多种劳伤，治梦中与鬼交媾而泄精，尿血。润养心肺。

王好古说：补肝脏虚。

【发明】苏颂说：《抱朴子》仙方单服法：取菟丝子一斗，放入酒一斗中浸泡，晒干再浸又晒，直到酒尽为止，捣烂过筛。每酒服二钱，每日服二次。此药治腰膝去风，兼能明目。长期服用能令人皮肤光泽，老变为少。

附方

❶ 消渴不止：菟丝子煎汁，任意饮服，以止为度。《事林广记》。

❷ 阳气虚损：①《简便方》：用菟丝子、熟地黄等份，研为细末，酒糊为丸如梧桐子大。每服五十丸。气虚，人参汤下；气逆，沉香汤下。②《经验方》：用菟丝子，酒浸十日，水淘，杜仲（焙研，蜜炙）一两，用山药末酒煮糊丸如梧桐子大。每空腹酒下五十丸。

❸ 小便混浊，遗精：茯菟丸，治思虑太过，心肾虚损，真阳不固，渐有遗沥，小便白浊，梦寐频泄。菟丝子五两，白茯苓三两，石莲肉二两，研为细末，酒糊丸如梧桐子大。每服三十至五十丸，空腹盐汤下。《和剂局方》。

❹ 小便淋沥：菟丝子煮汁饮服。《范汪方》。

❺ 小便色赤混浊，心肾不足，精少血燥，口干烦热，头晕怔忡：菟丝子、麦门冬等份，研为细末，制成如梧桐子大的蜜丸。盐汤每下七十丸。

❻ 腰膝疼痛，或顽麻无力：菟丝子（洗）一两，牛膝一两，一起放入容器中，酒浸一寸五分，晒为末，将原酒煮糊成如梧桐子大的丸剂。每空腹酒服二十至三十丸。《经验方》。

❼ 肝伤目暗：菟丝子三两，酒浸三日，晒干研为细末，鸡蛋清和丸如梧桐子大。空腹温酒送服二十丸。《圣惠方》。

❽ 身面卒肿洪大：用菟丝子一升，酒五升，浸泡二三夜。每饮一升，每日服三次。《肘后方》。

苗

【气味】味甘，性平，无毒。

【主治】《本经》记载：研汁涂面，去面斑。

陶弘景说：挼碎后煎汤，洗浴，治小儿因热长痱子。

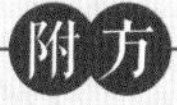

❶ 面疮粉刺：菟丝子苗绞汁外涂。《肘后方》。

❷ 小儿头疮：菟丝苗，煮汤频洗。《子母秘录》。

❸ 目中赤痛：野狐浆草，捣汁点目。《圣惠方》。

-按语-

菟丝子味辛、甘，性平，能补肾益精，养肝明目，止泻安胎。用于治疗肾虚腰痛、阳痿遗精、尿频及宫冷不孕；肝肾不足，目暗不明；脾肾阳虚，便溏泄泻；肾虚胎动不安。还可治肾虚消渴。菟丝子为平补之药，但偏补阳，阴虚火旺、大便燥结、小便短赤者不宜服用。

五味子
Wu Wei Zi

【释名】又名荎（chí）、藸（zhū）、玄及、会及。

苏敬说：五味，皮肉甘、酸，核中辛、苦，都有咸味，五味俱全，所以叫作五味子。《本经》只说味酸，是因为木为五行之先。

【集解】苏颂说：现在河东、陕西州郡出产最多，杭、越间也有。春初生苗，红茎蔓生于高树上，长六七尺，叶尖圆似杏叶。三四月开黄白花，似莲花。七月结果实，丛生于茎端，如豌豆大小，生时青色，熟则红紫，入药生晒，不去子。现在有几种，形状都相近。雷敩讲，为小颗粒，皮有皱泡，有层白霜似的，其味道具备酸、咸、苦、辛、甘，是正品。

时珍说：五味现在有南、北之分，南方产的色红，北方产的色黑，入滋补药用北方产的为好。也可取根栽种，当年就能生长得十分茂盛；如果二月种子，第二年才生长旺盛，需搭架接引。

【修治】雷敩说：取用时用刀劈作两片，用蜜浸蒸，从巳时至申时，再用浆浸一夜，焙干用。

时珍说：入补药宜熟用，入咳嗽药宜生用。

【气味】味酸，性温，无毒。

时珍说：五味子酸、咸，入肝而补肾，辛苦入心而补肺，甘入中宫益脾胃。

【主治】《本经》记载：能益气，主治咳逆上气，劳伤羸瘦，补益虚损，壮阳，益男子精气。

《别录》记载：养五脏，除热，益阴生肌。

甄权说：治中下部气病，止呕吐气逆，补虚劳，使人体肤色悦泽。

《大明》记载：能明目，暖水脏，壮筋骨，治风消食，治反胃，霍乱转筋，痃癖（脐腹偏侧或胁肋部时筋脉攻撑急痛的病），奔豚冷气，消水肿及心腹气胀，止渴，除烦热，解酒毒。

李杲说：生津止渴，治泻痢，补元气不足，收耗散之气及瞳孔散大。

王好古说：治喘咳燥嗽，壮水镇阳。

【发明】成无己说：肺欲收，急食酸以收之，以酸补之。芍药、五味之味酸，能收逆气而安肺。

李杲说：收肺气，补气不足，主升。酸能

收逆气，肺寒气逆，则宜与干姜同治。五味子能收肺气，是治疗火热必用之药，因此治咳嗽常以它为君药。如果有外邪者不可立即使用，是唯恐闭塞邪气，必先发散而后用它为好。有痰者，以半夏为佐；喘者，阿胶为佐，但剂量稍有不同。

朱震亨说：五味大能收肺气，宜其有补肾之功。收肺气，不是除热吗？补肾，不是暖水脏吗？五味子是火热咳嗽必用之药。寇宗奭所谓食之过多导致虚热，是骤然收补所导致的，有何困惑呢？黄昏咳嗽是因为火气浮入肺中，不宜用凉药，宜五味子、五倍子收敛而降气。

张元素说：孙思邈《千金月令》记载：五月时常服五味子，以补五脏之气。遇夏月季夏之间，困倦乏力，无气以动，用黄芪、麦门冬，少用生黄柏，煎汤饮服，能使人精神振奋，双足筋力倍增。这是因为五味子之酸味，辅佐人参，能泻心火而补肺金，收敛耗散之气。

汪机说：五味子治喘嗽，产地需分南北。生津止渴，润肺补肾，劳嗽，宜用北五味子；风寒在肺，宜用南五味子。

附方

1 久咳肺胀：五味二两，罂粟壳白糖炒过半两，研为细末，用白饴糖制成丸剂，如弹子大。每服一丸，水煎服。《卫生家宝方》。

2 久咳不止：①《丹溪方》用五味子五钱，甘草一钱半，五倍子、风化硝各二钱，研为细末，噙化。②《摄生方》用五味子一两，真茶四钱，晒研为末。以甘草五钱煎膏，丸绿豆大。每服三十丸，温开水送服，数日即愈。

3 痰嗽并喘：五味子、白矾等份，研为细末。每服三钱，用生猪肺炙熟，蘸末细嚼，温开水送下。汉阳库兵有个叫黄六的患此病，用许多药物都不见效。在岳阳遇见一道人传他此方，服用了两剂，就病愈不再发作了。《普济方》。

4 阳痿：新五味子一斤，研为细末。酒服方寸匕，每日服三次。忌猪、鱼、蒜、醋。服完一剂，即勃起有力。一年四季不停药，药物作用就显示出来了。《千金方》。

5 肾虚遗精：北五味子一斤洗净，水浸，搓去核。再用水洗核，洗尽余味。全部置砂锅中，用布滤过，下入好冬蜜二斤，炭火慢熬成膏，瓶收五日，出火性。每空腹服一二茶匙，沸汤调服。刘松石《保寿堂方》。

6 肾虚白浊，及两胁并背脊穿痛：五味子一两，炒赤为末，醋糊成如梧桐子大的丸剂。每醋汤下三十丸。《经验良方》。

7 五更肾泄：凡人每至五更即溏泄一二次，多年不愈，称谓肾泄，是因为阴邪盛所致。脾恶湿，湿则濡而困，困则不能治水。水性下流，则肾水不足，用五味子以强肾水，养五脏；吴茱萸以除脾湿，则泄自止，五味去梗二两，茱萸汤泡七次五钱，同炒香，研为细末。每天早晨用陈米汤服二钱。许叔微《本事方》。

8 烂弦风眼：上下眼弦溃烂赤痛，泪出羞明。五味子、蔓荆子煎汤，频频外洗。谈野翁《种子方》。

按语

五味子味酸、甘，性温，能收敛固涩，益气生津，补肾宁心。用于治疗久咳虚喘，自汗、盗汗，遗精、滑精，久泻不止，津伤口渴、消渴，心悸、失眠、多梦。凡表邪未解、内有实热、咳嗽初起、麻疹初期者，均不宜用。

Fu 覆 Pen 盆 Zi 子

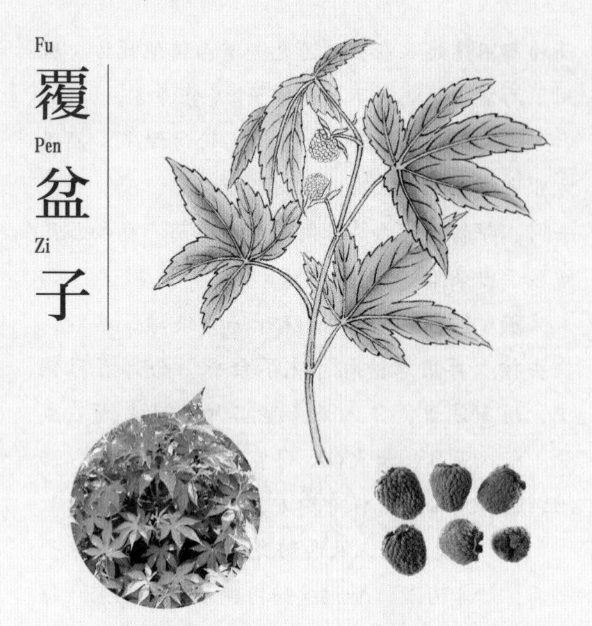

【释名】又名茥（guī）、西国草、毕楞伽、大麦莓、插田藨（biāo）、乌藨子。

李当之说：子似覆盆之形状，由此命名。

寇宗奭说：功能益肾脏，缩小便，服用后可覆扣尿盆，如此取名。

时珍说：覆盆子五月子熟，其色乌赤，故俗名乌藨、大麦莓、插田藨，也称为栽秧藨。

【集解】陈藏器说：佛说苏密那花点灯，说的就是此花。此花有三种，以四月熟、状如覆盆、味道甘美者为好，其余都不堪入药。

寇宗奭说：此物到处都有，秦州、永兴、华州尤多。长条，四五月变红成熟，山中人及时采来卖。其味酸甘，外形像荔枝，大小如樱桃，软红可爱。过时不采就会在枝条上腐烂生蛆，食后多热。有五六分成熟就可以采收，在烈日下暴晒晾干。现在人们取汁作煎剂为果。采时触水，则不能煎。

【修治】时珍说：采后捣成薄饼，晒干密贮，临用时最好用酒拌蒸。

【气味】味甘，性平，无毒。

【主治】《别录》记载：主益气轻身，可令头发不白。

马志说：补虚续绝，强阴健阳，悦泽肌肤，安和五脏，温中益力，治疗劳损风虚，补肝明目。可以用覆盆子捣烂过筛，每天早晨水服三钱。

甄权说：治疗男子肾精虚竭，阳痿，可使阴茎坚硬长大。女子服用后，可治疗不孕。

陈藏器说：食用后可使人颜色变好，榨成汁涂头发，可使头发不变白。

寇宗奭说：益肾脏，缩小便，取汁同少许蜜煎为稀膏点服，治疗肺气虚寒。

【发明】时珍说：覆盆、蓬蘽，功用大致相近，虽然是二物，其实是一类的两种。一种早熟，一种晚熟，都可入药用，它们补益的功效与桑椹相同。如果是树莓，则不可混采。

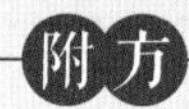

附方

阳痿：覆盆子，酒浸焙研为末，每天早晨酒服三钱。《集简方》。

叶

【气味】味微酸、咸，性平，无毒。

【主治】陈藏器说：绞取汁滴在眼里，去肤赤，出虫如丝线。

时珍说：能明目止泪，收湿气。

【发明】苏颂说：按照崔元亮的《海上集验方》里记载：治眼睛昏暗看不见东西，冷泪常流不止，以及青光眼、天行目暗等病。取西国草，又叫覆盆子，在烈日下暴晒干燥，捣得极细，用薄绵裹起来，用乳汁浸泡，时长如人行八九里左右所需的时间。点入眼中，立即仰卧。不超过三四日，看东西就能像少年的眼睛一样清楚。禁酒、面、油物。

时珍说：按照洪迈的《夷坚志》里记载：潭州赵太尉的母亲得了烂弦疳眼病（以眼睑弦部潮红溃烂、刺痒为特征，俗称烂眼边或烂弦风）二十年。有一老妇说：你眼中有虫，我帮你除掉它。她便进山里采来覆盆子叶，咀嚼，留汁入筒中。又用皂纱蒙上赵太尉母亲的眼睛，滴汁浸渍患处。虫很快便从皂纱上出来，几日后下弦（下眼睑的边缘部）即干。再按照同样的方法滴上弦，又出虫几十个，最终痊愈。这个方法治病屡试屡验。覆盆子叶是治疗眼病的好药材。

附方

1 牙疼点眼：用覆盆子嫩叶捣汁，点目眦三四次，有虫随眼眵、眼泪出。没有新叶，就用干的煎取浓汁也可。《摘玄方》。

2 臁疮溃烂：覆盆叶为末。用酸浆水洗后外掺，每日一次，以愈为度。《仁斋直指方》。

根

【主治】时珍说：治痘后目中生翳，取根洗净后捣碎，澄粉晒干，和入少许蜜，点于翳上，每日二三次自然可消散。百日内易治，时间久了就难以治疗了。

按语

覆盆子味甘、酸，性微温，能固精缩尿，益肝肾明目。用于治疗遗精滑精、遗尿尿频，肝肾不足，目暗不明。

使君子 (Shi Jun Zi)

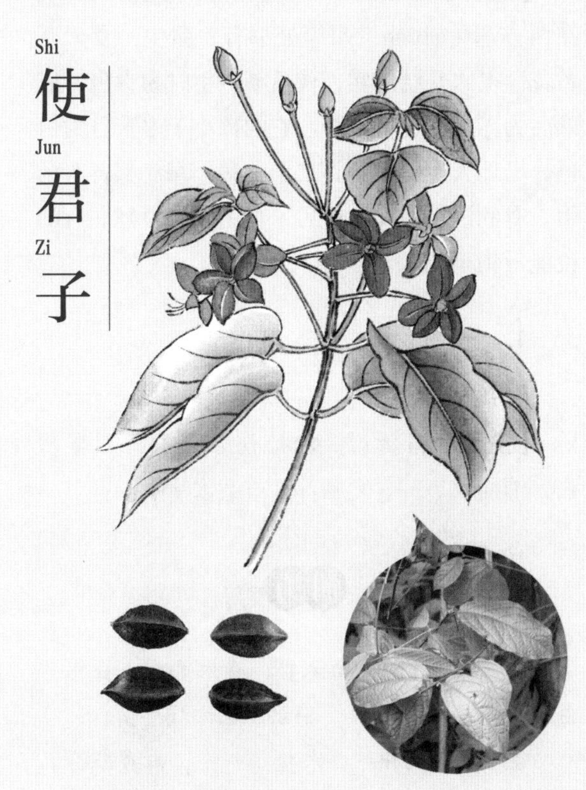

【释名】又名留求子。

马志说：民间传说潘州郭使君治疗小儿的病常使用这种药，后来医家用他的名字来命名此药。

【集解】马志说：生长在交州、广州等地。它的形状像栀子，棱瓣深而两头尖，形状像诃黎勒，但是质量更轻些。

苏颂说：现在岭南各州郡都有，生长在山野中和水边。其茎作藤，如手指大小。它的叶宽如两指头，长二寸。三月生花，呈淡红色，久了就变为深红，有五瓣。七八月结子如拇指大小，长一寸左右，很像栀子但有五棱，其壳为青黑色，里面有白色核仁，七月采摘。

时珍说：原产于海南、交趾。现在福建的邵武，四川的眉州，都有栽种，也容易栽活。其藤如葛，绕树而上。叶青如五加叶。五月开花，一簇一二十葩，红色，轻盈如海棠。它的果实长一寸左右，五瓣合成，有棱。初时呈淡黄色，老了就呈紫黑色。它中间的核仁长如榧子仁，颜色味道像栗。放久了就呈油黑色，不可食用。

【气味】味甘，性温，无毒。

【主治】《开宝本草》记载：主治小儿五疳，小便白浊，杀虫，疗腹泻痢疾。

时珍说：健脾胃，除虚热，治小儿百病疮癣。

【发明】时珍说：凡是杀虫药，多数是味苦、辛，只有使君子和榧子味甘而杀虫，与其他药物不同。凡是大人、小儿得了虫病，在每月上旬早晨空腹吃使君子仁数枚，或用壳煎汤咽下，次日虫都被杀死而被排出体外。有人认为：七颗生吃、七颗煨后吃，效果也很好。服药期间忌饮热茶，犯了禁忌就会腹泻。此物味甘，气温，既能杀虫，又益脾胃，所以能收敛虚热而止腹泻痢疾，为治疗小儿各种病的要药。

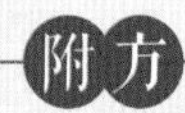

1 小儿脾疳：使君子、芦荟等份，研为细末。米饮每服一钱。《儒门事亲》。

2 小儿蛔痛，口流涎沫：使君子仁为末，五更时米饮调服一钱。《全幼心鉴》。

3 小儿虚肿，头面阴囊俱浮：用使君子一两，去壳，蜜五钱炙尽，研为细末。每次饭后米汤服一钱。《简便方》。

4 虫牙疼痛：使君子煎汤频漱。《集简方》。

按语

使君子味甘，性温，能杀虫消积。用于治疗蛔虫病、蛲虫病，小儿疳疾，面色萎黄、形瘦腹大、腹痛有虫，是驱蛔要药。但是大量服用此药可出现呃逆、眩晕、呕吐、腹泻等不良反应。若与热茶同服，还能引起呃逆、腹泻，因此服用时当忌饮茶。

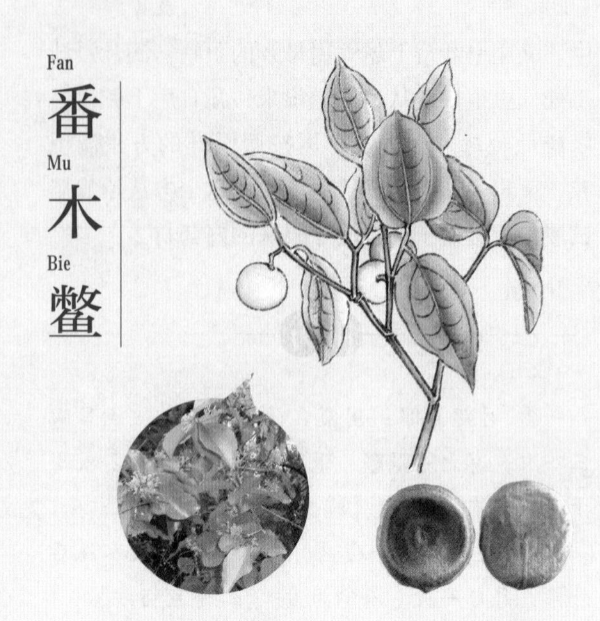

番木鳖

Fan Mu Bie

【释名】又名马钱子、苦实把豆、火失刻把都。

时珍说：它的形状像马的连钱，因此叫作马钱。

【集解】时珍说：番木鳖生长于回回国，现在西方邛（qióng）州等处都有。蔓生，夏天开黄花。七八月结果实，像瓜蒌，生时为青色，成熟后为赤色，也像木鳖。它的核小于木鳖且为白色。当地人说能治一百二十种病，每症都各有汤引。有的说用豆腐制过后，再用效果很好。有的说能毒狗至死。

仁

【气味】味苦，性寒，无毒。

【主治】时珍说：治疗伤寒热病，咽喉痹痛，消痞块。并含之咽汁，或磨水噙咽。

附方

1 喉痹作痛：番木鳖、青木香、山豆根等份，研为细末，吹喉。杨拱《医方摘要》。

2 缠喉风肿：番木鳖仁一个，木香三分，同磨水，调熊胆三分，胆矾五分。用鸡毛扫患处取效。《唐瑶经验方》。

-按语-

番木鳖又名马钱子，味苦，性寒，大毒，能散结消肿，通络止痛。用于治疗跌打损伤、骨折肿痛，痈疽疮毒、咽喉肿痛，风湿顽痹、麻木瘫痪。每日用量为0.3～0.6g，炮制后入丸、散用。外用适量，研末调涂。孕妇禁用，体虚者忌用。时珍记载马钱子无毒，但实乃大毒。

马兜铃（Ma Dou Ling）

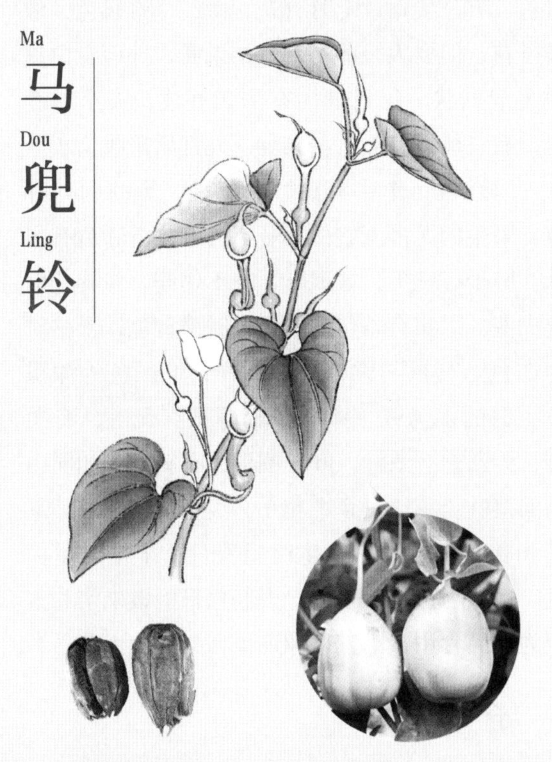

【释名】又名都淋藤、独行根、土青木香、云南根、三百两银药。

寇宗奭说：蔓生，攀附树木而上，叶子脱落时它的果实还垂在上面，形状像马项上的铃铛，因此叫作马兜铃。

时珍说：服后马兜铃的根可使人上吐下利，微有香气，所以有独行、木香之名。岭南人用它来治毒虫聚结，隐藏它的名字称为三百两银药（因蛊毒潜伏，心腹刺痛，寒热闷乱，只好等死。而天仙藤祛蛊毒，因此称呼为三百两银药）。

【集解】马志说：独行根生长在古堤城旁，所在平原沼泽丛林中都有。山南称为土青木香，一名兜铃根。蔓生，叶像萝摩而圆且涩，花为青白色。其子大如桃李，但形状更长些，十月以后才枯萎，花四开如囊状，中有果实，薄扁像榆荚。它的根扁，长一尺多，有类似葛根的气味，也似汉防己。二月、八月采根。

苏颂说：马兜铃，现在关中、河东、河北、江、淮、夔（kuí）、浙州郡都有。春季生苗，蔓生绕树而生长。叶片如山药叶但厚大，背面白色。六月开黄紫色花，很像枸杞花。七月结果实如大枣，形状像铃，开裂有四五瓣。它的根名云南根，微似木香，如小指大小，呈红黄色。七八月采实，晒干。

实

【修治】雷敩说：凡采得果实，去掉叶和蔓，用生绢袋盛，悬挂在屋东面向阳的地方，待干后劈开，去隔膜，取子焙用。

【气味】味苦，性寒，无毒。时珍说：味微苦、辛。

【主治】《开宝本草》记载：治肺热咳嗽，痰结喘促，血痔瘘疮。

甄权说：治肺气上急，不能坐息，咳逆不止。

张元素说：清肺气，补肺，去肺中湿热。

【发明】时珍说：马兜铃体轻而虚，成熟则悬挂，四方开裂，像肺的形象，所以能入肺。气寒，味苦微辛，寒能清肺热，苦辛能降肺气。钱乙补肺阿胶散中用它，不是取其补肺，而是取其能清热降气，邪气去则肺自安。方中所用阿胶、糯米，乃是补肺之药。汤剂中用它多会致吐，所以崔氏方用它来吐蛊。马兜铃不能补肺，可推测而知。

附方

1 水肿腹大喘急：马兜铃煎汤，每日服

用。《千金方》。

② 肺气喘急：马兜铃二两，去壳及膜，酥半两，入碗内拌匀，慢火炒干，炙甘草一两，研为细末。每服一钱，水一盏，煎六分，温呷或噙含。《简要济众》。

③ 一切心痛，不拘大小男女：大马兜铃一个，灯上烧存性，研为细末。温酒服下，立刻见效。《摘玄方》。

④ 痔瘘肿痛：用马兜铃于瓶中烧烟，熏患处。《大明》。

-按语-

马兜铃味苦、微辛，性寒，能清肺化痰，止咳平喘，清肠消痔。用于治疗肺热咳喘，痔疮肿痛或出血。又能清热平肝，用于治疗肝阳上亢病证。肺虚久咳炙用。用量不宜过大，以免引起呕吐。虚寒喘咳及脾虚便溏者禁服，胃弱者慎服。

牵牛子

Qian Niu Zi

【释名】又名黑丑、草金铃、盆甑（zèng）草、狗耳草。

陶弘景说：医生用此药医好田间乡野之人的病后，患者想要答谢医生，于是牵着家中的耕牛相赠，所以此药被命名为牵牛。

时珍说：现在的人隐藏它的名字称为黑丑，白颜色的称为白丑，这是因为按照十二生肖与十二时辰相对应，丑属牛。金铃是根据它的子的形状，盆甑、狗耳是根据它的叶的形状。

【集解】苏颂说：到处都有。二月播种，三月长苗，藤蔓绕篱墙生长，高的有二三丈。其叶青色，有三尖角。七月开花，微红，带碧色，像鼓子花，但要大一些。八月结果实，外面有白皮包裹成球状。每只球内有子四五枚，大小如荞麦，有三棱，有黑、白二种，九月后采收。

时珍说：牵牛有黑、白二种，黑的到处都有，野生的尤多。它的藤蔓有白毛，折断后有白汁。叶子有三尖，如枫叶。花不作瓣，像旋花但要大些。果实有蒂包裹着，生时呈青色，干枯时为白色。其核与棠梂子核一样，但颜色为深黑色。白的多为人工栽种，藤蔓微红无毛，有柔刺，弄断它有浓汁。叶子圆形，有斜尖，如同山药的茎叶。花比黑牵牛花小，浅碧带红色。其果实和蒂长一寸左右，生时呈青色，干枯时呈白色。其核为白色，稍粗。人们也采摘嫩果实和蜜煎为果品食用，因其蒂像茄子，又称为天茄。

子

【修治】雷敩说：凡采得子，晒干，水淘，掠去浮在水面上的，再晒，拌酒蒸，从巳时至未时，晒干收用。临用时捣去黑皮。

时珍说：现在大多只碾取头末，去掉皮麸不用。也有用半生半熟的。

【气味】味苦，性寒，有毒。

【主治】《别录》记载：主下气，治下肢水肿，除风毒，利小便。

甄权说：治脐腹胁肋疼痛有气块，利大小便，除虚肿，下胎。

《大明》记载：治腰痛，祛寒性脓液，是泻虫毒之药，可以治疗一切气壅滞的病变。

孟诜说：和山茱萸一起服用，去水肿病。

李杲说：除气分湿热，三焦壅结。

时珍说：驱逐痰涎，消除饮邪，通大肠气滞便秘、风邪犯肺所致的大便秘结，杀虫，药效可达命门。

【发明】王好古说：牵牛配行气药为引则入气分，配大黄为引则入血分。利大肠，通大便，祛除水肿积滞。白色的牵牛子能泻气分湿热上攻喘满，破血中之气。

朱震亨说：牵牛属火，善通行。黑牵牛属水，白牵牛属金。如果不是病形与证都为实，不胀满、不大便秘者，不可轻易使用。驱逐之药会导致身体虚弱，前代医家贤人有告诫。

李杲说：凡用牵牛，少用则下动大便，多用则泻下如水，是泄气之药。其味辛辣，久久咀嚼猛烈雄壮，哪有苦寒之味呢？湿是水的别称，为有形之物。如果肺先受湿，湿气不得施化，导致大小便不通，则适合用它。牵牛感南方热火之化所生，火能平金而泄肺，湿去则气得周流。所谓五脏有邪，更相平也。现在不问有湿无湿，但伤食或有热证，都用牵牛克化之药，难道不是错了吗？况且牵牛只能泄气中之湿热，不能除血中之湿热。湿从下受，下焦主血，血中之湿，宜用苦寒之味，而反用辛药泄之，伤人元气。而且牵牛辛烈，相比其他味辛之药，更易泄气，肯定会伤人身体。《内经》说：辛泄气，辛走气，辛泄肺，气病者不要多食辛。况且饮食失节，劳役所伤，是胃气不行，心火乘之。肠胃受火邪，称为热中。脾胃主血，当血中泄火。因为黄芩之苦寒泄火，当归身之辛温和血，生地黄之苦寒凉血益血，少加红花之辛温以泄血络，桃仁之辛温除燥润肠。仍然不可专用，需于补中益气泄阴火之药内加用它。这是为什么呢？上焦元气已虚弱，如果反用牵牛大辛热气味俱阳之药，泄水泄元气，利其小便，竭其津液，那么就是重虚，重则必死，轻则伤人。所以张文懿说：牵牛不可长期服用，伤人元气。见有患酒食病痞的人，多服牵牛丸散，取快一时。药力过后仍有痞证，随服随效，效后又痞。最终，久服牵牛子脱人元气，却仍不知悔改。张仲景治七种湿热，小便不利，没有一药用牵牛子。仲景难道不知道牵牛能泄湿利小便吗？这是因为湿病之根在下焦，是血分中气病，不可用辛辣之药，泄上焦太阴之气。如果血病泻气，可使气血俱损。《内经》说：不要实证使它更实，虚证使它更虚，以免短命，说的就是这个意思，使用牵牛子时应当注意。白牵牛也是一样的。

时珍说：牵牛治水气在肺，喘满肿胀，下焦郁遏，腰背胀重，及大肠风秘气秘，疗效非常好。如果病在血分，或是脾胃虚弱而痞满的人，则不可取快于一时，经常服用而暗伤元气。有一宗室夫人，年龄将近六十岁，素有肠结病，非常痛苦，十余日一行，比生小孩还困难。服用养血润燥药则泥膈不快，服用芒硝、大黄等通利药则毫不见效，这样已经有三十多年了。时珍诊治此人，体肥膏粱而多忧郁，每日吐几碗酸痰才稍宽松，又多火病。这是因为三焦之气壅滞，有升无降，津液都化成为痰饮，不能下滋肠腑，不是血燥。润剂留滞，芒硝、大黄只入血分，不能通气，都为痰阻，所以没有效果。于是用牵牛末皂荚膏丸给予患者服，随即大便通利。此后只有觉得肠结，一服即通，也不妨碍饮食，而且精神恢复清爽。这是因为牵牛能走气分，通三焦。气顺则痰逐饮消，上下通快。外甥柳乔，平日里多好酒色。患下部胀痛，二便不通，不能坐卧，站着哭嚎呻吟了七昼夜。医生用通利药治疗不见效。派人问我治法。我考虑这是湿热之邪在精道，壅胀隧路，病在二阴之间，因此前阻小便，后阻大便，病不在大肠、膀胱。于是用川楝子、茴香、穿山甲等药，入牵牛加倍，水煎服。一服而减，三服即愈。牵牛能达右肾命门，走精隧，人们不知道，只有李杲知道。所以李杲治下焦阳虚天真丹，用牵牛以盐水炒黑，入佐沉香、杜仲、补骨脂、官桂等药，深得补泻兼施之妙。李杲治脾湿太过，全身浮肿，喘不得卧，腹胀如鼓，用海金沙散，此方也正是以牵牛为君。

附方

1 三焦壅塞，胸膈不快，头昏目眩，涕唾痰涎，精神不爽：利膈丸，用牵牛子四两，半生半炒，不蛀皂荚酥炙二两，研为细末，生姜自然汁煮糊，制成如梧桐子大的丸剂。每服二十丸，荆芥汤下。王衮《博济方》。

2 男女多种积滞：用黑牵牛一斤，生捣末八两，其余的药渣用新瓦炒香，再捣取四两，制成如梧桐子大的蜜丸。病重的服三五十丸，陈橘皮、生姜煎汤，卧时服。半夜还未下动，再服三十丸，当下积聚之物。平常行气，每服十丸甚妙。《博济方》。

3 肾气作痛：黑、白牵牛等份，炒为末。每服三钱，将猪腰子切开，入茴香百粒，川椒五十粒，掺牵牛末入内扎定，纸包煨熟。空腹食用，酒送下。杨仁斋《仁斋直指方》。

4 大便不通：《简要方》用牵牛子半生半熟，研为细末。每服二钱，姜汤下。如果还是不通，再用茶服。一方：加大黄等份。一方：加生槟榔等份。

5 大肠风秘结涩：牵牛子微炒，捣头末一两，桃仁去皮尖麸炒半两，研为细末，用熟蜜制成如梧桐子大的丸剂。每汤服三十丸。寇宗奭《本草衍义》。

6 水蛊胀满：白牵牛、黑牵牛各取头末二钱，大麦面四两，和作烧饼，睡觉前烙熟食用，用茶送下。刘完素《宣明方》。

7 水肿尿涩：牵牛末，每服方寸匕，以小便通利为度。《千金方》。

8 湿气中满，足胫微肿，小便不利，气急咳嗽：黑牵牛末一两，制厚朴半两，研为细末。每服二钱，姜汤下。或临时水丸，每枣汤下三十丸。《普济方》。

9 风毒脚气，捻之没指者：牵牛子捣末，蜜丸如小豆大。每服五丸，生姜汤下，取小便利乃止。也可吞服。其子黑色。正如梂小核。《肘后方》。

10 小儿肿病，大小便不利：黑牵牛、白牵牛各二两，炒取头末，用井华水和成绿豆大的丸剂。每服二十丸，萝卜子煎汤下。《圣济总录》。

11 面上风刺：黑牵牛酒浸三夜，研为细末。先用姜汁擦面，后用药外涂。《摘玄方》。

12 面上粉刺：黑牵牛末对入面脂药中，每日外洗。《圣惠方》。

13 面上雀斑：黑牵牛末，鸡蛋清调，睡觉前敷上，次日早晨洗去。《摘玄方》。

14 小儿夜啼：黑牵牛末一钱，水调，敷肚脐上。《生生编》。

15 小便血淋：牵牛子二两，半生半炒，研为细末。每服二钱，姜汤下。良久，热茶送服。《经验良方》。

16 肠风泻血：牵牛五两，牙皂三两，水浸三日，去牙皂，以酒一升煮干，焙研末，制成如梧桐子大的蜜丸。每服七丸，空腹酒下，每日服三次。如泻下出黄物，不妨碍。病情减轻后，每日服五丸，米汤送下。《本事方》。

17 湿热头痛：黑牵牛七粒，砂仁一粒，研为细末，井华水调汁，仰灌鼻中，待涎出即愈。《圣济总录》。

按语

牵牛子味苦，性寒，有毒，能泻下逐水，去积杀虫。用于治疗水肿、臌胀、二便不利，痰饮喘咳，虫积腹痛。炒用药性减缓。孕妇忌用。不宜与巴豆、巴豆霜同用。

Xuan
旋花
Hua

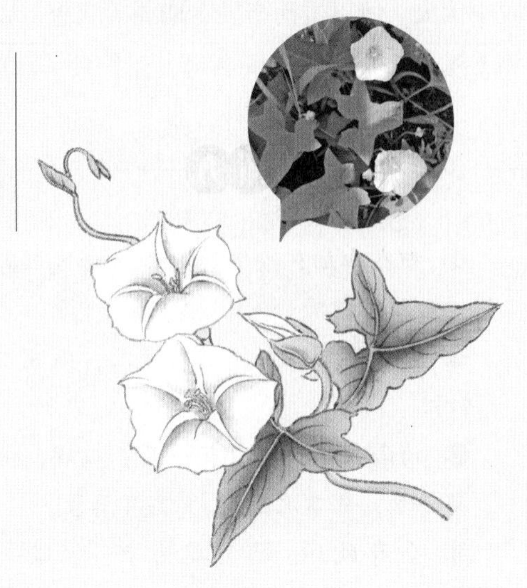

【释名】又名旋葍（fú）、筋根、续筋根、鼓子花、豘（tún）肠草、美草、天剑草、缠枝牡丹。

苏敬说：旋花就是生于平泽的旋葍。它的根似筋，所以又名筋根。

苏颂说：《别录》说它的根主续筋，所以南方人称它为续筋根。又名豘肠草，这是因为形状相像。

时珍说：它的花不作瓣状，像军中所吹的鼓子，所以有旋花、鼓子之名。

【集解】韩保昇说：川泽之中到处都有。蔓生，叶子像山药，但形状更狭长。花为红色，根无毛节，蒸煮后都可以吃，味道甘美，称为筋根。二月、八月采根，晒干。

时珍说：旋花，田埂和堑（qiàn）壕都有生长，逐节延蔓，叶子像菠菜叶，但形状更小。到秋开花，像白牵牛花，呈粉红色。也有千叶的。其根白色，大如筋。不结子。

【气味】花：味甘；根：味辛，性温，无毒。

时珍说：花、根、茎、叶都味甘滑微苦，能制雄黄。

【主治】《本经》记载：治面部黑斑，使人皮肤媚好，益气。根：主腹中寒热邪气。

《别录》记载：能利小便，长期服用使人不感饥饿，身体清灵。续筋骨，合金疮。

陈藏器说：捣汁服用，主丹毒热。

时珍说：补劳损，益精气。

【发明】时珍说：凡藤蔓之类，形状像人之筋，所以多用治筋病。旋花根细如筋可食用，所以《别录》说其久服不饥。我从京城返还的途中，见北方车夫都载有旋花根，说傍晚回家用它煎汤饮服，可补损伤。旋花根益气续筋的说法，也可以由此得到证实。

附方

刀斧断筋：旋葍根捣汁，滴在患处，仍用药渣外敷。每日换三次，半月后断筋便接续。王焘《外台秘要》。

按语

旋花味甘，性温，能益气补虚，美白养颜，用于治疗诸虚劳损、面黑色暗。旋花根味辛，性温，能益气续筋。

Zi
紫葳
Wei

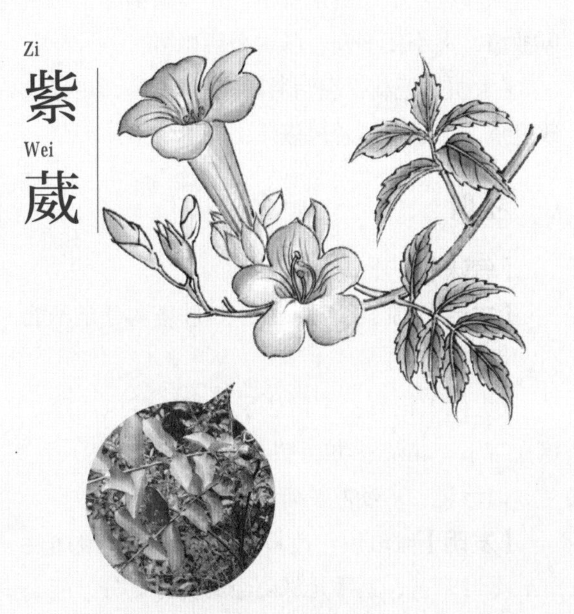

【释名】又名凌霄、陵苕、陵时、女葳、茇

（bá）华、武威、瞿陵、鬼目。

时珍说：通俗说赤艳为紫葳葳，此花赤艳，由此得名。攀附树木而上，高达数丈，因此叫作凌霄。

【集解】苏颂说：现在到处都有此物，多生长在山中，农家园圃也偶有栽种。初为蔓生，攀附在高大的树木上。时间长了，蔓延到达巅顶。它的花呈黄赤色，夏天始盛。现在的医家多采花，晒干，入妇科药用。

时珍说：凌霄野生，蔓才数尺，遇到树木则攀援而上，高数丈，年久者藤粗如杯口。春初生枝，一枝数叶，尖长有齿，呈深青色。自夏至秋开花，一枝十余朵，大如牵牛花，花开五瓣，呈赭黄色，有细点，秋深颜色更赤。八月结荚如豆荚，长三寸左右，其子轻薄如榆仁、马兜铃仁。其根长也似兜铃根状，秋后采，阴干。

【气味】味酸，性微寒，无毒。

时珍说：花不可近鼻闻，伤脑。花上露水入眼中，令人昏蒙。

【主治】《本经》记载：主治妇人产乳等病，以及崩中、肿块、血闭、寒热羸瘦，还可养胎。

甄权说：治产后出血不定，淋漓不尽，主热风抽搐，大小便不利，肠中大便秘结。

《大明》记载：主治酒齇（zhā）鼻，热毒风致痤疮，妇人血热游风瘙痒，崩中带下。

茎叶

【气味】味苦，性平，无毒。

【主治】《别录》记载：主四肢痿弱，足不能行，益气。

《大明》记载：主治热风身痒，游风风疹，瘀血带下。花及根功效相同。

时珍说：治喉痹热痛，凉血生肌。

【发明】时珍说：凌霄花及根，味甘酸而性寒，茎叶带苦，是手足厥阴经药。行血分，能去血中伏火。所以主治产乳、崩漏等疾患，以及血热生风之证。

附方

1 妇人血崩：凌霄花为末。每次用酒送服二钱，后服四物汤。《丹溪纂要》。

2 大便后下血：凌霄花浸酒，频频饮服。《普济方》。

3 消渴饮水：凌霄花一两，捣碎，水一盏半，煎一盏，分二次服用。《圣济总录》。

4 全身风痒：凌霄花为末，酒服一钱。《医学正传》。

5 鼻上酒齇：①王璆《百一选方》用凌霄花、山栀子等份，研为细末。每茶水送服二钱，每日服二次，数日除根。②《杨氏家藏方》用凌霄花半两，硫黄一两，胡桃四个，腻粉一钱，研膏，生绢包揩。

6 妇人阴疮：凌霄花为末，用鲤鱼脑或胆调搽。《摘玄方》。

7 耳卒聋闭：凌霄叶，捣取自然汁，滴耳中。《斗门方》。

8 月经不行：凌霄花为末，每服二钱，饭前温酒下。《徐氏胎产方》。

按语

凌霄花味辛，性微寒，能破瘀通经，凉血祛风。用于治疗血瘀经闭、癥瘕积聚及跌打损伤，风疹、皮癣、皮肤瘙痒、痤疮，便血、崩漏。孕妇忌用。凌霄花为治疗皮肤瘙痒的要药。

月季花

Yue Ji Hua

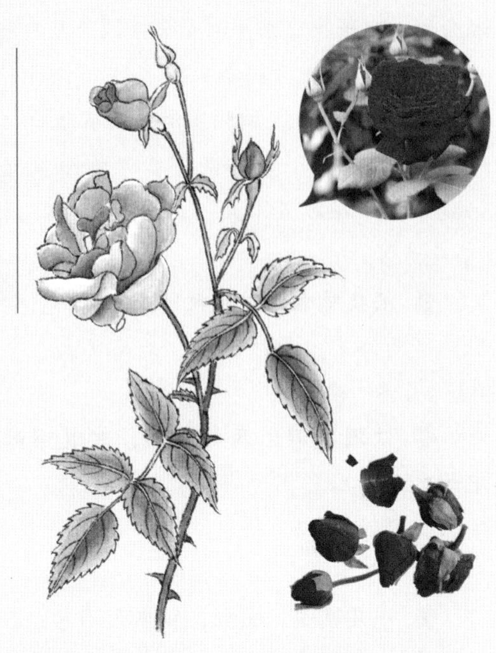

【释名】又名月月红、胜春、瘦客、斗雪红。

【集解】时珍说：处处人家多有栽插，属蔷薇类。青茎，长蔓。长有硬刺，叶小于蔷薇，花深红，千叶厚瓣，逐月开放，不结子。

【气味】味甘，性温，无毒。

【主治】时珍说：能活血，消肿，敷毒疮。

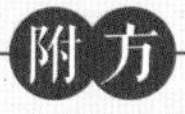

附方

瘰疬未破：用月季花头二钱，沉香五钱，炒芫花三钱，锉碎，入大鲫鱼腹中，用鱼肠封固，酒、水各一盏，煮熟食用，即愈。谈野翁《试验方》。

-按语-

月季花味甘、淡、微苦，性平。能活血调经，疏肝解郁，消肿解毒。用于治疗肝血瘀滞之月经不调、痛经、闭经及胸胁胀痛；跌打损伤，瘀肿疼痛，痈疽肿毒，瘰疬。不宜久煎。也可泡服，或研末服。外用适量。多服、久服可引起腹痛及便溏腹泻。孕妇慎用。

栝楼

Gua Lou

【释名】又名果蠃（luǒ）、瓜蒌、天瓜、黄瓜、地楼、泽姑。根名白药、天花粉、瑞雪。

时珍说：蠃与蓏（luǒ）相同。许慎讲树上结的果实称果，地上长的果实称蓏。此物蔓生，附于树上长，因此有上述名称。《诗经》载：果蠃之实，亦施于宇。栝楼即“果蠃”二字的音转化而来，也作菰䉼，后人又转音为“瓜蒌”，越转越失其真。古代时瓜、姑同音，所以有“泽姑”之名。齐人称它为天瓜，是因形状相像。雷敩《炮炙论》认为圆者为栝，长者为楼，这种说法牵强。它的根作粉，洁白如雪，因此称为天花粉。

【集解】苏颂说：到处都有。三四月生苗，呈藤蔓生长。叶如甜瓜叶而窄，有浅裂、细毛。七月开花，像葫芦花，呈浅黄色。花下结果实，如拳大小，生时为青色，至九月熟，则为红黄色。它的外形有正圆的，有锐而长的，功用相同。根名白药，皮黄肉白。

时珍说：瓜蒌的根直下生，多年的长数尺。秋后采挖根，饱满有白粉，夏月采挖的，有筋无粉，不堪使用。它的果实圆长，青时如瓜，黄时如熟柿，山里的小孩常食。内有扁子，大如丝瓜子，壳为褐色，仁为绿色，多脂，作青气。炒干后捣烂，水熬取油，可点灯。

实

【修治】雷敩说：皮、子、茎、根的功效各有差别。栝者，圆黄皮厚蒂小；楼者，形长红皮蒂粗。妇人服楼，男人服栝。都去壳、皮革、膜及油。用根取大二三围者，去皮捣烂，以水澄粉用。

时珍说：瓜蒌古方全用，后世将子、瓤分开使用。

【气味】味苦，性寒，无毒。时珍说：味甘，不苦。

【主治】《别录》记载：主胸痹，悦泽人面。

时珍说：润肺燥，降火，治咳嗽，涤痰结，利咽喉，止消渴，利大肠，消痈肿疮毒。

《大明》记载：子可炒用，补虚劳，治口干，润心肺，治吐血，肠风泻血，赤白下痢，手面皮皱。

【发明】朱震亨说：瓜蒌实治胸痹，因为它味甘性润。甘能补肺，润能降气。胸中有痰者，是肺受火逼，失其降下之令。今得甘缓润下之助，则痰自降，所以它是治嗽的要药。又能洗涤胸膈中垢腻郁热，为治消渴的神药。

时珍说：张仲景治胸痹痛引心背，咳唾喘息及结胸满痛，都用瓜蒌实。是因为它甘寒不犯胃气，能降上焦之火，使痰气下降。

附方

1 痰咳不止：瓜蒌仁一两，文蛤七分，研为细末，用姜汁糊成如弹子大的丸剂，含化。《摘玄方》。

2 干咳无痰：熟瓜蒌捣烂绞汁，入蜜等份，加白矾一钱，熬膏。频含咽汁。杨起《简便方》。

3 咳嗽有痰：熟瓜蒌十个，明矾二两，捣和为饼，阴干，研末，糊丸如梧桐子大。每姜汤下五七十丸。《医方摘要》。

4 肺热痰咳，胸膈塞满：用瓜蒌仁、半夏（汤泡七次焙研）各一两，姜汁打面糊丸，如梧桐子大。每服五十丸，饭后姜汤下。严用和《济生方》。

5 酒痰咳嗽，用此救肺：瓜蒌仁、青黛等份，研为细末，姜汁蜜丸，如芡实大。每噙一丸。《丹溪心法》。

6 饮酒痰澼，两胁胀满，时复呕吐，腹中如水声：瓜蒌实（去壳，焙）一两，炒神曲半两，研为细末。每服二钱，葱白汤下。《圣惠方》。

7 小儿痰喘，咳嗽，膈热久不愈：瓜蒌实一枚，去子为末，以寒食面和作饼子，炙黄再研末。每服一钱，温水化下，每日服三次，得效乃止。刘完素《宣明方》。

8 妇人夜热，痰嗽，月经不调，形瘦者：用瓜蒌仁一两，青黛、香附（童尿浸晒）一两五钱，研为细末。蜜调，噙化。《丹溪心法》。

9 胸痹痰嗽，胸痛彻背，心腹痞满，气不得通，及治痰嗽：大瓜蒌去瓤，取子炒熟，和壳研末，面糊丸如梧桐子大。每次用米汤下二三十丸，每日服二次。杜壬方。

10 胸中痹痛引背，喘息咳唾，短气，寸脉沉迟，关上脉紧数：用大瓜蒌实一枚切碎，薤白半斤，以白酒七斤，煮二升，分两次服用。加半夏四两更好。张仲景《金匮要略》。

11 清痰利膈，治咳嗽：用肥大瓜蒌（洗，取子切焙）、半夏四十九个用热水洗十次，捶碎，焙，研为细末，用洗瓜蒌水并瓤同熬成膏，和丸如梧桐子大。每次用姜汤下三五十丸。杨文蔚方。

12 小儿黄疸，眼黄脾热：用青瓜蒌焙研。每服一钱，水半盏，煎至七分，睡觉前服。五更时泻下黄物。名逐黄散。《普济方》。

13 小便不通，腹胀：用瓜蒌焙研，每服二钱，热酒下。频服，以小便通利为度。绍兴刘驻说：魏明州病此，御医用此方施治，得效。《圣惠方》。

14 消渴烦乱：黄瓜蒌一个，酒一盏，洗去皮、子，取瓤煎成膏，入白矾末一两，为丸如梧桐子大。每米饮下十丸。《圣惠方》。

15 燥渴肠秘：九月、十月熟瓜蒌实，取瓤拌干葛粉，慢火炒熟，研为细末。饭后、睡觉前各用开水冲服二钱。寇宗奭《本草衍义》。

16 肠风下血：瓜蒌一个烧灰，赤小豆半两，研为细末。每空腹酒服一钱。《普济方》。

17 大肠脱肛：生瓜蒌捣汁，温服。用猪肉汁洗手擦之令暖，自入。葛洪《肘后方》。

18 咽喉肿痛，语声不出：《经验方》用瓜蒌皮、炒白僵蚕、炒甘草各二钱半，研为细末。每服三钱半，姜汤送下。或用绵裹半钱，含咽。一日服二次。名发声散。《御药院方》。

19 乳痈初发：大熟瓜蒌一枚熟捣，用白酒一斗，煮取四升，去掉药渣。温服一升，每日服三次。《子母秘录》。

20 诸痈发背，初起微赤：瓜蒌捣末，井华水送服方寸匕。梅师《集验方》。

21 风疮疥癞：生瓜蒌一二个打碎，酒浸一昼夜。加热后饮服。臞仙《乾坤秘韫》。

22 杨梅疮痘，小如指顶，遍身者：先服败毒散，后用此解皮肤风热，不过十服即愈。用瓜蒌皮为末，每服三钱，烧酒下，每日服三次。《集简方》。

根

【修治】又名天花粉。周定王说：秋冬采根，去皮，切为寸段，用水浸泡，逐日换水，四五日后取出，捣如泥状，用纱布滤汁澄粉，晒干用。

【气味】味苦，性寒，无毒。时珍说：味甘、微苦、酸，性微寒。

【主治】《本经》记载：治消渴身热，烦满大热，补虚安中，续绝伤。

《别录》记载：除肠胃中痼（gù）热，多种黄疸，身面俱黄，唇干口燥，短气，止小便利，通月经。

《大明》记载：治热狂时疾，通小肠，消肿毒，乳痈发背，痔瘘疮疖，排脓生肌长肉，消跌打损伤所致的瘀血。

【发明】苏敬说：用根作粉，洁白美好，食用后对虚热人大有好处。

李杲说：栝楼根纯阴，解烦渴，行津液。胃中枯涸者，非此不能除。与辛酸药同用，导肿气。

成无己说：津液不足则为渴。栝楼根味苦微寒，润枯燥而通行津液，所以适宜治疗口渴。

时珍说：栝楼根味甘微苦酸。其茎叶味酸。酸能生津，感召之理，因此能止渴润枯。微苦降火，甘不伤胃。过去只说它性味苦寒，好像没有深入查探。

附方

1 黑疸危疾：栝楼根一斤，捣汁六合，一次服完。随即有黄水从小便出。如不出，再服。杨起《简便方》。

2 小儿发黄，皮肉面目皆黄：用生栝楼根捣取汁二合，蜜二大匙和匀。暖服，每日服一次。《广利方》。

3 小儿热病，壮热头痛：用栝楼根研末，乳汁调服半钱。《圣惠方》。

4 虚热咳嗽：天花粉一两，人参三钱，研为细末。每服一钱，米汤调下。《集简方》。

5 小儿囊肿：天花粉一两，炙甘草一钱半，水煎，入酒服。《全幼心鉴》。

6 耳聋未久：栝楼根三十斤切细，用水煮汁，如常酿酒，久服甚良。《肘后方》。

7 产后吹乳，肿硬疼痛，轻则为妒乳，重则为乳痈：用栝楼根末一两，乳香一钱，研为细末。温酒每服二钱。李仲南《永类钤方》。

8 乳汁不下：栝楼根烧存性，研为细末，饮服方寸匕。或以五钱，酒水煎服。《杨氏产乳》。

9 痈肿初起：①孟诜《食疗本草》用栝楼根醋熬燥，捣烂过筛，用醋调和，涂于纸上，外贴患处。②杨文蔚方：用栝楼根、赤小豆等份，研为细末，醋调外涂。

10 折伤肿痛：栝楼根捣烂外涂，重布外裹。热除，痛即止。葛洪《肘后方》。

按语

瓜蒌味甘、微苦，性寒，能清热化痰，宽胸散结，润肠通便。用于治疗痰热咳喘，胸痹、结胸，肺痈、肠痈、乳痈，肠燥便秘。

瓜蒌皮重在清热化痰，宽胸理气；瓜蒌仁重在润燥化痰，润肠通便；全瓜蒌则兼有瓜蒌皮、瓜蒌仁之功效。反乌头。

栝楼根即天花粉，味甘、微苦，性微寒，能清热生津，清泻肺热，活血排脓，用于治疗温热病气分热盛伤津口渴者，消渴；燥热伤肺，干咳或痰少而黏，或痰中带血；热毒炽盛，瘀血阻滞之疮疡红肿热痛者，内服、外敷均可，本品可促使脓液排除，未成脓者可使之消散，已成脓者可使之排脓，还用于跌打损伤肿痛。

Ge

葛

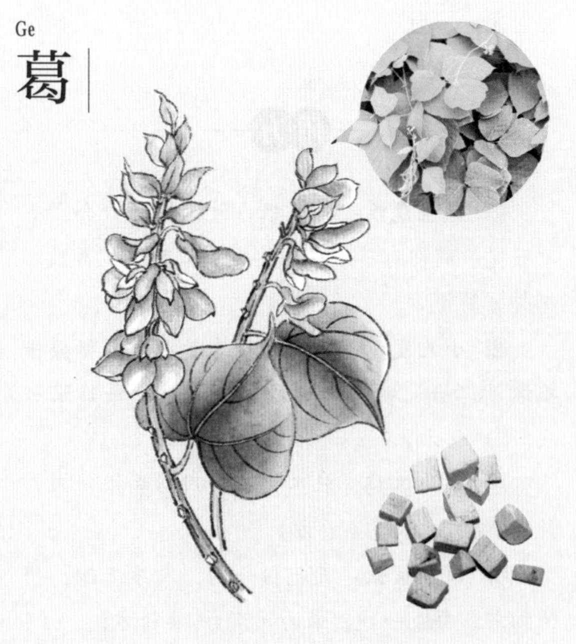

【释名】又名鸡齐、鹿藿、黄斤。

时珍说：葛字从曷，是谐声。鹿食九草，这其一种，所以叫作鹿藿。

【集解】苏颂说：现在到处都有生长，江浙一带尤其多。春天生苗，引藤蔓生，长一二丈，紫色。叶子很像楸叶但小些，为青色。七月开花，粉紫色，像豌豆花，不结果实。根的形状大小粗如手臂，紫黑色，五月五日午时采根，暴晒干，以入土深的那种为最好，现在的人多做成粉食用。

寇宗奭说：澧、鼎之间，冬月采取生葛，捣烂后放入水中，揉出粉，澄成垛，入沸汤中良久，颜色如胶，质地很柔韧，用蜜拌食，加一点生姜尤妙。也可以放入茶中来招待客人，味甜而且有益身体。又可将生葛根煮熟，当作果实卖，吉州、南安也是这样。

时珍说：葛有野生，有家种。它的藤蔓延

长，采取后可制作成葛布。其根外呈紫色而里呈白色，长的有七八尺。其叶有三尖，像枫叶而略长，正面青色，背面淡青色。其花成穗，累累相缀，红紫色。其荚如小黄豆荚，也有毛。其子绿色，扁扁的像盐梅子核，生嚼有腥气，八九月采收。《本经》称为葛谷。

葛根

【气味】味甘、辛，性平，无毒。

【主治】《本经》记载：主治消渴，身大热，呕吐，各种痹症，起阴气，解诸毒。

《别录》记载：治伤寒中风头痛，解肌发表出汗，开腠理，疗金疮，止胁风痛。

甄权说：治疗气上逆致呕吐，开胃下食，解酒毒。

《大明》记载：治胸膈烦热发狂，止血痢，通小肠，排脓破血。外敷治蛇虫咬伤、毒箭射伤。

陈藏器说：生的可以堕胎。蒸食解酒毒，可以断谷不饥。作粉尤妙。

《开宝本草》记载：作粉可以止渴，利大小便，解酒，去烦热，压丹石，外敷治小儿热疮。捣汁饮服，治小儿热痞。

苏敬说：治疗疯狗咬伤，捣汁饮服，并用药渣外敷。

时珍说：散郁火。

【发明】陶弘景说：生葛捣汁饮服，能解温病发热。五月五日中午，取根削为屑，是治疗金疮断血的要药，也治疟疾和疮疡。

苏颂说：张仲景治伤寒有葛根汤，因为它有主大热、解肌、发腠理的功效。

张元素说：张仲景治太阳阳明合病，桂枝汤内加麻黄、葛根，又有葛根黄芩黄连解肌汤，是用它来截断太阳入阳明之路，并不是治太阳经的药。头颅痛如破，是阳明中风，可用葛根葱白汤，为阳明之仙药。如果太阳初病，未入阳明而头痛者，不可服用升麻、葛根发散，能反引邪气入阳明，是引贼破家。

朱震亨说：凡癍痘已见红点，不可用葛根升麻汤，恐表虚反增癍烂。

李杲说：干葛其气轻浮，鼓舞胃气上行，生津液，又解肌热，是治脾胃虚弱泄泻的圣药。

徐用诚说：葛根气味俱薄，轻而上行，浮而微降，阳中阴也。其作用有四点：止渴，解酒，发散表邪，发疮疹难出。

时珍说：《本草十剂》记载：轻可去实，麻黄、葛根之类。麻黄是太阳经药，兼入肺经，肺主皮毛；葛根是阳明经药，兼入脾经，脾主肌肉。所以二味药都轻扬发散，而所入却迥然不同。

附方

1 伤寒，天行时气，初觉头痛，内热脉洪者：葛根四两，水二升，入豆豉一升，煮取半升饮服。加生姜汁更好。《伤寒类要》。

2 时气头痛壮热：生葛根洗净，捣汁一大盏，豉一合，煎至六分，去掉药渣后分两次服用，汗出即愈。如果不出汗，再服用。如果心热，加栀子仁十枚。《圣惠方》。

3 伤寒头痛，二三日发热者：葛根五两，香豉一升，以童子小便八升，煎取二升，分三次服用。食用葱粥取汗。梅师《集验方》。

4 妊娠热病：葛根汁二升，分三次服用。《伤寒类要》。

5 预防热病、急黄：葛粉二升，生地黄一升，香豉半升，捣为散。每次饭后米汤服方寸匕，每日服三次。庞安时《伤寒总病论》。

6 烦躁热渴：葛粉四两，先用水浸粟米半升，一夜后漉出，拌匀，煮熟，加米汤同服。《食医心镜》。

7 小儿热渴，久不止：葛根半两，水煎服。《圣惠方》。

8 干呕不止：葛根捣汁，服一升。《肘后方》。

9 小儿呕吐，壮热，食痫：（食痫：脸色发青、脘腹胀满、腹痛、恶心、呕吐、大便秽臭或便秘。发作时两眼发直、四肢抽搐，重者昏倒、口吐涎沫。）葛粉二钱，水二合，调匀。隔水蒸熟，加米汤同服。昝殷《食医心镜》。

10 心热吐血不止：生葛捣汁半升，一次服完。《广利方》。

11 衄血不止：生葛，捣汁服。三服即止。《圣惠方》。

12 热毒下血，因食热物发者：生葛根二斤，捣汁一升，入藕一升，和服。梅师《集验方》。

13 伤筋出血：葛根捣汁饮。干者煎服，再用药渣外敷。《外台秘要》。

14 服药过剂，心中烦闷：生葛汁饮服。干者煎汁服。《肘后方》。

15 酒醉不醒：生葛汁饮二升，立即痊愈。《千金方》。

16 诸药中毒，发狂烦闷，吐下欲死：葛根煮汁服。《肘后方》。

葛花

【气味】甘，平，无毒。

【主治】《别录》记载：消酒。

陶弘景说：同小豆花阴干研末酒服，能饮酒不醉。

时珍说：治肠风下血。

按语

葛根味甘、辛，性凉，能解肌退热，透疹，生津止渴，升阳止泻。用于治疗表证发热，项背强痛；麻疹不透；热病口渴，消渴证；热泄热痢，脾虚泄泻。解肌退热、透疹、生津宜生用，升阳止泻宜煨用。

葛花味甘，性平，功能解酒毒，醒脾和胃。用治疗于饮酒过度，头痛头昏、烦渴、呕吐、胸膈饱胀等症。

天门冬 (Tian Men Dong)

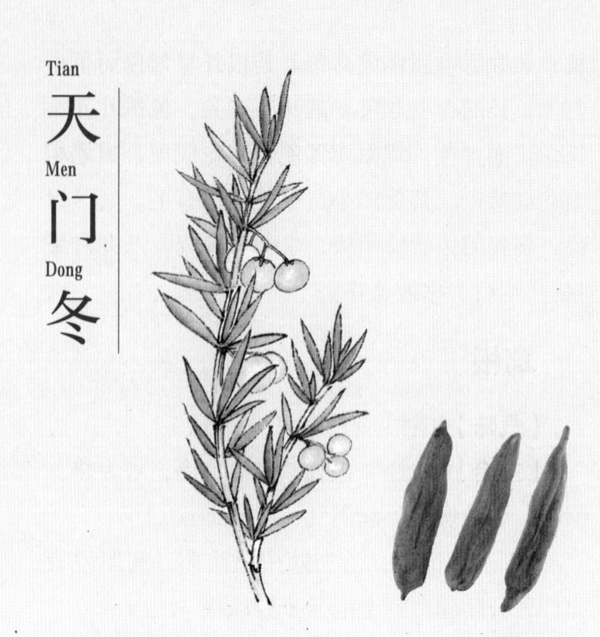

【释名】又名虋（mén）冬、颠勒、颠棘、天棘、万岁藤。

时珍说：草中茂盛的称为“虋”，通俗写作“门”。这种草蔓茂盛，功效和麦门冬相同，所以称为天门冬，有的称为天棘。《尔雅》记载：髦（máo），颠棘的意思。因其细叶如髦，并且有细棘。颠、天，读音相近。据《救荒本草》记载：俗名万岁藤，又名婆萝树。

【集解】苏颂说：现在到处都有。春天生藤蔓，大如钗股，高达一丈多。叶如茴香，极尖细而稀疏光滑，有逆刺；也有涩而无刺的，叶子如丝杉而细散，都叫天门冬。夏季开细白花，也有黄色和紫色的。秋天结黑色的果子，在其根枝旁。夏季入伏后花便凋谢了，藏有浆果。天门冬的根呈白色或黄紫色，大如手指，圆实而长二三寸，大者为佳，一颗有一二十枚同撮，与百部根很相似。洛中出产的，大叶粗干，很不相同。岭南出产的没有花，其他的没有差异。

时珍说：生苗时，也可以在肥沃的土壤里栽种。子也可种，但成熟得晚一些。

根

【修治】陶弘景说：采得天门冬，蒸后，剥

去皮食用，非常甜美，能止饥。虽经晒干，但质地柔润难捣，必须暴晒或火烘。现在的人称苗为棘刺，煮后当作饮品对人有好处，但是终究不是真棘刺。

苏颂说：二、三、七、八月采根，蒸剥去皮，破成四片去心，暴晒干燥后使用。

【气味】味苦，性平，无毒。

【主治】《别录》记载：保定肺气，去寒热，养肌肤，利小便，冷而能补。

甄权说：主治肺气咳逆，喘息促急，肺痿生痈吐脓，清热，通肾气，止消渴，去热中风，治湿疥，适宜长期服用。煮后食用，使人肌体滑泽白净，除身上一切恶气不洁之病。

《大明》记载：能镇心，润五脏，补多种劳伤，吐血，止嗽去痰，去风热烦闷。

王好古说：主心病，咽干心痛，渴而欲饮，手足痿弱无力，嗜卧，足下热而痛。

时珍说：能润燥滋阴，清金降火。

孙思邈说：治疗阳痿，宜长期服用。

【发明】甄权说：天门冬性冷而能补，患者属虚证而热者，适宜加用。和地黄配伍，服用能延年，头发不白。

寇宗奭说：治肺热的功效显著。其味苦，主泄而不主收，有寒邪的人禁服。

张元素说：苦以泄滞血，甘以助元气，及治血热妄行，这是天门冬的功效。保定肺气，治血热侵肺，上气喘促，宜加人参、黄芪为主，使用有特效。

陈嘉谟说：天、麦门冬都入手太阴，去烦解渴，止咳消痰。而麦门冬兼行手少阴，清心降火，使肺不犯邪，因此止咳见效极快。天门冬行足少阴，滋肾助元，保全母气（肺为肾之母），因此祛痰功效明显。肾主津液，燥则凝滞而为痰，得润剂就化，这是治痰的根本。

王好古说：入手太阴、足少阴经。营卫枯涸，宜用湿剂滋润。天门冬、人参、五味、枸杞子同为生脉之剂，这是上焦独取寸口的意思。

赵继宗说：五药虽为生脉之剂，但是生地黄、贝母为天门冬的使药，地黄、车前为麦门冬的使药，茯苓为人参的使药。如果有君药无使药，是独行而无功。所以张三丰和胡濙（yíng）尚书的长生不老方，用天门冬三斤，地黄一斤，这是有君药而有使药。

时珍说：天门冬清金降火，益水之上源，所以能下通肾气，入滋补方合群药用之有效。若脾胃虚寒的人，单服既久，必导致大肠滑泄，反成痼疾。这是因为天门冬性寒而润，能通利大肠。

附方

1 天门冬酒：补五脏、调六腑，令人无病。天门冬三十斤，去心，捣碎，用水二石，煮取汁一石，糯米一斗，细曲十斤，按照常规的方法炊酿，待酒熟，每日饮三杯。

2 天门冬膏：去积聚风痰，补肺，疗咳嗽失血，润五脏，杀三虫、伏尸，除瘟疫，轻身益气，令人不饥。用天门冬流水泡过，去皮心，捣烂取汁，砂锅文武炭火煮，勿令大沸。每十斤药汁，熬至三斤，再入蜜四两，熬至滴水不散，瓶盛后埋土中七天，以去火毒。每日早、晚白汤调服一匙。若大便溏，用酒送服。《医方摘要》。

3 肺痿咳嗽，吐涎沫，胃中不适，咽喉干燥但不渴：生天门冬捣汁一斗，酒一斗，饴一升，紫菀四合，煎至可丸。每服杏仁大一丸，每日服三次。《肘后方》。

4 阴虚火动有痰，不堪用燥剂者：天门冬一斤，水浸后洗去心，取肉十二两，捣烂，五味子水洗去核，取肉四两，晒干，不见火，共捣丸如梧桐子大。每服二十丸，茶送下。每日服三次。《简便方》。

5 滋阴养血，温补下焦，三才丸：用天门冬去心，生地黄二两，二味用柳木甑蒸，洒酒，九蒸九晒，待干。取人参一两，为末，蒸枣肉捣和，制成丸剂如梧桐子大。每服三十丸，饭前温酒送下，每日服三次。朱震亨《活法机要》。

❻ 肺劳风热，止渴去热：天门冬去皮心，煮后食用。或晒干为末，做成蜜丸服用，效果更好。也可洗面。孟诜《食疗本草》。

❼ 妇人骨蒸，烦热寝汗，口干引饮，气喘：天门冬十两，麦门冬八两，都去心为末，以生地黄三斤，取汁熬膏，和丸如梧桐子大。每服五十丸，以逍遥散去甘草，煎汤送服。《活法机要》。

❽ 疯癫发作即吐，耳如蝉鸣，引胁牵痛：天门冬去心、皮，晒干捣为末。酒服方寸匕，每日服三次，长期服用。《外台秘要》。

❾ 小肠偏坠：天门冬三钱，乌药五钱，用水煎服。吴球《活人心统》。

❿ 面黑令白：天门冬晒干，同蜜捣作丸，每天用来洗面。《圣济总录》。

⓫ 口疮连年不愈者：天门冬、麦门冬（都去心）、玄参等份，捣为末，炼成如弹子大的蜜丸。每噙一丸。齐德之《外科精义》。

按语

天门冬味甘、苦，性寒，能养阴润燥，清肺生津。用于治疗肺阴虚干咳痰少、咳血、咽痛音哑，肾阴虚之眩晕、耳鸣、腰膝酸痛及阴虚火旺之骨蒸潮热，内热消渴，热病伤津之食欲不振、口渴及肠燥便秘等症。还能益胃生津，用于治疗热伤胃津食欲不振，口渴。本品甘寒滋腻之性较强，脾虚泄泻、痰湿内盛者忌用。

Bai 百 Bu 部

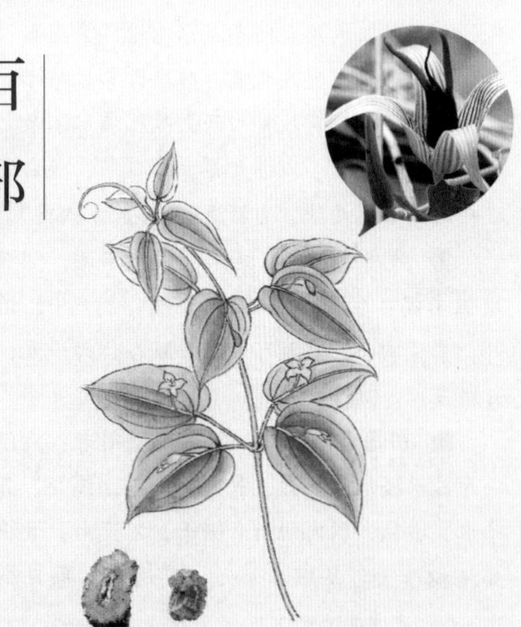

【释名】又名婆妇草、野天门冬。

时珍说：百部根多的百十条相连属，如同部曲行伍，由此得名。

【集解】苏颂说：现在江、湖、淮、陕、齐、鲁州郡都有。春天生苗，作藤蔓。叶大而尖长，很像竹叶，叶面青色而有光泽。根下一撮有十五六枚，呈黄白色，二、三、八月采收，晒干用。

时珍说：百部也有细叶如茴香者，其茎为青色，肥嫩时也可以煮食。其根长的接近一尺，新鲜时肥实，干枯后则虚瘦无脂润。生时劈开去心晒干。

【修治】雷敩说：凡采得用竹刀劈开，去心、皮、花，分作数十条，悬挂在屋檐下风干。再用酒浸一夜，滤出焙干，锉用。

【气味】味甘，性微温，无毒。

【主治】《别录》记载：治咳嗽上气。火炙后酒浸饮服。

甄权说：治肺热，润肺。

《大明》记载：散身体内热，治疳积，杀蛔虫、寸白虫、蛲虫及一切树木蛀虫，一杀即死。杀虱子及苍蝇、蠓（měng）虫。

陶弘景说：煎汤洗牛、狗，能去虱。

陈藏器说：火炙后酒浸，空腹饮服，能治疥癣，去虫蚕蛟毒。

【发明】时珍说：百部也是天门冬之类，所以可以治肺病杀虫。但百部气温而不寒，寒嗽适宜；天门冬性寒而不热，热嗽适宜，这是它们的区别。

附方

❶ 暴发咳嗽：①张文仲方：用百部根浸酒，每温服一升，每日服三次。②葛洪方：用百部、生姜各捣汁等份，煎服二合。③《续十全方》用百部藤根捣自然汁，和蜜等份，沸汤煎膏噙咽。④《普济方》治卒咳不止，用百部根炙干，每含咽汁。

❷ 小儿寒嗽：百部丸：用百部（炒）、麻黄（去节）各七钱半，研为细末，杏仁去皮尖炒制，仍用水略煮三五沸，研为泥状，再入熟蜜和丸，如皂子大。每服二三丸，温水下。钱乙《小儿药证直诀》。

❸ 三十年嗽：百部根二十斤，捣取汁，煎如饴。服方寸匕，每日服三次。《深师》加蜜二斤。《外台秘要》加饴一斤。《千金方》。

❹ 熏衣去虱：百部、秦艽为末，入竹笼内烧烟熏之，虱自然落下。也可煮汤洗衣。《经验方》。

按语

百部味甘、苦，性微温，能润肺止咳，杀虫灭虱。用于治疗新久咳嗽、百日咳、肺痨咳嗽，蛲虫、阴道滴虫，头虱及疥癣等。外用适量。久咳虚嗽宜蜜炙用。

何首乌 He Shou Wu

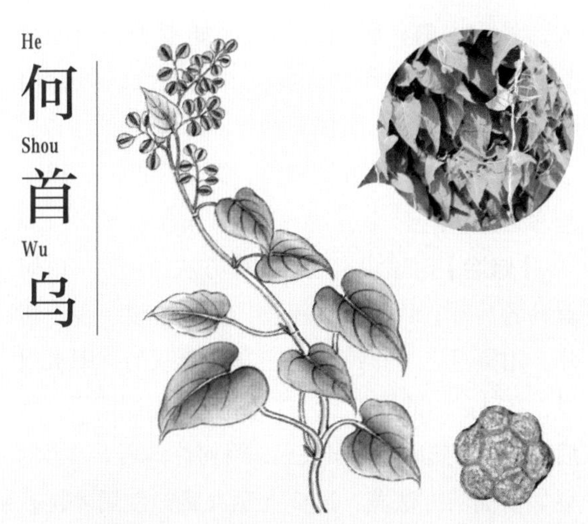

【释名】又名交藤、夜合、地精、陈知白、马肝石、桃柳藤、九真藤、赤葛、疮帚、红内消。

《大明》记载：这种药原本没有名字，因有个叫何首乌的人见到藤枝夜交，便即采食，服用有功效，便以他的名字命名。

时珍说：汉武帝时，有马肝石能使人头发变乌，所以后人隐其名，也名马肝石。赤色的何首乌能消肿毒，外科称它为疮帚、红内消。《斗门方》记载：采根时如果获得以九为倍数的根，服后成仙。所以又名九真藤。

【集解】苏颂说：何首乌本来出产于顺州南河县，现在到处都有，岭外、江南诸州都有，以西洛、嵩山及河南柘城县出产者为佳。春季生苗，蔓延在竹木墙壁间，茎为紫色。叶叶相对，像山药但无光泽。夏秋开黄白花，如葛勒花。结的子有棱角，似荞麦但细小些，和粟米差不多大。秋冬采根，大的有拳头般大，各有五个棱瓣，像小甜瓜。有红色和白色两种：红色的为雄，白色的为雌。有的说：春天采根，秋天采花。九蒸九晒，才可服用。这种药本名为交藤，因有位叫何首乌的人服用而得名。唐元和七年，僧文象遇茅山老人，才传此事。李翱撰著《何首乌传》说：何首乌，是顺州南河县人。祖父名叫能嗣，父亲名叫延秀。能嗣本名田儿，天生阳道痿弱，五十八岁还没有妻子儿女，喜欢道术，跟随师父在山中居住。一日醉卧山野，忽然看见有藤二株，相距有三尺余，苗蔓相互交缠，很久才解开，解开后又交缠在一起。田儿觉得很奇异，次日清晨便挖出它的根，回去问人，但是所有人都不知是何物。后来忽然来了一位山中的老人，田儿把根给他辨认。老人说：你既然没有子女，这藤又很怪异，恐怕是神仙之药，何不服用它呢？于是田儿就把根杵成末，空腹用酒送服一钱。七天后便有了人本能的欲望，几个月后似乎已很强健，因此他便常服此药，又加量至每次服用二钱。一年后旧病痊愈，头发乌黑，容颜年轻。十年之内，就生了几个儿子，于是改名叫能嗣。能嗣又给他的儿子延秀服用，他们都活了一百六十岁。延秀生子名首乌。首乌服药，也生了几个儿子，活了一百三十岁，到死时头发仍是黑的。有一个叫李安期的人，与首乌是乡里好友，非常亲善，偷得此方服用，他的寿命也很长，于是记叙下了这件事。

何首乌，味甘，性温，无毒，茯苓为使。治各种痔疮、腰膝之病，寒气胃痛，积年劳瘦，痰癖，风虚败劣，长筋力，益精髓，壮气驻颜，黑发延年，妇人恶血萎黄，产后各种疾病，赤白带下，毒气入腹，久痢不止，它的功效之多不可一一陈述。又名野苗、交藤、夜合、地精、何首乌。苗像木藁，叶有光泽，形如桃柳，其背偏，都单独生长不相对应。有雌雄之分：雄的苗黄白色，雌的苗黄赤色。根相距不过三尺，夜晚则苗蔓相交，或者隐化不见。春末、夏中、秋初三时，候天气晴朗，将雌雄同采，趁其鲜润时用以布拭去泥土，不要损伤皮，烈日下晒干，用密封的容器贮存，每月再晒一次。用时去皮研成末，用酒送服最好。遇到发病，立即用茯苓汤送下。凡是服用，都选择双号日子，二、四、六、八日，服后用衣被覆盖以使汗出，最好配合导引术。忌食猪肉血、羊血、无鳞鱼，吃了则会药效全无。如果首乌的根形大如拳连珠，有形状像鸟兽山岳的，则是最珍贵的。挖掘起来去皮生吃，味道甘甜，可以代替粮食。有诗赞称：神奇功效胜过道术，仙书上有记载。雌雄相交，夜合，白天分开，服用后少吃粮食，久服就能返老还少，驱除身体病邪。有缘的人遇到，便无比快乐。明州刺史李远记载：何首乌以出产在南河县及岭南恩州、韶州、潮州、贺州、广州、潘州四会县的为上品；邕州、桂州、康州、春州、高州、勒州、循州晋兴县出产的稍次，真是仙草。生长了五十年的如拳大，号称山奴，服用一年，须发都会变得青黑；生长了一百年的，如碗大，号称山哥，服用一年，面色红润悦泽；生长了一百五十年的，如盆大，号称山伯，服用一年，齿落后再生；生长了二百年者，如斗栲（kǎo）栳（lǎo）大，号称山翁，服用一年，面如童子，走如奔马；生长了三百年的，如三斗栲栳大，号称山精，纯阳之体，久服成地仙。

时珍说：凡是各处名山、深山出产的，以个头大为佳。

【修治】时珍说：近来制作方法：用赤、白何首乌各一斤，竹刀刮去粗皮，淘米水浸一夜，切片。用黑豆三斗，每次用三升三合三勺，用水泡过，在砂锅内铺豆一层，首乌一层，层层铺尽，然后蒸制。豆熟后，取出去豆，将何首乌晒干，再用豆如前面的方法蒸，这样九蒸九晒，使用才佳。

【气味】味苦、涩，性微温，无毒。时珍说：茯苓为使药。忌诸血、无鳞鱼、萝卜、蒜、葱、铁器，同于地黄。能伏朱砂。

【主治】《开宝本草》记载：治瘰疬，消痈肿，疗头面风疮，治各种痔疮，止心痛，益血气，黑髭发，悦颜色。久服长筋骨，益精髓，延年不老，也可治疗妇人产后及带下各种疾病。

《大明》记载：久服令人有生育，治腹脏一切宿疾，冷气肠风。

王好古说：泻肝风。

【发明】时珍说：何首乌，是足厥阴、少阴药。白色的入气分，赤色的入血分。肾主闭藏，肝主疏泄。何首乌气温，味苦涩，苦补肾，温补肝，能收敛精气。所以能养血益肝，固精益肾，健筋骨，乌须发，为滋补良药。不寒不燥，功用在地黄、天门冬诸药之上。气血冲和，则风虚、痈肿、瘰疬各种疾病可疗。此药流传虽久，服用的人却很少。明朝嘉靖初年，邵应节真人，以七宝美髯丹方上贡。嘉靖皇帝服食有效，连生皇子。于是何首乌之方，天下大为流行。宋怀州知州李治，与一武臣同朝为官。武官已七十有余，身体轻健，面色红润，食欲旺盛。治感到十分惊异，叩问缘由，才知道武官服食了何首乌丸，于是请他传授方药。后来李治得病，盛夏时半身无汗，已经两年了，暗自忧虑。制何首乌丸服用一年有余，身体便开始流汗。此丸活血治风的功效，对人体大有补益。此方用赤、白何首乌各半斤，淘米水浸三夜，竹刀刮去皮，切片焙干，石臼捣为末，炼蜜制成如梧桐子大的丸剂。每次空腹温酒送服五十丸，也可研为细末服用。

附方

1 骨软风疾，腰膝疼，行步不得，遍身瘙痒：用何首乌大而有花纹者，同牛膝各一斤，以好酒一升，浸七夜，晒干，捣为细末，枣肉和成丸剂，如梧桐子大。每一次服三十五丸，空腹酒下。《经验方》。

2 宽筋治损：何首乌十斤，生黑豆半斤，同煎熟，皂荚一斤烧存性，牵牛十两炒取头末，薄荷十两，木香、牛膝各五两，川乌头炮二两，研为细末，酒糊为丸如梧桐子大。每服三十丸，茶汤调下。《永类钤方》。

3 自汗不止：何首乌末，津调，敷肚脐中。《集简方》。

4 肠风脏毒，下血不止：何首乌二两，研为细末。饭前米汤调服二钱。《圣惠方》。

5 瘰疬结核，或破或不破，下至胸前者，皆能治：用何首乌，取根洗净，每日生嚼，并取叶捣烂外涂，几次即止。其药久服，延年黑发，用之神效。《斗门方》。

6 痈疽毒疮，赤何首乌不拘多少，瓶中文武火熬煎，临熟入好无灰酒相等，再煎数沸，时时饮服。其药渣焙研为末，酒煮面糊为丸如梧桐子大。空腹温酒下三十丸，病退后宜常服。陈自明《外科精要》。

7 疥癣满身，不可治者：何首乌、艾叶等份，水煎浓汤洗浴。甚能解痛，生肌肉。王衮《博济方》。

茎、叶

【主治】时珍说：治疗风疮疥癣作痒，煎汤洗浴，非常有效。

按语

何首乌味苦、甘、涩，性微温。制用：补益精血。用于治疗精血亏虚、头晕眼花、须发早白、腰膝酸软、遗精、崩带。生用可以解毒，截疟，润肠通便。用于久疟、痈疽、瘰疬、肠燥便秘等。其藤名夜交藤，味甘，性平，能养血安神，祛风通络。用于治疗心神不宁、失眠多梦，血虚身痛、风湿痹痛，皮肤痒疹。

Bi 萆 Xie 薢

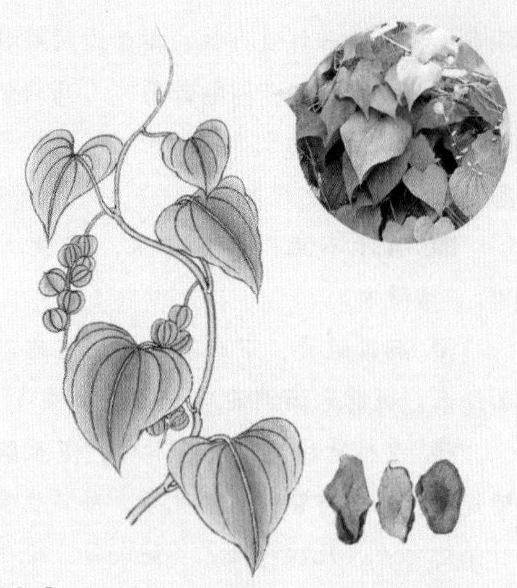

【释名】又名赤节、百枝、竹木、白菝葜。

时珍说：《大明》说时人称它为白菝葜，取其象形。赤节、百枝，又与狗脊同名。

【集解】苏颂说：现在河、峡、汴东、荆、蜀等郡都有。蔓生，苗叶都是青色。叶分三叉，像山薯，又像绿豆叶。花有黄、红、白数种，也有无花结白子的。根呈黄白色，多节，大三指许。春秋采根，晒干。现在成德军所产的，根也像山薯而体硬，其苗引蔓，叶似荞麦，子有三棱，不拘时月采根，利刀切片，晒干后使用。

时珍说：萆薢蔓生，叶像菝葜，如碗大，根又长又硬，大的像商陆根一样坚实。

【气味】味苦，性平，无毒。

【主治】《本经》记载：主治腰脊强痛，骨节风寒湿周痹，恶疮不愈，治热气。

《别录》记载：治疗伤中恼怒，阳痿，小便不禁，老人五缓，关节不利。

甄权说：主治冷风痹痛，腰脚瘫缓不遂，手足惊掣，男子腰痛，久冷，肾间有膀胱宿水。

《大明》记载：主治头眩痫疾，补水脏，坚筋骨，益精明目，中风失音。

王好古说：补肝虚。

时珍说：治小便白浊，阴茎中痛，痔瘘坏疮。

【发明】时珍说：萆薢，是足阳明、厥阴经药。厥阴主筋属风，阳明主肉属湿。萆薢长于去风湿。所以能治缓弱、痹痛、遗浊、恶疮等症属于风湿者。萆薢能除阳明之湿而固下焦，所以能去浊分清。杨倓（tán）《杨氏家藏方》治真元不足，下焦虚寒，小便频数，白浊如膏，有萆薢分清饮，正是此意。杨子建《万全护命方》记载：凡人小便频数，不计次数，小便时茎内痛不可忍者，这种病必先大肠秘热不通，水液只走小肠，大肠越加干竭，甚则浑身热，心躁思凉水，如此即是重症。这种病原本因为贪酒好色，积有热毒腐物瘀血之类，随虚水入于小肠，所以小便时作痛。不饮酒的人必是平时过食辛热荤腻之物，又因好色伤损而致。这是小便频数而痛，与淋证涩而痛者有不同之处。宜用萆薢一两，水浸少时，以盐半两同炒，去盐为末。每服二钱，水一盏，煎至八分，和药渣服用，使水道转入大肠。再用葱汤频洗肛门，令气机通畅，则疼痛自然减轻。

附方

❶ 腰脚痹软，行履不稳：萆薢二十四分，杜仲八分，捣碎过筛。每日清晨温酒服三钱匕，禁食牛肉。唐德宗《贞元广利方》。

❷ 小便频数：川萆薢一斤，研为细末，酒糊制成如梧桐子大的丸剂。每盐酒下七十丸。《集玄方》。

❸ 白浊频数，漩面如油，澄下如膏，乃真元不足，下焦虚寒。萆薢分清饮：用萆薢、石菖蒲、益智仁、乌药等份。每服四钱，水一盏，入盐一捻，煎至七分，饭前温服，每日服一次。

❹ 肠风痔漏：如圣散，用萆薢、贯众（去土）等份，研为细末。每服三钱，温酒空腹服用。孙尚药《传家秘宝方》。

-按语-

萆薢味苦，性平，能利湿祛浊，祛风除痹。用于治疗膏淋，小便混浊，白如米泔，风湿痹痛，筋脉屈伸不利。萆薢为治膏淋的要药。肾阴亏虚、遗精滑泄者慎用。

Tu 土 Fu 茯 Ling 苓

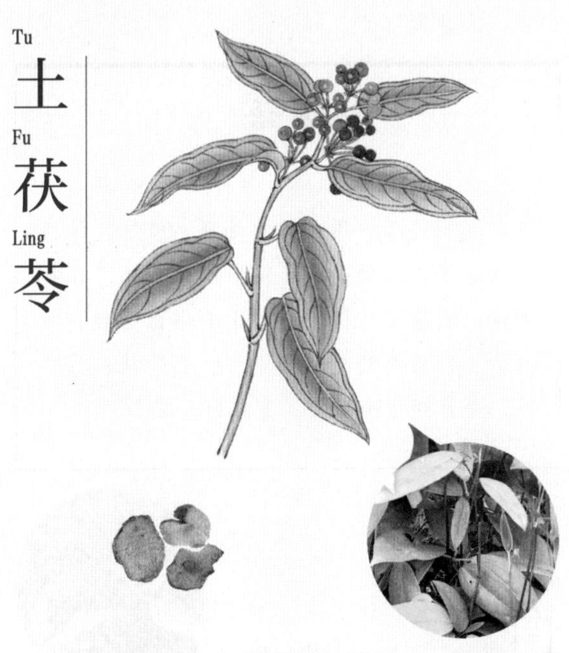

【释名】又名土萆薢、刺猪苓、山猪粪、草禹余粮、仙遗粮、冷饭团、硬饭、山地栗。

时珍说：陶弘景注石部禹余粮说：南中平原沼泽地带有一种藤，叶如菝葜，根呈块状有节，像菝葜而为赤色，味道像山药，也名禹余粮。昔日大禹在山中穿行缺乏粮食，便采它充当粮食，所以有这个名字。查看陶弘景这种说法，就是现在的土茯苓。所以现在还有仙遗粮、冷饭团等名称，也是它的遗意。

【集解】时珍说：土茯苓，楚、蜀地树木丛生的山谷中很多，像莼一样蔓生，茎上有细小的斑点。它的叶不对生，形状颇似大竹叶但质地厚滑，如瑞香叶但长五六寸。它的根形状像菝葜而圆，如鸡鸭蛋大小，连缀而生，相距远的有一尺左右，近的只有几寸，它的肉柔软，可以生吃。有赤、白二种，入药用白者为佳。据《东山经》记载：鼓证之山有一种草，名叫荣草，其叶如柳，其根如鸡蛋，食用可愈风病，可能就是此药。过去的人不知道使用它。近来弘治、正德年间，因流行杨梅疮，都用轻粉药来治疗，造成毒留筋骨，全身溃烂，等到有人用土茯苓来治疗此病，便视为要药。

【气味】味甘、淡，性平，无毒。时珍说：忌茶茗。

【主治】陈藏器说：可当谷食用，不会有饥饿感，调中止泄，健行不睡。

时珍说：健脾胃，强筋骨，去风湿，利关节，止泄泻，治拘挛骨痛，恶疮痈肿。解汞粉、银朱毒。

【发明】汪机说：近来有好色之人，多得杨梅毒疮，可以用轻粉治疗，好了又复发，时间长了便肢体拘挛，变为痈漏，延绵岁月，最后导致残废。细锉土萆薢三两，或加皂荚、牵牛子各一钱，水六碗，煎至三碗，分成三次服用，不过数剂，大多病愈。这种病开始是由毒气犯于阳明而发，加以轻粉燥烈，久而水衰，肝挟相火来凌脾土。土属湿，主肌肉，湿热郁蓄于肌腠，因此发为痈肿，甚至是拘挛，即《内经》所谓的湿气害人皮肉筋骨。土萆薢甘淡而平，能去脾湿，湿去则营卫从而筋脉柔，肌肉实而拘挛痈漏愈。初病服用无效者，是火盛而湿未郁。土茯苓长于去湿，不能去热，病久则热衰气耗而湿郁为多。

时珍说：古代方书没有载录杨梅疮，也没有患这种病的。近来源起于岭南，流传四方。可能是岭南气候炎热，山岚瘴气熏蒸，吃辛热之物，男女淫乱猥亵。湿热之邪积蓄既深，发为毒疮，于是互相传染，自南而北，遍及全国，然而都是淫邪之人患病。它的种类有数种，治疗的方法一样。其证多属厥阴、阳明二经，而兼有他经。邪之所在经络，则先发出，如兼少阴、太阴则发于咽喉，兼太阳、少阳则发于头耳。这是因为相火寄于厥阴，肌肉属于阳明的缘故。医生用轻粉、银朱劫剂，五七日即愈。水银性走而不守，加以盐、矾，升为轻粉、银朱，其性燥烈，善逐痰涎。涎是脾之液，此物入胃，气归阳明，故涎被劫，随火上升，从喉颊齿缝而出，故疮即干痿而愈。如果服用过量，或使用时不得要领，则毒气窜入经络筋骨之间，不能出来。痰涎既去，血液耗涸，筋失所养，营卫不从，变为筋骨挛痛，发为痈毒疳漏。久则生虫为癣，手足皴裂，于是成为废痼之疾。土茯苓气平味甘而淡，为阳明本药，能健脾胃，去风湿，脾胃健则营卫从，风湿去则筋骨利，所以各种症状大多痊愈，这也是古人所未言及的妙法。现在医家用搜风解毒汤，治杨梅疮，不用轻粉。病深者月余能愈，病浅者半月即愈。治疗轻粉药后所致的筋骨挛痛、瘫痪不能动履，服后也有效果。其方用土茯苓一两，薏苡仁、金银花、防风、木瓜、木通、白鲜皮各五分，皂荚子四分，气虚加人参七分，血虚加当归七分，水二大碗煎饮，一日服三次。忌饮茶及牛、羊、鸡、鹅、鱼肉、烧酒、法面、房劳。

附方

1 杨梅毒疮：邓笔峰《杂兴方》：用土茯苓四两，皂角子七个，水煎代茶饮。浅者十四天，深者二十八天，见效。一方：土茯苓一两，五加皮、皂角子、苦参各三钱，金银花一钱，用好酒煎。每日服一次。

2 小儿杨梅疮，起于口内，延及遍身：用土茯苓末，乳汁调服。月余自愈。《外科发挥》。

3 骨挛痈漏：①薛己《外科发挥》云：服轻粉致伤脾胃气血，筋骨疼痛，久而溃烂成痈，连年累月，以致终身成废疾者。土茯苓一两，有热加黄芩、黄连，气虚加四君子汤，血虚加四物汤，水煎代茶饮服。月余即安。②《朱氏集验方》用土茯苓四两，加四物汤一两，皂角子七个，川椒四十九粒，灯心七根，水煎饮服。

4 瘰疬溃烂：土茯苓切片或为末，水煎服或入粥内食用。需多食为好。江西所出色白者为好。忌铁器、发物。陆氏《积德堂方》。

按语

土茯苓味甘、淡，性平，能解毒，除湿，通利关节。用于杨梅毒疮，肢体拘挛，淋浊带下，湿疹瘙痒，痈肿疮毒。还可以解汞毒，对梅毒或因梅毒服汞剂中毒而致肢体拘挛、筋骨疼痛者疗效尤佳，为治梅毒的要药。肝肾阴虚者慎服。服药时忌茶。

Bai 白 Lian 蔹

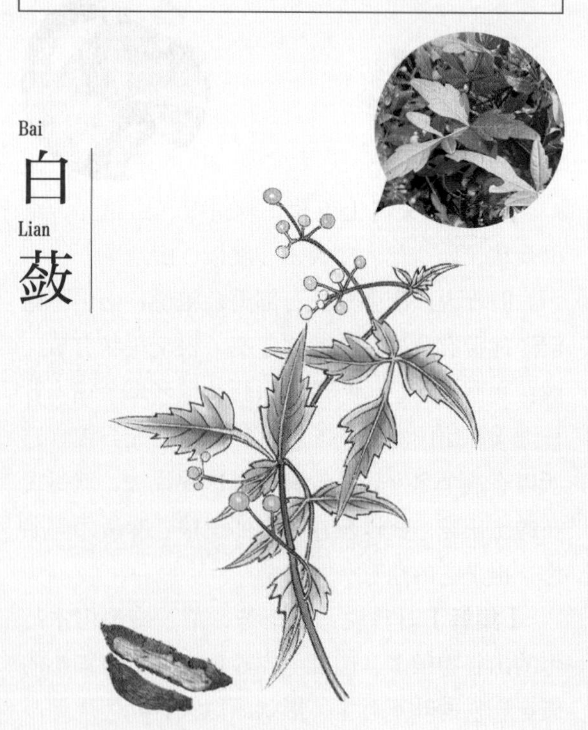

【释名】又名白草、白根、兔核、猫儿卵、昆仑。

寇宗奭说：白蔹，服食方少用，唯有收敛疮疡方多用，因此得名白蔹。

时珍说：兔核、猫儿卵，都是取其象形。昆仑，是说它的皮黑。

【集解】《别录》记载：白蔹生于衡山山谷。二月、八月采根，晒干。

苏敬说：根似天门冬，一株下有十根左右，皮赤黑，肉白，如芍药，不像白芷。

韩保昇：蔓生，枝端有五片叶，到处都有。

苏颂说：现在江淮及荆、襄、怀、孟、商、齐等州都有。二月生苗，多在林中长藤蔓，赤茎，叶如小桑叶。五月开花，七月结果实。根像鸡鸭蛋，但是更长些，三至五枚同一窠，皮黑肉白。还有一种赤蔹，花、果实功用都相同，只是外表、里面都是红色。

【气味】味苦，性平，无毒。

【主治】《本经》记载：主治痈肿疽疮，散结气，止痛除热，除目中赤，小儿惊痫温疟，女子阴中肿痛，带下赤白。

《别录》记载：杀火毒。

《大明》记载：治发背瘰疬，面上疱疮，肠风痔漏，血痢，刀箭疮，跌打损伤，生肌止痛。

时珍说：解狼毒。

【发明】陶弘景说：生取根捣，外敷痈肿，有效。

苏颂说：现在的医生多用它治风及金疮，研末调成糊状，方中多用。往往与白及相须而用。

附方

1 发背初起：水调白蔹末，外涂。《肘后方》。

2 冻耳成疮：白蔹、黄柏等份，研为细末，生油调搽。谈野翁方。

3 汤火灼伤：白蔹研为细末，外敷。《外台秘要》。

4 诸物哽咽：白蔹、白芷等份，为末，水服二钱。《圣惠方》。

5 诸疮不敛：白蔹、赤蔹、黄柏各三钱炒研，轻粉一钱，用葱白浆水洗净，外敷。《瑞竹堂方》。

按语

白蔹味苦、辛，性微寒，能清热解毒，消痈散结，敛疮生肌。用于治疗疮痈肿毒，瘰疬痰核；水火烫伤，手足皲裂。还具清热凉血、收敛止血的作用，用于血热之咯血、吐血；单用捣烂外敷可用于扭挫伤痛等。脾胃虚寒者不宜服。反乌头。

山豆根（Shan Dou Gen）

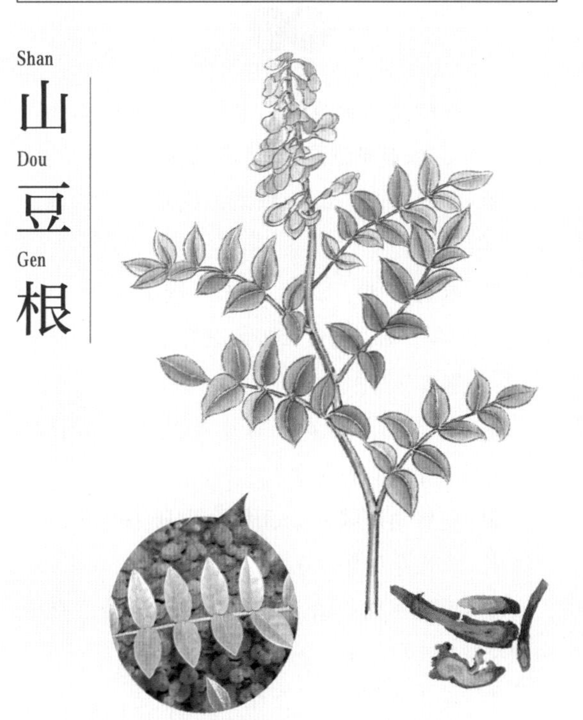

【释名】又名解毒、黄结、中药。

苏颂说：它的藤蔓如大豆，因此得名。

【集解】苏颂说：山豆根生于剑南及宜州、果州山谷，现在广西也有，以产于忠州、万州的为好。苗蔓如豆，叶青，经历冬季而不凋谢，八月采根。产于广南的像小槐，高一尺左右，石鼠啃食其根，所以岭南人捕鼠，取出肠胃晒干，解毒攻热非常有效。

【气味】味甘，性寒，无毒。

【主治】《开宝本草》记载：解诸药毒，止痛，消疮肿毒，治发热咳嗽，人与马的急性黄疸，杀小虫。

苏颂说：含之咽汁，解咽喉肿毒，非常有效。

时珍说：研为细末后用汤调服五分，治腹胀喘满。酒服三钱，治女人血气腹胀，又下绦虫等。做成丸剂服用，止下痢。磨汁服，止突患热厥心腹疼痛、各种痔疮疼痛。研汁外涂可以治各种热肿秃疮、蛇狗蜘蛛咬伤。

附方

1 多种急性黄疸：山豆根末，水服二钱。若带蛊气，以酒用服。《随身备急方》。

2 霍乱吐利：山豆根末，橘皮汤下三钱。《随身备急方》。

3 赤白下痢：山豆根末，蜜丸如梧桐子大。每服二十丸，空腹温开水送下，三服自止。《随身备急方》。

4 水蛊腹大有声，而皮色黑者：山豆根末，酒服二钱。《圣惠方》。

5 突然患腹痛：山豆根，水研半盏服，入口即定。《随身备急方》。

6 头风热痛：山豆根末，油调，涂在两太阳穴上。《随身备急方》。

7 头上白屑：山豆根末，浸油，每日外涂。《随身备急方》。

8 牙龈肿痛：山豆根一片，含于痛处。《随身备急方》。

9 喉中发痈：山豆根磨醋噙含，口中流出涎即愈。病势严重不能言语者，频频用鸡毛扫入喉中，引涎出，即能言语。《永类钤方》。

10 疥癣虫疮：山豆根末，腊猪脂调涂。《随身备急方》。

按语

山豆根味苦，性寒，有毒，能清热解毒，利咽消肿。用于咽喉肿痛、牙龈肿痛，还可用于湿热黄疸、肺热咳嗽、痈肿疮毒等症。过量服用易引起呕吐、腹泻、胸闷、心悸等副作用，因此用量不宜过大。脾胃虚寒者慎用。

黄药子
Huang Yao Zi

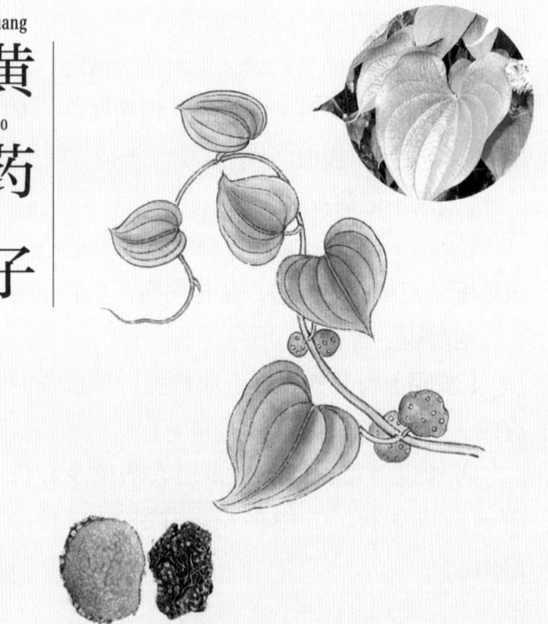

【释名】又名木药子、大苦、赤药、红药子。

时珍说：据沈括《梦溪笔谈》记载，本草甘草注引郭璞注《尔雅》说：蘦（lìng）大苦者，即是甘草。蔓生，叶子像薄荷而呈青黄色，茎为赤色有节，节旁长枝，这是黄药子，其味极苦，所以说大苦，不是甘草。

【集解】苏颂说：黄药子原产于岭南，现在夔、陕州郡及明、越、秦、陇山中也有，以忠州、万州者为佳。藤生，高三四尺，根及茎似小桑，十月采根。秦州出产的称为红药子，施州称为赤药，叶似荞麦，枝梗为赤色，七月开白花，其根湿时呈红赤色，晒干即变为黄色。《本经》有药实根，说是生于蜀郡山谷。苏敬说：即黄药子，用其核仁。疑即黄药之实，但言叶似杏，其花红白色，子肉味酸，这是它们不同的地方。

时珍说：黄药子现在到处有人栽种。其茎高二三尺，柔而有节，像藤，但实际上不是藤。叶如拳头大小，长三寸左右，也不似桑。它的根长的一尺许，大的粗二三寸，外为褐色，内为黄色，也有呈黄赤色的，肉色很像羊蹄根。人们捣其根入染蓝缸中，说是容易变色。唐代苏敬说药实根即药子，宋代苏颂便认为是黄药的果实。然而现在的黄药冬枯春生，开碎花无实。苏敬所谓药子，也不专指黄药。所以苏颂所言，不可凭信。

【气味】味苦，性平，无毒。

【主治】《开宝本草》记载：主治各种恶肿疮瘘、喉痹、蛇犬咬毒，研水服用，也可含服，也可外涂。

时珍说：凉血降火，消瘿解毒。

【发明】苏颂说：孙思邈《千金月令方》记载：治疗忽然生出瘿瘤一二年的患者，用万州黄药子半斤，以质重紧实的为好。如果质地轻虚，则是其他州所产，效力减慢，用量要加倍。取无灰酒一斗，投药入酒中，密封瓶口。用糠火烧一复时，待酒冷后打开。不拘时饮一杯，不让酒气断绝。三五日后，常照镜子，感觉瘿瘤消，立即停饮，否则会让人的颈项变细。刘禹锡《传信方》也记述了它的功效，说从邕（yōng）州从事张岧（tiáo）处得到这张方子。张岧亲自看见有效，再次试验，其效如神。其方相同，稍有不同之处是烧酒时有酒香外溢，瓶头有水津渗出即止，不待一夜，火不可过猛。

附方

1 瘿瘤：黄药子一斤，洗净锉细，用酒一斗浸泡。每日早、晚各服一盏。忌一切毒物及戒怒。以线逐日度量瘿瘤，便可知晓它的疗效。《斗门方》。

2 吐血不止：黄药子一两，水煎服。《圣惠方》。

3 咯血吐血：①《百一选方》：用蒲黄、黄药子等份，研为细末，掌中舔舐。②王衮《博济方》：用黄药子、汉防己各一两，研为细末。每服一钱，小麦汤食后调服，每日服二次。

4 鼻衄不止：黄药子为末，每服二钱，煎淡胶汤调下。良久，用新水调面一匙头服用。《简要济众方》。《兵部手集方》只以新汲井水磨汁一碗，一次服完。

5 产后血晕，恶物冲心，四肢冰冷，唇青腹胀，昏迷：红药子一两，头红花一钱，水二盏，妇人油钗二只，同煎一盏服。大小便俱利，血自下也。禹讲师《经验方》。

6 天疱水疮：黄药子末，外擦。《集简方》

按语

黄药子味苦，性寒，有毒，能化痰散结消瘿，清热解毒。用于治疗瘿瘤、疮疡肿毒、咽喉肿痛、毒蛇咬伤等症。本品有毒，不宜过量。

Wei 威 Ling 灵 Xian 仙

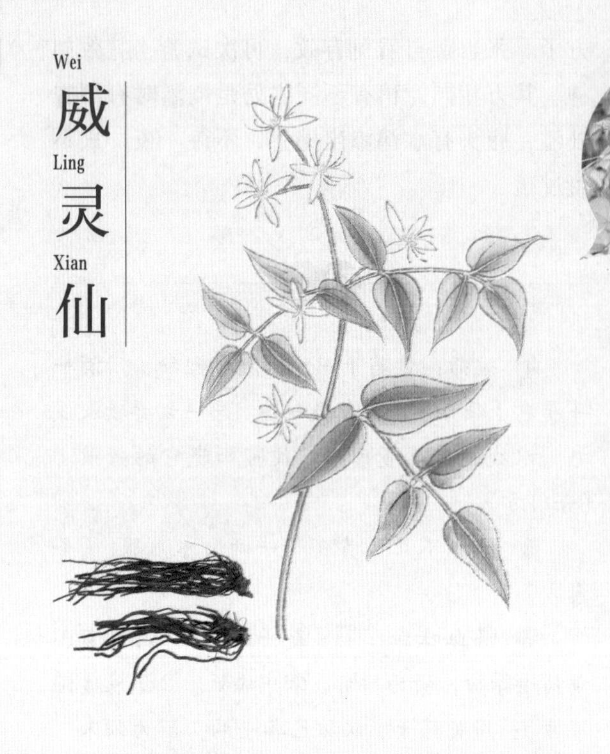

【释名】时珍说：威，是说它的药性威猛；灵仙，是说它的功效神奇。

【集解】苏颂说：现在陕西及河东、河北、汴东、江湖州郡都有。初生时作蔓，茎如钗股，四棱。叶子像柳叶，一层层，每层有六七叶，如车轮，有六层到七层。七月内开花，六瓣，呈浅紫色或碧白色，抽穗似莆台子，也有像菊花头的。果实为青色。根稠密，多须如稻谷，每年朽烂腐败。九月采根。

时珍说：它的根每年长出新的旁根，年久逐渐茂盛。一根丛须有数百条，长的有二尺左右。初时呈黄黑色，干枯后为深黑色，通俗称为铁脚威灵仙。另有数种，根须都一样，但颜色有的黄有的白，都不可用。

【气味】味苦，性温，无毒。时珍说：味微辛、咸、不苦。忌茗、面汤。

【主治】《开宝本草》记载：主治各种风证，宣通五脏，去腹内冷痛、心膈间痰水、久积肿块、两胁气块、膀胱陈久的脓液恶水，腰膝冷痛，疗折伤。长期服用不发生温疫、疟疾。

李杲说：祛除新老积滞，消除胸中痰唾，散皮肤、大肠风邪。

【发明】苏颂说：唐朝贞元年间，嵩阳子周君巢撰著《威灵仙传》：威灵仙，能去众风，通十二经脉，早上服用，晚上收效。疏通宣畅五脏冷脓、积水所致病变，微有下利作用，但不伤身体。服此四肢轻健，手足微暖，并得清凉。从前，商州有一个人患手足不遂，已经有几十年不能行走了。即使是医术高超的医生对此也束手无策。他的亲人将他放在路旁，向过路人求救。有一新罗僧人见了，告诉他说：这种病有一种药可以治疗，但不知道这个地方有没有。于是，僧人便入山中替他寻找这种药材，最终寻得，乃是威灵仙。让他服用，几日后便能走路了。后来山里人邓思齐知道此事，便广为宣传。这种药治男子妇人中风不语、手足不遂、口眼歪斜、言语不利、筋骨节风、绕脐风、胎风、头风，暗风、心风、风狂、大风、皮肤风痒、白癜风、热毒风疮、头旋目眩、手足顽痹、腰膝疼痛、久立不得、曾经损坠、腰背疼痛、肾脏风壅、伤寒瘴气、憎寒壮热、头痛流涕、黄疸黑疸、头面浮肿、腹内宿滞、心头痰水、膀胱积脓、口中流涎、寒热气壅、肚腹胀满、喜欢吃茶滓、心痛、胸膈气胀、冷气攻窜等症。脾肺各种气病，如痰热咳嗽气急，坐卧不安，气上冲导致眼发红，攻窜致耳有脓，阴汗盗汗，大便干，小便少，服此药很快就可以通畅。对于气痢、痔疮、瘰疬、疥癣、妇人月经不来、月经多日不干净、气血冲心、产后大小便不通、小儿病变等症，这味药也都能治疗。方法是采根后，阴干月余，捣末。温酒调一钱匕，空腹服用。如果身体壮实可以承受药力，可加到六钱。下利超过两次则减量，病愈后停止服用。它的药性和善，与其他药不发生不良反应，只是恶茶水以及面汤，以甘草、栀子代饮即可。又可将威灵仙洗净，焙为末，用好酒和令微湿，放入竹筒内塞紧，九蒸九晒。如果干了，则添酒洒润。用白蜜和，制成梧桐子大小的丸剂。每服二十至三十丸，温酒送下。

苏敬说：腰肾脚膝积聚，肠内各种冷病，积年不愈者，服用都有效果。

寇宗奭说：它的药性快利，多服能疏人五脏真气。

朱震亨说：威灵仙属木，是治痛风的要药，病位在上下者都适宜，服用非常有效。它的药性好走，也可横行，所以崔元亮说它去众风，通十二经脉，早上服用，晚上便可收效。

时珍说：威灵仙气温，味微辛咸。辛泄气，咸泄水。所以风湿痰饮之病，气壮者服用有速效。它的药性大抵疏利，久服恐损真气，因此气弱者不可服用。

附方

1 脚气入腹，胀闷喘急：用威灵仙末，每服二钱，酒下。痛减一分，则药量也减一分。《简便方》。

2 腰脚诸痛：①《千金方》用威灵仙末，空腹温酒送服一钱。逐日以大便微利为度。②《经验方》用威灵仙一斤，洗干，好酒浸七日，研为细末，面糊为丸如梧桐子大。以浸药酒，每服二十丸。

3 肾脏风壅，腰膝沉重：威灵仙末，制成如梧桐子大的蜜丸。温酒送服八十丸。清晨大便微利恶秽之物，如青脓胶，即是风毒积滞。如果没有下利，再服一百丸。下利后，吃粥补养。一个月后仍然常服温补药。《集验方》。

4 筋骨毒痛：因患杨梅疮，服轻粉毒药，年久不愈者。威灵仙三斤，水酒十瓶，封煮一炷香，出火毒。每日饮服，以愈为度。《集简方》。

5 破伤风病：威灵仙半两，独头蒜一个，香油一钱，一起捣烂，热酒冲服。汗出即愈。《卫生易简方》。

6 手足麻痹，时发疼痛，或打仆伤损，痛不可忍，或瘫痪等：炒威灵仙五两，生川乌头、五灵脂各四两，研为细末，用醋糊成如梧桐子大的丸剂。每服七丸，用盐汤下。忌茶。《普济方》。

7 噎塞膈气：威灵仙一把，醋、蜜各半碗，煎至五分，服用。吐出宿痰，即愈。唐瑶《经验方》。

8 停痰宿饮，喘咳呕逆，全不入食：威灵仙焙，半夏姜汁浸焙，研为细末，用皂角水熬膏，制成如绿豆大的丸剂。每服七至十丸，姜汤送下，每日服三次，一月为验。忌茶、面。

9 腹中痞积：威灵仙、楮桃儿各一两，研为细末。每温酒服三钱。名化铁丸。《普济方》。

10 大肠冷积：威灵仙末，制成如梧桐子大的蜜丸。晚上七点到九点时，用生姜汤下十到二十丸。《经验良方》。

11 肠风泻血日久：威灵仙、鸡冠花各二两，米醋二升，煮干，炒为末，用鸡蛋清和成小饼，炙干后再研。每服二钱，陈米汤下，每日服二次。《圣济总录》。

12 痔疮肿痛：威灵仙三两，水一斗，煎汤，先熏后洗。《外科精义》。

13 诸骨鲠咽：①威灵仙一两二钱，砂仁一两，砂糖一盏，水二盅，煎至一盅。温服。②《乾坤生意》：用威灵仙米醋浸二日，晒干研末，醋糊制成如梧桐子大的丸剂。每服二三丸，半茶半汤送下。如果想吐，用铜青末半匙，入油一二点，茶服，探吐。③《圣济总录》：治鸡鹅骨鲠，赤茎威灵仙五钱，井华水煎服，骨鲠即软如绵而吞下，非常有效。

按语

威灵仙味辛、咸，性温，能祛风湿，通络止痛，消骨鲠。用于治疗风湿痹痛，肢体麻木，筋脉拘挛，屈伸不利，骨鲠咽喉。其性猛善走，可通行十二经。还可治跌打伤痛、头痛、牙痛、胃脘痛等，并能消痰逐饮，用于痰饮、噎膈、痞积。因为其辛散走窜，气血虚弱者慎服。

茜草 Qian Cao

【释名】又名蒨（qiàn）、茅蒐（sōu）、茹藘（lú）、地血、染绯草、血见愁、风车草、过山龙、牛蔓。

时珍说：据陆佃说：许慎《说文解字》说蒐是人血所化，则草鬼为蒐。陶弘景说此草东方有而少，不如西方多，那么西合草就是茜字。陆机说：齐人称它为茜，徐人称它为牛蔓。茂盛的草称为蒨，牵引生长的为茹，连接覆盖地面的为藘，那么蒨、藘的名称，又取此义。人血所化这种说法，恐怕只是传说。《土宿真君本草》说：四补草，它的根是茜草。又名西天王草、四岳近阳草、铁塔草、风车儿草。

【集解】《别录》记载：茜根生于乔山山谷。二月、三月采根晒干。又说：苗根生于山阴谷中，蔓附于草木上，茎有刺，果实如椒。

陶弘景说：这就是现在染绛所用的茜草。东方各处有，但数量少，不如西方多。

时珍说：茜草十二月生苗，蔓延数尺。茎为方形，中空有筋，外有细刺，数寸一节。每节有五叶，叶子像乌药叶但糙涩些，叶面青色，背为绿色。七八月开花，结实如小椒大，中有细小的种子。

【修治】雷敩说：一般使用时用铜刀于槐砧上锉细，晒干，不要接触铅铁。不用赤柳草根，两者很相似，只是味道酸涩。误服后会令人患内障眼，如果误服赶紧服用甘草水，即散毒气。

【气味】味苦，性寒，无毒。

【主治】《本经》记载：主治寒湿风痹、黄疸，可以补中。

《别录》记载：止血，崩漏下血，膀胱不足，跌打损伤，虫毒。久服益精气，轻身。可以染绛。根苗主治痹以及热中损伤跌折。

甄权说：治风寒暑湿燥火过盛损伤心肺，导致吐血泻血。

《大明》记载：止鼻血，尿血，产后血晕，月经不止，带下，跌打损伤所致的瘀血，泄精，痔瘘疮疖排脓。用酒煎服。

时珍说：通经脉，治骨节风痛，活血行血。

【发明】朱震亨说：俗医治痛风，用草药取速效。如石丝为君，过山龙等为佐。但是这些药都性热而燥，不能养阴，只能燥湿，治轻浅的病症。湿痰得燥而开，瘀血得热而行，所以只能暂时收效。如果病深而血少，则愈劫愈虚而病愈深。

时珍说：茜根色赤而气温，味微酸而带咸。

色赤入营，气温行滞，味酸入肝而咸走血，是手足厥阴血分的药，专于行血活血。治女子经水不通，用一两煎酒服用，一日即通，非常有效。

附方

❶ 吐血不止：茜根一两，捣末。每服二钱，水煎冷服。也可水和二钱服。周应《简要济众方》。

❷ 吐血燥渴及解毒：用茜根、雄黑豆去皮、炙甘草等份，研为细末，井水为丸如弹子大。每温水化服一丸。《圣济总录》。

❸ 鼻血不止：茜根、艾叶各一两，乌梅肉二钱半，研为细末，炼蜜制成如梧桐子大的丸剂。每次用乌梅汤下五十丸。《本事方》。

❹ 五旬行经，妇人五十后，经水不止：用茜根一两，阿胶、侧柏叶、炙黄芩各五钱，生地黄一两，小儿胎发一枚烧灰，分作六份。每份水一盏半，煎至七分，入发灰服用。唐瑶《经验方》。

❺ 心瘅心烦内热：茜根煮汁服用。《伤寒类要》。

❻ 解中蛊毒，吐下血如猪肝：茜草根、蘘荷叶各三分，水四升，煮至二升，服完即愈。《小品方》。

❼ 黑须乌发：茜草一斤，生地黄三斤，取汁。以水五大碗，煎茜绞汁，将药渣再煎三遍。取汁同地黄汁，微火煎如膏，以瓶盛贮。每日空腹温酒服半匙，一月后须发黑如漆。忌萝卜、五辛。《圣济总录》。

❽ 蝼蛄漏疮：茜根烧灰、千年石灰等份，为末。油调外敷。《儒门事亲》方。

❾ 脱肛不收：茜根、石榴皮各一把，酒一盏，煎至七分，温服。《圣惠方》。

按语

茜草味苦，性寒，能凉血化瘀止血，通经。用于治疗血热妄行或血瘀脉络之出血证、血瘀经闭、跌打损伤、风湿痹痛。止血炒炭用，活血通经生用或酒炒用。

防己 (Fang Ji)

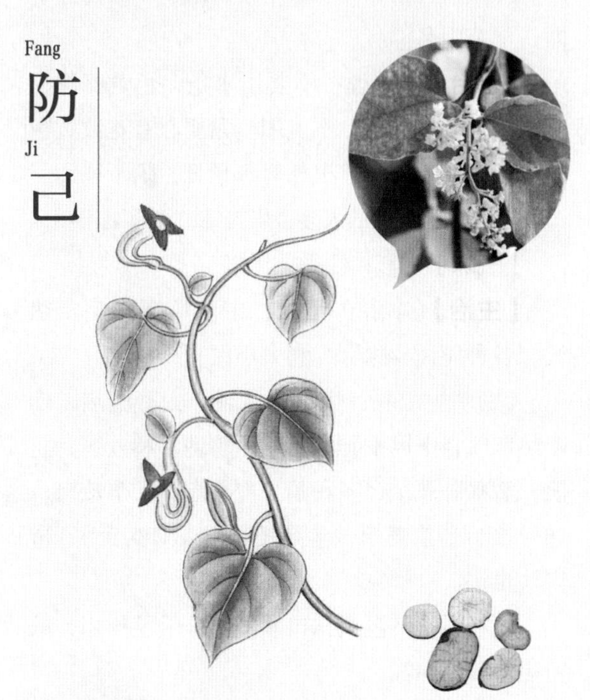

【释名】又名解离、石解。

时珍说：李杲说，防己如危险而勇健之人，幸灾乐祸，能带头作乱，如果善于用它，也可御敌。它的名字或取此义。解离，因其纹理纷解，因此得名。

【集解】《别录》记载：防己生于汉中山谷。二月、八月采根，阴干。

李当之：它的茎像葛，蔓延。它的根外为白色内为黄色，如桔梗，内有黑纹，以有车轮的辐条者为佳。

苏颂说：现在黔中也有出产。但汉中出产的，破开它有纹理像车轮的辐条，黄实而香，茎梗甚嫩，苗叶有一点像牵牛。折断它的茎，从一头吹气，气从中贯，像木通一样。他地出产者青白虚软，又有腥气，皮皱，皮上面有丁足子（指表面凹凸不平，有明显的纵沟及少数横皱纹），名木防己。苏敬说木防己不能用。而古方张仲景治伤寒有增减木防己汤，及防己地黄汤、五物防己汤、黄芪六物等方。孙思邈治遗尿小便涩，也有三物木防己汤。

陈藏器说：如陶弘景所说，汉、木二防己，即是根苗为名。

【修治】雷敩说：不要用木条，色黄、腥、皮皱、上有丁足子，不能用。只要心有花纹黄色的，锉细，用车前草根相对蒸半日，晒干取用。

时珍说：现在的人多去皮锉细，酒洗晒干用。

【气味】味辛，性平，无毒。

【主治】《本经》记载：主治风寒温疟、热气、各种痫证，除邪，利大小便。

《别录》记载：疗水肿风肿，去膀胱热，伤寒热邪气，中风手脚挛急，通腠理，利九窍，止泄，散痈肿恶结，各种病（即瘑疮，生手足间，相对生，如茱萸子，疼痒浸淫，久则生虫）、疥癣、虫疮。

甄权说：治湿风，口面歪斜，手足拘痛，散留痰，肺气喘嗽。

张元素说：治中下焦湿热肿，泄脚气，行十二经。

甄权说：木防己主治男子肢节中风，毒风不语，散结气痈肿，温疟，风水水肿，去膀胱热。

【发明】陶弘景说：防己是治风水的要药。

陈藏器说：治风用木防己，治水用汉防己。

张元素说：去下焦湿肿及痛，并泄膀胱火邪，必用汉防己、龙胆草为君，黄柏、知母、甘草为佐，防己是太阳本经药。

李杲说：《本草十剂》说：通可去滞，通草、防己之类即是如此。防己味大苦，性寒，能泻血中湿热，通其滞塞，也能泻大便，补阴泻阳，是助秋冬、泻春夏的药。与人相比类，属于危险但勇健的一类。幸灾乐祸，能带头作乱。然而善于用它，也可御敌，这是副作用很大的一味药，但疗效也很好，所以圣人存而不废。这种药味臭可恶，下咽则令人身心烦乱，饮食减少。至于十二经有湿热壅塞不通，以及湿热下注脚气，除膀胱积热，庇护其根本，没有此药不可，真是通行经脉的仙药，没有其他药可以替代。如果饮食劳倦，阴虚生内热，元气谷食已亏，用防己泄大便，则重亡其血，此不可用之一。如病人大渴引饮，是热在上焦肺经气分，宜渗泄，而防己是下焦血分药，此不可用之二。外伤风寒，邪传肺经，气分湿热，而小便黄赤，乃至不通，此上焦气病，禁用血药，此不可用之三。大概来说，属于上焦湿热的都不可用。下焦湿热流入十二经，致大小便不通者，可斟酌而用。

附方

❶ 皮水胕肿：水气泛溢皮肤而见水肿的病症，按之没指，不恶风，水气在皮肤中，四肢轻微抖动，用防己茯苓汤。防己、黄芪、桂枝各三两，茯苓六两，甘草二两，每服一两，水一升，煎半升服，每日服三次。张仲景方。

❷ 风水恶风：由风邪侵袭，肺气失于宣降，不能通调水道，水湿潴留体内所致，汗出身重，脉浮，防己黄芪汤。防己一两，黄芪二两二钱半，白术七钱半，炙甘草半两，锉散。每服五钱，生姜四片，枣一枚，水一盏半，煎至八分，温服。良久再服。如腹痛，加芍药。张仲景方。

❸ 小便淋涩：三物木防己汤，用木防己、防风、葵子各二两，切碎，水五升，煮至二升半，分三次服用。《千金方》。

❹ 膈间支饮：其人喘满，胃脘部痞坚，面黧黑，其脉沉紧，得之数十日，医用吐药、下药不愈，木防己汤主之。虚者即愈，实者三日，再用不愈，去石膏，加茯苓、芒硝主之。

用木防己三两，人参四两，桂枝二两，石膏鸡蛋大十二枚，水六升，煮取一升，分几次服用。张仲景方。

5 伤寒喘急：防己、人参等份，研为细末。用桑白皮汤服二钱，不拘老小。

6 肺痿喘嗽：汉防己末二钱，浆水一盏，煎至七分，慢慢呷服。《儒门事亲》。

7 肺痿咯血，多痰者：汉防己、葶苈等份，研为细末。糯米汤每服一钱。《古今录验方》。

8 鼻衄不止：生防己末，新汲井水服二钱，再用少许嗃鼻。《圣惠方》。

9 霍乱吐利：防己、白芷等份，研为细末。新汲井水送服二钱。《圣惠方》。

10 目睛暴痛：防己酒浸三次，研为细末。每次服二钱，温酒送下。《摘玄方》。

-按语-

防己味苦、辛，性寒，能祛风湿，止痛，利水消肿。用于治疗风湿痹证，水肿，小便不利，脚气，湿疹疮毒。若取祛风湿止痛，多用木防己，利水消肿多用汉防己。本品大苦大寒易伤胃气，胃纳不佳及阴虚体弱者慎服。

Tong 通 Cao 草

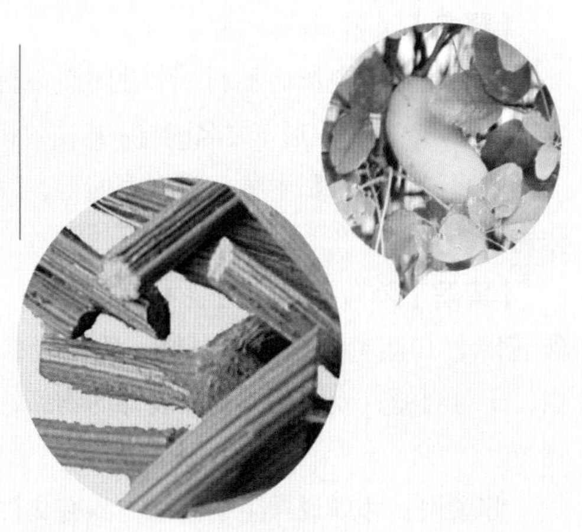

【释名】又名木通、附支、丁翁、万年藤，子名燕覆。

时珍说：有细孔，两头都通，所以叫通草，就是现在的木通。

【集解】《别录》记载：通草生长于石城山谷及山阳。正月、二月采枝，阴干。

陶弘景说：现在产于靠近道路旁，绕树藤生，汁白。茎有细孔，两头都通。含一头吹气，以气从另一头出的为好。

苏敬说：这种药粗的直径有二三寸，每节有二三枝，枝头有五片叶子。子长三四寸，核黑瓤白，食用味道甘美。南方人称为燕覆子，或名乌覆子。七八月采收。

时珍说：现在的木通，有紫、白二色。紫色的皮厚味辛，白色的皮薄味淡。《本经》说味辛，《别录》说味甘，这是因为二者都能通利。

【气味】味辛，性平，无毒。

【主治】《本经》记载：除脾胃寒热，通利九窍血脉关节，令人不忘，去恶虫。

《别录》记载：疗脾疸，嗜睡，心烦呕哕，出声音，治耳聋，散痈肿各种结块不消，以及金疮、恶疮、鼠瘘、折伤、鼻内息肉，能堕胎，杀虫。

甄权说：治五淋，利小便，开关格，治人多睡，主水肿浮大。

孟诜说：利诸经脉寒热不通之气。

陈士良说：理风热，治疗小便频数急疼，小腹虚满，煎汤和葱食用有效。

《大明》记载：安心除烦，止渴退热，明耳目，治鼻塞，通小肠，下水，破积聚血块，排脓，治疮疖，止痛，催生下胞，女人血闭，月经不调，流行时病，头痛目眩，身体瘦劣，乳房结块，以及乳汁不下。

陈藏器说：利大小便，令人心情舒畅，下气。

李珣说：主治各种瘘疮，喉痹咽痛，浓煎含咽。

李杲说：能通经利窍，导小肠火。

【发明】李杲说：《本草十剂》说，通可去滞，通草、防己之类即是。防己味大苦性寒，能泻血中湿热之滞，又通大便。通草味甘淡，能助西方秋气下降，利小便，专泻气滞。肺受热邪，津液气化之源绝，则寒水断流，膀胱受湿热，小便不通，宜用通草治疗。症见胸中烦热，口燥舌干，咽干，大渴引饮，小便淋沥，或闭塞不通，胫酸脚热，都宜用通草治疗。凡气味与它相同的，如茯苓、泽泻、灯草、猪苓、琥珀、瞿麦、车前子之类，都可以渗湿利小便，能泄其滞气。又说：木通下行，泄小肠火，利小便，与琥珀功效相同，其他的药不可比。

时珍曰：木通是入手厥阴心包络经、手太阳小肠经、足太阳膀胱经的药。所以上能通心清肺，治头痛，利九窍；下能泄湿热，利小便，通大肠，治遍身拘痛。它能泻心火，则肺不受邪，能通水道。水源既清，则津液自化，而诸经之湿与热，都从小便泄去。所以古方导赤散用它，也是泻南补北、扶西抑东之意。杨仁斋《仁斋直指方》说：人遍身胸腹隐热，疼痛拘急，足冷，都是由伏热伤血所致。血属于心，宜用木通以通心窍，则经络流行。

附方

❶ 心热尿赤，面赤唇干，咬牙口渴：导赤散，用木通、生地黄、炙甘草等份，入水竹叶七片，水煎服。钱乙方。

❷ 妇人血气：木通浓煎三至五盏，饮之即通。孟诜《食疗本草》。

❸ 金疮导致踒（wō，腿脚绵软无力，此专指足骨折伤）折：通草煮汁酿酒，每日饮用。

按语

此通草即现在所说的木通，味苦，性寒，有毒，能利尿通淋，清心火，通经下乳。用于治疗热淋涩痛，水肿，口舌生疮，心烦尿赤，经闭乳少。还能利血脉，治疗湿热痹痛。用量不宜过大，也不宜久服，肾功能不全者及孕妇忌服，内无湿热者、儿童与年老体弱者慎用。

通脱木

Tong Tuo Mu

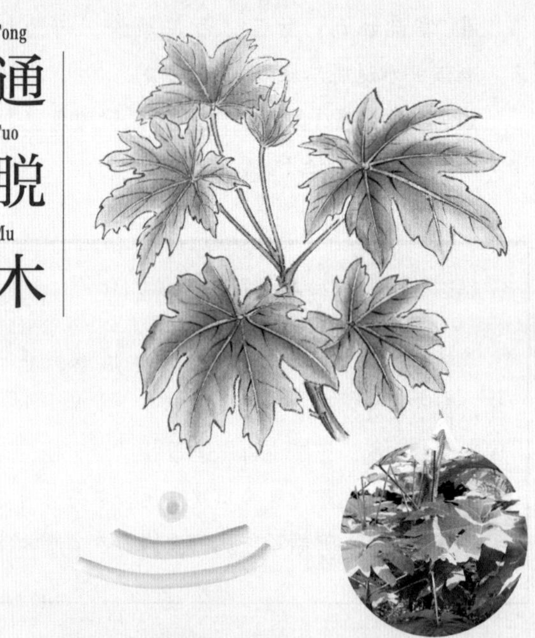

【释名】又名通草。

李杲说：尿道涩而不利，水肿闭而不行，用之即刻通畅，所以有通草之名。与木通功效相同。

陈嘉谟说：白瓤中藏，脱去木即得，因此叫作通脱。

【集解】陈藏器说：通脱木生于山侧。叶子像蓖麻。其茎空腹，中有白瓤，质地轻，颜色白，十分可爱，女人用它当作装饰的物品，又名通草。

苏颂说：郭璞说：生于江南，高有丈许，它的叶大如荷叶，但肥厚些，茎中瓤为正白色。现在园圃也有栽种的，或蜜煎后当作果品，食用味道甘美。

【气味】味甘、淡，性寒，无毒。

【主治】李杲说：利尿道，治五淋，除水肿，小便点滴不通，泻肺。

苏颂说：解各种毒虫痛。

汪机说：能明目退热，催生下乳。

【发明】李杲说：通草泻肺利小便，甘平以缓阴血。与灯草功效相同。适宜生用。

时珍说：通草色白气寒，味淡而体轻，所以入太阴肺经，能引热下降而利小便；入阳明胃经，通气上达而下乳汁。其气寒，主降；其味淡，主升。

附方

洗头风痛：新通草瓦上烧存性，研末二钱，热酒送下。王璆《百一选方》。

按语

通草味甘、淡，性微寒，能利尿通淋，通气下乳。用于治疗淋证，水肿，产后乳汁不下。孕妇慎用。通草、木通名称古今有别。今之木通，古书称为通草。今之通草，古书称为通脱木。

Diao 钓 Teng 藤[1]

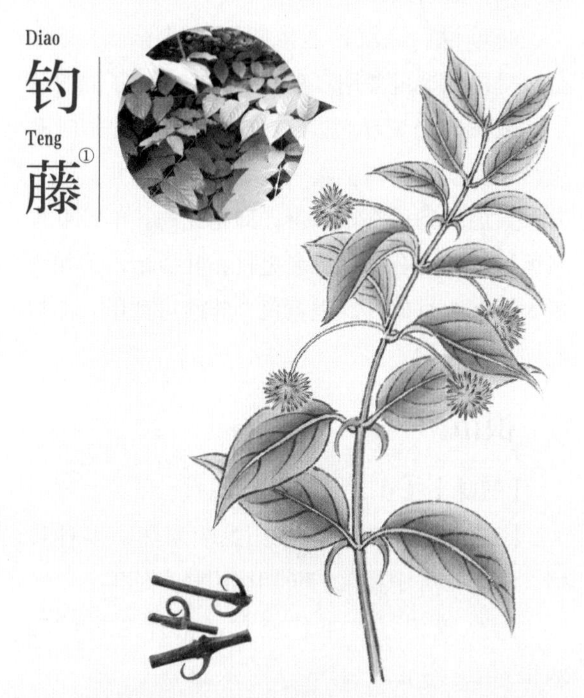

【释名】陶弘景说：出产于建平。也写作吊藤。疗小儿，不入余方。

时珍说：其刺曲如钓钩，因此得名。也写作吊，是从简。

【集解】苏敬说：钓藤出产于梁州。叶子细长，它的茎间有刺，像钓钩。

寇宗奭说：湖南、湖北、江南、江西山中都有。藤长八九尺或一二丈，大如拇指，其中空。小人将它放在酒缸中，盗取酒，以气相吸，涓涓不断。

时珍说：形状像葡萄藤而有钩，呈紫色。古方多用皮，后世多用钩，是取其药力强。

【气味】味甘，性微寒，无毒。时珍说：初微甘，后微苦，平。

【主治】《别录》记载：主治小儿寒热、各种惊痫。

甄权说：主治小儿惊啼，抽风热瘈，惊痫。

时珍说：大人头旋目眩，平肝风，除心热，小儿内钓腹痛，发斑疹。

【发明】时珍说：钓藤，是手足厥阴药。足厥阴主风，手厥阴主火。惊痫眩晕，都是肝风相

① 钓藤：为茜草科植物钩藤。

火之病，钓藤通心包于肝木，风静火息，则诸症自除。有人说，入数寸于小麦中蒸熟，喂马，马易肥壮。

附方

❶ 小儿惊热：钓藤一两，硝石半两，炙甘草一分，捣为散。每服半钱，温水服，每日服三次。名延龄散。《圣济总录》。

❷ 卒得痫疾：钓藤、炙甘草各二钱。水五合，煎至二合。每服枣许大，白天服五次，晚上服三次。《圣惠方》。

❸ 斑疹透出不快：钓藤钩子、紫草茸等份，研为细末。每服一字或半钱，温酒送服。《小儿药证直诀》。

按语

钓藤现作钩藤，味甘，性凉，能清热平肝，息风定惊。用于治疗肝火上攻或肝阳上亢之头胀头痛，眩晕；肝风内动，惊痫抽搐。入煎剂宜后下。钩藤为息风止痉的常用药物。

白英

Bai Ying

【释名】又名瀫（hú）菜、白草、白幕、排风，子名鬼目。

时珍说：白英是根据它花的颜色，瀫菜是它叶的纹理，排风是说它的功效，鬼目是它的子的形状。《别录》有名字，但没有功用，重复出一鬼目条，虽然苗、子不同，其实是一物。所以合并在一起。

【集解】《别录》记载：白英生长于益州山谷。春采叶，夏采茎，秋采花，冬采根。又说：鬼目又名来甘。果实为赤色像五味子，十月采收。

苏敬说：白英，即是鬼目草。蔓生，叶像王瓜，小长而五桠，果实圆状，若龙葵子，生为青色，熟为紫黑色。东方人称为白草。

陈藏器说：白英，即鬼目菜。蔓生，三月延长。《尔雅》名苻。郭璞说：像葛，叶子有毛，子为赤色像耳珰珠。江东夏天采取它的茎叶，煮粥食用，极解热毒。

时珍说：这就是通俗叫的排风子。正月生苗，呈白色，可食用。秋季开小白花。子如龙葵子，成熟时呈紫赤色。《吴志》记载：孙皓时有鬼目菜，攀缘枣树，长一丈余，叶宽四寸，厚三分。人们看到后都很惊讶，即是此物。羊蹄草也名鬼目。岭南有木果也名鬼目，叶似楮，子如鸭蛋大，七八月成熟，呈黄色，味酸可食用，都与此同名而异物。

根苗

【气味】味甘，性寒，无毒。

【主治】《本经》记载：主治寒热，多种黄疸、消渴，补中益气。长期服用轻身延年。

陶弘景说：叶可作汤饮，治疗劳损的功效很好。

陈藏器说：治烦热、风疹丹毒、瘴疟寒热、小儿结热，煮汁饮服。

按语

白英味苦，性微寒，能清热解毒，祛风利湿，消肿抗癌。用于治疗湿热黄疸、水肿、淋证、丹毒、癌肿等。现主要用其抗癌。

萝摩 Luo Mo

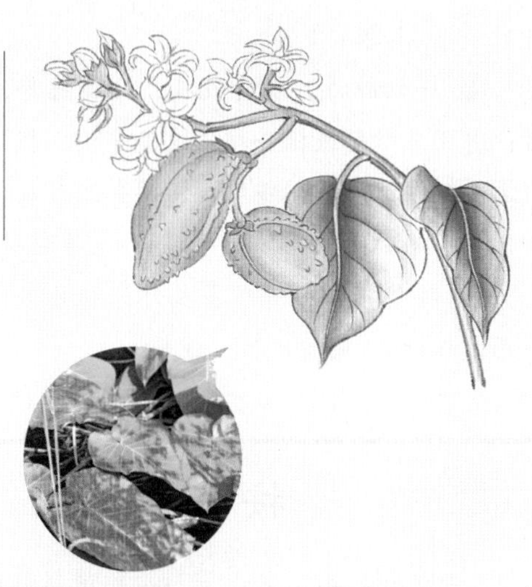

【释名】又名蘿（guàn）、芄（wán）兰、白环藤，实名雀瓢、斫（zhuó）合子、羊婆奶、婆婆针线包。

陈藏器说：汉高帝用其子敷军士的金疮，因此称它为斫合子。

时珍说：白环，是“芄”字之讹。它的果实嫩时有浆，裂时如瓢，因此又有雀瓢、羊婆奶等名称。其中一子有一条白绒，长二寸许，因此称为婆婆针线包，又名婆婆针袋儿。

【集解】陶弘景说：萝摩成藤状生长，生摘时有白乳汁，老百姓家中多有种植，叶厚而大。可生吃，也可蒸煮食用。谚语说：离家千里，不食萝摩、枸杞。这是说它能补益精气，强肾助阳，与枸杞叶的功效相同。

时珍说：斫合子就是萝摩子。三月生苗，在篱笆和墙上蔓延生长，非常容易繁衍。它的根色白柔软。叶长而前面尖，后面大。根与茎叶，折断后都有白汁。六七月开小长花，像铃的形状，呈紫白色。结的果实长二三寸，像马兜铃一样大，一头是尖的。它的壳色青柔软，里面有白绒和浆汁。到霜降后自行枯裂，里面的子便会脱落出来。其子轻薄，也像马兜铃子。南方人取里面的白绒代替棉花制作成坐褥，说是非常轻巧暖和。

子叶

【气味】味甘、辛，性温，无毒。时珍说：味甘、微辛。

【主治】《新修本草》记载：治虚劳，补益精气，强肾助阳。叶煮食，功效同子。

陈藏器说：捣子，敷金疮，促进疮疡愈合，止血。捣叶，敷肿毒。

时珍说：取汁，敷丹毒赤肿，及蛇虫毒，即消。蜘蛛伤，频治不愈者，捣烂外敷二三次，能烂丝毒，即化作脓。

附方

1 补益虚损，极益房劳：用萝摩四两，枸杞根皮、五味子、柏子仁、酸枣仁、干地黄各三两，研为细末。每服方寸匕，酒下，每日服三次。《千金方》。

1 损伤血出，痛不可忍：用篱上萝摩，擂水服，药渣敷疮口，立刻显效。《袖珍方》。

按语

萝摩味甘、辛，性温。全草能补虚助阳，行气活血，消肿解毒。用于治疗肾虚遗精、阳痿、创伤出血等症。根：补气益精。用于体质虚弱、阳痿、白带、乳汁不足、小儿疳积，外用治疔疮。果壳：补虚助阳，止咳化痰。用于体质虚弱、痰喘咳嗽、百日咳、阳痿、遗精，外用治创伤出血。

乌蔹莓 (Wu Lian Mei)

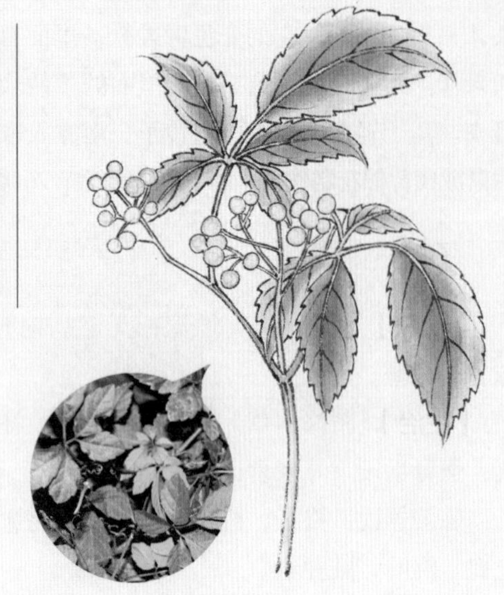

【释名】又名五叶莓、茏（lóng）草、拔、茏葛、赤葛、五爪龙、赤泼藤。

时珍说：五叶如白蔹，因此称为乌蔹，俗名五爪龙。江东人称为龙尾，也名虎葛。龙、葛，都是取它藤蔓的形状。赤泼、赤葛、拔读音相近。

【集解】陶弘景说：五叶莓生于篱援间，牵引作藤。捣根外敷痈疖有效。

苏敬说：蔓生平泽，叶似白蔹，四月、五月采收。

时珍说：田间的土埂沟壑非常多。它的藤柔软而有棱，一枝一须，共有五叶。叶长而光，有疏齿，面为青色，背为淡色。七八月结苞成簇，呈青白色。花大如粟，黄色，开四瓣。果实如龙葵子大，生时青色，成熟后为紫色，里面有细子。它的根为白色，大的如指，长一二尺，捣烂后多涎滑。

【气味】味酸、苦，性寒，无毒。

【主治】陶弘景说：主治痈疖疮肿虫咬，捣根外敷。

苏敬说：主治风毒热肿游丹，捣烂外敷并饮汁。

时珍说：凉血解毒，利小便。根擂酒服，消疖肿，非常有效。

附方

❶ 小便尿血：五叶藤阴干为末，每服二钱，白汤送服。《卫生易简方》。

❷ 喉痹肿痛：五爪龙草、车前草、马兰菊各一把，捣汁，慢慢咽下。《医学正传》。

❸ 项下热肿，俗名虾蟆瘟：五叶藤捣烂，外敷。《丹溪纂要》。

❹ 一切肿毒，发背乳痈，便毒恶疮，初起者：并用五叶藤或根一把，生姜一块，捣烂，入好酒一碗绞取汁。热服取汗，用药渣外敷，肿毒即散。一用大蒜代生姜，也可行。《寿域神方》。

❺ 跌仆损伤：五爪龙捣汁，和童尿、热酒服用，取汗。《简便方》。

按语

乌蔹莓味酸、苦，性寒，能清热利湿，解毒消肿。用于治疗痈肿疔疮、小便尿血、湿热黄疸、跌仆损伤等。

葎草 (Lü Cao)

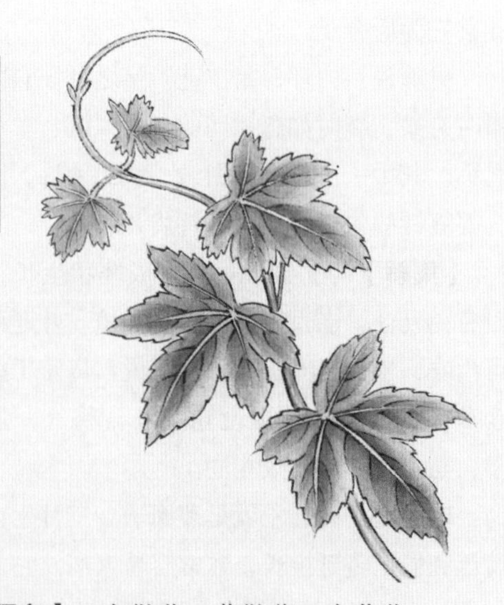

【释名】又名勒草、葛勒蔓、来莓草。

时珍说：这种草的茎有细刺，善勒人的皮

肤，因此叫作勒草。讹传为葎草，又讹为来莓，这都是方言。《别录》所载勒草即此。现在合并为一。

【集解】苏敬说：葎（lǜ）草生于故墟道旁。叶似蓖麻而小且薄，蔓生，有细刺。又名葛葎蔓。古方中使用。

韩保昇说：野外多有。叶似大麻，花呈黄白色，子像大麻子。俗名葛勒蔓。夏采茎叶，晒干用。

时珍说：二月生苗，茎有细刺勒人。叶对节生，一叶五尖。有点像蓖麻，但有细齿。八九月开细紫花成簇。所结子的形状像黄麻子。

【气味】味甘、苦，性寒，无毒。

【主治】《别录》记载：主瘀血，止精益盛气。

苏敬说：葎草主五淋，利小便，止水痢，除疟虚热渴。煮汁或生捣汁服。

寇宗奭说：生汁一合服，治伤寒汗后虚热。

苏颂说：疗膏淋，久痢，疥癞。

时珍说：润三焦，消五谷，益五脏，除九虫，避瘟疫，敷蛇蝎伤。

附方

❶ 小便石淋：葛葎挖出根，折断，用杯接取汁，服一升，结石当出，不出再服。范汪方。

❷ 小便膏淋：葎草，捣生汁三升，酢二合，混合后，一次服完，当尿下白汁。韦宙《独行方》。

❸ 久痢成疳：葛勒蔓末，用管吹入肛门中，不过数次即可痊愈。韦宙《独行方》。

❹ 新久疟疾：用葛葎草一把，去两头，秋冬用干者，常山末等份，用淡浆水二大盏，浸药，露一夜，五更煎至一盏，分二次服用。当吐痰而愈。韦宙《独行方》。

❺ 遍体癞疮：葎草一担（一担是一百市斤，折合公制重量单位为五十千克，即五十公斤。担与石虽然同音，是两种计量单位，含意完全不同），以水二石，煮取一石，洗浴。不过三次即愈。韦宙《独行方》。

按语

葎草味甘、苦，性寒，能清热解毒，利尿消肿。用于治疗肺热咳嗽、湿热下注引起的小便不利、尿中刺痛等症。

络石（Luo Shi）

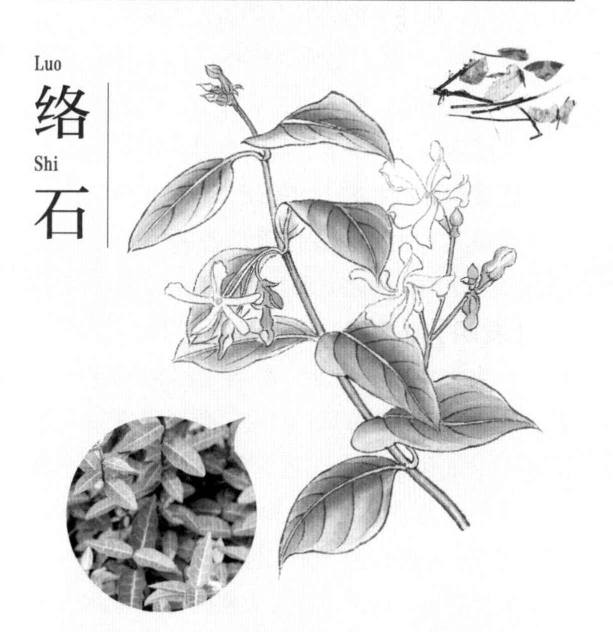

【释名】又名石鲮（líng）、石龙藤、悬石、耐冬、云花、云英、云丹、石血、云珠。

苏敬说：俗名叫耐冬。因它包络石木而生，因此叫作络石。山南人称它为石血，治产后血结，效果非常好。

【集解】《别录》记载：络石生长于太山山谷，或石山的背面，或高山岩石上。五月采收。

苏敬说：此物生于阴湿处。冬夏常青，实黑而圆，它的茎蔓延缠绕树石的侧面。如果生长在石间，则叶细厚而圆短；绕树而生，则叶大而薄。老百姓也种植它作为装饰。

时珍说：络石贴石而生。它的藤蔓折断后有

白汁，叶小于指头，厚实木强，面青背淡，涩而不光滑。有尖叶、圆叶二种，功用相同。苏敬所说不错，但不够详细。

茎叶

【修治】雷敩说：凡采得，用粗布擦去毛，用熟甘草水浸一昼夜，切后晒用。

【气味】味苦，性温，无毒。时珍说：味甘、微酸，不苦。

【主治】《本经》记载：主治风热死肌痈伤，口干舌焦，痈肿不消，喉舌肿闭，水浆不下。

《别录》记载：主受到惊吓，祛除邪气，养肾，治腰髋疼痛，坚筋骨，利关节。久服轻身明目，润泽好颜色，不老，延年益寿，通神明。

陈藏器说：主治一切风证，使肌肤变白。

苏敬说：主治蝮蛇疮毒，心闷，服汁并外洗。刀斧伤疮，敷之立愈。

【发明】时珍说：络石性质耐久，气味平和。神农将它列为上品，李当之称它为药中之君。其功主筋骨关节风热痈肿，使肌肤变白，防治衰老，而医家很少知道它的功用，怎么能因为它近贱而忽视它呢？服食当用酒浸。《仁存堂方》记载：小便白浊，是心肾不济，或由酒色，导致病情严重，谓之上淫。大概因为虚热而肾水不足，所以脾土邪气干扰肾水。史载之讲夏天则土燥水浊，冬天则土坚水清，即是此理。医者往往峻补，病情反加重。只有服用博金散，则水火既济，源洁而流清。用络石藤、人参、茯苓各二两，煅龙骨一两，研为细末。每服二钱，空腹米汤送下，每日服二次。

附方

① 喉痹肿塞，喘息不通，须臾欲绝，非常有效：方用络石草一两，水一升，煎一大盏，慢慢呷服，少顷即通。《外台秘要》。

② 痈疽焮痛，止痛：灵宝散，用络石藤茎叶一两，洗净晒干，不要见火，皂荚刺一两，新瓦炒黄，甘草节半两，大瓜蒌一个，取仁炒香，乳香、没药各三钱。每服二钱，水一盏，酒半盏，慢火煎至一盏，温服。《外科精要》。

按语

络石藤味苦，性微寒，能祛风通络，凉血消肿。用于治疗风湿热痹、喉痹痈肿、跌仆损伤等症。

扶芳藤 (Fu Fang Teng)

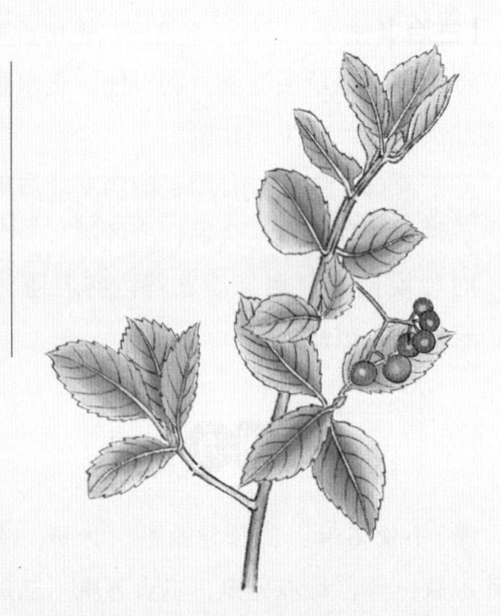

【释名】又名滂（pāng）藤。

【集解】陈藏器说：生于吴郡。藤苗嫩小之时像络石藤，蔓延攀附树木。山里人取枫树上者用，也如桑上寄生之意，但是忌采坟墓间生长的。隋朝稠禅师作青饮，进献给隋炀帝止渴用的，即是此物。

【气味】味苦，性小温，无毒。

【主治】陈藏器说：治一切血、一切气、一切冷，大主风血腰脚，祛百病。久服延年，使肌肤变白，延年。锉细，浸酒饮服。

-按语-

扶芳藤味苦，性微温，能舒筋活络，止血消瘀。用于治疗腰肌劳损、风湿痹痛、咯血、血崩、月经不调、跌打骨折、创伤出血等。

Ren 忍 Dong 冬

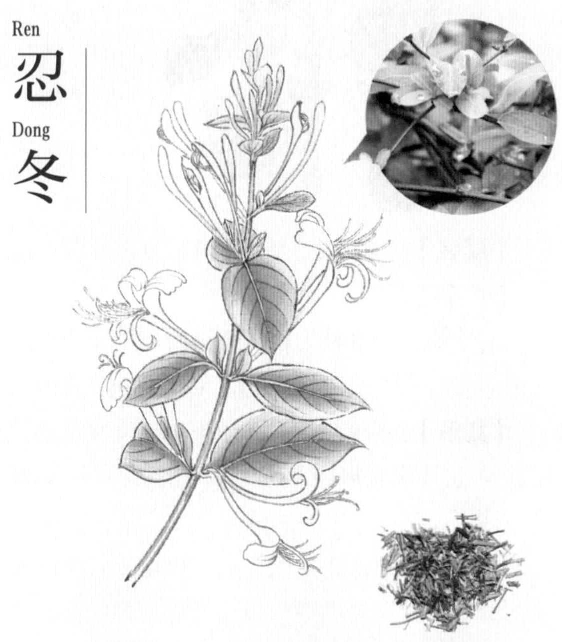

【释名】又名金银藤、鸳鸯藤、鹭鸶藤、老翁须、左缠藤、金钗股、通灵草、蜜桶藤。

陶弘景说：到处都有此物。藤生，凌冬不凋，因此称它为忍冬。

时珍说：它的花长瓣垂须，黄白相半，而藤向左边缠绕，所以有金银、鸳鸯等名。金钗股，是强调它的作用。土宿真君讲：蜜桶藤，是生长在阴处的草，取汁能伏硫制汞，因此有“通灵”之名。

【集解】《别录》记载：忍冬，十二月采收，阴干。

苏敬说：藤生，缠绕攀附草木。茎苗呈紫赤色，宿蔓有薄皮膜，它的嫩蔓有毛。叶像胡豆叶，上下有毛，花白蕊紫。

时珍说：忍冬藤到处都有。攀附树木延蔓，茎微紫色，对节生叶。叶似薜荔而青，有涩毛。三四月开花，长一寸左右，一蒂两花二瓣，一大一小，如半边状，长蕊。花初开时，蕊瓣都是白色的，经过二三日，则颜色变黄。新旧相参，黄白相映，因此又名金银花，气味芬芳。四月采花，阴干，藤叶不拘时候采，阴干。

【气味】味甘，性温，无毒。

【主治】《别录》记载：主治寒热身肿。久服轻身，延年益寿。

甄权说：治腹胀满，能止气下澼。

陈藏器说：热毒血痢水痢，浓煎服用。

时珍说：治疗各种传染疫病所致的危重证候，一切风湿气病及各种肿毒、痈疽、疥癣、杨梅疮等诸恶疮，以散热解毒。

【发明】陶弘景说：忍冬，煮汁酿酒饮用，能补虚疗风。此既长年益寿，可常采服，而《仙经》少用。凡是容易得到的草药，人们大多不肯服用。重视难以得到的药物，而忽视能轻而易举得到的药物，这是人之常情。

时珍说：忍冬，茎、叶及花的功用都相同。过去人们称它能治风除胀，为治疗痢疾死亡的要药，但后世不知使用。其为消肿散毒治疮的要药，但以前本草书籍并未认识到，乃知古今对药物的认识是不同的，不可一概而论。据陈自明《外科精要》记载：忍冬酒治痈疽发背，初发时便服此药，疗效神奇，胜于红内消（何首乌）。洪迈、沈括诸方，记载得十分详细。如疡医丹阳僧、江西僧鉴清、金陵王琪、王尉、子骏、海州刘纯臣秀才等，所载治疗痈疽发背经效奇方，都是忍冬藤。

附方

❶ 一切肿毒：无论已溃未溃，或初起发热。用金银花藤，采花连茎叶自然汁半碗，煎至八分，服用，用药渣外敷。败毒托里，散气和

血，其功独胜。万表《积善堂方》。

❷ 敷肿拔毒：金银藤大者烧存性、叶焙干为末三钱，大黄焙为末四钱。凡肿毒初发，用水、酒调搽肿毒四周，留中心泄气。杨诚《经验方》。

❸ 痈疽托里：治痈疽发背，肠痈，乳痈，无名肿毒，焮痛实热，症状类似于伤寒，不问老幼虚实服之，未成者内消，已成者即溃。忍冬叶、黄芪各五两，当归一两，甘草八钱，研为细末。每服二钱，酒一盏半，煎至一盏，随病上下服，每日服两次，用药渣外敷。《和剂局方》。

❹ 恶疮不愈：忍冬藤一把捣烂，入雄黄五分，水二升，瓦罐煎之。用纸封七层，穿一孔，待气出，以疮对孔熏之三时久，大出黄水后，用生肌药取效。《选奇方》。

❺ 疮久成漏：忍冬草浸酒，每日常饮。戴思恭《证治要诀》。

❻ 热毒血痢：忍冬藤浓煎，饮服。《圣惠方》。

❼ 脚气作痛，筋骨引痛：金银花为末，每服二钱，热酒调下。《卫生易简方》。

❽ 中野菌毒：急采忍冬藤，生吃。洪迈《夷坚志》。

-按语-

忍冬藤味甘，性寒，能清热疏风，通络止痛，用于治疗温病发热、风湿热痹、关节红肿热痛、屈伸不利等症。

金银花味甘，性寒，能清热解毒，疏散风热，凉血止痢。用于治疗痈肿疔疮、外感风热、温病初起、身热头痛、咽痛口渴、热毒血痢，还可用于热疮及痱子。金银花露剂多用于暑热烦渴。金银花为解毒要药。

泽泻

Ze Xie

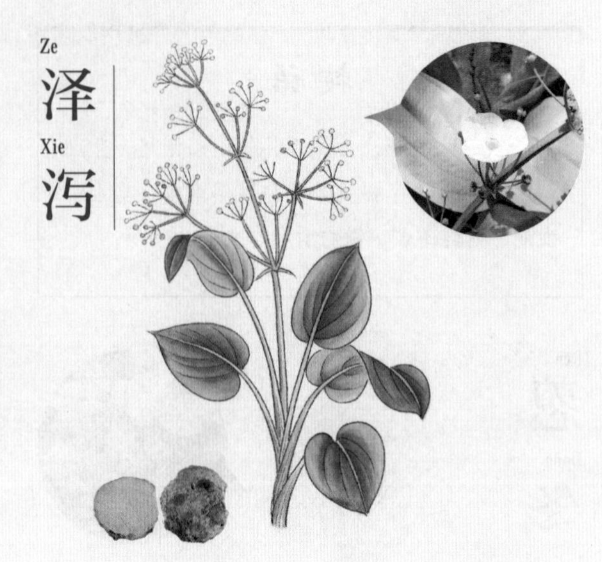

【释名】又名水泻、鹄（hú）泻、及泻、蕍（yú）芒芋、禹孙。

时珍说：去水称为泻，泽泻的作用如祛除沼泽里面的水一样。大禹能治水，因此称它作禹孙。

【集解】《别录》记载：泽泻生于汝南水池、沼泽。五月份采叶，八月份采根，九月份采果实，阴干。

陶弘景说：泽泻形大而长，以尾间有两个分叉的为好。此药易腐烂生虫，常需密封保存。丛生于浅水中，叶狭窄而长。

苏颂说：现今的山东、河北、陕西、江南、淮河等地都有生长，其中以出产自汉中的为好。春季生苗，多在浅水中生长。叶像牛舌，独茎而长。秋季开白花，作丛像谷精草。秋末采根暴晒干燥。

泽泻根

【修治】雷敩说：不计多少，锉细，加酒浸渍一晚，取出暴晒干燥，备用。

【气味】味甘，性寒，无毒。

【主治】《本经》记载：治疗风寒湿痹，乳汁难下，能养五脏，益气力，增肥养健，消水。久服能使人耳目聪明，不觉饥饿，能延年益寿，轻身，使人面部生光。

《别录》记载：能补虚损而治疗五脏胀满，补阴气，止滑精、消渴、小便淋沥不尽，攻逐膀胱三焦停水。

甄权说：主治肾虚精自出，治疗五淋，利膀胱热，能宣通水道。

《大明》记载：主治头眩耳鸣，筋骨挛缩，通小肠，止尿血，主治难产，补妇女血海，令人有子。

张元素说：泽泻入肾经，能去积水，养新水，利小便，消肿胀，渗湿泄水而止渴。

李杲说：能去膀胱中留垢，心下水胀。

时珍说：能渗湿热，行痰饮，止呕吐泻痢，疝痛脚气。

【发明】苏颂说：《素问》治疗酒风（饮酒中风）身热汗出，用泽泻、白术。《深师方》治疗支饮，也用泽泻、白术，但煎煮的方法稍有不同。张仲景治疗杂病，心下有支饮而昏冒，有泽泻汤，治疗伤寒有大小泽泻汤、五苓散等，都用到泽泻，其为行水利水中的要药。

张元素说：泽泻是除湿的圣药，入肾经，治疗小便淋沥不尽，去阴囊出汗。若没有此种疾病而服用泽泻，则使人目盲。

寇宗奭说：泽泻长于行水。张仲景治疗水湿停蓄渴烦，小便不利，或上吐或下泻，用五苓散主治，方用泽泻，因为它长于行水。本草引用扁鹊的观点：多服此药使人患眼病。大概是因为泽泻利水的缘故。凡是服用泽泻散的人，没有小便不多的。如果小便多，肾气怎么会保持充盛呢？现在的人止滑精，多不敢用它。张仲景八味丸用它，也不过是为了引接桂枝、附子等药性归入肾经，别无他意。

王好古说：《本经》说久服能明目，扁鹊却说多服损害视力，为什么两种看法相反呢？易老（即张元素，字洁古，金代易州人，故王好古称其为易老）解释说：泽泻能去膀胱中留垢，因为其味咸能泻内伏之水的缘故，故能明目；而小便通利，久则肾气虚弱，所以视力昏蒙。

时珍说：泽泻气味平和，味甘而淡。淡能渗泄，气味都薄，所以能利水而泄下。脾胃有湿热，则头重而目昏耳鸣。泽泻能渗去其湿，则热也随之而去，而土气得势，清气上行，天气明爽，因此泽泻有养五脏、益气力、疗头旋、聪耳明目的功效。若久服，则使降势太过，清气不升，真阴暗耗，怎么能不目昏呢？张仲景地黄丸中用茯苓、泽泻，是取其泻膀胱的邪气，不是取其引接的功效。古人用补药必兼泻邪，邪去则补药得力，一辟一阖，此乃配伍的精妙之处。后世的人不明此理，专一于补，所以久服必然导致偏胜之弊。

【正误】陶弘景说：《仙经》服食断谷都用泽泻。说它能轻身，使人能步行水上。

苏颂说：《仙方》中也单服泽泻一物，捣研过筛后取末，水调，一天将六两泽泻粉分数次服下，服用一百天后就会觉体轻而健行。

时珍说：《神农本草经》列泽泻为上品，又说久服能轻身，使人面部生光，能行水上。但是《典术》记载：久服泽泻，令人身轻，一天能行五百里，走水上。一名泽芝。陶弘景、苏颂都以为真。我却深深地表示怀疑。泽泻能行水泻肾，不能久服，又怎么会有此等神奇的功效呢？其荒谬之处可想而知。

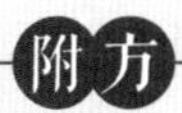

❶ 水湿肿胀：白术、泽泻各一两，捣研为末，或作丸。每次服三钱，用茯苓汤送下。《保命集》。

❷ 冒暑霍乱，小便不利，头晕喜饮：用泽泻、白术、白茯苓各三钱，水一杯，生姜五片，灯心草十茎，煎煮至八成，温服。此方名三白散。《和剂局方》。

❸ 支饮昏冒：①用泽泻五两，白术二两，

水二升，煮至一升，分二次服下。此方名泽泻汤。②先用水二升煮泽泻、白术，取一升，又用水一升，煮渣，取五合，将两次所得药汁混合，分两次服下。《深师方》。

4 肾脏风疮：将泽泻，皂荚水煮后捣烂，焙干研末，炼蜜丸如梧桐子大。每次取十五至二十丸，空腹用温酒送下。《经验方》。

泽泻叶

【气味】味咸，性平，无毒。

【主治】《别录》记载：治疗大风，乳汁不出，难产，强壮阴气。久服轻身。

《大明》记载：能补益水脏，通血脉。

泽泻实

【气味】味甘，性平，无毒。

【主治】《别录》记载：治疗风痹消渴，益肾气，强阴气，补不足，除湿邪。久服令人面部生光，使人不育不孕。

【发明】时珍说：《别录》说泽泻叶及果实，能强阴气，久服使人不育不孕，而《大明》说泽泻能催生，补女人血海，可使人怀孕生子，两种说法相矛盾。既然说它能强阴，怎么会令人无子呢？既然说其能催生，怎么会令人有子呢？大概是因为泽泻同补药使用，能攻逐下焦湿热邪垢，邪气既去，则阴精益强，血海得净，因此说泽泻能使人有子。若久服则肾气大泄，血海反寒，能使人不育不孕。所以读书不可固执一端，不知变通。

-按语-

泽泻味甘，性寒，能利水渗湿，泄热通淋。用于治疗水肿、小便不利、泄泻、淋证、遗精。泽泻为利湿常用药。

Suan 酸 Mo 模

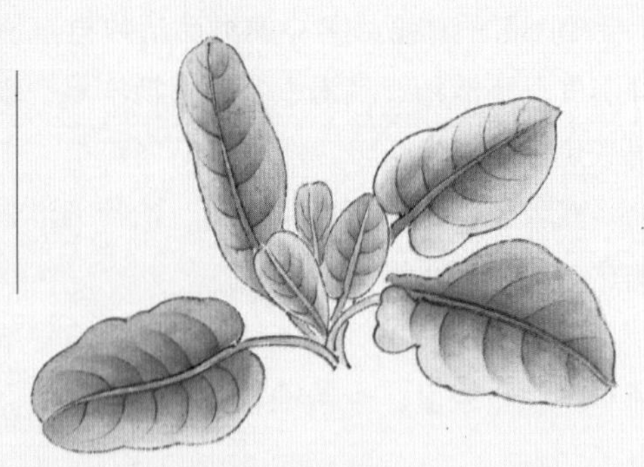

【释名】又名山羊蹄、山大黄、蓚（sūn）芜、酸母、蓚（tiáo）、当药。

时珍说：蓚芜是酸模的音转，酸模又是酸母的音转，都用其药味来命名的，与三叶酸母草同名。

【集解】陶弘景说：它很像羊蹄而味酸，因此称作酸模，根能治疗疥疮。

《大明》记载：此物到处都有，多生于山冈上。形状像羊蹄叶而小黄。茎叶都细。节间生子，像茺蔚子。

陈藏器说：酸模就是山大黄，又名当药。它的叶很美，味酸，人也常采食它的花蕾。《尔雅》记载：须，即蓚（sūn）芜。郭璞注解说：像羊蹄而叶细，味酸可食用。一名蓚。

时珍说：平地上也有生长。根叶和花的形状与羊蹄相似，但因叶小味酸而不同。它的根为红黄色。连根叶取汁炼霜，可制雄黄、汞的毒性。

【气味】味酸，性寒，无毒。

【主治】陈藏器说：治疗暴热腹胀，生用捣汁服下，当下利。杀皮肤小虫。

陶弘景说：治疗疥疮。

韩保昇说：治疗痢疾的效果很好。

时珍说：能去汗斑，同紫萍捣烂擦患处，几天后就消失。

附方

瘰疽毒疮：肉中忽生黑子像粟豆，大的像梅

子李子，有的红有的黑，有的青有的白，其中有核，核有深根，肿泡呈紫黑色，能烂筋骨。先宜灸黑子上百壮。用酸模叶薄敷其四周，防其长大。内服葵根汁。《千金方》。

按语

酸模味酸、苦，性寒，能凉血止血，泄热通便，利尿，杀虫。用于治疗内出血、小便不通、淋证、痢疾、便秘、内痔出血，外用治疥癣、疔疮、湿疹、皮肤瘙痒。

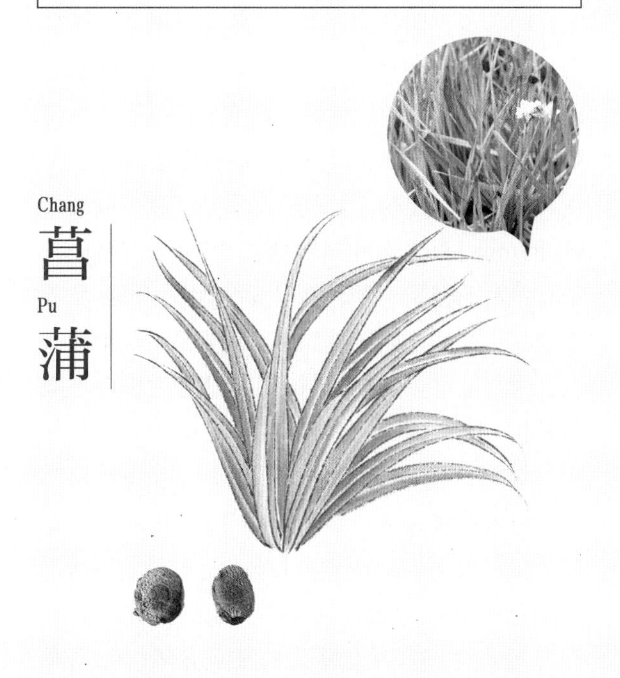

Chang 菖 Pu 蒲

【释名】又名昌阳、尧韭、水剑草。

时珍说：菖蒲，是蒲类中生长昌盛的一种，所以称为菖蒲。《吕氏春秋》记载：冬至后五十七天，菖蒲才开始生长。菖蒲为百草中先生长的，于是开始耕种。则菖蒲、昌阳又取此种含义。《典术》记载：在尧帝时，天降精华，在庭院化成韭，感受地气而为菖蒲，因此称作尧韭。方士隐称为水剑，因其叶的形状像剑。

【集解】《别录》记载：菖蒲生于洛阳的水池、沼泽及四川的严道县。以一寸有九节的为好。露在地面的根不能入药用。五月、十二月采根，阴干备用。

陶弘景说：洛阳属梁州，严道县在四川，如今到处都有。生于沙滩上，以节稠密的为好。生于低下湿地的，根大的称作昌阳，不能服食。真菖蒲叶有脊，像剑刃，四月、五月份开小厘花。东间水溪、沼泽又有称作溪荪（sūn）的，根的形状、气味、色泽极像石上菖蒲，而叶正如蒲，却无脊。此药只能主治咳逆，断蚤虱，不能服食。诗歌中多称作兰荪，芷类都可以这么称呼，指的正是它。

《大明》记载：生于水沟的菖蒲坚硬而小，以一寸有九节的为上品。出自宣州。二月、八月采收。

苏颂说：到处都有，而以产自池州、戎州的为好。春季生青叶，长约一二尺，茎的中心有脊，形状像剑，无花实。现今在五月五日采收。其根弯曲盘旋而有节，如马鞭样大。一主根旁引三四条根，旁根的节长得尤其密，也有一寸十二节的。刚采收时虚软，暴晒干燥后方变得坚实。折断后中心显淡红色，嚼之辛香少渣。人多在干燥的沙石土中种植，腊月时移载尤其容易成活。贵州、四川的土著人将其随身携带，以治疗突然患心痛。以生长于土著人居住的山谷中的为好。人家移种的也能入药用，但干燥后辛香、坚实均比不上由土著人带来的。此种就是医方中所用的石菖蒲。又有一种水菖蒲，生于水沟、水泽中，不能入药。

陈承说：生长于如今阳羡山中水石间的菖蒲，它的叶逆水而生，根须缠绕石，很少有泥土，根叶极紧细，一寸不超过九节，入药极好。二浙的人家，用瓦石器栽种，早上和晚上换水则生长茂盛，若水浑浊和有泥渣则枯萎。近世方中多用石菖蒲，必是此类。其生于池泽中的，节肥大、稀疏、粗大，恐怕不可入药。只能作果盘，气味不烈而缓和。

时珍说：菖蒲一共有五种：生于池泽中的，蒲叶肥大，根高二三尺，此即泥菖蒲，即白菖；生于水沟，蒲叶瘦小，根高二三尺，此即水菖蒲，即溪荪；生于水石之间，叶有剑脊，根瘦节密，高尺余，即石菖蒲；人们用砂土栽培一年，到春季剪洗，越剪越细，高四五寸，叶像韭叶，根如汤匙柄粗的，也是石菖蒲；有的根长二三分，叶长寸许，即是称作钱蒲的。服食入药必须用二种石菖蒲，其余的都不能作药用。此草新旧相代，四季常青。《罗浮山记》记载：山中菖蒲一寸二十节。《抱朴子》记载：服食时以一寸有九节、开紫花的为好。苏颂说：无花和果实。然而现今的菖蒲，二三月间抽茎开细黄花结穗，而古人说菖蒲难得见花，并不是没有花。应劭《风俗通》记载：菖蒲开花，人采摘后食用使人延年益寿，是正确的。

菖蒲根

【修治】雷敩说：凡用时，不要用泥菖、夏菖二种，形状如竹根鞭，形黑、气秽而味腥。只有石上生长的，根条嫩黄，紧硬而节稠密，一寸有九节，为真品。采得后用铜刀刮去黄黑硬节皮一层，用嫩桑枝条相拌后蒸熟，暴晒干燥锉用。

时珍说：服食时需按照上法炮制。若经常用，可只去毛微炒。

【气味】味辛，性温，无毒。

【主治】《本经》记载：治疗风寒湿痹，咳逆上气，能开心窍，补益五脏，通九窍，明耳目，出音声。主治耳聋痈疮，温暖肠胃，止小便滑利。久服轻身，使人不健忘、不迷惑，延年益寿。益心智，延年不老。

《别录》记载：治疗四肢湿痹，不得屈伸，小儿温疟，身热不解，可作汤洗澡。

甄权说：治疗耳鸣头风流泪、邪气，杀诸虫，治疗恶疮、疥疮瘙痒。

《大明》记载：能除风下气，治疗男子肾脏及女人血海寒冷、健忘，可除烦闷，止心腹痛、霍乱转筋及耳痛，研末炒用，趁热裹敷患处，很有效验。

王好古说：治疗心下、肠道积块。

时珍说：治疗中恶卒死、癫痫、下血崩中，可以安胎，消散痈肿。捣汁服下，解巴豆、大戟毒。

【发明】苏颂说：古方中有单服菖蒲的方法。四川人治疗心腹冷气拘急作痛，取一二寸菖蒲，捶碎，同吴茱萸煎汤服下。也将其随身携带，突然患心痛，嚼服一二寸，用热水或酒送下，也有效果。

时珍说：明朝初建之时，周颠仙嘱太祖高皇帝（即明太祖朱元璋）常嚼食菖蒲和饮菖蒲水。问其原因，说服用后使人无腹痛的疾患。高皇帝御制碑文中有记载。菖蒲气温而味辛，是手少阴、足厥阴经之药。心气不足者使用它，取其虚则补其母，肝苦急用辛补之的道理。《道藏经》中有《菖蒲传》一卷，其记载很简略。现在简略节选其主要的方面记载如下：菖蒲是水草中的精英，为神仙之灵药。其制法为采集根紧密而小像鱼鳞的一斤，用水及米泔水各浸渍一晚，刮去皮，切碎，暴晒干燥捣末后过筛，用糯米粥和匀，再入热蜜和匀，制成如梧桐子大的丸剂，布袋盛装，置于当风处使它干燥。每天早上用酒、水随意服下三十丸，临睡时再服三十丸。服至一月，消食；二月，痰除；服至五年，骨髓充盛，颜色润泽，白发变黑，落齿再生。其药用五德（即仁、义、礼、智、信）配五行：叶青，花赤，节白，心黄，根黑。能治疗一切风病，手足顽痹，瘫痪不遂，多种劳伤，能填血补脑，坚骨髓，长精神，润五脏，裨益六腑，开胃口，和血脉，益口齿，明耳目，润皮肤，去寒热，杀诸虫，治疗时行疾病、瘴疫瘦病、泻痢痔漏、妇人带下、产后血晕，都可以用酒送服。

河内叶敬的母亲患中风，服菖蒲一年而百病

痊愈。寇天师服它而得道，至今庙前仍然生长着菖蒲。郑鱼、曾原等人皆因为服此而得道。又据葛洪《抱朴子》记载：韩众服菖蒲十三年，身上生毛，冬天袒露身体而不觉寒，一天可记万言。商丘子不娶，只食菖蒲根，不觉饥饿不变老，最后不知所终。《神仙传》记载：咸阳王典食菖蒲而得长生。安期生采一寸九节菖蒲服用，得仙而去。又据《臞仙神隐书》记载：将石菖蒲一盆置于桌几上，夜间看书，菖蒲能吸收烟雾，不损伤眼睛。有的将它放置于夜晚星露之下，到天明取叶尖露水洗目，明目效果非常好，久则白天可以看到星星。端午节那天用酒送服，效果尤妙。苏东坡说：凡草生于石上，必须用少量的土以固附其根。只有石菖蒲能洗去泥土，用清水浸渍，置于盆中，可几十年而不枯。节叶坚硬而瘦小，根须交织，苍劲而立于几案之间，日久更加让人喜欢。其延年轻身的功效，不是昌阳所能比拟的。至于其能忍寒而淡泊，不待泥土而生，又岂是昌阳所能效法的呢？

杨士瀛说：下痢口闭难开，虽是脾虚所为，也是热气闭隔心胸所致。俗用木香而偏温燥，用山药而偏闭邪。只有用参苓白术散加石菖蒲，粳米煎汤调服。或用人参、茯苓、石莲肉，少入菖蒲服下。胸廓一开，自然思食。

附方

1 服食法：取菖蒲一寸九节的，阴干一百天，捣研为末。每次用酒送服方寸匕，一天三次。《千金方》。

2 健忘：七月七日，取菖蒲捣研为末，用酒送服方寸匕，饮酒不醉，久服聪明。忌用铁器。《千金方》。

3 小儿突然神志昏迷：菖蒲生根捣汁灌服。《肘后方》。

4 除一切恶：端午节那天，切菖蒲泡酒饮服。或加雄黄少量。《洞天保生录》。

5 喉痹肿痛：将菖蒲根嚼汁，烧铁秤锤淬酒一杯，饮服。《圣济总录》。

6 霍乱胀痛：生菖蒲（锉细）四两，加水和捣汁，分四次温服。《圣惠方》。

7 肺损吐血：九节菖蒲（捣末）、白面等份。每次取三钱，用水送下，一天一次。《圣济总录》。

8 解一切毒：石菖蒲、白矾等份，捣研为末，水送下。《事林广记》。

9 赤白带下：石菖蒲、补骨脂等份，炒后捣研为末。每次取二钱，再用菖蒲浸酒调服，一天一次。《妇人良方》。

10 产后崩中，下血不止：菖蒲一两半，酒二杯，煎取一杯，过滤去渣，分三次于饭前温服。《千金方》。

11 耳突然聋闭：①菖蒲根一寸，巴豆一粒去心，同捣作成七丸。用棉布包裹一丸，塞耳，一天换一次。②一方不用巴豆，用蓖麻仁。《肘后方》。

12 病后耳聋：取生菖蒲汁滴耳。《圣惠方》。

13 蚤虱入耳：菖蒲末炒热，用袋盛装，枕头。《圣济总录》。

14 眼睑挑针：独生菖蒲根，同盐一起捣研后敷患处。《寿域神方》。

15 飞丝入目：将石菖蒲捶碎。左目塞右鼻，右目塞左鼻。《世医得效方》。

16 头疮不瘥：将菖蒲末用油调敷患处，白天三次，晚上两次。《法天生意》。

17 痈疽发背：生菖蒲捣烂贴患处。疮干的，捣研为末，用水调涂患处。孙用和《秘宝方》。

18 阴汗湿痒：石菖蒲、蛇床子等份，捣研为末。每天涂搽患处二三次。《济急仙方》。

菖蒲叶

【主治】时珍说：洗疥疮、大风疮。

-按语-

石菖蒲味辛、苦，性温，能开窍醒神，化湿和胃，宁神益志。用于治疗痰蒙清窍，神志昏迷；湿阻中焦，脘腹痞满，胀闷疼痛；噤口痢；健忘、失眠、耳鸣、耳聋。还可用于声音嘶哑、痈疽疮疡、风湿痹痛、跌打损伤等症。石菖蒲为开窍避秽的要药。

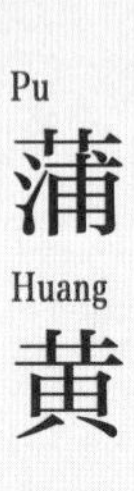

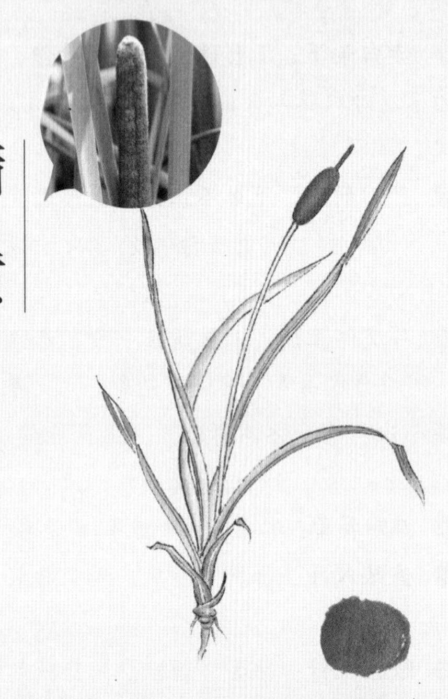

【修治】雷敩说：凡用时不要用松黄和黄蒿。这两种极像，只是味道难闻，能使人呕吐。真蒲黄需用三重纸隔开，焙干使其颜色变成黄色，以先蒸半天再焙干后用之为好。

《大明》记载：破血消肿时，生用；补血止血时，炒用。

【气味】味甘，性平，无毒。

【主治】《本经》记载：治疗心腹膀胱寒热，能利小便，止血，消瘀血。久服轻身益气力，可以延年。

甄权说：治疗痢疾下血，鼻衄吐血，尿血便血，能利水道，通经脉，止女子崩中。

《大明》记载：治疗妇人带下，月经不调，血瘀气滞所致的心腹痛，妊妇下血坠胎，血晕血癥，儿枕气痛（产后小腹疼痛），颠扑血闷，能排脓，治疗疮游风肿毒，能下乳汁，止滑精。

时珍说：能凉血活血，止心腹各种疼痛。

【发明】陶弘景说：蒲黄，即蒲厘花上的黄粉。治疗血症的效果非常好。《仙经》中也用到它。

寇宗奭说：汴梁的人在采得后，捋后去渣，用水调为膏，切成块状，人们常常食用，用来解除心脏虚热，小儿尤其嗜好食用它。若放置一个月，则变干燥，色、味都变淡，需用蜜水调和。但不可多食，否则使人泄泻，使身体虚弱。

时珍说：蒲黄为手足厥阴经血分药，因此能治疗血病而治痛。生用能行血，熟用能止血。与五灵脂同用，能治疗一切心腹各种痛症。据许叔微《本事方》记载，有个读书人的妻子，舌头突然发胀而满口，不能说话。一老人教他用蒲黄频繁涂于患处，到天亮便已痊愈。又有《芝隐方》记载：宋度宗想赏花，一晚忽病舌肿满口。蔡御医用蒲黄、干姜末等份，干搽而愈。据此二种说法，则蒲黄凉血活血的功能可以明确。大概因为舌是心的外候，而手厥阴相火是心主的臣使，得干姜是为了使阴阳相济。

附方

1 重舌生疮：蒲黄敷患处。《千金方》。

2 肺热衄血：①蒲黄、青黛各一钱，新水送服。②去青黛，入油发灰等份，生地黄汁调服。《简便单方》。

3 吐血唾血：蒲黄末二两，每日取三钱，用温酒或冷水送服。《简要济众方》。

4 老幼吐血，小便出血：①蒲黄末，每次取半钱，用生地黄汁调服，据病情加减用量。

②入发灰等份。《圣济总录》。

5 小便转胞（妊娠小便不通）：用布包蒲黄裹腰肾，令头触地，几次之后小便通。《肘后方》。

6 金疮出血闷绝：蒲黄半两，用热酒灌下。《世医得效方》。

7 瘀血内漏：蒲黄末二两，每次取方寸匕，水调服。《肘后方》。

8 肠痔出血：蒲黄末方寸匕，水送服，一天三次。《肘后方》。

9 鼠奶痔疮：肛边生疮长在外，时时出脓血。将蒲黄捣研为末，每次空腹时取方寸匕，温酒送服，一天三次。《塞上方》。

10 脱肛不收：用猪脂调和蒲黄末，敷患处，一天三至五次。《子母秘录》。

11 胎动欲产，不足月：蒲黄二钱，水调服。《子母秘录》。

12 产妇催生：蒲黄、地龙洗净焙干、陈橘皮等份，捣研为末，单独收存。临产时各抄一钱，用新水调服。唐慎微方。

13 胞衣不下：蒲黄二钱，水调服。《集验方》。

14 产后下血，羸瘦迨死：蒲黄二两，水二升，煎至八合，一次服下。《产宝方》。

15 产后血瘀：蒲黄三两，水三升，煎至一升，一次服下。梅师《集验方》。

16 儿枕血瘕：产后瘀血癥瘕。蒲黄三钱，用米汤送服。《产宝》。

17 产后烦闷：蒲黄方寸匕，水送服。《产宝》。

18 坠伤扑损，烦闷：将蒲黄捣研末，每次取三钱，空腹时温酒送服。《塞上方》。

19 关节疼痛：蒲黄八两，熟附子一两，捣研为末。每次取一钱，凉水送服，一天一次。《肘后方》。

20 阴下湿痒：取蒲黄末，敷患处。《千金方》。

21 聤耳出脓：蒲黄末涂患处。《圣惠方》。

22 口耳大衄：蒲黄、阿胶（炙）各半两。每次取二钱，水一杯，生地黄汁一合，煎至六成，温服。急用布绳系两乳，血止后才停止。《圣惠方》。

23 耳中出血：蒲黄炒黑后研末，涂患处。《简便方》。

按语

蒲黄味甘，性平，能止血，化瘀，利尿。用于治疗出血证，如吐血、衄血、咯血、尿血、崩漏、外伤出血，瘀血痛证，如凡跌打损伤、痛经、产后疼痛、心腹疼痛，血淋尿血。包煎。止血多炒用，化瘀、利尿多生用。其止血而不留瘀。

Shui Ping

水萍

【释名】又名水花、水白、水苏、水廉。

【集解】《别录》记载：水萍生于雷泽、池泽。三月采收，暴晒干燥。

陶弘景说：这种是水中的大萍，非现今的浮萍子。《药录》记载：五月有白色花。不是现今沟渠所生的萍，楚王渡江所得的是它的果实。

陈藏器说：水萍有三种。大的称作蘋，叶圆，宽寸许。小萍子为沟渠间所生。《本经》所说水萍，应是小萍。

苏颂说：《尔雅》记载：萍，即苹（píng）。其中大的称作蘋。苏敬说有三种：大的称作蘋，中大的称作荇（xìng），小的即水上浮萍。今医家很少用大蘋，只用浮萍。

时珍说：浮萍在各处池泽的静水中有很多，季春开始生长。有人说为杨花所化。一叶经一晚即生数叶。叶下有微须，即其根。一种背面都绿。一种面青背紫赤像血的，称作紫萍，入药为好，七月采收。《淮南万毕术》记载：老血化为紫萍。恐怕历来就有此种，不尽然是为血所化。《小雅》记载：呦（yōu）呦鹿鸣，食野之苹。这里指的是蒿类。

【修治】时珍说：紫背浮萍，七月采收，拣净，用竹筛摊晒，下方置水一盆照射，即容易干燥。

【气味】味辛，性寒，无毒。

【主治】《本经》记载：治疗暴热身痒，能下水气，解酒，长须发，止消渴。久服轻身。

《别录》记载：能下气。可用来沐浴，还能生毛发。

《大明》记载：治疗热毒、风热、热狂、火热肿毒、汤火伤、风疹。

陈藏器说：捣汁服用，主治水肿，利小便。捣研为末，酒服方寸匕，治疗人身中毒。作为膏，可以敷面鼾。

时珍说：主治风湿麻痹，脚气，打扑伤损，目赤翳膜，口舌生疮，吐血衄血，癜风丹毒。

【发明】朱震亨说：浮萍发汗的力量胜于麻黄。

苏颂说：俗医用它治疗时行热病，也能发汗，而且效果很强。其方用浮萍一两，四月十五日采收，麻黄（去根、节）、桂心、附子（炮裂，去脐、皮）各半两，四物捣末细筛。每服取一钱，加水一中杯，生姜半分，煎至六分，同渣一起热服，汗出即愈。治疗恶疾疠疮遍身的，浓煎取汁泡浴半天，多有疗效。

时珍说：浮萍性轻浮，入肺经，能达皮肤，所以能发扬邪汗。世传宋时东京开河，挖得石碑，上面有梵书大篆书写的一首诗，无人能知晓其意。真人林灵素逐字辨译，乃是治疗中风的方子，称作去风丹。诗说：天生灵草无根干，不在山间不在岸。始因飞絮逐东风，泛梗青青飘水面。神仙一味去沉疴，采时须在七月半。选甚瘫风与大风，些小微风都不算。豆淋酒化服三丸，铁镤（pú）头上也出汗。其制法：将紫色浮萍晒干后捣研为细末，炼蜜和成弹子大的丸剂。每次取一粒，用豆淋酒（《本草纲目》载：豆淋酒破血去风，治男子中风口歪、阴毒腹痛及小便尿血，妇人产后一切中风诸病，用黑豆炒焦，以酒淋之）化服。治疗瘫痪、多种风症、偏正头风、口眼㖞斜、大风癞风、一切无名风及脚气，并治打扑伤折及胎孕有伤。服过百粒后，即可痊愈。此方被后人改名为紫萍一粒丹。

附方

1 夹惊伤寒：紫背浮萍一钱，犀角屑半钱，钓藤（即钩藤）二十一个，捣研为末。每次取半钱，用蜜水调服，连服三次，以出汗为度。《圣济总录》。

2 消渴饮水：将浮萍捣汁服下。《千金方》。

3 小便不利：浮萍晒干后捣研为末。用水送服方寸匕，一天两次。《千金翼方》。

4 水气洪肿，小便不利：浮萍晒干后捣研为末。每次取方寸匕，白开水送服，一天两次。《圣惠方》。

5 霍乱心烦：芦根（炙）一两半，水萍（焙）、人参、枇杷叶（炙）各一两。每次取五钱，入薤白四寸，酒煎温服。《圣惠方》。

6 吐血不止：紫背浮萍（焙）半两，黄芪（炙）二钱半，捣研为末。每次取一钱，生姜蜂蜜水调服。《圣济总录》。

7 鼻衄不止：取浮萍末吹鼻。《圣惠方》。

8 中水毒致病，手足指冷至膝肘：将浮萍晒干后捣研为末。每次取方寸匕，水送服。《千金方》。

9 大肠脱肛：将紫浮萍捣研为末，干贴患处。此方名水圣散。《世医得效方》。

10 身上虚痒：浮萍末一钱，用黄芩一钱同四物汤煎汤调服。《丹溪纂要》。

11 风热瘾疹：浮萍（蒸过后焙干）、牛蒡子（酒煮后晒干炒熟）各一两，捣研为末。每次取一二钱，薄荷汤送服，一天两次。《古今录验方》。

12 风热丹毒：将浮萍捣汁，遍涂患处。《子母秘录》。

13 汗斑癜风：一方，端午节收紫背浮萍晒干。每次取四两煎水洗澡，同时用浮萍擦患处。一方，入汉防己二钱。《袖珍方》。

14 少年面疱：①《圣惠方》方：将浮萍挼后敷患处，同时饮汁少量。②《普济方》方：用紫背萍四两，防己一两，煎浓汁洗患处。同时用浮萍于斑鼾上热擦，一天三至五次。《普济方》。

15 粉滓面黑：取出自沟渠的小萍，捣研为末，天天敷患处。《圣惠方》。

16 弩肉攀睛：青萍少量，研烂，入冰片少量，贴眼。《世医得效方》。

17 毒肿初起：水萍，捣烂敷患处。《肘后方》。

18 发背初起，红肿热痛：浮萍捣和鸡蛋清贴患处。《圣惠方》。

19 杨梅疮癣：水萍煎汁，浸洗半天。几天一次。《集简方》。

20 烧烟去蚊：五月取浮萍阴干用。孙思邈方。

-按语-

水萍味辛，性寒，能发汗解表，透疹止痒，利水消肿。用于治疗风热感冒，发热无汗，麻疹不透，风疹瘙痒，水肿尿少。表虚自汗者不宜使用。此为辛寒发汗之良品，上能发汗泄热，下能通调水道。

Pin
蘋

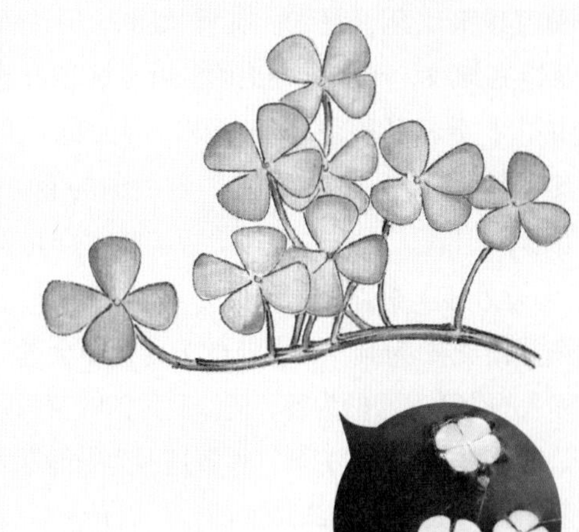

【释名】又名芣(piě)菜、四叶菜、田字草。

时珍说：蘋（pín）本作薲。《左传》说蘋、蘩（fán）、蕴、藻等菜，可用于祭献鬼神，可进献给王公。则薲有“宾”的含义，因此字从“宾”。此草四叶相合，中折成十字，因此俗称四叶菜、田字草、破铜钱，都是象形的称呼。

【集解】吴普说：水萍一名水廉，生于池泽的水上。叶圆小，一茎一叶，根入水底，五月开白花。三月采收，晒干。

陶弘景说：水中大萍，五月有花呈白色。并非是沟渠所生的萍，乃是楚王渡江所得，即是它的果实。

苏敬说：萍有三种：大的称作蘋；中大的称作荇，叶都相似而圆；其中小的，即水上的浮萍。

陈藏器说：蘋叶圆，宽寸许。叶下有一点，如水沫。一名芣菜。暴晒干燥后可入药用。小萍即是沟渠间所生的。

掌禹锡说：据《尔雅》记载：萍，即蓱（píng）。其中大的称作蘋。又有《诗经》记载：于以采蘋，于涧之滨。陆玑注解说：其中粗大的称作蘋，小的称作萍。季春开始生长。可捣粉后蒸熟食用，又可用醋浸泡下酒。现今的医家很少用此种蘋，只用小萍。

时珍说：蘋是四叶菜。叶浮于水面，根连水

底。其茎比莼、荇细。其叶大如指顶，面青背紫，有细纹，很像马蹄决明的叶子，四叶合成，中折十字。夏秋季开小白花，因此称作白蘋。其叶攒簇像萍，故《尔雅》称大的为蘋。《吕氏春秋》记载，昆仑的蘋为菜中美味，即是指它。《韩诗外传》称浮于水面的为薻。《臞仙神引书》称开白花的为蘋，开黄花的为荇，即金莲。苏敬称大的为蘋，小的为荇。杨慎卮称四叶菜为荇。陶弘景说楚王所得的为蘋。大概是因为未能深入体会审察，只据纸上所载猜度而已。时珍一一采视，颇得其真。其叶径约一二寸，有一缺口而形圆如马蹄，是莼菜。像莼菜而稍尖长，是荇。其花有黄、白两种颜色。叶径四五寸如小荷叶而开黄花，结实如小角黍的，即萍蓬草。楚王所得萍子，乃是此萍的果实。四叶合成一叶，如田字形的，是蘋。如此分别，自然明白。又项氏（指楚王项羽）说白蘋生于水中，青蘋生于陆地。而现今的田字草，有水、陆两种。陆生的多在稻田低湿的地方，其叶四片合一，与白蘋一样。但茎生地上，高三四寸，不可食用。方士取它用来煅硫结砂煮汞，称作水田翁。项氏所称作的青蘋，大概指的即是此。

【气味】味甘，性寒、滑，无毒。

【主治】《吴普本草》说：它能治疗暴热，能下水气，利小便。

陈藏器说：捣涂热疮。捣汁饮服，治疗蛇伤毒入腹内。暴晒干燥，与等份瓜蒌捣研为末，人乳和丸服下，止消渴。

《山海经》载：服用治疗劳病。

按语

蘋又称作大萍、田字草，味甘，性寒，能利水消肿，清热解毒，止血。用于治疗风热目赤肿痛、热淋、尿血、消渴、痈疮、瘰疬、吐血、衄血等。

荇菜 Xing Cai

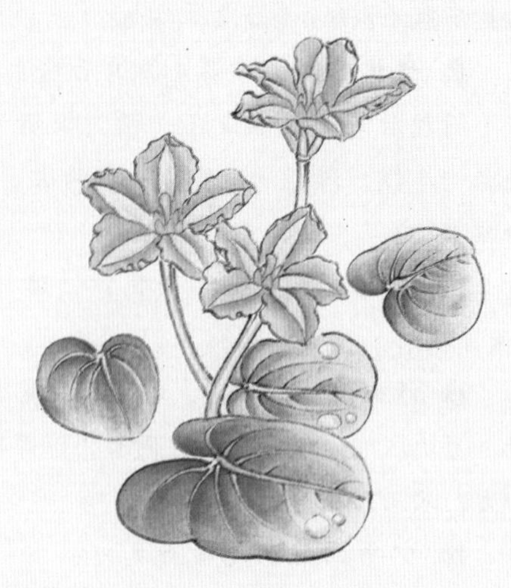

【释名】又名凫葵、水葵、水镜草、靥（yè）子菜、金莲子、接余。

时珍说：据《尔雅》记载：荇（xìng），即接余。其叶有薄膜。则凫葵当作莕葵，古文通用的缘故。有人说，凫喜食用它，因此称它为凫葵，也解释得通。其性滑如葵，其叶很像荇，又称作葵、荇。《诗经》作莕，俗称莕丝菜。池地人称作荇公须，淮人称作靥子菜，江东称作金莲子。许氏《说文解字》称作莕，音恋。《楚辞》称作屏风，说紫茎屏风文绿波，指的就是它。

【集解】苏敬说：凫葵即荇菜，生于水中。

苏颂说：到处的池泽都有。叶像莼而茎不光滑，根很长，花呈黄色。郭璞注释《尔雅》时记载：丛生水中。叶圆在茎端，长短随水的深浅，江东人取它来食用。陆玑《诗疏》记载：莕茎色白，而叶呈紫赤色，正圆，径约寸余，浮在水上。根在水底，大的像钗股，上青下白，可以入酒。用醋浸泡其白茎，肥美。现在的人们不吃它，医方中也很少用到。

时珍说：荇与莼，一类而二种。同根一起连水底，叶浮于水上。其叶像马蹄而形圆的，即莼菜；叶像莼菜而微尖长的，即荇。夏季都开黄花，也开白花的。结实大的像棠梨，中有细子。据宁献王《庚辛玉册》记载：凫葵，开黄花的是荇菜，开白花的是白蘋（即水镜草），一种泡子

（指质薄形圆中空的）称作水鳖。虽然有数种，其功效则相同。其茎叶、根和花，都能伏硫，煮砂，制矾。这是用花的颜色区别蘋、莕，似乎也欠稳妥。

【正误】苏敬说：凫葵，南方人称作猪莼，能食用，有名未用条中有记载。

马志说：凫葵即莕菜，叶像莼，根很长。江南人多食用它。如今称生于春夏季、细长而肥滑者为丝莼，到冬季粗短的为猪莼，也称作龟莼，与凫葵很不相似。而在有名称未使用的这一类中，也无凫葵、猪莼的称谓，大概是因为后人删去的缘故。

时珍说：杨慎卮说四叶菜为莕，也是错误的。四叶菜是蘋。

【气味】味甘，性冷，无毒。

【主治】《新修本草》记载：治疗消渴，能去热淋，利小便。

《开宝本草》记载：捣汁服，治疗恶寒发热。

时珍说：捣烂外敷可治疗各种肿毒、火丹游肿。

附方

1 一切痈疽及疮疖：用莕丝菜或根，马蹄草茎或子（即莼菜），各取半碗，同苎麻根五寸去皮，捣烂，敷在疮毒的四周。春、夏、秋季一天换四五次，冬季换二三次，换药时用荠水洗患处。《保生余录》。

2 谷道生疮（肛门生疮）：荇叶捣烂，绵裹纳患处，一天三次。《范汪方》。

3 毒蛇螫伤，牙入肉中，痛不可忍：用荇叶覆盖患处，外用物品包扎。《肘后方》。

4 点眼去翳：莕丝菜根一钱半，捣烂，川楝子十五个，胆矾七分，石决明五钱，皂荚一两，海螵蛸二钱，各自捣研为末，同菜根一起加水一盅，浸泡两晚，去渣。一日点眼数次。《孙氏集效方》。

按语

莕菜味甘，性寒，能发汗透疹，利尿通淋，清热解毒。用于治疗发热无汗、麻疹透发不畅、荨麻疹、水肿、小便不利、热淋、诸疮肿毒、毒蛇咬伤。

海藻 Hai Zao

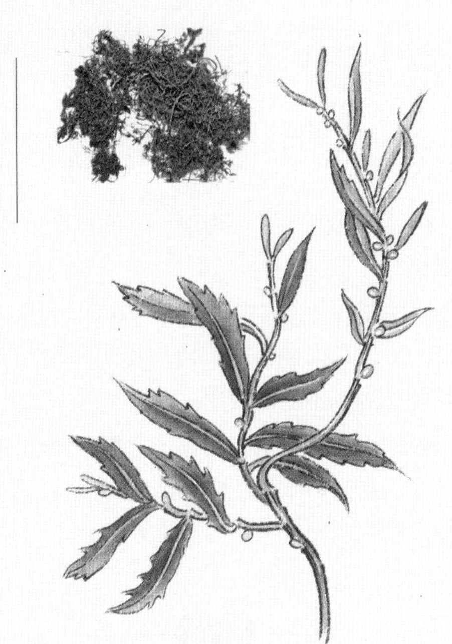

【释名】又名薚、落首、海萝。

【集解】《别录》记载：海藻生于东海的池泽，七月七日采收，暴晒干燥。

陶弘景说：生于海岛上，色黑像乱发而稍大一些，叶大都像藻叶。

苏颂说：此即水藻生于海中的，如今的登、莱各州都有。陶弘景引《尔雅》纶、组注解昆布，说昆布像组，青苔、紫菜像纶；而陈藏器以纶、组为二藻。陶弘景的说法似乎更接近原意。

时珍说：于近海各地采取的海藻，也作海菜，乃是另立名目，以便卖到各地罢了。

【修治】雷敩说：凡用时需用生乌豆，同紫

背天葵，三物同蒸一整天，晒干备用。

时珍说：近人只洗净咸味，焙干备用。

【气味】味苦、咸，性寒，无毒。

【主治】《本经》记载：治疗瘿瘤结气，散颈下硬核、痈肿、癥瘕、腹中雷鸣，能祛多种水肿。

《别录》记载：治疗皮间积聚、睾丸疼痛、结热，能利小便。

李珣说：治疗腹部疼痛、脚气、水气浮肿、宿食不消、痰壅。

【发明】张元素说：海藻气味都厚，性纯阴，可沉下。用于治疗瘿瘤、瘰疬和各种疮疡，坚硬而不破溃的。《内经》说：咸能软坚。营气不从，外为浮肿。随各自的引经药治疗，没有不消的肿。

成无己说：咸味能涌泄。因此海藻的咸味可以泄水气。

孟诜说：海藻治男子阳痿、睾丸肿痛，宜经常食用。南方人多食用此物，北方人效法，而倍生各种疾病，不适宜使用。

时珍说：海藻咸能润下，寒能泄热引水，因此可以消瘿瘤、结核、阴部溃疡、肿硬，除湿热浮肿、脚气、留饮、痰气，使邪气自小便出。

附方

1 瘿气：海藻一斤，布袋盛装，加酒二升浸泡，春夏泡二天，秋冬泡三天。每次取两合，一天三次。酒喝完之后再泡制。其渣暴干捣研为末，每次取方寸匕，服下，一天三次。此方名海藻酒。《范汪方》。

2 瘿气初起：海藻一两，黄连二两，捣研为末。时时舐粉咽汁。服药前不要吃一切滋腻厚味的食物。朱震亨方。

3 蛇盘瘰疬（即瘰疬，因瘰疬的形态类似于蛇盘状形），头项交接：海藻菜用荞面炒过，白僵蚕炒，等份为末，用白梅泡汤和丸如梧桐子大。每次取六十丸，米汤送下。《世医得效方》。

按语

海藻味咸，性寒，能消痰软坚，利水消肿。用于治疗瘿瘤、瘰疬、睾丸肿痛、痰饮水肿。反甘草。

海带

Hai Dai

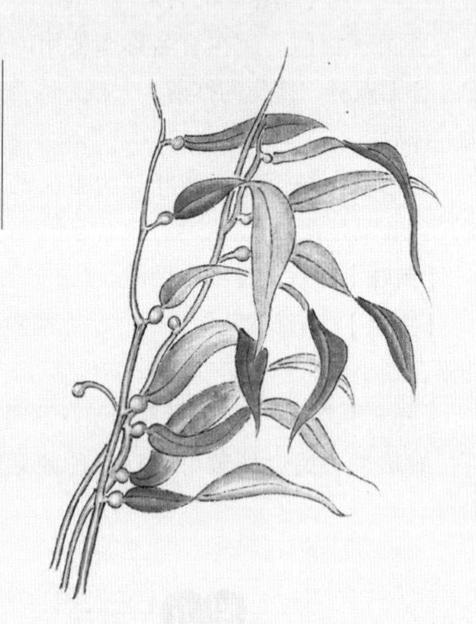

【集解】掌禹锡说：海带出自东海水中的石上，像海藻而粗，柔韧而长。如今登州人将它干燥后来捆束器物。医家用它下水，功效胜于海藻、昆布。

【气味】味咸，性寒，无毒。

【主治】《嘉祐本草》载：能催生，治疗妇人病，疗风下水。

时珍说：治疗水病瘿瘤，功效同海藻。

按语

海带味咸，性寒，能软坚化痰，利水泄热。用于治疗痰核、瘰疬、肿块等。

昆布

Kun Bu

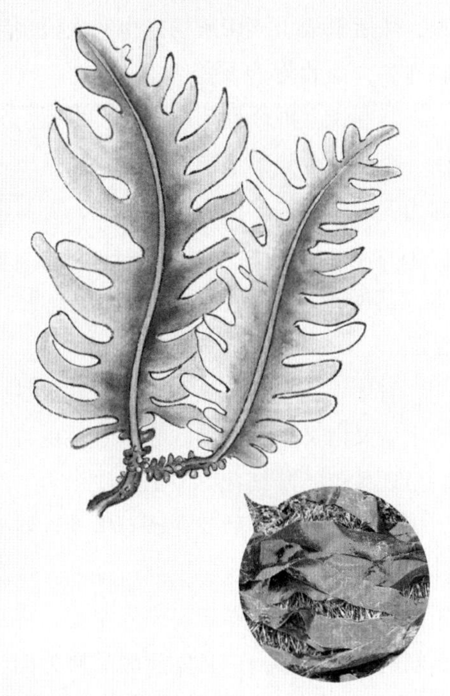

【释名】又名纶布。

时珍说：据《吴普本草》记载，纶布一名昆布，则《尔雅》所说纶似纶，东海有产，即说的是昆布。“纶”音“关”，即青丝带，讹误而为昆。陶弘景以纶为青苔、紫菜类，称组为昆布。陈藏器又说纶、组是二种藻。

【集解】《别录》记载：昆布生于东海。

陈藏器说：昆布生于南海，叶像手，大的像蒲苇，紫红色。其细叶的，即海藻。

李珣说：其草顺流而生。出自新罗的叶细，呈黄黑色。胡人搓之为绳，阴干，通过船运到中国。

时珍说：昆布生于登州、莱州的，搓成绳索的形状。出自闽、浙的，叶大而像菜。然而海中各菜性味相近，主疗一致。虽然稍有不同，也没什么大的不同。

【修治】雷敩说：凡用昆布，每一斤，用甑箅（bì，有空隙而能起间隔作用的片状器具）大小十个，一同锉细，水煮六个小时，待咸味去除，乃晒干焙用。

【气味】味咸，性寒、滑，无毒。

【主治】《别录》记载：治疗多种水肿、瘿瘤聚结气、瘘疮。

孙思邈说：能破积聚。

陈藏器说：治疗阴肿，含服咽汁。

甄权说：能利水道，去面肿，治疗恶疮鼠瘘。

【发明】李杲说：咸能软坚，如果瘿坚如石，非此药不能除，与海藻功效相同。

孟诜说：昆布能下气，久服使人变瘦，无此类疾病的不可食用。海岛上的人喜食，因为没有好菜，只能食用此物，服久成习惯，也不生病，传说北方人总结了昆布的这个特点。北方人食它都生病，是水土不宜的缘故。凡是海中菜品，都能损人，不可多食。

附方

1 膀胱结气：用高丽昆布一斤，白米泔水浸泡一晚，洗去咸味。加水一斛，煮熟后劈细。入葱白一握，切成一寸长的断。再煮极烂，才下盐、酢、豉、糁、姜、橘、椒末等调和食用。同时宜食用粱米、粳米饭。此方名昆布臛。《广济方》。

2 瘿气结核，肿硬，项下瘿瘤：用昆布一两，洗去咸味，晒干后捣研为散。每次取一钱用绵包裹，醋中浸过，含服咽汁，味尽再换。《圣惠方》。

3 项下卒肿，其囊渐大，欲成瘿者：昆布、海藻等份，捣研为末，做成如杏核大的蜜丸。时时含服，咽汁。《外台秘要》。

按语

昆布味咸，性寒，能消痰软坚，利水退肿。用于治疗痰核、瘰疬、肿块等。昆布为软坚散结之要药。现临床上，将昆布、海带作为一药。昆布长而宽，海带长而窄。

Shi

石斛

Hu

【释名】又名石蓫（zhú）、金钗、禁生、林兰、杜兰。

时珍说：石斛名义未详。因为其茎状如金钗之股，所以自古就有金钗石斛之称。现今蜀人栽植它，称它为金钗花。盛弘之的《荆州记》中说，耒阳龙石山有许多石斛，其状同金钗，说的就是此物。林兰、杜兰，与木部木兰同名，恐怕有误。

【集解】《别录》记载：石斛生于六安山谷水旁石上。七月、八月采茎，阴干。

陶弘景说：现今所用的石斛，出产于始兴。这种石斛生长在石头上，结的果实细小，用桑灰汤浇灌，即现金色。形状像蚱蜢大腿的为上品。附近也有分布，但是不如宣城出产的好。木斛也是一种，生长在栎木上，它的茎杆较为细弱，外形偏大，颜色浅，一般用来入丸、散，只可用来泡酒或食用，主要用来治疗脚膝酸软无力。

苏敬说：现今荆襄及汉中、江东一带，石斛分为二种：一种形状像大麦，累累相连，顶部长有一叶，性冷，名叫麦斛；另外一种，茎的形状像麻雀腿，叶在茎头，名叫雀髀斛。其他种的斛像竹，节间生叶。制作干石斛的方法是，以酒洗蒸，然后暴晒，不用灰汤。也有人说用新鲜的石斛泡酒，药效胜于干者。

苏颂说：现今荆州、光州、寿州、庐州、江州、温州、台州等地都产石斛，质量以广南出产的为上乘。石斛多生长在山谷中，五月生苗，茎似小竹节，节间出碎叶。七月开花，十月结果实。其根细长，黄色。唯生长在石头上的才算佳品。

时珍说：石斛丛生石头上。其根盘绕错结，晒干后又白又软。其茎叶新鲜时呈现青色，晒干后呈现黄色，开红花。节上自生根须。此物生命力极强，任意折下后栽在砂石里或以器皿盛栽，挂于屋檐下，可以经年不死，别名千年润。石斛短而中间结实，木斛长而中间空虚，容易区分。石斛的产地很多，产自四川者品质为佳。

【修治】雷敩说：将石斛入药时，需要去根、去头，用酒浸泡一夜，然后晒干，以酥拌蒸之，从巳时蒸到酉时，再慢慢焙干，用入补药，效果甚好。

【气味】味甘，性平，无毒。

【主治】《本经》记载：治疗伤中，除痹下气，补五脏，治虚劳羸瘦，强阴益精。久服可厚肠胃。

《别录》记载：补内伤不足，平胃气，长肌肉，驱逐皮肤上的邪热痱气，去除脚膝酸软痹痛，安神定志，益寿延年。

甄权说：能益气除热，治男子腰脚软弱无力，可以壮阳，逐皮肌风痹，骨中久冷，补肾益力。

《大明》记载：壮筋骨，暖水脏，益智清气。

时珍说：治发热自汗，痈疽排脓内塞。

【发明】雷敩说：石斛镇涎，涩男子元气。酒浸酥蒸，服满一镒，永不骨痛。

时珍说：石斛气平，味甘、淡、微咸，阴中之阳，主降。乃足太阴脾、足少阴右肾之药。深师云：囊湿精少、小便余沥者，适宜加用此药。

一法：每以二钱入生姜一片，水煎代茶饮，清肺补脾的作用好。

附方

睫毛倒入：川石斛、川芎等份，为末。口内含水，随左右嗃鼻，日二次。《袖珍方》。

按语

石斛味甘，性微寒，能益胃生津，滋阴清热。用于治疗胃阴虚及热病伤津烦渴，胃脘疼痛、牙龈肿痛、口舌生疮；肾阴亏虚之目暗不明、筋骨痿软及阴虚火旺、骨蒸劳热等症。尤宜于胃中虚热病症。

骨碎补（Gu Sui Bu）

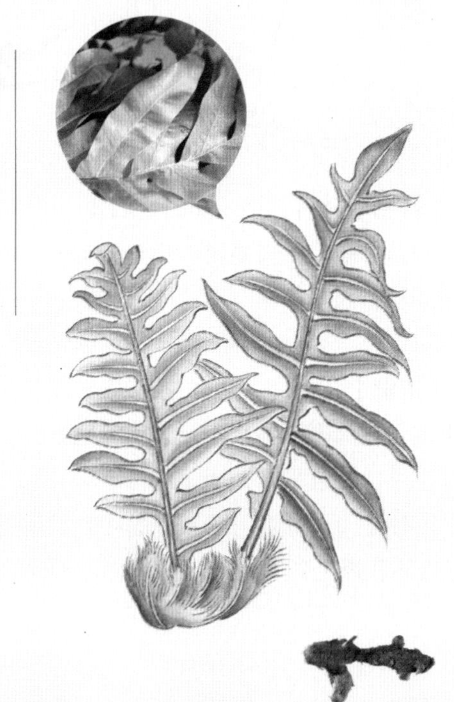

【释名】又名猴姜、胡孙姜、石毛姜、石庵蕳。

陈藏器说：骨碎补本名为猴姜。江西人称它为胡孙姜，取象形之意。

时珍说：庵蕳主折伤破血。此物与庵蕳功效相同，因此有庵蕳的名称。

【集解】马志说：骨碎补生于江南。根寄生在树石上，有毛。叶如庵蕳。

陈藏器说：岭南虔、吉州也是主产地。叶似石韦仅只一根，其他的叶生于木本。

《大明》记载：骨碎补是树木上寄生的草，根似姜而细长。

苏颂曰说：现今淮、浙、陕西、四川奉节一带都有出产，生于树木或石头上。多在背阴处，根成条状，上有黄赤毛及短叶附之。大的叶子独自成一枝，叶面青绿色，有青黄色的小点；叶背青白色，有紫红色的小点。叶子生于春天，到冬天干枯萎黄。不开花不结果。一般采根做药用。

寇宗奭说：此苗不像姜，亦不像庵蕳。每一大叶两旁，小叶叉芽，两两相对，叶长有尖瓣。

时珍说：其根扁长，略似姜形。其叶有桠缺，颇似贯众叶。

根

【修治】雷敩说：凡采得，用铜刀刮去黄赤毛，切成碎末，用蜂蜜拌匀，上火蒸一天，晒干待用。若急用，只需要焙干，可以不蒸。

【气味】味苦，性温，无毒。

【主治】《开宝本草》记载：能破血止血，主治跌打损伤、骨折。

甄权说：除骨中毒气，风寒血瘀疼痛，多种虚损，足手活动不利，上身热，下部冷。

《大明》记载：治疗身体长恶疮、皮肉溃烂、虫蚀瘙痒。

时珍说：将骨碎补研成粉末，纳入猪肾中，煨炖，空腹吃下，能治疗肾虚所致的耳鸣、久泄及牙疼。

【发明】苏颂说：治疗妇人气血疾病加入骨碎补使用。蜀地的人用其治闪折筋骨伤损的方法是，取根捣筛，并与黄米粥同煮服食，或者直接裹在受伤之处也有效。

时珍说：骨碎补是足少阴肾经药，所以药效能入骨，治牙及长久泄痢。以前魏刺史的儿子久泄，医治不效而病危。我用骨碎补夹猪肾中煨熟给予患儿食用即治愈。这是因为肾主大小便，久泄属肾虚，所以不能单从脾胃治疗。《雷公炮炙论》用此方治耳鸣，因开窍于耳。根据戴思恭《证治要诀》所说，痢后下虚，不善调养，或远行，或房劳，或外感，导致两腿痿软乏力，或疼痛，或麻木，遂成痢下。治疗时宜用独活寄生汤送服虎骨四斤丸，再取骨碎补三分之一，同研取汁，以酒送服。外用杜仲、牛膝、杉木节、萆薢、白芷、南星煎汤，频频熏洗。两种方法都是针对肾虚骨痿所致的症状。

附方

1 虚气攻牙：齿痛血出，或痒痛。骨碎补二两，铜刀细锉，瓦锅慢火炒黑，为末。如常法用它揩齿，良久吐出，咽下亦可。刘松石说：这个方法出自《灵苑方》，不只是治牙痛，还能坚骨固牙，益精髓，去骨中毒气疼痛。牙齿松动将要脱落，用骨碎补擦几次即不松动，有很好的疗效。

2 风虫牙痛：骨碎补、乳香等份，为末糊丸，塞入牙齿的空孔中。名金针丸。《圣济总录》。

3 耳鸣耳闭：骨碎补削作细条，火炮，乘热塞如耳中。苏颂《图经本草》。

4 病后发落：胡孙姜、野蔷薇嫩枝煎汁，洗刷头发。

5 肠风失血：胡孙姜烧存性五钱，酒或米饮服。《仁存方》。

按语

骨碎补味苦，性温，补肾强骨，续伤止痛。用于治疗治疗肾虚腰痛、耳鸣耳聋、牙齿松动等症。外敷可治疗斑秃、白癜风等症。

石韦 Shi Wei

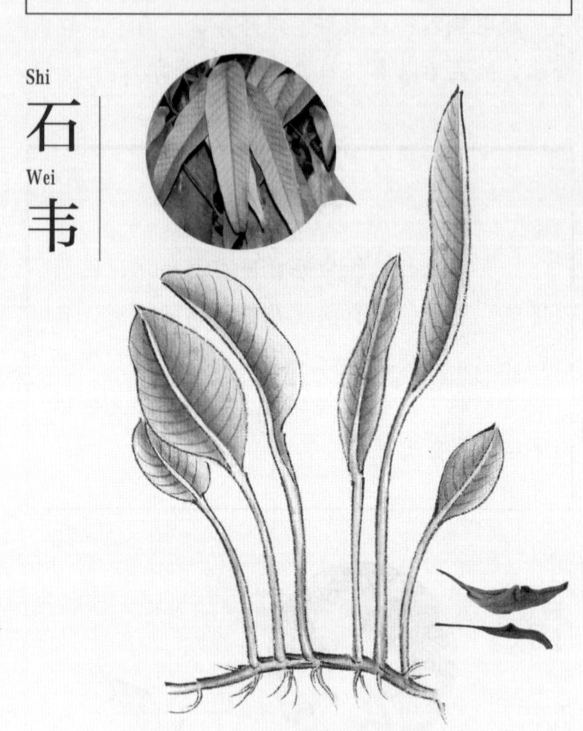

【释名】又名石韀（zhè）、石皮、石兰。

陶弘景说：石韦蔓延生长于石头上，新鲜的叶子如皮，因此称作石韦。

时珍说：柔皮即韦，韀也是皮的一种。

【集解】《别录》记载：石韦生长在华阴山谷石头上，以周围不闻水声及人声的地方出产的为质量上乘。二月采叶，阴干。

苏敬说：此物丛生于石头旁背阴处，不是蔓生。生长在古瓦屋上的叫瓦韦，治疗淋病，效果很好。

苏颂说：石韦在现今晋、绛、滁、海、福州及江宁等地皆有。丛生在石头上，叶如柳叶，叶背长有细小的绒毛，而斑点如皮。福州另有一种石皮，三月开花，采摘它的叶子，放入水中洗浴，可治风邪。

时珍说：石韦多生长在背阴的悬崖和险罅

（xià，缝隙、裂缝）处。有的叶子长度接近一尺，宽一寸多，柔韧如皮绳，叶子的背面有黄毛，也有叶子上有金星的，名金星草，它的叶子凌冬不凋。有的叶子如杏叶，也是生长在石头上，其药性大致相同。

【修治】《别录》记载：凡用时，除去黄毛。毛可刺激人的肺，令人咳，不能作药用。

《大明》记载：入药去梗，需微炙用。另一法：以羊脂炒干用。

【气味】味苦，性平，无毒。

【主治】《本经》记载：治疗劳热邪气，癃闭不通，利小便。

《别录》记载：止烦下气，治膀胱胀满，补益五脏虚劳，去恶风，益精气。

《大明》记载：治小便淋沥不禁及夜间遗尿。

苏颂说：炒末，冷酒调服，治痈疮发背。

时珍说：主崩漏金疮，清肺气。

附方

1 小便淋痛：石韦、滑石等份，为末。每饮服刀圭，疗效最快。《圣惠方》。

2 产后小便不利：石韦（去毛）、车前子各二钱半，水二盏，煎一盏，食前服。《指迷方》。

3 崩中漏下：石韦为末，每服三钱，温酒服，甚效。

4 气热咳嗽：石韦、槟榔等份，为末。姜汤服二钱。《圣济总录》。

按语

石韦味甘、苦，性微寒，能利尿通淋，清肺止咳，凉血止血。用于治疗淋证，尤宜于血淋、肺热咳喘、血热出血。

景天 Jing Tian

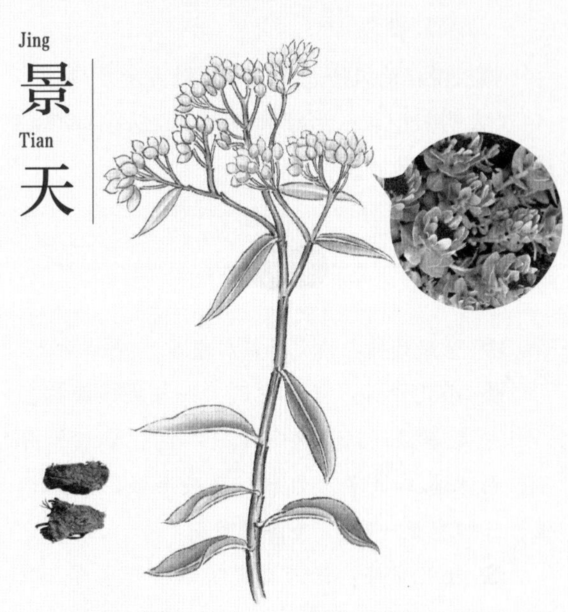

【释名】又名慎火、戒火、救火、据火、护火、辟火、火母。

陶弘景说：在它所有的名称之中，景天最为美丽。一般都是用器皿盆栽它，养在家里，说它可以避火，所以别名为慎火。但是药方中少用。

【集解】《别录》剎载：景天生于太山川谷。四月四日及七月七日可以采摘，采后阴干。

寇宗奭说：景天非常容易栽种，折枝插于土中，浇水后十多天，便可以成活。

时珍说：景天，人们多栽种于石山上。二月生苗，茎非常脆弱，微呈黄红色，高一二尺，折之有汁。叶淡绿色，光泽柔厚，形状像长匙头及胡豆叶，但是不尖。夏季开白色小花，结的果实像连翘一样小，里面有黑子如粟粒。其叶味微甘苦，水洗后可以食用。

【气味】味苦，性平，无毒。

【主治】《本经》记载：主治大热火毒所致的疮痈、身热烦躁、邪恶气。

《别录》记载：治疗各种毒邪，头疮，皮肤脓疮，疮痂，寒热风痹及诸多不足的病症。

陶弘景说：治疗刀枪之伤，可止血。小孩用其煎水洗浴，可以去烦热惊气。

甄权说：治风疹恶痒、小儿丹毒及发热。

《大明》记载：治疗热狂赤眼、头痛寒热游风、女人带下。

附方

❶ 惊风烦热：慎火草煎水洗浴。《普济方》。

❷ 小儿中风：汗出中风，一日头顶腰热，二日手足不屈。用慎火草干者半两，麻黄、丹参、白术各二钱半，为末。每服半钱，浆水调服。三四岁服一钱。《圣济总录》。

❸ 小儿风疹：治疗在皮肤不出及疮毒。取慎火苗叶五大两，和盐三大两，同研绞汁。以热手摩涂，一日二次。《图经本草》。

❹ 热毒丹疮：①《千金方》：用慎火草捣汁搽，日夜搽一二十遍。一方：入醋捣泥涂之。②杨氏《产乳集验方》：治烟火丹毒，从两股两胁起，赤如火。景天草、珍珠末一两，捣如泥。涂之，干则换药。

❺ 漆疮作痒：挼慎火草外涂。《外台秘要》。

❻ 眼生花翳，涩痛难开：景天捣汁，每日点三至五次。《圣惠方》。

❼ 产后阴脱（子宫脱垂）：慎火草一斤阴干，酒五升，煮汁一升，分四服。《子母秘录》。

按语

景天味酸、苦，性平，能清热解毒，活血散瘀，止血。用于治疗丹毒，烦热惊狂，咯血、吐血，疮疡肿毒，风疹，漆疮，目赤涩痛，跌打损伤，外伤出血。

虎耳草（Hu Er Cao）

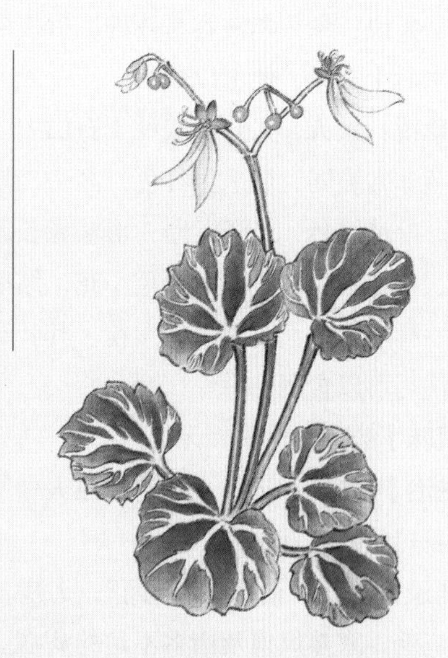

【释名】又名石荷叶。

【集解】时珍说：虎耳草生长在潮湿阴暗的地方，有的人也栽种在石山上。茎高五六寸，有细毛，一茎一叶，像荷叶的形状。所以别名叫石荷叶。叶大如铜钱，形状似初生的小葵叶，也像虎耳。夏季开淡红色的小花。

【气味】味微苦、辛，性寒，有小毒。

【主治】时珍说：治疗瘟疫，即将虎耳草以酒送服。直接服用新鲜的虎耳草可催人呕吐，熟用则止吐。还可以捣汁直接滴入耳中用来治疗聍耳。治疗痔疮肿痛，用阴干的虎耳草于桶中烧烟，熏患处。

按语

虎耳草味微苦、辛，性寒，小毒，能祛风清热，凉血解毒。用于治疗黄疸、风疹、湿疹、丹毒、咳嗽吐血、肺痈、崩漏。外用可治痔疮肿痛。

Shi 石 Hu 胡 Sui 荽

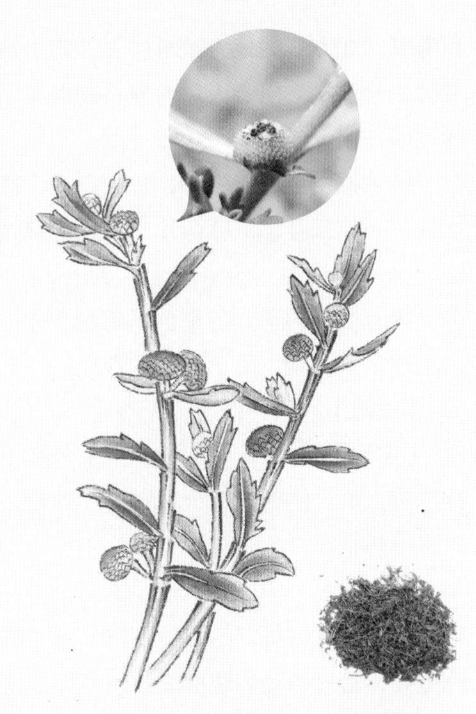

【释名】又名天胡荽、野园荽、鹅不食草、鸡肠草。

【集解】时珍说：石胡荽，生长在石缝间及阴湿处的小草。高二三寸，冬季生苗，细茎小叶，形状很像嫩胡荽。气味辛熏，一般人不愿食用，鹅也不食用。夏季开出黄色的小花，结细小的果实。石胡荽的繁衍能力很强，在偏僻的地方也能长得密密麻麻。孙思邈在《千金方》中说道，有一种小草，生长在靠近水渠潮湿的地方，形状像胡荽，名天胡荽，也叫鸡肠草，即是此草。

【气味】味辛，性寒，无毒。

时珍说：辛，温。汁解砒石、雄黄毒。

【主治】萧炳说：能通鼻气，利九窍，吐风痰。

陈藏器说：去目翳，将其搓碎，塞入鼻中，翳膜会自然脱落。

孟诜说：可以医治痔疮。

时珍说：能消肿解毒，明目祛翳，治疗耳聋、头痛和脑胀，也可以用来治疗痰疟、齁喘，鼻窒不通，塞入鼻中，息肉会自行脱落，又可以散疮肿。

【发明】时珍说：鹅不食草，气温而升，味辛而散，性味属阳，能通于天。头与肺皆属于天，所以能上达头脑，而治顶痛目病，通鼻气而落息肉；内达肺经，而治齁喘、痰疟，还可散疮肿。倪维德在《原机启微集》中说到，治疗目翳嗃鼻所用的碧云散，以鹅不食草解毒为君，青黛去热为佐，川芎大辛破留除邪为使，属升透之药，可以使邪毒不闭塞而有出路。但是此方药力小而锐，所以最好经常闻嗅以增强药效。大凡眼科疾病，都可以用此药医治。直接捣碎新鲜的鹅不食草使用效果更好。

附方

1 寒痰齁喘：野园荽研汁，和酒服，齁喘即止。《集简方》。

2 嗃鼻去翳：碧云散治目赤肿胀，羞明昏暗，隐涩疼痛，眵泪风痒，鼻塞头痛脑酸，外翳遮睛诸病。鹅不食草（晒干）二钱，青黛、川芎各一钱，为细末。噙水一口，每以米粒大许嗃入鼻内，以泪出为度。倪氏《原机启微集》。

3 贴目取翳：鹅不食草（捣汁熬膏）一两，炉甘石（用童便淬三次）三钱，上等瓷器末一钱半，熊胆二钱，硇砂少许，为极细末，和作膏。贴在翳上，一夜取下。用黄连、黄柏煎汤洗净，如果看到还有翳膜，再贴。孙天仁《集效方》。

4 牙疼嗃鼻：鹅不食草用绵包裹，放胸怀中，使其干后，研末。含一口水，嗃鼻，左右鼻交换用。还可挼塞鼻。《圣济总录》。

5 一切肿毒：野园荽一把，穿山甲（烧存性）七分，当归尾三钱，擂烂，入酒一碗，绞汁服。以渣外敷。《集简方》。

6 脾寒疟疾：石胡荽一把，杵汁半碗，入酒半碗和服，疗效极佳。《集简方》。

⑦ 痔疮肿痛：石胡荽捣，帖敷。《集简方》。

-按语-

石胡荽现以鹅不食草为正名，味辛，性温，能发散风寒，通鼻窍，止咳，解毒。用于治疗风寒感冒、流涕、头痛、鼻塞不通、寒痰咳喘、疮痈肿毒。

Cu 酢 Jiang 浆 Cao 草

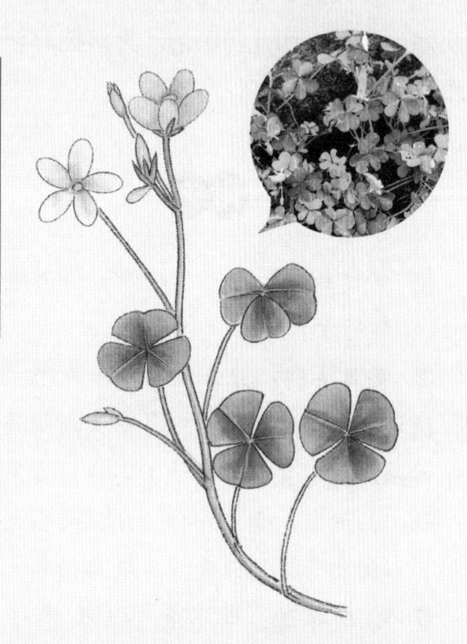

【释名】又名酸浆、三叶酸、三角酸、雀儿酸、雀林草、小酸茅、赤孙施。

时珍说：这种小草就是三叶酸，其味如醋。灯笼草也叫酸浆，却是两种不同的植物。福建人郑樵的《通志》中说，福建人叫它孙施。苏颂《图经本草》中说，赤孙施生长在福州，它的叶子像浮萍，指的就是它。

【集解】苏敬说：酢浆生长在道路旁边的阴湿处，丛生。茎头有三叶，叶子像细萍。四月、五月可以采摘，然后阴干。

韩保昇说：它的叶子像水萍，两叶并大叶同枝，开黄色的花，结黑色的果实。

苏颂说：在南方的湿地及家中园圃中经常可以看到，北方有的地方也有生长。初生嫩时，小儿特别喜欢吃。南方人用它揩石制器皿，擦后色泽亮如白银。

时珍说：苗高一二寸，丛生布地，繁衍能力很强。一枝三叶，一叶两片，到晚上自然合并，完整如一。四月份开小黄花，结小角，长一二分，内有细小的子。冬季也不凋谢。方士采来压制朱砂、汞、硇、矾、砒石的毒性。

【气味】味酸，性寒，无毒。

【主治】《新修本草》记载：杀各种小虫，治疗恶疮瘑瘘。使用之时，将它捣烂外敷。服食它可以解热止渴。

时珍说：主治各种淋证、赤白带下。它同地钱、地龙一样，可以治疗沙石淋。用水煎煮后熏洗患处，治疗痔痛和脱肛，效果很好。将它捣烂敷在患处，可以治疗蛇咬蝎螫之伤。

苏颂说：赤孙施治妇人血结，将一小把赤孙施，研成细末，温酒送服。

附方

① 小便血淋：酸草捣汁，煎五苓散服之。俗名醋啾啾。王璆《百一选方》。

② 诸淋赤痛：三叶酸浆草（洗），研取自然汁一合，酒一合和匀。空腹温服，立通。沈括《灵苑方》。

③ 二便不通：酸草一大把，车前草一握，捣汁，入砂糖一钱，调服一盏。不通再服。《摘玄方》。

④ 赤白带下：三叶酸草，阴干为末。空腹温酒服三钱匕。《千金方》。

⑤ 痔疮出血：雀林草（即酸母草）一大握，水二升，煮一升服。日服三次，便可见效。《外台秘要》。

⑥ 癣疮作痒：用雀儿草（即酸母草）擦拭。数次便可痊愈。《永类钤方》。

7 蛇虺螫伤：酸草捣敷。崔氏方。

-按语-

酢浆草味酸，性凉，能清热利湿，解毒消肿。用于治疗感冒发热、泄泻、痢疾、黄疸、淋证、赤白带下、吐血、衄血、咽喉肿痛、疥癣、痔疾、尿路结石、跌打损伤、毒蛇咬伤、痈肿疮疖、脚癣、湿疹、烧烫伤。

地锦 Di Jin

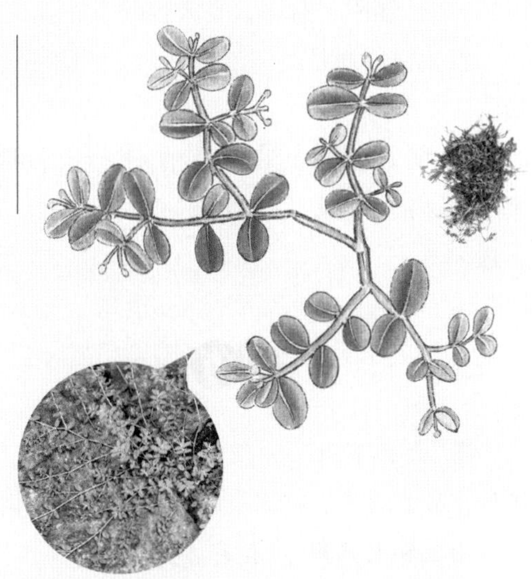

【释名】又名地朕、地噤、夜光、承夜、草血竭、血见愁、血风草、马蚁草、雀儿卧单、猢狲头草。

《别录》记载：地朕，三月份可以采摘。

陈藏器说：地朕，别名地锦，又名地噤。成片生长，叶子光溜洁净，露下有光。

时珍说：此物红色的茎遍布地面，因此称作地锦。专门治疗血液病，俗称为血竭、血见愁。马蚁、雀儿喜欢聚在上面，所以有马蚁、雀单的别称。之所以叫它酱瓣、猢狲头，是以它的花叶的形状来命名的。

【集解】掌禹锡说：地锦草生长在田野和道路的附近，茎叶细小脆弱，蔓延于地。红色的茎、青紫色的叶子，在夏季生长得特别茂盛。六月份开出红色的花，结细小的果实。它的苗、子可作药用。

时珍说：田野寺院及阶砌间都有这种小草。随地而生，红茎、黄花、黑实，形状像蒺藜的花，茎的断面会有汁液流出。方士秋季采摘，用它来煮雌雄、丹砂、硫黄。

【气味】味辛，性平，无毒。

【主治】《别录》记载：地朕主治心气疾病、女子疝气血结之证。

《嘉祐本草》记载：地锦通肠血脉，也可治气结。

时珍说：主治痈肿恶疮、金刃跌打所致的出血及血痢下血崩中。能散血止血，利小便。

附方

1 脏毒赤白（指痢疾下痢赤白）：地锦草洗净，晒干为末。米饮服一钱，即可见效。《经验方》。

2 血痢不止：地锦草晒研。每服二钱，空腹米饮下。《乾坤生意》。

3 大肠泻血：血见愁少许，姜汁和捣，米饮服之。戴思恭《证治要诀》。

4 妇人血崩：草血竭嫩者蒸熟，以油、盐、姜淹食之，饮酒一二杯送下。或阴干为末，姜酒调服一二钱，一服即止。生于砖缝井砌间，少在地上。危亦林《世医得效方》。

5 小便血淋：血风草，井水擂服，三度即愈。《刘长春经验方》。

6 金疮出血不止：血见愁草研烂外涂。《世医得效方》。

7 疮疡刺骨：草血竭（地锦）捣烂，外敷。《本草权度》。

8 痈肿背疮：血见愁一两，酸浆草（焙）半两，当归（焙）二钱半，乳香、没药各一钱二分半，制成药末。每服七钱，热酒调下。如有生者，擂酒热服，以渣外敷也可见效。杨清叟《外科秘传》。

9 风疮疥癣：血见愁草同满江红草捣末，外敷。《乾坤秘韫》。

10 趾间鸡眼，割破出血：以血见愁草捣敷效果好。《乾坤秘韫》。

-按语-

地锦草味辛，性平，能清热解毒，凉血止血。用于治疗热毒泻痢不止、血痢、便血，血热出血证，湿热黄疸、小便不利，热毒疮肿、毒蛇咬伤。还可用于外伤出血。

卷柏

Juan Bai

【释名】又名万岁、长生不死草、豹足、求股、交时。

时珍说：卷柏、豹足是以它的形象特征来命名的。万岁、长生，是指它耐旱力强，长寿不衰。

【集解】《别录》记载：卷柏生长在常山山谷石间。五月、七月采收，阴干。

苏颂说：宿根色紫而多须。春天长苗，形状酷似柏树的叶子，细细的，卷缩起来如鸡脚，高三五寸。无花、种子，多生长在石头上。

【修治】时珍说：凡作药用，先用盐水煮半日，再以井水煮半日，晒干后焙用。

【气味】味辛，性平，无毒。

【主治】《本经》记载：主治五脏邪气，女子阴部寒热作痛、癥瘕、闭经不孕。久服可以轻身养颜。

《别录》记载：止咳逆，治脱肛、淋证、眩晕、痿躄（wěi bì，又称痿蹶，指四肢痿弱，足不能行）、强阳、益精，令人容颜娇好。

甄权说：通月经，治尸疰、鬼疰腹痛、惊恐啼泣。

《大明》记载：镇心，除面皯（gǎn，指皮肤黧黑枯槁）头风，暖肾脏。生用破血，炙用止血。

附方

1 大肠下血：即便血。卷柏、侧柏、棕榈等份，炒炭存性，研末。每服三钱，用酒调下。还可用饭和丸服用。《仁存方》。

2 远年下血：指便血日久不愈。卷柏、地榆（焙）等份。每用一两，水一碗，煎至沸腾几十次，口服。《百一选方》。

-按语-

卷柏味辛，性平，能活血通经，用于治疗经闭、痛经、癥瘕、痞块、跌打损伤，卷柏炭用于治疗吐血、衄血、便血、尿血、崩漏。孕妇禁服。

第八卷 本草纲目-谷部

时珍说：上古时代，人们没有粮食可吃，过着茹毛饮血的生活。至神农氏，才开始尝百草分辨出草与谷物，教导人们耕作。又于百草之中分辨出药物，用来救治人们的疾病。至轩辕时，教以烹饪及制药方法，从此以后百姓才逐渐懂得养生的方法。《周官》有五谷、六谷、九谷的名称，诗人有八谷、百谷的吟咏，可见谷物的种类繁多。《素问》说：五谷为养，麻、麦、稷、黍、豆，分别养肝、心、脾、肺、肾。职方氏（古代官名）辨别各地的谷物，地官（古代官名，《周礼》分设天、地、春、夏、秋、冬六官）辨土地适宜栽种的谷物，以教授民众耕作，这都是重视民生的缘故。各地的气候不同，物产也不同，各种不同的谷物性味也不同，又怎么能天天食用而不知其气味的利与弊呢？

胡麻 Hu Ma

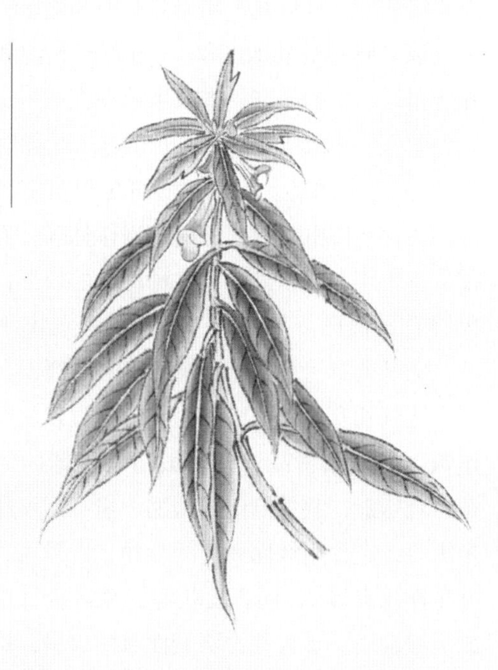

【释名】又名巨胜、方茎、狗虱、油麻、脂麻。叶名青蘘，茎名麻藍（jiē，也写作秸）。

时珍说：按沈存中《梦溪笔谈》记载：胡麻就是现在的油麻。古代中国只有大麻，其果实为蕡（fén）。汉代张骞出使西域，从大宛国引进种植油麻，所以叫油麻，以区别于中国原产的大麻。寇宗奭《本草衍义》也据此来解释胡麻，并将它归入油麻之内。巨胜是因胡麻的角果大像方胜（方胜是指方胜纹，一是古代妇女的饰物，二指蕲蛇背部两侧各有黑褐色与浅棕色组成的菱形大斑纹，其“∧”形的顶端在背中线相连或略交错，习称“方胜纹”）而起名，并不是两种植物。方茎是以茎来命名，狗虱是以形状而命名，油麻、脂麻则指它富含油脂。

【集解】时珍说：胡麻就是脂麻。有迟、早两个品种，黑、白、赤三色，茎呈方形。秋天开白花，也有带紫色的。节节结角，长的有寸许。胡麻的蒴果有四棱、六棱的，房小而籽粒少；七棱、八棱的，房大而籽粒多，跟土地的肥沃或贫瘠有关系。

胡麻

【修治】陶弘景说：服食胡麻，取黑色者，当九蒸九晒，熬捣而成药饵。能辟谷，长生，充饥。即便胡麻容易取服，学者尚且不能经常服用，更何况他药呢？若没蒸熟就食用，会使人头发脱落。药性与茯苓相宜。民间很少用它入药，只用于汤剂、丸剂之中。

雷敩说：凡炮制时先用水淘去浮起的，再晒干，用酒拌蒸，一直从巳时蒸到亥时，取出摊开晒干，捣去粗皮，留薄皮。再同小豆拌炒，豆熟去豆。

【气味】味甘，性平，无毒。

陈士良说：一开始吃的时候，利大小肠，去陈留新，久服就没这个效果了。

【主治】《本经》记载：主治伤中虚羸，可以补益五脏，益气力，长肌肉，填髓脑。久服，则轻身不老。

《别录》记载：坚筋骨，明目聪耳，耐饥渴，延年益寿。疗金疮止痛，治疗伤寒温疟大吐后，虚热羸困。

《大明》记载：补中益气，润养五脏，补肺气，止心惊，利大小肠，耐寒暑，逐风湿气、游风、头风，治劳气，产后羸困，催生落胞。研细用来涂发，使头发生长。用白蜜蒸制食用，能治百病。

李廷飞说：炒食，可以预防中风。中风病人长期食用，则步履端正，语言顺达。

苏敬说：生嚼涂小儿头疮，煎汤浴恶疮、妇人阴疮，非常有效。

白油麻

【气味】味甘，性大寒，无毒。

寇宗奭说：白脂麻（白芝麻）是平常生活中不可缺少的，药性也不至于到大寒的程度。

宁原说：生品性寒，用于治疗疾病；炒者性热，而发疾病；蒸者性温，而补养人身。

孟诜说：久食瘦身。但是白油麻汁放久了，饮用后会导致霍乱（指上吐下泻）。

【主治】孟诜说：治虚劳，滑肠胃，行风气，通血脉，去头上浮风，润肌肉。有热邪，可榨汁饮用。生嚼涂小儿头上诸疮，效果很好。

【发明】甄权说：巨胜是《仙经》所珍重的。同白蜜等份合服，名静神丸。治肺气，润五脏，它的功效特别多。还能助人辟谷，填人精髓，有益于男子。气虚病人出现气息短少而不能接续者，加用本方。

时珍说：胡麻取油以白者为胜，服食以黑者为良，胡地产的尤妙。取它黑色入通于肾，而能润燥。赤者状如老茄子，壳厚油少，只能当作食品，不能作为养生长寿的药食。唯钱乙治小儿痘疮变黑归肾，百祥丸，用赤脂麻煎汤送服，大概也只取其解毒的功效罢了。《五符经》记载巨胜丸所用的，就是胡麻，本来生长在大宛国，属于五谷之类。长期吃，可以知万物，通神明，延年益寿。《参同契》也说巨胜可延年益寿，可作丹、丸含于口中。古代把胡麻当作仙药，而近代很少有人用，或者未必有这种神奇的效果，只是久服有益而已。传说刘、阮（指汉朝永平年刘晨、阮肇两位青年），结伴远离家乡到天台山采药，遇到仙女，仙女赠以胡麻饭。也以胡麻同米作饭，是仙家食品。苏东坡与程正辅的信中记载：凡痔疮，宜禁酒肉与盐酪、酱菜、厚味及粳米饭等，宜食用淡面一类的食物，以及用九蒸胡麻（即黑脂麻），同去皮茯苓，兑入少许白蜜做成干粮食用。日久气力不衰而百病自去，痔也渐退。这就是长寿的要诀，只是大家都知道却难以坚持罢了。这可以作为考证胡麻就是脂麻（芝麻）的凭据。其用茯苓，源于陶弘景注解胡麻里的记载。现今之人用脂麻磨烂去滓，兑入绿豆粉做成豆腐。其性平润，最益老人。

附方

1 白发返黑：乌麻九蒸九晒，研末，枣膏丸，服用。《千金方》。

2 腰脚疼痛：新胡麻一升，熬香杵成粉末。日服一小升，服至一斗便可痊愈。可以用温酒、蜜汤或姜汁调服。《千金方》。

3 手脚酸痛微肿：用脂麻熬研五升，酒一升，浸一夜。随意饮用。《外台秘要》。

4 热淋茎痛：乌麻子、蔓菁子各五合，炒黄，用袋盛，用井华水三升浸泡。每于饭前服一钱。《圣惠方》。

5 小儿下痢赤白：用油麻一合捣，蜜汤调服。《外台秘要》。

6 解下胎毒：初生小儿，嚼生脂麻，方法是用绵包，与小儿允吸，其胎毒自除。

7 小儿软疖：（指疖初起，结块无头而红肿疼痛，肿势高突。）油麻炒焦，乘热嚼烂外涂患处。谭氏小儿方。

8 头面诸疮：脂麻生嚼外涂。《普济方》。

9 小儿瘰疬：脂麻、连翘等份，研末。频繁食用。《简便方》。

10 疔肿恶疮：胡麻烧灰、针砂等份，研末。用醋调匀后外涂，一日三次。《普济方》。

11 痔疮风肿作痛：胡麻子煎汤外洗患处，即消。

12 阴痒生疮：胡麻嚼烂外涂，疗效好。《肘后方》。

13 乳疮肿痛：用脂麻炒焦，研末。用灯窝油调涂即安。

14 妇人乳少：脂麻炒研，入盐少许，食用。唐氏方。

15 汤火伤灼：胡麻生研如泥，外涂。《外台秘要》。

16 蜘蛛咬疮：油麻研烂外涂。还可治诸虫咬伤。《经验后方》。

17 痈疮不收口：乌麻炒黑，捣烂外涂患处。《千金方》。

18 小便尿血：胡麻三升杵末，用东流水二升浸一夜，清晨绞汁，趁热服用。《千金方》。

胡麻油（香油）

陶弘景说：生榨者良。若蒸炒者，只能用来供食及燃灯，不入药用。

时珍说：入药以乌麻油为上，白麻油次之，需自己榨取为好。若市场卖的，不单已经蒸炒，还掺杂了他物作假。

【气味】味甘，性微寒，无毒。

【主治】《别录》记载：利大肠，产妇胞衣不落。生油摩，消除肿胀，生秃发。

孙思邈说：去头面游风。

《大明》载：陈油煎膏，生肌长肉止痛，消痈肿，补皮裂。

苏颂说：治痈疽热病。

时珍说：解热毒、食毒、虫毒，杀诸虫蝼蚁。

【发明】陈藏器说：药性大寒，可用来烹饪平常食物，但诱发冷疾，滑精髓，使脏腑干渴，困脾脏，令人身体沉重，声音受损。

陈士良说：有牙齿病及脾胃病的人，一定不能食用。用来烹饪食物，需每天熬熟后使用。若用先一天过夜的油，就会伤气。

刘完素说：油生于麻，脂麻温性而胡麻油寒性，本质相同而药性不同。

朱震亨说：香油乃炒熟脂麻所出，食用味道鲜美，而且不会发病。若经煎炼，则与火没有差别了。

时珍说：张华《博物志》记载：积油超过百石（dàn），则能自燃生火。陈霆《墨谈》说：衣绢有油，蒸热就会产生火星。这是因为油与火同性。用来煎炼食物，更能动火生痰。陈藏器称它大寒，我不苟同，只不过是生用有润燥解毒、止痛消肿的功效，似乎是寒性罢了。香油能杀虫，而病发癥（一种寄生虫病）者嗜油。油经提炼能自燃，油气耗尽却又变冷。这又是造物的玄妙之处啊！

附方

1 吐解蛊毒：用清油（指熬熟后没用过的油）多饮，取吐。《岭南方》。

2 解河豚毒：一时仓促无药，急用清麻油灌入，吐出毒物，即愈。《卫生易简方》。

3 解砒石毒：麻油一碗，灌服。《卫生方》。

4 小儿发热：以葱涎入香油内，手指蘸油摩擦小儿五心、头面、项背诸处，最能解毒凉肌。不拘风寒饮食时行痘疹，一并适合。《仁斋直指方》。

5 小儿初生，大小便不通：用真香油一两，皮硝少许，同煎至沸。放冷后，徐徐灌入口中，咽下即通。《蔺氏经验方》。

6 突然发热，心痛：生麻油一合，服用效果好。《肘后方》。

7 鼻衄不止：纸条蘸真麻油入鼻取嚏，即愈。有人一夕衄血盈盆，用此而效。《普济方》。

8 胎死腹中：清油和蜜等份，入汤顿服。《普济方》。

9 产肠不收（指子宫下垂）：用油五斤，炼熟盆盛。令妇坐入盆中，一顿饭的时间。外用皂角炙，去皮研末，吹少许入鼻作嚏，下垂的子宫立马就回缩了。《斗门方》。

10 痈疽发背：初作即服此，使毒气不内攻。以麻油一斤，银器煎二十沸，和醋二碗。分五次，一日服完。《仁斋直指方》。

11 肿毒初起：麻油煎葱至色黑，趁热满手回旋涂遍，肿毒自消。《百一选方》。

12 喉痹肿痛：生油一合灌服，立即痊愈。《圣济总录》。

13 赤秃头发脱落：香油、水等份，以银钗搅和。每日搽头，头发生长乃止。《普济方》。

14 发落不生：生胡麻油外涂患处。《普济方》。

15 令头发长黑：生麻油、桑叶煎过，去滓，洗头发，使头发长数尺。《普济方》。

16 耳聋：生油每日滴入耳中三至五次。等到耳中不堵塞了，便治愈。《圣济总录》。

17 蜘蛛咬毒：香油和盐，掺匀外涂患处。《普济方》。

18 冬月唇裂：香油频抹患处。《物类相感志》。

19 身面白癜：以酒服生胡麻油一合，一日三服，至五斗时，即可病愈。忌生冷、猪、鸡、鱼、蒜等百日。《千金方》。

20 小儿丹毒：生麻油外涂患处。《千金方》。

21 打扑伤肿：熟麻油和酒饮用，用火烧热地面，躺在上面，醒来疼肿就都消掉了。松阳民互相殴打后，用此法，经过官方验证，一点痕迹也没有。赵葵《行营杂录》。

22 毒蜂螫伤：清油搽，很好。赵原阳《济急方》。

23 毒蛇螫伤：急饮好清油一二杯解毒，然后用药。《济急良方》。

灯盏残油

【主治】时珍说：能吐风痰食毒，涂痈肿热毒，又治狂犬咬伤，以灌疮口，疗效很好。

麻枯饼

时珍说：这是榨油后所剩的渣滓。也叫作麻籸（shēn）。荒年时，人也食用它，可以养鱼肥田，这也是《周礼》中记载的种地人在坚硬成块的土地上施麻枯饼肥田的原因。

附方

1 揩牙乌须：麻枯八两，盐花三两，用生地黄十斤取汁，同入平底锅中熬干。用铁盖盖着，盐泥包裹。煅赤后，取出研末。每日用三次，擦后，饮姜茶。先从眉毛开始擦拭，一月都变黑了。《养老书》。

2 疽疮有虫：生麻油滓外贴患处，纱布包裹，之后当有虫出。《千金方》。

青蘘

【释名】又名梦神，即巨胜苗。生中原山谷。

【气味】味甘、性寒，无毒。

【主治】《本经》记载：主治五脏邪气，风寒湿痹，益气，补脑髓，坚筋骨。久服，耳目聪明，不饥不老，延年益寿。

孙思邈说：主伤暑热。

《大明》记载：煎水洗头，去风润发，滑皮肤，益血色。

甄权说：治崩漏血注，生捣一升，热汤绞汁半升服，立即痊愈。

时珍说：祛风解毒润肠。又可以治疗飞丝入咽喉，嚼之即愈。

【发明】寇宗奭说：青蘘即油麻叶。用热水浸泡，一会儿后汁液渗出，呈稠黄色，妇人用它来梳发，与《大明》中载录的作汤洗头发的说法相符合。那么，胡麻毫无疑问就是脂麻。

陶弘景说：胡麻叶十分肥滑，可洗头。但不知如何服用。仙方中也没有记载，应该就是阴干作丸、散用。

时珍说：按食疗方法记载，有种青蘘作菜的吃法，秋间取巨胜子种在田里，如种生菜的方法，等苗出采食，鲜美程度不亚于葵菜。那么本草所记载的青蘘，也是当蔬菜吃，而不是入丸、散。

胡麻花

孙思邈说：七月采最顶端的，阴干后使用。

陈藏器说：阴干浸泡水中取汁来和面食用，极其韧滑。

【主治】孙思邈说：生秃发。

时珍说：润大肠。人身上生肉丁（皮肤上生的颗粒状皮肤病）者，用它涂擦，便可痊愈。

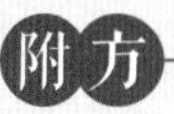

眉毛不生：乌麻花阴干为末，以乌麻油浸渍，每日涂擦。《外台秘要》。

麻秸

【主治】时珍说：烧灰，入点痣去恶肉方中用。

附方

1 小儿盐哮：（盐哮：指小儿偏嗜咸酸，久延体虚，一遇风寒，喉中即痰哮不绝。）脂麻秸，瓦内烧存性，出火毒，研末。用淡豆腐蘸食。《摘玄方》。

2 聤耳出脓：白麻秸刮取一合，花胭脂一枚，研末，绵裹塞入耳中。《圣济总录》。

按语

胡麻即芝麻，此多指黑芝麻，味甘，性平，能补肝肾，润肠燥。用于治疗精亏血虚、肝肾不足引起的头晕眼花、须发早白、四肢无力、肠燥便秘。

亚麻

Ya Ma

【释名】又名鸦麻、壁虱胡麻。

【集解】苏颂说：亚麻子苗、叶俱青，花呈白色。八月上旬采其果实作为药用。

时珍说：如今陕西人也种植，即壁虱胡麻。其果实也可榨油点灯，但气臭不堪食用。其茎穗很像茺蔚，但种子不同。

子

【气味】味甘，性微温，无毒。

【主治】苏颂说：主治大风疮癣。

> **-按语-**
>
> 亚麻药用其子，味甘，性平，能养血祛风，润燥通便。用于治疗皮肤干燥、瘙痒、脱发、疮疡湿疹、肠燥便秘。

小麦

Xiao Mai

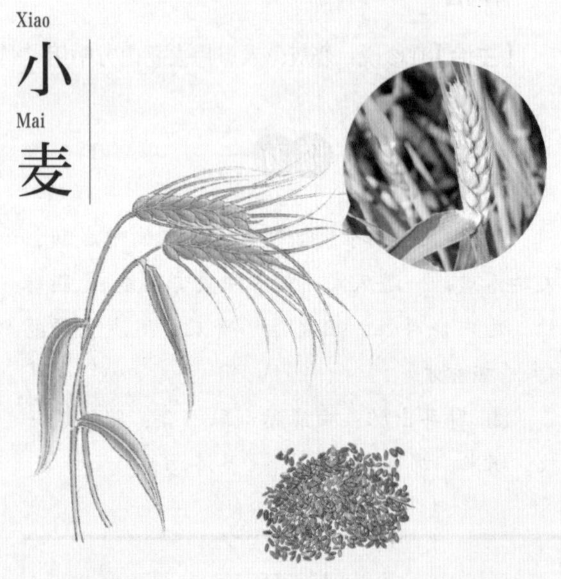

【释名】又名来。

【集解】苏颂说：大麦、小麦皆是在秋天播种，冬天生长，春天开花，夏天结果，具备四季中和之气，所以在五谷之中价值较高。天气温暖的地方也可在春天播种，夏天就收割。但相对于秋种的，四气不足，所以有微毒。

时珍说：北方人种麦漫撒，而南方人种麦撮撒。所以北方的小麦皮薄面多，而南方的恰恰相反。有人说，收割的小麦和以蚕沙，可防虫蛀。也有人说，立秋前将苍耳碾碎同小麦一起晒收，也可防蛀，但只是暂时的。秋季过后，虫随即生长。大概麦性恶湿，因此久雨水涝成灾，则大多长不熟。

小麦

【气味】味甘，性微寒，无毒。

苏敬说：拿来煲汤的小麦，外壳不能裂开。裂开的性温，就没有了除热止烦的功效。

陈藏器说：小麦秋种夏熟，受四季气足，兼有寒热温凉之气。因此麦凉、麴（qū，指酿酒用的酒曲，小麦可作为制作酒曲的原料）温、麸（fū，指麦皮）冷、面热，是很合宜的。河渭以西的地方，白麦面也是凉性的，因为它是春天种的，缺秋、冬二气。

时珍说：新麦性热，陈麦平和。

【主治】《别录》记载：除客热，止烦渴咽

燥，利小便，养肝气，止漏血唾血，让女人容易受孕。

孙思邈说：养心气，患有心病的病人适合服用。

寇宗奭说：煎汤饮，治突发淋证（指小便频数、淋沥涩痛、小腹拘急引痛）。

甄权说：熬末服，杀肠中蛔虫。

时珍说：陈者煎汤饮，止虚汗。烧存性，油调，涂诸疮汤火伤灼。

【发明】时珍说：按《素问》记载：麦属火，是走心经的谷物。郑玄说：麦能萌芽，属木。许慎说：麦属金，金旺而生，火旺而死。三种说法各不相同。而《别录》记载，麦养肝气，与郑说相符合。孙思邈说，麦养心气，与《素问》相符合。考察其功效，除烦、止渴、收汗、利尿、止血，这些都是治疗心病，当以《素问》的说法为准。大概许慎从时间上，郑玄从形态上，而《素问》从功效、性味上立论，所以说法不同。

朱震亨说：饥年用小麦代谷，需要晒干，用少许水湿润，舂去皮，煮饭吃，可消除面的药性过热的顾虑。

附方

1 消渴心烦：用小麦做饭及粥食用。《食医心镜》。

2 老人五淋，身热腹满：小麦一升，通草二两，水三升，煮一升，饮之即愈。《养老奉亲书》。

3 项下瘿气（指颈部漫肿或结块）：先将小麦一升，放在一升醋里浸泡后取出，晒干研末。再同洗净研末的三两海藻，拌匀。每用酒调服小勺，每日三次。《小品方》。

4 眉炼头疮：用小麦烧存性，研末，用油调涂。《儒门事亲》。

5 白癜风癣：将小麦摊在石头上，烧铁物压出油，涂擦使用，特别有效。《医学正传》。

6 汤火伤灼未成疮：将小麦炒黑，兑入腻粉（又名汞粉、轻粉、峭粉，由水银、白矾、食盐合炼而成）研末，用油调涂。勿沾冷水，否则皮肤一定会烂掉。《袖珍方》。

浮麦

【气味】味甘、咸，性寒，无毒。

【主治】时珍说：益气除热，止自汗盗汗，骨蒸虚热，妇人劳热。

麦麸

【主治】《大明》载：治疗时疾热疮、汤火疮烂、扑损伤折瘀血，醋炒敷贴患处。

时珍说：用它和面作饼，可以止泻痢，调中去热，强健身体。用醋拌蒸热，袋盛，包熨人及马的寒湿腰脚伤折之处，止痛散血。

陈藏器说：治手足风湿痹痛，寒湿脚气，用醋蒸麦麸，熨贴于患处，直至汗出，效果很好。研末服用，止虚汗。

【发明】时珍说：麸乃麦皮，与浮麦药性相同，而止汗的功效弱于浮小麦，大概是因为浮小麦无肉的缘故。凡是人体的疼痛及疮疡肿烂，或小儿夏天出痘疮，溃烂不能着席睡卧的，用夹褥装上麦麸缝合后睡卧，因为麦麸性凉而软，这的确是巧妙的办法。

附方

1 虚汗盗汗：用浮小麦文武火炒，研末。每服二钱半，米汤调下，每日三服。或煎汤代茶饮用。《卫生宝鉴》。一方：用猪嘴唇煮熟切片，蘸末吃，效果也很好。

2 产后虚汗：小麦麸、牡蛎等份，研末。用猪肉汁调服二钱，每日二服。《胡氏妇人方》。

3 走气作痛：用浓醋拌麸皮炒热，袋盛熨患处。《生生编》。

4 灭诸瘢痕：春夏用大麦麸，秋冬用小麦麸，筛粉和酥涂于患处。《圣济总录》。

5 小儿眉疮：小麦麸炒黑，研末，酒调外涂。

面

【气味】味甘，性温，有微毒。

《别录》记载：不能消热止烦。

《大明本草》说：面性壅热，不动风气，可发丹石毒。

孙思邈说：多食会诱发下痢，助长邪气。畏汉椒、萝卜。

【主治】陈藏器说：补虚。久食，可以壮实人的肤体，厚肠胃，强气力。

《大明》载：养气，补不足，助五脏。

寇宗奭说：水调服，治人中暑，马病肺热。

时珍说：可以涂在痈肿损伤之处，散血止痛。生食，可以利大肠。水调服，止鼻衄吐血。

【发明】孟诜说：面有陈黦之色是热毒所致，也有因为研磨中石末掺杂在内的。但杵面食就比较好。

陈藏器说：面性热，只有磨第二次的性凉，是因为它和麸相近。河渭以西，白麦面性凉，因其春种，缺秋、冬二气。

汪颖说：东南地方地势低，水湿多，春多雨水，麦已受湿气，又不曾出汗（出汗，指小麦在收割后的一段时间，呼吸作用旺盛，会不断释放水和二氧化碳，引起种子表层湿润），所以食后使人口渴，动风气，助湿发热。西北地方地势高，干燥，春雨又少，麦不受湿，复入地窖出汗，北方人禀厚少湿，因此经常食用而不生病。

时珍说：北方的面性温，食用后不口渴；南方的面性热，食用后会烦渴；西边的面性凉，这都是地气不同所导致的。吞汉椒、食萝卜皆能解其毒。医方中往往用飞罗面，是取其无石末而性平易的优点。陈麦面，用水煮着吃，无毒。用糟发胀的面能发病发疮，只有作蒸饼和药，则容易去毒。按李廷飞《延寿书》记载：北多霜雪，所以面无毒；南方雪少，所以面有毒。顾元庆《檐曝偶谈》记载：江南麦花夜开，所以吃了会使人发病；江北麦花昼开，所以吃了会补充营养。又记载：江淮人适宜食用鱼、稻，京洛人则适和吃羊、面，中南东西北五方各有各的饮食习惯。面性虽热，而寒食日（清明节的前一二日）用纸袋盛，悬挂在通风处，数十年也不会坏，而且热性皆去而无毒。入药尤好。

附方

1 热渴心闷：将一两面兑入一杯温水中，调匀饮用。《圣济总录》。

2 中暑突然昏厥：将一大勺面兑入井水中，调匀服用。《千金方》。

3 夜出盗汗：麦面作弹丸，空腹睡前，煮食。次早服妙香散一帖，便可见效。

4 内损吐血：飞罗面略炒，用京墨汁或藕节汁，调服二钱。《医学集成》。

5 大衄血出，口耳皆出：用白面入盐少许，冷水调服三钱。《普济方》。

6 寒痢白色：炒面，每用方寸匕放入粥中食用，还能治日泻百次。《外台秘要》。

7 泻痢不固：白面一斤，炒焦黄。每日空腹温水服一二匙。《饮膳正要》。

8 头皮虚肿，薄如蒸饼，状如裹水：用口嚼面外涂，疗效好。《梅师方》。

9 咽喉肿痛，突然不下食：白面和醋，涂喉外肿处。《普济方》。

10 妇人吹奶（指乳房肿硬如石，或兼痛痒）：将面用水调后煮糊，快煮熟时，立即加入无灰酒一杯，搅匀热饮。同时徐徐按摩乳房，药力起作用，随即病愈。《圣惠方》。

11 乳痈不消：白面半斤炒黄，醋煮为糊，涂擦之后，乳痈即消。《圣惠方》。

12 金疮血出不止：用生面干涂，五七日即愈。蔺氏《经验方》。

13 远行脚趼（jiǎn，手或脚上因长久磨擦而生的硬皮）成泡：水调生面外涂，一夜即平。《海上方》。

14 折伤瘀损：白面、栀子仁同捣，用水调匀，外涂即愈。

15 火烫成疮：炒面，入栀子仁末，和油外涂。《千金方》。

16 白秃头疮：白面、豆豉共研，醋调外涂。《普济方》。

17 小儿口疮：将寒食面五钱，硝石七钱混匀，用时水调半钱，涂于足心，男左女右。《普济方》。

18 阴部冷痛渐及腹部肿满：用醋调面熨贴于患处。《千金方》。

19 瘰疽流脓，发于手足、肩背，连接成串，多如红豆：治时先剖开患处，将脓除净，用酒和面外涂。《千金方》。

20 一切疔肿：用腊月猪油调面外敷。《梅师方》。

21 伤米食积：白面一两，白酒曲二丸，炒后研末。每服二匙，开水调服。如伤肉食，山楂煎汤调服。《简便方》。

麦粉

【气味】味甘，性凉，无毒。

【主治】孟诜说：补中，益气脉，和五脏，调经络。又炒一合，汤服，止痢。

时珍说：醋熬成膏，消一切痈肿、汤火伤。

【发明】时珍说：麦粉是麸面或面经过洗筋后，将洗下的淀粉澄淀脱水而得的浆粉。今人浆衣（指洗衣服时加入麦粉，能起到缩水防皱的作用）多用它，古方却很少用它。按万表《积善堂》方记载：乌龙膏可以治一切痈肿发背、无名肿毒、初发红肿热而未破，取效如神。先取储存了一年的小麦粉（年份越久越好），放入锅中炒。刚开始炒的时候软如稀糖，炒久变干，待炒至黄黑色时药即成，冷却研末备用。再将陈米醋调成糊状，熬如黑漆状，瓷罐收盛。用时将药摊于纸上，剪掉一孔，贴于患处，贴后患处即觉凉快，疼痛也立马消失。过一会患处会觉痒，切勿挠动。久而久之肿毒自会消散，药物也发挥了功效，病好后伤疤脱落，甚妙。这个方子是苏州杜水庵所传，屡用有效。制药简便而功效卓著，济生救世之人当好好收藏。

面筋

【气味】味甘，性凉，无毒。

【主治】时珍说：能解热和中，适合虚劳内热之人煮食。

宁原说：能宽中益气。

【发明】时珍说：面筋，是将麸与面在水中揉洗而成的。古人很少知道，现在为素食要物，煮后食用非常好。今人多用油炒，则药性由凉变热。

寇宗奭说：生嚼白面成筋，可粘鸟、虫。

麦麨（chǎo，也就是糗，是将麦蒸熟磨粉而得）

【气味】味甘，性微寒，无毒。

【主治】《蜀本草》说：消渴，止烦。

麦苗

【气味】味辛，性寒，无毒。

【主治】陈藏器说：捣烂绞汁每日饮用，能消酒毒暴热、酒疸目黄。煮汁过滤服用，能解蛊毒。

《大明》记载：除烦闷，解时疾（指季节性流行病）狂热，退胸膈热，利小肠。打粉食用，非常养颜。

麦奴

陈藏器说：麦奴就是麦穗快要成熟时，上面有黑霉的部分。

【主治】陈藏器说：主治烦热、天行热毒，解丹石毒。

时珍说：治阳毒温毒，热极发狂大渴及温疟。

【发明】时珍说：朱肱《南阳活人书》记载：治阳毒温毒、热极发狂、发斑，大渴倍常者，用黑奴丸，水化服一丸，汗出或微利即愈。其方用小麦奴、梁上尘、釜底煤、灶突墨，同黄芩、麻黄、硝、黄等份为末，制成如弹子大的蜜丸。这是取火化者从治的意思。麦是治疗心经病变的谷物，属火，而奴是麦快成熟时，被湿热所蒸，麦上长的黑霉，与釜煤（又名釜脐墨，为杂草经燃烧后，附于锅脐或锅底部的烟灰）、灶墨（灶眉烟煤）同理。其方出自陈延之《小品方》，名麦奴丸。初虞世《古今录验》中叫作高堂丸、水解丸，的确是救急良药啊！

秆

【主治】时珍说：烧灰，加入去疣痣、蚀恶肉的药膏中使用。

> **按语**
>
> 小麦味甘，性平，能养心安神，除热止渴，健脾益肾。用于治疗妇人脏躁、精神不安、悲伤欲哭、烦热消渴、口干以及肠胃不固的慢性泄泻、老年人肾气不足所致的小便淋涩。多加工成面粉食用。
>
> 浮小麦是未成熟的颖果，味甘、咸，性凉，固表止汗，益气，除热。用于治疗自汗、盗汗、骨蒸劳热。

荞麦

Qiao Mai

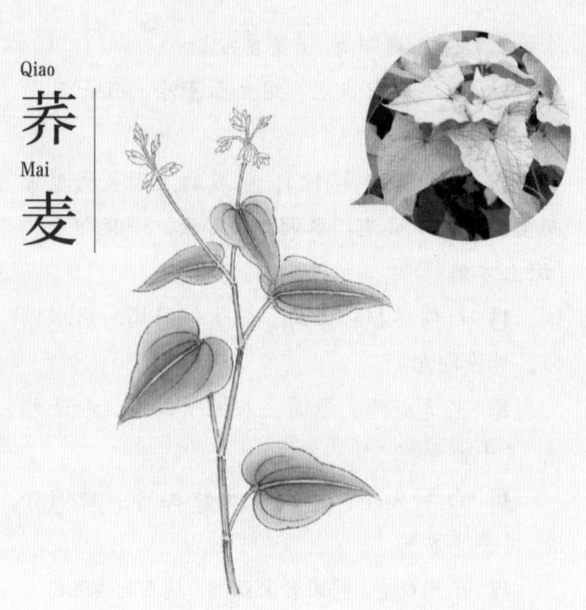

【释名】又名荍（qiáo）麦、乌麦、花荞。

时珍说：荞麦之茎纤弱而翘起，容易生长，容易收割，磨面的方法像麦，因此称作荞、荍，而和麦同名。民间也叫它甜荞，用以区别于苦荞。

【集解】萧炳说：荞麦做饭，需要蒸服。烈日暴晒令其裂开，捣取米仁当作食物。

时珍说：南方、北方都有荞麦。立秋前后下种，八九月收割，最畏霜。苗高一二尺，赤茎绿叶，如乌桕树叶。开小白花，茂密鲜亮。结的果实累累，颇似羊蹄，有三个棱角，老了会变成乌黑色。王祯《农书》记载：北方人多种荞麦。可以磨面做成煎饼，同蒜一起食用；还可以做成汤饼，叫作河漏。河漏作为平常主食，滑细如粉，但味道还是稍逊于麦面。南方人种荞麦只把它做成粉食吃，是农家储存过冬的谷物。

【气味】味甘，性平、寒，无毒。

孙思邈说：食用荞麦不好消化。久吃还会动风，令人头眩。做成面和猪、羊肉一起趁热吃，不过八九顿，就会得热风病，须眉脱落，生还渺茫。泾、邠（bīn）以北地区，多得此病。此外，又不可同黄鱼一起吃。

【主治】孟诜说：它能固护肠胃，补益气力，续精神，能祛除五脏秽浊。

吴瑞说：用醋调粉，可以涂在小儿丹毒赤肿热疮上。

时珍说：能降气宽肠，磨积滞，消热肿风痛，除白浊（指排尿后或排尿时从尿道口滴出白色浊物）、白带，脾积泄泻。用砂糖水调炒面二钱服，治痢疾。炒焦，热水冲服，治绞肠痧痛（指突然中恶秽之气，心腹绞痛）。

【发明】汪颖说：本草书中说荞麦能祛除五脏的秽浊。民间传说一年的肠胃积滞，食荞麦后也能消除。

时珍说：荞麦最擅降气宽肠，所以能炼化肠胃滓滞，而治浊、带、泻痢、气机上逆等病，适合气盛有湿热者服食。若脾胃虚寒人服食，就会大脱元气而须眉掉落，并不适宜。孟诜说益气力者，恐怕并非如此。按杨起《简便方》所说：肚腹微微作痛，大便不爽，日夜数次者，用荞麦面一味做饭，连吃三四次病就好了。我壮年时患此病两月，非常瘦怯。服用消食化气药治疗都没效果，一僧人传授此方给我，服后即愈，之后转用于他人，也都见效。这可佐证它有祛除积滞的功效。《普济方》治小儿天吊（指小儿蕴热，痰塞经络，头目仰视）及历节风方中也用它。

附方

1 咳嗽上气：荞麦粉四两，茶末二钱，生蜜二两，水一碗，右手搅拌一千下。饮后不久，病可痊愈。《儒门事亲》。

2 十水（指十种水气病的合称）肿喘：生大戟一钱，荞麦面二钱，水和制成饼，炙熟研末。空腹用茶调服，以大小便通利为度。《圣惠方》。

3 魏元君济生丹：治男子白浊、女子赤白带下，用荍麦炒焦研末，鸡蛋清调匀，制成如梧桐子大小的丸剂。每服五十丸，盐汤下，每日三次。

4 噤口痢疾：荞麦面每服二钱，用砂糖水调下。《坦仙方》。

5 痈疽发背，一切肿毒：荍麦面、硫黄各二两，研末，井华水调匀作饼，晒干收贮。每用一饼，磨水外涂。痛的涂到不痛，不痛的涂到痛，就愈合了。《仁斋直指方》。

6 疮头黑凹：用荞麦面煮食，疮头就会凸起。《仁斋直指方》。

7 痘疮溃烂：用荞麦粉频频外涂。《痘疹方》。

8 汤火伤灼：用荞麦面炒黄研末，用水调匀外涂，非常有效。《奇效方》。

9 头风畏冷：李楼记载：一人患头风，首裹重绵，三十年不愈，我用荞麦粉二升，水调作二饼，让他交替敷在头上，微微发汗后即病愈。《怪证奇方》。

10 头风风眼：经久难愈的头痛，风热伤目，眦睑赤烂，见风更甚。将荞麦做成铜钱大的饼，贴在眼四角，用米大艾炷灸之，即可显效如神。

11 染发令黑：荞麦、针砂二钱，醋调匀，备用。用浆水洗净头发涂前药，荷叶包裹头发至戌时，洗去。再用无食子、诃子皮、大麦面二钱，醋调匀外涂，荷叶包至天明，洗去即黑。《普济方》。

12 小肠疝气：荞麦仁（炒，去尖）、葫芦巴（酒浸，晒干）各四两，小茴香（炒）一两，研末，用酒糊成梧桐子大的丸剂。每空腹盐酒下五十丸。两个月后大便排出白脓，病即痊愈。孙天仁《集效方》。

叶

【主治】用作食物，下气，利耳目。

陈士良说：吃多了就轻微泄泻。

孙思邈说：生吃，会得刺风（指风寒蕴滞热，遍身如针刺），令人身痒。

秸

【主治】时珍说：烧灰加水，去渣，熬干取碱，同等量石灰，用蜜调成膏状。能烂痈疽，蚀恶肉，去面疮，疗效最佳。麦秆做成草垫，可以驱壁虱。

《大明》记载：烧灰加水，洗六畜疮以及驴、马躁蹄（畜蹄皮肤破烂，血液渗出，畜跛行）。

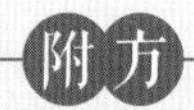

噎食：（指食物堵塞咽或食道，甚至误入气管，引起呼吸窒息。）荞麦秸烧灰淋汁，入锅内煎取白霜一钱，入硼砂一钱，研末。每用酒调服半钱。《海上方》。

按语

荞麦味甘，性凉，能健脾除湿，消积下气。用于治疗湿热泻痢、妇女白带、肠胃积滞、腹痛胀满等症。每次服用不宜过量。

稻

Dao

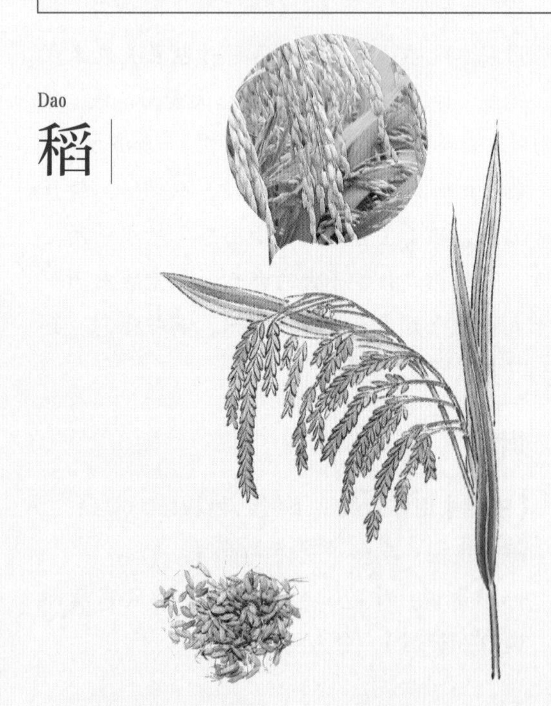

【释名】又名稌（tú）、糯。

时珍说：稻稌是秔（jīng，同“粳”）、糯的通称。诚如《物理论》中所记载：稻是灌溉作物的总称，而本草书中则专指糯为稻。稻从舀（yǎo），象形，人在臼（jiù，加工粮食使用的石臼）上加工稻谷的意思。稌（tú）是方言“稻”音的转化。其性黏软，所以又叫作糯。

汪颖说：糯米性软，会使人筋脉弛缓，嗜睡。

【集解】寇宗奭说：今人酿酒都选用糯米。糯米性温，所以可用来酿酒。酒属阳，性多热。

时珍说：糯稻，多种植在南方水田中。其性黏，可用来酿酒、祭祀或做成蒸糕，煎熬成糖，也可以炒后食用。它的品种很多，谷壳有红、白二色，有的有毛，有的无毛。其米也有赤、白二色，赤者酿酒，酒多糟少。《齐民要术》记载，糯有九格、雉木、大黄、马首、虎皮、火色等别名。古人酿酒多用秫（shú，高粱）。

稻米

【气味】味苦，性温，无毒。

陈藏器说：久食令人身软，缓人筋脉。小猫、狗食后，也会腿脚屈曲不能走。马食后，脚重。妊娠妇女将它同肉食后，对孩子不利。

萧炳说：堵塞诸经络气，使人四肢痿软无力，中风昏沉。

陈士良说：长期食用会导致心悸及痈疽疮疖疼痛。与酒同食，易醉难醒。

时珍说：糯性黏滞难化，小儿、病人最宜禁忌。

【主治】《别录》记载：稻米煮饭，能温中，使人多热，大便坚硬。

陈士良说：能行荣卫中血积，解芫青、斑蝥毒。

孙思邈说：能益气止泄。

《大明》记载：能补中益气。止霍乱后，吐逆不止，用一合研水服用。

萧炳说：用骆驼脂制成煎饼食，主痔疾。

陈藏器说：作粥食用一斗，主消渴。

时珍说：暖脾胃，止虚寒泻痢，缩小便，收

自汗，发痘疮。

【发明】孙思邈说：糯米味甘，是治疗脾经病变的谷物，适合脾病患者食用。

杨士瀛说：治疗痘疹用糯米，因为它能解毒，能酿而使疮疡发出。

时珍说：糯米性温，酿酒则热，熬糖尤甚，因此适宜脾肺虚寒者服用。如果向来有痰热风病及脾病不能消化的人，食用后最容易患积滞一类的病。《别录》已经说明它能温中，使大便变干，令人多热，怎么会是寒凉的呢？现在有人患冷泄，炒食就能止泻。老人小便次数多，作糍糕或丸子，晚上吃也能止尿。其温肺暖脾之性可以由此得以验证。患痘证的人用它，也是取的这个功效。

附方

1 霍乱烦渴不止及消渴饮水：糯米三合，水五升，蜜一合，研汁分服，或煮汁服。杨氏《产乳集验方》。

2 梅花汤：治消渴，将糯米炒出白花，再加入等份桑白皮。每用一两，水二碗，煎汁饮用。《三因方》。

3 久泄食减：将糯米一升，水浸一晚，过滤去水，炒熟，磨筛，入怀山药一两。每日清晨用半杯，入砂糖二匙，胡椒末少许，以沸水调食。其味极佳，滋补力强。久服可以让男子精暖而有子，这是秘方。《松篁经验方》。

4 独圣散：治鼻衄不止，服药不应。用糯米微炒黄，研末。每服二钱，新汲水（指刚打出来的井水）调下。再用少许该粉末吹鼻。《简要济众方》。

5 劳心吐血：糯米半两，莲子心七枚，研末，酒服。孙仲盈云：也可用墨汁作丸服用。《澹寮方》。

6 自汗不止：糯米、小麦麸同炒，研末，每服三钱，米饮下。或煮猪肉同食。

7 小便白浊：白糯丸治夜尿、白浊，老人、虚人多患此症，可使人突然死亡，或严重耗人精液。又主头昏重。将糯米五升炒成赤黑色，同白芷一两，共研为末，用糯粉糊成梧桐子大的丸剂。每服五十丸，木馒头煎汤调下。若没有，则用《局方》补肾汤调下。若青少年禀赋怯弱，房室太过，小便多而涩，尿如膏脂，再加入石菖蒲、牡蛎粉效果很好。《经验良方》。

8 带下病：糙糯米、花椒等份，炒后研末，用醋糊丸如梧桐子大，每服三十至四十丸，饭前醋汤调下。杨起《简便方》。

9 胎动不安下黄水：用糯米一合，黄芪、川芎各五钱，水一升，煎八合，分服。《产宝》。

10 打扑伤损诸疮：寒食日浸糯米，逐日换水，至小满取出，晒干研末，用水调外涂。《便民图纂》。

11 虚劳不足：将糯米放入猪肚内蒸干，捣作丸子，每天服用。

米泔

【气味】味甘，性凉，无毒。

【主治】时珍说：可以益气，止烦渴霍乱，解毒。食用鸭肉不消化，饮一杯米泔，立马见效。

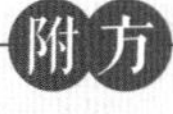

烦渴不止：随意饮用糯米泔，病可见好。研汁用也可以。《外台秘要》。

糯稻花

【主治】时珍说：阴干，入擦牙、乌须方用。

稻穰（即稻秆）

【气味】味辛、甘，性热，无毒。

【主治】陈藏器说：黄病如金色，煮汁浸泡患处；再用谷芒炒黄研末，酒调服。

苏颂说：烧灰，治坠扑伤损。

时珍说：烧灰浸水饮用，止消渴。淋汁坐浴，可以治肠痔。将稻杆垫在鞋内，可以暖足，去寒湿气。

【发明】苏颂说：稻秆灰方，出自刘禹锡《传信方》。记载道：湖南李从事从马上跌下受伤，将稻秆烧灰，用新熟酒连糟入盐调匀，淋灰上取汁，浇在痛处，立即见好。

时珍说：稻杆煮后做成纸，嫩心可以做成草鞋，都可大利于民生。但是用它做的纸不可拿来贴疮，否则会使肉烂掉。《江湖纪闻》记载：有人壁虱入耳，头痛不可忍，尝试了多种药物而均不见效。用稻秆灰煎汁灌入耳中，壁虱就立马死掉而随汁流出。

附方

❶ 消渴饮水：取稻穰中心烧灰。每用汤浸一合，澄清后饮用。危亦林《世医得效方》。

❷ 喉痹肿痛：将稻草烧取墨烟，醋调吹入鼻中，或灌入喉中，有痰吐出，立马病愈。《普济方》。

❸ 热病余毒攻手足疼痛欲脱：用稻秆灰煮汁浸泡患处。《肘后方》。

❹ 下血成痔：将稻穰烧灰淋汁，热水浸泡三至五遍，病即见好。崔行功《纂要方》。

❺ 汤火伤疮：将稻草灰用冷水淘洗七遍，带水摊于患处，干了就换成湿的。若疮流水，焙干油调外涂，二三次就好了。《卫生易简方》。

❻ 恶虫入耳：用香油调稻秆灰汁，滴入耳中。《圣济总录》。

❼ 小便白浊：糯稻草煎浓汁，晾一夜后服用。《摘玄妙方》。

谷颖（指谷芒，即水稻上的针状物）

【主治】陈藏器说：治黄疸，研末酒调服。《大明》记载：又解蛊毒，煎汁饮用。

糯糠（指糯米的子实脱落的壳或皮）

【主治】时珍说：齿黄，烧取白灰，每天早上外擦。

按语

《本草纲目》所载稻为糯米，味甘，性温，能补中益气，益气固表，缩小便。用于治疗脾胃虚弱所致的乏力倦怠、食少纳差、气虚不固之自汗不止、小便频数、夜尿增多。糯米制成的食物不易消化。

蜀黍（Shu Shu）

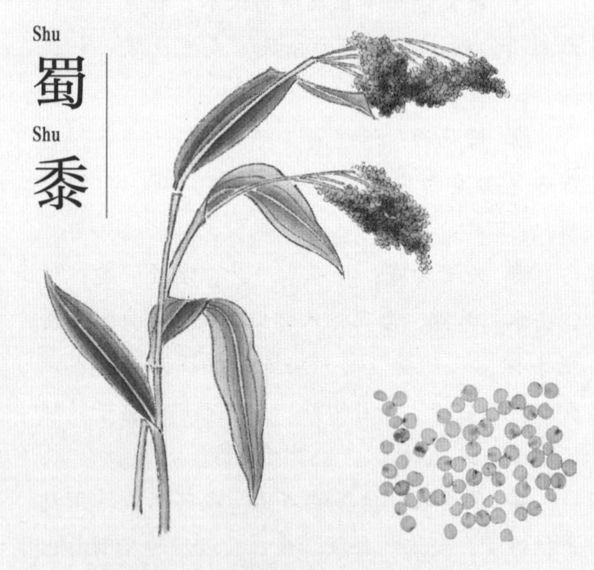

【释名】又名蜀秫（shú）、芦穄（jì）、芦粟、木稷、荻粱、高粱。

时珍说：蜀黍不怎么常见，但现在北方最多。据《广雅》记载：荻粱，即是木稷。这也属于黍稷一类，而高大像芦荻，所以有各种俗称。蜀地最先开始种植它，所以又称它为蜀黍。

【集解】汪颖说：北方种植蜀黍，用来防备粮食缺乏，多余的用来喂牛马。它是谷物中最高的。南方人称它为芦穄（jì）。

时珍说：蜀黍适宜种植在地势低的地方。春天播种，秋天收割。茎杆高一丈左右，形状像芦苇，但中间是实心的，叶子也像芦苇。黍穗大如扫帚，颗粒像花椒一般大，呈红黑色。米粒质地坚实，呈黄赤色。有二种：有黏性的和糯米酿酒作饵；没有黏性的可以做糕煮粥。可以用来救荒，饲养牲畜，黍稍可以用来制作扫帚，茎可以用来编织箔（bó）席、篱笆，或用来烧火做饭，对民众最有用处。它的谷壳浸泡水后呈红色，可以用来将酒染成红色。《博物志》说：种植蜀黍的地，年数久了，多生蛇。

米

【气味】味甘、涩，性温，无毒。

【主治】时珍说：温中，涩肠胃，止霍乱。有黏性的蜀黍和黍米有相同的功效。

根

【主治】时珍说：煮汁服用，利小便，止喘满。烧灰酒服，治难产有效。

附方

小便不通，止喘：红秫散，用红秫黍根二两，萹蓄一两半，灯心一百茎，按照比例每次取半两，流水煎服。张文叔方。

按语

蜀黍即高粱，又称为红高粱，味甘、涩，性温，能健脾和胃，渗湿止泻。用于治疗消化不良、湿热吐泻、下痢、小便不利等症。

Yu 玉 Shu 蜀 Shu 黍

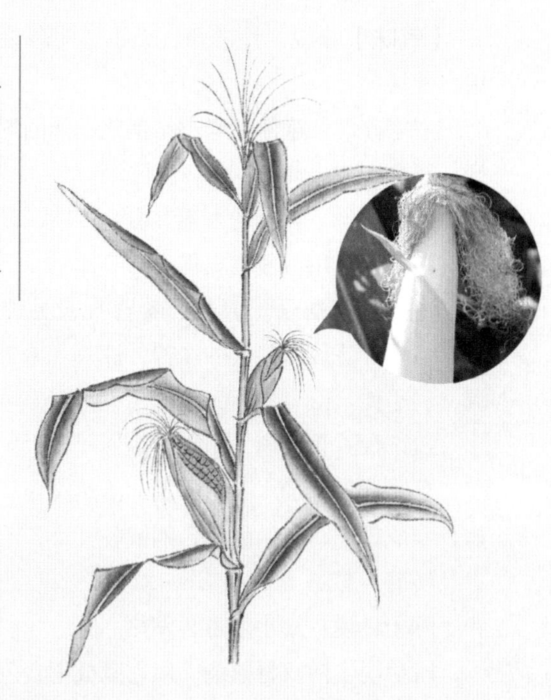

【释名】又名玉高粱。

【集解】时珍说：玉蜀黍这一品种出自西土，少有种植。它的苗和叶都像蜀黍，但肥矮些，也像薏苡。苗高三四尺，六七月开花成穗，与秕麦的形状相似。苗心长出一个小苞，如棕鱼形，苞上生出白须缕缕。时间长久后，苞拆裂而子出，一颗颗的聚集在一起。米大如棕子，呈黄白色。可以用油炸炒着吃，炒爆成白花，就像炒爆糯谷的样子。

米

【气味】味甘，性平，无毒。

【主治】时珍说：调中开胃。

根叶

【主治】时珍说：治疗小便淋沥及尿道结

石，痛不可忍，可以煎汤多次饮服。

按语

玉蜀黍即玉米，味甘，性平，能调中开胃，利尿消肿。用于治疗食欲不振、消化不良、饮食减少或腹泻、小便不利、水肿、尿路结石等症。其同出一物的玉米须味甘，性平，能利水消肿，利湿退黄，用于治疗水湿内停所致水肿、小便不利、湿热黄疸，还可治脾虚水肿、膀胱湿热之小便短赤涩痛、石淋，可单味大剂量煎服。

Su

粟

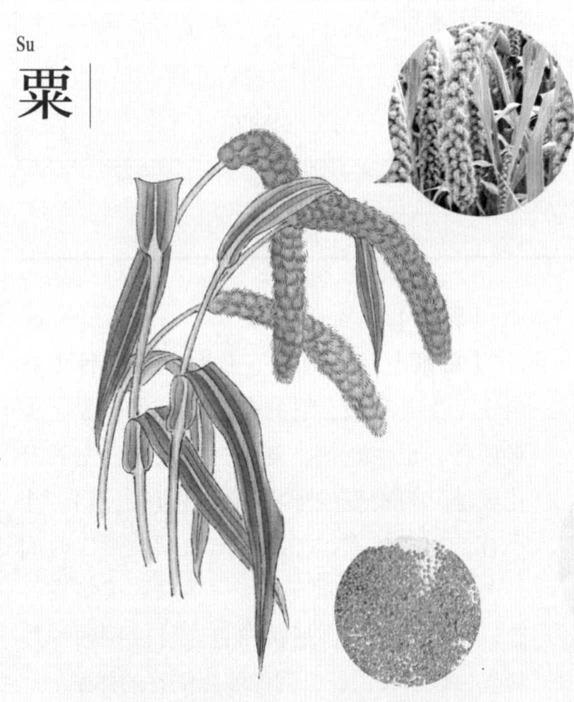

【释名】又名籼粟。

时珍说：粟字，古文作㮚，象穗在禾上的形状。而《春秋题辞》说：西是金所立，米为阳之精，所以西字合米为粟。这是牵强附会的说法。许慎说：粟的读音，为续，续于谷。古时的人以粟为黍、稷、粱、秫的总称，而现在的粟，在古时称为粱。后来的人将粱里面细的叫作粟，所以唐代孟诜《食疗本草》说人不识粟，而近世都不识粱。总体来说，有黏性的为秫，没有黏性的为粟。之所以称它为籼（xiān）粟，是因为要将它和秫区别开，因此在前面配“籼”字。北方人称它为小米。

【集解】时珍说：粟，就是粱。谷穗大并且毛长，颗粒大的是高粱，谷穗小并且毛短，颗粒小的是粟，苗很像茅。它的种类有数十种之多，有青、赤、黄、白、黑等色，有的因姓氏、地名，有的因形似、时令，随意取名。所以早则有赶麦黄、百日粮之类，中则有八月黄、老军头之类，晚则有雁头青、寒露粟之类。据贾思勰《齐民要术》记载：粟的成熟时间有早晚，苗秆长度有高低，收取的果实有多有少，质性禀赋有强有弱，米粒味道有美有差，山泽产地有适宜或不适宜的。顺应天时、地利，那么用力少而收获多。不遵守自然规律，随性而为，就会劳而无获。大致来说，早熟的粟皮薄、米实，晚熟的粟皮厚、米少。

粟米　即小米

【气味】味咸，性微寒，无毒。时珍说：味咸，性淡。

寇宗奭说：生的粟米不易消化，熟的粟米滞气、隔食、生虫。

陈藏器说：胃寒的人不宜多食。粟米浸水后有腐败的，食用后便会损伤人的身体。

【主治】《别录》记载：养肾气，去脾胃中热，益气。陈放时间久的味苦，性寒。治胃热消渴，利小便。

孟诜说：止下痢，压丹石热。

陈藏器说：加水煮后服用，治热腹痛和鼻出血。制成粉末，和水滤汁，能解各种毒，治霍乱以及转筋入腹。

陈士良说：解小麦毒、发热。

时珍说：治反胃热痢。用它煮成粥食用，能益丹田，补虚损，开肠胃。

【发明】陶弘景说：陈粟米，是陈放了三五年的，尤其能解烦闷，注重养生的人可食用。

寇宗奭说：粟米能利小便，所以能补益脾胃。

朱震亨说：粟属水与土，陈久者最硬难化，得浆水才化。

时珍说：粟之味咸淡，气寒下渗，是走肾经的谷物，肾病适宜食用。虚热消渴泻痢，都属于肾病。粟米能渗利小便，所以可以泄肾的邪气。粟米能降胃火，适合患有脾胃病的人食用。

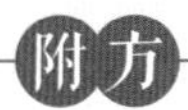

附方

1 胃热消渴：用陈粟米煮成饭，干吃。《食医心镜》。

2 反胃吐食，脾胃气弱，食物不消化，汤饮不下：用粟米半升研粉，水泛为丸，如梧桐子大。煮熟七枚，放入少量盐，空腹和汁吞下；放入醋中吞下，一旦利下就停服。《食医心镜》。

3 鼻血不止：粟米粉，水煮服食。《普济方》。

4 婴孩初生七日，助谷神以导达肠胃：细研粟米，煮粥如饴糖，每日哺食少许。姚和众方。

5 小儿赤丹：嚼粟米，外敷。《兵部手集》。

6 小儿重舌：嚼粟米，哺食。《秘录》。

按语

粟米习称为小米，味咸，性微寒，能补益虚损，清虚热，除胃热，利小便。用于治疗脾胃虚弱、反胃吐食、胃热消渴、口干、小便不利、低热等症。

Bai
稗

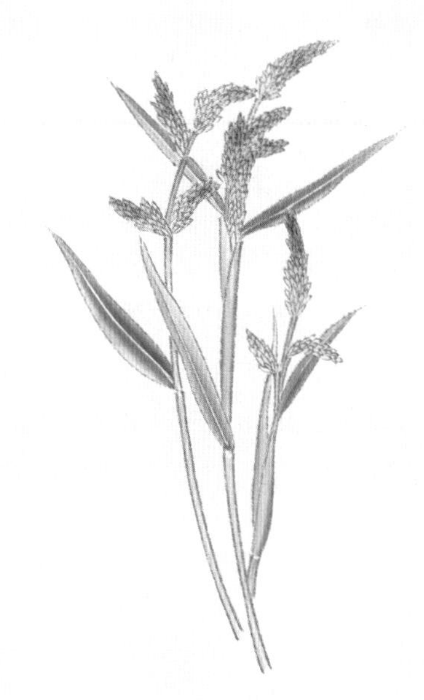

【释名】时珍说：稗（bài）在禾本科植物中属于卑贱者，所以字从“卑”。

【集解】时珍说：稗到处野生，与秧苗极为相似。它的茎叶和穗的颗粒都像黍稷。一斗稗子能获得稗子米三升。所以说：五谷没有成熟时，不如稊（tí）稗。稊稗的苗像稗，而它的穗像粟，有紫色的毛，就是乌禾（一种紫黑色的稗），《尔雅》称它为英（dié）。周宪王（应为周王，即明代明太祖第五子朱橚，封周王，死后谥周定王，著有《救荒本草》，李时珍错为周宪王）说：稗有水稗、旱稗两种。水稗生在田中，旱稗苗叶像䅟（cǎn）子，颜色呈深绿色，根下的叶带紫色。梢头生出扁穗，结子像黍粒，呈茶褐色，味微苦，性温。稗子米用来煮粥、做饭，磨成面食用都可以。

稗米

【气味】味辛、甘、苦，性微寒，无毒。

【主治】时珍说：做成饭食用，益气宜脾，所以曹植称它为“芳菰精稗”。

苗根

【主治】时珍说：主治金疮及跌打损伤，血

出不止。捣敷或研末掺之即止，疗效非常好。

-按语-

稗味辛、甘、苦，性微寒，能益气健脾，补中利水，透疹止咳。用于治疗麻疹、水痘、百日咳、浮肿等。苗根能调经止血，用于治疗鼻衄、便血、产后出血等症。

狼尾草

Lang Wei Cao

【释名】又名宿田、守田。

时珍说：狼尾草的穗形状像狼尾，因而得名。长的茂盛但结实不多，屹立在田，所以有宿田、守田之称。

【集解】时珍说：狼尾的茎、叶、穗、粒都像粟，穗的颜色呈紫黄色，有毛。饥荒年间可以采来作粮食。许慎《说文解字》说：禾粟之穗，生而不成者，称为董蓈（dǒng lǎng）。生长茂盛但不结实者，叫作狗尾草。

米

【气味】味甘，性平，无毒。

【主治】陈藏器说：可以做成饭食用，令人不饥饿。

-按语-

狼尾草味甘，性平，能清肺止咳，凉血明目。用于治疗肺热咳嗽、咯血、目赤肿痛、痈肿疮毒等症。

薏苡仁

Yi Yi Ren

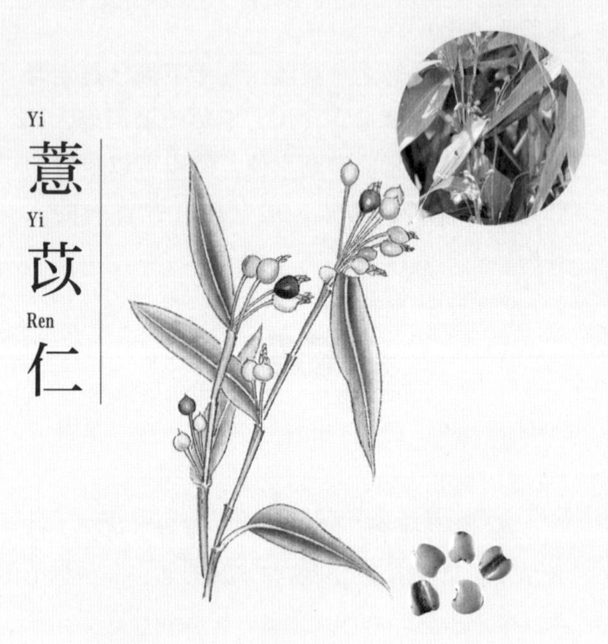

【释名】又名解蠡（lǐ）、芑实、赣米、回回米、薏珠子。

时珍说：薏苡名义未详。它的叶像蠡实叶而分散，又像芑（qǐ）黍的苗，所以有解蠡、芑实的名称。赣米质地坚硬，有坚强的意思。苗称屋菼（tǎn）。《救荒本草》说：回回米又称为西番蜀秫，通俗叫作草珠儿。

【集解】《别录》记载：薏苡仁生长在真定平原沼泽和田野。八月采实，采根不拘时候。

陶弘景说：真定县属常山郡。现在到处都有，人们也种植它。出产于交趾当地的子最大，当地人称它为簳（gàn）珠。东汉马援在交趾时食用，返还时用车载簳珠回来作种子，有人向皇帝进谗言说他载的是珍珠。簳（gàn）珠的果实，以层层相积的为好，可以取仁用。

时珍说：薏苡，人们多有种植。二三月间老

根自行长出。叶子像初生的芭茅。五六月间抽出茎秆开花结实。它有二个品种：一种粘牙齿，实尖而壳薄的，就是薏苡，它的米呈白色像糯米，可做粥饭及磨面食，也可同米酿酒；一种实圆而壳厚坚硬的，是菩提子。它的米很少，就是粳穇，但可以将它穿成念经的佛珠，所以人们又称它为念珠。它的根都呈白色，大小如汤匙柄，根须相互交结，味甘。

薏苡仁

【修治】雷敩说：使用时，每一两薏苡仁，用糯米一两同炒熟，去掉糯米，再用。也有再用盐汤煮过后使用。

【气味】味甘，性微寒，无毒。

【主治】《本经》记载：主筋急拘挛，不能屈伸，久风湿痹，下气。长期服用，轻身益气。

《别录》记载：除筋骨中邪气，肌肉麻木不仁，利肠胃，消水肿，令人能食。

陈藏器说：烧饭做面食可以充饥，温养脾气。煮汁饮服，止消渴，杀蛔虫。

甄权说：治肺痿肺气、积脓血、咳嗽涕唾、上气。煎服，破毒肿。

孟诜说：治疗干湿脚气，疗效很好。

时珍说：能健脾益胃，补肺清热，祛风胜湿。煮成饭食用，治冷气。煎汁饮服，利小便热淋。

【发明】寇宗奭说：《本经》说薏苡仁性微寒，主治筋急拘挛。拘挛分两种：《素问》的注释中，有大筋受热，则缩而短，挛急不伸，这是因为热而拘挛，因此可用薏苡；如果是《素问》中所说的因寒而筋急，则不可用薏苡仁。一般来说，受寒使人筋急，受热使人筋挛。如果只受热不曾受寒，也可以使人筋缓，受湿则又使筋引长无力。薏苡仁药力和缓，使用时需加倍剂量才能见效。

时珍说：薏苡仁属土，是阳明经药，所以能健脾益胃。虚则补其母，因此治疗肺痿、肺痈可以用它。筋骨之病，以治阳明为本，因此治疗拘挛筋急、风痹可以用它。土能胜水除湿，因此治疗泄痢水肿用它。据古方小续命汤注载：治疗中风筋急拘挛、语迟脉弦者，可以加薏苡仁。这也是扶脾抑肝之义。另外，《后汉书》中记载：马援在交趾曾经服食薏苡仁，说薏苡仁能轻身，以消除瘴气。又有张师正《倦游录》记载：辛弃疾忽然患疝疾，重坠如杯大小。有一个道士教他一法，把薏苡仁用东壁黄土炒过，然后水煮制成膏服用，服用几次后，疝便消除。程沙随也得了这种病，辛弃疾将药方传授给他，程服用后也有效果。《本经》中将薏苡列为上品养心药，所以有此功用。苏颂说：薏苡仁，心肺之药多用。所以范汪治肺痈，张仲景治风湿、胸痹，都用到了它。《济生方》治肺损咯血，将猪肺煮熟后切成片状，蘸薏苡仁末，空腹食用。这是因为薏苡可以补肺，猪肺能引药入经。赵君猷说这个方子屡用有效。

附方

❶ 治冷气：薏苡仁饭，将薏苡仁煮成饭吃，或煮粥。《广济方》。

❷ 治久风湿痹，补正气，利肠胃，消水肿，除胸中邪气，治筋脉拘挛：薏苡仁粥，将薏苡仁研为细末，同粳米煮粥，每日食用。

❸ 风湿身疼，日晡剧者，麻黄杏仁薏苡仁汤：麻黄三两，杏仁二十枚，甘草、薏苡仁各一两，用水四升，煮取二升，分两次服用。《金匮要略》。

❹ 水肿喘急：取郁李仁二两，研为细末，用水滤汁，再用所滤汁液煮薏苡仁成饭，每日吃两次。《独行方》。

❺ 沙石热淋，痛不可忍：用薏苡仁，子、叶、根都可用，水煎趁热饮服，夏天放冷后饮

用，以通为度。杨氏《经验方》。

6 消渴饮水：将薏苡仁煮成粥，食用。

7 周身风湿痹痛，时轻时重：薏苡仁十五两，炮大附子十枚，研为细末。每服方寸匕，每日三次。张仲景方。

8 肺痿咳唾脓血：薏苡仁十两杵破，水三升，煎至一升，加酒少许，饮服。梅师《集验方》。

9 肺痈咳唾，心胸皮肤甲错：用醋煮薏苡仁成浓汁，放至微温，一次服完。肺有血，当吐出愈。《范汪方》。

10 肺痈咯血：薏苡仁三合捣烂，水二大盏，煎至一盏，入酒少许，分两次服。《济生方》。

11 喉卒痈肿：吞薏苡仁二枚。《外台秘要》。

12 痈疽不溃：吞薏苡仁一枚。《姚僧坦方》。

13 孕中有痈：薏苡仁煮汁，频频饮服。《妇人良方补遗》。

根

【气味】味甘，性微寒，无毒。

【主治】《本经》记载：下肠道寄生虫。

陶弘景说：用它煮汁至烂后食用很香，驱蛔虫，很有效。

陈藏器说：煮后服食，能堕胎。

苏颂说：治疗突发的心腹烦满及胸胁痛，将薏苡仁煮成浓汁，服三升即愈。

时珍说：将它捣成汁和酒服用，治疗黄疸有效。

附方

1 黄疸如金：薏苡根煎汤，频频服用。

2 蛔虫心痛：薏苡根一斤，水七升，煮至三升，饮服，虫死尽数排出。梅师《集验方》。

3 月经不通：薏苡根一两，水煎服用。不过数服，即可见效。《海上方》。

4 牙齿风痛：薏苡根四两，水煮成汁，含漱，冷即吐出。《延年秘录》。

叶

【主治】苏颂说：制作成饮品气味香美，益中，消化积滞。

时珍说：暑天煎汁作饮品，暖胃益气血。初生小儿煎汤洗浴，可以减少病患。

按语

薏苡仁味甘、淡，性平，能健脾止泻，利水渗湿，清热排脓，祛湿除痹。用于治疗脾虚食少纳差、脚气、泄泻、小便不利、水肿、淋浊、白带，肺痈、咳唾脓痰、肠痈，风湿痹痛、四肢拘挛、肌肉麻木。尤其是治疗肌肉酸胀麻木疼痛或湿热所致的拘急可以多用，还可以可抗肿瘤。

罂子粟（Ying Zi Su）

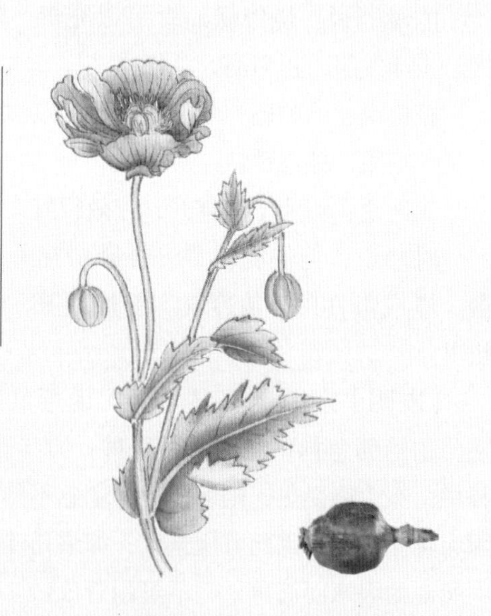

【释名】又名米囊子、御米、象谷。

时珍说：它的果实形状像罂子，米像粟，又象谷，可以上供作为御用，所以有这些名字。

【集解】陈藏器说：据嵩阳子说：罂粟花有四瓣，呈红白色，叶口有浅红色印子。它的囊形状像箭囊，囊中有小米。

苏颂说：人们多种植它，把它当作饰物。它的花有红、白二种，微带腥气。它的果实形状像小口大腹的瓶子，内有很小的米粒。庄稼人隔一年用粪浇一次地，九月播种，过一冬到第二年春天，才开始生出苗，长得极为繁茂。不这样用粪浇灌就不会生长，即使生长出来也不茂盛。等到果实泛黄时，就可以采收了。

时珍说：罂粟秋季播种，冬季生长，嫩苗可作为蔬菜食用，味道甚佳。叶像白苣，三四月间出茎结青苞，花开后青苞就脱落。花总共有四瓣，如同杯口大小，罂果就在花中，被花蕊包裹着。花开三日即凋谢，而罂果还长在茎头，长一二寸，大小如同马兜铃，上面有盖，下面有蒂，好像酒瓶。它的果实中有很小的白米，可以用来煮粥和做饭吃。加水碾碎，滤过浆汁，和绿豆粉制作成豆腐食用更好。也可以用来榨油。它的壳入药很多，而本草书籍没有记载，可推知古人不用它。江东人称花有千叶的为丽春花，有的又称它是罂粟的另一个品种，这都不能确定。它的花变态不一，本来就没有常色。有白、红、紫、粉红、杏黄、半红、半紫、半白的。艳丽可爱，所以叫丽春，又叫赛牡丹、锦被花。

米

【气味】味甘，性平，无毒。

寇宗奭说：性寒。过多食用利大小便，动膀胱气。

【主治】《开宝本草》记载：服丹石发动，不下饮食，和竹沥煮作粥食，味道极美。

苏颂说：行风气，逐邪热，治反胃胸中痰滞。

时珍说：能治疗泻痢，有润燥的功效。

附方

❶ 反胃吐食：罂粟粥，用白罂粟米三合，人参末三大钱，生山芋五寸细切研烂。以上三种药物用水二升三合，煮取六合，入生姜汁和盐花少许，和匀分服。不分早、晚，也不妨另服汤丸。《图经本草》。

❷ 泻痢赤白冻子：炒罂粟子、炙罂粟壳等份为末，炼蜜制成如梧桐子大的丸剂。每服三十丸，米汤送下。《百一选方》。

壳

【修治】时珍说：使用时以水洗润，去蒂及筋膜，取外薄皮，阴干切细，用米醋拌炒入药。也可以蜜炒或蜜炙。

【气味】味酸、涩，性微寒，无毒。

【主治】时珍说：止泻痢，固脱肛，治遗精、久咳，能敛肺涩肠，止心腹筋骨的各种疼痛。

【发明】李杲说：收敛固气。能入肾，所以治骨病尤为合适。

朱震亨说：现在的人虚劳咳嗽，多用粟壳止咳；湿热泄泻下痢者，可以用它收涩止痢。虽然它显效极快，但伤人如剑，使用时应该注意。又有人说：治嗽多用粟壳，不必疑虑，但要先去病根，然后再用粟壳以收后。治下痢也是一样。凡治痢须先用药散邪行滞，怎么可立即就用粟壳、龙骨之药闭塞肠胃呢？邪气得补而愈甚，因此变症作而迁延不已。

时珍说：酸主收涩，初病之时不可使用。泄泻下痢既久，则气散不固，而肠滑肛脱。咳嗽诸痛既久，则气散不收，而肺胀痛剧，所以都适合用粟壳收敛固涩。杨氏《仁斋直指方》记载：粟壳治痢的作用，人们都很忽视，但是下痢日久，腹中无积痛，应当止涩，怎么能不收涩？不用粟壳，用何药来对证治疗呢？但用药时要有辅佐。又王硕《易简方》说：粟壳治痢，功效如神。但药性紧涩，多令人呕逆，所以人们害怕而不敢服用。如果用醋炮制，加入乌梅，则应用得法。或者同四君子汤使用，尤其不致影响胃的功能而妨碍饮食，具有奇功。

附方

❶ 热痢便血：粟壳醋炙一两，陈皮半两，研为细末，每服三钱，乌梅汤送下。《普济方》。

❷ 久痢不止：①罂粟壳醋炙为末，蜜丸如弹子大。每服一丸，水一盏，姜三片，煎八分，温服。②粟壳十两去膜，分作三份，一份醋炒，一份蜜炒，一份生用。都研为细末，蜜丸如芡子大。每服三十丸，米汤送下。③百中散：用蜜炙粟壳、姜制厚朴各四两，研为细末。每服一钱，米汤送下。忌生冷。

❸ 小儿下痢：神仙救苦散，治小儿赤白痢下、日夜百余次不止，用罂粟壳半两，醋炒为末，再以铜器炒过，槟榔半两炒赤，研为细末，各收。每用等份，赤痢蜜汤服，白痢砂糖汤下。应忌口。《全幼心鉴》。

❹ 水泄不止：罂粟壳（去蒂、膜）一枚，乌梅肉、大枣肉各十枚，水一盏，煎至七分，温服。《经验方》。

❺ 久嗽不止：谷气素壮人用之即效。粟壳去筋，蜜炙为末。每服五分，蜜汤下。《世医得效方》。

❻ 久咳虚嗽：贾同知百劳散，治咳嗽多年，自汗。用罂粟壳二两半，去蒂膜，醋炒取一两，乌梅半两，焙为末。每服二钱，睡觉前服用。《宣明方》。

按语

罂粟壳味酸、涩，性平，有毒，能涩肠止泻，敛肺止咳，止痛。用于治疗久泻久痢、肺虚久咳、胃痛腹痛、筋骨疼痛等症。过量或持续服用易成瘾，应严格控制剂量。咳嗽或泻痢初起邪实者忌用。

大豆 Da Dou

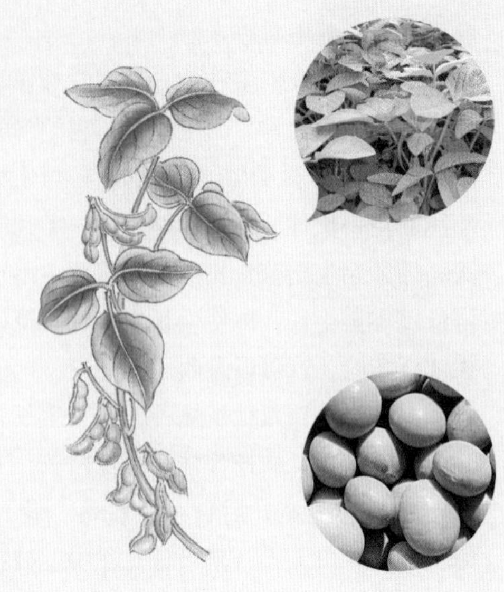

【释名】又名尗（shú）。

时珍说：豆、尗都是荚谷的总称。篆文写作“尗”，像荚生长的时候附茎下垂的形状。豆像子在荚中的形状。《广雅》记载：大豆，即菽。小豆，即荅（dá）。角称作荚，叶称作藿，茎称作萁。

【集解】《别录》记载：大豆生于太山平坦的湖泽，九月采收。

苏颂说：如今到处都种。有黑、白二种，入药时用黑色的。紧小的为雄，使用起来效果尤好。

寇宗奭说：大豆有绿色、褐色、黑色三种。有大小两类：大的出自江、浙、湖南、湖北；小的生于他处，入药用效果更好。又可磨碎做成豆腐食用。

时珍说：大豆有黑、白、黄、褐、青、斑多种颜色：黑色的称作乌豆，可入药用，还可充当食物，做成豆豉；黄色的可做成豆腐，榨豆油，造豆酱；剩下的只可做成豆腐及炒熟食用而已。在夏至前后播种，苗高约三四尺，叶圆有尖，秋季开小白花成丛，结荚长约一寸余，经霜降后才枯萎。据《吕氏春秋》记载：正合季节所种的豆，茎长而足短，其豆荚二七成簇，枝多而有几节，叶繁而多实，大豆形圆，小豆形团。先于季节所种的豆，必然长蔓，叶浮而节疏，小荚不结实。后于季节所种的，必然茎短而节疏，本虚而不结实。又有汜（sì）胜之《种植书》记载：夏至种豆，不用深耕。豆花怕见太阳，见太阳则黄烂而根焦。为预测年景如何，可用袋子盛装豆子，等量埋于地下，等冬至后十五天挖起，种植剩下最多的那袋豆子。大豆能够预测年景的丰歉，可以防备灾荒，小豆不能预测年景而难得。

黑大豆

【气味】味甘，性平，无毒。久服令人身重。

【主治】《本经》记载：生研，可涂于痈肿处。煮汁饮服，解毒止痛。

《别录》记载：能逐水胀，除胃中热痹，治疗伤中淋露，能下瘀血，散五脏结积内寒。杀乌头毒。炒后捣研为屑，主治胃中热，除痹去肿，止腹胀而能消食。

《新修本草》记载：煮食，治疗温毒水肿。

《大明》记载：能调中下气，通关脉，制金石药毒，驱牛马瘟疫。

时珍说：煮汁服，能解礜（yù）石、砒石、甘遂、天雄、附子、射罔、巴豆、芫青、斑蝥、百药的毒性及蛊毒。可以入药用，治疗下痢脐痛。冲酒服，治疗风痉及阴毒腹痛。与牛胆一起贮存，能止消渴。

陈藏器说：炒黑，趁热投入酒中饮服，治疗风痹瘫痪牙关紧闭、产后头风。饭后生吞半两，可去心胸烦热、热风恍惚，能明目镇心，温补。久服，可使人面色姣好，使人变白不老。煮食则性寒，能下热气肿，压丹石烦热，汁能消肿。

孟诜说：主治中风脚弱、产后各种疾病。同甘草一起煮汤服，可去除一切热毒气，治疗风毒脚气。煮食，治疗心痛筋挛膝痛胀满。同桑柴灰汁一起煮食，可下水鼓腹胀。和饭捣烂，涂一切毒肿。治疗男女阴肿，用绵裹纳患处。

时珍说：治疗肾病，能利水下气，治疗各种风热，还可以活血，解诸毒。

【发明】苏颂说：《仙方》记载研末服用，可以辟谷度饥。然而多食可使人体重增加，但日久则恢复如初。

孟诜说：每次饭后磨拭吞三十粒，可以令人长生。初服时似乎感觉身重，一年以后，便觉身轻，又能益阳。

汪颖说：陶华认为黑豆入盐煮，平常经常食用，可以补肾。大概因为豆是肾之谷，形状像肾，而又因黑色通肾，用盐作为引药，所以有妙用。

时珍说：据《养老书》记载：李守愚每天早上晨起后用水吞服黑豆十四枚，称它为五脏谷，到老不衰。因为豆有五种颜色，能治五脏。只有黑豆属水，性寒，为肾经的谷物，入肾而功效多，因此能治疗水病而消胀下气，制风热而能活血解毒，这是所谓“同气相求”的缘故。又说：古方称大豆能解百药毒，我每次试用效果不好；后加甘草，其效果便变得神奇。如此之事，不可不知。

附方

❶ 服食大豆法：大豆五升，做酱的方法，取黄豆捣研为末，用猪脂炼膏和丸，制成如梧桐子大的丸剂。每次取五十至一百丸，温酒送服。肥胖之人不可服。《延年秘录》。

❷ 救荒济饥：用大豆粗细调匀，生、熟一起揉搓，使其变光，将豆加温。前一天不吃东西，用冷水一次服完。

❸ 破伤中风，牙关紧闭：①用大豆一升，熬去腥气，勿使太熟，捣烂为末，蒸令气透，取下，用酒一升淋。每次取一升，温服取汗。同时敷膏疮上。《千金方》。②用黑豆四十枚，朱砂二十文，同研为末。每次取酒半杯，调服。《经验方》。

4 颈项强硬，不得左右顾视：大豆一升，蒸到变色为止，用布袋包裹当枕头。《千金方》。

5 新久肿，风邪侵入脏中：用大豆一斗，水五斗，煮取一斗二升，去渣。入酒斗半，煎取九升。早晨清早服下，取汗。《千金翼方》。

6 风毒攻心，烦躁恍惚：大豆半升淘净，加水二升，煮取七合，饭后服下。《食医心镜》。

7 突然中风，喉痹不语：大豆煮汁，煎稠如饴糖，含服，并饮汁。《肘后方》。

8 突然失音：用生大豆一升，青竹蒜四十九枚，长四寸，宽一分，加水煮熟，一整天服两次。

9 热毒攻眼，红痛睑肿：用黑豆一升，分作十袋，在开水中蒸过，不断更换熨于患处。《普济方》。

10 突然中恶：大豆十四枚，鸡蛋黄一个，酒半升，和匀后一次服下。《千金方》。

11 阴毒伤寒，病情危急：将黑豆炒干后投酒中，热服或灌服。吐则再饮，直至汗出。《居家必用》。

12 胁痛如打：大豆半升熬焦，入酒一升煎煮至沸腾，饮酒取醉。《肘后方》。

13 突然腰痛：大豆六升，用水拌湿，炒热，用布包裹熨患处，变冷即更换。《延年秘录》。

14 身面浮肿：①用黑豆一升，水五升，煮汁三升，入酒五升，再煮至三升，分三次温服。不愈再服。《千金方》。②将黑豆煮至皮干，捣研为末。每次取二钱，用米汤送服。王璆《百一选方》。③大豆一斗，水一斗，煮取八升，去豆，入酒八升，再煎取八升，服下。《范汪方》。

15 霍乱胀痛：大豆生研，取方寸匕，水送服。《普济方》。

16 水痢不止：大豆一升，炒白术半两，捣研为末。每次取三钱，用米汤送服。《指南方》。

17 男子便血：黑豆一升，炒焦后研末，热酒浇淋，去豆饮酒。《活人心统》。

18 小儿砂淋：黑豆一百二十个，生甘草一寸，新水煮热，入滑石末，趁热服下。《全幼心鉴》。

19 肾虚消渴难治：黑大豆（炒）、天花粉等份，捣研为末。糊丸如梧桐子大。每次取七十丸，黑豆汤送服，一天两次。此方名救活丸。《普济方》。

20 消渴饮水：黑豆置于牛胆中，阴干一百天，吞服。《肘后方》。

21 昼夜不眠：用新布火炙后熨目，同时蒸大豆，用布袋盛装枕头，变冷则更换，整夜常枕用。《肘后方》。

22 疫疠发肿：大黑豆（炒熟）二合，炙甘草一钱，水一杯煎汁，时时服下。

23 乳石发热：黑豆二升，水九升，于容器中煮成五升的汁，熬稠至一升，服下。《外台秘要》。

24 酒食诸毒：大豆一升，煮汁服下，得吐即愈。《广记》。

25 解诸鱼毒：大豆煮汁服下。《卫生方》。

26 解巴豆毒，下利不止：大豆煮汁一升，服下。《肘后方》。

27 恶刺疮痛：大豆煮汁，润渍患处。《千金方》。

28 汤火灼疮：大豆煮汁服下。《子母秘录》。

29 打头青肿：大豆黄捣末敷患处。《千金方》。

30 痘疮湿烂：黑大豆研末，敷患处。

31 小儿头疮：黑豆炒熟存性，研末，水调敷患处。《普济方》。

32 身面疣目：七月七日那天，用大豆拭疣三遍。《外台秘要》。

33 染发令乌：醋煮黑大豆，去豆煎至稠厚，染发。《千金方》。

34 牙齿疼痛：黑豆煮酒，频频漱口。周密《浩然斋日钞》。

35 妊娠腰痛：大豆一升，酒三升，煮至七合，空腹服下。《食医心镜》。

36 胞衣不下：大豆半升，酒三升，煮至一升半，分三次服下。《产书》。

37 身如虫行：大豆水泡绞榨取浆，天天洗患处，或加少量面粉，还可以洗头发。《千金方》。

38 小儿丹毒：浓煮大豆汁，涂患处。《千金方》。

39 风疽疮疥：取青竹筒三尺，置大豆一升在内，用马屎、糠火烧熏，取容器于两头取汁，先用米泔水和盐洗患处，再取汁搽患处。《千金方》。

40 小儿胎热：黑豆二钱，甘草一钱，入灯心草七寸，淡竹叶一片，水煎。《全幼心鉴》。

-按语-

大豆味甘，性平，能补益脾气，清热解毒。用于治疗脾虚食少、乏力消瘦、腹胀羸瘦、消化不良及血虚萎黄、疔疮肿毒、盐卤中毒等症。

大豆皮

【主治】时珍说：生用可以治疗痘疮目翳，嚼烂可敷于小儿尿灰疮上。

豆叶

【主治】时珍说：捣烂敷蛇蛟咬伤，不停更换即愈。

【发明】时珍说：据《抱朴子·内篇》记载：相国张文蔚庄内有鼠狼洞穴，鼠狼养有四子，都被蛇吞食。鼠狼雌雄情深意切，于是在穴外堆土筑穴。鼠狼等蛇出头，待其回转不便，当腰咬断而劈开蛇腹部，衔出四子，四子尚有气，置于穴外，衔豆叶嚼烂敷，四子都存活了下来。后人用豆叶治疗蛇咬伤，大概是本于此。

附方

1 止渴急方：大豆苗嫩的三十至五十茎，涂酥炙黄后捣研为末。每次取二钱，人参汤送服。《圣济总录》。

2 小便血淋：大豆叶一把，水四升，煮至二升，一次服下。《千金方》。

花

【主治】时珍说：主治目盲、翳膜。

大豆黄卷

Da Dou Huang Juan

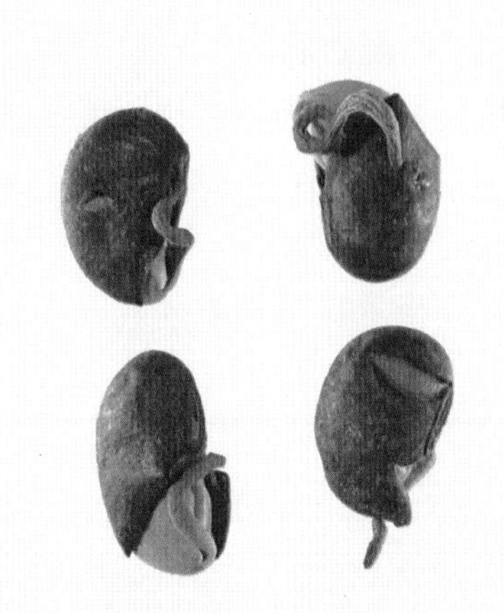

【释名】又名豆蘖（niè）。

陶弘景说：黑大豆为蘖牙，生长到五寸长的时候，便干燥，称作黄卷，使用前需熬过，以备服食所需。

时珍说：壬癸日用井水浸泡，待其生芽，取皮，阴干用。

【气味】味甘，性平，无毒。

【主治】《本经》记载：治疗湿痹、筋挛膝痛。

《别录》记载：治疗五脏不足、胃气结积，能益气止痛，去黑皯，润肌肤皮毛。

孟诜说：能破妇人瘀血。

苏颂说：古方产妇药中多用到它。

孙思邈说：宜肾。

时珍说：能除胃中积热，消水病胀满。

附方

1 周痹（痛处遍及全身的病症）：用大豆

黄卷一斤炒香，捣研为末。每次取半钱，温酒调下，逐渐加量至一钱，一天三次。此方名大豆蘖散。《宣明方》。

❷ 诸风湿痹，筋挛膝痛，胃中积热，口疮烦闷，大便秘涩：大豆蘖散，用大豆黄卷（炒熟，捣末）一升，酥半两，研匀，每次取一汤勺，饭前温水服下，一天两次。此方名黄卷散。《普济方》。

❸ 水病肿满喘急，大小便涩：大豆黄卷（醋炒）、大黄（炒）等份，捣研为细末。每次取二钱，葱、橘皮汤送服。《圣济总录》。

❹ 小儿撮口：取初生豆芽研烂，绞汁和乳，取少量灌服。《普济方》。

按语

大豆黄卷味甘、淡，性平，能解表祛暑，清热利湿。用于治疗暑湿、湿温初起、湿热内蕴所致的发热汗少、恶寒身重、胸闷苔腻等。

赤小豆 Chi Xiao Dou

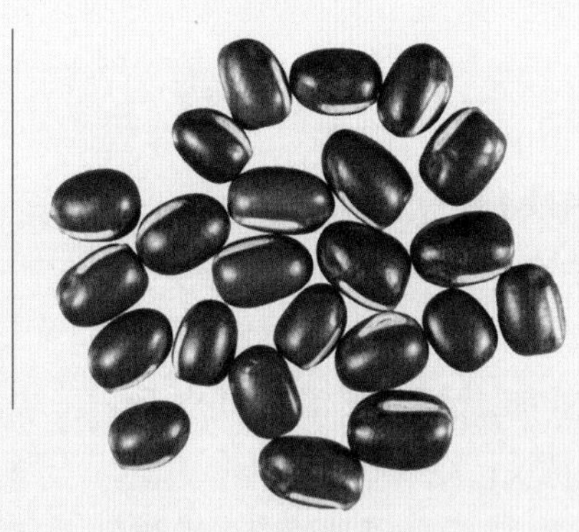

【释名】又名赤豆、红豆、荅、叶名藿。

时珍说：据《诗经》记载：黍稷稻粱，禾麻菽麦。此即所说的八谷。董仲舒注解说：菽是大豆，有两种。小豆称作荅（dá），有三四种。王祯说：现今所称的赤豆、白豆、绿豆、管（xuān）豆，都是小豆。此则入药时选用赤小的。

【集解】苏颂说：赤小豆，现今江淮间多有种植。

寇宗奭说：关西、河北、洛阳地区的人多食用。

时珍说：此豆以紧小而红暗色的入药，其中稍大而色鲜红、淡红色的，并不能治病。于夏至后下种，苗高一尺左右，枝叶像豇豆，叶稍圆峭而小。至秋季开花，像豇豆花而色稍淡，银褐色，有腐败气。结荚长二三寸，比绿豆荚稍大，皮色微白带红。三青二黄时即可采收，可煮食可炒食，可作粥、饭、馄饨馅食用。

【气味】味甘、酸，性平，无毒。

【主治】《本经》记载：能下水肿，排痈肿脓血。

《别录》记载：治疗寒热热中（肠胃受火邪导致的内热）、消渴，能止泻痢，利小便，治疗下腹胀满、吐逆、突然便血。

甄权说：治疗热毒，散瘀血，能除烦满，通气，健脾胃，使人食欲大开。捣末同鸡蛋清调和，涂一切热毒痈肿。煮汁，可洗小儿黄烂疮，不过三次即愈。

陈士良说：能缩气行风，坚筋骨，抽肌肉。久食可使人瘦。

孟诜说：能散气，去关节烦热，可开心窍。暴痢后，如果气满不能食，煮食一顿即愈。和鲤鱼煮食，治疗脚气效果很好。

《大明》记载：解小麦热毒。煮汁服，解酒病。解油衣黏缀。

时珍说：能避瘟疫，治疗产难，下胞衣，通乳汁。和鲤鱼、蠡鱼、鲫鱼、黄雌鸡煮食，能利水消肿。

【发明】陶弘景说：小豆能逐津液，利小便。久服令人肌肤枯燥。

苏颂说：治疗水气、脚气最为急用。有人患脚气，用袋盛装此豆，早晚践踏辗转，日久痊愈。

王好古说：治疗水病的人只知治水，而不知

补胃，则有壅滞的过失。赤小豆消水通气而能健脾胃，乃是补胃治水的药。

陈藏器说：赤小豆和桑根白皮煮食，去湿气痹肿；和通草煮食，则下气无限，称作脱气丸。

时珍说：赤小豆形小而色红，为入心经的谷物。其性下行，通小肠，能入阴分，治疗有形之病。因此能行津液，利小便，消胀除肿，止吐，治疗下痢肠澼，解酒病，除寒热痈肿，排脓散血，通乳汁，下胞衣产难等有形之病。久服则降泄太过，津血渗泄，所以令人肌瘦身重。吹鼻用瓜蒂散以辟瘟疫用到它，是取其通气除湿散热的功效。有人说共工氏有不才子，在冬至死去而为疫鬼，畏赤豆，于是天天煮小豆粥食用以至于厌烦，也是牵强附会的妄说。又有一案，陈自明《妇人良方》记载：我的夫人食素，产后七天，乳汁不行，服药无效。偶得赤小豆一升，煮粥食用，当夜乳汁即能排出。因翻阅本草载有此功，于是予以指出。又有《朱氏集验方》记载：宋仁宗在东宫时，患痄腮，命道士赞宁治疗。道士取小豆四十九粒捣研为末，敷于患处，不久痊愈。中贵人任承亮后患恶疮，性命垂危，尚书郎傅永授以此药，立即痊愈。叩问其方，就是赤小豆。我患胁疽，虽然病已至五脏，医家用药治疗效果却很好。承亮说：该不会是赤小豆的功效吧？医家回答道：我用此救活三十人，请不要再言。有位僧人背部发痈疽，长得像烂瓜，邻家乳婢用此药治疗，效果如神。此药治疗一切痈疽疮疥及红肿，不论善恶，只用水调涂于患处，没有不愈的。但其性黏，变干则难揭，入苎根末即不黏，此法尤好。

附方

1 水气肿胀：①用赤小豆五合，大蒜一颗，生姜五钱，商陆根一条，一起捣碎，同水煮烂，去药，空腹食豆，慢慢饮汁令尽。②赤小豆一斗，煮极烂，取汁五升，温泡足膝。若病已入腹，只食小豆，勿食杂食。韦宙《独行方》。

2 水肿：用桑枝烧灰一升，淋汁，煮赤小豆一升，用其代饭食用。梅师《集验方》。

3 水蛊腹大，动摇有声，皮肤变黑：用赤小豆三升，白茅根一握，水煮，取豆食下。《肘后方》。

4 伤寒狐惑：（因感染虫毒，湿热不化而致的以神情恍惚，目赤眦黑、口腔咽喉及前后阴腐蚀溃疡为特征的疾患。）赤小豆三升，水浸令出芽，当归三两，捣研为末。每次取方寸匕，浆水送服，一天三次。此方名赤豆当归散。《金匮要略》。

5 下部卒痛，如鸟啄：用赤小豆、大豆各一升，蒸熟，作两个囊，交替坐在上面。《肘后方》。

6 水谷痢疾：赤小豆一合，熔蜡三两，一次服下。《必效方》。

7 热毒下血或因食热物发动：取赤小豆末方寸匕，水送服。梅师《集验方》。

8 肠痔有血：赤小豆二升，醋五升，煮熟晒干，再浸至酒尽才止，捣研为末。每次取一钱，酒送服，一天三次。《肘后方》。

9 舌上出血如簪孔：赤小豆一升，捣碎，水三升和匀，绞汁服下。《肘后方》。

10 热淋血淋：用赤小豆三合，小火炒后捣研为末，煨葱一茎，每次取二钱，热酒中研末送服。《修真秘旨》。

11 重舌鹅口：赤小豆末，醋和涂患处。《普济方》。

12 小儿不语：赤小豆末，酒和，敷舌下。《千金方》。

13 牙齿疼痛：①取赤小豆末，擦牙吐涎，同时吹鼻中。②入铜青少量。③入花硷少量。《家宝方》。

14 中酒呕逆：赤小豆煮汁，慢慢饮服。《食鉴本草》。

15 频致堕胎、妊娠行经：赤小豆末，每次取方寸匕，酒送服，一天两次。《千金方》。

16 妇人难产：生赤小豆七枚，吞服。《产宝》。

17 难产日久，气虚乏力：用赤小豆一升，加水九升，煎煮取汁，入炙过黄明胶一两，同煎一段时间。每次取五合，服下。《集验方》。

18 胞衣不下：用赤小豆，若男婴用七枚，女婴用十四枚，用水吞服。《救急方》。

19 产后目闭，心闷：生赤小豆研末，每次取方寸匕，水送服。不愈再服。《肘后方》。

20 产后闷满不能食：用赤小豆二十一枚，烧后研末，用冷水一次送服。《千金方》。

21 乳汁不通：赤小豆煮汁饮服。《产书》。

22 妇人吹奶：赤小豆酒研，温服，用药渣敷患处。熊氏。

23 妇人乳肿：赤小豆、莽草等份，捣研为末，醋和敷于患处。梅师《集验方》。

24 痈疽初作：赤小豆末，水和涂患处。《小品方》。

25 石痈诸痈：赤小豆五合，放入醋中浸泡五晚，炒后捣研为末，用醋和涂患处。《范汪方》。

26 痘后痈毒：赤小豆末，鸡蛋清调涂敷患处。

27 腮颊热肿：一方：赤小豆末，蜜和涂患处。一方：加芙蓉叶末。

28 丹毒如火：赤小豆末，和鸡蛋清，不停地涂患处。《小品方》。

29 风瘙瘾疹：赤小豆、荆芥穗等份，捣研为末，鸡蛋清调涂患处。

30 金疮烦满：赤小豆一升，醋浸泡一天，熬干后再浸，满三天，直至其色变黑，捣研为末。每次取方寸匕，服下，一天三次。《千金方》。

31 六畜肉毒：赤小豆一升，烧后研末。每次取三小勺，水送服。《千金方》。

叶

【主治】《别录》记载：能去烦热，止小便频数。《大明》记载：煮食能明目。

【发明】时珍说：赤小豆能利小便，而藿（即赤小豆叶）止小便，与麻黄发汗而根止汗同一意思，药物不同，功效竟有如此差别。

附方

1 小便频数：赤小豆叶一斤，入豆豉汁中煮，调和做羹食用。《食医心镜》。

2 小儿遗尿：赤小豆叶捣汁服下。《千金方》。

芽

【主治】时珍说：妊娠数月，经水时来，称作漏胎；或因房室，称作伤胎。用此药捣研为末，每次取方寸匕，温酒送服，一天三次，一旦见效就停止使用。

按语

赤小豆味甘、酸，性平，能健脾利水，解毒消肿，通乳。用于治疗水肿、脚气、腹胀、腹泻、疮痈肿毒、痄腮、产后乳汁少，或乳房胀痛。产妇若要催乳，可将赤小豆煮汤食用。

绿豆 (Lü Dou)

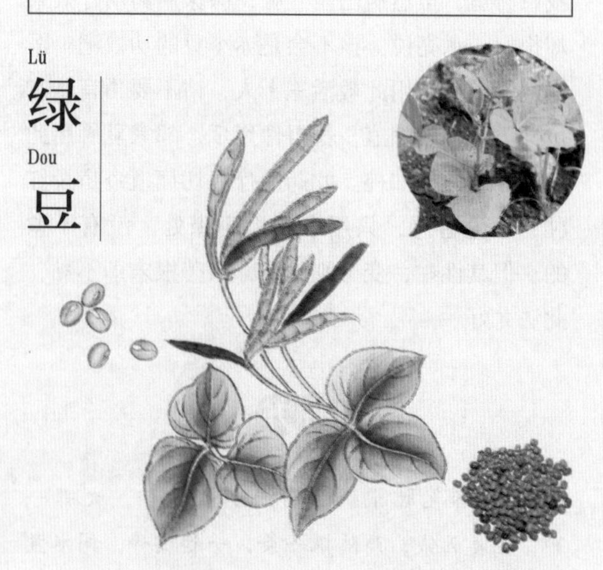

【释名】时珍说：绿豆是用其颜色来命名的。

【集解】马志说：绿豆以圆小的为好。用它的粉作饼煎食很好。大的称作稙（zhī）豆，苗、子相像，能下气，治疗霍乱。

吴瑞说：虽有官绿、油绿的两种，主治则相同。

时珍说：绿豆处处可见种植。三四月下种，苗高一尺左右，叶小而有毛，到秋季开小花，荚像红豆荚。粒粗而色鲜艳的为官绿；皮薄而粉多、粒小而色深的为油绿；皮厚而粉少早种的，称作摘绿，可多次采摘；迟种的称作拔绿，只能拔一次而已。北方人使用得相当广泛，可作豆粥、豆饭、豆酒，炒食、麨（chǎo）食，磨细作面，澄净过滤取粉，可以做饼、顿糕、荡皮、搓索，为食品中的主食之一。用水浸湿生白芽，又为菜中佳品。也多可作为牛马的食物。真是济世的良谷。

【气味】味甘，性寒，无毒。

【主治】《开宝本草》记载：煮食，能消肿下气，祛热解毒。生研绞汁服下，治疗丹毒烦热风疹，解药石毒，热气奔豚。

孙思邈说：治疗寒热热中，止泻痢，突然患肠澼（即痢疾，"澼"指垢腻黏滑似涕似脓的液体），利小便去胀满。

《大明》记载：能厚肠胃。作枕头，能明目，治疗头风头痛，除吐逆。

孟诜说：能补益元气，和调五脏，安精神，通行十二经脉，去浮风，润皮肤，宜常食用。煮汁饮服，止消渴。

时珍说：治疗痘毒，利肿胀。

【发明】时珍说：绿豆肉性平，而皮性寒，能解金石、砒霜、草木等一切中毒，适宜连皮生研水送服。据《夷坚志》记载：有人服附子酒过量，头肿得像斗笠、唇裂流血。急求绿豆、黑豆各数合嚼服，同时煎汤饮服，便可解毒。

附方

1 天行痘疮（天花）：①用绿豆、赤小豆、黑大豆各一升，甘草节二两，加水八升，煮至极熟，任意食豆饮汁。此方名扁鹊三豆饮。②加黄大豆、白大豆。此方名五豆饮。

2 痘后痈毒初起：绿豆、赤小豆、黑大豆等份，捣研为末。每次取适量，用醋调匀，扫涂患处。此方名三豆膏。《医学正传》。

3 小儿丹肿：绿豆五钱，大黄二钱，捣研为末，用生薄荷汁入蜜调涂患处。《全幼心鉴》。

4 赤痢不止：用大麻子，加水捣研，过滤取汁，煮绿豆食下，也可煮粥食。《必效方》。

5 老人淋痛：绿豆二升，橘皮二两，煮成豆粥，下麻子汁一升，空腹时慢慢食用，同时饮其汁。《养老书》。

6 消渴饮水：绿豆煮汁，同时煮粥食用。《普济方》。

7 心气疼痛：绿豆二十一粒，胡椒十四粒，同研，白开水调服。

8 多食易饥：绿豆、黄麦、糯米各一升，炒熟后磨粉。每次取一杯，白开水送服。

9 多种水气：绿豆二合半，大附子一只，去皮、脐，切作两片，水三碗，煮熟，睡前空腹吃豆。第二天将附子两片分作四片，再用绿豆二合半，按照前法一样煮食。第三天再用绿豆、附子按照前法煮食。第四天按照第二天的方法煮食，未消再服。忌生冷、毒物、盐、酒六十日。《朱氏集验方》。

绿豆粉

【气味】味甘，性凉、平，无毒。

【主治】吴瑞说：能解各种热，益气，解酒食各种毒，治疗发背痈疽疮肿及汤火灼伤。

宁原说：痘疮湿烂不结痂疕的，干扑效果很好。

时珍说：新水调服，治疗霍乱转筋，解各种药毒濒临死亡，但心胸尚温者。

汪颖说：解菰菌、砒霜毒。

【发明】时珍说：绿豆色绿，是小豆中属木类的，通于厥阴、阳明经。其性稍平，消肿治痘的功效虽然同赤小豆，然而退热解毒的功效更强。且能益气，厚肠胃，通经脉，无久服枯人的禁忌。但用它做成凉粉，造豆酒，或性偏于冷，或性偏于热，而能致人生病，都是人为所致，并不是豆的过错。豆粉以绿色黏腻的为真品。

朱震亨说：《外科精要》说内托散，一到三天进服十多次，可避免毒气内攻脏腑。详解如下：绿豆能解丹毒，治疗石毒，味甜，入阳明经，性寒能补而为君药。用乳香去恶肿，入少阴经，性温善于走窜，为佐药。甘草性缓，解五金、八石、百药毒，为使药。料想此方应专为服丹石发疽的人所设。如果年老、病深的人，体质偏虚，绿豆虽补，但却有不胜其任的忧患。五香连翘汤也不是必用的方子。必当助气壮胃，使根本坚固，而行经活血为佐使，参照经络时令，使毒气外发，此则内托的本意，治疗施治早，则可以内消。

附方

❶ 疽病：一到三天内，宜连进十余服，方免变证，使毒气出外。服之稍迟，毒气内攻，渐生呕吐，或鼻生疮菌，不食即危。四五天后，也宜间断服用。用绿豆粉一两，乳香半两，灯心同研和匀，以每次取一钱，生甘草浓煎汤调下，频频咽下。此方名护心散，又名内托散、乳香万全散。李嗣立《外科方》。

❷ 疮气呕吐：绿豆粉三钱，干胭脂半钱，研匀，水调下。《普济方》。

❸ 霍乱吐利：绿豆粉、白糖各二两，水调服。《生生编》。

❹ 解烧酒毒：绿豆粉荡去皮，多食用。

❺ 解鸩酒毒：绿豆粉三合，水调服。

❻ 解砒石毒：绿豆粉、寒水石等份，取三到五钱，用蓝根汁调服。《卫生易简方》。

❼ 解诸药毒已濒死，但心头温：用绿豆粉调水服。《卫生易简方》。

❽ 打扑损伤：将绿豆粉炒紫，水调敷患处，外用杉木皮绑定。《澹寮方》。

❾ 杖疮疼痛：绿豆粉炒后研末，用鸡蛋清和涂患处。《生生编》。

❿ 外肾生疮：绿豆粉、蚯蚓粪等份，研涂患处。

⓫ 暑月痱疮：绿豆粉二两，滑石一两，和匀扑患处。《简易方》。

⓬ 一切肿毒初起：将绿豆粉炒成黄黑色，猪牙皂荚一两，捣研为末，用醋调敷患处。皮破的用油调敷。邵真人《经验方》。

豆皮

【气味】味甘，性寒，无毒。

【主治】时珍说：能解热毒，退目翳。

附方

痘疮目生翳：绿豆皮、白菊花、谷精草等份，捣研为末。每次取一钱，用干柿饼一枚，米泔水一杯，同煮干。食柿饼，一天三次。此方名通神散。《仁斋直指方》。

按语

绿豆味甘，性寒，能清热解毒，消暑，利水。用于治疗痈肿疮毒、暑热烦渴、药食中毒、水肿、小便不利。脾胃虚寒、肠滑泄泻者忌用。

wan 豌 dou 豆

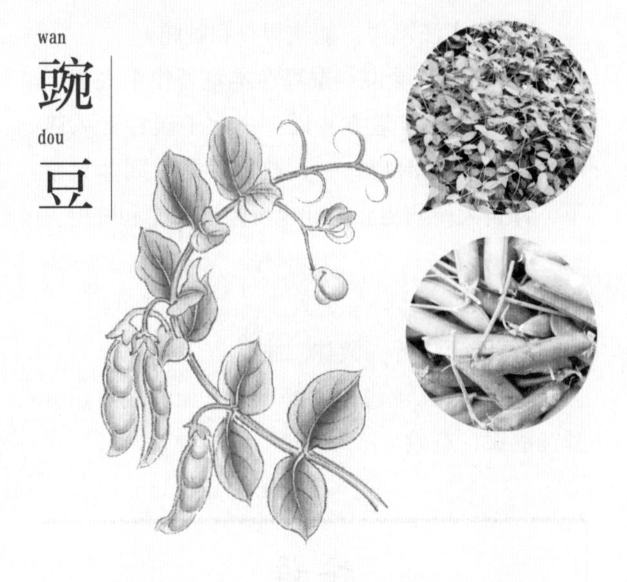

【释名】又名胡豆、戎菽、回鹘（hú）豆、毕豆、青小豆、青斑豆、麻累。

时珍说：胡豆，即豌豆。它的苗柔弱盘旋屈曲，因而称作豌。种子出自胡戎，嫩时色青，老则变成斑麻色，因此有胡、戎、青斑、麻累等称呼。陈藏器《本草拾遗》虽有胡豆的记载，但却说苗像豆，生于田野间，米中往往夹有。然豌豆、蚕豆都有胡豆的名称。陈藏器所说的大概是豌豆。豌豆的颗粒小，故米中常夹有。《尔雅》记载：戎菽称作荏菽。《管子》记载：山戎出自荏菽，遍布天下。同时注解说：指的是胡豆。《唐史》记载：毕豆出自西戎回鹘地面。张揖《广雅》记载：毕豆、豌豆，即留豆。《别录·序例》记载：丸药如胡豆大的，指的是青斑豆。孙思邈《千金方》说：青小豆一名胡豆，一名麻累。《邺中记》记载：石虎讳胡，改胡豆为国豆。这些说法，都指的是豌豆。因为古人称豌豆为胡豆，如今四川人专称蚕豆为胡豆，而豌豆被称作胡豆，人们却不知晓。

【集解】时珍说：豌豆种出自西胡，如今北方种植的很多。八九月下种，苗生柔弱像蔓，有须。叶像蒺藜叶，两两对生，嫩时可采食。三四月开小花像蛾的形状，淡紫色。结荚长一寸左右，子圆像药丸，也像甘草子。出胡地的大如杏仁。煮、炒都可以，磨粉面白而细腻。所有的谷物当中，最为突出。又有野豌豆，粒小不能食用，只有苗可食用，称作翘摇。

【气味】味甘，性平，无毒。

【主治】陈藏器说：治疗消渴，淡煮食下。

孙思邈说：治疗寒热热中，除吐逆，止泻痢澼下，利小便，去腹胀满。

吴瑞说：能调营卫，益中平气。煮食，下乳汁。可作酱用。

时珍说：煮汁饮，祛邪气，解乳石毒。研末，涂痈肿痘疮。作澡豆（澡豆是以豆子研成的细末为主料，做成洗涤用的粉剂，用以洗手，洗面，能使皮肤滑润光泽），去面部黑皯，使人面色光泽。

【发明】时珍说：豌豆属土，因此其所主治的病多系脾胃病。元代时饮用的食物，每次用此豆捣去皮，同羊肉一起食用，可以补中益气。现为日常所用的物品，而唐、宋本草中遗漏未记，可称得上缺乏依据。《千金方》《外台秘要》洗面澡豆方，盛行用毕豆面，也是取其白腻的特点。

附方

① 小儿痘中有疔，或紫黑而大，或黑坏而臭，或中有黑线：用豌豆四十九粒烧灰存性，头发灰三分，珍珠十四粒炒后研为末，用油燕脂同杵成膏。先用针将疔挑破，去掉瘀血，取少量点患处。此方名四圣丹。

② 服石毒发：胡豆半升捣研，用水八合绞汁饮服。《外台秘要》。

③ 霍乱吐利：豌豆三合，香莱（香薷）三两，捣研为末，加水三杯，煎成一杯，分两次服下。《圣惠方》。

-按语-

豌豆味甘，性平，能补益中气，解疮毒。用于治疗脾胃虚弱之产后乳汁不下、呕吐呃逆、口渴、泻痢、痈肿疮毒、痘疮，多外用。

蚕豆 Can Dou

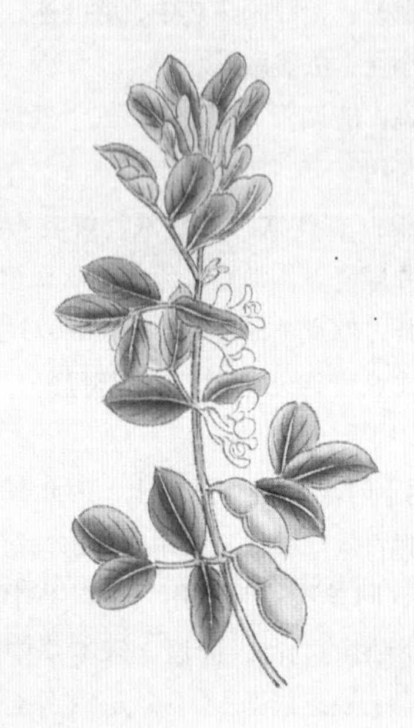

【释名】又名胡豆。

时珍说：豆荚的形状像老蚕，因此又被称作蚕豆。王祯《农书》说其到养蚕时节才开始成熟，因此称作蚕豆，也说得通。此豆种也来自西胡，虽然与豌豆同名，同时下种，然而形状、性味差别很大。《太平御览》记载：张骞出使外国，得胡豆种子归来，指的是蚕豆。现今四川人称它为胡豆，而豌豆不再称作胡豆。

【集解】时珍说：蚕豆在南方各地都有种植，四川中部尤多。八月下种，冬季生嫩苗可食。方茎中空。叶的形状像钥匙头，顶端圆而末端尖，正面色绿，背面色白，柔厚，一枝有三叶。二月开花像蛾的形状，紫白色，又像豇豆花。结角连串像大豆，很像蚕的形状。四川人收其子以备灾荒歉收的年景。

【气味】味甘、微辛，性平，无毒。

【主治】汪颖说：能快胃，和脏腑。

【发明】时珍说：蚕豆在本草著作中失于记载。万表《积善堂方》说：一女子误吞针入腹中。诸医不能治疗。一人教她煮蚕豆同韭菜食下，针自大便同出。由此也可验证它能利脏腑。

苗

【气味】味苦、微甘，性温。

【主治】汪颖说：酒醉不省，加油盐炒熟，煮汤灌服，有效。

-按语-

蚕豆味甘，性平，能补益脾胃，清热利湿。用于治疗脾胃不健、倦怠少气、食少膈食、腹泻便溏，湿热内蕴之水肿、小便不利、黄水疮等症。

豇豆 Jiang Dou

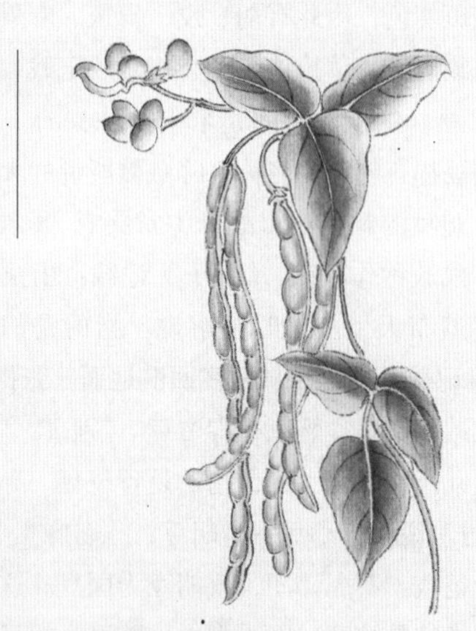

【释名】又名䜶（xiáng）䝘。

时珍说：此豆以红色居多，荚必定双生，因此有豇、䜶䝘的称呼。

【集解】时珍说：豇豆一般在三四月种下。一种蔓长约一丈，一种蔓短。它的叶都是顶大末端尖，嫩时可食用。它的花有红、白二种颜色。

荚有白、红、紫、赤、斑驳多种颜色，可以长到二尺，嫩时作菜，老则收子。此豆可作菜、作果、作谷食用，备用最多，是豆中的上品。然而本草书中失于收载，这是为何呢？

【气味】味甘、咸，性平，无毒。

【主治】时珍说：能理中益气，补肾健胃，和五脏，调营卫，生精髓，止消渴，治疗吐逆泻痢，小便频数，解鼠莽毒。

【发明】时珍说：豇豆开花结荚，必两两一起下垂，有坎卦（坎为水、为险，两坎相重，险上加险，险阻重重）的含义。豆子稍弯曲，像人肾的形状，所谓豆为肾经的谷物，宜用此补肾。以前卢廉夫教人补肾气，每天空腹煮豇豆，入少量盐食下，大概是得此理的缘故。与各种疾病均无禁忌，但水肿补肾忌盐，不宜多食罢了。《袖珍方》记载：中鼠莽（一种植物，有毒）毒的，用豇豆煮汁饮服即解。欲试其效果，可先收割鼠莽苗，用豇豆汁泼它，便根烂不生。这是事物内在的规律使然。

按语

豇豆又称为豆角，味甘，性平，能健脾补肾，利尿除湿。用于治疗脾胃虚弱、食少便溏、脾虚带下或肾虚滑精、湿盛带下、湿热尿浊、小便不利等症。

藊豆 Bian Dou

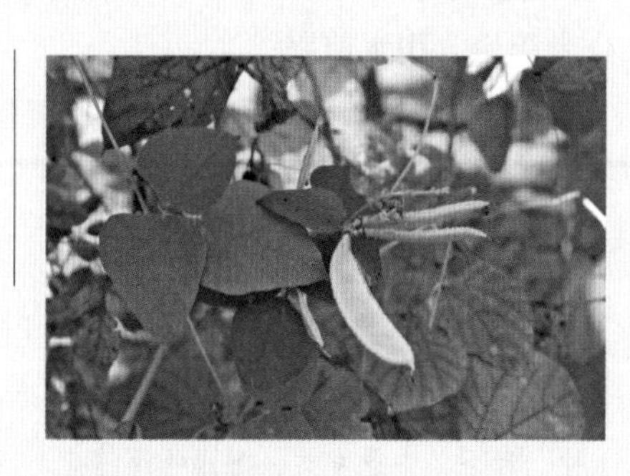

【释名】又名沿篱豆、蛾眉豆。

时珍说：藊（biǎn）本作“扁”，豆荚的形状呈扁形。沿篱，蔓延的意思。蛾眉，比喻豆脊白路的形状。

【集解】陶弘景说：人家多将藊豆种植于竹篱做成的墙垣上，它的荚蒸食味道很美。

苏颂说：蔓延而上，叶大而花细，花有紫、白二种颜色，荚生于花下。其果实有黑、白二种颜色，色白性温，而色黑性微寒，入药用白色的。色黑的称作鹊豆，因为其黑色间有白道，像鹊的羽毛。

时珍说：扁豆二月下种，蔓生延缠。叶大像杯子，团而有尖。其花的形状像小蛾，有翅尾形。它的豆荚一起有十几样，或长或团，或像龙爪、虎爪，或像猪耳、镰刀，各种不同，都累累成枝。白露后实更繁衍，嫩时可作蔬菜食用、下茶料，老则收子煮食。子有黑、白、红、斑四种颜色。一种荚硬不能食用。只有豆子粗圆而色白的可入药用，本草书中没有分别，也缺少文字记载。

白扁豆

【修治】时珍说：每用时取硬壳扁豆子，连皮炒熟，入药。也有用水浸去皮及生用的。

【气味】味甘，性微温，无毒。

【主治】《别录》记载：能和中，下气。

孟诜说：能补五脏，主治呕逆。久服头发不白。

苏敬说：治疗霍乱吐利不止，研末和醋服下。

苏颂说：能行风气，治疗女子带下，解酒毒、河豚鱼毒。

甄权说：解一切草木毒，生嚼及煮汁饮服，可以见效。

时珍说：能止泻痢，消暑，暖脾胃，除湿热，止消渴。

【发明】时珍说：硬壳白扁豆，它的子饱满，白而淡黄，气腥香，性温平，得乎中和，为脾经的谷物。入脾经气分，通利三焦，能化清降浊，因此专治中焦病，消暑除湿而解毒。其中软壳及黑鹊色的，性稍凉，但可供食用，也能调脾胃。

附方

1 霍乱吐利：扁豆、香薷各一升，水六升，煮至二升，分次服下。《千金方》。

2 霍乱转筋：将白扁豆捣研为末，用醋和服。《普济方》。

3 消渴饮水：将白扁豆浸去皮，捣研为末，用天花粉汁同蜜和，制成如梧桐子大的丸剂，金箔做衣，每次取二十至三十丸，用天花粉汁送服，一天两次。忌炙煎炸食品、饮酒及房事。接着服用滋肾药。此方名金豆丸。《仁存堂方》。

4 赤白带下：白扁豆炒后捣研为末，每次取二钱，米汤送服。《永类钤方》。

5 中砒霜毒：白扁豆生研，水绞取汁，服下。《永类钤方》。

6 六畜肉毒：白扁豆烧灰存性研末，冷水服下。《事林广记》。

7 诸鸟肉毒：生扁豆末，冷水服下。《事林广记》。

8 恶疮痂痒作痛：用扁豆捣封患处，痂落即愈。《肘后方》。

扁豆花

【主治】苏颂说：治疗妇女赤白带下，焙干研末，米汤送服。

时珍说：焙干研末服下，治疗崩漏带下。作馄饨食用，治疗泻痢。擂水饮服，解中一切药毒濒临死亡。功效同扁豆。

附方

1 血崩不止：白扁豆花焙干，捣研为末。每次取二钱，空腹炒米煎汤及盐少量送服。《奇效良方》。

2 一切泻痢：白扁豆花正开的，择净不洗，用开水滚过，和小猪脊肉一条，葱一根，胡椒七粒，酱汁拌匀，用豆花汁和面，包作小馄饨，煮熟食下。《必用食治方》。

扁豆叶

【主治】《别录》记载：主治霍乱吐下不止。

苏敬说：吐利后转筋，生捣一把，入少量醋绞汁服，立即痊愈。

孟诜说：醋炙研服，治疗腹中积块。

《大明》记载：杵烂敷于蛇咬伤之处。

扁豆藤

【主治】时珍说：治疗霍乱，同芦莽、人参、仓米等份，用水煎服。

按语

扁豆味甘，性平，能健脾和中，消暑化湿。用于治疗脾虚体倦乏力、食少、呕吐、便溏、肢体浮肿、带下、中暑发热、暑湿吐泻等症。

刀豆 Dao Dou

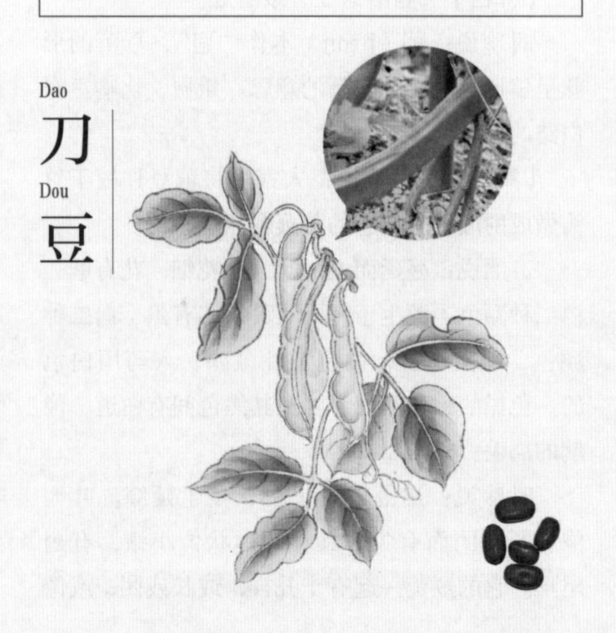

【释名】又名挟剑豆。

时珍说：以豆荚的形状命名。据段成式《酉阳杂俎》记载：乐浪有挟剑豆，荚生横斜，像人挟剑。指的就是此豆。

【集解】汪颖说：刀豆长约一尺，可入酱用。

时珍说：一般家庭多种植刀豆。三月下种，蔓生引一二丈，叶像豇豆叶而稍长大，五六七月开紫花像蛾的形状。结荚，长的近一尺，稍像皂荚，扁而有剑脊，三棱弯曲。嫩时可煮食、作酱食、蜜煎都可以。老则收子，子大的像拇指头，淡红色。同猪肉、鸡肉一起煮食，味道尤其甜美。

【气味】味甘，性平，无毒。

【主治】时珍说：能温中下气，利肠胃，止呃逆，益肾补元。

【发明】时珍说：刀豆在本草书籍中失于记载，只有近时小书中记载其性温而补元阳。又有人病后呃逆不止，呃逆声被邻居家听见。于是令取刀豆子烧灰存性，白开水调服二钱，呃逆即止。此法也是取其能下气归元，进而呃逆自止。

-按语-

刀豆味甘，性温，和中下气，温肾助阳，活血化瘀。用于治疗胃气上逆之呃逆、反胃呕吐、痢疾，肾阳虚腰痛、血瘀所致的腰痛、妇女经闭。

Da Dou Chi

大豆豉

【释名】时珍说：按刘熙《释名》云：豉，通“嗜”，能调和五味，可使人嗜食。

【集解】陶弘景说：出产于襄阳、钱塘的豆豉味道浓厚香美，入药取堆积在中心部位的为佳。

陈藏器说：出产于蒲州的豆豉味咸，制作方法与其他豆豉不同，它的味道浓烈。陕州有豉汁，历经十年不腐败，入药比不上现在的豉心，这是因为它没有盐的缘故。

时珍说：豉，各种大豆都可以制作，用黑豆做成的可以入药。有淡豉、咸豉二种，治病多用淡豉汁和咸豉汁，根据不同的病情而选择。豉心是指装盛豆豉的中心部分，而不是剥开豆豉皮取心。这种说法见于《外台秘要》。制作淡豆豉的方法：取黑大豆二三斗，在六月份淘洗干净，水浸一夜后沥干，蒸熟取出摊在席上，等到微温时，用青蒿叶覆盖在上面。每三天查看一次，等候发酵的菌丝布满表面，但不能使菌丝太厚。然后在簸箕中晒干并簸干净，用水拌和，干湿应该恰到好处，以汁流出指间为准。再放入坛子中，压紧，在上面盖三寸厚的桑叶，用泥密封起来，在太阳下晒七天，取出，再暴晒一个时辰，又加水拌和装入坛中。像这样重复七次，最后再蒸过，摊去火气，放入坛中筑紧密封就算做成了。制作咸豆豉的方法：用大豆一斗，水浸泡三天，淘蒸摊腌，等到有了菌丝时取出来簸干净，在水中淘洗沥干。每四斤大豆，加盐一斤，姜丝半斤，花椒、橘丝、苏叶、茴香、杏仁拌匀，放入坛中，加水浸泡，水面比豆高一寸，再用树叶盖上封口，晒上一个月便可制成。制作豉汁的方法：十月到正月，取好的豆豉三斗，将清麻油熬至无烟，取一升与豆豉拌匀蒸透，再摊冷晒干，用麻油拌后再蒸，这样反复三遍。用白盐一斗捣和，以汤淋汁三四斗，放入干净的锅内。下入花椒、葱、橘丝一起煎熬，煎至药液减少三分之一，将煎好的豉汁放入不透气的容器中贮藏，味道香美绝佳。有麸豉、瓜豉、酱豉等都可做豉汁，但只能作食品而不能作药用。

淡豉

【气味】味苦，性寒，无毒。

【主治】《别录》记载：主治伤寒头痛寒热、瘴气恶毒、烦躁满闷、虚劳喘吸、两脚冷疼，可以解六畜胎子等毒。

《药性论》载：治时疾热病发汗。炒干研末，能止盗汗，除烦。生捣为丸服用，治寒热风、胸中生疮。煮汁饮服，治血痢腹痛。研末外涂，治阴茎生疮。

《大明》记载：治疟疾骨蒸，解药毒、蛊毒、犬咬毒。

时珍说：能下气调中，治伤寒温毒，发斑呕逆。

蒲州豉

【气味】味咸，性寒，无毒。

【主治】陈藏器说：解烦热热毒，寒热虚劳，调中发汗，通关节，除腥气，通伤寒鼻塞。

【发明】陶弘景说：饮食中经常使用豆豉，春夏之气不调和，蒸炒后用酒浸渍服用效果最佳。依照康伯的方法，先用醋、酒浸泡蒸熟晒干，用麻油和匀，再蒸晒，如此三遍，用椒末、姜末调和后进食，效果远比现在的油豉好。患脚气病的人，经常用酒泡豆豉饮服，再用药渣敷脚，都会痊愈。

苏颂说：古今的药方用豆豉治病最多，江南人善于制作豆豉，凡因时令气候不和而得病的人，即先用葱豉汤服用取汗，往往能治愈。

时珍说：陶弘景说康伯制作豆豉的方法，见于《博物志》，里面记载说这种方法原出自外国，中国称为康伯，是记载传播这种方法的人的姓名。这种豆豉调中下气最妙。黑豆性平，制作成豆豉则性温。既经蒸制，所以能升能散。得葱则发汗，得盐则能吐，得酒则治风，得薤白则治痢，得蒜则止血，炒熟则又能止汗，也像麻黄根节能止汗一样，是一个道理。

附方

1 伤寒发汗：苏颂说葛洪《肘后方》云：伤寒有几种，一般的人仓卒不能分辨，现在取一药以兼疗，凡是病初起即觉头痛身热，脉洪，一二日，便以葱豉汤治疗。用葱白一小把，豉一升，绵裹，水三升，煮取一升，一次服完。不发汗再服，并加葛根三两；再不发汗，加麻黄三两。《肘后方》又法：用葱汤煮米粥，入盐豉食用，取汗。

2 伤寒不解，伤寒不止不解，已三四日，胸中闷恶：用豉一升，盐一合，水四升，煮取一升半，分几次服用取吐。梅师《集验方》。

3 避除瘟疫：豉和白术浸酒，经常饮服。梅师《集验方》。

4 伤寒懊憹，吐下后心中懊憹，大下后身热不去，心中痛者，并用栀子豉汤吐之：肥栀子十四枚，水二盏，煮取一盏，入豉半两，同煮至七分，去掉药渣服用。得吐，则停服。《伤寒论》。

5 伤寒余毒，伤寒后毒气攻手足，及身体虚肿：用豉五合微炒，以酒一升半，同煎五七沸，任意饮服。《简要济众》。

6 伤寒暴痢：《药性论》说：以豉一升，薤白一把，水三升，煮至薤白熟透，下入豆豉再煮，至颜色变黑去掉豆豉，分为二次服用。

7 血痢不止：用豉、大蒜等份，杵丸如梧桐子大。每服三十丸，盐汤送下。王衮《博济方》。

8 血痢如刺：《药性论》说：以豉一升，入水煎两沸，绞汁，一次服完。不愈再服。

9 赤白下痢：①葛氏：用豆豉炒至小焦，捣服一合，每日三次。或炒焦，用水浸汁服用。②《外台秘要》：用豉心炒为末一升，分四次服用，酒送下。

10 小便出血：淡豆豉一撮，煎汤空腹饮。或入酒服。《世医得效方》。

11 疟疾寒热：煮豉汤饮数升，得大吐即愈。《肘后方》。

12 盗汗不止：孟诜说：以豉一升微炒香，

清酒三升浸三日，取汁冷暖任服。不愈更服，三两剂即止。

13 风毒膝挛，骨节痛：用豉三五升，九蒸九晒，用酒一斗浸一夜，空腹随性温饮。《食医心镜》。

14 手足不随：豉三升，水九升，煮三升，分三次服用。又法：豉一升微炒，纱布袋装好浸三升酒中三夜。温服，常令微醉为佳。《肘后方》。

15 头风疼痛：豉汤洗头，避风。孙思邈方。

16 突然不能言语：煮豉汁，加入美酒饮服。《肘后方》。

17 喉痹不语：煮豉汁一升服，覆盖衣被取汗；再放桂心末于舌下，含咽。《千金方》。

18 咽部长息肉：盐豉和捣外涂。先刺破出血再用。《圣济总录》。

19 口舌生疮，胸膈疼痛者：用焦豆豉末，含一夜即愈。《圣惠方》。

20 舌上血出，如针孔者：豆豉三升，水三升，煮沸。服一升，每日服三次。葛氏方。

21 小儿胎毒：淡豉煎浓汁，与三五口，其毒自下。又能助脾气，消乳食。《圣惠方》。

22 一切恶疮：炒豆豉，研为细末外敷，不超过三四次。出杨氏《产乳集验方》。

按语

淡豆豉味苦、辛，性凉，能解表，除烦，宣发郁热。用于治疗外感表证、热病烦闷。发汗解表之力颇为平稳，无论风寒、风热表证，皆可配伍使用。

Chen Lin Mi

陈廪米

【释名】又名陈仓米，古名老米，俗名火米。

时珍说：有屋称为廪（lǐn），无屋称为仓，都是官府存粮之物。方称为仓，圆称为囷（qūn），都是私人存粮之物。老，即陈旧之意。火米有三种：有火蒸治成的，有火烧治成的，又有畲（shē）田火米，与这种米不一样。

【集解】陶弘景说：陈廪米，就是粳米入仓陈放久后呈赤色的。方药中多使用。人们用它来制作成醋，胜于新粳米。

时珍说：廪米，北方人多用粟米，南方人多作粳米和籼米，都用水浸泡后蒸熟晒干制成，也有火烧过后制成的。因为入仓存放很久，都散去了气味，变了颜色，所以古人把它叫作红粟红腐，实在是因为太陈腐了。

【气味】咸、酸，温，无毒。时珍说：廪米存放时间长久，其性多凉，但炒食则变温，难道是热食即属热吗？

【主治】《别录》记载：能下气，除烦渴，调胃止泄。

《大明》记载：补五脏，涩肠胃。

陈士良说：暖脾，去惫气，宜作汤食。

孟诜说：做成饭吃，可以止痢，补中益气，坚筋骨，通血脉，起阳道。以饭和酢捣封毒肿恶疮，立愈。北方人将饭置缸中，水浸令酸，食用，暖五脏六腑之气。研米服，去卒心痛。

宁原说：能宽中消食。多食易饥。

时珍说：调肠胃，利小便，止渴除热。

【发明】时珍说：陈仓米煮汁不浑，开始时气味俱尽，因此冲淡可以养胃。古人多用来煮汁煎药，也是取其有调肠胃、利小便、去湿热的功效。《千金方》治洞注下利，炒陈仓米研末饮服，也是取此义。

附方

❶ 霍乱大渴，能杀人：取陈仓米三升，水一斗，煮汁澄清，饮服。《永类钤方》。

❷ 反胃膈气，不下食者：太仓散，用仓米或白米，日西时用水微拌湿。次日晒干，袋盛挂风处。每取一撮，水煎，和汁饮服，即时便下。又方：陈仓米炊饭焙研。每五两入沉香末半两，和匀。每次用米饮送服二三钱。《普济方》。

❸ 各种积聚：太仓丸，治脾胃饥饱不时生病，及诸般积聚，百物所伤。陈仓米四两，以巴豆二十一粒去皮同炒，至米香豆黑，不要把米炒焦，择去豆不用，加入去白的橘皮四两，为末，糊丸如梧桐子大。每次用姜汤服五丸，每日服二次。《百一选方》。

❹ 暑月吐泻：陈仓米二升，麦芽四两，黄连（切）四两，同蒸熟焙研为末，水泛为丸如梧桐子大。每次服百丸，白汤送下。

-按语-

陈廪米味咸、酸，性温，能养胃，渗湿，除烦。用于治疗病后脾胃虚弱、烦渴、泄泻、反胃、噤口痢等症。

Shen 神 Qu 曲

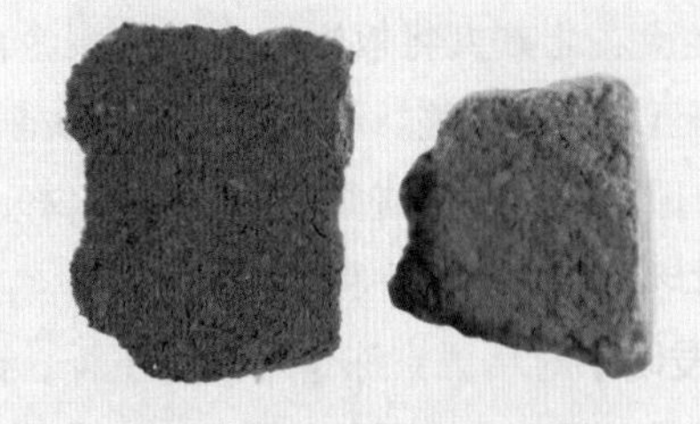

【集解】时珍说：过去的人用曲，大多是用于造酒的曲。后来医生研制出神曲，专门用来供药用，效力更佳。大概是由于在诸神聚会之日制作，因此得名。贾思勰《齐民要术》虽记载有制造神曲的古法，但是繁琐不便。近时的制造方法，更为简易。叶氏《水云录》记载：五月五日，或六月六日，或三伏日，取白面百斤，青蒿自然汁三升，赤小豆末、杏仁泥各三升，苍耳自然汁、野蓼自然汁各三升，以配属白虎、青龙、朱雀、玄武、勾陈、螣（téng）蛇六神，用汁和面、豆、杏仁，压成饼后用麻叶或楮叶包起来悬挂在通风的地方，如制造酱黄法，等到它发黄，晒干收用。

【气味】味甘、辛，性温，无毒。

【主治】《药性论》说：化水谷宿食，肿块积滞，健脾暖胃。

张元素说：养胃气，治赤白下痢。

时珍说：消食下气，除痰逆霍乱、泻痢胀满诸疾，它的功效与曲相同。闪挫腰痛者，煅过淬酒温服有效。妇人产后欲回乳者，炒研，酒服二钱，每日服二次即止，非常有效。

【发明】时珍说：按倪维德《启微集》所说：神曲治目病，生用能发其生气，熟用能敛其暴气。

附方

❶ 胃虚不克：神曲半斤，麦芽五升，杏仁一升，各炒为末，炼蜜为丸，如弹子大。每次饭后嚼化一丸。《普济方》。

❷ 痞满暑泄：曲术丸：用神曲炒，苍术泔制炒，等份为末，制成如梧桐子大的丸剂。每次米饮服五十丸。冷者加干姜或吴茱萸。《肘后百一方》。

❸ 健胃思食：消食丸，治脾胃俱虚，不能消化水谷，胸膈痞闷，腹胁膨胀，连年累月，食减嗜卧，口苦无味。神曲六两，炒麦糵三两，干姜炮四两，乌梅肉（焙）四两，研为细末，制成

蜜丸如梧桐子大。每次米汤送服五十丸，每日服三次。《和剂局方》。

4 暴泻不止：炒神曲二两，茱萸汤（泡，炒）半两，研为细末，醋糊为丸，如梧桐子大，每服五十丸，米汤送下。《百一选方》。

5 产后晕绝：神曲炒为末，水服方寸匕。《千金方》。

按语

神曲味甘、辛，性温，能消食和胃。用于饮食积滞脘腹胀满、食少纳呆、肠鸣腹泻者。略能解表退热，尤宜外感表证兼食滞者。凡丸剂中有金石、贝壳类药物者，宜加用神曲。消食宜炒焦用。

Yi Tang 饴糖

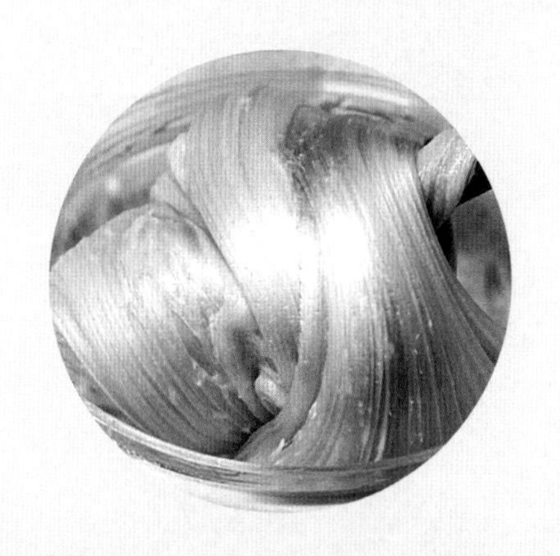

【释名】时珍说：据刘熙《释名》记载：糖，质清的称为饴，是因它的形态给人以安适自在的感觉。稠者称为饧，是因它强硬如饧（xíng）。如饧而稠的称为餔，《方言》称为怅惶（zhāng huáng）。《楚辞》说：粔籹（jù nǔ，古代的一种食品，以蜜和米面，搓成细条，组之成束，扭作环形，用油煎熟，如现在的馓子）蜜饵用怅惶。

陈嘉谟说：因为它色紫像琥珀，方中称它为胶饴，干枯者名饧。

【集解】韩保昇说：饴，即是软糖。北方人称为饧，糯米、粳米、秫粟米、蜀秫米、大麻子、枳椇子、黄精、白术都可制造。只有用糯米制作的可入药，用粟米制作的质量稍次，其他的只能食用。

时珍说：饴饧，是用麦蘖或谷芽同各种米熬煎而成，古人在寒食节（这一日禁烟火，只吃冷食）多食饧，所以医方也收用它。

【气味】味甘，性大温，无毒。入太阴经。

寇宗奭说：多食动脾气。

朱震亨说：饴糖属土而成于火，大发湿中之热。寇宗奭认为它能动脾风，是言末而遗本。

时珍说：凡是腹胀、呕吐、便秘、龋齿、眼红者忌用，小儿消化不良也不宜使用，因为它生痰动火最甚。甘属土，所以肾病不能多食甘，甘伤肾，骨痛而齿落，都指的是这类病。

【主治】《别录》记载：补虚乏，止渴去血。

孙思邈说：补虚冷，益气力，止肠鸣咽痛，治唾血，消痰润肺止嗽。

孟诜说：能健脾胃，补中，治吐血。打损瘀血者，熬焦酒服，能下恶血。又伤寒大毒嗽，在蔓菁、薤汁中煮一沸，一次服完。

寇宗奭说：脾弱不思食的人少用，能和胃气。也用来和药。

时珍说：解附子、草乌头之毒。

【发明】陶弘景说：古方大、小建中汤多用。糖与酒皆用米蘖，而糖居上品，酒居中品。糖以和润为优，酒以醺（xūn）乱为劣。

成无己说：脾欲缓和，赶快食甘味来缓解。胶饴的甘味可以缓脾胃。

王好古说：饴乃脾经气分药，甘能补脾的不足。

时珍说：《集异记》云：邢曹进，是河朔的一名健将。被箭射中眼睛，将箭拔出而箭头却留在眼中，用钳子拔不动，疼痛困倦，只能等死。恍惚中梦见一个胡僧教他用米汁注入眼中，必定能愈。邢氏醒后不解胡僧所言，多方打听，却无人知晓。一天，一僧乞食，很像梦中的那个人。于是，向他叩问。僧说：用寒食饧点眼。邢氏如法应用，便觉清凉，酸楚顿减。到了夜晚疮痒，箭头用力一钳而出，半月即愈。

附方

1 老人烦渴：寒食大麦一升，水七升，煎取五升，入赤饧二合，渴即饮服。《奉亲书》。

2 瘭疽毒疮：腊月饴糖，昼夜外涂，数日即愈。《千金方》。

3 草乌毒及天雄、附子毒：都可食用饴糖解毒。《圣济总录》。

4 手足病疮：炒腊月糖，外贴。《千金方》。

按语

饴糖味甘，性温，能补益中气，缓急止痛，润肺止咳。用于中虚脘腹疼痛喜按，空腹时痛甚，食后稍安；肺燥咳嗽。但是，饴糖有助湿壅中之弊，湿阻中满者不宜服。

第九卷 本草纲目－菜部

时珍说：凡是草木中能食用的都可称作菜。韭、薤、葵、葱、藿为五菜。《素问》记载：人主要用五谷来养身存命，而用五菜作为饮食重要的补充。所以五菜可以辅佐谷气，用来疏通壅滞。古代三农（山地农、平地农和泽地农）种植百谷，围场园来种植草木，用来防备饥荒的年景，可见菜本来就不只五种。大明朝建国初期，周定王收集可以用来救济荒年的草木，共计四百余种，汇集成《救荒本草》一书，才有可以依据的规范。虽然阴精来源于五味，但五味偏嗜也会损伤五脏。适当地调和五味，则脏腑通畅，气血流通，骨架端正，筋脉柔顺，腠理固密，人才可以活得长久。所以《内则》记载，如果食疗遵循一定的方法，那么菜对于人来说，补益的力量就不可小视。

Jiu 韭

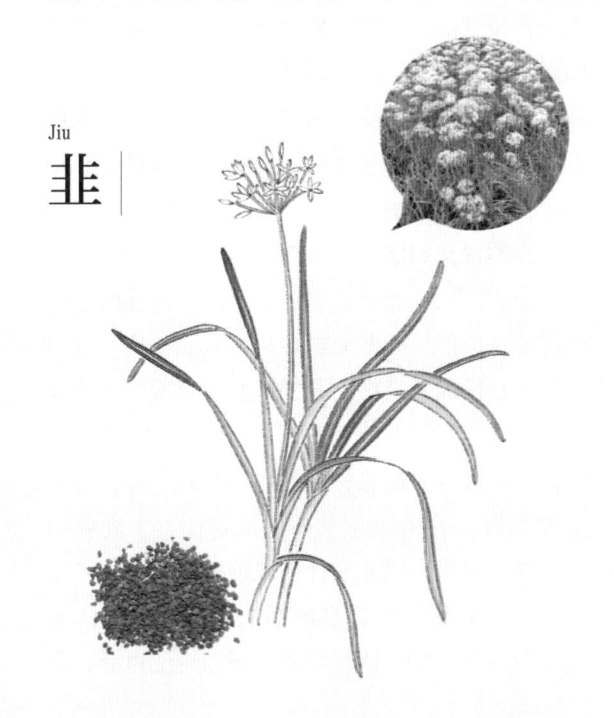

【释名】又名草钟乳、起阳草。

苏颂说：据许慎《说文解字》记载："韭"字象形，像叶露出地上的形状。一种下去可长久生长，因此称作韭。一年可收割三四次，只要它的根不伤，到冬季用土壅培，在春天到来之前就开始生长，的确是属于久生的植物。

陈藏器说：俗称韭叶作草钟乳，主要是强调其温补的特性。

时珍说：韭的茎称作韭白，根称作韭黄，花称作韭菁。《礼记》称韭为丰本，强调其美味在根。薤的美味在白，韭的美味在黄，黄是尚未出土的韭菜。

【集解】时珍说：韭丛生，根部肥大，叶长而色青翠。可以分根种植，也可用子种植。它的习性是向内生长，不得外长。叶高约三寸时便可剪摘，剪摘时禁忌在正中午。一年剪收不要超过五次，若想收子只能剪一次。八月开花成丛，收取腌制供食用，称作长生韭，是说它剪而又生，久而不少。九月收子，它的子色黑而扁，需置于通风处阴干，勿令环境潮湿气闷而不通风。北方人到冬季节移根于土窖中，用马屎栽培，天气变暖时即生长，最高可至一尺，因不见风和阳光，它的叶黄嫩，称作韭黄，豪贵人家都把它当作珍馐佳品。韭用来做菜，可生可熟，可做成腌菜可长期保存，是菜中最有益人体的食物。罗愿《尔雅翼》说：物久必变，因而老韭变为苋。

【气味】味辛、微酸，性温，涩，无毒。

【主治】《别录》记载：韭归心经，能安五脏，除胃中热，有益于病人，可长久食用。

时珍说：据《千金方》记载，长期食用，对病人不利。

陶弘景说：叶：煮鲫鱼鲊食，止突然下痢。根：入生发膏用。

陈藏器说：根、叶煮食，能温中下气，补虚益阳，调和脏腑，增加食欲，能止泄去血脓，治疗腹中冷痛。生捣取汁服用，主治胸痹骨痛不可触碰，又能解药毒，治疗狂狗咬人反复发作，也能涂治各种蛇、蝎、虫毒。

《大明》记载：煮食能充肺气，除心腹冷痛结块。捣汁服下，可以治疗肥胖之人中风失音。

宁原说：煮食，归肾经而能壮阳，止泄精，暖腰膝。

孟诜说：炸熟，用盐、醋空腹吃十顿，治疗胸膈噎气。捣汁服下，治疗胸痹刺痛如锥，立即吐出胸中瘀血，效果很好。又用其灌服初生小儿，可吐去恶水、恶血，永不患病。

朱震亨说：主治吐血、唾血、皮肤出血、尿血，妇人经脉逆行，打扑伤损及膈噎病。捣汁澄清服下，同童便饮服，能消散胃脘瘀血，效果很好。

时珍说：饮用生汁，主治上气喘息欲绝，能解肉脯毒。煮汁饮用，止消渴盗汗。熏用可治疗产妇血晕，洗用可治疗肠痔脱肛。

【发明】陶弘景说：此菜有特殊的辛臭味，虽然可煮熟食用，但随大便出时仍有熏灼味，不如葱、薤，煮熟后即无气味，是养生尤其应禁忌的（只有热性体质忌食韭菜）。

苏颂说：菜中属此物性最温而有益于人体，适宜经常食用。古人元宵节食五辛来避疠气，五辛即韭、薤、葱、蒜、姜。

寇宗奭说：韭黄因未加粪土生长，对人体最没用处，食用阻滞气机，大概是因为其含抑郁未申之气的缘故。孔子说“不适合时令，不食”，说的正是此类食物。它的花食用后能动风。

孙思邈说：韭味酸，肝病患者宜食用，对身体大有裨益。

时珍说：韭，叶热而根温，功用相同。生用味辛而能散血，熟用则味甜而能补中。入足厥阴肝经，是治疗肝病的菜。《素问》说心病患者宜食韭菜，《食鉴本草》说归肾经，表述虽有差别而道理则相贯通。因为心是肝之子，肾是肝之母，母能令子实，虚则补其母。道家视它为五荤之一，说它能使人神志昏蒙而动虚阳。有一贫苦的老人患噎膈病，食入即吐，胸中刺痛。有人叫他取韭汁，入盐、梅、卤汁少量，细咽，能入食管后再逐渐加量，忽然吐稠涎数升而病愈。此种与张仲景治疗胸痹用薤白，取其辛温能散胃脘痰饮瘀血的含义相同。

朱震亨说：患有心痛病，又因食用热的食物和生气、抑郁，导致瘀血留于胃口而作痛，宜将韭汁、桔梗加入药中，开提气血。有肾气上攻以致心痛的，宜用韭汁和五苓散作成丸，空腹茴香汤送下。因为韭性急，能散胃口血瘀气滞。另外治疗反胃，宜用韭汁二杯，入姜汁、牛乳各一杯，细细温服。因为韭汁可以消瘀血，姜汁可以下气消痰和胃，牛乳有解热润燥补虚功效的缘故。有一人在腊月饮刮剁酒三杯，自此以后，吃饭时必要屈曲至膈下，生硬而稍痛，右脉很涩，关脉沉。此为瘀血在胃脘口，气因郁而成痰，阻塞食管。于是取韭汁半杯，细细冷咽，饮服半斤而病愈。

附方

❶ 胸痹急痛：痛如锥刺，不得俯仰，汗出，或痛彻背上，不治有死亡危险。取生韭或根五斤，洗净捣汁，服下。《食疗本草》。

❷ 突然中恶：捣韭汁，灌鼻。《食医心镜》。

❸ 睡觉不能醒来：取韭捣汁吹入鼻中，冬季用韭根。《肘后方》。

❹ 喘息欲绝：取韭汁，饮一升。《肘后方》。

❺ 夜出盗汗：韭根四十九根，水二升，煮成一升，一次服下。《千金方》。

❻ 消渴引饮：韭苗一天用三五两，或炒或作羹食用，不要加盐，可入酱食。吃到十斤时即停住，效果极好。过了清明不要食用。秦宪副方。

❼ 喉肿难食：韭一把，捣熬敷患处，冷却后即更换。《千金方》。

❽ 脱肛不收：生韭一斤切碎，用酥拌炒后，用绵包裹，分作两包，交替熨患处，直至复位。《圣惠方》。

❾ 痔疮作痛：用盆盛开水，盖子盖住，留一孔。取洗净韭菜一把，泡热水中。趁热坐孔上，先熏后洗。《袖珍方》。

❿ 小儿腹胀：韭根捣汁，和猪脂肪煎服一合，隔一天服一服。《秘录》。

⓫ 小儿患黄：韭根捣汁，白天滴鼻中，取黄水出为有效。《秘录》。

⓬ 痘疮不发：韭根煎汤服下。《海上方》。

⓭ 产后呕水，产后因怒哭伤肝，呕青绿水：用韭叶一斤取汁，入生姜汁少量，混合均匀后饮服。《摘玄方》。

⓮ 产后血晕：韭菜切碎，置于瓶中，用热醋浸泡，令气入鼻中。《丹溪心法》。

⓯ 鼻衄不止：韭根、葱根一起捣研，取枣大一枚，塞鼻中，不停更换，两三次即止。《千金方》。

⓰ 多种疮癣：韭根炒熟存性，捣末，用猪脂和涂患处。《经验方》。

⓱ 金疮出血：韭汁与风化石灰调和，晒干。每次用时，先捣研为末，再敷于患处。《濒湖集简方》。

⓲ 漆疮作痒：韭叶捣烂，敷患处。《斗门方》。

⓳ 百虫入耳：韭汁灌耳。《千金方》。

⓴ 聤耳流脓：取韭汁，一天滴患耳三次。《圣惠方》。

㉑ 牙齿生虫：①韭菜连根洗净捣烂，同平日地板上的泥调和，敷痛处腮上，外用纸盖住。两个小时后取下，有细虫在泥上，可除根。②韭根十个，川椒二十粒，香油少量，用水桶上泥同捣，敷患牙所处颊上。不久有虫出，数次即痊愈。

㉒ 食物中毒：取生韭汁数升服下。《千金方》。

韭子

【修治】《大明》记载：入药时先摘拣干净，蒸熟后暴晒干燥，簸去黑皮，炒黄备用。

【气味】味辛、甘，性温，无毒。

【主治】《别录》记载：主治梦中泄精，尿血。

《大明》记载：能暖腰膝，治疗梦中与鬼性交媾，效果很好。

时珍说：能补肝及命门，治疗小便频数、遗尿，妇女白淫、白带。

【发明】苏颂说：韭子与龙骨、桑螵蛸相配伍，主治漏精，能补中。

陶弘景说：韭子入棘刺等多种丸剂，主治漏精。

时珍说：棘刺丸方见于《外台秘要》，治疗各种虚劳泄泻、小便频数，药学著作中多不记载。据梅师《集验方》记载，它能治疗遗精。方用韭子五合，白龙骨一两，捣研为末，空腹用酒送服方寸匕。《千金方》治疗梦遗，小便频数。方用韭子二两，桑螵蛸一两，稍炒后研末，每天清早用酒送服二钱。《三因方》治疗下元虚冷，小便不禁，或成白浊，有家韭子丸。因为韭是治疗肝病的菜，入足厥阴肝经。肾主闭藏，肝主疏泄。《素问》说：足厥阴经病则遗尿。思想无穷，入房太甚，发展为筋痿，甚至为白淫。男子随小便而下，女子绵绵而下。韭子之所以能治疗遗精漏泄、小便频数、女人带下，是它能入厥阴，补下焦肝及命门的不足。

附方

❶ 梦遗尿白：韭子，每次取一二十粒，空腹生吞，盐汤送服。陈藏器。

❷ 虚劳伤肾，梦中泄精：用韭子二两，稍炒后捣研为末。每次取两小勺，饭前温酒送服。《圣惠方》。

❸ 虚劳尿精：用新韭子二升，十月打霜后采收，酒八合浸泡一晚。在晴朗的天气，捣研一万下。每次取方寸匕，清晨温酒送服，一天两次。《外台秘要》。

❹ 梦泄遗尿：韭子二升，米三升，水一斗七升，煮粥取汁六升，分三次服下。《千金方》。

❺ 玉茎强中：（强中，指阴茎强硬不痿，精流不住，时时如针刺，捏之则痛。）用韭子、补骨脂各一两，捣研为末。每次取三钱，加水一杯，煎服，一天三次。夏子益《奇疾方》。

❻ 腰脚无力：韭子一升拣摘干净，蒸两个小时，暴晒干燥，簸去黑皮，炒黄后捣成粉。安息香二大两，水煮至沸腾一二百次，小火炒成红色，和捣为丸，丸如梧桐子大。若太干，入蜜少量。每次取三十丸，空腹用酒送下，用饭三五汤匙压之。崔元亮《海上方》。

❼ 女人带下及男子肾虚冷，梦遗：用韭子七升，加醋煎煮至沸腾一千遍，焙干研末，炼蜜丸如梧桐子大。每次取三十丸，空腹温酒送下。《千金方》。

❽ 烟熏虫牙：将瓦片煅红，上面放韭子几粒，清油几滴，待烟起，用筒吸起至痛处。不久用温水漱口，吐有小虫出为有效。未尽再熏。《救急易方》。

按语

韭菜味辛，性温，能温中开胃，行气活血，补肾壮阳。用于治疗脾胃虚寒，呕吐食少，或噎膈反胃，胸膈作痛；气滞血瘀所致的胸痹作痛，胃脘痛，或失血而有瘀血，或跌打损伤，瘀血作痛；肾阳虚之腰膝酸痛，阳痿遗精或遗尿等症。

韭子味辛、甘，性温，能温补肝肾，壮阳固精。用于治疗阳痿遗精、白带白淫、肝肾不足、腰膝痿软。阴虚火旺者忌服。

Cong 葱

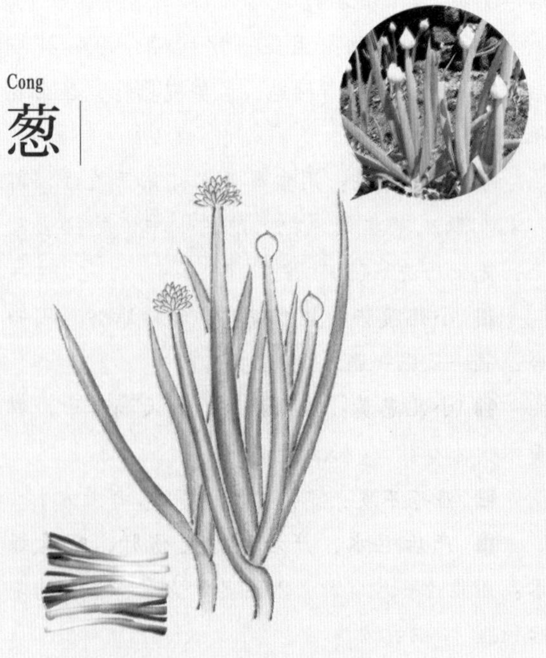

【释名】又名芤（kōu）、菜伯、和事草、鹿胎。

时珍说："葱"字从"囱"。外直而中空，有囱通之象。芤即草中有孔，因此字从"孔"，与芤脉相像。葱初生时称作葱针，叶称作葱青，衣称作葱袍，茎称作葱白，叶中分泌物称作葱苒。诸物皆适宜使用，因此称作菜伯、和事。

【集解】苏敬说：葱有几种，山葱称作茖（gè）葱，治疗疾病时类似胡葱。其中人间食用的葱有二种：一种称作冻葱，过冬不死，分茎栽植而无子；一种称作汉葱，冬季时叶枯。无论食用，还是入药，以冻葱最好，气、味都很好。

韩保昇说：葱一共有四种：冬葱即冻葱，夏季衰弱冬季茂盛，茎叶软弱而味美，山南、江东都有出产；汉葱的茎实硬而味薄，冬季叶枯；胡葱茎叶粗大而短，根像金灯；茖葱生于山谷，不入药用。

苏颂说：入药需用山葱、胡葱，食品用冬葱、汉葱。又有一种楼葱，与冬葱属于同一类，江南人称作龙角葱，荆楚间多有种植，它的皮色红，每条茎上出分支而像有八只角，因此称龙角葱。

吴瑞说：龙角即龙爪葱，又称羊角葱。茎上生根，移下栽培。

时珍说：冬葱即慈葱，又称作太官葱。它的茎柔细而香，可以过冬，适宜作为太官上供的物品，因此有几种称呼。汉葱一名木葱，它的茎粗大而硬，因此称作木葱。冬葱无子。汉葱春末开花成丛，青白色。它的子味辛而色黑，有皱纹，作三瓣状。收取阴干，勿令受潮、闷郁，可种子，可栽培。

葱茎白

【气味】味辛，性平。叶：性温。根须：性平，无毒。

【主治】《本经》记载：作汤剂，治疗伤寒恶寒发热，中风面目浮肿，能发汗。

《别录》记载：治疗伤寒骨肉疼痛，喉痹不通，能安胎，入目益目睛，除肝中邪气，安中利五脏，杀百药毒。根可治疗伤寒头痛。

《大明》记载：主治天行时疾，头痛热狂，霍乱转筋，及奔豚气、脚气，心腹痛，目眩，止心迷闷。

孟诜说：能通关节，止出血，利大小便。

李杲说：治疗阳明下痢、下血。

宁原说：能达表和里，止血。

时珍说：除风湿，治疗身痛麻痹，虫积胃痛，止大人阳脱，阴毒腹痛，小儿盘肠内钓（小儿盘肠气痛，表现为干啼，额上汗出，为寒气所搏而成），妇人妊娠尿血，通乳汁，散乳痈，利耳鸣，涂狂犬伤，制蚯蚓毒。

陈士良说：杀一切鱼、肉之毒。

【发明】张元素说：葱茎白味辛甘平，气厚而味薄，主升属阳。入手太阴肺、足阳明胃经，专主发散，以通上下阳气。因此《活人书》中治疗伤寒头痛如破，用连须葱白汤主治。张仲景治疗少阴病，下利清水和不消化食物，里寒外热，四肢冰冷脉微的，用白通汤主治，内用葱白。若面色红，四逆汤加葱白。腹中痛，去葱白。成无己解释说：肾恶燥，急食辛味来润泽。葱白辛温可以通阳气。

时珍说：葱属于释家所说的五荤之一。生用辛散，熟用甘温，外实而中空，为治疗肺病的菜，肺病宜食用。肺主气，外应皮毛，其合阳明。因此所治之症多属太阴、阳明经，都是取其发散通气的功效，通气故能解毒及治理血病。气为血的统帅，气通则血活。治疗金疮磕损，折伤出血，疼痛不止，王璆《百一方》用葱白、砂糖等份研末敷患处，说能使疼痛立即停止，更不遗留任何瘢痕。葱叶也可用。葱管吹盐入阴茎内，治疗小便不通、脐下急痛，病情危急，可以迅速起效。我曾经用此方法治疗了几位患者，都有效果。

附方

1 感冒风寒初起：用葱白一握，淡豆豉半合，泡汤服下，取汗出。《濒湖集简方》。

2 伤寒头痛如破：连须葱白半斤，生姜二两，水煮温服。《活人书》。

3 季节性头痛，发热；多种伤寒，初起一二天，不能分辨：用连根葱白二十根，和米一起煮粥，入醋少量，趁热食用，取汗。《济生秘览》。

4 伤寒劳复，因于房事，腹痛阴囊肿大：将葱白捣烂，醋一盏，调和服下。《千金方》。

5 风湿身痛：生葱捣烂，入香油几滴，水煎，调川芎、郁金末一钱服下，取吐。《丹溪心法》。

6 妊娠伤寒，红斑变为黑斑，尿血：用葱白一把，水三升，煮热服汁，将葱吃完，取汗。《伤寒类要》。

7 六月孕动，困笃难救：葱白一大握，水三升，煎至一升，去渣一次服下。《杨氏产乳》。

8 胎动下血，腰痛抢心：①用葱白煮浓汁饮服，不效再服。一方加川芎。《杨氏产乳方》。②用银器同米煮粥及羹食用。梅师《集验方》。

9 突然晕厥，或是先有他病，或平时正常起居，突然昏迷不醒：①急取葱心黄刺入鼻孔中，男左女右，入七八寸，鼻子、眼睛中出血即苏醒。《肘后方》。②用葱刺入耳中五寸，以鼻中出血即苏醒。崔行功《纂要方》。

10 小儿昏迷，不明原因：取葱白纳入下部，及两鼻孔中，气通或取嚏即苏醒。《陈氏经验方》。

11 小儿盘肠，内钓腹痛：用葱汤洗患儿腹部，同时用炒葱捣贴脐上。不久，尿出痛止。汤衡《婴孩宝鉴》。

12 阴毒腹痛，四肢冰冷，唇青、阴囊缩小，六脉欲绝：用葱一束，去根及青，留白二寸，烘热后安放在脐上，用熨斗熨患处，葱坏则更换，不久热气透入，手足温而有汗即痊愈，就服四逆汤。朱肱《南阳活人书》。

13 脱阳危症：凡是大吐大泄之后，四肢冰冷，不省人事，或与女子性交后，小腹肾痛，睾丸抽搐缩小，出冷汗，救治不及时将死亡。先用葱白炒热熨脐，后用葱白二十一茎捣烂，用酒煎煮灌服。华佗救卒病方。

14 突发心急痛，牙关紧闭，濒临死亡：用老葱白五茎去皮、须，捣成膏，用汤匙送入咽中，灌服麻油四两，但得能下咽即苏醒。《瑞竹堂方》。

15 小便闭胀，危及生命：葱白三斤，锉细炒后用手帕盛装，用两个互相更换来熨小腹。许叔微《本事方》。

16 大小便闭：捣葱白和醋，敷小腹上。同时灸小腹七壮。《外台秘要》。

17 急淋阴肿：泥葱半斤，煨热后捣烂，贴脐上。《外台秘要》。

18 小儿胎热所致的小便闭结不通：用大葱白（切）四片，加乳汁半杯，同煎片刻，分四次服下。《全幼心鉴》

19 肿毒尿闭：将葱切碎，入麻油煎至成黑色，去葱取油，时涂肿大处。《普济方》。

20 阴部水肿：葱根白皮煮汁，服一杯，当下水出。若患者已经困顿不支，取根捣烂，坐之取气，水自下。《圣济总录》。

21 阴囊肿痛：一方：葱白、乳香捣涂患处。一方：用煨葱入盐，捣烂如泥，涂患处。

22 肠痔有血：葱白三斤，煮汤熏洗患处。《外台秘要》。

23 痈疽肿硬：米粉四两，葱白一两，一同炒黑，研末，醋调贴患处。一整天后更换。此方名乌金散。《外科精义》。

24 一切肿毒：葱汁浸泡患处，一天四五次。《千金方》。

25 乳痈初起：葱汁一升，一次服下。《千金方》。

26 疔疮恶肿：先刺破，再用老葱、生蜜杵烂贴患处。四个小时后疔出，用醋汤洗患处。

《圣济总录》。

27 小儿秃疮：用冷泔水洗净患处，将羊角葱捣烂如泥，入蜜和涂患处。杨氏。

28 刺疮金疮，百治不效：葱煎浓汁浸泡患处。《千金方》。

29 金疮瘀血在腹：大葱白二十枚，麻子三升，捣碎，水九升，煮至一升半，一次服下。未尽再服。《千金方》。

30 血壅怪病：人遍身忽然肉出如锥，即痒且痛，不能饮食，名血壅。治不及时，必溃脓血。用红皮葱烧灰淋洗患处，饮豆豉汤几杯。夏子益《怪病奇方》。

31 解金银毒：葱白煮汁饮服。《外台秘要》。

32 脑破骨折：蜜和葱白捣匀，厚封患处。《肘后方》。

叶

【主治】《大明》记载：煨熟捣研，敷金疮水入皲肿。加盐研，敷蛇、虫伤及中射工、溪水毒。

苏颂说：主治水病足肿。

孙思邈说：能利五脏，益目精，发黄疸。

【发明】苏颂说：煨葱治疗跌打扑损，见于刘禹锡《传信方》，说从崔给事那里得到。取新折葱，火煨热剥皮，其间有分泌物流出，将其敷在伤损处。继续火煨，不停更换热汁。崔氏说：先前在泽潞，与李抱真作判官。李相用球杖按球子，军中将领用杖抗拒，于是伤到了李相的拇指和指甲，以致裂开。立即索要金创药包裹患处，勉强饮酒，而面色越发变青，疼痛难忍。有军管说出此方，于是用它治疗。更换三次后李相面色变红，一会就说已经不觉疼痛。一共用了十几次，用热葱和分泌物缠裹患指，最终离席时满声笑语。

时珍说：据《张氏经验方》记载：金创折伤出血，用葱白连叶煨热，或置于锅中烙炒热，捣烂敷患处，冷即再换。石城尉戴尧臣，试马时损伤了大指，血出淋漓。我用此方，换第二次而痛止。第二天洗面，已经不见痕迹。宋推官、鲍县尹都得此方，每有杀伤气未绝的，急令用此方，救活了很多人。每当人头目重闷疼痛，便用葱叶插入鼻内二三寸并入耳内，立即觉得气通清爽。

附方

1 水病足肿：葱茎叶煮汤浸泡患处，一天三五次。韦宙《独行方》。

2 小便不通：葱白连叶捣烂，入蜜，敷于睾丸上。《永类钤方》。

3 疮伤风水肿痛：取葱青叶和干姜、黄柏等份，煮汤浸洗患处。《食疗本草》。

4 蜘蛛咬疮，遍身生疮：青葱叶一茎去尖，放入一条蚯蚓在内，待化成水，取点咬处。李绛《兵部手集》。

5 代指毒痛：取萎黄葱叶煮汁，趁热泡患处。《千金方》。

汁

【气味】味辛，性温，无毒。

【主治】《别录》记载：主治尿血，饮服。能解藜芦及桂毒。

时珍说：能散瘀血，止出血止痛，治疗头痛耳聋，消痔漏，解众药毒。

陶弘景说：能消桂为水，化五石，养生方中多用。

【发明】时珍说：葱汁即葱涕，功效同葱白。古方中多用葱涎丸药，也是取其有通散上焦风气的功效。《胜金方》记载，取汁入酒少量滴鼻中，治疗鼻出血不止，说滴后即感觉血从脑散下。《唐瑶经验方》葱汁和蜜少量服下，效果也很好。邻居老妇人用此效果很好，老仆试用也有效果。如果二物同食可害人，又怎么可以治疗此类疾病呢？但恐怕是人脾胃不同，不是特别急迫的情况不可轻试此法。

唐慎微说：《三洞要录》记载：葱是菜里面的上品，能消金、锡、玉、石。神仙消金玉浆法：冬至日，用壶盛葱汁及根茎，埋于庭中。第二年夏至挖出，尽化为水。用这种方法浸泡金、玉、银青石各三分，这些均消失。暴晒干燥如饴糖，食用可不用吃粮食，也称作金浆。

附方

❶ 金疮出血不止：取葱炙热，挼汁涂患处。梅师《集验方》。

❷ 火焰丹毒从头起：取生葱汁涂患处。

❸ 痔瘘作痛：先用木鳖子煎汤熏洗患处，再取葱涎、白蜜和涂患处。唐仲举方。

❹ 解钩吻毒，面青牙关紧闭，病情危急：取葱涕服下。《千金方》。

须

【主治】孟诜说：能通气。

时珍说：治疗饱食房劳，血渗入大肠，便血肠澼成痔，晒干，研末，每次服二钱，温酒送下。

附方

喉中肿塞，气不通：葱须阴干后捣研为末，每次取二钱，入胆矾末一钱，和匀，每次取一字，吹患处。《杜壬方》。

花

【主治】苏颂说：治疗心脾痛如刀刺，腹胀。取一升，同吴茱萸一升，加水一大升八合，煎至七合，去渣，分三次服下，立刻见效。

实

【气味】味辛，性大温，无毒。

【主治】《本经》记载：能明目，补中气不足。《大明》记载：能温中益精。

孙思邈说：适用于肺病，走头部。

附方

眼暗补中：葱子半升，捣研为末，每次取一匙，加水二升，煎汤一升半，去渣，入米煮成粥食下。也可捣研为末，制成蜜丸如梧桐子大，每次取一二十丸，饭后用米汤送服，一天三次。《食医心镜》。

按语

葱白味辛，性温，能发汗解表，散寒通阳。用于治疗风寒感冒、恶寒发热之轻症，发汗不峻猛，药力较弱；阴盛格阳，厥逆脉微，面赤，下利，腹痛。外敷能散结通络下乳，可治乳汁郁滞不下，乳房胀痛；又可治疮痈肿毒，兼有解毒散结之功。

Xie 薤

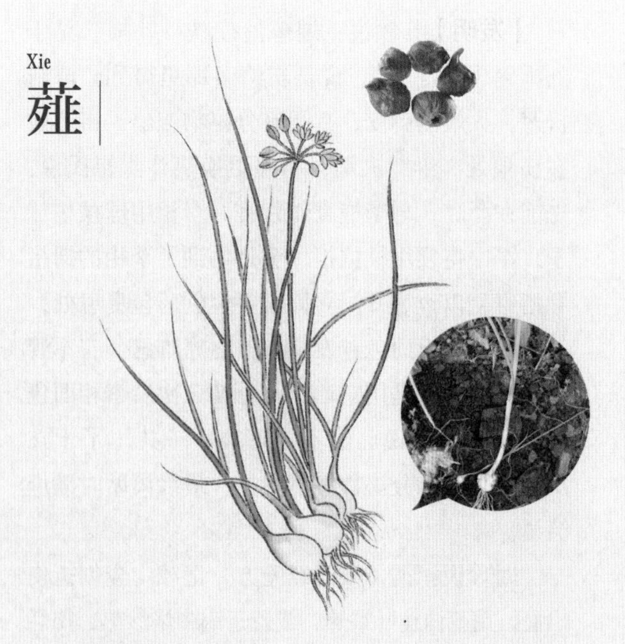

【释名】又名藠（jiào）子、莜子、火葱、

菜芝、鸿荟。

时珍说：薤本来写作“𩐇（xiè）”，属于韭类。故字从“韭”，从㲿（gài），为谐声。今人因其根白，称作藠子，江南人讹称为莜子。它的叶像葱而根像蒜，收种时需用火熏，因此俗人称为火葱。

【集解】《别录》记载：薤生于鲁山的平湖。

苏敬说：薤属于韭类。叶像韭而宽阔，多白而无果实。有红、白二种：白色的能补而味美，红色的苦而无味。

苏颂说：薤到处都有。春季秋季时分栽，到冬季叶枯。《尔雅》记载：葝（qíng），即山薤。生于山中，茎叶与家薤相像，而根稍长，叶稍大，仅像鹿葱，形状、性味也与家薤相同。现在人们少用。

寇宗奭说：薤叶像金灯叶，稍狭而更加光滑。古人将它称作薤露，是因为它性光滑而难以站立的缘故。

时珍说：薤，八月栽根，正月分栽，适宜用肥沃的土壤。几枝一株，则茂盛而根大。叶的形状像韭。韭叶中实而扁，有剑脊。薤叶中空，像细葱叶而有棱，气味也像葱。二月开细花，紫白色。根像小蒜，一株数颗，相依而生。待五月叶青则挖掘，否则肉不满。取其根煮食、作酒、糟藏、醋泡均可。故说切葱、薤用，可使各种酒性变得柔和。白居易诗记载：酥暖薤白酒，说是用酥炒薤白投酒中所成。一种水晶葱，葱叶蒜根，与薤相似，不臭，也是属于同它一类的。据王祯《农书》记载：野薤俗成天薤。生麦田中，叶像薤而小，味很辛，也可供食用，但不多有。即《尔雅》所称山薤。

【气味】味辛、苦，性温，滑，无毒。

【主治】《本经》记载：治疗金疮疮败。能轻身，使人不饥而耐老。

《别录》记载：能除寒热，去水气，温中散结气。作羹食，有益于病人。治疗各种疮，因中风寒、水气而肿痛，捣涂患处。

《大明》记载：煮食，使人耐寒，能调中补不足，止久痢冷泻，使健康人更加肥壮。

李杲说：治疗泻痢肛门坠胀，能泄下焦阳明气滞。

王好古说：肛门坠胀是由于气滞所致。可用四逆散加此药来泄气滞。

时珍说：治疗少阴病四肢冰凉、泻痢，及胸痹刺痛，能下气散血，安胎。

孙思邈说：心病患者适宜食用，有益于产妇。

孟诜说：治疗女人带下赤白，作羹食用。骨鲠在咽不去的，食之即下。

苏颂说：能补虚解毒。

苏敬说：色白的能补益，色红的治疗金疮及风病，能生肌肉。

寇宗奭说：与蜜同捣，涂汤火伤，效果好而且快。

时珍说：性温补，助阳道。

【发明】陶弘景说：薤性温补，为制作长生不老药及服食家的必用药品，偏向于入各种膏剂使用。不可生吃，忌荤辛。

苏颂说：白薤色白，性寒而能补。又说：莜子，煮给产褥期妇女饮服，易产。又可以主治脚气。

时珍说：薤味辛而气温。各家均说其性温补，而苏颂《图经本草》独称其性寒补。据杜甫《薤诗》记载：束比青刍色，圆齐玉箸头。衰年关膈冷，味暖并无忧（意思是说：薤的茎叶翠绿就像青草的颜色，鳞茎似无瑕的白玉做成的筷头，非常好看。饮下薤白以后，关膈的不舒得以迅速缓解，心情不觉好起来，一切忧愁消散得无影无踪）。也说其性温补，与《本经》的文义相合。所以寒补的说法是不正确的。又据王祯记载：薤生用则气辛，熟用则甜美。栽种时不生虫，食用对人体有益。因此学道的人把它作为食物，适宜老年人食用。然而道家将薤列为五荤之一，而各家说不是荤菜，又是为什么呢？薛用弱《齐谐志》记载：安陆郭坦兄，得流行病后，食量大增，每天饮食量可达一斛。五年后，因家贫而只能行乞。一天大饥，到一田园，食用薤一畦，大蒜一畦。便感觉烦闷到极点，于是卧倒在地，吐出一物像龙，渐渐缩小。有人取一撮饭撒在呕吐物上，即刻消成水，而病不久即痊愈。这也是薤能散结、蒜能消癥的验案。

寇宗奭说：薤叶光滑，露水也难以停留在上面。《千金方》治疗肺气喘急方中用到它，也是取其滑泄的功效。

附方

1 胸痹刺痛，痛彻心背，喘息咳唾短气，喉中燥痒，寸脉沉迟，关脉弦数，不治将有生命危险：①用瓜蒌一枚，薤白半升，白酒七升，煮至二升，分二次服下。此方名瓜蒌薤白汤。张仲景。②用薤白四两，半夏一合，枳实半两，生姜一两，瓜蒌半枚，切碎，用白醋三升，煮至一升，温服，一天三次。此方名半夏薤白汤。《千金方》。③薤根五升，捣汁饮服。《肘后方》。

2 突然昏迷不醒，或先病，或平时正常起居，突然昏迷不醒：用薤汁灌入鼻中。《肘后方》。

3 霍乱干呕不止：取薤一虎口，加水三升，煮取一半，一次服下。韦宙《独行方》。

4 奔豚气痛：薤白捣汁饮服。《肘后方》。

5 赤痢不止：薤同黄柏煮汁服下。陈藏器。

6 赤白痢下：薤白一握，同米煮成粥，天天食用。《食医心镜》。

7 小儿疳痢：薤白生捣如泥，用粳米粉和蜜做成饼，炙熟与食。《杨氏产乳》。

8 产后诸痢：多煮薤白食用，同时用羊油同炒食用。范汪方。

9 妊娠胎动，腹内冷痛：薤白一升，当归四两，水五升，煮至二升，分三次服下。《古今录验方》。

10 疮犯恶露，严重者危及生命：薤白捣烂，用绵包裹煨极热，去布敷患处，变冷则更换。也可捣作饼，用艾灸之，热气入疮，水出即痊愈。梅师《集验方》。

11 疥疮痛痒：煮薤叶，捣烂涂患处。《肘后方》。

12 灸疮肿痛：薤白一升，猪脂一斤，切碎，用醋浸泡一晚，小火煎煮至沸腾三遍，过滤去渣取汁涂患处。梅师《集验方》。

13 手足瘑疮：生薤一把，取热醋投入，封疮上。《千金方》。

14 毒蛇螫伤：薤白捣敷患处。徐王方。

15 虎犬咬伤：薤白捣汁一升饮服，同时涂患处，一天三次。葛洪方。

16 诸鱼骨鲠：将薤白嚼柔，用绳子系住中部，吞到哽咽处，引之即出。葛洪方。

17 误吞钗环：取薤白暴晒干燥直至枯萎，煮熟不切，取一大束食下，钗即随出。葛洪方。

18 目中风肿作痛：取薤白切断，放于结膜上令其完全覆盖。疼痛时再用。范汪方。

19 咽喉肿痛：薤根加醋捣敷肿处。变冷则更换。《圣惠方》。

按语

薤白味辛、苦，性温，能通阳散结，行气导滞。用于治疗寒痰阻滞、胸阳不振所致的胸痹疼痛、脘腹痞满胀痛、泻痢里急后重。

Suan

蒜

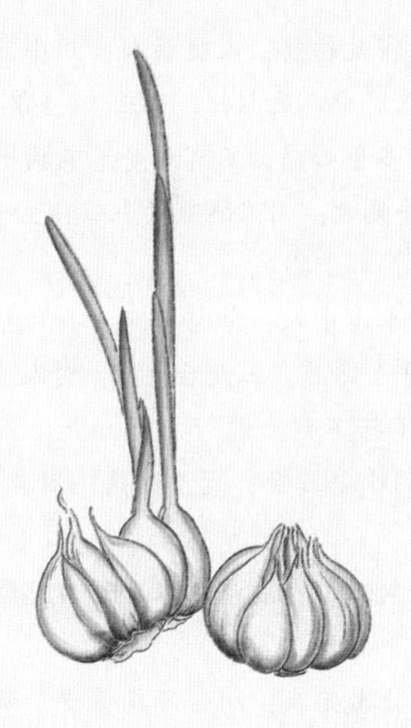

【释名】又名小蒜、茆（máo）蒜、荤菜。

时珍说："蒜"字从"祘"，谐声。又象形蒜根的形状。中国开始时只有这一种，后因汉朝人得葫蒜于西域，于是称此为小蒜来加以区别。因此崔豹《古今注》记载：蒜，即茆蒜，俗称小蒜。胡地有蒜，十子一株，称作胡蒜，俗称大蒜。蒜是五荤之一，故许氏《说文解字》称作荤菜。五荤即五辛，说它们因味辛臭而能使人神志昏蒙、有害身心。方家以小蒜、大蒜、韭、芸薹（tái）、胡荽为五荤，道家以韭、薤、蒜、芸薹、胡荽为五荤，佛家以大蒜、小蒜、兴渠、慈葱、茖葱为五荤。兴渠，即阿魏。虽然各有不同，然而都是具有刺激性辛味的食品，生食则能增加人的怒气，熟食则能引发淫念。

【集解】《别录》记载：蒜，即小蒜。五月五日采收。

陶弘景说：小蒜生叶时，可同其他食物一起煮食。到五月时叶枯，取根称作乱（luàn）子，适合食用，但味也很熏臭。

韩保昇说：小蒜多野生，处处都有。小的一名乱，一名蒚（lì）。苗、叶、根、子都像葫，而要小几倍。《尔雅》记载：蒚，即山蒜。《说文解字》记载：蒜，即荤菜。云梦的荤菜，生于山中的称作蒚。

苏颂说：《本草》称大蒜为葫，小蒜为蒜，而《说文解字》所称作荤菜的，乃是大蒜，蒚即小蒜。各种书籍中记载物品的别名竟如此不同，用药时不可不加以审查。

寇宗奭说：小蒜即蒚。苗像葱针，根白，大的像乌芋子。

时珍说：家蒜有二种：根茎都小而瓣少，味很辣的，是蒜，也称作小蒜；根茎都大而瓣多，味辛而带甜的是葫，也称作大蒜。据孙炎《尔雅正义》记载：皇帝登蒚山，中莸（yóu）芋毒，濒临死亡，得蒜嚼食才解，于是收种，能杀腥膻虫鱼的毒。孙愐《唐韵》记载：张骞出使西域，才开始得大蒜种归。据此推测小蒜的种，自蒚移栽，从古已有。因此《尔雅》以蒚为山蒜，用以与家蒜区分。大蒜的种，自胡地移来，到汉朝时才开始有。故《别录》以葫为大蒜，由此可见中国之蒜小。又王祯《农书》记载：有一种泽蒜，最容易滋长蔓延，随挖随合。成熟时采子，漫散种植。吴人烹调食物时多用此根做菜，比葱、韭更好。此说指的即是《别录》中所称作小蒜的。它开始时从山野草泽中移来，因此有泽的称呼。小蒜虽然出于蒚，既然经过人工栽培，则性能一定改变，所以不得不加以分辨。

蒜 小蒜根

【气味】味辛，性温，有小毒。

【主治】《别录》记载：归脾肾经，主治霍乱、腹中不安，能消谷，理胃而温中，除邪痹毒气。

《大明》记载：能下气，治疗蛊毒，捣敷治疗蛇、虫、沙虱疮。

苏敬说：此蒜与胡葱相配伍，主治恶蛓（cì，一种毛虫，黄刺蛾的幼虫，俗称洋辣子）毒、山溪中沙虱、水毒，效果很好。山里人、乡下人、猎人时常用它。

孟诜说：涂治疔肿，效果很好。

叶

【主治】孙思邈说：治疗心烦痛，能解诸毒，治疗小儿丹疹。

【发明】苏颂说：古方中多用小蒜治疗中冷霍乱，煮汁饮服。南齐褚澄治疗李道念鸡瘕（因食白瀹鸡过多导致患冷痰，腹部不适），最后痊愈。

寇宗奭说：华佗所用蒜齑（jī），即此蒜。

时珍说：据李延寿《南史》记载：李道念得病已有五年。吴郡太守褚澄诊查后说：非冷非热，当是食用白瀹（yuè）鸡过多缘故。取蒜一升煮食，吐出涎水包裹一物，仔细察看，乃是小鸡，翅、足都有。褚澄说：未尽。再吐，一共用了十二枚蒜才痊愈。范晔《后汉书》记载：华佗见一人得噎病，食不得下，令他取饼店家蒜齑醋二升饮服，立吐一蛇（此指寄生虫）。患者悬蛇于车上，到华佗家，见墙壁上向北悬挂蛇数十条，才知华佗的医术神奇。又有夏子益《奇疾方》记载：一人头面上有光，他人手靠近则像火烤，这是中蛊。用蒜汁半两，和酒服下，当时吐出一物像蛇的形状。总观三书所载，则可知蒜是治吐蛊的要药，而后人很少知道。

附方

1 时气温病，初得头痛，壮热脉大：用小蒜一升，捣汁三合，一次服下，不效再服。《肘后方》。

2 霍乱胀满，不得吐下：小蒜一升，加水三升，煮至一升，一次服下。《肘后方》。

3 霍乱转筋，入腹杀人：用小蒜、盐各一两，捣敷脐中，灸七壮，立止。《圣济总录》。

4 多年心痛，不可忍受，不拘十年、五年者，随手见效：用浓醋煎煮小蒜直至吃饱，不要加盐。《兵部手集》。

5 水毒中人：初得恶寒，头目稍疼，早醒暮剧，手足冰凉。三天后生虫，食人下部，肛中有疮，不痒不痛。过六七天，虫食五脏，注下不禁。用小蒜三升，煮至稍热，用其洗澡。《肘后方》。

6 射工中人成疮：取蒜切片，贴疮上，灸七壮。《千金方》。

7 止截疟疾：小蒜不拘多少，研成泥，入黄丹少量，制成丸剂如芡子大。每次取一丸，水送服。唐慎微。

8 阴肿如刺，汗出：小蒜一升，韭根一升，杨柳根二斤，酒三升，煎煮至沸腾，趁热熏患处。《永类钤方》。

9 恶核肿结：小蒜、吴茱萸等份，捣敷患处。《肘后方》。

10 小儿白秃，头上团团白色：用蒜切口揩患处。《子母秘录》。

11 蛇蝎螫人：小蒜捣汁服下，用渣敷患处。《肘后方》。

12 蜈蚣咬疮：嚼小蒜涂患处。《肘后方》。

按语

小蒜外形与大蒜相似而较小，鳞茎细小如薤，仅有一个鳞球，小蒜多系野生。大蒜从西域引进，古时称为葫，小蒜称为蒜。小蒜作用与大蒜相似，辛散之性较弱。

Hu
葫

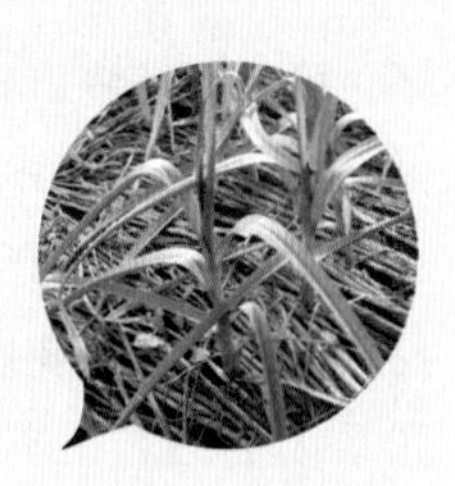

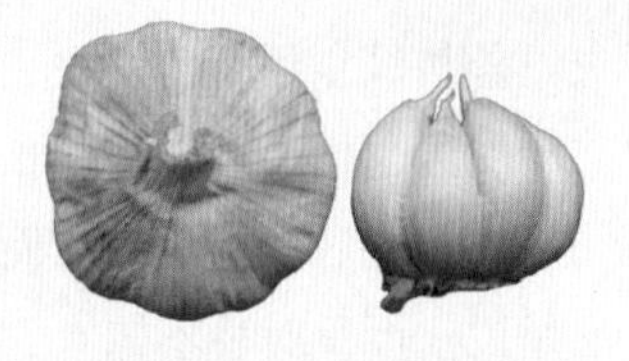

【释名】又名大蒜、荤菜。

陶弘景说：现今的人称葫为大蒜，蒜为小蒜，因为它们的气味相似。

时珍说：据孙愐《唐韵》记载：张骞出使西域，开始得大蒜、胡荽，则可知小蒜乃是中原旧有之品，而大蒜出自胡地，因此有胡名。二蒜都属于五荤，因此都可以称为荤。

【集解】《别录》记载：葫即大蒜。五月五日采收，以独瓣的入药最好。

韩保昇说：葫出自梁州的，径大二寸，味最美而气稍辛；出自泾阳的，皮红而且很辣。

苏颂说：现今到处的园圃中都有种植。每颗有六七瓣，开始种一瓣，当年便成独瓣葫，到明年长成其本来的样子。它的花中有实，像葫瓣状而极小，也可栽种。

时珍说：大、小两种蒜都在八月下种。春季食苗，夏初食苔，五月食根，秋季收种。北方人一天都离不开它。

【气味】味辛，性温，有毒。长久食用有损眼睛。

【主治】《别录》记载：归五脏，散痈肿湿疹，除风邪，杀毒气。

苏敬说：能下气，消谷，化肉。

陈藏器说：祛除水恶瘴气，除风湿，破冷气，治疗烂疮、脐腹偏侧或胁肋部筋脉攻撑急痛，以及内伏邪气，能宣通温补，治疗疮癣，止痛。

《大明》记载：健脾胃，治疗肾气不足，止霍乱转筋腹痛，除邪气，解温疫，治疗劳疟冷风，捣敷治疗风伤寒痛，恶疮、蛇虫、蛊毒、溪毒、沙虱，都可用它捣贴患处。用年数长的熟醋浸泡为好。

寇宗奭说：加温水捣烂服下，治疗中暑昏迷不醒。捣烂贴足心处，止鼻子出血不止。和豆豉作丸服，治疗突然出血，能通水道。

时珍说：捣汁饮服，治疗吐血心痛。煮汁饮服，治疗角弓反张。同鲫鱼丸一起服用，治疗膈气。同蛤粉丸服用，治疗水肿。同黄丹丸服用，治疗痢疟、孕妇下痢。同乳香丸服用，治疗腹痛。捣膏敷脐部，能通达下焦而消水，利大小便。贴足心，能引热下行，治疗泄泻暴痢及干湿霍乱，止出血。纳肛中，能通幽门，治疗关格不通。

【发明】寇宗奭说：葫的气味极荤，置于臭肉中反能掩盖臭味。凡中暑毒的病人，烂嚼三两瓣，用温水送服，下咽即苏醒，但禁饮冷水。鼻子出血不止的患者，将葫捣烂贴足心处，血止即拭去。

时珍说：葫蒜入太阴、阳明经，它的气味熏烈，能通五脏，达诸窍，去寒湿，辟邪恶，消痈肿，化积块肉食，这些都是它的功效。王祯说它：味久不变，可以滋养身体，可以延年，化臭腐为神奇，调烹饪的味道，代醋和酱使用。在旅途中随身携带，则热风瘴雨不能侵凌，食物变味中毒、高山中毒都不能引起伤害，夏季食用能解暑气。北方食肉面尤其不可缺少。它属于《食经》中的上品，对日常生活多有帮助。大概不知其味辛能散气，热能助火，伤肺损目，使人神志昏蒙、昏神、危害身心的弊端，长时间受其伤害而不知反悟。曾经有一妇人，出血一天一夜不止，各种治法都毫无效果。时珍令她用蒜敷足心，即时血止，真是奇方。叶石林《避暑录》记载：一仆人暑季骑马，忽然昏扑倒地，生命将绝。同一住处的王相教用大蒜及道上热土各一握研烂，用新打的水一杯和取汁，撬开牙齿灌服，一会人就苏醒了。相传徐州的集市门口，突然有一板书写此方，人们都说是神仙在救人。

陈藏器说：古有脐腹偏侧或胁肋部筋脉攻撑急痛的患者，梦见有人叫他每日食用大蒜三颗。初服时头晕目眩，呕吐不止，下部如火烧。后有人叫取几片，同皮一起截取两头吞服，称作内灸，果然效果显著。

苏颂说：《内经》说葫散痈肿。据李绛《兵部手集方》记载：有人患毒疮肿毒，大声哭喊而不能睡眠，不能区分是什么原因。取独头蒜两颗捣烂，麻油调和，厚敷于疮上，干即更换。多次用来救人，无不显神效。卢坦侍郎肩上生疮发作，连心痛闷，用此便痊愈。又有李仆射患脑痈长期不愈，卢坦给予他此方治疗后也痊愈。葛洪《肘后方》记载：凡是背肿，取独颗蒜横截成一分长，放在肿处头上，做炷艾如梧桐子大，灸蒜一百壮，在不知不觉中逐渐消散，多灸有益。不要令头顶大热，若感觉疼痛即将蒜拿起。蒜变焦则换新蒜，不要让它损伤皮肉。葛洪小腹下曾长一大肿块，蒜灸后也痊愈。多次用其灸人，无不应效。江宁府《紫极宫刻石》记其事说：只要是发背、痈疽、恶疮、肿核初起有改变的，都可用灸，不计壮数。只要感觉疼痛的灸至不痛，不痛的灸至疼痛难忍就停止。疣赘这类疾病用灸，也可结痂自脱，其效如神。由此可知，方书中没有凭空记载。但是如果不能详细领会其中的深意，则就不可能取得满意的疗效。

时珍又说：李迅在《论蒜钱灸法》中说：治疗痈疽，用灸的效果着实好于用药。因为热毒中隔，上下不通。必得毒气发泄，然后才能解散。凡是初发一天之内，便用大独头蒜切如小钱厚，贴顶上灸患处。灸三壮一换，大概以灸一百壮为度。第一可使疮的范围不变大，第二可使里面的肉不坏，第三可使疮口容易愈合，一举而三得。但头及项部以上，切不可用此法，恐引气上，再生更大的祸患。又有史源记载蒜灸的功效时说：我的母亲患背胛间瘙痒，有一红晕约半寸大小，像黍大的白粒。灸十四壮，其红肿随即消散。过两晚，有一长二寸的红色东西流下。全家将其归咎于灸。外科医生用膏药护之，每天增加一圈，过了二十二天，横斜约六七寸长，痛楚不堪。有人说一尼姑患此病，得灸治疗而痊愈。我前去追问。尼姑说：严重时昏不知人，只听说范奉议坐守灸八百余壮才苏醒，大约艾绒用了一筛子。我急速归来，用艾炷如银杏大，灸十遍，母亲一点感觉都没有；于是灸四边色红的地方，感觉疼痛。每一壮尽则红肿随即缩入，灸完三十余壮，红晕收退。因为灸得迟则初发病地方的肉已变坏，故不痛，直待灸到好肉处方感觉疼痛。到晚上则火烤满背，疮肿凸起而热，晚上可安然入睡。到第二天拂晓，像覆盖有一个小盆，高三四寸，上有一百多个小孔，色正黑，调理善后而恢复。疮变高凸是毒外出的表现。很多小孔则毒不能聚。色正黑是皮肉腐坏的表现。若不是艾火出其毒于坏肉的内部，则毒内逼五脏就会有生命危险。庸医敷贴凉冷消散的说法，怎么能相信呢？

附方

❶ 背疮，背上肿硬疼痛：用湿纸贴患处来寻找疮头。用大蒜十颗，淡豆豉半合，乳香一钱，研细。随疮头大小，用竹片作圈围定，填药于内，二分厚，着艾绒于上灸之。若先感觉痛的地方灸至觉痒，觉痒的地方灸至觉痛，以一百壮为度。《外科精要》。

❷ 疔肿恶毒：用门臼灰一撮罗细，用独头蒜或新蒜薹染灰擦疮口，待疮自然出少量汁，再擦。

❸ 五色丹毒，皮肤没有正常的颜色，以

致延及足踝：捣蒜厚敷患处，干则更换。《肘后方》。

❹ 关格胀满，大小便不通：独头蒜烧熟去皮，绵布包裹放入下部。《外台秘要》。

❺ 干湿霍乱，转筋：用大蒜捣烂涂足心。《永类钤方》。

❻ 水气肿满：大蒜、田螺、车前子等份，熬膏摊贴脐中。仇远《稗史》。

❼ 山岚瘴气：生、熟大蒜各七片，一起食用。一会边觉腹中鸣响有声，或吐血，或大便泄，即愈。《摄生众妙方》。

❽ 痁疾寒热往来：①用独头蒜炭上烧，每次取方寸匕，酒送服。《肘后方》。②用桃仁半片，放内关穴上，将独蒜捣烂敷上，固定，男左女右。《简便方》。③端午节，取独头蒜煨熟，入矾红等份，捣烂制丸如芡子大，每次取一丸，用白开水嚼服。《普济方》。

❾ 寒痁冷痢：端午日，以独头蒜十个，黄丹二钱，捣丸如梧桐子大。每服九丸，长流水下，甚妙。《普济方》。

❿ 泄泻暴痢，下痢不能进食及小儿泻痢：大蒜捣烂贴两足心处。也可贴脐中。《千金方》。

⓫ 肠毒下血：用独头蒜煨熟捣烂，和黄连末为丸，天天用米汤送服。此方名蒜连丸。《济生方》。

⓬ 暴下血病：用蒜三十五枚，去皮研成膏，入豆豉捣烂，制成如梧桐子大的丸剂。每次取五六十丸，米汤送服。寇宗奭《本草衍义》。

⓭ 鼻血不止：用蒜一枚，去皮研如泥，作如钱大饼子，厚约一粒豆。左鼻血出，贴左足心；右鼻血出，贴右足心；两鼻都出血，则两鼻都贴。《简要济众方》。

⓮ 血液逆行，心痛：生蒜捣汁，取二升服下。《千金方》。

⓯ 鬼疰腹痛，不可忍收：独头蒜一枚，香墨如枣大，捣和酱汁一合，一次服下。《永类钤方》。

⓰ 心腹冷痛：用醋浸泡蒜至二三年，取几颗食下。李时珍《濒湖集简方》。

⓱ 夜啼腹痛，面青：用大蒜一枚煨熟研细，晒干，乳香五分，捣末为丸如芥子大。每次取七丸，用乳汁送下。《世医得效方》。

⓲ 寒湿气痛：端午节收独头蒜，同朱砂粉捣研，涂患处。唐瑶《经验方》。

⓳ 邪风毒气：独头蒜一枚，和雄黄、杏仁一起捣研为丸，每次取三丸，空腹用水送服。孟诜《食疗本草》。

⓴ 狗咽气塞，喘息不通，很快要死：用独头蒜二枚削去两头，塞鼻中。左侧患病则塞右侧，右侧患病则塞左侧。《圣惠方》。

㉑ 喉痹肿痛：大蒜塞耳、鼻中，一天换两次。《肘后方》。

㉒ 鱼骨鲠咽：独头蒜塞入鼻中。《十便良方》。

㉓ 牙齿疼痛，虫痛：独头蒜煨熟，趁热切片熨痛处，不停更换。《外台秘要》。

㉔ 眉毛动摇，目不能交睫，唤之不应，但能饮食：用蒜三两捣汁，调酒饮服。夏子益《奇疾方》。

㉕ 脑泻鼻渊：大蒜切片贴足心。《摘玄方》。

㉖ 头风苦痛，小儿惊风：①用大蒜研汁吹鼻中。《易简方》。②用大蒜七个去皮，先将土烧红，再将蒜逐个于地上磨成膏子。最后取僵蚕一两，去头足，安于蒜上，碗盖一晚，勿令透气。只取僵蚕研末，吹入鼻内，口中含水，效果很好。《圣济总录》。

㉗ 金疮中风，角弓反张：取蒜一升去心，加酒四升煮极烂，同渣一起服下。一会得汗出即痊愈。《外台秘要》。

㉘ 妇人阴肿作痒：取蒜煎汤洗患处。《永类钤方》。

㉙ 阴部有湿作痒：大蒜、淡豆豉捣丸如梧桐子大，以朱砂为衣作丸，每次取三十丸，空腹时用灯心汤送服。

30 小便淋沥，或有或无：用大蒜一个，纸包煨熟，露一夜，空腹时用冷水送下。《朱氏集验方》。

31 小儿白秃：切蒜天天擦患处。《秘录》。

32 蜈蝎螫伤：取独头蒜摩患处。梅师《集验方》。

33 脚肚转筋：用大蒜擦足心令其发热，同时用冷水送服一瓣。《摄生方》。

34 食蟹中毒：取干蒜煮汁饮服。《集验方》。

-按语-

大蒜味辛，性温，能解毒杀虫，消肿，止痢。用于治疗痈肿疔毒、疥癣、痢疾、泄泻、肺痨、顿咳、钩虫病、蛲虫病，还能健脾温胃，治疗脘腹冷痛，食欲减退或饮食不消。阴虚火旺及有目、舌、喉、口齿诸疾者不宜服用。孕妇忌灌肠用。

芸薹 (Yun Tai)

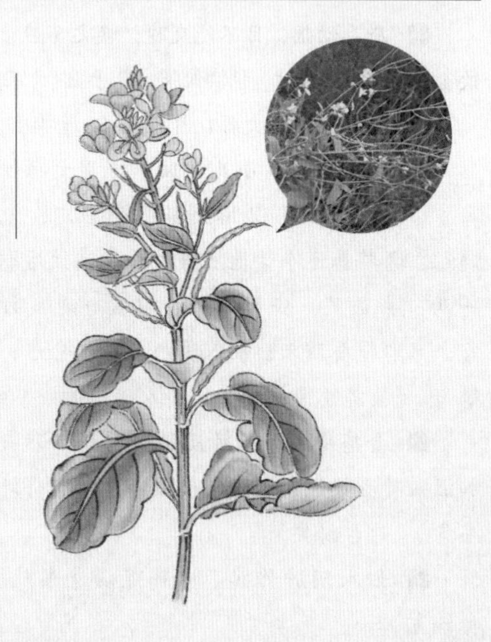

【释名】又名寒菜、胡菜、薹（tái）菜、薹芥、油菜。

时珍说：此种菜容易起薹，采菜薹食用，因而分枝必然很多，故称芸薹，而淮人称它作薹芥，即现今的油菜，因为它的子可用来榨油。羌、陇、氐（dī）、胡等地极其寒冷，冬季多种此菜，能历霜雪，种自胡地来，因此服虔《通俗文》称它为胡菜，而胡洽居士《百病方》称它为寒菜，都是取其此种含义。有人说塞外有一地方称作云台戍，最开始种植此菜，因此称作芸薹，也讲得通。

【集解】寇宗奭说：芸薹不是很香，经冬根不死，驱虫，在各种菜肴中算不上是怎么好的菜。

时珍说：芸薹在方药中多用，而各家的注解却不是很清楚，难道现在的人不知道它是什么菜吗？时珍对其进行了访问考察，才知是现今的油菜。九月、十月下种，叶的形状、颜色稍像白菜。冬、春季采薹心来吃，三月则变老而不可食用。开小黄花，有四瓣，像芥花。结荚收子，也像芥子，灰红色。炒过后榨油呈黄色，点灯很是明亮，食用时比不上麻油。近人因它的油有利可图，种植也很广泛。

茎叶

【气味】味辛，性温，无毒。

【主治】《新修本草》记载：治疗风游丹肿、乳痈。

《开宝本草》记载：破腹中结块、结血。

《大明》记载：治疗产后血虚生风及瘀血。

陈藏器说：煮食治疗腰脚痹痛。叶捣敷妇女吹奶。

时珍说：治疗瘭疽、豌豆疮，能散血消肿，制伏硼砂药性。

【发明】陈藏器说：芸薹破血，因此适宜产妇食用。

马志说：现今俗方说病人需吃芸薹，是说它适宜于血病。

孙思邈说：贞观七年三月，我在内江县饮酒过多，到晚上觉得四体骨肉疼痛。到天亮感到头痛，额角上有弹丸大的丹肿，红肿疼痛。到中午时分通肿，目不能开。过了几天，性命已危在旦夕。我想到本草书中记载芸薹能治疗风游丹肿，于是取叶捣敷患处，肿痛随手即消，其验如神。也可捣汁服用。

附方

❶ 天火热疮：初起像痱子，逐渐像水泡，像火烧疮，红色，发展急速，危及生命。芸薹叶捣汁，调大黄、芒硝、生铁衣等份，涂患处。《近效方》。

❷ 风热肿毒：芸薹苗叶根、蔓菁根各三两，捣研为末，用鸡蛋清调和，贴患处。没有蔓菁时可用商陆根代替，效果很好。《近效方》。

❸ 手足瘭疽：此疽多生长在手足肩背，连接成串像红豆，剥之汁出。用芸薹叶煮汁服一升，并食干熟菜几顿，加少量的盐、酱。冬季取子研水送服。《千金方》。

❹ 豌豆斑疮：芸薹叶煎汤洗患处。《外台秘要》。

❺ 血痢腹痛，整天不止，肠风下血：取芸薹叶捣汁二合，入蜜一合，温服。《圣惠方》。

子

【气味】味辛，无毒。

【主治】孙思邈说：主治梦中泄精，与鬼性交。

陈藏器说：取油敷头，使头发长黑。

时珍说：能行滞血，破冷气，消肿散结，治疗产难、产后心腹各种疾病、赤丹热肿、金疮血痔。

【发明】时珍说：芸薹菜的子、叶功效相同。其味辛而气温，能温能散。其功效长于行血瘀气滞，破结气。故古方中用其消肿散结，治疗产后一切心腹血瘀气滞所致疼痛、各种游风丹毒、热肿疮痔的药中均可用到。产后行经后，加入四物汤服下，说能断产。又能治疗小儿惊风，贴其顶囟上，则引气从上出。《妇人方》治疗产难的歌诀记载：黄金花结粟米实，细研酒下十五粒。灵丹功效妙如神，难产之时能救急。

附方

❶ 产后恶露不下，血结冲心刺痛，产后心腹各病：用芸薹子（炒）、当归、桂心、赤芍药等份。每次取二钱，酒送服。此方名芸薹散。《杨氏产乳》。

❷ 产后血晕：芸薹子、生地黄等份，捣研为末。每次取三钱，加生姜七片，酒、水各半杯，童便半杯，煎至七分，温服即苏醒。温隐居《海上方》。

❸ 妇人血刺，小腹痛不可忍：用芸薹子（微炒）、桂心各一两，高良姜半两，捣研为末，用醋糊丸如梧桐子大，每次取五丸，淡醋汤送服。此方名追气丸。沈括《灵苑方》。

❹ 肠风脏毒下血：芸薹子生用，甘草炙用，捣研为末。每次取二钱，加水煎服。《圣惠方》。

❺ 头风作痛：芸薹子一分，大黄三分，捣研为末，吹鼻。

❻ 风热牙痛：芸薹子、白芥子、角茴香等份，捣研为末。吹鼻，左病吹右，右病吹左。《圣惠方》。

❼ 小儿天钓（婴幼儿高热、抽搐，属于惊风）：芸薹子、生乌头（去皮、尖）各二钱，捣研为末。每次取一钱，水调涂顶上。此方名涂顶散。《圣济总录》。

❽ 风疮不愈：陈菜籽油，同穿山甲末熬成膏，涂患处。《摄生众妙方》。

❾ 热疖肿毒：芸薹子、狗头骨等份，捣研为末，醋调和敷患处。《千金方》。

❿ 伤损接骨：芸薹子一两，小黄米（炒）二合，龙骨少量，捣研为末，加醋调成膏，摊纸

上贴患处。《乾坤秘韫》。

⑪ 汤火灼伤：菜籽油调蚯蚓屎，搽患处。杨起《简便单方》。

⑫ 蜈蚣螫伤：将菜籽油倒在地上，擦地上油敷患处。陆氏《积德堂经验方》。

按语

芸薹即油菜薹，味甘、辛，性凉，能散血消肿。用于产后血瘀腹痛、血痢腹痛，还可以治血淋诸病，常作为辅助治疗。

Song

菘

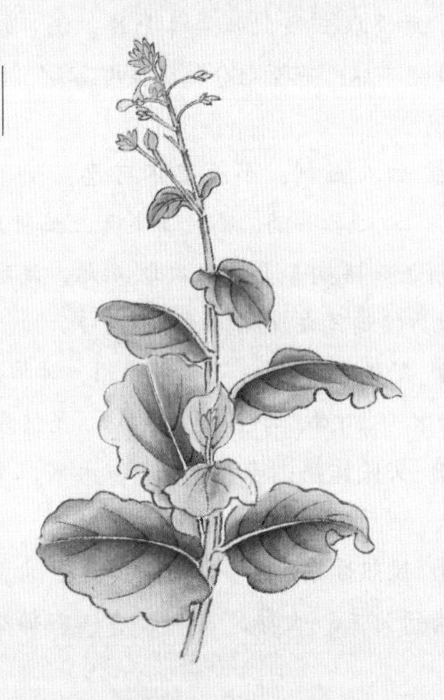

【释名】又名白菜。

时珍说：据陆佃《埤雅》记载：菘的特性是能过冬而较晚凋零，四时常见，有松的节操，因此称作菘。现今俗称它为白菜，因为其色青白的缘故。

【集解】陶弘景说：菘有几种，同属一类，只论其味美与不美，为菜类中最常食用的品类之一。

寇宗奭说：菘叶像芜菁，淡绿色，它的味稍苦，叶嫩而稍宽。

苏颂说：扬州有一种菘叶，形圆而大，有人说像扇子，食用时无渣，比其他地方的都要好，怀疑此种应是牛肚菘。

时珍说：菘，即现在人们所称的白菜，有二种：一种茎圆厚而稍青，一种茎扁薄而色白。它的叶都呈淡青白色。以燕、赵、辽阳、扬州所种的菘最肥大而厚重，有一株重十余斤的。南方的菘在田畦内过冬，北方的菘多入土窖内。燕京园圃的人又用马粪入窖载培，不见风和阳光，长出的苗叶都嫩而呈黄色，脆美无渣，称作黄芽菜，有权有钱的人家都以其为佳品，大概也是仿造韭黄的方法。菘子像芸薹子而色灰黑，八月以后下种。二月开黄花，像芥花，四瓣。三月结角，也像芥。它的菜制成腌菜尤其好，不宜蒸晒。

【正误】苏敬说：菘有三种：牛肚菘叶最大而厚，味甜；紫菘叶薄而细，味稍苦；白菘像蔓菁。菘菜不生于北方。有人将子种在北方，最初的一年即半为芜菁，第二年菘种都绝收；将芜菁子种于南方，也是二年之后全变。它对土地的要求十分严格。

苏颂说：菘，现今南北都有，与蔓菁相类似，梗长叶不光的为芜菁，梗短叶宽厚而肥腴的为菘。旧说北方没有菘，现今洛阳种菘都像南方所种的，只是远比不上南方所种的肥厚罢了。

汪机说：蔓菁、菘菜恐怕是一种。只不过在南方，叶高而大的称作菘，秋冬季才有；在北方，叶短而小的为蔓菁，春夏季才有。

时珍说：白菘即白菜。牛肚菘即最肥大的白菜。紫菘即芦菔，开紫花，因此称紫菘。它们的根、叶都不相同，而白菘的根坚硬而小，不可食用。又说南北变种的，大概是对蔓菁、紫菘而言。紫菘根像蔓菁而叶不同，种类也有差别。又说北方无菘，在唐朝以前可能是真的，如今则白菘、紫菘南北通有。只是南方不种蔓菁，若种植也容易生长。苏颂认为两种在南北方都可以种植的说法，汪机随意妄断，都属谬误，现今一并予以纠正。

茎叶

【气味】味甘，性温，无毒。

【主治】《别录》记载：能通利肠胃，除胸中烦，解酒渴。

萧炳说：能消食下气，治疗瘴气，止热咳气嗽。冬天取汁最好。

宁原说：能和中，利大小便。

附方

❶ 小儿赤游：（赤游，又称赤游丹、走马天红、游火，以局部皮肤红赤如丹，形如片云，游走不定为特征。）用菘菜捣烂敷于患处。张杰《子母秘录》。

❷ 漆毒生疮：白菘菜捣烂涂患处。

❸ 飞丝入目：白菜揉烂用布包，滴汁二三滴，点眼。《普济方》。

子

【气味】味甘，性平，无毒。

【主治】陶弘景说：作油，涂头可长发，涂刀剑可不生锈。

附方

酒醉不醒：菘菜子二合细研，用水一杯调服，分两次服下。《圣惠方》。

按语

菘菜即大白菜，味甘，性平，能养胃，利小便。用于治疗胃热阴伤，津液不足之口干食少、唇舌干燥、大便秘结、牙龈肿胀、牙缝出血、喉头梗阻及小便不利。

Bai 白 Jie 芥

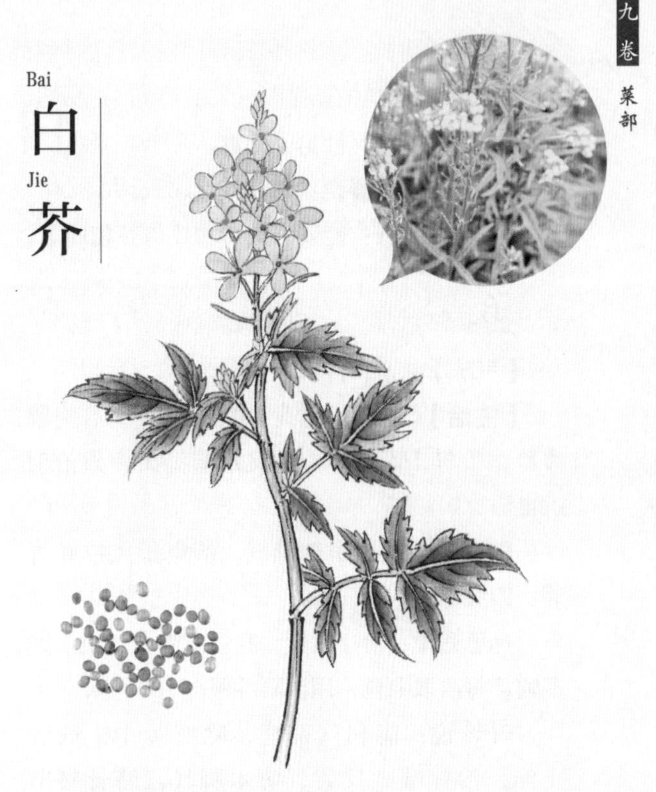

【释名】又名胡芥、蜀芥。

时珍说：其种来自胡戎而盛产于四川，因此称作胡芥、蜀芥。

【集解】苏敬说：白芥子粗大而色白，像白粱米，味辛而美，从戎中来。

陈藏器说：白芥生于太原、河东。叶像芥而色白，作菜食用味道很美。

韩保昇说：胡芥在近处也有，叶大、子白且粗，入药及食用最好，而人们用的不是很多。

时珍说：白芥到处可种，但人们知道如何种植的人却很少。在八九月下种，冬季长出可食用。到春季深茎高约二三尺，它的叶花而有分叉，像花芥叶，青白色。茎易起而中空，性脆，最怕狂风大雪，需谨慎看护，以免折损。三月开黄花，气香郁。结角像芥角，它的子大如粱米，黄白色。又有一种茎大而中实的尤高，它的子也大。此菜虽属芥类，与其他的种差别很大，但是入药用功效强于芥子。

茎叶

【气味】味辛，性温，无毒。

【主治】陈藏器说：治疗冷气。

《大明》记载：能安五脏，功效与芥相同。

子

【气味】味辛，性温，无毒。

【主治】《别录》记载：能发汗，主治胸膈痰冷，上气，面目黄赤。又加醋捣研，敷治射工毒。

陶弘景说：能防御毒气，治疗暴风疮肿毒瘤，四肢疼痛。

孙思邈说：治疗咳嗽，胸胁支满，气机上逆多唾，每次取七粒，用温酒吞服。

时珍说：能利气豁痰，除寒暖中，散肿止痛，治疗喘嗽反胃、痹木脚气、筋骨腰节诸痛。

【发明】朱震亨说：痰在胁下及皮里膜外，非白芥子不能达。古方控涎丹中用白芥子，正是此义。

时珍说：白芥子辛能入肺，温能发散，有利气豁痰、温中开胃、散痛消肿避秽的功效。据韩悉《医通》记载：凡是老人苦于痰气喘嗽、胸满懒食，不可妄投燥利的药物，这样反而消耗真气。因为有人恳请韩悉治疗其亲属的病，私下用三子养亲汤治疗，随试随效。白芥子色白主痰，下气宽中。紫苏子色紫主气，定喘止嗽。莱菔子白种的主治食病，开痞降气。各自稍炒后研破，看所主为君药。每剂不过三四钱，用生布袋盛装，煮汤饮服。不要煎煮太过，否则有苦辣味。若大便素来干结，入蜜一汤匙。冬季加生姜一片，效果尤其好。

附方

1 反胃上气：白芥子末，每次取一二钱，酒送服。《普济方》。

2 热痰烦运：白芥子、黑芥子、大戟、甘遂、芒硝、朱砂等份，捣研为末，糊丸如梧桐子大。每次取二十丸，生姜汤送下。此方名白芥丸。《普济方》。

3 冷痰痞满：黑芥子、白芥子、大戟、甘遂、胡椒、桂心等份，捣研为末，糊丸如梧桐子大。每次取十丸，生姜汤送下。此方名黑芥丸。《普济方》。

4 腹冷气起：白芥子一升，稍炒后研末，汤浸蒸饼作丸如小豆大。每次取十丸，生姜汤吞服。《续传信方》。

5 小儿乳癖：白芥子研末，水调摊膏贴患处。《本草权度》。

6 防痘入目：白芥子末，水调涂足心。《全幼心鉴》。

7 肿毒初起：白芥子末，醋调涂患处。《濒湖集简方》。

8 胸胁痰饮：白芥子五钱，白术一两，捣研为末，枣肉一起调和捣研，制成丸剂如梧桐子大，每次取五十丸，白开水送服。《摘玄方》。

按语

芥菜味辛，性温，能宣肺豁痰，温中健胃，散寒解表。用于治疗寒痰咳嗽、胸膈满闷、胃寒少食、呕呃、外感风寒轻症。

白芥子味辛，性温，能温肺化痰，利气，散结消肿。用于治疗寒痰喘咳、悬饮、阴疽流注、肢体麻木、关节肿痛。还可单用研末，醋调敷患处，或作发泡用。本品辛温走散，耗气伤阴，久咳肺虚及阴虚火旺者忌用；消化道溃疡、出血者及皮肤过敏者忌用。

Lai
莱菔
Fu

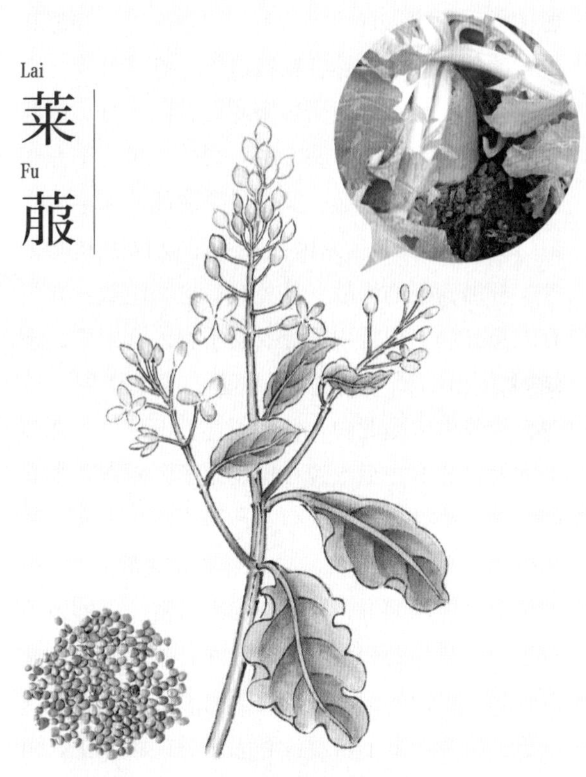

【释名】又名芦葩（fèi）、萝卜、雹（báo）突、紫花菘、温菘、土酥。

韩保昇说：莱菔俗称萝卜。据《尔雅》记载：突即芦葩。孙炎注解说：即紫花菘，俗称温菘。像芜菁，根大。俗称雹突，又称芦菔。

苏颂说：紫花菘、温菘，都是南方人的称呼。吴国人称它为楚菘。广南人称它为秦菘。

时珍说：据孙愐《广韵》记载：鲁国人称作菈遾（音拉答）。秦国人称作萝卜。王祯《农书》记载：北方人所称的萝卜，一种有四名：春季称作破地锥，夏季称作夏生，秋季称作萝卜，冬季称作土酥，以描述其洁白如酥的状态。时珍解释说：将菘作为菜名，是因其耐冬如松、柏。莱菔乃是根名，上古称作芦葩，中古转为莱菔，后世讹称为萝卜，南方仍称作萝瓟（bó）（瓟与雹同），见于晋灼《汉书注》中。陆佃说莱菔能制面毒，为来麰（móu）人所服用，因为“菔”音“服”，大概也是见文起义。王衮《博济方》称干萝卜为仙人骨，也是方士谬称其名的缘故。

【集解】陶弘景说：芦菔即是现今的温菘，它的根可食用。俗人蒸它的根做成腌菜食用，但稍有熏臭味。

苏敬说：莱菔即芦菔。嫩叶可为生菜食用，大叶可煮熟食。江北、河北、秦、晋等地最多，生自登州、莱州的也较好。

苏颂说：莱菔南北都有，北方尤多。有大、小二种：大的肉坚，适宜蒸熟食用；小的白而脆，适宜生吃。生长在黄河以北的都很大，而生长在江南、安州、洪州、信阳的更大，重至五六斤，或近三十斤，也是因一时栽种的力量所成。

吴瑞说：夏季复种的称作夏萝卜。形小而长的称作蔓菁萝卜。

时珍说：莱菔如今天下都有。古人将芜菁、莱菔二物相互混淆注解。园圃人种植莱菔，六月下种，秋季采苗，冬季挖根。春末抽高苔，开小花呈紫碧色。夏初结角。它的子大的像大麻子，圆长不等，呈黄红色。五月也可再种。叶大的像芜菁，细的像花芥，都有细柔毛。它的根有红、白两种颜色。其形状有长、圆两种。大抵生于沙土的脆而甘，生于贫瘠地方的坚而辣。根、叶都可生吃也可熟吃，可腌制也可用酱制，可用豆豉制也可用醋制，可用糖制也可用晒干，可作为主食，是蔬菜中最有益于人体的，而古人不深入详查，难道是因为其低贱而忽视它吗？又或是未能熟悉其好处的缘故？

【气味】根味辛、甘。叶味辛、苦，性温，无毒。

【主治】《新修本草》记载：作散服和炮煮服用，大能下气，消谷和中，去痰结，使人肥健；生捣汁服，止消渴。

萧炳说：能利关节，润颜色，去五脏恶气，抑制面毒，行风气，去邪热气。

孟诜说：能利五脏，使人轻身，令人皮肤白净、肌细。

《大明》记载：能消痰止咳，治疗肺痿吐

血，温中补不足。同羊肉、银鱼煮食，治疗虚劳消瘦、咳嗽。

汪颖说：同猪肉一起食用，有益于人。生捣服用，治疗痢疾食入即吐。

吴瑞说：捣汁服用，治疗吐血、衄血。

宁原说：能宽胸膈，利大小便。生食止渴宽中，煮食能化痰消导。

汪机说：能杀鱼腥气，治疗豆腐积滞。

时珍说：主治吞酸，化积滞，解酒毒，散瘀血，效果很好。捣末服，治疗五淋。作丸服，治疗尿精。煎汤服，洗疗脚气。饮汁服，治疗下痢及失音，及烟熏欲死。生捣服，涂疗打扑汤火伤。

【发明】苏颂说：莱菔的功效与芜菁相同，然而药力更猛。止泻方中也用其根，烧熟入药。尤其善于制面毒。曾有婆罗门僧来中国，看见食麦面的人，惊讶地说，面食大热，怎么能食用呢？又见食中有芦菔，才明白是芦菔解其热性。自此相传，食面必食芦菔。

萧炳说：捣烂制面，作面片汤食用最好，即使饱食也不发热。酥煎食用，能下气。凡人饮食过度，生嚼咽下食积便消。

唐慎微说：据杨亿《谈苑》记载：江东的居民说：种芋三十亩，可以节省米三十斛；种萝卜三十亩，可以多消耗米三十斛。则知萝卜果能消食。

寇宗奭说：服地黄、何首乌的人食用莱菔，则毛发变白。世人都以为此物味辛，下气迅速。然而生姜、芥子味更辛，怎么可能只有辛散的功效呢？因为莱菔味辛而甘，因此能散缓，而又能下气迅速。所以散气用生姜，下气用莱菔。

朱震亨说：莱菔根属土，有金与水。寇宗奭说它下气迅速，人往往煮食过多，停滞成溢饮，难道不是甘味多而辛味少的缘故吗？

时珍说：莱菔根、叶的功效相同，生食能升气，熟食能降气。苏颂、寇宗奭二氏说它下气迅速，孙思邈说久食涩滞营卫，也是因为不知道其生食能使人嗳气，熟食则能泄气，这是升降之不同的缘故。大抵入太阴、阳明、少阳气分，因此所主治的病都属肺、脾、肠、胃、三焦。李九华说：莱菔多食渗人血。这是说莱菔能使人毛发变白，大概是出于此原因，并不是仅仅因其能下气、涩滞营卫的缘故。据《洞微志》记载：齐州有人患狂病，说梦中见红衣女子引入宫殿中，小姑娘让他唱歌，于是每日歌道：五灵楼阁晓玲珑，天府由来是此中。惆怅闷怀言不尽，一丸萝卜火吾宫。有一道士说：这是犯了大麦毒。少女属心神，小姑属脾神（心在色为赤，红裳女子即是心神，脾在声为歌，小姑令歌故为脾神）。医经说萝卜能制面毒，因此称为火吾宫。火即毁的意思。于是用药和萝卜一起治疗，果然痊愈。又据张杲《医说》记载：饶民李七患鼻出血而病情危急，医生用萝卜自然汁和无灰酒饮服即止。因为血随气运，气滞故血妄行，萝卜下气而酒能导引。又说：有人喜欢吃豆腐而中毒，医家治疗不效。忽然听卖豆腐的人说他的妻子误将萝卜汤入锅中，致使豆腐不成。其人心悟，于是用萝卜煎汤饮服而痊愈。事物的内在规律就是如此之妙。又有《延寿书》记载：李师逃难入石窟中，贼用烟熏他，濒临死亡，摸得萝卜菜一束，嚼汁咽下即苏醒。此法可用于备急，不可不知。

附方

❶ 食物作酸：萝卜生嚼几片，或用生菜嚼服也可。嚼服干的、熟的、盐腌的萝卜，或是胃冷之人服用，都不见效。《濒湖集简方》。

❷ 反胃噎疾：萝卜蜜煎浸泡，细细嚼咽。《普济方》。

❸ 消渴饮水：独胜散，用出了子的萝卜三枚，洗净切片，晒干后捣研为末。每次取二钱，煎猪肉汤澄清调服，一天三次，逐渐加量至三

钱。生用时捣汁也可，或用汁煮粥食用。此方名独胜散。《图经本草》。

4 肺痿咳血：萝卜和羊肉或鲫鱼，煮熟后频繁食用。《普济方》。

5 鼻出血不止：萝卜捣汁半杯，入酒少量，热服，同时取汁注入鼻中。或用酒煎开，入萝卜再煎，饮服。《卫生易简方》。

6 下痢进食即吐，痢后肠痛：①萝卜捣汁一小杯，蜜一杯，水一杯，同煎。早上服一次，中午服一次。正中午时用米汤吞服阿胶丸一百粒。如果没有萝卜，取萝卜子擂汁也可。②加枯矾七分，同煎。③只用萝卜菜煎汤，天天饮服。④用萝卜切片，不拘新旧，染蜜含化咽汁，味变淡再换。感觉想吃东西的时候，用肉煮粥食用，不可吃过多。《普济方》。

7 大肠便血：大萝卜皮烧灰存性，荷叶烧灰存性，蒲黄生用，等份捣研为末。每次取一钱，米汤送服。《普济方》。

8 肠风下血：蜜炙萝卜，任意食用。《百一选方》。

9 酒病下血，接连数旬不止：用大萝卜二十枚，留青叶寸余长，加水入罐中，煎煮至十分烂，入淡醋，空腹时任意食用。《寿亲养老方》。

10 大肠脱肛：生莱菔捣烂，填满肚脐后固定。觉有疮时，即除去。《摘玄方》。

11 小便白浊：将生萝卜挖空留盖，入吴茱萸填满，盖定用签封住，糯米饭上蒸熟，取去吴茱萸，将萝卜焙干研末，糊丸如梧桐子大。每次取五十丸，盐汤送服，一天三次。《普济方》。

12 沙石诸淋，疼不可忍：用萝卜切片，蜜浸一会，炙干几次，不可过焦。细嚼盐汤送服，一天三次。此方名瞑眩膏。《普济方》。

13 遍身浮肿：结了种子的萝卜（俗称地骷髅）、浮小麦等份，浸汤饮服。《圣济总录》。

14 脚气走痛：萝卜煎汤洗患处。同时将萝卜晒干后捣研为末，铺于袜内。《圣济总录》

15 偏正头痛：一方：生萝卜汁一蚬壳，仰卧，随左右注入鼻中。《如宜方》。

16 失音不语：萝卜生捣汁，入姜汁同服。《普济方》。

17 喉痹肿痛：萝卜汁和皂荚浆同服，取吐。《普济方》。

18 满口烂疮：萝卜自然汁，频繁漱口去涎。《濒湖集简方》。

19 汤火伤灼，花火伤肌：生萝卜捣涂患处。萝卜子也可以。《圣济总录》。

20 打扑血聚，皮不破的：用萝卜或叶捣封患处。邵氏方。

子

【气味】味辛、甘，性平，无毒。

【主治】《大明》记载：研汁服，吐风痰。同醋研服，消肿毒。

时珍说：能下气定喘治痰，消食除胀，利大小便，止气痛，治疗下痢后重，发疮疹。

【发明】朱震亨说：莱菔子治痰，有推墙倒壁的功效。

时珍说：莱菔子长于利气。生用能升气，熟用能降气。升则能吐风痰，散风寒，发疮疹；降则能定痰喘咳嗽，调下痢后重，止内痛，都是利气的功效。我曾用过，果然有特殊的效果。

附方

1 上气痰嗽，喘促唾脓血：用莱菔子一合，研细后煎汤，饭前服用。《食医心镜》。

2 肺痰咳嗽：莱菔子半升淘净焙干，炒黄后捣研为末，用糖调和，作丸如芡子大。绵包裹含服，咽汁。《胜金方》。

3 齁（hōu）喘痰促，遇厚味即发：萝卜子淘净，蒸熟晒干后捣研为末，姜汁浸泡蒸饼作丸如绿豆大。每次取三十丸，用唾液咽下，一天三次。此方名清金丸。《医学集成》。

4 痰气喘息：萝卜子（炒）、皂荚（烧灰存性）等份，捣研为末，姜汁调和，炼蜜制丸如梧桐子大。每次取五十至七十丸，白开水送服。《简便单方》。

5 久嗽痰喘：萝卜子（炒）、杏仁（去皮尖，炒）等份，蒸饼制丸如麻子大。每次取三五丸，时时用唾液咽服。《医学集成》。

6 高年气喘：萝卜子炒，研末，加蜜制丸如梧桐子大。每次取五十丸，白开水送服。《济生秘览》。

7 宣吐风痰：①用萝卜子末，温水调服三钱。良久吐出涎沫。用此方吐后用紧疏药，疏后服和气散直至痊愈。此方名胜金方。②用萝卜子半升研细，浆水一碗过滤取汁，入香油及蜜少量，温服。后用桐油浸泡过的晒干鹅翎探吐。朱震亨方。

8 中风牙关紧闭：萝卜子、皂荚各二钱，加水煎服，取吐。朱震亨方。

9 小儿风寒：萝卜子生研末一钱，温葱加酒送服，取微汗。《卫生易简方》

10 风秘气秘：萝卜子（炒）一合研磨成水，调和皂荚末二钱服下。《寿域神方》

11 气胀气蛊：莱菔子研末，加水过滤取汁，浸泡缩砂仁一两一晚，炒干后又浸又炒，一共七次，捣研为末。每次取一钱，用米汤送服。朱端章《集验方》。

12 小儿盘肠气痛：用萝卜子炒黄后研末，每次取半钱，用乳香汤送服。杨仁斋《仁斋直指方》。

13 年久头风：莱菔子、生姜等份，捣绞取汁，入麝香少量，吹入鼻中。《普济方》。

14 牙齿疼痛：萝卜子十四粒生研，用人乳调和成膏。左疼点右鼻，右疼点左鼻。

15 疮疹不出：萝卜子生研末，每次取二钱，米汤送服。《卫生易简方》。

花

【主治】陈士良说：用糟下酒贮藏，食用时味道很美，能明目。

按语

莱菔即萝卜，味辛、甘，性凉，能清热生津，凉血止血，下气宽中，消食化痰。用于消渴口干、衄血、咳血、食积胀满、咳喘泻痢、咽痛失音。外用可治冻疮、偏头痛等。

莱菔子味辛、甘，性平，能消食除胀，降气化痰。用于治疗食积气滞脘腹胀满或疼痛、嗳气吞酸、咳喘痰多、胸闷食少。单用生品研服以涌吐风痰者。炒用消食下气化痰。辛散耗气，因此气虚及无食积、痰滞者慎用。

Sheng 生 Jiang 姜

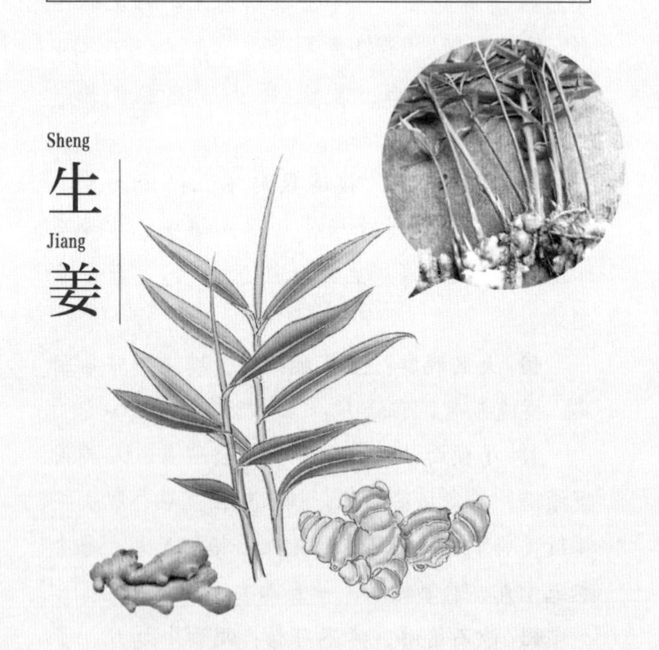

【释名】时珍说：据许慎《说文解字》记载，姜作薑，指的是防湿的菜。王安石《字说》记载：薑能强有力的防御百邪，故称作薑。初生嫩时其尖稍紫，称作紫姜，或作子姜。宿根称作母姜。

【集解】《别录》记载：生姜、干姜出产于犍

（qián）为山谷及荆州、扬州。九月采收。

苏颂说：处处都有，其中以汉、温、池州的为好。苗高约二三尺。叶像箭竹而长，两两相对。苗青而根黄。无花实。秋时采根。

时珍说：姜适宜在原野及沙地上种植。四月取母姜栽种。五月生苗像初生的嫩芦，而叶稍宽像竹叶，对生，叶也辛香。立秋后第五个戊日前后新芽急速生长，像指的形状，采食无筋，称其为子姜。秋分后子姜质量差些，霜降后则变老。它生来厌恶低湿的环境和阳光，因此秋热则无姜。《吕氏春秋》记载：平和又味美的，有杨朴的姜。杨朴为地名，在现今的西蜀。《春秋运斗枢》记载：璇星散而为姜。

【气味】味辛，性微温，无毒。

【主治】《本经》记载：久服去臭气，通神明。《别录》记载：归五脏，除风邪恶寒发热，治疗伤寒头痛鼻塞、咳逆上气，能止呕吐，去痰下气。

甄权说：去水气肿满，治疗咳嗽、季节性流行病。同半夏合用，主治心下急痛。又同杏仁作煎剂，治疗气结气实导致的急痛、心胸阻隔恶寒发热、气痛。捣汁和蜜服，治疗中热呕逆不能下食。

孟诜说：能散烦闷，开胃气。捣汁作煎剂服，下一切结实，冲胸膈恶气。

陈藏器说：能破血调中，去冷气。捣汁服，解药毒。

张鼎说：除壮热，治疗痰多喘咳、胸部胀满、冷泻腹痛、转筋心满，去胸中臭气、狐臭，杀腹内长虫。

张元素说：能益脾胃，散风寒。

吴瑞说：解各种菌类中毒。

时珍说：生用发散，熟用和中，解食用野禽中毒成喉痹。浸泡后捣汁，点红眼。捣汁和黄明胶熬膏，贴治风湿痛，效果很好。

干生姜

【主治】甄权说：治疗痰嗽、温中、胀满、霍乱不止、腹痛、冷痢、血闭。病人虚而冷，宜加用。

孟诜说：取姜末，和酒服，治疗偏风。

王好古说：为肺经气分药，能益肺。

【发明】成无已说：姜、枣味辛、甘，专行脾的津液而能和营卫。在药中加用，不只专于发散。

李杲说：生姜的功效有四：一是制半夏、厚朴的毒性；二是发散风寒；三是与大枣同用，辛温益脾胃元气，温中去湿；四是与芍药同用，温经散寒。孙思邈讲，生姜是呕家圣药，因为辛可散邪。呕是气逆不散所致，此药行阳而能散气。有人问：生姜辛温入肺，怎么又说入胃口呢？答道：俗人以心下为胃口，是错误的。咽门下面，接受有形之物，属于胃系，便是胃口，与肺系同行，因此能入肺而开胃口。又问：有人说夜间不能吃生姜，令人闭气，这是为何呢？答道：生姜性辛温而主开发。夜晚气本应收敛，反行开发，则有违自然本性。若是患有疾病的人，则又不同了。生姜末，相比于干姜则性不热，相比于生姜则性不湿。用干生姜代干姜是因为它没有偏害的缘故。俗称“上床萝卜下床姜”。姜能开胃，萝卜能消食。

时珍说：姜性辛而不荤，能去邪辟恶。生食、熟食、醋制、酱制、酒制、盐制、蜜煎调和，无不适宜，可作蔬菜，也可作调味品，可作果品，也可入药，它的用处很多。凡是早行或者在山上行走，宜含一块，可不触犯雾露清湿气和山岚不正邪气。据方广《丹溪心法附余》记载：凡是中风、中暑、中气、中毒、中恶、干霍乱，一切突然发生的疾病，用姜汁与童尿送服，立可解散。这是因为姜能祛痰下气，童便能降火。

苏颂说：崔元亮《集验方》记载：皇帝赏赐的用姜茶治疗痢疾方：将生姜切细，和茶一两碗，任意下咽，便会痊愈。若是热痢，留姜皮；冷痢，去皮，最好。

杨士瀛说：姜能助阳，茶能助阴，二物都能

消散恶气、调和阴阳，且解湿热及酒食暑气的毒性，无论红、白痢疾都可以使用。

附方

1 痰饮中风：生姜二两，生附子一两，加水五升，煮取二升，分两次服下。忌猪肉、冷水。《千金方》。

2 胃虚风热，不能下食：用姜汁半杯，生地黄汁少量，蜜一汤匙，水二合，调和服下。《食疗本草》。

3 疟疾寒热往来：生姜四两，捣自然汁一杯，露一晚。于发作当天天亮时饮服。不止再服。《易简方》。

4 痰咳初起，恶寒发热：取姜一块，烧熟，含咽。《本草衍义》。

5 咳嗽不止：生姜五两，糖半升，加小火煎熟，吃完。孟诜《必效方》。

6 久咳噫气：生姜汁半合，蜜一汤匙，煎熟，温服，三服即愈。《外台秘要》。

7 小儿咳嗽：生姜四两，煎汤洗澡。《千金方》。

8 暴逆气上：取姜两三片，嚼服。寇宗奭《本草衍义》。

9 干呕厥逆：取生姜，频繁嚼服。

10 呕吐不止，腹内长虫：生姜一两，醋七合，煎取四合，连渣服下。《食医心镜》。

11 胃部硬满，呕吐嗳气：生姜八两，加水三升，煮至一升。半夏五合洗净，加水五升，煮至一升，取汁同煮至一升半，分两次服下。《千金方》。

12 反胃虚弱：①用母姜二斤，捣汁作粥食用。《兵部手集》。②将生姜切片，麻油煎过后捣研为末，软柿子蘸末嚼服。《传信适用方》。

13 霍乱转筋，入腹欲死：生姜三两捣烂，加酒一升，煎煮至沸腾两三次，服下，同时用姜捣烂贴痛处。《外台秘要》。

14 霍乱腹胀，不能吐下：用生姜一斤，加水七升，煮至二升，分三次服下。《肘后方》。

15 腹中胀满：将煨姜用布绵裹，纳入下部。变冷就更换。梅师《集验方》。

16 大便不通：生姜削成小指大，二寸长，涂盐后纳入下部。《外台秘要》。

17 冷痢不止：生姜煨熟后捣研为末，同干姜末等份，用醋和面作馄饨，先用水煮，再用清水煮过，待冷却，取十四枚，用粥送服，一天一次。《食疗本草》。

18 消渴饮水：干生姜末一两，用鲫鱼胆汁调和，制成如梧桐子大的丸剂。每次取七丸，用米汤送服。《圣惠方》。

19 湿热发黄：一方：取生姜不时擦全身。一方：加茵陈蒿，效果尤其好。《伤寒槌法》。

20 满口烂疮：生姜自然汁，频繁漱口吐出。也可研末擦患处，效果很好。

21 牙齿疼痛：将老生姜用瓦焙干，入枯矾末一起擦患处。《普济方》。

22 各种药毒，狂犬伤人：取生姜汁饮服。《小品方》。

23 蜘蛛咬人：炮姜切片贴患处。《千金方》。

24 手足突然拗伤：生姜、葱白捣烂，和面炒热，敷患处。

25 跌打伤损：姜汁和酒调生面贴患处。

26 百虫入耳：姜汁少量滴耳。

27 腋下狐臭：姜汁频涂患处，可绝根。《经验方》。

28 赤白癜风：生姜频擦患处。《易简方》。

29 两耳冻疮：生姜自然汁熬膏涂患处。《刘跂暇日记》。

30 发背初起：生姜一块，炭火炙熟一层，刮一层，捣研为末，用猪胆汁调涂患处。《海上方》。

31 诸疮痔漏，久不结痂：用生姜连皮切成大片，涂白矾末，炙焦后研细，贴患处。《普济方》。

32 脉溢（指毛窍出血）怪症：生姜自然汁

和水各半杯服下，即安。夏子益《奇疾方》。

姜皮

【气味】味辛，性凉，无毒。

【主治】时珍说：能消浮肿腹胀痞满，和脾胃，去目翳。

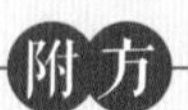

附方

拔白换黑：刮取老生姜皮一大升，置于久用油腻锅内，不需洗刷，密封不使漏气。置于火上煎煮，不得性急，从早到晚即成，捣研为末。拔白发后，先用小物点麻子大入孔中。或先点发下，然后拔取，用指捻入。苏颂《图经本草》。

叶

【气味】味辛，性温，无毒。

【主治】汪机：食鲙鱼导致生积块，捣汁饮服，即消。

附方

打伤瘀血：姜叶一升，当归三两，捣研为末。每次取方寸匕，温酒送服，一天三次。《范汪东阳方》。

-按语-

生姜味辛，性温，能解表散寒，温中止呕，温肺止咳。用于治疗风寒感冒、脾胃虚寒之胃脘冷痛、食少、呕吐，肺寒咳嗽。素有“呕家圣药”之称。对生半夏、生南星等药物之毒，及鱼蟹等食物中毒，均有一定的解毒作用。

生姜皮为生姜根茎切下的外表皮，味辛、性凉，能行水消肿，用于治疗水肿、小便不利。

Gan 干 Jiang 姜

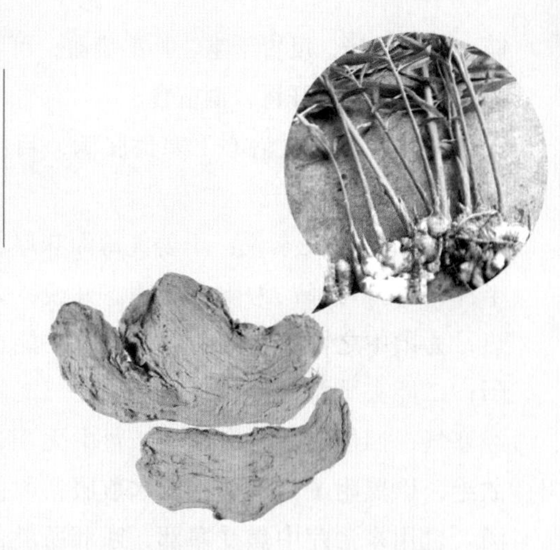

【释名】又名白姜。

【集解】陶弘景说：干姜现今只出自临海、章安，几个村子种植。蜀汉时陈姜味美，荆州有好姜，而不能制成干姜，制作干姜的方法：用水浸泡三天，去皮置流动的水中六天，再刮去皮，然后晒干，置瓷缸中发酵三天，便可制成。

苏颂说：制造干姜的方法：采根于长流水中洗过，太阳底下晒成干姜。以出自汉州、温州、池州等地的为好。陶弘景所描述的是制作汉州干姜的方法。

时珍说：干姜用母姜制造。现今的江西、襄州、均州等地都可制造，以白净结实的为好，因此称它为白姜，又称作均姜。凡入药时都需炮用。

【气味】味辛，性温，无毒。

【主治】《本经》记载：治疗胸部胀满、咳嗽，能温中止血、发汗、驱逐风湿痹邪，治疗泄泻。生用尤其好。

《别录》记载：治疗寒性腹痛、中恶霍乱腹部胀满、风邪及各种中毒、皮肤间结气，可以止唾血。

甄权说：治疗腰中冷痛、冷气，破血去风，通四肢关节，开五脏六腑，宣络脉，去风毒寒痹，治疗夜间小便频数。

《大明》记载：能消痰下气，治疗吐泻转

筋、腹脏冷痛、反胃干呕、扑损瘀血，可以止鼻红，解冷热毒，开胃，消宿食。

王好古说：主治心下寒性胀满，目睛长期发红。

【发明】张元素说：干姜气薄而味厚，半沉半浮，可升可降，为阳中之阴。又说：大辛大热，为阳中之阳。它的功效有四：一能通心助阳；二能去脏腑深部及年久寒疾；三能发散诸经寒气；四能治疗感寒腹痛。肾中无阳，脉气欲绝，以黑附子为引药，加水煎服，称作姜附汤。也用来治疗中焦受寒邪，寒邪所胜，用辛散之。又能补下焦，因此四逆汤中用到它。干姜性味本辛，炮制后稍苦，故止而不移，所以能治里寒，并不像附子行而不止。理中汤中用到它，用它回阳。

李杲说：干姜生用味辛，炮制后味苦，属阳。生用能散寒邪而发表，炮制后能除胃冷而守中，多用则能耗散元气。这是因为辛主散，壮火食气。需用生甘草缓其辛散之性。辛热可以散里寒，同五味子一起用可以温肺，同人参一起用可以温胃。

王好古说：干姜为心、脾二经气分药，因此能补心气不足。有人问：干姜辛热而能补脾。现今理中汤中用到它，只说它能泄而不说它能补，为何？这是因为辛热燥湿，泄脾中寒湿邪气，并不是泄正气。又问：服干姜来治疗中焦病，必然犯上焦，不可不知。

朱震亨说：干姜入肺中利肺气，入肾中燥下湿，入肝经引血药生血，同补阴药也能引血药入气分而生血，因此血虚发热、产后大热都可用它。止唾血、泄泻带血，必须炒黑用。有人患血脱病，色白而没有光泽，脉濡的，此为大寒。宜用干姜的辛温来益血，大热来温经。

时珍说：干姜能引血药入血分，引气药入气分，又能去瘀血养新血，有阳生阴长的含义，故血虚之人用它；而人吐血、鼻子出血、下血，有阴无阳的，也适宜用它。这是热因热用，从治之法。

附方

1 脾胃虚冷，不能饮食，日久虚弱，变成痨瘵：取温州白干姜，浆水煮透，取出焙干捣末，陈仓米煮粥，取米汤制成丸如梧桐子大。每次取三十至五十丸，白开水送服。苏颂《图经本草》。

2 脾胃虚弱，饮食减少，易伤难化，乏力肌瘦：将干姜不断捣研，取四两，将白糖切块，水浴过后，入容器内溶化，和丸如梧桐子大。每次取三十丸，空腹米汤送服。《十便良方》。

3 头晕呕吐，胃冷生痰：用川干姜（炮）二钱半，甘草（炒）一钱二分，加水一碗半，煎至减半，服下。《传信适用方》。

4 心脾冷痛：用干姜、高良姜等份，炮后研末，糊丸如梧桐子大。每次饭后，取三十丸，用猪皮汤送服。此方名二姜丸。《和剂局方》。

5 心气卒痛：取干姜末一钱，米汤送服。《外台秘要》。

6 阴阳易病：（指伤寒或温疫等病后余热未净，由房事传之对方者，女病传男为阴易，男病传女为阳易。）用干姜四两，捣研为末。每次取半两，用白开水调服，覆衣盖被，出汗后手足能伸，即愈。《伤寒类要方》。

7 中寒水泻：干姜（炮）研末，取二钱，用米汤送服。《千金方》。

8 寒痢色青：干姜切成大豆大。每次取六七片，米汤送服，白天三次，晚上一次。《肘后方》。

9 血痢不止：干姜烧黑存性，放冷后捣研为末。每次取一钱，米汤送服。《姚氏集验》。

10 脾寒疟疾：①用干姜、高良姜等份，捣研为末。每次取一钱，加水一杯，煎至七分服下。《外台秘要》。②干姜炒黑后捣研为末，接近发作时取三小勺，温酒送服。王衮《博济方》。

11 冷气咳嗽，结胀：一方：取干姜末半钱，热酒调服。一方：加糖作丸含化。姚僧坦方。

12 咳嗽上气：干姜（炮）、皂荚（炮，去皮子及蛀）、桂心（紫色者去皮），一起捣研后过筛，取等份，入炼好的白蜜和捣一二千下，和丸如梧桐子大。每次取三丸，水送服，咳嗽一发即服，一天三五次。禁食葱、面、油腻。刘禹锡《传信方》。

13 虚劳不眠：将干姜捣研为末，每次取三钱，水送服，取微汗出。《千金方》。

14 吐血不止：将干姜捣研为末，每次取一钱，用童子小便调服。

15 鼻出血不止：将干姜削尖后煨熟，塞入鼻中。

16 鼻塞不通：将干姜捣研为末，蜜调塞入鼻中。《广利方》。

17 冷泪目昏：取干姜粉（炮）一字，用水调点眼。《圣济总录》。

18 红眼涩痛：取白姜末，水调贴足心。《普济方》。

19 目忽不见：取母姜嚼服，用舌头每天舔舐六七次。《圣济总录》

20 目中卒痛：干姜削成圆滑状，纳入眼眦中，有汁出拭干。味尽再换。《千金方》。

21 牙痛不止：川姜（炮）、川椒等份，捣研为末，敷患处。《御药院方》。

22 痈疽初起：干姜一两，炒紫后研末，醋调敷四周，留头在外。《诸症辨疑》。

23 瘰疬不敛：将干姜捣研为末，姜汁打成糊，调和成膏，以黄丹为衣。每天随疮大小，入药在内，直至脓尽，生肉口合为度。若疮口不合，用以葱白汁调大黄末擦患处。《救急方》。

24 狂犬伤人：将干姜研末，每次取两小勺，水送服，取生姜汁服用也可，同时用姜炙热熨患处。

25 蛇蝎螫人：干姜、雄黄等份，捣研为末，袋装后佩带在身上。遇螫伤时即取敷患处。《广利方》。

按语

干姜味辛，性热，能温中散寒，回阳通脉，温肺化饮。用于治疗腹痛、呕吐、泄泻、心肾阳虚、阴寒内盛所致的亡阳厥逆、脉微欲绝、寒饮喘咳。辛热燥烈，阴虚内热、血热妄行者忌用。

茼蒿 Tong Hao

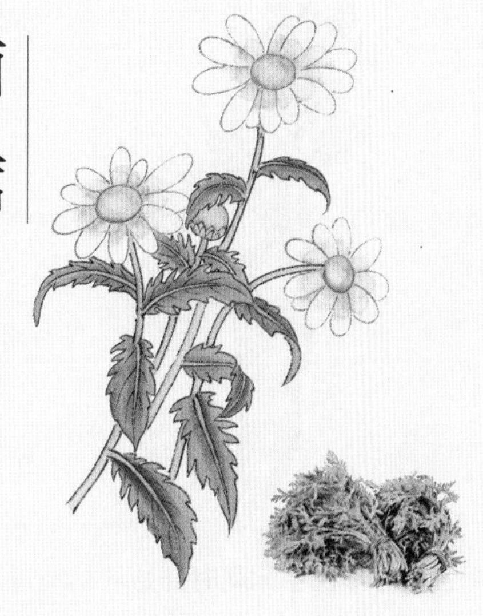

【释名】又名蓬蒿。

时珍说：形状气味与蓬蒿相同，故称蓬蒿。

【集解】汪机说：本草不描述其形状，后人不认识。

时珍说：同蒿八九月份下种，冬春季采食肥茎。花、叶稍像白蒿，它的味辛甘，作蒿气。四月起苔，高二尺左右。开深黄色花，形状像单瓣菊花。一花结子近百枚成球形，像地菘及苦荬（mǎi）子，最容易繁殖和长茂盛。此菜自古就有，孙思邈将其记载在《千金方》菜类中，自宋代《嘉祐本草》开始补入本草类，现今的人经常食用。

【气味】味甘、辛，性平，无毒。

【主治】孙思邈说：能安心气，养脾胃，消痰饮，利肠胃。

-按语-

茼蒿味辛、甘，性平，能调和脾胃，通利小便，化痰止咳。用于治疗脾胃不和、饮食减少，膀胱热结、小便不利，痰热咳嗽。

Hu 胡 Luo 萝 bo 卜

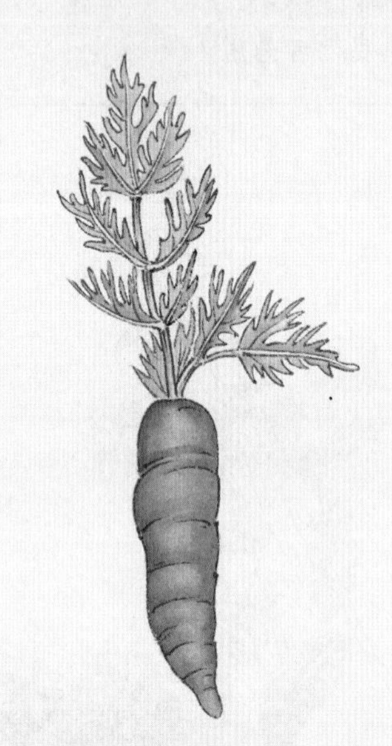

【释名】时珍说：元朝时开始从胡地进入我国，气味稍像萝卜，因此称作胡萝卜。

【集解】时珍说：胡萝卜如今在北方、山东多有种植，淮、楚地区也有种植的。八月下种，生苗像邪蒿，茎肥有白毛，像蒿一样辛臭，不可食用。冬季挖根，生、熟都可食用，兼有水果、蔬菜的作用。根有黄、红两种，微带蒿气，长约五六寸，大的满握，形状像鲜挖的地黄和羊蹄根。三四月茎高约二三尺，开碎白花，攒簇像伞状，像蛇床花。子也像蛇床子，稍长而有毛，褐色，又像莳萝子，也可用来调和食料。据周宪王《救荒本草》记载：野胡萝卜苗、叶、花、实，都同家种胡萝卜，但根细小，味甜，生食、蒸食都可。花、子都大于蛇床。又有金幼孜《北征录》记载：河北交界有沙萝卜，根长二尺左右，大的直径过寸，下部支生小的像筷箸。它的色黄白，气味辛而稍苦，也像萝卜气味。这些都属于胡萝卜一类的。

根

【气味】味甘、辛，性微温，无毒。

【主治】时珍说：能下气补中，利胸膈肠胃，安五脏，使人健食，有益无害。

子

【主治】时珍说：主治久痢。

-按语-

胡萝卜味甘，性平，能健脾化滞，润肠通便，杀虫。用于治疗脾虚食欲不振、营养不良或久痢、肠燥便秘、蛔虫症。

Shui Qin 水蕲

【释名】又名芹菜、水英、楚葵。

陶弘景说：“蕲（qín）”字俗作“芹”字。二月、三月开花时，可作腌菜及煮熟食用，因此称作水英。

时珍说：“蕲”当作“蘄”，从艸（cǎo）、蕲，谐声。后省作芹，从斤，也是谐声。它性冷滑而像葵，《尔雅》称它作楚葵。《吕氏春秋》记载：云梦的芹为菜中的美味。云梦，楚国的一个地名。楚有蕲州、蕲县，都音淇（qí）。罗愿《尔雅翼》记载：土地上多产芹，故字从芹。蕲的音也是芹。

【集解】《别录》记载：水靳生于南海水池、沼泽。

苏敬说：水靳即芹菜。有两种：荻芹白色取根，红芹取茎、叶。两种都能腌食和做生菜食用。

韩保昇说：芹生于水中，叶像川芎，它的花色白而无实，根也呈白色。

孟诜说：生长于水黑水急地方的水芹，比不上生长于旱田的适合于人，置于酒酱中气香而味美。旱田所产的称作白芹。其他的田都有虫子在叶间，视而不见，食用后可使人患病。

陶弘景说：又有渣芹，可作为生菜食用，也可生食。

时珍说：芹有水芹、旱芹。水芹生于江湖、陂坡、沼泽的边上；旱芹生于平地，有红、白两种。二月生苗，它的叶对节而生，像川芎。茎有节棱而中空，气味芬芳。五月开细白花，像蛇床花。楚国人采食它来充饥，其好处不少。《诗经》记载：觱（bì）沸槛泉，言采其芹（意思是：翻腾喷涌的泉水边，我去采下水中芹）。杜甫诗记载：饭煮青泥坊底芹。又说：香芹碧涧（碧绿的山间流水）羹。都是记载的美芹的功效。《列子》记载乡上的土豪吃芹，口被刺而腹痛，大概是因为没有掌握食芹的方法罢了。

茎

【气味】味甘，性平，无毒。

【主治】《本经》记载：治疗女子痢下赤色黏沫，能止血养精，保血脉，益气，使人长肥健壮而喜食。

孟诜说：能去伏热，杀石药毒，捣汁服下。

陈藏器说：饮汁服，去小儿暴热，大人酒后发热，鼻塞身热，去头中风热，利口齿，利大小肠。

《大明》记载：治疗烦渴、崩中带下、五种黄病。

【发明】张仲景说：春、秋二季，龙带精入芹菜中。人误食后生病，面青手青，腹部胀满像怀孕一样，痛不可忍，称作蛟龙病。服用硬糖二三升，一天三次。吐出蜥蜴后便痊愈。

时珍说：芹菜生于水边。虽说蛟龙变化莫测，它的精怎么会入芹菜中呢？大抵是蜥蜴、虺蛇这类，春夏相交之际，遗精于芹菜上的缘故。况且蛇喜欢吃芹，也可为证。

附方

❶ 小儿吐泻：芹菜切细，煮汁饮服，不拘多少。《子母秘录》。

❷ 小便淋痛：水芹菜长白根的，去叶捣汁，冷水送服。《圣惠方》。

❸ 小便出血：水芹捣汁，一天服六七合。《圣惠方》。

花

【气味】味苦，性寒，无毒。

【主治】苏敬说：治疗脉溢。

按语

水芹味甘，性凉，清热平肝，祛风利湿，润肺止咳。用于治疗肝火上炎之头晕、头痛、失眠、面红目赤，中风偏瘫、小便不利、淋沥涩痛或尿血、痈肿，小儿百日咳或阴虚劳咳等症。

Zi

紫

Jin

堇

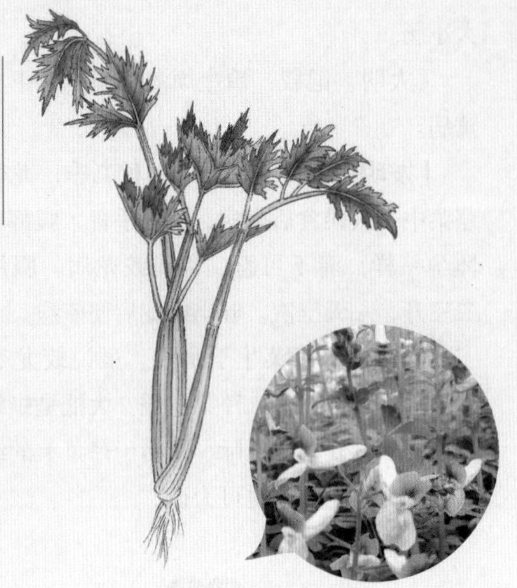

【释名】又名赤芹、蜀芹、楚葵、苔菜、水卜菜。

时珍说：堇（jīn）、蕲、芹、菦，四字同一种含义。

【集解】苏颂说：紫堇生于江南吴兴县。淮南称作楚葵，宜春县称作蜀芹，豫章县称作苔菜，晋陵县称作水卜菜。

时珍说：苏颂的说法出自唐玄宗《天宝单方》，没有具体描述紫堇的形状。如今据《轩辕述宝藏》记载：红芹即紫芹，生于水边。叶的形状像赤芍药，色青，长三寸左右，叶上有黄斑，味苦涩。它的汁可以用来煮雌黄、制汞毒、伏朱砂、擒三黄毒，号称为起贫草。又据《土宿真君本草》记载：赤芹生于背阳的山崖、湖泽靠近水石的地方，形状似赤芍药。它的叶深绿而背部红色，茎叶像荞麦，花红可爱，结实也像貔（pí）荞麦。它根像蜘蛛，咀嚼后极酸苦涩。江淮人三四月采苗，当蔬菜食用。南方颇少见，太行、王屋山上最多。

苗

【气味】味酸，性平，微毒。

花

【气味】味酸，性微温，无毒。

【主治】苏颂说：治疗大人、小儿脱肛。

-按语-

紫堇味苦、涩，性凉，有毒，能清热解毒，固精，收敛止痒。用于治疗中暑头痛、腹痛、遗精、尿痛、咯血，外用治脱肛、疮疡肿毒、顽癣、秃疮、带状疱疹、蛇咬伤。

Huai

蘹

Xiang

香

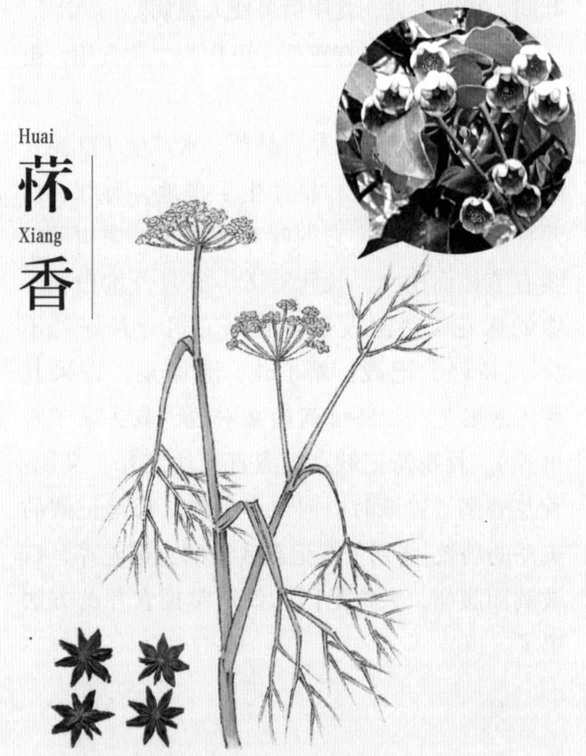

【释名】又名茴香、八角珠。

苏颂说：蘹（huái）香，北方人称作茴香，声相近的缘故。

孙思邈说：煮臭肉时，下少量，肉即可无臭气，臭酱入末也香，因此称它为回香。

时珍说：一般乡下人多藏在衣袖中拿出来咀嚼，蘹香的名称，大概是出自此种原因。

【集解】苏颂说：现今交州、广州各地及附近的县城都有。入药时多用从番外通过船运来的，有人说不及产自本地的效果好。三月长叶像老胡荽，极疏细，作丛。到五月茎长粗，高三四尺。七月开花，头像伞盖，黄色。结实像麦而小，青色。北方人称它为土茴香。八九月采实阴干。如今靠近路边的人家园圃中种植的很多。四川人多取其茎叶煮食。

时珍说：茴香的宿根，深冬生苗作丛，肥茎丝叶，五六月开花，像蛇床花而色黄。结子大的像麦粒，轻而有细棱，俗称大茴香，如今以出自宁夏的为第一。其他处所产的较小，称作小茴香。从番外通过船运来的，实大像柏实，裂成八瓣，一瓣一核，大如豆，黄褐色，有仁，味更甜，俗称舶茴香，又称作八角茴香（广西附近江峒中也有），形色与中国茴香差别很大，但气味相同。北方人用它咀嚼佐酒。

子

【气味】味辛，性平，无毒。

【主治】《新修本草》记载：治疗各种瘘、霍乱及蛇伤。

马志说：祛除膀胱胃间冷气及育肠气，调中，止痛及呕吐。

《大明》记载：治疗干湿脚气，肾劳疝气阴疼，开胃下气。

李杲说：补命门不足。

吴绶说：暖丹田。

【发明】时珍说：小茴香性平，能理气开胃，夏季祛蝇辟臭，宜用于食料中。大茴香性热，多食则能伤眼生疮，食料中不宜过量使用。古方有去铃丸：用茴香二两，连皮生姜四两，同入容器内浸泡一整天，小火炒，入盐一两，捣研为末，糊丸如梧桐子大。每次取三五十丸，空腹盐酒送服。此方本来可用来治疗脾胃虚弱疾病。茴香得盐则能引入肾经，发出邪气。肾不受邪，病自不生。也用于治疗小肠疝气，颇有有效。

附方

❶ 开胃进食：茴香二两，生姜四两，一同捣匀，入干净容器内，湿纸盖一晚。再置于容器中，用火炒黄焦后捣研为末，酒糊丸如梧桐子大。每次取十丸至二十五丸，温酒送服。《经验方》。

❷ 瘴疟发热，牵连背项：茴香子捣汁服下。孙思邈方。

❸ 大小便闭，鼓胀气促：八角茴香七个，大麻仁半两，捣研为末。生葱白二十一根，一同捣研后煎汤。每次取适量，调五苓散末服下，一天一次。《普济方》。

❹ 小便频数：茴香不拘多少，淘净，入盐少量，炒后捣研为末，炙糯米糕蘸食。

❺ 伤寒脱阳，小便不通：用茴香末，取生姜自然汁调敷腹上。外用茴香末，入益元散服下。《摘玄方》。

❻ 肾消饮水，小便如膏油：用茴香（炒）、苦楝子（炒）等份，捣研为末。每次取二钱，饭前酒送服。《保命集》。

❼ 肾虚腰痛：茴香炒后研末，将猪腰子批开，掺末入内，湿纸包裹煨熟。空腹食下，盐酒送服。戴原礼《证治要诀》。

❽ 腰重刺胀：八角茴香炒后研末，每次取二钱，饭前酒送服。《仁斋直指方》。

❾ 疝气入肾：茴香炒后分作两包，相互更换熨患处。《简便方》。

❿ 小肠气坠：①用八角茴香、小茴香各三钱，乳香少量，水煎服，取汗。《仁斋直指方》。②用大茴香、荔枝核（炒黑）各等份，研末。每次取一钱，温酒调服。孙天仁《集效方》。③用大茴香一两，花椒五钱，炒后研末。每次取一钱，酒送服。《濒湖集简方》。

⓫ 胁下刺痛：小茴香（炒）一两，枳壳（麸

炒）五钱，捣研为末。每次取二钱，盐酒调服。《袖珍方》。

⑫ 辟除口臭：茴香煮羹及生食。昝殷《食医心镜》。

⑬ 蛇咬久溃：小茴香捣末，敷患处。《千金方》。

茎叶

【气味】与子相同。

【主治】甄权说：煮食，治疗突发恶心，腹中不安。

孟诜说：治疗小肠气，突发肾气冲胁，如刀刺痛，喘息不得。生捣汁一合，投热酒一合，和服。

【发明】苏颂说：《范汪方》治疗恶毒痈肿，或连阴部、大腿间疼痛挛急，牵入小腹不可忍受，一晚即能杀人。用茴香苗叶，捣汁一升服下，一天三四次。用其渣贴肿上，冬季用根。这是外国神方，永嘉年以来用它，起死回生很有效验。

按语

小茴香味辛，性温，能散寒止痛，理气和胃。用于治疗寒疝腹痛、睾丸偏坠胀痛、少腹冷痛、痛经、中焦虚寒气滞脘腹胀痛。

莳萝

Shi Luo

【释名】又名慈谋勒、小茴香。

时珍说：莳萝、慈谋勒，都是番语。

【集解】陈藏器说：莳萝生于佛誓国，果实像马芹子，气辛香。

李珣说：据《广州记》记载：莳萝生于波斯国。马芹子色黑而重，莳萝子色褐而轻，以此区分。善于改善饮食的口味，多食没有害处。但是不可与阿魏一同食用，因阿魏可掩盖它的气味。

苏颂说：现今岭南及靠近道路边的地方都有。三月、四月生苗，花实大似蛇床而簇生，气辛香，六七月采果实。如今的人多用它来调和五味，没有听说用来入药的。

时珍说：它的子簇生，形状像蛇床子而短，稍黑，气辛臭，比不上茴香。

陈嘉谟说：俗称莳萝椒。内有黑子，但皮薄色褐不红。

苗

【气味】味辛，性温，无毒。

【主治】时珍说：能下气利膈。

子

【气味】味辛，性温，无毒。

【主治】陈藏器说：治疗小儿气胀，霍乱呕逆，腹冷不食不下，两肋胀满。

《大明》记载：能健脾，开胃气，温肠，杀鱼、肉毒，补肾脏，治疗肾气虚弱，壮筋骨。

李珣说：主治膈气，消食，改善食味。

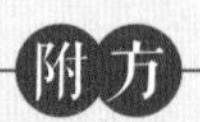

① 闪挫腰痛：莳萝研末，每次取两小勺，酒送服。《永类钤方》。

② 牙齿疼痛：莳萝、芸薹子、白芥子等份，研末。口中含水，随左右吹鼻。《圣惠方》。

按语

莳萝俗称洋茴香，味辛、性温，能理气开胃，解鱼肉毒。用于治疗腹中冷痛、胁肋胀满、呕逆食少、寒疝。与小茴香作用相似。

菠薐

Bo Leng

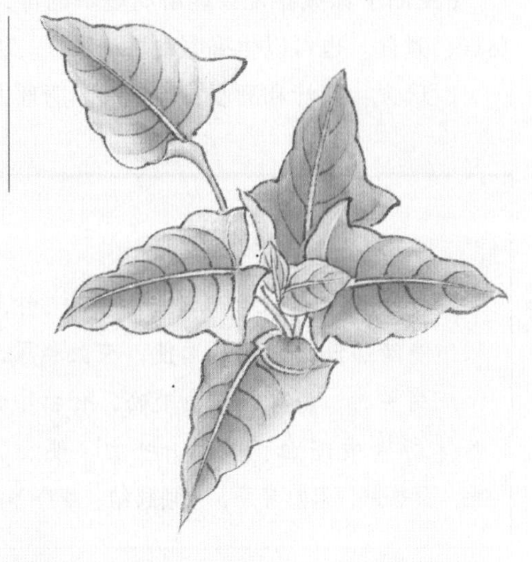

【释名】又名菠菜、波斯草、赤根菜。

刘禹锡《嘉话录》说：菠薐（léng）种子出自西方国度。有僧将其种子带来，说本是颇陵国之种，因此误传为波棱。

时珍说：《唐会要》载录，太宗时尼波罗国献波棱菜，类似红蓝，果实像蒺藜，烤熟能增加其味道。方士隐名为波斯草。

【集解】时珍说：波棱八月、九月种者，可备冬天吃；正月、二月种者，可备春蔬。其茎柔脆，中心空。叶绿腻，柔厚，上长出一尖，旁长出两尖，像鼓子花的叶，但较之长、大。其根长数寸，大如桔梗而色赤，味更甘美。四月起薹（tái）尺许。有雄雌，茎开碎红花，丛簇不显眼。雌者结实，有刺，状如蒺藜子。种时需砑（yà，用石头研压）开，易浸胀。必过月朔（旧历初一，每月以朔日为起点，约三十日一周期为一月）才生，也是奇异之处。

菜及根

【气味】味甘，性冷，滑，无毒。

陈士良说：微毒。多食令人脚弱，发腰痛，动冷气。先患腹冷的，必伤腹。不与鳝鱼同食，否则发霍乱。取汁炼霜，制伏砒、汞、雌黄、硫黄毒。

【主治】孟诜说：利五脏，通肠胃热，解酒毒。

时珍说：通血脉，开胸膈，下气调中，止渴润燥。根尤良。

【发明】孟诜说：北人食肉、面，食之即平；南人食鱼、鳖、水米，食之即冷，因此多食易导致大小肠受寒。

时珍说：张从正《儒门事亲》载录：凡人久病，大便涩滞不通及痔漏之人，宜常食菠薐、葵菜之类，滑以养窍，自然通利。

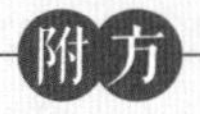

附方

消渴引饮日至一石（dàn）者：菠薐根、鸡内金等份，为末。米饮服一钱，每日三次。《经验方》。

按语

菠薐即菠菜，味甘，性凉，能养血止血，滋阴润燥。用于体虚大便涩滞不通、肠燥便秘或便血、消渴、眼目昏花等。它是作用缓和的补血滋阴食品。

蕹菜

Weng Cai

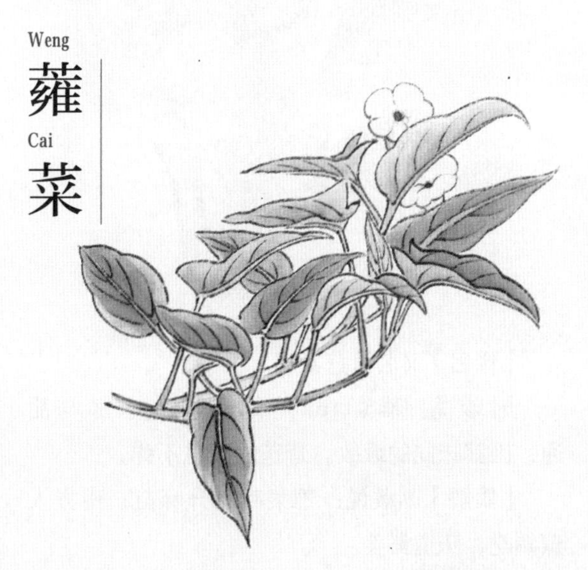

【释名】时珍说：蕹（wèng）与壅同。此菜

需以土壅之才成，因此称为壅。

【集解】陈藏器说：蕹菜在岭南种植，蔓生，开白花，可以吃。

时珍说：现在金陵及江夏人多吃蕹菜。它性宜湿地，畏霜雪。九月藏入土窖中，三四月取出，壅以粪土，即节节生芽，一棵可成一片。干柔如蔓而中空，叶似菠薐及錾头形。味短，须同猪肉煮，令肉色紫才佳。根据嵇含《南方草木状》所言：蕹菜叶如落葵而小。南人编苇为筏，作小孔，浮水上。种子于水中，则如萍根浮水面。到长成茎叶，都出于苇筏孔中，随水上下，南方奇蔬。则此菜，水、陆皆可生长。

【气味】味甘，性平，无毒。

【主治】陈藏器说：能解胡蔓草的毒，即野葛毒，煮食。也可以生捣服食。

时珍说：捣汁和酒服，治难产。唐瑶方。

按语

蕹菜又名空心菜、竹叶菜，味甘，性寒，能清热解毒，润肠通便，凉血利尿，用于疮疡肿毒、疮疹、蛇虫咬伤，食物中毒、血热所致的衄血、咳血、吐血、便血、尿血，及热淋、湿热带下、大便秘结、痔疮等症。

Tian 菾 Cai 菜

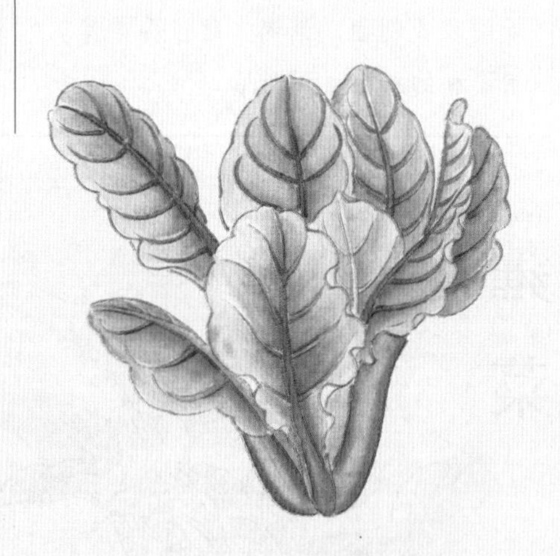

【释名】又名莙荙菜。

时珍说：菾（tián）菜，即莙荙。菾与甜通，因其味同的缘故。莙荙的意思不详。

【集解】苏敬说：菾菜叶似升麻苗，南方人蒸熟吃，味道鲜美。

韩保昇说：苗高三四尺，茎若蒴（shuò）藋（diào），有细棱，夏盛冬枯。其茎烧灰淋汁洗衣，白如玉色。

陈士良说：叶似紫菊而大，花白。

时珍曰：菾菜正二月下种，宿根亦自生。其叶青白色，似白菘菜叶而短，茎亦相类，但差别很小。生、熟皆可食，微作土气。四月开细白花。结实状如茱萸梂而轻虚，土黄色，内有细子，根白色。

【气味】味甘、苦，性大寒，滑，无毒。

掌禹锡说：性平，微毒。虚寒体质的人不可多食，易动气。原患有腹冷的人食用，必伤腹。

【主治】《别录》记载：主治时行壮热，解风热毒，捣汁饮用便可痊愈。

苏敬说：夏月以菜作粥食，解热，止热毒痢。捣烂，敷灸疮，止痛且伤口易愈合。

陈藏器说：捣汁服，主冷热痢。又可止血生肌，疗诸禽兽伤，外敷立愈。

《大明》载：煎汤饮，开胃，通心膈，适宜

于妇人。

《嘉祐本草》载：能补中下气，理脾气，去头风，利五脏。

根

【气味】味甘，性平，无毒。

【主治】《饮膳正要》记载：通经脉，下气，开胸膈。

子

【主治】孟诜说：煮半生，捣汁服，治小儿热。

陈藏器说：醋浸揩面，去粉滓，润泽有光。

附方

痔瘘下血：莙荙子、芸薹子、荆芥子、芫荽子、莴苣子、蔓菁子、萝卜子、葱子等份，大鲫鱼一个，去鳞、肠，装药在内，缝合，入银、石器内，上下用火炼熟，放冷为末。每服二钱，米饮下，每日二次。

按语

菾菜又名甜菜，也称莙荙菜，味甘，性凉，能清热解毒，行瘀止血。用于麻疹透发不快、热毒下痢、闭经淋浊、痈肿伤折。

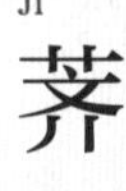

Ji 荠

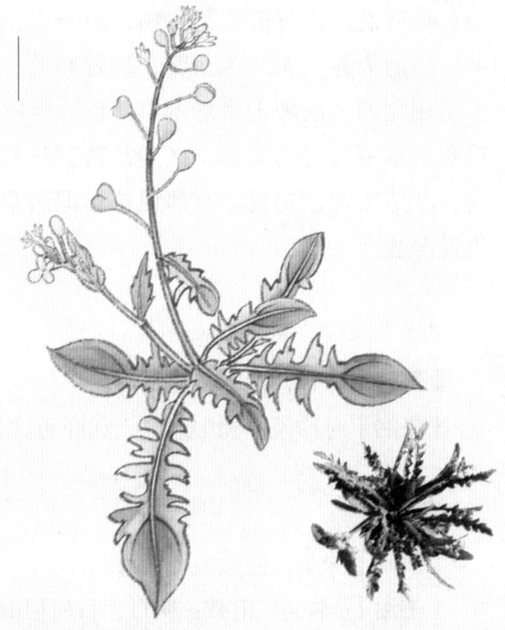

【释名】又名护生草。

时珍说：荠生济济，故谓之荠。释家取其茎作挑灯杖，可辟蚊、蛾，因此称它为护生草，说能护众生。

【集解】吴普说：荠生野中。

陶弘景说：荠种类甚多，这里指的是现在人们食用的品种。其叶用来腌制吃或者煮羹吃都很美味。《诗经》记载“谁谓荼苦，其甘如荠”。

时珍说：荠有大、小数种。小荠叶花茎扁，味道鲜美。其最细小的名沙荠。大荠科的叶皆大，但味不好。其茎硬有毛的，名菥蓂（xī mì），味不太好。并以冬至后生苗，二三月长茎五六寸。开细白花，整整如一。结荚如小萍，而有三角。荚内细子，如葶苈子。其子名蒫（cuó），四月采收。师旷说：要想吃甜的食物，而甜味的植物，是荠。菥蓂、葶苈皆是荠类。

【气味】味甘，性温，无毒。

【主治】《别录》记载：能利肝和中。

《大明》记载：利五脏。根：治目痛。

时珍说：能明目益胃。

甄权说：根、叶烧灰，治赤白痢，效果很好。

附方

❶ 暴赤眼，痛胀碜涩：荠菜根杵汁滴眼。《圣惠方》。

❷ 眼生翳膜：荠菜和根、茎、叶洗净，焙干为细末。每夜卧时先洗眼，挑末如米粒大小，抹两大眦头。涩痛忍之，久久膜自落。《圣济总录》。

❸ 肿满腹大，四肢枯瘦，尿涩：用甜葶苈炒、荠菜根等份，为末，炼蜜丸弹子大。每服一丸，陈皮汤下。只二三丸，小便清；十余丸，腹部便恢复如常。《三因方》。

按语

荠菜，俗名地菜，味甘，性凉，能利水消肿，用于水湿内停之水肿、湿热泄泻、痢疾、肝热目赤、目生翳膜、血热出血等症。

菥蓂（Xi Mi）

【释名】又名大荠，大蕺，马辛。

《吴普本草》说：一名析目，一名荣目，一名马驹。

【集解】《别录》记载：菥蓂（xī mì）生于咸阳山泽及道旁。四月、五月采，暴干。

陶弘景说：今到处有，是大荠子，方剂中用的很少。

韩保昇说：似荠叶而细，俗呼为老荠。

苏敬说：《尔雅》云：菥蓂，即大荠。《尔雅注疏》云：似荠，俗呼为老荠。但是其味甘而不辛。

陈藏器说：《本经》所载菥蓂一名大荠。苏敬引《尔雅》为注。大荠即葶苈，非菥蓂，菥蓂大而扁，葶苈细而圆，二物差别很大。

苏颂说：《尔雅》称葶苈为蕇（diǎn），子、叶皆似芥，一名狗荠。菥蓂即大荠。大抵二物皆荠类，故人们多不能细分，故而有疑问。古今多用来治疗眼目疾病。

时珍说：荠与菥蓂是一物，但分大、小二种。小的为荠，大的为菥蓂，菥蓂有毛。故其子功用相同，而陈士良的本草，也称荠实一名菥蓂。葶苈与菥蓂同类，区别是菥蓂味甘、花白，葶苈味苦、花黄。有的说菥蓂即甜葶苈，也说得通。

苗

【气味】味甘，性平，无毒。

【主治】时珍说：和中益气，利肝明目。

菥蓂子

【气味】味辛，性微温，无毒。

【主治】《本经》记载：明目，目痛泪出，除痹，补五脏，益精光。久服轻身不老。

《别录》记载：疗心腹腰痛。

甄权说：治肝病积聚，眼目赤肿。

附方

眼目热痛，泪出不止：菥蓂子捣筛为末，卧时铜簪点少许入目，应当有热泪及恶物排出，疗效甚佳。眼中胬肉，方子同上，夜夜点之。崔元亮《海上方》

按语

菥蓂为十字花科遏蓝菜属植物，是荠菜的一种，茎梗上有毛，味苦、甘，性平。能清热解毒，利湿消肿，和中开胃。用于治疗肺脓疡、痈疖肿毒、丹毒、白带、水肿、腹水、小儿消化不良、目赤肿痛等。

苜蓿

Mu Xu

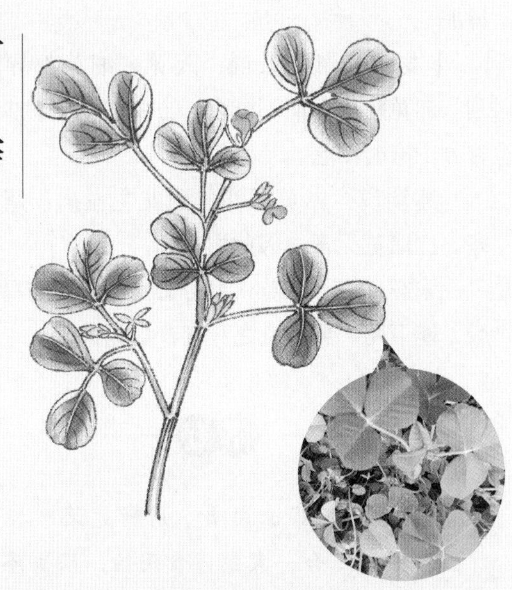

【释名】又名木粟、光风草。

时珍说：苜蓿（mù xū），郭璞作牧宿，谓其宿根自生，可饲牧牛马。罗愿《尔雅翼》作木粟，说其米可炊饭。葛洪《西京杂记》讲：乐游苑多苜蓿，风吹时，常现草木摇落凄清的样子。日照其花有光采，因此又名怀风，又名光风。茂陵人称它为连枝草。《金光明经》称它为塞鼻力迦。

【集解】陶弘景说：长安中就有苜蓿园，北方人很重视。江南不常吃它，是因为因它无味的原因。外国又有苜蓿草，用来疗目，但不是此类。

孟诜说：那里的人采它的根作土黄芪用。

寇宗奭说：陕西甚多，用来喂牛马，嫩时人也吃它。有宿根，割完后又再生。

时珍说：《西京杂记》说苜蓿原出大宛，汉使张骞带归中原。现在田野上处处都有它，陕、陇人也有种植，年年自生。割苗作蔬，一年可割三次。二月生苗，一棵数十茎，茎很像灰藋（diào）。一枝三叶，叶似决明叶，而小如指顶，绿色碧艳。入夏及秋，开细黄花。结小荚圆扁，旋转有刺，数荚累累，老则黑色。内有米如穄（jì）米，可做饭食，还可酿酒。

【气味】味苦，性平，涩，无毒。

孟诜说：性凉，少吃为好，多吃令冷气入筋中，可使人消瘦。

李鹏飞说：同蜜食，使人腹泻。

【主治】《别录》记载：能安中利人，可久食。

孟诜说：利五脏，轻身健人，洗去脾胃间邪热气，通小肠诸恶热毒，煮和酱食，还可用来做羹。

寇宗奭说：利大小肠。

苏颂说：干食益人。

根

【气味】性寒，无毒。

【主治】苏敬说：治疗热病烦满，目黄赤，小便黄，酒疸，捣服一升，令人吐利即愈。

时珍说：捣汁煎饮，治沙石淋痛。

按语

苜蓿味苦，性平，能清热利尿，消肿，用于小便不利、砂石淋症、水肿、消渴。

Xian

苋

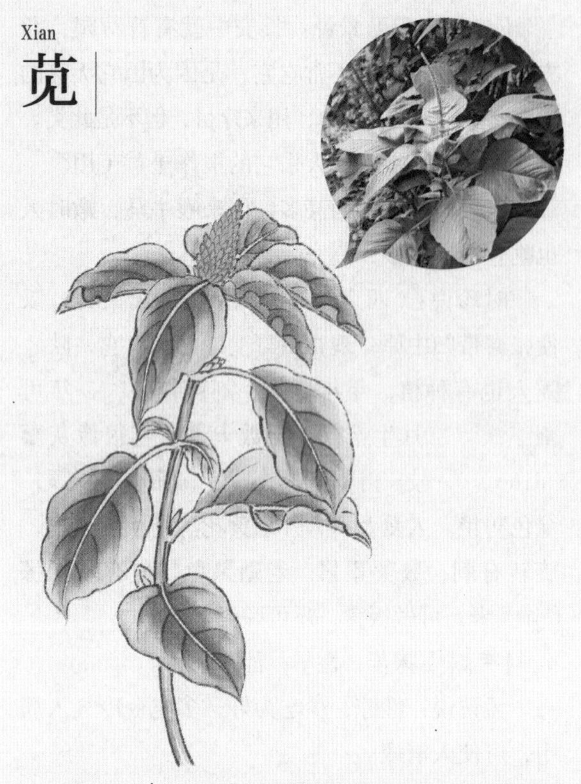

【释名】时珍说：《陆佃埤雅》载录：苋的茎、叶皆高大而易见，故其字从见，指事。

【集解】《别录》记载：苋实一名莫实，细苋亦同。生淮阳川泽及田中。叶如蓝。十一月采收。

李当之说：苋实即苋菜。

陶弘景说：苋实当是白苋。所以云细苋也相同，叶如蓝。细苋即是糠苋，食用很好乃胜，但会导致冷利。见霜则熟，所以说十一月采。又有赤苋，茎纯紫，不能食用。马苋是另外一种，布地生长，种子很微细，俗呼马齿苋，恐怕不是苋实。

韩保昇说：苋共六种，即赤苋、白苋、人苋、紫苋、五色苋、马苋。只有人、白二苋，种子可入药用。赤苋味辛，另有功用。

苏颂说：人苋、白苋都性大寒，又叫作糠苋、胡苋、细苋，其实都是一种。但大的为白苋，小的为人苋。其子霜后才熟，细而色黑。紫苋茎叶通紫，江浙一带的人用来染指甲，各种苋中只有这种无毒，性不寒。赤苋也称花苋，茎叶深赤，根茎亦可糟藏，味道鲜美，味辛。五色苋现在也稀有。细苋俗称为野苋，猪喜欢食，又名猪苋。

时珍说：苋都在三月撒种。六月以后不堪食。老则抽茎如人高，开细花成穗。穗中细子，扁而光黑，与青葙子、鸡冠子没有多大区别，九月收之。细苋即野苋，北方人称它为糠苋，柔茎细叶，生即结子，味比家苋更胜。俗呼青葙苗为鸡冠苋，也可食用。

菜

【气味】味甘，性寒，无毒。

【主治】孟诜说：白苋能补气除热，通九窍。

苏敬说：赤苋主治赤痢，杀射工、沙虱。

陈藏器说：紫苋杀虫毒，治气痢。

时珍：六苋都可以利大小肠，治初痢，滑胎。

【发明】陶弘景说：人苋、细苋都导致冷利。赤苋疗赤下而不能食。方中用苋菜甚少，断谷方中有时用它。

苏颂说：赤苋微寒，因此主血痢；紫苋不寒，比诸苋无毒，因此主气痢。

朱震亨说：红苋入血分善走，因此与马苋同服，能下胎。或煮食之，使产妇易产。

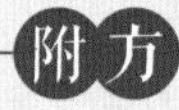

附方

1 产后下痢赤白者：用紫苋菜一握切煮汁，入粳米三合，煮粥，食用后，很快痊愈。《寿亲养老书》。

2 小儿紧唇：赤苋捣汁洗，效果好。《圣惠方》。

3 漆疮瘙痒：苋菜煎汤洗。

4 蜂虿螫伤：野苋挼擦。

5 诸蛇螫人：紫苋捣汁饮一升，以滓涂。《集验方》。

按语

苋菜味甘，性凉，能清热解毒利尿，通利大便。用于湿热黄疸、小便不利、体虚大便涩滞或肠燥便秘，还可用于赤白痢疾。苋菜为常见的食用蔬菜。

马齿苋 Ma Chi Xian

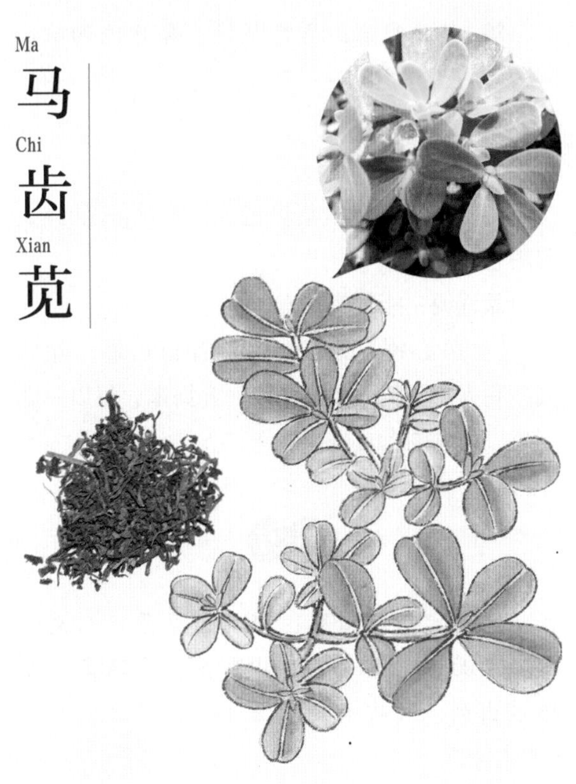

【释名】又名马苋、五行草、五方草、长命菜、九头狮子草。

时珍说：这种植物的叶排列像马齿，而性质滑利似苋，因此得名。俗呼大叶者为豘耳草，小叶者为鼠齿苋，又名九头狮子草。其特性耐久难干燥，又有长命的称谓。《宝藏论》及《八草灵变篇》都称它为马齿龙芽，又名五方草，也是五行的意思。

苏颂说：马齿苋虽名苋类，而苗、叶与苋都不相似。一名五行草，因为它的叶青、梗赤、花黄、根白、子黑。

陈藏器说：《别录》将马齿与苋作为同类，二物既不同，现在将马齿苋另外介绍。

【集解】陶弘景说：马齿苋与苋不是一种，马齿苋平地而生，种子很微细，俗呼马齿苋，也可食，略微酸。

时珍说：马齿苋到处都有生长，柔茎布地，细叶对生。六七月开小花，种子小、尖，像葶苈子的形状。人们多采苗煮晒作为蔬菜。方士采用，用于制伏砒毒，结汞，煮丹砂，伏硫黄，消除雄黄、雌黄毒，各有方法。

菜

【气味】味酸，性寒，无毒。

【主治】陈藏器说：主治各种肿、瘘、疣目，捣烂揩之。破痃癖，止消渴。

苏颂说：能厚肠，使人不思食。治女人赤白带下。

苏敬说：饮汁，治反胃、诸淋、金疮流血，破血癖、癥瘕，小儿尤良。用汁可以治唇裂、面部长疱，解马汗、射工毒，外涂可治愈。

《开宝本草》记载：服马齿苋长年不白发。治痈疮，杀诸虫。生捣汁服，当利下恶物，去寄生虫。和梳垢同用，治疗疔肿。又烧灰和陈醋渣调和，先灸后敷，可除疔根。

时珍说：能散血消肿，利肠滑胎，解毒通淋，治产后虚汗。

【发明】时珍说：马齿苋所主诸病，都只取其散血消肿之功。

苏颂说：多年恶疮，经用百方不愈者，或痛焮不已者。并捣烂马齿苋敷上，不过三两遍。此方出于武元衡相国。武元衡在西川，苦于患胫疮焮痒不可忍受，百医无效。等到京城后，有厅吏送上此方，用之便愈。李绛记载于《兵部手集》中。

附方

1 多种结疮：马齿苋一石，水二石，煮

取汁，入蜜蜡三两，重煎成膏，涂之。《食疗本草》。

2 诸气不调：马齿苋煮粥，食之。《食医心镜》。

3 禳解疫气：六月六日，采马齿苋晒干，元旦煮熟，同盐、醋食之，可解疫疠气。《唐瑶经验方》。

4 脚气浮肿：心腹胀满，小便涩少。马齿草和少粳米，酱汁煮食之。《食医心镜》。

5 产后血痢：小便不通，脐腹痛。生马齿苋菜杵汁三合，煎沸入蜜一合，调和后服。《产宝》。

6 肛门肿痛：马齿苋叶、三叶酸草等份，煎汤熏洗，一日二次，有效。《集简方》。

7 痔疮初起：马齿苋不拘鲜干，煮熟急食之。以汤熏洗。一月内外，其孔闭，即愈。《杨氏经验方》。

8 赤白带下：不问老、少、孕妇都可服。取马齿苋捣绞汁三大合，和鸡蛋清二枚，先温令热，乃下马齿苋汁，微温一次饮服，不过二次即愈。崔元亮《海上方》。

9 小便热淋：服马齿苋汁。《圣惠方》。

10 阴肿痛极：马齿苋捣烂，外敷。《永类钤方》。

11 唇裂、面疱：马齿苋煎汤，每日洗。《圣惠方》。

12 风齿肿痛：马齿苋一把，嚼汁渍之。即日肿消。《本事方》。

13 项上疬疮：①《外台秘要》用马齿苋阴干烧研，以腊猪油调，泔米水洗净，外敷。②《简便方》：治瘰疬未破。马齿苋同靛花捣掺，每日三次。

14 小儿火丹：热如火烧者，绕脐即损人。马齿苋捣涂。《广利方》。

15 小儿脐疮：久不愈合者，马齿菜烧研外敷。《千金方》。

16 疔疮肿毒：马齿菜二分，石灰三分，为末，鸡蛋清调和，外敷。

17 蛀脚臁疮：干马齿苋研末，蜜调敷上，一宿其虫自出，神效。《海上方》。

18 疮久不瘥：达一年者，马齿苋捣烂外敷，取汁煎稠敷也可以。《千金方》。

19 小儿白秃：马齿苋煎膏外涂。或烧灰，猪脂和涂。《圣惠方》。

20 身面瘢痕：马齿苋汤，每日洗两次。《圣惠方》。

子

【主治】《开宝本草》记载：明目，《仙经》曾用它。

孟诜说：能延年益寿。

《食医心镜》记载：主治青盲白翳，除邪气，利大小肠，去寒热。以一升捣末，每以一匙用葱、豉煮粥食。

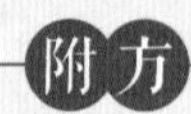

目中出泪或出脓：用马齿苋子、人苋子各半两为末，绵裹铜器中蒸熟，熨眼角部位脓水出处。每次大约熨五十次，日久病愈。《圣惠方》。

按语

马齿苋味酸，性寒，能清热解毒，凉血止血，止痢。用于治疗腹痛泄泻、热毒血痢、下利脓血、里急后重，热毒疮疡，崩漏、便血以及湿热淋证、带下等。

翻白草 Fan Bai Cao

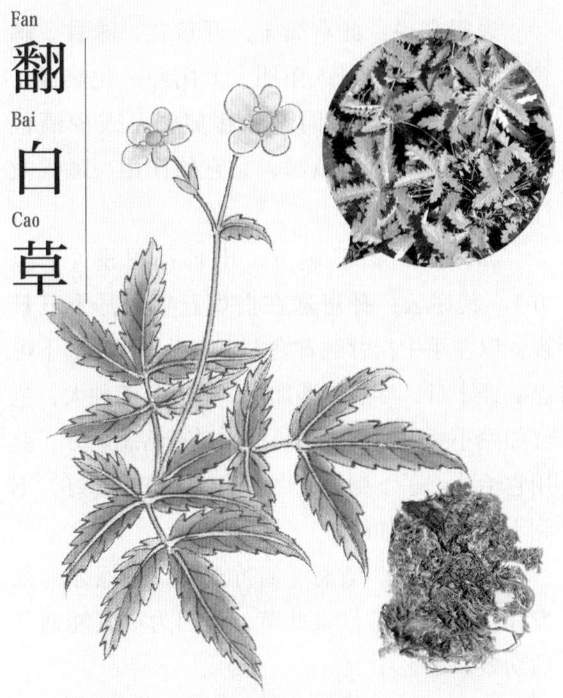

【释名】又名鸡腿根、天藕。

时珍说：翻白以叶的形态命名，鸡腿、天藕以根的味道命名。楚人谓之湖鸡腿，淮人称它为天藕。

【集解】周定王（即《救荒本草》作者朱橚）说：翻白草高七八寸。叶硬而厚，有锯齿，背白，似地榆而细长，开黄花。根如指大，长三寸许，皮赤肉白，两头尖峭。生食、煮熟皆宜。

时珍说：鸡腿根生长在近湖泽边田地，高不过尺。春生弱茎，一茎三叶，尖长而厚，有皱纹锯齿，面青背白。四月开小黄花。结子如胡荽子，中有细子。其根状如小白术头，剥去赤皮，其内白色如鸡肉，食之有粉。小儿生食，欠收的年月人们掘它和饭食。

根

【气味】味甘、微苦，性平，无毒。

【主治】时珍说：主治吐血下血崩中，疟疾痈疮。

附方

1 崩中下血：用湖鸡腿根一两捣碎，酒二盏，煎一盏服。《集简方》。

2 吐血不止：翻白草，每用五至七颗，㕮咀（用口将药物咬碎），水二盅，煎一盅，空腹服。

3 疟疾寒热：翻白草根五至七个，煎酒服之。

4 疔毒初起，不拘已成或未成：用翻白草十颗，酒煎服，出汗即愈。

5 浑身疥癞：端午日午时采翻白草，每用一把，煎水洗之。

6 臁疮溃烂：端午日午时采翻白草，洗收。每用一把，煎汤盆盛，围住熏洗，有效。刘松石《保寿堂方》。

按语

翻白草味苦，性寒，能清热解毒，凉血，止痢。用于治疗热毒泻痢、血热出血、痈肿疮毒、肺热咳喘。

蒲公英 Pu Gong Ying

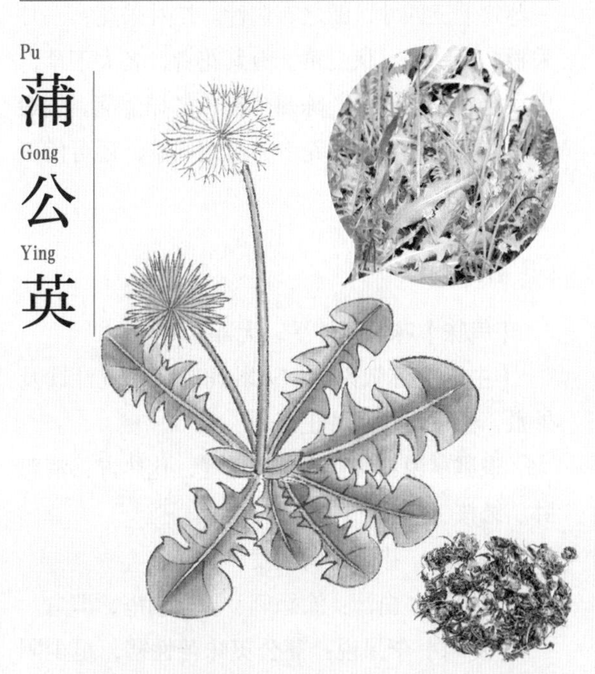

【释名】又名耩（jiǎng）耨（nòu）草、金

簪草、黄花地丁。

时珍说：名义未详。孙思邈《千金方》作凫公英，苏颂《图经本草》作仆公罂，《庚辛玉册》作鹁鸪英。俗称蒲公丁，又叫黄花地丁。淮人称它为白鼓钉，蜀人称它为耳瘢草，关中称它为狗乳草。按《土宿本草》云：金簪草一名地丁，花如金簪头，独脚如丁，因此得名。

【集解】韩保昇说：蒲公英草生平泽田园中。茎、叶似苦苣，断之有白汁，能生吃。花如单菊而大。四月、五月采之。

苏颂说：蒲公英处处都有，春初生苗，叶如苦苣，有细刺。中心抽一茎，茎端出一花，色黄如金钱。

寇宗奭说：即现在的地丁，四时常有花，花罢飞絮，絮中有子，落处即生。所以庭院间皆有者，因风而来。

时珍说：地丁长江之南北颇多，其他地方也有，岭南绝无。小棵布地，四散而生，茎、叶、花、絮并似苦苣，但比苦苣小，嫩苗可食。《庚辛玉册》载录：地丁叶似小莴苣，花似大旋葍，一茎耸上三四寸，断之有白汁。二月采花，三月采根。可制汞，伏三黄。有紫花者，名大丁草，出太行、王屋诸山。陈州也有，名烧金草。能煅朱砂。一种相类而无花者，名地胆草，还可伏三黄、砒霜。

苗

【气味】味甘，性平，无毒。

【主治】苏敬说：妇人乳痈肿痛，煮汁饮及外敷，便可很快消肿止痛。

朱震亨说：解食毒，散滞气，化热毒，消恶肿、结核、疔肿。

时珍说：掺牙，乌须发，壮筋骨。

苏颂说：白汁：涂恶刺、狐尿刺疮，即愈。

【发明】李杲说：蒲公英味苦性寒，足少阴肾经君药，《本经》必用它。

朱震亨说：此草属土，开黄花，味甘。解食毒，散滞气，可入阳明、太阴经。化热毒，消肿核，有奇功。同忍冬藤煎汤，入少酒佐服，治乳痈，服罢欲睡，是它的作用。睡觉微汗，病即安。

苏颂说：治恶刺方，出自孙思邈《千金方》。其序云：孙思邈在贞观五年七月十五日夜，以左手中指背触着庭木，至天亮就疼痛不可忍。经十日，疼痛逐渐加重，疮肿日渐肿大，色红如熟小豆色。常听年长的人说有治恶刺方，就用它治疗。手下则愈，疼痛消除，疮也即好，不到十日而平复如故。

时珍说：萨谦斋《瑞竹堂方》有擦牙乌须发还少丹，非常推崇此草，是因为取其能通肾的功效。

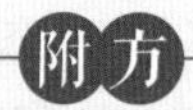

1 乳痈红肿：蒲公英一两，忍冬藤二两，捣烂，水二盅，煎一盅，食前服。睡觉病即消除。《积德堂方》。

2 疳疮疔毒：蒲公英捣烂外覆，即黄花地丁。另外再捣汁，和酒煎服，取汗。唐氏方。

3 多年恶疮：蒲公英捣烂贴。《救急方》。

按语

蒲公英味苦、甘，性寒，能清热解毒，消肿散结，利湿通淋。用于治疗痈肿疔毒、乳痈内痈、热淋涩痛、湿热黄疸。还能清肝明目，用于目赤肿痛。但是用量过大，可致缓泻。

Luo Kui 落葵

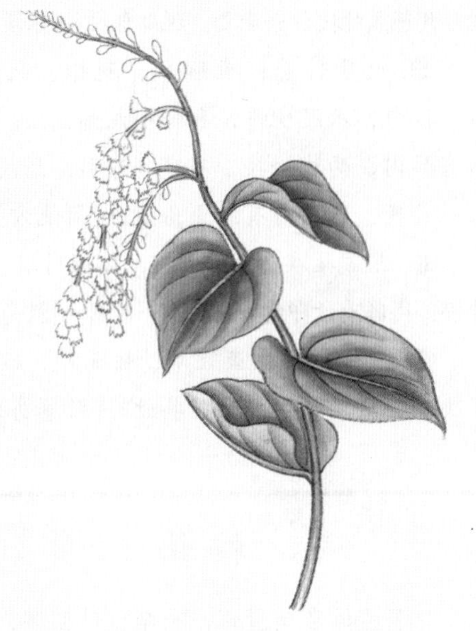

【释名】又名蔠（zhōng）葵、藤葵、藤菜、天葵、繁露、御菜、燕脂菜。

马志说：落葵一名藤葵，俗呼为胡燕脂。

时珍说：落葵叶冷滑如葵，故得葵名。佛家称它为御菜，也叫藤儿菜。《尔雅》云蔠葵，繁露，又名承露。其叶最能承露水，子垂也如缀露，因此有露的名称。而蔠、落二字相似，疑“落”字是“蔠”字的错讹。根据《考工记》记载：大圭，是终葵首。注解说：齐人称椎称终葵。圭首六寸为椎。所以此菜也以其叶像椎头而名。

【集解】陶弘景说：落葵又名承露。百姓家多种。叶可蒸鲊食，性冷滑。其子紫色，女人将它渍粉敷面，少入药用。

韩保昇说：蔓生，叶圆厚如杏叶。子似五味子，生青熟黑，到处有。

时珍说：落葵三月种之，嫩苗可食。五月蔓延，其叶似杏叶而肥厚软滑，作蔬菜、和肉皆宜。八九月开细紫花，累累结实，大如五味子，熟则紫黑色。揉取汁，红如燕脂，女人饰面、点唇及染布物，谓之胡燕脂，也称作染绛子，但久则色易变。

叶

【气味】味酸，性寒，滑，无毒。

时珍说：味甘、微酸，性冷滑。脾胃虚寒的人不可食用。

【主治】时珍说：利大小肠。

子

【主治】《别录》记载：悦泽人面。

苏颂说：可作面脂。

孟诜说：取子蒸过，烈日中暴晒干，挼（ruó）去皮，取仁研细，和白蜜涂面，面部马上润泽有光。

按语

落葵味甘、酸，性寒，能润燥滑肠，凉血解毒。用于大便秘结、小便短涩、痢疾、痔疮、便血、疔疮、斑疹等。

Ji 蕺

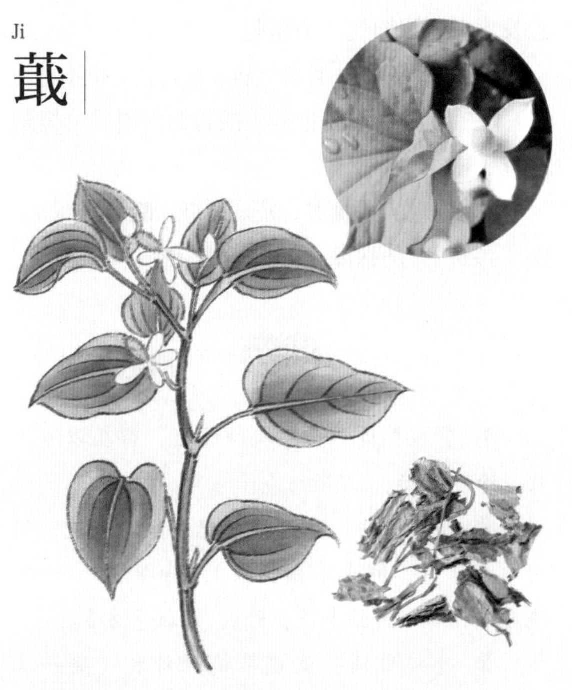

【释名】又名菹菜，鱼腥草。

时珍说：“蕺”字，段公路《北户录》作“蕊”，音“戢”。秦地的人称它为菹子。菹、蕺音相近。其叶腥气，故俗呼为鱼腥草。

【集解】苏敬说：蕺菜生湿地山谷阴处，能蔓生。叶似荞麦而肥，茎紫赤色。山南、江左人（古时地理上长江以东，为左，江左也叫“江东”，指长江下游南岸地区）喜欢生食。关中称它为菹菜。

韩保昇说：茎、叶俱紫，赤英，有臭气。

时珍说：案《赵叔文医方》云：鱼腥草即紫蕺。叶似荇，叶之形状三角，一边红，一边青，可以养猪。又有五蕺，即五毒草，花、叶相似，但根似狗脊。

叶

【气味】味辛，性微温，有小毒。

《别录》记载：多食，令人气喘。

陶弘景说：俗传食蕺不利人脚，恐怕是由闭气导致。现在小儿食用，便觉脚痛。

孟诜说：小儿食用，三岁不能走路。久食，愈发虚弱，损阳气，消精髓。

孙思邈说：既往有脚气病人食它，一世不愈。

【主治】《大明》记载：淡竹筒内煨熟，捣敷恶疮、白秃。

时珍：散热毒痈肿，疮痔脱肛，断痁（shān）疾（疟疾），解硇毒。

附方

1 背疮热肿：蕺菜捣汁涂之，留孔以泄热毒，冷即更换。《经验方》。

2 痔疮肿痛：鱼腥草一把，煎汤熏洗，仍用草挹（yì，把液体盛出来），痔即愈。一方：洗后以枯矾入片脑少许，外敷。《救急方》。

3 疔疮作痛：鱼腥草捣烂外敷。痛一二时，不可去草，痛后一二日即愈。徽人所传方。陆氏《积德堂方》。

4 小儿脱肛：鱼腥草擂如泥，先以朴硝水洗过，用芭蕉叶托住药坐之，脱肛自入。《永类钤方》。

5 虫牙作痛：鱼腥草、花椒、菜籽油等份，捣匀，入泥少许，和作小丸如豆大。随牙左右塞耳内，两边轮换，不可一齐用，恐闭耳气。塞一日夜，取出看有细虫为效。《简便方》。

6 断截疟疾：紫蕺一握，捣烂用绢包，周身摩擦，得睡有汗即愈。临发前一时用。《救急易方》。

7 恶蛇虫伤：鱼腥草、皱面草、槐树叶、草决明，一处杵烂，外敷甚效。《救急易方》。

按语

蕺菜俗名鱼腥草，味辛，性微寒，能清热解毒，消痈排脓，利尿通淋。用于治疗肺痈吐脓、肺热咳嗽、热毒疮毒、湿热淋证。又能清热止痢，用来治疗湿热泻痢。它是治疗肺痈要药。

薯蓣

Shu Yu

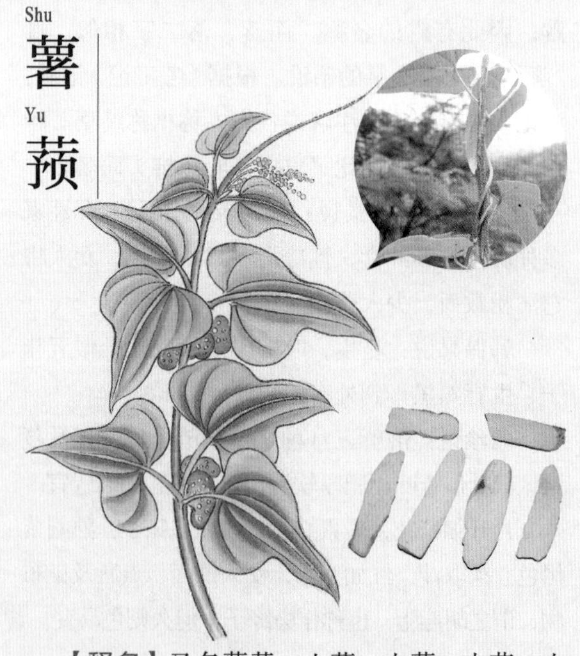

【释名】又名薯蕷、土薯、山薯、山芋、山药、玉延。

吴普说：薯蓣一名藷（shǔ）薯，一名儿草，一名修脆。齐、鲁名山芋，郑、越名土藷，秦、楚名玉延。

寇宗奭说：薯蓣因唐代宗名预，避讳改为薯药；又因宋英宗讳署，改为山药，尽失本名。日久把山药另作别物，故详注解。

【集解】《别录》记载：薯蓣生嵩高山谷。二月、八月采根暴干。

吴普说：生于临朐钟山。始生时赤茎细蔓。五月开白花，七月结果实青黄，八月熟落。其根内白外黄，类似芋头。

陶弘景说：靠近道路到处有，东山、南江皆多，掘取来充当粮食。南康间最大而美，服食也用它。

苏敬说：此有两种：一种白而且佳，晒干捣粉食味美，能治愈疾病而补益；一种青黑，味殊不美。蜀地出产的尤良。

时珍说：薯蓣入药，野生者为胜；若做菜吃，则以家种者为好。四月生苗延蔓，紫茎绿叶。叶有三尖，似白牵牛叶但更光润。五六月开花成穗，淡红色。结荚成簇，荚共三棱合成，坚而无果仁。其种子另结于一旁，形状如雷丸，大小不一，皮色土黄而肉白，煮食甘滑，与其根同。王旻《山居录》云：曾得山芋子像荆棘子，食之更胜于根。霜后收子留种，或春月采根截种，都可生长。

【修治】苏颂说：采白根刮去黄皮，以水浸之，糁白矾末少许入水中，经宿净洗去涎，焙干用。

寇宗奭说：入药要用生的，干燥的，因此古方都用干山药。生则性滑，不可入药；熟则滞气，只能食。炮制法：冬月以布裹手，用竹刀刮去皮，放在竹筛中，置于屋檐通风处，不得见日光，一晚上干五分，等到全干后收好储藏。或置于焙笼中，用小火烘干更好。

根

【气味】味甘，性温、平，无毒。

【发明】甄权说：凡是人体虚羸，宜加大用量。

孟诜说：利男子，助阳气。熟煮和蜜，或煎汤，或研粉调服都可以。干的入药更妙。只有和面作汤吃则动气，因为不能制面毒。

李杲说：山药入手太阴。张仲景八味丸用干山药，是因为其性凉而能补。还可以治皮肤干燥，用此滋润。

时珍：按吴绶所说：山药入手、足太阴二经，补其不足，清虚热。王履《溯洄集》说：山药虽入手太阴，但是肺为肾之上源，源头既然已得到滋润，支流又怎能没有好处！这是八味丸用于强阳的道理。曹毗《杜兰香传》载录：食薯蓣可以避雾露。

附方

❶ 补益虚损，益颜色，补下焦虚冷，小便频数，瘦损无力：将薯蓣置于沙盆中研细，入铫中，以酒一大匙熬令香，慢慢添酒一盏搅令匀，空腹饮。每天早晨服一次。《圣惠方》。

❷ 心腹虚胀，手足厥逆，或饮苦寒之剂多，未食先呕，不思饮食：山药半生半炒，为末。米饮服二钱，一日二服，功效显著。忌铁器、生冷。《普济方》。

❸ 小便数多：山药以矾水煮过、白茯苓等份，为末。每水饮服二钱。《儒门事亲》。

❹ 下痢噤口：山药半生半炒，为末。每服二钱，米饮下。《卫生易简方》

❺ 痰气喘急：生山药捣烂半碗，入甘蔗汁半碗，和匀。顿热饮之，痰喘立止。《简便单方》。

❻ 脾胃虚弱，不思饮食：山芋、白术一两，人参七钱半，为末，水糊丸小豆大，每米饮下四五十丸。《普济方》。

❼ 湿热虚泄：山药、苍术等份，饭丸，米饮服。大人、小儿皆宜。《濒湖经验方》。

❽ 肿毒初起：带泥山药、蓖麻子、糯米等

份，水浸研，外敷即散。《普济方》。

9 项后结核或赤肿硬痛：以生山药一挺去皮，蓖麻子二个同研，贴之如神。《救急易方》。

10 手足冻疮：山药一截磨泥，外敷。《儒门事亲》。

-按语-

薯蓣又名山药，味甘，性平，能补脾养胃，生津益肺，补肾涩精。用于脾虚消瘦乏力、食少、便溏、肺虚咳喘、肾虚腰膝酸软、夜尿频多或遗尿、滑精早泄、带下清稀及形体消瘦、腰膝酸软等，气阴两虚消渴。麸炒可增强补脾止泻的作用。

百合 Bai He

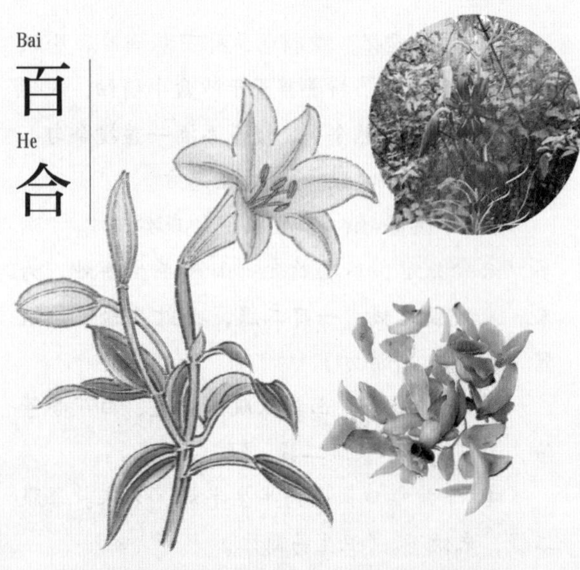

【释名】又名䪤（fān）、强瞿、蒜脑薯。

时珍说：百合的根，以众瓣合成。有的说专治百合病，因此得名，也说得通。其根如大蒜，其味如山薯，因此俗称为蒜脑薯。《顾野王玉篇》也称，䪤乃百合蒜。此物花、叶、根皆四向，因此称为强瞿。凡物旁生谓之瞿，义出《韩诗外传》。

【集解】《别录》记载：百合生于荆州山谷。二月、八月采根，阴干。

陶弘景说：靠近道路到处有。根如葫蒜，数十斤相累。人们也蒸煮它，说是蚯蚓相缠结变而成，也能服食。

苏敬说：此有二种：一种叶大茎长，根粗花白者，宜入药；一种细叶，花红色。

苏颂说：百合三月生苗，高二三尺。竿粗如箭，四面有叶如鸡距，又似柳叶，青色，近茎处微紫，茎端碧白。四五月开红白花，如石榴嘴而大。根如葫蒜，重叠生二三十瓣。又一种花红黄，有黑斑点，细叶，叶间有黑子者，不能入药。按徐锴《岁时广记》记载，二月种百合，法宜鸡粪。有的说百合是蚯蚓化成的，反而好鸡粪，不知其中的道理。

时珍说：百合一茎直上，四向生叶。叶似短竹叶，不似柳叶。五六月茎端开大白花，长五寸，六出，红蕊四垂向下，色不红。红者叶似柳，是山丹。百合结果实略似马兜铃，其果实内的子也相似。其瓣种地，如种蒜法。山中者，宿根年年自生，未必尽是蚯蚓化成。蚯蚓多处，没有听说尽有百合，恐怕是随意传说。

【正误】时珍说：寇氏所说，乃卷丹，不是百合，苏颂所传不能入药的，现在纠正它的错误。叶短而阔，微似竹叶，白花四垂者，是百合。叶长而狭，尖如柳叶，红花，不四垂的，是山丹。茎叶似山丹而高，红花带黄而四垂，上有黑斑点，其子先结在枝叶间的，是卷丹。卷丹以四月结子，秋时开花，根似百合。其山丹四月开花，根小少瓣。是一类三种药物。吴瑞《日用本草》说白花者名百合，红花者名强仇，不知有何依据。

根

【气味】味甘，性平，无毒。

【主治】《本经》记载：主治邪气腹胀心痛，利大小便，补中益气。

《别录》记载：除浮肿胪胀、痞满寒热、通身疼痛及乳难喉痹，可以止涕泪。

《大明》记载：能安心、定胆、益志，养五脏，治癫痫狂叫惊悸，产后血狂晕，杀蛊毒气，胁痈乳痈发背诸疮肿。

寇宗奭：治百合病。

张元素：能温肺止嗽。

【发明】

苏颂说：张仲景治百合病，有百合知母汤、百合滑石代赭汤、百合鸡子（鸡子即鸡蛋）汤、百合地黄汤，凡四方。病名百合而用百合治，是不了解它的意思。

汪颖说：新鲜百合，可蒸可煮，和肉更佳；干者作粉食，最益人。

时珍说：按王维诗云：冥搜到百合，真使当重肉。果堪止泪无，欲纵望江目。大概是取本草“百合止涕泪”之说。

花

【主治】时珍说：主治小儿天泡湿疮，暴干研末，菜籽油涂，效果好。

子

【主治】孙思邈说：酒炒微赤，研末汤服，治肠风下血。

附方

1 百合病：百合知母汤治伤寒后百合病，行住坐卧不定，如有鬼神状，已发汗者。用百合七枚，用泉水浸一宿，第二天再以泉水煮取一升，以知母三两，同泉水二升煮一升，同百合汁再煮取一升半，分服。

2 百合鸡子汤：治百合病已经吐后者，用百合七枚，泉水浸一宿，第二天早上再以泉水二升，煮取一升，入鸡蛋黄一个，分再服。

3 百合代赭汤：治百合病已经下后者。用百合七枚，泉水浸一宿，第二天早晨再以泉水二升，煮取一升，以代赭石一两，滑石三两，水二升，煮取一升，同百合汁再煮取一升半，分再服。

4 百合地黄汤：治百合病未经汗吐下者。用百合七枚，泉水浸一宿，第二天早晨再以泉水二升，煮取一升，入生地黄汁一升，同煎取一升半，分再服。张仲景《金匮要略》。

5 百合变渴病已经一个有余，变成消渴者：百合一升，水一斗，渍一宿，取汁温浴病人。沐浴完吃白汤饼。陈延之《小品方》

6 百合变热者：用百合一两，滑石三两，为末，饮服方寸匕。微利乃良。《小品方》。

7 百合腹满作痛者：用百合炒为末，每饮服方寸匕，每日二次。《小品方》。

8 阴毒伤寒：百合煮浓汁，服一升良。孙思邈《食忌》。

9 肺病吐血：新百合捣汁，和水饮之。也可煮食。《卫生易简方》。

10 耳聋耳痛：干百合为末，温水服二钱，每日二服。《千金方》。

11 疮肿不穿：野百合同盐捣泥，外敷疗效好。《应验方》。

12 天疱湿疮：生百合捣涂，一二日即安。《濒湖集简方》。

13 鱼骨鲠咽：百合五两研末，蜜水调，围颈项包住，不过三五次即下。《圣济总录》。

-按语-

百合味甘，性微寒，能养阴润肺，清心安神。用于治疗肺阴虚干咳少痰、咳血或咽干音哑，阴虚有热之失眠、心悸及百合病心肺阴虚内热证。还能养胃阴、清胃热，用于胃阴虚有热之胃脘疼痛。

Qie

茄

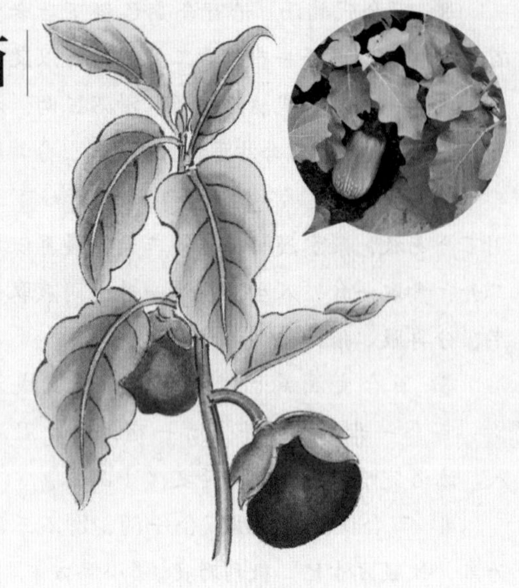

【释名】又名落苏、昆仑瓜、草鳖甲。

苏颂说：按段成式所说，茄音加，是莲杆的名称，现在称作茄菜，其音若伽，不知其出自何处。

时珍说：陈藏器《本草拾遗》记载：茄又名落苏。取此名之义不详。根据五代《贻子录》作酪酥，大概因其味如酥酪，于义似乎相通。杜宝《拾遗录》云：隋炀帝改茄为昆仑紫瓜。王隐君《养生主论》治疟方用干茄，避讳名为草鳖甲。大概因为鳖甲能治寒热，茄也能治寒热的原因。

【集解】苏颂说：茄子处处都有。其种类有数种：紫茄、黄茄，南北都有；而白茄、青水茄，只北方有。入药多用黄茄，其余唯可作菜食用。江南一种藤茄，作蔓生，皮薄似葫芦，也未听说入药。

时珍说：茄的种子宜于九月黄熟时收取，洗净晒干，至二月下种移栽。株高二三尺，叶大如掌。自夏至秋，开紫花，五瓣花，五瓣相连，五棱如缕，黄蕊绿蒂，蒂包其茄。茄中有瓤，瓤中有子，子如芝麻。其茄有如瓜蒌呈圆球状的，有长四五寸的。有青茄、紫茄、白茄。白茄还叫作银茄，更胜青色者。诸茄到老均黄，苏颂以黄茄为一种，似未深究。王祯《农书》云：一种渤海茄，白色而坚实。一种番茄，白而扁，甜脆不涩，生熟均可食。一种紫茄，色紫，蒂长味甘。一种水茄，形长味甘，可以止渴。洪迈《容斋随笔》云：浙西常茄皆皮紫，其白者为水茄；江西常茄皆皮白，其紫者为水茄。也是一个不同之处。刘恂《岭表录》云：交岭茄树，经冬不凋，有二三年渐成大树者，其实如瓜。

茄子

【气味】味甘，性寒，无毒。

马志说：凡久冷之人不可多食，损人动气，发疮及痼疾。

李鹏飞说：秋后食用，多损目。

时珍说：《生生编》记载，茄性寒利，多食必腹痛下利，能伤女人子宫。

【主治】孟诜：主治寒热，五脏劳。

《大明》记载：治温疾传尸劳气。醋摩，敷于肿毒处。

朱震亨说：老裂者烧灰，治乳裂。

时珍说：散血止痛，消肿宽肠。

【发明】寇宗奭说：菜园中唯此种无益。《开宝本草》中并无主治，只说损人。后人虽有处治之法，终与正文相失。种植的人又下种于暖处，厚盖以肥沃的粪便和土壤，在小满前后求贵价以出售。既不以时，损人处又多。不到时节不吃，切不可忽视。

朱震亨说：茄属土，因此甘而喜降，肠滑易泻的人禁食。熟透的果实治乳头裂，茄根煮汤浸泡疗冻疮，折蒂烧灰治口疮，俱获奇效，都是甘以缓火的意思。

时珍说：段成式《酉阳杂俎》说，茄厚肠胃，动气发疾。大概是不知道茄性滑，不厚肠胃。

附方

1 妇人血黄：黄茄子竹刀切，阴干为末。每服二钱，温酒调下。《摘玄方》。

2 肠风下血：经霜茄连蒂烧存性为末，每

日空腹温酒服二钱匕。《灵苑方》。

3 久患下血：大茄种三枚，每用一枚，湿纸包煨熟，放在瓶内，以无灰酒一升半浇之，蜡纸封闭三日，去茄暖饮。《普济方》。

4 大风热痰：用黄老茄子大者不计多少，以新瓶盛，埋土中，经一年尽化为水，取出入苦参末，制成如梧桐子大的丸剂。食后及卧时酒下三十丸，见效显著。苏颂《图经本草》。

5 腰脚拘挛腰脚风血积冷，筋急拘挛疼痛者：取茄子五十斤切洗，以水五斗煮取浓汁，滤去药渣，更入小铛中，煎至一升以来，即入生粟粉同煎，稀稠适当，取出调匀，再放入麝香、朱砂末，制成如梧桐子大的丸剂。每日清晨用秫米酒送下三十丸，傍晚再服，一月即可病愈。男子、女人通用皆验。《图经本草》。

6 磕扑青肿：老黄茄极大者，切片如一指厚，新瓦焙研为末。欲卧时温酒调服二钱匕，一夜消尽，无痕迹也。《胜金方》。

7 热毒疮肿：生茄子一枚，割去二分，去瓤二分，似罐子形，合于疮上即消肿。如已出脓，再次使用即愈。《圣济总录》。

8 牙齿肿痛：隔年糟茄，烧灰频频干擦，立即显效。《海上名方》。

9 喉痹肿痛：糟茄或酱茄，细嚼咽汁。《德生堂方》。

10 妇人乳裂：秋月冷茄子裂开者，阴干烧存性研末，水调涂。《补遗方》。

蒂

【主治】吴瑞说：烧灰，米饮服二钱，治肠风下血不止及血痔。

时珍说：烧灰，治口齿疮。生茄切片擦，治白癜风。

【发明】时珍说：治癜风，用茄蒂蘸硫、附末掺之，取其散血。白癜用白茄蒂，紫癜用紫茄蒂，各从其类。

附方

风蛀牙痛：茄蒂烧灰掺之。或加细辛末等份，每天使用。《仁存方》。

花

【主治】时珍说：金疮牙痛。

附方

牙痛：干燥秋茄花，烧研涂痛处，牙痛即止。《海上名方》。

根及枯茎叶

【主治】《开宝本草》记载：冻疮皴裂，煮汤渍之良。

时珍：散血消肿，治血淋下血，血痢，阴挺（子宫脱垂），齿病，口蕈（xùn，似于口中扁平苔藓）。

附方

1 血淋疼痛：茄叶熏干为末，每服二钱，温酒或盐汤下。隔年者尤佳。《经验良方》。

2 久痢不止：茄根烧灰、石榴皮等份为末，以砂糖水服之。《简便单方》。

3 子宫脱垂：茄根烧存性，为末。油调在纸上，卷筒安入内。一日一上。《乾坤生意》。

4 口中生蕈：用醋漱口，以茄母烧灰、飞盐等份，米醋调稀，时时擦之。《摘玄方》。

5 牙齿痛：茄根捣汁，频频擦涂。陈茄树烧灰外敷。先以露蜂房煎汤漱过。《海上名方》。

6 牙痛取牙：茄科以马尿浸三日，晒炒为末。每日点牙，疗效好。鲍氏方。

7 夏月趾肿不能行走者：九月收茄根悬檐下，逐日煎汤洗之。《简便方》。

-按语-

茄为茄科植物的全株及果实，果实除能作蔬菜食用，也有较好的药用价值。茄子味甘，性寒，能清热活血、消肿止痛。用于治疗肠风下血、热毒疥疮。茄根及叶能治冻疮裂伤等，茄蒂及花主治风火牙痛、口疮等。

壶卢 Hu Lu

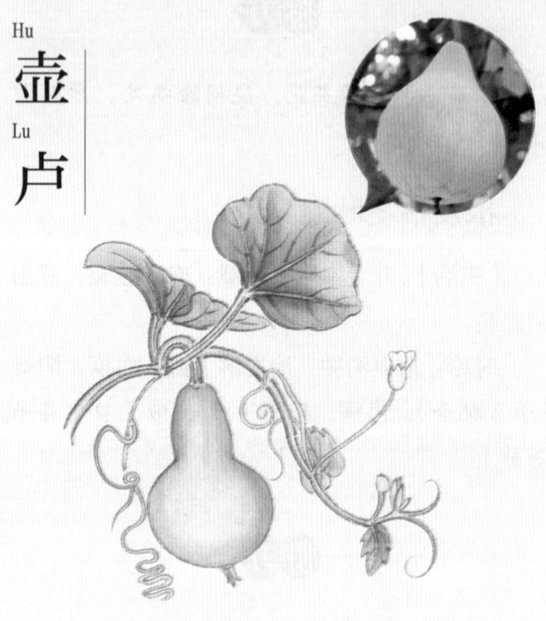

【释名】又名瓠瓜、匏瓜。

时珍说：壶，是酒器。卢，是饭器。此物各象其形，又可为装酒盛饭之器，因此得名。俗作葫芦，不对。葫是蒜名，芦属于苇。其中圆的称为匏，又称瓢，因其可以浮于水中如泡、如漂。凡此种皆可称为瓜，故称瓠（hù）瓜、匏（páo）瓜。古人壶、瓠、匏三名皆可通称，最初无分别。因此，孙愐《唐韵》云：瓠，音壶，又音护。瓠𤬛，是瓢。陶弘景本草作瓠𤬪，说是瓠类。许慎《说文》云：瓠，匏也。又云：瓢，瓠也。匏，大腹瓠也。陆玑《诗疏》云：壶，瓠也。又云：匏，瓠也。《庄子》云：有五石之瓠。诸书所言，其字皆当与壶同音。后世以长如越瓜、首尾如一的为瓠，音护；瓠之一头有腹长柄者为悬瓠，无柄而圆大形扁者为匏，匏之有短柄大腹者为壶，壶之细腰者为蒲芦，各分名色，与古代大不相同。

【集解】陶弘景说：瓠与冬瓜药性一样。又有瓠𤬪，亦是瓠类。小者名瓢，吃的味道胜于瓠。此等都能通利水道，所以在夏月吃它，作用较冬瓜弱。

苏敬说：瓠与瓠𤬪、冬瓜全非类例。三物苗、叶相似，而实形则异。瓠形似越瓜，长尺余，头尾相似，夏中便熟，秋末便枯。瓠𤬪形状大小非一，夏末才开始结果，秋中才熟，取其作为器，经霜才能用。瓠与甜瓠𤬪体性相类，食之俱胜冬瓜，陶弘景言不及冬瓜，是未熟悉此等原种其中差别。

时珍说：长瓠、悬瓠、壶卢、匏瓜、蒲卢，名称形状不一，其实是一类不同颜色。处处都有，但有迟、早之别。陶弘景说瓠与冬瓜就功效而言属于同类，苏敬说瓠与瓠𤬪不是一类，都不可凭信。数种并以正二月下种，生苗引蔓延缘。其叶似冬瓜叶而稍圆，有柔毛，嫩时可食。因此《诗经》云：幡幡瓠叶，采之烹之。五六月开白花，结白色果实，大小长短，各有种色。瓤中之子，齿列而长，称为瓠犀。我认为壶匏之类，既可烹晒，又可为器皿。大者可为瓮盎，小者可为瓢樽，为舟可以浮水，为笙可以奏乐，肤瓤可以养猪，犀瓣可以浇烛，其利广泛。

壶瓠

【气味】味甘，性平，滑，无毒。

【主治】孙思邈说：主治消渴恶疮，鼻口中肉烂痛。

孟诜说：利水道。

《大明》记载：除烦，治心热，利小肠，润心肺，治石淋。

【发明】时珍说：《名医别录》记载，浙人食匏瓜，多吐泻，称之为发暴。大概是因匏瓜暑月吃导致壅塞。只有与香菜（香蒿）同食，则可免发暴。

附方

腹胀黄肿：用小腰壶卢连子烧存性，每服一个，食前温酒送下。不饮酒者，白开水送下。十余日见效。《简便方》。

叶

【气味】味甘，性平，无毒。

【主治】孙思邈说：做菜吃能耐饥。

蔓须花

【主治】时珍说：解毒。

附方

预解胎毒：七八月，或三伏日，或中秋日，剪壶卢须，阴干，于除夜煎汤浴小儿，则可免出痘。唐瑶《经验方》。

子

【主治】《御药院方》记载：齿龂（yín）或肿或露，齿摇疼痛，用八两同牛膝四两，每服五钱，煎水含漱，日三四次。

-按语-

壶卢即如今的葫芦，为葫芦科植物瓢瓜的果实，味甘、淡，性平，能清肺热，利尿通淋。用于燥热咳嗽、烦热口渴、湿热小便不利、水肿、腹胀、黄疸、淋病等症。尤宜于水湿停蓄之面目浮肿、大腹水肿。

中医学称葫芦壳为蒲壳，为治疗水肿、黄疸的要药。尤以陈葫芦为佳，所谓陈葫芦，就是将葫芦剖开，长期作为瓢用，晒干后入药。

Dong 冬 Gua 瓜

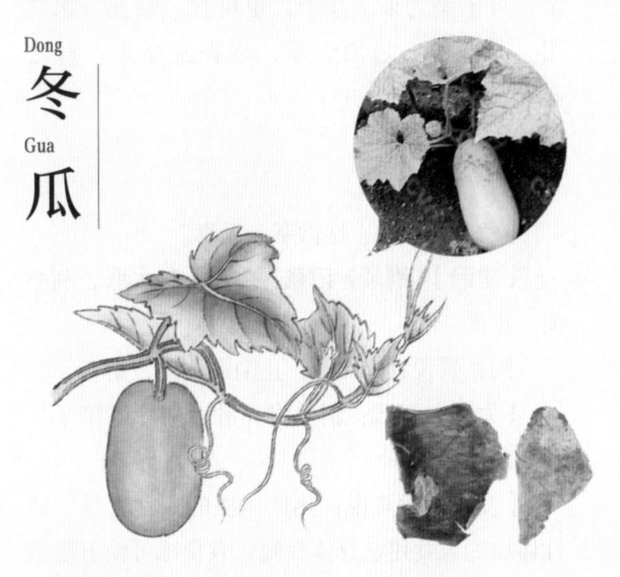

【释名】又名白瓜、水芝、地芝。

马志说：冬瓜经霜后，皮上白如粉涂，其子也呈白色，因此叫作白冬瓜，而子称白瓜子。

时珍说：冬瓜，因其冬天方熟。贾思勰说：冬瓜正二三月种之。如十月种者，结瓜肥好，胜过春天种的。则冬瓜之名或又因此原因。《别录》白冬瓜原附于《本经》瓜子之下。宋代《开宝本草》叫作白瓜子，复分白冬瓜为《别录》的一种。以至于各个辩说纷纷，现在合并为一。

【集解】《别录》记载：白瓜子生于嵩高平泽，即冬瓜仁。八月采收。

苏颂说：今处处园圃均有种植。其果实生苗蔓下，大者如斗而更长，皮厚而有毛，初生正青绿，经霜则白粉。家庭多藏蓄经年，作菜果，入药须霜后取，放置几年，破出核洗，干燥后就擂取仁用。也可以单用服食。

时珍说：冬瓜三月生苗引蔓，大叶团而有尖，茎叶皆有刺毛。六七月开黄花，结果实大的直径达尺余，长三四尺，嫩时绿色有毛，老则苍色有粉，其皮坚厚，其肉肥白。其瓜瓤谓之瓜练，白虚如絮，可以浣练衣服。其子谓之瓜犀，在瓤中成列。霜后取之，其肉可煮作菜，可蜜制为果。其子仁也可食。兼蔬、果之用。凡收瓜，忌酒、漆、麝香及糯米，触之必烂。

白冬瓜

【气味】味甘，性微寒，无毒。

【主治】《别录》记载：主治小腹水胀，利小便，止渴。

陶弘景说：捣汁服，止消渴烦闷，解毒。

《大明》记载：消热毒痈肿。切片摩痱子，疗效甚佳。

【发明】孟诜说：热性体质的人食之佳，寒性体质的人食用它身体变瘦。煮食练可使五脏洁净，这是因为它能下气的缘故。欲得体瘦轻健，则可长期食用；若要增肥，则不要食。

寇宗奭说：凡患发背及一切痈疽者，削一大块置于疮上，热则易之，分散热毒气，效果甚佳。

朱震亨说：冬瓜性走而急。寇宗奭说其分散热毒气，大概也是取其走而性急。久病者、阴虚者忌食。孙思邈说：九月勿食，令人反胃。需打霜后食之乃佳。

孟诜说：取冬瓜一颗和桐叶给猪食用，整个冬天不必再喂其他的食物，猪自然不饥，体重长三四倍。

附方

1 积热消渴：白瓜去皮，每饭后吃三二两，五七次良。孟诜《食疗本草》。

2 消渴不止：冬瓜一枚削皮，埋于湿地中，一月取出，破开取清水日饮之。或烧熟绞汁饮之。《圣济总录》。

3 消渴骨蒸：大冬瓜一枚去瓤，入黄连末填满，安瓮内，待瓜消尽，同研，和丸梧桐子大。每服三四十丸，煎冬瓜汤下。《经验方》。

4 产后痢渴：久病津液枯竭，四肢浮肿，口舌干燥。用冬瓜一枚，黄土泥厚五寸，煨熟绞汁饮。还能治伤寒痢渴。《古今录验》。

5 小儿渴利：冬瓜汁饮之。《千金方》。

6 婴孩寒热：冬瓜炮熟，绞汁饮。《子母秘录》。

7 水病危急：冬瓜不拘多少，任意吃，神效无比。《兵部手集》。

8 痔疮肿痛：冬瓜煎汤洗之。《袖珍方》。

9 食鱼中毒：冬瓜汁饮之，可见效。《小品方》。

10 面黑令白：冬瓜一个，竹刀去皮切片，酒一升半，水一升，煮烂滤去滓，熬成膏，瓶收，每夜涂之。《圣济总录》。

瓜练 即瓤

【气味】味甘，性平，无毒

【主治】甄权说：绞汁服，止烦躁热渴，利小肠，治五淋，压丹石毒。

时珍说：洗面澡身，去面黑，令人悦泽白皙。

附方

1 消渴烦乱：冬瓜瓤干者一两，水煎饮。《圣惠方》。

2 水肿烦渴：小便少者。冬瓜白瓤，水煮汁，淡饮。《圣济总录》。

白瓜子

【气味】味甘，性平，无毒。

【主治】《本经》记载：令人悦泽好颜色，益气不饥。久服，轻身耐老。

《别录》记载：除烦满不乐。可作面脂。

《大明》记载：去皮肤风及黑皯，润肌肤。

时珍说：治肠痈。

【发明】苏颂说：冬瓜仁，可单作服食。又可研末作汤饮及面脂药，令人面色好，有光泽。宗懔《荆楚岁时记》云：七月，采瓜犀以为面脂。即瓜瓣。也可以作澡豆。

附方

1 服食法：取冬瓜仁七升，以绢袋盛，投入煮沸三次的沸水中一会儿，取出晒干，又用醋渍之二夜，晒干为末，日服方寸匕。令人肥悦明目，延年不老。又法：取子三五升，去皮为丸，空腹日服三十丸。令人面色白净如玉。孟诜《食疗本草》。

2 补肝明目：治男子多种劳伤，明目，用冬瓜仁，方同上。《外台秘要》。

3 悦泽面容：白瓜仁五两，桃花四两，白杨皮二两为末。食后饮服方寸匕，日三服。欲白加瓜仁，欲红加桃花。三十日面白，五十日手足俱白。一方有橘皮，无杨皮。《肘后方》。

4 多年损伤不愈者：瓜子末，温酒服之。孙思邈方。

5 消渴不止，小便多：用干冬瓜子、麦门冬、黄连各二两，水煎饮之。冬瓜苗、叶俱治消渴，不拘新干。《摘玄方》。

6 男子白浊：陈冬瓜仁炒为末，每次空腹米汤饮服五钱。《救急易方》。

瓜皮

【主治】苏颂说：可作丸服，又可入面脂。

时珍说：主驴马汗入疮肿痛，阴干为末涂之。又主折伤损痛。

附方

1 跌仆伤损：用干冬瓜皮一两，真牛皮胶一两，锉入锅内炒存性，研末。每服五钱，好酒热服。仍饮酒一瓯，厚盖取微汗。其痛即止，一夜如初，疗效极好。《摘玄方》。

2 损伤腰痛：冬瓜皮烧研，酒服一钱。《生生编》。

叶

【主治】《大明》记载：治肿毒，杀蜂，疗蜂叮。

时珍说：主消渴，疟疾寒热。又可焙研，敷多年恶疮。

【附方】积热泻痢：冬瓜叶嫩心，拖面煎饼食之。《海上名方》。

藤

【主治】《大明》就载：烧灰，可出绣黥（古代的墨刑）。煎汤洗面黑并疮疥。

时珍说：捣汁服，解木耳毒。煎水，洗脱肛。烧灰，可淬铜、铁，伏砒石。

按语

冬瓜因冬季成熟而得此名，又因熟透后起一层白霜，又名白冬瓜，味甘、淡，性凉，能利水消肿，清热解毒，下气消痰。可用于水肿、小便不利、腹满，暑热烦闷、消渴、热毒痈肿，痰热喘促及哮喘。

冬瓜子能润泽肌肤，美容养颜，还能活血消痈，治疗肠痈、肺痈。

Nan

南瓜

Gua

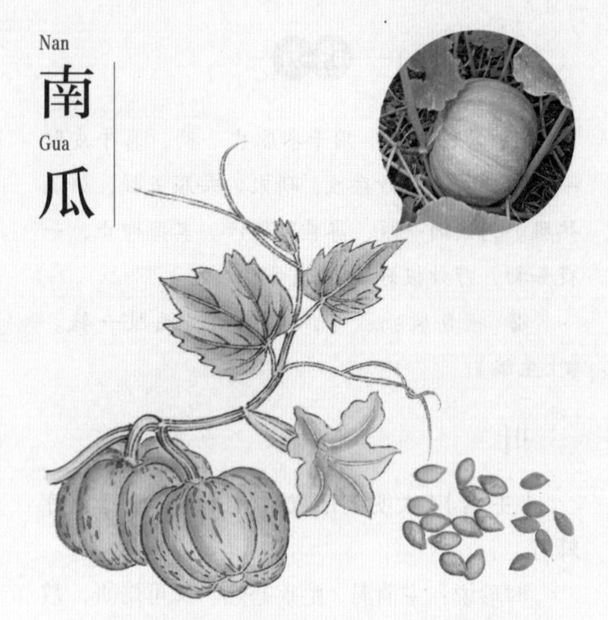

【集解】时珍说：南瓜种子出自南美洲，从闽、浙转入，现今燕京到处有。三月下种，宜种植于沙沃地带。四月生苗，引藤蔓甚多，一蔓可长十余丈，节节有根，近地长根。其茎中空。其叶形状如蜀葵而大小如荷叶。八九月开黄花，如西瓜花。结瓜正圆，大如西瓜，皮上有棱如甜瓜。一株可结数十颗，其色或绿或黄或红。经霜后收置温暖地方，可保存到春天。其子如冬瓜子。其肉厚色黄，不可生食，只能去皮瓤煮食，味如山药。与猪肉一同煮食更好，还可蜜煎。王祯《农书》记载：浙中一种阴瓜，宜阴地种之。秋熟色黄如金，皮肤稍厚，可藏至春季，新鲜如初。疑此即南瓜。

【气味】味甘，性温，无毒。

时珍说：多食易发脚气病、黄疸病。不可与羊肉同食，令人气壅。

【主治】时珍说：补中益气。

-按语-

南瓜因出自南番而得名，味甘，性温，能补中益气，解毒杀虫。用于脾胃气虚、营养不良、肺痈、水火烫伤、下肢溃疡。

Si

丝瓜

Gua

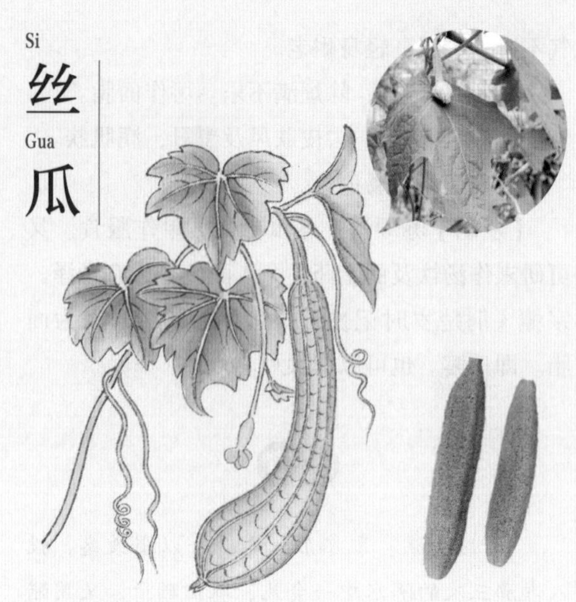

【释名】又名天丝瓜、天罗、布瓜、蛮瓜、鱼鰦（zī）。

时珍说：此瓜老则筋丝罗织，因此有丝罗之名。昔人谓之鱼鰦，或称它虞刺。又因它始自南方来，又称为蛮瓜。

【集解】时珍说：丝瓜，唐宋以前无闻，今南北都有，作为常见蔬菜。二月下种，生苗牵引藤蔓，延引至树竹，或作棚架支撑。其叶大于蜀葵而多丫尖，有细毛刺，取汁可染绿，其茎有棱。六七月开黄花，五出，微似胡瓜花，蕊、瓣都呈黄色。其瓜大寸许，长一二尺，甚则三四尺，深绿色，有皱点，瓜头如鳖首。嫩时去皮，可煮熟可晒干，充当茶点或蔬菜。老则大如杵，筋络缠纽如织成，经霜便枯，唯可藉靴履，洗涤釜器，因此村人呼为洗锅罗瓜。内有隔，子在隔中，形状如瓜蒌子，黑色而扁。其花苞及嫩叶、卷须，皆可食也。

瓜

【气味】味甘，性平，无毒。入药用老者。

【主治】朱震亨说：痘疮不愈合，枯者烧存性，入朱砂研末，蜜水调服，效果很好。

时珍说：煮食，除热利肠。老者烧存性服，

去风化痰，凉血解毒，杀虫，通经络，行血脉，下乳汁，治大小便下血，痔漏崩中，黄积，疝痛卵肿，血气作痛，痈疽疮肿，齿虫，痘疹胎毒。

《生生编》载：暖胃补阳，固气和胎。

【发明】汪颖说：丝瓜本草诸书无考，只有治疗痘疮及脚痛方中烧灰用它，又取其性冷，可解毒。

时珍说：丝瓜老者，筋络贯串，房隔联通。因此能通人脉络脏腑，而祛风解毒，消肿化痰，祛痛杀虫，还可治诸血病。

附方

1 痘疮不快初出或未出，多者令少，少者令稀：老丝瓜近蒂三寸连皮烧存性，研末，砂糖水冲服。《仁斋直指方》。

2 痈疽不敛，疮口太深：用丝瓜捣汁频抹。《仁斋直指方》。

3 风热腮肿：丝瓜烧存性，研末，水调搽之。严月轩方。

4 肺热面疮：苦丝瓜、牙皂荚并烧灰等份，油调搽。《摘玄方》。

5 玉茎疮溃：丝瓜连子捣汁，和五倍子末，频搽。朱震亨方。

6 坐板疮疥（生于臀部的疮疡）：丝瓜皮焙干为末，烧酒调搽。《摄生众妙方》。

7 手足冻疮：老丝瓜烧存性，和腊猪脂涂之。《海上方》。

8 痔漏脱肛：丝瓜烧灰、多年石灰、雄黄各五钱为末，以猪胆、鸡蛋清及香油和调，贴敷。孙氏《集效方》。

9 血崩不止：老丝瓜烧灰、棕榈烧灰等份，盐酒或盐汤服。《奇效良方》。

10 乳汁不通：丝瓜连子烧存性研，酒服一二钱，被覆取汗即通。《简便单方》。

11 干血气痛，妇人血气不行，上冲心膈，变为干血气者：用丝瓜一枚烧存性，空腹温酒服。《寿域神方》。

12 小肠气痛绕脐冲心：连蒂老丝瓜烧存性，研末。每服三钱，热酒调下。严重者不过二三服即消。

13 腰痛不止：天罗瓜（即丝瓜）子仁炒焦，擂酒服，以渣敷之。《熊氏补遗》。

14 喉闭肿痛：天罗瓜研汁灌之。《普济方》。

15 化痰止嗽：天罗烧存性为末，枣肉和，丸弹子大。每服一丸，温酒化下。《摄生众妙方》。

16 风虫牙痛：经霜干丝瓜烧存性，为末，擦之。《仁斋直指方》。

17 小儿浮肿：天罗、灯草、葱白等份，煎浓汁服，并洗之。《普济方》。

叶

【主治】时珍说：主治癣疮，频挼掺之。疗痈疽、疔肿、卵癞（阴囊肿痛而引缩）。

附方

1 阴子偏坠：丝瓜叶烧存性三钱，鸡蛋壳烧灰二钱，温酒调服。余居士《选奇方》。

2 汤火伤灼：丝瓜叶焙研，入辰粉一钱，蜜调搽之。生者捣敷。一日即好。《海上名方》。

3 刀疮神药：古石灰、新石灰、丝瓜根叶（初种放两叶者）、韭菜根各等份，捣一千下作饼，阴干为末，擦之。止血定痛生肌，如神效。侍御苏海峰所传。董炳《集验方》。

藤根

【主治】时珍说：治齿虫脑漏，杀虫解毒。

附方

1 预解痘毒：五六月取丝瓜蔓上卷须阴

干，至正月初一的子时，用二两半煎汤，温浴小儿身面上下，以去胎毒，永不出痘，纵出亦少。《体仁汇编》。

2 诸疮久溃：丝瓜老根熬水扫之，大凉即愈。《应验方》。

3 喉风肿痛：丝瓜根，以瓦瓶盛水浸，饮之。《海上名方》。

4 脑崩流汁：鼻中时时流臭黄水，脑痛，名控脑砂，有虫食脑中。用丝瓜藤近根三五尺，烧存性。每服一钱，温酒下，以愈为度。《医学正传》。

5 牙宣露痛：①《海上妙方》：用丝瓜藤阴干，临时火煅存性，研搽即止，最妙。②《惠生堂方》用丝瓜藤一握，川椒一撮，灯心一把，水煎浓汁，漱吐，其痛立住如神。

6 咽喉骨鲠：七月七日，取丝瓜根阴干，烧存性。每服二钱，以原鲠物煮汤服之。邓笔峰《卫生杂兴》。

7 腰痛不止：丝瓜根烧存性，为末。每温酒服二钱，见效快。邓笔峰《卫生杂兴》。

-按语-

丝瓜味甘，性凉，能清热解毒，凉血，祛风化痰，通络。用于热病烦渴、肠风痔漏、疔疮痈肿、血淋，咳嗽痰鸣、乳汁不通。治疗咳嗽。

苦瓜 (Ku Gua)

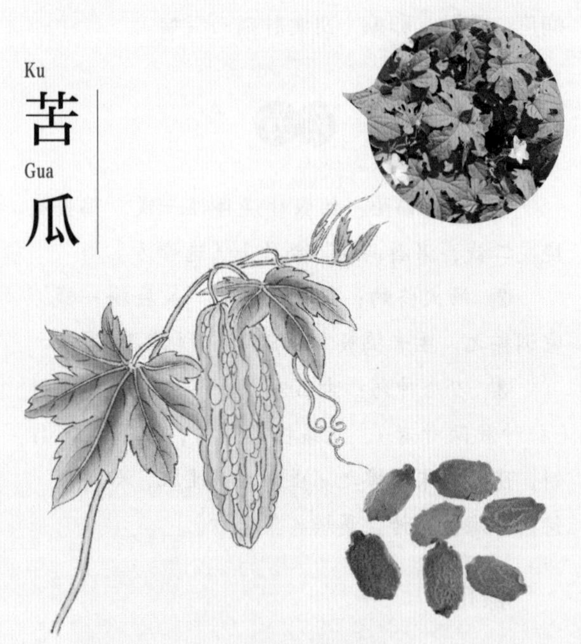

【释名】又名锦荔枝、癞葡萄。

时珍说：苦因其味命名，瓜与荔枝、葡萄，皆因其果实及茎、叶相似而得名。

【集解】周定王说：锦荔枝即癞葡萄，蔓延草木。茎长七八尺，茎有毛涩。叶似野葡萄，而花又开黄花。果实大如鸡子，有皱纹，似荔枝。

时珍说：苦瓜原出于南边国家，今福建、广东皆种植。五月下种，生苗牵引藤蔓，茎叶卷须，并如葡萄而小。七八月开小黄花，五瓣如碗形。结瓜长者四五寸，短者二三寸，青色，皮上如癞及荔枝壳状，熟则黄色自裂，内有红瓤裹子。瓤味甘可食。其子形扁如瓜子，也有痱瘟。南人以青皮煮肉及盐酱充当蔬菜，苦涩有青气。费信《星槎胜览》记述，苏门答腊国一等瓜，皮若荔枝，未剖开时臭如烂蒜，剖开如囊，味道酥脆，香甜可口。疑此即苦瓜。

瓜

【气味】味甘，性寒，无毒。

【主治】时珍说：除邪热，解劳乏，清心明目。

子

【气味】味苦，性甘，无毒。

【主治】时珍：益气壮阳。

-按语-

苦瓜味苦、甘，性寒，能清热解暑，解毒。用于热病烦渴引饮、中暑、痈肿、恶疮、痢疾、目赤肿痛。

Zi 紫 Cai 菜

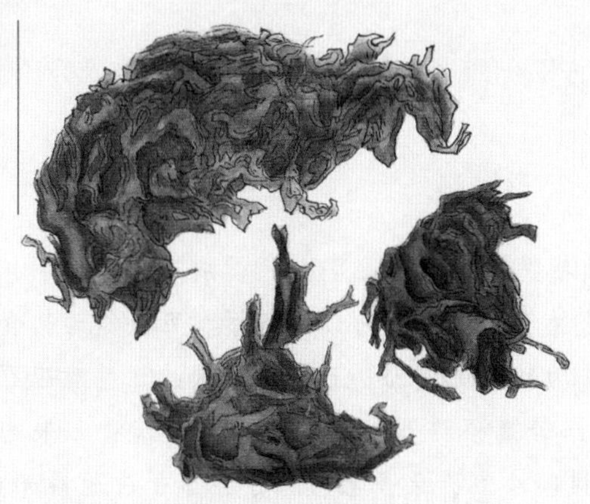

【释名】又名紫荬（ruǎn）。

【集解】孟诜说：紫菜生于南海，附石而生。正青色，取而干之则紫色。

时珍说：闽、越海边都有。大叶而薄。彼人挼成饼状，晒干以贩卖，其色正紫，也是石衣之类。

【气味】味甘，性寒，无毒。

王藏器说：多食令人腹痛发气，吐白沫。饮热醋少许，即消。

【主治】孟诜说：主治热气烦塞咽喉，煮汁饮用。

时珍：病瘿瘤脚气者，宜食用。

【发明】朱震亨说：凡瘿结积块之疾，宜常食紫菜，是取“咸能软坚”之义。

-按语-

紫菜味甘、咸，性寒，能化痰软坚，清热利尿。用于痰热互结所致的瘿瘤、瘰疬、水肿、小便不利、脚气等症。

第十卷 本草纲目-果部

李时珍说：木本植物结的实称作为果，草本植物结的实称作蓏（luǒ）。成熟即可食用，晾干则可做成果脯。丰收或者歉收之年都可以用来补充粮食，患病时可以入药用。可以作为粮食的补充，用来奉养民生。因此《素问》记载：用五果作为粮食的辅助。五果用五味、五色对应五脏，指的是李、杏、桃、栗、枣五种。占卜书上记载，若想预测五谷的收成与否，只看五果的盛衰即可。其中李子应验小豆，杏子应验大麦，桃子应验小麦，栗子应验稻子，枣子应验粟米。《礼记·内则》将果品分为菱、椇、榛、瓜等几类。《周官》设置职方氏来区别五种地形上适宜种植的作物，指出山林地上适宜种植可做黑色染料的植物，即柞、栗这类。川泽湖泊处适宜种植纹理白如膏脂的植物，即菱、芡之类。丘陵上适宜种植有核的果品，即梅、李这类。甸师来专门掌管野果和蓏，场人专门负责种植果蓏以及珍异的果品，按照不同的季节加以收藏备用。据此观察，果蓏的产地不同，性味及有毒、无毒也不同。既然如此，怎么能放纵嗜欲而不知其中的道理呢？

Li 李

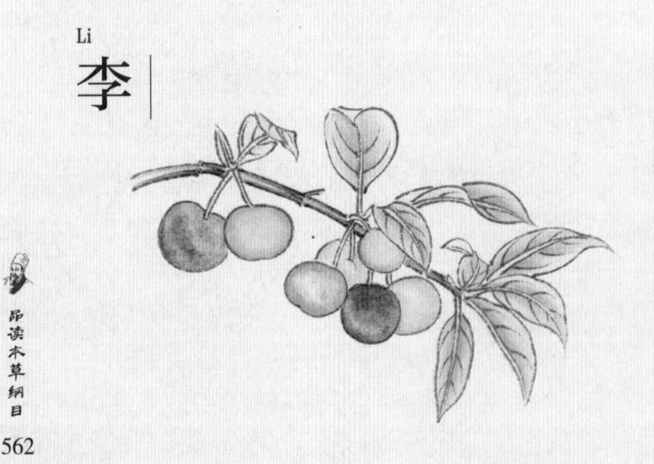

【释名】又名嘉庆子。

时珍说：据罗愿《尔雅翼》记载：李是木类中之多子者，故字从木、子。木类中多子的很多，为什么唯有李称木子呢？根据《素问》所说“李味酸，属肝，是东方之果”，则李在五果中属木，因此能得专称。现在的人称干李为嘉庆子。据韦述《两京记》记载：东都嘉庆坊有美李，人称嘉庆子，时间久了，而不知其出自何处。梵书中称李为居陵迦。

【集解】时珍说：李，绿叶白花，树能耐久，其种类有近百种。其子大的有如杯子、鸡蛋，小的如弹丸、樱桃。其味有甘、酸、苦、涩数种。其色有青、绿、紫、朱、黄、赤、缥绮、胭脂、青皮、紫灰的不同。其形状有牛心、马肝、柰李、杏李、水李、离核、合核、无核、匾缝的区别。其产地有武陵、房陵诸李。早则有麦李、御李，四月熟。迟则有晚李、冬李，十月、十一月熟。又有季春李，冬天开花春天结果实。据王祯《农书》载录：北方一种御黄李，形大而肉厚核小，甘香而美。江南建宁一种均亭李，紫而肥大，味甘如蜜。有擘（bò）李，熟了则自己裂开。有糕李，肥黏如糕。这些都是李之嘉美者。现在的人用盐曝、糖藏、蜜煎为果，唯独晒干白李有益。其炮制方法：夏李色黄时摘下，以盐挼去汁，合盐晒萎，去核再晒干，荐酒、作饤（dìng，供陈设的食品）皆佳。

实

【气味】味苦、酸，性微温，无毒。

时珍说：李味甘酸，味道苦涩的不可食用，不沉水的有毒，不可食。

《大明》记载：多食令人腹胀，发虚热。

【主治】《别录》记载：晒干吃，去痼热，调中。

孟诜说：去骨节间劳热。

孙思邈说：患肝病之人宜食用。

核仁

【气味】味苦，性平，无毒。

【主治】《别录》记载：僵仆骨折，瘀血骨痛。

吴普说：令人颜面润泽。

甄权说：治女子少腹肿满。利小便，下水气，除浮肿。

苏颂说：治面䵟黑子。

附方

❶ 女人面䵟：用李核仁去皮细研，以鸡蛋白和如稀饧涂面，至早晨以米浆水洗去，后涂胡粉。不过五六日即可见效。忌见风。崔元亮《海上方》。

❸ 蝎虿螫痛：苦李仁嚼碎涂伤口处，疗效好。《古今录验》。

根白皮

【修治】时珍说：李根皮取向东生长的，刮去皱皮，以蜜制炒黄入药用。《别录》不言用何等李根，也不言其味。但《药性论》说：入药用苦李根皮，味咸。而张仲景治奔豚气，奔豚汤中用甘李根白皮。难道甘、苦二种都可用吗？

【气味】性大寒，无毒。

【主治】《别录》记载：主治消渴，止心烦逆奔豚气。

吴普说：治疮。

陶弘景说：煎水含漱，治齿痛。

《大明》记载：煎汁饮，主赤白下痢。

孟诜说：炙黄煎汤，日饮两次。治女人突然赤白带下，有效验。

时珍说：治小儿突发高热，解丹毒。

甄权说：苦李根皮味咸，治脚下气。主热毒烦躁。煮汁服，止消渴。

附方

❶ 小儿丹毒，从两大腿走及阴头：用李根烧为末，以田中流水和涂患处。《千金方》。

❷ 咽喉卒塞，无药处：以皂角末吹鼻取嚏。仍以李树近根皮，磨水涂喉外，疗效好。《菽园杂记》。

-按语-

李味甘、酸，性平，能清肝除热，生津止渴。用于肝虚有热、虚劳骨蒸、胃阴不足、消渴喜饮。

李根白皮性大寒，能清热解毒，治疗奔豚气（为发作性下腹气上冲胸，直达咽喉，腹部绞痛，胸闷气急，头昏目眩，心悸易凉，烦躁不安，发作过后如常，因发作时胸腹如有小豚奔闯，因此得名）。

Xing 杏

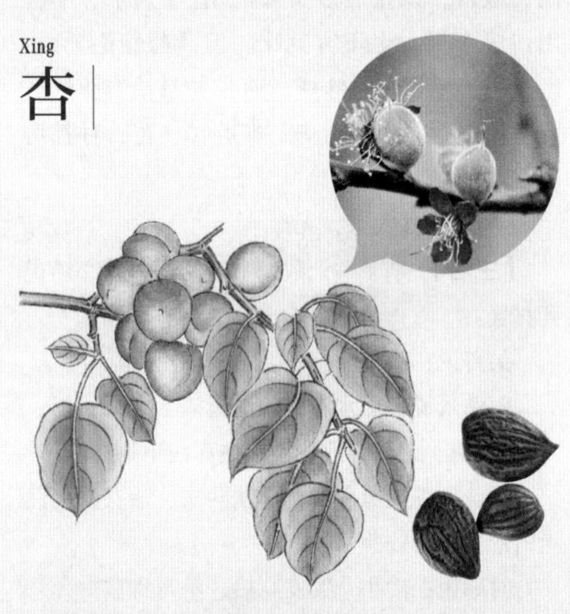

【释名】又名甜梅。

时珍说："杏"字，篆文象子在木枝之形，有的说从口及从可者，并不是这样。《江南录》记载：杨行密改杏名为甜梅。

【集解】时珍说：诸杏，叶皆圆形而有尖，二月开红花，也有千叶者，不结实。味甘而有沙的为沙杏，色黄而带酸的为梅杏，色青而带黄者为柰杏。金杏大如梨，黄如橘。《西京杂记》载录蓬莱杏花五色，可能是异种。据王祯《农书》记载：北方肉杏甚佳，赤大而扁，称为金刚拳。凡杏成熟时，榨取浓汁，涂盘中晒干，用手摩刮收取，可和水调麦麸食用，这也是五果为助之义。

实

【气味】味酸，性热，有小毒。

《别录》记载：生食多，伤筋骨。

苏颂说：杏之类梅者味酸，类桃者味甘。

寇宗奭说：凡杏性皆热，小儿多食，可致生疮痈膈热。

扁鹊说：多食引动宿疾，令人目盲、须眉脱落。

【主治】孙思邈说：晒干食用，止渴，去冷热毒。是心之果，心病宜食。

核仁

【修治】陶弘景说：凡用杏仁，用汤浸去皮尖，炒黄。或用面麸炒过。

雷敩说：凡用，用汤浸去皮尖，每斤入白火石一斤，乌豆三合，以东流水同煮，从巳时至午时，取出晒干用。

时珍说：治风寒肺病药中，也有连皮尖用的，取其发散之功。

【气味】味甘、苦，性温，冷利，有小毒。有两仁者可以杀人，毒狗。

朱震亨说：杏仁性热，因寒致病者可用。

孙思邈说：杏仁作汤如白沫不解者，食用令气壅身热。汤过夜者动冷气。

时珍说：凡杏、桃等花都是五出，如果六出必是双仁，为其反常，故有毒。

【主治】《本经》记载：主咳逆上气雷鸣、喉痹、下气、产乳金疮、寒心奔豚。

《别录》记载：治惊痫，心下烦热，风气往来。时行头痛，解肌，消心下急满痛，杀狗肉毒。

张元素说：除肺热，治上焦风燥，利胸膈气逆，润大肠气秘。

时珍说：杀虫，治各种疮疥，消肿，去头面诸风气皶疱。

【发明】张元素说：杏仁气薄味厚，浊而沉坠，性降，属阴。入手太阴经。其用有三：润肺，消食积，散滞气。

李杲说：杏仁散结润燥，除肺中风热咳嗽。杏仁下喘，是治气；桃仁疗狂，是治血。都可以治疗大便秘结，当分气、血。昼则便难，当行阳气；夜则便难，当行阴血。因此虚人便闭，不可过泄。脉浮者属气，用杏仁、陈皮；脉沉者属血，用桃仁、陈皮。手阳明与手太阴为表里，贲门主往来，魄门主收闭，为气之通道，因此都用陈皮为佐。

王好古说：张仲景麻黄汤，及王朝奉治伤寒气上喘逆，都用杏仁者，为其能利气、泻肺、解肌。

时珍说：杏仁能散能降，因此可以解肌散风、降气润燥、消积，治伤损的药方中常用它。治疮杀虫，是用其毒。据《医余》记载：凡索面、豆粉近杏仁则烂。不久以前，一兵官食粉成积，医生用积气丸、杏仁各半研为丸，熟水送下，数服即愈。《野人闲话》载录：翰林学士辛壬逊，在青城山道院中，梦皇姑对他说：可服杏仁，让你聪明，老而健壮，心力不倦。辛壬逊叩问其方，皇姑说用杏仁一味，每盥漱毕，以七枚纳口中，良久脱去皮，细嚼和津液顿咽，日日食用，一年必换血，令人轻健。此申天师之方。又有杨士瀛《仁斋直指方》载录：凡人以水浸杏仁五枚，五更端坐，逐粒细嚼至尽，和口中津液吞下，日久则能润五脏，去尘滓，祛风明目，治肝肾风虚、瞳仁带青、眼翳风痒之病。

附方

❶ 咳逆上气，不拘大人小儿：以杏仁三升去皮、尖，炒黄研膏，入蜜一升，杵熟，每饭前含服，咽汁。《千金方》。

❷ 上气喘急：杏仁、桃仁各半两，去皮尖炒研，用水调生面和，制成如梧桐子大的丸剂，每次服十丸，姜、蜜汤送下，微利为度。《圣济总录》。

❸ 心腹结气：杏仁、桂枝、橘皮、诃黎勒皮等份，制为丸剂，每次服三十丸，白汤送下。无何禁忌。孟诜《食疗本草》。

❹ 喉痹痰嗽：杏仁（去皮，熬黄）三分，和桂末一分，研泥，裹含之，咽汁。陈藏器《本草拾遗》。

❺ 血崩不止，诸药不效，服此立止：用甜杏仁上黄皮，烧存性，研为细末，每次服三钱，空腹热酒服。《保寿堂方》。

❻ 阴疮烂痛：杏仁烧黑研成膏，时时外敷。《永类钤方》。

❼ 身面疣目：杏仁烧黑研膏，擦破，日日外涂。《千金方》。

❽ 面上皯疱：杏仁去皮，捣和鸡蛋白，夜涂患处，等二天清晨用暖酒洗去。孟诜《食疗本草》。

❾ 耳卒聋闭：杏仁七枚，去皮拍碎，分作三份，以绵裹之，着盐如小豆许，以器盛于饭上蒸熟，令病人侧卧，以一裹捻油滴耳中，良久又以一裹滴耳，取效。《外台秘要》。

❿ 耳出脓汁：杏仁炒黑，捣膏绵裹纳入耳中，每日换药三四次。《梅师方》。

⓫ 鼻中生疮：杏仁研末，乳汁和敷。《千金方》。

⓬ 疳疮蚀鼻：杏仁烧，压取油敷患处。《千金方》。

⓭ 牙龈痒痛：杏仁一百枚，去皮，以盐方寸匕，水一升，煮令汁出，含漱吐之，三次即愈。《千金方》。

⓮ 小儿咽肿：杏仁炒黑，研烂含咽。《普济方》。

⓯ 白癜风斑：杏仁连皮尖，每早嚼十四

粒，揩令赤色。夜卧再用。《圣济总录》。

16 小儿头疮：杏仁烧研外敷。《事林广记》。

-按语-

杏仁味苦，性微温，小毒，能止咳平喘，润肠通便。用于咳嗽气喘，无论寒热虚实均可以选用；肠燥便秘。外用，可治蛲虫病、外阴瘙痒。

Mei

梅

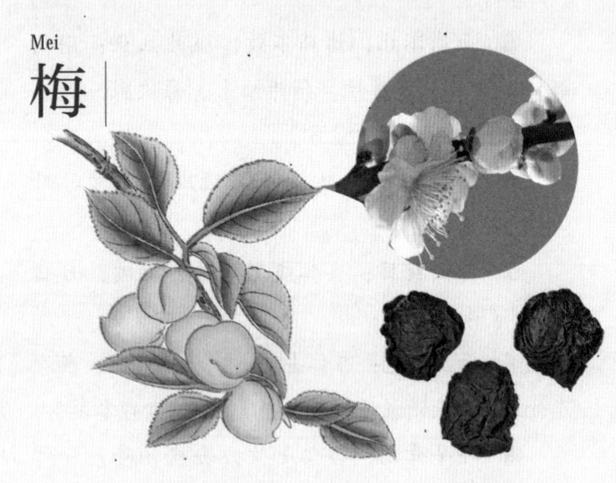

【释名】时珍说：梅，古文作“呆”，象子在木上之形。有的说：梅者，媒也，媒合众味。书云：若作和羹，尔唯盐梅。而“梅”字又从“某”。

【集解】时珍说：据陆玑《诗疏》记载：梅，是杏类，树、叶都略似杏，叶有长尖，先众木而开花。其果实酸，晒干为脯，入羹臛（huò，肉汤）齑（jī，捣碎的姜、蒜、韭菜等）中，含着可以香口。子赤者材坚，子白者材脆。范成大《梅谱》记载：江梅，野生的，不经栽接，花小而香，子小而硬。消梅，果实圆松脆，多液无滓，只可生吃，不入煎造。绿萼梅，枝跗皆绿。重叶梅，花叶重叠，结实多双。红梅，花色如杏。杏梅，色淡红，果实扁而斑，味全似杏。鸳鸯梅，即是多叶红梅，一蒂双实。一云：苦楝嫁接梅上，则花带黑色。谭子化书载：李接桃而本强者其果实有毛，梅接杏而本强者其果实甘。梅果实采半黄的，用烟熏之为乌梅；青者盐腌晒干为白梅。也可蜜煎、糖藏，以充果品。熟者榨汁晒收为梅酱。只有乌梅、白梅可入药。梅酱夏天可以调制成解渴的水饮用。

实

【气味】味酸，性平，无毒。

《大明》记载：多食损齿伤筋，蚀脾胃，令人发膈上痰热。服食黄精之人忌食。食梅齿齼（chǔ，牙齿接触酸味时的感觉）者，嚼胡桃肉可解。

《物类相感志》载录：梅子与韶粉同食，则不酸、不软牙。

【发明】寇宗奭说：食梅则津液泄者，是水生木，津液泄则伤肾，肾属水主骨，齿为骨之余，因此牙会酸软。

时珍说：梅，花开于冬天，而果实熟于夏，得木之全气，因此其味最酸，即所谓的曲直作酸。肝为乙木，胆为甲木。人之舌下有四窍，两窍通胆液，食梅则津生者，是类相感应。《素问》说：味过于酸，肝气以津。又说：酸走筋，筋病不要多食酸。不然，物之味酸者多矣，为何只有梅能生津呢?

乌梅

【修治】陶弘景说：用须去核，微炒。

时珍说：造法：取青梅，用篮子盛，于烟囱上熏黑。若以稻灰淋汁润湿蒸过，则肥泽不生虫。

【气味】味酸，性温、平，涩，无毒。

【主治】《本经》记载：下气，除热烦满，安心，止肢体痛，偏枯不仁，死肌，去青黑痣，蚀恶肉。

《别录》记载：去痹，利筋脉，止下痢，好唾口干。

陶弘景说：水渍汁饮，治伤寒烦热。

陈藏器说：止渴调中，去痰治疟瘴，止吐逆霍乱，除冷热痢。

《大明》记载：治虚劳骨蒸，消酒毒，令人得睡。和建茶、干姜为丸服用，止休息痢，效果显著。

时珍说：敛肺涩肠，止久嗽泻痢，反胃噎膈，蛔厥吐利，消肿涌痰，杀虫，解鱼毒、马汗毒、硫黄毒。

白梅

【释名】又名盐梅、霜梅。

【修治】取大青梅以盐汁浸渍，日晒夜渍，十日即成，日久有霜。

【气味】味酸、咸，性平，无毒。

【主治】陶弘景说：和药点痣，蚀恶肉。

孟诜说：刺在肉中者，嚼敷患处即出。

《大明》记载：治刀箭伤，止血，研烂外敷。

汪颖说：乳痈肿毒，杵烂贴患处，疗效显著。

苏颂说：除痰。

时珍说：治中风惊痫、喉痹痰厥僵仆、牙关紧闭者，取梅肉揩擦牙龈，涎出即开。又治泻痢烦渴，霍乱吐下，下血血崩，功用同乌梅。

【发明】陶弘景说：生梅、乌梅、白梅，功效应该相似。

王好古说：乌梅，为脾、肺二经血分之药，能收肺气，治燥嗽。肺欲收，急食酸以收之。

时珍说：乌梅、白梅所治诸病，皆取其酸收之义，只有张仲景治蛔厥乌梅丸及虫证方中用它，取虫得酸即止之义，稍有不同。《医说》载录：曾鲁公下痢血百余日，国医束手无策，陈应之用盐水梅肉一枚研烂，合腊茶，让曾鲁公入醋服用，一啜而安。大丞梁庄肃公也下痢血，陈应之用乌梅、胡黄连、灶下土等份为末，茶调送服，也有疗效。这是因为血得酸则敛、得寒则止、得苦则涩的缘故。其蚀恶疮弩肉，虽是酸收，却有自然物性之妙，这种说法出自《本经》。其法载于《刘涓子鬼遗方》之中：用乌梅肉烧存性研，敷于恶肉上，一夜立尽。《圣惠方》中用乌梅和蜜作饼贴的方法，效力缓和。

附方

1 痈疽疮肿，已溃未溃皆可用：盐白梅烧存性为末，入轻粉少许，香油调，涂疮四周。王硕《易简方》。

2 消渴烦闷：乌梅肉二两，微炒为末，每次服二钱，水二盏，煎取一盏，去药渣，入豉二百粒，煎至半盏，温服。《简要济众方》。

3 泻痢口渴：乌梅煎汤，日饮代茶。《扶寿精方》。

4 产后痢渴：乌梅肉二十个，麦门冬十二分，每以一升，煮七合，细呷。《必效方》。

5 赤痢腹痛：①《仁斋直指方》用陈白梅同真茶、蜜水各半，煎煮饮服。②《圣惠方》用乌梅肉（炒）、黄连各四两，研为细末，炼蜜为丸，如梧桐子大。每次米饮送服二十丸，每日服三次。

6 便痢脓血：乌梅一两去核，烧过为末，每次服二钱，米饮送下，立止。《圣济总录》。

7 久痢不止，肠垢已出：①《肘后方》用乌梅肉二十个，水一盏，煎取六分，饭前分二次服。②《袖珍方》用乌梅肉、白梅肉各七个捣烂，入乳香末少许，杵丸如梧桐子大。每次服二三十丸，茶汤送下，每日服三次。

8 大便下血，酒痢、久痢不止：用乌梅三两，烧存性为末，醋煮米糊和，制成如梧桐子大的丸剂，每次空腹米饮送服二十丸，每日三次。

《济生方》。

9 小便尿血：乌梅烧存性研末，醋糊为丸，如梧桐子大，每次服四十九，酒送下。

10 血崩不止：乌梅肉七枚，烧存性研末，米饮送服，每日二次。

11 大便不通，气奔欲死者：乌梅十颗，汤浸去核，制成如枣大的丸剂。纳入下部，少时即通。《食疗本草》。

12 霍乱吐利：盐梅煎汤，细细饮服。《如宜方》。

13 水气满急：乌梅、大枣各三枚，水四升，煮取二升，纳蜜和匀，含咽。《圣济总录》。

14 痰厥头痛如裂：乌梅肉三十个，盐三撮，酒三升，煮取一升，顿服，取吐即愈。《肘后方》。

15 伤寒头痛，壮热，胸中烦痛，四五日不解：乌梅十四枚，盐五合，水一升，煎取半升，温服取吐。吐后避风，效果好。《梅师方》。

16 折伤金疮：干梅烧存性外敷，一夜即愈。《千金方》。

17 小儿头疮：乌梅烧末，生油调涂。《圣济总录》。

18 香口去臭：暴干梅脯，常常含服。

按语

乌梅味酸、涩，性平，能敛肺止咳，涩肠止泻，安蛔止痛，生津止渴。用于治疗肺虚久咳、久泻、久痢，蛔厥腹痛、呕吐，虚热消渴。炒炭后，能固冲止漏，用于治疗崩漏不止、便血等，外敷能消疮毒，可治胬肉外突、头疮等。止泻止血宜炒炭用。

Tao 桃

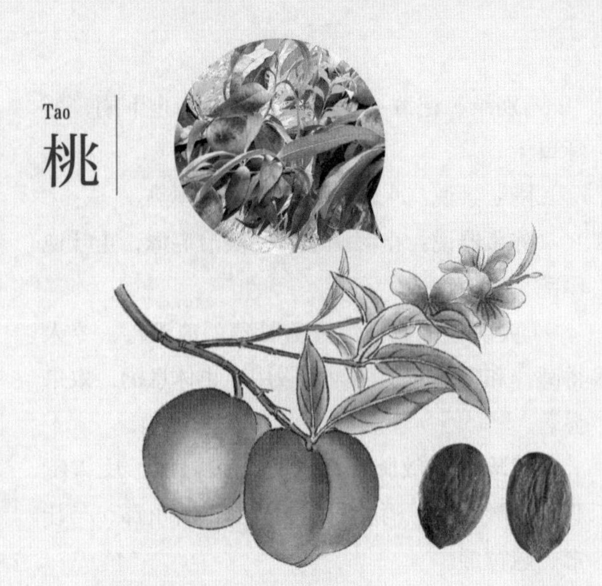

【释名】时珍说：桃开花较早，容易种植而果实多，故字从木、兆。十亿为兆，是说数量多。或者是从“兆”的谐声。

【集解】时珍说：桃的种类很多，容易栽种，且较早结果实。种植五年的桃树宜以刀割其皮，流出脂液，则多延数年。其花有红、紫、白、千叶、二色的差别，其果实有红桃、绯桃、碧桃、缃桃、白桃、乌桃、金桃、银桃、胭脂桃，是以颜色命名。有绵桃、油桃、御桃、方桃、匾桃、偏核桃，是以形状命名。有五月早桃、十月冬桃、秋桃、霜桃，是以时令命名，都可食用。唯山中毛桃，即《尔雅》所谓褫（chǐ）桃者，小而多毛，核黏味恶，其仁多脂，可入药用，盖外不足者内有余。冬桃，一名西王母桃，又名仙人桃，即昆仑桃，形状像瓜蒌，表里赤色，得霜始熟。方桃形微方。匾桃出自南番，形匾肉涩，核状如盒，其仁甘美，番人当作精美的食物，称它波淡树，树很高大。偏核桃出波斯，形薄而尖，头偏，状如半月，其仁酷似新罗松子，可食用，性热。杨维桢、宋濂的文集中都载录了元朝御库蟠桃，核大如碗，以为神异。《王子年拾遗记》载汉明帝时，常山献巨核桃，霜下始花，隆暑之时才成熟。《玄中记》记载积石之桃，大如斗斛器。《酉阳杂俎》记载九疑有桃核，半扇可容米一升。及蜀后主有桃核杯，半扇容水五升，良久如酒味可饮。这都是桃中极大的。昔人称桃为仙果，难道是指的这类吗？生桃切片煮过，晒干为脯，可充果食。又桃酢法：取烂熟桃纳瓮中，盖口七日，漉去皮、核，密封十四日酢成，香美可食。《种树书》载：柿接桃则为金桃，李接桃则为李桃，梅接桃则脆。桃树生虫，煮猪头汁浇之即止。这都是物性的微妙。

实

【气味】味辛、酸、甘，性热，微毒。多食令人有热。

时珍说：生桃多食，令人膨胀及生痈疖，只有坏处，没有益处。五果列桃为下。

【主治】《大明》记载：作脯食用，益面色。

孙思邈说：桃为肺之果，肺病宜食用。

时珍说：冬桃，食之解劳热。

核仁

【修治】《别录》记载：七月采收，取仁阴干。

雷敩说：凡使须去皮，用白术、乌豆二味，同于坩锅中煮二日夜，漉出劈开，心黄如金色者取用。

时珍说：桃仁行血，宜连皮、尖生用。润燥活血，宜汤浸去皮、尖炒黄用。或与麦麸同炒，或烧存性，各随本方。双仁者有毒，不可食用。

【气味】味苦、甘，性平，无毒。

【主治】《本经》记载：主瘀血血闭，癥瘕邪气，杀小虫。

《别录》记载：止咳逆上气，消心下坚硬，除突遭暴击瘀血，通月经，止心腹痛。

张元素说：治血结、血秘、血燥，通润大便，破蓄血。

孟诜说：杀三虫。又每夜嚼一枚和蜜，涂手、面良。

时珍说：主血滞风痹骨蒸，肝疟寒热，痨瘵疼痛，产后血病。

【发明】李杲说：桃仁味苦重于甘，气薄味厚，沉而降，是阴中之阳，手、足厥阴经血分之药。苦以泄滞血，甘以生新血，因此可用于破凝血。其功效有四：治热入血室，泄腹中滞血，除皮肤血热燥痒，行皮肤凝聚之血。

成无己说：肝者血之源，血聚则肝气燥，肝苦急，急食甘以缓之。桃仁之甘以缓肝散血，因此张仲景抵当汤中用到它，以治伤寒八九日，内有蓄血，发热如狂，小腹满痛，小便自利者，又有当汗失汗，热毒深入，吐血及血结胸，烦躁谵语者，也用此汤主治，与虻虫、水蛭、大黄同用。

附方

1 延年去风，令人皮肤光润：用桃仁五合去皮，用粳米饭浆同研，绞汁令尽，洗面极妙。《千金翼方》。

2 上气咳嗽，胸满气喘：桃仁三两去皮尖，以水一大升研汁，和粳米二合煮粥食用。《食医心镜》。

3 突得咳嗽：桃仁三升去皮杵，放入器中密封，蒸熟晒干，绢袋盛，浸二斗酒中，七日便可饮，日饮四五合。

4 突然心痛：桃仁七枚去皮尖研烂，水一合送服。《肘后方》。

5 产后血闭：桃仁二十枚去皮尖，藕一块，水煎服之良。唐瑶《经验方》。

6 产后阴肿：桃仁烧，研磨外敷。

7 妇人阴痒：桃仁杵烂，绵裹塞入阴中。《肘后方》。

8 男子阴肿作痒：用桃仁炒香为末，酒服方寸匕，每日服二次。仍捣外敷。《外台秘要》。

9 小儿烂疮，初起肿浆似火疮：桃仁研烂外敷。《秘录》。

10 小儿聤耳：桃仁炒研绵裹，每日塞入耳中。《千金方》。

⑪ 唇干裂痛：桃仁捣和猪脂外敷。《海上方》。

花

【修治】《别录》记载：三月三日采收，阴干。

雷敩说：桃花勿用千叶者，可令人鼻衄不止，目黄。收花拣净，以绢袋盛，悬屋檐下阴干用。

【气味】味苦，性平，无毒。

【主治】《别录》记载：悦泽人面，除水气，破石淋，利大小便，下三虫。

苏敬说：消肿满，下恶气。

孟诜说：治心腹痛及秃疮。

时珍说：利宿水痰饮积滞，治风狂。研末，敷头上肥疮，手足㾦疮。

【发明】陶弘景说：《肘后方》记载服尽三颗树上的桃花，则面色红润悦泽，面如桃花。

苏颂说：《太清草木方》记载，酒渍桃花饮服，除百疾，益颜色。

时珍说：据欧阳询《初学记》记载，北齐有个姓崔的人用桃花、白雪给儿子洗脸面，说能使颜面靓丽润泽，就是根据本草书中记载的桃花使人好颜色、悦泽人面之义而用的。但陶弘景、苏颂二人所说服桃花法，则是对本草理论的错误理解。桃花性走泄下降，利大肠甚快，用以治气实之人水饮肿满积滞、大小便闭塞，有功无害。若久服，便耗人阴血，损元气，怎能悦泽颜色？据张从正《儒门事亲》记载：一妇人滑泻数年，百治不效。有人说：此病是因内有积滞，在桃花落时，用针刺取数十萼，不接触人手，用面与桃花和作饼，煨熟食用，米饮送下。不到一二个时辰，泻下如倾。六七日后，泻下至数百次，人也昏困，只饮凉水才止住。由此可见，桃花的峻利作用很强。又有苏鹗《杜阳编》载录：范纯佑的女儿，因丈夫死后得了狂证，家人把她关在屋里，夜晚她砸断窗户跑出来，爬到桃树上，几乎把桃花都吃光了。到了早上，家人把她接下树，从此病就好了。我认为：这是惊怒伤肝，痰夹败血，导致发狂。偶然吃桃花达到了利痰饮、散滞血的效果，与张仲景治积热发狂用承气汤，治蓄血发狂用桃仁承气汤的意义相同。

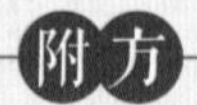

附方

① 大便艰难：桃花为末，水服方寸匕，大便即通。《千金方》。

② 产后秘塞，大小便不通：用桃花、葵子、滑石、槟榔等份，研为细末，每次空腹葱白汤送服二钱，大小便即利。《集验方》。

③ 心腹积痛：三月三日采桃花，晒干杵末，用水送服二钱匕，疗效好。孟诜《食疗本草》。

④ 疟疾不已：桃花为末，酒服方寸匕，疗效好。《梅师方》。

⑤ 痰饮宿水，桃花散：收桃花阴干为末，温酒服一合，取利。觉虚，稍食粥。不像下药峻猛。崔行功《纂要方》。

⑥ 脚气肿痛：桃花一升，阴干为末，每次用温酒细呷，一宿即消。《外台秘要》。

⑦ 腰脊作痛：三月三日取桃花一斗一升，井华水三斗，曲六升，米六斗，炊熟，如常酿酒。每服一升，每日服三次，疗效极好。《千金方》。

⑧ 脓瘘不止：桃花为末，猪脂捣和敷患处，每日二次。《千金方》。

⑨ 头上秃疮：三月三日收未开桃花阴干，与桑椹赤者等份作末，以猪脂和，先取灰汁洗去痂，再涂。《食疗本草》。

⑩ 头上肥疮：一百五日寒食节，收桃花为末，饭后以水半盏调服方寸匕，每日三次，疗效好。崔元亮《海上方》。

⑪ 足上㾦疮（生于手足间的疽疮）：桃花、食盐等份杵匀，醋和外敷。《肘后方》。

12 雀卵面疱：桃花、冬瓜仁研末等份，蜜调外敷。《圣惠方》。

13 干粪塞肠，胀痛不通：用毛桃花湿者一两，和面三两，作馄饨煮熟，空腹食用，中午腹鸣如雷，当利下恶物。《圣惠方》。

-按语-

桃仁味苦、甘，性平，小毒，能活血祛瘀，润肠通便，止咳平喘。用于治疗瘀血阻滞经闭、痛经，跌打损伤，瘀肿疼痛，肺痈、肠痈，肠燥便秘，咳嗽气喘。桃花味苦、性平，能泻利痰饮积滞。

Li
栗

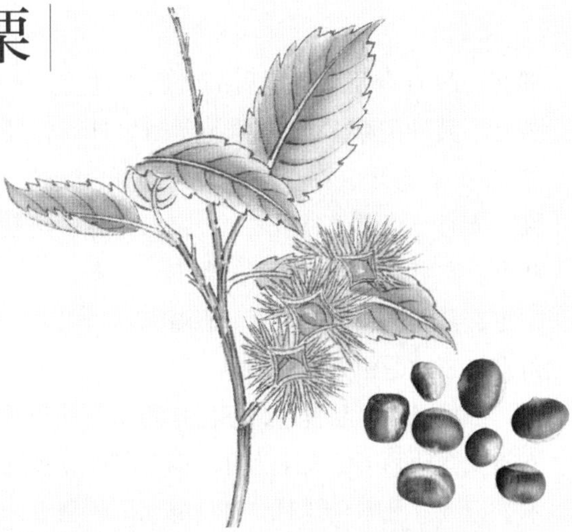

【释名】时珍说：栗，《说文》写作㮚（lì），像花实下垂之形。梵书名笃迦。

【集解】时珍说：栗只可种成，不可移栽。据《事类合璧》记载：栗木高二三丈，苞生多刺如猬毛，每枝不下四五个苞，有青、黄、赤三色。中子或单或双，或三或四。其壳生时黄色，熟时紫色，壳内有膜裹仁，九月霜降成熟。其苞自裂而子坠者，才可久藏，苞未裂者易腐坏。其花作条，大如筷子头，长四五寸，可以点灯。栗之大者为板栗，中心扁子为栗楔。稍小者为山栗。山栗之圆而末尖者为锥栗。圆小如橡子者为莘栗。小如指顶者为茅栗，即《尔雅》所谓的栭（ér）栗，又名栵（liè）栗，可炒后食用。刘恂《岭表录》记载：广中无栗，唯独靳州山中有石栗，一年才熟，圆如弹子，皮厚而味如胡桃。难道栗是水果，不适宜于南方吗？

实

【气味】味咸，性温，无毒。

孟诜说：吴栗虽大，但味短，不如北栗。凡栗，太阳下晒干食用，即下气补益，否则犹有木气，不能补益。火煨去汗，也能杀木气。生食则发气，蒸炒热食则壅气。凡患风水人不宜食用，是因为味咸能生水。

苏敬说：栗作粉食用，胜于菱角、芡实；如果用来饲养孩儿，令齿不生。

寇宗奭说：小儿不可多食，生则难化，熟则滞气，膈食生虫，往往致病。

【主治】《别录》记载：益气，厚肠胃，补肾气，令人耐饥。

孙思邈说：生食，治腰脚不遂。

苏敬说：疗筋骨断碎，肿痛瘀血，生嚼外涂，服用有效。

【发明】孙思邈说：栗，是肾之果，肾病宜食用。

陶弘景说：相传有人患腰脚弱，往栗树下食数升，便能起行。此是补肾之义，然应生吃，若服食则宜蒸晒。

时珍说：栗于五果属水，雨水多的年份则栗不熟，以类相应。有人内寒，暴泄如注，令食煨栗二三十枚，很快病愈。肾主大便，栗能通肾，于此可以验证。《经验方》治肾虚腰脚无力，用袋盛生栗悬挂阴干，每天早上吃十余颗，再吃猪肾粥佐助，久必强健。风干的栗，比日晒的好，而火煨油炒的，比煮蒸的好。需细嚼，连液吞咽，则有益。但如果一顿吃得很饱，反而伤脾。据苏辙诗云：老年腰腿不灵便，山中老人传授食栗方，每天早上吃几颗，细细嚼碎慢慢咽，这才掌握了食栗的诀窍。王祯《农书》说：《史记》记载秦国遇饥荒之年，就是用枣栗来充饥粮。由此可见，本草书中所说的栗厚肠胃、补肾气、令人耐饥的说法，不是没有依据的。

附方

1 小儿疳疮：生嚼栗子外敷。《外台秘要》。

2 小儿口疮：大栗煮熟，每日给小儿食用，效果好。《普济方》。

3 金刃斧伤：用独壳大栗研敷，或快速嚼碎外敷。《集简方》。

按语

栗俗称为板栗，味甘，性温，能养胃健脾，补肾强腰，活血止血。用于脾胃虚弱之反胃、羸瘦无力、气怯食少、泄泻，老年体虚、肾虚腰膝无力、腿脚不便、活动不利、气喘咳嗽、小便频数、小儿筋骨不健、跌打损伤、肿胀、吐血、衄血、便血。

Zao 枣

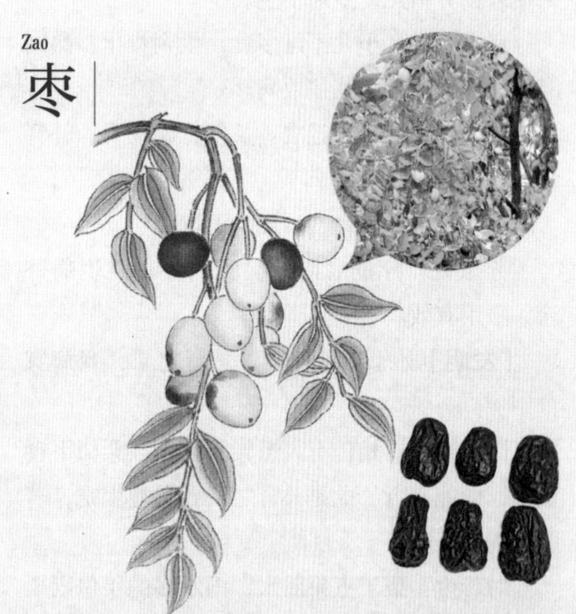

【释名】时珍说：据陆佃《埤雅》记载：大名枣，小名棘。棘，是酸枣。枣性高，故重朿（cì）；棘性低，故并朿。枣、棘皆有刺针，造字取的会意。

【集解】时珍说：枣木赤心有刺，四月生小叶，尖觥光泽，五月开小花，白色微青。南北都有，只有青州、晋地所产者肥大甘美，入药为好。其种类繁多，《尔雅》所载之外，郭义恭《广志》有狗牙、鸡心、牛头、羊角、狝猴、细腰、赤心、三星、骈白之名，又有木枣、氐枣、桂枣、夕枣、灌枣、墟枣、蒸枣、白枣、丹枣、棠枣，及安邑、信都等枣。谷城紫枣长二寸，羊角枣长三寸，密云所出小枣，脆润核细，味也甘美，都可充作果品食用，不能作药用。入药需用青州及晋地晒干的大枣为好。据贾思勰《齐民要术》记载：凡枣全红时，日日撼而采收晒干，则枣皮红皱。若半赤采收，肉未充满，干后即色黄。红色收的，味也不好。《食经》作干枣法：需选择干净的地方，铺菰箔（bó）之类的东西，再将枣放在上面，日晒夜露，择去腐烂的，晒干收贮备用。切开而晒干的为枣脯；煮熟榨出汁的为枣膏，也叫枣瓤；蒸熟的为胶枣，加以糖、蜜拌蒸则更甜，以麻油叶同蒸，则枣色更润泽；捣枣胶捣烂晒干的，可以制成枣油。制作方法：取红软干枣入锅中，加水仅没平，煮沸后滤出，放入砂盆中研细，用生布绞取汁，涂在盘上晒干，其形状如油状，用手摩刮为末，收贮，每次取一匙放碗中，用开水冲饮，酸甜味足，可为美浆，用它和米麸用，最止饥渴、益脾胃。卢谌《祭法》讲“春祀用枣油”，即指此物。

大枣

【释名】又名干枣、美枣、良枣。

《别录》记载：八月采收，晒干。

吴瑞说：此即是晒干大枣，味最良美，因此宜入药。现在的人也有用胶枣之肥大者。

【气味】味甘，性平，无毒。

《大明》记载：有齿病、疳病、虫证的人不宜吃枣，小儿尤不宜食用。又忌与葱同食，易令人五脏不和；与鱼同食，令人腰腹痛。

时珍说：今人蒸枣多用糖、蜜拌过，久食最损脾、助湿热。食枣多，令人齿黄生虫，因此嵇康在《养生论》中说：生活在晋地的人牙齿是黄色的，虱子寄生在头部是黑色的。

【主治】《本经》记载：主心腹邪气，安中，养脾气，平胃气，通九窍，助十二经，补少气、少津液、身中不足，大惊四肢重，和百药。久服令人轻身延年。

寇宗奭说：煮取肉，和脾胃药甚佳。

《别录》记载：补中益气，坚志强力，除烦闷，疗心下悬，治疗痢疾。久服不饥延年。

【发明】陶弘景说：道家方药，以枣为佳饵。其皮利，肉补虚，所以合汤要擘开。

李杲说：大枣气味俱厚，属阳，温以补不足，甘以缓阴血。

成无已说：邪在荣卫者，辛甘以解之。故用姜、枣以和荣卫，生发脾胃升腾之气。张仲景治奔豚，用大枣滋脾土以平肾气。治水饮胁痛有十枣汤，益土而胜水。

朱震亨说：枣属土而有火，味甘性缓。甘先入脾，补脾者未尝用甘。因此现在人们食甘多，脾必受病。

时珍说：《素问》认为枣为脾之果，脾病宜食用。谓治病和药，枣为脾经血分之药。若无故频繁食用，则生虫损齿，贻害很多。王好古说：中满者勿食甘，甘令人满。因此张仲景建中汤治心下痞者，减饧糖、大枣，与甘草同例，此可得食用大枣的方法。据许叔微《本事方》载录：一妇病脏躁悲泣不止，祈祷备至。我记得古方治此证用甘麦大枣汤，于是给妇人服用，尽剂而愈。古人识病治方，妙绝如此。又陈自明《妇人良方》载：程虎卿内人妊娠四五个月，遇昼则惨戚悲伤，泪下数欠，如有所凭，医巫兼治皆无效。管伯周说：先人曾说，治疗此证用甘麦大枣汤。程虎卿借方治药，一投而愈。又《摘玄方》治此证，用红枣烧存性，酒服三钱，也是甘麦大枣汤的变法。

附方

1 调和胃气：以干枣去核，慢火逼燥为末，量多少入少生姜末，温开水送服。调和胃气甚良。《本草衍义》。

2 伤寒热病后，口干咽痛，喜唾：大枣二十枚，乌梅十枚，捣入蜜丸，含一杏仁，咽汁甚效。《千金方》。

3 妇人脏躁，悲伤欲哭，哈欠频作，甘麦大枣汤主之：大枣十枚，小麦一升，甘草二两，每服一两，水煎服用。还可以补脾气。

4 妊娠腹痛：大红枣十四枚，烧焦为末，用小便送服。《梅师方》。

5 烦闷不眠：大枣十四枚，葱白七茎，水三升，煮取一升，顿服。《千金方》。

6 久服香身：用大枣肉和桂心、白瓜仁、松树皮制为丸，久服。《食疗本草》。

7 诸疮久坏不愈：枣膏三升，煎水频洗，可病愈。《千金方》。

❽ 卒急心疼：《海上方》诀云：一个乌梅，二个枣，七枚杏仁一处捣。男酒女醋送下之，不害心疼直到老。

按语

大枣味甘，性温，能补中益气，养血安神。用于脾气虚弱，消瘦、倦怠乏力、便溏，脏躁及失眠，自悲自哭自笑。与部分药性峻烈或有毒的药物同用，有保护胃气、缓和毒烈药性的功效。

Li

梨

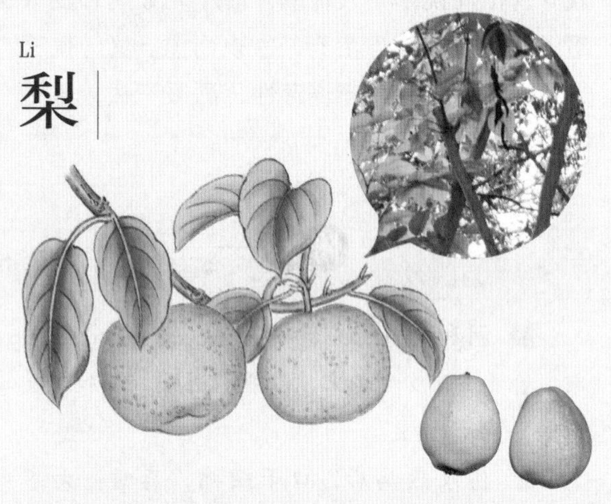

【释名】又名快果、果宗、玉乳、蜜父。

朱震亨说：梨，有利的意思，具有下利的特性。

陶弘景说：梨的种类繁多，均性寒而通利，多食则损人，因此俗称它为快果，不入药用。

【集解】苏颂说：梨虽到处都有，而种类有别。历代医方中不断沿袭，入药用乳梨、鹅梨。其中乳梨出自宣城，皮厚而肉实，味极悠长；鹅梨出自黄河南北的州郡，皮薄而浆多，味稍浅短，它的香气超过乳梨。其余的像水梨、消梨、紫糜梨、赤梨、青梨、茅梨、甘棠梨、御儿梨等，种类很多，但都不入药用。有一种桑梨，只能用蜜煮食用，能止口渴，生食不益人，使人中寒。又有紫花梨，能疗心热。唐武宗患此病，百药不效。青城山邢道人用紫花梨绞汁进呈给武宗，皇帝的病才告痊愈。再次求药，而不可得。常山郡突然有一株梨树，于是密封进呈给皇上。唐武宗多食，因其解烦除躁效果很好。年久木枯，不再有种，今人不得用。

时珍说：梨树高二三丈，叶尖、面光腻而有细齿，二月开白花像六瓣雪花。上巳（sì，上巳节指农历三月三日或相近的日子）无风则结实必佳。因此古语说：上巳有风则梨生虫，中秋无月则蚌无珠。贾思勰说：梨核每颗有十余子，种植后只有一二子生梨，其余的都生杜，这也是一件异事。杜，即棠梨。梨的种类很多，只有用棠梨、桑树嫁接过的，才会结子早而味佳。梨有青、黄、红、紫四色。乳梨即雪梨，鹅梨即绵梨，消梨即香水梨。均为上品，可以治病。御儿梨即玉乳梨的误称。或云御儿一作语儿，乃是地名，在今苏州嘉兴县，见《汉书注》。其他如青皮、早谷、半斤、沙糜等梨，味粗涩难忍，只可蒸煮及切片烘干做成果脯。还有一种醋梨，用易水（也称易河，河流名，位于河北省易县境内，分南易水、中易水、北易水）煮熟，则味甜美而不损人。古人言梨，都以出自常山真定、山阳钜野、梁国睢阳、齐国临淄、钜鹿、弘农、京兆、邺都、洛阳的为好。因为好梨多产于北方，南方只有以产自宣城的为好。司马迁《史记》记载：淮北、荥南、河济一带，如有人种植一千株梨树，他的财富则可与千户侯相等。魏文帝诏书记载：真定御梨如拳头大，甜如蜜，脆如菱，可以解除烦恼，消除忿怒。辛氏《三秦记》载录：含消梨如五升大的容器大，掉在地上则破裂，必须用布袋承接。汉武帝曾于上林苑种植这种梨树，属于梨中的奇品。《物类相感志》记载：梨与萝卜相间收藏，或削梨蒂种于萝卜上保存，都可多年不烂。现在北方人当梨还在树上的时候即进行包裹，过冬才采摘，这也可以。

实

【气味】味甘、微酸，性寒，无毒。

【主治】苏敬说：治疗热性咳嗽，能止渴。切片贴敷治汤火伤，能止痛使皮肤不烂。

《开宝本草》记载：治疗小儿反复发热，中风不语，治疗伤寒发热，能解丹石热气、去惊邪，利大小便。

《大明》记载：除贼风，止心烦、气喘、热狂。作成浆，能吐风痰。

时珍说：润肺凉心，消痰降火，解疮毒、酒毒。

【发明】寇宗奭说：多食梨则能伤脾，少食才不至于生病，用梨的时候当斟酌。只有患酒病烦渴的人吃它非常好，但终不能祛疾。

唐慎微说：孙光宪《北梦琐言》记载：有一朝士（古代官名，掌外朝官次和刑狱等）请御医梁新诊病。梁新说：你所患的风疾已经很深重，请赶快回家。朝士又遇见鄜（fū）州马医赵鄂，请他诊病，赵鄂的诊断与梁新相同，只是让他多吃消梨，同时告诉他不能咀嚼，只可绞汁饮服。回到家十天，只吃消梨，顿感精神爽朗。

时珍说：《别录》中论述梨时，只讲坏处，不言功效。陶弘景认为梨不入药用。大概古人治病时多为风寒，用药皆用桂、附，不知梨有治疗风热、润肺凉心、消痰降火、解毒的功效。现在的人多患痰病、火病，已达所有病的百分之六七十。梨对人体有益，功效也不少，但不宜过多食用。据《类编》记载：有一读书人看上去像患有某种疾病，厌厌无聊，去拜访杨吉老，请求为其诊治。杨吉老说：你患的热证已到极点，气血销铄，三年之后，当患疽而死。读书人闷闷不乐地离去。后听说茅山有位道士，医术高明，而不自以为名声很大。于是读书人穿着仆人的衣服，到山中拜访，说愿伐木挑水，听凭使唤。道士收留他为弟子。过了好久，他才将实情告诉道士。道士诊断后，笑着说：你赶快下山，只要每天吃好梨一颗即可。如果没有生梨，则取干梨泡汤，食渣饮汁，疾患自当平复。读书人遵其训诫。一年后再次见到杨吉老，杨吉老见其颜面丰腴有光泽，脉息平和，惊奇地说：你一定是遇到神人了吧，不然病怎么会痊愈呢？读书人将治疗的过程全部告诉了杨吉老。杨吉老穿衣戴冠，遥望茅山而行下拜之礼，自责其学之不及。这与《北梦琐言》的说法相似。观此二条，则梨的作用怎么会只是小补呢？然而只有乳梨、鹅梨、消梨才可食用，其他的梨则不能去病。

附方

1 消渴饮水：用香水梨、鹅梨、江南雪梨皆可，取汁用蜜汤熬，用瓶收纳。不拘时用水调服，病愈即止。《普济方》。

2 突发咳嗽：①崔元亮《海上方》：用好梨去核，捣汁一碗，入椒四十粒，煎煮至沸腾后去渣，纳黑饧一大两，待熔化后，细细含咽。②孟诜：用梨一颗，刺五十孔，每孔纳椒一粒，面包裹于灰火中煨熟，停冷，去椒食梨。③去核纳酥、蜜，面裹烧熟，冷食。④切片，酥煎食用。⑤捣汁一升，入酥、蜜各一两，地黄汁一升，煎成膏含咽。

3 痰喘气急：梨剜去核，放满小黑豆，留盖合住系定，用糠火煨熟，捣作饼用。每天食用，非常有效。《摘玄方》。

4 暗风失音：（暗风，是一种与内风相似，由脏腑功能失调引致风阳上亢的疾病。发病过程缓慢，往往在不知不觉中逐步发病，遂以暗风为名。）生梨捣汁一盏饮服，每天二次。《食疗本草》。

5 小儿风热，心乱昏迷，躁闷，不能食：用消梨三枚切破，加水二升，煮取汁一升，入粳米一合，煮粥食用。《圣惠方》。

❻ 赤目弩肉，日夜疼痛：取好梨一颗捣绞取汁，用绵包裹黄连片一钱浸泡取汁。仰卧点眼。《图经本草》。

❼ 赤眼肿痛：鹅梨一枚捣汁，黄连末半两，腻粉一字，和匀绵裹浸梨汁中，每日点眼。《圣惠方》。

❽ 反胃转食，药物不下：用大雪梨一个，取丁香十五粒刺入梨内，湿纸包裹四五层，煨熟用。《圣济总录》。

-按语-

梨味甘、微酸，性凉，能润肺消痰，清热生津。用于治疗热咳或燥咳、声嘶失音、久咳不止、痰滞不利、痰热惊狂、阴虚有热、热病津伤口渴、暑热烦渴、消渴、痢疾。还可治疗醉酒、噎膈、便秘等症。

木瓜 Mu Gua

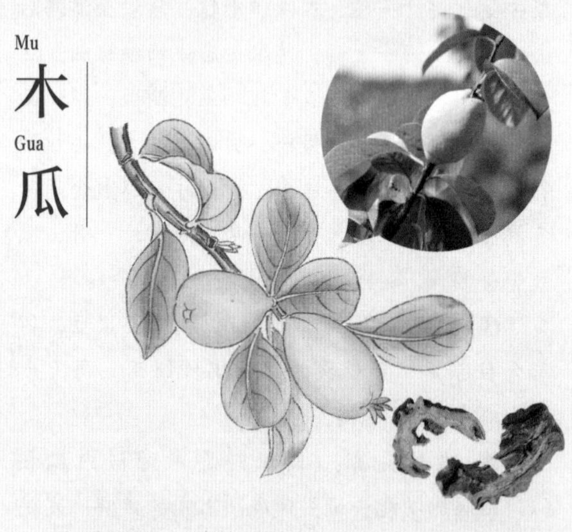

【释名】又名楙（mào）。

时珍说：据《尔雅》记载：楙，即木瓜。郭璞注解说：木瓜的果实像小瓜，味酸可以食用。木瓜的称呼，大概是取义于此。也有人说：木瓜味酸，得木之正气，因此称作木瓜。此种说法也说得通。楙从林、矛，为谐音。

【集解】陶弘景说：木瓜，山阴兰亭尤多，当地人以为良果。又有榠楂，体大而色黄。有楂子，体小而味涩。

韩保昇说：它的树枝形状像柰，开花作房生子，形状像瓜蒌，烘干后香味很浓。楂子像梨而味酸，江外常当成果食用。

苏颂说：木瓜虽到处都有，而以宣城的为佳。树木的形状像柰，春末开花，呈深红色。它的果实大的像瓜，小的像拳头，果皮上面呈黄色像铺粉一样。宣城人种植尤其谨慎，遍满山谷。果实开始长成则像镞纸花粘在上面，夜露日烘，逐渐变成红花的颜色，花纹像生的一样。宣城的人将它作为土特产、贡品，因此有宣城花木瓜的称谓。榠楂很像木瓜，只看蒂间，若另外有重蒂像乳头的为木瓜，没有重蒂如乳头的为榠楂。

寇宗奭说：西洛的大木瓜，味道极美，熟时变成青白色，入药效果很强，胜过宣州所产的，但味淡。

时珍说：木瓜可种植、可嫁接，还可取枝压条。它的叶光滑而厚，果实像小瓜而有鼻。津润而味不麻的为木瓜，形圆而小于木瓜，味麻而酸涩的为木桃；像木瓜而无鼻，大于木桃，味涩的为木李，也称作木梨，即是榠楂与和圆子。鼻是花脱落的地方，不是脐蒂。木瓜性脆软，可用蜜浸渍而做成果食用。去子蒸烂，捣烂如泥入蜜与生姜制成煎剂，冬季饮用尤佳。木桃、木李性坚硬，可加蜜煎或做成糕食用。将木瓜烧灰撒于池中，可用来毒鱼，这种说法出自《淮南万毕术》。

实

【修治】雷敩说：凡使用木瓜，不要犯铁器，用铜刀削去硬皮和子，切片晒干，用黄牛乳汁拌蒸六个小时，待如膏煎，晒干备用。

时珍说：现在的人只取切片晒干入药。据《大明会典》记载：宣州每年上贡黑烂、虫蛀的木瓜入御药局。也是取其陈久无木气，如同栗子去木气的含义。

【气味】味酸，性温，无毒。

【主治】《别录》记载：主治湿痹邪气，霍乱大吐下，转筋不止。

陈藏器说：治疗脚气冲心，取嫩者一颗，去子煎服。能强筋骨，下冷气，止呕逆，治疗心膈痰唾，能消食，止利水后口渴不止，作饮服。

《大明》记载：止吐泻奔豚，及水肿冷热痢，心腹痛。

雷敩说：调营卫，助谷气。

王好古说：祛湿和胃，滋脾益肺，治疗腹胀善噫、心下烦痞。

【发明】时珍说：木瓜所主霍乱、吐利、转筋、脚气，都属于脾胃病，不属于肝病。肝虽主筋，但此转筋是由湿热、寒湿邪气侵犯脾胃所致，因此筋转必起于足腓部。足腓部及宗筋都属于阳明经。木瓜治疗转筋，并不是取其补益筋脉的功效，而是通过调理脾胃来伐肝木。因为土病则金衰而木盛，所以用酸温之品来收敛脾肺耗散之气，借助其走筋的功效来平肝邪，也是土中泻木以助金的方法。木平则土安，而金受益。《素问》记载“酸走筋”，因此筋病患者不要多食酸。孟诜说多食木瓜，损齿和骨。这都是伐肝的明验，而木瓜入手、足太阴二经，为脾、肺药，并非肝药，更加可以说明这一点。又有《针灸甲乙经》载录：多食酸，会使人小便癃闭。酸入于胃，气涩而收敛，导致上、中二焦气机不畅，流入胃中，下达膀胱，膀胱薄软，得酸则缩蜷，约束而不通畅，所以水道不利而生癃闭。罗天益《卫生宝鉴》载录：太保刘仲海每天食蜜煎木瓜三五个，同伴中有几个都患了癃闭病，来请教罗天益。罗天益说这是由于过食酸味所致，只要不再吃就行了。因为人体阴津的化生来源于五味，津的损伤也缘于五味。五味太过，都能损伤人体，不只是酸味而已。陆佃《埤雅》记载：俗话说梨虽百损而有一益，木瓜虽百益而有一损。《诗经》说“投我以木瓜”，是取其有益。

附方

❶ 项强筋急，不可转侧，肝、肾二脏受风：用宣州木瓜二个取盖去瓤，没药二两，乳香二钱半。二味入木瓜内缚定，置于饭上蒸三四次，变烂则研成膏。每次用三钱，入生地黄汁半盏，无灰酒二盏，暖化温服。《本事方》。

❷ 脚气肿急：用木瓜切片，装入布囊，脚踏在上面。《名医录》。

❸ 脚筋挛痛：用木瓜数枚，取酒、水各半，煮烂捣成膏，乘热贴于痛处，用布包裹。变冷即换，每日三五次。《食疗本草》。

❹ 脐下绞痛：木瓜三片，桑叶七片，大枣三枚。水三升，煮取半升，顿服即愈。《食疗本草》。

❺ 小儿洞痢：木瓜捣汁服。《千金方》。

❻ 霍乱转筋：木瓜一两，酒一升，煎服。不饮酒者，煎汤服。同时煎汤浸青布裹足。《圣惠方》。

❼ 霍乱腹痛：木瓜五钱，桑叶三片，枣肉一枚。水煎服。《圣惠方》。

按语

木瓜味酸，性温，能舒筋活络，和胃化湿。用于治疗风湿痹证筋脉拘挛、腰膝关节酸重疼痛、脚气水肿、吐泻转筋。还有有消食、生津止渴的功效，用于消化不良、津伤口渴。

Ming Zha

榠楂

【释名】又名蛮楂、瘙楂、木李、木梨。

时珍说：木李生于吴越之地，因此郑樵《通志》称它为蛮楂，通称为木梨。则榠（míng）楂大概是蛮楂的错讹。

【集解】苏颂说：榠楂很像木瓜，比木瓜大而色黄。分辨的时候只看蒂间，若另有重蒂像乳头的为木瓜，无则为榠楂。

孟诜说：榠楂气辛香，置于衣箱中可以杀虫。

时珍说：榠楂是木瓜中形大、色黄而无重蒂的。楂子是木瓜中形短小而味酸涩的。榅桲（wēn bó）则是楂类生长于北方土地上的。三物与木瓜都是一类而有数种，因此其形状功用相近，但木瓜得木之正气，更显可贵。

【气味】味酸，性平，无毒。

【主治】陶弘景说：解酒去痰。

陈藏器说：食用去恶心，止心中酸水。

《大明》记载：煨食，止痢。浸油梳头，治发白、发赤。

吴瑞说：煮汁服，治霍乱转筋。

-按语-

榠楂味酸，性平，能降逆止呕，祛痰止痢。用于治疗霍乱转筋。其气味辛香，具有驱蚊杀虫的功效。

Wen Bo

榅桲

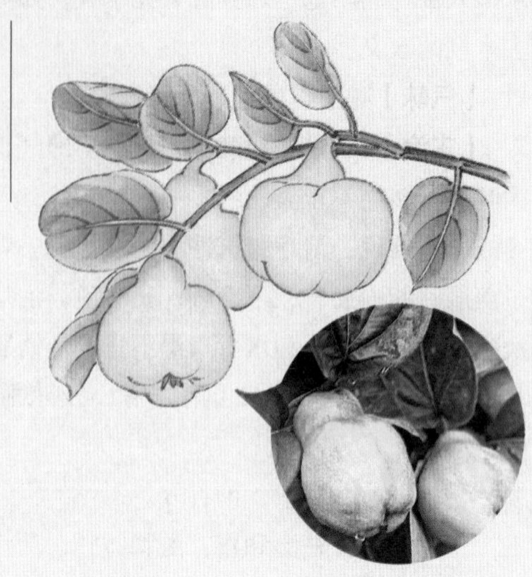

【释名】时珍说：榅桲性温而气馞，故称榅桲。馞（bó），即香气浓烈。

【集解】马志说：生于北土，像楂子而小。

苏颂说：如今关陕等地都有，产于沙苑地区的更佳。它的果实大抵上像楂，但表面稀疏而多毛，味尤甜美。其气芬香，置于衣笥（sì，盛衣服的竹器）中也有香气。

陈藏器说：树像林檎，开花呈白绿色。

时珍说：榅桲，大概是属于榠楂一类生于北方，因此他们的形状功用都相似。李珣《南海药录》记载：关中称林檎为榅桲。《述征记》记载：林檎味佳美。榅桲稍大，形状丑陋而有毛，味香，关中三辅才有，江南很稀少。据此观察则可知林檎、榅桲，可能是外形相似的两个物种。

【气味】味酸、甘，性微温，无毒。

【主治】《开宝本草》记载：温中，下气消食，除胃中酸水，去臭，辟除衣鱼（一种无翅昆虫）。

苏颂说：去胸膈积食，止渴除烦。临睡时，吃一两枚，生、熟均可。

寇宗奭说：睡时吃此物太多，会导致胃脘痞塞。

李珣说：主治水泻肠虚烦热，散酒气，均适宜生食。

按语

榅桲，别名木梨，味酸，性甘，微温，能下气，消食，解酒。用于治疗胸膈积食、呕吐酸水、食积胸闷。

Shan 山 Zha 楂

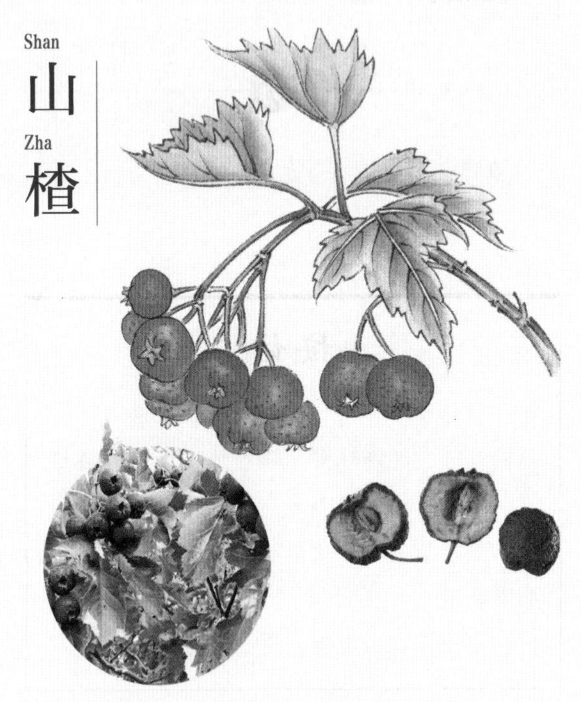

【释名】又名赤爪子、鼠楂、猴楂、茅楂、杭（qiú）子、檕（jì）梅、羊梂子、棠梂子、山里果。

时珍说：山楂，味似楂子，因此也称作楂。世俗皆写作“查”字，是错的。查（音“槎”）是水中浮木，与楂有什么关系呢？郭璞注解《尔雅》时说：杭（qiú）树像梅树。它的子如指头大，色红像小柰，可以食用，这指的才是山楂。世俗之人写作“梂”字，也是错的。梂是栎树的果实，于杭何关呢？楂、杭的称呼，见于《尔雅》。自晋、宋以来，不知其缘由，只用查、杭。此物生于山原茅林中，猴、鼠喜食，因此又有其他各种称呼。《新修本草》将赤爪木当作赤枣，大概是因枣、爪音讹，楂的形状像赤枣的所致。范成大《虞衡志》中有赤枣子。王璆《百一选方》记载：山里红果，俗称酸枣，又名鼻涕团。正与此义一致。

【集解】苏敬说：赤爪木，即是赤楂。出自山南、申、安、随等州。小树高五六尺，叶像香荼。子像虎掌，如小林檎大，色红。

陈藏器说：赤爪草，即鼠楂梂。生于高原，梂像小楂而色红，人们经常食用。

苏颂说：棠梂子生长在滁州。二月开白花，随便结实，采收不拘时间。当地人用它治疗下痢及腰痛，有效。其他地方虽也有出产，但不入药用。

时珍说：赤爪、棠梂、山楂虽是同一物，而古方中很少用到，因此《新修本草》中虽有赤爪的记载，但后人却不知即是这种果实。自朱震亨开始，山楂的功效才得以彰显，而后成为要药。其种类有二种，都生在山中。一种形小，山里人称作棠杭子、茅楂、猴楂，可入药用。树高几尺，叶有五尖，桠间有刺。三月开五瓣小白花。果实有红、黄二种颜色，肥大的像小林檎，小的像指头，九月才成熟，小孩采收买卖。福建人取成熟的果实去皮、核，同糖、蜜一起捣和，做成楂糕，来充当果品。核的形状像牵牛子，色黑而很坚硬。另一种形大，山里人称作羊杭子。树高一丈余，花叶都相同，但果实稍大而色黄绿，皮涩肉少。开始时异常酸涩，经霜打后才可食用。功效也应相同，而采药的人不收。

实

【修治】时珍说：九月打霜后取带熟的，去核晒干，或蒸熟去皮、核，捣作饼子，晒干备用。

【气味】味酸，性冷，无毒。

【主治】《新修本草》记载：煮汁服，止水痢。沐头洗身，治疮痒。

陶弘景说：煮汁洗漆疮，病多治愈。

苏颂说：治腰痛有效。

吴瑞说：消食积，补脾，治小肠疝气，发小儿疮疹。

朱震亨说：健胃，行结气。治妇人产后腹痛，恶露不尽，煎汁入砂糖服，立刻显效。

时珍说：化饮食，消肉积积块，痰饮痞满吞酸，滞血痛胀。

宁原说：化血块、气块，可活血。

【发明】朱震亨说：山楂消化饮食的效果很好。若胃中无食积，脾虚不能运化，不思饮食，多服，则反能克伐脾胃生发之气。

时珍说：凡是脾弱食物不能消化，胸腹酸刺胀闷，每于饭后嚼食山楂二三枚，效果极好。但不可多用，恐反克伐脾胃之气。据《物类相感志》记载：煮老鸡或硬肉时，入几颗山楂，肉质即易变烂。其消肉积的功效即可推知。我邻居家有一小儿，因食积病而黄肿，腹胀如鼓。偶然到羊杭树下，摘取食之至饱。回家后大吐痰水，随即病痊愈。羊杭属于山楂的同类，医家不知道它有此种功效，但知它与山楂功效应该相同。

附方

❶ 偏坠疝气：山棠梂肉、茴香（炒）各一两，捣研为末，糊丸如梧桐子大。每次取一百丸，空腹白开水送服。《卫生易简方》。

❷ 老人腰痛及腿痛：取棠梂子、鹿茸（炙）等份，捣研为末，作蜜丸如梧桐子大。每次取一百丸服下，一天二次。

❸ 肠风下血，用寒药、热药及脾弱药都不见效者：只用山里果（俗名酸枣，又名鼻涕团）干者捣研为末，艾叶煎汤调下，应手即愈。《百选一方》。

❹ 痘疹不快：将干山楂捣研为末，水点服用，立出红活。又法：猴楂五个，酒煎后入水，温服即出。《世医得效方》。

❺ 痘疮干黑，危困者：将棠梂子捣研为末，紫草煎酒调服一钱。《全幼心鉴》。

❻ 食肉不消：山楂肉四两，水煮食用，同时饮汁。《简便方》。

核

【主治】时珍说：吞服，化食磨积，治㿗疝。

附方

难产：山楂核四十九粒，百草霜为衣，酒吞下。《海上方》。

按语

山楂味酸、甘，性微温，能消积化食，行气活血。用于治疗各种饮食积滞、脘腹胀满、嗳气吞酸、腹痛便溏，泻痢腹痛、疝气痛、瘀阻胸腹痛、痛经，尤为消化油腻肉食积滞之要药。生山楂、炒山楂多用于消食散瘀，焦山楂、山楂炭多用于止泻痢。

Shi 柹

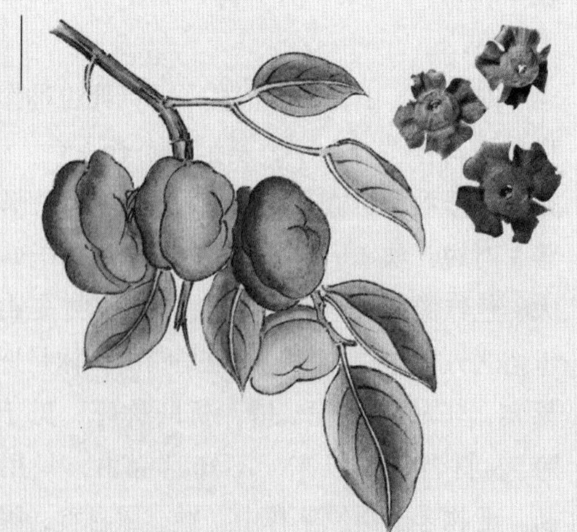

【释名】时珍说：柹从㐬，音滓，谐声。俗称作柿是错的。柿，即削木片。胡人称为镇头迦。

【集解】苏颂说：柿南北都有，种植的也很多。红柿到处都有，黄柿生于汴、洛等州。朱柿出自华山，像红柹，形圆小而皮薄，味鲜美而奇特。椑柿色青，可以生吃。各种食用的柿皆味美而益人。又有一种小柿，称为软枣，俗称为牛奶柿。

寇宗奭说：柿有数种：著盖柿，于蒂下另有一重。牛心柿、蒸饼柿，都以形状相似而命名。华州朱柿，形小而色深红。塔柿，比其他柿大，去皮挂木上，以风干、晒干的为好。烘干的味道不美。其中生的可用温水养以去涩味。

时珍说：柿树高而叶大，形圆而有光泽。四月开小花，呈黄白色。结实青绿色，到八九月才熟。将生柿置于容器中，自己变红的称为烘柿，晒干的称为白柿，烘干的称为乌柿，水浸藏的称为醂柿。它的核形扁，形状像木鳖子仁而坚硬。它的根坚固，称为柿盘。据《事类合璧》记载：柹，即朱果。大的如碟大，八棱稍扁；其次如拳大；小的像鸡蛋、鸭蛋、牛心、鹿心的形状。有一种形小而如折二钱（又称“当二”，一枚当二文，形体稍大于平钱，钱径一般2.7~2.9厘米，重5~8克）的，称为猴枣。都以核少的为佳品。

烘柿

时珍说：烘柿，不是指用火烘干的柿子。是青绿色的柿子，放入容器内，自然红熟像烘干所成，涩味尽去，甘甜如蜜。欧阳修《归田录》记载：襄、邓人将榠楂或榅桲或橘叶放于其中则红熟，大可不必这样就可以。

【气味】味甘，性寒，涩，无毒。

【主治】《别录》记载：通耳鼻气，治肠澼（痢疾）不足。

孟诜说：续经脉气。

【发明】陈藏器说：饮酒食红柿，令人易醉或心痛欲死。

白柿　柿霜

【修治】时珍说：白柿即干柿生霜的。其制作方法：用大柿去皮捻扁，日晒夜露至干，放置在缸中，待生白霜后才取出。今人称作柹饼，也称作柿花。它的霜称为柿霜。

【气味】味甘，性平，涩，无毒。

【主治】孟诜说：补虚劳不足，消腹中宿血，涩中厚肠，健脾胃气。

《大明》记载：开胃涩肠，消痰止渴，治吐血，润心肺，疗肺痿心热咳嗽，润声喉，杀虫。

陈藏器说：温补。多食，去面黑。

时珍说：治反胃咯血，血淋痢疾，痔漏下血。柿霜：清上焦心肺热，生津止渴，化痰宁嗽，治咽喉口舌疮痛。

【发明】朱震亨说：干柿属金而有土，属阴而有收意。因此可以止血治咳，也可作为辅助。

时珍说：柿，是脾、肺血分之果。它的味甜而气平，性涩而能收，因此有健脾涩肠、治嗽止血的功效。因为大肠是肺之合、胃之子。真正的柿霜，是它的精液，入治疗肺病的上焦药效果尤其好。据方勺《泊宅编》记载：外兄刘掾说，患脏毒下血，持续了半月，自认为必死无疑。得一方，只用干柿烧灰，水服二钱，于是痊愈。又有王璆《百一方》记载：曾通判的儿子病下血十年，也用此方一服而愈。此方为散、为丸均可，与本草著作中描述的治疗肠澼、消宿血、解热毒的功效相合。柿为太阴血分之药，更加可以证明。《经验方》载录：有户人家三代人都死于反胃病，至孙辈时得一方：用干柿饼同干饭日日食用，绝不用水送服，按照这种方法服食，于是他的病痊愈。这又是一明证。

附方

❶ 小便血淋：①叶氏：用干柿三枚烧存

性，研末，陈米煎汤送服。②《经验方》：用白柿、乌豆、盐花煎汤，入墨汁服用。

❷ 热淋涩痛：干柿、灯心等份。水煎，每天饮服。《朱氏方》。

❸ 小儿秋痢：取粳米煮粥，熟时入干柿末，再煮至沸腾三两次后食用，奶母也可食用。《食疗本草》。

❹ 反胃吐食：干柿三枚，连蒂捣烂，酒送服。切勿与他药掺杂。

❺ 腹部消瘦，食少，凡男女脾虚，食不消化，面上黑点者：用干柿三斤，酥一斤，蜜半斤。将酥、蜜煎匀，下柿煎煮至沸腾十余次，用干燥的器皿贮藏。每天空腹吃三到五枚。《食疗本草》。

❻ 痰嗽带血：青州大柿，于饭上蒸熟擘开。每次取一枚，掺真青黛一钱，睡前薄荷汤送服。《丹溪纂要》。

❼ 面生黑斑：干柿每天食用。《普济方》。

❽ 鼻塞不通：干柿同粳米一起煮成粥，每日食用。《圣济总录》。

❾ 耳聋鼻塞：干柿三枚切细，取粳米三合，豆豉少量煮成粥，每日空腹食用。《圣惠方》。

❿ 痘疮入目：白柿每日食用。

⓫ 臁胫烂疮：用柿霜、柿蒂等份烧后研末，敷于患处。《卫生杂兴》。

⓬ 解桐油毒：取干柿饼食用。《普济方》。

柿蒂

【气味】味涩，性平，无毒。

【主治】孟诜说：治疗咳逆哕气，煮汁服。

【发明】朱震亨说：人的阴气，需要胃来充养。胃土受伤则肝木挟相火，直冲清道而上逆而作咳。古人以为是胃寒，药用丁香、柿蒂，不知道哪个能补虚，哪个能降火？既不能清气利痰，而反只能助火而已。

时珍说：咳逆是气自脐下冲脉直上至咽膈，发出呃忒蹇逆的声响。哕为干呕有声。咳逆为伤寒催吐、通下后，及久病产后，老年患者或身体虚弱之人，阴气大亏，阳气暴逆，自下焦逆至上焦而不能出所致。也有因伤寒利下不当，及常人痰气抑遏而致的。当观察其虚实阴阳，或温或补，或泄热，或降气，或催吐或通下即可。古方中单用柿蒂煮汁饮服，是取其苦温能降逆气。《济生方》中的柿蒂散，辅以丁香、生姜的辛热，来开痰散郁，为从治之法，而古人也经常用到而收到很好的效果。张元素又加入人参，治疗病后身体虚弱患咳逆的人，也有效果。朱震亨只知以寒治热的道理，而不涉及从治的方法，乃是矫枉之过。陈无择《三因方》又加入高良姜之类，是真以为胃寒而助其邪火。

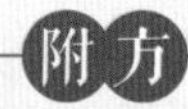

咳逆不止：《济生方》柿蒂散，治咳逆胸满。用柿蒂、丁香各二钱，生姜五片。水煎服。或捣研为末，白开水点服。张元素加人参一钱，治虚人咳逆。《三因方》加高良姜、甘草等份。《卫生宝鉴》加青皮、陈皮。王氏《易简方》加半夏、生姜。

按语

柿子味甘、涩，性寒，能清热润燥，生津止渴，固肠止泻。用于治疗燥热咳嗽或咯血、咽喉热痛咳嗽痰多，或痔疮出血、胃热伤阴、烦热口干、心中烦热，慢性腹泻、痢疾。

柿蒂味苦、涩，性平，能降气止呃。用于多种呃逆证，为治疗止呃的要药。

君迁子
Jun Qian Zi

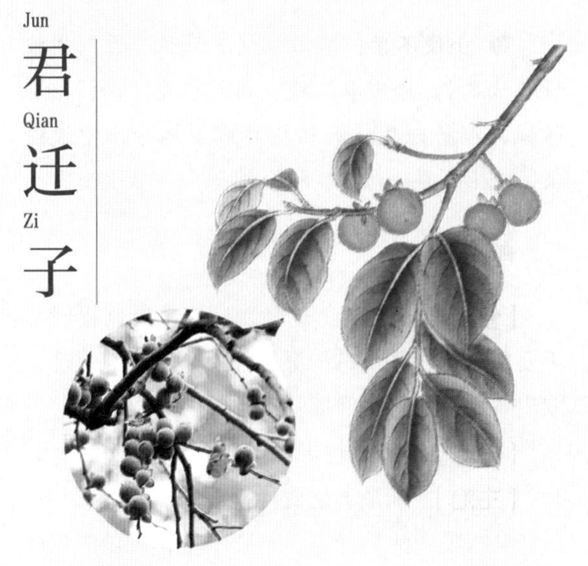

【释名】又名楆（ruǎn）枣、梬（yǐng）枣、牛奶柿、丁香柿。

时珍说：君迁的称呼，最早见于左思的《吴都赋》，刘欣期的《交州记》具体描述了其形状，但名称的含义不清楚。楆枣，是说它的形状像枣而质软。司马光《名苑》记载：君迁子像马奶，即是现在的牛奶柿，因为形状而得名。崔豹《古今注》记载：牛奶柿即楆枣，叶像柿，子也像柿而小。唐宋各家，不知君迁、楆枣、牛奶柿均为一物，故详为考证。

【集解】陈藏器说：君迁子生于海南，树高一丈余，子中有汁，如乳汁般甜美。

时珍说：君迁即楆枣，它的木像柿而叶长。但结实小而长，形状像牛奶，干熟后则变成紫黑色。有一种小圆如指顶大的称作丁香柿，味道尤其鲜美。

【气味】味甘、涩，性平，无毒。

【主治】陈藏器说：止消渴，去烦热，令人肌肤润泽。

李珣说：镇心。久服，悦人颜色，令人轻健。

> **按语**
>
> 君迁子又称软枣、黑枣，味甘、涩，性平，能清热；止渴。用于治疗烦热、烦渴，具有美容的功用。

安石榴
An Shi Liu

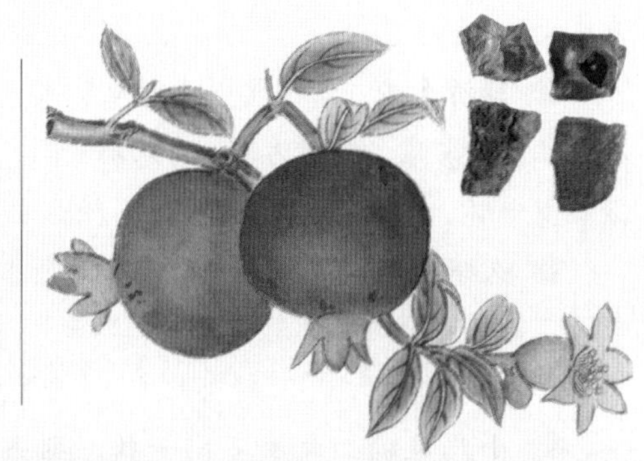

【释名】又名若榴、丹若、金罂。

时珍说：榴，即瘤的意思，描述红色的果实垂垂如赘瘤的样子。《博物志》记载：汉代张骞出使西域，得涂林安石国榴种归来，因此称作安石榴。又据《齐民要术》记载：凡种植榴时，需放僵石、枯骨在石榴根下，则花朵、果实才会繁茂。则安石的名称或许取自这种说法。就像木被称为扶桑，石榴花色丹赪（chēng，红色），也有丹若的称呼。傅玄《榴赋》有“灼若旭日栖扶桑”（石榴花开火红明艳，就像初升的太阳挂在若木枝头）的诗句。《笔衡》载录：五代吴越王钱镠改榴为金罂。

【集解】陶弘景说：石榴有甜、酸二种，医家只用酸者的根、壳。

时珍说：榴五月开花，有红、黄、白三种颜色。单叶的结实。千叶的不结实，即使能结果实也无子。果实有甜、酸、苦三种。《抱朴子》记载：苦味的出自积石山。有人说此种即为山石榴。《酉阳杂俎》记载：南诏的石榴皮像纸一样薄。《琐碎录》载录：河阴石榴被称作三十八的，其中只有三十八子。又南中有一种四季榴，四季开花，秋季结果实，果实才裂开，随后再次开花。有一种火石榴像火一样红。海石榴高一二尺即结果实。这些都属于其他种类。《事类合璧》记载：榴如杯大，色红有黑斑点，皮中像蜂窠，有黄膜隔开，子的形状像人齿，呈淡红色，也有洁白如雪的。潘岳赋说：榴为天下奇树，九州名果。千房同模，千子如一。充饥疗渴，解酒止醉。

甘石榴

【气味】味甘、酸，性温，涩，无毒。

【主治】《别录》载：主治咽喉燥渴。

酸石榴

【气味】味酸，性温，涩，无毒。

【主治】孟诜说：主治赤白痢腹痛，连子捣汁，顿服一枚。

时珍说：止泻痢崩中带下。

【发明】时珍说：榴禀受少阳之气，四月茂盛，五月繁茂，盛夏结实，深秋成熟。开红花，结红果，味甘酸，气温涩，具木火之象。因此多食损肺、伤齿，而且生痰涎。味酸而兼收敛之气，因此治疗断下、崩中的药方中常使用它。有人说白榴皮治白痢，红榴皮治红痢，也解释得通。

附方

❶ 肠滑久痢：用酸石榴一个，煅烧至烟尽，出火毒一夜，研末，同时取酸榴一块，煎汤送服。此方名黑神散。《普济方》。

❷ 痢血五色，或脓或水，冷热不调：酸石榴五枚，连子捣汁二升，每次取五合，服下。《圣济总录》。

❸ 小便不禁：酸石榴烧灰存性（无则用枝烧灰代之），每次取二钱，用柏白皮（切，焙）四钱，煎汤一盏，入榴灰再煎至八分，空腹温服，晚上再服一次。《圣惠方》。

酸榴皮

【修治】雷敩说：凡修制榴皮、叶、根时，不要犯铁器，并不论干湿，都用浆水浸泡一晚，取出备用，所得水像墨汁。

【气味】味酸，性温，涩，无毒。

【主治】《别录》记载：止下痢漏精。

甄权说：治筋骨风，腰脚不遂，行步挛急疼痛，涩肠。取汁点目，止泪下。

陈藏器说：煎服，下蛔虫。

时珍说：止泻痢、下血脱肛、崩中带下。

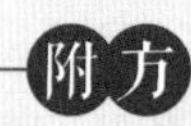
附方

❶ 赤白痢下，腹痛，食不消化：①《食疗本草》：醋榴皮炙黄后捣研为末，枣肉或粟米饭和丸，如梧桐子大。每次空腹取三十丸，米汤送服，一天三次，直至取效。若寒滑，加附子、赤石脂各一倍。②《肘后方》：用石榴皮烧灰存性，捣研为末。每次取一方寸匕，米汤送服，一天三次。

❷ 肠滑久痢：用石榴一个劈破，炭火簇烧灰存性，出火毒，捣研为末。每次取一钱，另取酸石榴一瓣，水一盏，煎汤调服。《经验方》。

❸ 久痢久泻：陈石榴皮酢者，焙研细末。每服二钱，米饮送下。患二三年或二三月，百方不效者，服之便止，不可轻忽此方。《普济方》。

❹ 小儿风痫：大生石榴一枚，割去顶剜空，入全蝎五枚，黄泥密封，煅烧存性，捣研为末。每次取半钱，乳汁调下。也可用防风汤送下。《圣济总录》。

❺ 食榴损齿：石榴黑皮炙黄研末，枣肉和

丸，如梧桐子大。每次取三丸，空腹白开水送下，一天二次。《普济方》。

⑥ 脚肚生疮：初起如粟，搔之渐开，黄水浸淫，痒痛溃烂，遂致绕胫而成痼疾。用酸榴皮煎汤，待冷定，日日扫疮上，疮愈乃止。《医学正宗》。

按语

石榴味酸、涩，性温，能生津止渴。用于津伤口渴，舌燥。多食生痰伤齿。

石榴皮味酸、涩，性温，能涩肠止泻，杀虫，收敛止血。用于久泻、久痢，虫积腹痛，崩漏、便血。还能涩精、止带，止血多炒炭用。

Ju 橘

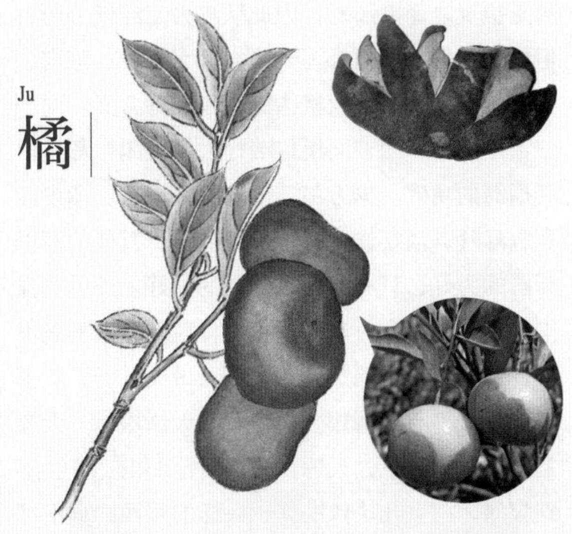

【释名】时珍说：橘从矞（yù），音鹬，是谐声。又说，五种颜色的为庆，二种颜色的为矞。矞描述的是外红内黄，非烟非雾，云气浓盛的景象。橘果实外红内黄，剖开香雾纷郁，与矞相似。橘之从矞，大概是取此意。

【集解】《别录》记载：橘柚生自江南及山南山谷，十月采收。

苏敬说：柚皮厚而味甜，不像橘皮味辛而苦。它的肉也像橘，味有甜有酸。味酸的称作胡柑。据郭璞注解说：柚子像橙子而味酸，比橘大。孔安国说：小的称作橘，大的称作柚，都属于柑类。

时珍说：苏敬关于橘、柚的说法很对。橘、柚、柑三种相类似而不同。橘的果实小，它的果瓣味微酸，皮薄而色红，味辛而苦。柑大于橘，它的果瓣味甜，皮稍厚而色黄，味辛而甘。柚的大小如橙，它的果瓣味酸，皮最厚而色黄，味甜而不是很辛。如此分别，才不会出错。宋代韩彦直著《橘谱》三卷记录得非常详细，其简要地叙述到：柑橘出自苏州、台州，西出荆州，南出闽、广、抚州，都不如出自温州的，温州所产的为上品。柑有八个品种，橘有十四个品种，多是嫁接而成。只有种植而成的，气、味均好。黄橘形扁小而多香雾，为橘之上品；朱橘形小而色红如火；绿橘呈天青色而可爱，不待打霜，色味已非常好，隆冬采收，品相如新；乳橘形状像乳柑，皮坚而瓤多，味极酸而芳香；塌橘形状大而扁，外绿心红，瓣大多液，过春后才变得甘美；包橘外薄内满，它的脉瓣隔皮可数；绵橘稍小，极软美而可爱，而不多结；沙橘形细小而味甘美；油橘皮像刷油一样，中坚外黑，为橘中的下品；早黄橘中秋时已红；冻橘八月开花，冬季结实春季采收；穿心橘实大皮光，而心虚可穿；荔枝橘出自衡阳，肤理皱密像荔子。相传橘下埋鼠，则结果实可加倍。因此《物类相感志》说：橘见动物尸体而果实繁多。《涅槃经》记载：若橘见鼠，它结的果实就会增多。《周礼》记载：淮南的橘树，移植到淮河以北就变为枳树，是因为地理环境不同的原因。

橘实

【气味】味甘、酸，性温，无毒。

【主治】陈藏器说：味甘润肺，味酸聚痰。

《大明》记载：止消渴，开胃，除胸中膈气。

【发明】时珍说：橘皮下气消痰，它的果肉却能生痰聚饮，表里的差别竟有如此之大，所有的物品都是这样。如今的人用蜜煎橘充当果品食用，味道很好，也可做成果酱食用。

黄橘皮

【释名】又名红皮、陈皮。

陶弘景说：橘皮治疗气病，效果很好。其中以东橘为好，西江所产的比不上。又以陈久的为好。

王好古说：橘皮以色红年久的为好，因此称作红皮、陈皮。去白的称作橘红。

【修治】雷敩说：凡用时勿用柚皮、皱子皮，这两种都不能用。凡炮制时须去白膜一层，锉细，用鲤鱼皮包裹一晚，到第二天取用。

寇宗奭说：柑皮味不是很苦，橘皮味极苦，到熟也味苦。有人依据地理环境的不同，从皮的紧慢来分别他们。但二者的皮均有紧慢。

时珍说：橘皮纹细、色红而薄，内多筋脉，它的味苦辛；柑皮纹粗，色黄而厚，内多白膜，它的味辛甘；柚皮最厚而虚，纹更粗，色黄，内多膜而无筋，它的味甜多而辛少。只要以此加以分别，就不会产生差错。橘皮性温，柑、柚皮性冷，不可不知。如今天下的人多以广中所产的为好，产自江西的稍差。凡用橘皮，入和中理胃药时则留橘白，入下气消痰药时则去橘白。去白的方法是：用加盐的白开水洗净润透，刮去筋膜，晒干备用。也有煮熟焙干使用的。

【气味】味苦、辛，性温，无毒。

【主治】《本经》记载：治疗胸中积聚发热、逆气，利水谷。久服去臭，下气通神。

《别录》记载：能下气，止呕咳，治疗气冲胸中、吐逆霍乱、脾不能消谷，止泄，除膀胱留热停水，去五淋，利小便，去寸白虫。

甄权说：清痰涎，治上气咳嗽，开胃，主气痢，破腹中积块。

时珍说：疗呕哕反胃嘈杂，时吐清水，痰痞痎疟，大肠闭塞，妇人乳痈。入佐料，解鱼腥毒。

【发明】李杲说：橘皮气薄而味厚，为阳中之阴。可升可降，为脾、肺二经气分药。留橘白则能补脾胃，去橘白则能理肺气。同白术一起用则能补脾胃，同甘草一起用则补肺，单独用则能泻肺损脾。它的体性轻浮，一能导胸中寒邪，二能破滞气，三能益脾胃。

宁原说：橘皮能散能泻，能温能补能和，化痰治嗽，顺气理中，调脾快膈，通五淋，疗酒病，它的功用当在各种药之上。

时珍说：橘皮，味苦能泄、能燥，味辛能散，味温能和。它能治疗多种疾病，总是取其理气燥湿的功效。同补药用则补，同泻药用则泻，同升药用则升，同降药用则降。脾是元气之母，肺是摄气之籥（yuè），因此橘皮为二经气分药，但随所配伍的药而补泻升降。张元素说：陈皮、枳壳利气而下痰，大概指的就是此种含义。同杏仁治疗大肠气闭，同桃仁治疗大肠血闭，都是取其通滞的功效。据方勺《泊宅编》记载：橘皮能宽膈降气，消痰饮，有特殊的功效。其他的药以新鲜的为好，只有此药以陈久的为好。外舅莫强中在丰城任县令时患病，每次食后就感到胸满不下，百方不效。偶然有一次家人做橘红汤，随手尝试，似乎与病情相合，连着几天饮用。一天忽觉胸中有物坠下，大惊目瞪，自汗如雨。一会感到腹痛，泻下几块像铁弹子一样的东西，臭不可闻。自此以后，胸满尽除，他的病随即痊愈。他患的大概是脾之冷积病。方药的组成：用橘皮（去瓤）一斤，甘草、盐花各四两。加水五碗，小火煮干，焙干研末，白开水点服。此方名二贤散，用于治疗一切痰气病，效果特别好。世医只知道用半夏、南星这类药，怎么会有这样的认识呢？二贤散，丹溪将其变为润下丸，用来治疗痰气而有效。只有气实的人服用才适合，气不足的人不宜使用。

附方

1 湿痰，因火泛上，停滞胸膈，咳唾稠黏：陈橘皮半斤，入砂锅内，下盐五钱，化水淹过，煮干，粉甘草二两，去皮蜜炙，各取净末，蒸饼和丸如梧桐子大。每次取一百丸，白开水雄下。此方名润下丸。朱震亨方。

2 脾气不和，冷气客于中，壅遏不通，是为胀满：用橘皮四两，白术二两，捣研为末，酒糊丸如梧桐子大。每次食前用木香汤送下三十丸，一天三次。此方名宽中丸。《是斋指迷方》。

3 男女伤寒并一切杂病呕哕，手足逆冷：取橘皮四两，生姜一两。加水二升，煎取一升，慢慢吞服。此方名橘皮汤。张仲景方。

4 嘈杂吐水：真橘皮去白后捣研为末，五更时分放五分于掌心舔舐，即睡，三日之内见效。橘皮不真则不见效。《怪证奇方》。

5 霍乱吐泻：①不拘男女，但有一点胃气存者，服之再生：陈皮（去白）五钱，藿香五钱，水二盏，煎取一盏，时时温服。《百一选方》。②用陈橘皮末二钱，水点服。不省者灌服，同时烧砖沃醋，用布裹砖，安心熨，便活。《圣惠方》。

6 反胃吐食：真橘皮，用土炒香后捣研为末。每次取二钱，生姜三片，枣肉一枚，水二盅，煎取一盅，温服。《仁斋直指方》。

7 突然食噎：橘皮一两。水浸去瓤，焙干捣研为末。加水一大盏，煎取半盏，热服。《食医心镜》。

8 诸气呃噫：橘皮（去瓤）二两，水一升，煎取五合，顿服。或加枳壳，疗效更佳。孙尚药方。

9 痰膈气胀：陈皮三钱，水煎热服。杨氏《简便方》。

10 突然失声：橘皮半两，水煎慢慢咽服。《肘后方》。

11 多年气嗽：橘皮、神曲、生姜焙干等份，捣研为末，蒸饼和丸，如梧桐子大。每次取三十至五十丸，食后、睡前各服一次。寇宗奭《本草衍义》。

12 化食消痰，胸中热气：用橘皮半两微熬，捣研为末。水煎代茶，细咽。《食医心镜》。

13 下焦冷气：干陈橘皮一斤捣研为末，作蜜丸如梧桐子大。每次食前温酒送下三十丸。《食疗本草》。

14 脚气冲心或心下结硬，腹中虚冷：陈皮一斤和杏仁（去皮尖，熬）五两，少加蜜捣和，作丸如梧桐子大，每天饭前米汤送下三十丸。《食疗本草》。

15 大肠秘塞：陈皮连白，酒煮焙干研末。每次温酒送服二钱，一方用米汤送下。《普济方》。

16 途中心痛：橘皮去白，煎汤饮服。谈野翁方。

17 风痰麻木：凡手及十指麻木，大风麻木，皆是湿痰死血。用橘红一斤，水五碗，煮烂去渣，再煮至一碗，顿服取吐。不吐，加瓜蒂末。《摘玄方》。

18 产后尿秘不通：陈皮一两，去白后捣研为末，每次空腹温酒送服二钱。《妇人良方》。

19 产后吹奶：陈皮一两，甘草一钱。水煎服。

20 妇人乳痈：未成者即散，已成者即溃，痛不可忍者即不疼。用真陈橘皮汤浸去白晒干，面炒微黄，捣研为末。每次取二钱，麝香调酒下。此方名橘香散。《张氏方》。

21 聤耳出汁：陈皮（烧研）一钱，麝香少量，捣研为末，日掺患处。此方名立效散。

22 鱼骨鲠咽：橘皮常含，咽汁即下。《圣惠方》。

青橘皮

【修治】时珍说：青橘皮是橘中未黄而呈青色的，皮薄而光，气芳香浓烈。如今之人多以小柑、小柚、小橙伪充，不可不谨慎地加以辨别。入药时用水浸去瓤，切片醋拌，瓦炒过后备用。

【气味】味苦、辛，性温，无毒。

【主治】苏颂说：治疗气滞，能下食，破积结及膈气。

张元素说：破坚癖，散滞气，去下焦各种湿病，治疗左胁肝经积气。

时珍说：治疗胸膈气逆、胁痛、小腹疝痛，能消乳肿，疏肝胆，泻肺气。

【发明】张元素说：青橘皮气味俱厚，性沉而降，主阴。入厥阴、少阳经，可治疗肝胆病。

李杲说：青皮是足厥阴经引经药，能引食入太阴之仓，破滞削坚，治疗的都是部位在下的病。有滞气则能破滞气，无滞气则能损元气。

朱震亨说：青皮是肝胆二经气分药，因此人多怒而有滞气，胁下有郁积，或小腹疝气疼痛，用它可以疏通二经以行其气。若二经气实，当先补而后用它。又说：疏肝气加青皮，炒黑则能入血分。

时珍说：古人不用青橘皮，到宋朝时医家才开始使用。它的色青而气味浓烈，味苦而辛，多用醋制，即所谓肝欲散，急食辛以散之，用酸泄之，以苦降之。陈皮性浮而升，入脾、肺气分。青皮沉而降，入肝、胆气分。一体而二用，是物性使然。小儿消积多用青皮，最能发汗，有汗者不可用。这种说法出自杨仁斋的《仁斋直指方》，但人们很少知道。

附方

❶ 冷膈气及酒食后饱满：用青橘皮一斤分作四分，四两用盐汤浸泡，四两用百沸汤（水反复烧开）浸泡，四两用醋浸泡，四两用酒浸泡。各自浸泡三天后取出，去白切丝，用盐一两炒微焦，研末。每次取二钱，用茶末五分，水煎温服，也可点服。此方名快膈汤。《经验后方》。

❷ 理脾快气：青橘皮（晒干后焙干，研末）一斤，甘草末一两，檀香末半两。和匀收藏。每次取一二钱，入盐少量，温开水送服。

❸ 疟疾寒热：青皮（烧存性，研末）一两，发作前温酒送服一钱，临发时再服。《圣惠方》。

❹ 伤寒呃逆，声闻四邻：四花青皮完整的，研末。每次取二钱，温开水送服。《医林集要》。

❺ 产后气逆：将青橘皮捣研为末。取葱白、童子小便煎二钱，送服。《经验后方》。

❻ 妇人乳癌：因久积忧郁，乳房内有核如指头，不痛不痒，五七年成痈，名乳癌。用青皮四钱，水一盏半，煎取一盏，慢慢服下，一天一次。或用酒送服。朱震亨方。

❼ 聤耳出汁：青皮烧熟研末，绵包裹塞入耳中。

❽ 唇燥生疮：青皮烧研，猪脂调涂患处。

橘瓤上筋膜

【主治】《大明》记载：治疗口渴、吐酒。炒熟后煎汤饮服，十分有效。

橘核

【修治】时珍说：使用时，必须用新瓦焙香，去壳取仁，研碎入药。

【气味】味苦，性平，无毒。

【主治】《大明》记载：主治肾疰（具有传染性和病程迁延的疾病，类似肾结核）腰痛，膀胱气痛，肾冷。炒熟研末，每次温酒送服一钱，或酒煎服用。

寇宗奭说：治疗酒皶风鼻赤。炒研，每次取一钱，胡桃肉一个，擂酒服，见效即停。

时珍说：治疗小肠疝气及阴核肿痛。炒研后取五钱，老酒煎服，或酒糊丸服，有效。

【发明】时珍说：橘核入足厥阴肝经，与青皮同功，因此治疗腰痛疝气等在下的病，不独取象于核。《和剂局方》治疗各种疝气疼痛及内㿗，睾丸肿痛偏坠，或硬如石，或肿至溃破，有橘核丸，使用有效。

附方

腰痛：橘核、杜仲（炒）各二两，研末。每次取二钱，盐酒送下。《简便方》。

橘叶

【气味】味苦，性平，无毒。

【主治】朱震亨说：能导胸膈逆气，入厥阴肝经而行肝气，消肿散毒，治疗乳痈胁痛，行经气。

附方

肺痈：绿橘叶洗净，捣绞取汁一盏服下。吐出脓血，即愈。《经验良方》。

-按语-

橘子味甘、酸，性温，能理气和中，化痰止咳，生津止渴。可用于脾胃气滞所致胸闷胀痛、呕逆、食少，肺气不利咳嗽、痰多、胸中结气，胃阴不足、口中干渴或消渴症。但不宜多食，多食令人生痰，且不能与蟹同食。

橘皮味辛、苦，性温，理气健脾，燥湿化痰。可用于脾胃气滞脘腹胀痛、恶心呕吐、呃逆、泄泻，湿痰、寒痰咳嗽，胸痹症。以色红久贮的为佳，去白膜则称为橘红。其同补药则补，同泻药则泻，同升药则升，同降药则降。

青皮味苦、辛，性温，能疏肝破气，消积化滞。可用于肝郁气滞之胸胁胀痛、疝气疼痛、乳房肿痛，气滞脘腹疼痛，食积腹痛，癥瘕积聚、久疟痞块。

柑
Gan

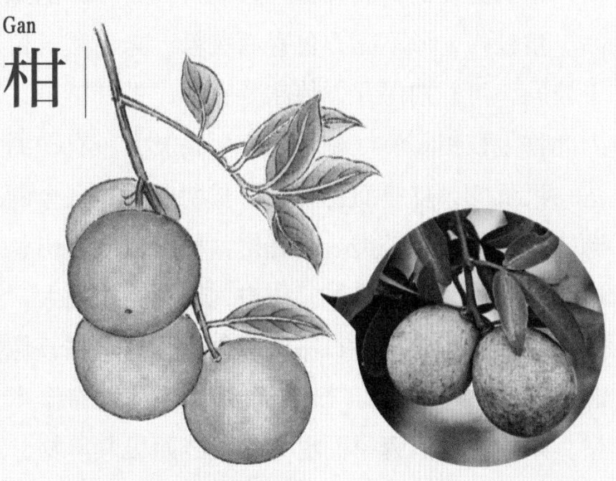

【释名】又名木奴。

马志说：柑在未经打霜时仍有酸味，打霜后变得很甜，因此称作柑子。

时珍说：汉朝李衡种柑于武陵洲上，称为木奴。

【集解】苏颂说：乳柑以出自西戎的为好。

马志说：柑生于岭南及江南，树像橘树，果实也像橘而圆大，皮色生青而熟黄。只有乳柑皮才入药用，山柑皮治疗咽痛，其他的都不能用。又有沙柑、青柑，体性与之相类似。

陈藏器说：柑有朱柑、黄柑、乳柑、石柑、沙柑之分。橘有朱橘、乳橘、塌橘、山橘、黄淡子之别。它们的皮都能去气调中，果实都可以食用，其中以乳柑为好。

时珍说：柑，是产自南方的果实，而闽、广、温、台、苏、抚、荆州均盛产，川蜀虽有但比不上南方各地所产的。它的树与橘区别不大，只不过刺较少。柑皮比橘的颜色黄而稍浓，纹理稍粗而味不苦。橘保存的时间较久，柑极易腐败。柑树怕冰雪，橘树稍微可以耐受。这是柑和橘的差别。柑、橘皮今人多混用，不可不辨。据韩彦直《橘谱》记载：乳柑，出自温州各地，只有泥山所产的最好，因为它的味像乳酪而得名。当地人称它为真柑，好像是在说其他柑为假柑。它的树枝盘旋舞动，叶细长，花有香味，果实圆正，纹理像有光泽的蜡，其中大的有六七寸，皮薄而味美，脉不粘瓣，食不留渣，一颗仅二三核，也有无核的，剥开时香雾喷人，为柑中的绝品。生枝柑，形不圆，色青而肤粗，味微酸，留于枝间，可长期保存，待味变甜时，带叶折下，因此称生枝柑。海红柑，树小而颗极大，有一周达一尺长的，皮厚而色红，可长期保存，现今的狮头柑也属于这一类。洞庭柑，种出自洞庭山，皮细而味美，成熟最早。甜柑，像洞庭柑而大，每颗必由八瓣，不待打霜而颜色变黄。木柑，像洞庭柑，纹理粗厚，瓣大而少液，因此称作木柑。朱柑，像洞庭柑而更大，色红而极其鲜艳，味酸，人们却不看重它。馒头柑，看近蒂起的地方像馒头尖，味香而美。

【气味】味甘，性大寒，无毒。

【主治】《开宝本草》记载：利肠胃中热毒，解丹石，止暴渴，利小便。

附方

难产：柑橘瓤阴干，烧灰存性，研末，温酒送服二钱。《集效方》。

柑皮

【气味】味辛、甘，性寒，无毒。

【主治】陈藏器说：能下气调中。

《大明》记载：解酒毒及酒渴，去柑白，焙干，研末，点汤入盐饮服。

陈藏器说：治疗产后肌浮，研末酒送服。

时珍说：治疗伤寒饮食劳复者，浓煎汁服。

《开宝本草》记载：山柑皮治疗咽喉痛有效。

柑核

【主治】苏颂说：作涂面药。

柑叶

【主治】蔺氏说：治疗聤耳流水或脓血。取嫩头七个，入水数滴，杵取汁滴耳，即愈。

按语

柑味甘、酸，性凉，能生津止渴，醒酒利尿，润肺健脾，化痰止咳。可用于热病后津液不足之口渴、舌燥，或伤酒后烦渴，咳嗽痰多、咽喉不适、食欲不振，尤以治疗热痰病症多用。

枸橼 Ju Yuan

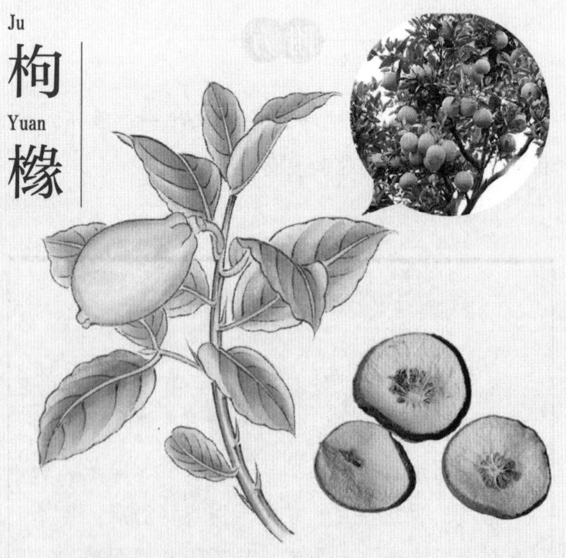

【释名】又名香橼、佛手柑。

时珍说：名称的含义不详。佛手，是取象形的含义。

【集解】时珍说：枸橼产自闽广间。木像朱栾而叶尖长，枝间有刺。靠近有水的地方才会生长。它的果实形状像人手，有指，俗称佛手柑。有长一尺四五寸的。皮像橙柚而厚，皱而有光泽。它的颜色像瓜，生绿而熟黄。它的核细，味道不好但清香袭人。南方人雕镂成花鸟，作蜜煎果食。放置于几案上，可供赏玩。或捣蒜覆盖在蒂上，则香气更加充溢。《异物志》记载：浸汁洗葛纻，比酸浆要好。

皮瓤

【气味】味辛，性酸，无毒。

【主治】陈藏器说：下气，除心头痰水。

时珍说：煮酒饮服，治疗痰气咳嗽。煎汤服，治疗心下气痛。

> **按语**
>
> 枸橼即香橼，味辛、微苦、酸，性温，能疏肝解郁，理气和中，燥湿化痰。可用于肝郁胸胁胀痛、气滞脘腹胀痛、嗳气吞酸、呕恶食少、痰饮咳嗽、胸膈不利。

金橘 Jin Ju

【释名】又名金柑、卢橘、夏橘、山橘、给客橙。

时珍说：这种橘生时呈青卢色，黄熟时则呈金色，因此有金橘、卢橘的称呼。卢，即指黑色。有人说卢是酒器的名称，因为它的形状相像的缘故。据司马相如《上林赋》记载：卢橘夏季成熟，枇杷橪（rǎn，一种枣）柿。将二物并列，则可知二者不是一物。这种橘夏冬相继，因此说夏熟，而裴渊《广州记》称作夏橘。称作给客橙是因为它芳香如橙，可供给宾客食用。

【集解】时珍说：金橘生于吴粤、江浙、川广间。有人说以出自营道的为最好，而江浙所产的皮甜而肉酸，质量稍差。它的树像橘树，不是很高大。五月开白花结实，秋冬黄熟，大的超过一寸，小的如指头大，形长而皮坚，肌理细密洁白，生时呈深绿色，熟时黄如金色。味酸而甜，芳香可爱，可用糖造、蜜煎。据《魏王花木志》记载：蜀之成都、临邛、江源等地，有一种给客橙，又名卢橘。像橘但不是橘，像柚而较柚子味香。夏季开花冬季结实，有的像弹丸，有的像樱桃，整年可食。又有刘恂《岭表录》记载：山橘子大的像土瓜，稍小的像弹丸，小树绿叶，夏季结实冬季成熟，金色皮薄而味酸，偏能破气。容、广人连枝收藏，入肉、醋内尤其香美。韩彦直《橘谱》载录：金柑出自江西，北方人不认识。景祐（北宋时期宋仁宗赵祯的年号）年中始到汴都（开封），因温成皇后喜欢吃，于是价格变得贵重。保藏在绿豆中可经很长时间不变质，大概是因为橘性热、豆性凉的缘故。又有一种山金柑，又名山金橘，俗称金豆。木高一尺左右，果实像樱桃，果肉内只有一核。均可用蜜浸泡，香味清美。以上各种说法，都是指的现在的金橘，但有一类数种的差别。

【气味】味酸、甘，性温，无毒。

【主治】时珍说：能降气快膈，止渴解酒，辟臭。果皮尤佳。

-按语-

金橘味辛、甘、酸，性温，能化痰理气，消食化积，祛风止咳。可用于胸脘痞闷作痛、痰多、酒伤口渴、食滞纳少、消化不良、大便溏泄、腹胀、风寒袭肺、咳嗽吐痰，尤善治百日咳。

枇杷

Pi Pa

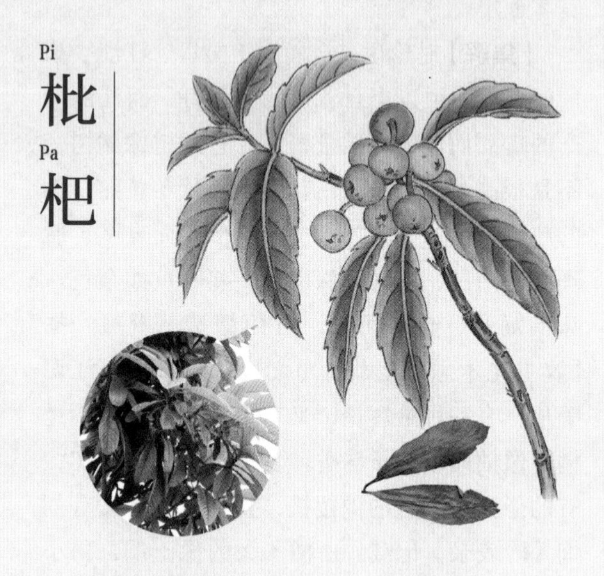

【释名】寇宗奭说：它的叶子的形状像琵琶。

【集解】苏颂说：枇杷，在过去均不注明产地，现在的襄、汉、吴、蜀、闽、岭、江西南、湖南北等地都有。树木高一丈余，枝肥叶长，大的像驴耳，背有黄毛，浓密而盘旋舞动，四时不凋。盛冬开白花，至三四月成果实作梂，生的果实如弹丸大，熟时色如黄杏，稍有毛，皮肉很薄，核大如茅栗，呈黄褐色。四月采叶，晒干用。

时珍说：据郭义恭《广志》记载：枇杷容易种植，叶稍像栗，冬天开花，春季结实。它的子簇结有毛，四月成熟，大的像鸡蛋，小的像龙眼，以色白的为好，黄色的质量稍差。无核的称作焦子，出自广州。又杨万里有诗说：大叶耸长耳，一枝堪满盘。荔支分与核，金橘却无酸。对其形状的描述很是详尽。

实

【气味】味甘、酸，性平，无毒。

【主治】《大明》记载：止渴下气，利肺气，止吐逆，主上焦热，润五脏。

叶

【修治】苏敬说：使用时需用火炙，用布拭去毛。否则刺激咽喉，伤人肺，令人咳不已。或用粟秆刷去毛，尤易洁净。

雷敩说：凡采得用秤称，湿叶重一两，晒干的三叶重一两，才为气足，可入药用。用粗布拭去毛，甘草汤洗一遍，用绵再拭干。每一两用酥二钱半涂上，炙过用。

时珍说：治胃病用姜汁涂炙，治肺病用蜜水涂炙，效果才好。

【气味】味苦，性平，无毒。

【主治】《别录》记载：主治突然干呕不止，能下气，煮汁服。

《大明》记载：治呕哕不止，妇人产后口干。

时珍说：能和胃降气，清热解暑毒，疗脚气。

【发明】时珍说：枇杷叶气薄味厚，为阳中之阴。治疗肺胃病时，大都取其下气的功效。气下则火降痰顺，而逆者不逆，呕者不呕，渴者不渴，咳者不咳。

寇宗奭说：治疗肺热咳嗽非常有效。曾有一妇人患肺热久嗽，身如火烤，肌肉消瘦将成痨病。用枇杷叶、木通、款冬花、紫菀、杏仁、桑白皮各等份，大黄减半。如常法炮制，研为细末，作蜜丸如樱桃大。饭后、睡前各含化一丸，药未服完而病已痊愈。

附方

1 温病发哕，因饮水多者：枇杷叶（去

毛，炙香）、茅根各半斤。加水四升，煎取二升，慢慢饮服。庞安常方。

2 反胃呕哕：枇杷叶（去毛，炙）、丁香各一两，人参二两。捣研为末，每次取三钱，加水一盏，生姜三片，煎服。《圣惠方》。

3 衄血不止：枇杷叶（去毛），焙干研末。茶送服一二钱，一天二次。《圣惠方》。

4 酒皶（zhā）赤鼻：枇杷叶、栀子仁等份，捣研为末。每次取二钱，温酒调下，一天三次。《本事方》。

5 痔疮肿痛：枇杷叶（蜜炙）、乌梅肉（焙干），捣研为末。先用乌梅汤洗净患处，再取药末贴患处。《医林集要》。

6 痘疮溃烂：枇杷叶煎汤洗患处。《摘玄方》。

按语

枇杷味甘、酸，性凉，能润肺止咳，生津止渴，和胃降逆止呕。可用于肺热咳嗽、肺痿咳嗽、咯血、暑热声嘶哑，及胃热胃燥津伤口渴、胃气上逆之呕吐呃逆等症。

枇杷叶味苦，性微寒，能清肺止咳，降逆止呕。可用于肺热咳嗽、气逆喘急、胃热呕吐、哕逆。止咳宜炙用，止呕宜生用。

杨梅 Yang Mei

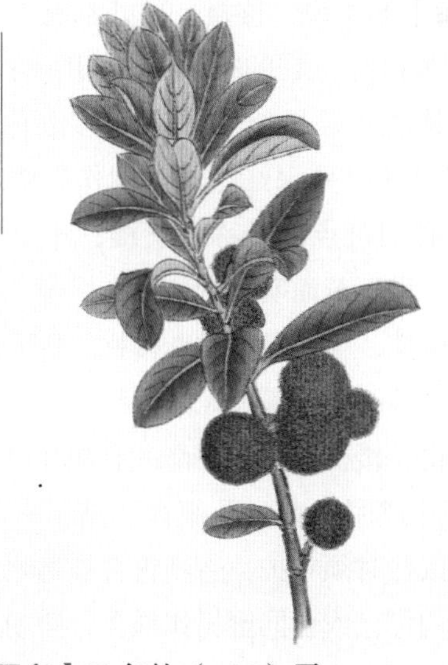

【释名】又名杌（qiú）子。

时珍说：它的形状像水杨子而味道像梅，因此称作杨梅。段氏《北户录》称作杌子。扬州人称白杨梅为圣僧。

【集解】马志说：杨梅，生于江南、岭南山谷。树像荔枝树，而叶细，背面呈青色。子的形状像水杨子，生青而熟红，肉在核上，无皮壳。四月、五月采收。南方人将它腌藏为果，可以寄到北方。

时珍说：杨梅树的叶像龙眼及紫瑞香，冬季不凋零。二月开花结实，形状像楮实子，五月成熟，有红、白、紫三种颜色，红胜于白，紫胜于红，颗大而核细，盐藏、蜜渍、糖收都可。东方朔《林邑记》记载：县城有杨梅，如杯碗大，色青时味极酸，熟时如蜜。用它酿酒，称作梅香酎（zhòu），人们认为它非常贵重。赞宁《物类相感志》载录：在桑上嫁接杨梅，则味不酸。杨梅树生癞，用甘草钉钉住则癞不生。这都是自然的妙处。

实

【气味】味酸、甘，性温，无毒。

【主治】《开宝本草》记载：用盐藏食，能去痰止呕哕，消食下酒。晒干作屑，临饮酒时服方寸匕，可止吐酒。

孟诜说：止渴，和五脏，能涤肠胃，除烦愦

恶气。烧灰服用，断下痢，效果很好。常含一枚盐制的杨梅，咽汁，能利五脏，下气。

附方

❶ 下痢不止：杨梅烧熟研末，每次用米汤送服二钱，一天二次。《普济方》。

❷ 头痛不止：将杨梅捣研为末，取少量吹鼻取嚏。

❸ 头风作痛：将杨梅捣研为末，每次饭后用薄荷茶送服二钱。或用消风散一同煎服。或一同捣末，用白梅肉和丸，作丸如弹子大，每次饭后葱茶嚼下一丸。朱端章《集验方》。

❹ 一切损伤，止血生肌，令无瘢痕：用盐藏杨梅同核一起捣如泥，做成挺子，用竹筒收藏。凡遇破伤，研末外敷。《经验后方》。

按语

杨梅味酸、甘，性温，口感好，盐藏、蜜渍、糖收皆佳，也可酿酒，为常用食材。但多食令人发热，损齿及筋。核仁煎汤外用，可治疮疖等症。

樱桃 Ying Tao

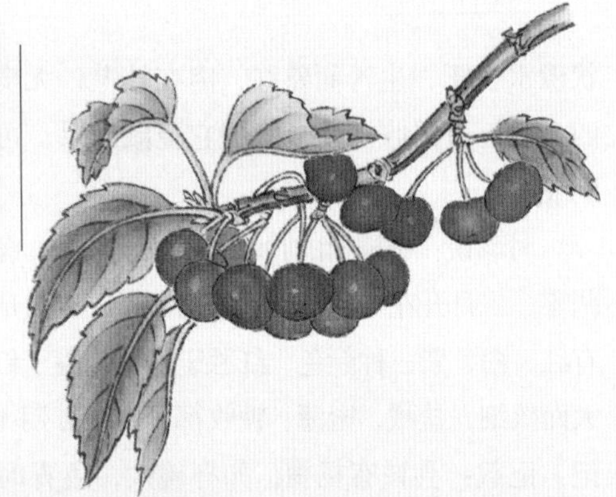

【释名】又名莺桃、含桃、荆桃。

寇宗奭说：孟诜《食疗本草》记载：这种是樱，不是桃。虽然不是桃类，因其形状像桃，因此称为樱桃，又有什么疑问呢？比如像沐猴梨、胡桃这类，都是取其形状相似。《礼记》记载，农历二月，天子用含桃祭献宗庙，即指的是此。因此王维诗说：才是寝园春荐后，非干御苑鸟衔残。药中用的不是很多。

时珍说：它的颗像璎珠，因此称为樱。而许慎作莺桃，说为莺所含食，因此又称为含桃，也讲得通。据《尔雅》记载：楔，即是荆桃。孙炎注解说：即今之樱桃。最大而味甜的，称为崖蜜。

【集解】苏颂说：樱桃，到处都有，而以产于洛中的为最好。它的树木多在阴暗的地方生长，先于其他果实成熟，因此古人多以它为贵。它的果实成熟时呈深红色的，称作朱樱。呈紫色，皮里有细黄点的，称作紫樱，味道最为珍重。又有一种正黄而明亮的，称作蜡樱。小而红的，称作樱珠，味道都不及紫樱桃。极大的，有的像弹丸，核细而肉厚，尤其难得。

时珍说：樱桃树不是很高。春初开白花，繁盛如雪。叶成团，有尖及细齿。结子一枝几十颗，三月成熟时须守护，否则将会被鸟吃完。盐藏、蜜煎均可，或者同蜜捣作糕食，唐朝人用酪吞食。林洪《山家清供》记载：樱桃若杯雨淋则自内生虫，人不能见。用水浸泡良久，则虫才出，才可食用。经试后果然是这样。

【气味】味甘，性热，涩，无毒。

【主治】《别录》记载：调中，益脾气，令人面色变好。

孟诜说：止泄精、水谷痢。

【发明】寇宗奭说：若小儿食用过多，将会生热。这种果三月末、四月初成熟，得正阳之气，比其他的果先熟，因此性热。

朱震亨说：樱桃属火，性大热而能发湿。曾经有患热病及喘嗽的患者，食用后即刻发病，而且有因此死亡的。

时珍说：据张从正《儒门事亲》记载：舞水一富家人有两个儿子，喜欢吃紫樱，每天可吃一二升。半月后，大儿子发为肺痿，小儿子发为肺痈，相继夭亡。多么悲哀啊！百果生来是用来养人而不是害人的。富贵的人家，放纵嗜欲，以致夭亡，是何道理呢？是天灾，还是命不好呢？邵尧夫有诗道：爽口物多终作疾，真是格言。据此观察，则寇宗奭、朱震亨的言论，更加可以证实。王维诗道：饱食不须愁内热，大官还有蔗浆寒。说的是与寒物一同食用，还能解其热。

按语

樱桃味甘，性温，可以补脾益气，祛风除湿，解毒，发汗透疹。可用于病后体虚气弱、脾失健运、气短心悸、倦怠食少、咽干口燥，风湿腰腿疼痛、四肢不仁、关节屈伸不利、瘫痪，水火烫伤、虫蛇咬伤，麻疹初起、疹出不畅。樱桃花外敷可治疗雀斑。

银杏 Yin Xing

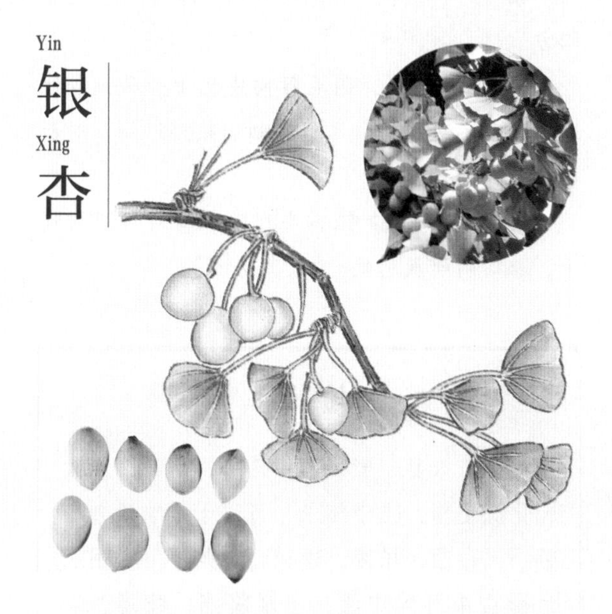

【释名】又名白果、鸭脚子。

时珍说：原生于江南，叶像鸭掌，因而称作鸭脚。宋朝初年开始进贡，改称为银杏，因其形状像小杏而核色白，如今称作白果。梅尧臣有诗道：鸭脚类绿李，其名因叶高。欧阳修诗道：绛囊初入贡，银杏贵中州。这些指的都是它。

【集解】时珍说：银杏生于江南，以产自宣城的为好。树高二三丈，叶薄有纵的纹理，很像鸭掌的形状，有缺齿，面绿而背淡。二月开花成簇，呈青白色，二更开花，随即谢落，人们极少看见。一枝结子一百几十个，形状像楝子，经霜打后就变熟烂。去肉取核作果，它的核两头尖，其中有三棱的为雄，有二棱为雌。它的仁嫩时呈绿色，久则变成黄色。必须雌雄种子同种，两树相望，才能结实；或雌树临近水边也可结实；或凿一孔，纳入雄木一块，用泥固定，也能结果实。阴阳互相感应就是如此奇妙。这种树寿命很长，木纹白而细腻。

核仁

【气味】味甘、苦，性平，涩，无毒。

【主治】李廷飞说：生食能引疳解酒，熟食益人。

时珍说：熟食能温肺益气，定喘嗽，缩小便，止白浊。生食能降痰，消毒杀虫。嚼浆涂于鼻面手足，能祛酒糟红鼻，面部黧黑，手足皲裂及疥癣、阴虱。

【发明】时珍说：银杏在宋朝初年才开始出名，而修订本草的人不收载。近时方药中有时也用到它。它的气薄而味厚，性涩而收，色白属金。因此能入肺经，益肺气，定喘嗽，缩小便。生捣能祛除油腻，则其去痰浊的作用可以由此类推。它的花在夜间开放，人们看不见。因为它是阴毒之物，因此又能杀虫消毒。但是多食则收涩太过，令人气壅、腹胀、昏顿。所以《物类相感志》说银杏能醉人。而《三元延寿书》载录：食满千个白果就会导致死亡。又说：过去饥饿的人，用白果代饭饱食，第二天都死了。

附方

1 寒嗽痰喘：白果（煨熟）七个，用熟艾制成七丸，每果入艾一丸，纸包再煨香，去艾食下。《乾坤秘韫》。

2 哮喘痰嗽：①用银杏五个，麻黄二钱半，甘草（炙）二钱。加水一盅半，煎取八分，睡前服下。此方名鸭掌散。②用白果（炒黄）十一个，麻黄三钱，苏子二钱，款冬花、法半夏、桑白皮（蜜炙）各二钱，杏仁（去皮尖）、黄芩（微炒）各一钱半，甘草一钱，加水三盅，煎取二盅，随时分作二次服下。不用姜。此方名白果定喘汤。《摄生方》。

3 咳嗽失声：白果仁四两，白茯苓、桑白皮二两，乌豆半升，沙蜜半斤。煮熟晒干后捣研为末，用乳汁半碗拌湿，九蒸九晒，和丸如绿豆大。每次取三五十丸，白开水送下。余居士方。

4 小便频数：白果十四枚，七生七煨，食用。

5 小便白浊：生白果仁十枚，擂水饮服，一天一次。

6 赤白带下，下元虚惫：白果、莲肉、江米各五钱，胡椒一钱半，捣研为末。用乌骨鸡一只，去肠盛药，于瓦器中煮烂，空腹食用。《集简方》。

7 肠风下血：银杏煨熟，出火气，米汤送服。

8 肠风脏毒：银杏四十九枚，去壳生研，入百药煎末和作丸，丸如弹子大。每次取二三丸，空腹细嚼，米汤送下。戴原礼《证治要诀》。

9 蛀牙：生银杏，每次饭后嚼服一二个。《永类钤方》。

10 手足皴裂：生白果嚼烂，夜夜涂患处。

11 头面癣疮：生白果仁切断，频擦于患处。邵氏《经验方》。

12 下部疳疮：生白果杵烂，涂患处。赵原阳方。

13 阴虱作痒，阴毛际肉中生虫如虱，或红或白，痒不可忍：白果仁嚼细，频擦患处。刘长春方。

14 乳痈溃烂：银杏半斤，取四两研酒内服下，取四两研敷患处。《救急易方》。

按语

白果味甘、苦、涩，性平，有毒，能敛肺化痰定喘，止带缩尿。可用于哮喘痰嗽、带下、白浊、尿频、遗尿，但是不可多用。过食白果可致中毒，出现腹痛、吐泻、发热、紫绀，甚至昏迷、抽搐。严重者可呼吸麻痹而死亡。

胡桃

Hu Tao

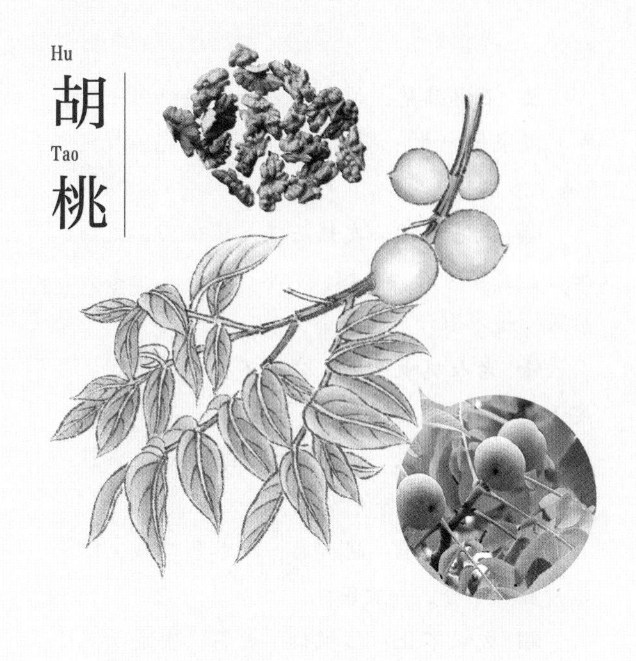

【释名】又名羌桃、核桃。

时珍说：此果的外层有青皮肉包裹，它的形状像桃，胡桃指的是它的核。羌音称核为胡，胡桃的名称或由此而来。有的写作核桃。梵书中称作播罗师。

【集解】苏颂说：胡桃生于北方，如今的陕、洛间有很多。株大、也厚而喜阴，果实有房，秋冬成熟时采收。产自陈仓的，皮薄而多肉；产自阴平的，大而皮脆，用力一捏就碎。汴州虽产而果实不好，长江一带的某些地方也出产，南方不产。

时珍说：胡桃树高一丈左右，春初生叶，长四五寸，稍像大青叶，两两相对，有一股恶气。三月开花像栗花，穗呈苍黄色。果实到秋季像青桃，成熟时沤烂皮肉，取核为果。人们多用榉柳嫁接。据刘恂《岭表录异》记载：南方有种山胡桃，底平如槟榔，皮厚而大坚，多肉少瓤。它的壳很厚，需敲打后才会破。然而南方也有，但质量不好。

核仁

【气味】味甘，性平、温，无毒。

【发明】朱震亨说：胡桃属土而有火，性热。本草中说它味甘性平，性不热。然而又说能动风脱人眉毛，性不热怎么会伤肺呢？

时珍说：胡桃仁味甘而气热，皮涩肉润。近世医方中用它治疗痰气喘嗽、反酸及麻风等病，而嗜酒之人常喜欢在喝醉后吃它。但是多食则能吐水、吐食、脱眉，与酒同食则使人咯血的说法，也未必是正确的。但胡桃性热，能入肾、肺，只有虚寒的人适宜食用。痰火积热的人，不宜多食。

【主治】孟诜说：食胡桃使人能食，通润血脉，骨肉细腻。

苏颂说：治疗损伤、石淋。同补骨脂作蜜丸服，补下焦。

时珍说：能补气养血，润燥化痰，益命门，利三焦，温肺润肠，治疗虚寒喘嗽、腰脚重痛、心腹疝痛、血痢肠风，可以散肿毒，发痘疮，制铜毒。

油胡桃

【气味】味辛，性热，有毒。

【主治】时珍说：能杀虫攻毒，治疗痈肿、麻风、疥癣、杨梅、白秃等疮，润须发。

【发明】韩懋说：补骨脂属火，能使心包与命门之火相通。胡桃属木，主润血养血。血属阴，阴恶燥，故油可润之。佐以补骨脂，有木火相生的妙义。

时珍说：三焦，是元气的别使。命门，是三焦的本原。二者一原一委。命门以所居之府而命名，为藏精系胞之物。三焦以分治之部而命名，为出纳腐熟之司。大概以本体命名，或以作用命名。它的本体不是脂也不是肉，外有白膜包裹，在七节之旁，两肾之间。二系着脊，下通二肾，上通心肺，贯属于脑。为生命之源，相火之主，精气聚集之所。每个人都有，生人生物，皆由此出。《灵枢·本脏论》已描述了它厚薄缓结的情状。而扁鹊《难经》却不知原委、体用的分别，以右肾为命门，说三焦有名无状。而高阳生伪撰《脉诀》，沿袭其错误的说法，以至于误导后人。到朱肱《南阳活人书》、陈言《三因方》、戴起宗《脉诀刊误》，才著说修正错误，而知道的人却很少。胡桃仁很像它的形状，而外皮水汁都呈青黑色。因此能入北方，通命门，利三焦，益气养血，与破故纸（补骨脂）同为补下焦肾命的药。命门气与肾相通，藏精血而恶燥。若肾、命门不燥，精气内充，则饮食自健，肌肤光泽，肠腑润而血脉通。此即胡桃佐以补药，有令人肥健能食，润肌、黑发、固精，治燥调血的作用。命门既通则三焦利，故上通于肺而虚寒喘嗽者适宜，下通于肾而腰脚虚痛者适宜，内而心腹各种疼痛可止，外而疮肿之毒可散。洪氏《夷坚志》只说胡桃治疗痰嗽能敛肺，大概不知其为命门三焦药。油胡桃有毒，伤人咽肺，而疮科用它，即是用它的毒性。胡桃能制铜毒，这又是不可用常理解释的。洪迈说：我患有痰病，因晚间奏对，皇上派遣使者口谕让我取胡桃肉三颗，生姜三片，睡时嚼服，立即饮开水两三口，又再嚼桃、姜如前数，即静卧，必定痊愈。我回到居所，如旨服用，到第二天早上痰消嗽止。又有溧阳洪辑的幼子，患痰喘，五昼夜不能食乳食。医生告知他患儿病危。他的妻子夜梦观音授一方，让患儿服人参胡桃汤。洪辑急取新罗人参一寸左右一段，胡桃肉一枚，煎汤一蚬壳左右，灌服，喘即定。明天用水剥去胡桃皮服用，喘又发作。仍然连皮用，一晚后痊愈。此方在书中并没有记载。此方有效，大概是因人参能定喘、胡桃连皮能敛肺的缘故。

附方

❶ 小便频数：胡桃煨熟，睡前嚼服，温酒送下。

❷ 石淋痛楚，便中有石子：胡桃肉一升，细米煮浆粥一升，混合均匀，一次服完。崔元亮《海上方》。

❸ 风寒无汗，发热头痛：核桃肉、葱白、细茶、生姜等份，捣烂，加水一盅，煎至七分，热服。覆衣取汗。谈野翁方。

❹ 老人喘嗽气促，睡卧不得：胡桃肉（去皮）、杏仁（去皮、尖）、生姜各一两，研膏，入炼蜜少量和丸，如弹子大。每次睡前嚼服一丸，姜汤送下。《普济方》。

❺ 产后气喘：胡桃肉、人参各二钱，水一盏，煎至七分，一次服完。

❻ 久嗽不止：核桃仁（煮熟，去皮）五十个，人参五两，杏仁（麸炒，水浸，去皮）三百五十个，研匀，入炼蜜为丸，如梧桐子大，每次空腹细嚼一丸，人参汤送下。临睡前再服一次。萧大尹方。

❼ 食物反酸：胡桃烂嚼，生姜汤送下。《传信适用方》。

❽ 食酸齿酸：细嚼胡桃即解。《大明》。

❾ 揩齿乌须：胡桃仁（烧过）、贝母各等份。捣研为散，每天使用。《圣惠方》。

❿ 赤痢不止：胡桃仁、枳壳各七个，皂角（不生虫的）一挺。新瓦上烧存性，研为细末，分作八次服用。每次睡前服一次，二更服一次，五更服一次，荆芥茶送下。《圣济总录》。

⓫ 血崩不止：胡桃肉十五枚。灯上烧存性，研末后一次服完，空腹温酒调下。

⓬ 急心气痛：核桃一个，枣子一枚。去核夹桃，纸裹煨熟，用生姜汤一盅，细嚼送下。此方名盏落汤。赵氏经验方。

⓭ 小肠气痛：胡桃一枚，烧炭研末，热酒送服。《奇效良方》。

⓮ 一切痈肿，背痈、附骨疽，未成脓者：

胡桃（煨熟，去壳）十个，槐花一两研末，杵匀，热酒调服。《古今录验》。

15 疔疮恶肿：胡桃一个平破，取仁嚼烂，放在壳内，合在疮上，频换。《普济方》。

16 伤耳成疮，流水：用胡桃杵油纳入耳中。《普济方》。

17 火烧成疮：胡桃仁烧黑，研敷患处。梅师《集验方》。

18 压扑伤损：胡桃仁捣，和温酒一次服下。《图经本草》。

按语

胡桃仁即核桃仁，味甘，性温，能补肾温肺，润肠通便。可用于肾阳虚衰、腰痛脚弱、小便频数，肺肾不足之虚寒喘咳及肺虚久咳、气喘，肠燥便秘。

榛 Zhen

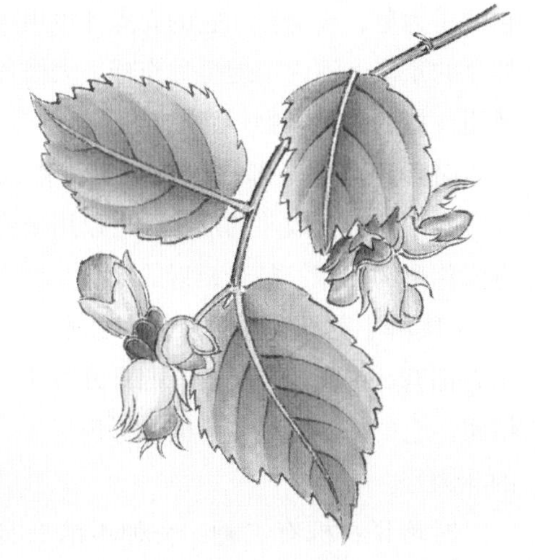

【释名】又名亲（古代的“榛”字）。

时珍说：罗氏《尔雅翼》记载：郑玄注解《礼记》时说：关中有很多这种果子。关中，属于秦地。榛从秦，大概是取这种含义。《左传》记载：女子拜见人时所用的礼物不过榛、栗、枣、修等，以表示恭敬。榛有极好的含义，以它的名称来告知自己恭敬的心意。

【集解】马志说：榛生长在辽东的山谷。树高一丈左右。子像小栗子，在军队中被当作粮食。中原也有生产。郑玄说：关中鄜（fū）、坊等县有很多。

苏颂说：桂阳有一种亲栗，丛生，果实如杏子中仁大，皮、子、形状、颜色与栗子没有区别，只是比栗子小而已。

《大明》记载：新罗的榛子肥大而色白，质量最好。

时珍说：榛树如荆样低小，丛生。冬末开花像栎花，成条下垂，长二三寸。二月长叶像初生的樱桃，叶多皱纹而有细齿及尖。它的果实作苞，三五相粘，一苞一果实。果实像栎实，下宽上尖，生的呈青色，熟的呈褐色，它壳厚而硬，仁白而圆，像杏仁大，也有皮尖的，但多空壳。故谚语说：十榛九空。陆玑《诗疏》说：榛有两种：一种大小、枝叶、皮树都像栗，但子小，形状像橡子，味道像栗，枝茎可以作烛。《诗经》所谓的“树之榛、栗”，指的就是它；另外有一种高一丈多，枝叶像木蓼，子有胡桃味，辽、代、上党等地有很多，保存时间过长则易酸败变坏。

仁

【气味】味甘，性平，无毒。

【主治】《开宝本草》记载：益气力，实肠胃，令人不饥且健行。

《大明》记载：止饥，调中开胃。

按语

榛子味甘，性平，能补气健胃，涩肠止泻。可用于饮食减少、体倦乏力、易疲劳、体瘦、脾虚便溏、腹泻等症。

A
阿月浑子
Yue
Hun
Zi

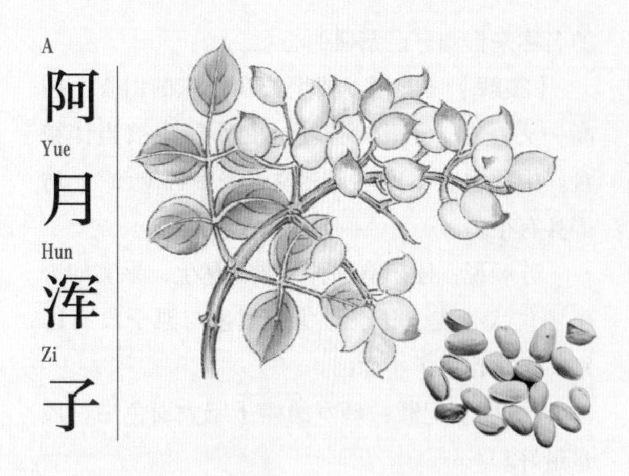

【释名】又名胡榛子、无名子。

【集解】陈藏器说：阿月浑子生于西番各国，与胡榛子同生一树，一年生胡榛子，二年生阿月浑子。

李珣说：徐表《南州记》记载：无名木生于岭南山谷，它的果实的形状像榛子，称作无名子，波斯人称它为阿月浑子。

仁

【气味】味辛，性温，涩，无毒。

【主治】陈藏器说：主治各种痢疾，去冷气，令人肥健。

李珣说：治疗腰冷、肾阴虚弱，房事中多它用，配伍木香、山茱萸效果更好。

无名木皮

【气味】味辛，性大温，无毒。

【主治】李珣说：主治肾阴萎弱、囊下湿痒，都可煎汁洗浴，效果极好。

按语

阿月浑子即开心果，味辛，性温，能温暖肾阳，温暖脾阳。可用于肾虚腰膝酸软、乏力、阳痿、脾虚冷痢。

Xiang
橡实
Shi

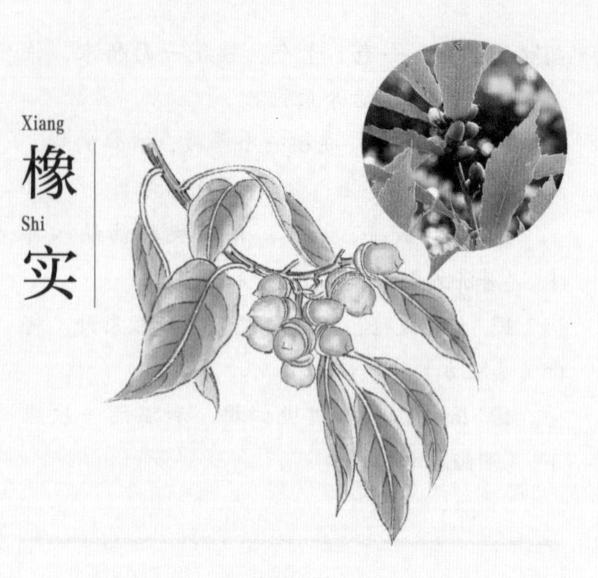

【释名】又名橡斗、皂斗、栎梂、柞子、栩。

掌禹锡说：《尔雅》记载：栩，即杼。又说：栎的果实称作梂。孙炎注解说：栩，又称作杼。栎，像樗木。梂，即果房。它的果实称作橡，有梂猬包裹。《诗·唐风》记载：集于苞栩。《秦风》记载：山有苞栎。陆机注解说：指的即是柞栎。秦地人称它为栎，徐地人称它为杼或栩。称它的子为皂，或皂斗。它的壳煮汁可用来染皂。如今的京洛、河内等地也称作杼。大概各个地方通用，指的是同一物。

时珍说：栎，即柞木。果实称作橡斗、皂斗，是说斗被挖成斗的形状，可以用来染皂。南方人称皂为如柞，是音相近的缘故。

【集解】苏颂说：橡实，即栎木子。所在的山谷都有。木高二三丈。三四月开黄花，八九月结实。它的果实为皂斗，槲、栎都有斗，而以栎的斗为好。

时珍说：栎有二种：一种不结果实，它的名字称作棫（yù），木心呈红色，《诗经》记载：瑟彼柞棫，指的就是它；一种结果实，它的名字称作栩，果实为橡。这两种在树小的时候则耸枝，长大则高耸。它的叶像槠叶而有斜勾的纹理。四五月开花像栗花，色黄。结实像荔枝核而有尖。它的蒂有斗，包其半截。它的仁像老莲肉，山里人在歉收的年景采来做饭或捣浸取粉食用，丰收的年景可用来喂猪。北方人也种它。木高二三丈，坚实而重，有点点斑纹。大的可作柱栋，小的可作木炭。《周礼·职方氏》记载：山林适宜种植皂物，即柞、栗类。这指的就是它。它的嫩叶可煎饮代茶。

实

【修治】雷敩说：打霜后采收，去壳蒸六个小时，锉作五片，晒干备用。

周宪王说：取子换水，浸泡十五次，淘去涩味，蒸极熟食用，可以救济饥荒。

【气味】味苦，性微温，无毒。

【主治】苏敬说：治下痢，厚肠胃，肥健人。

《大明》记载：涩肠止泻。煮食，止饥，抵荒年。

【发明】孙思邈说：橡子既不是果，也不是谷，但最益人，服食不能断谷，吃它效果很好。无气而受气，无味而受味，能消食止痢，令人强健不易疲劳。

时珍说：树木结的果实为果，那么则橡应属于果类。歉收之年人们都采来充饥。晋朝的挚虞入南山，饥饿难忍时拾橡实而食。唐朝杜甫客居秦州时，采橡、栗自给，指的也是它。

附方

1 水谷下痢，日夜百余行：橡实二两，楮叶（炙）一两。捣研为末。每次取一钱，饭前乌梅汤调下。《圣惠方》。

2 下痢脱肛：橡斗子烧存性，研末，猪脂和敷于患处。《仁斋直指方》。

3 痔疮出血：橡子粉、糯米粉各一升，炒黄，开水调作果子，饭上蒸熟食用。《奇方》。

4 石痈坚硬如石，不作脓：橡子一枚，用醋于青石上磨汁外涂患处，干则更换。《千金方》。

按语

橡实，又称为橡子，是栎树的果实，味苦、涩，性温，能涩肠止泻，收涩。可用于下痢、脱肛、崩中带下。还可厚肠胃，强壮身体。

荔枝 Li Zhi

【释名】又名离枝、丹荔。

苏颂说：据朱应《扶南记》记载：这种树木质地结实，果实饱满，枝柔弱而蒂牢固，不易摘取，必须用刀斧割取其枝，因此以离枝为名。

时珍说：司马相如《上林赋》写作“离支”。白居易说：若离开生长的树枝，则一日色变，三日味变。离支的称呼，或许取此种含义。

【集解】时珍说：荔枝是南方水果，生性最怕寒，根表浅而容易种植。它的树木非常耐久，有生长了数百年还能结果实的。果实生时肉白，干时肉红。日晒火烘，卤浸蜜煎，可延长保存时间。成朵晒干的称作荔锦。白居易《荔枝图序》记载：荔枝生于巴、峡间，树形成团像帷盖，叶像冬青叶，花像橘而春天茂盛，果实像丹而夏季成熟。花朵像蒲桃，核像枇杷，壳像红缯（zēng），膜像紫绡（xiāo）。瓤肉洁白像冰雪，浆液甘酸像醴（lǐ）酪（lào）。大致如上所述，实际上言过其实。荔枝如果离开生长的本枝，一日而色变，二日而香变，三日而味变，四五日过后，色、香、味都散去。蔡襄《荔枝谱》记载：广、蜀所产的荔枝，早熟而肉薄，味甘酸，比不上闽中所产下等。闽中只有四郡出产，但以福州最多，以兴化出产的最奇，泉、漳稍差。在福州绵延伸展的原野上，一家种植多至万株。产自兴化的上品，大的有一寸多大，香气清远，色紫壳薄，瓤厚膜红，核像丁香母，剥开像水精，吃起来像绛雪。荔枝味甜，虽然树有百千种，但没有与它相同的，过甜或过淡，都不是真正的荔枝。若皮厚有尖刺，肌理呈黄色，附核存在而呈红色，吃时有渣，吃完有涩味，即使无酸味，也属下等。最忌麝香，碰到后则花、实尽落。洪迈《夷坚志》载录：莆田有名的荔枝品种，皆出自天成，虽用它的核来种植，也会失去它的本体，形状各异，不能用常理解释。沈括《梦溪笔谈》所谓的焦核荔枝，乃是当地人去其大根，燔焦种成的，大不一样。

实

【气味】味甘，性平，无毒。

【主治】《开宝本草》记载：止渴，益人颜色。

李珣说：能止烦渴，治疗头重心躁、背膊劳闷。

孟诜说：通神，益智，健气。

时珍说：治疗瘰疬瘤赘、红肿疔肿，可以发小儿痘疮。

【发明】朱震亨说：荔枝属阳，能散无形的滞气，因此治疗瘤赘赤肿类疾病常用它。如果不能明了此理，即使使用了也无效。

附方

1 痘疮不发：荔枝肉泡酒饮服，同时食用。忌生冷。《闻人规痘疹论》。

2 疔疮恶肿：荔枝肉、白梅各三个，捣作饼子，贴于疮上，可除病根。《济生秘览》。

3 风牙疼痛：①用荔枝连壳烧存性，研末，擦牙。《普济方》。②用大荔枝一个，剔开用盐填满，煅烧研末，搽患处。《孙氏集效方》

4 呃逆不止：荔枝七个，连皮核烧存性，研为细末，白开水调下。杨拱《医方摘要》。

核

【气味】味甘，性温，涩，无毒。

【主治】寇宗奭说：主治心痛、小肠气痛，取一枚煨熟存性，研为细末，新酒调服。

时珍说：治疗疝气、妇人血气刺痛。

【发明】时珍说：荔枝核入足厥阴肝经，能行散滞气，它的果实双结而果核像男性的睾丸，因此可用它治疗疝气卵肿，有依据它的形状来象形的含义。

附方

1 脾痛不止：将荔枝核捣研为末，用醋送服二钱，数服即愈。《卫生易简方》。

2 妇人血气刺痛：用荔枝核（烧存性）半两，香附子（炒）一两，研为细末，每次取二钱，盐汤或米汤送下。此方名为蠲痛散。《妇人良方》。

3 疝气卵肿：取荔枝核（炒黑色）、大茴香（炒）等份，研为细末，每次取一钱，温酒送下。孙氏方。

4 阴肾肿痛：荔枝核烧熟研末，酒送服二钱。

5 肾肿如斗：荔枝核、青橘皮、茴香等份，各自炒熟后研末。酒送服二钱，一日三次。

-按语-

荔枝味甘、酸，性温，能补脾，补益肝血，理气止痛，补心安神。可用于脾虚久泻、血虚心悸、头晕、身体虚弱、血虚崩漏、气虚胃寒腹痛及气滞呃逆不止，思虑过度，劳伤心脾之心悸、怔忡、失眠、健忘等。

荔枝核味辛、微苦，性温，能行气散结，散寒止痛。可用于治疗疝气痛、睾丸肿痛、胃脘久痛、痛经、产后腹痛等。

Long 龙 Yan 眼

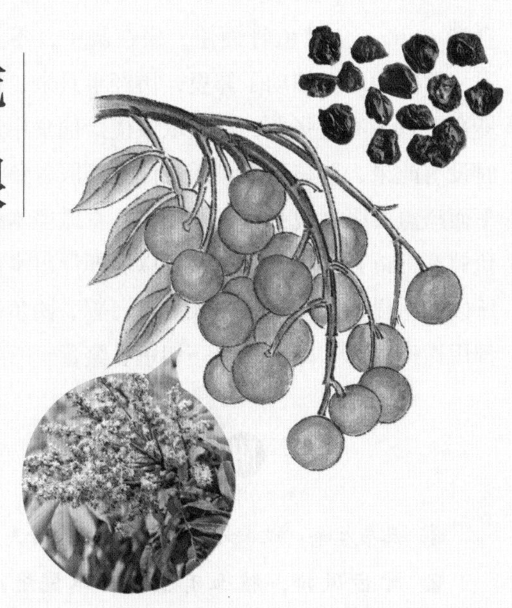

【释名】又名龙目、圆眼、亚荔枝、荔枝奴、骊珠、燕卵、蜜脾、鲛泪、川弹子。

时珍说：称作龙眼、龙目，取其象形的缘故。《吴普本草》称作龙目，又名比目。曹宪《博雅》称作益智。

马志说：味甘归脾，能益人智力，故称益智，而不是现在的益智子。

苏颂说：荔枝成熟过后，龙眼即成熟，因此南方人视它为荔枝奴，又名木弹，晒干后可邮寄远方，北方人以其为佳果，视为亚荔枝。

【集解】时珍说：龙眼形状正圆，《别录》、苏敬说它与槟榔类似，其实很不一样。它的树木生性怕寒，白露后方可采摘，晒焙使其干燥，成朵变干后称作龙眼锦。范成大《桂海志》记载有一种山龙眼，出自广中，色青，肉像龙眼，夏月果实成熟后可食用，难道这是野生龙眼吗?

实

【气味】味甘，性平，无毒。

【主治】《别录》记载：主五脏邪气，安志治疗厌食。除蛊毒，去三虫。久服强魂聪明，轻身不老，通神明。

时珍说：开胃益脾，补虚长智。

【发明】时珍说：食品中以荔枝为贵，而补益药中则以龙眼为良。这是因为荔枝性热，而龙眼性平。严用和《济生方》治疗思虑劳伤心脾有归脾汤，这是取甘味归脾、能益人智的含义。

附方

思虑过度，劳伤心脾，健忘怔忡，虚烦不眠，自汗惊悸：龙眼肉、酸枣仁（炒）、黄芪（炙）、白术（焙）、茯神各一两，木香半两，炙甘草二钱半，切碎，每次取五钱，加生姜三片，大枣一枚，水二盅，煎取一盅，温服。此方名为归脾汤。《济生方》。

-按语-

龙眼肉味甘，性温，能补益心脾，养血安神。可用于思虑过度、劳伤心脾而致的惊悸怔忡、失眠健忘、食少体倦，以及脾虚气弱、便血崩漏等症。

橄榄

Gan Lan

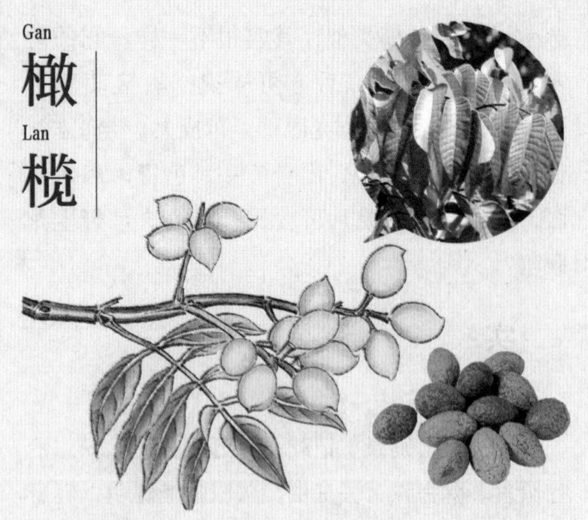

【释名】又名青果、忠果、谏果。

时珍说：橄榄名称的含义不详。此果即使成熟，它的颜色也是青的，因此世俗称作青果。其中有一种色黄的，不入药用。王祯说：它的味苦涩，稍久才有甜味。王元之作诗，将它比作忠言逆耳，世乱才想起它，因此称它为谏果。

【集解】马志说：橄榄生于岭南，树像木槵(huàn)子树而高，笔直可爱。结子的形状像生诃子，无棱瓣，八月、九月采收。又有一种波斯橄榄，生于邕州，色类相似，但核作两瓣，可蜜渍食用。

时珍说：橄榄树高大，快要成熟时用木钉钉于树干中，或放盐少量于皮内，它的果实一晚后便自然落下，这是自然的妙处。它的子生食味道很好，蜜渍、盐藏都可延长保存时间。它的木脂形状像黑胶，当地人采取后，加工成榄香，气味清烈。混杂有牛皮胶的，则质量不好。又有绿榄，色绿。乌榄，色青黑，肉烂而甜。取肉捶碎放干，自有结霜如白盐，称为榄酱。青榄核内的仁干而小，只有乌榄仁最肥大，有纹理层叠如海螵蛸的形状而味甜美，称作榄仁。又有一种方榄，出自广西两江峒中，像橄榄而有三角或四角，属于波斯橄榄之类。

实

【气味】味酸、甘，性温，无毒。

【主治】《开宝本草》记载：生食、煮汁饮服，均可消酒毒，解河豚鱼毒。

寇宗奭说：嚼汁咽服，治鱼鲠。

苏颂说：生食、煮汁服，能解诸毒。

《大明》记载：开胃下气，止泻。

时珍说：生津液，止烦渴，治疗咽喉痛。咀嚼咽汁，能解一切鱼、鳖毒。

【发明】马志说：鯸鲐鱼，即是河豚。人误食它的肝和子，必定昏迷至死，只有橄榄及木煮汁能解。橄榄木做成的舟楫，拨着鱼都浮于水面，可知物与物之间有此相畏。

时珍说：《名医录》载录：吴江有一富人，食鳜（guì）鱼被鱼骨鲠住，横在胸中，不上不下，呼痛的声音惊动了邻里，历经半月余，即将毙命。忽遇渔夫张九，让人取橄榄给他食用，当时没有此果，取核研末，用急流水调服，鱼骨遂下而痊愈。张九说：我祖辈相传，将橄榄木做成鱼棹（zhào）篦（bì），鱼碰到以后即浮出水面，所以知鱼畏橄榄。如今的人煮食河豚、团鱼时，都用橄榄，才知橄榄能治一切鱼、鳖毒。

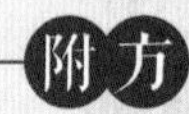

附方

1 唇裂生疮：橄榄炒熟研末，猪脂和涂患处。

2 牙齿风疳，脓血有虫：将橄榄烧熟研末，入麝香少量，贴于患处。《圣惠方》。

3 下部疳疮：橄榄烧存性，研末，油调外敷患处。或加孩儿茶等份。《乾坤生意》。

按语

橄榄味甘、酸，性平，能清肺利咽，生津，解毒，治骨鲠。可用于咽喉肿痛、烦渴、咳嗽、吐血、口干舌燥、食滞泄泻，可以解河豚鱼、鳖中毒及酒毒。

榧实
Fei Shi

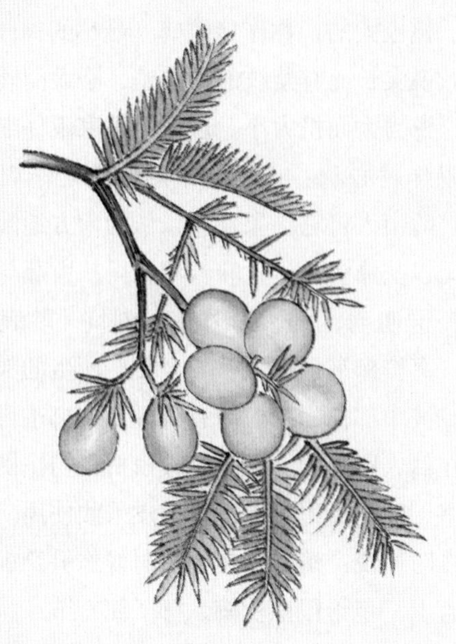

【释名】又名柀（bǐ）子、赤果、玉榧、玉山果。

时珍说："榧"也写作"棑"，它的木称作文木，花纹色彩突出，因此称为榧，以产于信州玉山县的为好。苏东坡诗载：彼美玉山果，粲为金盘实。

吴瑞说：当地人称为赤果，也称作玉榧。

【集解】时珍说：榧生于深山中，人们称它为野杉。据罗愿《尔雅翼》记载：柀像杉而不同于杉。它有美实而木有文采，木像桐而叶像杉，非常难长。木有牝牡，牡者华而牝者实。冬季开黄圆花，结实如枣大。它核长如橄榄核，有尖的、有不尖的，无棱而壳薄，呈黄白色。它的仁可生食，也可焙干收藏。以小而心实的为好，一树不超过数十斛。

榧实

【气味】味甘，性平，涩，无毒。

【主治】《别录》记载：常食，治疗五痔，去三虫蛊毒、鬼疰恶毒。

陶弘景说：食用，治疗寸白虫。

孟诜说：能消谷，助筋骨，行营卫，明目轻身，令人能食。多食一二升，也不发病。

寇宗奭说：多食滑肠，患五痔的人适宜食用。

《生生编》记载：治疗咳嗽，白浊，助阳道。

柀子

【气味】味甘，性温，有毒。

【主治】《本经》记载：去腹中邪气，去三虫，治疗蛇螫蛊毒、鬼疰伏尸。

【发明】朱震亨说：榧子，是肺家之果。火炒食用，香酥而甜美。但多食则可引火入肺，使大肠受伤。

宁原说：榧子可杀腹间大小虫，小儿黄瘦有虫积的适宜食用。苏东坡诗载：驱除三彭虫，已我心腹疾。指的就是它。

时珍说：榧实、柀子的功效相同，当是一物而无疑。但《本经》认为柀子有毒，似有不同，也因其能杀虫蛊。汪颖以粗榧为柀子，终是一类，相差不远。

附方

1 寸白虫：①每天食榧子七颗，满七天，虫皆化为水。孟诜方。②榧子一百枚，去皮食用，经一晚，虫消而下。胃气虚弱的人食五十枚。《外台秘要》。

2 好食茶叶，面黄者：每日食榧子七枚，直至痊愈。杨起《简便方》。

3 令发不落：榧子三个，胡桃二个，侧柏叶一两，捣浸雪水梳头。《圣惠方》。

4 卒吐血出：先食蒸饼两三个，将榧子捣研为末，白开水送服三钱，一天三次。《圣济总录》。

5 尸咽痛痒，语言不出：榧实半两，芜荑一两，杏仁、桂各半两，研为细末，和蜜丸如弹子大，含咽。《圣济总录》。

按语

榧子味甘，性平，能杀虫消积，润肠通便，润肺止咳。可用于虫积腹痛，蛔虫、钩虫、绦虫、姜片虫等多种肠道寄生虫引起的腹痛、肠燥便秘、肺燥咳嗽等。

槟榔 Bing Lang

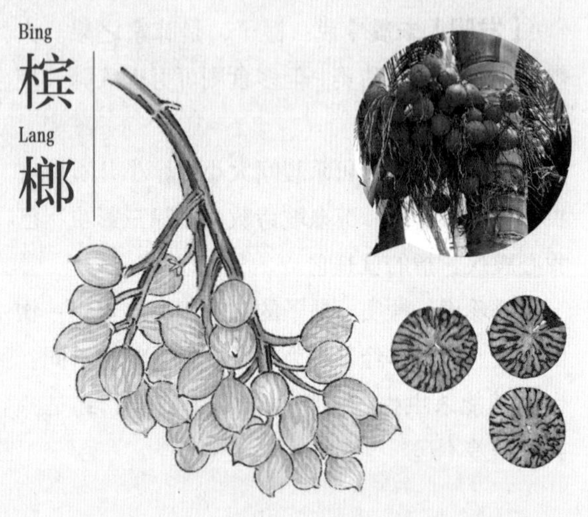

【释名】又名宾门、仁频、洗瘴丹。

时珍说：宾与郎都是对贵客的称呼。嵇含《南方草木状》记载：交广人凡是招呼尊贵有权势的族客，必先进呈此果。若突然不设，徒曾怨恨，则槟榔名称的含义，大概取义于此。雷敩《炮炙论》称尖的为槟，圆的为榔，也似牵强的说法。颜师古注解《上林赋》时说：仁频，即是槟榔。

【集解】苏颂说：现在岭外州郡都有。树大如桄榔，高五七丈，正直无枝，皮像青桐，节像桂枝。叶生木顶，大如楯头，又像芭蕉叶。它的果实作房，从叶中出，旁有刺像棘针，重叠其下。一房有数百果实，如鸡蛋状，都有皮壳。它的果实春生，到夏季成熟，肉满壳中，色正白。苏敬说它的肉极易腐烂，保存不了几天。现在运往北方的，都先用灰煮熟，焙熏令干，才可延长保存时间。小而味甘的，称作山槟榔。大而味涩、核也大的，称作猪槟榔。最小的称作蒳子。雷敩说尖长而有紫纹的称作槟，圆大而矮的称作榔，榔力大而槟力小。现在的医家不仔细分别，只以作鸡心状、正稳心不虚、破之作锦纹的为好。岭南人将它当果食用，认为南方地湿，不食此无以祛瘴疠。生食味苦涩，得扶留藤与瓦屋子灰一同咀嚼，则柔滑甘美。刘恂《岭表录》记载：真槟榔来自船上，如今交广所生的都是大腹子，彼中都称为槟榔。有人说：槟榔难得真品，现在商人所卖的，都是大腹槟榔，与槟榔相似，但茎、叶、干稍有差别，连皮采收使用。

时珍说：槟榔树初生的时候像笋竿很硬，引茎直上。茎干很像桄榔、椰子而有节，侧旁无枝柯，条从心生。顶短有叶像甘蕉，支流开破，风来时则像扇子扫天的情状。三月叶中肿起一房，自我拆裂，出穗几百颗，如桃李大。又生刺层层累积于下，以护卫它的果实。五月成熟后，剥去皮，煮肉而晾干。皮都成筋丝，与大腹皮相同。据汉代喻益期与韩康伯的信笺中说：槟榔，子很特别，木也很特异。大的有三围，高的有九丈。叶聚集在树顶，房结叶下。花秀房中，子结房外。拔开它的穗像黍，果实连在一起像谷。它的皮像桐而厚，节像竹而稠密。它内中空而外强劲。它屈曲的时候像伏虹，伸展的时候像縆绳。根不大，梢不小。上不倾，下不斜。调直耸立，千百如一。走在它的树林里则觉空阔明朗，庇其阴则觉萧条。确实可使人长吟远想。但性不耐霜，不能在北方种植。必须远移南海，远行万里种植。不被德高望重的人看重，令人恨深。竺法真《罗山疏》记载：山槟榔一名蒳子，生自日南，树像栟榈而小，与槟榔形状相同。一丛有十余干，一干有十余房，一房有数百子。子长一寸余，五月采收，味近苦甘。据此推测，则山槟榔即蒳子，猪槟榔即大腹子。苏颂以味甘为山槟榔，味涩为猪槟榔，似欠分明。

槟榔子

【修治】雷敩说：头圆矮毗（pí）的为榔，形尖紫纹的为槟。槟力小，榔力大。凡使用时以白槟及存坐稳正、心坚有锦纹的为好。半白半黑并心虚的，不入药用。用刀刮去底，细切。勿令经火，恐无药力。若熟用，不如不用。

时珍说：近时方药中也有用火煨焙干用的。然而初生的白槟榔，需本地可得，若他处生产的，必经煮熏，怎么会有生的呢？槟榔生食时，必用扶留藤、古贲灰为使，相合咀嚼。叶去红水一口，滑美不涩，能下气消食。这三种相差很远，为物各异，而相成相合如此，也是很奇异的一件事。世俗说“槟榔为命赖扶留”，说的就是这个。古贲灰，即是蛎蚌灰，贲乃蚌字的讹误。瓦屋子灰也可用。

【气味】味苦、辛，性温，涩，无毒。

【主治】《别录》记载：消谷逐水，除痰澼，杀三虫、伏尸、寸白虫。

苏敬说：治腹胀，生捣末服，利大小便。敷疮，生肌肉止痛。烧灰，敷口吻白疮。

甄权说：宣利五脏六腑壅滞，破胸中气，下水肿，治心痛积聚。

《大明》记载：除一切风，下一切气，通关节，利九窍，补多种虚损劳伤，健脾调中，除烦，破肿块。

李珣说：主奔豚、膀胱诸气、五膈气、风冷气、脚气、宿食不消。

时珍说：治泻痢后重，心腹诸痛，大小便气秘，痰气喘急，疗各种疟疾，抵御瘴疠（恶性疟疾）。

【发明】张元素说：槟榔味厚气轻，沉而降，属阴中之阳。苦可破滞，辛可散邪，泄胸中至高之气，使之下行，性如铁石之沉重，能坠各种药至于下极，因此治各种气病、后重，有神效。

时珍说：罗大经《鹤林玉露》载录：岭南人以槟榔代茶饮来抵御瘴气。它的功效有四：一是使人兴奋如醉。大概食用槟榔后，人体被热性所熏而出现脸部发红，就像饮酒后的样子，即苏东坡所谓“红潮登颊醉槟榔”。二是能使醉酒的人清醒，大概是酒后嚼槟榔，能宽气下痰，可以使酒醉很快消除，朱熹所谓的“槟榔收得为祛痰”，就是此意。三是使饥饿的人很快有饱食的感觉。四是使饱食的人变得饥饿。大概空腹食槟榔，则腹中气充，好像吃饱了一样。饱食后吃槟榔，则又能使饮食得以消化，而且槟榔性疏通而不泄气，禀味纯正而又有余甘味，有这种性味，因此有这种功效。又据吴兴章杰《瘴说》记载：多食槟榔为岭表一带的风俗，每日可达十几枚。瘴疠的发作，多因饮食过度、气痞积结所致，而槟榔最能下气消食祛痰，所以人们往往图眼前近利，而忽略了日久的祸患。峤南地区天气炎热，四季均易出汗，人多黄瘦，食槟榔后脏器疏泄，一旦患瘴疠，不敢发散攻下，怎么会完全是因气候所致的呢？槟榔也会导致疾患，只是没有考虑到这种祸患而已。东阳卢和说：闽广人常服槟榔，说能祛除瘴气，在瘴气流行时服用槟榔是对的，但无瘴气时服用，难道不会有损正气而有开门延寇的祸患吗？朱熹《槟榔诗》载：忆昔南游日，初尝面发红。药囊知有用，茶碗岂能同？除痰收殊效，修真录异功。三彭（三尸虫，彭为三尸之姓，故称三彭。上尸名灵台，住脑海；中尸名灵爽，住绛宫；下尸名灵精，住腹下）如不避，糜烂七非中。诗中谈到了槟榔有治病杀虫的作用，却不赞成代茶饮用的习俗。

附方

1 痰涎为害：将槟榔捣研为末，白开水送服一钱。《御药院方》。

2 呕吐痰水：白槟榔一颗，烘热，橘皮

（炙）二两半，研为细末，水一盏，煎取半盏，温服。《千金方》。

3 醋心吐水：槟榔四两，橘皮一两，研为细末，每服方寸匕，空腹生蜜汤调下。《梅师方》。

4 伤寒痞满：阴病下早成痞，按之虚软而不痛。槟榔、枳实等份，捣研为末，每次取二钱，黄连煎汤下。《宣明方》。

5 伤寒结胸：已经汗、下后者。槟榔二两，酒二盏，煎取一盏，分二次服用。庞安时《伤寒总病论》。

6 心脾作痛：槟榔、高良姜各一钱半，陈米百粒，同用水煎，服下。《仁斋直指方》。

7 膀胱诸气：槟榔十二枚，一生一熟，研为细末，酒煎服用。《海药本草》。

8 腰重作痛：将槟榔捣研为末，酒服一钱。《斗门方》。

9 脚气冲心，闷乱不识人：用白槟榔十二分，捣研为末，分二次服用，空腹暖小便五合调下，一天二次。或入姜汁、温酒同服。《广利方》。

10 脚气胀满，非冷非热，或老人、弱人病此：将槟榔仁捣研为末，取槟榔壳煎汁或茶饮、苏汤或豉汁调服二钱。《外台秘要》。

11 大肠湿秘，肠胃有湿，大便秘塞：大槟榔一枚，麦门冬煎汤磨汁温服，或用蜜汤调末二钱服。《普济方》。

12 大小便秘：将槟榔捣研为末，蜜汤调服二钱。或用童子小便、葱白同煎，服下。《普济方》。

13 小便淋痛：面煨槟榔、赤芍药各半两，捣研为末。每次取三钱，入灯心，水煎，空腹服，一天二次。《十便良方》。

14 血淋作痛：槟榔一枚，用麦门冬煎汤，细磨浓汁一盏，炖热，空腹服下，一天二次。

15 寸白虫病：槟榔十四枚，研为细末，先用水二升半，煮槟榔皮，取一升，空腹调末方寸匕服下，过一天虫尽出。未尽再服，以尽为度。《千金方》。

16 小儿头疮：水磨槟榔，晒取粉，和生油外涂患处。《圣惠方》。

按语

槟榔味苦、辛，性温，能杀虫消积，行气，利水，截疟。可用于多种肠道寄生虫病、食积气滞、泻痢后重、水肿、脚气肿痛、疟疾等病症。

Ye Zi 椰子

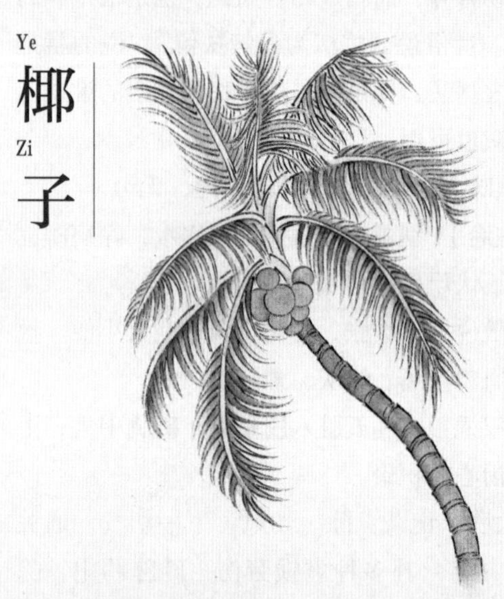

【释名】又名越王头、胥余。

时珍说：据嵇含《南方草木状》记载：相传林邑王与越王有仇怨，派遣刺客趁其酒醉，取其头，悬于树上，化为椰子，它的核也有两眼，因此世俗称其为越王头，而它的浆像酒。这种说法虽属谬论，而世俗却传以为口实。南方人称他们的君长为爷，则椰的称呼大概是取于“爷”的含义。司马相如《上林赋》写作胥余，或作胥耶。

【集解】苏颂说：椰子，岭南州郡都有。郭义恭《广志》记载：木像桄榔无枝条，高一丈余。叶生长在木的末端像束蒲。它的果实大如瓠，垂于枝间，像挂物的样子。实外有粗皮，像棕包。皮内有坚壳，圆而稍长。壳内有肤，白如猪脂，厚半寸左右，味像胡桃。肤内裹浆四五合如乳，饮服觉冷而动气醺人。壳可做成器皿。肉可用糖煎后邮寄远方，作果味道很好。

时珍说：椰子，是果中大的。它的树初栽时，将盐置根下则易生长。木至斗大才结实，大的有三四围，高五六丈，木像桄榔、槟榔之类，全身无枝。它的叶长在木顶，长四五尺，直耸指天，形状像棕榈，势如凤尾。二月开花成穗，出于叶间，长二三尺，大的如五斗器。也连着实，一穗几枚，小的像瓜蒌，大的像寒瓜，长七八寸，径四五寸，悬挂树端。六七月成熟，有粗皮包裹。皮内有核，圆而黑润，非常坚硬，厚二三分。壳内有白肉瓤如凝雪，味甘美如牛乳。瓤肉空处，有浆几合，钻蒂倒出，清美如酒。若久放，则混浊不堪。将它的壳磨光，有斑缬点纹，横破可做成壶爵，纵破可作成瓢杓。又有《唐史》记载番人用它的花造酒，饮服也会变醉。《类书》中有青田核、树头酒、严树酒的记载，都属于椰酒、椰花这类。

椰子瓤

【气味】味甘，性平，无毒。

【主治】《开宝本草》记载：益气。

汪颖说：治风。

时珍说：食之不饥，令人颜面光泽。

椰子浆

【气味】味甘，性温，无毒。

【主治】《开宝本草》记载：止消渴。涂发根，益发令黑。

李珣说：治吐血水肿，去风热。

【发明】朱震亨说：椰子生于海南极热的地方，当地人赖此解夏季暑毒消渴，天生各物，各因其材。

椰子皮

【修治】苏颂说：不拘时候采其根皮，入药炙用。又说：它的实皮也可用。

【气味】味苦，性平，无毒。

【主治】《开宝本草》记载：止血，治疗鼻孔出血、吐逆霍乱，煮汁饮服。

时珍说：治疗卒心痛，烧存性，研末，用新汲水服一钱，见效显著。

壳

【主治】时珍说：治疗杨梅疮筋骨痛。烧存性，临时炒热，用滚酒泡服二三钱，暖覆取汗，疼痛即止，见效显著。

> **-按语-**
>
> 椰子味甘，性平，消疳杀虫，生津止渴。可用于小儿疳积、绦虫病、胃阴不足、咽干口渴，或暑热烦渴、水肿、小便不利。

波罗蜜

Bo Luo Mi

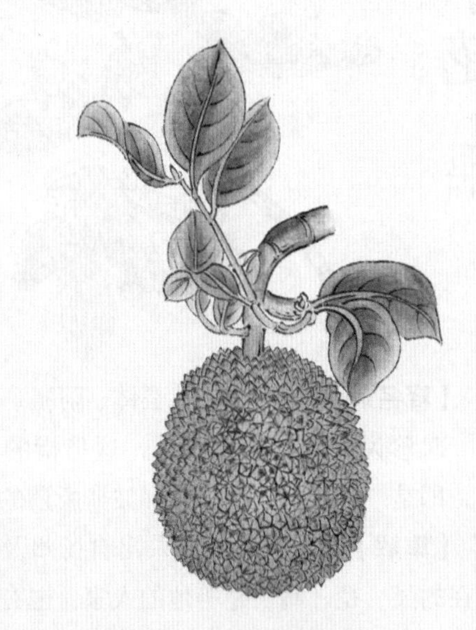

【释名】又名曩（nǎng）伽结。

时珍说：波罗蜜，是梵语。因此果味甘甜，故借来称呼它。安南人称作曩伽结，波斯人称作婆那娑，拂林人称作阿萨亸（duǒ），都指的是同一物。

【集解】时珍说：波罗蜜生于交趾、南邦等国，现在的岭南、滇南也有。树高五六丈，像冬青而更加黑润。叶极其光净，冬夏不凋零。树至斗大才结实，不开花而结实，出于枝间，多的有十几枚，少的只有五六枚，大的像冬瓜，外有厚皮包裹，像栗球，上有软刺礧（lěi）砢（luǒ）。五六月成熟时，每颗重五六斤，剥去外皮壳，内肉层叠如橘囊，食用味甜美如蜜，香气满室。一实共有几百核，核大如枣。它的仁如栗黄，煮炒食用味道很好。如此之大的水果，只有此果和椰子而已。

瓤

【气味】味甘、香、微酸，性平，无毒。

【主治】时珍说：止渴解烦，醒酒益气，令人颜面有光泽。

核中仁

【气味】味甘、香、微酸，性平，无毒。

【主治】时珍说：补中益气，令人不饥，身体轻健。

按语

波罗蜜现名菠萝蜜，味甘、微酸，性平，能益胃生津止渴，醒酒。可用于胃阴不足、口中干渴、烦热不退、饮酒过度、醉酒。

无花果（Wu Hua Guo）

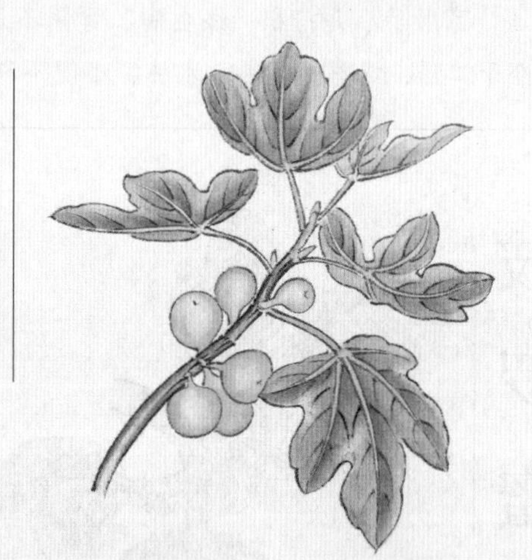

【释名】又名映日果、优昙钵、阿驵（zǎng）。

时珍说：无花果有几种，这里指的是映日果，即是广中所谓的优昙钵和波斯所谓的阿驵。

【集解】时珍说：无花果出自扬州及云南，现在的吴、楚、闽、越等地的人家，也有折枝插成的。枝柯像枇杷树，三月长叶像花构叶。五月内不开花而结实，果实出自枝间，形状像木馒头，其内虚软。采收后用盐渍，压实变扁，晒干可充果品食用。成熟后则变成紫色，软烂味甘像柿而无核。据《方舆志》记载：广西优昙钵不开花而结实，形状像枇杷。段成式《酉阳杂俎》记载：阿驵出自波斯，拂林人称它为底珍树，长一丈余，枝叶繁茂，有枝丫像蓖麻，无花而结实，色红像椑柿，一月就成熟，味也像柹。二书所说的都是此果。又有文光果、天仙果、古度子，都为无花之果，并附于下。

实

【气味】味甘，性平，无毒。

【主治】汪颖说：开胃，止泻痢。

时珍说：治五痔，咽喉痛。

叶

【气味】味甘、微辛，性平，有小毒。

【主治】朱震亨说：治疗五痔肿痛，煎汤频熏洗患处，取效。

-按语-

无花果味甘，性平，能健胃清肠，清热解毒消肿，发乳。可用于消化不良、久泻不止、痢疾，或大便秘结、脱肛，肺热声嘶、咽喉肿痛或痈疮、瘙痒，产后乳汁少者。

Zhi Ju 枳椇

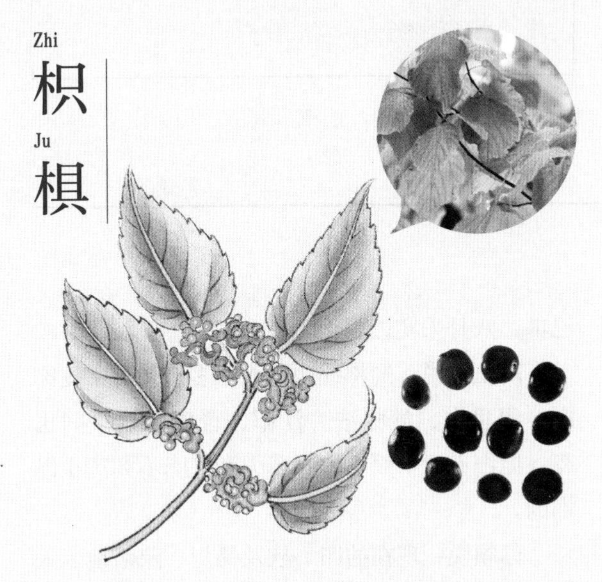

【释名】又名蜜槆楰、蜜屈律、木蜜、木饧、木珊瑚、鸡距子、鸡爪子。木名白石木、金钩木、枅栱、交加枝。

时珍说：枳椇，徐锴注解《说文》时写作槆楰，又作枳枸，都是屈曲不伸的意思。这种树多枝而曲，它的子也卷曲，因此用其命名，称作蜜、饧，是因其味的缘故。称作珊瑚、鸡距、鸡爪，是象其形的缘故。称作交加、枅栱，是说它的果实扭屈。枅，是枋梁的称呼。据《雷公炮炙论》序载：弊箄淡卤，如酒沾交。注解说：交加枝，即是蜜槆。《诗话》记载：子生在枝的顶端，横折分枝出，形状像枅栱，因此当地人称它为枅栱。我称它枅栱或俗称的鸡距，蜀人称它为桔枸、棘枸，滇人称它为鸡橘子，巴人称它为金钩，广人称它为结留子，散见于各种书籍的记载中的都是枳椇、鸡距等字，应是方音转异的缘故。俗人又讹鸡爪为曹公爪，有人称作梨枣树，有人称作癞汉指头，崔豹《古今注》一名树蜜，一名木石，都指的是同一物。

【集解】苏敬说：枳椇子的树超过一尺，木称作白石，叶像桑柘。它的子作房像珊瑚，核在顶端，人皆食用。

陈藏器说：木蜜树生于南方，人称为白石木，枝叶都甜。嫩叶可生吃，味如蜜。老枝破细，煎汁成蜜，更甜，能止渴解烦。

时珍说：枳椇木高三四丈，叶圆大像桑柘，夏季开花。枝头结实，像鸡爪的形状，长一寸左右，扭曲，开二三个分叉，很像鸡足。嫩时呈青色，经霜后变成黄色。嚼之味甘如蜜。每个开叉的尽处，结一二小子，形状像蔓荆子，内有扁核呈赤色，如酸枣仁的形状，飞鸟喜欢再说上面筑巢，故《宋玉赋》载：枳枸来巢。《曲礼》记载：妇人之贽，椇、榛、脯脩（xiū）。指的就是它。盐藏荷裹后，可以储存过冬。

实

【气味】味甘，性平，无毒。

【主治】《新修本草》记载：主治头风，小腹拘急。

陈藏器说：止渴除烦，去膈上热，润五脏，利大小便，功用同蜂蜜。枝、叶煎膏功效相同。

时珍说：止呕逆，解酒毒，辟虫毒。

【发明】朱震亨说：一男子三十余岁，因饮酒发热，又兼房劳虚乏，于是服用补气血之药，加葛根以解酒毒，服药后微微汗出，人反而懈怠，发热如故。此属于气血虚，不耐葛根的发散，必须鸡距子解其毒，于是在煎药中加用而服下，才愈。

时珍说：枳椇，本草著作中只说木能败酒，

而朱震亨在治疗酒病时往往用它的果实，其功效当相同。据《苏东坡集》载录：眉山揭颖臣患消渴病，一天饮水几斗，饭量也比平常加倍，小便频数，服治疗消渴的药已满一年，病却日渐加重，自以为必死无疑。我让他请蜀医张肱诊治，张肱诊后笑着说：你几乎因误诊而死，于是取麝香当门子用酒濡湿，做成十几丸，用棘枸子（枳椇子）煎汤吞服，最终痊愈。问其缘故。张肱说：消渴消中都属于脾弱肾败，土不制水而成疾，现在颖臣的脾脉极热而肾气不衰，应当是因果实、酒物过度，积热在脾，所以食多而饮水，水饮既多，尿不得不多，非消非渴，麝香能制酒果花木，棘枸（枳椇）也可胜酒，屋外有此木，屋内酿酒多不好，因此用此二物入药，以去其酒果之毒。棘枸实像鸡距，故世俗称它为鸡距，也称作癞汉指头。食用如牛乳，本草中称作枳椇，小儿喜食。

按语

枳椇子味甘，性平，能醒酒，利水消肿。可用于醉酒或胃热伤津、烦热、口渴、呕吐，以及肺虚咳嗽、咽干、水湿停蓄水肿、小便不利。

蜀椒

Shu Jiao

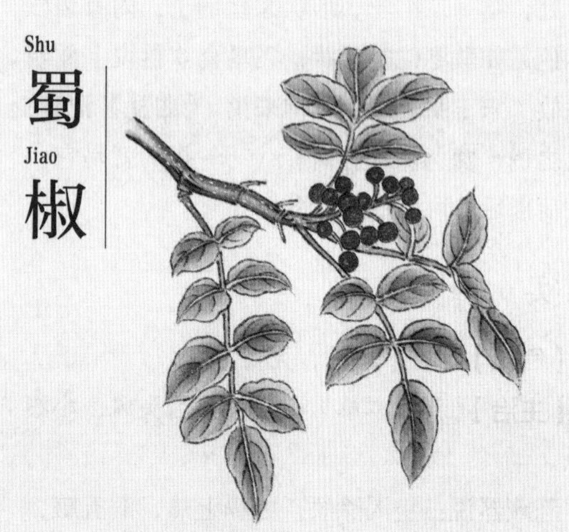

【释名】又名巴椒、汉椒、川椒、南椒、蓎（táng）藙（yì）、点椒。

时珍说：蜀，是古时国名。汉，是河的名字，指的是四川西边的成都、广汉、潼川等地。巴，是国名，也是水名，即指的是四川东部的重庆、夔（kuí）州、顺庆、阆（làng）中等地。川，是巴蜀的总称，因岷、沱、黑、白四水，而分东、西、南、北为四川。

【集解】《别录》记载：蜀椒产于武都山谷和巴郡。八月采实，阴干。

陶弘景说：蜀郡北边的人家多有栽种，皮肉厚，腹里白，气味浓。江阳、晋康和建平间也有，但细赤，辛而不香，药力和气味不如产于巴郡的。

苏颂说：现在的归、峡及蜀川、陕洛地区人家多在园圃中栽种，蜀椒树高四五尺，像茱萸而小，有针刺。叶坚而滑，可用来煮饮食。四月间结子而无花，但生于枝叶间，颗粒如小豆而圆，皮呈紫赤色，八月采实，焙干。江淮、北方也有生产，茎、叶都相似，但不及产蜀中的好，而皮厚、里白、味烈。

时珍说：蜀椒肉厚皮皱，它的子光黑，像人的瞳仁，所以称为椒目。其他的椒子虽然光黑，但不太相似。如果是土椒，则子无光彩。

【修治】雷敩说：使用时，需去掉椒目及闭口的，用酒拌湿蒸六个小时，放冷密盖，待无热气后取出，放入瓷器中，勿令伤风。

寇宗奭说：凡用秦椒、蜀椒，都要微炒使

出汗（即炒出水分），趁热放入竹筒中，用梗捣去里面黄壳，取红色的用，未尽再捣。或只炒热，隔纸铺地上，用碗覆盖，待冷碾取红色的用。

椒红

【气味】味辛，性温，有毒。

【主治】《别录》记载：除六腑寒冷、伤寒温疟大风汗不出、心腹留饮宿食、下痢赤白脓血、遗精、女子不孕等病，散风邪结聚，治疗水肿黄疸、鬼疰蛊毒，杀虫、鱼毒。久服开腠理，通血脉，坚齿发，明目，调关节，耐寒暑，可作膏药。

甄权说：治头风流泪、腰脚不遂、虚损留结，破血，下各种石水，治咳嗽、腹内冷痛，除齿痛。

《大明》记载：破肿块，开胸，治疗天行时气，产后瘀血，壮阳，疗阴汗，暖腰膝，缩小便，止呕逆。

孟诜说：能通神延年，益血，利五脏，下乳汁，灭瘢痕，生毛发。

时珍说：散寒除湿，解郁结，消宿食，通三焦，温脾胃，补右肾命门，杀蛔虫，止泄泻。

【发明】苏颂说：服食方中，单服椒红温补下焦，宜用蜀椒。段成式认为椒气下达，服食可益下，不上冲。

时珍说：椒，是纯阳之物，为手足太阴、右肾命门气分之药。它味辛而麻，气温以热。禀南方之阳，受西方之阴，因此能入肺散寒，治疗咳嗽；入脾除湿，治疗风寒湿痹、水肿泻痢；入右肾补火，治疗阳衰小便频数、足痿无力、久痢等症。有一妇人，年七十余，患泄泻五年，百药不效，给她服用感应丸五十丸，大便二日不行，再用平胃散加椒红、茴香，枣肉为丸给她服，病即痊愈。后来每因怒食而发，服之即止。此即蜀椒除湿消食、温脾补肾的验案。据《岁时记》记载：岁旦饮椒柏酒，以辟除疫疠。椒是玉衡星精，服之令人体健耐老；柏是百木之精，为仙药，能伏邪鬼。吴猛真人《服椒诀》记载：椒禀五行之气而生，叶青、皮红、花黄、膜白、子黑，它的气馨香，性下行，能使火热下达，不致上熏，芳草之中，功效都比不上。时珍自认为椒红丸虽然补肾，但不分水火，未免误人。大概此方只有脾胃及命门虚寒伴有湿郁的相宜，如果肺胃素热，即不宜服用。所以朱震亨说：椒属火，有下达的功效，服之既久，则火自水中生，因此世间人服椒者，无不被其毒。《上清诀》记载：只要是吃饭伤饱，觉气上冲，心胸痞闷，用水吞生椒一二十颗，即散。这是取其能通三焦、引正气、下恶气、消宿食的功效。戴思恭说：凡人呕吐，服药不纳的，必有蛔虫在膈间，蛔闻药则动，动则药出而蛔不出，只用在呕吐药中加炒川椒十粒即可，因为蛔见椒则头伏。据此推测，则张仲景治蛔厥的乌梅丸中用蜀椒，应该也是此义。许叔微说：大凡肾气上逆，需用川椒引之归经则安。

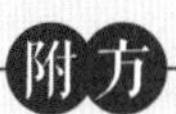

❶ 虚冷短气：川椒三两，去目和闭口的，用生绢袋盛装，浸无灰酒五升中三天，随意饮用。

❷ 腹内虚冷：生椒择去闭口的，取四十粒，用浆水浸泡一夜，令合口，空腹新汲水吞服。《斗门方》。

❸ 心腹冷痛：用布裹椒放于痛处，用熨斗熨椒出汗，疼痛即止。孙思邈方。

❹ 冷虫心痛：川椒四两，炒出汗，酒一碗淋之，饮酒。《寿域神方》。

❺ 阴冷入腹：有人阴冷，渐渐冷气入阴囊肿满，日夜疼闷欲死。用布裹椒包阴囊下，热气大通，一天二次，以消为度。《千金方》。

❻ 呃噫不止：川椒（炒研）四两，面糊丸

如梧桐子大。每次取十丸，醋汤送下。邵以正《经验方》。

7 寒湿脚气：川椒二三升，布袋盛放，每天用来踏脚。《大全良方》。

8 囊疮痛痒：红椒七粒，葱头七个，煮水洗患处。此方名驱风散。《经验方》。

9 夏月湿泻：川椒炒（取红）、肉豆蔻（煨）各一两，研为细末，粳米饭作丸如梧桐子大。每次据病情用米汤送服百丸。

10 饮食不化及久痢：小椒（炒）一两，苍术（土炒）二两，碾为细末，醋糊丸如梧桐子大。每次米汤送服五十丸。《普济方》。

11 老小泄泻：小儿水泻及人年五十以上患泻。用椒二两，醋二升，煮醋尽，慢火焙干碾末，瓷器贮藏。每次取二钱匕，酒及米汤送服。谭氏方。

12 水泻奶疳：椒一分，去目碾末，酥调，少少涂囟门上，每日三次。姚和众《延龄方》。

13 食茶面黄：川椒红，炒后碾末，糊丸如梧桐子大。每次取十丸，茶汤送下。《简便方》。

14 头上白秃：花椒末，猪脂调敷患处，三五次便愈。《普济方》。

15 蝎螫作痛：川椒嚼细外涂患处，微麻即止。《杏林摘要》。

16 痔漏脱肛：每日空腹嚼川椒一钱，凉水送下，三五次即收。《救急方》。

17 肾风囊痒：川椒、杏仁研膏，涂掌心，合阴囊而卧。《仁斋直指方》。

椒目

【气味】味苦，性寒，无毒。

【主治】苏敬说：治疗水腹胀满，利小便。

甄权说：治疗十二种水气及肾虚突然耳鸣耳聋、膀胱尿急。

朱震亨说：止气喘。

【发明】甄权说：椒气下达，因此椒目能治疗肾虚耳鸣。用巴豆、菖蒲一同碾细，用松脂、黄蜡熔和为挺，放入耳中。治疗肾气虚，耳中如风水鸣，或如打钟磬声，突然耳聋。一日一换药，神验。

寇宗奭说：椒目治疗盗汗有功效。将椒目微炒碾细，取半钱，以生猪上唇煎汤一合，睡时调服，无不效。这是因为椒目能行水，又能治水蛊。

朱震亨说：各种气喘不止，用椒目（炒，碾）二钱，白开水调服二三服以上劫之，后才随证属痰、火而用药。

时珍说：椒目下达，能行渗道，不行谷道，所以能下水燥湿、定喘消蛊。

附方

1 水气肿满：椒目炒后捣如膏，每次酒服方寸匕。《千金方》。

2 痔漏肿痛：椒目一撮，碾细，空腹水服三钱。《海上方》。

3 崩中带下：椒目炒后碾细，每次温酒服一勺。《金匮钩玄》。

4 眼生黑花，年久不可治：椒目（炒）一两，苍术（炒）一两，研为细末，醋糊丸如梧桐子大。每次取二十丸，醋汤调下。《本事方》。

按语

蜀椒味辛，性温，能温中止痛，杀虫止痒。可用于中寒腹痛、寒湿吐泻、虫积腹痛、湿疹、阴痒等症。外用适量，煎汤熏洗。

椒目为花椒的种子，味苦，性寒，能利水消肿，降气平喘。可用于水肿胀满、痰饮咳喘等。

胡椒
Hu Jiao

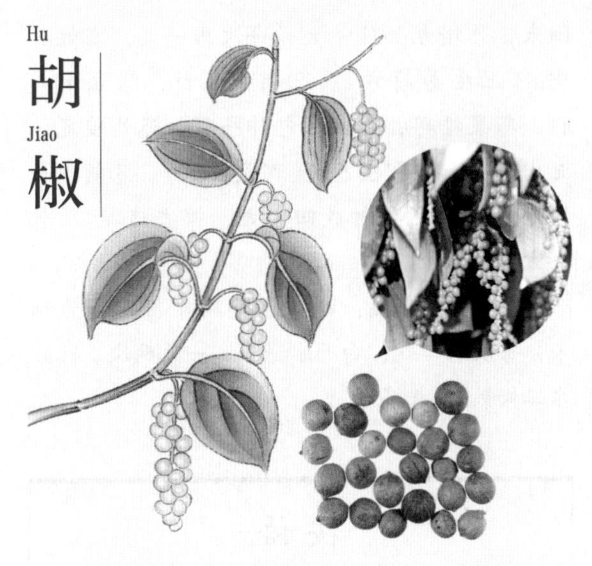

【释名】又名昧履支。

时珍说：胡椒，因其味辛辣似椒，因此得了椒的称呼，其实并不是椒。

【集解】苏敬说：胡椒产于西戎，外形像鼠李子，调食用它，味辛辣。

唐慎微说：据段成式《酉阳杂俎》记载：胡椒出于摩伽陀国，称为昧履支。它的苗蔓生，茎极柔弱，叶长一寸半，有细条与叶齐，条条结子，两两相对。它的叶晨开暮合，合则裹其子于叶中。胡椒外形像汉椒，味道非常辛辣，六月采收，现在食料多用它。

时珍说：胡椒，现在南番各国及交趾、滇南、海南等地都有，蔓生，附于树上，或作棚引导。叶子像扁豆、山药。正月开黄白色花，结椒累累，缠藤而生，形状像梧桐子，无核，生时呈青色，熟时呈红色，青色的更辣。四月成熟，五月采收，晒干后变皱。现在作为食品遍布中国，为日常所用之物。

实

【气味】味辛，性大温，无毒。

【主治】《新修本草》记载：下气，温中去痰，除脏腑风冷。

李珣说：去胃口虚冷之气，宿食不消，霍乱气逆，心腹卒痛，冷气上冲。

《大明》记载：调五脏，壮肾气，治冷痢，杀一切鱼、肉、鳖、蕈之毒。

寇宗奭说：去胃寒吐水、大肠寒滑。

时珍说：暖肠胃，除寒湿，治疗反胃虚胀、冷积阴毒、牙齿浮热作痛。

【发明】寇宗奭说：胡椒去胃中寒痰、食后吐水，效果很好。大肠寒滑也可用，需用他药佐助，过量则伤气。

朱震亨说：胡椒属火而性燥，食之快膈，爱吃的人很多，长期食用则脾胃肺气大伤。凡是患气病之人，服食能加重病情。牙齿痛的人必用胡椒、荜茇，是因为其能散浮热。

时珍说：胡椒大辛热，为纯阳之物，适宜于肠胃寒湿者。患热病的人服食，则动火伤气，暗受其害。时珍从小嗜食胡椒，每年都患目病，而未曾怀疑是因食胡椒所致，后来渐知它的弊端，于是痛下决心不再食用，目病得以痊愈。因为辛能走气，热能助火，胡椒气味俱厚，因此能致目病。有患咽喉口齿疾病的，也应忌服。近来医生每次与绿豆同用，治病有效。因为绿豆寒而椒热，阴阳配合得宜，而且豆能制椒毒。据张从正《儒门事亲》记载：噎膈病，有的因酒得，有的因气得，有的因胃火。医家不注意观察，火里烧姜，汤中煮桂；丁香未已，又有豆蔻继之；荜茇未已，又放胡椒。虽说和胃，胃本不寒；虽说补胃，胃本不虚。况且三阳既结，食必呕逆，只宜用汤丸小小润之即可。我个人认为这种说法虽对，但也有食入反出、无火的证候，又有痰气郁结、得辛热暂开的证候，不可固执一种病证。

附方

❶ 心腹冷痛：胡椒二十一枚，清酒吞服。有的说一岁用一粒。孟诜《食疗本草》。

❷ 霍乱吐利：①胡椒三十粒，用水

吞服。孙思邈方。②胡椒四十九粒，绿豆一百四十九粒，研匀，木瓜汤送服一钱。《仁斋直指方》。

❸ 反胃吐食：①胡椒醋浸后晒干，如此七次，研为细末，用酒糊成如梧桐子大的丸剂。每次取三四十丸，醋汤调下。戴原礼方。②胡椒七钱半，煨姜一两，水煎，分二次服用。《圣惠方》。③胡椒、半夏（水泡）等份，研为细末，姜汁糊丸如梧桐子大。每次姜汤送下三十丸。《百一选方》。

❹ 夏月冷泻及霍乱：用胡椒碾末，加饭制成如梧桐子大的丸剂，每次米汤送下四十丸。《卫生易简方》。

❺ 赤白下痢：胡椒、绿豆各一岁一粒，捣研为末，糊丸如梧桐子大。治疗赤痢用生姜，治疗白痢用米汤送下。《集简方》。

❻ 大小便闭，关格不通，胀闷二三日则杀人：胡椒二十一粒，打碎，水一盏，煎至六分，去渣，入芒硝半两，煎化服。《圣济总录》。

❼ 小儿虚胀：用胡椒一两，蝎尾半两，研为细末，面糊丸如粟米大。每次服五到七丸，陈米煎汤送下。此方名塌气丸。一方加莱菔子半两。钱乙方。

❽ 虚寒积癖：在背膜之外，流于两胁，气逆喘急，久则营卫凝滞，溃为痈疽，多致不救。胡椒二百五十粒，蝎尾四个，生木香二钱半，研为细末，粟米饭作丸如绿豆大。每次服二十丸，橘皮汤送下。此方名磨积丸。《济生方》。

❾ 发散寒邪：胡椒、丁香各七粒，碾碎，用葱白捣膏调和，涂两手心，合掌握定，夹于大腿内侧，温覆取汗则愈。《伤寒蕴要》。

❿ 伤寒咳逆，日夜不止，寒气攻胃：胡椒三十粒打碎，麝香半钱，酒一盅，煎至半盅，热服。《圣惠方》。

⓫ 风虫牙痛：①胡椒、荜茇等份，研为细末，作蜡丸如麻子大，每次用一丸，塞蛀孔中。《卫生易简方》。②胡椒九粒，绿豆十一粒，布裹捶碎，用丝绵包作一粒，患处咬定，涎出吐去，立即痊愈。《韩氏医通》。③胡椒一钱半，用羊脂拌打成四十九丸，擦之追涎。《普济方》。

⓬ 沙石淋痛：胡椒、朴硝等份，研为细末，每次取二钱，白开水送下，一天两次。此方名二拗散。《普济方》。

按语

胡椒味辛，性热，能温中散寒，下气消痰。可用于胃寒腹痛、呕吐泄泻等症。此外，还可作调味品，有开胃进食的作用。

荜澄茄

Bi Cheng Qie

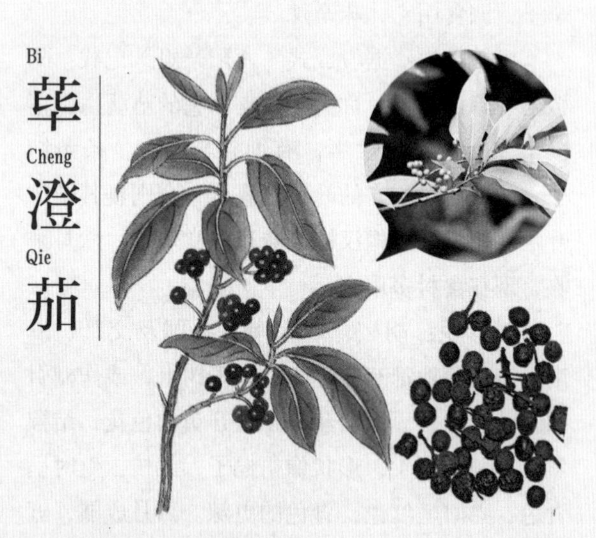

【释名】又名毗陵茄子。

时珍说：都是番语。

【集解】陈藏器说：荜澄茄产于佛誓国，形状像梧桐子和蔓荆子而稍大。

苏颂说：现在广州也有，春夏生叶，青滑而可爱。结实像梧桐子，稍大，八月、九月采收。

时珍说：海南各地都有。蔓生，春季开白花，夏季结黑实，与胡椒为一类二种，正如大腹之与槟榔相近一样。

【修治】雷敩说：凡采得后，去柄及皱皮，用酒浸蒸六个小时，杵细晒干，入药用。

实

【气味】味辛，性温，无毒。

【主治】陈藏器说：能下气消食，去皮肤风邪，心腹间气胀，令人能食，疗邪气。能用来染发及香身。

《大明》记载：治一切冷气痰澼（水饮痰浊滞于胁下），并霍乱吐泻，肚腹疼痛，肾气膀胱冷。

时珍说：暖脾胃，止呕吐哕逆。

附方

1 脾胃虚弱，胸膈不快，不进饮食：将荜澄茄捣研为末，姜汁打神曲成糊，制成如梧桐子大的丸剂。每次用姜汤送服七十丸，一天二次。《济生方》。

2 噎食不纳：荜澄茄、白豆蔻等份，捣研为末，干舐。《寿域神方》。

3 反胃吐食，吐出黑汁，治不愈者：将荜澄茄捣研为末，米糊丸如梧桐子大，每次用姜汤下三四十丸，一日一次，愈后服平胃散三百服。《永类钤方》。

4 伤寒咳逆，呃噫，日夜不定：荜澄茄、高良姜各等份，研为细末。每次取二钱，加水六分，煎至沸腾十次，入醋少量，服下。苏颂《图经本草》。

5 痘疮入目，羞明生翳：将荜澄茄捣研为末，吹少量入鼻中，三五次即效。《飞鸿集》。

6 鼻塞不通，肺气上攻而致者：荜澄茄半两，薄荷叶三钱，荆芥穗一钱半，研为细末，制成如芡子大的蜜丸。时时含咽。此方名荜澄茄丸。《御药院方》。

按语

荜澄茄味辛，性温，能温中散寒，行气止痛。可用于治疗胃寒腹痛、呕吐、呃逆、寒疝腹痛等症。

吴茱萸 Wu Zhu Yu

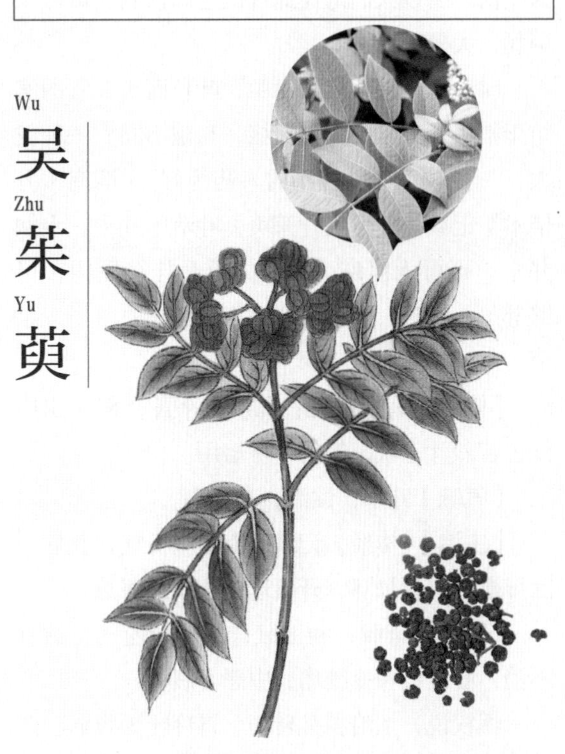

【释名】陈藏器说：茱萸，南北方都有，入药以产于吴地的为好，所以有的名称中冠以“吴”字。

【集解】《别录》记载：吴茱萸产于上谷及冤句，九月九日采收，阴干。以陈久的为好。

苏颂说：现在到处都有吴茱萸，江浙、蜀汉一带尤多。树高一丈多，树皮呈青绿色，叶片像椿树叶而较宽厚，色紫。三月开红紫色小花。七月、八月结实像椒子，嫩时微黄，成熟后呈深紫色。据周处《风土记》记载：一般认为九月九日是上九，茱萸到此季节即成熟，色红，摘取放在屋中，插在头上，可驱除寒邪，抵御寒冬。又有《续齐谐记》记载：汝南人桓景随费长房学道，费长房对他说：九月九日你家将有灾祸，应当令家人赶快离家，另外制作绛囊装上茱萸，系在家人的臂膀上，再登上高处，饮菊花酒，这样就可消除此祸。桓景遵照费长房所说，带领全家人登上高山，傍晚才回家，看见家里的鸡、狗、牛、羊全部暴死。费长房听说后说：这些牲畜已经代为受祸。所以人们每逢此日便登高饮酒，佩戴茱萸囊，大概都源于此。

时珍说：茱萸枝柔而肥，叶长而皱，它的实结于梢头，累累成簇而无核，与椒不同。一种粒大，一种粒小，以粒小的入药为好。《淮南·万毕术》记载：井旁宜种茱萸，叶落于井中，人饮井水，则可无瘟疫。将它的子悬挂在屋内，可辟邪气。《五行志》记载：房屋东边种白杨、茱萸，可延年除害。

【修治】寇宗奭说：凡用吴茱萸，需于水中浸去苦烈汁七次，然后才可焙用。

【气味】味辛，性温，有小毒。

【主治】《本经》记载：能温中下气，止痛，除湿血痹，逐风邪，开腠理，止咳逆寒热。

《别录》记载：利五脏，去痰冷逆气，饮食不消，心腹各种冷绞痛，中恶心腹痛。

甄权说：主治霍乱转筋、胃冷吐泻腹痛、产后心痛，治遍身㿏症刺痛、腰脚软弱，利大肠壅气、肠风痔疾，杀虫。

《大明》记载：下产后余血，治肾气、脚气水肿，通关节，起阳健脾。

孟诜说：主痢，止泻，厚肠胃，使人肥健。

王好古说：治痞满塞胸，咽膈不通，润肝燥脾。

时珍说：开郁化滞，治反酸，厥阴痰涎头痛，阴毒腹痛，疝气血痢，口舌生疮。

【发明】苏颂说：段成式认为椒气好下行，茱萸气好上行，说其冲膈，不可作为服食药，因为多食冲眼，又能脱发。

寇宗奭说：此物下气最速，肠虚之人服用情况更严重。

张元素说：气味俱厚，能浮能降，为阳中之阴。它的功用有三：去胸中逆气满闷、止心腹感寒绞痛、消宿酒。可作白豆蔻的使药。

李杲说：浊阴不降，厥气上逆，咽膈不通，食物则令人口开目瞪，阴寒隔塞，气不得上下。此病不除，令人寒中，腹满膨胀下利。宜用吴茱萸的苦热，泄其逆气，用之有神效，诸药不可代替。不宜多用，恐损元气。

时珍说：茱萸辛热，能散能温；苦热，能燥能坚。故其所治之症，皆取其散寒温中、燥湿解郁的功效。据《朱氏集验方》记载：中丞常的儿子正患痰饮病，每逢饱食或天气变化时病情加重，十天一发作，头痛背寒，呕吐酸汁，数日卧床不能食，服药无效。宣和初，为顺昌的司禄，于太守蔡达道的宴席上，得吴仙丹方服用，病即不再发作。每逢饮食过多而腹满，服五七十丸便好。小便时有茱萸气，酒饮皆随小便而去。前后服用祛痰药很多，效果没有比得上这个的。用吴茱萸（水泡七次）、茯苓等份，研为细末，炼蜜为丸，如梧桐子大，每次用白开水送服五十丸。梅杨卿方：只用茱萸酒浸三晚，用茯苓末拌匀，晒干，每次吞服百粒，温酒送下。咽喉口舌生疮的，用茱萸末醋调贴于两足心，过一夜便可痊愈。它性虽热，而能引热下行，也是从治之义，而有人认为茱萸性上行不下，似乎不是这样的。有人治小儿痘疮口噤的，嚼茱萸一二粒，抹之即开，也是取其辛散的功效。

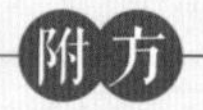

❶ 风邪口偏，不能说话：吴茱萸一升，姜豉三升，清酒五升，和匀煎煮至沸腾五次，待冷，服半升，一日三次，少量出汗即愈。孟诜《食疗本草》。

❷ 冬月感寒：吴茱萸五钱，煎汤服用，使微微汗出。

3 头风作痛：吴茱萸煎浓汤，纱布浸汁，频拭发根。《千金翼方》。

4 呕涎头痛：用吴茱萸一升，大枣二十枚，生姜一大两，人参一两，以水五升，煎取三升。每次七合，一日三次。此方名吴茱萸汤。张仲景方。

5 脚气冲心：（症见心悸、气喘、呕吐诸症，甚则神志恍惚，言语错乱者。）吴茱萸、生姜擂汁饮服。孟诜方。

6 中恶心痛：吴茱萸五合，酒三升，煮沸，分三次服下。《杨氏产乳》。

7 冷气腹痛：吴茱萸二钱擂烂，用酒一盅调服。取香油一杯，入锅煎热，倒酒入锅，煎一滚，取服。《唐瑶经验方》。

8 寒疝往来：吴茱萸一两，生姜半两，清酒一升，煎温分次服下。《肘后方》。

9 妇人阴寒，十年不孕者：吴茱萸、川椒各一升，研为细末，炼蜜丸如弹子大，绵裹纳入阴道中，每日换两次。《经心录》。

10 反酸吐酸：吴茱萸一合，水三盏，煎至七分，一次服下。《兵部手集》。

11 食已吞酸，胃气虚冷：吴茱萸（水泡七次，焙干）、干姜（炮）等份，捣研为末，水送服一钱。《圣惠方》。

12 转筋入腹：吴茱萸（炒）二两，酒二盏，煎至一盏，分二次服下。得下即安。《圣济总录》。

13 霍乱干呕不止：吴茱萸（泡，炒）、干姜（炮）等份，水煎服用。《圣济总录》。

14 多年脾泄：吴茱萸（泡过）三钱，入水煎汁，入盐少量，通口服。孙氏《仁存方》。

15 下痢水泄：吴茱萸（泡炒）、黄连（炒）各二钱，水煎服。未止再服。《圣惠方》。

16 腹中肿块：吴茱萸（捣）三升，和酒煮熟，布裹熨于肿块上，变冷再炒热，再熨。直至肿块消失。姚僧坦《集验方》。

17 产后盗汗，啬啬恶寒：吴茱萸一鸡蛋大，酒三升，浸泡半天，煮服。《千金翼方》。

18 口疮口疳：吴茱萸末，醋调敷足心，一夜即愈。《集简方》。

19 牙齿疼痛：吴茱萸煎酒，含漱。孟诜《食疗本草》。

20 阴下湿痒：吴茱萸煎汤，频洗取效。《外台秘要》。

按语

吴茱萸味辛、苦，性热，小毒，能散寒止痛，降逆止呕，助阳止泻。可以用于寒凝疼痛、胃寒呕吐、虚寒泄泻等症。因为它辛热燥烈，易耗气动火，不宜多用、久服。阴虚有热者忌用。

盐麸子

Yan Fu Zi

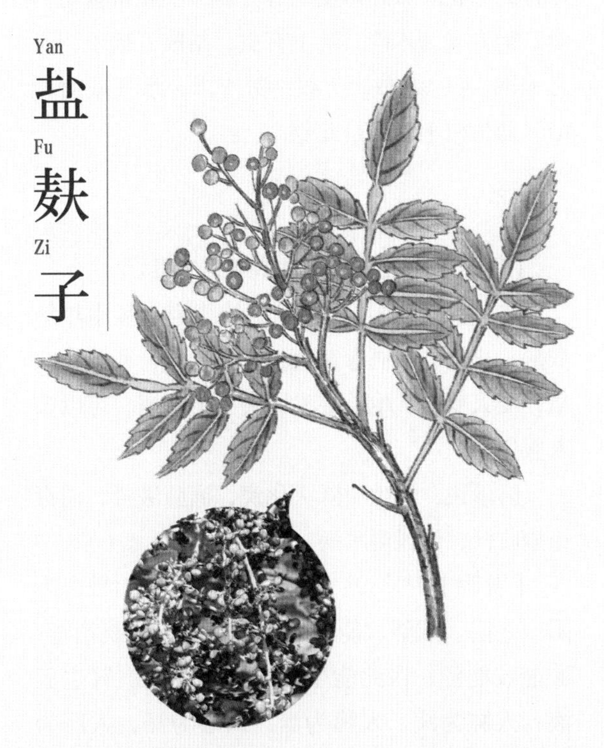

【释名】又名五棓、盐肤子、盐梅子、盐梂子、木盐、天盐、叛奴盐、酸桶。

陈藏器说：蜀人称作酸桶，也称作酢桶。吴人称作盐麸。戎人称作木盐。

时珍说：它的味酸、咸，所以有这些称呼。《山海经》记载：橐（tuó）山多楮木，郭璞注解说：楮木出自蜀中，七八月抽穗，成熟时如有盐粉，可以酸羹。即指的是此。后人传讹为五倍。

【集解】陈藏器说：盐麸子生于吴、蜀山谷，树的形状像椿树，七月结子成穗，粒如小豆大。上有盐似雪，可以做汤用。岭南人取子捣研为末食用，味酸咸可止渴，用来防瘴病。

时珍说：肤木即楮木，东南山原本很多。肤木的形状像椿树，叶子两两对生，长而有齿，面青背白，有细毛，味酸。正叶之下，节节两边，有直叶贴茎，如箭羽的形状。五六月开花，青黄色成穗，一枝累累。七月结子，大如细豆而扁，生时呈青色，熟时变成淡紫色。它的核色淡绿，像肾的形状。核外薄皮上有薄盐，小儿常食用，滇、蜀人采为木盐。叶上有虫，结成五倍子，八月采取。《后魏书》记载：勿吉国，水气咸而凝结，盐生树上，即是此物。

子

【气味】味酸、咸，性微寒，无毒。

【主治】陈藏器说：除痰饮瘴疟、喉中热结喉痹，止渴，解酒毒黄疸、蛊毒、天行寒热、咳嗽，使人变白，生长毛发，去头上白屑，可以捣末服用。

时珍说：能生津降火化痰，润肺滋肾，消毒止痢收汗，治风湿眼病。

【发明】时珍说：盐麸子气寒味酸而咸，为阴中之阴。咸能软能润，因此能降火化痰消毒；酸能收能涩，因此能生津润肺而止痢。肾主五液：入肺为痰，入脾为涎，入心为汗，入肝为泪，自入为唾，其本皆水，盐麸、五倍先走肾、肝，有救水的功效。所以治疗痰涎、盗汗、风湿、下泪、涕唾等症，都宜使用。

树白皮

【主治】《开宝本草》记载：能破血止血，治疗蛊毒血痢，杀蛔虫，都可煎服。

根白皮

【主治】《开宝本草》记载：治疗酒疸，捣碎，米泔水浸泡一夜，清晨空腹温服一二升。

时珍说：治疗各种骨鲠，用醋煎浓汁，时时呷服。

【发明】时珍说：据《本草集议》记载：盐麸子根能软鸡骨。岑公说：有人被鸡骨鲠住，颈部肿得厉害。用此根煎醋，饮服至三碗，便将骨吐出。又彭医官治疗骨鲠，取此根捣烂，入盐少量，绵包裹，用线系定吞下，牵引上下，也能钓出骨。

按语

盐麸子味酸、咸，性微寒，能生津润肺、降火化痰、敛汗止痢。用于治疗咳嗽、喉痹、盗汗、痢疾等症。

茗

Ming

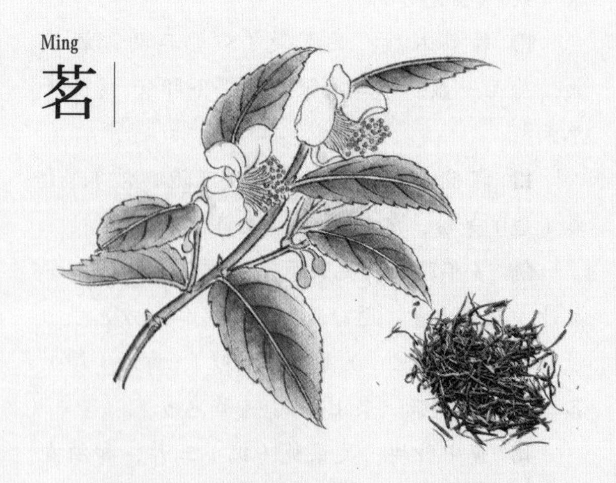

【释名】又名苦梌、槚（jiǎ）、蔎（shè）、荈（chuǎn）。

苏颂说：郭璞说：早采的为茶，晚采的为茗，又称作荈，蜀人称作苦荼。陆羽说：它的称呼有五种：一茶，二槚，三蔎，四茗，五荈。

时珍说：据杨慎《丹铅录》记载：茶即古代的“荼（tú）”字，《诗经》记载“谁谓荼苦，其甘如荠”，指的就是它。颜师古说：汉时荼陵，始转途音为宅加切，有人说《六经》无“茶”字，是未经深考的缘故。

【集解】时珍说：茶分为野生和种植。种植的用子，它的子大如指尖，正圆而呈黑色。它的仁入口，先甜后苦，最能刺激咽喉，而福建人用它来榨油食用。二月下种，一坎需播种百颗才生一株，这是因为空壳较多的缘故。怕水湿和太阳，最宜坡地阴暗的地方种植。清明前采的为上品，谷雨前采摘的次之，自此以后都是老茗。采、蒸、揉、焙、修造都有法度，详见《茶谱》。茶之征税始于唐德宗，盛行于宋、元，到我明朝，就用来与西番交换马匹。茶是一木，下为民生日用的资费，上可为朝廷赋税，它的益处很大，被古代贤人所称赞。大约认为唐人尚茶，故茶品日益增多。雅州的蒙顶、石花、露芽、谷芽为第一，建宁北苑的龙凤团为进贡给皇上的贡品。蜀地所产的茶，则有东川的神泉兽目、硖州的碧涧明月、夔州的真香、邛州的火井、思安黔阳的都濡、嘉定的峨眉、泸州的纳溪、玉垒的沙坪。楚地所产的茶，则有荆州的仙人掌、湖南的白露、长沙的铁色、蕲州蕲门的团面、寿州霍山的黄芽、庐州的六安英山、武昌的樊山、岳州的巴陵、辰州的溆浦、湖南的宝庆、茶陵。吴越所产的茶，则有湖州顾渚的紫笥、福州方山的生芽、洪州的白露、双井的白毛、庐山的云雾、常州的阳羡、池州的九华、丫山的阳坡、袁州的界桥、睦州的鸠坑、宣州的阳坑、金华的举岩、会稽的日铸，这些都是很有名气的茶叶产地，其他地方虽然也多产茶，而杂乱的更多。据陶弘景注解苦茶时说：酉阳、武昌、庐江、晋陵皆有好茗，饮之宜人。凡所饮物，有茗及木叶、天门冬苗、菝葜叶，都有益于人。其他的茶叶均性冷通便。又巴东县有真茶，火煏（bì）作卷结为饮，也可令人失眠。俗中多煮檀叶及大皂李叶作茶饮，均性寒而能下利通便。南方有瓜芦木，与茗相似。今人采槠、栎、山矾、南烛、乌药等叶，皆可为饮，用它来充茶。

叶

【气味】味苦、甘，性微寒，无毒。

【主治】《神农食经》记载：主治瘘疮，利小便，去痰热，止渴，令人少睡，有力悦志。

苏敬说：下气消食。作饮，加吴茱萸、生葱、生姜，效果好。

陈藏器说：破热气，除瘴气，利大小肠。

王好古说：清头目，治中风昏愦，多睡不醒。

陈承说：治伤暑。同醋用，治泻痢，效果很好。

吴瑞说：炒后煎服，治疗热毒、赤白下痢。同川芎、葱白煎饮，止头痛。

时珍说：浓煎，吐风热痰涎。

【发明】王好古说：茗茶气寒味苦，入手、足厥阴经。在疗治阴证的汤药内加此药，可去格拒之寒和治疗伏阳病，大意相似。《黄帝内经》记载：苦以泄之。它的性下行，所以能清利头目。

汪机说：头目不清，是由于热熏于上所致。用苦泄其热，则上可清。茶体性轻浮，采摘的时候，芽蘖（niè）初萌，正得春升之气，味虽苦而气薄，乃阴中之阳，可升可降。能利头目，大概根源于此。

汪颖说：一人好食烧鹅熏烤等物，日常从不缺，人们都认为他会生痈疽，然而他却始终都不生病，询问后才得知他每晚必饮凉茶一碗，人们这才知道茶能解熏烤物的毒性。

杨士瀛说：姜茶可治痢，生姜助阳，茶能助阴，还能消暑、解酒食毒，而且一寒一热，调平阴阳，不问赤、白、冷、热，用之均可。生姜细切，与真茶等份，新水浓煎服用。苏东坡用此方治疗文彦博的痢病有效。

时珍说：茶味苦而性寒，为阴中之阴，性沉而降，最能降火。火为百病，火降则上清。火有五种，火有虚实。若少壮胃健的人，心肺脾胃之火多盛，因此给予相宜的。温饮则火因寒气而下降，热饮则茶借火气而升散，又兼能解酒食之毒，使人神思开朗，不昏不睡，这是茶的作用。若虚寒及血弱的人长期饮茶，则脾胃恶寒，元气暗损，土不制水，精血暗虚，于是形成痰饮，成痞胀，成痿痹，成黄瘦，成呕逆，成洞泻，成腹痛，成疝瘕，种种内伤，这是茶的弊端。民生日常所用，重蹈其害的，到处都是，而老年妇人受害更多，习俗移人，自己不能察觉。况且真茶既少，杂茶更多，其导致的祸患，又怎么能说尽呢？人有嗜茶成癖的，时时咀啜不止。久而伤营伤精，血不能荣养颜面，黄瘁痿弱，抱病在身却仍不知悔恨，尤其可叹和惋惜。晋代干宝《搜神记》记载：武官周时患病，吃茶一斛二升才止，才减用量，便以为不足。有客人令其再进五升，忽吐一物，形状像牛脾而有口，用茶浇，用完一斛二升，再浇五升，即溢出，人们于是称它为斛茗瘕。嗜茶的人看到这当引以为戒。陶弘景《杂录》载丹丘子、黄山君服茶轻身换骨，壶公《食忌》记载，久食苦茶可使人羽化登仙，都是方士错误的言论以误导世人。据唐右补阙母炅《代茶饮·序》记载：疏通积滞，消除壅塞，一日之利尚可；损伤身体，侵害精气，终身之累很大。获益则功归茶力，贻患则不说是茶灾。难道不是福近易知，祸远难见的缘故？又有宋学士苏轼《茶说》记载：除烦去腻，因此世人不可无茶，但是暗中损人却也不少。空腹饮茶入盐，直入肾经，且冷脾胃，乃是引贼入室。只有饮食后浓茶漱口，既去烦腻，而脾胃不知，且苦能坚齿消蠹（dù），深得饮茶的妙义。古人称茗为酪奴，即是轻视它。时珍早年气盛，每饮新茗必至数碗，轻汗发而肌骨清，颇觉痛快。中年胃气稍损，饮之即觉为害，不痞闷呕恶，即腹冷洞泄。因为备述各种说法，以警示嗜茶者。浓茶能令人吐，乃酸苦涌泄为阴的含义，非其性能升的缘故。

附方

❶ 热毒下痢：①好茶一斤，炙后捣末，浓煎一二盏服下。久患痢者，也宜服用。孟诜方。②取蜡适量茶，治疗赤痢用蜜水煎服，治疗白痢用连皮自然姜汁同水煎服，二三服即愈。《仁斋直指方》。③蜡茶二钱，汤点七分，入麻油一蚬壳和服。一方：取蜡茶末，用白梅肉和丸。赤痢用甘草汤下，白痢用乌梅汤下，各一百丸。一方：建茶与醋通煎，热服。《经验良方》。

❷ 大便下血：营卫气虚，或受风邪，或食生冷，或食炙煿，或饮食过度，积热肠间，使脾胃受伤，糟粕不聚，大便下利清血，脐腹作痛，里急后重及酒毒一切下血。细茶半斤碾末，川百药煎（为五倍子、乌梅、白矾等制成的块状物，见《医学入门》）五个烧存性，每次取二钱，米汤送下，一日二次。《普济方》。

❸ 产后大便秘结：葱涎调蜡茶末，作丸一百丸，茶送服自通。郭稽中《妇人方》。

❹ 腰痛难转：煎茶五合，投醋二合，一次服下。孟诜《食疗本草》。

❺ 解诸中毒：芽茶、白矾等份，碾末，冷水调下。《简便方》。

❻ 阴囊生疮：将蜡面茶捣研为末，先用甘草汤洗净患处，后贴敷。《经验方》。

7 脚桠湿烂：茶叶嚼烂外敷于患处。《摄生方》。

8 风痰癫疾：茶芽、栀子各一两，煎浓汁一碗服下。良久探吐。《摘玄方》。

9 霍乱烦闷：茶末一钱煎水，调干姜末一钱，服下。《圣济总录》。

10 痰喘咳嗽，不能睡卧：好末茶一两，白僵蚕一两，研为细末，放碗内盖定，倒入开水一小盏。临睡前，再添开水点服。《瑞竹堂方》。

按语

早采为茶，晚采为茗，味苦、甘，性凉，能清热除烦，清利头目，消食化积，通利小便。用于热病心烦口渴、暑热证，风热头痛、目赤、神昏、多睡善寐，宿食停滞之消化不良、脘腹疼痛、嗳腐纳差、泄泻、痢疾、消化道溃疡、小便涩滞等。外用可治疗烧伤、烫伤。

Tian 甜 Gua 瓜

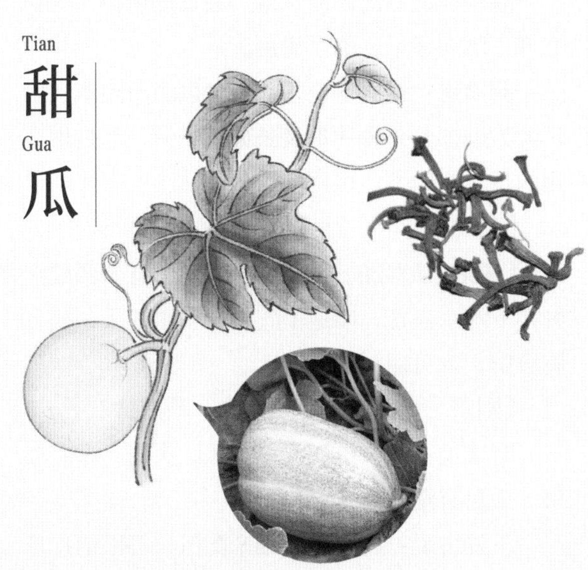

【释名】又名甘瓜、果瓜。

时珍说："瓜"字的篆文字体，像瓜在须蔓之间的形状。甜瓜的味道比其他瓜都甜，所以独得甘、甜的称呼。据王祯说：瓜的种类不同，功用有二：供作水果食用的为果瓜，甜瓜、西瓜即是此类；供作菜肴食用的为菜瓜，胡瓜（黄瓜）、越瓜即是此类。长在树上的为果，长在地上的为蓏（luǒ）。大的称作瓜，小的称作瓞（dié）。它的子称作瓤，它的肉称作瓤。它的跗称作环，是脱花的地方；它的蒂称作疐，是系蔓的地方。《礼记》中记载为天子削瓜及瓜祭，都是指的果瓜。中药中的瓜蒂，也是此瓜的蒂。

【集解】时珍说：甜瓜，北方、中州种植很多。二三月下种，蔓延而生，叶几寸大，五六月间开黄色花，六七月瓜熟。它的种类最为繁多：有团有长，有尖有扁，大的超过一尺，小的只有一捻。它的棱或有或无，它的颜色或青或绿，或黄斑、糁斑，或白路、黄路。它的瓤或白或红，它的子或黄或赤，或白或黑。据王祯《农书》记载：瓜的种类很多，不可枚举。以形状来命名，则有龙肝、虎掌、兔头、狸首、羊髓、蜜筒等称呼；以颜色来命名，则有乌瓜、白团、黄觚、白觚、小青、大斑的区别。然而其味道，不出乎甘、甜、香、美而已。《广志》中只以产自辽东、敦煌、庐江的瓜为好。然而瓜州的大瓜、阳城的御瓜、西蜀的温瓜、永嘉的寒瓜，不可以优劣而论。甘肃的甜瓜，皮、瓤皆甘甜胜于糖蜜，它的皮晒干味道犹美。浙江有一种阴瓜，种于阴处，熟则色黄如金，肤皮稍厚，贮藏至来年春天，吃起来就像新鲜的一样。这都是种植技艺的作用，不必拘于产地。甜瓜子晒裂取仁，可充果食。凡瓜最畏麝香的气味，接触后甚至可一蒂不收。

瓜瓤

【气味】味甘，性寒，滑，有小毒。

【主治】《嘉祐本草》记载：止渴，除烦热，利小便，通三焦间壅塞之气，治口鼻疮。

寇宗奭说：暑季食用，永不中暑。

【发明】寇宗奭说：甜瓜虽解暑气，然而性冷，能消损阳气，过多食用没有不下利的。贫困的人多食，深秋作痢，最为难治。只有用皮蜜浸收之才好，皮也可作汤食用。

陶弘景说：凡瓜性皆冷利，早青的尤甚。熟瓜去瓤而食，不害人。

时珍说：瓜性最寒，晒而食之尤冷。因此《稽圣赋》记载：瓜寒于曝，油冷于煎，这是物性的不同。王冀《洛都赋》载：瓜能消暑祛除急躁，解渴疗饥。又有《奇效良方》载录：过去有男子患了脓血恶痢，痛不可忍，吃了数个用水浸的甜瓜，即痊愈了。这也是消暑的验案。

瓜子仁

【修治】雷敩说：凡收得，晒干捣细，马尾筛筛过成粉，用纸三层裹压去油用。不去油，药力则缓。西瓜子仁同。

【气味】味甘，性寒，无毒。

【主治】《别录》记载：主治腹内结聚、破溃脓血，为治疗肠胃脾内壅的要药。

陈藏器说：止月经经水量多，研末去油，水调服。

孟诜说：炒食，可以补中宜人。

时珍说：清肺润肠，和中止渴。

附方

❶ 口臭：用甜瓜子捣末，蜜和为丸，每日清晨漱口后含一丸。也可贴于齿上。《千金方》。

❷ 腰腿疼痛：甜瓜子三两，酒浸十日，研为细末，每服三钱，空腹酒送下，每日三次。《寿域神方》。

❸ 肠痈已成，小腹肿痛，小便似淋，或大便难涩下脓：用甜瓜子一合，当归炒一两，蛇蜕一条，切碎。每取四钱，水一盏半，煎至一盏，饭前服，利下恶物为妙。《圣惠方》。

按语

甜瓜味甘，性寒，清热解暑，除烦止渴，清热利尿。用于暑热所致的胸膈满闷不舒、中暑、食欲不振、烦热口渴、膀胱有热、小便不利等症。腹胀便溏者忌服。

瓜蒂

【释名】又名瓜丁、苦丁香。

【修治】雷敩说：使用时不要用白瓜蒂，要取青绿色瓜，气足时，其蒂自然落在蔓上。采得后，系于屋的东边有风处，风干后备用。

寇宗奭说：此即甜瓜蒂，去瓜皮用蒂，约半寸许，晒至极干，临时研用。

时珍说：据唐瑶说，甜瓜蒂以团而短瓜、团瓜者为好，若是香甜瓜及长如瓠子的，都是供菜用的瓜，它的蒂不可用。

【气味】味甘，性寒，有毒。

【主治】《本经》记载：主大水，身面四肢浮肿，下水杀蛊毒，咳逆上气，及食用诸果，病在胸腹中，皆可用涌吐。

《别录》记载：去鼻中息肉，治疗黄疸。

时珍说：吐风热痰涎，治风眩头痛、癫痫喉痹、头目有湿气。

王好古说：与麝香、细辛配伍，可以治疗鼻不闻香臭。

【发明】朱震亨说：瓜蒂药性急，能损胃气，治疗胃弱者宜以他药代替。病后、产后者，尤宜戒用此药。

时珍说：瓜蒂是阳明经除湿热药，因此能引去胸脘痰涎、头目湿气、皮肤水气、黄疸湿热等各症。凡胃弱及病后、产后者用吐药，都宜倍加审慎，不仅仅瓜蒂是这样。

附方

1 诸风诸痫，诸风膈痰，诸痫涎涌：用瓜蒂炒黄为末，根据病患体质用酸齑（jī，泛指经腌制、切碎制成的菜）水一盏，调下取吐。风涎，加蝎尾半钱。湿气肿满，加赤小豆末一钱。有虫，加狗油五七点，雄黄一钱，病情严重的，则加芫花半钱，立吐虫出。李杲《活法机要》。

2 风痫喉风，咳嗽及遍身风疹、突然痰涎壅盛等症，不拘大人、小儿：将瓜蒂捣研为末，壮年人服一字，老人小孩服半字，早晨用井水送下。吃一顿饭的时间，含砂糖一块，良久涎如水出，年深者出墨涎，成块漂于水上，涎尽吃粥一两日。如果吐多，人很困，即以麝香泡汤一盏饮服，即止。《经验后方》。

3 急黄喘息，心上坚硬，欲得水吃者：瓜蒂二小合，赤小豆一合，研为细末，暖浆水五合，服方寸匕。一顿饭的时间当吐，不吐再服。吹鼻取水也可。《伤寒类要》。

4 遍身如金黄色：瓜蒂四十九枚，丁香四十九枚，坩埚内烧存性，研为细末，每用一字，吹鼻取出黄水。也可揩牙追涎。《经验方》。

5 热病发黄：将瓜蒂捣研为末，取大豆许吹入鼻中，轻则半日，重则一日，鼻中流取黄水，便可病愈。《千金翼方》。

6 黄疸阴黄：取瓜蒂、丁香、赤小豆各七枚，研为细末，吹豆大许入鼻中，少时黄水流出。隔日一用，愈乃止。孟诜《食疗本草》。

7 湿家头痛：瓜蒂末一字，吹入鼻中，口含冷水，流出黄水即愈。《活人书》。

8 疟疾寒热：瓜蒂二枚，水半盏，浸一夜，顿服，取吐愈。《千金方》。

9 发狂欲走：瓜蒂末，井水服一钱，取吐即愈。《圣惠方》。

10 鼻中息肉：①陈瓜蒂末，吹鼻，每日三次，愈乃止。《圣惠方》。②瓜蒂末、白矾末各半钱，绵裹塞鼻，或用猪脂和成挺子塞鼻，每日一换。③青甜瓜蒂二枚，雄黄、麝香半分，研为细末，先抓破，后贴患处，每日三次。④瓜蒂十四个，丁香一个，黍米四十九粒，研为细末，口中含水，吹鼻，取下乃止。《汤液本草》。

11 风热牙痛：瓜蒂七枚炒研，麝香少量调和，绵裹咬定，流涎。《圣济总录》。

12 齁喘痰气：瓜蒂三个，研为细末，水调服，吐痰即止。《朱氏集验方》。

按语

瓜蒂味苦，性寒，有大毒，能涌吐痰食，祛湿退黄。用于风痰、宿食停滞及食物中毒、湿热黄疸等症。内服应谨慎，入丸、散服，每次0.3~1g。外用适量；研末吹鼻，待鼻中流出黄水即可停药。体虚、吐血、咯血、胃弱、孕妇及上部无实邪者忌用。

Xi
西瓜
Gua

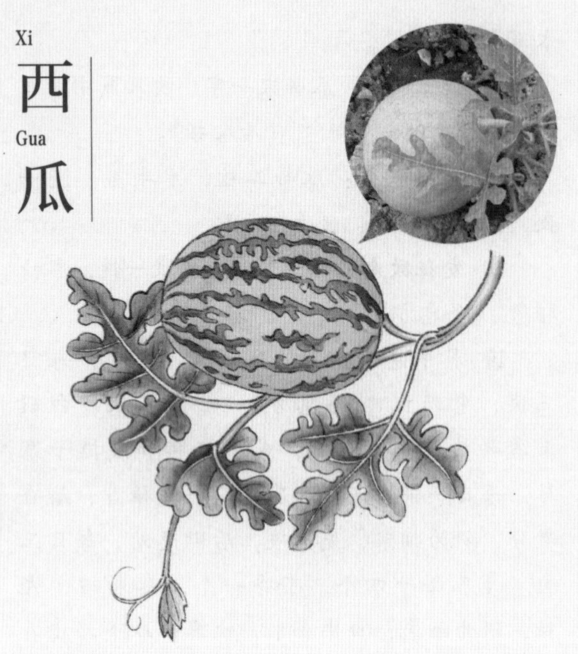

【释名】又名寒瓜。

【集解】吴瑞说：契丹攻破回纥，始得此种，用牛粪覆盖而种植，结实如斗大，而圆如匏（páo），色如青玉，子如金色，或呈黑麻色。北方多有此物。

时珍说：据胡峤《陷卢记》记载：峤征回纥，得此种归来，名为西瓜，则西瓜自五代时始入中原，今则南北都有，而产于南方的味稍不及北方，也属甜瓜之类。二月下种，蔓生，花、叶皆如甜瓜。七八月成熟，有围及径尺的，也有长至二尺的。它的棱或有或无，它的色或青或绿，它的瓤或白或红，色红的味道尤其好。它的子或黄或红，或黑或白，色白的味道更差。它的味有甘、有淡、有酸，味酸的最差。陶弘景注解瓜蒂时说，永嘉有寒瓜很大，可藏至春者，即指的是它。因为五代之前，瓜种已入浙东，但无西瓜的称呼，没有遍布中原地区。它的瓜子晒裂取仁，生食、炒熟均佳。皮不能吃，但可用蜜煎、酱藏。

瓜瓤

【气味】味甘、淡，性寒，无毒。

【主治】吴瑞说：消烦止渴，解暑热。

汪颖说：治疗喉痹。

宁原说：宽中下气，利小水，治血痢，解酒毒。

朱震亨说：含汁，治口疮。

【发明】汪颖说：西瓜性寒解热，有“天生白虎汤”的名号，但是也不宜多食。

时珍说：西瓜、甜瓜皆属生冷之品，世俗认为它们可以醍醐灌顶，甘露洒心，取其一时之快，不知它们有伤脾助湿之害。《真西山卫生歌》记载：瓜桃生冷宜少食，免致秋来成疟痢。又有李廷飞《延寿书》记载：防州太守陈逢原，因避暑食瓜过多，到了秋天忽然患腰腿痛，不能举动，遇到一商人帮助他治疗而病愈。这都是食瓜的危害，因此收集起来记载在此，以为鉴戒。又有洪忠宣《松漠纪闻》记载：有人患目病，旁人教他以西瓜切片晒干，天天服用，于是病愈。这是因为西瓜性冷降火的缘故。

皮

【气味】味甘，性凉，无毒。

【主治】朱震亨说：口、舌、唇内生疮，烧研瓜皮噙服。

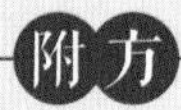

1 闪挫腰痛：西瓜青皮，阴干为末，盐酒调服三钱。《摄生众妙方》。

2 食瓜过伤：瓜皮煎汤可解，诸瓜皆同。《事林广记》。

瓜子仁

【气味】味甘，性寒，无毒。

【主治】时珍说：与甜瓜仁相同。

按语

西瓜味甘，性寒，能清热解暑，生津止渴，利尿除烦。用于暑热、温热病津伤烦渴、急性热病高热口渴、汗多、烦躁，或饮酒过度，心火上炎所致小便短赤、黄疸等症。

葡萄（Pu Tao）

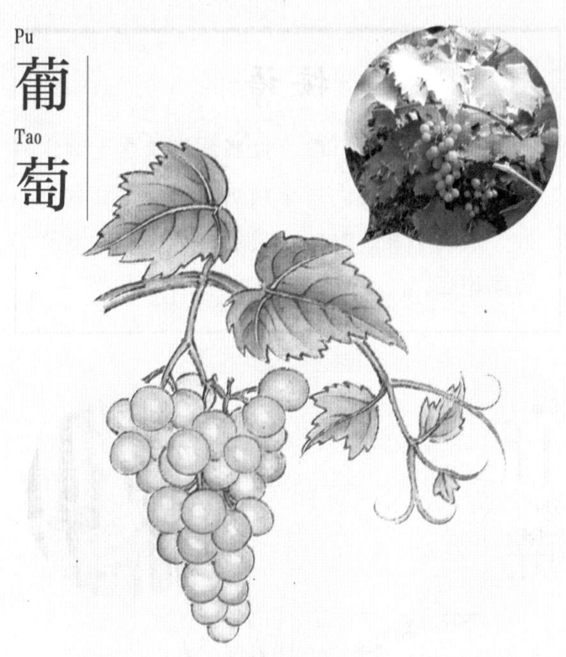

【释名】又名蒲桃、草龙珠。

时珍说：葡萄，《汉书》写作“蒲桃”，可以造酒，人们聚众饮服，则醄（táo，醉酒的样子）然而醉，因此有了这个称呼。其形圆者称作草龙珠，长者称作马乳葡萄，白者称作水晶葡萄，黑者称作紫葡萄。《汉书》记载张骞出使西域归来，始得此种，而《本经》已有葡萄的记载，则可知汉前陇西已有此物种，但未曾入关。

【集解】《别录》记载：葡萄生于陇西、五原、敦煌山谷。

时珍说：葡萄，折藤压之最易生。春月萌苞生叶，颇像瓜蒌叶而有五尖。生须延蔓，牵引数十丈长。三月间开小花成穗，呈黄白色，仍连着实，星编珠聚，七八月成熟，有紫、白二种颜色。西人及太原、平阳等地都制作成葡萄干，货卖四方。蜀中有一种绿葡萄，熟时色绿。云南所产的，大如枣，味尤长。西边有琐琐葡萄，大如五味子而无核。据《物类相感志》载录：甘草做成钉，钉葡萄，葡萄立死。将麝香入葡萄皮内，则葡萄尽作香气。其爱憎异于它草如此。又说：它的藤穿过枣树，则果实味道更美。

实

【气味】味甘，性平，涩，无毒。

【主治】《本经》记载：主筋骨湿痹，益气倍力强志，令人肥健，耐饥忍风寒。长久食用，可以轻身、不老、延年。可作酒服。

《别录》记载：逐水，利小便。

甄权说：除肠间水，调中治淋。

苏颂说：时气痘疮不出，可以食用它，或研酒饮，颇见疗效。

【发明】苏颂说：据魏文帝诏群臣说：蒲桃正值夏末涉秋，尚有余暑，醉酒一晚才醒，掩露而食。甘而不饴，酸而不酢（zuò），冷而不寒，味长汁多，除烦解渴。又可酿为酒，比曲糵（bò）甜，容易使人醉而易醒。其他地方的果实，怎能与它媲美呢？

朱震亨说：葡萄属土，有水与木火。东南方人食之多患热病，西北方人食之无大碍。大概是因为它能下走利尿，西北人禀赋气厚的缘故。

附方

1 除烦止渴：生葡萄捣滤取汁，用瓦器熬稠，入熟蜜少许同收，点水饮服。《居家必用》。

2 热淋涩痛：葡萄捣取自然汁、生藕捣取自然汁、生地黄捣取自然汁、白沙蜜各五合。每取一盏，石器温服。《圣惠方》。

3 胎上冲心：葡萄煎汤饮服，即下。《圣惠方》。

-按语-

葡萄味甘、酸，性平，能补益气血，补益肝肾，生津止渴，利小便。用于气血不足病体虚弱、疲乏无力、心悸、失眠、盗汗、贫血萎黄、食欲不振，肝肾不足腰膝无力、筋骨无力、风湿疼痛，热病烦渴、声嘶、咽干、水肿、小便短赤涩痛。

猕猴桃

Mi Hou Tao

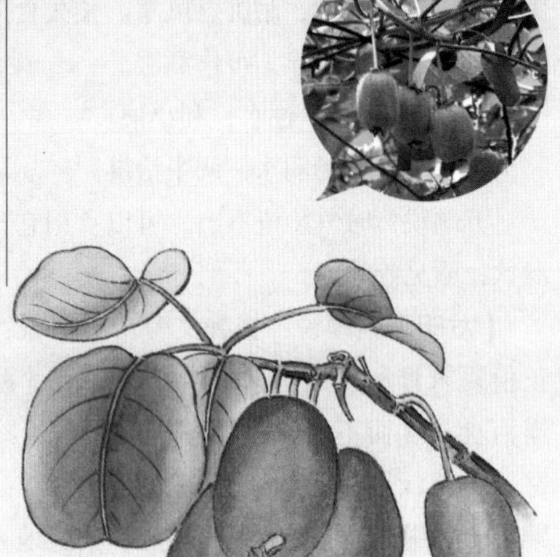

【释名】又名猕猴梨、藤梨、阳桃、木子。

时珍说：它的形状像梨，颜色像桃，而猕猴喜欢吃它，因此有了以上各种称呼。福建人称它为阳桃。

【集解】马志说：生于山谷中，藤着树生，叶圆有毛。它果实的形状像鸡蛋大小，皮呈褐色，经霜后才甘美可食，皮可作纸。

寇宗奭说：现在的陕西永兴军南山甚多。枝条柔弱，高二三丈，多附木而生。它的子十月烂熟，呈淡绿色，生时味道极酸。子繁细，色如芥子。浅山傍道有子，深山中多为猕猴所食。

实

【气味】味酸、甘，性寒，无毒。

【主治】《开宝本草》记载：止暴渴，解烦热，压丹石，下淋石热壅。

陈藏器说：调中下气，主骨节风、瘫痪手足不随，可以颜年乌发，治疗内痔脱肛。

-按语-

猕猴桃味甘、酸，性寒，能清热生津，和胃消食，通淋。用于烦热、消渴、食欲不振、消化不良、呕吐、痢疾、痔疮、石淋及黄疸等症。

甘蔗

Gan Zhe

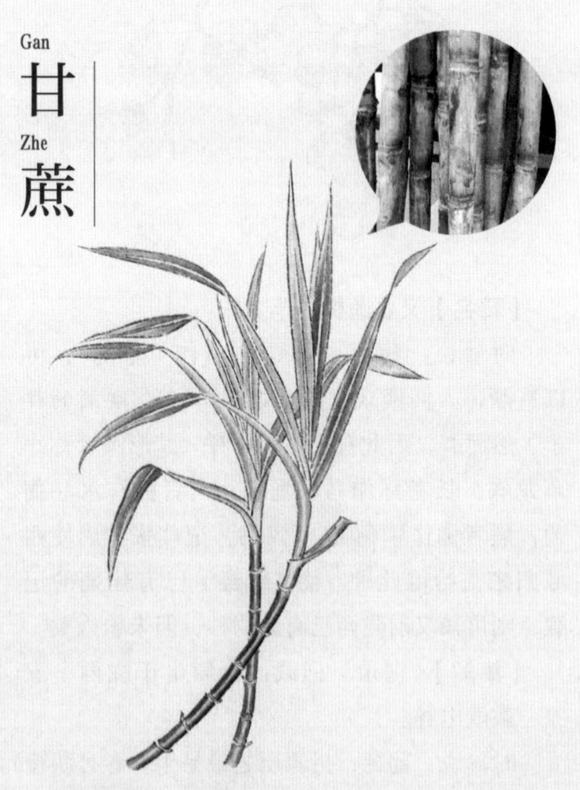

【释名】又名竿蔗、藷。

时珍说：据野史记载：吕惠卿说，凡草皆正生嫡出，只有甘蔗侧种，根上庶出，因此字从

“庶”。嵇含写作“竿蔗”，是因其茎如竹竿。《离骚》《汉书》都写作“柘”，因为两字可互相通用。“藷”字出自许慎的《说文解字》，是“蔗”的转音。

【集解】时珍说：蔗都用田种植，丛生，最困地力。甘蔗的茎像竹而内面实心，大的周长有数寸，长的有六七尺，根下节密，根上渐疏。抽叶如芦叶而大，长三四尺，扶疏四垂。八九月收茎，可贮藏至来年春天充作果食。据王灼《糖霜谱》记载：甘蔗有四种颜色：杜蔗，即竹蔗，绿嫩薄皮，味极醇厚，专用作霜；西蔗，作霜色浅；艻（lè）蔗，也名蜡蔗，即荻蔗，也可作砂糖；红蔗，也名紫蔗，即昆仑蔗，只可生吃，不能作糖。凡甘蔗榨浆饮用固然很好，但是不如咀嚼味道弥久。

蔗

【气味】味甘，性平，涩，无毒。

【主治】《别录》记载：下气和中，助脾气，利大肠。

《大明》记载：利大小肠，消痰止渴，除心胸烦热，解酒毒。

时珍说：止呕哕反胃，宽胸膈。

【发明】时珍说：蔗，是脾之果。它的浆汁味甘性寒，能泻火热，即《素问》所谓“甘温除大热”之意。煎炼成糖，则味甘性温而助湿热，所谓积温成热。蔗浆消渴解酒，自古有蔗浆除渴、解酒的说法。故《汉书·郊祀歌》记载“百味旨酒布兰生，泰尊柘浆析朝酲”（美酒散发的香气如同兰花盛开那样浓郁，祭神还要陈列一些能醒酒的甘蔗，以防神灵喝醉了酒而神志不清），唐代王维《樱桃诗》说“饱食不须愁内热，大官还有蔗浆寒”。然而，孟诜认为甘蔗和酒一起食用能发痰，难道是他不知道甘蔗有解酒除热的功效吗？《日华子》又说砂糖能解酒毒，则不知既经煎炼，便能助酒为热，与生浆的性味有差别。据晁氏《客话》记载：甘草遇火则热，麻油遇火则冷，甘蔗煎饴则热，水成汤则冷。此为物性之不同，医者不可不知。又有野史记载：卢绛中病患疟疾疲瘵，忽然梦见一位白衣妇人说，食蔗可愈。清晨即买蔗数根食用，翌日疾愈。这也是甘蔗可以助脾和中的验证。

附方

1 发热口干，小便赤涩：取甘蔗去皮，嚼汁咽服。饮浆汁也可。《外台秘要》。

2 反胃吐食：朝食暮吐，暮食朝吐，旋旋吐者。用甘蔗汁七升，生姜汁一升，和匀，日日细呷。梅师《集验方》。

3 干呕不止：蔗汁温服半升，每日三次。入姜汁更佳。《肘后方》。

4 眼暴赤肿，碜涩疼痛：甘蔗汁二合，黄连半两，入铜器内慢火熬浓，去药渣，点眼。《普济方》。

5 虚热咳嗽，口干涕唾：用甘蔗汁一升半，青粱米四合，煮粥。每日食用两次。《董氏方》。

6 小儿口疳：蔗皮烧研，外掺患处。《简便方》。

按语

甘蔗味甘，性寒，能清热润燥，生津止渴，透发疹毒，清热解毒，益气补脾。用于阴虚肺燥咳嗽，痰少，胃阴不足之呕吐、便秘，夏季暑热伤阴之发热或津液不足之心烦、口渴、咽燥、思饮、干呕、小便不利，痘疹不出、毒盛胀满者，百毒诸疮、痈疽发背、解酒精中毒及河豚中毒，暑热大汗，心悸短气，精神恍惚或泻痢日久及中风失音等症。

Lian

莲藕

Ou

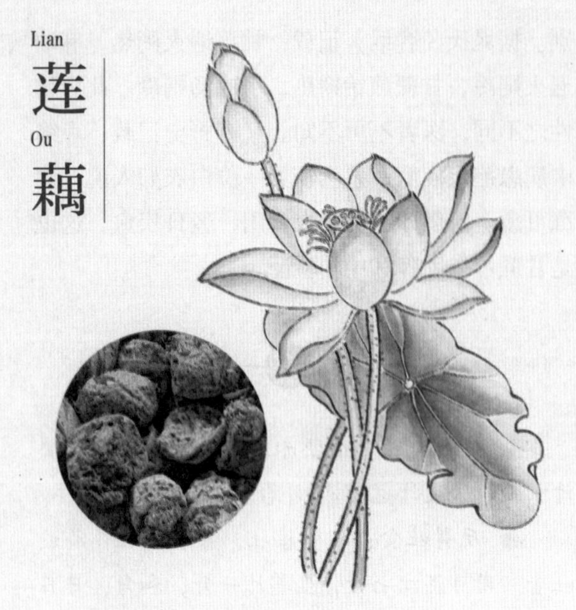

【释名】其根为藕，其果实为莲，其茎叶为荷。

韩保昇说：藕生水中，它的叶称作荷。据《尔雅》记载：荷，即芙蕖（qú），它的茎称作茄，它的叶称作蕸（xiá），它的本称作蔤（mì），它的华称作菡（hàn）萏（dàn），它的果实称作莲，它的根称作藕，它的菂（dì）称作莲子，莲子中的心称作苦薏。邢昺（bǐng）注解说：芙蕖是总名，别名芙蓉，江东人称为荷。菡萏，是莲花；菂，是莲实；薏，是菂中的青心。郭璞注解说：蔤，是茎下白蒻（ruò）在泥中者。莲，是房；菂，是子；薏，是中心的苦薏。江东人称荷花为芙蓉，北方人以藕为荷，也有以莲为荷，蜀人以藕为茄，这些都是习俗所传之误。陆玑《诗疏》说：它的茎为荷，它的花未开的为菡萏，已开的为芙蕖。它的果实为莲，莲的皮青里白。它的子为菂，菂的壳青肉白。菂内青心二三分，是苦薏。

时珍说：《尔雅》以荷为根名，韩保昇以荷为叶名，陆机以荷为茎名。茎是托负荷叶的，有负荷的含义，当从陆机的说法。蔤是嫩蒻，如竹之行鞭者。每节生二茎，一为叶，一为花，尽处才生藕，为花、叶、根、实之本。显仁藏用，功成不居，可谓是退藏于密，故称为蔤。花叶常偶生，不偶不生，故根称作藕。有的说藕善耕泥，故字从耦（ǒu），耦者，即耕。茄音加，加于蔤上的意思。蕸音遐，远于蔤。菡萏，函合未发的意思。芙蓉，敷布容艳的意思。莲者，连也，花实相连而出。菂者，的也，子在房中点点如的也。这些都是点注的称呼。薏犹意也，含苦在内。古诗说：食子心无弃，苦心生意存。即指的是它。

【集解】时珍说：莲藕，荆州、扬州、豫州、益州等处湖泽池塘都有。用莲子种的生长较迟，用藕芽种的最易生长。它的芽穿泥成白蒻，即是蔤。长的有一丈余，五六月嫩时，水中采取，可作蔬菜吃，称为藕丝菜。节生二茎：一为藕荷，叶贴水面，下旁行生藕；一为芰（jì）荷，叶出水面，旁茎生花。它的叶清明节后生。六七月开花，花有红、白、粉红三色。花心有黄须，蕊长寸余，须内即是莲。花褪莲房成菂，菂在房如蜂子在窠的形状。六七月采嫩者，生食脆美。至秋房枯子黑，坚硬如石，称为石莲子。八九月采收，剥去黑壳，货卖四方，称为莲肉。冬月至春挖藕食用，藕白有孔有丝，粗者如臂，长六七尺，共五六节。大抵野生及红花的，莲多藕劣；种植及白花的，莲少藕佳。花白者香，红者艳，千叶者不结实。另有合欢（并头者），有夜舒荷（夜布昼卷）、睡莲（花夜入水）、金莲（花黄）、碧莲（花碧）、绣莲（花如绣），都是异种，故不述及。《物类相感志》载：荷梗塞穴鼠自去，煎汤洗镴（là）垢自新。这是物性使然。

莲实

【释名】又名藕实、菂、薂（xí）、石莲子、水芝、泽芝。

【修治】陶弘景说：藕实即莲子，八九月采黑坚如石者，干捣破开。

时珍说：石莲剁去黑壳，称为莲肉。用水浸去赤皮、青心，生食最好。入药须蒸熟去心，或晒或焙干用。也有每一斤莲肉，用公猪肚一个盛贮，煮熟捣焙用者。今药店有一种石莲子，形状像土石而味苦，不知是何物。

【气味】味甘，性平，涩，无毒。

【主治】《本经》记载：补中养神，益气力，除百疾。久服，轻身耐老，不饥延年。

孟诜说：主五脏不足，伤中，益十二经脉血气。

《大明》记载：止渴去热，安心止痢，治腰痛及泄精。多食令人欢喜。

时珍说：交心肾，厚肠胃，固精气，强筋骨，补虚损，利耳目，除寒湿，止脾泄久痢，赤白淋浊，女人崩中带下、各种血病。

苏颂说：捣碎和米作粥饭食，轻身益气，令人强健。

【发明】时珍说：莲出于淤泥，而不为泥染；居于水中，而不为水淹没。根茎花实，一般植物难以相比；清净济用，各种美得兼有。由嫩芽而节节生茎，长叶，开花，结藕。由含苞待放到开花结果。莲子开始时色黄，由黄渐成青色、绿色，成熟后为黑色，内为白肉，里面的莲心为青色。石莲子坚硬如石，可存放很久，莲子心藏于莲子中，可作种，藕又可萌芽，造化不息，所以佛典用为譬喻，妙理俱存；医家作为药服食，可以除却多种疾病。大概是因为莲子味甘，气温而性涩，禀清芳之气，得五谷之味，是脾之果。脾为黄宫，使水火交通，木金相合。脾为土脏，为元气之母，母气既和，津液相成，神乃自生，久视延年。古人治心肾不交，劳伤白浊，有清心莲子饮。补心肾，益精血，有瑞莲丸，都是根据此理论而用。

附方

1 补中强志，益耳目聪明：用莲实半两去皮心，研为细末，水煮熟，取粳米三合作粥，入药末搅匀食用。《圣惠方》。

2 补虚益损：用莲实半升，酒浸二夜，取牙猪肚一个洗净，入莲在内，缝定煮熟，取出晒干为末，酒煮米糊，作丸如梧桐子大。每次取五十丸，饭前温酒送下。此方名水芝丹。《医学发明》。

3 白浊遗精：①石莲肉、龙骨、益智仁等份，研为细末，每次服二钱，空腹米汤送下。②莲肉、白茯苓等份，研为细末，白开水调服。《普济方》。

4 心虚赤浊：用石莲肉六两，炙甘草一两，捣研为末。每次取一钱，灯心汤送下。此方名莲子六一汤。《仁斋直指方》。

5 久痢噤口：石莲肉炒，捣研为末，每次取二钱，陈仓米调下，便觉思食，甚妙。加入香连丸，尤妙。《丹溪心法》。

6 哕逆不止：石莲肉六枚，炒赤黄色，研末，冷熟水半盏和服，便止。苏颂《图经本草》。

7 产后咳逆呕吐，心忡目运：用石莲子两半，白茯苓一两，丁香五钱，捣研为末。每次米汤送服二钱。《良方补遗》。

8 眼赤作痛：莲实（去皮研末）一盏，粳米半升，加水煮粥，常食。《普济方》。

9 小儿热渴：莲实（炒）二十枚，浮萍二钱半，生姜少量，水煎，分三次服用。《圣济总录》。

10 反胃吐食：将石莲肉捣研为末，入少量肉豆蔻末，米汤调服。《仁斋直指方》。

藕

【气味】味甘，性平，无毒。

【主治】《别录》记载：主热渴，散留血，生肌，久服令人心欢。

陈藏器说：止怒止泄，消食解酒毒，及病后干渴。

《大明》记载：捣汁服，止闷除烦开胃，治

霍乱，破产后血闷，捣膏，敷金疮并伤折，止暴痛。蒸煮食用，大能开胃。

孟诜说：生食，治霍乱后虚渴。蒸食，甚补五脏，实下焦。同蜜食，令人腹脏肥，不生诸虫，还可节省粮食。

【发明】陶弘景说：根入神仙家。宋朝时太官作蜭（kàn），庖人削藕皮误落血中，遂致散涣不凝。因此医家用其破血而多效。蜭，即血羹。

孟诜说：产后忌生冷物，独藕不同于生冷之物，因为它能破血。

时珍说：白花藕大而孔扁者，生食味甘，煮食不美；红花及野藕，生食味涩，煮蒸则佳。藕生于污泥之中，而洁白自若。质柔而穿坚，居下而有节。孔窍玲珑，丝纶内隐。生于嫩蒻，而发为茎、叶、花、实，又复生芽，以续生生之脉。四时可食，令人心欢，可谓是灵根。故其所主者，皆心脾血分之疾，与莲之功稍有不同。

附方

1 时气烦渴：生藕汁一盏，生蜜一合，和匀，细服。《圣惠方》。

2 霍乱烦渴：藕汁一盅，姜汁半盅，和匀饮服。《圣济总录》。

3 霍乱吐利：生藕捣汁服。《圣惠方》。

4 上焦痰热：藕汁、梨汁各半盏，和服。《简便方》。

5 食蟹中毒：生藕汁饮服。《圣惠方》。

6 冻脚裂坼：蒸熟藕捣烂外涂。

藕蔤

【释名】又名藕丝菜。五六月嫩时，采后作为蔬菜，老则为藕梢，味道不好。

【气味】味甘，性平，无毒。

【主治】苏颂说：生食，主霍乱后虚渴烦闷不能食，解酒食毒。

时珍说：功效与藕相同。

汪颖说：解烦毒，下瘀血。

藕节

【气味】味涩，性平，无毒。

【主治】甄权说：捣汁饮用，主吐血不止及口鼻出血。

《大明》记载：消瘀血，解热毒。产后血闷，和地黄研汁，入热酒、小便饮服。

时珍说：能止咳血唾血，血淋尿血，下血血痢血崩。

【发明】时珍说：一男子患血淋，痛胀欲死，我用藕汁调发灰给他服，每服二钱，服三日而血止痛除。据赵溍《养痾漫笔》记载：宋孝宗患痢，众医治疗而不效。高宗偶见一小药店，召来寻问。其人问得病因，乃是食湖蟹所致，于是诊脉，说这是冷痢。于是，用新采藕节捣烂，热酒调下，数服即愈。高宗大喜，就将捣药的金杵臼赐之，人遂称为金杵臼严防御家，可谓是不世之遇。这是因为藕能消瘀血，解热开胃，而又解蟹毒的缘故。

附方

1 鼻衄不止：藕节捣汁饮，并滴鼻中。

2 卒暴吐血：用藕节、荷蒂各七个，用蜜少量擂烂，用水二盅，煎至八分，去药渣，温服。或为末丸服亦可。此方名双荷散。《圣惠方》。

3 大便下血：藕节晒干研末，人参、白蜜煎汤，调服二钱，每日二次。《全幼心鉴》。

4 遗精白浊，心虚不宁：用藕节、莲花须、莲子肉、芡实肉、山药、白茯苓、白茯神各二两，研为细末，取金樱子二斤捶碎，加水一斗，熬至八分，去药渣，再熬成膏，入少许面和药，作丸如梧桐子大，每次取七十丸，米汤送下。此方名金锁玉关丸。

5 鼻渊脑泻：藕节、川芎焙研，研为细末，每次服用二钱，米汤送下。《普济方》。

莲薏 即莲子中青心

【释名】又名苦薏。

【气味】味苦，性寒，无毒。

【主治】陈士良说：血渴，产后渴，生研为末，米汤送服二钱，立愈。

《大明》记载：止霍乱。

时珍说：清心去热。

附方

1 劳心吐血：莲子心七个，糯米二十一粒，研为细末，酒送服。《百一选方》。

2 小便遗精：莲子心一撮，研为细末，入辰砂一分。每服一钱，白开水送下，每日二次。《医林集要》。

莲蕊须

【释名】又名佛座须。花开时采取，阴干。也可充作果食。

【气味】味甘、涩，性温，无毒。

【主治】时珍说：清心通肾，固精气，乌须发，悦颜色，益血，止血崩、吐血。

【发明】时珍说：莲须本草书籍不收载，而《三因方》诸方、固真丸、巨胜子丸各补益方中，往往采用。它的功效大抵与莲子相同。

附方

久近痔漏：三十年者，三服除根。用莲花蕊、黑牵牛头末各一两半，当归五钱，研为细末，每次空腹酒服二钱。忌热物。五日见效。《孙氏集效方》。

莲花

【释名】又名芙蓉、芙蕖、水华。

【气味】味苦、甘，性温，无毒。

【主治】《大明》记载：能镇心益色，驻颜身轻。

陶弘景说：花作为养生药用，入香尤妙。

附方

1 天泡湿疮：荷花外贴。《简便方》。

2 坠损呕血，坠跌积血心胃，呕血不止：将干荷花捣研为末，每次酒服方寸匕。杨拱《医方摘要》。

莲房

【释名】又名莲蓬壳。陈久者良。

【气味】味苦、涩，性温，无毒。

【主治】孟诜说：破血。

陈藏器说：治血胀腹痛，及产后胎衣不下，酒煮服用。水煮服用，可解野菌毒。

时珍说：止血崩、下血、尿血。

【发明】时珍说：莲房入厥阴血分，消瘀散血，与荷叶同功，也是急则治标之意。

附方

1 经血不止：用陈莲蓬壳烧存性，研为细末，每次服用二钱，热酒送下。此方名瑞莲散。《妇人经验方》。

2 血崩不止，不拘冷热：用莲蓬壳、荆芥穗各烧存性，等份为末，每次服用二钱，米汤送下。《圣惠方》。

3 产后血崩：莲蓬壳五个，香附二两，各烧存性，研为细末，每次服用二钱，米汤送下，每日二次。《妇人良方》。

4 漏胎下血：莲房烧研，面糊为丸如梧桐子大，每次服百丸，汤、酒任下，每日二次。《朱氏集验方》。

5 小便血淋：莲房烧存性，研为细末，入麝香少量，每次服用二钱半，米汤调下，每日二次。《经验方》。

6 天泡湿疮：莲蓬壳烧存性，研为细末，井泥调涂，神效。《海上方》。

荷叶

【释名】嫩者名荷钱，贴水者名藕荷，出水者名芰荷，蒂名荷鼻。

【修治】《大明》记载：入药都炙用。

【气味】味苦，性平，无毒。

【主治】《大明》记载：能止渴，落胞破血，治产后口干，心肺躁烦。

陈藏器说：治血胀腹痛，产后胎衣不下，酒煮服之。荷鼻：安胎，去恶血，留好血，止血痢，杀菌蕈毒，均可煮水服。

时珍说：生发元气，裨助脾胃，涩精滑，散瘀血，消水肿痈肿，发痘疮，治吐血咯血衄血，下血溺血血淋，崩中，产后恶血，损伤败血。

【发明】时珍说：烧饭见谷部饭下条。据《东垣试效方》记载：雷头风证，头面疙瘩肿痛，憎寒发热，状如伤寒，病在三阳，不可过用寒药重剂，诛伐无过。一人病此，诸药不效，我用清震汤治疗而病人痊愈。用荷叶一枚，升麻五钱，苍术五钱，水煎温服。因为震卦为雷，而荷叶之形象震体，其色又青，乃涉类象形之义。又据闻人规《痘疹论》记载：痘疮已出，复为风寒外袭，则窍闭血凝，其点不长，或变黑色，此为倒黡（yǎn），必身痛，四肢微厥。但温肌散邪，则热气复行，而斑自出，宜用紫背荷叶散治疗。因为荷叶能升发阳气，散瘀血，留好血，僵蚕能解结滞之气的原因。此药易得，而活人众多，胜于人牙、龙脑。戴思恭《证治要诀》记载：荷叶服之，令人瘦劣，因此单服可以消阳水浮肿之气。

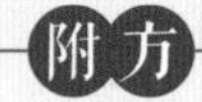

附方

1 阳水浮肿：败荷叶烧存性，研为细末，每次服用二钱，米汤调下，每日服三次。《证治要诀》。

2 脚膝浮肿：荷叶心、藁本等份，煎汤，淋洗患处。《永类钤方》。

3 跌打损伤，恶血攻心，闷乱疼痛：用干荷叶五片烧存性，捣研为末，每服一钱，童便一盏，饭前调下，每日服三次，以下利恶物为度。《圣惠方》。

4 产后心痛，是恶血不尽：荷叶炒香后捣研为末，每服方寸匕，开水或童子小便调下。或烧灰，或煎汁皆可。《救急方》。

5 伤寒产后，血晕欲死：用荷叶、红花、姜黄等份，炒研末，童子小便调服二钱。庞安时《伤寒总病论》。

6 妊娠胎动，已见黄水者：干荷蒂（炙）一枚，研为末，糯米淘汁一盅，调服即安。唐氏《经验方》。

7 吐血不止：①嫩荷叶七个，擂水服用。②干荷叶、生蒲黄等份，捣研为末，每次服用三钱，桑白皮煎汤调下。③经霜败荷烧存性，研末，新汲水服二钱。《肘后方》。

8 吐血咯血：①荷叶焙干，研为细末，米汤调服二钱，一日二次，以知为度。②败荷叶、蒲黄各一两，捣研为末，每次服二钱，麦门冬汤送下。《圣济总录》。

9 吐血衄血，阳乘于阴，血热妄行：生荷叶、生艾叶、生柏叶、生地黄等份，捣烂，作丸如鸡蛋大，每次取一丸，加水三盏，煎至一盏，去药渣服。此方名四生丸。《济生方》。

10 崩中下血：荷叶（烧研）半两，蒲黄、黄芩各一两，研为细末，每次空腹酒服三钱。

11 血痢不止：荷叶蒂，水煮汁服用。《普济方》。

12 下痢赤白：荷叶烧研，每服二钱，红痢加蜜、白痢加砂糖汤送下。

13 牙齿疼痛：青荷叶剪取钱蒂七个，用浓米醋一盏，煎至半盏，去药渣，熬成膏，时时抹患处。唐氏《经验方》。

14 赤游火丹：（发于皮肤，为一侧或双侧红色或紫色，或青紫斑片状的一种疾病。）新生荷叶捣烂，入盐拌匀，外涂患处。《摘玄方》。

15 漆疮作痒：干荷叶煎汤，洗患处。《集验方》。

16 偏头风痛：①升麻、苍术各一两，荷叶一个，水二盅，煎至一盅，饭后温服。②烧荷叶一个，捣研为末，以煎汁调服。《简便方》。

17 刀斧伤疮：荷叶烧研，外搽患处。《集简方》。

18 阴肿痛痒：荷叶、浮萍、蛇床等份煎水，天天洗患处。《医垒元戎》。

-按语-

莲子味甘、涩，性平，能固精止带，补脾止泻，益肾养心。用于遗精滑精、带下、脾虚泄泻、食欲不振、心悸、失眠。

莲须味甘、涩，性平，能固肾涩精。用于遗精、滑精、带下、尿频。

莲房味苦、涩，性温，能止血化瘀。用于崩漏、尿血、痔疮出血、产后瘀阻、恶露不尽。炒炭用。

莲子心味苦，性寒，能清心安神，交通心肾，涩精止血。用于热入心包、神昏谵语，心肾不交、失眠遗精，血热吐血。

荷叶味苦、涩，性平，能清暑利湿，升阳止血。用于暑热病证、脾虚泄泻和多种出血证。

荷梗味苦，性平，能通气宽胸，和胃安胎。用于外感暑湿、胸闷不畅、妊娠呕吐、胎动不安。

Qian 芡 Shi 实

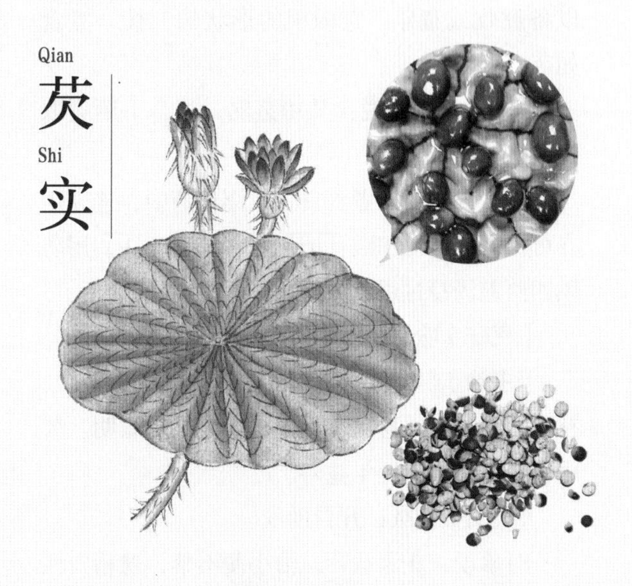

【释名】又名鸡头、雁喙、雁头、鸿头、鸡雍、卯菱、芀子、水流黄。

陶弘景说：这就是如今芀的子。茎上花像鸡冠，因此称作鸡头。

苏颂说：它的苞形状像鸡、雁头，因此有各种称呼。

时珍说：芡可周济俭歉，故称为芡。鸡雍见于《庄子·无鬼篇》，卯菱见于《管子·五行篇》。扬雄《方言》记载：南楚称为鸡头，幽燕称为雁头，徐州、青州、淮州、泗州称为芡子。它的茎称为芀，也称作莜（yì）。钩芙，是陆生草，其茎可食。水流黄名称见下解释。

【集解】《别录》记载：鸡头实生雷池池泽，八月采收。

时珍说：芡茎三月长叶，贴于水面，比荷叶

大，皱纹如縠（hú，有皱纹的纱），蹙（cù）衄如沸（叶片起伏），面青背紫，茎、叶皆有刺。它的茎长至丈余，中间也有孔有丝，嫩者剥皮可食。五六月生紫花，花开向日结苞，外有青刺，像刺猬和栗球的形状。花在苞顶，也像鸡喙和猬喙。剥开内有斑驳软肉裹子，累累如珠玑。壳内白米，状如鱼目。深秋老时，生活在池泽旁的农民采收，烂后取芡子，藏在谷仓中，以备歉收或荒年。它的根的形状像三棱，煮食如芋。

【修治】孟诜说：凡用蒸熟，烈日下晒裂取仁，也可舂取粉用。

时珍说：新者煮食良。入涩精药中，连壳用亦可。据陈彦《和暇日记》载：芡实一斗，用防风四两煎汤浸过用，可经久不坏。

【气味】味甘，性平，涩，无毒。

【主治】《本经》记载：主湿痹，腰脊膝痛，补中，除暴疾，益精气，强志，令耳目聪明。久服，轻身不饥，延年益寿。

《大明》记载：开胃助气。

时珍说：止渴益肾，治小便不禁，遗精白浊带下。

【发明】陶弘景说：仙方取此合莲实作饵食，甚益人。

苏敬说：作粉食，益人胜于菱（líng）。

苏颂说：取其实及中子，捣烂晒干，再捣筛末，熬金樱子煎和丸服用，能补下益人，称为水陆丹。

时珍说：据孙升《谈圃》记载：芡本不益人，而通俗说它水流黄河。因为人之食芡，必咀嚼之，终日嗫嗫。而芡味甘性平，肥而不腻。食之能使华液流通，转相灌溉，它的功效胜于乳石。《淮南子》记载：狸头愈瘟（shǔ，瘘疮），鸡头已瘘。注释者所说的即是芡实。

附方

❶ 益精气，强志意，利耳目：鸡头实三合，煮熟去壳，粳米一合煮粥，日日空腹食用。此方名鸡头粥。《经验方》。

❷ 浊病：用芡实粉、白茯苓粉，黄蜡化蜜和丸如梧桐子大。每次服百丸，盐汤送下。此方名分清丸。《摘玄方》。

按语

芡实味甘、涩，性平，能益肾固精，健脾止泻，除湿止带。用于遗精、滑精、脾虚久泻、带下等。

Ci Gu 慈姑

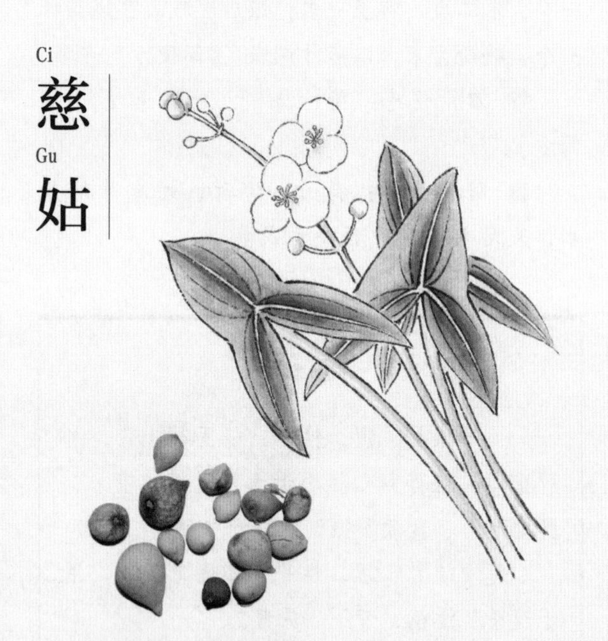

【释名】又名藉姑、水萍、河凫茈、白地栗。苗名剪刀草、箭搭草、槎丫草、燕尾草。

时珍说：慈姑，一根一年生十二子，如慈姑之哺乳诸子，因此以慈姑为名。写作茨菰是错的。河凫茈、白地栗，用以区别于乌芋之凫茈、地栗。剪刀、箭搭、槎丫、燕尾，都是象叶的形状。

【集解】时珍说：慈姑生在浅水中，人们也有种植的。三月生苗，青茎中空，其外有棱，叶像燕尾，前尖后分支，打霜后叶变枯，根才练结，自冬及春初，挖出作为水果，需用灰汤煮熟，去皮食用，才不会麻涩而刺激咽喉。嫩茎也可炸食。又取汁，可制粉霜、雌黄毒。又有山慈菇，名同实异，见于草部。

根

【气味】味苦、甘，性微寒，无毒。

【主治】《大明》记载：主治百毒，产后血闷，攻心欲死，产难胞衣不出，捣汁服一升。又下石淋。

叶

【主治】苏颂说：主治诸恶疮肿、小儿游瘤丹毒，捣烂外涂，即便消退，疗效好。

《大明》记载：治蛇、虫咬，捣烂外敷。

时珍说：调蚌粉，涂瘙痱。

按语

慈姑味苦、甘，性微寒，能行血通淋，清热止血，解毒散结。用于产后血闷、胎衣不下、淋浊、尿路结石、带下，咯血、吐血、崩漏、疮肿丹毒、瘰疬痰核、癥瘕痞块、目赤肿痛、毒蛇咬伤。

第十一卷 本草纲目-木部

时珍说：树木属于植物，为五行之一。树木适宜在山谷原野低湿的土中生长。本由气化所来，最终形成有形体的植物。树有挺拔的乔木和低矮茂密的灌木，其根茎壮实，枝叶繁茂，开花结果。质地有坚硬、脆弱的，味道有滋美的、怪味的，各具自身特点。通过色香气味，可以区别其品名和种类。作为食物可以用作果蔬，作为药材可以充作药用。性寒或性温，有毒或无毒，只有通过不断考证加以汇总。要知道它们的名称，不能只靠读书来获取。再通过参阅药物著作，更加能启发人的智慧。

Bai 柏

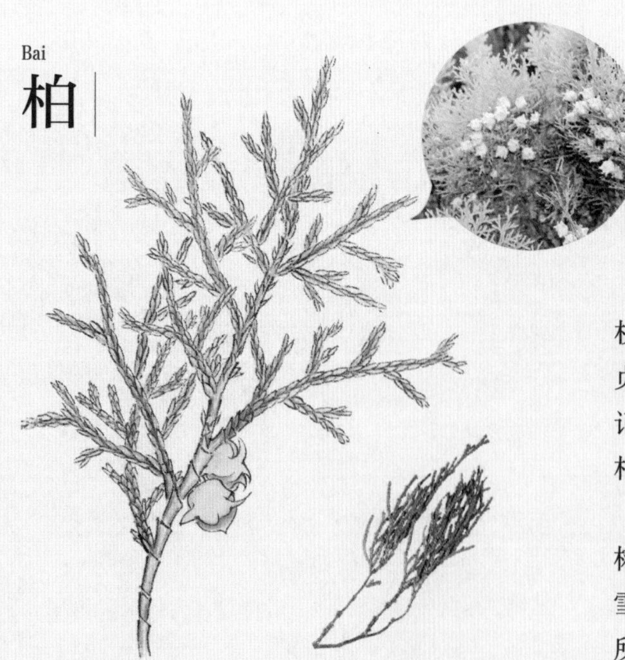

【释名】又名椈（jú）、侧柏。

时珍说：据魏子才《六书精蕴》记载：万木枝叶皆向阳，唯独柏指向西方，属于阴木并且有贞德，故字从白。白者，类属西方。陆佃《埤雅》记载：柏的枝叶指向西方，犹如指南针之指南。柏有数种，入药只取叶扁而侧生的，故名侧柏。

寇宗奭说：我任官陕西时，登高处眺望柏树，千万株柏树一一指向西，此木至坚，不畏霜雪，得木之正气，他木不能及，所以受金之正气所制，故一一西指。

【集解】时珍说：《史记》记载，松柏为百木之长。其树高耸竖直，皮薄，肌腻，花细琐，实成梂（qiú），状如小铃，霜后四裂，中有数子，大的如麦粒，芬芳可爱。柏叶松身的，是桧（guì），叶尖硬，也称为栝（guā）。现在的人称为圆柏，以与侧柏相区别。松叶柏身的，是枞（cōng）。松桧相半的，是桧柏。峨眉山中一种竹叶柏身的，称为竹柏。

柏实

【修治】雷敩说：凡使用，先用酒浸一夜，第二天早晨滤出，晒干，用黄精自然汁在太阳下煎煮，慢火煮成煎为度。每煎柏子仁三两，用酒五两浸。

时珍说：此法是服食家所用，寻常用者，只需蒸熟晒裂，捣破取仁，炒研入药。

【气味】味甘，性平，无毒。

【主治】《本经》记载：治惊悸，能益气，除风湿，安五脏。久服，令人皮肤润泽，耳目聪明，不饥不老，轻身延年。

《别录》记载：治疗精神恍惚、虚损所致的气息断续、关节腰部重痛，益血止汗。

时珍说：养心气，润肾燥，安魂定魄，益智宁神。光泽头发，治疗疥癣。

【发明】王好古说：柏子仁，是肝经气分药，能润肾，古方十精丸中用到它。

时珍说：柏子仁性平而不寒不燥，味甘而补，气辛而能润，其气清香，能透心肾，益脾胃，是仙家上品药，适宜使用于滋养之剂中。《列仙传》记载：赤松子食柏实，齿落复生，行走快如奔马，可推知并非虚妄之语。

附方

1 老人虚秘：柏子仁、松子仁、大麻仁等份，同研，溶蜜制成蜡丸如梧桐子大，用少黄丹汤，饭前调服二三十丸，每日服二次。寇宗奭方。

2 肠风下血：柏子十四个，捶碎，囊贮浸好酒三盏，煎取八分服用。《普济方》。

3 黄水湿疮：真柏油二两，香油二两，熬稠外涂于患处。陆氏《积德堂方》。

柏叶

【修治】雷敩说：凡用挼去两边及心枝，用糯米泔水浸七日，以酒拌蒸一日夜。每一斤，用黄精自然汁十二两浸焙，又浸又焙，直至汁干。

时珍说：这是服食所用的炮制方法，常用或生或炒。

【气味】味苦，性微温，无毒。

【主治】《别录》记载：治吐血衄血，痢血，崩中，赤白带下，轻身益气，令人耐寒暑，去湿痹，止饥。

甄权说：治冷风历节疼痛，止尿血。

《大明》记载：炙后可以敷冻疮，烧取汁涂头，黑润鬓发。

苏颂说：敷汤火伤，止痛灭瘢。内服，治疗蛊痢。作汤常服，杀五脏虫，益人。

【发明】朱震亨说：柏属阴与金，善守，因此采其叶，随月建方，取它多得月令之气。此为补阴之要药，其性多燥，久服之大益脾土，以滋其肺。

时珍说：柏性后凋而耐久，禀性坚凝，是多寿之木，所以可入服食药中。道家用它点汤常饮，元旦用它浸酒辟邪，皆取于此。麝食之体香，毛女食之体轻，即是其验证。毛女，是秦王宫人，关东贼至，惊走入山，饥无所食，有一老翁教吃松柏叶，初时苦涩，久乃相宜，于是不再饥饿，冬不寒，夏不热。至汉成帝时，猎人于终南山见一人，无衣服，身生黑毛，跳坑越涧如飞，于是层层围堵擒获，离秦朝已经二百多年了。这件事出自于葛洪《抱朴子》一书中。

附方

1 霍乱转筋：柏叶捣烂，裹脚上，及煎汁淋洗患处。《圣惠方》。

2 吐血不止：①青柏叶一把，干姜二片，阿胶（炙）一挺，三味，加水二升，煮至一升，去药渣，再绞马通汁一升合煎，取一升，用绵过滤，一次服完。此方名柏叶汤。张仲景方。②柏叶，米汤送服二钱，或作蜜丸，或水煎服。《圣惠方》。

3 忧愁愤恨呕血，烦满少气，胸中疼痛：将柏叶捣研为散，米汤调服二方寸匕。《圣惠方》。

4 衄血不止：柏叶、榴花研末，吹鼻。《普济方》。

5 小便尿血：柏叶、黄连焙研，酒服三钱。《济急方》。

6 大肠下血：侧柏叶烧研，每次米汤送服二钱。《百一选方》。

7 酒毒下血，或下痢：嫩柏叶（九蒸九晒）二两，陈槐花（炒焦）一两，为末，和蜜丸如梧桐子大。每次空腹温酒送下四十九。《普济方》。

8 小儿洞痢：柏叶煮汁，代茶饮服。《经验方》。

9 月经不断：侧柏叶（炙）、芍药等份。每次取三钱，水、酒各半，煎服。室女用侧柏叶、木贼（炒微焦）等份，捣研为末。每次服用二钱，米汤送下。《圣济总录》。

10 汤火烧灼：柏叶生捣外涂，系定二三日，止痛灭瘢。《图经本草》。

11 大风疠疾，眉发不生：侧柏叶九蒸九晒，捣研为末，炼蜜为丸，如梧桐子大。每次服五到十丸，每日三次、晚上一次。百日即生。《圣惠方》。

12 头发不生：侧柏叶阴干，作末，和麻油外涂患处。《梅师方》。

13 头发黄赤：生柏叶（末）一升，猪膏一斤，和丸如弹子大，每次用布包裹一丸，纳泔汁中化开，洗头发。一月后，发色黑而润。《圣惠方》。

按语

柏作为药用有侧柏叶、柏子仁。侧柏叶味苦、涩，性寒，能凉血止血，化痰止咳，生发乌发。用于血热出血证，肺热咳嗽，脱发、须发早白。

柏子仁味甘，性平，能养心安神，润肠通便。用于心悸怔忡、虚烦不眠、头晕健忘、肠燥便秘。还能滋补阴液，用治阴虚盗汗、小儿惊痫等。

Song 松

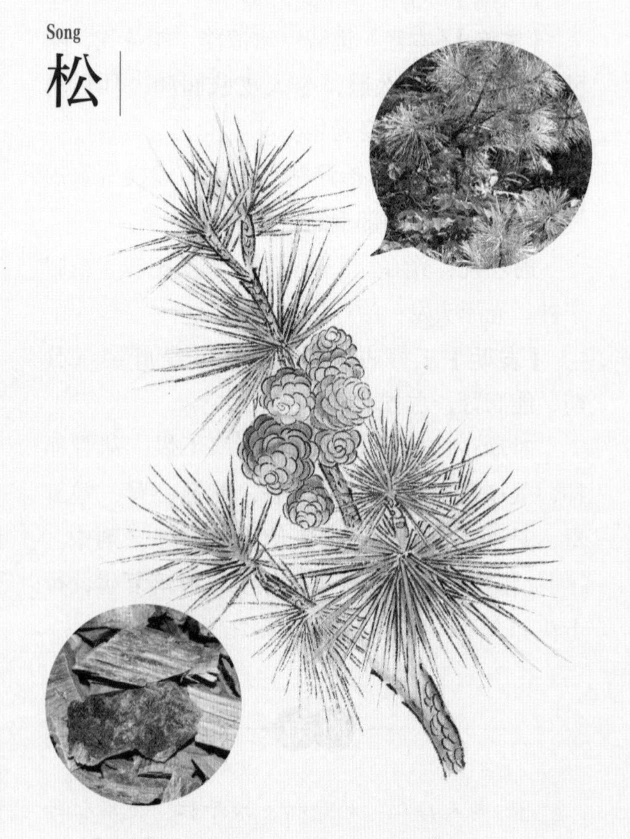

【释名】时珍说：据王安石《字说》记载：

松柏为百木之长。松犹公，柏犹伯。故松从公，柏从白。

【集解】时珍说：松树高耸修长多节，其皮粗厚有鳞形，其叶后凋。二三月抽蕤（ruí）生花，长四五寸，采其花蕊为松黄。结果实的形状像猪心，叠成鳞砌，秋季变老则子长鳞裂。然而叶有二针、三针、五针的区别。三针者为栝子松，五针者为松子松。其子大如柏子，只有产自辽海及云南的，子大如巴豆可食，称为海松子。孙思邈说：松脂以产自衡山的为好，衡山东五百里，满谷所出者，与天下不同。苏轼说：镇定所产松脂也好。葛洪说：凡老松皮内自然聚脂为第一，胜于凿取及煮成的。其根下有伤处，不见日月的为阴脂，质量尤其好。老松余气结为茯苓。千年松脂化为琥珀。

松节

【气味】味苦，性温，无毒。

【主治】《别录》记载：主百邪久风，风虚脚痹疼痛。

陶弘景说：酿酒，主脚弱，骨节风。

朱震亨说：炒焦，治筋骨间病，能燥血中之湿。

时珍说：治风蛀牙痛，煎水含漱，或烧灰每日外敷，有效。

【发明】时珍说：松节，是松之骨。质坚气劲，时间久了也不腐朽，因此筋骨间风湿诸病宜用。

附方

1 历节风痛，四肢如解脱：二十斤，酒五斗，浸二十一日，每次服一合，每日五六次。此方名松节酒。《外台秘要》。

2 转筋挛急：松节一两，锉如米大，乳香一钱，银石器内慢火炒焦，存一二分性，出火毒，研末。每次服一二钱，热木瓜酒调下。孙用和《秘宝方》。

3 风热牙病：①油松节如枣大一块，切碎，胡椒七颗，入烧酒，需二三盏，乘热入飞过白矾少许。噙嗽三五口，立即痊愈。②松节二两，槐白皮、地骨皮各一两，浆水煎汤。热漱冷吐。《圣惠方》。

4 反胃吐食：松节煎酒，慢慢饮服。《百一选方》。

5 阴毒腹痛：油松木七块，炒焦，冲酒二盅，热服。《集简方》。

6 跌仆伤损：松节煎酒服。谈野翁方。

按语

松以松节入药，味苦、辛，性温，能祛风湿，通络止痛。用于风湿痹痛、历节风痛、跌打损伤。阴虚血燥者慎服。

Shan

杉

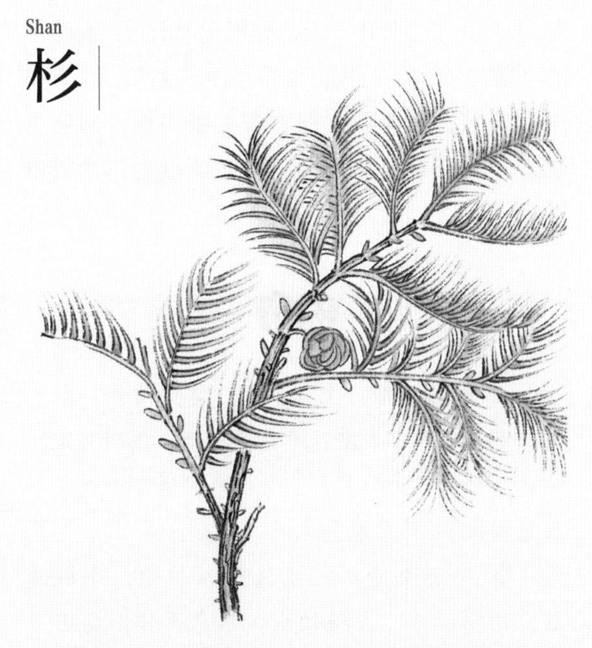

【释名】又名煔（shān）、沙木、檠（qíng）。

【集解】时珍说：杉木叶硬，微扁如刺，结

实如枫实。江南人在惊蛰前后取枝插种，出自倭国的称为倭木，不及蜀、黔诸峒所产者好。杉木有赤、白二种，赤杉实而多油，白杉虚而干燥。有斑纹如雉的，称作野鸡斑，制作成棺材尤其贵重。其木不生白蚁，烧灰最发火药。

杉材

【气味】味辛，性微温，无毒。

【主治】《别录》记载：主治漆疮，煮汤外洗，无不愈。

苏敬说：煮水浸捋脚气肿满。内服，治心腹胀痛，去恶气。

《大明》说：治风毒奔豚，霍乱上气，都可煎汤服用。

【发明】苏颂说：唐代柳宗元《救三死方》记载：元和十二年二月得脚气病，夜半痞闷欲绝，胁部有块，大如石，将死，神志不清，抽搐，眼睛上视，三日，家人嚎啕大哭。荥阳郑洵美传授他杉木汤，服后半顿饭功夫，大便大下三次，气通，胁块消散。方用杉木节一大升，橘叶（切）一大升（无叶则用皮替代），大腹槟榔（连子捣碎）七枚，童子小便三大升，共煮至一大升半，分为两次服。若一服得快，即停后服。此乃必死之病，恰巧碰上传授者，才得以生还。

附方

❶ 肺壅痰滞，上焦不利，突然咳嗽：杉木屑一两，皂角（去皮，酥炙）三两，捣研为末，制成如梧桐子大的蜜丸。每次米汤送下十九，一日服四次。《圣惠方》。

❷ 肺壅失音：杉木烧炭入碗中，小碗覆盖，用汤淋下，去碗饮水。不愈再作，发出声音，即可停药。《集简方》。

> **按语**
>
> 杉味辛，性微温，能祛风化痰，活血解毒，利水消肿，用于半身不遂初起、风疹、咳嗽、脚气肿满、小儿阴肿、牙痛、天疱疮、脓疱疮、鹅掌风、跌打损伤、毒虫咬伤。

桂（Gui） 牡桂（Mu Gui）

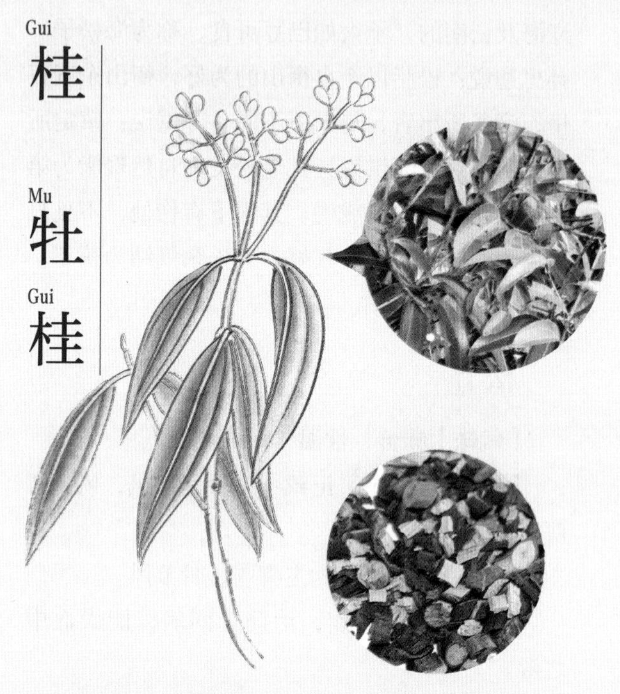

【释名】又名梫（qǐn）。

时珍说：据范成大《桂海志》记载：凡木叶的心都只有一条纵理，独桂有两道，如圭的形状，故字从圭。陆佃《埤雅》记载：桂，犹如圭。宣导百药，到达病变部位，可以作为药方中的引经药，就像手持圭板的使者。《尔雅》称作“梫”，能侵害他木的意思。《吕氏春秋》载：桂枝之下无杂木。《雷公炮炙论》记载：桂钉木根，其木即死。桂即牡桂之厚而味辛烈者，牡桂即桂之薄而味淡者，《别录》不当重出。今合并为一，而分目于下。

【集解】时珍说：桂有数种，以今参访：牡桂，叶长如枇杷叶，坚硬有毛及锯齿，其花白色，其皮多脂。菌桂，叶如柿叶，而尖狭光净，有三条纵纹而无锯齿，其花有黄有白，其皮薄而卷。现在商人所货卖的，都是这两种桂。但以皮卷者为菌桂，皮半卷及板者为牡桂，即自能分辨。苏敬所说，正合医家现今所用者。柏叶之桂，是服食家所用，不是这种治病之桂。据《尸子》记载：春花秋英曰桂。嵇含《南方草木状》记载：桂生合浦、交趾，生必在高山之巅，冬夏常青。其一类独自为林，中无杂树。有三种：皮赤者为丹桂，叶似柿者为菌桂，叶似枇杷者为牡桂。这表述得十分清楚，足以攻破各家的辩论。

桂

时珍说：此即肉桂。厚而辛烈，去粗皮用。其去内外皮者，即为桂心。

【气味】味甘、辛，性大热，有小毒。

【主治】《别录》记载：利肝肺气，治疗心腹寒热冷痰，霍乱转筋，头痛腰痛出汗，止烦止唾，治疗咳嗽鼻塞，堕胎，温中，坚筋骨，通血脉，疏通血脉，宣导百药，没有什么与它相畏。久服，延年益寿。

张元素说：补下焦不足，治沉寒痼冷之病，渗泄止渴，去营卫中风寒，表虚自汗。春夏为禁药，秋冬下部腹痛，非此不能止。

王好古说：补命门不足，益火消阴。

时珍说：治寒痹风喑、阴盛失血、泻痢惊痫。

桂心

雷敩说：选用紫色且厚者，去掉外面的粗皮和内面的薄皮，取中心味辛的入药用。中土只有桂草，用来煮丹阳木皮，作为伪品充当桂心。

时珍说：据《酉阳杂俎》记载：丹阳山中有山桂，叶如麻，开细黄花。此即雷敩所谓的丹阳木皮。

【气味】味苦、辛，无毒。

【主治】甄权说：主治九种心痛，腹内冷气痛不可忍，咳逆结气壅痹，脚痹不仁，止下痢，杀三虫，治鼻中息肉，破血，通利月闭，胞衣不下。

《大明》记载：治一切风气，补五劳七伤，通九窍，利关节，益精明目，暖腰膝，治风痹骨节挛缩，续筋骨，生肌肉，消瘀血，破痃癖癥瘕，杀草木毒。

时珍说：治风僻失音喉痹，阳虚失血，内托痈疽痘疮，能引血化汗化脓，解蛇蝮毒。

牡桂

时珍说：此即是木桂。薄而味淡，去粗皮用。其最薄者为桂枝，枝之嫩小者为柳桂。

【气味】味辛，性温，无毒。

【主治】《本经》记载：主上气咳逆结气，喉痹吐吸，利关节，补中益气。久服通神，轻身不老。

《别录》记载：主治心痛胁痛胁风，温筋通脉，止烦出汗。

甄权说：去冷风疼痛。

张元素说：去伤风头痛，开腠理，解表发汗，去皮肤风湿。

朱震亨说：能横行手臂，治痛风。

【发明】寇宗奭说：桂味甘、辛，性大热。《素问》记载：辛甘发散为阳。因此汉代张仲景桂枝汤治伤寒表虚，即用此药，正合辛甘发散之意。本草中有三种桂，不用牡桂、菌桂，这二种性温，不可以治风寒病。《本经》只说桂，张仲景又言桂枝者，是取枝上皮。

陈承说：凡桂中厚实气味重者，宜入治水脏及下焦药；轻薄气味淡者，宜入治头目发散药。因此《本经》以菌桂养精神，牡桂利关节。张仲景发汗用桂枝，是枝条，不是身干，是取其轻薄能发散的功效。又有一种柳桂，是桂之嫩小枝条，尤宜入上焦药使用。

时珍说：麻黄遍彻皮毛，因此专于发汗而散寒邪，肺主皮毛，辛走肺。桂枝透达营卫，能解肌而祛风邪，脾主营，肺主卫，甘走脾，辛走肺。肉桂下行，益火之原，此李东垣所谓肾苦燥，急食辛以润之，开腠理，致津液，通其气者。《圣惠方》说桂心入心，引血化汗化脓。大概手少阴君火、厥阴相火，与命门同气。《别录》所说“桂通血脉”是正确的。曾世荣说：治疗小儿惊风及泄泻，宜用五苓散以泻心火，渗土湿。内有桂，能抑肝风而扶脾土。又有《医余录》记载：有人患赤眼肿痛，脾虚不能饮食，肝脉盛，脾脉弱。用凉药治肝则脾愈虚，用暖药治脾则肝愈盛。但于温平药中倍加肉桂，杀肝而益脾，一治两得。传说“木得桂而枯”即是如此。此皆与《别录》记载桂利肝肺气、牡桂治胁痛胁风之义相符。桂性辛散，能通子宫而破血，因此《别录》说其能堕胎，庞安时才说炒过则不损胎。又有丁香、官桂治痘疮灰塌，能温托化脓。

附方

1 足跛筋急：取桂末，白酒调和外涂于患处，一日一涂。皇甫谧《针灸甲乙经》。

2 中风口歪，面目相引，偏僻颊急，舌不可转：桂心酒煮取汁，旧布蘸搨病处，口正后即停药。左歪搨右，右歪搨左。《千金方》。

3 中风逆冷，吐清水：桂一两，水一升半，煎至半升，冷服。《肘后方》。

4 中风失音：①含桂舌下，咽汁。②桂末三钱，水二盏，煎取一盏服用，取汗。《千金方》。

5 偏正头风：逢天阴风雨即发。桂心末一两，酒调如膏，涂敷于额角及头顶上。《圣惠方》。

6 产后瘕痛：桂末，酒服方寸匕，取效。《肘后方》。

7 反腰血痛：桂末，和醋外涂患处，干后再涂上。《肘后方》。

8 吐血下血：将桂心捣研为末，水服方寸匕。《肘后方》。

9 小儿久痢赤白：用桂（去皮，用姜汁炙紫）、黄连（以茱萸炒过）等份，研为细末。紫苏、木瓜煎汤送服。此方名金锁散。《全幼心鉴》。

10 婴儿脐肿，多因伤湿：桂心炙热熨脐，每日四五次。姚和众方。

11 外肾（睾丸）偏肿：桂末，水调方寸匕，外涂于患处。《梅师方》。

12 食果腹胀，不拘老小：用桂末，饭和作丸如绿豆大。每次吞服五六丸，白开水送下。未消再服。《经验方》。

13 打扑伤损，瘀血不行，身体疼痛：将辣桂捣研为末，酒送服二钱。《仁斋直指方》。

14 乳痈肿痛：桂心、甘草各二分，乌头（炮）一分，研为细末，和醋外涂于患处，外用纸覆住。脓化为水，疗效如神。《肘后方》。

按语

桂包括桂枝、肉桂。桂枝味辛、甘，性温，能发汗解肌，温通经脉，助阳化气。用于风寒感冒，寒凝血滞诸痛症，如胸阳不振、心脉瘀阻、胸痹心痛，中焦虚寒，脘腹冷痛，妇女寒凝血滞、月经不调、经闭痛经、产后腹痛，风寒湿痹，肩臂疼痛，痰饮、蓄水证、心悸。其辛温助热，易伤阴动血，凡外感热病、阴虚火旺、血热妄行等证，均当忌用。孕妇及月经过多者慎用。

肉桂味辛、甘，性大热，能补火助阳，散寒止痛，温经通脉，引火归元。用于阳痿、宫冷、腰膝冷痛、夜尿频多、滑精遗尿，腹痛、寒疝，腰痛、胸痹、阴疽、闭经、痛经，虚阳上浮面赤、虚喘、汗出、心悸、失眠。在补气益血方中加入少量肉桂，能鼓舞气血生长。阴虚火旺、里有实热、血热妄行出血者及孕妇忌用。畏赤石脂。

木兰 Mu Lan

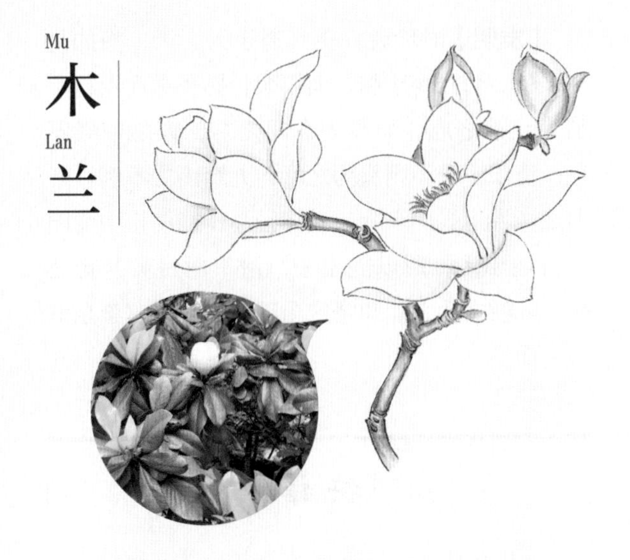

【释名】又名杜兰、林兰、木莲、黄心。

时珍说：它的香气如兰，花如莲，因此有兰、莲的称呼。它的木心色黄，又称为黄心。

【集解】时珍说：木兰枝叶俱稀疏，花内白外紫，也有四季开的。深山生者尤大，可以做船。据《白乐天集》记载：木莲生于巴峡山谷间，百姓称为黄心树。大的高五六丈，经冬不凋。身如青物，有白纹。叶如桂而厚大，无脊。花如莲花，花的香味、颜色都相同，唯独房蕊有差别。四月初始开，二十日即谢，不结实。这说的是真木兰，它的花有红、黄、白几种颜色，木肌细而心黄，木工很为看重。苏颂所言产于韶州的，是牡桂，不是木兰。有人说：木兰树虽去皮也不死。罗愿说其冬天开花，果实如小柿，味道甘美，恐怕不是这样。

皮

【气味】味苦，性寒，无毒。

【主治】《本经》记载：主皮肤大热，去面热赤疱酒皶，恶风癫疾，除阴下痒湿，聪耳明目。

《别录》记载：疗中风伤寒，及痈疽水肿，去臭气。

时珍说：治酒疸，利小便，疗重舌。

附方

1 小儿重舌：（症见舌下血脉肿胀，状似舌下又生小舌，或红或紫，或连贯而生，状如莲花，饮食难下，言语不清，口流清涎，日久溃腐。）木兰皮长一尺，宽四寸，削去粗皮，入醋一升，渍汁含于口中。《子母秘录》。

2 酒疸发斑：赤黑黄色，心下燠痛，足胫肿满，小便黄，由大醉当风。用木兰皮一两，黄芪二两，研为细末，酒服方寸匕，每日服三次。《肘后方》。

按语

木兰花味苦，性寒，能利尿消肿，润肺止咳。用于肺虚咳嗽、痰中带血、酒疸、重舌、痈肿。

木兰皮味苦，性寒，利水消肿，用于水肿，以及酒皶面疱、阴下湿痒、癞病、重舌、痈疽。

辛夷 Xin Yi

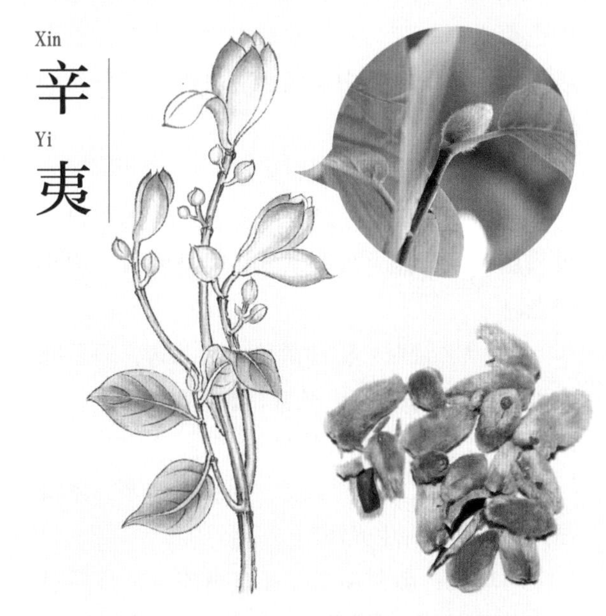

【释名】又名辛雉、侯桃、房木、木笔、迎春。

时珍说：夷者，即荑，它的花苞初生如荑而味辛，故名辛夷。扬雄《甘泉赋》载：列辛雉于林薄。服虔注解说：即辛夷，雉、夷声调相近。

陈藏器说：辛夷花未开时，苞如小桃子，有毛，因此叫作侯桃。初发如笔头，因而北方人称它为木笔。它的花开放最早，因而南方人称它为迎春。

【集解】《别录》记载：辛夷产于汉中、魏兴、梁州的川谷。其树像杜仲，高丈余。子像冬桃而小。九月采实，晒干，去心及外毛。因为毛可以刺激人肺，可令人咳。

寇宗奭说：辛夷到处都有，人家园亭也多有种植，先开花后长叶，即木笔花。其花未开时，苞上有毛，尖长如笔，因此取象而名。花有桃红、紫色二种，入药当用紫者，需在花未开时采收，已开者不佳。

时珍说：辛夷花初出枝头，苞长半寸，而尖锐如笔头，重重有青黄茸毛顺铺，长半分许。等花开则像莲花而小如盏，紫苞红焰，作莲及兰花香。也有白色的，人称为玉兰。又有千叶的。

【修治】雷敩说：凡用辛夷，拭去赤肉毛，用芭蕉水浸一夜，入浆水煎煮六个小时，取出焙干用。若治眼目中疾病，应去皮，用里面的部分。

【气味】味辛，性温，无毒。

【主治】《本经》记载：主五脏身体寒热、风头脑痛、面黑。久服下气，轻身明目，增年耐老。

《别录》记载：温中解肌，利九窍，通鼻塞涕出，治面肿引齿痛、眩冒，如身在车船上，可以生须发，杀寸白虫（绦虫）。

《大明》记载：通关脉，治头痛憎寒，体噤瘙痒。入面脂，生光泽。

时珍说：鼻渊鼻鼽，鼻窒鼻疮，及痘后鼻疮，并用研末，入麝香少许，葱白蘸入数次，疗效显著。

【发明】时珍说：鼻气通于天。天，指的是头、肺。肺开窍于鼻，而阳明胃脉环鼻而上行。脑为元神之府，而鼻为命门之窍，人之中气不足，清阳不升，则头为之倾，九窍因之不利。辛夷之辛温走气而入肺，其体轻浮，能助胃中清阳上行通于天，所以能温中，治头面目鼻九窍之病。轩岐之后，能知晓这个理论的，只有李东垣一人而已。

按语

辛夷味辛，性温，能发散风寒，宣通鼻窍。用于治疗风寒感冒、恶寒发热、头痛鼻塞，为治鼻渊头痛、鼻塞流涕的要药。本品有毛，易刺激咽喉，入汤剂宜用纱布包煎。

Chen 沉 Xiang 香

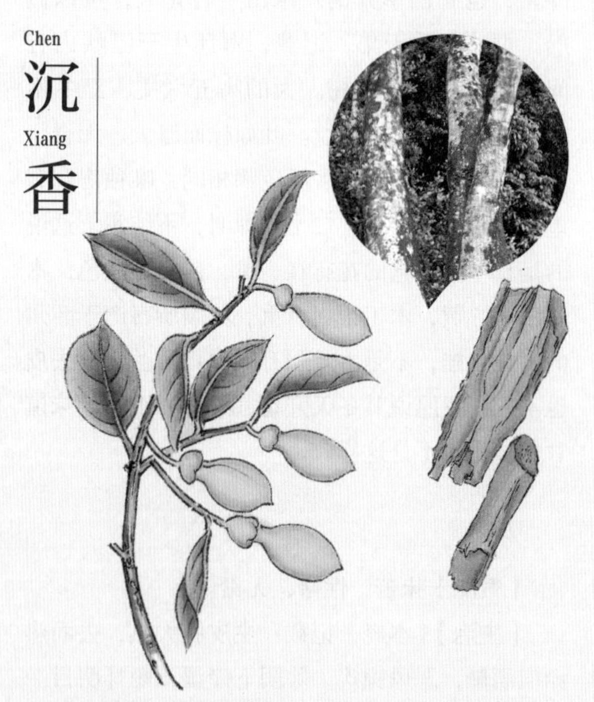

【释名】又名沉水香、蜜香。

时珍说：木的心节置于水中则下沉，故名沉水，也称作水沉。半沉者为栈香，不沉者为黄熟香。《南越志》说交州人称为蜜香，是说它的气味如蜜脾。梵书称作阿迦𠿕香。

【集解】时珍说：沉香的品种类别，诸说记载颇为详细。如今考证杨亿的《谈苑》、蔡绦的《丛话》、范成大的《桂海志》、张师正的《倦游录》、洪驹父的《香谱》、叶廷珪的《香录》等书，摘取其未尽述者补之。香有三等：名沉，名栈，名黄熟。沉香入水即沉，其品种有四：熟结，是膏脉凝结自朽出者；生结，是刀斧伐仆，膏脉结聚者；脱落，是因水朽而结者；虫漏，是因蠹隙而结者。生结为上，熟脱次之。坚黑为上，黄色次之。角沉黑润，黄沉黄润，蜡沉柔韧，革沉纹横，都是上品。海岛所出，有如石杵，如肘如拳，如凤雀龟蛇，云气人物，及海南马蹄、牛头、燕口、茧栗、竹叶、芝菌、梭子、附子等香，都是因形而命名。其栈香入水半浮半沉，即沉香之半结连木者，或作煎香，番名婆木香，也称作弄水香。其类有猬刺香、鸡骨香、叶子香，皆因形状而命名。有的大如斗笠，称蓬莱香。有的像山石枯桩，称为光香。入药皆次于沉香。其黄熟香，即香之轻虚者，俗讹为速香即是。有生速，砍伐而取者。有熟速，腐朽而取者。其大而可雕刻者，称为水盘头。并不能入药，但可焚烧。叶廷珪说产于渤泥、占城、真腊的，称为番沉，也名舶沉，药沉，医家多用，其中以真腊产的为上品。蔡绦说占城产的不若真腊的，真腊产的不若海南黎峒的。产于黎峒的又以万安黎母山东峒的最好，称为海南沉，一片价值万钱。海北高州、化州诸州产的，都是栈香。范成大说黎峒产的名土沉香，或名崖香。药片虽薄如纸，但入水也沉。万安在海岛的东面，阳光充裕，所以香气浓郁，当地人也难采得。海外来的沉香气味多腥烈，尾烟焦糊。交趾、海北产的，集中于钦州，称为钦香，气味十分酷烈。南方人不太重视它，只入药用。

【修治】雷敩说：凡使用沉香，要用不枯的，如鸟嘴硬重沉于水下者为上品，半沉者次之。不能用火制。

时珍说：入丸、散剂时，以纸裹置杯中，待燥研末。或入乳钵用水磨粉，也可以晒干。若入煎剂，唯磨汁临时入用。

【气味】味辛，性微温，无毒。

【主治】《别录》记载：主治风水毒肿，去恶气。

李珣说：主治心腹疼痛、霍乱中恶，可清宁心神，都宜酒煮服用。各种疮肿，宜加入膏中。

《大明》记载：能调中，补五脏，益精壮阳，温暖腰膝，止转筋吐泻冷气，破除肿块，治疗冷风麻痹、骨节麻木，及风湿所致皮肤瘙痒、泻痢。

时珍说：治上热下寒、气逆喘急、大肠虚闭、小便气淋、男子精冷。

附方

1 诸虚寒热，冷痰虚热：用沉香、附子（炮）等份，水一盏，煎取七分，露一夜，空腹温服。此方名冷香汤。王好古《医垒元戎》。

2 胃冷久呃：沉香、紫苏、白豆蔻仁各一钱，研为细末，每次用柿蒂汤送服五七分。吴球《活人心统》。

3 心神不足，火不降，水不升，健忘惊悸：沉香五钱，茯神二两，研为细末，炼蜜和丸如小豆大，每次饭后用人参汤送服三十丸，每日服二次。此方名朱雀丸。王璆《百一选方》。

4 肾虚目黑，暖水脏：用沉香一两，蜀椒（去目，炒出汗）四两，研为细末，酒糊丸如梧桐子大，每次服三十丸，空腹盐汤送下。《普济方》。

5 大肠虚闭：因汗多，津液耗涸者。沉香一两，肉苁蓉（酒浸，焙）二两，各研为末，以麻仁研汁作糊，制成如梧桐子大的丸剂，每次服一百丸，蜜汤送下。严子礼《济生方》。

> **-按语-**
>
> 沉香味辛、苦，性微温，能行气止痛，温中止呕，纳气平喘。用于胸腹胀痛、脘腹冷痛、胃寒呕吐，以及下元虚冷、肾不纳气之虚喘。煎服，1.5～4.5g。磨汁冲服，或入丸、散剂，每次0.5～1g。

Ding 丁 Xiang 香

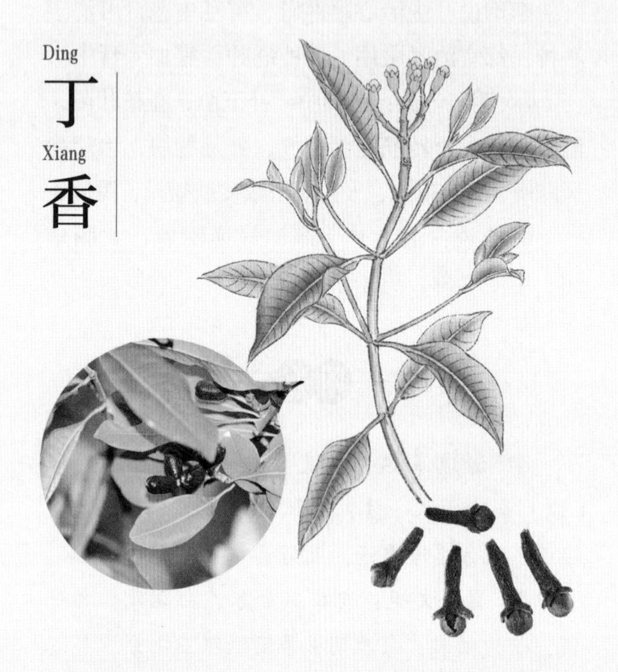

【释名】又名丁子香、鸡舌香。

陈藏器说：鸡舌香与丁香同种，花实丛生，其中心最大者为鸡舌，乃是母丁香。

掌禹锡说：据《齐民要术》记载：世人因鸡舌香像丁子，因此称它为丁子香。

【集解】唐慎微说：沈括《梦溪笔谈》记载：我收集《灵苑方》时，据陈藏器《拾遗》，认为鸡舌是丁香母。今考证认识到不对，鸡舌即丁香。《齐民要术》说鸡舌俗名丁子香。《大明》说丁香治口气，与《三省故事》载“汉时郎官日含鸡舌香，欲其奏事芬芳”之说相合。《千金方》五香连翘汤用丁香无鸡舌，最为明验。《开宝本草》重出丁香，是错的。今世以乳香中大如山茱萸者为鸡舌，略无气味，治疾无效。

时珍说：雄为丁香，雌为鸡舌，各个说法论述得十分详细。不知乳香中所拣者，是番枣核，即无漏子之核。前人不知丁香即鸡舌，误以此物充当。干姜、焰硝还可点眼，番人将草果、阿魏作为食料，那么用丁香点眼、嗆口，又有什么害处呢？

鸡舌香

【气味】味辛，性微温，无毒。

【主治】《别录》记载：主治风水毒肿，霍乱心痛，去恶气。

甄权说：吹鼻，杀脑疳。入诸香中，令人身香。

陈藏器说：同姜汁，涂拔去白须孔中，即生黑者异常。

丁香

【气味】味辛，性温，无毒。

【主治】《开宝本草》记载：能温脾胃，止霍乱腹胀、风毒诸肿、牙齿朽烂，能发诸香。

李珣说：治疗风邪、蛀蚀引起的骨槽痨臭，能杀虫，祛除恶邪，治奶头疼痛，止热毒痢，消痔疮。

《大明》记载：治口中异味，出冷气，受寒或劳累所致的反胃、结核等传染病，可以消酒毒，祛除包块，治奔豚气以及阴痛腹痛，能壮阳，暖腰膝。

韩保昇说：治疗呕逆，效果很好。

张元素说：去胃寒，理元气。气血壅盛的人不要服。

时珍说：治胃虚呕哕，小儿吐泻，痘疮灰白不发。

【发明】王好古说：丁香与五味子、莪术功效相同，治奔豚气。还能泄肺，能补胃，大能疗肾。

寇宗奭说：《大明》说丁香治口气，此正是御史所含之香。治脾胃冷气不和，效果很好。母丁香气味尤佳。

朱震亨说：口位于人体上部，地气出于此。脾有郁火，溢入肺中，失其清和之意，而浊气上行，导致口气。如果用丁香治疗，是扬汤止沸罢了，只有用香薷治疗效果才好。

时珍说：宋末太医陈文中治小儿痘疮不光泽，不起发，或胀或泻，或渴或气促，表里俱虚之证，合用木香散、异攻散，倍加丁香、官桂。治疗严重的病症，用丁香三五十枚，官桂一二钱。也有服之而愈的。此朱震亨所谓立方之时，必运气在寒水司天之际，又值严冬郁遏阳气，因此用大辛热之剂发散。若不分气血虚实寒热经络，一概骤用，必能杀人。葛洪《抱朴子》记载：凡百病在目者，以鸡舌香、黄连、乳汁煎点眼，都可治愈。此得辛散苦降养阴之妙。

附方

1 暴心气痛：鸡舌香末，酒服一钱。《肘后方》。

2 干霍乱痛，不吐不下：丁香十四枚，研末，用开水一升调和，一次服下。不愈再作再服。孙思邈《千金方》。

3 小儿吐泻：丁香、橘红等份，炼蜜丸如黄豆大。米汤化下。刘氏小儿方。

4 小儿呕吐不止：丁香、生半夏各一钱，姜汁浸一夜，晒干为末，姜汁打面糊丸如黍米大，量小儿大小，用姜汤送下。《全幼心鉴》。

5 胃冷呕逆，气厥不通：母丁香三个，陈橘皮（去白，焙）一块，水煎，热服。《十便良方》。

6 反胃吐食：①母丁香一两捣研为末，以盐梅入捣和，制成如芡子大的丸剂。每噙一丸。《袖珍方》。②母丁香、神曲（炒）等份，捣研为末。米汤送服一钱。《圣惠方》。

7 朝食暮吐：丁香十五个研末，甘蔗汁、姜汁调和，制成如莲子大的丸剂。噙咽。《摘玄方》。

8 伤寒呃逆，哕逆不定：丁香一两，干柿蒂（焙）一两，捣研为末。每次服一钱，煎人参汤送下。《简要济众方》。

9 食蟹致伤：取丁香末，姜汤送服五分。《证治要诀》。

10 妇人崩中，昼夜不止：丁香二两，酒二升，煎取一升，分次服。《梅师方》。

11 妇人阴冷：母丁香末，纱囊盛如指大，纳入阴中。《本草衍义》。

12 鼻中息肉：丁香绵裹，塞入鼻中。《圣惠方》。

13 风牙宣露，发歇口气：鸡舌香、射干一两，麝香一分，捣研为末，日揩患处。《圣济总录》。

14 乳头裂破：取丁香末，外敷患处。《梅师方》。

15 桑蝎螫人：取丁香末，蜜调涂患处。《圣惠方》。

16 香衣辟汗：将丁香一两捣研为末，入川椒六十粒和之。装入绢袋内，佩戴在身上，绝无汗气。《多能鄙事》。

按语

丁香味辛，性温，能温中降逆，散寒止痛，温肾助阳。用于胃寒呕吐、呃逆、脘腹冷痛、阳痿、宫冷。热证及阴虚内热者忌用。畏郁金。

Tan
檀香
Xiang

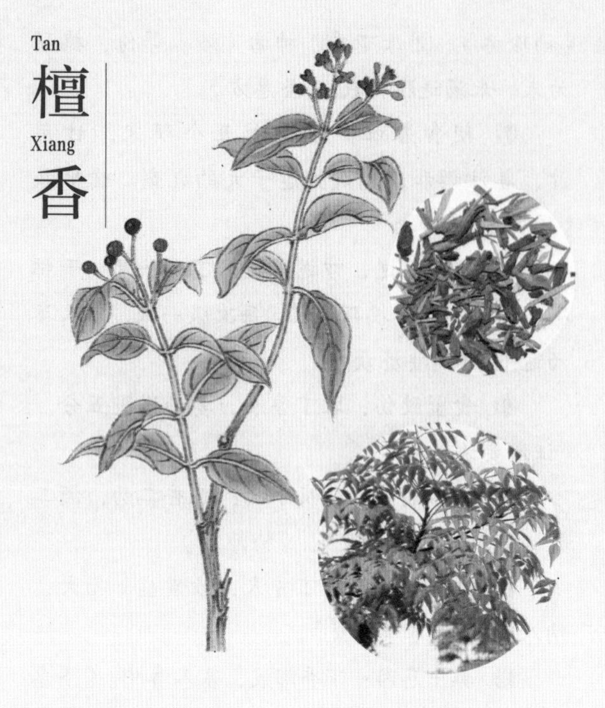

【释名】又名旃（zhān）檀、真檀。

时珍说：檀，善木，故字从亶（dǎn）。亶，即善。佛典称为旃檀，用它煎汤沐浴，说能涤除尘垢。番人讹称它为真檀。云南人称紫檀为胜沉香，即是赤檀。

【集解】时珍说：据《大明一统志》记载：檀香产自广东、云南，及占城、真腊、爪哇、渤泥、暹罗、三佛齐、回回等国，现在岭南等地也有。树、叶都像荔枝，皮青色而滑泽。叶廷珪《香谱》记载：皮实而色黄者为黄檀，皮洁而色白者为白檀，皮腐而色紫者为紫檀。其木均坚重而清香，而以白檀尤其突出。宜用纸封收，则不泄气。王佐《格古论》记载：紫檀出自诸溪峒，性坚。新者色红，旧者色紫，有蟹爪纹。新者用水浸之，可染物。真者揩壁上色紫，故有紫檀色。黄檀最香，均可作带銙（kuà）、扇骨等物。

白旃檀

【气味】味辛，性温，无毒。

【主治】陶弘景说：消风热肿毒。

陈藏器说：治中恶鬼气，杀虫。

《大明》记载：煎服，止心腹痛，霍乱肾气痛。水磨，涂外肾并腰肾痛处。

张元素说：散冷气，引胃气上升，进饮食。

时珍说：噎膈吐食。面生黑斑，每晚以浆水洗拭至皮肤色红，磨汁外涂，效果很好。

【发明】李杲说：白檀调气，引芳香之物，上至极高之分。最宜橙、橘等物，佐以姜、枣，辅以葛根、砂仁、益智仁、豆蔻，通行阳明之经，在胸膈之上，处咽嗌之间，为理气要药。

时珍说：《楞严经》记载：白旃檀涂于身上，能除一切热病烦恼。如今西南诸番酋，皆用诸香涂身，即取此义。杜宝《大业录》记载：隋朝有寿禅师精通医术，作五香饮济人。沉香饮、檀香饮、丁香饮、泽兰饮、甘松饮，皆以香为主，再加别药，有味而止渴，兼能补益人。道书中将檀香称为浴香，不可用来烧上供。

紫檀

【气味】味咸，性微寒，无毒。

【主治】《别录》记载：摩涂治疗恶毒风毒。

陶弘景说：刮末敷于金疮上，止血止痛，疗淋。

《大明》记载：醋磨，外敷，治疗一切卒肿。

【发明】时珍说：白檀味辛性温，是气分之药，因此能理卫气而调脾肺，利胸膈。紫檀味咸性寒，是血分之药，因此能和营气而消肿毒，治金疮。

-按语-

檀香味辛，性温，能行气止痛，散寒调中。用于寒凝气滞、胸腹冷痛、呕吐食少。阴虚火旺、实热吐衄者慎用。

Nan

楠

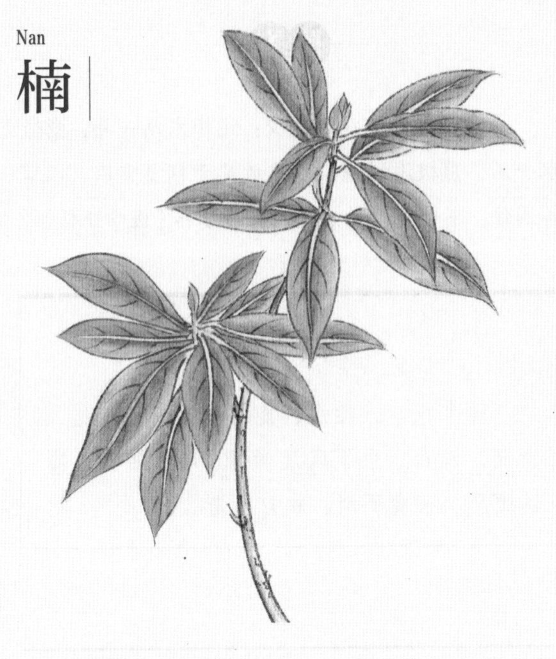

【释名】时珍说：南方之木，故字从南。

【集解】时珍说：楠木生南方，而贵州、四川的山中尤多。其树直上，好似幢盖的形状，枝叶不相碍。茂似豫章，而大如牛耳，一头尖，经岁不凋，新陈相换。其花赤黄色。果实似丁香，呈青色，不可食。树干甚端伟，高的有十余丈，巨者数十围，气甚芬芳，做成梁栋、器物均佳，是良材。色赤者坚，白者脆。其近根年深向阳者，结成草木山水的形状，俗称为骰柏楠，适合做成器物。

楠材

【气味】味辛，性微温，无毒。

【主治】《别录》记载：主治霍乱吐下不止，煮汁服用。

《大明》记载：煎汤洗转筋及足肿。枝、叶功效相同。

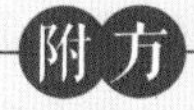

附方

1 水肿自足起：削楠木、桐木煮汁浸足，并饮少量，日日使用。《肘后方》。

2 心胀腹痛，未得吐下：取楠木（削）三四两，加水三升，煎煮至沸腾三次，饮服。《肘后方》。

3 聤耳出脓：楠木烧研，以绵杖缴入耳中。《圣惠方》。

按语

楠木味辛，性温，能化湿止痛，用于吐泻转筋、水肿。楠木极其珍贵，已列入国家重点保护野生植物名录之中。

Zhang

樟

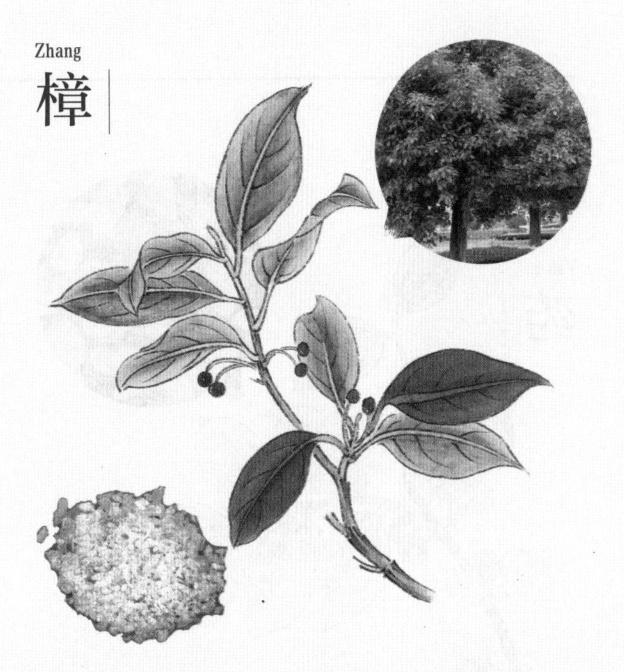

【释名】时珍说：其木理多纹章，因此称为樟。

【集解】陈藏器说：江东舸船多用樟木。县名豫章，因木而得名。

时珍说：西南山谷处处都有。木高丈余。小叶像楠叶而尖长，背有黄赤茸毛，四时不凋。夏开细花，结小子。木大者有数抱，肌理细而错纵有纹，宜于雕刻，气甚芬烈。豫、章是二种树木的名字，一类二种。豫即钓樟。

樟材

【气味】味辛，性温，无毒。

【主治】陈藏器说：主治恶气中恶，心腹痛，霍乱腹胀，宿食不消，常吐酸臭水，酒煮服用，无药时可用。煎汤外洗，治脚气疥癣风痒。作鞋子，除脚气。

【发明】时珍说：霍乱及干霍乱须吐者，用樟木屑煎浓汁吐之，效果很好。又感受秽气卒死的，用樟木烧烟熏之，待苏醒才用药。这是因为此物辛烈香窜，能去湿气、辟邪恶的缘故。

附方

手足痛风，冷痛如虎咬：用樟木屑一斗，急流水一石，煎极滚浸泡，趁热放足于桶上熏蒸。以草荐围住，不让煎汤的热气入目。虞抟《医学正传》。

按语

樟木味辛，性温，能祛风湿，通经络，止痛，消食。用于风湿痹痛、心腹冷痛、霍乱腹胀、宿食不消、跌打损伤。

乌药

Wu Yao

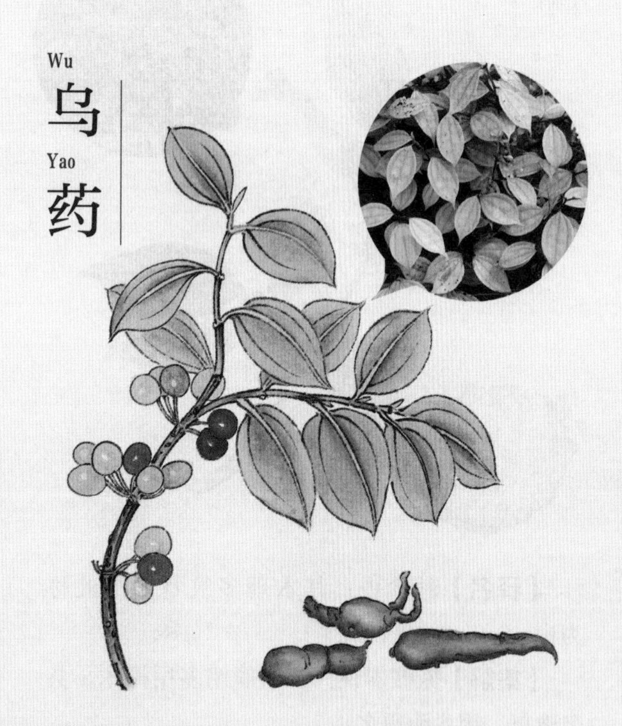

【释名】又名旁其、鳑（páng）魮（pí）、矮樟。

时珍说：乌以颜色命名。它的叶的形状像鳑魮鲫鱼，故俗称为鳑魮树。《本草拾遗》写作旁其，为方音之讹。南方人也称为矮樟，因它的香气似樟。

【集解】陈藏器说：乌药生于岭南、邕州、容州及江南。树生似茶，高丈余。一叶三桠，叶青背面呈白色。根的形状像山芍药及乌樟，根呈黑褐色，作车毂纹，横生。八月采根。其直根者不能使用。

陈承说：世称以产于天台者为好。与现在产于洪州、衡州者相比，产自天台的香味为劣，入药功效也比不上。但肉色红赤，而差别细小。

时珍说：吴、楚山中极多，人们采作柴火。根、叶皆有香气，但根不甚大，仅如芍药。嫩者肉白，老者肉呈褐色。它的子如冬青子，生青熟紫，核壳极薄。它的仁香而苦。

根

【气味】味辛，性温，无毒。

【主治】《大明》记载：除一切冷，治疗霍乱、反胃吐食泻痢、痈疖疥疠，并解冷热，功效很多，不胜枚举。猫、犬百病，均可磨服。

时珍说：主治中气脚气疝气、气厥头痛、肿胀喘急，止小便频数及白浊。

【发明】寇宗奭说：乌药性缓和，补气作用弱，行气作用强，但不甚峻猛。与沉香同磨作汤点服，治疗胸腹冷气甚稳当。

时珍说：乌药辛温香窜，能散诸气。《太平惠民和剂局方》治中风中气诸症者，用乌药顺气散，先疏其气，气顺则风散。严用和《济生方》治七情郁结，上气喘急，用四磨汤，是降中兼升，泻中带补。其方以人参、乌药、沉香、槟榔各磨浓汁七分，一起煎煮，细细咽下。《朱氏集验方》治虚寒小便频数有缩泉丸，用同益智子等份为丸服者，取其通阳明、少阴经。

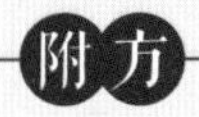

附方

1 男妇诸病：香附、乌药等份，研为细末。每服一二钱。饮食不进，姜、枣汤送下；疟疾，干姜、白盐汤送下；腹中有虫，槟榔汤送下；头风虚肿，茶汤送下；妇人冷气，米汤送下；产后血攻心脾痛，童便送下；妇人血海痛，男子疝气，茴香汤送下。此方名香乌散。《乾坤秘韫》。

2 小肠疝气：乌药一两，升麻八钱，水二盅，煎取一盅，露一夜，空腹热服。孙天仁《集效方》。

3 小儿慢惊：乌药磨水，灌服。《济急方》。

4 气厥头痛，产后头痛：天台乌药、川芎等份，研为细末。每次服用二钱，腊茶清调下。产后，铁锤烧红淬酒调下。《济生方》。

5 心腹气痛：乌药水磨浓汁一盏，入橘皮一片，苏一叶，煎服。《集简方》。

-按语-

乌药味辛，性温，能行气止痛，温肾散寒。用于寒凝气滞之胸腹诸痛症、尿频、遗尿。凡治疗一切气滞病症均可选用乌药。

Xun 熏 Lu 陆 Xiang 香 Ru 乳 Xiang 香

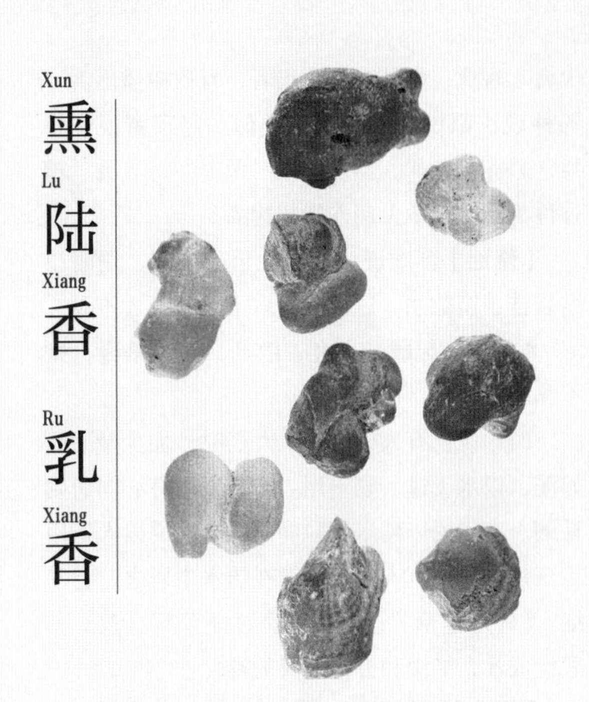

【释名】又名马尾香、天泽香、摩勒香、多伽罗香。

寇宗奭说：熏陆即乳香，因其形状垂滴如乳头。若滴在地上呈熔塌状的称塌香，都是同一种植物。

时珍说：佛书称为天泽香，是说其润泽。又称为多伽罗香，又名杜噜香。李珣说熏陆是树皮，乳是树脂。陈藏器说乳是熏陆之类。寇宗奭说是一物。陈承说熏陆是总名，乳是熏陆的乳头。今考《香谱》说乳有十余品种，则乳乃熏陆中似乳头之一种。陈承的说法较为近理。二物原附在沉香条下，宋代《嘉祐本草》分出二条，今据各种说法，合并为一。

【集解】时珍说：乳香，今人多用枫香掺杂，唯煅烧可分辨。南番各国皆有。《宋史》说乳香有一十三等。据叶廷珪《香录》记载：乳香一名熏陆香，出自大食国南，其树类松。用斧头砍树，脂溢于外，结而成香，聚而成块。上品为拣香，圆大如乳头，透明，俗称为滴乳，又名明乳。次为瓶香，以瓶收者。次为乳塌，夹杂沙石者。次为黑塌，色黑。次为水湿塌，水渍色败气变者。次为斫削，杂碎不堪。次为缠末，播扬为尘者。观此，则乳有自流出者，有砍树溢出者。各种说法都说它的树与松类似。寇宗奭说类棠梨，恐亦是传闻，当从前说。道书中将乳香、檀香称为浴香，不可用作祭祀用品。

【修治】苏颂说：乳香性至黏难碾。用时以缯袋挂于窗隙间，过段时间取下研磨，才不黏。

《大明》记载：入丸、散剂，微炒杀毒，则不黏。

时珍说：有人说乳香入丸药时，加少量酒研如泥，以水飞过，晒干用。有人说以灯心同研则易细。有人说以糯米数粒同研，有人说以人指甲二三片同研，有人说用乳钵在热水中研之，皆易细。《外丹本草》记载：乳香以韭菜籽、葱、蒜煅伏成汁，能缓和五种金属的毒性。

【气味】性微温，无毒。

【主治】《别录》记载：熏陆主风水毒肿，去恶气伏尸、瘾疹痒毒。

陈藏器说：乳香治耳聋，中风口噤不语，妇人血气不调，止泻痢，疗诸疮，令内消，能发酒，祛风寒。

《大明》记载：能下气益精，强腰膝，益肾气，止霍乱，祛邪气，治心腹气滞胀痛。煎膏能止痛长肉。

徐之才说：治不眠。

张元素说：补肾，止诸经之痛。

时珍说：消痈疽诸毒，托毒外出，活血定痛，舒缓筋脉，治妇人难产、跌打损伤。

【发明】时珍说：乳香香窜，能入心经，活血定痛，因此为治疗痈疽疮疡、心腹痛的要药。《素问》记载：诸痛痒疮，皆属心火。产科许多处方中多配乳香，也是取它活血的功效。陈自明《妇人良方》记载：蕲州的知州（古代官名，为各州行政长官，直隶州知州地位与知府平行，下一级知州地位相当于知县）施少卿，从徐太丞那里得到神寝丸方，得知妇人临产前服这个丸药，能促使胎儿娩出，效果很好。用通明乳香半两，枳壳一两，捣研为末，炼蜜丸如梧桐子大，每次空腹酒服三十丸。李嗣立治疗痈疽初起，制内托护心散，并指出：药香彻疮孔中，能使毒气外出，不致内陷入里。据葛洪《抱朴子》记载：南海中的浮炎洲，出产熏陆香，是树受伤后流出的胶汁。当地人担心被狤猸兽食之。此兽吃了此香，刀剑刺不死，用木杖打它皮不损伤，只有打碎了骨头才会死。据此可知，则乳香之用来治疗折伤，虽能活血止痛，也是由它的性质决定的。杨清叟说凡是外敷治疗筋脉不伸者，敷药宜加乳香，是因此香具有舒缓筋脉的作用。

附方

1 口目歪斜：乳香烧烟熏患处。《证治要诀》。

2 祛风益颜：真乳香二斤，白蜜三斤，在瓷器中合煎如饧。每日清晨服二匙。《奇效方》。

3 急慢惊风：乳香半两，甘遂半两，同研末。每服半钱，用乳香汤下，小便亦可。王衮《博济方》。

4 小儿腹痛：用乳香、没药、木香等份，水煎服用。阮氏《小儿方》。

5 小儿夜啼：乳香一钱，灯花七枚，捣研为末。每服半字，乳汁送下。《圣惠方》。

6 心气疼痛，不可忍：用乳香三两，真茶四两，捣研为末，以腊月鹿血和，制成如弹子大的丸剂。每次用温醋化服一丸。《瑞竹堂经验方》。

7 冷心气痛：乳香一粒，胡椒四十九粒，研末，入姜汁，热酒调服。《潘氏经验方》。

8 阴证呃逆：乳香同硫黄烧烟，嗅之。《伤寒蕴要》。

9 梦寐遗精：乳香一块，拇指大，卧时细嚼，含至三更咽下，三五服即效。《医林集要》。

10 淋癃溺血：取乳香中夹石者，研细，米汤送服一钱。危亦林《世医得效方》。

⑪ 咽喉骨鲠：乳香一钱，水研服用。《卫生易简方》。

⑫ 香口辟臭：滴乳噙含。《摘玄方》。

⑬ 斑痘不快：乳香研细，猪心血调和，作丸如芡子大。每次用温水化服一丸。闻人规《痘疹论》。

⑭ 痈疽寒颤：乳香半两，开水研服。《仁斋直指方》。

⑮ 甲疽弩肉，脓血疼痛不愈：用乳香（为末）、胆矾（烧研）等份，外敷患处，内消即愈。《灵苑方》。

⑯ 阴茎作肿：乳香、葱白等份，捣敷患处。《山居四要》。

⑰ 疬疡风驳：熏陆香、白蔹同研，日日揩患处。同时作末，水送服。《千金方》。

⑱ 杖疮溃烂：乳香煎油，搽疮口。《永类钤方》。

按语

乳香味辛、苦，性温，能活血行气止痛，消肿生肌。用于跌打损伤、疮疡痈肿，气滞血瘀之胸痹心痛、风寒湿痹、肢体麻木疼痛、痛经。孕妇及无瘀滞者忌用。

Mo 没 Yao 药

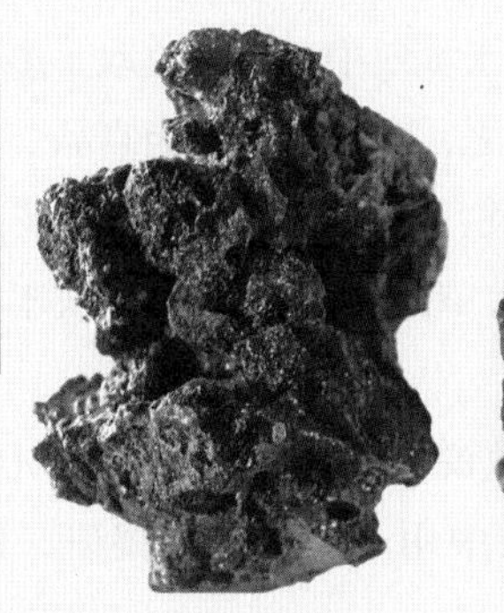

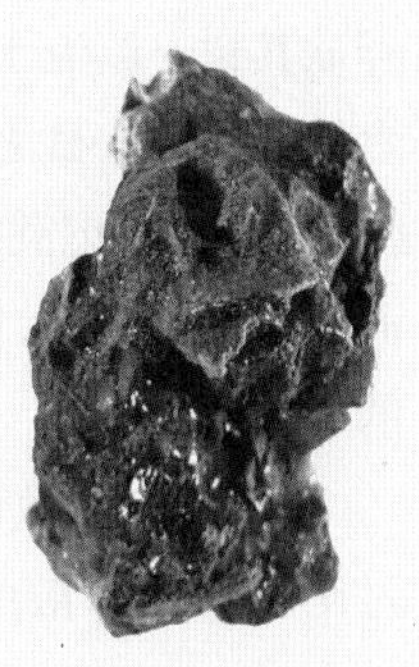

【释名】又名末药。

时珍说：没、末都是梵语。

【集解】马志说：没药生于波斯国。它的块大小不定，呈黑色，似安息香。

苏颂说：如今海南诸国及广州也有。木的根株皆如橄榄，叶青而密。年久的，则有脂液流滴在地下，凝结成块，或大或小，也像安息香。不定时采收。

时珍说：据《一统志》记载：没药树高大如松，皮厚一二寸。采时在树下挖掘坑穴，用斧伐其皮，脂流于坑穴中，旬余方取。李珣说乳香是波斯松脂，此又说没药也是松脂，大概是传闻之误。所谓神香者，不知是何物。

【修治】同乳香。

【气味】味苦，性平，无毒。

【主治】《开宝本草》记载：能破血止痛，治疗金疮杖疮、诸恶疮痔漏、卒下血、目中翳晕痛肤赤。

《大明》记载：破肿块宿血，损伤瘀血，消肿痛。

时珍说：能散血消肿，定痛生肌。

【发明】甄权说：凡金刃所伤、跌打损伤、坠马、筋骨疼痛、心腹血瘀者，均宜研烂热酒调服。推陈致新，能生好血。

寇宗奭说：没药能通滞血。血滞则气壅，气壅则经络满急，经络满急故痛且肿。凡跌打损伤，都是伤了经络，气血不行，则瘀壅肿痛。

时珍说：乳香活血，没药散血，皆能止痛消肿生肌。因此二药常相兼使用。

附方

① 历节诸风，骨节疼痛，昼夜不止：没药

（末）半两，虎胫骨（酥炙，为末）三两。每次服二钱，温酒调下。《图经本草》。

❷ 筋骨损伤：米粉（炒黄）四两，入没药、乳香（末）各半两，酒调成膏，摊贴于患处。《御药院方》。

❸ 小儿盘肠气痛：没药、乳香等份，捣研为末。用木香磨水煎至沸腾，调一钱服。汤氏《婴孩宝书》。

❹ 妇人腹痛，绞痛、刺痛：没药（末）一钱，酒送服。《图经本草》。

❺ 血气心痛：没药（末）二钱，水一盏，酒一盏，煎服。《医林集要》。

❻ 产后恶血：没药、血竭（末）各一钱，童子小便、温酒各半盏，煎沸服，良久再服。《妇人良方》。

按语

没药味辛、苦，性平，能活血止痛，消肿生肌。用于跌打损伤瘀滞疼痛、痈疽肿痛、疮疡溃后久不收口以及一切瘀滞痛症。

乳香偏于行气、伸筋，治疗痹症多用此药。没药偏于散血化瘀，治疗血瘀气滞较重之胃痛多用。

Qi 麒 Lin 麟 Jie 竭

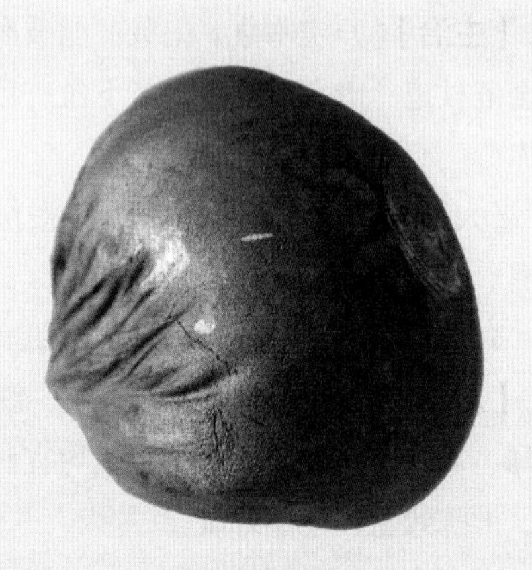

【释名】又名血竭。

时珍说：麒麟，也是马名。此物像干血，因此称为血竭。称作麒麟者，是隐称。过去与紫矿同条，紫矿是此树上虫所生成，今分入虫部。

【集解】时珍说：麒麟竭是树脂，紫矿是虫造。据《一统志》记载：血竭树大概上像没药树，其肌呈赤色。采法也是在树下挖掘坑穴，用斧砍其树，脂流于坑穴中，旬日收取。多出自大食等国。今人试之，以透指甲者为真品。独孤滔《丹房镜源》记载：此物出于西胡，禀荧惑之气而结。用火烧之，有赤汁涌出，久而灰不变本色的，是真品。

【修治】雷敩说：凡使用之时，先研作粉，过筛，入丸、散中用。若同众药捣研，则化作飞尘。

【气味】味甘、咸，性平，无毒。

【主治】《新修本草》记载：主心腹卒痛，金疮出血，破积血，止痛生肉，去五脏邪气。

李珣说：主治跌打损伤、一切疼痛、血气搅刺、内伤血聚，补虚，均宜酒服。

《大明》记载：敷一切恶疮疥癣，久不愈合。性急，不可多使，却可以引脓。

时珍说：散滞血诸痛，妇人血气，小儿瘈疭。

【发明】时珍说：麒麟竭，是木之脂液，如人之膏血，其味甘咸而走血，是手、足厥阴经药，这是因为肝与心包皆主血。刘完素说“血竭除血痛，为和血之圣药”。乳香、没药虽主血病，而兼入气分，此则专主于血分。

附方

1 白虎风痛，走注，两膝热肿：用麒麟竭、硫黄（末）各一两，每次用温酒服一钱。《圣惠方》。

2 新久脚气：血竭、乳香等份同研，以木瓜一个，剜孔入药在内，以面厚裹，砂锅中煮烂，连面捣烂，制成如梧桐子大的丸剂。每次用温酒送服三十丸。忌生冷。《奇效良方》。

3 慢惊瘛疭，定魄安魂，益气：用血竭半两，乳香二钱半，同捣成剂，火炙溶丸如梧桐子大。每服一丸，薄荷煎汤化下。夏季用人参汤下。《御药院方》。

4 鼻出衄血：血竭、蒲黄等份为末，吹入鼻中。《医林集要》。

5 血痔肠风：血竭末，外敷于患处。《仁斋直指方》。

6 金疮出血：麒麟竭末，外敷于患处。《广利方》。

7 产后血冲，心胸满喘：血竭、没药各一钱，研细，童便和酒调服。《医林集要》。

8 产后血晕，不知人及狂语：麒麟竭一两，研末。每次服二钱，温酒调下。《圣惠方》。

9 收敛疮口：血竭末一字，麝香少量，大枣（烧灰）半钱，同研。唾液调外涂患处。《究原方》。

10 臁疮不合：血竭末外敷，以干为度。《济急仙方》。

11 嵌甲疼痛：血竭末，外敷患处。《医林集要》。

12 腹中血块：血竭、没药各一两，滑石（牡丹皮同煮过）一两，捣研为末，醋糊丸如梧桐子大，内服。《摘玄方》。

按语

血竭味甘、咸，性平，能活血定痛，化瘀止血，敛疮生肌。用于跌打损伤、瘀滞心腹疼痛、外伤出血、疮疡不敛。孕妇及月经期女性忌用。

苏合香 Su He Xiang

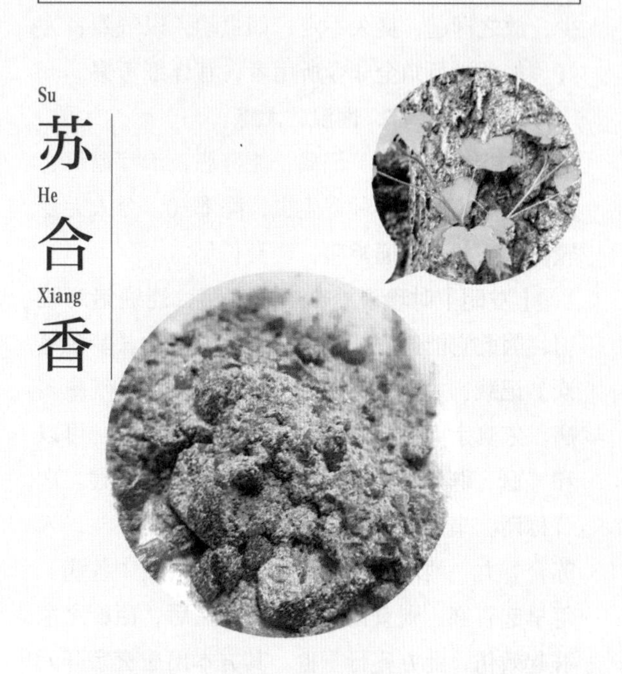

【释名】时珍说：据郭义恭《广志》记载：此香出自苏合国，因而以苏合香为名。梵书称它为咄鲁瑟剑。

【集解】苏敬说：苏合香从西域及昆仑山来。呈紫赤色，与紫真檀相似，质地坚实，气味极芳香，性重如石，以焚烧呈灰白色的为好。

苏颂说：现在广州虽有苏合香，但类似苏木，无香气。药中只用如膏油的，气味极芬烈。《梁书》记载：中天竺国出苏合者，是各种香汁煎成，非自然生成之一物。又说：大秦国人采得苏合香，先煎其汁以为香膏，再卖其药渣给各国商人。因此辗转来达中国的，气味不大香。那么广南货卖的，是经煎煮过后的药渣吗？今用如膏油者，是合治而成的。

时珍说：据《寰宇志》记载：苏合油出自安南、三佛齐等国。树生膏，可为作药用，以浓而无滓者为上。叶廷珪《香谱》记载：苏合香油出自大食国。气味皆像笃耨（nòu）香。沈括《梦溪笔谈》记载：现在的苏合香赤色如坚木，又有苏合油如黐（chī）胶，人多用之。刘梦得《传信方》中载录苏合香多薄叶，子如金色，按之即少，放之即起，良久不定，如虫动，以气烈者为好。如此则可知全非今所用者，宜详细考察。

【气味】味甘，性温，无毒。

【主治】《别录》记载：能辟恶，治疗温疟、蛊毒、痫痓，祛多种寄生虫，除邪气，令人无梦魇。久服，可以通神明，轻身长年。

【发明】时珍说：苏合香气窜，能通诸窍脏腑，因此它能避一切不正之气。据沈括《梦溪笔谈》记载：太尉王文正公（即宋代王曾）气羸多病。宋真宗面赐药酒一瓶，让他空腹饮用，可以和气血，辟外邪。王文正公饮后，大觉安健。次日称谢。皇上说：这是苏合香酒。每酒一斗，入苏合香丸一两同煮。能调和五脏，去腹中各病。每早起冒寒，则宜饮一杯。从此之后，臣庶之家群起效仿，此方盛行于世。其方本出唐玄宗开元《广济方》，名为白术丸。后人又将它编入《千金方》《外台秘要》，治病有特效。

附方

❶ 肺痨骨蒸，肺痿，突然心痛，霍乱吐利，时气秽气，瘴疟，赤白暴痢，瘀血月闭，痃癖疔肿，小儿惊痫，抽搐，大人中风、中气等病：苏合油一两，安息香末二两，以无灰酒熬成膏，入苏合油内。白术、香附子、青木香、白檀香、沉香、丁香、麝香、荜茇、诃黎勒（煨，去核）、朱砂、乌犀角（镑）各二两，龙脑、熏陆香各一两，捣研为末，用香膏加炼蜜和成剂，蜡纸包收。每服旋丸如梧桐子大，早晨取井华水，温冷任意，化服四丸。老人、小儿一丸。此方名苏合香丸。《和剂局方》。

❷ 水气浮肿：苏合香、白粉、水银等份，捣匀，制成如小豆大的蜜丸。每次服二丸，白水送下。当下水出。《肘后方》。

按语

苏合香味辛，性温，能开窍醒神，辟秽，止痛。用于寒闭神昏、中风痰厥、惊痫、胸腹冷痛、满闷。还能温通散寒，为治疗冻疮的良药，可用苏合香溶于酒精中涂敷冻疮患处。入丸、散剂，0.3~1g，外用适量，不入煎剂。

龙脑香
Long Nao Xiang

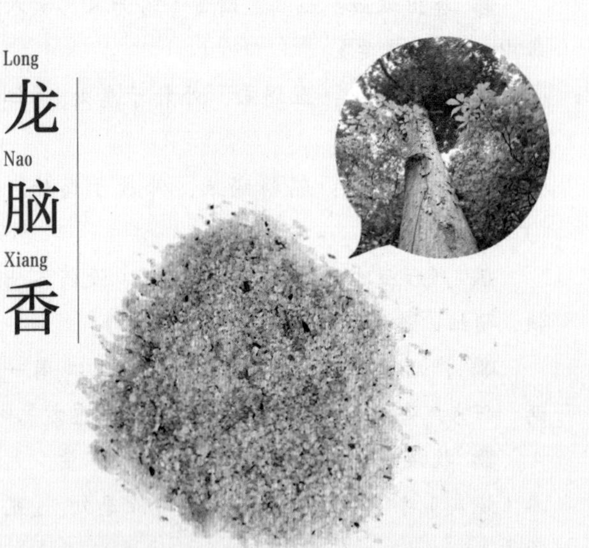

【释名】又名片脑、羯婆罗香。膏名婆律香。

时珍说：称它龙脑，是因其形状被看重、珍视。以色白莹如冰、形状像梅花片的为好，因此俗称为冰片脑，或梅花脑。番中又有米脑、速脑、金脚脑、苍龙脑等称呼，皆因形状、颜色命名，比不上冰片、梅花脑。清者称作脑油，《金光明经》称它为羯婆罗香。

苏敬说：龙脑是树根中的干脂。婆律香是根下清脂。旧出婆律国，因此又被称为婆律香。

【集解】苏颂说：现在只有南海番舶商人货卖，南海山中也有。相传说：其木高七八丈，大可六七围，如积年杉木状，旁生枝，其叶正圆而背白，结实如豆蔻，皮有甲错，香即木中之脂。膏即根下清液，称为婆律膏。据段成式《酉阳杂俎》记载：龙脑香树名固不婆律，无花实。其树有肥有瘦，瘦者出龙脑，肥者出婆律膏，香在木心中。波斯国也有出产。断其树剪取之，其膏于树端流出，砍树作坑穴而承取。两种说法大同小异。唐朝天宝年中交趾国进贡龙脑，皆如蝉、蚕的形状。当地人说：老树根节才有，极其难得。禁中称为瑞龙脑，佩戴在衣衿之上，香闻十余步外，后不复有此。今海南龙脑，多用火煏成片，其中掺杂伪品。入药唯贵生者，状若梅花片，最好。

时珍说：龙脑香，南番各国皆有。叶廷珪《香录》记载：深山穷谷中千年老杉树，其枝干不曾损动的，才有香。若损动，则气泄无脑。当地人锯成木板，板缝有脑出，于是劈开取之。大的成片如花瓣，清者名脑油。《江南异闻录》记载：南唐保大中进贡龙脑浆，说用缣囊贮龙脑，悬于琉璃瓶中，一会滴沥成水，香气浓烈，可以大补，益元气。由此可知此浆与脑油稍有差别，应当属于同一类。《宋史》记载：熙宁九年，英州雷震，一山的梓树都枯萎，皆化为龙脑。

【修治】苏敬说：龙脑香与糯米炭、相思子一起贮藏，则不损耗。

时珍说：有的说以鸡毛、相思子同入小瓷罐密闭收藏之佳。《物类相感志》说以木炭养之更好，不损耗。今人多以樟脑升打充伪，不可不加以辨识。

【气味】味辛、苦，性微寒，无毒。

【主治】《别录》记载：主治妇人难产，研末少许，用新汲水送服，胎儿立下。

《新修本草》记载：主心腹邪气、风湿积聚、耳聋，可以明目，去目赤肤翳。

时珍说：治疗喉痹脑痛、鼻中息肉、齿痛、伤寒舌出、小儿痘陷，可以通诸窍，散郁火。

苍龙脑

【主治】李珣说：治风疮、䵟黑斑，入膏煎效果好。不可点眼，伤人。

婆律香膏

【主治】苏敬说：治耳聋，去一切风。

【发明】寇宗奭说：此物大能通利关隔热塞，大人、小儿风涎闭塞，或者暴得惊热，用它治疗都有作用。然而它并非可常服之药，单用则势弱，佐使则有功。可与茶相宜，但量多则掩茶气。味甚清香，为百药之先，万物中香气没有超过此药的。

李杲说：龙脑入骨，风病在骨髓者宜用。若风在血脉肌肉，就用龙脑、麝香，反而引风邪侵入骨髓，如油入面中，不能导邪外出。

王纶说：龙脑大辛善走，因此能散热，通利结气。目痛、喉痹、下疳各方中多用，取其辛散。人求死者可吞服，为气散尽。世人误以为性寒，是不知它的辛散之性似乎性凉而已。诸香皆属阳，怎么有香气浓郁而药性反寒的呢？

时珍说：古方眼科、小儿科著作中皆说龙脑辛凉、能入心经，因此治目病、惊风方中多用。痘疮心热血瘀倒靥者，可引猪血直入心窍，使毒气宣散于外，则血活痘发。这种说法似乎是对的而实际上并不妥当。目病、惊病、痘病，皆是火病。火郁则发之，从治之法，是辛主发散的缘故。其气先入肺，传于心脾，能走能散，使壅塞通利，则经络条达，而惊热自平，疮毒能出。用猪心血能引龙脑入心经，并非龙脑能入心也。沈括《苏沈良方》记载：痘疮稠密，盛则变黑的，用生公猪血一橡斗，龙脑半分，温酒和服。潘氏说，一女病发热腹痛，手足厥逆，白天更加昏闷，形症极严重，疑是痘证。时值暑季，急取屠户家败血，倍用龙脑和服。病女得睡，一会儿一身疮出而病愈。若非用此方，则意外地早死了。又有宋代文天祥、贾似道皆服脑子求死不得，只有廖莹中以热酒服数握，九窍流血而死。此非脑子有毒，而是热酒引其辛香，散溢经络，气血沸乱而致。

附方

1 目生肤翳：龙脑末一两，每日点三五次。《圣济总录》。

2 头目风热上攻：用龙脑末半两，南硼砂末一两，频频吹入两鼻中。《御药院方》。

3 头脑疼痛：片脑一钱，纸卷作捻，烧烟熏鼻，吐出痰涎即愈。《寿域方》。

4 风热喉痹：灯心一钱，黄柏五分，并烧存性，白矾（煅过）七分，冰片脑三分，捣研为末。每次取一二分吹患处。《集简方》。

5 鼻中息肉，垂下者：用片脑点之，息肉自入。《集简方》。

6 伤寒舌出，过寸者：梅花片脑半分，捣研为末，掺于舌上，随手即愈。洪迈《夷坚志》。

7 中风牙噤，无处下药：五月五日午时，用龙脑、天南星等份，为末。每取一字揩齿二三十遍，其口自开。此方名开关散。

8 牙齿疼痛：梅花脑、朱砂末各少量，揩牙。《集简方》。

9 内外痔疮：片脑一二分，葱汁化，搽患处。《简便方》。

10 酒皶鼻赤：龙脑、真酥，频搽患处。《普济方》。

按语

龙脑香即冰片，味辛、苦，性微寒，能开窍醒神，清热止痛。用于闭证神昏、痰热内闭、暑热卒厥、小儿惊风、目赤肿痛、喉痹口疮、疮疡肿痛、疮溃不敛、水火烫伤。入丸、散剂，每次0.15~0.3g。不宜入煎剂。孕妇慎用。

樟脑 Zhang Nao

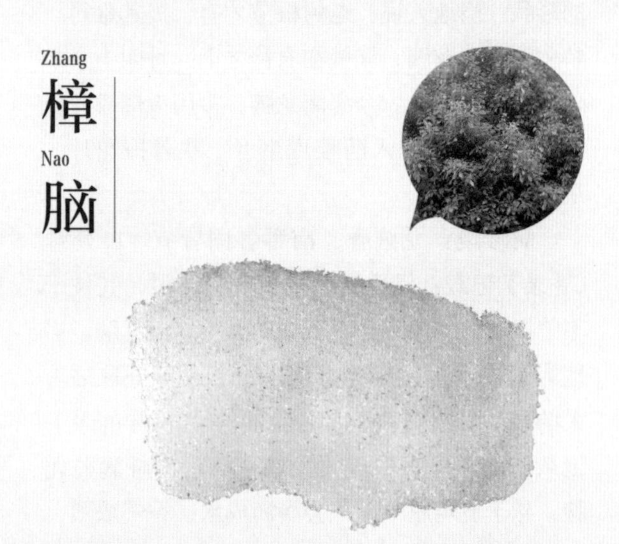

【释名】又名韶脑。

【集解】时珍说：樟脑出自韶州、漳州。形状像龙脑，色白如雪，是樟树的脂膏。胡演《升炼方》记载：煎樟脑法：用新樟木切片，以井水浸泡三天三夜，入锅煎之，用柳木频频搅动。待汁减半，柳枝上有白霜，即滤去药渣，倾汁入瓦盆内。过一夜后，自然结成块。他处虽也有樟木，但是不能剖开取脑。又有一炼樟脑法：取铜盆，用陈壁土为粉涂之，涂樟脑一层，又涂壁土，如此四五层。将薄荷种在土上，再用一盆覆盖，黄泥封固，于火上慢慢炙干。需凭经验掌握火候，不可太过和不及，不要令气外泄。候冷取出，则脑皆升于上盆。如此升两三次，可充作片脑。

【修治】时珍说：每次使用时，每一两用两碗合住，湿纸糊口，文武火烤。半时许取出，冷定之后使用。又法，每一两，用黄连、薄荷六钱，白芷、细辛四钱，荆芥、密蒙花二钱，当归、槐花一钱。以新土碗铺杉木片于底，放药在上，入水半盏，洒脑于上，再以一碗合住，糊口，置于火上煨。待水干取开，其脑自升于上。用羽毛扫下，形似松脂，可入风热眼药。人也多用以充作片脑，不可不加以分辨。

【气味】味辛，性热，无毒。

【主治】时珍说：能通关窍，利滞气，治中恶邪气、霍乱心腹痛、寒湿脚气、疥癣风瘙、龋齿，能够杀虫辟蠹。放在鞋中，可以去脚气。

【发明】时珍说：樟脑纯阳，与焰硝同性，水中生火，其焰益炽，如今丹炉及烟火家多用它。辛热香窜，禀龙火之气，祛湿杀虫，此其所长。因此烧烟熏衣筐席簟（diàn），能辟壁虱、虫蛀。李石《续博物志》记载：脚膝软弱的病人，用杉木为桶洗脚，排樟脑于两大腿之间，用帛绷定，历时月余，效果很好。王玺《医林集要方》记载：治脚气肿痛，用樟脑二两，乌头三两，捣研为末，醋糊丸如弹子大。每置一丸于足心踏之，下用微火烘烤，衣被围覆，汗出如涎为取效。

附方

1 小儿秃疮：韶脑一钱，花椒二钱，芝麻二两，捣研为末。先将患处洗净，再用药末涂搽。《简便方》。

2 牙齿虫痛：①韶脑、朱砂等份，擦患处。《普济方》。②用樟脑、黄丹、肥皂（去皮、核）等份，研匀蜜丸。塞如孔中。余居士《选奇方》。

按语

樟脑味辛，性热，有毒，能除湿杀虫，温散止痛，开窍辟秽。用于疥癣瘙痒、湿疮溃烂、跌打伤痛、牙痛、痧胀腹痛、吐泻神昏。外用适量，研末撒布或调敷。内服0.1～0.2g，入散剂或用酒溶化服。

阿魏 (A Wei)

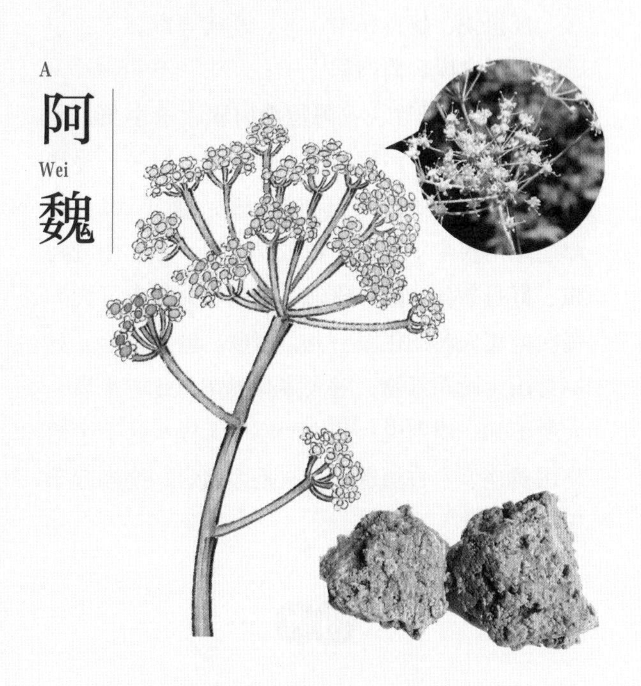

【释名】又名阿虞、熏渠、哈昔泥。

时珍说：夷人称呼自己为阿，此物极臭，为阿之所畏。波斯国称它为阿虞，天竺国称它为形虞，《涅盘经》称它为央匮。蒙古人称它为哈昔泥。元朝时此物作为调和味道的佐料入食用。它的根称作稳展，说腌羊肉味道非常香美，功效同阿魏。

【集解】时珍说：阿魏有草、木二种。草者出自西域，可晒可煎。木者出自南番，取其脂汁。据《一统志》所载有此二种。说出自火州及沙鹿、海牙国的，草高尺许，根株独立，枝叶如盖，臭气逼人，生取其汁熬作膏，称作阿魏。出三佛齐及暹逻国的，树不很高，当地人纳竹筒于树内，脂满其中，冬月破筒收取。有人说其脂最毒，人不敢近。有谚语说：黄芩无假，阿魏无真，这是因为阿魏多伪品。刘纯诗说：阿魏无真却有真，臭而止臭乃为珍。

【气味】味辛，性平，无毒。

【主治】《新修本草》记载：杀各种小虫，去臭气，破肿块，下恶气，除邪鬼蛊毒。

李珣说：治风邪鬼疰，心腹中冷。

汪机说：解自死牛、羊、马肉等毒。

朱震亨说：消肉积。

【发明】时珍说：阿魏消肉积，杀小虫，因此能解毒辟邪，治疟、痢、疳、劳、尸注、冷痛等症。据王璆《百一选方》记载：夔（kuí）州谭逵患疟疾半年。友人窦藏叟授他一方：用真阿魏、好丹砂各一两，研匀，米糊和丸如皂子大。每次空腹人参汤化服一丸，即愈。世人治疟，只用常山、砒霜毒物，对人多有损伤。此方平易，人所不知。周密说：此方治疟用无根水送下，治痢用黄连、木香汤送下，这是因为疟、痢多起于积滞的缘故。

附方

1 恶疰腹痛，不可忍者：阿魏末，热酒服一二钱，立止。《永类钤方》。

2 尸疰中恶：近死尸，恶气入腹，终身不愈。用阿魏三两，每次取二钱，拌面裹作馄饨十余枚，煮熟食用，每日三次。服至二十一日，病得以根除。忌五辛、油物。《圣惠方》。

3 小儿盘肠内吊，腹痛不止：将阿魏捣研为末，大蒜半瓣炮熟研烂，和丸如麻子大。每次用艾汤送服五丸。《小儿卫生总微方论》。

4 脾积结块：鸡蛋五个，阿魏五分，黄蜡一两。一同煎化，分作十次服。每次空腹细嚼，温水送下。诸物不忌，腹痛无妨。十日后大便下血，使积滞逐渐开化。《保寿堂经验方》。

5 痞块有积：阿魏五钱，五灵脂（炒烟尽）五钱，捣研为末，以黄雄狗胆汁和，制成如黍米大的丸剂。空腹唾津送下三十丸。忌羊肉、醋、面。《扶寿精方》。

6 痎疟寒热：阿魏、胭脂各一豆大，研匀，以蒜膏和，覆于虎口穴上，男左女右。《圣济总录》。

7 牙齿虫痛：阿魏、臭黄等份，捣研为末，糊丸如绿豆大。每次绵裹一丸，随左右插入耳中，立效。《圣惠方》。

按语

阿魏味苦、辛，性温，能化癥散痞，消积，杀虫。用于癥瘕、痞块、肉食积滞。因它气味怪异，多入丸、散剂，不宜入煎剂；外用适量，多入膏药。脾胃虚弱者及孕妇忌用。

芦荟 (Lu Hui)

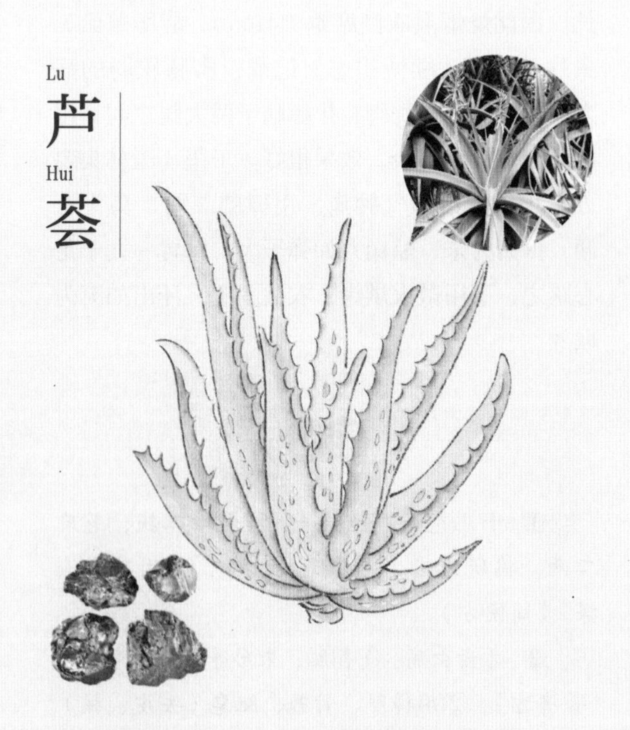

【释名】又名奴会、讷会、象胆。

陈藏器说：俗称为象胆，是因为它味苦如胆。

【集解】李珣说：芦荟生于波斯国。形状像黑饧，是树脂。

苏颂说：现在只有广州有货卖的。其木生于山野中，滴脂泪而成。采之不拘时月。

时珍说：芦荟原生在草部。据《药谱》及《图经本草》所描述的情状，都说是木脂。而《一统志》记载：出产于爪哇、三佛齐等国，乃属于草类，形状像鲎（hòu）尾，采后用玉器捣成膏。与前说不同，这是为什么呢？难道是木质草形吗？

【气味】味苦，性寒，无毒。

【主治】《开宝本草》记载：主热风烦闷，胸膈间热气，明目镇心，小儿癫痫惊风，治疗五疳，杀三虫及痔病疮瘘，可以解巴豆毒。

李珣说：主小儿诸疳热。

甄权说：单用，杀疳蛔。吹鼻，杀脑疳，除鼻痒。

苏颂说：研末，敷虫牙效果很好。治湿癣流黄汁。

【发明】时珍说：芦荟是厥阴经药，专于杀虫清热。以上诸病，皆是热与虫所生的缘故。

苏颂说：唐代刘禹锡《传信方》记载：我少年曾经患癣，初起在颈项间，后延至上左耳，于是形成了湿疮浸淫。用斑蝥、狗胆、桃根等药，疮生得更严重。偶然间在楚州，卖药人教用芦荟一两、炙甘草半两，研末，先用温浆水洗癣，拭净后再外敷，立干便愈，真是神效。

附方

小儿脾疳：芦荟、使君子等份，研为细末，每次米汤送服一二钱。《卫生易简方》。

按语

芦荟味苦，性寒，能泻下通便，清肝，杀虫。用于热结便秘、烦躁惊痫、小儿疳积。外用治疗癣疮。入丸、散剂服，每次1～2g。脾胃虚弱、食少便溏者及孕妇忌用。

胡桐泪 Hu Tong Lei

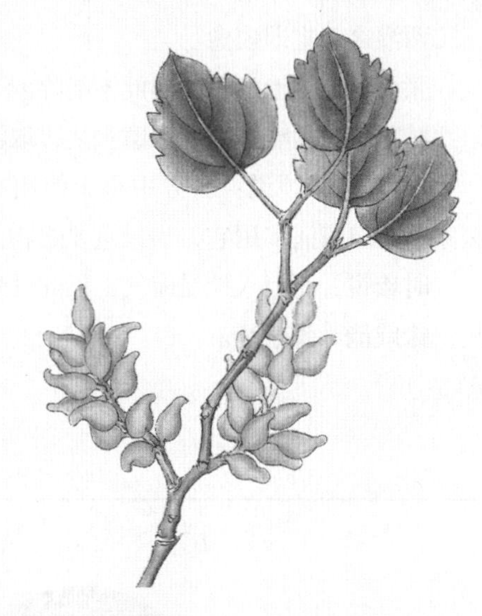

【释名】又名胡桐碱（jiǎn）、胡桐律。

李珣说：胡桐泪，是胡桐树脂，因此称作泪。作律字者，是错误的，律、泪为声调之讹。

时珍说：《西域传》记载：车师国多胡桐。颜师古注解说：胡桐似桐，不似桑，故名胡桐。虫食其树而汁出下流者，俗称为胡桐泪，是说它流似眼泪。其入土石成块如卤碱者，为胡桐碱。有人说："律"当作"沥"，并非错讹，犹松脂称作沥青的含义一样。这种说法也说得通。

【集解】苏敬说：胡桐泪出自肃州以西平泽及山谷中，形似黄矾而坚实。有夹烂木者，说是胡桐树脂流入土石碱卤地者。其树高大，皮叶似白杨、青桐、桑树等，故名胡桐木，可作器用。

韩保昇说：凉州以西也有。初生似柳，大则似桑、桐。其津下入地，与土石相染，形状像姜石，极其咸苦，得水便消，好似矾石、硝石之类。冬季采收。

时珍说：木泪乃树脂流出者，它的形状如膏油。石泪乃脂入土石间者，其状成块，以其得盐碱之气，因此入药为佳。

【气味】味咸、苦，性大寒，无毒。

【主治】《新修本草》记载：治大毒热、心腹烦满，水和服用，取吐。牛马急黄黑汗，水研三二两灌之，立即痊愈。

张元素说：治疗瘰疬非此不能除。

时珍说：咽喉热痛，水磨扫之，取涎。

【发明】苏颂说：古方中很少使用它。现在医家治疗口齿病多用它，为最重要之物。

时珍说：石泪入地受卤气，因此其性寒能除热，味咸能入骨软坚。

附方

❶ 湿热牙疼，喜吸风：胡桐泪，入麝香掺于患处。

❷ 牙疼出血：胡桐泪（研末）半两，夜夜贴于患处。或入麝香少量。《圣惠方》。

❸ 齿䘌黑，是肾虚：胡桐泪一两，丹砂半两，麝香一分，捣研为末，掺患处。《圣济总录》。

按语

胡桐泪（木律）味咸、苦，性大寒，能清热解毒，化痰软坚。用于咽喉肿痛、齿痛、牙疳，痰火郁结之瘰疬，心火亢盛之心烦。但现代临床少用。

檗木
Bo Mu

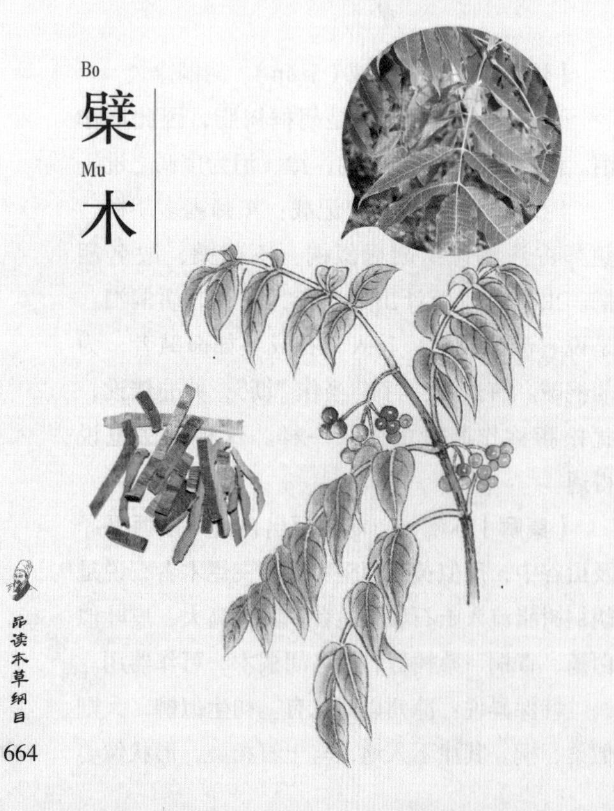

【释名】又名黄柏（bò），根名檀桓。

时珍说：檗木名称的含义不是很清楚。《本经》中只提到檗木和根，没有说到檗皮，难道是古时木与皮通用的缘故？

【集解】《别录》记载：檗木生于汉中山谷及永昌。

陶弘景说：如今出自邵陵的檗木，以质轻薄色深的为好。出自东山的，厚而色浅。它的根被道家归属于木灵芝一类，今人却不知道取服。又有一种小树，形状像石榴，皮黄而味苦，俗称作子檗，可主治口疮。还有一种小树，多刺，皮也呈黄色，也主治口疮。

苏敬说：子檗也称作山石榴，子像女贞子，皮白而不黄，也称作小檗，到处都有。如今说它的皮呈黄色，是错误的。据考察，如今俗用的子檗都用多刺的被称作刺檗的小树，而不是小檗。

掌禹锡说：据《蜀本草》记载：黄柏树高几丈，叶像吴茱萸，也像紫椿，过冬不凋谢。皮外色白，里呈深黄色。它的根结块，像松下的茯苓。如今到处都有，原本出自房、商、合等州的山谷中。以皮紧、厚约二到三分、色鲜黄的为上品。二月、五月采皮，晒干。

汪机说：房州、商州所产的，在治疗里证、下部疾病时用到；邵陵所产的体大，在治疗表证、上部疾病时用到。按照各自的需要取用。

苏颂说：到处都有，以出自四川、肉厚色深的为好。

【修治】雷敩说：凡用檗皮时，先削去粗皮，用生蜜水浸泡半天，漉出晒干，用蜜涂，于火上烘烤，直至蜜尽才止。每次制药五两，用蜜三两。

张元素说：制两次则用于治疗上焦病，制一次则用于治疗中焦病，不制则用于治疗下焦病。

时珍说：黄柏性寒而质沉，生用则能降实火，熟制用则能不伤胃，酒制用则能治疗上焦病，盐制则能治疗下焦病，蜜制则能治疗中焦病。

【气味】味苦，性寒，无毒。

【主治】《本经》记载：治疗五脏肠胃中结热、黄疸肠痔，能止泄泻、痢疾，治疗妇女漏下赤白，阴伤蚀疮。

《别录》记载：治疗惊气在皮间，肌肤发热变红，眼睛热红而痛，口疮。

陈藏器说：治疗热疮起疱，虫疮血痢，能止消渴，杀蛀虫。

甄权说：治疗男子阴痿，敷治阴茎上生疮，治疗下血像鸡鸭肝样结片。

《大明》记载：能安心除劳，治疗骨蒸，能洗肝明目，治疗多泪、口干心热，能杀疳虫，治疗蛔虫所致的胃脘疼痛、鼻出血、肠风下血、后急热肿痛。

张元素说：能泻膀胱虚火，补肾水不足，坚肾壮骨髓，治疗下焦虚热、各种痿症瘫痪，能利下窍，除热。

李杲说：能泻伏火，救肾水，治疗冲脉气逆、不渴而小便不通、各种疮病痛不可忍。

朱震亨说：配伍知母，能滋阴降火。配伍苍术，能除湿清热，为治疗痿症的要药。配伍细辛，能泻膀胱火，治疗口舌生疮。

时珍说：可以敷治小儿头疮。

【发明】张元素说：黄柏的作用有六：一是能泻膀胱实火；二是能利小便结热；三是能除下焦湿肿；四是能治疗痢疾先见血；五是能治疗脐中疼痛；六是能补肾不足，壮骨髓。凡是肾水膀胱不足，各种痿症厥病、脚膝无力，可在黄芪汤中加用它，使两足膝中气力涌出，痿软随即而去，乃是治疗瘫痪的必用药。蜜炒后研末，治疗口疮有神效。因此《雷公炮炙论》有记载：口疮舌折，服用黄酥后迅速痊愈。这说的就是用酥炙根黄，含服。

李杲说：黄柏、苍术是治疗痿症的要药。凡是去除下焦湿热作肿、疼痛，以及膀胱有火邪、小便不利及色黄而涩，都可用酒洗黄柏、知母作为君药，茯苓、泽泻作为佐药。凡是小便不通而口渴，邪热在气分，为肺中伏热不能生水，是绝小便之源的缘故。按法当用气味薄、淡渗的药物，猪苓、泽泻这类，泻肺火而清肺金，滋水之化源。若邪热在下焦血分，不渴而小便不通，是《素问》中所说的无阴则阳无以生，无阳则阴无以化。膀胱为州都之官，津液藏之，气化行则小便能出。按法当用气味厚、阴中之阴药治疗，黄柏、知母就属于这类。长安王善夫患小便不通，逐渐变成中满，腹部坚硬如石，脚腿裂破出水，双眼凸出，饮食不能下，痛苦万分，不可言表。治疗中满、利小便、渗泄的药物已经全部服遍。我诊视过后说：这是生活太好，侍候赡养太过，肥美的食物产生积热，损伤肾水，日久使得膀胱干涸，小便不化，火又逆上，而为呕哕。即是《难经》所说的“关下则不得小便，格上则吐逆”的道理。张元素说：热在下焦，只治下焦，其病必愈。于是处以北方寒水所化之大苦寒药，即黄柏、知母各一两，酒洗焙干碾末，入桂一钱作为药引，白开水作丸如芡子大。每次取二百丸，白开水送下。一会儿前阴有如刀刺火烧的感觉，小便像喷涌的泉水涌出，床下水流成河，一转眼间，肿胀全部消散。《内经》记载：热者寒之。肾恶燥，急食辛以润之。取黄柏苦寒泄热、补水润燥的作用而将其作为君药，知母苦寒能泻肾火而作为佐药，肉桂辛热而作为使药，取寒病用热引的道理。

朱震亨说：黄柏走至阴，有泻火补阴的功效，若非是阴中之火，断不可用。火有两种：所谓君火者，即人火、心火，可用湿伏，可用水灭，可以直接泻火，黄连这类药可以制之；所谓相火，即天火、龙雷之火也，属于阴火，不可用水湿来消灭，应当从其性而伏之，只有使用黄柏这类才可以降泄。

时珍说：古书说知母配伍黄柏，能滋阴降火，有金水相生的含义。黄柏无知母，像水母无虾。因为黄柏能制膀胱、命门阴中的火，知母能清肺金，滋肾水的化源的缘故。因此张元素、李杲、朱震亨都将它作为滋阴降火的要药，上古医家并未提及。因为气为阳，血为阴。邪火煎熬，则阴血逐渐干涸，因此治疗阴虚火动的病必须用到它。然而也必然是少壮气盛能食的人，用之才会适宜。若是中气不足而邪火炽盛的人，久服则有生寒的弊端。近时虚损和想求子嗣的人，用补阴药，往往以这二味作为君药，天天服食。降伐太过，脾胃受伤，真阳暗损，精气不暖，以致生出他病。因为不知此物苦寒而性滑渗，而且苦味久服，有反从火化的祸害。叶氏《医学统旨》中就有四物加知母、黄柏，久服伤胃，不能生阴的劝诫。

附方

1 阴火为病：黄柏去皮，用盐、酒炒成褐色后捣研为末，加水制成如梧桐子大的丸剂。血虚患者，用四物汤送下；气虚患者，用四君子汤送下。此方名大补丸。朱震亨方。

2 男子、妇人各种虚损，小便淋漓，遗精白浊：将黄柏（去皮，切）二斤，熟糯米一升，用童子小便浸泡，九浸九晒，蒸过晒干，捣研为末，用酒煮面糊丸如梧桐子大。每次取一百丸，温酒送下。此方名坎离丸。《孙氏集效方》。

3 上盛下虚，水火偏盛，消中：黄柏一斤，分作四份，用酒、蜜、盐水、童尿浸洗，晒干炒熟后捣研为末，用知母一斤，去毛，切捣熬膏和丸，制成如梧桐子大的丸剂。每次取七十丸，白开水送下。《活人心统》。

4 脏毒痔漏，下血不止：①川黄柏皮（刮净）一斤，分作四份，三份用酒、醋、童尿各浸七天，洗后晒干焙研，一份生炒称黑色，捣研为末，用炼蜜制成如梧桐子大的丸剂。每次取五十丸，空腹温酒送下。此方名檗皮丸。孙探玄《集效方》。②川檗皮（刮净）一斤，分作四份，用酒、蜜、人乳、糯米泔水各自浸透，炙干切碎研末，廪米饭作成丸。每次取五十丸，空腹温酒送下。此方名百补丸。杨诚《经验方》。③黄柏一斤，分作四份，三份用醇酒、盐汤、童便各自浸泡两天，焙干研末，一份用酥炙研末，用猪脏一条去膜，入药在内扎定，煮熟后捣成丸。每次取五十丸，空腹温酒送下。此方名檗皮丸。陆一峰方。

5 下血数升：黄柏（去皮）一两，鸡蛋白涂炙，捣研为末，用水制成如绿豆大的丸剂。每次取七丸，温水送下。此方名金虎丸。《普济方》。

6 小儿下血或血痢：黄柏半两，赤芍药四钱，捣研为末，用饭作丸如麻子大。每次取一二十丸，饭前米汤送下。阎孝忠《集效方》。

7 妊娠下痢白色，一天三十到五十次：黄柏（厚者）蜜炒使变焦，捣研为末，大蒜煨熟，去皮捣烂和丸，作丸如梧桐子大。每次空腹取三十到五十丸，空腹米汤送下，一天三次。《妇人良方》。

8 小儿热泻：黄柏削皮，焙干捣研为末，用米汤和丸，作丸如栗米大。每次取一二十丸，米汤送下。《十全博救方》。

9 赤白浊淫，梦泄精滑：①黄柏（炒）、蛤粉各一斤，捣研为末。每次取一百丸，空腹温酒送下。此方名珍珠粉丸。②加知母（炒）、牡蛎粉（煅）、山药（炒）等份捣研为末，糊丸如梧桐子大。每次取八十丸，盐汤送下。《洁古家珍》。

10 积热梦遗，心忪恍惚，膈中有热：黄柏末一两，冰片一钱，炼蜜丸如梧桐子大。每次取十五丸，麦门冬汤送下。此方名清心丸。许叔微《本事方》。

11 消渴尿多，能食：黄柏一斤，水一升，煎煮至沸腾三到五次，口渴即饮，随意饮服。韦宙《独行方》。

12 呕血热极：黄柏蜜涂，炙干后捣研为末。每次取二钱，麦门冬汤调服。《经验方》。

13 时行赤目：黄柏去粗皮后捣研为末，湿纸包裹，黄泥密封，煨干。每次取一弹子大小，用纱帕包裹，用水一盏浸泡，饭上蒸熟，趁热熏洗患处。一丸可用两到三次。此方名五行汤。《龙木论》。

14 婴儿赤目，在产褥期内：母乳浸泡黄柏汁点眼。《小品方》。

15 眼目昏暗：每天清早含服黄柏一片，吐津洗眼。

16 突然喉痹疼痛：①黄柏片含服。②黄柏一斤，酒一斗，煎煮至沸腾两次，随意饮服。《肘后方》。

17 咽喉突然肿痛，食饮不通：醋和黄柏末涂于患处，变冷即更换。《肘后方》。

18 小儿重舌：黄柏浸泡苦竹沥点于患处。《千金方》。

19 口舌生疮：①用黄檗含服。《外台秘要》。②蜜渍黄柏取汁，含服吐涎。《深师方》。③蜜炙黄柏、青黛各一分，捣研为末，入生冰片一字，掺敷于患处吐涎。寇宗奭《本草衍义》。④用黄柏、细辛等份，捣研为末，掺于患处。或用黄柏、干姜等份，也可以。此方名赴筵散。

20 口疳臭烂：用黄柏五钱，铜绿二钱，捣研为末。掺患处，漱去涎水。此方名绿云散。《三因方》。

21 鼻中生疮：黄柏、槟榔末，猪脂调和成膏，敷患处。《普济方》。

22 唇疮痛痒：黄柏末，用蔷薇根汁调涂于患处。《圣济总录》。

23 小儿囟肿，生下即肿：黄柏末水调，贴足心。《普济方》。

24 伤寒遗毒，手足肿痛欲断：黄柏五斤，加水三升煎煮，浸泡患处。《肘后方》。

25 痈疽乳发（指乳房焮热漫肿疼痛）初起：黄柏末和鸡蛋白涂于患处，变干则更换。《梅师方》。

26 痈疽肿毒：黄柏皮（炒）、川乌头（炮）等份，捣研为末。唾液调涂患处，留头在外，频用米泔水润湿。《集简方》。

27 小儿脐疮不合：黄柏末涂于患处。《子母秘录》。

28 小儿脓疮遍身不干：用黄柏末，入枯矾少量，掺敷于患处。杨起《简便方》。

29 男子阴蚀作臼，出脓，热疮：①热疮用黄柏、黄芩等份煎汤，洗患处。同时用黄柏、黄连作末，涂患处。②黄柏煎汤洗患处，外涂白蜜。《肘后方》。

30 臁疮热疮：①黄柏末一两，轻粉三钱，猪胆汁调，搽患处。②只用蜜炙黄檗一味。

31 火毒生疮：用黄柏末掺患处。张杲《医说》。

32 冻疮裂痛：乳汁调黄柏末，涂患处。《儒门事亲》。

33 敛疮生肌：黄柏末，面糊调涂患处。《宣明方》。

-按语-

黄柏味苦，性寒，能清热燥湿，泻火除蒸，解毒疗疮。用于湿热带下、热淋，湿热泻痢、黄疸，湿热脚气、痿证，骨蒸劳热、盗汗、遗精，疮疡肿毒、湿疹瘙痒。

Huang
黄栌
Lu

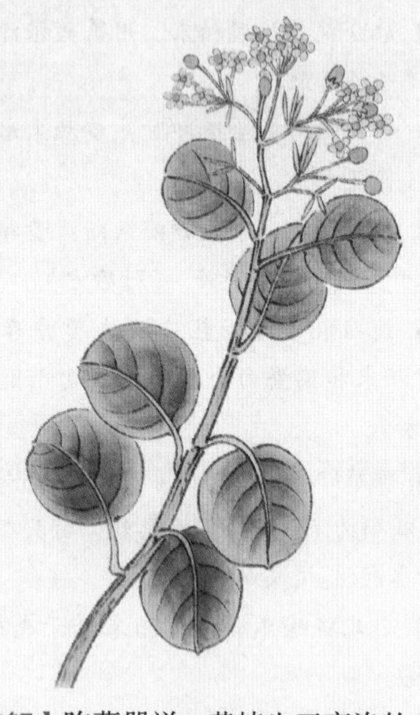

【集解】陈藏器说：黄栌生于商洛的山谷，四川边界处有很多。叶圆木黄，可染黄色。

木

【气味】味苦，性寒，无毒。

【主治】陈藏器说：能除烦热，解酒疸目黄，水煮服用。

时珍说：洗红眼及汤火、漆疮。

附方

大风癞疾：黄栌木（锉细，用新汲水一斗浸泡十四天，焙干研末）五两，苏木五两，乌麻子（九蒸九晒）一斗，天麻二两，丁香、乳香各一两，捣研为末。用红黍米一升淘净，用浸泡黄栌的水煮成米粥，捣烂和丸如梧桐子大。每次取二三十丸，饭后浆水送下，白天两次、晚上一次。《圣济总录》。

-按语-

黄栌味苦，性寒，能清热解毒，散瘀止痛。用于湿热黄疸、疮疡、丹毒、漆疮等。

Hou
厚朴
Po

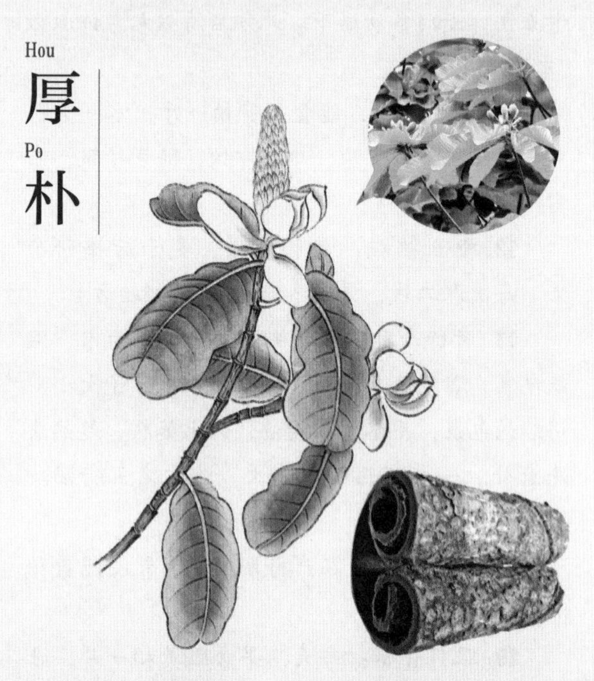

【释名】又名烈朴、赤朴、厚皮、重皮，树名榛，子名逐折。

时珍说：它的木质朴实而皮厚，味辛烈而呈紫红色，因此有厚朴、烈朴、赤朴等称呼。

苏颂说：《广雅》称它为重皮，方书中有的写作厚皮。

【集解】《别录》记载：厚朴生于交趾、冤句。三月、九月、十月采皮，阴干。

陶弘景说：如今出自建平、宜都。以极厚、肉呈紫色为佳，壳薄而色白的不佳。平常的方中多用，道家不用。

苏颂说：如今洛阳、陕西、江淮、湖南、蜀川山谷中常有，而以产自梓州、龙州的为上品。木高三到四丈，直径约一到两尺。春季生叶像槲叶，四季不凋谢。红花而青实。皮极鳞皱而厚，以紫色多润的为好，薄而色白的不能入药用。

寇宗奭说：如今伊阳县及商州也出产，但薄而色淡，不如梓州所产的厚而紫色有油。

时珍说：朴树肤白肉紫，叶像槲叶。五六月开细花，结实像冬青子，生的呈青色，熟后变成红色，有核。七八月采收，味甜而美。

皮

【修治】雷敩说：凡用时取色紫味辛的为好，刮去粗皮。入丸、散使用时，每一斤用酥四两炙熟后用。若入汤剂，用自然姜汁八两炙尽为度。

《大明》记载：凡入药时先去粗皮，用姜汁炙，或浸炒用。

寇宗奭说：味苦。不用姜制，则刺人喉舌。

【气味】味苦，性温，无毒。

【主治】《本经》记载：治疗中风伤寒、头痛发热恶寒、惊悸、气血痹阻，可以去死肌，杀三虫。

《别录》记载：能温中益气，消痰下气，治疗霍乱及腹痛胀满、胃中冷逆、胸中呕不止、泻痢淋露，可以除惊，去留热心烦满，厚肠胃。

《大明》记载：能健脾，治疗反胃，霍乱转筋，冷热气，能泻膀胱及五脏一切气，治疗妇人产前产后腹脏不安，能杀肠中虫，明耳目，调关节。

甄权说：治疗积年冷气、腹内雷鸣虚吼、宿食不消，能去结水，破瘀血，化水谷，止吐酸水，大温胃气，治疗冷痛，主治病人虚而尿白。

王好古说：主治肺气胀满，膨而喘咳。

【发明】寇宗奭说：厚朴，平胃散中用到，最能调中。至今此药盛行，既能温脾胃，又能走冷气，为世人所须。

张元素说：厚朴的效用有三：一是能平胃；二是能去腹胀；三是孕妇忌用。虽能除腹胀，若是身体虚弱的人，仍需斟酌使用，误服能脱人元气。只在寒胀大热的药中兼用，是散结的神药。

朱震亨说：厚朴属土，有火。它气温，能泻胃中实邪，平胃散中用到它。佐以苍术，正为泻胃中之湿，平胃土之太过，以至于中和而已，并不是取温补脾胃的功效。习以成俗，都说它性补，多么悲哀啊！它用于治疗腹胀，凭借它的辛味来提其滞气，滞行则宜去掉不用。若是气实的人，误服人参、黄芪补气之药，觉胀闷或作喘，宜用此药泻之。

王好古说：本草著作中说厚朴治疗中风伤寒头痛，温中益气，消痰下气，厚肠胃，去腹满，果真能泄气吗？果真能益气吗？大概与枳实、大黄功效相同，则能泄实满，即是所谓的消痰下气。若与橘皮、苍术同用，则能除湿满，就是所谓的温中益气。与解利药同用，则能治疗伤寒头痛；与止泻痢的药同用，则能厚肠胃。大抵因为它苦温，用苦则能泄，用温则能补。成无己说：厚朴味苦，可以用来泄腹满。

李杲说：苦能下气，故能泄实满；温能益气，因此能散湿满。

附方

❶ 大补脾胃虚损，温中降气，化痰进食，去冷饮、呕吐、泄泻等：①厚朴去皮锉片，用生姜二斤连皮切片，加水五升一同煮干，去生姜，厚朴焙干。用干姜四两，甘草二两，再同厚朴用水五升煮干，去甘草，焙干姜、厚朴为末。用枣

肉、生姜同煮熟，去生姜，捣枣和丸如梧桐子大。每次取五十丸，米汤送下。②上方加熟附子。此方名厚朴煎丸。王璆《百一选方》。

2 痰壅呕逆，心胸满闷，不下饮食：厚朴一两，姜汁炙黄后捣研为末。不定时用米汤调服两方寸匕。《圣惠方》。

3 腹胀脉数：用厚朴半斤，枳实五枚，加水一斗二升，煎取五升，入大黄四两，再煎至三升。每次温服一升，转动再服，不动勿服。此方名厚朴三物汤。张仲景《金匮要略》。

4 腹痛胀满：用厚朴半斤制，甘草、大黄各三两，大枣十枚，大枳实五枚，桂枝二两，生姜五两，加水一斗，煎取四升。每次温服八合，一天三次，呕吐患者，加半夏五合。此方名厚朴七物汤。《金匮要略》。

5 男女气胀心闷，饮食不下，冷热相攻，久患不愈，反胃止泻：厚朴（姜汁炙焦黑），捣研为末。每次取两小勺，米汤调服，一天三次。《斗门方》。

6 中满洞泻：厚朴、干姜等份，捣研为末，炼蜜丸如梧桐子大。每次取五十丸，米汤送下。鲍氏方。

7 小儿吐泻、胃虚及有痰惊：用厚朴一两，半夏（水浸泡七次，姜汁浸半天，晒干）一钱，用米泔水三升一同浸泡一昼夜，水尽为度。如未尽，稍加火熬干。去厚朴，只研半夏。每次取半钱或一字，用薄荷汤调下。此方名梓朴散。钱乙《小儿药证直诀》。

8 霍乱腹痛：①用厚朴（炙）四两，桂心二两，枳实五枚，生姜二两，水六升，煎取二升，分三次服下。此方名厚朴汤。陶弘景。②用厚朴姜汁炙，研末。每次取二钱，新汲水送服。《圣惠方》。

9 下痢水谷，久不愈者：厚朴三两，黄连三两，水三升，煎取一升，空腹细服。《梅师方》。

10 大肠干结：厚朴生研，猪脏（煮）捣和作丸如梧桐子大。每次取三十丸，姜水送下。《十便良方》。

11 尿浑白浊，心脾不调：用厚朴（姜汁炙）一两，白茯苓一钱，水、酒各一碗，煎至一碗，温服。《经验良方》。

12 月经不通：①厚朴（炙，切）三两，加水三升，煎至一升，分两次空腹服下。②上方加桃仁、红花。《梅师方》。

按语

厚朴味苦、辛，性温，能燥湿消痰，下气除满。用于湿阻中焦、脘腹胀满、食积气滞、腹胀便秘、痰饮喘咳，以及七情郁结、痰气互阻、咽中如有物阻、咽之不下、吐之不出的梅核气。

杜仲 Du Zhong

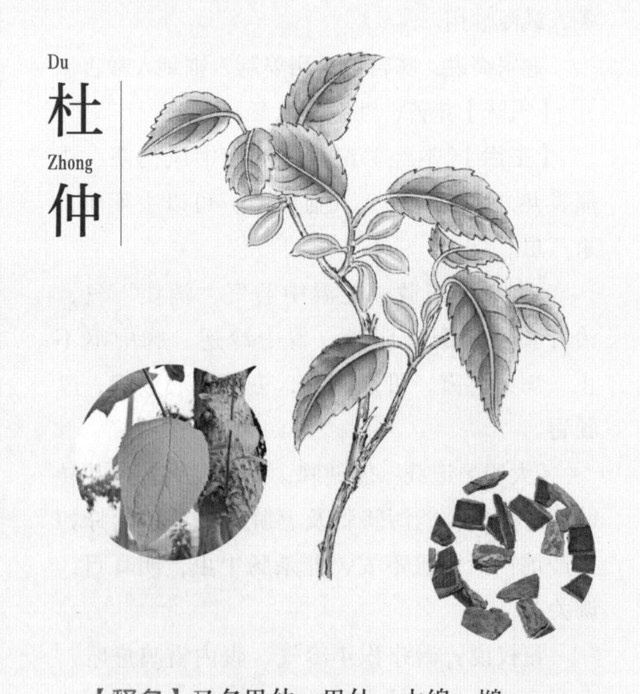

【释名】又名思仲、思仙、木绵、櫋。

时珍说：以前有个叫杜仲的人服此药后得道，因此用它来命名。思仲、思仙，都是出自此含义。它的皮中有银丝像绵一样，因此称作木绵。它的子称作逐折，与厚朴子同名。

【集解】《别录》记载：杜仲生于上虞山谷及上党、汉中。二月、五月、六月、九月采皮。

陶弘景说：上虞在豫州，虞、虢（guó）的虞，并不是会稽的上虞县。如今使用的出自建平、宜都。形状像厚朴，以折后多白丝的为好。

韩保昇说：生于深山大谷，到处都有。树高几丈，叶像辛夷。

苏颂说：如今出自商州、成州、峡州近处的大山中。叶像柘，它的皮折后可见白丝相连。江南称作櫋。初生嫩叶可食用，称作櫋芽。花、实味苦涩，也能入药用。木可作成鞋，对脚有好处。

皮

【修治】雷敩说：凡用时削去粗皮。每一斤，用酥一两，蜜三两，和涂火炙，以尽为度。锉细备用。

【气味】味辛，性平，无毒。

【主治】《本经》记载：治疗腰膝痛，能补中益精气，坚筋骨，强志，除阴下痒湿，治疗小便余沥不尽。久服，可以使人轻身耐老。

《别录》记载：治疗脚中酸疼，不想着地。

《大明》记载：治疗肾劳、腰脊挛急。

甄权说：治疗肾冷、腰痛。人虚而身强直，属风。腰不利，可使用它。

李杲说：能使筋骨相着。

王好古说：能润肝燥，补肝经风虚。

【发明】时珍说：杜仲在古方中只知用来滋肾，只有王好古说它是肝经气分药，能润肝燥，补肝虚，发古人所未发。因为肝主筋，肾主骨。肾充则骨强，肝充则筋健。屈伸活动，都属于筋。杜仲色紫而润，味甘微辛，气温平。甘温能补，微辛能润。这是因为能入肝经而补肾，子能令母实的缘故。据庞元英《谈薮》记载：一少年新婚后得脚软病，疼痛得厉害。医生当作脚气治疗不效。路钤（路，一级武职官名）孙琳诊视。用杜仲一味，切成寸断片拆，每次取一两，用酒水各半一大杯煎服。三天能行，三天后痊愈。孙琳说：这属于肾虚，并非脚气。杜仲能治腰膝痛，用酒行之，则取效更加容易。

附方

❶ 肾虚腰痛：①杜仲（去皮，炙黄）一大斤，分作十剂。每晚取一剂，加水一大升，浸至五更，煎煮至药液减少三分之一，取汁，将羊肾三四枚切下，再煮沸三五次，如做汤的方法一样，用椒、盐调和，空腹一次服完。崔元亮《海上方》。②上方入薤白七茎。《圣惠方》。③上方加五味子半斤。《箧中方》。

❷ 风冷伤肾，腰背虚痛：①杜仲（切，炒）一斤，酒二升，浸泡十天，每天取三合，服下。《世医得效方》。②上方捣研为末，每天清晨取二钱，温酒送服。《三因方》。

❸ 病后虚汗及目中流汁：杜仲、牡蛎等份，捣研为末。每次睡前，取五方寸匕，水送服，不止再服。《肘后方》。

❹ 产后诸疾及胎脏不安：杜仲去皮，瓦上焙干，木臼中捣末，煮枣肉和丸如弹子大。每次取一丸，糯米煎汤送下，一天两次。《胜金方》。

按语

杜仲味甘，性温，补肝肾，强筋骨，安胎。用于肾虚腰痛及各种腰痛、肾虚阳痿、精冷不固、小便频数、胎动不安或习惯性堕胎。

Chun
椿
chu
樗

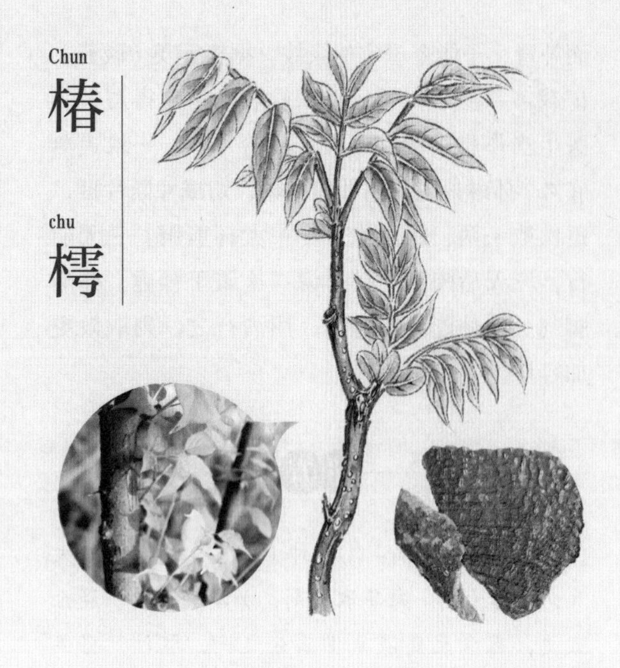

【释名】香者名椿、臭者名樗（chū）、山樗名栲、虎目树、大眼桐。

时珍说：椿樗容易生长而寿命长，因此有椿、栲的称呼。《庄子》就有“大椿以八千岁为春秋”的记载。椿气香而樗气臭，故“椿”字又作“櫄（chūn）”，它的气熏香。“樗（chū）”字从“虖（hū）”，它的气臭，人呵呼之。“樗”也是“椿”音的转音。

陈藏器说：俗称椿为猪椿，北方人称樗为山椿，江东人称作虎目树，也有称作虎眼的。叶脱的地方有痕，像虎的眼睛。又像樗蒲子，因此有了这种称呼。

【集解】苏敬说：椿、樗二树形状相似，但樗木疏、椿木实可作为区别。

苏颂说：二木在南方、北方都有。形状树干大抵上相类似，但椿木实而叶香，可食用，樗木疏而气臭，两种采收都不受时间限制。樗木最无用，就像《庄子》所载的那样“我有一种大木，人们称它为樗，它的木隆起而不平直，不能用绳墨来测量，小枝屈曲不合规矩”。《尔雅》记载：栲，即山樗。郭璞注解说：栲像樗，色稍白，生山中，因而得名，也像漆树。俗语说：櫄、樗、栲（kǎo）、漆，相似而像一种。陆玑《诗疏》记载：山樗与田樗没有差别，叶稍狭窄而已。吴地人用它的叶做成茶饮用。

寇宗奭说：椿、樗均气臭，但是其中的一种有花结子，一种无花不结实。世人以无花而木身大，干端直的为椿，椿木用叶。有花、荚而木身小，树干多曲折、矮小的为樗，樗用根及荚、叶。又在虫部有樗鸡，不说成椿鸡，以强调有鸡的为樗，无鸡的为椿。古人命名的含义相当明确。

掌禹锡说：樗中有花的无荚，有荚的无花。它的荚夏季常生于臭樗上，并未见到椿上有荚的。可惜世人不能分辨椿、樗的差别，称樗荚为椿荚。

时珍说：椿、樗、栲，乃属于一木三种。椿木皮细肌实而色红，嫩叶香甘可食用。樗木皮粗肌虚而色白，叶有一种让人厌恶的臭味，歉收的年景人们采食它。栲木即樗之生于山中的，木虚大，木工时常用它。然而用手抓的时候像朽木，因此古人认为它是没有用处的木材，而不像椿木坚实，可入栋梁之用。

叶

【气味】味苦，性温，有小毒。

【主治】《新修本草》记载：煮水使用，洗治疮疥风疽。用樗木根、叶最好。

时珍说：白秃不生发，取椿、桃、楸叶心捣成汁，频涂于患处。

《生生编》载：嫩芽煮食，能消风祛毒。

白皮及根皮

【修治】雷敩说：凡用到椿根，以不靠近西边的为好。采出后拌生葱蒸半天，锉细，用布袋盛挂在房屋的南边，阴干用。

时珍说：椿、樗木皮、根皮，一同刮去粗皮，阴干，临用时切碎焙干入药用。

【气味】味苦，性温，无毒。

【主治】《新修本草》记载：治疗疳、虫。樗根效果最好。

萧炳说：配伍地榆，能止疳痢。

《大明》记载：能止女子血崩，治疗产后血不止、赤带、肠风泻血不止、肠滑泻，能缩小便。蜜炙使用。

雷敩说：利溺涩。

朱震亨说：治疗赤白浊，赤白带，湿气下痢，精滑梦遗，能燥下湿，去肺胃陈积之痰。

【发明】孟诜说：治疗女子血崩，以及产后出血不止，月经多，夹杂赤带。宜取细椿根一大把洗净，加水一大升煮成汁，分次服用，便能阻断。治疗小儿疳痢，也宜多服。取白皮一把，粳米五十粒，葱白一把，炙甘草三寸，豆豉两合，水一升，煮至半升，根据病情取适量服用。枝、叶功用相同。

朱震亨说：椿根白皮，气凉而能涩血。凡是湿热为病、泻痢浊带、精滑梦遗等症，无不可用，有燥下湿及祛肺胃陈痰的功效。治疗泄泻，有除湿实肠的功效。但痢疾滞气未尽，不可急用。宜入丸、散剂中，也可煎服，不见有什么危害。我每用时炒研后糊成丸，视病不同作为汤剂的药引，称作固肠丸。

时珍说：椿皮色红而香，樗皮色白而臭，多服则使人稍稍下利。因为椿皮入血分而性涩，樗皮入气分而性利，不可不加以分辨。他们的主治功效虽然相同，而涩利的功效却有差别，正如茯苓、芍药，赤、白功效区别很大。凡是血分受病不足的，宜用椿皮；气分受病有郁的，宜用樗皮，这是一点心得。《乾坤生意》治疗疮肿泻下的方药中，取樗皮用无根水研汁，服二到三碗，取下利几次，是它取效的表现。因此陈藏器说的樗皮有小毒，是试药后的结果。

寇宗奭说：洛阳一女子，四十六七岁，饮酒无度，多食鱼蟹，畜毒在脏，一昼夜泄泻二三十次，大便与脓血杂下，大肠连肛门疼痛难忍。医家用止血痢的药不见效，又用治疗肠风的药则变得更加严重，因为肠风有血无脓。如此半年多，气血逐渐虚弱，饮食减少，肌肉瘦削。服热药后则腹痛更加严重，下血更多；服冷药则注泄饮食减少，服温平的药则病毫无变化。如此满一年，生命垂危待死。有人教她服用人参散，一服取效，二服减轻，三服脓血都停止，于是常服而痊愈。这个方可治疗大肠风虚、饮酒过度、挟热下痢脓血疼痛严重多天不愈等病症。用樗根白皮一两，人参一两，捣研为末。每次取二钱，空腹温酒调服，米汤也可。忌食油腻、湿面、青菜、果子、甜食、鸡、猪、鱼、羊、蒜、薤等物。

附方

❶ 去邪气：樗根一握切细，用童便二升，豆豉一合，浸泡一晚，绞汁煎煮至沸腾一次。三到五天服一次。陈藏器《本草拾遗》。

❷ 小儿疳疾：椿白皮（晒干）二两，捣研为末，用粟米淘净研浓汁调和，制成如梧桐子大的丸剂。十岁小儿每次取三到四丸，米汤送下，量小儿大小随时加减。同时取一丸纳入竹筒中，吹入鼻内，三次为好。《子母秘录》。

❸ 小儿疳痢困重：①用樗白皮捣粉，用水和作枣大馄饨子。太阳下晒一段时间后，又捣，如此三遍，加水煮熟，空腹吞服七枚。忌油腻、热面、毒物。②用樗根浓汁一蚬壳，和粟米泔等份，灌下部。两次即痊愈，大人也可用。《外台秘要》。

❹ 休息痢疾：日夜无度，腥臭不可近，脐腹撮痛。①用椿根白皮、诃黎勒各半两，母丁香三十个，捣研为末，加醋糊丸如梧桐子大。每次取五十丸，米汤送下。李杲《脾胃论》。②将椿根白皮在流动的水内浸泡三天，去黄皮，焙干后捣研为末。每一两加木香二钱，粳米饭制成丸剂。每次取一钱二分，空腹米汤送下。唐瑶《经验方》。

❺ 水谷下利及每至立秋前后即患痢，兼腰

痛：取樗根一大两捣末过筛，用好面捻作馄饨（如皂子大），加水煮熟。每天空腹服十枚。刘禹锡《传信方》。

6 下利清血，腹中刺痛：①椿根白皮洗刮后晒研，醋糊丸如梧桐子大。每次空腹取三四十丸，米汤送下。②上方加苍术、枳壳减半。《经验方》。

7 脏毒下痢赤白：用香椿洗刮取皮，晒干后捣研为末。每次取一钱，水送下。《经验方》。

8 脏毒下血：用椿根白皮去粗皮，酒浸后晒研，枣肉和丸，如梧桐子大。每次取五十丸，淡酒送服。或用酒糊丸也可。此方名温白丸。《儒门事亲》。

9 下血经年：樗根三钱，水一杯，煎至七分，入酒半杯服下。或制成丸剂服用。虚弱的人，加人参等份。《仁存方》。

10 血痢下血：樗根皮，用水洗净，挂通风处阴干后捣研为末。每次取二两入寒食面一两，用新汲水和丸如梧桐子大，阴干。每次取三十丸，水煮开后，倒出，温水送下。忌见太阳。此方名如神丸。《普济方》。

11 脾毒肠风，大便下血：用臭椿根（刮去粗皮，焙干）四两，苍术（米泔水浸泡后焙干）、枳壳（麸炒）各一两，捣研为末，醋糊丸如梧桐子大。每次取五十丸，米汤送下，一天三次。《本事方》。

12 女人白带，男子白浊：①椿根白皮、滑石等份，捣研为末，用粥作丸如梧桐子大。每次取一百丸，空腹白开水送下。②椿根白皮一两半，干姜（炒黑）、白芍药（炒黑）、黄柏（炒黑）各二钱，捣研为末。用粥和丸如梧桐子大。每次取一百丸，空腹白开水送下。朱丹溪方。

荚

【释名】又名凤眼草。

【主治】《嘉祐》记载：治疗大便下血。

附方

1 肠风泻血：椿荚一半生一半烧，捣研为末。每次取二钱，米汤送下。《普济方》。

2 误吞鱼刺：①用椿树子烧研，每次取二钱，酒送服。《生生编》。②用香椿树子（阴干）半碗，捣碎，热酒冲服，不久连骨吐出。《保寿堂方》。

3 洗头明目：用凤眼草（即椿树上丛生荚）烧灰淋水洗头，过一年，眼像儿童的眼睛。加椿皮灰效果尤其好。《卫生易简方》。

按语

椿樗现用其根皮或树皮，味苦、涩，性寒，能清热燥湿，收敛止带、止泻、止血。用于湿热下注赤白带下、久泻久痢、湿热泻痢、崩漏经多、便血痔血。还能杀虫，内服治蛔虫腹痛，外洗治疥癣瘙痒。

Qi
漆

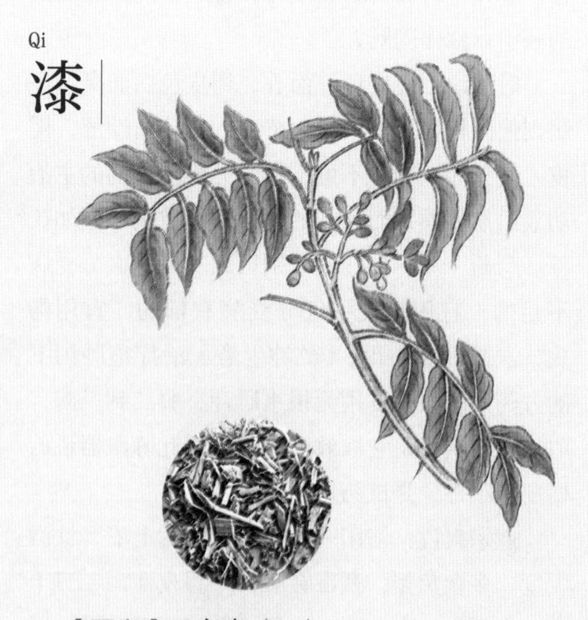

【释名】又名桼（qī）。

时珍说：许慎《说文》记载："漆"本作

"桼"，木汁可用来漆物，它的字用来描述水滴下坠的形状。

【集解】《别录》记载：干漆生于汉中山谷。夏至后采收，晾干。

陶弘景说：如今梁州的漆最多，益州也有很多。广州的漆性急易燥。其中以各处漆桶中自然干燥，形状以像蜂房孔孔相隔的为好。

韩保昇说：漆树高两到三丈，皮白，叶像椿树叶，花像槐花，它的子像牛李子，木心黄色，六月、七月刻取滋汁。以产自金州的最好。漆性急，凡取时须用荏油解破，因此纯净的漆较难得，可通过一层层的剥离来取漆。上等清漆，色黑像黑玉，像铁石的最好。黄嫩像蜂窠的不好。

苏颂说：如今蜀、汉、金、峡、襄、歙州都有。将竹筒钉入木中，取汁。崔豹《古今注》记载：用刚斧破开它的皮，用竹管承接，滴汁成漆。

寇宗奭说：湿漆在药中未见，用到的都是干漆。湿漆在燥热及霜冷天气时难以干燥；得阴湿，即使在寒季也容易干燥，这也是物性本身决定的。如果沾渍在人身上，可用油来去除。凡是验漆的好坏时，只将稀漆用物蘸起，细而不断，断而急收，再又涂于干竹片上，于遮阴处能迅速干燥的，都是好漆。

时珍说：漆树人多种植，春分前移栽容易长成，有利。它的树身像柿树，叶像椿树叶。以金州所产的为好，世称它为金漆。人多用其他的物品来冒充。《试诀》记载：稍微扇动则像镜子一样光亮，悬丝时迅速向下流，像钩一样。搬动时变成琥珀色，打着的时候有泡沫浮在上面。如今广浙中出产一种漆树，像小榎（jiǎ）而大。六月取汁漆物，色黄像金子，即《唐书》所称作的黄漆。入药时仍当用黑漆。广南漆有饴糖气，药力很差。

干漆

【修治】《大明》记载：干漆入药，需捣碎炒熟。不然，损人肠胃。若是湿漆，煎干更好。也有烧灰存性使用的。

【气味】味辛，性温，无毒。

【主治】《本经》记载：治疗骨伤，能补中，续筋骨，填髓脑，安五脏，治疗五缓六急，风寒湿痹。生漆，能去长虫。久服，使人轻身耐老。

《别录》记载：干漆：治疗咳嗽，能消瘀血、散痞结。治疗腰痛、女人疝瘕，能利小肠，去蛔虫。

甄权说：能杀三虫，主治女人经脉不通。

《大明》记载：治疗痨病，能除风。

张元素说：能削年深坚结之积滞，破日久凝结之瘀血。

【发明】陶弘景说：仙方中用蟹消漆为水，炼服使人长生。《抱朴子》载：淳漆不黏的，服后能通神长生。或将大蟹投到漆中间，或用云母水，或用玉水调合服下，九虫都可排出，瘀血从鼻出。

朱震亨说：漆属金，有水与火，性急而飞补。用作去积滞的药，中节则积滞去后，补性内行，而人不知。

时珍说：漆性毒而能杀虫，降而能行血。所主治各症虽多，它的功效只有两个方面而已。

附方

1 小儿虫病，胃寒危恶症，与痫相似者：干漆（捣烧烟尽）、白芜荑等份，捣研为末。每次取一字到一钱，米汤送服。《杜壬方》。

2 九种心痛及腹胁积聚滞气：筒内干漆一两，捣炒烟尽，研末，醋煮面糊丸如梧桐子大。每次取五到九丸，热酒送下。《简要济众》。

3 女人血气，妇人不曾生长，血气疼痛不可忍；男子疝气、小肠气撮痛：湿漆一两，煎熬十五分钟，入干漆末一两，和丸如梧桐子大。每次取三到四丸，温酒送下。怕漆之人不可服用。

此方名二圣丸。《经验方》。

❹ 女人经闭：①用干漆（打碎，炒烟尽）一两，牛膝末一两，用生地黄汁一升，入银、石器中慢熬，待可作成丸剂，作丸如梧桐子大。每次取一丸，加至三到五丸，酒、水任意送服，以通为度。此方名万应丸。《指南方》。②用当归四钱，干漆（炒烟尽）三钱，捣研为末，炼蜜和丸如梧桐子大。每次取十五丸，空腹温酒送下。《产宝方》。③干漆（烧研）一斤，生地黄二十斤取汁调和，煎至可作丸，如梧桐子大。每次取三丸，空腹酒送下。《千金方》。

❺ 产后青肿疼痛，血气水疾：干漆、大麦芽等份，捣研为末，新瓦罐相间铺满，盐泥密封，煅红，放冷后研散。每次取一到二钱，热酒送下。《妇人经验方》。

❻ 五劳七伤：用干漆、柏子仁、山茱萸、酸枣仁各等份，捣研为末，作蜜丸如梧桐子大。每次取十四丸，温酒送下，一天两次。此方名补益方。《千金方》。

❼ 喉痹欲绝，不可针药：干漆烧烟，以筒吸之。《圣济总录》。

❽ 下部生疮：生漆涂患处。《肘后方》。

漆叶

【主治】时珍说：主治五尸（五脏内的五种死气）、痨疾，能杀虫。晒干研末，每天用酒送服方寸匕。

【发明】苏颂说：《华佗传》记载：彭城樊阿，年少的时候师从华佗。华佗传授他漆叶青黏散方，说服用可去三虫，利五脏，轻身益气，使人头不白。樊阿听从了他的话，结果活到了五百余岁。漆叶到处都有。青黏生于丰沛、彭城及朝歌。一名地节，又名黄芝。主理五脏，益精气。本来出自迷路的人入山中，见仙人服用此药，归来后告诉了华佗。华佗认为这个方比较好，又告诉了樊阿。樊阿秘而不宣。身边的人见樊阿年纪这么大而气力仍然强盛，于是问他。樊阿因为喝醉酒，不小心泄露了出来，人服用后多有效验。后来再没有谁能认识青粘，而有人说青黏即黄精的叶。

时珍说：据葛洪《抱朴子》记载：漆叶、青黏，都属于民间的药草。樊阿服用后，活到了二百岁，而耳目聪明，仍然能持针治病。这是近代的实事，为良史所载。葛洪的说法与理相近，前面说樊阿年纪有五百岁，是错误的。又有人说青黏即葳蕤。

漆子

【主治】时珍说：能下血。

漆花

【主治】时珍说：在治疗小儿解颅、腹胀、交胫不行的方中用到。

按语

干漆味辛，性温，有毒，能破瘀通经，消积杀虫。用于血瘀闭经、癥瘕、虫积腹痛。

Zi 梓

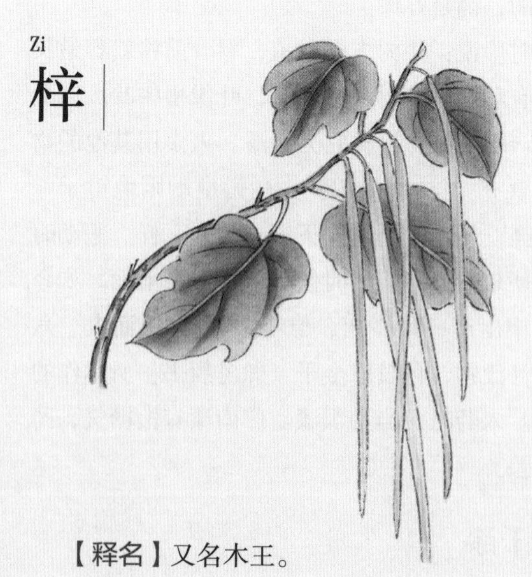

【释名】又名木王。

时珍说：梓（zǐ），有人写作“杍”，它的含义不详。据陆佃《埤雅》记载：梓为百木之长，因此称梓为木王。因为木中没有比梓更优良的了，故《书》用“梓材”作为篇名，《礼》用梓人来称呼工匠，朝廷用梓宫命名棺。罗愿说：房屋里面有此种木材，则其他的木材都不及。从这可以看出它为何被称作木王了。

【集解】《别录》记载：梓白皮生于河内山谷。

陶弘景说：这是梓树的皮。梓有三种，当用朴素而不腐烂的为好。

苏颂说：如今路边都有，皇宫、寺庙、人家园亭中也多有种植。木像桐而叶小，花紫。《尔雅》记载：椅树，即梓树。郭璞注解说：即楸（qiū）树。《诗·墉风》记载：椅、桐、梓、漆树，砍伐下来后可以做成琴和瑟。陆玑注解说：楸的疏理呈白色而生子的为梓，梓实桐皮为椅，这几种大同而小异。入药当用有子的。又有一种鼠梓，又名楰（yú），也属于楸一类。枝叶木理都像楸。今人称它为苦楸，江东称它为虎梓。《诗·小雅》所载“北山有楰”，指的就是它。鼠李一名鼠梓，有人说就是此药。但是花、实都不相像，恐怕与另一物名称相同罢了。

陈藏器说：楸生于山谷间，与梓树本同而末异，有人以为两者为同一物，是错误的。

《大明》记载：梓有几种，只有楸梓皮入药效果最好，其他的皆不能入药用。

汪机说：据《尔雅翼》记载：《说文》说，椅树，即梓树。梓树，即楸树。檟（jiǎ）也是指楸树。其实椅、梓、檟、楸树，是同一物而有四种称呼。而陆玑《诗疏》认为楸中有白理生子的为梓，梓实桐皮的为椅。贾思勰《齐民要术》又以白色有角的为梓，即角楸，又称作子楸。黄色无子的为椅楸，又名荆黄楸。只用子的有无作为分别，它的角细长像筷子，长接近一尺，冬天过后叶虽落而角犹在树上。它的果实也称作豫章。

时珍说：梓木到处都有。有三种：木理白的为梓，红的为楸，梓中有美纹的为椅，楸中小的为榎（jiǎ）。各家注解，都不是很清楚。桐也称作椅，与此不同。这种椅即《尸子》“荆有长松文椅者”提到的椅。

梓白皮

【气味】味苦，性寒，无毒。

【主治】《本经》记载：能去热毒，去三虫。

《别录》记载：治疗眼病，主治吐逆胃反。治疗小儿热疮、身头热烦，能蚀疮，煎汤洗澡，同时捣敷患处。

《大明》记载：煎汤洗澡，治疗小儿壮热、一切疮疥、皮肤瘙痒。

时珍说：治疗温病复感寒邪，变为干呕，煮汁饮服。

附方

时气温病，头痛壮热，初得一日：用生梓木削去黑皮，取里色白的切一升，加水二升五合煎取汁。每次取八合，服下。《肘后方》。

叶

【主治】《别录》记载：捣敷，可以治疗猪疮。喂猪，可使其肥大三倍。治疗手脚火烂疮。

陶弘景说：喂桐叶、梓叶使猪长肥的方法并未见到，应当在商丘子《养猪经》中。

苏敬说：取二树的花、叶喂猪，都能使其肥大且易养，见于李当之的《药录》及《博物志》，然而并没有说它能敷治猪疮。

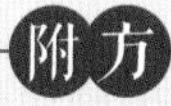

风癣疙瘩：梓叶、木绵子、羯羊屎、鼠屎等份，入瓶中，烧取汁涂患处。《试效录验方》。

-按语-

梓白皮味苦，性寒，能清热，解毒，杀虫。用于时病发热、黄疸、反胃、皮肤瘙痒、疮疥。

Qiu
楸

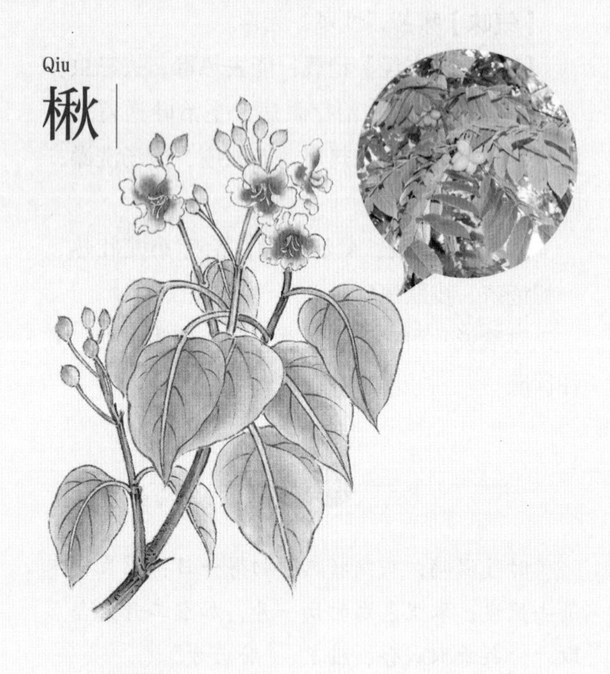

【释名】又名榎。

时珍说：楸叶大而且很早就脱落，因此称它为楸；榎叶小而很早就长出，因此称它为榎。唐朝时立秋那天，京师卖楸叶，妇人、儿童剪花戴上它，表达感知秋意的意思。《尔雅》记载：叶小而皵，即榎；叶大而皵（què），即楸。皵音“鹊”，皮粗的意思。

【集解】周宪王说：楸有两种。一种刺楸，树高大，皮色苍白，上有黄白斑点，枝梗间多大刺。叶像楸而薄，味甜，嫩时烧熟，水淘过拌食。

时珍说：楸有纵横排列的纹理，茎干直耸可爱。到秋季时垂条如线，称作楸线，它的木材润湿时脆，燥则坚硬，因此称它为良材，适宜做成棋和棋盘，这就是所谓的梓中色红的那种。

木白皮

【气味】味苦，性小寒，无毒。

【主治】陈藏器说：治疗吐逆，能杀三虫及皮肤虫。煎膏，敷治恶疮疽瘘，痈肿疳痔。能除脓血，生肌肤，长筋骨。

李珣说：能消食涩肠下气，治疗上气咳嗽。

时珍说：治疗口唇生疮，贴于患处，频换取效。

附方

1 瘘疮：把楸枝制成煎剂，频洗患处。《肘后方》。

2 白癜风疮：楸白皮五斤，水五斗，煎至五升，去渣，煎如稠膏。一天三次，摩患处。《圣济总录》。

叶

【气味】味苦，性小寒，无毒。

【主治】陈藏器说：捣敷治疗疮肿。煮汤，洗治脓血。冬天取干叶用。各种痈肿溃烂及内有刺不出的，取叶贴于患处十层。

【发明】时珍说：楸是外科要药，但现在很少有人知道。葛常之《韵语阳秋》记载：有人患发背溃坏，溃烂直至肠胃，都可窥见，百方不效。有位医家在立秋那天太阳未升的时候，采楸树叶，将它熬成膏，敷在疮的外面；内用云母膏做成小丸服下，一共用了四两，不过几天就痊愈了。东晋范汪是一名名医，也说楸叶有治疗疮肿的功效。据上述可知，楸确实有拔毒排脓的功效。

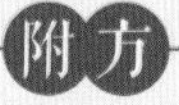
附方

1 上气咳嗽，腹满羸瘦：楸叶三斗，加水

三斗，煎煮沸腾三十次，去渣，煎至可作丸，制成如刺大的丸剂。用筒纳入下部中，服后即可痊愈。崔元亮《海上方》。

2 一切毒肿，不问硬软：取楸叶十层敷肿上，旧布包裹，一天换三次。当层层有毒气化为水，流在叶上。冬季取干叶，盐水泡软，或者取根皮捣烂，敷于患处，都有效果。《范汪东阳方》。

3 灸疮不愈，痒痛不止：将楸叶及根皮捣研为末，敷于患处。《圣惠方》。

4 头痒生疮：楸叶捣汁，频涂于患处。《圣惠方》。

5 小儿目翳：嫩楸叶三两捣烂，纸包泥裹，烧干去泥，入水少量，绞汁，置于容器中慢熬如稀饧，用瓷瓶贮藏。每天清早点眼。《普济方》。

6 小儿秃疮：楸叶捣汁，涂患处。《圣惠方》。

-按语-

楸皮味苦，性寒，能清热解毒，散瘀消肿。用于跌打损伤、骨折、痈疮肿毒、痔瘘、吐逆、咳嗽。楸叶味苦，性凉，能消肿拔毒，排脓生肌。用于疮、瘰疬。

Tong

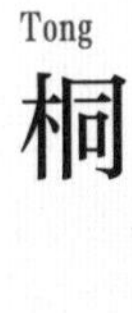

桐

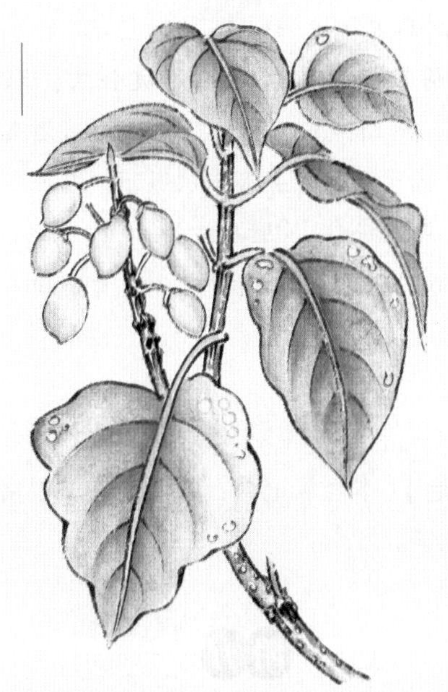

【释名】又名白桐、黄桐、泡桐、椅桐、荣桐。

时珍说：《本经》所谓的桐叶，指的是白桐。桐花成筒，因此称它为桐。它的木材轻虚，色白而有美丽的花纹，因此俗称它为白桐、泡桐，古代称它为椅桐。先开花后长叶，因此《尔雅》称它为荣桐。有人只描述它的花而不描述它的果实，是因为没有仔细观察。

【集解】《别录》记载：桐叶生于桐柏山谷。

陶弘景说：桐树有四种：青桐，叶、皮呈青色，像梧树而无子；梧桐，皮白，叶像青桐而有子，子肥大可食用；白桐，又名椅桐，人家多种植，只有花、子，二月开花，呈黄紫色，即是《礼》中“三月桐开始开花”中所指的桐，能做成琴和瑟；岗桐无子，是作为琴瑟的原料。本草中所用的桐华，应指是白桐。

苏颂说：桐到处都有。陆玑《草木疏》说白桐适宜做成琴瑟。云南牂牁（zāng kē）人，取花中的白毛淹渍，织成布，像毛服，称它为华布。椅，即梧桐。如今江南人作油时用的是岗桐，有子大于梧桐子。江南有一种赪（chēng）桐，秋季开红花，无果实。有一种紫桐，花像百合，可以加糖煮食。岭南有一种刺桐，花色深红。

寇宗奭说：白桐，叶分三杈，开白花，不结子。无花的为岗桐，作琴不用，体重。荏桐，子可制成桐油。梧桐，结子可食。

时珍说：白桐即泡桐。叶大径有一尺，最易生长。皮色粗而色白，它的木材轻虚，不生虫蛀，适合做成器物、屋柱。二月开花，像牵牛花而呈白色。结实大的像巨枣，长一寸余，壳内有子片，轻虚像榆荚、葵实的形状，老则壳裂，随风飘扬。开花呈紫色的称作岗桐。荏桐即油桐。青桐即梧桐中无实的那种。陈翥（zhù）的《桐谱》将白桐、岗桐区分得很清楚。原书记载：白花桐，纹理粗而体性脆弱，喜欢生长在朝阳的地方。依靠子而长出的，一年可长高三到四尺；由根而出的，可达五到七尺。它的叶圆大而尖长有角，光滑而有毛。先开花后生叶。花呈白色，花心呈淡红色。它的果实大约二到三寸，内为两房，房内有肉，肉上有薄片，即是它的子。紫花桐，纹理细而体性坚硬，也生长在朝阳的此方，不像白桐那么容易生长。它的叶三角而圆，大的像白桐，色青多毛而不光滑，且硬，淡红色，也是先开花后长叶，花呈紫色。它的果实也同白桐一样，稍尖，形状像诃子而性黏，房中呈肉黄色。二桐的皮色一样，但花、叶稍有差别，体性有坚、脆之不同。

桐叶

【气味】味苦，性寒，无毒。

【主治】时珍说：能消肿毒，生发。

附方

1 手足肿浮：桐叶煮汁浸泡患处，同时饮少量。或者加小豆，效果尤其好。《圣惠方》。

2 痈疽发背，大如盘，臭腐不可靠近：桐叶醋蒸贴于患处。《医林正宗》。

3 发落不生：桐叶一把，麻子仁三升，米泔水煎煮至沸腾五到六次，去渣。天天洗患处。《肘后方》。

4 发白染黑：经打霜后桐叶及子，多收捣碎，用甑蒸制，生布绞汁，用汁洗头。《普济方》。

木皮

【主治】《本经》记载：治疗五痔，杀三虫。

《别录》记载：治疗奔豚气病。

甄权说：治疗五淋。洗头，能去头风，生发滋润。

时珍说：治疗恶疮，小儿丹毒，煎汁涂于患处。

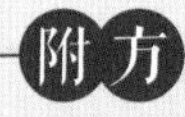

1 肿从脚起：削桐木煮汁，浸泡，同时饮少量。《肘后方》。

2 伤寒发狂，六七日热极狂言：取桐皮（削去黑，掰断成四寸长），一束，用酒五合，水一升，煮至半升，去渣一次服下。当吐下青黄汁几升，即可痊愈。《肘后方》。

3 跌仆伤损：水桐树皮，去青留白，醋炒捣敷于患处。《集简方》。

花

【主治】《本经》记载：敷治猪疮。喂猪，使其肥大三倍。

附方

眼见诸物，禽虫飞走：属于肝胆之病。青桐子花、酸枣仁、玄明粉、羌活各一两，捣研为末。每次取二钱，水煎和渣一起服下，一天三次。《经验良方》。

按语

此处桐即白桐，味苦，性寒，能祛风除湿，消肿解毒。用于风湿热痹、淋证、丹毒、痔疮肿毒、肠风下血、外伤肿痛、骨折等。

Wu Tong 梧桐

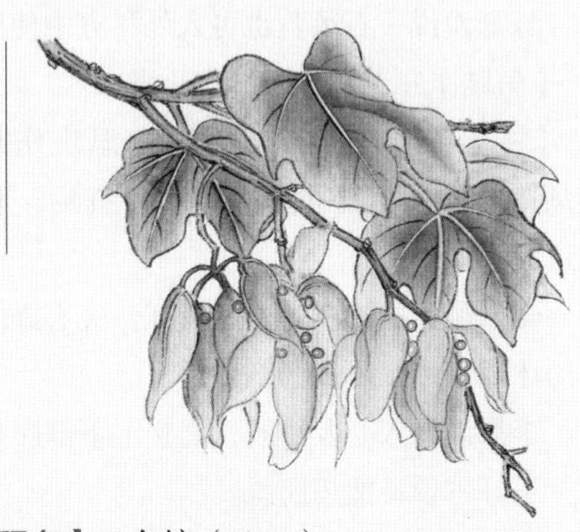

【释名】又名榇（chèn）。

时珍说：梧桐名称的含义不清楚。《尔雅》称它为榇，因它可做成棺，《左传》所谓的“桐棺三寸”指的就是它。

【集解】陶弘景说：梧桐皮色白，叶像青桐，而子肥可以食用。

苏颂说：陶弘景说白桐一名椅桐。陆玑说梓实桐皮为椅，即如今的梧桐。这两种都有椅的名称。《遁甲书》记载：梧桐可知日与月、平年与闰年。生有十二叶，一边有六叶，从下数二叶为一月，到上十二叶，有闰年时有十三叶，即小余。观察它，则可知闰何月。因此说梧桐不生则九州异主。

寇宗奭说：梧桐四月开嫩黄色小花，像枣花。枝头出丝，掉在地上成油，沾衣服和鞋子。五六月结子，人们收集炒食，味道像菱、芡。这就是《月令》“清明桐始华”中所指的梧桐。

时珍说：梧桐到处都有。树像桐而皮青不粗糙坼裂，它本来就无节而直生，纹理细而性坚硬。叶像桐而稍小，光滑有尖。它的花有细蕊，掉下像霉斑。它的荚长三寸左右，五片合成，老则裂开像箕，称它为囊鄂。它的子缀于囊鄂上，多的五六个，少的有二三个。子大的像胡椒，皮皱。罗愿《尔雅翼》记载：梧桐喜阴凉，青皮白骨，像青桐而多子。它的木容易生长，鸟衔子掉在地上即可生长。但晚春生叶，早秋即凋零。古代说凤凰除了梧桐而不栖息在其他树上，难道也是为了吃它的果实?《诗经》记载：生长的梧桐，面向东方的朝阳。《齐民要术》记载：梧桐生于山石间的，做成乐器响声更响。

木白皮

【主治】时珍说：烧研，和乳汁涂须发，可使须发变黄赤。

苏颂说：治疗肠痔。

叶

【主治】《肘后方》载：治疗发背，炙焦研末，蜜调敷于患处，干则更换。

子

【气味】味甘，性平，无毒。

【主治】时珍说：捣汁外涂，拔去白发，根下必生黑发。又可以治疗小儿口疮，和鸡子烧存性，研掺后外敷于患处。

按语

梧桐作为药用，根据使用的部位不同，作用有所不同。梧桐子味甘，性平，能清热解毒，顺气和胃，健脾消食，止血。

梧桐叶味苦，性寒，能祛风除湿，解毒消肿。用于风湿痹痛、跌打损伤、痈疮肿毒、痔疮、小儿疳积、泻痢等。

Lian
楝

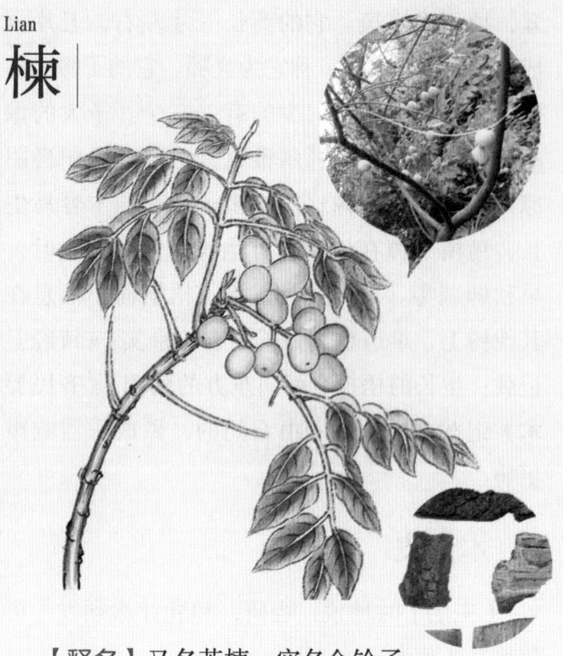

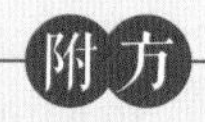

【释名】又名苦楝，实名金铃子。

时珍说：据罗愿《尔雅翼》记载：楝叶可以练物，因此称它为楝。它的子像小铃，熟则变成黄色。称作金铃，是用来描述它的形状。

【集解】《别录》记载：楝实生于荆山山谷中。

陶弘景说：到处都有。俗人五月五日那天取叶佩戴在身上，说可以用来辟恶。

苏敬说：楝有雌雄两种：雄者无子，根红有毒，服后能使人吐不止，有时可导致死亡；雌者有子，根白稍有毒性。入药当用雌性的。

苏颂说：楝实以四川所产的为好。木材高一丈余，叶密像槐叶而长。三四月开花，呈红紫色，满院芬芳。果实像弹丸，生色青、熟色黄，十二月采收。根可随时采收。

时珍说：楝生长迅速，三到五年即可作房梁。它的子像圆枣，以川中所产的为好。王祯《农书》记载鹓鸰（yuān chú，中国古代传说中凤凰一类的鸟）吃它的果实。应劭《风俗通》载獬豸（xiè zhì，中国古代传说中的上古神兽）吃它的叶子。宗懔《岁时记》说蛟龙怕楝。因此端午节用它的叶子包成粽子，投入江中来祭祀屈原。

实

【修治】雷敩说：凡采得后需熬干，酒拌令透，蒸到皮软之时，刮去皮，取肉去核用。凡使用的时候，用肉时不要核，用核时不要肉。使用核的时候，捶碎，用浆水煎煮一整天，晒干。它的花落下的子，称为石茱萸，不入药用。

陈嘉谟说：石茱萸也可入外科方中使用。

【气味】味苦，性寒，有小毒。

【主治】《本经》记载：治疗温疾伤寒，大热烦躁、发狂，能杀三虫，治疗疥疡，利小便水道。

甄权说：主治中大热后发狂，失心躁闷，多作汤沐浴使用，不入汤剂使用。

李杲说：入心及小肠，能止上下部腹痛。

王好古说：能泻膀胱。

时珍说：治疗各种疝病、虫疾、痔疮。

【发明】张元素说：治疗热厥暴痛，非此药不能除。

时珍说：楝可以导小肠、膀胱之热，因它能引心包相火下行，因此为治疗心腹痛及疝气的要药。

附方

❶ 热厥心痛，时发时止，身热足寒，久不愈：先灸太溪、昆仑，引热下行。内服：金铃子、延胡索各一两，捣研为末。每次取三钱，温酒调下。此方名金铃散。张元素《活法机要》。

❷ 小儿冷疝气痛，肤囊浮肿：金铃子（去核）五钱，吴茱萸二钱半，捣研为末，酒糊丸如黍米大。每次取二三十丸，盐汤送下。《全幼心鉴》。

❸ 丈夫疝气，本脏气伤，膀胱连小肠等气：①金铃子一百个，温水泡过去皮，巴豆二百个，稍微打破，用面二升，于锅内炒，令

金铃子变红。放冷取出，去核后捣研为末，去巴豆、面不用。每次取三钱，热酒或醋汤调服。②上方入盐炒茴香半两。《经验方》。

4 脏毒下血：苦楝子炒黄，捣研为末，炼蜜作丸如梧桐子大。每次取十到二十丸，米汤吞服。《经验方》。

5 腹中长虫：楝实以醋浸泡一晚，绵包囊，塞入肛门中三寸左右，一天换两次。《外台秘要》。

6 耳卒热肿：楝实五合捣烂，绵包裹塞入耳中，频频更换。《圣惠方》。

7 肾消膏淋，病在下焦：苦楝子、茴香等份，炒后捣研为末。每次取一钱，温酒送服。《圣惠方》。

8 小儿五疳：川楝子肉、川芎等份，捣研为末，用猪胆汁作丸。米汤送下。《摘玄方》。

根及木皮

【气味】味苦，性微寒，微毒。

【主治】《别录》记载：治疗蛔虫病，能利大肠。

陶弘景说：用醋调和，涂治疥癣效果很好。

《大明》记载：治疗游风热毒、风疹恶疮疥癞、小儿壮热，都可用楝树根皮煎汤浸洗患处。

附方

1 消渴有虫：苦楝根白皮一握切碎焙干，入麝香少量，水二碗，煎至一碗，空腹饮服，虽然感觉困顿也不妨碍。洪迈《夷坚志》。

2 小儿蛔虫：①楝木皮削去苍皮，加水煮汁，量小儿大小取适量饮服。②捣研为末，每次取二钱，米汤送服。《斗门方》。③用根皮同鸡蛋煮熟，空服食用。第二天虫下。《集简方》。④用苦楝皮二两，白芜荑半两，捣研为末。每次取一到二钱，水煎服下。此方名抵圣散。《经验方》。⑤用楝根白皮（去粗）二斤切，水一斗，煮取汁三升，砂锅内煎熬成膏。天将亮时，用温酒送服一匙，以虫下为度。《简便方》。

3 小儿诸疮，恶疮、秃疮：楝树皮或枝烧灰敷患处。疮干的，用猪脂调成膏敷。《千金方》。

4 口中瘘疮：楝根锉细，加水煮成浓汁，天天含漱，吐去切勿咽下。《肘后方》。

5 蜈蚣蜂伤：用楝树枝、叶汁涂于患处。杨起《简便方》。

6 疥疮风虫：楝根皮、皂角（去皮、子）等份，捣研为末。猪脂调涂于患处。《奇效方》。

花

【主治】时珍说：治疗热痱，焙末敷于患处。铺于席下，能杀蚤、虱。

叶

【主治】时珍说：治疗疝入阴囊伴疼痛，临发作时煎酒饮服。

按语

楝有楝实、楝皮。川楝子味苦，性寒，小毒，能行气止痛，杀虫，疗癣。用于肝郁化火所致诸痛症，如胸腹诸痛、疝气痛、虫积腹痛。外涂可以治疗头癣、秃疮。不宜过量或持续服用，以免中毒。又因它性寒，脾胃虚寒者慎用。

苦楝皮味苦，性寒，有毒，能杀虫，疗癣。用于治疗蛔虫、蛲虫、钩虫等病；疥疮、头癣、湿疮、湿疹瘙痒等症。不宜过量或持续久服。有效成分难溶于水，需文火久煎。

Huai
槐

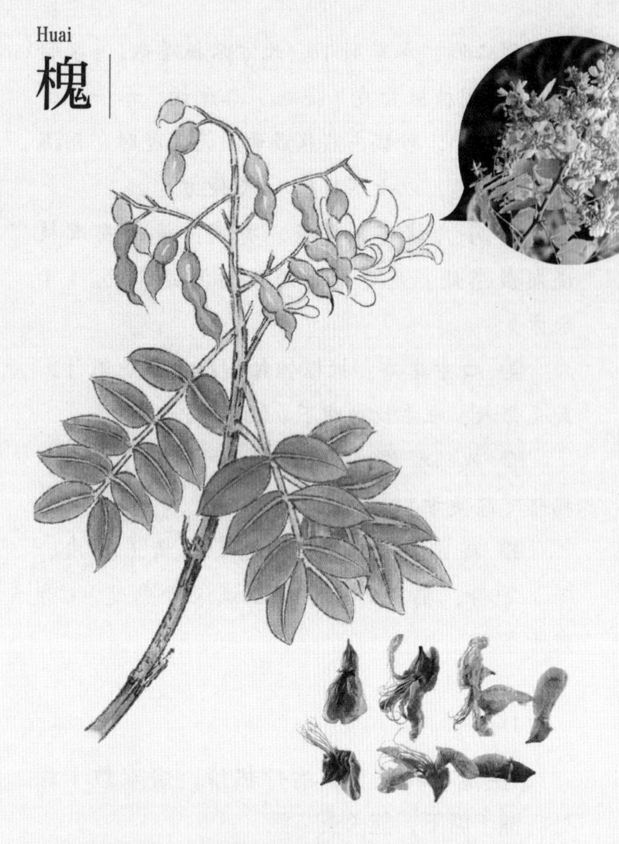

【释名】又名櫰（huái）。

时珍说：《周礼》记载：按照周朝的礼制，天子、诸侯处理朝政的地方，三公（中国古代朝廷中最尊显的三个官职的合称，《周礼》以为太师、太傅、太保为三公）的位置面对三颗槐树。吴澄注解说：槐之所以称作怀，是用此安抚来人。王安石解释说：槐花色黄，中间怀藏其美，故三公可享受这样的美誉。《春秋元命包》记载：槐的意思是归。古代人种槐树，在树下审理案件，可使案情真实。

【集解】《别录》记载：槐实生于河南平泽。可作为祭祀神灵的蜡烛。

苏颂说：如今到处都有。它的木材有极高大的。据《尔雅》记载，槐有几种：叶大而黑的称作櫰槐，昼合夜开的称作守宫槐，叶细而青绿的只称作槐，它的功用没说有区别。四月、五月开黄花，六月、七月结实。七月七日采嫩实，捣汁做成煎剂。十月采老实入药。皮、根采摘不受时间限制。医家用的最多。

时珍说：槐生长得很快，在季春的第五天叶子像兔眼大，十天像鼠的耳朵，十五天而开始变得规整，三十天而叶长成。初生的嫩芽可煮熟，水淘过食用，也可做成饮料代茶饮用。有人采槐子种在菜地里，采苗食用也比较好。它的木材坚实、厚重，有青黄白黑几种颜色。它的花未开时，形状像米粒，炒过煎水染黄很是鲜亮。它的实结荚连珠，中有黑子，以子连多的为好。《周礼》说秋季取槐、檀树能生火。

槐实

【修治】雷敩说：凡采得后，去单子和五子的，只取两子、三子的，用铜锤锤破，用乌牛乳浸泡一晚，蒸过后入药用。

【气味】味苦，性寒，无毒。

【主治】《本经》记载：治疗五内邪气热，能止涎唾，补骨折所伤，治疗火疮、妇人乳瘕、子宫急痛。

《别录》记载：久服，能明目益气，使头发不白，延年。治疗五痔疮瘘，在七月七日取收，捣汁铜器盛装，煎煮至可作丸，丸如鼠屎，放于肛门中，一天换三次便愈。能堕胎。

甄权说：治疗大热难产。

陈藏器说：能杀虫去风。整个槐角阴干煮饮，能明目，除热泪，治疗头脑心胸间热风烦闷、风眩欲倒，心头吐涎像和喝醉一样，如坐舟船。

《大明》记载：治疗男子、妇人阴疮湿痒。催生，吞服七粒。

寇宗奭说：可以疏导风热。

李杲说：治口齿生风，能凉大肠，润肝燥。

【发明】王好古说：槐实纯阴，为肝经气分药。治疗的适应证与桃仁相同。

陶弘景说：槐子以十月巳日采收、相连多的为好，用新盆盛装，用泥密封一百天，皮烂为水，核如大豆。服后令人脑满，发不白而长生。

苏颂说：折取嫩房角作汤代茶饮服，主治头风，还能明目补脑。水吞黑子，可以使白发变黑。扁鹊明目使发不落的方法：十月初三，取槐子去皮，放入新瓶中，封口十四天。初服一枚，再服两枚，每天加一枚。到第十天，又从一枚起，终而复始。使人可夜读书，延年益气力，效果很好。

时珍说：据太清《草木方》记载：槐为虚星之精。十月初三采子服下，去百病，长生通神。《梁书》说庚肩吾常服槐实，到了七十多岁，仍然发鬓皆黑，眼睛能看细小的文字，也说明它确实有效果。古方中将子入冬季的牛胆中浸泡，阴干一百天，每次饭后吞服一枚。说久服能明目通神，白发还黑。有痔疮及下血的人，尤宜服用。

附方

1 五种肠风泻血：粪前有血名外痔，粪后有血称作内痔，大肠不收称作脱肛，肛门四面胬肉如奶称作举痔，头上有孔称作瘘疮，内有虫称作虫痔：槐角（去梗，炒）一两，地榆、当归（酒焙）、防风、黄芩、枳壳（麸炒）各半两，捣研为末，酒糊丸如梧桐子大。每次取五十丸，米汤送服。《和剂局方》。

2 大肠脱肛：槐角、槐花各等份，炒后捣研为末，用羊血蘸药，炙熟食用，用酒送下。猪腰子（去皮），蘸炙也可以。《百一选方》。

3 内痔外痔：①用槐角子一斗，捣汁晒稠，取地胆捣研为末，同煎，作丸如梧桐子大。每次取十丸，水送服。同时做成挺子，放入下部（肛门中）。许仁则方。②用苦参末代替地胆。《外台秘要》。

4 目热昏暗：槐子、黄连二两，捣研为末，作蜜丸如梧桐子大。每取二十丸，浆水送下，一天两次。《圣济总录》。

5 大热心闷：槐子烧末，每次取方寸匕，酒送服。《千金方》。

槐花

【修治】寇宗奭说：未开的时候采收，以陈久的槐花为好，入药有炒用。染布家加水煮沸腾一次后取出，将其稠渣做成饼，染色更鲜艳。

【气味】味苦，性平，无毒。

【主治】《大明》记载：治疗五痔、心痛眼红，可以杀腹脏虫，治疗皮肤风热、肠风泻血、赤白痢下，都可炒后研服。

张元素说：能凉大肠。

时珍说：炒香频嚼，治疗失音及喉痹，又治疗吐血衄血、崩中漏下。

【发明】时珍说：槐花味苦、色黄、气凉，为阳明经、厥阴经血分药。因此所主治的病症，多属此二经。

附方

1 衄血不止：槐花、乌贼骨等份，半生半炒捣研为末，吹于患处。《普济方》。

2 舌衄出血：槐花末，敷于患处。朱端章《集验方》。

3 吐血不止：槐花烧存性，入麝香少量研匀，糯米煎汤送下三钱。《普济方》。

4 咯血唾血：槐花炒后研末。每次取三钱，糯米煎汤送下。服完仰卧两个小时。《朱氏方》。

5 小便尿血：槐花（炒）、郁金（煨）各一两，捣研为末。每次取二钱，淡豉煎汤送下。《箧中方》。

6 大肠下血：①用槐花、荆芥穗等份，捣研为末。每次取方寸匕，酒送服。《经验方》。②用侧柏叶三钱，槐花六钱，煎汤每日服下。《集简方》。③用槐花、枳壳等份，炒存性，捣研为末。每次取二钱，新汲水送服。《袖珍方》。

7 暴热下血：生猪脏一条，洗净控干，用炒槐花末填满后扎定，加米醋于砂锅内煮烂，制成如弹子大的丸剂，晒干。每次取一丸，空腹当归煎酒化下。《永类钤方》。

8 酒毒下血：槐花（半生半炒）一两，山栀子（焙）五钱，捣研为末。每次取二钱，新汲水送服。《经验良方》。

9 脏毒下血：新槐花炒研末，每次取三钱，酒送服，一天三次。或者用槐白皮煎汤送服。《普济方》。

10 妇人漏血不止：槐花烧存性，研末。每次取二到三钱，饭前温酒送下。《圣惠方》。

11 血崩不止：槐花三两，黄芩二两，捣研为末。每次取半两，酒一碗，铜秤锤一枚，桑柴火烧红，浸入酒内，调服。忌口。《乾坤秘韫》。

12 中风失音：炒槐花，三更后仰卧嚼咽。危亦林《世医得效方》。

13 痈疽发背：凡人中热毒，眼花头晕，口干舌苦，心惊背热，四肢麻木，觉有红晕在背后。取槐花子一大抄，铁杓内炒成褐色，用好酒一碗浸泡。趁热饮酒，一汗即愈。如未退，再炒服一次。刘松石《保寿堂方》。

14 杨梅毒疮：槐花四两略炒，入酒二杯，煎煮至沸腾十余次，热服。胃虚寒者勿用。《集简方》。

15 外痔长寸：用槐花煎汤，频洗患处，并取适量服下。《集简方》。

16 疔疮肿毒，一切痈疽发背：槐花（微炒）、核桃仁二两，无灰酒一盅，煎煮至沸腾十余次，热服。《医方摘要》。

17 发背散血：槐花、绿豆粉各一升，同炒成象牙色，研末。用细茶一两，煎至一碗，露一晚，调末三钱敷患处，留头在外。《摄生众妙方》。

18 下血血崩：槐花一两，棕灰五钱，盐一钱，水三碗，煎至减半服下。《摘玄方》。

19 白带不止：槐花（炒）、牡蛎（煅）等份，捣研为末。每次取三钱，酒送服。《摘玄方》。

叶

【气味】味苦，性平，无毒。

【主治】《大明》记载：煎汤，治疗小儿惊痫壮热、疥癣及疔肿。皮、茎同用。

孟诜说：治疗邪气产难绝伤，及瘾疹、牙齿各种风疼，采嫩叶食用。

附方

1 霍乱烦闷：槐叶、桑叶各一钱，炙甘草三分，水煎服下。《圣惠方》。

2 肠风痔疾：用槐叶一斤，蒸熟晒干后研末，煎汤代茶饮。久服明目。《食医心镜》。

3 鼻气窒塞：用水五升煮槐叶，取三升，下葱、豉调和再煎，饮服。《千金方》。

枝

【气味】味苦，性平，无毒。

【主治】《别录》记载：煎水外洗，治疮及阴囊下湿痒。八月断大枝，待生嫩芽，煮汁酿酒，治疗大风痿痹，效果很好。

苏敬说：炮热，熨治蝎毒。

苏颂说：青枝烧沥，涂治癣。煅黑，揩牙去虫。煎汤，洗治痔核。

陈藏器说：烧灰，洗头长发。

时珍说：治疗红眼、崩漏。

【发明】苏颂说：刘禹锡《传信方》详细载了硖州王及郎中槐汤灸痔法。用槐枝浓煎汤先洗痔，再用艾灸其上七壮，直至取效。王及素有痔瘘，充任西川安抚使判官，骑骡入骆谷，他的痔瘘发作，形状像胡瓜，热气如火，到驿站人已经僵硬而倒在地上。邮吏用此法灸到十五壮，王及忽然感觉热气一道入肠中，于是大泻，先泻血后泻秽物，很是痛苦。泻完后离开所在地，登骡而能奔驰。

附方

1 风热牙痛：槐枝烧热烙于患处。《圣惠方》。

2 崩中赤白，不问远近：取槐枝烧灰，每次取方寸匕，饭前酒送服，一天两次。《深师方》。

3 阴疮湿痒：取槐树北面不见阳光的枝，煎水洗三到五遍。变冷再加热再洗。孟诜《必效方》。

木皮根白皮

【气味】味苦，性平，无毒。

【主治】《别录》记载：治疗烂疮，喉痹寒热。

《大明》记载：治疗中风皮肤不仁，煎水外洗可以治疗男子阴疝卵肿，浸洗治疗五痔、一切恶疮、妇人产门痒痛、汤火疮。煎膏，能止痛长肉，消痈肿。

苏颂说：煮汁服下，治疗下血。

附方

1 中风身直，不得屈伸反复：取槐皮色黄白的切碎，加酒或水六升，煮取二升，慢慢服下。《肘后方》。

2 破伤中风：避阴处的槐枝上皮，迅速刻下一片，放在伤处，用艾灸皮上一百壮。不痛的灸至痛，痛的灸至不痛，用火摩于患处。《普济方》。

3 风虫牙痛：槐树白皮一握切，加酪一升煎煮，去渣，入盐少量，含漱。《广济方》。

4 阴下湿痒：槐白皮炒，煎水天天洗患处。《生生编》。

5 痔疮有虫作痒，或下脓血：多取槐白皮浓煮汁，先熏后洗。不久想解大便，当有虫出，不过三次即愈。同时将皮捣研为末，用绵包裹纳下部中。《梅师方》。

槐胶

【气味】味苦，性寒，无毒。

【主治】《嘉祐本草》记载：治疗一切风病，能化涎，去肝脏风，治疗筋脉抽掣，及急风口噤，或四肢不收的顽痹，或毒风周身如虫行，或破伤风，口眼偏斜，腰背强硬。随意做成汤、散、丸、煎剂，配合其他的药使用。也可水煮和药为丸。

时珍说：煨热，用绵包裹塞入耳中，治疗风热聋闭。

按语

槐作为药用者有槐花、槐角。槐花味苦，性微寒，能凉血止血，清肝泻火。用于血热出血证，目赤、头胀头痛及眩晕等症。止血多炒炭用，清热泻火宜生用。

槐角性味、功效、主治与槐花相似，但止血作用较槐花为弱，而清降泄热之力较强，兼能润肠，主要用于痔血、便血，尤多用于痔疮肿痛出血之症。

秦皮

Qin Pi

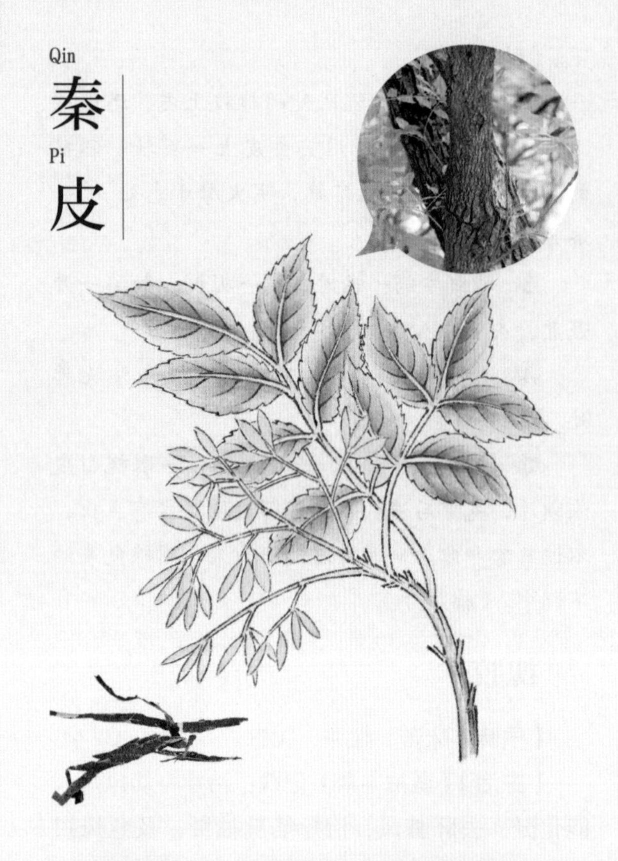

【释名】又名梣（chén）皮、桪（xún）木、石檀、樊槻（guī）、盆槻、苦树、苦枥。

时珍说：秦皮，本作梣皮。它的木材小而高，因此以它作为名称。人讹称为桪木，又讹称为秦。有人说它本来出自秦地，因此得了"秦皮"的名称。高诱注解《淮南子》说：梣，即苦枥木。

苏敬说：树叶像檀，因此名石檀。俗因味苦，称它为苦树。

【集解】《别录》记载：秦皮生于庐江山川峡谷及冤句水边。二月、八月采皮，阴干。

陶弘景说：俗说是樊槻皮，而水泡后用来调和墨汁来写字，不脱色，稍青。

苏敬说：此树像檀，叶细，皮有白点而不粗糙，取皮泡水变成碧色，写在纸上观察都变成了青色，确实是真的。

苏颂说：如今陕西州郡及河阳也有。它的木大的都像檀，枝干都显青绿色。叶像汤匙头大而不光。没有花和实，根像槐根。俗称为白桪木。

皮

【气味】味苦，性微寒，无毒。

【主治】《本经》记载：治疗风寒湿痹，寒气，除热，去目中青翳白膜。久服，可以使头发不白，轻身。

《别录》记载：治疗男子少精、妇人带下、小儿痫症、身热。可做成洗眼的汤剂。久服，可以使皮肤有光泽，肥大有子。

甄权说：能明目，去目中久热，两目红肿疼痛，风泪不止。作汤洗澡，治疗小儿身热。煎水澄清，洗红眼极效。

王好古说：主治热痢下重，下焦虚。

陈藏器说：同叶煮汤洗治蛇咬伤，可同时研末敷于患处。

【发明】陶弘景说：秦皮俗方中只用来治疗眼病，道家也有用处。

《大明》记载：秦皮可以洗肝益精，明目退热。

张元素说：秦皮性沉，属阴。它的功效有四：治疗风寒湿邪成痹，青白幻翳遮睛，女子崩中带下，小儿风热惊痫。

王好古说：痢则下焦虚，因此张仲景在白头翁汤中，将它与黄柏、黄连、秦皮同用，皆取"苦以坚之"的含义。秦皮浸水呈青蓝色，与紫草同用，治疗目病，效果尤其好。

时珍说：梣皮，色青气寒，味苦涩，属于厥阴肝、少阳胆经药。因此治疗目病、惊痫，取其平木的功效。治疗下痢、崩带，取其收涩的功效。又能治疗男子少精，益精有子，皆取其涩而能补。故《老子》记载：天道贵涩。此药为服食及治疗惊痫崩漏、痢疾所宜，而人只知道它能治眼病，而它其他的功效因被忽视而被废弃掉了，实在可惜。《淮南子》记载：梣皮色青，为治眼病的要药。又有《万毕术》说“梣皮能止水”，是说它能收泪。

附方

1 赤眼生翳：①秦皮一两，水一升半，煮至七合，澄清。天天温洗患处。②上方加滑石、黄连等份。《外台秘要》。

2 眼暴肿痛：秦皮、黄连各一两，苦竹叶半升，水二升半，煮取八合，饭后温服。《外台秘要》。

3 赤眼睛疮：秦皮一两，清水一升，白碗中浸泡，春夏季浸泡十五分钟以上，看碧色出，即用筷子头缠绵，仰卧点令满眼，稍痛勿怕，不久沥去热汁。一天点十次以上，不过两日痊愈。《外台秘要》。

4 眼弦挑针：属于肝脾积热。锉秦皮，夹砂糖，水煎，调大黄末一钱，服下，取微利佳。《仁斋直指方》。

5 血痢连年：秦皮、鼠尾草、蔷薇根等份，加水煎取汁，于铜器内武火煎成膏，做成如梧桐子大的丸剂。每次取五到六丸，一天两次。稍微增加剂量，直至取效。也可煎汤服。《千金方》。

按语

秦皮味苦、涩，性寒，能清热燥湿，收涩止痢，止带，明目。用于湿热泻痢、带下、肝热目赤肿痛、目生翳膜。

He Huan 合欢

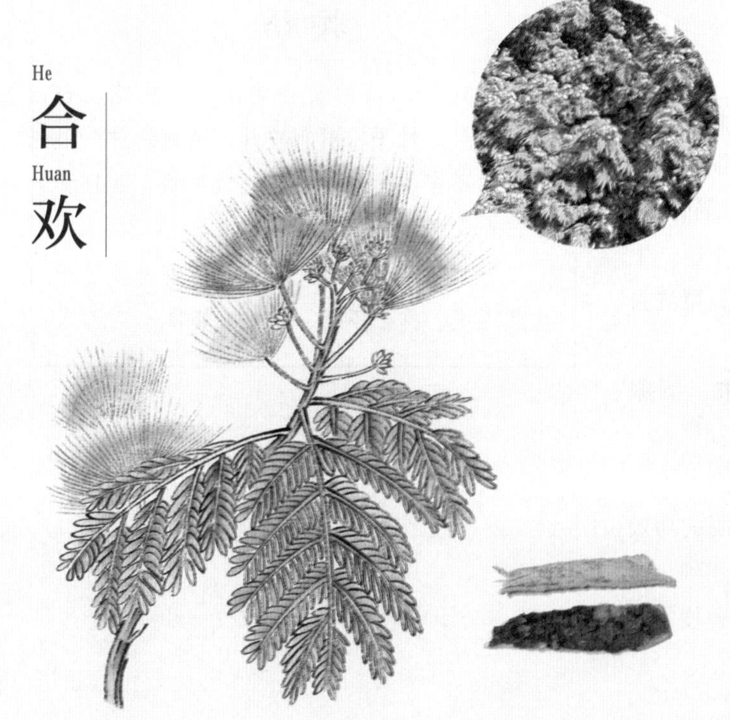

【释名】又名合昏、夜合、青裳、萌葛、乌赖树。

苏颂说：崔豹《古今注》记载：想除去人的忿怒，就赠送给他青裳。青裳，即合欢。将青裳栽植在庭院内，可使人不生气。因此嵇康《养生论》记载：合欢可去忿怒，萱草使人忘忧。

陈藏器说：它的叶到傍晚即合上，因此称作合昏。

时珍说：据王璆《百一选方》载录：夜合俗名萌葛，越人称它为乌赖树。又《金光明经》称它为尸利洒树。

【集解】《本经》记载：合欢生长在豫州山谷中。树像狗骨树。

《别录》记载：生于益州山谷。

陶弘景说：民间很少有人用它，应当是因为认为它没有治病的功效。

苏敬说：这种树的叶像皂荚及槐，极细。五月花盛，红白色，上有丝茸。秋季结实作荚，子极薄细。所在山谷到处都有，如今在东西京府第、住宅的山池间也有种植的，称作合昏。

苏颂说：如今汴洛间都有，人们多将它种植在庭院间。木像梧桐，枝很柔弱。叶像皂角，极细而繁密，互相交结。每次遇到风来，就自行分开，不相牵连。采皮及叶入药用，不受时间限制。

寇宗奭说：合欢花，它的颜色像现在的醮晕绿，上半白色，下半肉红色，像丝样散垂，这是花奇异的地方。它的绿叶到晚上则闭合。嫩时炸熟水淘，也可食用。

木皮

【气味】味甘，性平，无毒。

【主治】《本经》记载：能安五脏，和心志，令人欢乐无忧。久服，轻身明目，得所欲。

《大明》记载：煎膏用，消痈肿，续筋骨。

陈藏器说：能杀虫。捣末，调和锅下墨，生油调成膏，外涂可以治蜘蛛咬疮。用叶，可洗去衣垢。

寇宗奭说：治疗折伤疼痛，研末，酒服两钱匕。

时珍说：能和血消肿止痛。

【发明】朱震亨说：合欢属土，补阴的功效最迅捷。能长肌肉，续筋骨，可见到处用到。与白蜡同入膏用效果很好，而外科医家不曾使用，不知为何。

附方

❶ 肺痈唾浊：取夜合皮一掌大，水三升，煮取一半，分两次服下。韦宙《独行方》。

❷ 扑损折骨：夜合树皮（即合欢皮，去粗皮，炒黑色）四两，芥菜子（炒）一两，捣研为末。每次取二钱，临睡前温酒送服，将药渣敷于患处，接骨效果很好。王璆《百一选方》。

❸ 中风挛缩：夜合枝、柏枝、槐枝、桑枝、石榴枝各五两，一起生锉。糯米五升，黑豆五升，羌活二两，防风五钱，细曲七斤半。先用水五斗煎煮五枝，取二斗五升，浸泡糯米、黑豆，蒸熟，入曲与防风、羌活如平常酿酒的方法，密封二十一天，压汁。每次取五合，饮服，勿过醉致吐，常令有酒气。此方名夜合枝酒。《奇效良方》。

按语

合欢可入药的有合欢皮、合欢花。合欢皮味甘，性平，解郁安神，活血消肿。用于心神不宁、忿怒忧郁、烦躁失眠、跌打骨折、血瘀肿痛、肺痈、疮痈肿毒。

合欢花味甘，性平，能解郁安神。用于虚烦不眠、抑郁不舒、健忘多梦等。

Zao 皂 Jia 荚

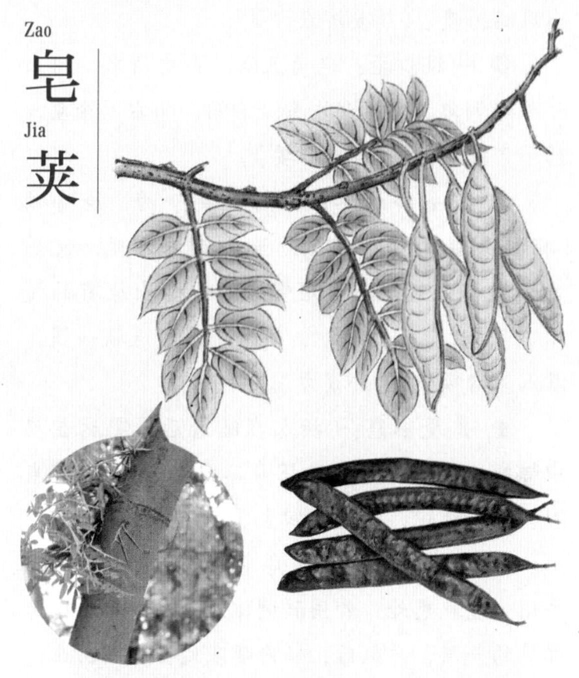

【释名】又名皂角、鸡栖子、乌犀、悬刀。

时珍说：荚之树皂，所以如此命名。《广志》叫它鸡栖子，《曾氏方》叫它乌犀，《外丹本草》叫它悬刀。

【集解】苏颂说：皂荚到处都有生长，以怀、孟州出产的为好。皂荚树有极其高大的。《本经》使用如猪牙的，陶弘景用长尺二的，苏敬用六寸圆厚的。现今医家制作疏风气的丸、煎多用长皂荚，治齿病及取积药多用牙皂荚，所用虽不同，性味差不多。它的初生嫩芽，当蔬菜吃，更益人。

时珍说：皂树高大。叶如槐叶，瘦长而尖。枝间多刺。夏开细黄花。结的果实有三种：一种小如猪牙；一种长而肥厚，多油脂而黏；一种长而瘦薄，枯燥不黏。以多油脂的为好。其树多刺难以攀爬，采摘的时候用竹篾（miè，指劈成条的竹片）紧束其树，一夜之间，自行掉落，也是一异。有不结果实的，将树凿一孔，放入生铁三五斤，用泥密封，就结荚了。人用铁砧（zhēn，指铁锤砸东西时垫在底下的器具）捶皂荚，立即会损坏铁砧。用铁碾碾碎皂荚，碾久了会成孔。用皂荚树当柴火烧铁锅，锅铁就会爆片而落。难道皂荚与铁有感应之情吗？

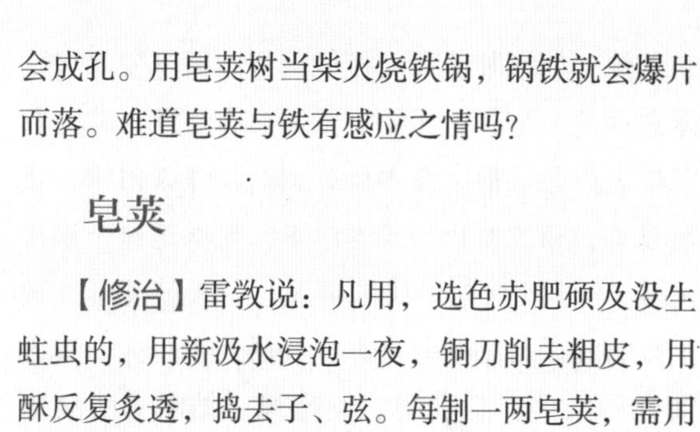

皂荚

【修治】雷敩说：凡用，选色赤肥硕及没生蛀虫的，用新汲水浸泡一夜，铜刀削去粗皮，用酥反复炙透，捣去子、弦。每制一两皂荚，需用酥五钱。

王好古说：凡用有蜜炙、酥炙、绞汁、烧灰的不同，各按各的方法炮制。

【气味】味辛、咸，性温，有小毒。

【主治】《本经》记载：风痹（指肢体关节走窜疼痛）死肌（指肌肉坏死）邪气，头风流泪，通利九窍。

《别录》记载：疗腹胀满，消食，除咳嗽，妇人难产，明目益精，可为洗浴药，不入汤剂内服。

《大明》记载：通利关节，治疗头风，消痰杀虫，治骨蒸发热，开胃，中风口噤（指牙关紧急，口不能开）。

甄权说：破坚癥，腹中痛，能堕胎。又将它浸酒中，取尽其精，煎成膏涂帛（bó，丝织品的总称，现可用纱布代替），治一切肿痛。

寇宗奭说：溽暑（即盛夏）久雨时，同苍术一起烧烟，祛除瘟疫、邪湿气。

汪机说：烧烟，熏久痢脱肛。

王好古说：搜肝风，泻肝气。

时珍说：通肺及大肠气，治咽喉痹塞，痰气喘咳，麻风疥癣。

【发明】王好古说：皂荚是厥阴经药。《活人书》治阴毒，正气散内用皂荚，是引药入厥阴也。

时珍说：皂荚属金，入手太阴、阳明经。金胜木，燥胜风，所以兼入足厥阴，治风木之病。其味辛而性燥，气浮而散。吹鼻通导，能通上下诸窍；汤药内服，能治风湿痰喘肿满，杀虫；研末外涂，能散肿消毒，搜风治疮。据庞安时《伤寒总病论》记载：元祐五年，自春至秋，蕲、黄二郡人患急喉痹（喉部红肿剧痛，呼吸困难，痰涎壅盛，语言难出，汤水难下，发病迅速，病情危重），十死八九，快的半天、一天就死了。黄州推官潘昌言得黑龙膏方，救活几十个人。其方治九种喉痹：急喉痹、缠喉风、结喉（咽喉阻塞不通）、烂喉（咽部溃烂）、重舌（舌下血脉肿胀，状似舌下又生小舌，或红或紫，或连贯而生，状如莲花，饮食难下，言语不清，口流清涎，日久溃腐）、木舌（指舌体肿胀，木硬满口，不能转动，无疼痛，多见于小儿）、飞丝入口（指露天饮食有飞丝落下，食用后，以致咽喉生疮）。用大皂荚四十挺，切，用水三斗，浸泡一夜，煎至一斗半。兑入人参末半两，甘草末一两，煎至五升，滤去渣滓。再加入无灰酒一升，釜脐墨二匕（约5g），煎如稠糖，倒入瓶中密封，埋地下一夜。每次用温酒化服一汤匙，或扫入喉内，取恶涎流尽为度。之后含甘草片。又有孙用和《家传秘宝方》记载：凡人卒中风，昏昏如醉，形体不能收拢，或倒地或没倒，或嘴角流涎而出，片刻不治，便成大病。此症风涎上潮，胸痹气机不通，宜用急救稀涎散涌吐痰涎。用大皂荚（肥实不蛀，去黑皮的）四挺，色泽光明的白矾一两，共研为末。每用半钱，严重者用三字的量，用温水调匀后灌服。不能令患者剧烈呕吐，只要稍稍吐出稀冷涎水，或一二升即可。等病人清醒后，再用药调治。不可使患者立即剧吐，是怕剂量太过伤人。此方累累有效，不能全部尽述。

附方

1 中风口噤不开，痰涎如潮水般上壅：皂角一挺去皮，用猪油涂抹，炙成黄色，研末。每服一钱，温酒送服。体质壮实的，服二钱，以吐出风涎为度。《简要济众方》。

2 中风口歪：皂角五两，去皮研末，用三年陈醋调匀。嘴角向左歪涂右面，向右歪涂左，药干了就换药。《外台秘要》。

3 中暑昏迷不醒：将皂荚一两，烧存性（指把药烧至外部焦黑，里面焦黄为度，使药物表面部分炭化，里层部分还能尝出原有的气味），同甘草一两微炒，研末。温水送服一钱，灌入患者嘴中。《澹寮方》。

4 鬼魇不寤：（指人在睡着后，突然在梦中惊叫，或觉得有重物压身不能动弹。）皂荚末刀圭吹如鼻中，能起死回生。《千金方》。

5 急喉痹塞，病情危急：①生皂荚研末，每用少量点患处，外用醋调该末，在脖子上涂抹厚厚的一层，片刻后，喉内痹塞处会破而出血，病就可以好了。或将皂荚放入水中搓揉，再将该水灌入喉中，效果也好。《外台秘要》。②用皂角肉半截，米醋半杯，煎七分，灌入喉中，破出脓血，病就好了。《仁斋直指方》。

6 咽喉肿痛：牙皂一挺去皮，米醋浸泡，炙烤七次，勿令太焦，研末。每用少量吹入咽中，吐出涎水，就可以痊愈了。《圣济总录》。

7 一切痰气：皂荚（烧存性）、萝卜子（炒）等份，兑入姜汁，炼蜜和丸如梧桐子大。每服五七十丸，白开水送下。《简便方》。

8 胸中痰结：①皂荚（去皮，切）三十挺，用水五升浸一夜，搓揉取汁，小火熬至可以和丸，制成如梧桐子大小的丸剂。每于饭后，盐浆水送下十丸。②将半夏经醋煮过，同皂角膏调匀，兑入少许明矾，加入柿饼捣成膏状，泛丸弹子大小，用嘴含化。此方名钓痰膏。《圣惠方》。

9 咳逆上气，唾浊不得卧：先将皂荚炙过，去皮、子，研末，用蜜和丸如梧桐子大。每次取一丸，枣膏汤送下，白天服三次、晚上服一次。此方名皂荚丸。张仲景方。

10 痰喘咳嗽：长皂荚（去皮、子）三条：一荚入巴豆十粒，一荚入半夏十粒，一荚入杏仁十粒。用姜汁制杏仁，麻油制巴豆，蜜制半夏。放在一处，用火炙成黄色，研末。每用一字（约0.3g），放手心，睡前用姜汁调匀，吃下神效。余居士《选奇方》。

11 卒寒咳嗽：皂荚烧研，用豆豉汤调下二钱。《千金方》。

12 牙病喘息，喉中水鸡鸣：用肥皂荚（酥炙）两挺，取肉研末，作蜜丸如豆大。每服一丸，以大便略稀为度。不稀再服，一日一次。《必效方》。

13 肿满入腹胀急：皂荚去皮、子，烤黄研末，酒一斗，用石器煮至沸腾，即可。一日三次，每次一斗。《肘后方》。

14 身面突然肿满：将皂荚（去皮炙黄，切）三升，用酒一斗浸透后煮沸。一日三次，每次一升。《肘后方》。

15 脚气肿痛：皂角、赤小豆研末，用酒、醋调匀，贴于肿处。《永类方》。

16 突患头痛：皂角末吹鼻取嚏。《斗门方》。

17 鼻塞不通：皂角末吹鼻。《千金方》。

18 风热牙痛：皂角一挺，去子，加入满壳的盐，兑入少量白矾，用黄泥封固，煅烧后研末。每日外擦患处。杨诚《经验方》。

19 风虫牙痛：①皂荚末涂患牙上，有涎水就吐出。《外台秘要方》。②用猪牙皂角、食盐等份，研末，每日外擦。《十全方》。

20 肠风下血：将长尺皂角（去皮、子，酥炙三次）五挺研末，精羊肉十两，细切捣烂和丸如梧桐子大。每次用温水送服二十丸。《圣惠》。

21 大肠脱肛：不蛀皂角五挺，捶碎，放入水中，搓揉取汁二升。浸泡患处，直肠会自行缩回。缩回后用汤洗其腰肚上下，令皂角的药气行走，那么病就不会再发。同时将皂角去皮，酥炙研末，枣肉和丸，米汤送服三十丸。《圣惠方》。

22 外肾（即睾丸）偏疼：皂角和皮研末，水调外涂患处。《梅师方》。

23 妇人吹乳：用猪牙皂角去皮，蜜炙研末。用酒送服一钱。《袖珍方》。

24 小儿恶疮：皂荚水洗患处，擦干。用少许麻油捣烂，外涂患处。《肘后方》。

25 足上风疮，作痒甚者：皂角炙热，烙贴于患处。《潘氏方》。

26 多年疥疮：猪肚内放皂角煮熟，去皂角，食用。《袖珍方》。

27 咽喉骨鲠：猪牙皂角二条切碎，生绢袋盛缝满，用线绑于脖子上，骨鲠立马消掉。《简便方》。

28 鱼骨鲠咽：皂角末吹鼻取嚏。《圣惠方》。

子

【修治】雷敩说：挑出圆满坚硬没长蛀虫的，装进瓶里煮熟，剥去外面一层硬皮，取出两片白肉（即白色的种仁），去掉中间的黄心，再用小刀切细，晒干备用。其黄心会耗人肾气。

【气味】味辛，性温，无毒。

【主治】寇宗奭说：炒，捣去赤皮，用水泡软，煮熟，糖浸后食用，能疏导五脏风热壅堵。

苏颂说：核中白肉，入治肺病。核中黄心，嚼烂食用，治膈痰吞酸。

李杲说：种仁，和血润肠。

时珍说：治风热大肠虚秘、瘰疬肿毒疮癣。

【发明】时珍说：皂荚味辛，属金，能通大肠阳明燥金，这是因为辛能润燥，非得湿则滑。

附方

1 腰脚风痛，不能踩地：皂角子一千二百个洗净，用少量酥熬香研末，用蜜和丸如梧桐子大。每次空腹用刺蒺藜、酸枣仁汤送服三十丸。《千金方》。

❷ 大肠虚秘：屡患风病或体质虚弱或有脚气病的人，大便时干时稀。上方服至一百丸，以大便通畅为度。

❸ 下痢不止，诸药不效：皂角子，放瓦上焙烤，研末，米糊丸如梧桐子大。每次服四十到五十丸，陈茶送服。服此三次，积滞去尽，大便即变回黄色，屡用有效。《医方摘要》。

❹ 里急后重：没有虫蛀的皂角子（米糠炒过）、枳壳（炒）等份，研末，用饭和丸如梧桐子大。每次用米汤送服三十丸。《普济方》。

❺ 小儿流涎，脾热有痰：皂荚子仁半两，半夏（姜汤泡七次）一钱二分，共研为末，姜汁和丸如麻子大。每次用温水送服五丸。《圣济总录》。

❻ 妇人难产：皂角子二枚，吞服。《千金方》。

❼ 风虫牙痛：皂角子研末，用布包成弹子大小。每次取两颗，用醋煮热，交替热熨患处，不热就换，每日三到五次。《圣惠方》。

❽ 一切疔疮：取皂角的种仁研末，外涂患处，五日愈。《千金方》。

刺 又叫天丁

【气味】味辛，性温，无毒。

【主治】苏颂说：米醋熬嫩刺制成煎剂，涂治疮癣有奇效。

时珍说：治痈肿妒乳（指产妇乳头生疮），风疠恶疮，胎衣不下，杀虫。

【发明】杨士瀛说：皂荚刺能引诸药性上行，治上焦病。

朱震亨说：能引诸药至痈疽溃烂处，效果很好。

时珍说：皂荚刺治风杀虫的功效和皂荚相同，但具有锐利直达病所的特性。《神仙传》记载：左亲骑军崔言突然得了大风恶疾，双目昏盲，眉发自落，鼻梁崩倒，势不可救。遇到异人传方：用皂角刺三斤，烧灰，蒸一个时辰（两个小时）后，晒干研末。饭后用浓煎的大黄汤送服一方寸匕。服用十天后，眉发再生，肌肤润泽，目睛明亮。之后入山修道，不知所终。又有刘完素《保命集》记载：疠风是营气热，风寒羁留脉中不去所致的。应当先服桦皮散五到七天，再用艾灸承浆穴七壮。灸三次后，每天早上服用桦皮散，中午服升麻葛根汤送服钱氏泻青丸。晚间服二圣散：用大黄末半两煎汤，送服皂角刺灰三钱。这是在逐步疏泄血中的风热。同时要戒房室三年。又有追风再造散，即二圣散，以服后大便时排出黑虫为有效。几天后再服一次，直至虫都排尽，疾病也就断根了。新病虫嘴呈红色，老病虫嘴呈黑色。

附方

❶ 小儿重舌：皂角刺灰，兑入少量朴硝或冰片，漱口，药汁渗入舌下，口涎流出，病就好了。《圣惠方》。

❷ 小便淋闭：皂角刺（烧存性）、补骨脂等份，研末，用无灰酒送服。《圣济总录》。

❸ 胎衣不下：皂角刺烧后研末。每服一钱，温酒送服。熊氏《妇人良方补遗》。

❹ 妇人乳痈：皂角刺（烧存性）一两，蚌粉一钱，调匀研末。每服一钱，温酒送服。《仁斋直指方》。

❺ 产后乳汁不泄，结毒：皂角刺、蔓荆子各烧存性，等量，研末。每次用温酒送服二钱。《袖珍方》。

❻ 疮肿无头：皂角刺烧灰，用酒送服三钱。再嚼葵子三五粒。患处如针刺一样即为有效。《儒门事亲》。

❼ 发背（指痈疽之生于脊背部位）不溃：皂角刺（麦麸炒黄）一两，绵黄芪（焙）一两，甘草半两，研末。每次取一大钱，入酒一杯，乳香一块，煎至七分，滤去渣滓温服。《普济本

事方》。

木皮　根皮

【气味】味辛，性温，无毒。

【主治】时珍说：治疗风热痰气，杀虫。

附方

1 肺风恶疮瘙痒：用木乳（即皂荚根皮，秋冬采摘罗纹状的，阴干，炒黄），刺蒺藜（炒）、黄芪、人参、枳壳（炒）、甘草（炙），等份研末，开水泡服一钱。《普济方》。

2 产后肠脱不收：用皂角树皮半斤，皂角核一合，川楝树皮半斤，石莲子（炒，去心）一合，研成粗末，加水煎汤，趁热坐在汤上，熏洗患处。擦干后，再吃补气丸药一剂，仰卧休息。《妇人良方》。

叶

【主治】时珍说：入洗风疮，渫（xiè，洗去污泥）用。

按语

皂荚味辛、咸，性温，小毒，能祛顽痰，通窍开闭，祛风杀虫。用于顽痰阻肺、咳喘痰多、中风、痰厥、癫痫、喉痹痰盛。熬膏外敷能散结消肿，用于疮肿未溃；以陈醋浸泡后研末调涂，能祛风杀虫止痒，可治皮癣。内服剂量不宜过大。

皂角刺，又名皂角针、天丁，味辛，性温，能消肿排脓，祛风杀虫。用于痈疽疮毒初起或脓成不溃，以及皮癣、麻风等。

无患子

Wu Huan Zi

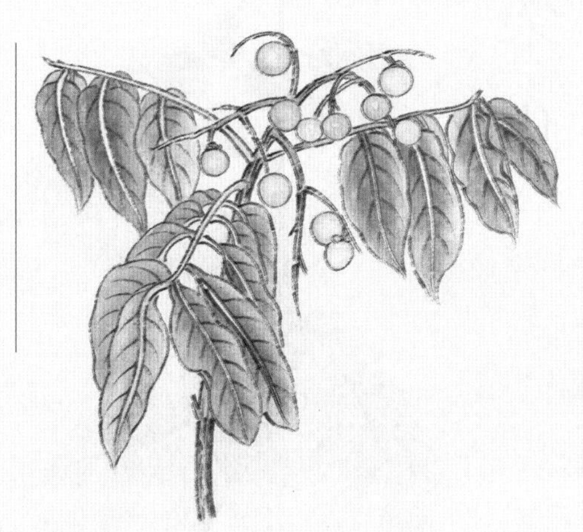

【释名】又名桓、木患子、噤娄（lóu）、肥珠子、油珠子、菩提子、鬼见愁。

陈藏器说：桓，是"患"字音调讹误而来。崔豹《古今注》记载：昔日有神巫名叫瑶眊（qú），能用符咒克制百鬼。找到鬼魅就用此木做成棍棒打死。世人相传用此木做成器皿、用具，可用来驱避鬼魅，所以又叫作无患。后来人们又讹传成"木患"了。

时珍说：俗名称作鬼见愁。道家禳（ráng）解（指向神祈求解除灾祸）方中用到它，缘于此义。佛家用它来做成数珠，所以叫菩提子，与薏苡同名。《纂文》记载：其树名卢鬼木。山里人称它为肥珠子、油珠子，是因为它的果实似肥油而种子圆如珠的缘故。

【集解】陈藏器说：无患子，是生长在高山里的大树。种子黑如漆珠。《博物志》记载：桓叶同榉柳叶相似。果核坚硬滚圆，色黑如瑿（yī，指黑色的美玉），可以用来制成香囊及洗涤用具。

寇宗奭说：当今僧人用它做成念珠，其中以紫红色、小者为好。较少入药用。

时珍说：无患子生长在高山里，树干非常高大，枝叶似椿，只是叶子是对生的。五六月份开白花。结的果实大如弹丸，形如银杏和苦楝子，生者色青，成熟后变成黄色，变老则纹理皱缩。成熟的果实肥大，状如经油炸，味辛气臭且硬。一根果蒂下有两个果实相连在一起。果实内有一核，坚硬漆黑类似肥皂荚的核，而滚圆如珠。除去核的外壳，露出种仁，类似榛子仁，也是一样的辛臭，可供炒食。十月采果实，煮熟去核，捣烂同麦面或豆面调匀作为沐浴的药，去垢的功效和肥皂相同，用来清洗珍珠效果很好。《山海经》记载：秩周山中，生长了许多桓树。郭璞注解说：叶似柳，皮黄。种子似苦楝子，放入酒中饮用，能辟恶气，洗涤时放入能去污垢，核坚正黑。

子皮 即核外的果肉

【气味】味微苦，性平，有小毒。

【主治】陈藏器说：除垢，去面黑。治疗喉痹，研磨后放入喉中，立开。又主治飞尸（尸注病的一种，症见心腹刺痛，气息喘急胀满，上冲心胸。病发没有缘由，忽然发作，疾如飞走，所以叫作飞尸）。

附方

1 洗头去风明目：将无患子的子皮、皂角、胡饼、菖蒲一同捣碎，浆水调成弹子大小。每用它来泡水洗头，效果很好。《多能鄙事》。

2 洗面去黑：无患子肉皮捣烂，加入面粉调匀，做成大丸子。每日用来洗脸。美白去垢的效果特别好。《集简方》。

子中仁

【气味】味辛，性平，无毒。

【主治】陈藏器说：焚烧，辟邪恶气。

时珍说：煨食，辟恶，去口臭。

附方

牙齿肿痛：肥珠子一两，大黄、香附各一两，青盐半两，用泥巴封固，煅烧后研末。每天用来擦牙。《普济方》。

按语

无患子味苦、微辛，性寒，有小毒，能清热祛痰，消积杀虫。用于白喉、咽喉肿痛、咳嗽、食滞虫积、白带、淋浊尿频，外用可以治疗阴道滴虫。

栾华 Luan Hua

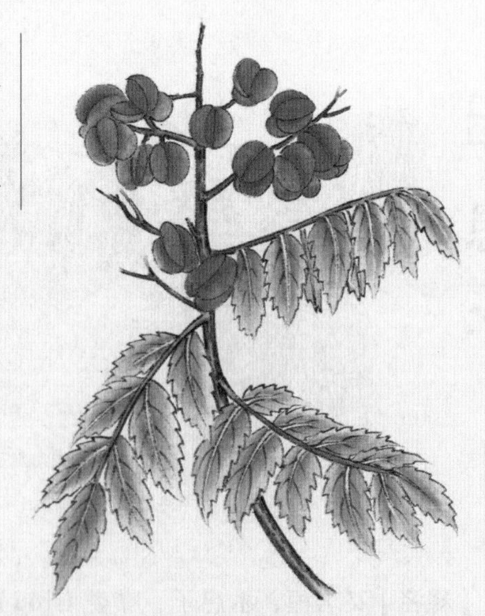

【集解】《别录》记载：栾华生长在汉中的山川河谷。五月采收。

苏敬说：它的叶似木槿叶而薄细。花黄似槐

而稍长大。子壳似酸浆，内有熟豌豆状的果实，圆黑坚硬。花在五月、六月时采收，南方人将它制成染料，可染成鲜黄色，又用来治疗目赤溃烂。

苏颂说：现今南方汴中的园圃里偶尔可以见到。

寇宗奭说：长安山中也有它的踪迹。种子称作木栾子，带到京都制成数珠，未见入药。

华

【气味】味苦，性寒，无毒。

【主治】《本经》记载：目痛泪出伤眼角，消目肿。

苏敬说：同黄连作煎剂，治疗目赤烂。

> **按语**
>
> 栾华为栾树的花，味苦，性寒，能清肝明目。用于治疗目赤肿痛、多泪。

诃黎勒
He Li Le

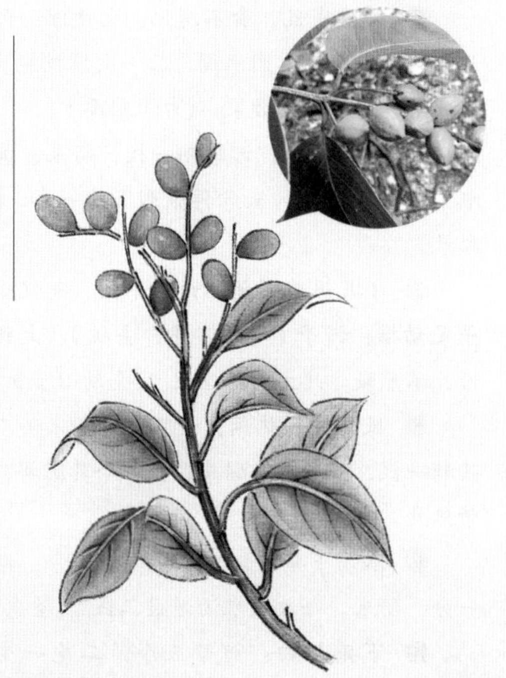

【释名】又名诃子。

时珍说：诃黎勒，是梵语天主持来的意思。

【集解】苏敬说：诃黎勒生长在交州、爱州。

苏颂说：现今岭南地区都有，而以广州的最为茂盛。树像木槵，花呈白色。种子形似栀子、橄榄，青黄色，皮肉相连。七月、八月果实成熟时采摘，以有六条纵棱的为好。《岭南异物志》记载：广州法性寺有四五十株诃黎勒，果实极小而味道不涩，都有六条纵棱。每年州贡，都是用此寺出产的。寺里有口古井，用它的木根蘸水，水味不咸。每当果实成熟时，若有贵客到来，院僧则以此煎汤招待。制法：用新摘诃子五枚，敲碎，甘草一寸，打井水一同煎煮，汤汁的颜色酷似新茶。现今这座寺庙叫作乾明古寺，仍旧存在，旧时的树木也还有六七株。南海的风俗中仍旧以此汤为贵，然而煎法未必与以前的相同。诃子没有成熟时，随风飘落的果实，叫作随风子，晒干收回，果实越小的越好，当地人尤其珍爱。

萧炳说：由波斯舶来的，以六路色黑肉厚的为好。六路即六条纵棱。

雷敩说：凡是使用，都不用毗（pí）黎勒。像诃黎勒的纵棱只有六条。或多或少，是杂路勒，形圆而纹理突露。有八路到十三路的，叫作榔精勒，味涩不能使用。

【修治】雷敩说：凡是使用诃黎勒，都要酒泡后蒸一天，用刀削去纹路，取出果肉切细焙用。用核则去肉。

【气味】味苦，性温，无毒。

【主治】《新修本草》记载：主治冷气、心腹胀满，可以下食。

甄权说：破胸膈结气，通利津液，止水道，黑髭（zī，指嘴上边的胡须）发。

萧炳说：下宿物，止痢疾久泻、赤白痢。

《大明》记载：消痰下气，化食开胃，除烦治水，调中，可以止呕吐霍乱、心腹虚痛、奔豚肾气、肺气喘急、五膈气、肠风泻血、崩中带下、怀孕漏胎及胎动欲生、胀闷气喘。治疗患痢人肛门急痛、产妇阴痛，可以和蜡烧烟熏患处，及煎汤熏洗。

苏颂说：治痰嗽咽喉不利，含几枚诃子，疗效显著。

朱震亨说：实大肠，敛肺降火。

【发明】寇宗奭说：诃黎勒，气虚的人应缓缓煨熟少量服用。此物虽然涩肠，却能泄气，是因为其味苦涩的缘故。

李杲说：肺病苦于气上逆，急用苦以泄之，酸以补之。诃子苦味重而能泄气，酸味轻而不能补肺，所以治嗽药中不用它。

朱震亨说：诃子能下气，是因为其味特苦而性急。所谓肺苦急，急食苦以泻之，是降而下行的意思，适合气实的病人。如果是气虚的病人，似乎不可轻率服用。它又能治疗肺气被火伤而生郁遏胀满的疾病。这是取其味酸苦，有收敛降火的功效。

时珍说：诃子和乌梅、五倍子同用则能收敛，和橘皮、厚朴同用则能下气，和人参同用则能补肺治咳嗽。李杲说治嗽药中不能用它，是错的。只是咳嗽不久的，不可立即使用罢了。嵇含《南方草木状》记载：制成饮品可以长期服用，能使鬓发白者变黑，也是取自它的涩性。

李珣说：诃黎皮主治咳嗽，肉主治眼睛涩痛。波斯人在航海时会随船携带诃黎勒、大腹等，以防不测。他们有时会遇到大鱼分泌涎液，使得数里之内的海水变得黏滑，船只不能通行，于是就用诃黎勒煮水，倒入海中，借以洗去黏滑的涎液。用后不久，涎液就都化成水了。由此可知，此药治气消痰的功效是如此地卓著。

苏颂说：诃黎勒主治痢疾，《新修本草》中没有这样的记载。张仲景有治疗气痢的药方。唐代刘禹锡《传信方》记载：我曾被赤白痢所困扰，服遍诸药，经久不愈，反而变成了赤白脓血。令狐将军传授此方给我：用诃黎勒三枚，两炮一生，一并取皮研末，用沸腾的浆水一合送服。若只是水痢，加一勺甘草末；若大便中稍带脓血，加三大勺；脓血多，也加三大勺。

附方

1 下气消食：先将水一大升倒入瓦器中，煎至沸腾两到三次，再将诃黎勒一枚研末加入其中，再煎至沸腾三到五次，色变淡黄，兑入盐少量，饮用。《食医心镜》。

2 一切气疾，宿食不消：①诃黎勒一枚，入夜含服，到第二天天亮嚼烂咽下。②诃黎三枚，湿纸包裹，煨熟去核，细嚼，用牛乳送下。《千金方》。

3 气嗽日久：生诃黎一枚，口含咽汁。病好后不能辨别食物的味道，再煎槟榔汤一碗，服后味觉立马就恢复了。《经验方》。

4 呕逆不食：诃黎勒皮二两，炒黄后研末，糊丸如梧桐子。每日三次，每次空腹时用热水送服二十丸。《广济方》。

5 风痰霍乱，食不消化，大便涩：诃黎勒三枚，取皮研末，同酒调匀后一次性服完。服用三五次就有很好的效果。《外台秘要》。

6 小儿霍乱：诃黎勒一枚，研末，加入沸水中，一半送服，未愈再服剩下的一半。《子母秘录》。

7 小儿风痰壅闭，语音不出，气促喘闷，手足动摇：诃子（半生半炮，去核）、大腹皮等份，水煎服。此方名二圣散。《全幼心鉴》。

8 风热冲顶热闷：诃黎勒（研末）二枚，芒硝一钱，一同加入醋中，搅拌令其溶解，摩涂于热处。《外台秘要》。

9 水泻下痢：诃黎勒（炮）二分，肉豆蔻一分，研末。每次用米汤送服二钱。《圣惠方》。

10 下痢转白：诃子三个，二炮一生，研末，沸水调匀后服用。水痢，加甘草末一钱。《普济方》。

⑪ 赤白下痢：诃子十二个，六生六煨，去核，焙后研末。赤痢，生甘草汤下；白痢，炙甘草汤下。不愈再服。赵原阳《济急方》。

⑫ 妒精下疳：（妒精指阳物硬而不坚，白浊流出；下疳指生殖器部位的疮疡。）大诃子烧灰，兑入少量麝香，先用米泔水洗净患处，再搽本药。或用荆芥、黄柏、甘草、马鞭草、葱白煎汤洗也有效。洪迈《夷坚志》。

核

【主治】苏颂说：磨粉，同白蜜调匀后滴眼，去风赤痛，非常有效。

时珍说：止咳，止痢。

叶

【主治】时珍说：下气消痰，主治口渴及泻痢，煎汤服用，功效同诃黎勒。

按语

诃黎勒味苦、酸、涩，性平，能涩肠止泻，敛肺止咳，利咽开音。用于久泻、久痢、久咳、失音。涩肠止泻宜煨用，敛肺清热、利咽开音宜生用。外有表邪、内有湿热积滞者忌用。

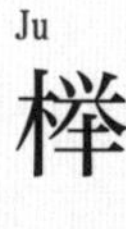

Ju 榉

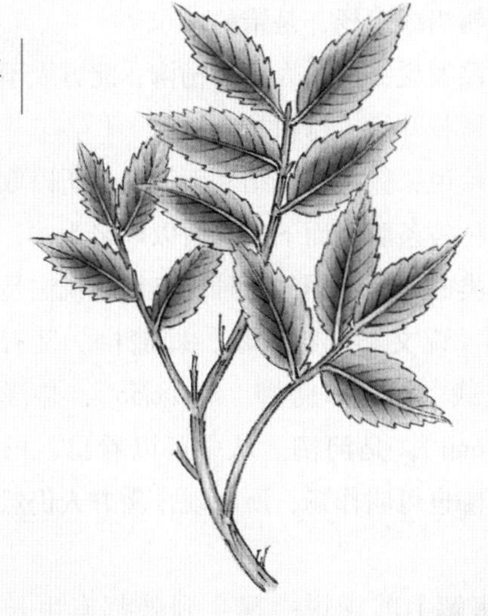

【释名】又名榉（jǔ）柳、鬼柳。

时珍说：其树高举，其木如柳，所以叫作榉柳。山里人以讹传为鬼柳。郭璞注解说：《尔雅》称作柜（jǔ）柳，似柳，皮可用来煮水饮用。

【集解】陶弘景说：榉树山中到处都有生长。皮似檀、槐，叶如栎、槲。人们大多认识。

苏敬说：到处都有，多生长在山间水旁。叶似樗而狭长。树干粗大，须多人合抱才能抱拢，高数仞，皮极粗厚。一点都不似檀。

寇宗奭说：榉木今人称作榉柳。其叶叫柳非柳，叫槐非槐。最大的树，高五六丈，需二三人合抱。湖的南北两岸特多，但不成材，不能制成器皿，嫩皮可用来制作栲栳（kǎo lǎo，由柳条编成的容器，形状像斗）及簸箕边。

时珍说：榉木红紫，制呈箱、案之类的东西非常好。郑樵《通志》记载：榉属榆类，而树干高大威武，它的果实也像榆钱。乡人采其叶做成甜茶。

木皮

【修治】雷敩说：凡用，不要用树龄才三四年的，毫无药力，要用二十年以上空心的，其树只有半边，以向西生长的为好。剥去粗皮，切细从巳时蒸至未时，取出焙干备用。

【气味】味苦，性大寒，无毒。

【主治】《别录》记载：治疗时常头痛、热结在肠胃。

陶弘景说：夏季煎水饮用，去热。

苏敬说：民间煮水服用，治疗水气，止痢。

《大明》记载：安胎。止孕妇腹痛。山榉皮，性平，治热毒风肿毒。

附方

❶ 全身水肿：榉树皮煮水，每日饮用。《圣惠方》。

❷ 毒气攻腹，手足肿痛：榉树皮和槲皮煮水，煎至饴糖状，再用桦皮煮浓汁送服。《肘后方》。

❸ 蛊毒下血：榉皮一尺，芦根五寸，水二升，煮一升，一次服完，蛊毒立刻排出。《千金方》。

❹ 小儿痢血：梁州榉皮（炙）二十分，犀角十二分，用水三升，煮取一升，分三次服用，以病好为度。《古今录验方》。

❺ 飞血赤眼：指目赤，即白睛红赤。榉皮（去粗皮，切）二两，古钱七文，用水一升半，煎至七合，滤去渣滓，趁热洗眼，每日二次。《圣济总录》。

叶

【气味】味苦，性冷，无毒。

【主治】苏敬说：将叶搓揉后外贴于火烂疮上，有效。

《大明》记载：治肿烂恶疮，加盐捣烂外敷患处。

-按语-

榉皮味苦，性寒，能清热解毒，止血，利水，安胎。用于感冒发热、血痢、便血、水肿、妊娠腹痛、目赤肿痛、烫伤、疮疡肿痛。

Liu 柳

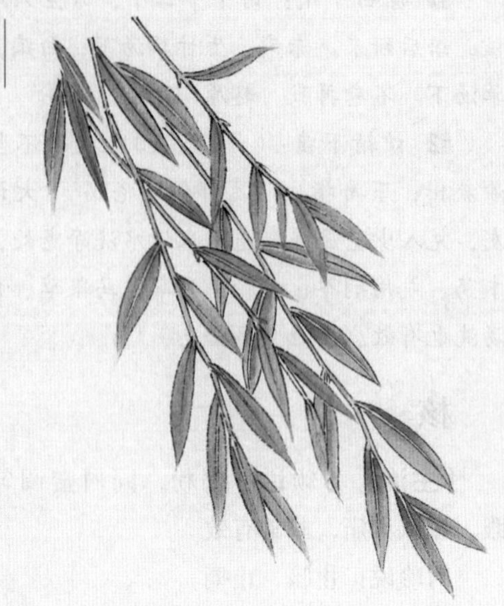

【释名】又名小杨、杨柳。

陶弘景说：柳即是现今的水杨柳。

苏敬说：柳与水杨完全不同。水杨叶圆阔而尖，枝条短硬。柳叶狭长而青绿，枝条长软。陶弘景把柳当成水杨，是错的。

陈藏器说：江东人统称杨柳，北方人不称作杨。杨树枝叶短，柳树枝叶长。

时珍说：杨树枝条结实而上扬，所以取名为杨；柳树枝条脆弱而下垂，所以取名为柳，大概是同一类的两个不同的品种。苏敬的说法是正确的。据《说文》记载：杨，即蒲柳。又有《尔雅》记载：杨，即蒲柳。旄（máo），是泽柳。柽（chēng），是河柳。从中可以看出，杨可称作柳，柳也可叫作杨，所以现今南方人仍然并称杨柳。

【集解】苏颂说：现今到处都有生长，即是民间所说的杨柳。它的种类非只有一种：蒲柳是水杨，多生长在河北，枝干坚韧可制成箭杆。杞柳生长在水旁，叶子粗大而色白，木纹略赤，可制成车轮。今人取其细条，近火烘烤使其变得柔软，可以弯曲，制成箱箧。而《孟子》里所说的用杞柳制成桮棬（bēi quān，古代一种木质的饮器，尤指酒杯），鲁地及河朔地区尤其多见。

时珍说：杨柳，纵横倒顺扦插都可成活。春天小芽才初生，黄蕊花就开了。待晚春叶子长好后，花中结出细黑的种子，花蕊脱落而柳絮掉出，像白色的绒毛，随风飘扬。种子粘附在衣物上会生虫，掉入池沼中即化为浮萍（这是古人的错误推论，柳絮和浮萍，二者实乃不同植物，只是刚好此物消失，彼物生长罢了。而且浮萍种子极小，肉眼常难识别，所以古人错将柳絮看作是浮萍的前身）。古人春天取榆、柳作为燃料。陶朱公也说种一千株柳树，可以充分满足柴炭之需。它的嫩芽可制成饮品。

柳花

【释名】又名柳絮。

【气味】味苦，性寒，无毒。

【主治】《本经》记载：主治风水黄疸、面热黑。

甄权说：主治痂疥恶疮金疮。柳实：主治溃痈，逐脓血。子汁：疗渴。花：主止血，治湿痹、四肢挛急、膝痛。

【发明】陶弘景说：柳花成熟时，随风起舞有如飞雪，当在它没舒展开时采收。种子也随花飞止，用水浸泡取汁。

陈藏器说：柳花即最初萌芽时的黄蕊，花蕊上的种子才是飞絮。

时珍说：《本经》说主治风水黄疸者，指的是柳花。《别录》说主治恶疮金疮、溃痈逐脓血，《药性论》说止血疗痹者，指的是柳絮以及果实。花是嫩蕊，可捣汁服用。子与絮相连，难以分离，有贴疮止血除痹的作用。所说的子汁治疗口渴的，则是连同柳絮一起浸泡，研烂取汁服用。又有崔寔（shí）《四民月令》记载：三月三日和上除日（黄道吉日中的一个日子，也指农历十二月的最后一天），采摘柳絮治疗疾病，可知入药多用的是柳絮。

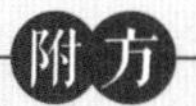

❶ 吐血咯血：柳絮焙烤研末，米汤送服一钱。《经验方》。

❷ 金疮血出：用柳絮密封疮口，可以止血。《外台秘要》。

❸ 脚多汗湿：洒些杨花到鞋及袜子里再穿。《摘玄方》。

叶

【气味】味苦，性寒，无毒。

【主治】陶弘景说：煎水，洗治漆疮。

《大明》记载：主治天行热病、传尸骨蒸劳，可以下水气。煎膏，续筋骨，长肉止痛。主服金石后发大热闷、汤火疮毒入腹热闷及疔疮。

时珍说：疗白浊，解丹毒。

附方

❶ 小便白浊：清明柳叶煎汤代茶，以愈为度。《集简方》。

❷ 眉毛脱落：垂柳叶阴干研末，放入铁器中用姜汁调匀，每夜涂摩。《圣惠方》。

❸ 卒得恶疮，面上恶疮：柳叶或皮，用水煮汁，兑入少许盐，频频洗患处。《肘后方》。

枝及根白皮

【气味】味苦，性寒，无毒。

【主治】苏敬说：治疗痰热淋疾。可煎水作汤，洗治风肿瘙痒。煮酒，漱口治齿痛。

陈藏器说：小儿寒热一天、五天，可以用柳枝煎水沐浴。

时珍说：煎服，治黄疸白浊。酒煮，熨治各

种痛肿，祛风止痛消肿。

【发明】苏颂说：柳枝皮及根也可入药用。葛洪《肘后方》中治疗痈疽、肿毒、妒乳等方中多用到它。韦宙《独行方》中主治疔疮及反花疮（指生疮溃后，胬肉由疮口突出，头大蒂小，表面如花状者，相当于西医学中的鳞状细胞癌），都用柳枝叶煎熬成膏外涂。今人用作洗澡用水、膏药、治牙病药，也是用其枝干作为最重要的药材。

时珍说：柳枝能去风消肿止痛。它的嫩枝可削成牙签，剔牙最妙。

附方

1 黄疸初起：柳枝煮浓汁半升，一次喝完。《外台秘要》。

2 脾胃虚弱，不思饮食，食下不化，病似翻胃噎膈：清明日取柳枝一大把煎水，煮小米成饭，洒入面粉，滚成珠子，晒干，装袋中悬挂于通风处。每次随意下多少米，用开水熬煮，一开始米是沉下去的，过一会，米就会浮起，试尝一口，若无硬心则为煮熟，一次性吃完。若放久，则面粉松散不黏。这样制成的米叫作络索米。杨起《简便方》。

3 走注气痛，风毒卒肿：用白酒煮杨柳白皮，暖熨患处。熨后有些地方会出现红点，对着红点用锐器放血效果很好。凡是各种突然肿痛，熨后都立竿见影。姚僧坦《集验方》。

4 耳痛有脓：将柳根切细，捣烂密封患耳，变干再换。《斗门方》。

5 漏疮（即肛瘘）肿痛：①柳根红须，煎水每天洗患处。②将杨柳条放在罐内烧烟熏患处，出水即效。《摘玄方》。

6 汤火灼疮：①柳皮烧灰，外涂患处。②用柳根白皮煎猪油，频频外涂患处。《肘后方》。

7 痔疮如瓜，肿痛如火：将柳枝放入水中，煎成浓汁外洗患处，再艾灸三至五壮。《本事方》。

按语

柳枝味苦，性寒，能祛风止痛，利尿消肿。用于风湿痹痛、淋病、白浊、小便不通、疔疮、丹毒、龈肿等。

柳叶味苦，性寒，能清热利尿，透疹，解毒。用于麻疹透发不畅、白浊、疔疮疖肿、丹毒、烫伤、牙痛。

柽柳 (Cheng Liu)

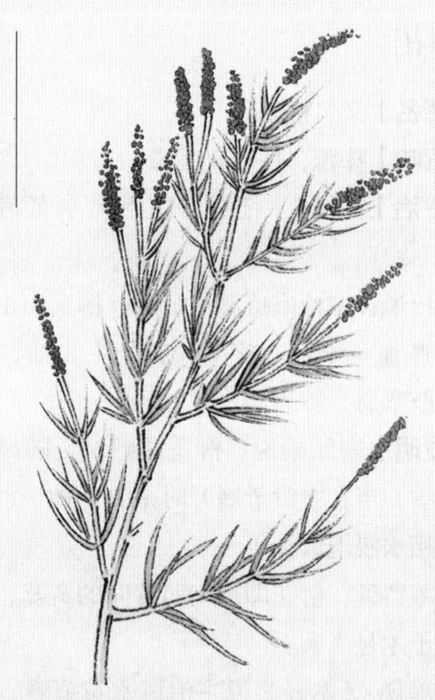

【释名】又名赤柽、赤杨、河柳、雨师、垂丝柳、人柳、三眠柳、观音柳。

时珍说：据罗愿《尔雅翼》记载：天要下雨，柽先感应到，产生雾气来应和，又能遭受霜雪而不凋零，是木中圣者。所以，“柽”字从“圣”，又称作雨师。有人说：得雨就垂垂如丝，应当作雨丝。又有《三辅故事》记载：汉武帝苑中柳，形状像人，称作人柳，每天三起三眠。那么柽柳之圣，又不单是知雨、负雪而已了。现今民间称作长寿仙人柳，也称观音柳，是因为观音用它来洒水。

寇宗奭说：今人称作三春柳，是因它一年开三次花。

【集解】马志说：赤柽木生长在河西沙地。皮赤色，叶细。

掌禹锡说：《尔雅》记载：柽，即河柳。郭璞注解说：即现今河旁的赤茎小杨。陆玑《诗疏》记载：柽柳生长在水边，皮赤如绛，枝叶如松。

时珍说：柽柳枝干纤弱，扦插容易存活。赤皮，细叶如丝，婀娜可爱。一年开花三次，花穗长三四寸，呈水红色，如同蓼花的颜色。南齐时，益州进贡蜀柳，枝条细长，状若丝缕，就是指的此柳。段成式《酉阳杂俎》记载：凉州有赤白柽，大的可烧炭，其灰汁可以煮铜成银。所以沈炯作赋说：柽似柏而香。王祯《农书》记载：山柳色赤脆弱，河柳色白明亮。那么柽也有色白的品种。

寇宗奭说：汴京柽柳特别多。河西戎人取光滑的枝干制作鞭子。

木

【气味】味甘、咸，性温，无毒。

【主治】《开宝本草》记载：剥驴马血入人肉毒，取柽木片火烤后熨患处，再煮水浸泡患处。

时珍说：枝叶可以消痞，解酒毒，利小便。

附方

❶ 腹中痞积：观音柳煎汤，敞口放一晚上，天将亮时空腹饮数次。《卫生易简方》。

❷ 一切诸风：柽叶（切，枝也可）半斤，荆芥半斤，用水五升，煮取二升，澄清，兑入白蜜五合，竹沥五合，新瓶收盛，油纸封口，隔水蒸煮一天。每日三次，每次服一小杯。《普济方》。

❸ 酒多致病：长寿仙人柳，晒干研末。每服一钱，温酒送服。《卫生易简方》。

> **按语**
>
> 柽柳味辛，性平，能发表透疹，祛风除湿。用于麻疹不透、风疹瘙痒、风湿痹痛。用量过大易致心烦、呕吐。

白杨（Bai Yang）

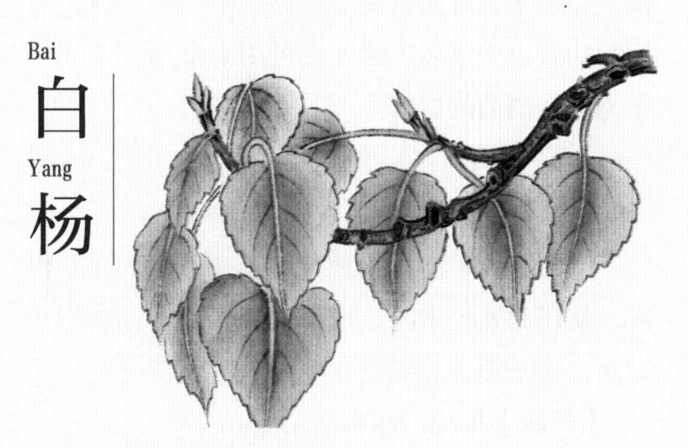

【释名】又名独摇。

寇宗奭说：树干似杨，微白，所以称作白杨，但不是像面粉那样全白。

时珍说：郑樵《通志》记载：白杨一名高飞，与杨（yí）杨同名。现今民间通称杨杨为白杨，况且白杨也随风独摇，所以得以同名。

【集解】苏敬说：白杨取叶圆大，蒂小，无风自动。

陈藏器说：北方地区很多白杨，人多种于墓地，树大皮白。

苏颂说：现今到处都有生长，北方尤多。植株特别高大，叶圆如梨叶，皮白色，木似杨，随时可采收。崔豹《古今注》描述的“白杨叶圆，青杨叶长”，指的就是它。

寇宗奭说：陕西很多地方都有生长，永、耀一带的居民修盖房屋，大多用的是此木。它的根好存活，伐木时的碎小木片落入泥土就可以生根发芽，土壤适宜就容易种植。风才吹到，叶片便互相摩挲，发出响声，好似大雨淅沥的声音。所谓无风自动，则无此事。只是风微小时，孤绝处的叶子，往往独自摇曳，因其蒂长，叶重大，为所处情势使然。

时珍说：白杨树高大。叶圆似梨叶而肥大，先端钝尖，叶面色青而光滑，背面很白，有锯齿。白杨木纹理细白，生性坚韧笔直，用作梁栱，始终不会弯曲折裂。和移杨是一类两种，治病的功效也差不多。嫩叶也可用来救荒，老叶可作为制作酒曲的材料。

木皮

【修治】雷敩说：使用时，用铜刀刮去粗皮，从巳时蒸至未时，用布袋装着，悬挂在屋子东角，待干用。

【气味】味苦，性寒，无毒。

【主治】《新修本草》记载：治疗毒风脚气肿、四肢缓弱不随、毒气在皮肤中、痰癖等，可以酒泡服用。

陈藏器说：去风痹宿血，骨折所伤，鲜血从骨肉间滴沥而出，痛不可忍，及皮肤风瘙肿，将五木（指五种树枝，即柳树枝、桃树枝、榆树枝、桑树枝、女贞树枝）混杂煎水，浸泡患处。

《大明》记载：治扑损瘀血，合煎，酒送服。煎膏，可续筋骨。

时珍说：煎水每日饮用，止孕痢。用醋煎含漱，止牙痛。用浆水煎，兑入盐含漱，治口疮。煎水酿酒，消瘿气。

附方

1 妊娠下痢：白杨皮一斤，用水一斗，煮取二升，分三次服用。《千金方》。

2 项下瘿气：秫米三斗炊熟，取圆叶白杨皮十两，避风，切细，用水五升，煮取二升，浸入曲末五两，如平常酿酒法。每次饮服一盏，一日两次。《崔氏方》。

枝

【主治】时珍说：消腹痛，治吻疮（指口角生疮，色白糜烂，疼痛微肿，湿烂有汁，多见于小儿）。

附方

1 口吻烂疮：白杨嫩枝，放到铁上烧成灰，和油调匀外涂患处。《外台秘要》。

2 腹满癖坚如石，积年不减：《必效方》用白杨木（东南方向的树枝，去粗皮，避风，切细）五升，熬至焦黄，取出用酒五升冲淋，绢袋收盛渣滓，再入酒中，密封二夜。每次一合，每日三次。《外台秘要》。

3 美白养颜方：白杨皮十八两，桃花一两，白瓜子仁三两，研末。每次取方寸匕服下，每日三次。五十天后，面及手足都会变白。《圣济总录》。

叶

【主治】时珍说：治疗龋齿，煎水含漱。又治骨疽久发，骨从中出，捣烂外敷患处。

按语

白杨皮、叶，味苦，性寒，能清热解毒，利水，杀虫。用于水肿、蛔虫症、牙痛。

Yu
榆

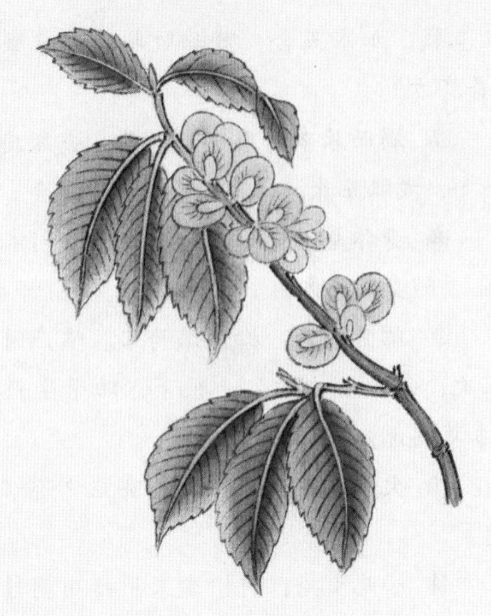

【释名】又名零榆，白的叫枌（fén）。

时珍说：据王安石《字说》记载：榆沛（shěn，通“沈”）俞柔（指榆树的树皮、叶、根与果的特点），所以叫榆。其所以叫作枌，是因为榆树皮是白色的。其荚飘零，所以叫零榆。

【集解】《别录》记载：榆皮生于颖川山谷。二月采皮，取色白的晒干。要保持干燥，湿则害人。

陶弘景说：这就是现今的榆树，取它的树皮刮去外层的赤皮，也可临时使用，药性特滑利。初生荚仁，做成糜羹（用蒸煮等方法做成的碎糊状食物），使人多睡，就是嵇康所说的“榆令人瞑”。

苏敬说：榆三月果实成熟，不久就掉落。

陈藏器说：江东没有大榆，有刺榆，属于秋季的果实。刺榆的皮并不光滑。

苏颂说：榆树到处都有生长。三月生荚，古人常采荚仁煮成糜羹，现今再没有这种吃法了，只有用陈久的果实做成酱来吃。据《尔雅疏》记载：榆的种类有几十种，叶均相似，只是树皮及树木的纹理有所差别。刺榆有棘刺如柘，其叶如榆，煮成菜汤，比白榆还滑嫩。刺榆就是《尔雅》所说的“枢”“荎（chí）”，《诗经》所指的“山有枢”。白榆先生叶，再长榆荚，皮白色，二月剥皮，刮去粗糙拆裂的外皮，中间极其滑白，即《尔雅》所说的：榆就是白枌。荒年农人取其皮磨成粉，当粮食吃，对人体无害。四月采果实。

寇宗奭说：榆皮，是初春先生榆荚者。嫩时收存煮菜汤服用。嘉祐年间，丰沛的人民缺少食物，多用它来充饥。

时珍说：邢昺（bǐng）《尔雅疏》记载：榆有数十种，现在的人不能全部分清，只知荚榆、白榆、刺榆、榔榆数种罢了。荚榆、白榆都属于大榆，有赤、白二种。白者叫作枌，它的木非常高大。未生叶时，枝条间先生榆荚，形状似钱而小，色白成串，民间称作榆钱。后来才生的叶，似山茱萸叶而长，尖艄润泽。嫩叶经炸、浸、淘后可作为食物。所以《内则》记载：堇、罚、枌、榆、免、薨，滫瀡（xiǔ suǐ，指用淅米汁浸食物使柔滑，为一种调和食物的方法）后使它更加柔滑爽口。三月采榆钱可做成羹，也可收藏到冬天来酿酒。煮过晒干后可做成酱，即榆仁酱。也就是崔寔《月令》中指的醔醶（tú）。山榆的荚叫作芜荑，与此相似，只是味稍苦罢了。各种榆都有耗损地力的特性，所以榆树下五谷不生长。古人春天钻榆木以取火种，今人采其白皮制作榆面，用水调成香剂，黏滑胜过胶漆。

陈承说：榆皮湿捣成糊状，用来黏瓦石，特别有黏力。汴洛人用石头制成碓（duì）嘴（指舂米的杵，末梢略尖如鸟嘴），就用它来黏合。

白皮

【气味】味甘，性平，滑利，无毒。

【主治】《本经》记载：主治大小便不通，利水道，除邪气。久服，辟谷轻身不饥。其果实尤其好。

《别录》记载：治疗肠胃邪热气，消肿，治

小儿头疮结痂。

《大明》记载：通经脉。捣汁，涂治癣疮。

甄权说：滑胎，利五淋，治鼻息声喘，疗失眠。

孟诜说：将生白皮捣烂，同三年醋渣调匀，涂于赤肿之处，女人妒乳肿，每天换药六七次，有效。

时珍说：利窍，渗湿热，行津液，消痈肿。

【发明】孟诜说：高昌人多捣白皮研末，同腌菜一起吃，味道非常鲜美，使人开胃进食。

时珍说：榆皮、榆叶均性滑利下降，属手足太阳、手阳明经药。所以小便不通、五淋肿满、喘嗽不眠、经脉胎产等症都适宜用它。《本草十剂》记载：滑利的药可以去除留滞，如冬葵子、榆白皮之类。大概也是取它利窍渗湿热、消留滞有形之物的功效，适合气盛而壅者使用。胃寒而虚者，倘若久服渗利药，恐怕会耗泄真气，《本经》所说的"久服轻身不饿"，苏颂所说的榆粉"多食不伤人"，恐非定论。

附方

1 辟谷不饿：榆皮、檀皮研末，每日服数合。《救荒本草》。

2 齁喘不止：榆白皮阴干焙烤研末。每天早晚取水五合，入末二钱，煎如胶状服用。《食疗本草》。

3 久嗽欲死：许明则《有效方》：将厚榆皮削如指大，长一尺有余，放入喉中频繁进出，当吐脓血而愈。《古今录验》。

4 虚劳白浊：榆白皮二升，用水二斗，煮取五升，分五次服下。《千金方》。

5 小便气淋：榆枝、石燕子煎水，每天服用。《普济方》。

6 五淋涩痛：榆白皮阴干焙研。每次取二钱，加水五合，煎如胶状，每日服二次。《普济方》。

7 渴而尿多：用榆皮二片，去黑皮，用水一斗，煮取五升，每天三次，每次三合。

8 身体暴肿：榆皮捣成粉末，同米煮粥服用。《随身备急方》。

9 临月易产：榆皮焙为末。临产时，一天三次，每次一方寸匕，服下，助于生产。陈承《本草别说》。

10 火灼烂疮：榆白皮嚼烂外涂。《千金髓》。

11 小儿虫疮：将榆皮末用猪油调匀涂在纱布上，外敷患处，虫出立愈。《千金方》。

12 痈疽发背：榆根白皮切，清水洗，捣极烂，用香油调匀外涂，留头出气。干了就用苦丁茶频频湿润，不黏了就更换新的。快要愈合时，又将桑叶嚼烂，视疮口大小外贴，疮口收拢才停药。《救急方》。

13 小儿瘰疬：生榆白皮捣烂如泥，外涂患处，频频换药。《必效方》。

14 小儿秃疮：用醋调榆白皮末外涂患处，虫当出。《产乳方》。

叶

【气味】味甘，性平，滑利，无毒。

【主治】陈藏器说：嫩叶煮羹及油炸食用，能消水肿，利小便，下石淋，压丹石。

时珍说：晒干研末，淡盐水拌，或炙或晒干，拌菜吃，能辛滑下水气。煎水，外洗酒皶鼻。同酸枣仁等量做成蜜丸，每天服用，治胆热虚劳不眠。

花

【主治】《别录》记载：治疗小儿痫、小便不利、伤热。

荚仁

【气味】味微辛，性平，无毒。

【主治】陶弘景说：作糜羹吃，使人多睡。

陈藏器说：主治妇人带下，和牛肉做成羹吃。

孟诜说：子酱：似芜荑，能助肺，杀诸虫，下气，令人能食，消心腹间恶气，卒心痛，涂诸疮癣，以陈旧的为好。

-按语-

榆树的果实即榆钱，味微辛，性平。能健脾安神。用于失眠、食欲不振、白带多。榆皮能安神，利小便。用于失眠、体虚浮肿。

Wu 芜 Yi 荑

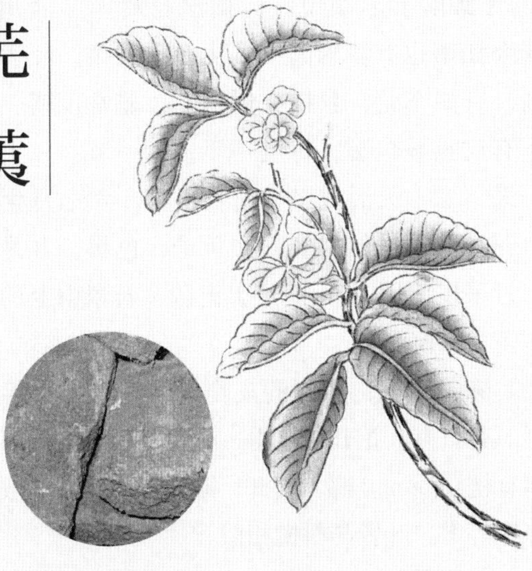

【释名】又名莁荑、无姑、蕨蘠（táng）。树名楩（piān）。

时珍说：据《说文》记载：楩，即山枌榆。有刺，果实称作芜荑（wú yí）。《尔雅》载：无姑，其果实称作荑。又载：莁荑，也称荼蘠（shā qiáng），是莁树之荑，所以如此命名。

苏敬说：蕨蘠是荼蘠二字的误写。

【集解】《别录》载：芜荑生长在晋山川谷。三月采摘果实，阴干。

陶弘景说：现今只有高丽出产，形状有如榆荚，味臭如犼，那里的人都用来制成芜荑酱食用。能杀虫，放在物品中也能防蛀，但常被其臭味困扰。

陈藏器说：芜荑是山榆的果仁，以味膿的为好。

时珍说：芜荑有大小两种：小的就是榆荚，搓揉取仁，制成酱，味道特辛。人多用其他东西掺杂其中，一定要挑出来去掉。入药皆用大芜荑，属于另一品种。

【气味】味辛，性平，无毒。

【主治】《本经》记载：五内邪气，散皮肤骨节中温行毒，去多种寄生虫，化食。

《别录》记载：逐寸白（指绦虫的别称），散肠中嗢嗢（wà wà，反胃欲呕的声音）喘息。

《大明》记载：治肠风痔瘘、恶疮疥癣。

李珣说：杀虫止痛，治妇人子宫风虚，小儿泄泻冷痢。和诃子、豆蔻同用较好。

张鼎说：同猪油捣烂，外涂治热疮。同蜜捣烂，治湿癣。同沙牛酪或马酪捣烂，治一切疮。

附方

1 脾胃有虫：食即作痛，面黄无色。用石州芜荑仁二两，同面炒至黄色，研末。常用米汤送服二钱匕。《千金方》。

2 制杀诸虫：生芜荑、生槟榔各四两，研末，蒸饼为丸如梧桐子大。每服二十丸，白开水送下。《本事方》。

3 疳热有虫：瘦小憔悴，久服能长壮实。将榆仁一两，黄连一两，一同研末，倒入碗中，用猪胆汁七枚调匀，放饭上蒸，一日蒸一次，蒸九次后，兑入麝香半钱，热水浸泡，蒸饼为丸如绿豆大小。每服五七丸至一二十丸，米汤送服。《小儿药证直诀》。

4 小儿虫痫，胃寒虫上诸症，危恶与痫相似：用白芜荑、干漆（烧存性）等量，研末。米汤送服一字到一钱。《杜壬方》。

5 结阴下血：（指便血。）芜荑一两，捣烂，纸压去油，研末，用雄猪胆汁和丸如梧桐子大。每日五次，每次服九丸，甘草汤送下，三日断根。《普济方》。

6 脾胃气泄，久患不止：芜荑五两捣末，用饭和丸如梧桐子大。每日午饭前，空腹陈米汤送下三十丸。久服，去三尸，益神驻颜。王绍颜《续传信方》。

7 膀胱气急：（指小便急不得出。）将芜荑捣烂，加入等量食盐末调匀，用棉布包成枣子大小，塞入阴部。服药后，下恶汁伴下气，效果更好。《外台秘要》。

8 婴孩惊喑：即风后失音不能言语。用芜荑（炒）、神曲（炒）、麦蘖（炒）、黄连（炒）各一钱，研末，用猪胆汁和丸如黍米大。每服十丸，木通汤送服。此方名肥儿丸。《全幼心鉴》。

9 虫牙作痛：将芜荑仁安蛀孔中及缝中，疗效好。危亦林《世医得效方》。

-按语-

芜荑味辛、苦，性温，能杀虫消积。用于蛔虫、蛲虫、绦虫之面黄、腹痛，小儿疳积。研末，用醋或蜜调涂患处，用治疥癣瘙痒、皮肤恶疮。

棕榈

Zong Lu

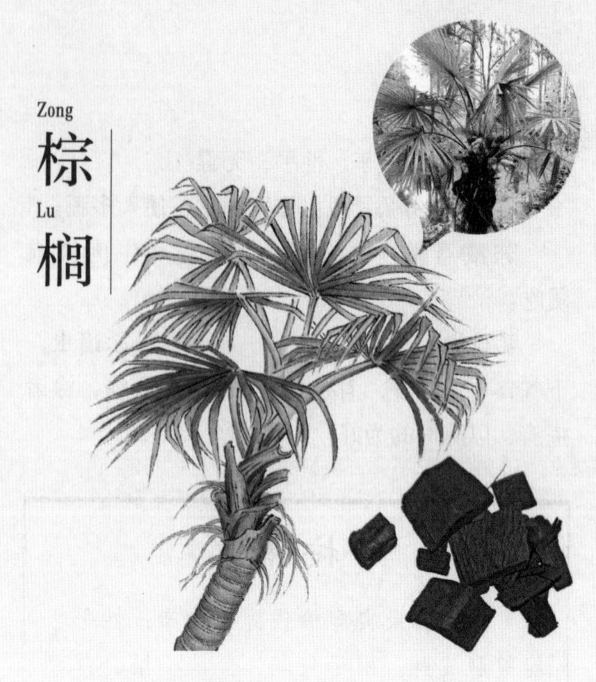

【释名】又名栟（bīng）榈。

时珍说：皮中毛缕如马之騌（zōng）髾（lú），故名。騌俗作棕。髾音闾，即鬣（liè，指马、狮子等颈上的长毛）。栟音并。

【集解】苏颂说：棕榈出自岭南、西川，现今江南也有。木高一二丈，无枝条。叶大而圆，有如车轮，悬挂在树梢上，非常茂盛。其下有皮重叠包裹，每皮一匝，为一节。二十天一采，二十天后皮又重新长出来。六七月生黄白花。八九月结果实，如鱼子，色黑。九月、十月采皮使用。《山海经》记载：石翠山上的树木多为棕榈。

陈藏器说：用它的皮作成绳，入土千年不烂。昔日有人挖开坟墓得一绳索，已经生根。岭南有桄（guāng）榔、槟榔、椰子、冬叶、虎散、多罗等木，叶皆与栟榈相似。

时珍说：棕榈，川、广特多，今江南也有种植，但很难生长。初生叶如白及叶，高二三尺，树木顶端的几片叶子，大如扇，向上耸立，朝四面展开。其茎三棱，四季不凋。其树干笔直无旁枝，近叶处有皮包裹，每向上长一层，即为一节。树干通体赤黑，筋络满布，适宜制成钟杵，也可做成各种器具。皮有丝毛，错纵如织，剥取皮把丝毛分解开来，可织成衣、帽、褥、椅之类的物品，大为时利。每年必须剥皮两三次，否则树要么会死，要么就不再生长了。三月于树木顶端茎中长出几个黄苞，苞中有成列细子，是花孕育出的果实，状如鱼腹孕子，称作棕鱼，也称作棕笋。花苞渐渐生长，形成花穗，呈黄白色。结实累累，大如豆，生黄熟黑，非常坚硬。有的说：南方此树有两种：一种有皮丝，可制成绳子；一种小而无丝，只有叶子可作扫帚。郑樵《通志》认为这是王篲（huì），是错的。王篲是落帚的别名，即地肤子。另有蒲葵，叶与此相似而柔薄，可制成扇、笠，许慎《说文》认为是棕榈也是错的。

笋及子花

【气味】味苦、涩，性平，无毒。

【主治】陈藏器说：涩肠，止泻痢肠风，崩中带下，能养血。

附方

大肠下血：棕笋煮熟，切片晒干研末，蜜汤或酒送服一二钱。《集简方》。

皮

【气味】味苦、涩，性平，无毒。

【主治】《大明》记载：止鼻衄吐血，破癥，治肠风赤白痢、崩中带下，烧存性用。

李珣说：主治金疮疥癣，生肌止血。

【发明】寇宗奭说：棕皮烧黑，治妇人产后恶露不绝及吐血，使用时必须有他药佐助。

时珍说：棕灰性涩，若失血过多，瘀滞已尽者，用之恰当，所谓涩可去脱也。与乱发同用更好。年久败棕入药尤妙。

附方

❶ 鼻血不止：将棕榈灰吹入患侧鼻孔。黎居士方。

❷ 血崩不止：①棕榈皮烧存性，空腹淡酒送服三钱。②加煅白矾等量。《妇人良方》。

❸ 血淋不止：棕榈皮半烧半炒研末，每服二钱，疗效极好。《卫生家宝方》。

❹ 下血不止：棕榈皮半斤，瓜蒌一个，烧灰。每服二钱，米汤送服。《百一选方》。

❺ 水谷痢下：棕榈皮烧后研末，用水送服方寸匕。《近效方》。

❻ 小便不通：棕皮毛烧存性，用水、酒调服二钱，屡试甚验。《摄生方》。

按语

棕榈味苦、涩，性平，收敛止血。用于各种出血之证，尤多用于崩漏。还能止泻止带，用于久泻久痢、妇人带下。

Ba 巴 Dou 豆

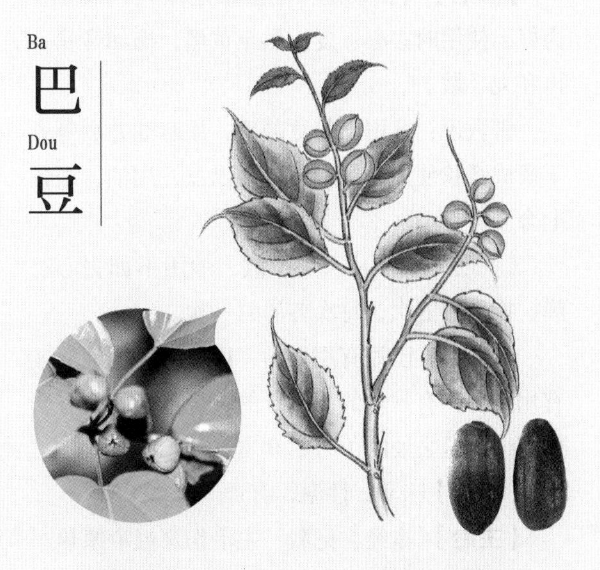

【释名】又名巴菽（shū）、刚子、老阳子。

时珍说：此物出产于巴蜀，而形如菽豆，所

以称作巴菽。宋代本草中又称作巴椒，为菽字传讹所致。雷敩《炮炙论》又分紧小色黄者为巴，三棱色黑者为豆，小而两头尖者为刚子。并说巴与豆可用，刚子不可用，伤人。他的说法很是违背本意。大概紧小者为雌，有棱及两头尖者为雄。雄者峻利，雌者稍缓。用得恰当，皆有效果；用得不当，参、术也能害人，何况巴豆呢?

【集解】《别录》记载：巴豆生于巴郡川谷。八月采收，阴干用，去心、皮。

苏颂说：现今嘉州、眉州、戎州都有出产。木高一二丈。叶如樱桃而厚大，初生青色，后渐变黄赤，至十二月叶渐凋零，二月又渐长起，四月旧叶落尽，新叶齐生，花萌发成穗，呈淡黄色。五六月结实作房，生的色青，至八月成熟后变黄，似白豆蔻，渐渐自行落下，于是采收入药。一房有二瓣，一瓣有一子或三子。子仍有壳，用时去壳。戎州出产的，壳上有纵纹，隐约如线，一道至两三道。当地人称作金线巴豆，是最上等的，别的地方也很稀有。

时珍说：巴豆房似大风子壳而脆薄，子及仁都似海松子。所说似白豆蔻的，很不一样。

【修治】陶弘景说：巴豆最能泻人，以新者为好，使用时去心、皮，熬至黄黑，捣如膏状，再和丸、散。

雷敩说：凡用巴与豆敲碎，用麻油并酒等煮干研成膏状使用。每炮制一两巴豆，用油、酒各七合。

《大明》载：凡入丸、散，炒用不如去心、膜，换水煮五次，每次各沸腾一次。

时珍说：巴豆有用仁的，用壳的，用油的，有用生的，有麸炒的，醋煮的，烧存性的，有研烂用纸包压去油的（叫巴豆霜）。

【气味】味辛，性温，有毒。

【主治】《本经》记载：主治伤寒温疟寒热，破癥瘕结聚坚积，留饮痰癖大腹，荡练五脏六腑，开通闭塞，利水谷道，去恶肉，除鬼毒蛊疰邪物，杀虫鱼。

《别录》记载：疗女子月闭烂胎，金疮脓血，不利男子，杀斑蝥蛇毒。益血脉，令人面色好，变化与鬼神通。

《药性》说：治十种水肿，痿痹，落胎。

《大明》记载：通宣一切病，泄壅滞，除风补劳，健脾开胃，消痰破血，排脓消肿毒，杀腹脏虫，治恶疮息肉及疥癞疔肿。

张元素说：导气消积，去脏腑停寒，治生冷硬物所伤。

时珍说：治泻痢惊痫、心腹痛疝气、风㖞耳聋、喉痹牙痛，可以通利关窍。

【发明】张元素说：巴豆是斩关夺门之将，不可轻易服用。

朱震亨说：巴豆去胃中寒积。无寒积的勿用。

刘完素说：世以巴豆药治酒病膈气，是因它辛热能开肠胃郁结。只是郁结即便开了，也会亡血液，损人真阴。

张从正说：伤寒风湿，小儿疮痘，妇人产后，用巴豆来下膈，不死也危险。奈何庸人怕用大黄而不畏巴豆，因其性热而用量小而已。怎知即便用蜡包裹后服用，也能泻下后使人津液枯竭，胸热口燥，损耗真元，留毒不去，他病转生。故下药里应该禁用它。

陈藏器说：巴豆主治癥瘕痃（xuán）气，痞满积聚，冷气血块，宿食不消，痰饮吐水，取色青黑大的，每日空腹服一枚，去壳勿令白膜破，乃作两片（且四边不得有损缺），吞服，用水压令下。片刻过后，腹内热如火，泻下粪便。虽然泻下但不会使人虚弱，但久服也会伤人。白膜破者不用。

王好古说：若急治为水谷道路之剂，去皮、心、膜、油，生用。若缓治为消坚磨积之剂，炒去烟令紫黑使用，可以通肠，可以止泻，世所不知。张仲景治百病客忤的备急丸里有用到它。

时珍说：巴豆峻用则有戡乱劫病的功效，微用也有抚缓调中之妙。譬如萧、曹、绛、灌（分别指的是西汉的丞相萧何、曹参、周勃、灌婴），是勇猛武夫，来当丞相，也能辅治太平。王好古说它可以通肠，可以止泻，这是阐发了千古之秘啊。一老妇年六十余，病溏泄已五年，肉食、油物、生冷即作痛。服调脾、升提、止涩诸药，入腹则泄反而加重。请我诊病，发现脉沉而滑，此乃脾胃久伤，冷积凝滞所致。就是王太仆所说的大寒凝内，久利溏泄，愈而复发，缠绵历经多年者。当用热药泻下，则寒去利止。于是给她服用蜡匮巴豆丸药五十丸，二日大便不通也不利，溏泄就好了。自此以后，每次用巴豆治泻痢积滞诸病，都不致泻而病愈者近百人。妙在配合得宜，药病相对罢了。

【正误】时珍说：汉代的方士说巴豆炼饵，令人面容姣好，有如神仙，《名医别录》采入本草。张华《博物志》说鼠吃巴豆可长至三十斤重。一错一骗，陶弘景信以为真，错了。又说人吞服一枚就死了，也说得太严重了，现在我一并予以更正。

附方

1 一切积滞：巴豆一两，蛤粉二两，黄柏三两，研末，用水和丸绿豆大。每用凉开水送服五丸。《医学切问》。

2 寒澼宿食不消，大便闭塞：巴豆仁一升，酒五升，煎煮三日三夜，研熟，合酒小火煎，和丸如豌豆大。每次取一丸，水送下。欲吐者，服二丸。《千金方》。

3 水蛊大腹动摇水声，皮肤色黑：巴豆（去心、皮，熬黄）九十枚，杏仁（去皮、尖，熬黄）六十枚，捣丸如小豆大。水送下一丸，以利为度。勿饮酒。张文仲《备急方》。

4 飞尸鬼击中恶，心痛腹胀，大便不通：巴豆（去皮、心，熬黄）二枚，杏仁二枚，用绵包椎碎，加热水一合，捻取白汁服下，当下而愈。量年龄大小服用。此方名走马汤。《外台》。

5 食疟积疟：巴豆（去心）二钱，皂荚（去皮子）六钱，捣丸如绿豆大。每次服一丸，冷水送下。《肘后方》。

6 积滞泻痢，腹痛里急：①杏仁（去皮、尖）、巴豆（去皮、心）各四十九个，一起烧存性，研成泥状，用熔化的蜡调匀，和丸如绿豆大。每次服二三丸，煎大黄汤送下，隔日一服。②上方加百草霜三钱。刘完素《宣明方》。

7 气痢赤白：巴豆（去皮、心，熬研）一两，用熟猪肝和丸如绿豆大。空腹米汤送服三四丸，视人体质强弱用多用少。《经验方》。

8 泻血不止：将鸡蛋开一孔放入巴豆（去皮）一个，纸闭煨熟，去豆食用，病症即止。体虚之人分两次服下，一定有效。《普济方》。

9 小儿下痢赤白：用巴豆（煨熟，去油）一钱，百草霜二钱，研末，飞罗面煮糊，作丸如黍米大，量人用之。赤痢用甘草汤，白痢用米汤，赤、白都用姜汤送服。《全幼心鉴》。

10 夏月水泻不止：巴豆一粒，烧存性，用熔化的蜡，做成一丸，用倒流水送服。危亦林《世医得效方》。

11 干霍乱病，心腹胀痛，不吐不利，欲死：巴豆（去皮、心）一枚，热水研末送服，得吐、利即愈。

12 二便不通：巴豆（连油）、黄连各半两，一同捣成饼子。先往脐内滴葱、盐汁，再放饼，灸二七壮，取二便通利为度。《杨氏家藏方》。

13 寒痰气喘：青橘皮一片，展开放入巴豆一个，用麻扎定，放火上烧存性，研末。姜汁和酒一钟，小口服下。张杲《医说》。

14 喉痹垂死，只有余气者：巴豆去皮，用线穿着，放入喉中，牵出即苏醒。《千金方》。

15 伤寒舌出：巴豆一粒，去油取霜，用纸捻卷，放入鼻中。舌立马收回。《普济方》。

16 舌上出血如箸（指筷子）孔：将巴豆

一枚，乱发鸡蛋大小，一同烧研，用酒送服。《圣惠》。

17 中风口㖞：巴豆（去皮，研）七枚，朝左歪涂右手心，朝右歪涂左手心，再用温水一盏放药上。片刻口㖞就正了，洗去。《圣惠方》。

18 风虫牙痛：①用巴豆一粒，煨黄，去壳，将蒜一瓣，切一头，挖去中心，放入巴豆盖定，用绵包裹，随患牙在左还是右边，塞入耳中。《圣惠》。②将巴豆一粒研末，用绵包裹，放患牙上咬住。《经验方》。③针刺巴豆，放灯上烧至烟出，熏痛处，三五次神效。

19 耳突然聋闭：巴豆一粒蜡裹，针刺一孔以通气，塞入患耳。《经验》。

20 一切恶疮：巴豆三十粒，麻油煎黑，去豆。再取该油兑入硫黄、轻粉末调匀，频频外涂患处以收效。《普济方》。

21 小儿痰喘：巴豆一粒杵烂，绵裹塞鼻，男左女右，痰即自行排出。龚氏《医鉴》。

油

【主治】时珍说：中风痰厥气厥，中恶喉痹，一切急病，咽喉不通，牙关紧闭。将研烂的巴豆用绵纸包裹，压取油来搓捻成条，用来点灯，吹灭熏鼻中，或使热烟钻入喉内，立马会流出涎水或恶血，人便苏醒过来。舌上无故出血，用它熏舌上下，血自止。

壳

【主治】时珍说：消积滞，治泻痢。

附方

1 一切泻痢：脉浮洪者，多日难愈；脉微小者，服后立止。巴豆皮、楮叶同烧存性，研末，将蜡熔化，泛丸绿豆大小。每用甘草汤送服五丸。此方名胜金膏。刘完素《宣明方》。

2 痢频脱肛，黑色坚硬：将巴豆壳烧灰，用芭蕉自然汁煮，兑入朴硝少许，外洗肛门。等脱出的直肠洗软后，用真麻油点火滴于其上，再用枯矾、龙骨少许研末，掺到肛头上，用芭蕉叶托入。《世医得效方》。

树根

【主治】时珍说：痈疽发背，脑疽鬓疽大作。挖取洗捣，外敷患处，留头，疗效妙不可言，收根阴干，临用时，还可以用水捣敷。杨诚《经验方》。

按语

巴豆味辛，性热，有大毒，可以峻下冷积，逐水退肿，祛痰利咽，外用蚀疮。用于寒积便秘、腹水鼓胀、喉痹痰阻、痈肿未溃、疥癣恶疮。入丸、散服，每次0.1～0.3g。大多数制成巴豆霜用，以减低毒性。孕妇及体弱者忌用。不宜与牵牛子同用。

大风子

Da Feng Zi

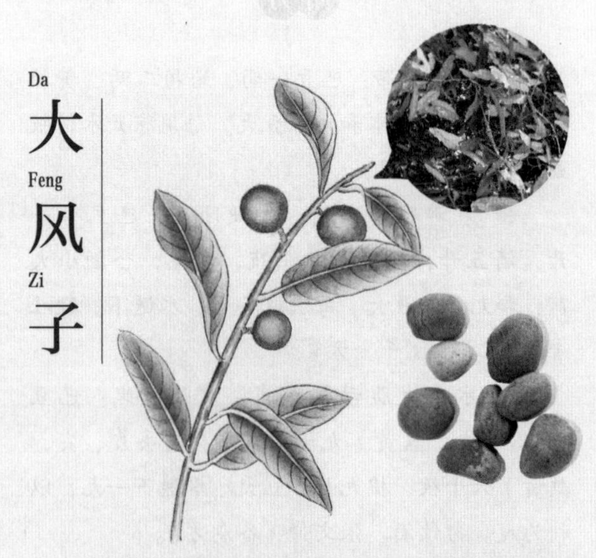

【释名】时珍说：能治大风病，所以称作大风子。

【集解】时珍说：大风子，如今海南等地都有。

据周达观《真腊记》记载：大风是大树的种子，形状像椰子而圆。里面有几十枚核，大如雷丸子。核里有白色的种仁，放久了会变成黄色而油，不能入药。

仁

【修治】时珍说：取大风子油的方法：用子三斤，去壳及黄油者，研极烂，瓷器收盛，密封后加入沸水中，盖紧盖锅，不要透气，文武火煎至色黑如膏，名大风油，可以用来调和药物。

【气味】味辛，性热，有毒。

【主治】时珍说：主治风癣疥癞、杨梅诸疮，可以攻毒杀虫。

【发明】朱震亨说：不高明的医生治大风病，佐以大风油。竟然不知此物性热，有燥痰的功效，反而伤血，等到病快好时却先让病人失明了。

时珍说：大风油治疮，有杀虫劫毒的功效，却不可多服。用来外涂，功不可没。

附方

1 大风诸癞：大风子油一两，苦参末三两，兑入少许酒，糊丸如梧桐子大。每次服五十丸，空腹温酒送服。再用苦参汤洗患处。《普济方》。

2 大风疮裂，杨梅恶疮：大风子烧存性，和麻油、轻粉研涂。同时，用壳煎汤洗患处。《岭南卫生方》。

3 风刺赤鼻：大风子仁、木鳖子仁、轻粉、硫黄共同研末，每晚用唾液调匀后外涂。

4 手背皴裂：将大风子捣泥，外涂。《寿域神方》。

按语

大风子味辛，性热，有毒。能祛风燥湿，攻毒杀虫。用于麻风、疥癣、杨梅疮、痤疮。不宜内服。

相思子 Xiang Si Zi

【释名】又名红豆。

时珍说：据《古今诗话》记载：相思子形圆而色红。故旧言说：以前有人死于边疆，其妻非常思念他，有树下哭泣而死，于是用此来命名这颗树。这与韩凭坟墓上的相思树不同。韩凭坟上是连理（指不同根的草木、枝干连生在一起）梓木。有人说：属于海红豆一类的，不知道是对是错！

【集解】时珍说：相思子生长在岭南。树高丈余，色白。其叶似槐，其花似皂荚，其荚似扁豆。其子大如小豆，半截红色，半截黑色，当地人用来镶嵌首饰。段公路《北户录》记载：有蔓生的，用它的种子收敛龙脑香，可使香气不耗散，非常合适。

【气味】味苦，性平，有小毒。

【主治】时珍说：通九窍，去心腹邪气，止热闷头痛、风痰瘴疟，杀腹脏及皮肤内一切虫，除蛊毒。取十四枚研服，虫子当立即吐出。

附方

1 瘴疟（因感受山岚瘴气而发的一种疟

疾）寒热：相思子十四枚，用水研服，取吐立愈。《千金方》。

❷ 解中蛊毒：未钻相思子十四枚，杵碎成末。用温水半杯送服。想吐时憋住勿吐，过一会儿当大吐。病情非常轻的，只服七枚，见效如神。《外台秘要》。

-按语-

相思子味辛、苦，性平，有毒。能清热解毒，祛痰，杀虫。用于疮疡、疥癣、风湿骨痛。研末调敷，或煎水洗，或熬膏涂。不宜内服，以防中毒。

Sang

桑

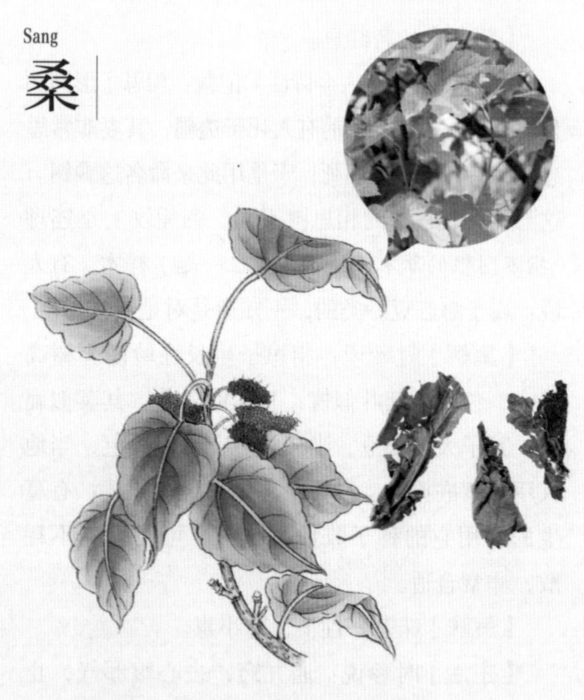

【释名】子名椹。

时珍说：徐锴《说文解字系传》记载：叒（ruò），是东方自然神木的称呼，其字象形。桑是蚕所食之物，为神木之叶，因此加木于叒下以区别。《典术》记载：桑是箕星之精。

【集解】时珍说：桑有数种：有白桑，叶大如掌而厚；有鸡桑，叶花而薄；有子桑，先结桑椹而后长叶；有山桑，叶尖而长。用子种植的，比不上压条而生长的。桑生黄衣，称为金桑，其木必将枯槁。《种树书》记载：桑用构树嫁接则粗大，桑树根下埋龟甲，则茂盛不蛀。

桑根白皮

【修治】《别录》记载：采集不拘时节，露出土面上的可以杀人。

时珍说：古代本草说桑根见于地面上者名马领，有毒，可以杀人。旁行露出土面上的名伏蛇，也有毒而治心痛。因此吴淑《事类赋》说：伏蛇痛，马领杀人。

雷敩说：使用时，采取十年以上向东边的嫩根，用铜刀刮去青黄薄皮一层，取里白皮切丝，焙干用。其皮中的涎不要丢掉，药力都在其中。忌铁及铅。有人认为木的白皮也可以用。煮汁染褐色，经久不落。

【气味】味甘，性寒，无毒。

【主治】《本经》记载：主治伤中、五劳六极、身体羸瘦、崩中绝脉，可以补虚益气。

《别录》记载：去肺中水气，唾血，热渴，水肿，胸腹胀满，利水道，去寸白虫，可以缝金疮。

甄权说：治肺气喘满，虚劳客热头痛，补内不足。

孟诜说：煮汁饮，利五脏。入散使用，下一切风气水气。

《大明》记载：调中下气，消痰止渴，开胃下食，杀腹脏虫，止霍乱吐泻。研汁，治小儿天吊惊痫客忤。用敷鹅口疮，疗效非常好。

时珍说：泻肺，利大小肠，降气散血。

【发明】李杲说：桑白皮，甘以固元气不足而补虚，辛以泻肺气之有余而止嗽。又说：桑白皮泻肺，然性不纯良，不宜多用。

时珍说：桑白皮长于利小便，是实则泻其子，因此肺中有水气及肺火有余者宜用。《十剂》记载：燥可去湿，桑白皮、赤小豆之类即是。宋代名医钱乙治疗肺气热盛，咳嗽而后喘，面肿身热，用泻白散：取桑白皮（炒）一两，地骨皮（焙）一两，甘草（炒）半两，每次服用一二钱，入粳米百粒，水煎，饭后温服。桑白皮、地骨皮都能泻火从小便去，甘草泻火而缓中，粳米清肺而养血，这是泻肺各方的准绳。元代医家罗天益认为它能泻肺中伏火而补正气，泻邪即所以补正。若肺虚而小便利者，不宜使用。

苏颂说：桑白皮作线缝外伤肠出，再用热鸡血外涂。

附方

1 咳嗽吐血：桑根白皮一斤，米泔水浸泡三夜，刮去黄皮，锉细，入糯米四两，焙干为末。每次服用一钱，米汤送下。《经验方》。

2 消渴尿多：入地三尺桑根，剥取白皮炙黄黑，锉细，用水煮浓汁，随意饮服。也可入少量米，不用盐。《肘后方》。

3 产后下血：炙桑白皮，煮水饮服。《肘后方》。

4 恶露不绝：锯截桑根，取屑五指撮，用醇酒送服，每日服三次。《肘后方》。

5 杂物眯眼：新桑根皮洗净，捶烂入眼，拨之自出。《圣惠方》。

6 发鬓堕落：桑白皮（锉）二升，用水淹浸，煮五六沸，去药渣，频频洗沐，自然不落。《圣惠方》。

7 发槁不泽：桑根白皮、柏叶各一斤，煎汁，洗发即润。《圣惠方》。

8 小儿重舌：（舌下血脉肿胀，状似舌下又生小舌，或红或紫，或连贯而生，饮食难下，言语不清，口流清涎，日久溃腐。）桑根白皮煮汁，涂乳头上服用。《子母秘录》。

9 小儿流涎：是脾热，胸膈有痰。新桑根白皮捣自然汁外涂，有效。干桑根白皮可以煎水。《圣惠方》。

桑椹

【主治】苏敬说：单独食用，止消渴。

陈藏器说：利五脏，止关节疼痛，血气，久服不饥，安魂镇神，令人聪明，变白不老。多收晒干为末，做成蜜丸每日服用。

时珍说：捣汁饮服，解中酒毒。酿酒服，利水气消肿。

【发明】寇宗奭说：《本经》论述桑非常详细，唯独遗漏了桑椹，桑之精华尽在于此。采摘微研，用布滤取汁，石器熬成稀膏，量多少入蜜熬稠，贮藏瓷器中，每次取一二钱，饭后、睡前，用白开水点服。治服金石发热口渴、生精神及小肠热，是因其性微凉的缘故。仙方中将它晒干为末，和蜜为丸，酒服效果也好。

时珍说：桑椹有乌、白二种。杨氏《产乳集验方》记载，小孩子不得食用桑椹，可以让小儿心寒，而陆玑《诗疏》说，鸠食桑椹多则醉伤其性，为何？《四民月令》记载：四月宜饮桑椹酒，能理百种风热，其法用桑椹汁三斗，重汤煮至一斗半，入白蜜二合，酥油一两，生姜一合，煮令得所，瓶收。每服一合，和酒饮用。也可以用汁熬烧酒，收藏经年，味道和效力更佳。史书载魏武帝军中乏食，得干椹以解饥饿。金朝末年大荒，民皆食用桑椹，获活者不可胜计。桑椹无论干湿皆可救荒，平时不可不收采。

附方

1 水肿胀满，水不下则满溢，水下则虚竭还胀：桑心皮切细，用水二斗，煮汁一斗，入桑椹再煮，取五升，以糯米饭五升，酿酒饮服。此方名桑椹酒。《普济方》。

2 瘰疬结核：用桑椹子（黑熟者）二斗，

以布取汁，银、石器熬成膏。每次用白开水调服一匙，每日服三次。此方名文武膏。《保命集》。

3 诸骨鲠咽：红椹子细嚼，先咽汁，后咽滓，新水送下。干者也可。《圣惠方》。

4 小儿赤秃：桑椹取汁，频频服用。《千金方》。

5 发白不生：黑熟桑椹，水浸日晒，搽涂，令发黑而复生。《千金方》。

叶

【气味】味苦、甘，性寒，有小毒。

【主治】《本经》记载：除寒热，出汗。

《别录》记载：汁可以解蜈蚣毒。

苏敬说：煎浓汁服，能除脚气水肿，利大小肠。

孟诜说：炙熟煎饮，代茶止渴。

《大明》记载：煎饮，利五脏，通关节，下气。嫩叶煎酒服，治一切风。蒸熟捣，外敷风痛出汗，并跌打损伤。搓揉烂，涂治蛇、虫伤。

陈藏器说：研汁，治金疮及小儿吻疮。煎汁服用，止霍乱腹痛吐下，也可以用干叶煮汁。鸡桑叶：煮汁熬膏服，去老风及宿血。

时珍说：治劳热咳嗽，明目长发。

【发明】苏颂说：桑叶可常服，神仙服食方：四月时桑茂盛时采取桑叶，十月霜降后桑叶三分，二分已落，一分在者，名神仙叶，即采取，与前叶同阴干捣末，作丸、散任意服，或煎水代茶饮。又霜后叶煮汤，淋渫（xiè，指用药物水煎后浸洗患处）手足，去风痹。微炙和桑衣煎服，治痢及金疮、各种损伤，还可以止血。

朱震亨说：经霜桑叶研末，米汤送服，止盗汗。

时珍说：桑叶乃手、足阳明之药，汁煎代茗，能止消渴。

附方

1 风眼下泪：腊月不落桑叶煎汤，日日温洗。或入芒硝。《集简方》。

2 赤眼涩痛：桑叶为末，纸卷烧烟熏鼻取效，出自《海上方》。《普济方》。

3 头发不长：桑叶、麻叶煮泔水洗发，七次可长数尺。《千金方》。

4 吐血不止：晚桑叶焙研，凉茶送服三钱，一服即止，后用补肝肺药。《圣济总录》。

5 小儿渴疾：桑叶不拘多少，逐片浸染生蜜，绵系蒂上，绷紧，阴干切细，煎汁，日饮代茶。《胜金方》。

6 霍乱转筋，入腹烦闷：桑叶一握，煎饮，一二服立定。《圣惠方》。

7 大肠脱肛：黄皮桑树叶三升，水煎过，带温外敷。《仁斋直指方》。

8 肺毒风疮，状如大风：用好桑叶洗净，蒸熟一夜，晒干为末，水调二钱匕服用。此方名绿云散。《经验方》。

9 痈口不敛：经霜黄桑叶，捣研为末，外敷患处。《仁斋直指方》。

10 穿掌肿毒：新桑叶研烂，外敷患处。《通玄论》。

11 汤火伤疮：经霜桑叶烧存性，研为细末，油和外敷，三日可愈。《医学正传》。

12 手足麻木，不知痛痒：霜降后桑叶煎汤，频洗。《救急方》。

枝

【气味】味苦，性平。

【主治】苏颂说：主遍体风痒干燥，水气脚气风气，四肢拘挛，上气目眩，肺气咳嗽，消食利小便，久服轻身，聪明耳目，令人皮肤光泽。治疗口干及痈疽后渴，用嫩条细切一升，熬香煎饮，无禁忌。久服，终身不患偏风。

【发明】苏颂说：桑枝不冷不热，可以常服。抱朴子说：《仙经》记载，一切仙药，不用桑煎不服。

时珍说：煎药用桑枝，是取其能利关节，除风寒湿痹诸痛。《灵枢》治寒痹内热，用桂酒法，以桑炭炙布巾，熨痹处；治口僻用马膏法，以桑钩钩其口，及坐桑灰上，皆取此意。痈疽发背不起发，或瘀肉不腐溃，及阴疮、瘰疬、流注、臁疮、顽疮、恶疮久不愈者，用桑木炙法，未溃则拔毒止痛，已溃则补接阳气，也是取桑通关节、去风寒、火性畅达、出郁毒的功效。其法以干桑木劈成细片，扎作小把，燃火吹熄，炙患处。每次炙片时，以瘀肉腐动为度。内服补托药，可谓良方。又据赵溍《养疴漫笔》记载：越州一学录少年苦嗽，百药不效，有人令用南向柔桑条一束，每条寸折纳锅中，以水五碗，煎至一碗，盛瓦器中，渴即饮之，服一月而愈。这也是煎桑枝的变法。

附方

1 服食变白，久服通血气，利五脏：鸡桑嫩枝，阴干为末，蜜和为丸。每日酒服六十丸。《圣惠方》。

2 水气脚气：桑条（炒香）二两，加水一升，煎取二合，每日空腹服用，无禁忌。《圣济总录》。

3 风热臂痛：桑枝（切炒）一小升，水三升，煎取二升，一日服尽。《本事方》。

4 紫白癜风：桑枝十斤，益母草三斤，水五斗，漫煮至五斤，去药渣再煎成膏，每睡前温酒调服半合，以愈为度。《圣惠方》。

按语

桑叶味甘、苦，性寒，能疏散风热，清肺润燥，平抑肝阳，清肝明目。桑枝味微苦，性平。能祛风湿，利关节，用于治疗风湿痹症。

桑白皮味甘，性寒。能泻肺平喘，利水消肿。用于肺热咳喘、水肿等症。

Zhe

柘

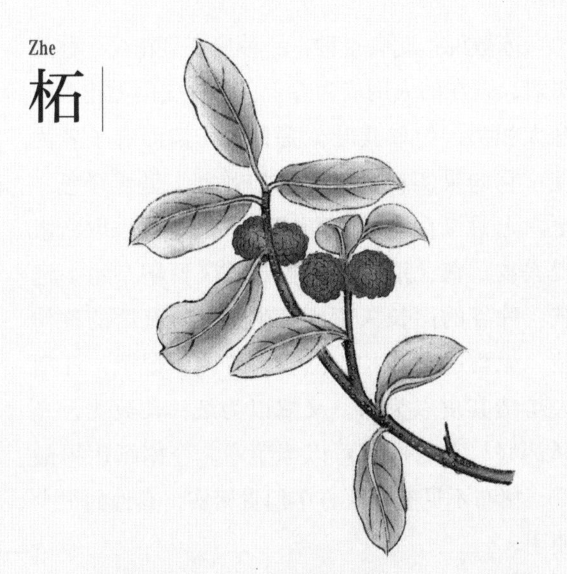

【释名】时珍说：据陆佃《埤雅》记载：柘宜山石，柞（zuò）宜山阜。柘之从石，或取此义。

【集解】寇宗奭说：柘木里有纹，也可制为器皿，其叶可养蚕，因此称作柘蚕，但是它的叶硬，不及桑叶。入药以无刺者为好。

时珍说：山中处处有柘。喜欢丛生，干疏而直，叶丰而厚，团而有尖。用它的叶饲蚕，取丝作琴瑟，清响胜常。《尔雅》所谓棘茧，即是此蚕也。《考工记》记载：制弓的人取材以柘为上。它的果实的形状像桑子，而圆粒如椒，称作隹（zhuī）子。其木染黄赤色，称为柘黄，是皇帝所用服饰的颜色。《物类相感志》记载：柘木用酒、醋调矿灰外涂，一夜过后，柘木呈现出类似乌木相间的纹理。这是物性相互制约的缘故。

木白皮　东行根白皮

【气味】味甘，性温，无毒。

【主治】《大明》记载：治疗妇人崩中血结、疟疾。

陈藏器说：煮汁酿酒服，主风虚耳聋、补劳损虚羸、腰肾冷、梦与人交接泄精者。

【发明】时珍说：柘能通肾气，《圣惠方》治耳鸣耳聋一二十年，用柘根酒。用柘根二十斤，菖蒲五斗，各以水一石，煮取汁五斗，故铁二十斤煅赤，以水五斗浸取清，合水一石五斗，用米二石，曲二斗，如常酿酒成。用真磁石三斤为末，浸酒中三夜。日夜饮用，取小醉而眠。

附方

1 飞丝入目：柘浆点目，以绵蘸水拭去。《医学纲目》。

2 小儿鹅口重舌：柘根（锉）五斤，水五升，煮取二升，去药渣，煎取五合，频涂。无根，弓材也可以。《千金方》。

按语

柘皮味甘，性温，能活血化瘀，补益虚损。用于治疗耳聋等症。

Chu

楮

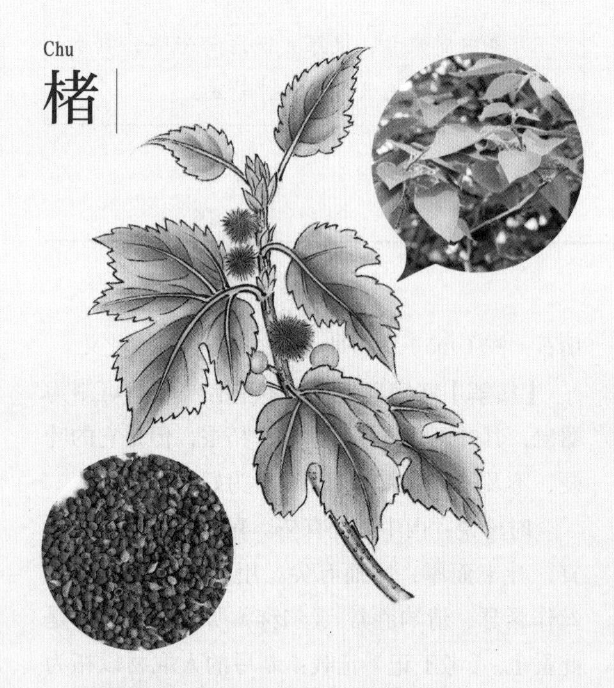

【释名】又名榖（gǔ）、榖桑。

苏颂说：陆玑《诗疏》记载：构，幽州称为榖桑，或称作楮桑。荆扬、交广称作榖。

时珍说：楮（chǔ），本作柠（níng），因为它的皮可纺绩为纻的缘故。楚人称乳为榖，因为它的木中有白汁如乳。

【集解】《别录》记载：楮实生于少室山，所在皆有，八月、九月采实晒干，四十日即成。

陶弘景说：这就是现在的构树，南方人称榖纸为楮纸，武陵人作榖皮衣，非常牢固且耐用。

苏敬说：此有二种：一种皮有斑花纹，称为斑榖，现在的人用皮为冠者；一种皮白无花，枝叶大相类。但取其叶似葡萄叶作瓣而有子者为佳。它的果实初夏生，大如弹丸，呈青绿色，至六七月渐深红色，乃成熟。八九月采取，水浸去皮、瓤，取中子。段成式《酉阳杂俎》记载：种谷的田长久荒废必生构。叶有瓣的称作楮，无瓣的称作构。陆氏《诗疏》记载：江南人纺绩其皮以为布。又捣以为纸，长数丈，光泽甚好。它的嫩芽可以当菜吃。今楮纸用得最广，楮布不见有。医方中但贵楮实，其他的很少使用。

时珍说：许慎《说文解字》认为楮榖是一

种，不必分别，唯辨雌雄。雄者皮斑而叶无桠叉，三月开花成长穗，如柳花状，不结实，荒歉年人采花食用。雌者皮白而叶有桠叉，也开碎花，结实如杨梅，半熟时水操去子，蜜煎作果食用。两种树都容易生长，叶多涩毛。南方人剥皮捣煮造纸，也缉练为布，不坚易朽。裴渊《广州记》记载：南方人取楮实树老皮，捶，裹布，用来拟毡，十分暖和。其木腐后生菌耳，味道很好。

楮实

【修治】雷敩说：采得后，水浸三日，搅旋投入水中，掠去浮于水面上的。晒干。以酒浸一昼夜，蒸制，从巳至亥，焙干用。《经验方》煎法：六月六日，取穀子五升，以水一斗，煮取五升，去药渣，微火煎如饧用。

【气味】味甘，性寒，无毒。

【主治】《别录》记载：主阴痿水肿，益气充肌明目。久服，不饥不老，轻身。

《大明》记载：壮筋骨，助阳气，虚劳，健腰膝，益颜色。

【发明】时珍说：《别录》记载楮实大有补益的功用，而《修真秘旨书》认为久服令人成骨软之痿。《济生秘览》治骨哽，用楮实煎汤服用，怎么不是软骨的明证呢？据《南唐书》载：烈祖食饴，喉中噎，国医不能治愈。吴廷绍独请进楮实汤，烈祖一服便愈。群医日后取用皆无效验，便询问廷绍。他答道：噎因甘起，才用它治疗。我这是治骨鲠软坚的意思，群医用药治他噎，因此无效验。

附方

1 水气蛊胀：用楮实子一斗，水二斗，熬成膏，茯苓三两，白丁香一两半，研为细末，以膏和，丸如梧桐子大。从少至多，服至小便清利，胀减为度。后服治中汤养之。忌甘苦峻补及发动之物。此方名楮实子丸。洁古《活法机要》。

2 肝热生翳：楮实子研细，饭后蜜汤服一钱，每日服二次。《仁斋直指方》。

3 目昏难视：楮桃、荆芥穗各五百枚，研为细末，炼蜜丸如弹子大。食后嚼一丸，薄荷汤送下，一日服三次。《卫生易简方》。

> **按语**
>
> 楮实子味甘，性寒。能滋肾，清肝，明目，利尿。用于腰膝酸软、虚劳骨蒸、头晕目昏、目翳昏花、水肿胀满等症。

枳 Zhi

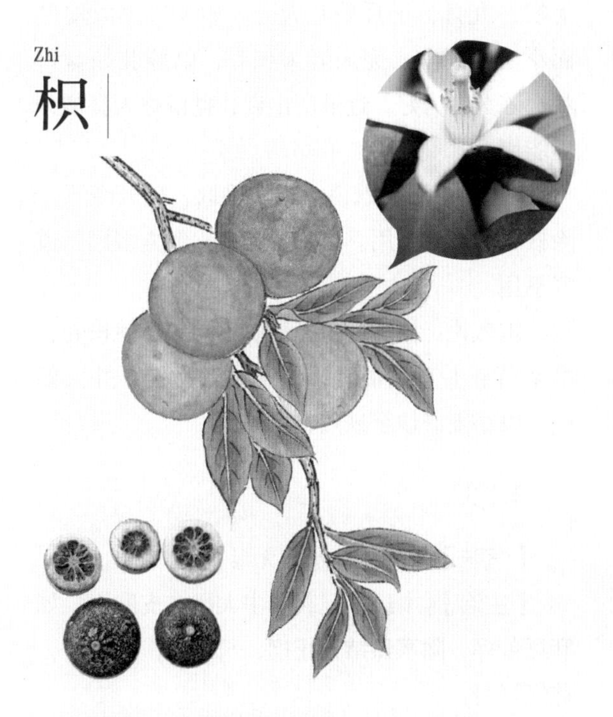

【释名】子名枳实、枳壳。

寇宗奭说：枳实、枳壳是一物，小则其性酷而速，大则其性详而缓，故张仲景治伤寒仓卒，承气汤中用枳实，是取其疏通、决泄、破结实之义，他方导败风壅之气，可常服的，用枳壳，其义如此。

时珍说：枳是木名，从枳，是谐声。实是它的子，故名枳实。后人因小者性速，又称老者为枳壳。生则皮厚而实，熟则壳薄而虚。正如青橘皮、陈橘皮之义。

【集解】《别录》记载：枳实生于河内川泽，九月、十月采收，阴干。

陈藏器说：《本经》中说枳实用九月、十月，不如七月、八月，既厚且辛。过去说生于江南的为橘，江北的为枳。《周礼》也说：橘越过淮水而北，为枳。如今江南枳、橘都有，江北有枳无橘，此自别种，非关变易。

苏颂说：现在洛西、江湖州郡都有，以产于商州者为佳。木如橘而小，高五七尺，叶如橙，多刺。春生白花，至秋成实。七月、八月采者为实，九月、十月采者为壳。如今医家以皮厚而小者为枳实，完大者为枳壳，以翻肚如盆口状、陈久者为好。近道所出者，世俗称为臭橘，不能用。

【修治】陶弘景说：枳实采取，破开令干，除核，微炙令干用。以陈者为良，俗方多用，道家不用。

雷敩说：枳实、枳壳性效不同。若使枳壳，取辛苦腥并有隙油者，以陈久者为佳，并去瓤核，以小麦麸炒至麸焦，去麸用。

枳实

【气味】味苦，性寒，无毒。

【主治】《本经》记载：主大风在皮肤中，如麻豆苦痒，除寒热结，止痢，长肌肉，利五脏，益气轻身。

《别录》记载：除胸胁痰癖，逐停水，破结实，消胀满，心下急痞痛逆气，胁风痛，安胃气，止溏泄，明目。

甄权说：解伤寒结胸，主上气喘咳、肾内伤冷、阴痿而有气，可用枳实。

张元素说：消食，散败血，破积坚，去胃中湿热。

【发明】朱震亨说：枳实泻痰，为冲墙倒壁、滑窍破气之药。

张元素说：心下痞满及宿食不消，并宜枳实、黄连。

李杲说：以蜜炙用，则破水积以泄气，除内热。张元素用来去脾经积血，脾无积血，则心下不痞。

王好古说：益气则佐之以人参、白术、干姜，破气则佐之以大黄、牵牛、芒硝，此《本经》所以说益气而又说消痞。非白术不能去湿，非枳实不能除痞，所以张元素制枳术丸方，以调胃脾；张仲景治心下坚大如盘、水饮所作，用枳实白术汤，以枳实七枚，白术三两，水一斗，煎三升，分三次服用，腹中软，水饮即消。

附方

❶ 卒胸痹痛：枳实捣末，水送服方寸匕，白天三次，夜间一次。《肘后方》。

❷ 胸痹结胸：胸痹，心下痞坚，留气结胸，胁下逆气抢心。陈枳实四枚，厚朴四两，薤白半斤，瓜蒌一枚，桂一两，以水五升，先煎枳、朴，取二升去药渣，下入余药，煎三两沸，分温三服，当愈。此方名枳实薤白汤。张仲景《金匮要略》。

❸ 伤寒胸痛：伤寒后，卒胸膈闭痛。枳实麸炒后捣研为末，米汤送服二钱，每日服二次。严子礼《济生方》。

❹ 产后腹痛：枳实（麸炒）、芍药（酒炒）各二钱，水一盏煎服。也可研末服用。《圣惠方》。

❺ 奔豚气痛：枳实炙为末，水下方寸匕，白天三次，夜间一次。《外台秘要》。

❻ 妇人阴肿坚痛：枳实（碎炒）半斤，棉

布包裹外熨，冷即更换。《子母秘录》。

7 大便不通：枳实、皂荚等份，捣研为末，米饭为丸，米汤送下。危亦林《世医得效方》。

8 积痢脱肛：将枳实在石上磨平，蜜炙黄，更互外熨，缩乃止。《千金方》。

9 小儿久痢，水谷不调：枳实捣末，水送服一二钱。《广利方》。

10 肠风下血：枳实（麸炒）半斤，黄芪半斤，研为细末，米汤非时服二钱匕。糊丸亦可。《经验方》。

11 小儿五痔，不以年月：枳实为末，炼蜜丸如梧桐子大，空腹饮下三十丸。《集验方》。

12 小儿头疮：枳实烧灰，猪脂调涂患处。《圣惠方》。

13 皮肤风疹：枳实醋浸，火炙熨之即消。《外台秘要》。

枳壳

【气味】味苦、酸，性微寒，无毒。

【主治】《开宝本草》记载：主治风痹淋痹，通利关节，劳气咳嗽，背膊闷倦，散留结胸膈痰滞，逐水，消胀满大胁风，安胃，止风痛。

甄权说：治疗遍身风疹，肌中如麻豆恶疮，肠风痔疾，心腹结气，两胁胀虚，关膈壅塞。

《大明》记载：健脾开胃，调五脏，下气，止呕逆，消痰，治反胃霍乱泻痢，消食，破癥结痃癖五膈气，及肺气水肿大小肠，除风明目。炙热，熨痔肿。

张元素说：泄肺气，除胸痞。

时珍说：治里急后重。

【发明】张元素说：枳壳破气，胜湿化痰，泄肺走大肠，多用则会损伤胸中至高之气，因此只可服二三剂而已。体质素壮而气滞刺痛者，看在何部经络，用引经药导。

李杲说：气血弱者不可服，因为它会损气。

王好古说：枳壳主高，枳实主下；高者主气，下者主血。因此壳主胸膈皮毛之病，实主心腹脾胃之病，大同小异。朱肱《活人书》记载：治痞宜先用桔梗枳壳汤，不是用来治疗心下痞，果知是误下所致，气将陷而成痞，故先用此，不致于成痞。若已成痞而用此，则已经晚了，不但不能消痞，反损胸中之气，“先”这个字，所指意深。

时珍说：枳实、枳壳气味、功用相同，古代没有分别。魏晋以来，才开始分枳实、枳壳。张元素、李东垣又分治高治下之说，大抵其功皆能利气，气下则痰喘止，气行则痞胀消，气通则刺痛止，气利则后重除，故以枳实利胸膈，枳壳利肠胃。张仲景治胸痹痞满，以枳实为要药，诸方治下血痔痢、大肠秘塞、里急后重，又以枳壳为通用，则枳实不独治下，而枳壳不独治高。自飞门至魄门，皆肺主之，三焦相通，一气而已，则二物分开可以，不分也无妨。《杜壬方》记载湖阳公主苦难产，有方士进瘦胎饮方，用枳壳四两，甘草二两，研为细末，每服一钱，白开水点服。自五月后一日一服，至临月，不仅易产，而且无胎中恶病。张元素《活法机要》改以枳术丸日服，使胎瘦易生，称它为束胎丸。而寇宗奭《本草衍义》认为胎壮则子有力易生，令服枳壳药反致无力，兼子气弱难养，与所谓缩胎易产的说法大为不同。按照医理，寇宗奭的说法似乎更合适。或胎前气盛壅滞者宜用之，所谓八九月胎必用枳壳、苏梗以顺气，胎前无滞，则产后无虚。若气禀弱者，则不适合用。

朱震亨说：难产多见于郁闷安逸的人、富贵奉养之家。古方瘦胎饮，为湖阳公主所作。家妹害怕难产，其形肥而好坐，我寻思这与公主刚好相反。公主奉养之人，其气必实，因此耗其气使平则易产。家妹形肥则气虚，久坐则气不运，当补其母之气。以紫苏饮加补气药，服用十数帖，最终顺产。

附方

❶ 伤寒呃噫：枳壳半两，木香一钱，研为细末，每次用白开水送服一钱，不见效再服。《本事方》。

❷ 老幼腹胀，血气凝滞：商州枳壳（厚而绿背者，去瓤）四两，分作四分：一两用苍术一两同炒，一两用莱菔子一两同炒，一两用干漆一两同炒，一两用茴香一两同炒黄。去四味同炒之药，只取枳壳为末，以四味煎汁煮面糊和，丸如梧桐子大，每于饭后，米汤送下五十丸。此方名四炒丸。王硕《易简方》。

❸ 消积顺气：治五积六聚，不拘男妇老小，但是气积，并皆治之。枳壳（去瓤）三斤，每个入巴豆仁一个，合定扎煮，慢火水煮一日，汤减再加热汤，不用冷水，待时足汁尽，去巴豆，切片晒干，勿炒，捣研为末，醋煮面糊，作丸如梧桐子大，每次服用三四十丸，随病汤使。邵真人《经验方》。

❹ 顺气止痢：枳壳（炒）二两四钱，甘草六钱，研为细末，每次用开水送服二钱。《婴童百问》。

❺ 小儿秘涩：枳壳（煨，去瓤）、甘草各一钱，加水煎服。《全幼心鉴》。

❻ 肠风下血（外感得之，血清而色鲜，多在粪前），不拘远年近日：①枳壳（烧黑存性）五钱，羊胫炭（为末）三钱，五更空腹米汤送服，如人行五里，再服一次，当日见效。《博济方》。②枳壳一两，黄连五钱，水一钟，煎至半钟，空腹服。《简便方》。

❼ 痔疮肿痛：①枳壳煨熟熨患处，七枚立定。《必效方》。②枳壳末入瓶中，水煎百沸，先熏后洗。《本事方》。

❽ 怀胎腹痛：枳壳（麸炒）三两，黄芩一两，每服五钱，水一盏半，煎取一盏服。若胀满身重，加白术一两。《活法机要》。

❾ 产后肠出不收：枳壳煎汤浸泡，良久即入。《袖珍方》。

❿ 小儿惊风：小儿因惊气吐逆作搐，痰涎壅塞，手足痉挛抽搐，眼睛斜视。枳壳（去瓤麸炒）、淡豆豉等份，研为细末，每服一字，严重者半钱。急惊用薄荷自然汁下，慢惊荆芥汤入酒三五点下，每日服三次。此方名不惊丸。陈文中《小儿方》。

⓫ 牙齿疼痛：枳壳浸酒含漱。《圣惠方》。

⓬ 风疹作痒：枳壳三两，麸炒为末，每服二钱，用水一盏，煎取六分，去药渣温服，仍用药汁外涂。《经验方》。

⓭ 小儿软疖：大枳壳一个去白，磨口平，以面糊抹边合疖上，脓血自出尽，更无瘢痕。危亦林《世医得效方》。

⓮ 利气明目：枳壳（麸炒）一两为末，点汤代茶。《普济方》。

⓯ 下早成痞，伤寒阴证，下早成痞，心下满而不痛，按之虚软：枳壳、槟榔等份，研为细末，每服三钱，黄连汤调下。《宣明方》。

⓰ 胁骨疼痛，因惊伤肝者：枳壳（麸炒）一两，桂枝（生）半两，研为细末，每服二钱，姜枣汤送下。《本事方》。

按语

枳实味苦、辛、酸，性微寒，能破气除痞，化痰消积。用于胃肠积滞、湿热泻痢、胸痹、结胸、气滞胸胁疼痛、产后腹痛。还可用于脏器下垂病症。炒后性较平和。孕妇慎用。

枳壳性味、功用与枳实相同，但作用较缓和，长于行气开胸，宽中除胀。

枸橘
Gou Ju

【释名】又名臭橘。

【集解】时珍说：枸橘到处都有，树、叶都与橘同，但树干多刺。三月开白花，青蕊不香。结实大如弹丸，形如枳实而壳薄，不香。平常人家多收种为篱笆，或者采收小的果实，作为伪品充当枳实和青橘皮销售，不可不辨。

叶

【气味】味辛，性温，无毒。

【主治】时珍说：主治下痢脓血、里急后重，同萆薢等份炒存性研末，每次用茶调二钱服用。又可治喉瘘，消肿导毒。

附方

咽喉怪症：咽喉生疮，层层如叠，不痛，日久有窍出臭气，废饮食。用臭橘叶煎汤连续服用，必愈。夏子益《奇病方》。

刺

【主治】时珍说：风虫牙痛，每次用一合煎汁含服。

橘核

【主治】时珍说：主治肠风下血不止，同樗根白皮等份炒研，每次服用一钱，皂荚子煎汤调服。

附方

遍身白疹瘙痒：小枸橘切细，麦麸炒黄为末，每次服用二钱，酒浸少时，饮酒，以枸橘煎汤洗患处。《救急方》。

树皮

【主治】时珍说：中风强直，不得屈伸，细切一升，酒二升，浸一夜，每日温服半升，酒尽再作。

按语

枸橘味辛、苦，性温，能理气止痛，消积化滞。用于胸胁胀满、脘腹胀痛、乳房结块，疝气疼痛、睾丸肿痛、跌打损伤，饮食积滞，子宫脱垂。作用与枳实相似。

栀子
Zhi Zi

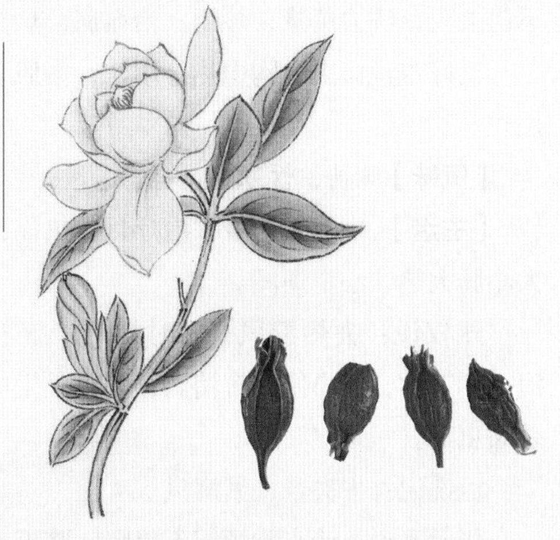

【释名】又名木丹、越桃、鲜支，花名薝（zhān）卜。

时珍说：卮，是喝酒用的器皿，栀子像它，因此以栀子为名，通俗作栀。司马相如赋云：鲜支黄烁。注解说：鲜支，即支子。佛书称其花为薝卜，谢灵运称它为林兰，曾端伯称它为禅友。有人说：薝卜呈金色，不是栀子。

【集解】《别录》记载：栀子生于南阳山谷，九月采实，晒干。

苏颂说：现在南方及西蜀州郡都有。木高七八尺，叶似李而厚硬，又像樗蒲子。二三月生白花，花皆呈六瓣，非常芬香，一般认为即是西域薝卜。夏秋结实如诃子状，生时青色，熟则黄色，中间的仁深红色。南方人争相种植以货卖。《史记·货殖传》记载：卮、茜千石，与千户侯等。这是说它获利丰厚。入药用山栀子，方书所谓越桃，皮薄而圆小，以七棱到九棱者为好。其大而长者，雷敩《炮炙论》称为伏尸栀子，入药无力。

时珍说：栀子叶如兔耳，厚而深绿，春季荣发，秋季凋瘁。入夏开花，大如酒杯，白瓣黄蕊，随即结实，薄皮细子有须，霜后收取。蜀中有红栀子，花呈烂红色，用其实染物则呈赭红色。

【修治】朱震亨说：治上焦、中焦连壳用，下焦去壳，洗去黄浆，炒用。治血病，炒黑用。

王好古说：去心胸中热，用仁；去肌表热，用皮。

【气味】味苦，性寒，无毒。

【主治】《别录》记载：治疗目赤热痛，心胸大小肠大热，心中烦闷。

甄权说：去热毒风，除时疾热，解五种黄疸，利五淋，通小便，解消渴，明目。主中恶，杀䗪虫毒。

孟诜说：主失音，紫癜风。

张元素说：治心胸烦闷不得眠，脐下血滞而小便不利。

朱震亨说：泻三焦火，清胃脘血，治热厥心痛，解热郁，行结气。

时珍说：治吐血衄血，血痢下血血淋，损伤瘀血，及伤寒劳复，热厥头痛，疝气，烫火伤。

【发明】张元素说：栀子轻飘而象肺，色赤而象火，因此能泻肺中之火。其用有四：泻心经客热，除烦躁，去上焦虚热，治风。

朱震亨说：栀子泻三焦之火及痞块中火邪，最清胃脘之血。其性屈曲下行，能降火从小便中泄去。凡心痛稍久，不宜温散，反助火邪，因此古方中多用栀子以导热药，则邪易伏而病易退。

王好古说：本草不说栀子能致吐，仲景用为吐药。栀子本非吐药，为邪气在上，拒而不纳，食令上吐，则邪因以出，所谓其高者，因而越之。或用为利小便药，实非利小便，乃是清肺。肺清则化行，而膀胱津液之府，得此气化而出。本草说治大小肠热，乃肺与大肠合，又与心合，又能泄脾火，是先入中州的原因。仲景治烦躁用栀子豉汤，烦，是因为气的原因，躁，是因为血的原因，气主肺，躁主血，因此用栀子以治肺烦，用香豉治肾躁。

李杲说：仲景以栀子色赤味苦，入心而治烦；香豉色黑味咸，入肾而治躁。

寇宗奭说：仲景治伤寒发汗吐下后，虚烦不得眠。若剧者，必反复颠倒，心中懊侬，栀子豉汤治之。因其虚，不用大黄，有寒毒之故。栀子虽寒而无毒，治胃中热气，既亡血亡津液，腑脏无润养，内生虚热，非此物不可去。又治心经留热、小便赤涩，用去皮栀子火煨，大黄、连翘、炙甘草等份为末，水煎三钱服，无不利。

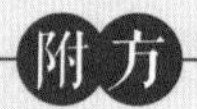

❶ 鼻中衄血：山栀子烧灰吹鼻，屡用有效。黎居士《易简方》。

❷ 小便不通：栀子仁十四个，独头蒜一个，沧盐少许，捣贴脐及囊，随后小便通。《普济方》。

❸ 血淋涩痛：生山栀子末、滑石等份，葱汤送下。《经验良方》。

❹ 下利鲜血：栀子仁烧灰，水服一钱匕。《食疗本草》。

❺ 酒毒下血：老山栀子仁焙研，每次用新汲水服一钱匕。《圣惠方》。

❻ 热毒血痢：栀子十四枚，去皮捣末，和蜜丸如梧桐子大，每次服三丸，每日服三次，大效。也可用水煎服。《肘后方》。

❼ 临产下痢：栀子烧研，空腹热酒送服一匙，病情重者不超过服五次。《胜金方》。

❽ 妇人胎肿，属湿热：山栀子一合（炒研），每服二三钱，米汤送下。也可作丸服。丹溪方。

❾ 热水肿疾：山栀子炒研，米汤送服三钱。若上焦有热者，连壳用。《丹溪纂要》。

❿ 霍乱转筋，心腹胀满，未得吐下：栀子（烧研）十四枚，熟酒服之立愈。《肘后方》。

⓫ 冷热腹痛，绞刺，不思饮食：山栀子、川乌头等份，生研为末，酒糊丸如梧桐子大。每服十五丸，生姜汤送下。小腹痛，茴香汤送下。《博济方》。

⓬ 胃脘火痛：大山栀子七枚或九枚（炒焦），水一盏，煎至七分，入生姜汁饮之，立止。复发者，必不效。用玄明粉一钱服，疼痛立止。《丹溪纂要》。

⓭ 五脏诸气，益少阴血：用栀子炒黑研末，生姜同煎，见效快。《丹溪纂要》。

⓮ 五尸注病，冲发心肋刺痛，缠绵无时：栀子二十一枚烧末，水送服。《肘后方》。

⓯ 热病食复，及交接后发动欲死，不能说话：栀子三十枚，水三升，煎取一升服，微微发汗。梅师《集验方》。

⓰ 小儿狂躁：蓄热在下，身热狂躁，昏迷不食。栀子仁七枚，豆豉五钱，水一盏，煎取七分服用。或吐或不吐，立刻见效。阎孝忠《集效方》。

⓱ 风痰头痛，不可忍：栀子末和蜜，浓敷舌上，吐即止。《兵部手集》。

⓲ 鼻上酒齄：栀子炒研，黄蜡和，作丸如弹子大，每服一丸，嚼细茶下，每日服二次。忌酒、麸、煎炙。许学士《本事方》。

⓳ 火焰丹毒：栀子捣，和水外涂。梅师《集验方》。

⓴ 火疮未起：栀子仁烧研，麻油和，外敷。已成疮，烧白糖灰外撒。《千金方》。

㉑ 折伤肿痛：栀子、白面同捣，外涂有效。《集简方》。

㉒ 疯狗咬伤：栀子皮烧研、石硫黄等份，研为细末，外敷，每日三次。梅师《集验方》。

-按语-

栀子味苦，性寒，能泻火除烦，清热利湿，凉血解毒。用于热病心烦、湿热黄疸、血淋涩痛、血热吐衄、目赤肿痛、火毒疮疡。焦栀子功专凉血止血，用于血热吐血、衄血、尿血、崩漏。苦寒伤胃、脾虚便溏者不宜用。栀子入药，除果实全体入药外，还有果皮、种子分开用者。

栀子皮（果皮）偏于达表而去肌肤之热；栀子仁（种子）偏于走里而清内热。生栀子走气分而泻火，焦栀子入血分而止血。

Suan
酸枣
Zao

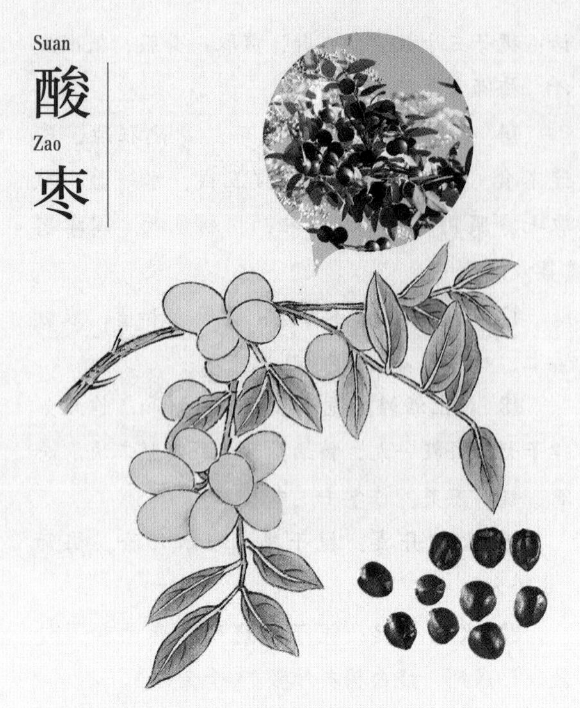

【释名】又名樲（èr）、山枣。

【集解】《别录》记载：酸枣生于河东山泽。八月采实，阴干，四十日可用。

陶弘景说：现在出产于东山间，即是山枣树。子似武昌枣而味极酸，东人食用以提神，与经文中说的治疗不得眠正好相反。

寇宗奭说：到处都有，但以土产宜与不宜。嵩阳子说酸枣木高大，现在货卖的都是棘子，此说不详尽。大概不知小则为棘，大则为酸枣，平地则易长，若在崖上则难生。因此棘多生崖堑上，久不砍樵则成树干，人们方称为酸枣，不称它为棘，其实本是一物。此物才长及三尺高，便开花结子。但树小者气味薄，木大者气味厚。现在陕西临潼山野所出产的也好，是土地所宜。后有白棘条，是酸枣未长大时枝上的刺。及至长成，其实大，其刺少。因此枣取大木，刺取小树，不必强行分别。

酸枣

【气味】味酸，性平，无毒。

【主治】《本经》记载：主心腹寒热、邪气结聚、四肢酸痛湿痹。久服，安五脏，轻身延年。

《别录》记载：烦心不得眠，脐上下痛，血转久泄，虚汗烦渴，补中，益肝气，坚筋骨，助阴气，能令人肥健。

甄权说：筋骨风，炒仁研汤服用。

【发明】苏敬说：《本经》用实治疗不得眠，不说用仁，现在的药方中都用仁。补中益肝，坚筋骨，助阴气，都是酸枣仁的功效。

寇宗奭说：酸枣，《本经》不说用仁，而现在天下皆用。

马志说：据《五代史·后唐》刊石药验载：酸枣仁，睡多生用，不得睡炒熟用。陶弘景说食之醒睡，而《本经》认为它可以治疗不得眠。因为其子肉味酸，食用它使人不思睡；核中仁服用，治疗不得眠。正如麻黄发汗，根节止汗。

时珍说：酸枣实味酸性收，因此主治肝病，寒热结气，酸痹久泄，脐下满痛之症。其仁甘而润，故熟用疗胆虚不得眠、烦渴虚汗之症，生用疗胆热好眠，皆足厥阴、少阳之药。现在的人们以为它是治疗心经的药，是不清楚这个道理。

附方

1 胆风沉睡，胆风毒气，虚实不调，昏沉多睡：用酸枣仁（生用）一两，全挺蜡茶（以生姜汁涂，炙微焦）二两，捣研为散。每次服用二钱，加水七分，煎取六分，温服。《简要济众方》。

2 胆虚不眠，心多惊悸：①用酸枣仁（炒香）一两，捣为散。每服二钱，竹叶汤调下。②上方加人参一两，辰砂半两，乳香二钱半，炼蜜丸服。《和剂局方》。

3 振悸不眠：用酸枣仁二升，茯苓、白术、人参、甘草各二两，生姜六两，水八升，煮取三升，分服。此方名《胡洽方》酸枣仁汤。《图经本草》。

4 虚烦不眠：用酸枣仁二升，知母、干姜、茯苓、川芎各二两，甘草（炙）一两，以水一斗，先煮枣仁，减三升，乃同煮取三升，分服。此方名《深师方》酸枣仁汤。《图经本草》。

5 骨蒸不眠，心烦：用酸枣仁一两，水二盏研绞取汁，下粳米二合煮粥，等到粥熟，下地黄汁一合再煮。《太平圣惠方》。

6 睡中汗出：酸枣仁、人参、茯苓等份，研为细末，每次服用一钱，米汤送下。《简便方》。

7 刺入肉中：酸枣核烧末，水服，刺立刻出。《外台秘要》。

按语

酸枣仁味甘、酸，性平，能养心益肝，安神，敛汗。用于心悸、怔忡、健忘、失眠、多梦、眩晕、自汗、盗汗。有敛阴生津止渴的功效，用来治伤津口渴咽干。炒后质脆易碎，便于煎出有效成分，可增强疗效。

Shan 山 Zhu 茱 Yu 萸

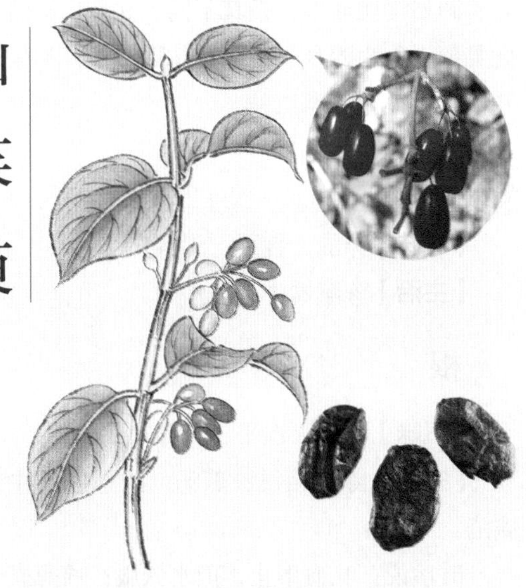

【释名】又名蜀酸枣、肉枣、鬾（jì）实、鸡足、鼠矢。

寇宗奭说：山茱萸与吴茱萸不同，功效大不同，不知为何命此名。

时珍说：《本经》又称作蜀酸枣，现在的人称它为肉枣，都是象形。

【集解】《别录》记载：山茱萸生于汉中山谷及琅琊、冤句、东海承县。九月、十月采实，阴干。

苏颂说：叶子像梅，有刺。二月开花如杏，四月结实如酸枣，呈赤色。五月采实。

陶弘景说：出近道诸山中大树。子初熟未干，呈赤色，像胡颓子，可食用；阴干后，皮非常薄，当与核一起使用。

苏颂说：现在海州、兖州也有。木高丈余，叶似榆，花呈白色，雷敩《炮炙论》记载有一种雀儿苏，非常相似，只是核有八棱，不入药用。

时珍说：雀儿苏，即是胡颓子。

实

【修治】雷敩说：凡使以酒润，去核取皮，一斤只取四两，慢火熬干方用。能壮元气，秘精。其核能滑精，不可服。

【气味】味酸，性平，无毒。

【主治】《本经》记载：主心下邪气寒热，温中，逐寒湿痹，去三虫。久服轻身。

《别录》记载：肠胃风邪，寒热疝瘕，头风风气去来，鼻塞目黄，耳聋面疱，下气出汗，强阴益精，安五脏，通九窍，止小便利。久服，明目强力延年。

甄权说：治脑骨痛，疗耳鸣，补肾气，兴阳道，坚阴茎，添精髓，止老人小便不禁，治面上疮，能发汗，止月经不定。

《大明》记载：暖腰膝，助水脏，除一切风，逐一切气，破肿块，治酒鼻齄。

张元素说：可以温肝。

【发明】王好古说：滑则气脱，用涩剂来收

敛。山茱萸止小便不禁，秘精气，取其味酸涩以收滑。仲景八味丸用它作为君药，其性味可知。

附方

益元阳，补元气，固元精，壮元神，乃延年续嗣之至药：山茱萸（酒浸取肉）一斤，补骨脂（酒浸焙干）半斤，当归四两，麝香一钱，研为细末，炼蜜为丸，如梧桐子大。每次服用八十一丸，睡前盐酒送下。此方名草还丹。吴旻《扶寿方》。

按语

山茱萸味酸、涩，性微温，能补益肝肾，收敛固涩。用于腰膝酸软、头晕耳鸣、阳痿、遗精滑精、遗尿尿频、崩漏、月经过多、大汗不止、体虚欲脱。还可治消渴症。素有湿热而致小便淋涩者，不宜应用。

胡颓子 Hu Tui Zi

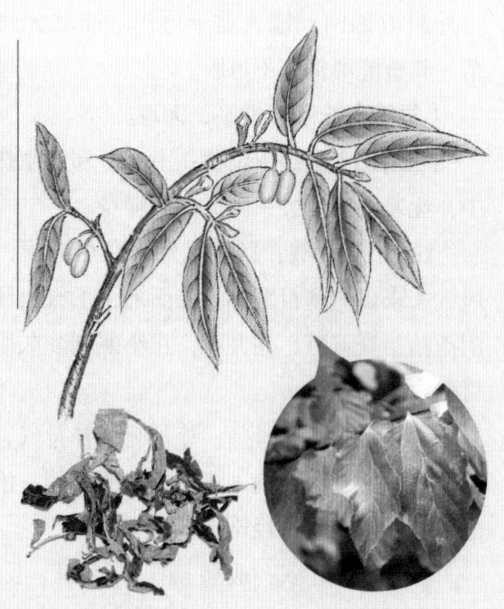

【释名】又名蒲颓子、卢都子、雀儿酥、半含春、黄婆奶。

时珍说：陶弘景注解山茱萸及樱桃时，都说像胡颓子，陈藏器又于山茱萸条下详细论述，别无识者。如今考证，即是雷敩《炮炙论》所载的雀儿酥。雀儿喜食，越人称它为蒲颓子，南方人称它为卢都子，吴人称它为半含春，是说其早熟。襄汉人称它为黄婆奶，因其像乳头。刘绩《霏雪录》记载：安南有小果，呈红色，称作卢都子，则卢都是蛮语。

【集解】陈藏器说：胡颓子生于平林间，树高丈余，凌冬不凋，叶阴白，冬天开花，春熟最早，小儿当果食用。又有一种大概相似，冬凋春实夏熟，人称为木半夏，无他功效。

时珍说：胡颓，即卢都子。其树高六七尺，其枝柔软如蔓，其叶微似棠梨，长狭而尖，面青背白，有细点如星，老则星起如麸，经冬不凋。春前生花朵如丁香，蒂极细，倒垂，正月乃敷白花。结实小长，俨然如山茱萸，上有细星斑点，生青熟红，立夏前采食，酸涩，核也如山茱萸，但有八棱，软而不坚。核内白绵如丝，中有小仁。它的木称作半夏，树、叶、花、实及星斑气味，都与卢都相同；但枝强硬，叶微团而有尖，其实圆如樱桃而不长是其不同。立夏后始熟，因此吴楚人称为四月子，也称作野樱桃，其核也有八棱，大抵是一类二种。

子

【气味】味酸，性平，无毒。

【主治】陈藏器说：止水痢。

根

【气味】味酸，性平，无毒。

【主治】陈藏器说：煎汤，洗恶疮疥并犬马瘑疮。

时珍说：吐血不止，煎水饮服；喉痹痛塞，煎酒灌服，有效。

叶

【气味】味酸，性平，无毒。

【主治】时珍说：肺虚短气喘咳剧者，取叶焙研，米汤送服二钱。

【发明】时珍说：蒲颓叶治喘咳方，出自《中藏经》，病情重者使用也有神效。原书记载道：有人患喘三十年，服之顿愈。病情重甚者服药后，胸上生小隐疹作痒，随即病愈。体虚之人，加人参等份，名清肺散。大抵皆取其酸涩，收敛肺气耗散的功效。

按语

胡颓子味酸，性平，能消食止痢。用于肠炎、痢疾、食欲不振。

胡颓子叶味酸，性微温，能平喘止咳，止血，解毒。用于咳喘、咯血、吐血及外伤出血，痈疽发背，痔疮。外用，适量捣敷，或煎水熏洗。

Jin 金 Ying 樱 Zi 子

【释名】又名刺梨子、山石榴、山鸡头子。

时珍说：金樱，应当写作金罂，是因为它的子外形像黄罂。石榴、鸡头都是象形。又杜鹃花、小檗均名山石榴，不是同一物。

雷敩说：林檎、向裹子也称作金樱子，与此同名而异物。

【集解】韩保昇说：金樱子到处都有。花呈白色，子的形状像榅桲（wēn pó）而小，色黄有刺，方术家多用。

苏颂说：现在南中州郡多有，而以产于江西、剑南、岭外者为胜。丛生郊野中，类似蔷薇，有刺，四月开白花，夏秋结实，也有刺，呈黄赤色，形状像小石榴，十一月、十二月采收。江南、蜀中人熬作煎，酒服，补治有疗效。宜州所供，称为营实。现在核对，与营实有很大的区别。

时珍说：山林间很多。花最白腻，其实大如指头，状如石榴而长。其核细碎而有白毛，如营实之核而味甚涩。

子

【气味】味酸、涩，性平，无毒。

【主治】《蜀本草》说：主脾泄下痢，止小便不禁，涩精气。久服，令人耐寒轻身。

【发明】苏颂说：洪州、昌州皆煮其子作煎，可以邮寄赠人。服食家用煎和芡实粉为丸服，名水陆丹，益气补真最佳。

唐慎微说：沈括《笔谈》记载：金樱子止遗泄，取其性温且涩。

寇宗奭说：九月、十月霜熟时采用。否则，反令人泄利。

朱震亨说：经络隧道，以通畅为平和。而昧者取涩性为快，熬金樱为煎食用，自己不作图谋，错了怪谁呢？

时珍说：无故而服之，以取快欲则不可。若精气不固者服之，有什么错呢？

附方

❶ 补血益精：金樱子（即山石榴，去刺及子，焙）四两，砂仁二两，研为细末，炼蜜和丸，如梧桐子大，每次服五十丸，空腹温酒服。《奇效良方》。

❷ 久痢不止：罂粟壳（醋炒）、金樱（花、叶及子）等份，研为细末，蜜丸如芡子大，每次服三十五丸，陈皮汤送下。《普济方》。

按语

金樱子味酸、涩，性平，能固精缩尿止带，涩肠止泻。用于遗精滑精、遗尿尿频、带下、久泻、久痢。还可用于崩漏、脱肛、子宫脱垂等。

郁李

Yu Li

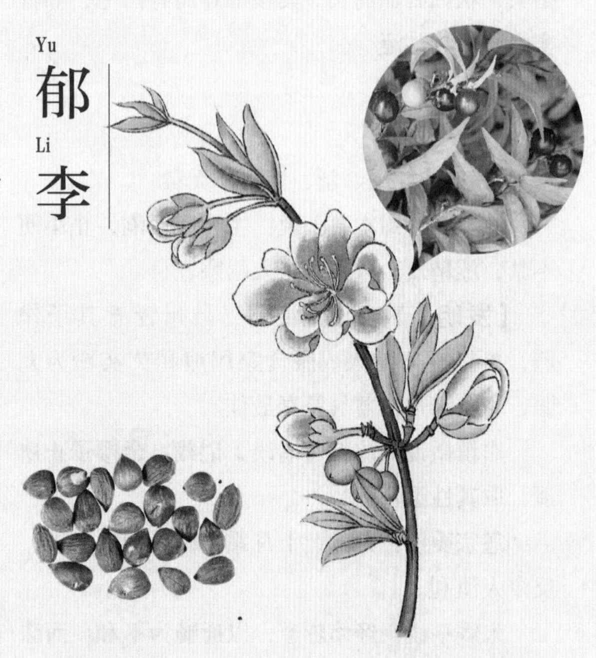

【释名】又名薁（yù）李、车下李、爵李、雀梅、棠棣。

时珍说：郁，《山海经》写作栯，馥郁之意，花、实俱香，因此以郁名之。陆玑《诗疏》写作薁字，是错的，《尔雅》所载的棠棣即此。有人以为是唐棣，是错的，唐棣属于扶栘、白杨之类。

【集解】《别录》记载：郁李生高山川谷及丘陵上。五月、六月采取。

陶弘景说：山野到处都有，子熟呈赤色，也可食用。

时珍说：它的花呈粉红色，果实像小李。

苏颂说：现在汴洛的人家园甫种植一种，枝茎作长条，花极繁密而多叶者，也称为郁李，不能入药。

核仁

【修治】雷敩说：先用汤浸，去皮、尖，用生蜜浸一夜，漉出阴干，研如膏状用之。

【气味】味酸，性平，无毒。

【主治】《本经》记载：主大腹水肿、面目四肢浮肿，利小便。

甄权说：通肠中结气，关格不通。

《大明》记载：泄五脏膀胱急痛，宣腰胯冷脓，消宿食下气。

孟诜说：破癖气，下四肢水，酒服四十九粒，能泻结气。

张元素说：破血润燥。

李杲说：专治大肠气滞，燥涩不通。

寇宗奭说：研和龙脑，点赤眼。

【发明】时珍说：郁李仁甘苦润，其性降，因此能下气利水。据《宋史·钱乙传》记载：一乳妇因惊悸而生病，病愈后，目张不得闭。钱乙说：煮郁李酒饮醉，病便可痊愈。这是因为目系内连肝胆，恐则气结，胆横不下。郁李能去结，随酒入胆，结去胆下，则目能闭。这是把握了症结所在。

苏颂说：《必效方》疗癖，取车下李仁，汤润去皮及仁，与干面相拌，捣如饼。若干，入水少许，作面饼，大小一如病人掌。为二饼，微炙使黄，不至熟。空腹吃一饼，当畅快下利。如不利，再食一饼，或饮热米汤，以利为度。下利不止，用醋饭止之。利后当虚。若病未尽，一二日量力再进一服，以病愈为限。不得食用酪及牛、马肉等。累试神验，但须量病轻重，以意加减，小儿也可用。

附方

❶ 小儿多热：熟汤研郁李仁如杏酪，一日服二合。姚和众《至宝方》。

❷ 小儿闭结，襁褓小儿，大小便不通，并惊热痰实，欲得溏动：大黄（酒浸，炒）、郁李仁（去皮，研）各一钱，滑石末一两，捣和为丸，如黍米大。二岁小儿三丸，量人加减，白开水送下。钱乙《小儿药证直诀》。

❸ 肿满气急，不得卧：用郁李仁一大合捣末，和面作饼，吃入口大便即通，泄气便愈。杨氏《产乳集验方》。

❹ 脚气浮肿，心腹满，大小便不通，气急喘息：郁李仁十二分捣烂，水研绞汁，薏苡（捣如粟大）三合，同煮粥食用。韦宙《独行方》。

❺ 突然心刺痛：郁李仁二十一枚嚼烂，用新汲水或温汤服下，片刻痛止，再吞薄荷盐汤。姚和众《至宝方》。

❻ 皮肤血汗：郁李仁（去皮，研）一钱，鹅梨捣汁调下。《圣济总录》。

按语

郁李仁味辛、苦、甘，性平，能润肠通便，利水消肿。用于肠燥便秘、水肿胀满及脚气浮肿。孕妇慎用。

Shu 鼠 Li 李

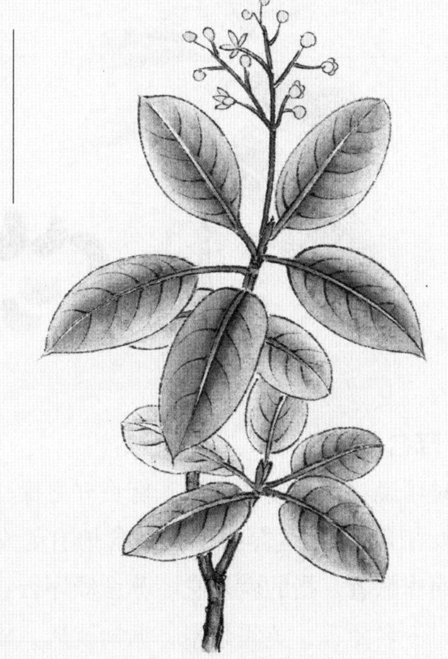

【释名】又名楮李、鼠梓、山李子、牛李、皂李、赵李、牛皂子、乌槎子、乌巢子、椑。

时珍说：鼠李，地方发音也作楮李，名称的含义不详，可以作绿色染料，因此俗称为皂李、乌巢。巢、槎、赵，都是“皂”字转音之误。一种苦楸，也称作鼠梓，与此不同。

【集解】《别录》记载：鼠李生于田野，采收无时。

苏颂说：即是乌巢子，现在四川多有，枝叶像李，其果实像五味子，色黳（yī）黑，其汁紫色，熟时采收，晒干用。皮随时采。

寇宗奭说：即是牛李，木高七八尺，叶子像李，但细狭而不光泽。子于枝条上四边生，生时呈青色，熟则紫黑色。至秋叶落，子尚在枝上。处处皆有，现在关陕及湖南、江南北十分多。

时珍说：生道路边，其果实附枝如穗，人采

其嫩者，取汁刷染为绿色。

子

【气味】味苦，性凉，微毒。

【主治】《本经》记载：主寒热瘰疬疮。

《大明》记载：水肿腹胀满。

苏敬说：下血及碎肉，除疝瘕冷积，九蒸酒渍，服三合，日服二次。又可捣敷治牛马六畜疮中生虫。

时珍说：治痘疮黑陷及疥癣有虫。

【发明】时珍说：牛李治痘疮黑陷及痘疮发出不快，或触秽气黑陷。古人不知道它的功效，只有钱乙《小儿药证直诀》必胜膏中使用它，书中载牛李子即是鼠李子，九月后采取黑熟者，入砂盆中擂烂，生绢捩（liè）汁，用银、石器熬成膏，瓷瓶收贮，常令透风。每次服用一皂子大，煎桃胶汤化下，如人行二十里，再进一服，其疮自然红活，入麝香少许更妙。如果没有生的，用干的研为细末，水熬成膏。又有《九籥卫生方》记载：痘疮黑陷者，用牛李子（炒研）一两，桃胶半两，每次服用一钱，水七分，煎取四分，温服。

附方

1 诸疮寒热、毒痹，及六畜虫疮：鼠李生捣敷患处。《圣惠方》。

2 齿虫肿痛：牛李煮汁，空腹饮一盏，同时频含漱。《圣济总录》。

皮

【气味】味苦，性微寒，无毒。

苏敬说：皮、子均有小毒。

【主治】《别录》记载：主身皮热毒。

《大明》记载：疗风痹。

苏敬说：治诸疮寒热。

孟诜说：口疳龋齿及疳虫蚀人脊骨者，煮浓汁灌患处，疗效极好。

【发明】苏颂说：刘禹锡《传信方》记载：治大人口中疳疮、发背，万不失一。用山李子根（一名牛李子）、蔷薇根（野外者），各（细切）五升，水五大斗，煎半日至汁浓，即于银铜器中盛放，重汤煎至一二升，待稠，瓷瓶收贮。每次少少含咽，必愈。忌酱、醋、油腻、热面及肉。如发背，用帛布涂贴患处，神效。襄州军事柳崖妻窦氏，患口疳十五年，牙齿尽落，断不可近，用此而愈。

按语

鼠李味苦、甘，性凉，能清热利湿，消积杀虫。用于水肿腹胀、瘰疬、疝瘕、疥癣、齿痛等。

女贞 Nü Zhen

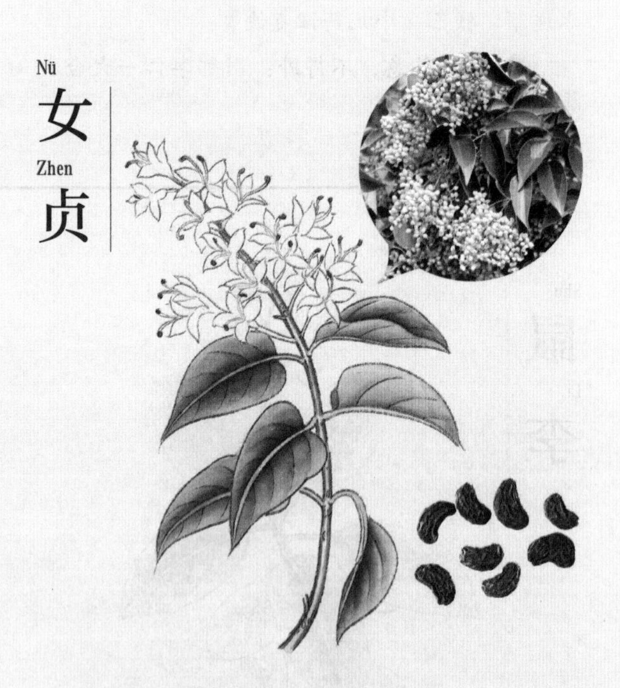

【释名】又名贞木、冬青、蜡树。

时珍说：此木凌冬青翠，有贞守之操，因此用贞女来形容它。《琴操》记载鲁地有处女见女贞木而作歌者，指的就是它。苏彦颂序云：女贞之木，一名冬青，负霜葱翠，振柯凌风，故清士钦其质，而贞女慕其名。另有冬青与此同名。现在方书所用的冬青，都指是女贞。近时用它放养蜡虫，因此俗称它为蜡树。

【集解】时珍说：女贞、冬青、枸骨，是三种树。女贞即现在世俗所称的蜡树，冬青即现在世俗所称的冻青树，枸骨即现在世俗所称的猫儿刺。东方人因女贞茂盛，也称为冬青，与冬青同名异物，是一类两种。两种皆因子自生，最易生长。其叶厚而柔长，呈绿色，面青背淡。女贞叶长者四五寸，子为黑色；冻青叶微团，子为红色，这是它们的区别。其花皆繁，子并累累满树，冬月鸜鹆（qú yù）喜食，木肌皆白腻。现在的人不知是女贞，只称作蜡树，立夏前后取蜡虫之种子，裹置枝上，半月其虫化出，延缘枝上，造成白蜡，民间大获其利。

实

【气味】味苦，性平，无毒。

【主治】《本经》记载：能补中，安五脏，养精神，除百病。久服，肥健轻身延年。

时珍说：强阴，健腰膝，变白发，明目。

【发明】时珍说：女贞子是上品无毒妙药，而古方很少使用，这是为什么?《典术》载：女贞木是少阴之精，因此冬不落叶。据此，则其益肾的功效，尤可推知。世传《女贞丹方》记载：女贞子（即冬青树子），去梗叶，酒浸一日夜，布袋擦去皮，晒干为末，待旱莲草茂盛，取数石（dàn）捣汁熬浓，和丸如梧桐子大，每夜用酒送服一百丸，不出半月，臂力加倍，年老者即不起夜。又能变白发为黑色，强腰膝，起阴气。

附方

1 虚损百病，久服发白再黑，返老还童：用女贞子（十月上巳日收，阴干，用时以酒浸一日，蒸透晒干）一斤四两，旱莲草（五月收，阴干）十两，研为细末，桑椹子（三月收，阴干）十两，研为细末，炼蜜为丸，如梧桐子大。每次服用七八十丸，淡盐汤送下。若四月收桑椹捣汁和药，七月收旱莲捣汁和药，即不用蜜。《简便方》。

2 风热赤眼：冬青子不拘多少，捣汁熬膏，干净瓷瓶收贮，埋于地下七日。用来点眼。《济急仙方》。

按语

女贞子味甘、苦，性凉，能滋补肝肾，乌须明目。用于肝肾阴虚所致的目暗不明、视力减退、须发早白、眩晕耳鸣、失眠多梦、腰膝酸软、遗精、消渴及阴虚内热之潮热、心烦等症。

冬青（Dong Qing）

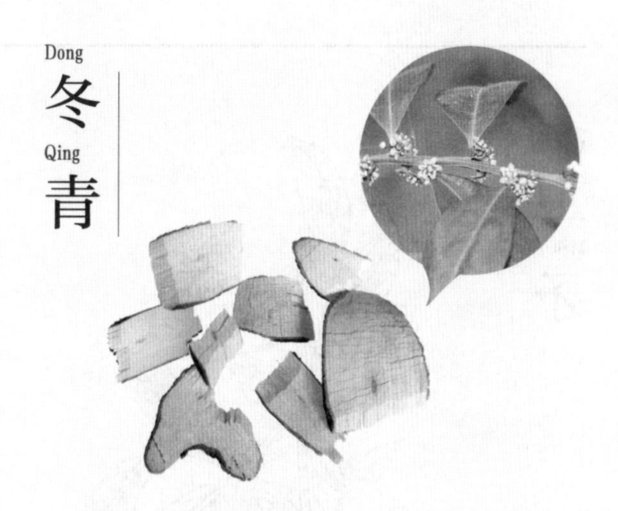

【释名】又名冻青。

陈藏器说：冬月依旧青翠，因此名冬青，江东人称它为冻青。

【集解】陈藏器说：冬青木肌白，有纹作象齿笏，它的叶可作红色染料。李邕说：冬青出自五台山，似椿，子赤如郁李，微酸性热，与此稍有差别，当是两种冬青。

时珍说：冻青是女贞别种，山中时有，但以叶微团而子赤者为冻青，叶长而子黑者为女贞。据《救荒本草》记载：冻青树高丈许，树似枸骨子树而极茂盛，又叶似栌子树叶而小，也似椿叶微窄而头颇圆，不尖。五月开细白花，结子如豆大，呈红色。其嫩芽炸熟，水浸去有味，淘洗，五味调之可食。

子及木皮

【气味】味甘、苦，性凉，无毒。

【主治】陈藏器说：浸酒，去风虚，补益肌肤。皮的功效相同。

叶

【主治】苏颂说：烧灰，入面膏，治冻疮，灭瘢痕，十分有效。

附方

痔疮：冬至日取冻青树子，盐酒浸一夜，九蒸九晒，用瓶收贮，每日空腹酒吞七十粒，睡前再服。《集简方》。

按语

冬青味甘、苦，性凉，能祛风湿，补肝肾，强筋骨，安胎。用于风湿痹痛、腰膝酸软、胎动不安。

Wei 卫 Mao 矛

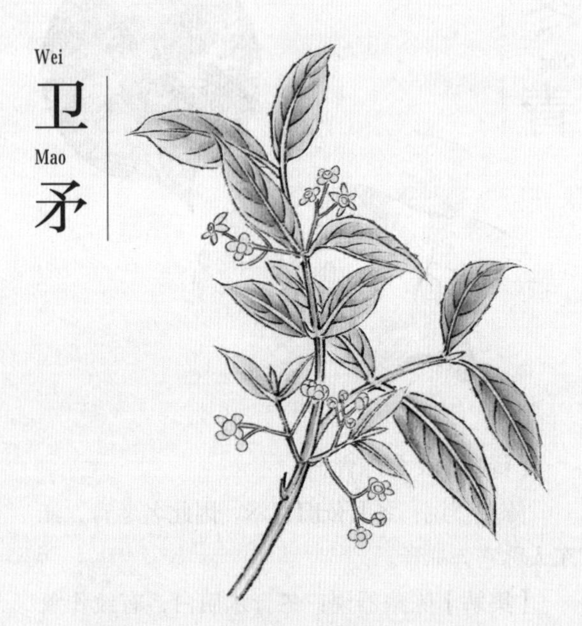

【释名】又名鬼箭、神箭。

时珍说：刘熙《释名》说齐人称箭羽为卫，此物干有直羽，如箭羽、矛刃自卫的样子，因此称为鬼箭。张揖《广雅》称为神箭，寇宗奭《本草衍义》说百姓家多焚烧它以驱赶邪祟，则以上三名又或取此义。

【集解】《别录》记载：卫矛生于霍山山谷中，八月采收，阴干。

时珍说：鬼箭生于山石间，小株成丛。春长嫩条，条上四面有羽如箭羽，看上去像三羽。青叶的形状像野茶，对生，味酸涩。三四月开碎花，黄绿色。结实大如冬青子。山里人不识，充作柴木。

【修治】雷敩说：采得只使用箭头，拭去赤毛，用酥拌缓炒，每一两，用酥二钱半。

【气味】味甘，性寒，无毒。

【主治】《本经》记载：治疗女子崩中下血、腹满汗出，可以除邪，杀鬼毒蛊疰。

苏敬说：疗妇人血气，大效。

甄权说：破陈血，能落胎，主百邪鬼魅。

《大明》载：通月经，破癥块，止血崩带下，杀腹脏虫及产后血咬腹痛。

【发明】苏颂说：古方崔氏治疗恶疰在心，痛不可忍，有鬼箭羽汤。姚僧坦《集验方》治疗卒暴心痛，中恶气毒痛，大黄汤中也用到它，都是大方。可见于《外台秘要》《千金方》等书中。

时珍说：凡妇人产后血晕血结，血聚于胸中，或偏于少腹，或连于胁肋者，四物汤四两，倍当归，加鬼箭、红花、延胡索各一两，研为细末，煎服。

附方

产后败血，儿枕块硬，疼痛时发，及新产乘虚，风寒内搏，恶露不快，脐腹坚胀：用当归（炒）、鬼箭（去中心木）、红蓝花各一两，每次服用三钱，酒一大盏，煎取七分，饭前温服。此方名为当归散。《和剂局方》。

按语

鬼箭羽味甘，性寒，能活血化瘀，通经活络。用于经脉瘀滞之跌打损伤、闭经、癥瘕等症。

五加 (Wu Jia)

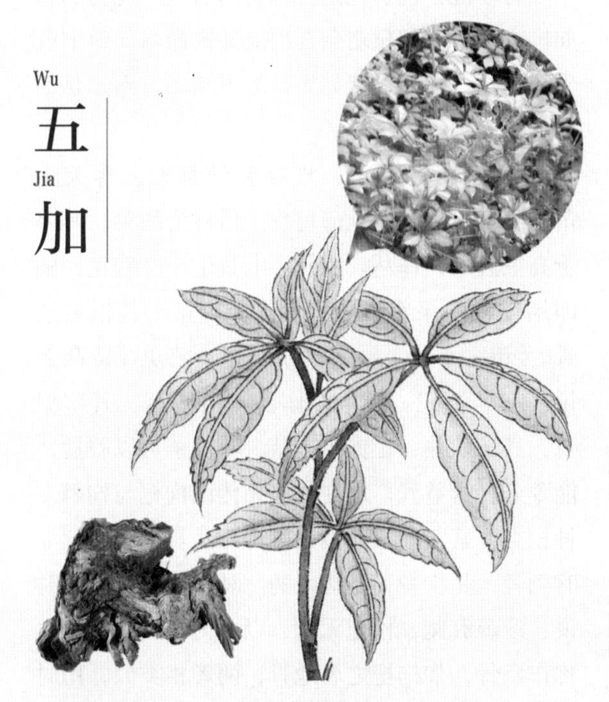

【释名】又名五佳、五花、文章草、白刺、追风使、木骨、金盐、豺漆、豺节。

时珍说：此药以五叶交加者为好，因此叫作五加，又称五花。杨慎《丹铅录》写作五佳，认为是一枝五叶者为佳。蜀人称它为白刺。谯周《巴蜀异物志》称作文章草，有赞说："文章作酒，能成其味。以金买草，不言其贵。"本草著作中有豺漆、豺节的称呼，不知取自何义。

苏颂说：蕲州人称它为木骨，吴中俗称追风使。

【集解】《别录》记载：五加皮以五叶者为好，生自汉中及冤句。五月、七月采茎，十月采根，阴干。

时珍说：春月于旧枝上抽条叶，山里人采取作为蔬菜，正如枸杞生北方沙地者皆属木类，南方坚地者如草类。唐时唯取产于峡州者充贡。

根皮同茎

【气味】味辛，性温，无毒。

【主治】《本经》记载：治疗心腹疝气腹痛，益气，治疗跛脚，小儿三岁不能行，疽疮阴蚀。

《别录》载：主治男子阳痿，阴囊潮湿，小便余沥不尽，女人阴痒及腰脊痛，两脚疼痹风弱，虚羸，补中益精，坚筋骨，强志意。久服，轻身延年。

甄权说：能破逐恶风血，四肢不遂，贼风伤人，软脚臂（guì）腰，主多年瘀血在皮肌，治痹湿内不足。

《大明》记载：能明目下气，治中风骨节挛急，补虚劳。

苏颂说：酿酒饮，治风痹四肢挛急。

《大明》记载：叶可作蔬菜食用，去皮肤风湿。

【发明】时珍说：五加治风湿痿痹，壮筋骨，其功良深。仙家所述，誉词过情，而奖辞多溢，也是常理。造酒的方法：用五加根皮洗净，去骨、茎、叶，也可以用水煎汁，和曲酿米酒成，时时饮服，也可煮酒饮，加远志为使更好。一方：加木瓜煮酒服。谈野翁《试验方》记载：

神仙煮酒法，用五加皮、地榆（刮去粗皮）各一斤，袋盛，入无灰好酒二斗中，大坛封固，入大锅内，文武火煮，坛上安米一合，米熟为度。取出火毒，以渣晒干作为丸。每日清晨服五十丸，药酒送下，睡前再服。能去风湿，壮筋骨，顺气化痰，添精补髓。久服延年益老，功难尽述。王纶《医论》记载：风病饮酒能生痰火，唯五加一味浸酒，日饮数杯，最有益。诸浸酒药，唯五加与酒相合，且味美。

附方

❶ 虚劳不足：五加皮、枸杞根白皮各一斗，水一石五斗，煮汁七斗，分取四斗，浸曲一斗，以三斗拌饭，如常酿酒法，待熟，任意饮服。《千金方》。

❷ 男妇脚气，骨节皮肤肿湿疼痛，服此进饮食，健气力，不忘事：五加皮（酒浸）四两，远志（去心）四两（酒浸，并春秋三日，夏二日，冬四日），晒干为末，以浸酒为糊，和丸如梧桐子大。每服四五十丸，空腹温酒下。药酒坏，别用酒为糊。此方名五加皮丸。萨谦斋《瑞竹堂方》。

❸ 小儿行迟，三岁不能行者，服此剂可走：五加皮五钱，牛膝、木瓜二钱半，研为细末，每次服五分，米汤入酒二三点调服。《全幼心鉴》。

❹ 五劳七伤：五月五日采五加茎，七月七日采叶，九月九日取根，捣末过筛，每次酒服方寸匕，每日服三次。久服去风劳。《千金方》。

按语

五加皮味辛、苦，性温，能祛风湿，补肝肾，强筋骨，利水。用于风湿痹症、腰膝疼痛、筋脉拘挛、筋骨痿软、小儿行迟、体虚乏力、水肿、脚气。或酒浸，入丸、散服。

枸杞地骨皮

Gou Qi Di Gu Pi

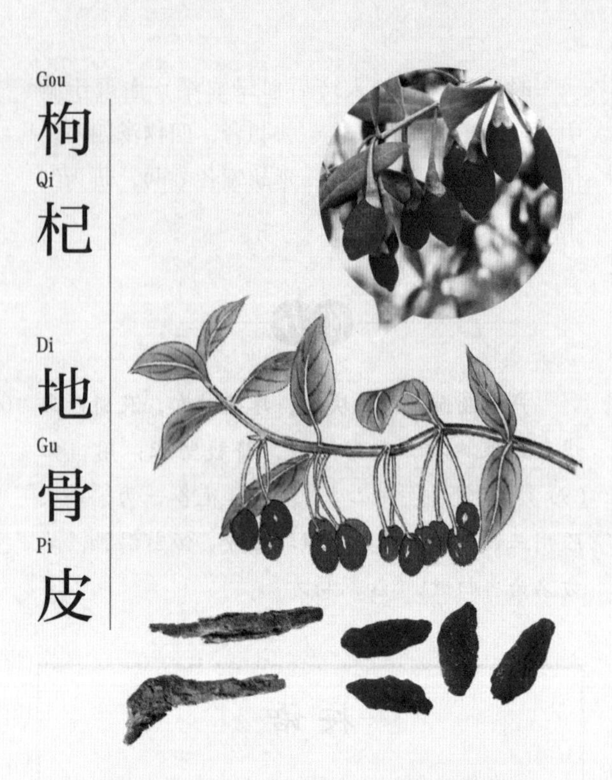

【释名】又名枸棘、苦杞、甜菜、天精、地骨、地节、地仙、却老、羊乳、仙人杖、西王母杖。

时珍说：枸、杞是二种树的名字。此物的棘如枸之刺，茎如杞之条，因此共同命名。道书载千年枸杞，它的形状如犬，故得枸名，不知是不是这样。

【集解】苏颂说：现在到处都有。春天生苗，叶如石榴叶而软薄可食，俗称为甜菜。其茎干高三五尺，作丛。六月、七月生小红紫花，随即结红色的果实，形状微长如枣核。其根名地骨。《诗·小雅》载：集于苞杞。陆玑《诗疏》说：一名苦杞。春生，作汤味道微苦，其茎似莓，其子秋熟，正赤色。茎、叶及子可以服食，能令人轻身益气。现在的人相传说枸杞与枸棘二种相类，其实形长而枝无刺者，是真枸杞；圆而有刺者，是枸棘，不能入药。马志注解溲疏条时说：溲疏有刺，枸杞无刺，以此为区别，溲疏也称作巨骨，如枸杞之名地骨，两者相类似，用时宜加辨别。有人说溲疏以高大者为别，是错的。现在枸杞极有高大者，入药疗效尤其好。

时珍说：古代的枸杞、地骨以取产于常山者为上品，其他丘陵阪岸者皆可用。后来唯取陕西者良，而又以甘州产者为绝品。现在陕西的兰州、灵州、九原以西枸杞，都是大树，其叶厚根粗。产于河西及甘州者，子圆如樱桃，晒干紧小少核，红润甘美，味如葡萄，可作果品食用，异于他处者。沈括《梦溪笔谈》也载录：陕西极边生者高丈余，大可作柱，叶长数寸，无刺，根皮如厚朴。则入药大抵以产于河西者为上。《种树书》记载：收子及挖根种于肥沃的土壤中，待苗生，摘取作为蔬菜食用，甚佳。

【气味】枸杞：味苦，性寒，无毒。

【主治】《本经》记载：枸杞：主五内邪气，热中消渴，周痹风湿。久服，坚筋骨，轻身不老，耐寒暑。

《别录》记载：下胸胁气，客热头痛，补内伤大劳嘘吸，强阴，利大小肠。

甄权说：补精气诸不足，易颜色，变白，明目安神，可令人长寿。

苗

【气味】味苦，性寒。

【主治】《大明》记载：除烦益志，补五劳七伤，壮心气，去皮肤骨节间风，消毒热，散疮肿。

甄权说：和羊肉作汤，益人，除风明目。作饮代茶，止渴，消热烦，益阳事，解面毒，与乳酪相恶。汁注目中，去风障赤膜昏痛。

时珍说：去上焦心肺客热。

地骨皮

【修治】雷敩说：凡用根，挖得后，用东流水浸洗，刷去土，捶去心，用熟甘草汤浸一夜，焙干用。

【气味】味苦，性寒。

【主治】甄权说：切细，拌面煮熟，吞服，去肾家风，益精气。

孟诜说：去骨热消渴。

张元素说：解骨蒸肌热消渴、风湿痹，坚筋骨，凉血。

李杲说：治在表无定之风邪，传尸有汗之骨蒸。

王好古说：泻肾火，降肺中伏火，去胞中火。退热，补正气。

吴瑞说：治上膈吐血。煎汤嗽口，止齿血，治骨槽风。

陈承说：治金疮神验。

时珍说：去下焦肝肾虚热。

枸杞子

【修治】时珍说：使用时，拣净枝梗，取鲜明者洗净，酒润一夜，捣烂入药。

【气味】味苦，性寒。

【主治】孟诜说：坚筋骨，延年益寿，除风，去虚劳。补精气。

王好古说：主心病嗌干心痛，渴而引饮，肾病消中。

时珍说：滋肾润肺。榨油点灯，可以明目。

【发明】陶弘景说：枸杞叶作汤，味小苦。有谚语说：离家千里，不要食用萝摩、枸杞。这是说萝摩、枸杞能补益精气，强盛阳道。枸杞根、实为服食家服用，其说甚美，名为仙人之杖，难道蕴含深意吗？

时珍说：枸杞根、苗、子的气味稍有区别，而主治也有差别。因为其苗乃天精，苦甘而凉，上焦心肺客热者适宜；根属地骨，甘淡而寒，下焦肝肾虚热者适宜。此皆三焦气分之药，所谓“热淫于内，泻以甘寒”。至于子则甘平而润，性滋而补，不能退热，只能补肾润肺，生精益气，这是平补之药，所谓“精不足者，补之以味”。分而用之，则各有所主；兼而用之，则一举两得。世人但知用黄芩、黄连，苦寒以治上焦之火；黄柏、知母，苦寒以治下焦阴火。补阴降火，长期服用致伤元气，而不知枸杞、地骨甘寒平补，能使精气充而邪火自退的妙处，可惜啊！我曾经用青蒿佐地骨退热，屡有殊功，人所未知。兵部尚书刘松石，讳天和，麻城人，所集《保寿堂方》载有地仙丹：过去有异人赤脚张，将此方传给猗氏县一老人，老人服后活了一百余岁，行走如飞，发白反黑，齿落更生，阳事强健，此药性平，常服能除邪热，明目轻身。春采枸杞叶，名天精草；夏采花，名长生草；秋采子，名枸杞子；冬采根，名地骨皮，一起阴干，用无灰酒浸一夜，晒露四十九昼夜，取日精月华气，待干为末，炼蜜丸如弹子大。每早晚各用一丸细嚼，以隔夜百沸汤送下。此药采需用无刺味甜者，其有刺者服之无益。

附方

1 肾经虚损，眼目昏花，或云翳遮睛：甘州枸杞子一升，好酒润透，分作四份：四两用蜀椒一两炒，四两用小茴香一两炒，四两用脂麻一两炒，四两用川楝肉一两炒，拣出枸杞，加熟地黄、白术、白茯苓各一两，研为细末，炼蜜为丸，每日服用。此方名四神丸。《瑞竹堂方》。

2 肝虚下泪：枸杞子二升，绢袋盛，浸一斗酒中，密封二十一日，饮用。《龙木论》。

3 目赤生翳：枸杞子捣汁，每日点三五次，神验。《肘后方》。

4 面黯皯疱：枸杞子十斤，生地黄三斤，研为细末，每次服方寸匕，温酒送下，每日服三次。《圣惠方》。

5 疰夏虚病：枸杞子、五味子研细，滚水泡，封三日，代茶饮效。《摄生方》。

6 壮筋骨，补精髓，延年耐老：枸杞根、生地黄、甘菊花各一斤，捣碎，以水一石，煮取汁五斗，炊糯米五斗，细曲拌匀，入缸中如常封酿，待熟澄清，每日饮三盏。此方名地骨酒。《圣济总录》。

7 虚劳客热：将枸杞根捣研为末，白开水调服。有痼疾人勿服。《千金方》。

8 骨蒸烦热，及一切虚劳烦热，大病后烦热：地骨皮二两，防风一两，炙甘草半两，每次用五钱，生姜五片，水煎服。此方名地仙散。《济生方》。

9 热劳如燎：地骨皮二两，柴胡一两，研为细末，每次服二钱，麦门冬汤送下。《圣济总录》。

10 虚劳苦渴，骨节烦热，或寒：用枸杞根白皮（切）五升，麦门冬三升，小麦二升，水二斗，煮至麦熟，去药渣，每次服一升，口渴即饮。《千金方》。

11 肾虚腰痛：枸杞根、杜仲、萆薢各一斤，好酒三斗浸渍，缸中密封，锅中煮一日，任意饮服。《千金方》。

12 吐血不止：将枸杞根、子、皮捣研为散，水煎，日日饮服。《圣济总录》。

13 小便出血：新地骨皮洗净，捣自然汁，无汁则以水煎汁，每次服一盏，入酒少许，饭前温服。《简便方》。

14 带下脉数：枸杞根一斤，生地黄五斤，酒一斗，煮取五升，日日饮服。《千金方》。

15 天行赤目暴肿：地骨皮三斤，水三斗，煮取三升，去药渣，入盐一两，取二升，频频洗点。龙上谢道人《天竺经》。

16 风虫牙痛：枸杞根白皮，煎醋漱口，虫即出。也可煎水饮。《肘后方》。

17 口舌糜烂：膀胱移热于小肠，上为口糜，生疮溃烂，心胃壅热，水谷不下。柴胡、地骨皮各三钱，水煎服用。此方名地骨皮汤。东垣《兰室秘藏》。

18 小儿耳疳，生于耳后，为肾疳：地骨皮一味，煎汤洗患处，再用香油调末外搽。高文虎《蓼州闲录》。

19 气瘘疳疮，多年不愈：用地骨皮冬月者，研为细末，每次用纸捻蘸入疮内，频用自然生肉。再用米汤送服二钱，一日服三次。此方名应效散（又名托里散）。《外科精义》。

20 男子下疳：先用浆水洗净，后搽地骨皮末。生肌止痛。《卫生宝鉴》。

21 妇人阴肿或生疮：枸杞根煎水，频洗。《永类方》。

22 痈疽恶疮，脓血不止：地骨皮不拘多少，洗净，刮去粗皮，取细白穰。以粗皮同骨煎汤洗患处，使脓血排尽，用细瓤外贴，立刻见效。唐慎微《本草》。

23 瘭疽出汗：着手、足、肩、背，累累如赤豆。用枸杞根、葵根叶煮汁，煎如饴状，随意服用。《千金方》。

24 足趾鸡眼，作痛作疮：地骨皮同红花研细外敷，次日即愈。《闺阁事宜》。

25 火赫毒疮，此患急防毒气入心腹：枸杞叶捣汁服，立愈。《肘后方》。

26 目涩有翳：枸杞叶二两，车前叶二两，挼汁，以桑叶裹，悬于阴凉的地方一夜，取汁点眼，不过三五度。《十便良方》。

27 五劳七伤，庶事衰弱：枸杞叶半斤切，粳米二合，豉汁和，煮作粥，日日服食。《经验方》。

按语

枸杞味甘，性平，能滋补肝肾，益精明目。用于肝肾精血不足视力减退、内障目昏、头晕目眩、腰膝酸软、遗精滑泄、耳聋、牙齿松动、须发早白、失眠多梦以及肝肾阴虚，潮热盗汗、消渴、咳嗽等。

地骨皮味甘，性寒，能凉血除蒸，清肺降火。用于阴虚发热、盗汗骨蒸、肺热咳嗽、血热出血证。于清热除蒸泄火之中，而能生津止渴，可治内热消渴。

石南 Shi Nan

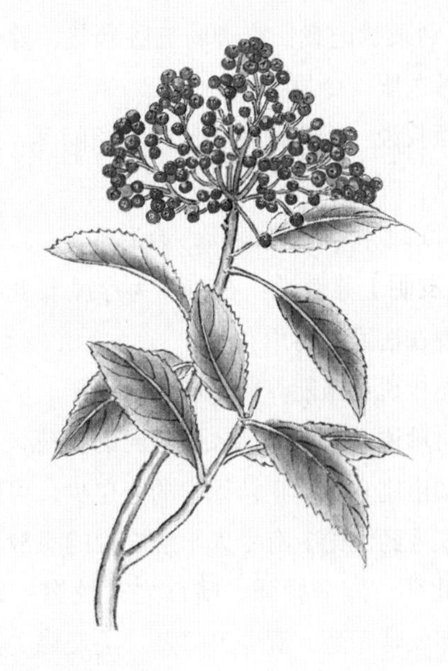

【释名】又名风药。

时珍说：生于石间向阳的地方，因此名石南。桂阳称为风药，作茶及浸酒饮服能愈头风，故称风药。据《范石湖集》记载：修江出栾茶，治头风。现在南方没有所谓的栾茶，难道即指是石南吗？

【集解】《别录》记载：石南生于华阴山谷，三月、四月采叶，八月采实，阴干。

苏颂说：现在南北都有。生于石上，植株有极高大者。生长于江湖间的，叶子像枇杷，上有小刺，凌冬不凋，春生白花成簇，秋结细红实。生长于关陇间出的，叶似莽草，呈青黄色，背有紫点，雨多则并生，长及二三寸。根横，呈细紫色，不结花实，叶长得茂密。南北人多移植亭院间，阴翳可爱，不透日光。入药以关中叶细者为佳。《魏王花木志》记载：南方石南树野生，二月开花，连着实，实如燕覆子，八月成熟。民采取核，和作鱼汤尤美。现在没有使用的。

叶

【气味】味辛、苦，性平，有毒。

【主治】《本经》记载：养肾气，内伤阴衰，利筋骨皮毛。

《别录》记载：疗脚弱五脏邪气，除热。女子不可久服，令思男。

甄权说：能添肾气，治软脚烦闷疼，杀虫，逐诸风。

时珍说：可以浸酒饮，治头风。

【发明】苏敬说：石南叶为疗风邪丸散之要药，现在医家不再用它了。

甄权说：虽能养肾，亦令人阳痿。

时珍说：古方为治风痹肾弱的要药，现在的人不知道用它，真正认识它的人也少，可能是由于甄权《药性论》有令人阳痿之说的缘故。却不知服此药，能令肾强，嗜欲之人放恣，以致痿弱，却归咎于药，真令人叹息。毛文锡《茶谱》载：湘人四月采杨桐草，捣汁浸米蒸，作为饭食，必采石南芽为茶饮，能去风也，暑月尤宜。杨桐，即南烛。

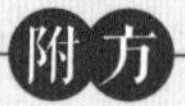

乳石发动烦热：将石南叶捣研为末，用刚从井里打出的水送服一钱。《圣惠方》。

按语

石南现作石楠，石楠叶味辛、苦，性平，能祛风湿，通经络，益肾气。用于风湿日久而兼有肾虚腰酸脚弱、头风头痛、风疹瘙痒。

牡荆（Mu Jing）

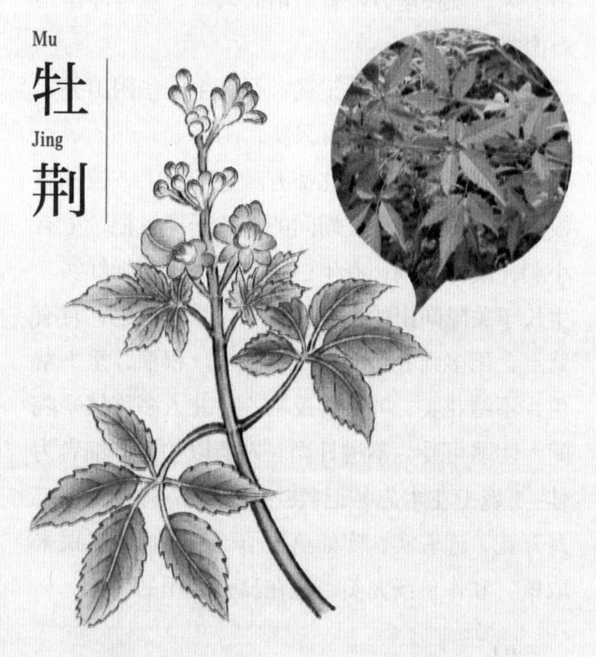

【释名】又名黄荆、小荆、楚。

陶弘景说：既是牡荆，不应有子，小荆应是牡荆。牡荆子大于蔓荆子，而反称作小荆，恐怕是以树的形状而言，可是蔓荆树也很高大。

苏敬说：牡荆作树，不为蔓生，故称为牡，不是说它没有子。蔓荆子大，牡荆子小，故称为小荆。

时珍说：古代时杖刑用荆，故字从刑。其生成丛而疏爽，故又称为楚（从林从疋，疋即疏字），济楚的含义或取于此。荆楚之地，因多产此而名。

【集解】《别录》记载：牡荆实生河间、南阳、冤句山谷，或平寿、都乡高岸上及田野中。八月、九月采实，阴干。

时珍说：牡荆漫山遍野多有，砍为柴用。年久不砍者，其树粗如碗。它的木心为方形，它的枝茎成对生长，每一枝茎上长有五到七叶，叶如同榆树叶，长而且尖，边缘有锯齿。五月间开红紫色的花，花呈穗状。它的子大如胡荽子，外有白膜皮包裹。苏颂说它的叶似蓖麻，这就错了。牡荆有青色、红色二种：青色的是荆，红色的是楛（hù）。它的嫩枝条都可用来编筐篓。古时贫穷的妇女用荆做为发钗，就是这两种荆树。据裴渊《广州记》记载：荆有三种，金荆可做枕，紫荆可作床，白荆可做鞋。与别处的牡荆、蔓荆完全不一样。宁浦一带生长有牡荆，用它来治疗疾病，则病自愈。当天空中出现月晕时刻，用与病人身高相等的牡荆，放置床下，病人病情虽危重但也不会有很大的伤害。杜宝《拾遗录》说：南方林邑各地在海中，山中生长许多金荆，粗大的有十围，树根盘屈交错，树瘤皱蹙，纹理如同美丽的锦缎，颜色如同真金。木工们使用它，把它看着如同沉香、檀香一样尊贵。以上说的都是荆的其他品种。《春秋运斗枢》载：玉衡星散布而生成为荆树。

实

【气味】味苦，性温，无毒。

【主治】《别录》载：除骨间寒热，通利胃气，止咳逆，下气。

朱震亨说：炒焦为末，饮服，治心痛及妇人白带。

时珍说：用半升炒熟，入酒一盏，煎一沸，热服，治小肠疝气非常有效。浸酒饮用，治耳聋。

附方

湿痰白浊：将牡荆子炒为末，每次用酒送服二钱。《集简方》。

叶

【气味】味苦，性寒，无毒。

【主治】《别录》记载：主治久病霍乱转筋，血淋，下部疮，湿浊生虫，主脚气肿满。

【发明】崔元亮《海上集验方》记载：治腰脚风湿痛蒸法：用荆叶不限多少，蒸，置大瓮（wèng）中，其下点火微温。将病人置于叶中，不久病人当出汗。蒸时常缓缓吃饭，稍倦即止，然后盖被避风，再进葱豉酒及豆酒也可，以愈为度。

时珍说：蒸法虽妙，只适宜施之于山野之人。李仲南《永类方》记载：治脚气诸病，用荆茎于坛中烧烟，熏涌泉穴及痛处，使汗出则愈。此法贵贱皆可用。谈野翁《试验方》载录：治毒蛇、望板归螫伤，满身红肿发泡，用黄荆嫩头捣汁涂泡上，渣敷咬处，即消除。此法是出于葛洪《肘后方》治疗各种蛇毒，取荆叶捣烂袋盛，敷于肿上。《物类相感志》记载：荆叶逼蚊。

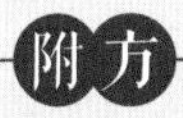

附方

1 九窍出血：荆叶捣汁，酒和，服二合。《千金方》。

2 小便尿血：荆叶汁，酒服二合。《千金方》。

根

【气味】味甘、苦，性平，无毒。

【主治】《别录》载：水煮服，治心风头风、肢体诸风，可以解肌发汗。

【发明】时珍说：牡荆苦能降，辛温能散；降则化痰，散则祛风，故风痰之病适宜。其解肌发汗的功效，世人不知。据《王氏奇方》记载：一人病风数年，我用七叶黄荆根皮、五加根皮、接骨草等份，煎汤日服，得以痊愈。

荆沥

【修治】时珍说：取法：用新采的荆茎，截尺五长，架于两砖上，中间烧火慢炙，两头用器皿承取，热服，或入药中。又法：截三四寸长，束入瓶中，再用一瓶合住固定，外用糠火煨烧，其汁沥入下瓶中，也可。

【气味】味甘，性平，无毒。

【主治】陈藏器说：饮荆沥，可以去心闷烦

热，头风旋晕目眩，胃中漾漾欲吐，突然失音，小儿心热惊痫，止消渴，除痰唾，令人不睡。

时珍说：除风热，开经络，导痰涎，行血气，解热痢。

【发明】时珍说：荆沥气平味甘，为化痰去风的妙药。因此孙思邈《千金翼方》说：凡患风人多热，常宜以竹沥、荆沥、姜汁各五合，和匀热服，以愈为度。陶弘景也说：牡荆汁治心风为第一。《延年秘录》记载：热多用竹沥，寒多用荆沥。

朱震亨说：二汁同功，都用姜汁助送，则不凝滞。但气虚不能食者，用竹沥；气实能食者，用荆沥。

附方

1 中风口噤：荆沥，每服一升。《范汪方》。

2 头风头痛：荆沥，日日服用。《集验方》。

3 喉痹疮肿：荆沥细细咽下，或用荆一握，水煎饮服。《千金翼方》。

4 目中卒痛：烧荆木，取黄汁点眼。《肘后方》。

5 心虚惊悸，羸瘦者：荆沥二升，火煎至一升六合，分作四次服用，白天三次，夜间一次。《小品方》。

6 赤白下痢，五六年者：荆沥每日服五合。《外台秘要》。

7 湿病疮癣：荆木烧取汁，每日涂患处。《深师方》。

按语

荆沥味甘，性平，能除风热，化痰涎，通经络，行气血。用于中风口噤、痰热惊痫、喉痹等症。

蔓荆
Man Jing

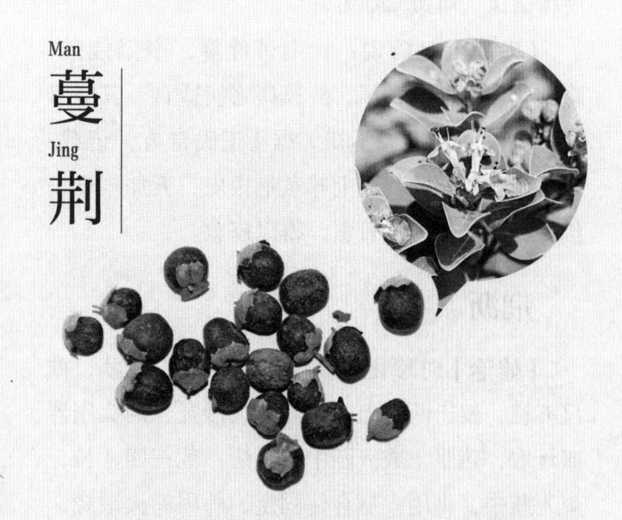

【释名】苏敬说：蔓荆的苗为蔓生，因此得名。

【集解】苏敬说：蔓荆生于水滨，苗茎蔓延长丈余。春因旧枝而生小叶，五月叶成，像杏叶。六月有花，呈红白色，黄蕊。九月有实，黑斑，大如梧桐子而质地虚轻。冬则叶凋，今人误以小荆为蔓荆，遂将蔓荆误认为牡荆。

时珍说：其枝小弱如蔓，因此叫作蔓生。

实

【修治】雷敩说：使用时，去蒂子下白膜一层，用酒浸一日夜，蒸之从巳时至未时，晒干用。

时珍说：寻常只去膜，打碎而用。

【气味】味苦，性微寒，无毒。

【主治】《本经》记载：主治筋骨间寒热，湿痹拘挛，明目坚齿，利九窍，去白虫。久服，轻身延年。小荆实亦等。

《别录》记载：治疗风头痛、脑鸣、目泪

出，可以益气。令人皮肤光泽。

甄权说：治贼风，长髭发。

《大明》记载：利关节，治痫疾，赤眼。

张元素说：太阳头痛，头沉昏闷，除昏暗，散风邪，凉诸经血，止目睛内痛。

王好古说：搜肝风。

【发明】苏敬说：小荆实即牡荆子，功效与蔓荆相同。

时珍说：蔓荆气清味辛，体轻而浮，上行而散。故所主者，皆头面风虚之证。

附方

1 令发长黑：蔓荆子、熊脂等份，醋调外涂。《圣惠方》。

2 头风作痛：将蔓荆子一升捣研为末，绢袋盛，浸一斗酒中七日，温饮，每日三次。《千金方》。

3 乳痈初起：蔓荆子炒，研为细末，酒服方寸匕，药渣外敷患处。危亦林《世医得效方》。

按语

蔓荆子味辛、苦，性微寒，能疏散风热，清利头目。用于风热感冒、头昏头痛、目赤肿痛、目昏多泪，还可用于中气不足、清阳不升、耳鸣耳聋、风湿痹痛。

紫荆 Zi Jing

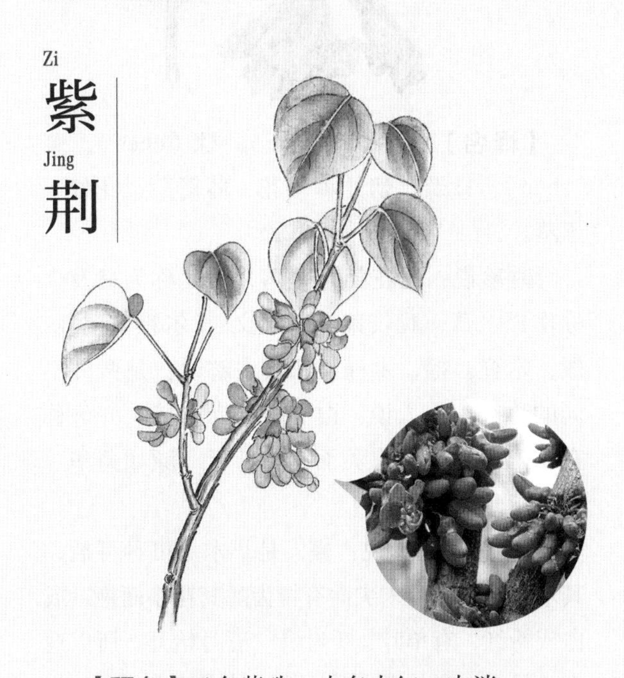

【释名】又名紫珠。皮名肉红、内消。

时珍说：其木像黄荆而呈紫色，因此得名。其皮色红能消肿，故疡科称为肉红，又名内消，与何首乌同名。

【集解】苏颂说：紫荆到处都有，人多种于庭院间。木似黄荆，叶小无桠，花深紫可爱。

时珍说：树木高大，枝条柔软，其花甚繁，每年开二到三次。其皮入药，以产于四川、厚而紫色、味苦如胆者为好。

木并皮

【气味】味苦，性平，无毒。

【主治】《开宝本草》记载：破宿血，下五淋，浓煮汁服。

《大明》记载：通小肠。

时珍说：活血行气，消肿解毒，治妇人血气疼痛，经水凝涩。

【发明】时珍说：紫荆气寒味苦，色紫性降，入手、足厥阴血分。寒胜热，苦走骨，紫入营，因此能活血消肿，利小便而解毒。杨清叟《仙传方》有冲和膏，以紫荆为君药，大概是取此意。其方治一切痈疽发背流注等肿毒，冷热不明：紫荆皮（炒）三两，独活（去节，炒）三两，赤芍药（炒）二两，生白芷一两，木蜡（炒）一两，研为细末，用葱汤调，热敷。血得热则行，葱能散气也。疮不甚热者，用酒调。痛甚者，加乳香。筋不伸者，也加乳香。大抵痈疽流注，皆是气血凝滞所成。遇温则散，遇凉则凝。此方温平，紫荆皮乃木之精，破血消肿；独活乃土之精，止风动血，引拔骨中毒，去痹湿气；芍药乃火之精，生血止痛；木蜡乃水之精，消肿散血，同独活能破石肿坚硬；白芷乃金之精，去风生肌止痛。血生则不死，血动则流通，肌生则不烂，痛止则不焮，风去则血自散，气破则硬可消，毒自除。五者交治，病怎么有不愈的呢？

附方

1 妇人血气：将紫荆皮捣研为末，醋糊丸如樱桃大，每次用酒化服一丸。熊氏《妇人良方补遗》。

2 鹤膝风挛：紫荆皮三钱，老酒煎服，每日二次。《仁斋直指方》。

3 伤眼青肿：紫荆皮，小便浸七日，晒研，用生地黄汁、姜汁调敷。不肿用葱汁。《永类方》。

4 疯犬咬伤：紫荆皮末，砂糖调涂，留口退肿，口中仍嚼咽杏仁去毒。《仙传外科》。

5 鼻中疳疮：紫荆花阴干为末，贴患处。《卫生易简方》。

6 发背初生，一切痈疽：单用紫荆皮为末，酒调箍住，自然聚拢变小不开，内服柞木饮子。《仙传外科》。

7 痈疽未成：用白芷、紫荆皮等份为末，酒调服。外用紫荆皮、木蜡、赤芍药等份为末，酒调。《仙传外科》。

8 痔疮肿痛：紫荆皮五钱，新水饭前煎服。《仁斋直指方》。

9 产后诸淋：紫荆皮五钱，半酒半水煎，温服。熊氏《妇人良方补遗》。

按语

紫荆味苦，性平，能清热解毒，行气活血，消肿止痛。用于产后血气痛、痈疽疮毒等症。

木槿

Mu Jin

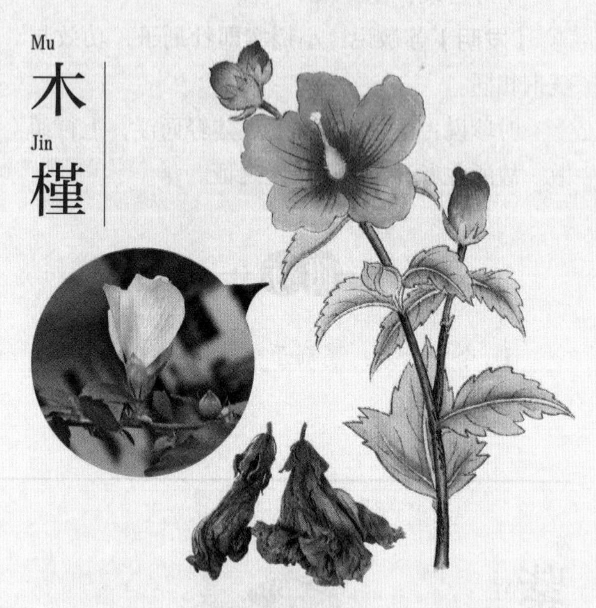

【释名】又名椵（duàn）、榇（chèn）、蕣（shùn）、日及、朝开暮落花、藩篱草、花奴、玉蒸。

时珍说：此花朝开暮落，因此称为日及。称作槿、蕣，犹仅荣一瞬之义。《尔雅》记载：椵，木槿。榇，木槿。郭璞注解说：是两种不同的称呼。有人说：白名椵，赤名榇。齐鲁称它为玉蒸，是说它美而多。诗云“颜如蕣华”即是指此。

【集解】时珍说：槿，是小木。可种可插，其木如李。其叶末尖而有桠齿。其花小而艳，或白或粉红，有单叶、千叶者。五月始开，所以逸书《月令》说仲夏之月木槿。结实轻虚，大如指头，秋深自裂，其中的子像榆荚、泡桐、马兜铃的种仁，易活。嫩叶可作菜吃，作饮代茶。现在的疡医用木槿皮治疮癣，多取产于四川的，厚而色红。

皮并根

【气味】味甘，性平，滑，无毒。

【主治】陈藏器说：止肠风泻血，痢后热渴，作饮服用，令人得睡，并炒用。

时珍说：治赤白带下，肿痛疥癣，洗目令明，润燥活血。

【发明】时珍说：木槿皮及花，都滑如葵花，能润燥；色如紫荆，能活血；川中来者，气厚力优，故尤有效。

附方

1 赤白带下：槿根皮（切）二两，以白酒一碗半，煎至一碗，空腹服用。白带用红酒效果好。《纂要奇方》。

2 头面钱癣：将槿树皮捣研为末，醋调，隔水蒸如胶，外敷患处。王仲勉《经效方》。

3 癣疮有虫：川槿皮煎，入肥皂浸水，频频外擦。或用槿皮浸汁磨雄黄，尤妙。《简便方》。

4 痔疮肿痛：藩蓠草根煎汤，先熏后洗。《仁斋直指方》。

5 大肠脱肛：槿皮或叶煎汤熏洗，再用白矾、五倍末外敷。《救急方》。

花

【气味】味甘，性平，滑，无毒。。

【主治】《大明》记载：治疗肠风泻血、赤白下痢，并焙入药。作汤代茶，治风。

时珍说：消疮肿，利小便，除湿热。

附方

1 下痢噤口：红木槿花去蒂，阴干为末，先煎面饼二个，蘸末食用。赵宜真《济急方》。

2 风痰拥逆：木槿花晒干焙研，每次服用一二匙，空腹开水送下。白花效果尤其好。《简便方》。

3 反胃吐食：千叶白槿花，阴干为末，陈糯米汤调送三五口。不转再服。《袖珍方》。

按语

木槿花味甘，性平，能清热止咳，清热燥湿，凉血止血。用于咳喘，及血热妄行所致的吐血衄血、尿血、肠风泻血、痢疾，以及白带多。

La 蜡 Mei 梅

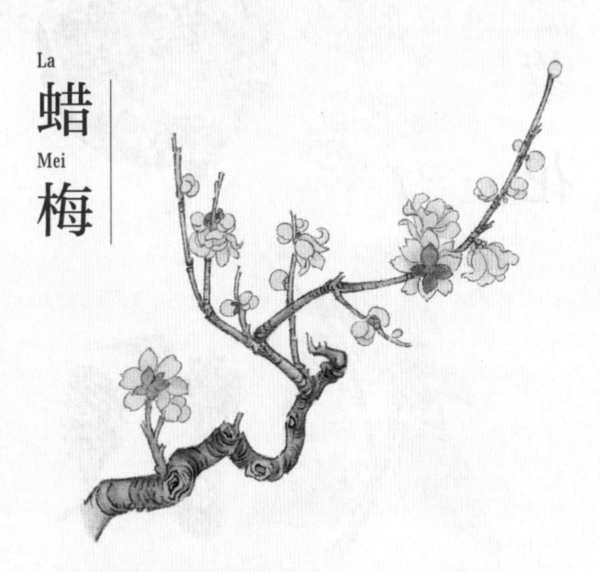

【释名】又名黄梅花。

时珍说：此物本来不是梅类，因其与梅同时，香又相近，颜色像蜜蜡，因此得此名。

【集解】时珍说：蜡梅小树，丛枝尖叶。共有三种：以子种出不经接，腊月开小花而香淡，称作狗蝇梅；经接而花疏，开时含口的，称作磬口梅；花蜜而香浓，色深黄如紫檀的，称作檀香梅，最佳。结实如垂铃，尖长寸余，子在其中。其树皮浸水磨墨，有光采。

花

【气味】味辛，性温，无毒。

【主治】时珍说：解暑生津。

按语

蜡梅现作腊梅，味辛、甘，性凉，能清热解毒，理气开郁。用于暑热烦渴、头晕、胸闷脘痞、梅核气、咽喉肿痛，以及麻疹、百日咳、烫伤、火伤、中耳炎等。

密蒙花 Mi Meng Hua

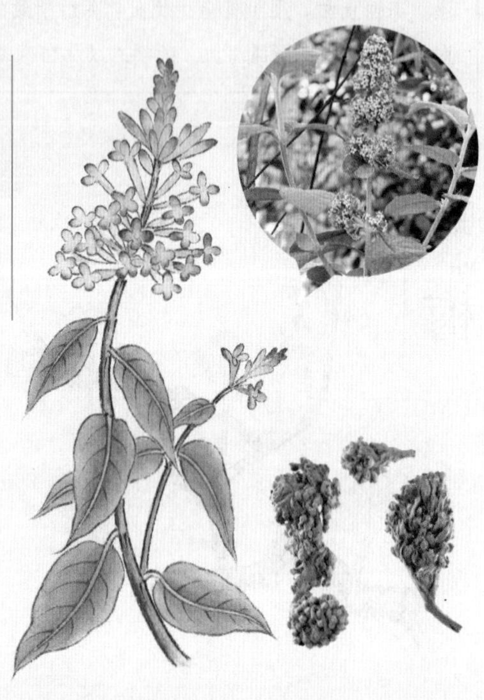

【释名】又名水锦花。

时珍说：其花繁密蒙茸如簇锦，因此称为密蒙花。

【集解】苏颂说：密蒙花，蜀中州郡都有。树高丈余，叶似冬青叶而厚，背白有细毛，又像橘叶，花呈微紫色。二月、三月采花，晒干用。

寇宗奭说：利州甚多。叶子冬天不凋谢，也不像冬青，柔而不光洁，不深绿。其花细碎，数十房成一朵，冬生春开。

花

【修治】雷敩说：凡用拣净，酒浸一夜，漉出候干，拌蜜令润，蒸之从卯时至酉时，晒干再拌蒸，如此三次，晒干用。每一两用酒八两，蜜半两。

【气味】味甘，性平、微寒，无毒。

【主治】《开宝本草》记载：主治青盲肤翳、赤肿多眵泪，可以消目中赤脉、小儿麸豆及疳气攻眼。

刘完素说：治疗羞明怕日。

王好古说：入肝经气、血分，润肝燥。

附方

目中障翳：密蒙花、黄柏根各一两，研为细末，和水丸如梧桐子大，睡前用汤送服十到十五丸。《圣济总录》。

按语

密蒙花味甘，性微寒，能清热泻火，养肝明目，退翳。用于目赤肿痛、羞明多泪、眼生翳膜，及肝虚目暗干涩、视物昏花。

黄杨木 Huang Yang Mu

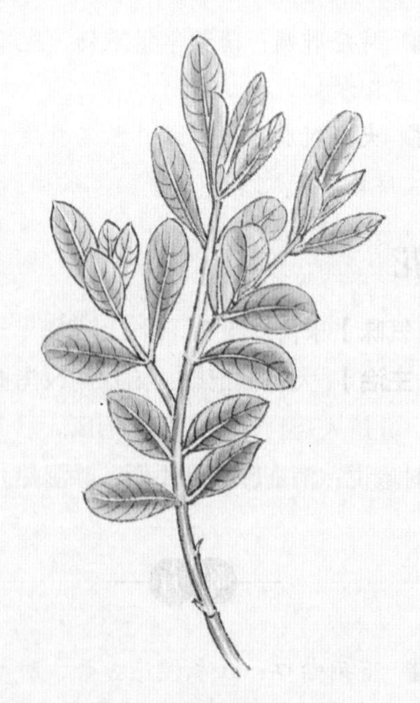

【集解】时珍说：黄杨生于山野中，平常人家多栽种。枝叶攒簇上耸，叶似初生槐芽而青

厚，不花不实，四时不凋。其性难长，俗说每年长一寸，遇闰则退。现在观察，只是闰年不长。其木坚腻，作梳剜（wān）印最良。据段成式《酉阳杂俎》记载：世重黄杨，以其无火。用水试之，沉则无火。凡取此木，必以阴晦，夜无一星，伐之则不裂。

叶

【气味】味苦，性平，无毒。

【主治】时珍说：妇人难产，可以将此叶入达生散中用。又可以治疗暑月生疖，捣烂外涂。

-按语-

黄杨木味苦，性平，能祛风除湿，行气活血。用于风湿关节痛、牙痛、胃痛、疝痛、腹胀、痢疾、跌打损伤、疮疡肿毒。外用适量，捣烂敷患处。

接骨木

Jie Gu Mu

【释名】又名续骨木、木蒴藋。

苏颂说：接骨木以功效而得名。花、叶都像蒴藋、陆英、水芹等，因此又叫作木蒴藋。

【集解】苏敬说：所在皆有。叶如陆英，花也相似。但作树高一二丈许，木体轻虚无心。折枝扦插便生，人家亦栽种。

【气味】味甘、苦，性平，无毒。

【主治】《新修本草》记载：主折伤，续筋骨，除风痹，龋齿，可作浴汤。

陈藏器说：根皮主痰饮，下水肿及痰疟，煮汁服用，当利下及吐出，不可多服。

时珍说：治疗打伤瘀血及产妇恶血，一切血不行，或不止，都可煮汁服用。

附方

1 折伤筋骨：接骨木半两，乳香半钱，芍药、当归、川芎、自然铜各一两，研为细末，化黄蜡四两，投药搅匀，和丸如芡子大。若止伤损，酒化一丸。若碎折筋骨，先用此外敷，再服。《卫生易简方》。

2 产后血晕，五心烦热，气力欲绝，及寒热不禁：以接骨木破如算子一握，用水一升，煎取半升，分服。或小便频数，恶血不止，服之即愈。《产书》。

叶

【主治】陈藏器说：治疗痰疟，大人七叶，小儿三叶，生捣汁服，取吐。

-按语-

接骨木味甘、苦，性平，能祛风利湿，接骨续筋，活血止痛。用于风湿筋骨痛、腰痛、水肿、跌打损伤、骨折疼痛、风疹、瘾疹、创伤出血等。

Fu 茯 Ling 苓

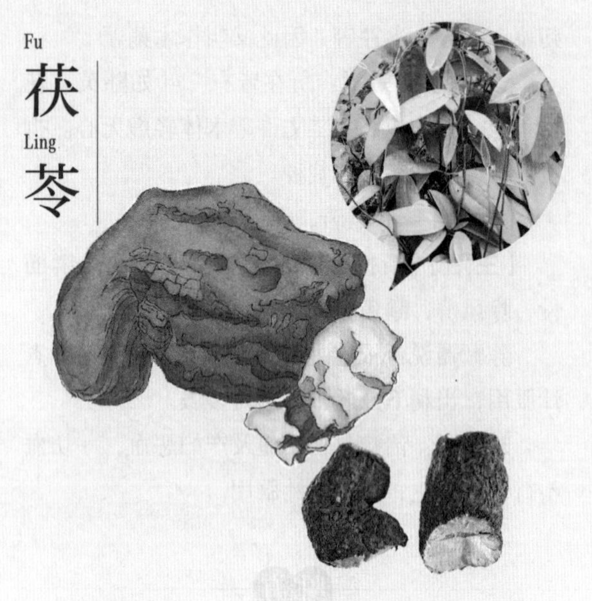

【释名】又名伏灵、伏菟、松腴、不死面、抱根者名伏神。

寇宗奭说：砍伐多年的松根，仍未断绝它的气味，未损伤它的精英。其精气盛者，发泄于外，结为茯苓。所以茯苓不抱根，离开松根本体，有零之义。那些津气不盛的，只能附结在松根上，由于不离根本，所以称为伏神（茯神）。

时珍说：茯苓，在《史记·龟策传》中写作伏灵。这是由于它由神灵之气伏结而成，所以叫伏灵、伏神。《仙经》中说如果佩带象拳头大小的伏灵，可以消灭各种邪气，那么它的神灵之气，也可由此得到证实。俗作苓者，是传写的错误。因下有伏灵，上有兔丝，故又名伏兔。也有人说茯苓的形状像兔，所以得此名称，这也说得通。

【集解】《别录》记载：茯苓、茯神生于太山山谷大松下。二月、八月采收，阴干。

陶弘景说：今出郁州。大者如三到四升器，外皮黑而细皱，内坚白，以形如鸟、兽、龟、鳖的为好。虚而色赤的品质不佳。茯苓的特性不易朽蛀，埋在地下三十年，它的色理仍无变异。

苏敬说：现今太山也有茯苓，质硬块小，不再采用。品质最好的产于华山，形状极为粗大。雍州、南山也有生产，但不如华山产的好。

韩保昇说：有大松处生长的地方都有茯苓，只有华山产的最多。生长在枯松树下，形块没有一定的规律，以似像龟、鸟形状的为好。

掌禹锡说：《范子计然》记载：茯苓生长于嵩山及三辅。《淮南子》记载：千年的松树，下有茯苓，上有兔丝。《典术》载：松脂入地，经千岁为茯苓，看到赤色的松树树下有茯苓。《广志》载：茯神是由松树汁形成的，品质胜于茯苓。也有的说，有松根贯穿的茯苓即茯神贯。生长于朱提、濮阳县。

苏颂说：现今在太山、华山、嵩山都出产茯苓。生长于大松树下，附着松根而生，无苗、叶、花、果实，作块状，如拳头大小，生长在地下，大的有数斤重，有赤茯苓、白茯苓二种。有的说由松脂变成，或说是依靠松树的精气而生。现今东人看见山中古松被人砍伐，露着枯茬残枝，而枝叶不再生枝叶的，人们称它为茯苓拨。在茯苓拨四周一丈左右的地方，用铁头锥刺入地下。如果有茯苓，则锥刺入难以拔出，就在此处掘取。茯苓拨大的，茯苓也大。每个茯苓各自呈块状生长，不附着根。那些包着根生长，而质地轻虚的为茯神，所以凭借精气而生的说法，是有道理的。《龟策传》记载：茯苓在兔丝之下，形状如飞鸟。雨后放晴，天静无风时，夜晚用火烧去兔丝，用篝火灰以作标记，火灭后即可找到地方。天亮后掘取，挖地四尺或七尺可以得到。此作法现已不曾听说。

寇宗奭说：上有兔丝的说法，实在难以让人相信。

时珍说：下有茯苓，则上有如丝状的灵气，山里人也时常见到，不是兔丝子的兔丝。注解《淮南子》的人说是兔丝子或女萝，是错误的。茯苓有如斗大的，有坚硬如石的，品质极好。那种质地轻虚者不好，是由于生长年限短没坚固的原因。刘宋·王微《茯苓赞》记载：

白色的茯苓生长于下，红色的苓丝集于上，茯苓之身如鸡刍，茯苓的形状如龟蔡（蔡地出龟，大龟为龟蔡）。茯苓的作用同于少司命，可保儿童延年益寿。其功效如一，其色柔红，可以佩带。观察王微《茯苓赞》所说的红丝，则指兔丝。可惜寇宗奭不解此义。

【修治】雷敩说：凡用时去皮、心，捣细，于水盆中搅浊，把浮在水面上的去掉。这是茯苓赤筋，如果误服，使人瞳子及黑睛变小，兼盲目。

陶弘景说：作丸、散时，先煮至二三沸，再切，晒干用。

【气味】味甘，性平，无毒。

【主治】《本经》记载：主治胸胁逆气，忧愁愤恨，惊邪恐悸，心下结痛，寒热烦满咳逆，口焦舌干，利小便。久服，安魂养神，不饥，延年益寿。

《别录》记载：止消渴，好睡，淋沥，祛膈中痰水，水肿淋结，开胸腑，调脏气，消肾中邪气，长阴，益气力，保神气。

甄权说：开胃，止呕逆，善安心神，主肺痿痰壅、心腹胀满、小儿惊痫、女人热淋。

《大明》记载：补多种劳伤，开心益志，止健忘，暖腰膝，安胎。

张元素说：止渴，利小便，除湿益燥，和中益气，利脐间血。

李杲说：能逐水缓脾，生津导气，平火止泄，除虚热，开腠理。

王好古说：泻膀胱，益脾胃，治肾积奔豚（肾脏寒气上冲，表现为发作性下腹气上冲胸，直达咽喉，腹部绞痛，胸闷气急，头昏目眩，心悸易凉，烦躁不安，发作过后如常）。

赤茯苓

【主治】甄权说：破结气。

时珍说：泻心、小肠、膀胱湿热，利窍行水。

茯苓皮

【主治】时珍说：主治水肿肤胀，开水道，开腠理。

【发明】陶弘景说：茯苓白色者补，赤色者利。平时用的很多，在仙方服食方中也为非常重要的药物。说它通神而致灵，和魂而炼魄，利窍而益肌，厚肠而开心，调营而理卫，是上品仙药。善能断谷不饥。

寇宗奭说：茯苓有行水的功效，补益心脾时也不可缺少。

张元素说：茯苓赤泻白补，上古时没有这种说法。气味俱薄，性浮而升。它的作用有五点：利小便，开腠理，生津液，除虚热，止泻。如果小便利或频数的人，多服则损视力。汗多的人服后，也损伤元气，损人寿命，这是因为茯苓淡渗的缘故。又说：淡为天之阳，阳当上行，为什么利水而泻下？气薄者为阳中之阴，所以茯苓利水泻下。

李杲说：白茯苓入肾经，赤茯苓入心经。味甘而淡，主降，为阳中之阴。它的功效有六：利窍而除湿，益气而和中，治惊悸，生津液，小便多者能止，小便结者能通。又说：湿淫所胜，小便不利。淡以利窍，甘以助阳。温平能益脾逐水，是祛除水湿的圣药。

朱震亨说：茯苓得松之余气而成，属金，仲景利小便多用茯苓，是治疗暴病、新病的要药。若阴虚者，恐未必适宜。此物有行水的功效，久服损人。金匮肾气丸用茯苓，也不过是引其他药物归肾经，祛除胞中久陈积垢，发挥搬运的作用。

时珍说：本草书中又说茯苓利小便，祛除肾脏的邪气。到李杲、王好古时便说小便多者能止，涩者能通，同朱砂用能秘真元。而朱震亨又说阴虚者不宜用，所说似乎相反，为什么呢？茯苓气味淡而渗，其性上行，生津液，开腠理，滋水之源而下降，利小便。所以张元素说它属阳，浮而升，是说其性；李杲说其为阳中之阴，降而下，是说它的作用。《素问》记载：饮食入胃，游溢精气，上输于肺，通调水道，下输膀胱。根据这些，则知淡渗的药，都上行而后下降，并非直接下行。小便多，它的根源也不同。《素问》说：肺气盛则小便数而少；虚则打呵欠，小便遗数。心虚则少气遗尿。下焦虚则遗尿。胞移热于膀胱则遗尿。膀胱不利为癃，不约束为遗尿。厥阴病则遗溺闭癃。所谓肺气盛为实热。病人必气壮脉强。宜用茯苓甘淡以渗其热，因此说小便多者能止。若是肺虚、心虚、胞热、厥阴病，都是虚热。其人必上热下寒，脉虚而弱。法当用升阳之药，以升水降火。膀胱不约、下焦虚者，为火投于水，水泉不藏，是脱阳之证。其人必肢冷脉迟。当用温热之药，峻补其下，交济水火。二证都不是茯苓一类淡渗的药所能治疗的，所以说阴虚者不宜使用。仙家虽有服食之法，也应当因人而用。

茯神

【气味】味甘，性平，无毒。

【主治】《别录》记载：辟邪气，疗肝虚眩晕，多种劳损，口干，止惊悸、多恚怒（huì nù，愤怒）、善忘，开心益智，安定神志，养精神。

甄权说：补劳乏，主上脘急痛，硬满。体虚而小肠不利者，加入方剂使用。

神木，即伏神心内木。又名黄松节。

【主治】甄权说：主治偏风，口面歪斜，毒风，筋挛不语，心神惊掣，虚而健忘。

时珍说：治脚气痹痛，诸筋牵缩。

【发明】陶弘景说：仙方只说到茯苓，但无茯神，治疗作用既然相同，使用也应当一样。

时珍说：《本经》有茯苓的记载，到《别录》才增添了茯神，但主治相同。后人治心病必用茯神。因此张元素说：风病眩晕，心虚，没有茯神不能除。但茯苓未尝不治心病。陶弘景最早认为赤茯苓泻，白茯苓补。李杲又分赤茯苓入丙丁（心火），白茯苓入壬癸（肾水），这是发前人之秘。时珍则谓茯苓、茯神，只当云赤茯苓入血分，白茯苓入气分，各从其类，如牡丹、芍药之义，不应当以丙丁、壬癸区分。若以丙丁、壬癸分，则白茯神不能治心病，赤茯苓不能入膀胱。张元素不分赤、白之说，医理上说不通。《圣济总录》松节散：用茯神心中木一两，乳香一钱，石器炒，研为末。每服二钱，木瓜酒下。治风寒冷湿搏于筋骨，足筋挛痛，行步艰难，也主治诸筋挛缩疼痛。

附方

1 胸胁气逆胀满：茯苓一两，人参半两。每服三钱，水煎服，每日三次。《圣济总录》。

2 养心安神：治心神不定，恍惚健忘不乐，火不下降，水不上升，时复振跳。常服，消阴养火，全心气。茯神二两，去皮，沉香半两，为末，炼蜜为丸小豆大。每服三十丸，食后参汤下。此方名朱雀丸。《百一选方》。

3 血虚心汗，别处无汗，独心孔有汗，思虑多则汗亦多，宜养心血：艾汤调茯苓末，日服一钱。《证治要诀》。

4 心虚梦泄或白浊：白茯苓末二钱，米汤调下，每日二次。苏东坡方。《仁斋直指方》。

5 虚滑遗精：白茯苓二两，缩砂仁一两，捣研为末，入盐二钱。精羊肉批片，掺药炙食，以酒送下。《普济方》。

6 浊遗带下：男子元阳虚惫，精气不固，小便下浊，余沥常流，梦寐多惊，频频遗泄，并治妇人白淫白带。白茯苓（去皮）四两切块，以猪苓四钱半，入内煮二十余沸，取出晒干，择去猪苓，捣研为末，化黄蜡调匀，作丸弹子大。每嚼一丸，空腹唾液咽下，以小便清为度。忌米醋。此方名威喜丸。

7 小便频多：白茯苓去皮、干山药去皮，以白矾水浸过，焙干，等份为末。每米汤送服二钱。《儒门事亲》。

8 小便不禁：心肾俱虚，神志不守，小便淋沥不禁。用白茯苓、赤茯苓等份，捣研为末。以新汲水搓洗去筋，控干，以酒煮地黄汁捣膏搜和，制丸弹子大。每次嚼服一丸，空腹用盐、酒送服。此方名茯苓丸。《三因方》。

9 小便淋浊：由心肾气虚，神志不守，或梦遗白浊。赤、白茯苓等份，研末，用新汲水飞去沫，控干。以地黄汁同捣，酒熬作膏，和丸弹子大。空腹盐汤嚼下一丸。《三因方》。

10 下虚消渴，上盛下虚，心火炎烁，肾水枯涸，不能交济而成渴症：白茯苓一斤，黄连一斤，为末，熬天花粉作糊，制丸如梧桐子大。每次用温汤送服五十丸。《德生堂经验方》。

11 下部诸疾：用坚实白茯苓去皮焙研，取清溪的流水浸去筋膜，再焙，放入瓷罐内，用好蜜和匀，放入铜釜内，多加水，用桑柴火煮一日，取出收藏。每空腹用温开水送服二到三匙，解除烦郁燥渴，一切下部疾，皆可除。此方名龙液膏。《积善堂方》。

12 泄泻、滑痢不止：白茯苓一两，煨木香半两，捣研为末。紫苏木瓜汤下二钱。《百一选方》。

13 妊娠水肿，小便不利，恶寒：赤茯苓去皮、葵子各半两，捣研为末。每服二钱，新汲水（刚打出的井水）下。禹讲师《经验方》。

14 突然耳聋：黄蜡不拘多少，和茯苓末细嚼，茶汤下。《普济方》。

15 面皯雀斑：白茯苓末，蜜和，夜夜外敷，十四天愈。姚僧坦《集验方》。

16 猪鸡骨鲠：①五月五日，采楮实子（晒干）、白茯苓等份，捣研为末。每服二钱，乳香汤下。②上方不用楮实子，以所哽骨煎汤下。《经验良方》。

17 痔漏神方：赤、白茯苓去皮、没药各二两，破故纸（即补骨脂）四两，石臼捣成一块。春、秋酒浸三日，夏二日，冬五日。取出木笼蒸熟，晒干为末，酒糊丸梧桐子大。每酒服二十丸，渐加至五十丸。董炳《集验方》。

18 血余怪病，手的十指节断坏，唯有筋连，无节肉，如灯心的虫出，长数尺，遍身绿毛卷，名曰血余：以茯苓、胡黄连煎汤，饮之愈。夏子益《奇疾方》。

19 水肿尿涩：茯苓皮、椒目等份，煎汤，日饮取效。《普济方》。

按语

茯苓（白茯苓）味甘、淡，性平，能利水消肿，渗湿，健脾，宁心。用于水肿、小便不利、痰饮、脾虚泄泻、心悸、失眠。其健脾作用好，利水作用平和。茯神安神作用好，茯苓皮偏于利水消肿。

琥珀 Hu Po

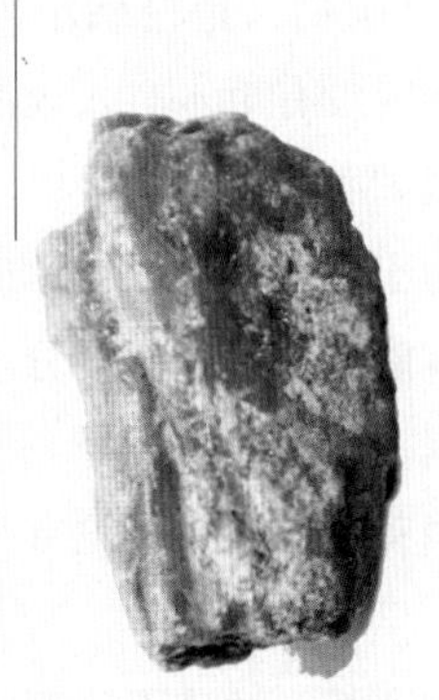
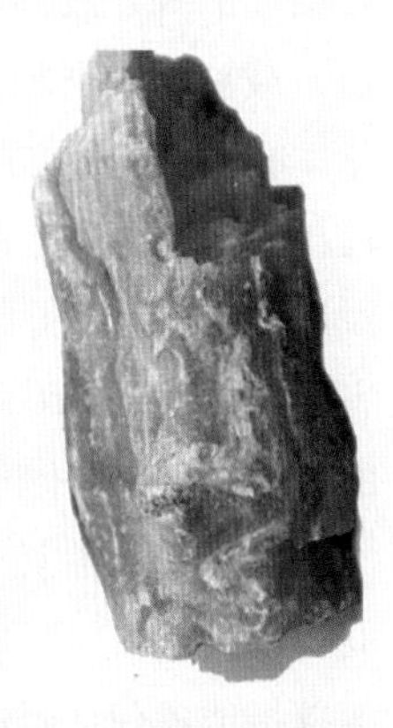

【释名】又名江珠。

时珍说：虎死后，则精魄入地，化为石，此物形状类似，因此称它为虎魄。俗文从玉，是因为它与玉相似。梵书中称它为阿湿摩揭婆。

【集解】陶弘景说：旧说是由松脂埋于地下，经千年所化而成。现在烧它也有松气。也有中间夹有一只蜂的，形色如生的琥珀。《博物志》说它是烧蜂巢所作，恐怕与事实不符。这或许是蜂被松脂粘住，于是坠地被淹没。也有用煮毈（duàn）鸡蛋（蛋内坏散，孵不成小鸡）及青鱼枕做的，都不是真的。只有用手心摩热后能吸芥的为真品。现今都从外国来，而出茯苓的地方并无琥珀，不知出产琥珀的地方有无茯苓？

李珣说：琥珀是海松木中津液，开始如桃胶，以后才凝结。又有一种南珀，不及外国来的好。

韩保昇说：枫脂入地千年变为琥珀，不只是松脂转变的。大概木脂入地千年皆化，但不及枫树、松树有胶脂，能经更多的年岁罢了。蜂巢既烧，怎么有蜂形还存在里面？

寇宗奭说：现在西戎（西戎是古代华夏人对我国西部少数民族的统称）也有，它的颜色淡而明澈。产自南方的颜色深而重浊，那里的人们多碾后制成物形。如果说是千年茯苓所化，那么它粘上的蜂、蚁都还在，是极不可能的。《地理志》载：海南林邑多出琥珀，是松脂沦入地所化。有琥珀的地方周围就没有草木。入土浅的五尺，深者八九尺。大者如斛，削去皮乃成。这种说法最有道理。但因为土地有宜于琥珀形成或不宜形成的不同，因此有能化、不能化之分。烧蜂的说法，不知是何根据。

陈承说：各家所说茯苓、琥珀，虽有小的异同，都说是松脂所化。但茯苓、茯神，乃大的松树摧折或砍伐，而根瘢不朽，津液下流而结成，因此可以治心肾，通津液。若琥珀是松树枝节茂盛的时候，为烈日所晒，树脂流出树身外，逐渐厚大，于是堕入土中，津润日久，被土渗泄，但仍保留着光莹之体独存。现还可吸住芥，是还有黏性。所以琥珀中的虫蚁之类，是没有入土时所粘上的。茯苓、琥珀都出自松树，但禀性不同。茯苓生于阴而成于阳，琥珀生于阳而成于阴，所以都治营安心而利水。

雷敩说：使用时须分红松脂、石珀、水珀、花珀、物象珀、瑿（yī）珀、琥珀的不同。其中红松脂如琥珀，只是色浊，质太脆，呈横纹。水珀多无红色，色浅黄，多皱纹。石珀如石重，色黄，不能用。花珀的纹像新马尾松的心纹，一路赤，一路黄。物象珀的内部自有物命，入用神妙。瑿珀是众珀之长。琥珀如血色，以布擦热后，能吸得芥子的，是真品。

时珍说：琥珀拾芥，指的是草芥，即禾草。雷敩说拾芥子，是错误的。《唐书》记载西域康干河松木，入水后一到二年化为石，正与松树、枫树诸木沉入土化珀，是同一道理。现在金齿、丽江也有。那种茯苓经千年化为琥珀的说法，也是误传。据曹昭《格古论》记载：琥珀出西番、南番，是枫木津液多年后所化。色黄而明亮者名蜡珀，色若松香红而且色黄的叫明珀，有香者叫香珀，出产自高丽、倭国的色深红。其中粘有蜂、蚁、松枝者最好。

【修治】雷敩说：入药，用水调侧柏子末，放入瓷锅中，将琥珀放于内煮，从巳时至申时，当有异光，捣粉筛用。

【气味】味甘，性平，无毒。

【主治】《别录》记载：安五脏，安神定志，驱邪气，消瘀血，通五淋。

《大明》记载：壮心，明目磨翳，止心痛癫邪，疗蛊毒，破结瘕，治产后血枕痛。

陈藏器说：止血生肌，合金疮。

张元素说：清肺，利小肠。

【发明】朱震亨说：古方中用来利小便，是因为琥珀有燥脾土作用，脾能运化，肺气下降，因此小便可通。若血少不利者，反导致燥急之害。

陶弘景说：民间多将琥珀带在身上辟恶。刮

屑服用，疗瘀血非常有效。

陈藏器说：和大黄、鳖甲做成散剂，用酒送服一方寸匕，能下恶血、妇人腹内血，血止停药。宋高祖时，宁州贡琥珀枕，将它粉碎后赐给军士，用来敷金疮。

附方

1 止血生肌，镇心明目，破癥瘕气块，产后血晕闷绝，产后宫中痛：琥珀一两，鳖甲一两，京三棱一两，延胡索半两，没药半两，大黄六铢，熬捣为散。空腹酒服三钱匕，一日两次。产后即减大黄。此方名琥珀散。《海药本草》。

2 小儿胎惊：琥珀、防风各一钱，朱砂半钱，捣研为末。猪乳调一字，入口中，效果好。《仁斋直指方》。

3 小儿因怀胎致痫：琥珀、朱砂各少许，全蝎一枚，捣研为末。麦门冬汤调一字服。《仁斋直指方》。

4 妊娠小便不利：真琥珀一两，捣研为末。用水四升，葱白十茎，煮汁三升，入珀末二钱，温服。沙石诸淋，三服皆效。《圣惠方》。

5 小便淋沥：琥珀（为末）二钱，麝香少许，温开水送服，或用萱草煎汤送服。老人、虚人用人参汤送服。也可做蜜丸，用赤茯苓汤送服。《普济方》。

6 小便尿血：琥珀为末。每服二钱，灯心汤下。《仁斋直指方》。

7 从高坠下有瘀血在内：刮琥珀屑，酒服方寸匕。或入蒲黄三到二匕，每日服四到五次。《外台秘要》。

8 金疮闷绝不识人：琥珀研粉，童子小便调一钱。服三服便愈。《鬼遗方》。

9 鱼骨鲠咽：不出六七日便可痊愈：用琥珀珠一串，推入所哽之处，牵引鱼刺即出。《外台秘要》。

按语

琥珀味甘，性平，能镇惊安神，活血散瘀，利尿通淋。用于心神不宁、心悸失眠、惊风、癫痫、痛经经闭、心腹刺痛、癥瘕积聚、淋证、癃闭、小便不利等，尤宜于血淋。还可用于疮痈肿毒，内服能活血消肿，外用可生肌敛疮。研末冲服，不入煎剂。忌火煅。

猪苓 Zhu Ling

【释名】又名豭猪屎、豕橐（tuó）、地乌桃。

陶弘景说：猪苓块黑似猪屎，故以此命名。司马彪注解《庄子》时说：豕橐另称为苓，它的根像猪矢，即是猪苓。

时珍说：马屎称作通，猪屎称作零，即苓字，因排泄时零落而下，因此得名。

【集解】《别录》记载：猪苓生衡山山谷及济阴冤句。二月、八月采收，阴干。

陶弘景说：是枫树苓，其皮黑色，以肉白而实者为好，削去皮用。

苏颂说：现在蜀州、眉州也有猪苓。生于土底，不一定是枫树根下才有。

时珍说：猪苓也是木之余气所结，如松之余气结茯苓之义。其他的树木也有，只是枫木较多而已。

【修治】雷敩说：采得，用铜刀削去粗皮，切成薄片，用东流水浸泡一夜。到天亮时漉出，切细，用升麻叶对蒸一日，去叶，晒干用。

时珍说：猪苓有行湿的功效，生用更佳。

【气味】味甘，性平，无毒。

【主治】《本经》记载：主治疟疾，通利水道。久服，轻身耐老。

甄权说：解伤寒温疫大热，发汗，主肿胀满腹急痛。

张元素说：治渴除湿，去心中烦闷。

王好古说：泻膀胱。

时珍说：开腠理，治淋肿脚气、白浊带下、妊娠小便淋痛、胎肿、小便不利。

【发明】苏颂说：张仲景治消渴脉浮、小便不利、微热者，用猪苓散发汗。病欲饮水而复吐，称为水逆，冬时寒嗽如疟状者，也可以服用猪苓散，此即五苓散。猪苓、茯苓、白术各三两，泽泻五分，桂二分，细捣筛，水服方寸匕，每日三次。多饮暖水，汗出即愈。利水道的多种汤剂，没有比它疗效更快的，现在人们都使用此方。

李杲说：苦以泄滞，甘以助阳，淡以利窍，所以能除湿利小便。

寇宗奭说：猪苓利水作用强，久服必损肾气，使人目昏。久服者，宜详审察。

张元素说：猪苓淡渗，大燥亡津液，无湿证者不要服。

时珍说：猪苓淡渗，气升而又能降。因此能开腠理，利小便，与茯苓功效相同。但入补药不如茯苓。

附方

1 邪气在脏，伤寒口渴，呕而思水：猪苓、茯苓、泽泻、滑石、阿胶各一两，以水四升，煮取二升。每服七合，每日三次。此方名猪苓汤。张仲景方。

2 通身肿满，小便不利；妊娠肿渴，从脚至腹，小便不利，微渴引饮：猪苓五两，捣研为末。用温开水送服方寸匕，每日三次。杨氏《产乳集验方》。

按语

猪苓味甘、淡，性平，能利水消肿，渗湿。用于水肿、小便不利、泄泻。猪苓、茯苓均可以利水消肿、渗湿，猪苓利水的作用较强，无补益之功；茯苓性平和，能补能利，既善渗泄水湿，又能健脾宁心。

雷丸 Lei Wan

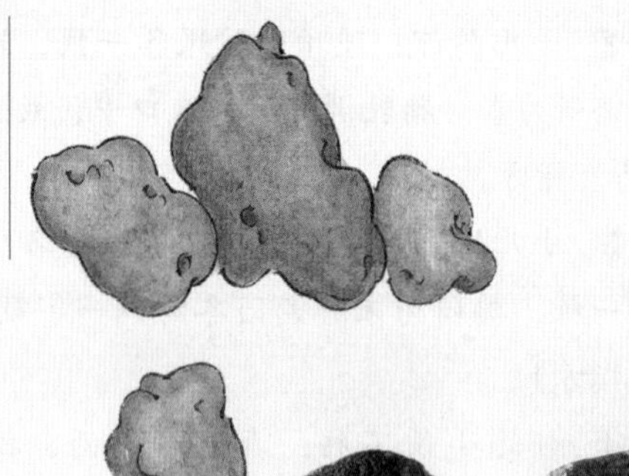

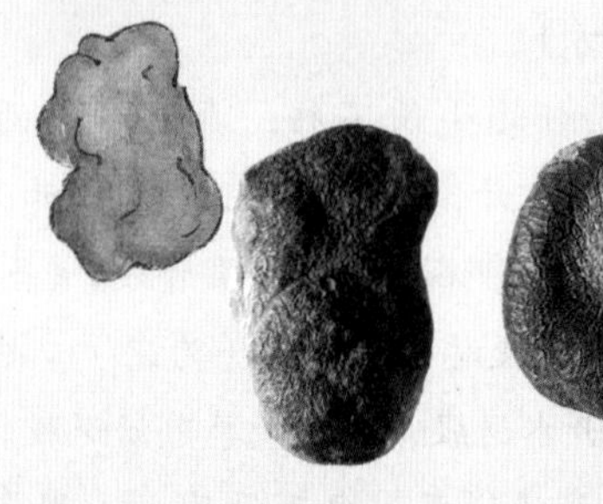

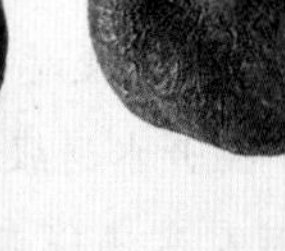

【释名】又名雷实、雷矢、竹苓。

时珍说：雷斧、雷楔，都是由霹雳击物的精气所化。此物生于土中，没有苗叶而杀虫逐邪，犹雷之丸。它是由竹的余气所结，因此又叫竹苓。苓也是屎的意思，古代屎、苓两字通用。

【集解】《别录》记载：雷丸生于石城山谷及汉中土中。八月采根，晒干。

陶弘景说：现在出产于建平、宜都间。累累相连如丸。

苏敬说：雷丸是竹的苓。没有苗蔓，都单独生长，没有互相连接的，现产于房州、金州。

时珍说：雷丸大小如板栗，形状类似猪苓，圆形，皮黑肉白，十分坚实。

【修治】雷敩说：凡使用时，用甘草水浸泡一夜，铜刀刮去黑皮，破开成四五片。以甘草水再浸泡一夜，蒸，从巳时到未时，晒干。酒拌再蒸，晒干后用。

《大明》记载：入药时炮制用。

【气味】味苦，性寒，有小毒。

【主治】《本经》记载：杀多种寄生虫，逐毒气胃中热。利男子，不利女子。

《别录》记载：作摩膏，可除小儿百病，逐邪气恶风汗出，除皮中热结积蛊毒，驱寸白虫。但长时间服用，令人阳痿。

甄权说：逐风，主癫痫狂走。

【发明】陶弘景说：《本经》说对于男子有利，《别录》说久服阳痿，两种说法相反。

马志说：《本经》说利于男子，不利于女子，是由于它能疏利男子元气，不疏利女子脏气，因此说久服令人阳痿。

时珍说：据范正敏《遁斋闲览》记载：杨勔（miǎn）中年得了怪病，每当说话时，腹中有声音相应，声音逐渐增大。有一道士见他后，说：这是应声虫。你只需要读本草，找应声虫不应声来治它。读至雷丸，腹中不应时，于是顿服数粒雷丸而愈。

附方

1 小儿出汗有热：雷丸四两，粉半斤，研末后扑在身上。《千金方》。

2 驱杀寸白虫：雷丸用水浸泡后去皮，切，焙干为末。五更初，食炙肉少许，以稀粥饮服一钱匕。需要在上半月服用，虫才可以打下。《经验方》。

按语

雷丸味微苦，性寒，能杀虫消积，用于绦虫病、钩虫病、蛔虫病、小儿疳积。不宜入煎剂，加热到60℃左右即易被破坏而失效。

桑上寄生

Sang Shang Ji Sheng

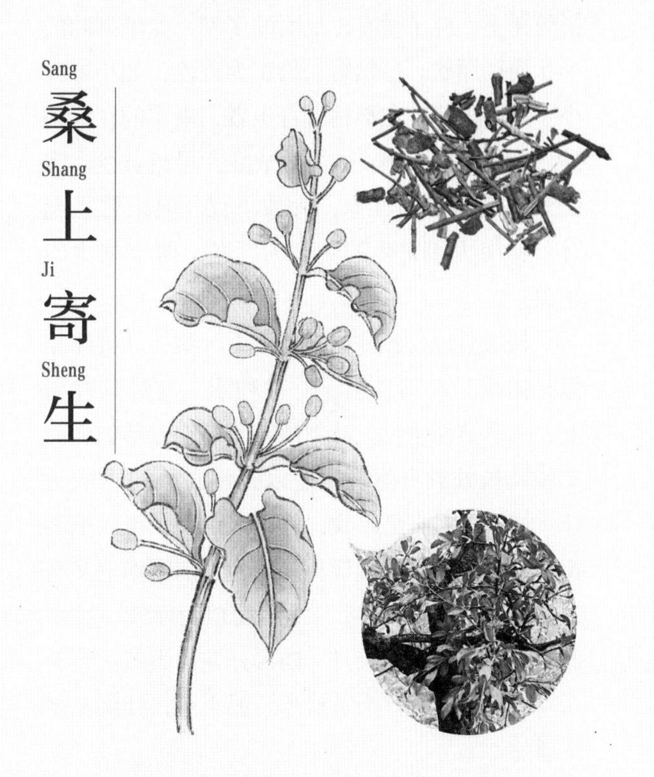

【释名】又名寄屑、寓木、宛童、茑鸟、吊二音。

时珍说：此物寄寓在其他树木上生长，好像鸟站立在树上，因此称寄生、寓木、茑木。俗称为寄生草。东方朔说，在树上的为寄生，在地下的为窭（jù）薮。

【集解】《别录》记载：桑上寄生，生长在弘农川谷桑树上。三月三日采茎叶，阴干。

陶弘景说：寄生在松上、杨上或枫树上，它们的形状都一样，但因根所寄生的地方不同，就各随所寄生的树来命名。它生长在树枝之间，根长在枝节之内。叶圆色青赤，质厚有光泽，容易折断。从旁边可以生出枝节。冬夏季节生，四月开白花。五月果实变红，如小豆大。到处都有生长，以彭城出产的品质最好。人们称它为续断并使用，而《本经》续断列在上品，主治不同，市人混杂两者而无人能识别。

苏敬说：桑寄生多生长在枫、槲、榉柳、水杨等树上。叶子没有正反面的区别，如细柳叶的形状而稍厚脆。茎粗短。果实为黄色，如小枣大小。只有虢州有在桑树上寄生者，果实的汁液很黏，核如小豆大小，九月才成熟，果色黄色。陶弘景说五月果实红赤，大如小豆，但未曾见到过。江南人用寄生的茎作为续断，两者根本不相关。

韩保昇说：各种树都有寄生，茎、叶大体相似，据说是乌鸟食用了一种种子，鸟粪落在树上，随季节而生长。叶像橘叶而厚软，茎如槐而肥脆。虽处处有生长，但以寄生在桑树上的为佳。如果不是自己采集，就难以识别。可以把茎折断来观察，以断茎颜色深黄为识别依据。又有《图经本草》记载：叶与龙胆相似而厚阔。茎短似鸡脚，作树形。三月、四月开花，为黄白色。六月、七月结子，为黄绿色，如小豆，汁稠黏者品质好。

《大明》记载：人多收榉树上生长的寄生作为桑寄生。在桑树上的极少，即使有，形状与长在榉树上的也不同。其次即长在枫树上的寄生，药力与长在榉树上者相同，黄色。七月、八月采。

寇宗奭说：都说桑寄生到处有。我做官从南到北，难以找到。难道会是年年砍伐、践踏，使得桑寄生难以生存？或者是由于地域水土不同？如果认为是鸟食了种子落在枝节间，得到适合的条件种子发芽生长，那么应该是麦生麦，谷生谷，不应长出这样一种植物。自然是感受造化之气，另是一种植物。古人只摘取生长在桑树上的，是为了借其气。只是难以得到真品，如果服用真品，其效验如神。过去有来吴中这个地方寻找桑寄生的人。但是我找遍了也没有找到，于是据实相告。邻县把寄生在其他树上的给病人，病人服用一个多月后死亡，用药怎能不慎重？

朱震亨说：桑寄生是药中的要品，但人们对它不熟悉，很可惜的。近海州邑及海外之境，气候温暖，又不养蚕，桑叶不被采摘，桑树气厚意浓，自然生长出寄生，怎么能在枝节间容纳其他种子呢？

时珍说：寄生高的有二三尺。其叶圆而微尖，厚而柔软，叶面绿而光泽，叶背面呈淡紫色，有茸毛。人们说四川蜀地一带桑树多，时有长桑寄生的。其他地方很少见到。需要自己采或连桑采者的才可使用。世俗多以其他树上的充当桑寄生使用，气性不同，反而有害。据郑樵《通志》记载：寄生有两种：一种大者，叶如石榴叶；一种小者，叶如麻黄叶。子都相似。大的叫茑，小的叫女萝。现在看来，《蜀本草》韩保昇所说也是两种，与郑樵所说相同。

【修治】雷敩说：采集后，用铜刀和根、枝、茎、叶锉细，阴干后用。不要见火。

【气味】味苦，性平，无毒。

【主治】《本经》记载：主治腰痛，小儿背强，痈肿，充肌肤，坚固头发、牙齿，长须眉，安胎。

《别录》记载：治疗女子崩中内伤不足、产后余疾，可以下乳汁，主金疮，祛风湿痹痛。

《大明》记载：助筋骨，益血脉。

甄权说：主治怀妊漏血不止，使胎牢固。

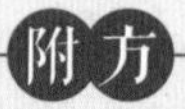

❶ 膈气：生桑寄生捣汁一盏，服下。《集简方》。

❷ 胎动腹痛：桑寄生一两半，阿胶（炒）半两，艾叶半两，水一盏半，煎至一盏，去渣温

服。或去艾叶。《圣惠方》。

❸ 毒痢脓血：六脉微小，并无寒热。桑寄生二两，防风、大芎二钱半，炙甘草三铢，捣研为末。每服二钱，加水一盏，煎至八分，和渣服。杨子建《护命方》。

❹ 下血后虚：下血止后，觉得丹田元气虚乏，腰膝沉重少力。将桑寄生捣研为末。每服一钱，不拘时用白开水送服。杨子建《护命方》。

-按语-

桑寄生味苦、甘，性平，能祛风湿，补肝肾，强筋骨，安胎。用于风湿痹证、崩漏经多、妊娠漏血、胎动不安。其祛风湿作用平和，补益作用不强。

Zhu

竹

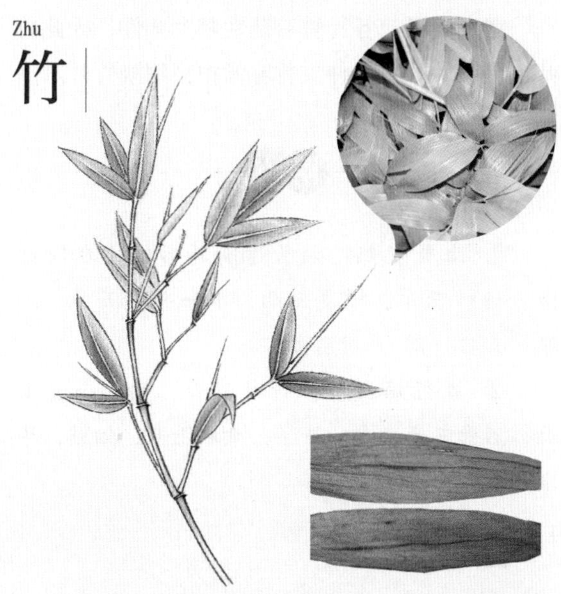

【释名】时珍说：竹字象形。许慎《说文解字》载：竹，是冬天生的艸。所以字从倒艸。戴凯之《竹谱》记载：植物之中，有一种称竹。不刚不柔，既不是草，也不是木。内部稍有虚实不同，外部茎节大致相同。

【集解】陶弘景说：竹的种类很多，入药用篁竹，次用淡竹、苦竹。又有一种薄壳者，名甘竹，竹叶最好。又有实中竹、篁（huáng）竹，并以笋为佳，不能作药用。

苏颂说：竹子处处都有。竹的种类很多，但入药用的只有篁（jīn）竹、淡竹、苦竹三种，人们多不能区别。据《竹谱》记载：篁竹坚硬多节，体圆质地坚固，皮色白如霜，大的能撑船，细的可做成笛子。苦竹有色白的、色紫的。甘竹似篁而茂盛，即是淡竹。但如今撑船的多用桂竹。作笛子有一种竹，也不叫篁竹。苦竹也有二种：一种出江西、闽中，很粗大，笋味十分苦，不可食用；一种产于江浙，肉厚而叶子长阔，笋微有苦味，通常称为甜苦笋。现今南方人入药烧竹子取竹沥，只用淡竹中一种肉薄、节间有粉的。

时珍说：竹子只有江河的南边很多，所以说九河少有，五岭繁多。大多是土中苞笋，各按照时节萌出，经过十多天脱去笋皮而成竹。茎间有节，节处有枝；枝上又有节，节处有叶。每枝有叶三片，每节必有两枝。根下的枝，一种为雄，一种为雌，雌的能生笋。它的根鞭喜向东南方向生长，宜死猫，畏皂刺、油麻。以五月十三日为醉日。六十年开一次花，花结果实后，竹则枯死。竹枯称作䈁（zhòu），竹实心的叫篙，小的叫筱，大的叫簜簜（dàng）。竹中都是虚的，有种实心竹出自滇广；竹的外形都是圆的，有中方竹出自川蜀。竹节或突出或无节，或密或疏。暴节竹出自蜀中，节突出而多，即筇（qióng）竹。无节竹出自溱州，空腹直上，即通竹。篃（mèi）竹一尺有数节，出荆南。笛竹一节有一尺余长，出自于吴楚。筼筜（yún dāng）竹一节近一丈，出自于南广。竹干或长或短，或粗或细。交广产的由吾竹，长三四丈，肉薄，可作屋柱。篔（báo）竹直径很粗，肉厚，能做屋梁。永昌产的汉竹可做桶、斛，等竹能做舟船。严州产的越王竹只有一尺多高。辰州产的龙孙竹，叶像针一样细，其高不满一尺。竹竿的叶片有小有大。凤尾竹叶只三分宽，龙公竹叶像芭蕉，百叶竹一枝上长百片竹叶。竹的质地性能各有不同，有的柔软，有的坚硬，有的光滑，有的粗涩。篭簩粗涩可以磨甲。桃枝竹光滑可编竹席。矛竹、箭竹、筋竹、石麻竹质地坚韧，可以制刀做箭。蔓竹、弓竹、苦竹、把发竹，质地柔软，可做绳索。竹的颜色也有青、黄、白、赤、乌、紫的不同。有的竹斑驳点染，有的竹色紫而黯黑。乌色竹黑而害母，赤色竹厚实，竹竿笔直。白色竹质薄，而竹体弯曲。黄色竹黄如金，青色竹青如玉。另外有一种棘竹，一名竻（lè）竹，上长芒刺，竹的粗围可达二尺，可防盗贼。棕竹一名实竹，竹叶像棕叶，竹体可制成拐杖。慈竹也叫义竹，为丛生，人们栽种作为观赏用。广地人用筋竹丝编织竹布，非常脆。

篁竹叶

【气味】味苦，性平，无毒。

【主治】《本经》记载：主治咳逆上气、筋脉弛缓、急性疮疡，可以杀小虫。

《别录》记载：除烦热风痉，喉痹呕吐。

时珍说：煎汤，治霍乱转筋。

淡竹叶

【气味】味辛，性平、大寒，无毒。

【主治】《别录》记载：主治胸中痰热、咳逆上气。

甄权说：治疗吐血、热毒风邪，可以止消渴，解丹石毒。

《大明》记载：消痰，治热狂烦闷、中风、失音不语、壮热头痛头风，可以止惊悸，治疗温疫神志昏迷、妊娠妇女头眩倒地、小儿惊痫、两眼上翻。

孟诜说：治疗喉痹、鬼疰、恶气、烦热，杀小虫。

张元素说：凉心经，益元气，除热缓脾。

时珍说：煎浓汁，漱齿中出血，洗脱肛不收。

苦竹叶

【气味】味苦，性冷，无毒。

【主治】《别录》记载：主治口疮目痛，明目，利九窍。

《大明》记载：治不睡，止消渴，解酒毒，除烦热，发汗，疗中风失语。

时珍说：杀虫。烧末，和猪胆，涂治小儿头疮耳疮疥癣；和鸡蛋清，涂治一切恶疮，反复用有效。

【发明】陶弘景说：竹叶中以甘竹叶最好。

孟诜说：竹叶，除篁竹、苦竹、淡竹、甘竹之外，其他的竹叶对人体不利，都不能作药用，入药以淡竹叶最好，甘竹叶次之。

寇宗奭说：各种竹笋药性都为寒性，因此竹叶也是寒性的，张仲景竹叶汤中只用淡竹叶。

附方

1 上气发热：因长途骑马后饮冷水所致者。竹叶三斤，橘皮三两，水一斗煮五升，细服。三日一剂。《肘后方》。

2 流行病发黄：竹叶五升，切，小麦七升，石膏三两，水一斗半，煮取七升，细服，尽剂愈。《肘后方》。

篁竹根

【主治】《本经》记载：作汤，益气止渴，补虚下气。

《别录》记载：能消毒。

淡竹根

【主治】陈藏器说：除烦热，解除因服丹石

之药后引起的发热、口渴，煮汁服。

《大明》记载：消痰，去风热，惊悸迷闷，小儿惊痫。

时珍说：同叶煎汤，可治妇人子宫下垂。

甘竹根

【主治】时珍说：煮汁服，安胎，止产后烦热。

苦竹根

【主治】孟诜说：治心肺五脏的热毒之气。取苦竹根一斤，锉小块，水五升，煮汁一升，分三次服。

附方

产后烦热逆气：**用甘竹根（切）一斗五升，煮取七升，去渣，入小麦二升，大枣二十枚，煮至沸腾三四次，入甘草一两，麦门冬一升，再煎至二升。每服五合。《妇人良方》。**

淡竹茹

【气味】味甘，性微寒，无毒。

【主治】《别录》记载：治呕吐，呃逆，感受外邪所致寒热，吐血，妇女血崩。

孟诜说：止肺痿唾血鼻衄，治痔疮。

甄权说：治噎膈。

时珍说：治伤寒病后劳累复发，小儿发热惊痫，妇人妊娠胎动不安。

苦竹茹

【主治】时珍说：水煎服，能止尿血。

筀（guì）竹茹

【主治】《大明》记载：治虚劳发热。

附方

1 伤寒劳复：**伤寒后性交劳而复发，睾丸肿胀腹痛。竹皮一升，水三升，煮五沸，服汁。《南阳活人书》。**

2 妇人劳复病初愈，有所劳动，导致热气冲胸，手足抽搐像中风一样：**淡竹青茹半斤，瓜蒌二两，水二升，煎一升，分两次服。《南阳活人书》。**

3 产后烦热，内虚短气：**甘竹茹一升，人参、茯苓、甘草各二两，黄芩二两，水六升，煎二升，分服，每日三服。此方名甘竹茹汤。《妇人良方》。**

4 妇人损胎孕八九月，或坠伤，牛马惊伤，心痛：**青竹茹五两，酒一升，煎五合服。《子母秘录》。**

5 月经不断：**青竹茹微炙，捣研为末，每服三钱，水一盏，煎服。《普济方》。**

6 小儿热痛，口噤体热：**竹青茹三两，醋三升，煎一升，服一合。《子母秘录》。**

7 齿血不止：**生竹皮，醋浸，令人口含，噀（xùn，含着液体喷）其背上三次。以茶叶汁漱口。《千金方》。**

8 牙齿宣露：**黄竹叶、当归尾，研末，煎汤，入盐含漱。《永类钤方》。**

9 饮酒头痛：**竹茹二两，水五升，煮三升，纳鸡蛋三枚，煮三沸，食之。《千金方》。**

10 伤损内痛：**兵杖所加，木石所伤，血在胸、背、胁中刺痛。青竹茹、乱发各一团，炭火炙焦，捣研为末。酒一升，煮三沸，服之。三服愈。《千金方》。**

淡竹沥

【修治】

时珍说：一法：将竹截段长五六寸，以瓶盛，倒悬，下用一器皿接住，周围以炭火加温，

其油沥于器皿中。

【气味】味甘，性大寒，无毒。

【主治】《别录》记载：主治突然中风、风痹、胸中大热，可以止烦闷、消渴、劳累后复发。

朱震亨说：主治中风失音不能说话，养血清热化痰，风痰虚痰壅于胸膈，致人癫狂，痰在经络四肢及皮里膜外，非竹沥不能奏效。

时珍：治妇女妊娠痫证，解乌头毒。

簟竹沥

【主治】《别录》记载：主治风痉。

苦竹沥

【主治】《别录》记载：主治口疮、目痛，能明目，利九窍。

时珍说：治齿疼。

慈竹沥

【主治】孟诜说：疗风热，和粥调和后饮服。

【发明】陶弘景说：凡取竹沥，只用淡竹、苦竹、簟竹制的竹沥入药用。

雷敩说：久渴心烦，宜用竹沥。

朱震亨说：竹沥不配伍生姜汁不足以行滑痰之功。各种方剂用竹沥治胎产、金疮、口噤，血虚自汗、消渴小便多等病症。总而言之，阴虚之病，无不用之。本品产后服不碍虚，胎前服不伤胎。本草著作中说它性大寒，似乎与石膏、黄芩同类。而世俗之人也因大寒二字，而不敢用它。《内经》记载：阴虚则发热。竹沥味甘性缓，能除阴虚之有大热者。本品寒而能补，与山药寒补的意思相同。大寒是说它的功效，不只是说它的气性。人们吃竹笋，从小到老，没有因竹笋性寒而生病的。竹沥就是笋的汁液。竹沥通过火烤而得，怎么会寒到如此厉害呢？能进食的人用荆沥，不能进食的人用竹沥。

时珍说：竹沥性寒而滑，一般来说，因风、火、燥热而有痰者适宜用它。若寒湿胃虚肠滑的人服竹沥，反伤肠胃。竹笋性滑利，多食使人腹泻，出家人称它为刮肠篦，就是这个意思。朱震亨说竹笋大寒，说的是它的功效不是说它的性质，很违背医理。说大寒为气，怎么有害于功效呢。《淮南子》记载：枯竹能取火，但不钻不会自己起火。现边远少数民族地区的人用干竹片互相摩擦取火，可见竹性虽寒，但也不至于大寒。《神仙传》载录：离娄公服竹汁又吃肉桂，能够长生。大概是竹汁性寒，以肉桂缓解其寒性，也与用姜汁佐竹沥的意思相同。现在的人称淡竹为水竹，有大、小两种，此竹汁多而甘。

附方

1. 中风口噤：竹沥、姜汁等份，日日饮服。《千金方》。

2. 小儿口噤，体热：竹沥二合，暖饮，分三到四次服。《兵部手集》。

3. 产后中风，口噤，身直面青，手足反张：饮竹沥一二次，即可好转。梅师《集验方》。

4. 破伤中风：凡闪脱折骨诸疮，慎不可当风用扇，若中风则发痉，口噤项急，能致人死亡。急饮竹沥二三升。忌冷饮食及酒。《外台秘要》。

5. 金疮，中风口噤欲死：竹沥半升，微微暖服。《广利方》。

6. 大人喉风：频频饮服笙竹油。《集简方》。

7. 小儿重舌：竹沥渍黄柏，时时点舌。《简便方》。

8. 小儿伤寒：淡竹沥、葛根汁各六合，细细与服。《千金方》。

9. 小儿狂语，夜后便发：竹沥夜服二合。

《至宝方》。

10 妇人胎动，妊娠因夫所动：竹沥饮一升，立愈。《产宝》。

11 孕妇胎动不安：①竹沥，频频饮服。《杨氏产乳》。②茯苓二两，竹沥一升，水四升，煎二升，分三服。不愈，再用。梅师《集验方》。

12 时气烦躁，五到六日不缓解：青竹沥半盏，煎热，数数饮服，厚覆取汗。《千金方》。

13 消渴尿多：竹沥任意饮，数日可愈。《肘后方》。

14 咳嗽肺痿：大人小儿咳逆短气，咳出涕唾，嗽出臭脓。用淡竹沥一合，服下，每日三到五次，以愈为度。《兵部手集》。

15 产后虚汗：淡竹沥三合，暖服。《产宝》。

16 小儿吻疮：竹沥和黄连、黄柏、黄丹敷患处。《全幼心鉴》。

17 小儿赤目：淡竹沥点眼。或加入人乳。《古今录验方》。

18 赤目眦痛：不得开者，肝经实热所致，或生障翳。苦竹沥五合，黄连二分，绵裹浸一晚，频点眼，让热泪流出。梅师《集验方》。

19 突然牙齿痛：苦竹烧一头，其一头汁出，热揩患处。《集验方》。

20 丹石毒发，头眩耳鸣，恐惧不安：淡竹频服二到三升。《古今录验方》。

竹实

【主治】《本经》记载：能通神明，轻身益气。

【发明】陶弘景说：竹实出自蓝田。江东所产有花而无实，形状如小麦，可以饮食。

陈承说：过去讲竹实是给鸾凤吃的。如今道旁的竹林间，时常可见开小白花，外形如枣花的竹，它结的果实像小麦子，无气味只是略涩。江浙人称它为竹米，人们将它视为荒年的先兆，竹开花后必枯萎死亡，想必这不是鸾凤吃的那种竹。现有很多人认为：竹实大如鸡蛋，外有竹叶层层包裹，味比蜜甜，食后使人心膈清凉，它生长在竹林深处茂盛的地方。刚采集的新鲜，日久汁液枯干，但味道不变，可知鸾凤所食，不是一般寻常之物。

时珍说：据陈藏器《本草拾遗》记载：竹肉一名竹实，生苦竹枝上，大如鸡蛋，似肉脔，有大毒。必须用灰汁煮二次后，才能如平常蔬菜那样食用。如果没有煮熟，则刺激咽喉出血，手指全部脱落。此说与陈承所说竹实相似，可能指的是同一种植物，但苦竹实有毒，与被称为竹米的竹实不同。山白竹即山间小白竹。

【主治】时珍说：烧灰，入药治疗腐烂痈疽。

按语

竹作为药用者有竹叶、竹沥、竹茹、竹叶卷心，以及竹黄。竹叶味甘、辛、淡，性寒。能清热泻火、除烦、生津、利尿，用于热病烦渴、口疮尿赤。

竹沥味甘，性寒。能清热豁痰，定惊利窍，用于痰热咳喘、中风痰迷、惊痫癫狂。内服冲服。

竹茹味甘，性微寒。能清热化痰，除烦止呕，用于痰热、肺热咳嗽、痰热心烦不寐、胃热呕吐、妊娠恶阻。生用清化痰热，姜汁炙用止呕。

Zhu Huang 竹黄

【释名】又名竹膏。

马志说：天竺黄生于天竺国。现各种竹中都可以采集到。人们常常将各种骨灰及葛粉等夹杂其中。

《大明》记载：这是南海边竹内尘沙结成者。

寇宗奭说：此是竹内所生，如同成片的黄土附着在竹内。

时珍说：根据吴地僧人赞宁所说：竹黄生长在南海产的镛竹中。这种竹很大，又名天竹。其内有竹黄，可以用来治病。一般本草书中记为天竺，这是错的。筜竹内也有竹黄。赞宁的说法是对的。

【气味】味甘，性寒，无毒。

【主治】《开宝本草》记载：主治小儿惊风抽搐，去各种风热，镇心明目，疗金疮，滋养五脏。

《大明》记载：治中风痰壅，突然失音不语，小儿因惊吓啼哭，痫疾。

韩保昇说：制药毒发热。

【发明】寇宗奭说：天竺黄凉心经，祛除风热。尤宜于小儿用药，因为性质平和。

时珍说：竹黄由大竹的津气结成，其气味、功用与竹沥相同，但无寒滑的弊端。

附方

小儿惊热：天竺黄二钱，雄黄、牵牛末各一钱，研匀，面糊和丸如粟米大。每服三五丸，薄荷汤送下。钱乙方。

按语

竹黄味甘，性寒，能清热化痰，清心定惊，用于小儿惊风、中风癫痫、热病神昏、痰热咳喘。

竹茹、竹沥、天竺黄均来源于竹，性寒，均可清热化痰，治痰热咳喘，竹沥、天竺黄又可定惊，治热病或痰热而致的惊风、癫痫、中风昏迷、喉间痰鸣。天竺黄定惊之力尤胜，多用于小儿惊风、热病神昏；竹沥性寒滑利，清热涤痰力强，治疗大人惊痫中风、肺热顽痰胶结难咯者多用它；竹茹长于清心除烦，多用来治痰热扰心的心烦、失眠。

第十二卷

本草纲目-服器部

时珍说：破旧的帷帐被盖，圣人不会丢弃；木屑竹头，贤人会注意它的用处，天底下没有可抛弃之物。水流之中，木壶可以拯救即将溺亡之人；雪窖之中，毛毡可以救济即将冻死之人，物不分微小贵贱。服装布帛器物，虽是细碎琐屑之物，而仓猝之间，引以为用，也能奏奇效，怎么能藐视而漫不经心呢？

Juan

绢

【释名】时珍说：绢，是疏帛。生的称绢，熟的称练。入药用黄丝绢，是蚕吐黄丝所织的，不是染色所成。

【主治】时珍说：黄丝绢煮汁服用，止消渴，治产妇脬损、洗痘疮溃烂。烧灰，止血痢、下血、吐血、血崩。

时珍说：绯绢烧灰，可入治疟药使用。

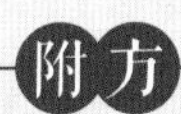
附方

1 妇人血崩：黄绢灰五分，棕榈灰一钱，贯众灰、京墨灰、荷叶灰各五分，水、酒调服，血崩即止。《集简方》。

2 产妇脬损，小便淋沥不断：①黄丝绢三尺，以炭灰淋汁，煮至极烂，清水洗净，入黄蜡半两，蜜一两，茅根二钱，马勃末二钱，水一升，煎取一盏，空腹一次服下，服时不要作声，作声即无效，此方名固脬散。②生丝黄绢一尺，白牡丹根皮末、白及末各一钱，水二碗，煮至绢烂如饧糖，服用，不宜作声。《妇人良方》。

按语

绢是一种薄而坚韧的丝织物，古代绢丝泛指蚕丝。现绢丝特指蚕丝短纤维，而不是长丝。绢丝光泽润美，手感柔和，轻灵，透气作用好，宜于热性体质人。

Bu

布

【释名】时珍说：布有麻布、丝布、木棉布，字从手、从巾，造字是取的会意。

【主治】新麻布能逐瘀血，治妇人血闭腹痛、产后血痛，用新麻布数重包白盐一合，煅研，温酒送服。

时珍说：旧麻布，同旱莲草等份，瓶内泥固煅研，每日用来揩齿，能固牙乌须。

时珍说：白布，治口唇紧小，不能开合饮食，不治杀人，制作成大炷安刀斧上，烧令汗出，拭涂口唇，每日三五遍。同时用青布烧灰，酒送服。

陈藏器说：青布，解诸物毒、天行烦毒、小儿寒热丹毒，均可水渍取汁饮服。浸汁和生姜汁服，止霍乱。烧灰，敷治长年不愈的恶疮及灸疮止血，不可受风邪、水邪。烧烟，熏嗽，杀虫，熏虎狼咬疮，能出水毒。入诸膏药中，治疗疔肿、狐尿等恶疮。

时珍说：烧灰酒送服，主治唇裂生疮口臭。和脂外涂患处，与蓝靛的功效相同。

附方

1 恶疮防水：青布和蜡烧烟筒中熏患处，入水不烂。陈藏器《本草拾遗》。

2 疮伤风水：青布烧烟于器中，以器口熏疮。得恶汁流出，则痛痒好转。陈藏器《本草拾遗》。

3 臁疮溃烂：陈艾五钱，雄黄二钱，青布卷作大炷，点火熏患处，热水流数次即愈。邓笔峰《杂兴方》。

4 霍乱转筋入腹：以酢煮青布，搽患处，冷则易。《千金方》。

5 伤寒阳毒，狂乱不已：青布一尺，浸冷水，贴其胸前。《活人书》。

-按语-

布的种类很多，古代所用布匹多指的是棉布，其透气作用好，保暖性能好，耐穿，皮肤病者宜穿棉布衣服。

Mian

绵

【集解】时珍说：古代的绵絮，是茧丝缠延，不可用于纺织的。现在的绵絮，则多是用木绵。入药仍用丝绵。

【主治】新绵烧灰，治五野鸡病，每次用酒送服二钱。

陈藏器说：衣中故绵絮主下血及金疮出血不止，以一握煮汁服用。

时珍说：绵灰主吐血衄血、下血崩中、赤白带下、疳疮脐疮、聤耳。

附方

1 霍乱转筋腹痛：用醋煮絮，裹在患处。《圣惠方》。

2 吐血咯血：新绵一两，烧灰，白胶（切片，炙黄）一两，每服一钱，米汤送下。《普济方》。

3 吐血衄血：好绵烧灰，打面糊，入清酒调服。《普济方》。

4 肠风泻血：破絮（烧灰）、枳壳（麸炒）等份，麝香少许，捣研为末，每次服用一钱，米汤送下。《圣惠方》。

5 血崩不止：好绵及妇人头发共烧存性，

百草霜等份，捣研为末，每次服用三钱，温酒送下。或加棕灰。

6 气结淋病：用好绵（烧灰）四两，麝香半分，每次服用二钱，温葱酒连进三服。《圣惠方》。

7 脐疮不干：绵子烧灰，外敷患处。《傅氏活婴方》。

8 聤耳出汁：旧绵烧灰，绵裹塞入耳中。《圣惠方》。

按语

绵指的是丝绵，柔软绵薄。另有木棉，即棉花纤维供纺织及絮衣被用。种子可榨油。

第十三卷

本草纲目-虫部

时珍说：虫是微小的生物，种类非常繁多，故字从三虫（繁体为“蟲”），是取的会意。据《考工记》记载：虫类分为骨长在外的，骨长在内的，倒行的，侧行的，连贯而行的，纡曲而行的。脰（dòu）鸣（用颈部发声）、注鸣（用口发声）、旁鸣（用振动肋部发声）、翼鸣（用翅膀振动发声）、腹鸣（用大腿和腹部摩擦而发声）、胸鸣（灵龟类动物）者，都属于小虫之类。它的外形虽然微小，不可与麟、凤、龟、龙为伍；然而虫的外形也有羽、毛、鳞、介、倮（luǒ，全无羽毛鳞甲）的外形，并有胎生、卵生、风化、湿化，或因各种变化而生的差异，一切众生，各具特性灵气。圣人能明辨它的功效，明白它的毒性。《礼记》载录：蝉、蜂、蚁、蚳（chí，卵），可供食用；方书收载了蜈蚣、蚕、蟾蜍、蝎子，可供药用。《周官》载录：庶氏（官名）除毒蛊，剪氏除蠹物，蝈氏（官名）去蛙黾，赤友氏除墙壁狸虫（蠼螋之属），壶涿氏除水虫（狐蜮之属）。圣人对于微小琐碎的虫类，无不有谨慎的辨识。学者难道不应该探究事物的道理，而明察虫类的作用及其毒性吗？

蜂蜜（Feng Mi）

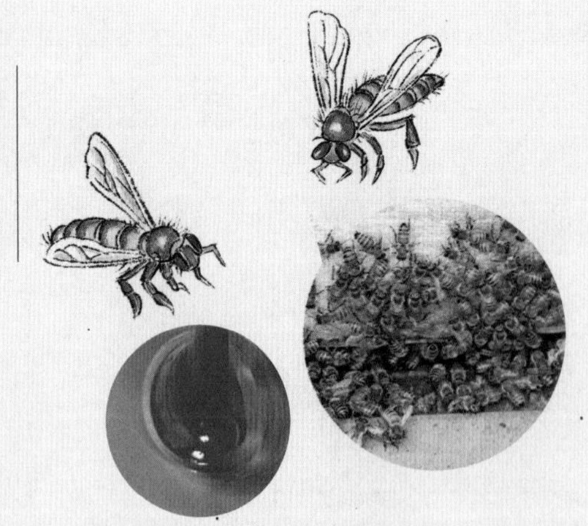

【释名】又名蜂糖。生于岩石上的，称为石蜜、石饴、岩蜜。

时珍说：蜜以密成，所以称为蜜。《本经》写作石蜜，大概是以生长于岩石者为佳，而后世医家反致疑辩。现在直接称为蜂蜜，以便正名。

【集解】《别录》记载：石蜜产于武都山谷、河源山谷及诸山石间。以色白如膏者为好。

陶弘景说：石蜜，即崖蜜。产在高山岩石间，色青，味稍酸，食后使人心烦，产蜜的蜜蜂色黑，像虻。木蜜悬挂于树枝上，青白色。土蜜生活在在土中，也呈青白色，带醋味。家养的和树上挂的，呈白色，质地浓厚而味美。现在产于晋安檀崖的土蜜，据说最好。东阳临海等处及江南西部多产木蜜。於潜、怀安等县多产崖蜜，也有挂于树木和人家养的。各种蜜都掺有杂质或经煎煮，不可入药用。必须亲自看着收取，才可放心。凡是蜜蜂作蜜，都需加入蜜蜂的小便来酿造诸花，才能和熟，如同制作饴糖需要麦芽一样。

陈藏器说：寻常的蜜，有树上作的，土中作的。北方地燥，多在土中；南方地湿，多在树上。各随土地所宜，产的蜜都是一样的。崖蜜是另一种蜂，正如陶弘景所说出自南方崖岭间，蜂房悬挂在崖上，或土窟中。人不容易取得，只能用长竿刺蜜出来，用器皿接取，多的时候有三四石（dàn），味酸，色绿，入药胜过一般的蜜。张华《博物志》载录：南方各山幽僻处出产蜜蜡。蜜蜡附着的地方，都是绝岩石壁，非攀缘所能及。只有在山顶上的用篮子悬掉下来，才能采取。蜂走后余蜡留在石上，有种鸟像雀，成群来啄食至尽，称为灵雀，等到第二年春天蜜蜂回来了一切依旧，人们保护它的住处，称为蜜塞。这就是石蜜。

苏颂说：食蜜也有两种：一种在山林树木上作房，一种是人们制作窠槛收养，产的蜜都质地浓厚，味甘美。近来宣州有种黄连蜜，呈黄色，味苦，主治目热。雍、洛间产有梨花蜜，白如凝脂。亳州太清宫有桧花蜜，色小赤。柘城县有何首乌蜜，色更红。蜂蜜是蜂采花而作，各随花性之温凉而不同。

寇宗奭说：山蜜多在石中木上，有的经过一二年时间，气味醇厚。家养的一年取两次，气味不足，所以比不上山蜜，而且时间久了容易变酸。

时珍说：陈藏器所说的灵雀，是小鸟。又名蜜母，呈黑色。正月就到岩石间寻找安家的地方，群蜂也一起来。南方有这种鸟。

【修治】雷敩说：凡炼蜜，一斤炼得十二两半为佳。如果火少、火过，都不能用。

时珍说：凡是炼制沙蜜，每斤加水四两，放在器皿中，用桑柴火慢炼，掠去浮沫，熬至滴水成珠，不散即可，这叫水火炼法。还有一种方法：用器皿盛，隔水煮一日，熬至滴水不散，即可取用，且不伤火。

【气味】味甘，性平，无毒。

【主治】《本经》记载：治心腹邪气、惊风癫痫，安五脏诸不足，益气补中，止痛解毒，除却众病，调和百药。长久服食，强志轻身，不饥不老，延年益寿。

《别录》记载：养脾气，除心烦，助消化，止痢疾、肌肉疼痛、口疮，明耳目。

陈藏器说：治虫牙，唇口疮，目肤赤障，杀虫。

甄权说：治卒心痛及赤白痢，水化蜜浆，顿服一碗即止；或用生姜汁同蜜各一合，用水调和，顿服。经常服食，使人面色红润。

孟诜说：治心腹瘀血刺痛及赤白下痢，同生地黄汁各一匙服，即可病愈。

寇宗奭说：同薤白捣，治汤火伤，能即时止痛。

时珍说：和营卫，润脏腑，通三焦，调脾胃。

【发明】陶弘景说：石蜜，道家用来做药丸服食，是必备之药。仙方也将其单独服食，说会长生不老。

时珍说：蜜蜂采集无毒的花粉，酿以小便而成为蜜，所谓臭腐生神奇。蜜入药后功效有五：清热、补中、解毒、润燥、止痛。生的性凉，能清热；熟的性温，能补中。甘而平和，能解毒；柔而濡泽，能润燥。缓可以去急，能止心腹、肌肉、疮疡之痛；和可以致中，能调和百药，而与甘草功效相同。张仲景治阳明结燥、大便不通，用蜜煎导法，可以说是千古神方。

孟诜说：凡觉有热，四肢不和，即服蜜浆一碗，效果很好。又点目中红肿，以家养白蜜为上，木蜜次之，崖蜜更次。与姜汁熬炼，治癞效果特别好。

附方

1 噎不下食：取崖蜜，含服，微微咽下。《广利方》。

2 产后口渴：用炼过蜜，不计多少，开水调服，即可病愈。《产书》。

3 痘疹作痒难忍，抓成疮及疱，欲落不落：用上等石蜜，不拘多少，开水调和，时时用羽毛蘸取刷疮上。其疮易落，并无瘢痕。此方名百花膏。《全幼心鉴》。

4 瘾疹瘙痒：白蜜不拘多少，好酒调下，有效。

5 五色丹毒：蜜和干姜末，外敷患处。《肘后方》。

6 口中生疮：蜜浸大青叶，含服。《药性论》。

7 阴头生疮：用蜜煎甘草，外涂患处。《外台秘要》。

8 热油烧痛：用白蜜外涂患处。梅师《集验方》。

9 面上暗斑：取白蜜和茯苓末和匀，外涂患处，七日即愈。孙思邈《食忌》。

按语

蜂蜜味甘，性平，能补中，润燥，止痛，解毒。用于脾气虚弱及中虚脘腹挛急疼痛，腹痛喜按，空腹痛甚，食后稍安；肺虚久咳及燥咳证、便秘，能解乌头类药毒。还可用于疮疡肿毒、溃疡、烧烫伤。本品助湿壅中，又能润肠，湿阻中满及便糖泄泻者慎用。

Mi 蜜 Feng 蜂

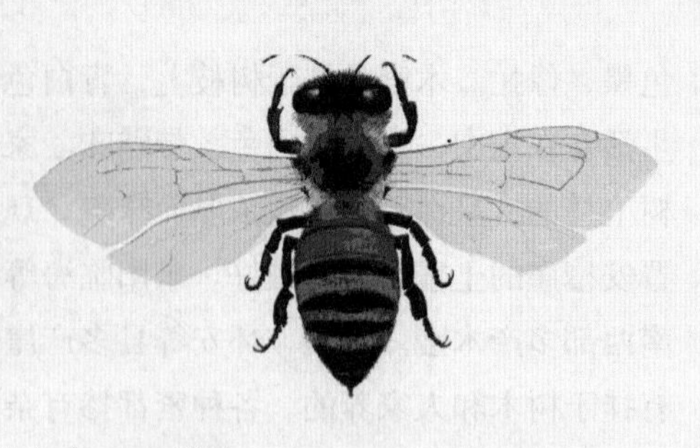

【释名】又名蜡蜂。

时珍说：蜂尾垂锋，所以称它为蜂。

【集解】《别录》记载：蜂子生于武都山谷。

苏颂说：现在到处都有，即蜜蜂子。在蜜脾中，像蚕蛹而呈白色。岭南人取头足未长成的蜜蜂，油炒食用。

时珍说：蜂子，即蜜蜂子未成时的白蛹。其蜂有三种：一种在林木或土穴中作房的，是野蜂；一种人家用器具收养的，是家蜂，都小而微黄，作蜜味浓而甘美；一种在山岩高峻处作房的，叫石蜜，其蜂呈黑色像牛虻。三种蜂都群居，并有各自的蜂王。蜂王体型大于其他蜂，而呈青苍色。雄蜂尾部尖锐，雌蜂尾部叉歧，相交则黄退。嗅花蕊用触须代替鼻子，采花则用腿抱取。王元之《蜂记》载：蜂王无毒。蜂巢开始建时，必先造一台，如桃李大。蜂王居台上，生子于中。蜂王之子都为蜂王，每年分其族而离去。分家时，或铺如扇，或圆如罂，众蜂拥簇蜂王而去。蜂王在，众蜂不敢螫。如果众蜂失去蜂王，则众蜂溃散而死。其酿蜜如脾，称作蜜脾。取蜜不可过多，多则蜜蜂饥而不繁衍；又不能可少，少则蜂懒惰而不再酿蜜。

蜂子

【气味】味甘，性平、微寒，无毒。

【主治】《本经》记载：主头风，除蛊毒，补虚羸伤中。久服令人颜面光泽，好颜色，延年益寿。

陶弘景说：酒浸后敷面，令人悦白。

《别录》记载：轻身益气，治心腹痛、面目黄、大人小儿腹中五虫从口吐出者。

陈藏器说：主治丹毒风疹、腹内留热，利大小便，去浮血，下乳汁，妇人带下病。

时珍说：大风疠疾。

【发明】时珍说：蜂子，古人将它供以食用，因此《本经》《别录》载录了它的功效。而《圣济总录》治疗大风疾，兼用各种蜂子，说明它是足阳明、太阴之药。

附方

大风疠疾：须眉堕落，皮肉已烂成疮者。用蜜蜂子、胡蜂子、黄蜂子（并炒）各一分，白花蛇、乌蛇（并酒浸去皮骨炙干）、全蝎（去土炒）、白僵蚕（炒）各一两，地龙（去土，炒）半两，蝎虎（全者炒）、赤足蜈蚣（全者炒）各十五枚，丹砂一两，雄黄（醋熬）一分，龙脑半钱，共研为细末。每服一钱匕，温蜜汤调下，每日三五服。《圣济总录》。

按语

蜜蜂味甘，性平、微寒，能祛风解毒，补益虚损。用于治疗风湿痹痛、心腹疼痛、劳伤虚损等症。

Da Huang Feng 大黄蜂

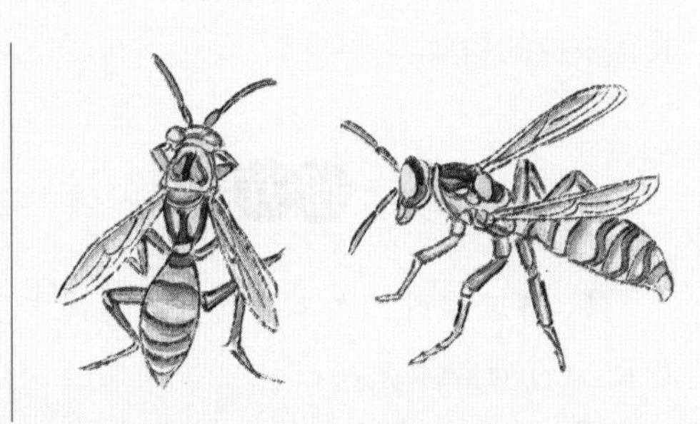

【释名】黑色者名胡蜂、壶蜂、觚𤬖蜂、玄瓠（hù）蜂。

时珍说：物色黑的，可称作胡。其壶、瓠、觚𤬖的称呼，都是取象形而命名。觚𤬖，苦瓠的称呼。《楚辞》记载：玄蜂若壶，即指的是它。大黄蜂色黄，觚𤬖蜂色黑，是一类两种。

【集解】苏颂说：大黄蜂子，在人家屋上作房及活动于大木间，即觚𤬖蜂之子。岭南人取其子食用。其蜂呈黄色，比蜜蜂更大。《岭表录异》记载：宣州人、歙州人喜吃蜂儿。山林间大蜂结房，大的如巨钟，蜂房数百层。当地人采时，用草衣遮蔽身体，以防蜂的毒螫伤。再用烟火熏去蜂母，才敢攀缘崖木断其蒂。一房蜂儿有五六斗到一石。拣出状如蚕蛹莹白的，盐炒后晒干，将它作为特产寄入京城。如果房中蜂儿三分之一翅足已成，则不能用。据此，则木上作房，可能是觚𤬖之类。如今宣城蜂子，是掘地采取，像是土蜂。郭璞注解《尔雅》说：土蜂是大蜂，在地中作房；木蜂似土蜂而小，江东人食其子。既然二蜂都可食用已经很久了，大概性味也相差不远。

蜂子

【气味】味甘，性凉，有小毒。

【主治】《别录》记载：心腹胀满痛，干呕，轻身益气。

时珍说：治雀斑、面疱。其他功效同蜜蜂子。

附方

雀斑面疱：七月七日取露蜂子，在漆碗中用水酒浸过，滤汁，调胡粉外敷患处。《普济方》。

按语

大黄蜂味甘、辛，性温，能祛风止痛，消肿解毒。用于风湿痹痛、惊痫、痈肿。

Lu 露 Feng 蜂 Fang 房

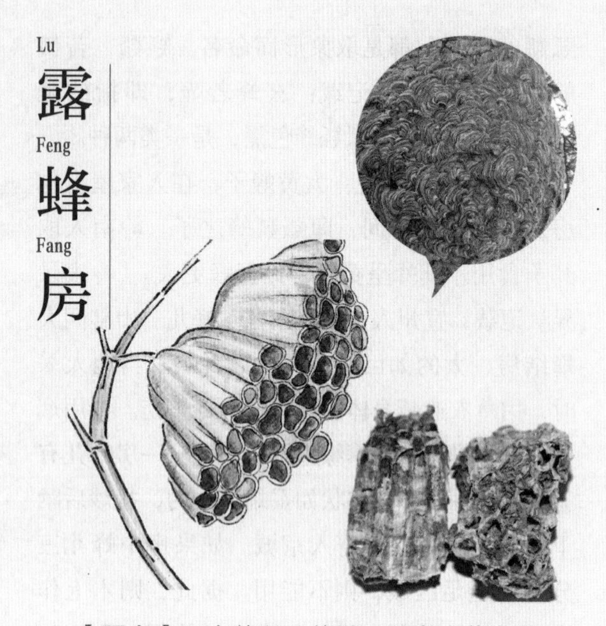

【释名】又名蜂肠、蜂勑、百穿、紫金沙。

【集解】陶弘景说：此蜂房多在树木及地中。现在所说的露蜂房，当指人家屋间及树枝间包裹者。

苏敬说：露蜂房是指悬挂在树上得风露的蜂房。蜂呈黄黑色，一寸多长，螫马、牛及人，可致死。并非人家屋檐下悬挂的小蜂房。

韩保昇说：这是树上大黄蜂窠。到处都有，大者如瓮，小者如桶。十一、十二月间采收。

寇宗奭说：露蜂房有二种：一种小而色淡黄，窠长六七寸到一尺，宽二三寸，如蜜脾下垂一边，多在丛木深林之中，称为牛舌蜂；一种多在高木之上，或屋檐之下，外面围如三四斗许，或一二斗，中有窠如瓠状，由此得名玄瓠蜂，其色赤黄，大于其他的蜂。现在人们相兼而用。

雷敩说：蜂房有四种：一种叫革蜂窠，大者一二丈围，在树上、内窠小隔六百二十六个，大者至一千二百四十个，其裹粘木蒂是七姑木汁，盖是牛粪沫，层隔是叶蕊；第二种是石蜂窠，只悬挂在人家屋檐上，大小如拳，色苍黑，内有青色蜂二十一个，或只十四个，盖是石垢，黏连处是七姑木汁，层隔是竹蛀；第三种是独蜂窠，大小如鹅卵大，皮厚苍黄色，是小蜂并蜂翅，盛向里只有一个蜂，大如小石燕子，人马被螫会立刻死；第四种是草蜂窠。入药以革蜂窠为佳。

时珍说：革蜂，是山中大黄蜂，它的蜂房有重重如楼台者。石蜂、草蜂，为寻常所见之蜂。独蜂，俗名七里蜂，毒性最猛。

【修治】雷敩说：使用革蜂窠时，先用鸦豆枕拌蒸，从巳时至未时，捡出鸦豆枕，晒干用。

《大明》记载：入药并炙用。

【气味】味苦，性平，有毒。

【主治】《本经》记载：惊痫瘈疭，寒热邪气，癫疾，鬼精蛊毒，肠痔。火熬之良。

《别录》记载：疗蜂毒、毒肿。同乱发、蛇皮烧灰，用酒日服二方寸匕，治恶疽、附骨痈，根在脏腑，历节肿出，疔肿恶脉诸毒，都可治愈。

苏敬说：疗上气赤白痢、遗尿失禁。烧灰酒服，主阴痿。水煮，洗狐尿刺疮。服汁，下乳石毒。

苏颂说：煎水，洗热病后毒气冲目。炙研，和猪脂，涂瘰疬成瘘。

《大明》记载：煎水漱牙齿，止风虫疼痛。又可以洗乳痈、蜂疔、恶疮。

【发明】时珍说：露蜂房是阳明经药。外科、齿科及他病用到它，都是取其以毒攻毒，它兼有杀虫的功效。

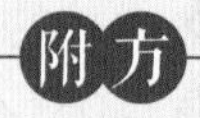

1 脐风湿肿，久不愈者：蜂房烧末，外敷患处。《子母秘录》。

2 风气瘙痒及瘾疹：①炙蜂房、蝉蜕等份，研为细末。酒服一钱，每日服三次。②用露蜂房煎汁，入芒硝外敷，每日五次。梅师《集验方》。

3 风热牙肿，连及头面：用露蜂房烧存性，研为细末，用酒少许调匀，噙漱。《十便良方》。

4 风虫牙痛：①露蜂房煎醋，热漱。②用草蜂房一枚，盐实孔内烧过，研末擦患处，盐汤漱去。或取一块咬紧。这是秘方。《袖珍方》。③用露蜂房一个，乳香三块，煎水含漱。同细辛煎水含漱。《普济方》。④露蜂房、全蝎同研，擦患处。⑤用蜂房蒂，绵包后咬于患处。《圣惠方》。

5 喉痹肿痛：①露蜂房灰、白僵蚕等份，研为细末。每次乳香汤服半钱。②用蜂房烧灰。每以一钱吹入喉内。不拘大人、小儿，都可使用。《食医心镜》。

6 重舌肿痛：蜂房炙研，用酒调和，外敷患处，每日三四次。《圣惠方》。

7 小儿下痢，赤白者：蜂房烧末，饮服五分。张杰《子母秘录》。

8 小儿咳嗽：蜂房二两，洗净烧研。每服一字，米汤送下。《胜金方》。

9 二便不通：蜂房烧末，酒服二三钱，每日服二次。不拘大人、小儿。《子母秘录》。

10 阳痿：蜂窠烧研，新汲井水送服二钱。《岣嵝神书》。

11 阴寒痿弱：蜂房灰，晚上敷阴上，即热起。《千金方》。

12 鼻外齇瘤，脓水血出：蜂房炙研，酒服方寸匕，每日服三次。《肘后方》。

13 头上疮癣：蜂房研末，腊月猪脂和匀，外涂患处。《圣惠方》。

14 女人妒乳：乳痈汁不出，内结成肿，名妒乳。用蜂房烧灰，研为细末。每服二钱，加水一小盏，煎至六分，去渣温服。《济众方》。

15 蜂螫肿疼：将蜂房捣研为末，猪脂和匀，外敷患处。或煎水洗患处。《千金方》。

-按语-

露蜂房味甘，性平，攻毒杀虫，祛风止痛。用于疮疡肿毒、乳痈、瘰疬、顽癣瘙痒、癌肿、风湿痹痛、牙痛、风疹瘙痒。还可治阳痿、喉痹，以及蛔虫、绦虫病等。

蠮螉 (Ye Weng)

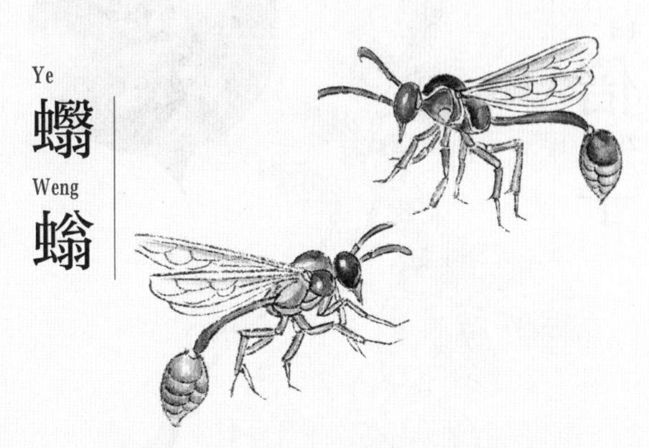

【释名】又名土蜂、细腰蜂、果蠃（luǒ）、蒲芦。

陶弘景说：此类甚多。虽然叫作土蜂，但不在土中作巢的，称作摙（liǎn）土作房。

时珍说：蠮螉（yē wēng），象其所发之声。

【集解】《别录》记载：蠮螉生于熊耳川谷及牂牁（zāng kē）郡，或人居住的屋子里。

陶弘景说：现在有一种蜂，呈黑色，腰甚细，衔泥于人屋及器物边作蜂房，形状像并竹管。蠮螉生子如粟米大，放在蜂房中，捕取草上青蜘蛛十余只，塞满房中，然后封口，待其子长大之后以蜘蛛为食。

【气味】味辛，性平，无毒。

【主治】《本经》载：久聋，咳逆毒气，出刺出汗。

《别录》记载：疗鼻塞。

《大明》记载：治呕逆。生研，能除竹木刺。

-按语-

蠮螉即土蜂，味辛，性平，能止咳降逆。用于咳嗽、呕逆、鼻塞等。

Wu 五 Bei 倍 Zi 子

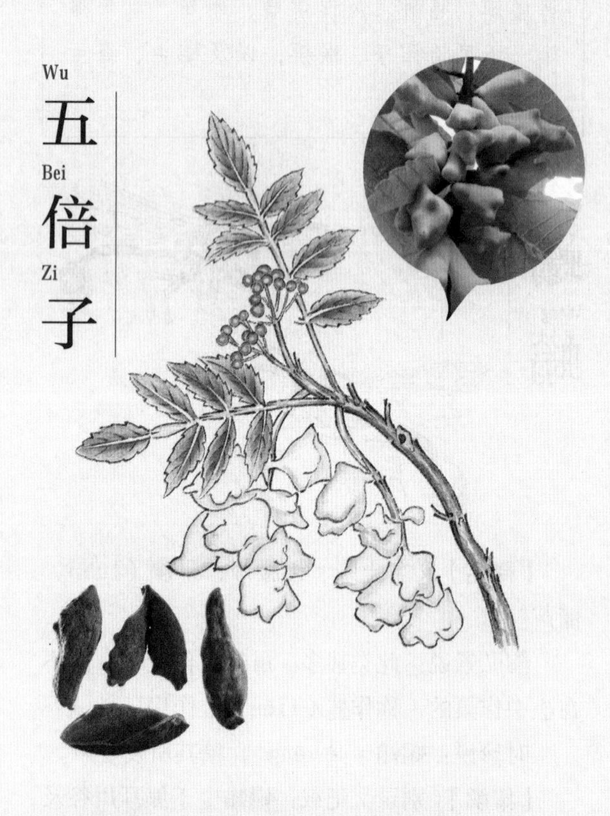

【释名】又名文蛤、百虫仓、百药煎。

时珍说：五倍当作五棓，见于《山海经》。它的形状像海中文蛤，所以名字相同。称作百虫仓，是会意。称作百药煎，是为了隐名。

【集解】马志说：五倍子，到处都有。其子呈青色，大者如拳，内部多虫。

苏颂说：以产于蜀中的五倍子为好。生于盐肤木叶上，七月结实，无花。其木呈青黄色。果实为青色，成熟时变黄。九月采子，晒干，染布用它。

时珍说：五倍子，宋代《开宝本草》收入草部，《嘉祐本草》将它移入木部，虽然知道它生于肤木之上，而不知它是由虫所生。肤木，即盐肤子木。此木生于丛林处的，五六月间有小虫如蚁，食其汁，老则产卵，在叶间结小球，正如蛅（zhān）蟖（sī）作雀瓮，蜡虫作蜡子。初起很小，渐渐长坚，大的如拳，或小如菱，形状圆长不等。初时呈青绿色，时间长了则变得细黄，缀于枝叶，宛若结成。外壳坚脆，但中空虚，有细虫如蠛（miè）蠓（měng）。山里人霜降前采取，蒸死后货卖。否则虫必穿坏，而且壳薄易腐。其他树也有此虫球，但不入药用，因为树木之性不同。

【气味】味酸，性平，无毒。

【主治】《开宝本草》记载：主治虫牙，肺脏风毒流溢皮肤，作风湿癣，瘙痒脓水，五痔下血不止，小儿面鼻疳疮。

陈藏器说：主治肠虚泄痢，研为细末，开水送服。

《大明》记载：生津液，消酒毒，治中蛊毒、毒药。

寇宗奭说：生口疮，用它涂，便可饮食。

时珍说：敛肺降火，化痰饮，止咳嗽、消渴、盗汗、呕吐、失血、久痢、黄病、心腹痛、小儿夜啼，乌须发，治眼赤湿烂，消肿毒、喉痹，敛溃疮、金疮，收脱肛、子肠坠下。

【发明】朱震亨说：五倍子属金与水，善收顽痰，解热毒，配伍他药更好。黄昏咳嗽，是由于火气浮入肺中，不宜用凉药，宜用五倍子、五味子敛而降之。

时珍说：盐麸子及木叶，都味酸咸性寒凉，能除痰饮咳嗽，生津止渴，解热毒酒毒，治喉痹、下血、血痢等病。五倍子是虫食其津液所结成，因此功效与主治与盐麸子相同。其味酸咸，能敛肺止血化痰，止渴收汗；其气寒，能散热毒疮肿；其性收，能除泻痢湿烂。

附方

❶ 虚劳遗精：小便白浊，肾经虚损，心气不足，思虑太过，真阳不固，漩有余沥，小便白浊如膏，梦中频遗，骨节拘痛，面黧肌瘦，盗汗虚烦，食减乏力。用五倍子一斤，白茯苓四两，龙骨二两，研为细末，水糊丸如梧桐子大。每服七十丸，饭前用盐汤送下，每日服三次。此方名玉锁丹。《和剂局方》。

❷ 寐中盗汗：五倍子末、荞麦面等份，水和作饼，煨熟。夜卧待饥时，干吃二三个，勿饮茶水，效果很好。《集灵方》。

❸ 自汗盗汗：常出为自汗，睡中出为盗汗。用五倍子研为细末，津调填脐中，外盖一层不透气薄膜，一夜即止。《集灵方》。

❹ 消渴饮水：五倍子研为细末，水服方寸匕，每日服三次。危亦林《世医得效方》。

❺ 小儿夜啼：五倍子末，津调，填于脐内。杨起《简便方》。

❻ 热泻下痢：五倍子一两，枯矾五钱，研为细末，糊丸如梧桐子大。每服五十丸，米汤送下。邓笔峰《杂兴方》。

❼ 泻痢不止：①五倍子一两，半生半烧，研为细末，糊丸如梧桐子大。每服三十丸。红痢烧酒下，白痢水酒下，水泻米汤下。②用五倍子末，每米汤送服一钱。《集灵方》。

❽ 滑痢不止：用五倍子醋炒七次，捣研为末，米汤送下。

❾ 脾泄久痢：炒五倍子半斤，炒仓米一升，白丁香、细辛、木香各三钱，花椒五钱，捣研为末。每服一钱，蜜汤送下，每日服二次。忌生冷、鱼肉。《集灵方》。

❿ 大便后下血，不拘大人、小儿：五倍子末，艾汤服一钱。《全幼心鉴》。

⓫ 肠风脏毒，下血不止：五倍子半生半烧，捣研为末，陈米饭和丸，如梧桐子大。每服二十丸，食前粥饮送下，每日服三次。《圣惠方》。

⓬ 小儿下血，肠风脏毒：五倍子末，炼蜜和丸如小豆大。每米汤送服二十丸。郑氏。

⓭ 大肠痔疾：五倍子煎汤熏洗，或烧烟熏患处，自然收缩。《仁斋直指方》。

⓮ 脱肛不收：①五倍子末三钱，入白矾一块，水一碗煎汤，洗患处。《三因方》。②五倍子半斤，水煮极烂，盛坐桶上熏之。待温，以手轻托上。内服人参、黄芪、升麻等药。《简便方》。③五倍子、百草霜等份，捣研为末，醋熬成膏，鹅翎扫涂，外敷患处，脱肛即入。《普济方》。

⓯ 产后肠脱：①五倍子末掺患处。②用五倍子、白矾煎汤熏洗患处。《妇人良方》。

⓰ 孕妇漏胎：五倍子末，酒服二钱，疗效极好。《朱氏集验方》。

⓱ 耳疮肿痛：五倍子末，冷水调涂。湿则干掺。《海上名方》。

⓲ 聤耳出脓：①五倍子末吹耳。《普济方》。②用五倍子（焙干）一两，全蝎（烧存性）三钱，捣研为末。掺耳中。经验。

⓳ 牙齿动摇及外物伤动欲落者：五倍子、炒干地龙等份，捣研为末。先以姜揩过，然后敷于患处。《御药院方》。

⓴ 牙龈肿痛：五倍子一两，瓦焙研末。每次取半钱敷痛处，片时吐去涎。内服去风热药。杨子建《护命方》。

㉑ 咽中悬痈，舌肿塞痛：五倍子末、白僵蚕末、甘草末等份，白梅肉捣和为丸，如弹子大。噙咽，其痈自破。《朱氏经验方》。

㉒ 口舌生疮：①用五倍子、密陀僧等份，为末。浆水漱过，干贴患处。此方名赴筵散。《儒门事亲》②上方加晚蚕蛾。《院方》。③用五倍子一两，滑石半两，黄柏（蜜炙）半两，捣研为末。漱净掺之，便可饮食。《澹

察方》。

23 疳蚀口鼻：五倍子烧存性，研末，掺之。《普济方》。

24 一切诸疮：五倍子、黄柏等份，捣研为末，敷于患处。《普济方》。

25 一切肿毒：①五倍子炒成紫黑色，蜜调，外涂患处。②五倍子、大黄、黄柏等份，捣研为末。新汲水调涂肿毒的四周，每日三到五次。《简便方》。

26 一切癣疮：五倍子（去虫）、白矾（烧过）各等份，捣研为末，搽患处。干则油调。《简便方》。

27 风癞湿烂：五倍子末，津调外涂患处。《简便方》。

28 头疮热疮，风湿诸毒：用五倍子、白芷等份，研末。掺患处，脓水即干。如果干，用清油调涂。《卫生易简方》。

29 疮口不收：五倍焙，研末。用腊醋脚调，涂疮四周。

30 一切金疮：五倍子、降真香等份，炒，研末。外敷患处，皮肉自痊。此方名啄合山。《拔萃方》。

31 金疮出血，不止者：①五倍子末外敷。②若闭气者，取五倍子末二钱，入龙骨末少许，水送服，立即见效。《谈野翁方》。

按语

五倍子味酸、涩，性寒。能敛肺降火，止咳止汗，涩肠止泻，固精止遗，收敛止血，收湿敛疮。用于肺虚久咳、咯血、自汗盗汗、久泻、久痢、遗精、滑精、崩漏、便血痔血、湿疮、肿毒。湿热泻痢者忌用。

螳螂 桑螵蛸

Tang Lang Sang Piao Xiao

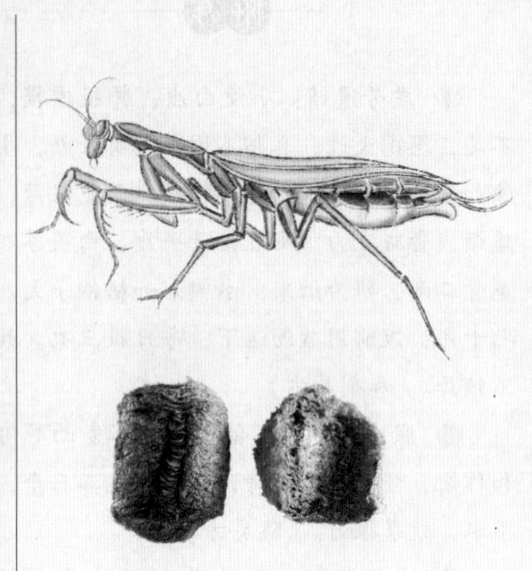

【释名】又名蟷（dāng）螂、刀螂、拒斧、不过、蚀肬（yóu），其子房名螵蛸、蜱（pí）蛸、螵（bó）蟭（jiāo）、致神、野狐鼻涕。

苏颂说：《尔雅》所载的莫貈、蟷蠰、不过，指的是螳螂，其子名蜱蛸。郭璞说：江东称为石螂。

时珍说：蟷螂，两臂如斧，当辙不避，所以有当郎之名。通俗称为刀螂，兖人称它为拒斧，又称为不过。代人称它为天马，因其头如骧马。燕赵之间称它为蚀肬。疣即疣子，是小肉赘。现在的人有病疣者，往往捕它来食用。其子房名螵蛸，形状轻飘如绡。村人将它炙焦喂小儿，认为它能止夜尿，则螵蟭、致神的名字，可能取义于此。《酉阳杂俎》称它为野狐鼻涕，取其象形。扬雄《方言》载：螳螂或称作髦，或称作羊羊，齐兖以东称作敷常，螵蛸也称作夷冒。

【集解】陶弘景说：螳螂通俗称为石螂，逢树便产，以桑树上产者为好，因为兼得桑皮的津气。连枝折断采取者为真品，伪造者用胶粘着在桑枝上。

韩保昇说：螵蛸到处都有，是螳螂的卵。多产在小桑树上，丛荆棘间。三四月中，一枝出小螳螂数百枚。

时珍说：螳螂，昂首振臂，细颈大腹，二手四足，善爬而动作迅捷，以须代鼻，喜食人发，能隐藏在叶上来捕蝉。有人说方术家取翳作法，可以隐形。深秋乳子作房，粘在枝上，即是螵蛸。房长寸许，大如拇指，其内层层有隔房。每房有子如蛆卵，至芒种节后一齐出。因此《月令》记载：仲夏螳螂生也。

【修治】《别录》记载：桑螵蛸生于桑枝上，是螳螂的卵。二月、三月采收，蒸过后，需火炙使用。否则，让人泄。

雷敩说：不要用杂树上生的，称作螵螺。要用桑树东边枝上的。采得去核子，用沸浆水浸淘七次，于锅中熬干后用。用其他的炮制方法，没有效果。

韩保昇说：三四月采得，用热浆水浸一整天，焙干，在柳木灰中炮黄用。

螳螂

【主治】时珍说：小儿急惊风搐搦，又出箭镞。生者能食疣目。

【发明】时珍说：螳螂，古方不见使用，唯《普济方》治疗惊风，吹鼻定搐法中用它，大概也是类似蚕、蝎定搐的含义。古方祛风方药多用螵蛸，则螳螂治风，是同一个道理。《医林集要》中用它拔除箭镞。

附方

1 惊风定搐：用螳螂一个，蜥蜴一条，赤足蜈蚣一条，各从中间剖开，左右两半各研末。记定男用左，女用右。每以一字吹入鼻内。吹左即左定，吹右即右定。此方名中分散。《普济方》。

桑螵蛸

【气味】味咸、甘，性平，无毒。

【主治】《本经》记载：主治伤中疝瘕阳痿，益精生子，女子血闭腰痛，通五淋，利小便水道。

《别录》记载：疗男子虚损、五脏气微、梦寐失精遗溺。久服益气养神。

甄权说：炮熟空腹食用，止小便频数。

【发明】时珍说：桑螵蛸，肝、肾、命门药，古方中用的很多。

甄权说：男子身衰精自流出，及虚而小便利者，加而用之。

苏颂说：古方治疗漏精及风病的药方中，多用它。

寇宗奭说：男女虚损，肾衰阳痿，梦中失精遗溺，白浊疝瘕，不可缺少。邻家一男子，小便日数十次，如稠米泔，心神恍惚，身体羸瘦，饮食减少，得了女劳之病。让他服用桑螵蛸散药，还未服完一剂，病即痊愈。其药安神魂，定心志，治健忘，补心气，止小便频数。用桑螵蛸、远志、龙骨、菖蒲、人参、茯神、当归、醋炙龟甲各一两，研为细末。睡觉前，用人参汤调服二钱。如果没有桑上的，就用生在其他树上的，用炙桑白皮为佐。桑白皮行水，以接引螵蛸入肾经。

附方

1 遗精白浊，盗汗虚劳：炙桑螵蛸、白龙骨等份，研为细末。每服二钱，空腹用盐汤送下。《外台秘要》。

2 小便不通：桑螵蛸（炙黄）三十枚，黄芩二两，水煎。分二次服用。《圣惠方》。

3 妇人胞转，小便不通：用桑螵蛸炙为末，饮服方寸匕，每日服二次。《产书》。

4 妇人遗尿：桑螵蛸酒炒为末，姜汤调服二钱。《千金翼方》。

5 妊娠遗尿不禁：桑螵蛸十二枚，研为细末。分二次服用，米汤送下。《产乳书》。

6 产后遗尿或尿频：炙桑螵蛸半两，龙骨

一两，研为细末。每次米汤送服二钱。《徐氏胎产方》。

7 咽喉骨鲠：桑螵蛸醋煎，小口服。《经验良方》。

8 小儿软疖：桑螵蛸烧存性，研为细末，油调外敷。《世医得效方》。

-按语-

桑螵蛸味甘、咸，性平，能固精缩尿，补肾助阳。用于遗精滑精、遗尿尿频、白浊、阳痿等。

Can

蚕

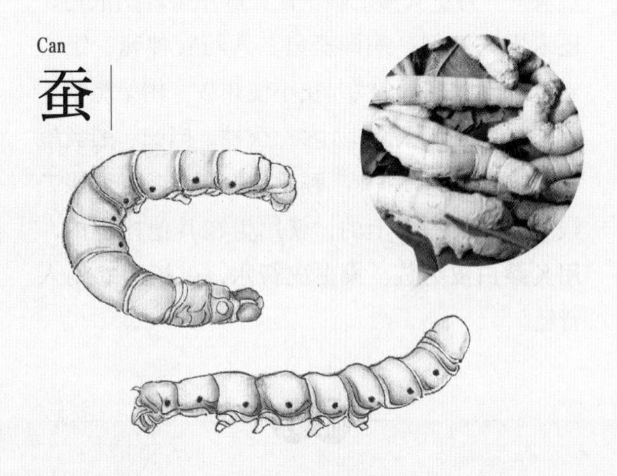

【释名】自死者名白僵蚕。

时珍说：蠶（cán，蚕的繁体字）从朁（tì），象其头身的形状，从䖵（kūn），是因其繁多。通俗写作蚕字，是错的。蚕音腆，是蚯蚓的称呼。蚕受了风邪而死，颜色白，所以称为白僵，死而不朽称作僵。再养者称作原蚕。蚕屎称作沙，皮称作蜕，瓮称作茧，蛹称作螝（guì），蛾称作罗，卵称作蜕，蚕初出称作蚒（miáo），蚕纸称作连。

【集解】时珍说：蚕，是孕丝虫。种类很多，有大、小、白、乌、斑色的差异。蚕属阳性，喜燥恶湿，食而不饮，三眠三起，二十七日就衰老。自卵出而为蚒，自蚒蜕而为蚕，蚕吐丝成茧，茧里面的是蛹，蛹化为蛾，蛾产卵，卵再化成蚒，也有胎生的，与母同老，是神虫。南粤有三眠、四眠、两生、七出、八出的。它的茧有黄、白二色。《尔雅》记载：蟓（xiàng），即桑茧。雔（chóu）由，是樗（chū）茧。蚢（háng），是萧茧。棘茧、栾茧，都是由蚕所食的叶子而命名的，而蟓即是现在桑上野蚕。现在的柘蚕与桑蚕共同养殖，即是棘茧。南海横州有风茧，丝作钓缗（mín）。但凡各种草木都有蚅（è）蠋（zhú）之类，食叶吐丝，不如蚕丝可以衣被天下，所以不能并称。凡是蚕类入药，都要用食桑叶的蚕。

白僵蚕

【修治】雷敩说：使用时，先用糯米泔水浸泡一日，待蚕桑涎出，如蜗涎浮水上，然后漉出，小火焙干，用布拭净黄肉、毛，和黑口甲，捣筛如粉，入药。

【气味】味咸、辛，性平，无毒。

【主治】《本经》记载：小儿惊痫夜啼，去三虫，灭黑䵟，令人面色好，男子阴痒病。

《别录》记载：女子崩中赤白，产后腹痛，灭诸疮瘢痕。研为细末，外敷疔肿，可拔除病根，十分有效。

《药性论》说：治口噤发汗。同白鱼、鹰屎白等份，治疮灭痕。

《大明》记载：以七枚为末，酒服，治中风失音和一切风疾。小儿客忤，男子阴痒痛，女子带下。

苏颂说：焙研姜汁调灌，治中风、喉痹欲绝，见效快。

时珍说：散风痰结核瘰疬，治疗头风，风虫齿痛，皮肤风疮，丹毒作痒，痰疟癥结，妇人乳汁不通，崩中下血，小儿疳蚀鳞体，一切金疮，疔肿风痔。

【发明】张元素说：僵蚕性微温，味微辛，气味俱薄，轻浮而升，可以去皮肤诸风如虫行。

朱震亨说：僵蚕属火，兼土与金、木。老得

金气，僵而不化。治喉痹者，取其清化之气，从治相火，散浊逆结滞之痰。

王贶说：治疗咽喉肿痛及喉痹，服用此药立刻见效，无不有效。吴开（jiān）内翰说：屡用得效。

时珍说：僵蚕，是蚕生风病的蚕。治风化痰，可以散结行经。人指甲软薄，用此药烧烟熏甲则可变厚，也是此义。因为它是厥阴、阳明之药，因此又能治各种血病、疟病、疳病。

附方

1 一切风痰：白僵蚕七个，直者，细研，姜汁调灌。《胜金方》。

2 风痰喘嗽，夜不能卧：白僵蚕（炒研）、好茶末各一两，研为细末。每次用五钱，睡前泡开水服下。《瑞竹堂方》。

3 酒后咳嗽：白僵蚕焙研末，每次茶服一钱。《怪证奇方》。

4 喉风喉痹：①白僵蚕（炒）、白矾（半生半烧）等份，研为细末。每取一钱，用自然姜汁调灌，服后呕吐，治疗顽疾可以见效。小儿加薄荷、生姜少许，同调。此方名仁存开关散。②上方用白梅肉和丸，绵裹含服，咽汁。③炒白僵蚕半两，生甘草一钱，研为细末，姜汁调服，涎出立愈。《朱氏集验方》。④白僵蚕二十一枚，乳香一分，研为细末，每取一钱烧烟，熏入喉中，涎出即愈。《圣惠方》。

5 急喉风痹：白僵蚕、天南星等份，生研为末。每服一字，姜汁调灌，涎出即愈。后用生姜炙过，含服。此方名王氏博济如圣散。《百一选方》无南星。

6 偏正头风，并夹头风，连两太阳穴痛：①将白僵蚕捣研为末，葱茶调服方寸匕。《圣惠方》。②用白僵蚕、高良姜等份，捣研为末。每服一钱，睡前时茶服，每日服二次。叶椿。

7 突然头痛：将白僵蚕捣研为末，每用开水下二钱，立即见效。《斗门方》。

8 面上黑黯：白僵蚕末，水和外涂患处。《圣惠方》。

9 粉滓面黑，令人面色好：白僵蚕、黑牵牛，细研等份为末，如澡豆，每日外用。《斗门方》。

10 瘾疹风疮，疼痛：白僵蚕焙研，酒服一钱，立愈。《圣惠方》。

11 小儿口疮：白僵蚕炒黄，拭去黄肉、毛，研末，蜜和外敷，立即见效。《小儿宫气方》。

12 一切金疮及刀斧伤：白僵蚕炒黄研末，敷之立愈。《斗门方》。

13 重舌木舌：①僵蚕为末吹舌，吐痰甚妙。②僵蚕一钱，黄连（蜜炒）二钱，研为细末，掺患处，涎出为妙。陆氏《积德堂经验方》。

14 肠风下血：僵蚕（炒，去嘴、足）、乌梅肉（焙）各一两，捣研为末，米糊为丸，如梧桐子大。每服百丸，饭前白开水送下，一日服三次。《笔峰杂兴方》。

按语

僵蚕味咸、辛，性平，能祛风定惊，化痰散结。用于惊痫抽搐、风中经络、口眼㖞斜、风热头痛、目赤、咽痛、风疹瘙痒、痰核、瘰疬。散风热宜生用，其他多制用。

原蚕 Yuan Can

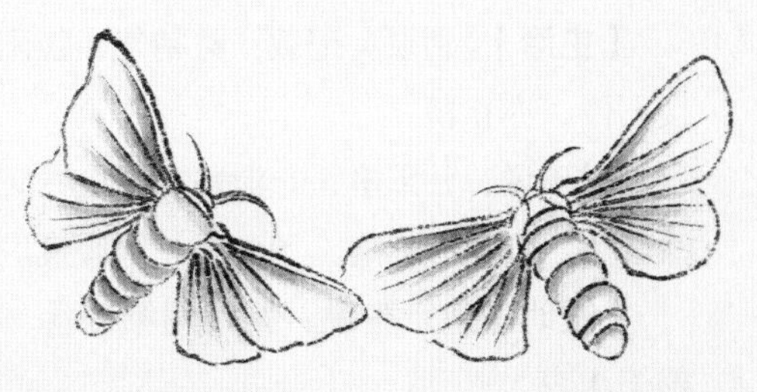

【释名】又名晚蚕、魏蚕、夏蚕、热蚕。

陶弘景说：原蚕是重养者，通俗称为魏蚕。

寇宗奭说：原者，有原复敏速的含义。

时珍说：据郑玄注《周礼》载录：原，是再的意思。原蚕，是再养的蚕。郭璞注《方言》时说：魏，是细的意思，为秦晋人所称，现在转变为二蚕。《永嘉记》记载：郡蚕自三月到十月有八辈。称蚕种为蚖，再养为珍，珍子为爱。

【集解】苏颂说：原蚕在东南州郡多养殖，它是重养，通俗称为晚蚕。北方人养的不多。《周礼》禁原蚕。郑康成注解说：蚕生于火而藏于秋，与马同气。禁原蚕是因为它对马有害。然而有害于马只是一个方面。《淮南子》记载：原蚕一年采收两次，并不是没有好处，但是王法禁止，是因为它损害桑树。因此养的人少了，卖的多是早蛾，不可用。

陶弘景说：僵蚕捣研为末，涂马齿，马便不能食草。用桑叶拭去，马又可继续吃草。

时珍说：马与龙同气，故有龙马；而蚕又与马同气，故蚕有龙头、马头者。蜀人称蚕之先为马头娘，正由于这个缘故。好事者于是附会其说，以为马皮卷女，入桑化蚕，是错的。北方人重马，所以禁养原蚕。南方无马，则有一年二出、三出，及七出、八出者。然而先王仁爱及物，不忍其一年再致汤镬（huò，把人放入大鼎或大镬，用滚汤将人活活煮死的酷行），且妨碍农事，也不是仅因为害马、残桑而已。

雄原蚕蛾

【气味】味咸，性温，有小毒。

【主治】《别录》记载：益精气，强阳道，交接不倦，亦止精。

时珍说：壮阳事，止泄精、尿血，暖水脏，治暴风、金疮、冻疮、汤火疮，灭瘢痕。

【发明】寇宗奭说：蚕蛾用第二番，是因它善于生育。

时珍说：蚕蛾性淫，出茧即媾（gòu），至自己枯槁才停止，因此可用它来强阳益精。

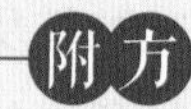

❶ 男子阳痿：未交媾的蚕蛾二升，去头、翅、足，炒为末，作蜜丸，如梧桐子大。每夜服一丸，可御十室。《千金方》。

❷ 遗精白浊：晚蚕蛾焙干，去翅、足，捣研为末，用饭作丸绿豆大。每服四十九，淡盐汤送下。此丸常以火烘，否则容易腐湿。《唐氏经验方》。

❸ 血淋疼痛：将晚蚕蛾捣研为末，热酒送服二钱。《圣惠方》。

❹ 小儿口疮及风疳疮：①晚蚕蛾研为细末，贴于患处。《宫气方》。②上方入麝香少许，外掺患处。《普济方》。

❺ 止血生肌，治刀斧伤创，血出如箭：用晚蚕蛾炒为末，敷在患处，非常有效。此方名蚕蛾散。《胜金方》。

原蚕沙

苏颂说：蚕沙、蚕蛾，都以晚出的为好。

时珍说：蚕沙晒干，淘净再晒，可久收不坏。

【气味】味甘、辛，性温，无毒。

【主治】《别录》记载：主治肠鸣，热中消渴，风痹瘾疹。

陈藏器说：炒黄，袋盛浸酒，去风缓，肢节不遂，皮肤顽痹，腹内宿冷，冷血瘀血，腰脚冷疼。炒热袋盛，熨偏风，筋骨瘫缓，手足不遂，腰脚软，皮肤顽痹。

时珍说：治消渴肿块及妇人血崩，可去头风、风赤眼，去风除湿。

【发明】陶弘景说：蚕沙多入内服方中，不仅仅外熨祛风而已。

寇宗奭说：蚕屎饲牛，可以代谷。用三升醇酒，拌蚕沙五斗，用甑蒸，放于暖室中，铺油单上。让患有风冷气痹及近感瘫风的人，将患病的一侧卧在蚕沙上，厚盖被褥取汗。如果是体质虚弱的人需防大热昏闷，让病人露出头面。若未痊愈，隔日再作。

时珍说：蚕属火，其性燥，燥能胜风去湿，因此蚕沙主疗风湿之病。有人得了风痹，用此熨法治疗有效。《陈氏经验方》一抹膏治烂弦风眼：用真麻油浸蚕沙二三夜，研为细末，用篦子涂患处。不问新旧，隔夜便可痊愈。表兄卢少樊患此病，用了此方便痊愈，亲自记录于册。家中一婢，患此病十余年，试用此方二三次便痊愈，其功即在去风收湿。又同桑柴灰淋汁，煮鳖肉制成丸，治腹中结块。李九华说：蚕沙煮酒，色味清美，又能疗疾。

附方

1 半身不遂：蚕沙二硕，用二袋盛装，蒸熟，换着熨患处。再用羊肚、粳米煮粥，日食一枚，十日即止。《千金方》。

2 风瘙瘾疹，作痒成疮：用蚕沙一升，水五斗，煮取一斗二升，滤去药渣，洗浴。避风。《圣惠方》。

3 头风白屑，作痒：蚕沙烧灰，淋汁，洗头。《圣惠方》。

4 消渴饮水：晚蚕沙焙干为末。每用冷水送服二钱。《斗门方》。

5 妇人血崩：蚕沙研为细末，酒服三五钱。《儒门事亲》。

6 月经久闭：蚕沙四两，砂锅炒至半黄色，用无灰酒一壶，煮沸，滤去药渣。每温服一盏，即通。

7 男女心痛，不可忍者：晚蚕沙一两，滚汤泡过，滤去药渣，取清水服，心痛即止。《瑞竹堂方》。

按语

雄蚕蛾味咸，性温，能补肝益肾，壮阳涩精。用于阳痿、遗精、白浊、尿血、溃疡、烫伤等症。

蚕沙味甘、辛，性温，能祛风湿，和胃化湿。用于风湿痹证、吐泻转筋、风疹湿疹瘙痒。宜布包入煎。

九香虫 (Jiu Xiang Chong)

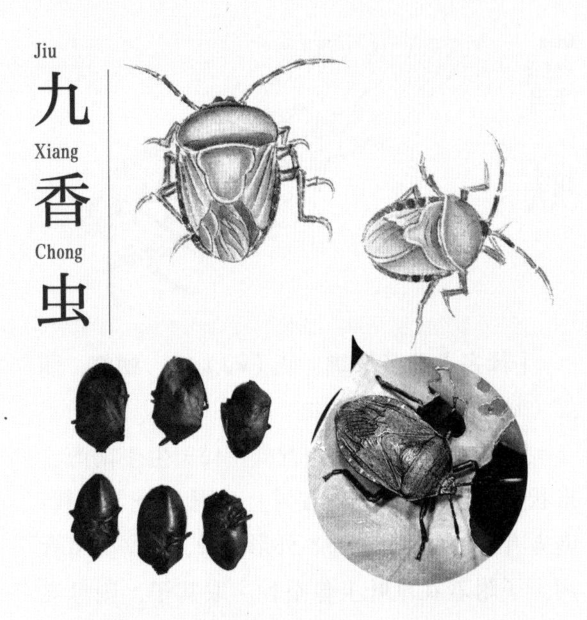

【释名】又名黑兜虫。

【集解】时珍说：九香虫，产于贵州永宁卫赤水河中。大如小指头，状如水黾（mǐn），身青黑色。冬天伏于石下，当地人多抓来使用。至惊蛰后九香虫飞出，则不可用。

【气味】味咸，性温，无毒。

【主治】时珍说：膈脘滞气，脾肾亏损，壮元阳。

【发明】时珍说：《摄生方》乌龙丸：治上证，久服益人，四川何卿总兵常服有效。药方如下：用九香虫（半生，焙）一两，车前子（微炒）、陈橘皮各四钱，白术（焙）五钱，杜仲（酥炙）八钱。上药研为细末，炼蜜为丸，如梧桐子大。每服一钱五分，用盐白汤或盐酒服，早、晚各一次。此方妙在使用了九香虫。

按语

九香虫味咸，性温，能理气止痛，温肾助阳。用于治疗胸胁、脘腹胀痛、阳痿、腰膝冷痛、尿频等症。

青蚨

Qing Fu

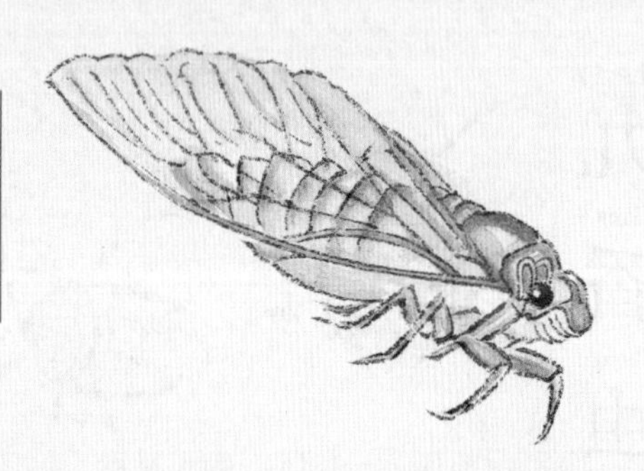

【释名】又名蚨蝉、蟱（wú）蜗、蠓蝺、蒲虻（méng）、鱼父、鱼伯。

【集解】陈藏器说：青蚨（fú）生于南海，形状像蝉，它的子附着在树上。《搜神记》记载：南方有一种虫称作蠓蝺，外形像蝉，味辛美可食用。子附着在草叶上像蚕种。取其子，则母飞来。即使暗地里抓它，虫母也能知道它的去处。杀虫母涂钱上，用它的子涂穿钱的线，用钱离开后还能自己回来。《淮南万毕术》载：青蚨还钱。高诱注解说：青蚨又名鱼父、鱼伯。将它的子、母各自置于瓮中，埋在东行的墙下。三天后打开看，又在一起。

李珣说：据《异物志》记载：蠓蝺生于南海各山。雄雌常一同相处，舍不得分开。青金色。人采得后按法捣研成末，用它涂钱，同别人换取货物，白天用晚上钱便能回来。又能涩精、缩小便，是人间难得的物品。

时珍说：据《异物志》记载：青蚨的形状像蝉而更长。它的子像虾子，附着在青叶上。得其子则母飞来。煎食味辛而鲜美。《岣嵝神书》记载：青蚨又名蒲虻，像小蝉，大的像虻，青色有光。生于水池、湖泽上，多集中在蒲叶上。春季生子于蒲叶上，八个八个一起成行，或九个九个成行，像大蚕子而形圆。取它的母血和火炙子血涂钱，买东西后可以自己回来，可无穷使用，确实是一种仙术。各种说法都差不多。但陈藏器说子附着在树木上，稍有不同。而许氏《说文解字》也说：青蚨，即水虫。因为在水里面生长的虫都产子于草木上。

【气味】味辛，性温，无毒。

【主治】陈藏器说：补中，益阳，去冷气，使人面色光润悦目。

《海药本草》说：秘精，缩小便。

按语

青蚨味辛，性温，能温阳散寒、补中益气、固精缩尿。用于命门火衰，寒冷脘腹胀痛、阳虚，遗精、遗尿。

蛱蝶

Jia Die

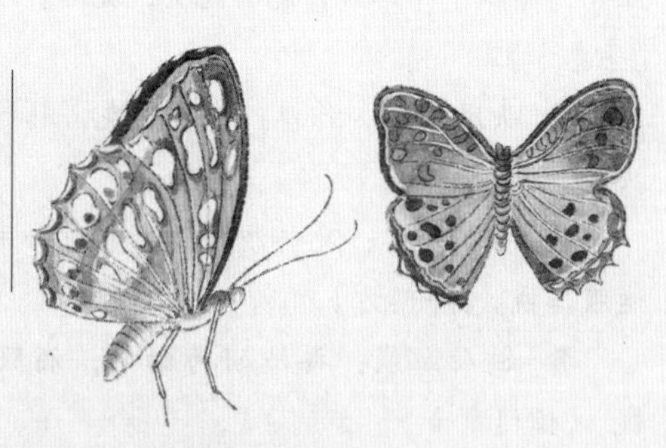

【释名】又名蝱蝶、蝴蝶。

时珍说：蛱蝶体轻薄，夹翅而飞，像叶子一样轻飘。蝶以须为美，蛾以眉为美，因此又称蝴蝶，俗称须为胡。

【集解】时珍说：蝶，属于蛾类。大的称作蝶，小的称作蛾。它的种类很是繁杂，因此四翅有粉，好闻花香，用须代鼻，用鼻交配，交配后则花粉退。《古今注》称橘蠹（dù）化蝶，《尔雅翼》称莱虫化蝶，《列子》称乌足的叶化蝶，《埤雅》称蔬菜化蝶，《酉阳杂俎》称百合花化蝶，《北户录》称树叶化蝶像丹青，《野史》称彩裙化蝶，都是各据自己所见来描述。大概不知道蠹蠋（zhú）各虫，到老都各自蜕变而为蝶、为蛾，像蚕必然由蛹变为虫一样。腐烂的衣物也必然生虫而化生。由草木花叶所化的，乃是气化、风化。它的颜色也各随其虫所食的花叶不同，最后变成所化之物的颜色。杨慎《丹铅录》记载：有草蝶、水蝶生在水中。《岭南异物志》记载：有人浮游于南海，见蛱蝶大的像蒲帆，称肉得八十斤，食用极肥美。

【主治】时珍说：可治疗小儿脱肛。阴干后捣研为末，用唾液调半钱涂手心，以痊愈为度。

【发明】时珍说：蝴蝶在古方中不用，只有《普济方》载此方治疗脱肛，但是也不知道用的是哪种蝴蝶。

按语

蛱蝶是多种蝴蝶的总称，根据李时珍记载，可以治疗脱肛，以外用为主，现在少用。

樗鸡 Chu Ji

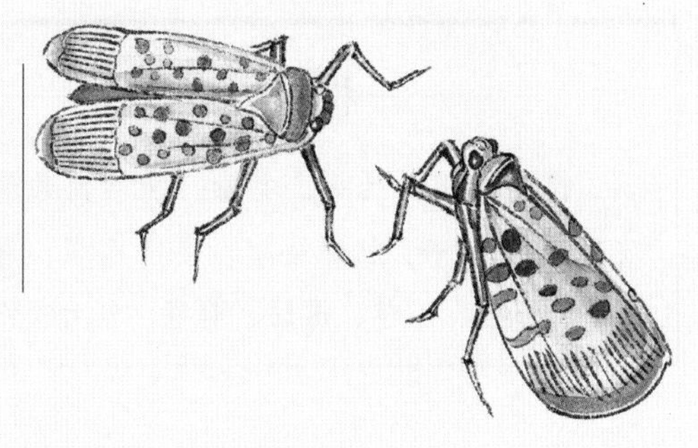

【释名】又名红娘子、灰花蛾。

时珍说：它每天定时鸣叫，故有鸡的称呼。《广雅》写作樗（chū）鸠，《广志》写作犨（chōu）鸡，都是讹误。它的羽毛颜色艳丽而有花纹，因此俗称红娘子、灰花蛾。

【集解】《别录》记载：生长在河内山川、水谷樗树上。七月采集，暴晒干燥。

陶弘景说：现今出自梁州。形状像寒蝉而小。樗树像漆树而有臭味，也像芫青、亭长生长在芫青、葛花上。

苏敬说：河内没有此种药，现今多出自岐州。此药有二种：五种颜色都有的是雄性樗鸡，入药好；色青黑有白斑的是雌性樗鸡，不入药用。

寇宗奭说：洛阳各地尤其多。形状像蚕蛾，但腹大，头足稍黑，翅有两层，外一层为灰色，内一层为深红色，五种颜色都有。

苏颂说：《尔雅》记载：螒（hàn），即天鸡。郭璞注解说：属于小虫，黑身红头，一名莎鸡，又称作樗鸡。然而如今的莎鸡生长在樗木上，六月中飞出，而振动羽毛时索索有声，人们有时将它蓄养在笼子中。但头方腹大，翅膀的羽毛外青内红，而身不黑。头不红，此种说法与郭氏的说法很不一样。樗上有一种头翅都是红色的，与旧说相同，人们称作红娘子，却不称作樗鸡，怀疑指的即是此物，大概是因为古今的称呼不同而已。

时珍说：樗即臭椿。此物开始出生的时候，头方而扁，尖喙向下，六足双层翅膀，呈黑色。等长大能飞时，外层的翅膀显灰黄色有斑点，内层翅膀五色夹杂。它居住在树上，深秋在樗皮上生子。苏颂引用郭璞的说法，认为它是莎鸡，是错误的。莎鸡生活在莎草间，属于蟋蟀一类，像蝗而有斑点，翅膀有几层，下层翅膀呈正红色，六月起飞，振动羽毛时有声音。详细描述可参见陆玑的《毛诗疏义》。而罗愿《尔雅翼》以莎鸡为络纬，即俗称为纺丝的。

【修治】时珍说：凡用时去翅膀、足，用糯米或面炒成黄色，去米、面入药用。

【气味】味苦，性平，有小毒。

【主治】《本经》记载：治疗心腹邪气、阳痿，能益精强志，生子容颜美好，补中轻身。

《别录》记载：治疗腰痛下气，强阴多精。

寇宗奭说：能通血闭，行瘀血。

时珍说：主治瘰疬，散目中结翳，辟邪气，治疗狂犬咬伤。

【发明】陶弘景说：在方药中极少使用，大麝香丸中用到它。

时珍说：古方用于辟瘟杀鬼的丸剂中用到它，近世方中多用它，因为它属于厥阴经药，能行血活血的缘故。《普济方》治疗目翳的拨云膏中，与芫青、斑蝥功效相同，也是取其活血散结的功效。

附方

❶ 子宫虚寒：症见妇女无子，下元虚冷，月经不调，或闭经或漏下，或崩中带下：用红娘子六十枚，大黄、皂荚、葶苈子各一两，巴豆一百二十枚，捣研为末，加枣肉作为丸如弹子大。用绵包裹后留系线在外，用竹筒送入阴户。一个时辰（2个小时）左右发热口渴，用白开水一二杯解之。之后恶寒，静睡要安，三天后方取出。每天空腹取鸡蛋三枚，胡椒末二分，炒食，以酒送服，久则子宫变暖。《杏林摘要》

❷ 瘰疬结核：用红娘子十四枚，乳香、砒霜各一钱，硇砂一钱半，黄丹五分，捣研为末，用糯米煮粥和作饼，贴在患处。不过一月，其核自然脱下。《卫生简易方》

❸ 疯狗咬伤，不治将有生命危险：用红娘子二个，斑蝥五个（一起去翅膀和足，若已满四十岁各加一个，满五十岁各加两个），青娘子三个（去翅膀和足，若已满四十岁再加一个，已满五六十岁再加二个），海马半个，续随子一分，乳香、沉香、桔梗各半分，酥油少量，捣研为末。已满十岁患者分作四次服下，满十五岁患者分三次服下，满二十岁患者分作两次服下，满三十岁患者一次服下。谈野翁《试验方》。

❹ 横痃便毒：（由下疳引起的腹股沟淋巴结肿胀，初期形如杏核，渐大如鹅卵，坚硬木痛，红肿灼热，或微热不红。穿溃后流脓液，不易收口。）鸡蛋一个开孔，入红娘子六个，纸包煨熟，去红娘子，食鸡蛋，用酒送下。陆氏《积德堂经验方》。

> **按语**
>
> 樗鸡味苦，性平，有毒。能活血通经，攻毒散结。用于血瘀经闭、腰伤疼痛、月经不调、阳痿、不孕、瘰疬、癣疮、狂犬咬伤。

Ban 斑 Mao 蝥

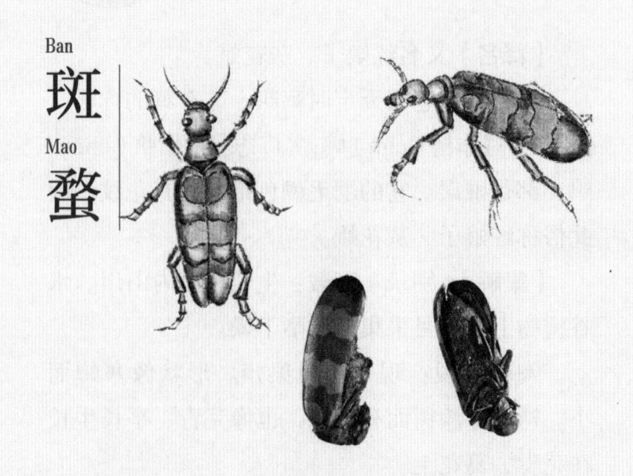

【释名】又名斑猫、龙尾、螌（bān）蝥

(máo)虫、龙蚝、斑蚝。

时珍说：斑用来描述其颜色，蝥刺是说它有毒，像矛刺一样。也写作盤蝥，俗人讹称为斑猫，又讹称斑蚝为斑尾。《吴普本草》又称斑菌、𦛨(quān)发、晏青。

【集解】《别录》记载：斑蝥生于河东山谷。八月收取，阴干。

吴普说：生于河内山谷，也生于水石间。

韩保昇说：斑蝥到处都有，为七八月时大豆叶上的甲虫。长五六分，黄黑色有斑纹，乌腹尖喙。就在叶上采取，阴干用。

陶弘景说：这一种虫有五变，主治都相似。二三月在芫花上，即称作芫青；四五月在王不留行草上，即称作王不留行虫；六七月在葛花上，即称作葛上亭长；八九月在豆花上，即称作斑蝥；九月十月复还为地蛰，即称作地胆，此是假地胆，只是适用范围相同。斑蝥大的像巴豆，甲上有黄黑色斑点；芫青，呈青黑色；亭长，身黑头红。

雷敩说：芫青、斑蝥、亭长、赤头四种，形状各不相同，所居住的地方、所食用的东西、所产生的效果都不同。芫青嘴尖，背上有一划黄色，在芫花上食汁水；斑蝥背上有一划黄色，一划黑色，嘴尖处有一小红点，在豆叶上食汁；亭长形黄黑，在葛叶上食汁；红头身黑，额上有大红一点。

苏颂说：四虫都属于一类，但随季节变化罢了。《深师方》记载：四月、五月、六月为葛上亭长，七月为斑蝥，九月、十月为地胆。如今的医家只知道用芫青、斑蝥，而地胆、亭长少用，因而未见详细介绍。

苏敬说：各种本草书籍、古今各种方书中，并没有关于王不留行虫的记载。若如陶弘景所言，则四虫专在一个地方。如今地胆出自豳州，芫青出自宁州，亭长出自雍州，斑蝥到处都有。四种虫出自四个地方，难道可在一年内周游四州吗？芫青、斑蝥形状身段相似，与亭长、地胆的形状相貌差别很大。况且豳州地胆三月到十月采自草莱上，并不是取自地中。陶弘景大概是随意乱说的吧！

时珍说：据《本经》《别录》记载，四虫采收的时间正好与陶弘景的说法相符合。《深师方》用亭长，注解也是相同。自应是一类，随其所居住的地方、所出的时间不同而命名的缘故，苏敬强烈的驳斥，陶弘景的说法也自欠明了。据《太平御览》引用《本经》记载：春天食芫花为芫青，夏天食葛花为亭长，秋天食豆花为斑蝥，冬天入地中为地胆（黑头红尾）。

【修治】雷敩说：斑蝥、芫青、亭长、地胆修制时，都需用糯米、小麻子相拌炒，至米黄黑色时取出，去头、足、两翅，用血余包裹，悬东墙角上一晚，到第二天使用，则毒可去。

《大明》记载：入药用须去翅、足，糯米炒熟，不可生用，即使人吐泻。

时珍说：一法用麸炒过，加醋煮用。

【气味】味辛，性寒，有毒。

【主治】《本经》记载：治疗寒热、鬼疰蛊毒、鼠瘘、疮疽，能蚀死肌，破石癃。

《别录》记载：治疗血积，伤人肌肉。治疗疥癣，能堕胎。

甄权说：治疗瘰疬，能通利水道。

《大明》记载：治疗淋疾，敷恶疮瘘烂。

时珍说：治疗疝气结块，能解疔毒、狂犬毒、沙虱毒、蛊毒、轻粉毒。

【发明】寇宗奭说：妇女妊娠不可服用，因为它能溃烂人肉。治疗淋疾的方中多用它，因为味道难闻常使人难以下咽，使用时要好好斟酌。

时珍说：斑蝥会在被捕获后，从尾后射出恶气，臭不可闻。因此其入药时也专主走下窍，直至精尿的地方，蚀下败物，痛不可忍。葛氏说：使用斑蝥，是取其利小便、引药行气、以毒攻毒的功效。杨登甫说：瘰疬生毒，都有病根，用药以斑蝥、地胆为主。如法炮制，能使病根从小便中排出，或如粉片，或如血块，或如烂肉，都是其取效的表现。但当毒行，小便必涩痛不能忍受，用木通、滑石、灯心等药导引。葛洪《肘后方》记载：《席辩刺史传》讲：凡中蛊毒，用斑蝥虫四枚，去翅、足，炙熟，桃皮五月初五日采取，去黑皮阴干，大戟去骨，各自捣研为末。若斑蝥一分，二味各用二分，和如枣核大，用米汤送服，必吐出蛊。一服不痊愈，十天后再服。此蛊在洪州最多，有一老妇人善于解毒，每治愈一人便获绢布二十匹，老妇人将它作为秘方而不外传。后有子孙犯法，黄华公等人当时任都督，因而得此秘方。

附方

1 瘰疬：①用斑蝥一两，去翅、足，以粟一升同炒，米焦去米不用，入薄荷四两，捣研为末，乌鸡蛋清作丸如绿豆大。每次取一丸，空腹时用茶送下，加至五丸后，再每天减一丸，减至一丸后，变成每天五丸，以消为度。《经验方》。②用斑蝥一枚，去翅、足，微炙，以浆水一杯，空腹吞服。用蜜水也可。《广利方》。

2 瘘疮有虫：斑蝥，用醋浸泡半天，晒干。每次取五个，炒熟后捣研为末，巴豆一粒，黄犬背上毛十四根炒后研末，朱砂五分，一同调和，用醋送服，一次服完。

3 痈疽拔脓：痈疽不破，或破而肿硬无脓。将斑蝥捣研为末，用蒜捣成膏，同水一豆，贴患处。不一会出脓，即去药。《仁斋直指方》。

4 疔肿拔根：斑蝥一枚捻破，用针划疮上，作米字形状，封敷患处。《外台秘要》。

5 血疝便毒：斑蝥（去翅、足，炒）三个，滑石三钱，一同研末，分作三次服下。每次空腹时用白开水送服，一天一次。若觉痛，用车前、木通、泽泻、猪苓煎汤服，称作破毒饮，很有效果。东垣方。

6 积年癣疮：①用斑蝥半两，微炒后研末，蜜调敷在患处。《外台秘要》。②用斑蝥七个，醋浸，露一晚，搽患处。《永类钤方》。

7 面上荨麻疹：用干斑蝥末，用生油调敷患处。约半天，团块胀起。用软布拭去药，用针在靠近下面的地方挑破，令水出干。不得剥其疮皮，同时不可将药靠近口、眼。若是尖团块子，不要用此方，另外用胆矾末同药一起治疗。《圣济总录》。

8 疣痣黑子：斑蝥三个，砒霜少量，用糯米五钱炒黄，去米，入蒜一个，捣烂点患处。

9 疯狗咬伤：①斑蝥七枚，用糯米炒黄，去米后捣研为末，酒一杯，煎至半杯。空腹温服。《卫生易简方》。②用大斑蝥二十一枚，去头、翅、足，用糯米一勺，略炒过，去斑蝥。再取七枚如前法炒，色变，去斑蝥。再取七枚如前，炒至冒青烟，去蝥，只用米捣研为粉。用冷水入清油少量，空腹调服。一会再进一服，以小便利下毒物为度。如不见效，再服。利后肚疼，急用冷水调青靛服下，以解其毒，否则有伤。黄连水也有效。但不宜服一切热物。《医方大成》。

10 中沙虱毒：斑蝥二枚，一枚研末服，一枚烧至烟尽，研末，敷疮中。《肘后方》。

11 塞耳治聋：斑蝥（炒）二枚，生巴豆（去皮、心）二枚，杵丸如枣核大，绵包裹塞耳。《圣惠方》。

12 妊娠胎死：斑蝥一枚，烧后研末，水送服。《广利方》。

-按语-

斑蝥味辛，性热，大毒，能破血逐瘀，散结消癥，攻毒蚀疮。用于癥瘕、经闭、痈疽恶疮、顽癣、瘰疬等。外敷有发泡作用，用于面瘫、风湿痹痛等。内服多入丸、散剂，0.03~0.06g；外用适量，研末敷贴，或酒、醋浸涂，或作发泡用。内服宜慎，体弱者忌用，孕妇禁用。

芫青 Yuan Qing

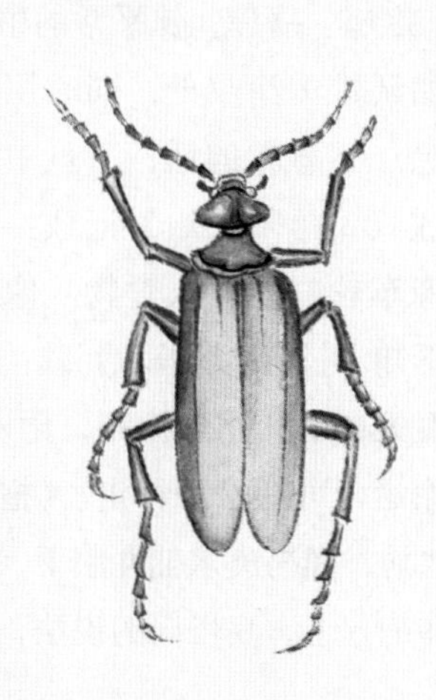

【释名】又名青娘子。

时珍说：居住在芫花上而色青，因此称作芫青。世俗为了避讳，称作青娘子，以与红娘子相配。

【集解】《别录》记载：三月取收，暴晒干燥。

陶弘景说：二月、三月在芫花上生长，花开时取收，青黑色。

苏敬说：出自宁州。

苏颂说：到处都有。形状像斑蝥，但色纯青绿，背上有一道黄纹，尖喙。三四月芫花开花时才生，多从芫花上采收，暴晒干燥。

时珍说：连芫花茎叶采收置于地上，一傍晚芫青自行爬出。其余见斑蝥。

【修治】见斑蝥。

【气味】味辛，性微温，有毒。

【主治】《别录》记载：治疗蛊毒、风疰、鬼疰，能堕胎。

陶弘景说：治疗瘰疬破溃。

时珍说：主治疝气，利小便，消瘰疬，下痰结，治疗耳聋目翳、疯狗伤毒。其余功效同斑蝥。

附方

1 偏坠疼痛：青娘子、红娘子各十枚，白面拌炒至黄色，去前二物，白开水调服。《谈野翁方》。

2 目中顽翳：用青娘子、红娘子、斑蝥各二个（去头、足，面炒至黄色），硼砂一钱，蕤仁（去油）五个，捣研为末。每次取少量，点眼，一天五到六次，同时用春雪膏点眼。此方名发背膏。《普济方》。

3 塞耳治聋：芫青、巴豆仁、蓖麻仁各一枚，研末，作丸如枣核大，绵包包裹塞入耳中。《圣惠方》。

-按语-

芫青又名青娘子，味辛，性温，有毒，能攻毒破瘀，逐水。用于瘰疬、血瘀经闭、狂犬咬伤、水肿尿少。入丸、散，1~2只。外用适量，研末调敷。作用似斑蝥。

蜘蛛 Zhi Zhu

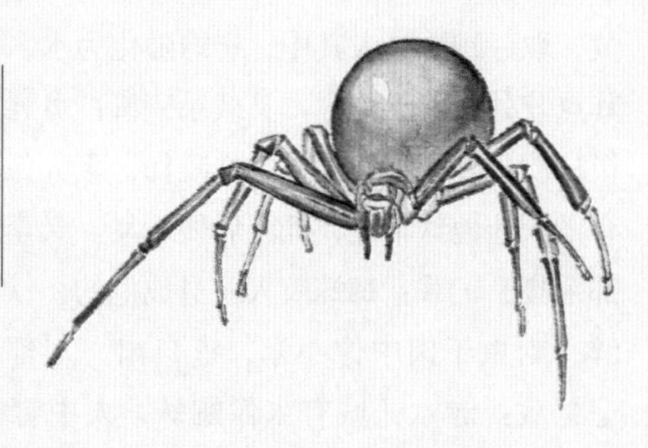

【释名】又名次蚩、蠋（zhú）蝓（yú）、

蜘（zhuō）蝥。

时珍说：据王安石《字说》记载：蜘蛛设一面网，外物触碰到网后而受到蜘蛛诛杀。因为它通晓诛杀的技术，故称作蜘蛛。《尔雅》写作鼅鼄，从黽，因黽有大腹。扬雄《方言》记载：自关外向东称作蝳蝓，为侏儒语转所来。北燕朝鲜间，称它为蝳蜍（chú）。齐国人又称作杜公。蝃（qū）蝥见下。

【集解】陶弘景说：蜘蛛有数十种，现今入药的只用悬网像鱼网的，也称作蜘蝥。有红斑的称作络新妇，方术家也入药用。其余并不入药用。

雷敩说：凡是有五种颜色和身大生有薄小刺毛的，都不能入药用。只有身小尾大，腹内有苍黄脓的为真品。取房子的西边结网的蜘蛛，去头、足，研膏用。

寇宗奭说：蜘蛛品种繁多，都有毒。如今人多用人家檐角、篱边、狭窄的街巷间所长的蜘蛛，在空中织圆网，大腹而色深灰。遗尿附着在人身上，使人生疮癣。

苏敬说：在剑南、山东，人们常被蜘蛛咬伤，可见疮中出丝，但很少有死亡的。

时珍说：蜘蛛布网时，其丝向右绕。它的种类繁多，大小颜色各不相同，《尔雅》只分为蜘蛛、草、土及蟏蛸四种。蜘蛛咬人毒性很大，常常见于古代书籍中。据刘禹锡《传信方》记载：判官张延赏，被斑蜘蛛咬到脖子，一晚有两条红脉绕项下至心前，头面肿如数斗大，几乎到了不可救治的地步。有一人用大蓝汁入麝香、雄黄，取一蜘蛛投入其中，蜘蛛随化为水。于是取其点咬处，两天痊愈。又载录一事：贞元十年，崔从质员外说，有人被蜘蛛咬伤，腹大像孕妇。有僧人让他饮羊乳，几天后便平复。又李绛《兵部手集》记载：蜘蛛咬人遍身成疮的，饮好酒至醉，则虫于肉中像小米，疮自出。刘郁《西使记》载：赤木儿城有虫像蜘蛛，人中毒后就烦渴，饮水立死，只有饮服葡萄酒至醉吐则毒性自解。这与李绛所说人中蜘蛛毒，饮酒至醉则愈的意思相同，大概指的也是蜘蛛。郑晓《吾学编》记载：西域有个叫赛蓝的地方，夏秋季间草中生长有一种小黑蜘蛛，毒性很大，咬人则痛声彻地。当地人诵咒用薄荷枝拂掉，又用羊肝遍擦其身体，过一天一夜疼痛才止，痊愈后像蛇蜕一样脱皮。牛马被其咬伤后都死亡。元稹《长庆集》记载：巴中的蜘蛛大而有毒，甚至有的身体分布的范围有数寸，脚长几倍于它的身体，竹木被网住后都会死亡。它的毒伤人后，可见生疮、起疙瘩、疼痛、瘙痒，比平常的中毒都要厉害，只有用醋调雄黄涂咬处，同时用鼠负虫食其丝尽则痊愈。不急救的话，一旦中毒入心则能死人。段成式《酉阳杂俎》记载：深山的蜘蛛，有大的像车轮，能食人食物。像这几种说法，都不可不知。《淮南万毕术》载：红斑蜘蛛吃猪脂肪一百天，杀死用来涂布，雨不能沾湿；杀死后用它涂足，可在水中行走。《抱朴子》记载：蜘蛛、水马，和冯夷水仙丸服下，可在水中居住。这些都是方士虚妄怪诞的说法，不足让人相信。

【气味】性微寒，有小毒。

【主治】《别录》载：治疗大人、小儿㿗气及小儿大腹丁奚，三年不能行走的病症。

陶弘景说：蜈蚣、蜂、蝎子一类毒虫蜇人，取蜘蛛置于咬处，让它吸出毒。

苏敬说：主治疮毒温疟，能止呕逆霍乱。

苏颂说：取汁，涂蛇伤。烧后食用，治疗小儿腹疳。

时珍说：主治口歪、脱肛、疮肿、胡臭、虫牙。

《大明》记载：有斑纹的可治疗疟疾疔肿。

【发明】苏颂说：《别录》说蜘蛛治疗㿗气。张仲景治疗阴狐㿗气，阴囊一边大一边小，时上时下的，用蜘蛛散主治。蜘蛛（炒焦）十四枚，桂半两，捣研为散。每次取重一勺，服下，一天两次。做成蜜丸也可以。

苏敬说：蜘蛛能制蛇，因此能治蛇毒。

时珍说：《鹤林玉露》记载：蜘蛛能制蜈蚣，用蜘蛛尿射蜈蚣，则节节断裂、腐烂。则陶弘景说蜘蛛能治疗蜈蚣咬伤，也是相伏的道理。沈括《梦溪笔谈》记载：蜘蛛为蜂螫伤，能咬芋梗，磨咬处而痊愈。现今蜘蛛又能治疗蜂、蝎螫伤，这是为什么？刘义庆《幽明录》记载：张甲与司徒蔡谟有亲戚关系。蔡谟白天做梦，梦见张甲说自己突然患病，心腹疼痛，胀满不能吐下，此病称作干霍乱，只有用生蜘蛛断脚吞服才能好。但人不知，张甲不知道什么时候死了。蔡谟发觉，使人验证，张甲果然是死亡。后用此治疗干霍乱都有效验。此说虽奇怪，正与唐注治疗呕逆霍乱的记载相符合，应当不会错误。因为蜘蛛服用后能使人下利。

附方

1 中风口歪：靠近火边取蜘蛛摩偏急的颊车穴上，待口变正即停止。《千金方》。

2 泻痢脱肛，病程很长：大蜘蛛一个，瓠叶两层包扎固定，合子内烧存性，入黄丹少量，捣研为末。先用白矾、葱、椒煎汤洗患处，拭干，再将前药末置于软布上，将脱下部分托入收住肛门内。此方名黑圣散。《乘闲方》。

3 走马牙疳，出血作臭：用蜘蛛一枚，铜绿半钱，麝香少量，研匀后擦患处。没有蜘蛛时可用壳。《仁斋直指方》。

4 虫牙断烂：用大蜘蛛一个，用湿纸包裹两层，荷叶再包，置于火中煨焦，捣研为末，入麝香少量，研敷患处。《永类钤方》。

5 聤耳出脓：蜘蛛一个，胭脂坯子半钱，麝香一字，捣研为末。用鹅翎吹耳。

6 吹奶疼痛：蜘蛛一枚，面裹烧存性，捣研为末。酒送服。

7 颏下结核：大蜘蛛不计多少，酒浸泡过后，一同研烂，澄清去渣。临睡前服下。《医林集要》。

8 瘰疬结核，无问有头、无头：用大蜘蛛五枚，晒干，去足研细，用酥调涂患处，一天两次。《圣惠方》。

9 疔肿拔根：取窗户边蜘蛛杵烂，用醋调和。先挑四边血出，根稍露出，敷患处，干则更换。《千金方》。

10 腋下狐臭：大蜘蛛一枚，用黄泥入少量赤石脂末和盐少量，和匀包裹蜘蛛，煅烧后捣研为末，入轻粉一字，醋调成膏。临睡前敷腋下，第二天早上登厕，必泄下黑汁。《三因方》。

11 蛇虺咬伤：蜘蛛捣烂敷患处。

12 一切恶疮：蜘蛛晒干，研末，入轻粉，麻油调涂患处。《仁斋直指方》。

蜕壳

【主治】时珍说：治疗虫牙、牙疳。

附方

1 虫牙有孔：蜘蛛壳一枚，绵包裹塞孔内。《备急方》。

2 牙疳出血：将蜘蛛壳捣研为末，入胭脂、麝香少量，敷在患处。《仁斋直指方》。

网

【主治】《别录》记载：主治善忘，七月七日取网置于衣领中，不要让人知道。

苏敬说：用它缠疣赘，七天可消散、脱落，有效果。

时珍说：治疗疮毒，能止金疮血出。炒黄研末，用酒送服，治疗吐血。

【发明】时珍说：据侯延庆《退斋雅闻录》记载：凡是人突发吐血的，用大蜘蛛网搓成小团，米汤吞服，一服立止。此是孙绍先所传方。又有《酉阳杂俎》记载：裴旻走山路，见蜘蛛结网像布匹，引弓射杀，扯断蛛丝几尺收下。部下有患金疮的，剪一寸贴患处，血立刻止住。据此观察，则可知蛛网为止血的药物。

附方

① 积年诸疮，反花疮疾：蜘蛛膜贴患处，换几次。《千金方》。

② 肛门鼠痔：蜘蛛丝缠患处。

③ 疣瘤初起：柳树上花蜘蛛丝缠患处，日久疣瘤则自消。《简便方》。

-按语-

蜘蛛品种多，味苦，性寒，有毒，能解毒消肿，祛风散结。用于疔疮痈肿、瘰疬、虫蝎螫伤、口噤、中风口㖞、惊风、疳积、脱肛、腋臭、小儿口疮等。浸酒或入丸、散。不入汤剂。

壁钱
Bi Qian

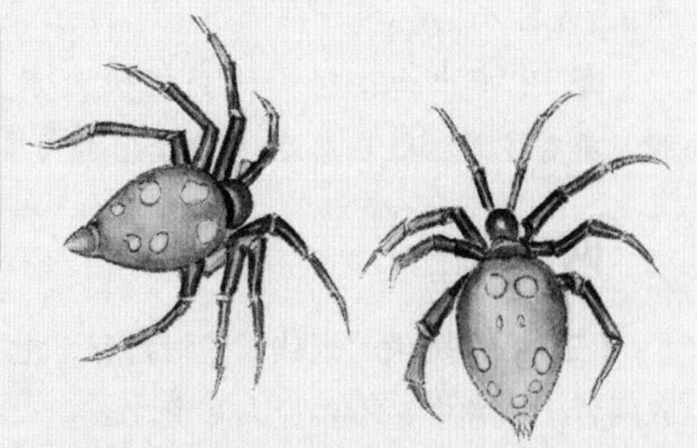

【释名】又名壁镜。

时珍说：都是用窠的形状来命名。

【集解】陈藏器说：壁钱虫像蜘蛛，作白幕像钱，贴于墙壁间，北方人称作壁茧。

时珍说：大的像蜘蛛，但形扁而呈花色，有八足而长，有时也有蜕壳，它的膜像茧一样光白。有人说它的虫有毒，咬人可以导致死亡。只有用桑柴灰煎汁，调白矾末敷患处，效果比较好。

【气味】无毒。

【主治】陈藏器说：治疗鼻出血及金疮出血不止，揉搓取虫汁，注入鼻中或点疮上。

时珍说：治疗大人、小儿急疳，牙蚀腐臭，用壁虫同人中白等份，烧后研末贴患处。又主治喉痹。

附方

喉痹乳蛾：用墙上壁钱七个，内要有活蜘蛛二枚，捻作一处，用白矾七分一块化开，用壁钱点矾烧存性，出火毒后捣研为末。每次取适量，用竹管吹入喉中。忌热肉、硬物。

窠幕

【主治】陈藏器说：治疗小儿呕逆，取十四枚煮汁饮服。

时珍说：治疗产后咳逆，十五天不止，将有生命危险，取十五个煎汁吞服，效果很好。又可止金疮、各种疮出血不止，治疗疮口不敛，取茧频繁贴患处。还可止虫牙痛。

附方

虫牙疼痛：①取壁上白蟢窠二十个（剥去黑的），用铁刀烧出汗，将窠引汗出作丸，纳入牙中。或者取乳香入窠内烧存性，纳入牙中。《普济方》。②用墙上白蛛窠，包裹胡椒末塞耳中，左痛塞右，右痛塞左，同时用手掩住，侧卧，待额上有微汗出，牙痛即愈。

按语

壁钱味咸、苦，性寒，能清热解毒，止血。用于咽喉肿痛、呕逆、咳嗽、牙痛、鼻衄、疔疮、创伤出血。外用适量，捣汁涂，研末撒或吹喉。

Die 螲 Dang 蛸

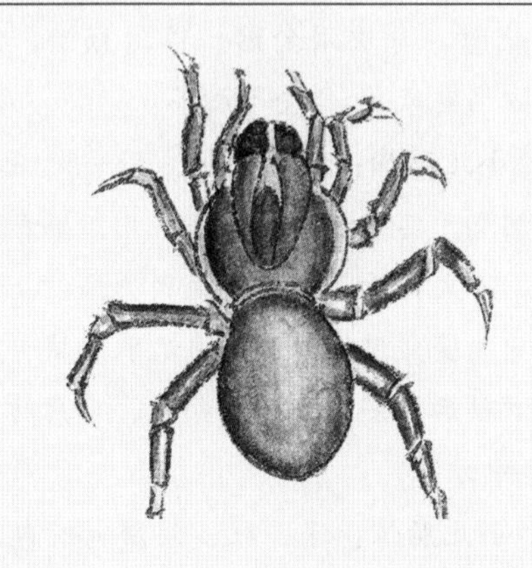

【释名】又名蛈（tiě）蝪、颠当虫、蛈母、土蜘蛛。

陈藏器说：螲（dié）蛸（dāng），《尔雅》作蛈蝪，如今转为颠当虫，河北人称作蛈蛸。《鬼谷子》称它为蛈母。

【集解】陈藏器说：螲蛸到处都有。形状像蜘蛛，挖地道作窠，洞穴上有盖子覆盖穴口。

时珍说：蛈蝪，即《尔雅》所谓的土蜘蛛，在土中布网。据段成式《酉阳杂俎》记载：房舍前少雨的地方多被抖动成窠，像蚯蚓穴一样深，网丝交织其中，土盖与地平，如榆荚大。常常将陷阱的坑盖覆在它的背上，当等蝇、蠖（huò）经过时，伺机就翻盖将它们捕获。将猎物拖入洞中就再次关门，进而与地的颜色一样，没有缝隙可以寻找，同样的方法，蜂也会被捕食。秦中的儿谣唱道：颠当颠当牢守门，蠮螉（yē wēng）寇汝无处奔。

【气味】有毒。

【主治】陈藏器说：治疗一切疔肿、附骨疽蚀等疮，宿肉赘瘤，烧为末，用腊月猪脂调和敷患处。也可同诸药一起用敷疔肿，以出根为好。

按语

螲蛸即土蜘蛛，多生活在地下，味咸，性寒，有毒，能解毒蚀疮。用于疔疮肿痛、附骨疽、赘疣，多外用。

Xie 蝎

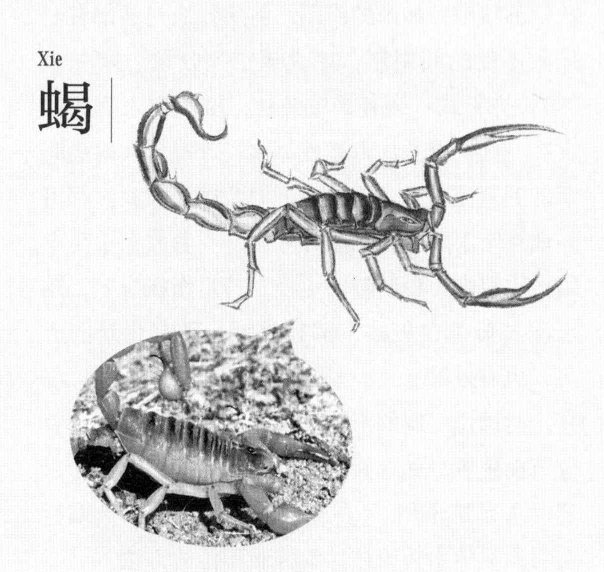

【释名】又名虰（yī）蝌、主簿虫、杜伯、虿（chài）尾虫。

马志说：段成式《酉阳杂俎》记载：江南从前没有蝎。开元初年才有主簿，用竹筒盛过江，至今到处都有，俗称为主簿虫。

时珍说：据《唐史》载：剑南本来没有蝎，有主簿将来，于是称作主簿虫。张揖《广雅》载录：杜伯，即蝎。陆玑《诗疏》载：虿一名杜伯，幽州人称它为蝎。据此观察，则可知主簿是杜伯的讹误，而后人就附会这种说法。许慎说：蝎，即虿尾虫。长尾为虿，短尾为蝎。葛洪说：蝎前为螫，后为虿。古语说：蜂、虿伸出芒刺，它的毒在尾部，如今入药有全用的，称作全蝎；有用尾的，称作蝎梢，他的药力尤其猛烈。

【集解】马志说：蝎出自青州。以形紧小的为好。段成式说：鼠妇虫巨，多变化为蝎。蝎子多负于背上，子呈白色，很像稻粒。陈州古仓有蝎，形状像钱币，蜇人必死。

寇宗奭说：现今在青州山中石下可捕得它，用小火逼之。或于烈日中晒，到蝎觉渴时，用青泥喂它；蝎吃饱后，再用火逼杀，所以它的颜色多是红色，这是为了想它体重增加而可以售卖。用时当去它上面的土。

苏颂说：如今的洛阳、河陕各地州县都有。采收不受时间限制，用火逼干死收取。陶弘景《集验方》载：蝎有雄雌两种，雄蝎蜇人疼痛固定在一处，用井泥敷患处即愈；雌蝎蜇人疼痛时牵扯到其他地方，用屋沟下泥敷患处即愈。都可画地作十字取土，水服方寸匕，或者放在手足中用冷水浸泡，稍变暖即更换。若蜇伤在身上，用水浸布覆盖在患处，都有效果。又有咒禁的方法，也有效果。

时珍说：蝎的形状像水黾，八足而长尾，有分节而色青。如今捕捉到以后多用盐泥饲养，入药时去足焙干用。《古今录验方》记载：被蝎蜇伤时，只用木碗盖住，为神验不传的方法。

【气味】味甘、辛，性平，有毒。

【主治】《开宝本草》记载：治疗各种风瘾疹及中风半身不遂，口眼歪斜，语涩，手足抽掣。

时珍说：治疗小儿惊痫风搐、大人痎疟、耳聋疝气、各种风疮、女人带下阴脱。

【发明】寇宗奭说：为大人、小儿通用药，治疗惊风时尤其不可缺少。

苏颂说：古今治疗中风抽掣及小儿惊搐的方中多用它。《箧中方》记载治疗小儿风痫的方子中用到它。

时珍说：蝎产自东方，色青属木，属于足厥阴肝经药，因此可以治疗厥阴经各种疾病。各种风病、颤抖、目眩、抽搐、掣动，疟疾寒热往来，耳聋不能听见东西，都由于厥阴风木所致。因此东垣李杲说：凡是疝气、带下，都属于风。蝎是治疗风病的要药，都适宜在方药中加用。

附方

❶ 小儿脐风，唇青口撮，口出白沫，不食乳：用全蝎二十一个，酒涂后炙干，捣研为末，入麝香少量。每次用金器、银器煎汤，调服半字。此方名宣风散。《全幼心鉴》。

❷ 小儿风痫：取蝎五枚，用一大石榴割头挖空，纳蝎于其中，用头盖住。用纸筋和黄泥密封包裹，小火炙干，逐渐加大火力煅红。待冷去泥，取中间变焦黑的研细。每次取半钱，用乳汁调服，灌服后便安定。若儿稍大，可用防风汤调服。《箧中方》。

❸ 小儿胎惊：蝎一枚，用薄荷叶包裹，炙后捣研为末，入朱砂、麝香少量。每次取一字，麦门冬煎汤调服。《汤氏婴孩宝书》。

❹ 小儿惊风，大人风涎：用蝎一个（头尾全者），用四片薄荷叶包裹固定，置于火上炙焦，同研为末。分作四次服下，每次用白开水送服。若为大人风涎，作一次服。《经验方》。

❺ 风淫湿痹，手足不举，筋节挛疼：先用通关散，再取全蝎七个瓦上炒，入麝香一字研匀，加酒三杯，空腹调服。如觉已透则停服，未透再服。如果病未尽除，自此以后专门用婆蒿根煎汤洗净，入酒煎，一天服两次。《仁斋直指方》。

❻ 肾虚耳聋，病已十年：小蝎四十九个，生姜（如蝎大）四十九片，一同炒，以姜干为度，研末，温酒送服。到晚上一到二更时，再服一服，喝醉也无妨碍。第二天耳中如有笙簧声，即效。《杜壬方》。

❼ 耳暴聋闭：全蝎去毒后捣研为末，每次取一钱，酒送服，耳中闻水声即见效。周密《志雅堂杂钞》。

❽ 脓耳疼痛：蝎梢七枚，去毒后焙干，入

麝香半钱，捣研为末。挑少量入耳中，一天一夜共三到四次，直至痊愈。《杨氏家藏》。

9 偏正头风，气上攻不可忍受：用全蝎二十一个，地龙六条，土狗三个，五倍子五钱，捣研为末。酒调，摊贴太阳穴上。《德生堂经验方》。

10 风牙疼痛：全蝎三个，蜂房二钱，炒后研末，擦患处。《仁斋直指方》。

11 子肠不收（子宫脱垂）：全蝎炒后研末。口中含水，同时吹鼻。《卫生宝鉴》。

12 各种痔疮发痒：用全蝎不拘多少，烧烟后熏患处。《袖珍方》。

13 诸疮毒肿：全蝎七枚，栀子七个，用麻油煎黑，去渣，入黄蜡，化成膏，敷患处。《澹寮方》。

按语

全蝎味辛，性平，有毒，可以息风镇痉，攻毒散结，通络止痛。用于惊风、痉挛抽搐、风中经络、口眼㖞斜、疮疡肿毒、瘰疬结核、风湿顽痹、顽固性偏正头痛。用量不宜过大。孕妇慎用。

Shui 水 Zhi 蛭

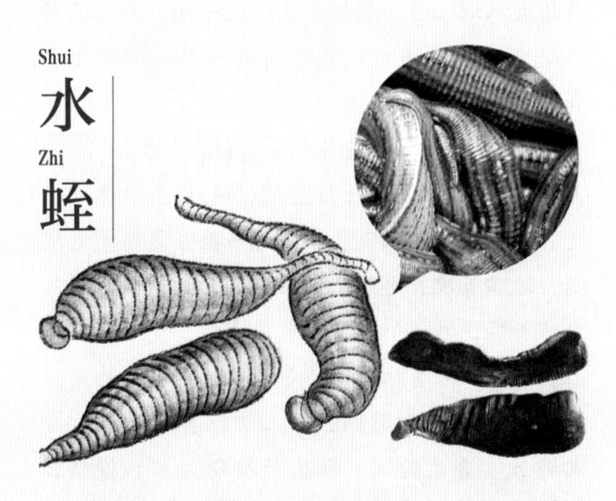

【释名】又名蚑（qí）、至掌，大的名叫马蜞（qí）、马蛭、马蟥、马鳖。

时珍说：方音讹蛭为痴，因此俗称为水痴、草痴的称呼。

寇宗奭说：洛阳人称大的为马鳖，腹黄的为马蟥。

【集解】《别录》记载：水蛭生于雷泽及水池、湖泽中。五月六月采收，暴晒干燥。

陶弘景说：到处的河流、水池中都有。蚑有几种，其中以水中马蜞能咬人、腹中有血的，干燥后使用为好。山蚑及其他小的蚑，都不能入药用。

苏敬说：有水蛭、草蛭的区别，大的长一尺左右，都能吸牛、马、人血。如今习惯多取用生于水中形小的，效果很好，不必是食人血满腹的。其中草蛭生长在深山草上，人行走时碰到即附着在胫股上，不觉入于肉中，在肉中生长、生育，产生危害，山上的人自有疗法。

韩保昇说：只采水中小的入药用。另外还有石蛭生于石上，泥蛭生于泥中，这两种蛭头尖腰粗色红。误食后，使人眼中如生烟，渐致身体损伤。

时珍说：李石《续博物志》记载：南方的水痴像鼻涕，一闻到人的气味就闪闪而动，附着在人体上而成疮，只有用麝香、朱砂涂患处即愈。此即指的是草蛭。

【修治】韩保昇说：采得后，用篁（jīn）竹筒盛装，待干，用米泔水浸泡一晚，暴晒干燥，用冬季猪脂煎熬令其变成焦黄色，然后入药用。

陈藏器说：收得干蛭，当展开它的全身使其变长，腹中有子的去掉不用。水蛭生性最难死，虽然用火炙，也像鱼子虽烟熏很多年，得水依然可以存活一样。

《大明》记载：此物极难修治，需锉细，用小火炒，色黄才熟。不然的话，入腹生子而生祸害。

时珍说：以前有在赶路过程中因饮水和食用水菜，误吞水蛭入腹，水蛭生子对人体产生危害，吸允脏血，产生肠痛而使身体黄瘦。只有用田泥或擂黄土水饮数升，则必尽下出。因为蛭在人腹，突然得土气而下的缘故。或者用牛、羊热血一二升，同猪脂饮服，也可下毒。

【气味】味咸、苦，性平，有毒。

【主治】《本经》记载：攻逐瘀血闭经，破瘀血腹中结块，无子，能利水道。

《别录》记载：能堕胎。

《药性论》说：治疗女子闭经，欲成血劳。

陈藏器说：水蛭可吸红白游疹及痈肿毒肿。

寇宗奭说：治疗折伤、坠扑畜血有功效。

【发明】成无已说：咸走血，苦能胜血。水蛭味咸而苦，可除畜血，属于肝经血分药，因此能通肝经聚血。

陶弘景说：楚王食用腌菜，看见有水蛭还是吞服了，果然能去结积，虽说是暗地里有神护佑，但同时也是物性使然。

时珍说：据《贾谊新书》记载：楚惠王食用腌菜时碰到水蛭，恐怕监食会因此犯死罪，于是吞服，导致腹中生病而不能吃东西。令尹说：天道不偏袒谁，只看德行。王有仁德，病不会伤到您。楚王的病果然病愈。这便是楚王吞蛭的故事。王充《论衡》也说：蛭是食血的虫，楚王大概是有积血的疾病，所以能食蛭而病愈。与陶氏所说相符。

附方

1 漏血不止：水蛭炒后捣研为末，每次取一钱，酒送服，一天两次。《千金方》。

2 产后血晕：血结聚于胸中，或偏于少腹，或连于胁肋。用水蛭（炒）、虻虫（去翅、足，炒）、没药、麝香各一钱，捣研为末，四物汤调服。血下痛止，再服四物汤善后。《保命集》。

3 折伤疼痛：水蛭，于新瓦上焙干捣研为细末，每次取二钱，酒送服。一顿饭的时间过后开始作痛，可再服一次。痛止，便再敷折骨药，用东西夹定，调理善后。《经验方》。

4 跌仆损伤：由于瘀血凝滞，心腹胀痛，大小便不通，有生命危险。用红蛭（石灰炒黄）半两，大黄、牵牛头末各二两，捣研为末。每次取二钱，热酒调服。此方名夺命散。《济生方》。

5 坠跌打击内伤：水蛭、麝香各一两，锉细，烧令烟出，捣研为末。每次取一钱，酒送服，当下蓄血。不止再服。此方名神效方。《古今录验方》。

6 杖疮肿痛：水蛭炒后研细，同朴硝等份，研末，水调敷患处。周密《志雅堂抄》。

7 赤白丹肿，痈肿初起：用水蛭十余枚，令吸病处，以皮皱肉白为取效。冬季没有水蛭，在地中挖取，用暖水饲养让其活动。先洗净患者的皮肤，用竹筒盛水蛭合在上面，一会就吸咬患处，血满自脱，最好用饥饿的水蛭。陈藏器方。

8 纫染白须：①将水蛭捣研为极细末，用龟尿调和后捻须梢。谈野翁方。②用白乌骨鸡一只，杀血入瓶中，放活水蛭数十只于其中，待化成水，用猪胆皮在指头上，蘸捻须梢。③用大水蛭七枚，捣研为末，汞一两，用银三两作小盒盛装。用蚯蚓泥密封半指厚，深埋于马粪中。四十九天后取出，化为黑油。用鱼脬套在手指上，每蘸少量捻须上。《普济方》。④用大马蜞二三十条，竹筒盛装，晚上置于露处受气。将它们饿过七天，用鸡冠血磨京墨给予它们吃，过四五次，再阴干。将猪胫骨打断，放蜞入内，盖定，铁线缠住，涂盐泥密封。变干时放地上，火煅五寸香的时间；第二次，退开三寸火，又火煅五寸香的时间；第三次，再退远火，又火煅五寸香的时间，取出后捣研为末。将猪胆皮包在指头上，承末搽须梢。此方名黑须倒卷帘方。

-按语-

水蛭味咸、苦，性平，小毒，能破血通经，逐瘀消癥。用于血瘀经闭、癥瘕积聚、跌打损伤、心腹疼痛。以入丸、散剂或研末服为宜。孕妇禁用，月经过多者忌用。

Yi 蚁

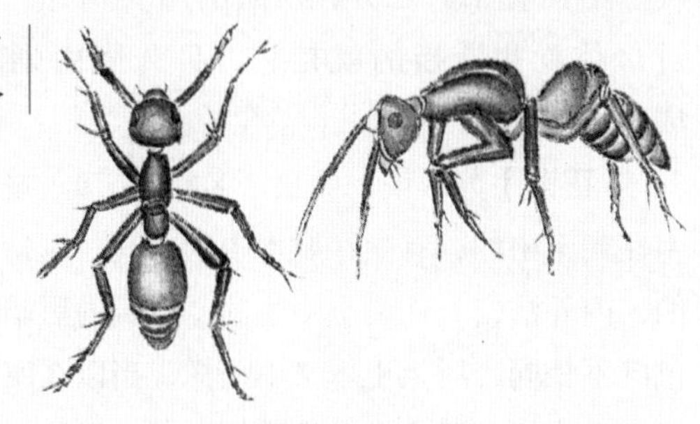

【释名】又名玄驹、蚍蜉。

时珍说：蚁有君臣的道义，故字从义。也写作螘（yǐ）。大的为蚍蜉，也称作马蚁。红的称作蠪（lóng），能飞的称作螱（wèi）。扬雄《方言》载：齐鲁间称作蚼蟓（xiàng），梁州益州间称它为玄驹，幽燕称它为蛾蛘（yáng）。夏小正说：十二月，玄驹奔走，称作蚁进入冬眠。大蚁喜欢相持而长时间的激战，因此有马驹的称呼。

【集解】时珍说：蚁到处都有。有大、小、黑、白、黄、红几种，穴居而卵生。它居的地方有等级之分，它们行走的时候有队形。能预知什么时候下雨，春出而冬藏。堆积泥土成信封的形状，称作蚁封，也称作蚁垤（dié）、蚁塿、蚁冢，描述其形状像封、垤、塿、冢。它的卵称作蚳（chí），山上的人挖掘，有到斗石大的。古人食用它，因此在子女侍奉事父母、周官献煮熟的豆中有蚳醢（hǎi）。如今只有南夷人食用。刘恂《岭表录异》记载：广州交界的溪峒间的酋长，多取蚁卵，淘净后做成酱，说味像肉酱，非地位尊贵不可得。又说：岭南多蚁，它的窠像薄絮囊。连带枝叶，当地人用布袋贮存，卖给养柑子的人，用来避蠹虫。《古今五行记》记载：后魏时，兖州有红蚁与黑蚁争斗，长六七步，宽四寸，红蚁断头而死。那么《楚辞·招魂》所说西方“赤蚁若象，玄蜂若壶”者，并非是寓言。

独脚蚁

【主治】陈藏器说：治料疔肿疽毒，捣涂患处。

【附录】白蚁

时珍说：白蚁，即蚁之色白的，一名螱（wèi），又名飞蚁。打洞居住，蛀坏梁木而作为食物，依靠潮湿的环境取土，对植物伤害很大。初生时为蚁蝝，到夏季遗卵，生翅膀而能飞，则变成黑色，不久就死去。生性怕烰炭、桐油、竹鸡等。

-按语-

蚂蚁种类很多，能通经活络，解毒消肿，用于风湿痹痛、手足麻木、中风偏瘫、头昏耳鸣、失眠多梦、痈肿疔毒等。

Ying 蝇

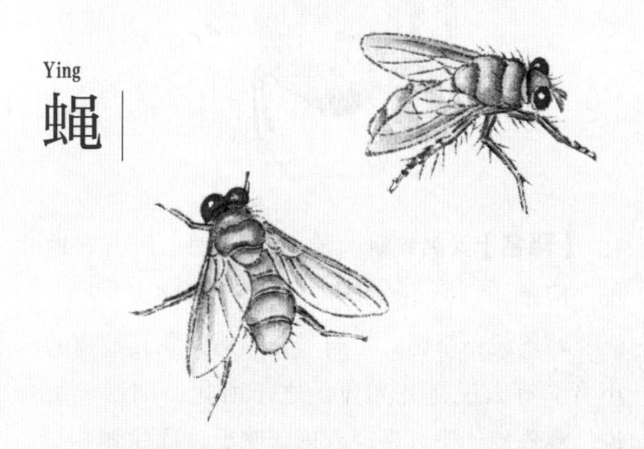

【释名】时珍说：蝇飞奔走钻营，自然发出声响，因此称作蝇。

【集解】时珍说：蝇到处都有。夏出冬伏，喜暖恶寒。色苍的声音雄壮，背部金色的声音清括，色青的粪能使物腐败，大的头像火，色麻的为茅根所化。蝇的声音在鼻，而足喜交。它的幼蝇为胎生。幼蝇入灰中蜕化为蝇，像蚕、蝎等化成蛾。蝇溺水而死，得灰又复活。因此《淮南子》记载：烂灰生蝇。古人多憎恶它，有多种消除它的方法。有一种小蟢蛛，专门捕食它，是一种被称作蝇虎的动物。

【主治】时珍说：治疗拳毛倒睫，用腊月蛰蝇，干研为末，用鼻频嗅，病症即愈。

【发明】时珍说：蝇在古方中未曾见用到，近时《普济方》载有此法，说出自《海上名方》。

按语

根据李时珍记载，蝇不作为药用。

Qi 蛴 Cao 螬

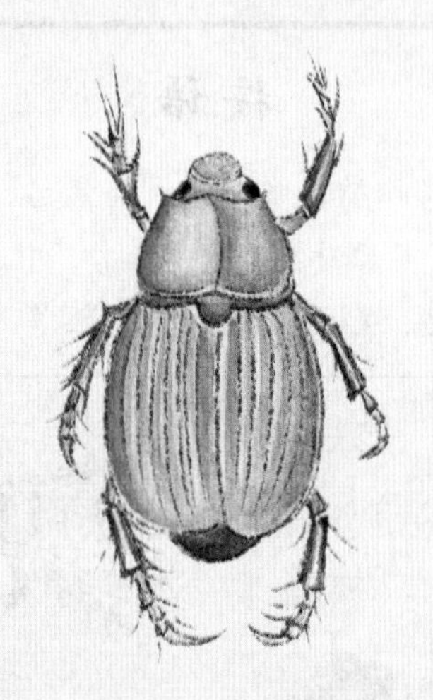

【释名】又名蟦蛴、蜰（féi）蛴、乳齐、地蚕、应条。

时珍说：蛴螬，方言写作蟦螬，象其蛀物的声音。有人说是齐人曹氏之子所化，则属于谬说。称作蟦、蜰，是说它形状肥大。称作乳齐，是说它能通乳。

【集解】《别录》记载：蛴螬生于河内平泽和人们积粪的草中。采收没有固定的时间，以反行者为好。

陶弘景说：大的蛴螬如足大趾，用背滚行，用脚跳跃。将其混杂在猪蹄中作成羹，给乳母食用，不能分别。

时珍说：蛴螬的形状像蚕而大，身短节密，足长有毛。生于树根及粪土中的，外黄内黑；生于旧茅屋上的，外白内暗。都是湿热之气熏蒸而化来，宋齐丘所谓的燥湿相育，不通过母体而生，指的就是它。日久则由蛹变为成虫。

【正误】苏敬说：此虫一名蝤（qiú）蛴。有生在粪土中的，有生在腐木中的。其在腐柳中生的，内外洁白；在粪土中生的，皮黄内黑暗。形色既不相同，所生土木又不一样，当以在腐木中所生的为好。适宜在冬季采捉。

寇宗奭说：各种腐木的根下多有蛴螬。构木的津甜，因此它的根下尤多。也有生于粪土中的，虽肥大而腹中色黑；不如在腐木中所生的，虽瘦而稍白，研汁可用。

雷敩说：蛴螬以在桑树、柏树中生的为好。

陈藏器说：蛴螬生长在粪土中，身短足长，背有毛筋。但从夏入秋，蜕而为蝉，飞空饮露，能鸣高洁。蝤蛴一名蝎，一名蠹，在朽木中食木心，穿木如锥。身长足短，口黑无毛，节慢。至春雨后化为天牛，两角如水牛，色黑，背有白点，上下爬木，飞腾不远。出处既不同，形质又不一样，而陶弘景、苏敬却混注之，是为千虑一失。

苏颂说：如今医家与产妇通乳药，用的是生于粪土中的，其效非常迅速，可知苏敬的说法不可作为依据。

【修治】雷敩说：凡采得后阴干，与糯米同炒，至糯米焦黑取出，去糯米及身上、口畔肉毛和黑尘，作三到四截，研粉用。

时珍说：各方中有干研及生取汁用的，又不拘此例。

【气味】味咸，性微温，有毒。

【主治】《本经》记载：主治恶血血瘀，痹气破损折伤，血在胁下硬满疼痛，月经闭阻，目中淫肤（即目息肉淫肤，病症名。自《世医得效方》称之为胬肉攀睛后，后世眼科亦多沿用，相当于现在的翼状胬肉）、青翳（即青盲翳，病证名，系指青盲患者瞳内复生翳障，类似某些内眼疾病引起的并发性白内障）、白膜（中医病症名，出自《神农本草经》卷二。眼生膜障，因其血丝浅淡而稀疏呈灰白色者，故称白膜）。

《别录》记载：疗吐血在胸腹不去及骨破骨折、血结，金疮内塞，产后受寒，通下乳汁。

《药性》记载：取汁滴目，去翳障。主血止痛。

《大明》记载：敷治恶疮。

苏颂说：取汁点喉痹，得下即开。

时珍说：主治唇紧口疮，丹疹，破伤风疮，竹木入肉，异物入目。

【发明】陶弘景说：同猪蹄作羹食用，下乳汁的功效好。

苏颂说：张仲景治疗杂病所用大黄䗪虫丸方中用到它，取其去胁下硬满的功效。

时珍说：许叔微《本事方》治筋脉拘急养血，所用地黄丸中用到它。取其治血瘀痹的功效。据陈氏《经验方》记载：《晋书》说，吴中书郎盛冲的母亲王氏失明。奴婢取蛴螬蒸熟与食，王氏认为它味道甘美。盛冲回来知道后，抱母恸哭，母目即复明。与本草书中治疗目中青翳白膜、《药性论》中取汁滴目中去翳障的说法相合。我曾用此法治人而有效验，因此记录下来以传后人。又据鲁伯嗣《婴童百问》记载：张太尹传治破伤风神效方，用蛴螬，将驼脊背捏住，待口中吐水，取来抹疮上，觉身麻汗出，没有不救活的。子弟额上跌破，七日后成风症，依此法治之，一段时间就痊愈了。这也符合治疗骨折、敷治恶疮、金疮内塞、主血止痛的说法。大概因为此药能行血分，散结滞，因此能治疗以上各病。

附方

1 小儿脐疮：蛴螬研末敷患处，不过数次可治愈。《千金方》。

2 小儿唇紧：蛴螬研末，猪脂调和，敷患处。《千金方》。

3 赤白口疮：蛴螬研汁，频搽取效。《大观本草》。

4 丹毒浸淫，走串皮中，名火丹：取蛴螬捣烂涂患处。《删繁方》。

5 痈疽痔漏：蛴螬研末敷患处，每日一换。《子母秘录》。

6 虎伤人疮：蛴螬捣烂涂患处。唐瑶《经验方》。

7 竹木入肉：蛴螬捣涂患处，竹木很快拔出。《肘后方》。

8 断酒不饮：蛴螬研末，用酒送服，自此永不饮酒。《千金方》。

按语

蛴螬味咸，性微温，有毒，能活血化瘀，消肿止痛，明目。用于丹毒、喉痹、痈肿、跌打损伤瘀痛、痔漏、目翳、癥瘕、痛风等。

Cang Er Du Chong
苍耳蠹虫

【释名】 又名麻虫

【集解】 时珍说：苍耳蠹（dù）虫，生在苍耳梗中，形状像小蚕。苍耳梗中有大蛀眼的，用刀截去两头不蛀梗，多收一些，用线缚住，挂在屋檐下，其虫在内可多年不死。用时取出，若细小的以三条当一条用。

【主治】 时珍说：主治疔肿恶毒，烧存性研末，油调涂患处，即刻见效。或用麻油浸死收藏贮存，每次用一二枚捣敷，即时毒散，非常有效。

【发明】 时珍说：苍耳治疔肿肿毒，蠹虫与它同功。古方中不见用，近时方中常用。

附方

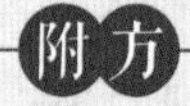

一切疔肿及无名肿毒恶疮：①取苍耳草梗中虫一条，白梅肉三四分，同捣如泥，贴敷立即见效。刘松石《经验方》。②麻虫（即苍耳草内虫，炒黄色）、白僵蚕、江茶，各等份，捣研为末，蜜调涂患处。《圣济总录》。③苍耳节内虫四十九条，捶碎，入砒霜少许，捶成块。刺疮令破，敷患处。一会用手撮出根，即刻见效。

按语

苍耳蠹虫又称苍耳虫，能清热解毒，消肿排脓，用于疔肿、疮毒、痞积，以外用为主。

Zha Chan
蚱蝉

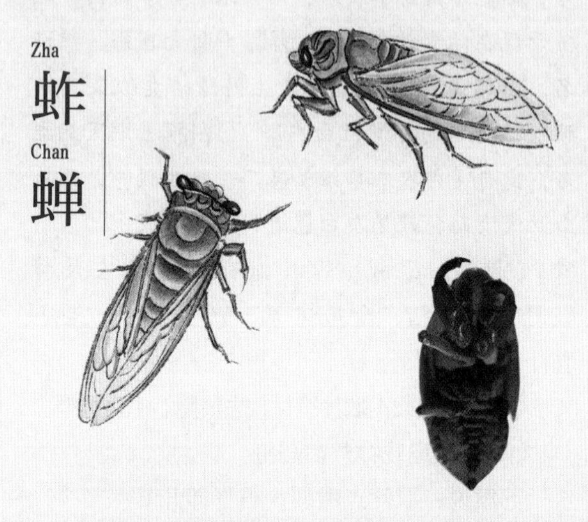

【释名】 又名蜩（tiáo）、齐女。

时珍说：据王充《论衡》记载：蛴螬化腹蜟（yù），腹蜟背开而为蝉。则可知所谓腹蜟者，育于腹。称作蝉，是因为可相互转化。蚱音窄，蝉声。蜩，是其音调。崔豹《古今注》记载：齐王后怨王而死，化为蝉，因此称蝉为齐女，这是谬说。诗人美庄姜为齐侯之子，螓（qín）首蛾眉（宽宽的额头，弯弯的眉毛）。螓也是蝉名，人们为隐其名，称作齐女，其含义大概取于此。

【集解】《别录》记载：蚱蝉生杨柳上。五月采收，蒸干，不要使它生虫。

陶弘景说：蚱蝉，哑蝉，为雌蝉，不能鸣叫。蝉的种类甚多，此说生柳树上，乃是《诗经》所说“鸣蜩嘒嘒（huì huì，形容小声或清脆的声音）”所指的，形大而黑，五月便开始鸣叫。俗语说：五月不鸣，婴儿多灾。因此其治疗也专门针对小儿疾患。古人吃它们，故《礼记》有雀、鷃、蜩、蜚的记载，而多由伛偻（yǔ lǚ，腰背弯曲）老人拾掇它们。其中四五月鸣叫而小紫青色的，是蟪蛄（huì gū，即知了）。《庄子》载“蟪蛄不知春秋”，指的就是它。《离骚》误以蟪蛄为寒蝉。寒螀九月、十月中开始鸣叫，声甚寒凉而迅急。七八月开始鸣叫而色青的，称作蛁蟟（diāo liáo）。二月中便开始鸣叫的，称作蛁母，似寒螀而小。

苏敬说：蚱蝉，即鸣蝉。诸虫均以雄性为好，而陶弘景却说以雌蝉为好，是错的。

苏颂说：据《玉篇》记载：蚱，即蝉声。《别录》说五月采收，正与《月令》所谓“仲夏蝉始鸣”相符合，苏敬的说法是对的。《尔雅》记载：蝒，即马蜩。蝉中最大者，指的就是它。蝉的种类虽多，独此一种入药。医方多用蝉蜕，也是指的此壳。

寇宗奭说：蚱蝉，夏季时身与声俱大，始终一般声。趁昏夜，出土中，爬向高处，拆背壳而出。太阳出则怕人，且怕太阳晒，若干其壳，则不能蜕出。到天寒时则掉在地上，小儿畜养它，可以几天不饮食。古人说它饮风露，观察它没有大便而有尿，也可证实。

时珍说：蝉，是各种蜩的总称。都从蛴螬、腹蛸变而为蝉，也有转丸（蜣螂）化成的，皆三十日而死。蝉的头部呈方形，额部宽广，两只翅膀，六只足，从胁部发声鸣叫，吸风饮露，有尿但不大便。古人食之，夜间用火取，称它为耀蝉。《尔雅》《淮南子》、扬雄《方言》、陆机《草木疏》、陈藏器《本草拾遗》各书所载，往往混乱不一。现在考定于下，希望不被误用。夏季开始鸣叫，大而色黑的，是蚱蝉，又称作蝒（mián）、马蜩，即是《诗经·国风·豳风》“五月鸣蜩”所指。头上有花冠，称作螗蜩、蝘、胡蝉，即是《诗经·大雅·荡诗》“如蜩如螗”所指。具有五种颜色的，称作螗蜩，见于《夏小正》。这些都可入药用。小而有纹的，称作蟧、麦蚻（zhá）。小而色青绿的，称作茅蜩、茅蠽。秋季鸣叫而色青紫的，称作蟪蛄、蛁蟟、蜓蚞（tíng mù）、螇螰（xī lù）、蛥蚗（shé tiě）。小而色青赤的，称作寒蝉、寒蜩、寒螀、蜺。未得秋风，则音哑不能鸣，称作哑蝉，也称哑蝉。二三月鸣较，而比寒螿小的，称作蛁母。都不入药用。

蚱蝉

【气味】味咸、甘，性寒，无毒。

【主治】《本经》记载：主治小儿惊痫、夜啼、癫病寒热。

《别录》记载：主治惊悸、妇人乳难、胞衣不出，能堕胎。

苏敬说：主治小儿惊痫，不能言语。

《药性》说：主治小儿惊哭不止，杀疳虫，去壮热，治肠中幽幽作声。

【发明】陈藏器说：除本身作用外，脑煮汁服，主产后胞衣不下。

时珍说：蝉主产难、下胞衣，也是取其能退蜕的含义。《圣惠方》载治小儿发痫，有蚱蝉汤、蚱蝉散、蚱蝉丸等方。现在的人只知用蝉蜕，而不知用蚱蝉。

附方

1 百日发惊：蚱蝉（去翅、足，炙）三分，赤芍药三分，黄芩二分，加水二盏，煎至一盏，温服。《圣惠方》。

2 破伤风病，无问表里，角弓反张：秋蝉一个，地肤子（炒）八分，麝香少许，捣研为末。每次酒送服二钱。《圣惠方》。

3 头风疼痛：蚱蝉二枚生研，入乳香、朱砂各半分，作丸小豆大。每次用一丸，随左右纳入鼻中，以出黄水为效。《圣济总录》。

-按语-

蚱蝉味咸、甘，性寒，能清热，息风，镇惊，用于小儿惊风、癫痫、夜啼。

蝉蜕

【释名】又名蝉壳、枯蝉、蝮蛸、金牛儿。

【修治】时珍说：凡用蜕壳，开水洗去泥土、翅、足，浆水煮过，晒干用。

【气味】味咸、甘，性寒，无毒。

【主治】《别录》记载：主治小儿惊痫、妇人生子不下。烧灰水送服，治久痢。

《药性》记载：主治小儿壮热，惊痫，止口渴。

陈藏器说：研末取一钱，井华水（早晨第一次汲取的井泉水）送服，治音哑病。

寇宗奭说：除目昏障翳。用水煎汁服，治小儿疮疹透出不畅，效果很好。

时珍说：治头风眩晕，皮肤风热，痘疹作痒，破伤风及疔肿毒疮，大人失音，小儿惊风天吊（小儿蕴热，痰塞经络，头目仰视，名为天吊），惊哭夜啼，阴肿。

【发明】王好古说：蝉蜕去翳膜，取其蜕的意思。蝉性蜕而能退目翳，蛇性窜而能祛风，因其特性而发挥作用。

时珍说：蝉是由土木余气所化，饮风吸露，其气清虚。因此主治的病证，皆属一切风热之证。古人用蝉身，后人用蝉蜕。一般来说，治疗脏腑经络病变，当用蝉身；治疗皮肤疮疡风热，当用蝉蜕，应根据疾病的不同而使用不同的部位。治疗音哑、夜啼，取蝉昼鸣而夜息的特点。

附方

1 小儿夜啼：①用蝉蜕四十九个，去前截，用后截，捣研为末，分四次服下。钓藤汤调灌。《心鉴》。②用蝉蜕下半截，捣研为末，每次取一字，薄荷汤入酒少许调下。此方名蝉花散。《普济方》。

2 小儿惊啼：啼而不哭，是烦；哭而不啼，是躁。用蝉蜕二七枚，去翅、足，捣研为末，入朱砂末一字，蜜调与吮吸。《活幼口议》。

3 小儿天吊，头目仰视，痰塞内热：用金牛儿（即蝉蜕），以浆水煮一天，晒干为末。每服一字，冷水调下。《卫生易简方》。

4 破伤风病发热：①用蝉蜕炒研，酒服一钱。《医学正传》。②将蝉蜕捣研为末，葱涎调涂破处。即时取去恶水，立刻见效。此方名追风散。《普济方》。

5 头风眩晕：蝉壳一两，微炒为末。非时（日中至后夜为非时）酒送下一钱，白开水也可。《圣惠方》。

6 皮肤风痒：蝉蜕、薄荷叶等份，捣研为末。酒送服一钱，每日三次。《集验》。

7 痘疮作痒：蝉蜕三七枚，甘草（炙）一钱，水煎服。《心鉴》。

8 痘后目翳：将蝉蜕捣研为末，每次服一钱，羊肝煎汤送下，每日二次。《小儿药证直诀》。

9 聤耳出脓：蝉蜕（烧存性）半两，麝香（炒）半钱，将上药捣研为末，绵裹塞入耳中。恶物排出，则为有效。《海上方》。

10 小儿阴肿：多因坐地风袭，及虫蚁所吹。用蝉蜕半两，煎水洗患处。同时服五苓散，即肿消痛止。《世医得效方》

11 胃热吐食：用蝉蜕（去泥）五十个，滑石一两，捣研为末。每服二钱，加水一盏，入蜜调服。此方名清膈散。《卫生家宝方》。

⑫ 疔疮毒肿：①将蝉蜕炒为末。蜜水调服一钱。外用唾液调和，涂患处。《青囊杂纂》。②蝉蜕、僵蚕等份，捣研为末。醋调，涂疮四周。《医方大成》。

-按语-

蝉蜕味甘，性寒，能疏散风热，利咽开音，透疹，明目退翳，息风止痉。用于风热感冒、温病初起、咽痛音哑、麻疹不透、风疹瘙痒、目赤翳障、急慢惊风、破伤风。孕妇慎用。

Chan 蝉 Hua 花

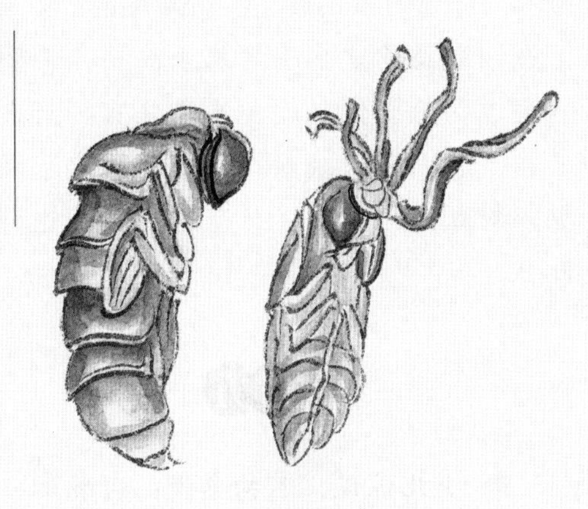

【释名】又名冠蝉、胡蝉、螗蜩、蝘。

时珍说：花、冠，以形状来命名。胡，是说它的形状像胡须。唐，是说它呈黑色。古人俗称它为胡蝉，江南称它为螗，蜀人称它为蝉花。

【集解】唐慎微说：蝉花到处都有，以生自苦竹林的为好。花出头上，七月采收。

苏颂说：蝉花出自蜀中。它的蝉头上有一角，如花冠状，称作蝉花。当地人拿蝉蜕送至京都。医工说：它入药有奇效。

寇宗奭说：是蝉在壳中又出而化为花，自顶中出。

时珍说：蝉花，即冠蝉。《礼记》所谓"蜚（fàn）则冠而蝉有緌"，指的就是它。緌音蕤，冠，即缨。陆云《寒蝉赋》载：蝉有五德：头上有头巾，文也；含气吸露，清也；不食五谷，廉也；居无巢穴，俭也；应候有常，信也。陆佃《埤雅》载：螗，头方宽而有冠，似蝉而小，鸣声清亮。宋祁《方物赞》载：蝉中不蜕壳的，到秋季则长出花。它的头长一到二寸，呈黄碧色。

【气味】味甘，性寒，无毒。

【主治】唐慎微说：主治小儿天吊、惊痫抽搐、夜啼心悸。

时珍说：功效与蝉蜕相同，又能止疟。

-按语-

蝉花味甘，性寒。作用类似于蝉蜕，具有息风止痉的作用，用于惊悸、抽搐。现在认为它具有类似于冬虫夏草的作用特点。

Qiang 蜣 Lang 螂

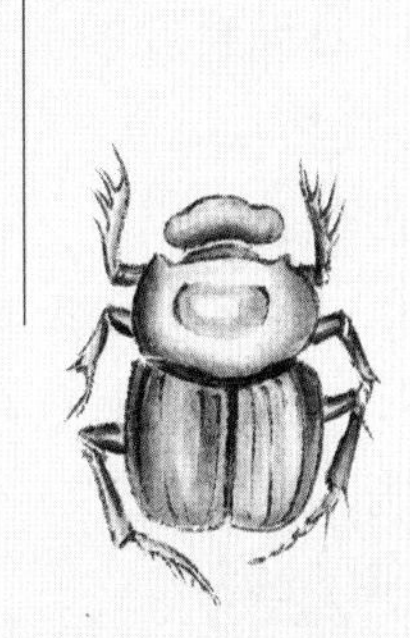

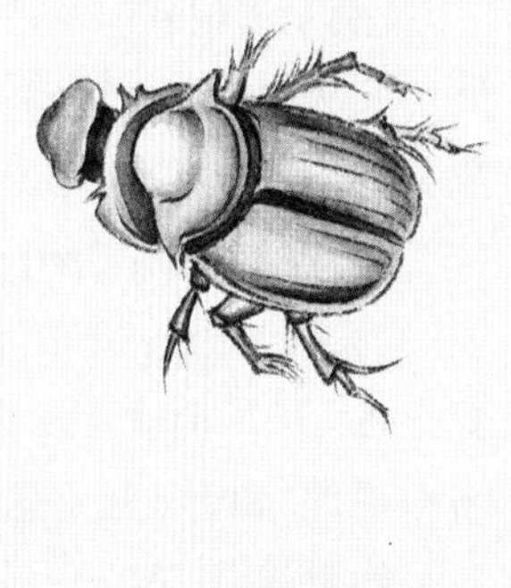

【释名】又名蛣蜣、推丸、推车客、黑牛儿、铁甲将军、夜游将军。

陶弘景说：《庄子》记载：蛣蜣的智慧，在于转丸。喜入粪土中取屎丸而推，故俗名推丸。

时珍说：崔豹《古今注》称作转丸、弄丸，俗称推车客，皆取此义。此虫深目高鼻，状如羌胡，背负黑甲，状如武士，因此有蜣螂、将军的称谓。

【集解】《别录》记载：蜣螂生长沙池泽。

陶弘景说：它有三四种，以大而鼻头扁者为真品。

韩保昇说：蜣螂的种类有多种，到处都有。以鼻高、目深者入药，称作胡蜣螂。

寇宗奭说：蜣螂有大、小二种，大的称作胡蜣螂，身黑而光，腹翼下有小黄，子附母而飞，昼伏夜出，见灯光则来，宜入药用；小的身黑而暗，昼飞夜伏。这两种狐都喜欢取食。小的不能入药用，只有治疗牛马胀结时，取三十枚研水灌服，绝佳。

时珍说：蜣螂以土包粪，转而成丸，雄性曳，雌性推，置于坎中，覆之而去。数日有小蜣螂出，大概是在坎中孵化生育。

【修治】《别录》记载：五月五日采取蒸后收藏，临用去足火炙。勿置水中，令人吐。

【气味】味咸，性寒，有毒。

【主治】《本经》记载：主治小儿惊痫瘛疭（chì zòng，指痉挛的症状），腹胀寒热，大人癫狂。

《别录》记载：主治手足末端恶寒，肢满贲豚（气从少腹上冲胸咽），捣丸塞阴部，引痔虫出尽。

《药性》记载：治小儿疳蚀。

《大明》记载：能堕胎，治疰忤（中医病名，犹中恶，为感受秽毒或不正之气，突然厥逆，不省人事）。和干姜敷治恶疮，出箭头。

陈藏器说：烧末，和醋敷蜂漏。

权度说：去大肠风热。

时珍说：治大小便不通，下痢赤白，脱肛，一切痔瘘疔肿，附骨疽疮，疬疡风，灸疮出血不止，鼻中息肉，小儿重舌。

【发明】时珍说：蜣螂为手足阳明经、足厥阴经之药，因此所治疗都是大肠、胃、肝三经的病。《卫生总微论》载：古方治小儿惊痫，蜣螂为第一。而未见后世医者使用，大概是因为不知此义的缘故。

苏颂说：箭镞入骨不可移的，《杨氏家藏方》中用巴豆微炒，同蜣螂一起捣涂患处。一会儿痛定，必微痒，忍住。待极痒不可忍时，才可撼动，拔之立出。此方传于夏侯郓。夏侯郓初为阆州录事参军，有人额有箭痕，询问他如何治疗。答到：从马侍中征讨田悦时中箭，侍中给与此药立出，后以生肌膏敷之乃愈。因此把此方给予夏侯郓，说：凡诸疮皆可疗。夏侯郓至洪州旅店，主人的妻子患疮病而呻吟不已，用此立愈。《翰苑丛纪》记载：李定说：石藏用，是近世良医。有人承接檐沟的流水洗手，觉物入爪甲内，起初若丝发，数日后如线，不能伸缩，才开始明白其为龙伏藏。乃叩请石藏用诊治。石藏用说：方书没有记载，以意治之。用蜣螂末涂指，希望不深入胸膜，希望他日能免雷击之灾。其人如他所言，后因雷火绕身，急用针挑之。果然看见一物跃出，也没有灾难。《医说》也记载了此事。

附方

❶ 小儿惊风，不拘急慢：用蜣螂一枚杵烂，以水一小盏，于百沸汤（是指久沸的水）中荡热，去渣饮服。

❷ 小儿疳疾：土裹蜣螂煨熟，食下。《医通》。

❸ 小儿舌肿大：蜣螂烧末，唾液调和，敷舌上。《子母秘录》。

❹ 膈气吐食：用地牛儿二个，推屎虫一公一母，同入罐中，待虫食尽牛儿，用泥裹煨存性。用去白陈皮二钱，与巴豆同炒过。去巴豆，将陈皮及虫捣研为末。每次用一到二分，吹入咽中，吐痰三到四次，即愈。《集效方》。

❺ 赤白下痢，噤口痢及泄泻：用黑牛儿

（即蜣螂，一名铁甲将军），烧研。每服半钱或一钱，烧酒调服，小儿用黄酒调服，立效。此方名黑牛散。李延寿方。

6 大肠脱肛：蜣螂烧存性，捣研为末，入冰片研匀。掺肛上，托之即入。《医学集成》。

7 大小便闭，一个多月，欲死者：①用推车客七个（男性用头，女性用身），土狗七个（男性用身，女性用头），新瓦焙，研末。用虎目树南向皮，煎汁调服。只一服即通。此方名推车散。《本事方》。②六七月寻牛粪中大蜣螂十余枚，线穿阴干收贮。临时取一个全者，放净砖上，四面用灰火烘干，当腰切断，如大便不通，用上截，小便不通，用下截，各自捣研为细末，取井华水（早晨第一次汲取的井泉水）服之。二便不通，全用，即解。杨氏《经验方》。

8 大肠秘塞：蜣螂（炒，去翅、足），捣研为末，热酒送服一钱，《圣惠方》。

9 妊娠小便不通：用死蜣螂二枚烧末，井华水一盏调服。《千金方》。

10 小便血淋：蜣螂研水服。鲍氏。

11 痔漏出水：①用蜣螂一枚阴干，入冰片少许，捣为细末，纸捻蘸末入孔内。渐渐生肉，药自退出，即愈。唐氏方。②用蜣螂焙干研末。先以矾汤洗过，再贴患处。《袖珍方》。

12 一切漏疮，不拘蜂瘘、鼠瘘：蜣螂烧末，醋和敷患处。《千金方》。

13 附骨疽漏：蜣螂七枚，同大麦捣敷患处。《刘涓子鬼遗方》。

14 一切恶疮及沙虱、水弩、恶疽：五月五日取蜣螂蒸过，阴干为末，油和敷患处。《圣惠方》。

15 疔肿恶疮：杨柳上大乌壳硬虫，或地上新粪内及泥堆中者，生取，以蜜汤浸死，新瓦焙焦为末，先以烧过针拨开，好醋调和，外敷患处。《普济方》。

16 无名恶疮，忽得不识者：用死蜣螂杵汁涂患处。《广利方》。

17 灸疮，血出不止：用死蜣螂烧研，猪脂和涂患处。《千金方》。

18 鼻中息肉：蜣螂十枚，纳青竹筒中，油纸密封，置厕坑内，四十九日取出晒干，入麝香少许，为末涂患处。当化为水。《圣惠方》。

19 下部生虫，痛痒脓血，旁生孔窍：蜣螂七枚（五月五日收者），新牛粪半两，肥羊肉一两（炒黄），同捣成膏，作丸如莲子大，炙热，绵裹纳肛中，半日即大便中虫出，三四度永瘥。董炳《集验方》。

心

【主治】疔疮。

苏颂说：据刘禹锡《纂柳州救三死方》记载：元和十一年得疔疮，十四日后变得更加严重，良药敷之没有效果。长乐贾方伯教用蜣螂心，一晚上各种痛苦都消失。第二年正月因食羊肉，又大作，再用再愈如神验。其法为：用蜣螂心，在腹下部取之，其肉稍白的即是。贴疮约半天，再换，血尽根出即愈。蜣螂畏羊肉，因此食羊肉即发病。其法出自葛洪的《肘后方》。

-按语-

蜣螂味咸，性寒，能解毒消肿，通便，活血化瘀。用于疮疡肿毒、痔漏、腹胀便秘、癥瘕、噎膈反胃、以及惊痫、癫狂、疳积等。

Tian
天
Niu
牛

【释名】又名天水牛、八角儿、一角者名独角仙。

时珍说：此虫有黑角如八字，似水牛角，因此称作天水牛、八角儿。也有一角的。

【集解】陈藏器注解蛴螬时说：蝎一名蠹，生在朽木中，食木心，穿如锥刀，口黑，身长足短，节慢无毛。至春雨后化为天牛，两角状如水牛，也有只有一角的，色黑，背有白点，上下爬木，飞跃不远。

时珍说：天牛到处都有。大如蝉，黑甲光如漆，甲上有黄白点，甲下有翅能飞。目前有二只黑角甚长，前向如水牛角，能动。它的喙黑而扁，像钳而极其锋利，也像蜈蚣喙。六足在腹，乃是各种树的蠹虫所化。夏季多见，一旦它出现就预示着天要下雨。据《尔雅》载：蠰（náng），啖桑。郭璞注解说：形状像天牛长角，身体有白点，喜欢啃桑树，作孔来隐藏。江东称作啮发。此以天牛、啮桑为二物。而苏东坡《天水牛诗》载："两角徒自长，空飞不服箱。为牛竟何益？利吻穴枯桑。"这又说天牛咬桑。大抵生在桑树上的，即为啮桑。长一角的，称作独角仙。入药用，都需去甲、翅、角、足用。

【气味】有毒。

【主治】时珍说：主治疟疾寒热，小儿急惊风，及疔肿箭镞入肉，去痣靥。

【发明】时珍说：天牛、独角仙，本草不载。宋、金以来，方家有时用到它。《圣惠方》治疗小儿急惊风所用的吹鼻定命丹，《宣明方》点身面痣靥所用的芙蓉膏中，都用到独角仙，大概也属于毒物。药学著作中多不录。蝎化天牛而有毒，蛴螬化蝉而无毒，又可见蛴螬与蝎性味的好坏。

附方

1 疔肿恶毒：用八角儿（杨柳上者，阴干去壳），四个（如冬季无此，用其窠代之），蟾酥半钱，巴豆仁一个，粉霜、雄黄、麝香少许。先将八角儿研如泥，入溶化黄蜡少许，同众药末和作膏子，密封收藏。每次以针刺疮头破出血，用榆条送膏子麦粒大入疮中，以雀粪两个放疮口。疮回即止，不必再用。忌冷水。如针破无血，系是着骨疔。即用男左女右中指甲末，刺出血来糊药。又无血，即刺足大拇血来糊药。如都无血，必难医。此方名透骨膏。

2 箭镞入肉：用天水牛（取一角者），小瓶盛装，入硇砂一钱，同水数滴在内。待自然化水，取滴伤处，即出。

3 疟疾发渴，往来不定：腊猪膏二两，独角仙一枚，独头蒜一个，楼葱一握，五月五日三家粽尖。于五月五日五更时，净处露头赤脚，舌拄上颚，回面向北，捣一千杵，作丸如皂子大。每次用新绵包裹一丸，系臂上，男左女右。此方名猪膏丸。《圣惠方》。

-按语-

天牛味甘，性温，小毒，能活血祛瘀，通经，平肝息风。用于跌打损伤、痈疽不溃、腰脊疼痛、血滞经闭、乳汁不下、小儿惊风等。

蝼蛄
Lou Gu

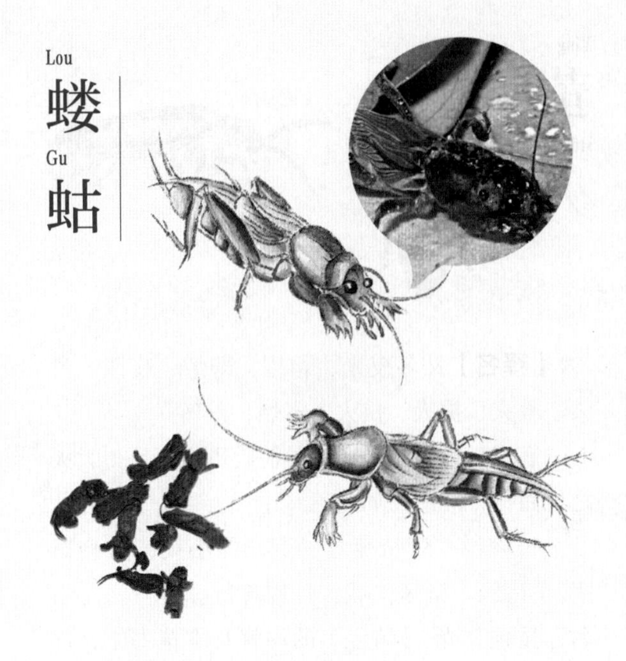

【释名】又名蟪蛄、天蝼、蝼（hú）、蝼蝈、仙姑、石鼠、梧鼠、土狗。

时珍说：《周礼》注解说：蝼，臭也。此虫气臭，故得蝼的称呼。称作姑、婆、娘子，都是称虫的名字。蟪蛄同蝉名，蝼蝈同蛙名，石鼠同硕鼠名，梧鼠同飞生名，都是名同而物不同。

【集解】《别录》记载：蝼蛄生于江城平泽。以夜出的为好。夏至取收，暴晒干燥。

苏颂说：现今到处都有。在地粪壤中打洞而生，夜则出外求食。《荀子》所谓梧鼠五技而穷，蔡邕所谓硕鼠五能不成一技者，都指的是蝼蛄。《魏诗》中的硕鼠乃是大鼠，与此同名而技不穷，固不相同。五技指的是：能飞但不能超过屋顶，能爬但不能到树顶，能游水但不能度过峡谷，能打洞但不能藏身，能逃跑但不能避免被人抓。

寇宗奭说：此虫立夏后到夜间才鸣叫，声如蚯蚓，《月令》所谓的“蝼蝈鸣”即指的是它。

时珍说：蝼蛄在土中打洞居住，有短翅四足。雄者善鸣而飞，雌者腹大而羽小，不善飞翔，吸风食土，喜就灯光。入药用雄。有人说火烧地赤，置蝼于上，任其跳死，覆者为雄，仰者为雌。《类从》记载：磨铁可以引蛄出来，汗鞯（jiān，衬托马鞍的垫子）可以吸引兔子。这是物类相感的反应。

【气味】味咸，性寒，无毒。

【主治】《本经》记载：主治产难，出肉中刺，溃痈肿，消除哽噎，解毒，除恶疮。

《大明》记载：治疗水肿，头面肿。

时珍说：利大小便，通石淋，治瘰疬骨鲠。

朱震亨说：治口疮甚效。

【发明】陶弘景说：用腰部以上的蝼蛄，味涩，能止大小便；用腰部以下的通利作用强，能下大小便。

朱震亨说：蝼蛄治水的效果很好，但其性急，体虚的人戒用。

苏颂说：如今方家治疗石淋导水，用蝼蛄七枚，盐二两，新瓦上铺盖焙干，研末。每次用温酒服一钱匕，病即愈。

附方

1 多种水病，腹满喘促不得卧：①蝼蛄五枚，焙干为末。饭前用白开水服一钱，以小便利为效。《圣惠方》。②上方加甘遂末一钱，商陆汁一匙，取下水为效。忌盐一百日。杨氏。

2 小便难排者：①用蝼蛄下截焙研，水服半钱，小便即通。《圣惠方》。②用蝼蛄一个，葡萄心七个，同研，露一夜，晒干研末，酒服。《保命集》。③端午日取蝼蛄阴干，分头、尾焙收。治上身，用头末七个；治中，用腹末七个；治下，用尾末七个，食前酒服。《乾坤秘韫》。

3 大腹水病：①用蝼蛄炙熟，每日食十个。《肘后方》。②用大戟、芫花、甘遂、大黄各三钱，捣研为末。以土狗七枚（五月能飞者），捣葱铺新瓦上焙之。待干，去翅、足，每个剪作两半边，分左右记收。欲退左即以左边七片焙研，入前末二钱，以淡竹叶、天门冬煎汤，五更调服。候左退三日后，服右边如前法。此方名半边散。《普济方》。

❹ 颜面浮肿：用土狗一个，轻粉二分半，捣研为末。每次取少许吹入鼻内，黄水出尽为妙。《杨氏家藏方》。

❺ 小便不通：①用大蝼蛄二枚，取下体，以水一升浸泡饮服，片刻即通。葛洪方。②用土狗下截焙研，调服半钱。生研也可。《寿域神方》。③上方加车前草，同捣汁服。谈野翁《试验方》。④用土狗后截，和麝香同捣，纳脐中，缚定，即通。唐氏《经验方》。⑤用土狗（炙研）一个，入冰片、麝香少许，翎管吹入茎内。《医方摘要》。

❻ 大小便闭，经月余欲死：用土狗、推车客各七枚，男子用蝼蛄头，女子用蝼蛄身，瓦焙焦为末。用向南生长的樗皮煎汁饮服，一服神效。《普济方》。

❼ 胞衣不下，困极腹胀则杀人：蝼蛄一枚，水煮二十沸，灌入，下喉即出。《延年方》。

❽ 牙齿疼痛：土狗一个，旧糟裹定，湿纸包裹，煨焦，去糟研末，敷之立止。《本事方》。

❾ 紧唇裂痛：蝼蛄烧灰，敷患处。《千金方》。

❿ 塞耳治聋：蝼蛄五钱，穿山甲（炮）五钱，麝香少许，捣研为末，葱汁和丸，塞入耳中。外用嗃鼻药，即通。《普济方》。

⓫ 颈项瘰疬：用带壳蝼蛄七枚，生取肉，入丁香七粒于壳内，烧过，与肉同研，用纸花贴患处。《救急方》。

按语

蝼蛄味咸，性寒，能利水消肿，通淋。用于水肿、淋证、尤宜于石淋作痛，下行通利之功较强，气虚体弱者及孕妇忌用。

萤火

Ying Huo

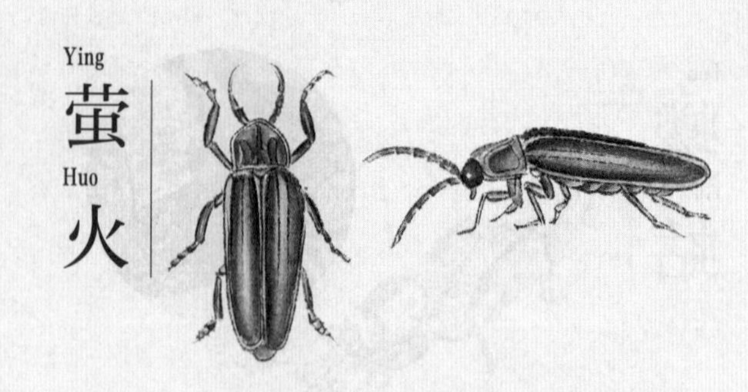

【释名】又名夜光、熠耀、即炤、夜照、景天、救火、据火、挟火、宵烛、丹鸟。

寇宗奭说：萤常在大暑前后飞出，是得大火之气而化，故明照如此。

时珍说：萤从荧省。荧，即小火，为会意字。《诗经·豳风》载：熠耀宵行。宵行乃是虫名，显耀其光。《诗经》的注解及本草书中，都误以熠耀为萤名。

【集解】《别录》记载：萤火生于梯地池泽。七月七日取收，阴干。

陶弘景说：此是腐草及烂竹根所化。初时如蛹，腹下已有光，数日变而能飞。方术家捕捉后将它置酒中，再把它干燥。俗用很少。

时珍说：萤有三种：一种小而夜飞，腹下光明，乃茅根所化，吕氏《月令》所谓"腐草化为萤"指的就是它；一种长如蛆蠋，尾后有光，没有翅膀而不能飞，是竹根所化，一名蠲，俗名萤蛆，《明堂月令》所谓"腐草化为蠲"指的就是它，其名宵行，茅竹之根，夜视有光，复感湿热之气，遂变化成形；一种水萤，居水中，唐代李子卿《水萤赋》所谓"彼何为而化草，此何为而居泉"，指的就是它。入药用飞萤。

【气味】味辛，性微温，无毒。

【主治】《本经》记载：能明目。

甄权说：治疗青盲。

【发明】时珍说：萤火能辟邪明目，大概是取其照幽夜明的含义。《神仙感应篇》记载务成萤火丸的事迹很是详细，而庞安时《伤寒总病论》也极言其有效验。原文说：一家五十余口都染了疫病，只有四人带了萤火的不生病。许叔微的伤寒歌也这样说。我也总想试一下，一直拖着而没有时间做这事。庞安时为苏轼、黄庭坚器重的好友，应当不会虚言。《神仙感应篇》载：务成子萤火丸，主辟疾病，恶气百鬼，虎狼蛇虺（huǐ，古书上说的一种毒蛇），蜂虿（chài，蝎子一类的毒虫）诸毒，五兵白刃，盗贼凶害。从前汉冠军将军武威太守刘子南，从道士尹公受得此方。永平十二年，在北边边界与虏（中国古代对北方外族的贬称）人交战而战败，士卒将尽。刘子南被围，箭如雨下，未至刘子南马数尺，箭矢就堕地。虏人以为神助，乃退去。刘子南把方传给子弟，为将者都未曾被射伤。汉末青牛道士得此方，把它传给安定皇甫隆，皇甫隆将它传魏武帝，才渐渐有人用到。故一名将军丸，又名武威丸。用萤火、鬼箭羽、蒺藜各一两，雄黄、雌黄各二两，羖（gǔ，黑色的公羊）羊角（煅存性）一两半，矾石（火烧）二两，铁锤柄入铁处烧焦一两半，制为末。以鸡蛋黄、丹雄鸡冠一具，和捣千下，作丸如杏仁大。作三角绛囊盛五丸，带于左臂上（从军系腰中，居家挂户上），很能辟盗贼。

附方

❶ 黑发：七月七日夜，取萤火虫二七枚，捻发自黑。《便民图纂》方。

❷ 明目劳伤，肝气目暗：用萤火二七枚，纳大鲤鱼胆中，阴干百日为末。每点少许，极妙。一方用白犬胆。《圣惠方》。

按语

萤火虫味辛，性微温，能明目，用于视物昏花。现临床少用。

衣鱼 Yi Yu

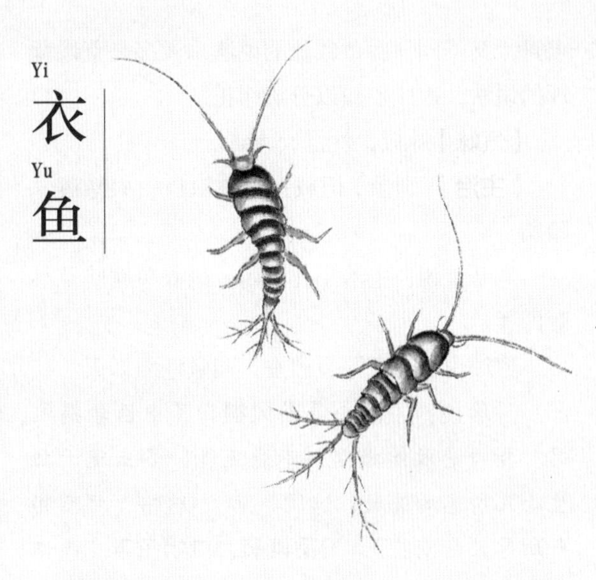

【释名】又名白鱼、蟫（yín）鱼、蛃（bīng）鱼、壁鱼、蠹（dù）鱼。

寇宗奭说：衣鱼生于久藏的衣帛及书纸中。它的形状稍似鱼，其尾又分二歧，因此得鱼的称呼。

时珍说：称作白鱼，是说它的色白。称作壁鱼，是说它居住在墙壁中。称作蟫鱼，是用来描述它的状态。称作丙鱼，是用来描述其尾的形状。

【集解】苏颂说：如今到处都有，衣物中较少，但书卷中很多。身白有厚粉，用手触之则落。段成式说：补阙（官名，唐武后垂拱元年始置，有左右之分。左补阙属门下省，右补阙属中书省，掌供奉讽谏。北宋时改为司谏。南宋及元明重又设置，均随设随罢）张周见壁上瓜子化为壁鱼，才知道《列子》“朽瓜化鱼”的说法不是虚言。俗传壁鱼入道经中，食神仙字，则身有五色。人吞了它，可成神仙。唐代张裼之子，多书神仙字，剪碎后置瓶中，取壁鱼投入瓶中，希望其蠹食而不能得，于是患了心疾。记载在此以解俗说的困惑。

时珍说：衣鱼蛀蚀衣帛书画，开始呈黄色，老则有白粉，碎之如银，可打纸笺。据段成式说：何讽于书中得一发长四寸，卷之无端，用力折断，两端滴水。一方士说：此名脉望，是衣鱼三食神仙字，则化为此。夜持向天，可以坠星、求丹。又不同于吞鱼致仙的说法。大多是荒谬背理的说法，因此要加以分辨纠正。

【气味】味咸，性温，无毒。

【主治】《别录》记载：疗淋涂疮，灭瘢痕，堕胎。

陶弘景说：主治小儿淋闭，以衣鱼摩脐及小腹即通。

苏颂说：合鹰屎、僵蚕，同敷疮瘢即灭。

时珍说：主治小儿脐风撮口（中医学病症名。指口唇收缩撮起，不能吮乳，多出现于初生小儿所患的脐风、惊风等病），客忤（祸祟邪气所导致的病症），天吊风痫，口㖞重舌（病证名，出《灵枢·终始》，症见舌下血脉肿胀，状似舌下又生小舌，或红或紫，或连贯而生，状如莲花，饮食难下，言语不清，口流清涎，日久溃腐），目生翳膜、眯眼，尿血转胞（中医妇科病症名。以小溲淋沥、急迫频数或点滴不通，脐下急痛为主要表现），小便不通。

【发明】时珍说：衣鱼乃太阳经药，因此所主中风项强、惊痫天吊、目翳口㖞、淋闭，都是手、足太阳经病。《范汪方》治疗小便不利，取二七枚捣研，分作数丸，顿服即通。《齐书》载：明帝病沉重，敕台省求白鱼为药。此乃神农药，古方中多用它，而今人很少知晓。

附方

❶ 小儿胎寒，腹痛汗出：用衣中白鱼二七枚，绢布包裹，于儿腹上回转摩之，以愈为度。《圣惠方》。

❷ 小儿撮口：壁鱼儿研末，每次取少许涂乳，令儿吮之。《圣惠方》。

❸ 小儿客忤，项强欲死：①衣鱼十枚，研敷乳上，吮之入咽，立愈。②以二枚涂母手中，掩儿脐上，得吐下愈。外面同时以摩项强处。

❹ 小儿惊风，目睛上视：用于壁鱼儿十个，湿者五个，用乳汁和研，灌服。《圣惠方》。

❺ 小儿痫疾：用衣中白鱼七枚，竹茹一握，酒一升，煎至二合，温服。此方名白鱼酒。《外台秘要》。

❻ 偏风口㖞：取白鱼摩耳，左㖞摩右，右㖞摩左，正就停用。《外台秘要》。

❼ 小儿舌肿大：衣鱼烧灰，敷舌上。《千金翼方》。

❽ 目中浮翳：书中白鱼末，注少许于翳上，每日二次。《外台秘要》。

❾ 沙尘入目不出者：①杵白鱼，以乳汁调和，滴目中，即出。②捣研为末，点眼。《千金方》。

❿ 小便不通：用白鱼、滑石、乱发等份，捣研为散。水送服半钱匕，每日三次。此方名白鱼散。《金匮要略》。

⓫ 妇人尿血：衣中白鱼二十枚，纳入阴中。《子母秘录》。

按语

衣鱼即衣中之虫，味咸，性温，能利尿通淋，祛风解毒。用于淋病、小便不利、小儿惊痫、疮疖、目翳。现临床少用。

Shu Fu

鼠妇

【释名】又名鼠负、负蟠、鼠姑、鼠粘、蛜蝛、蛜蝛（yī wēi）、湿生虫、地鸡、地虱。

陶弘景说：鼠妇，《尔雅》称作鼠负，是说鼠多生在坑穴中，背粘负之，故称作鼠负。如今写作妇字，似乎违背了常理。

韩保昇说：多在瓮器底及土坎中，常惹着鼠背，因此称鼠负。俗称鼠粘，犹如枲耳称作羊负来。

时珍说：据陆佃《埤雅》记载：鼠负，食之令人善淫，故有鼠妇的称呼。又称作鼠姑，犹鼠妇。鼠粘，犹鼠负。如此则可知妇、负二义相通。因湿而化生，故俗名湿生虫。称作地鸡、地虱，是象其形状。

【集解】《别录》记载：鼠妇生魏郡平谷及人家地上。五月五日采收。

苏颂说：如今到处都有，多在下湿处、瓮器底及土坎中。《诗经》记载：蛜蝛在室。郑玄说，家无人则可生出意外的事来。

寇宗奭说：湿生虫多足，大的长三四分，其色如蚯蚓，背有横纹皱起，用处极少。

时珍说：形状似衣鱼而稍大，灰色。

【气味】味酸，性温，无毒。

【主治】《大明》记载：主治气癃不得小便，妇人月经闭塞、血瘕（病症名，因瘀血聚积所生的有形肿块，为八瘕之一）、痫症、痉病、寒热，通利水道。堕胎。

时珍说：治久疟寒热，风虫牙齿疼痛，小儿撮口惊风，鹅口疮，痘疮倒靥（病症名，指痘疮不能结痂），解射工毒、蜘蛛毒，蚰蜒入耳。

【发明】苏颂说：张仲景治疗久疟，大鳖甲丸中用到它，因其能主治寒热往来。

时珍说：古方治疗惊病、疟疾、血病多用鼠妇，因为它是厥阴经药。《太平御览》记载葛洪治疟方：用鼠负虫十四枚，各自用糟酿，作丸十四丸，发作时水吞下七丸，便愈。而葛洪《肘后方》治疗疟疾寒热往来，用鼠负四枚，糖裹为丸，水下便断。又用鼠负、豆豉各十四枚，捣丸如芡子大。未发前日，水服二丸，将发时，再服二丸便止。蜘蛛毒人成疮，取此虫食疮即愈。

附方

1 产妇尿秘：鼠负七枚熬，研末，酒送服。《千金方》。

2 撮口脐风：①用鼠负虫杵，绞汁少许，灌服。《圣惠方》。②生杵鼠负及雀瓮汁服下。陈氏。

3 鹅口白疮：地鸡研水涂患处，即愈。《寿域方》。

4 风虫牙痛：湿生虫一枚，绵裹咬之。勿令人知。《圣惠方》。

5 风牙疼痛：湿生虫、巴豆仁、胡椒各一枚，研匀，用饭作丸如绿豆大。绵裹一丸咬之，良久涎出吐去，效不可言。《经效济世方》。

6 痘疮倒靥：将湿生虫捣研为末，酒服一字，即起。《痘疹论》。

7 蚰蜒入耳：①湿生虫研烂，涂耳边自出。②湿生虫研烂，摊纸上作捻，放入耳中。《卫生宝鉴》。

按语

鼠妇味酸，性温，能破血，利水，解毒，止痛。用于经闭、癥瘕、小便不通、惊风撮口、口齿疼痛、鹅口诸疮。现多用其治疗肿结病症。

䗪虫

Zhe Chong

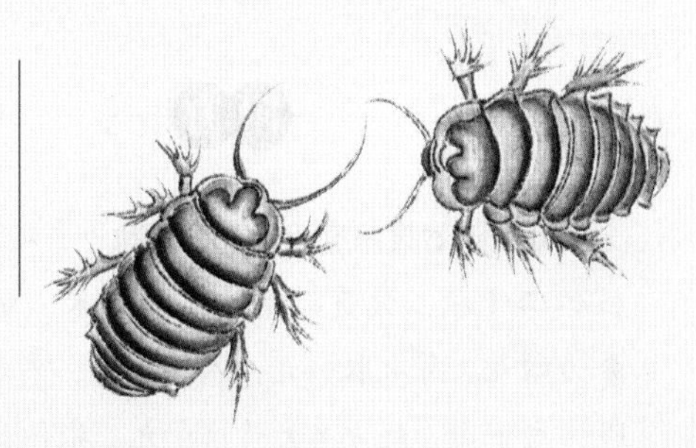

【释名】又名地鳖、土鳖、地蜱虫、簸箕虫、蚵蚾（kē pí）虫、过街。

陶弘景说：形扁如鳖，因此称土鳖。

寇宗奭说：现今的称作簸箕虫，也是象其形状。

时珍说：据陆农师说：䗪逢申日则过街，因

此称作过街。《袖珍方》称作蚵蚾虫。《鲍氏方》称作地蜱虫。

【集解】《别录》记载：生于河东川泽及沙中，人家墙壁下土中湿处。十月采收，暴晒干燥。

陶弘景说：形扁如鳖，有甲而不能飞，稍有臭气。

苏敬说：此物好生鼠壤土中，及屋壁下。形状像鼠妇，而大者寸余，形小似鳖，无甲而有鳞。小儿多捕以负物为戏。

时珍：到处都有，与蟑蛾相雌雄。

【气味】味咸，性寒，有毒。

【主治】《本经》记载：主治心腹寒栗、血积癥瘕，能破坚，下血闭，生子很好。

《药性》记载：主治月经不通，破留血积聚。

寇宗奭说：通乳脉，用一枚，擂水半合，滤服。勿令知之。

时珍说：行产后血积，折伤瘀血，治重舌、木舌（病症名，多由心脾积热上冲所致，症见舌肿、渐胀塞满口、肿硬而不柔和）、口疮、小儿腹痛夜啼。

【发明】苏颂说：张仲景治杂病方及久病积结，有大黄䗪虫丸，又有大鳖甲丸，在治疗妇人病的药中也用到，因为它能破坚下血的缘故。

附方

1 产妇腹痛有干血：用䗪虫（去足）二十枚，桃仁二十枚，大黄二两，捣研为末，炼蜜杵和，分为四丸。每次取一丸，入酒一升，煮取二合，温服，当下血。此方名大黄䗪虫丸。张仲景方。

2 木舌肿强塞口：䗪虫（炙）五枚，食盐半两，捣研为末。加水二盏，煎至沸腾十次，时时热含吐涎。痊愈乃止。《圣惠方》。

3 重舌塞痛：地鳖虫和生薄荷研汁，帛布包捻舌下肿处。《鲍氏方》。

4 腹痛夜啼：䗪虫（炙）、芍药、川芎各二钱，捣研为末。每次用一字，乳汁调下。《圣惠方》。

5 折伤接骨：①用土鳖焙存性，捣研为末。每服二三钱，接骨神效。一方：取生者擂汁酒送服。杨拱《摘要方》。②用土鳖六钱（隔纸砂锅内焙干），自然铜（用火煅，醋淬七次）二两，捣研为末。每服二钱，温酒调下。病在上，食后服；病在下，食前服。《袖珍方》。③用土鳖（阴干）一个，临时旋研入药。乳香、没药、龙骨、自然铜（火煅醋淬）各等份，麝香少许，捣研为末。每次取三分，入土鳖末，用酒调下。先整定骨，才可服药，否则接骨失败。董炳《集验方》。

按语

䗪虫又名土鳖虫，味咸，性寒，小毒，能破血逐瘀，续筋接骨。用于跌打损伤、筋伤骨折、瘀肿疼痛、血瘀经闭、产后瘀滞腹痛、积聚痞块。孕妇忌服。

蜚蠊 Fei Lian

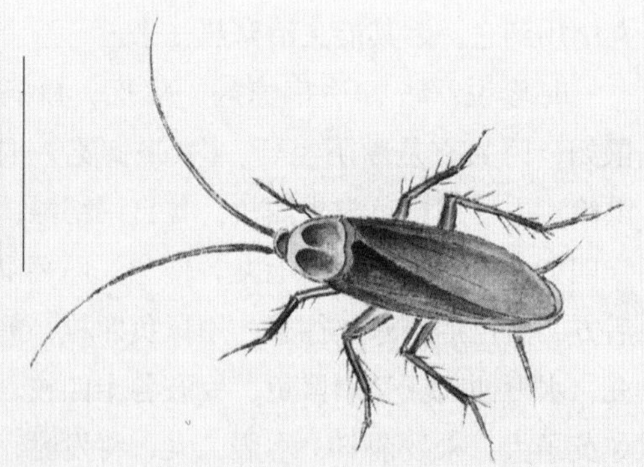

【释名】又名石姜、卢蜰（féi）、负盘、滑虫、茶婆虫、香娘子。

陶弘景说：此物有两三种，以作廉姜气的为真品，南方人吃它，称它为石姜。

苏敬说：此虫辛臭，汉中人食它。称作石姜，也称作卢蜰，又名负盘。南方人称它为滑虫。

时珍说：蜚蠊、行夜、蛗螽（fù zhōng）三种，西南夷的人都吃它，混称为负盘。俗又讹盘为婆，而讳称为香娘子。

【集解】《别录》记载：生于晋阳山泽及人家屋间。形似蚕蛾，腹下赤。二月、八月及立秋采收。

陶弘景说：形似䗪虫，而轻小能飞。本于生草中，八九月知寒，多入人家屋里躲避。

韩保昇说：金州、房州等处多有。多在林树间，百十个聚在一起。山人食之，称它为石姜。郭璞注解《尔雅》时所谓"蜰即负盘、臭虫"。

陈藏器说：形状像蝗，蜀人吃它。《左传》所谓"蜚不能灾"者，即指的就是它。

时珍说：今人家壁间、灶下极多，多的聚至千百。身似蚕蛾，腹背俱赤，两翅能飞，喜灯火光，其气极臭，其屎尤甚。罗愿说：此物喜欢在清晨食稻花，待日出则散。水中有一种虫子与它很相似。

【气味】味咸，性寒，有毒。

【主治】《本经》记载：主治瘀血癥坚寒热，破积聚，喉咽闭，内寒无子。

《别录》记载：能通利血脉。

苏敬说：食之能下气。

【发明】时珍说：据徐之才《药对》载："立夏之日，蜚蠊先生，为人参、茯苓使，主腹中七节，保神守中。"由此可知西南夷人吃它是有原因的。又有《吴普本草》记载：神农说"主妇人癥坚寒热"，尤为有理。此物属于血药，所以适宜于妇人。

按语

蜚蠊即蟑螂，味咸，性寒，能破瘀消肿，化积，解毒。用于癥瘕积聚、小儿疳积、疔疮、喉蛾、痈肿、蛇虫咬伤。现临床少用。

蟾蜍

Chan Chu

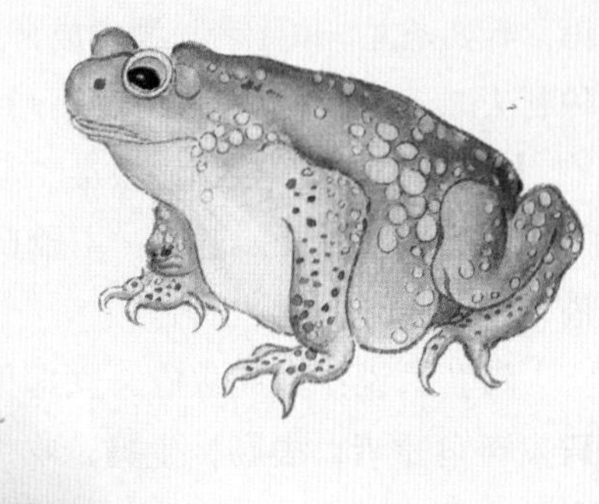

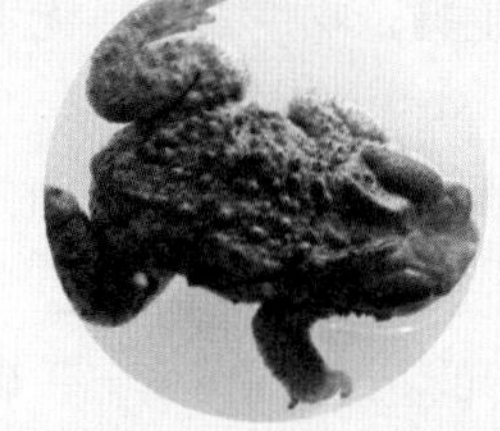

【释名】又名䵷（cù）䵹、䵹䗇、蚵䖸、苦蠪、蚵蚾（hé pí）、癞蛤蟆。

时珍说：蟾蜍，《说文解字》写作詹诸，说：其声詹诸，其皮䵷䵷，其行䗇䗇。《诗经》载：得此䵹䗇。韩诗注解说：戚施，即是蟾蜍，戚音蹴（cù）。后世称作苦蠪，是其声。蚵蚾，言其皮礧（lěi）砢（kē）。

【集解】《别录》记载：蟾蜍，生长于江湖池泽中。五月五日取向东行者，阴干用。

苏颂说：现在到处都有。《别录》说蛤蟆又名蟾蜍，认为二者是同一物，是错的。据《尔雅》载：䵷䵹，即是蟾蠩。郭璞说：似蛤蟆，居陆地。这说明不是同一物。蟾蜍多在房屋下潮湿的地方，体形较大，背上有层层叠叠痱子似的东西，行动迟缓，不能跳跃，也不能鸣叫。蛤蟆多生活在水边沼泽间，形态小，皮上多黑斑点，善跳跃，行动敏捷。二者虽然是同一类的，但功用稍有分别，应当分而用之。蟾蜍屎，称为土槟榔，潮湿处往往都有，也能治病。

【修治】时珍说：现在的人都于端午节捕取，风干，黄泥固济，煅存性备用。《永类钤方》载：蟾目赤，腹无八字者不可用。崔寔（shí）《四民月令》载：五月五日取蟾蜍，可治恶疮。也有酒浸取肉的。钱仲阳治小儿冷热疳泻，有如圣丸，取干者，酒煮成膏丸药，又是一种制法。

【气味】味辛，性凉，微毒。

【主治】《别录》记载：主治阴疮，疽疠恶疮，疯狗咬伤，能合玉石。

陶弘景说：烧灰敷疮，立即见效。又治温病发斑危重者，去肠，生捣，吃一二枚，无不愈者。

陈藏器说：捣烂绞汁饮，或烧末服。杀疳虫，治鼠漏恶疮。烧灰，敷治一切有虫恶痒滋胤疮。

《大明》记载：治疳气、小儿面黄癖气，破结块。烧灰油调，敷治恶疮。

苏颂说：主治小儿劳瘦疳疾，效果最好。

时珍说：治疗一切五疳八痢、肿毒、破伤风病、脱肛。

【发明】时珍说：蟾蜍，是土之精。上应月魄而性灵异，穴土食虫，又伏山精，制蜈蚣，能入阳明经，退虚热，行湿气，杀虫，而为治疗疳病痈疽诸疮的要药。《别录》说能治疯狗咬伤，《肘后方》也有药方治法。据沈约《宋书》记载：张牧被疯狗咬伤，有人教他吃蛤蟆脍，服食即愈。它也有治疗痈疽疔肿之意，大抵是因为它具有攻毒拔毒的功效。古今诸方所用的蛤蟆，不加分别，多是蟾蜍。当审而用之，不可因名而混淆。

附方

1 小儿疳积腹大，黄瘦骨立，头生疮结如麦穗：用立秋后大蛤蟆，去头、足、肠，用清油涂之，阴阳瓦炙熟食用，积秽自下。连服五六枚，一月之后，形体容颜改变，妙不可言。

2 小儿疳泄下痢：用蛤蟆烧存性，研末，饮服方寸匕。《子母秘录》。

3 小儿口疮：五月五日蛤蟆炙，研末，敷之即愈。《秘录》。

4 阴蚀欲尽：蛤蟆灰、兔屎等份为末，外敷患处。《肘后方》。

5 月蚀耳疮：五月五日蛤蟆烧末，猪膏和敷患处。《外台秘要》方。

6 小儿蓐疮：五月五日取蟾蜍炙研末，敷之即愈。《子母秘录》。

7 小儿脐疮出汁，久不愈：①蛤蟆烧末外敷患处，每日三次，非常有效。②上方加牡蛎等份。《外台秘要》。

8 一切湿疮：蟾蜍烧灰，猪脂和敷患处。《千金方》。

9 小儿癣疮：蟾蜍烧灰，猪脂和敷患处。《外台秘要》方。

蟾酥

【采治】寇宗奭说：眉间白汁，称为蟾酥。用油单纸裹眉剖开，酥出纸上，阴干用。

时珍说：取蟾酥方法不一，或用手捏眉棱，取白汁于油纸上及桑叶上，插背阴处，一夜即自变干白，将蟾酥放手竹筒内，真者轻浮，入口味甜。或用蒜及胡椒等辣物放入蟾蜍口中，则蟾身白汁出，以竹篦刮下，面和成块，阴干。其汁不可入人目，否则令人赤、肿、盲，有人说用紫草汁洗点，赤肿即消。

【气味】味甘、辛，性温，有毒。

【主治】甄权说：治疗小儿疳疾、脑疳。

《大明》载：酥同牛酥，或吴茱萸苗汁调和，摩腰眼、阴囊，治疗腰肾冷，并能助阳气。又治虫牙。

寇宗奭说：治齿缝出血及牙疼，以纸取少许按患处，出血疼痛立止。

时珍说：治发背、疔疮及一切恶肿。

附方

1 拔取疔黄：蟾蜍，用面和丸如梧桐子大。每用一丸放于舌下，疔黄即出。《青囊杂纂》。

2 一切齿痛、疳蚀、龋齿、瘀肿：用蚵蚾一枚，鞭其头背，以竹篦刮眉间，即有汁出。取少许点之，即止。《类编》。

3 风虫牙痛，不可忍：①用蟾酥一片，水浸软，入麝香少许研匀。取粟米大，绵裹咬定，吐涎即愈。②一方用胡椒代麝香。③用蟾酥染丝绵上，剪一分，塞入齿缝根里。忌热物，半日即效。干者，用热汤化开。《圣惠方》

4 破伤风病：蟾酥二钱，汤化为糊，干蝎（酒炒）、天麻各半两，捣研为末，合捣，作丸如绿豆大。每服一二丸，豆淋酒送下。《圣惠方》。

按语

蟾皮味辛，性凉，有小毒，能清热解毒，利水消胀。用于痈疽疮毒、疳积腹胀、瘰疬肿瘤等症。

蟾酥味辛，性温，有毒，能解毒，止痛，开窍醒神。用于治疗痈疽疔疮、瘰疬、咽喉肿痛、牙痛、痧胀腹痛、神昏吐泻等症。

Wa 蛙

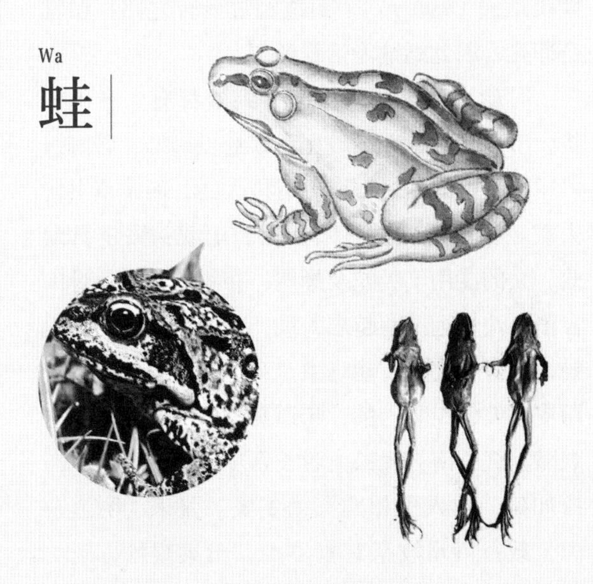

【释名】又名长股、田鸡、青鸡、坐鱼、蛤鱼。

寇宗奭说：蛙后脚长，善于跳跃。声大则称作蛙，声小则称作蛤。

时珍说：蛙喜好鸣叫，其声自呼。南方人食用它，称为田鸡，是说它的肉味如鸡。又名坐鱼，是因其生性喜坐。《尔雅》将蟾、蛙俱列为鱼类，而《东方朔传》记载：长安水多蛙鱼，得以家给人足。则古代关中地区已经常食之如鱼，不只有南方人食用。蛙也写作鼃字。

【集解】《别录》记载：蛙生水中，抓取不拘时候。

陶弘景说：凡蜂、蚁、蛙、蝉，它们的种类最多。大而青脊者，俗称为土鸭，鸣叫的声音很大。一种黑色的，南方人称为蛤子，食用味道至美。一种形小善鸣的，称作蛙子，即是此类。

韩保昇说：蛙，属于蛤蟆一类，居于陆地，青脊，善鸣，发出蛙声。

苏颂说：现在到处都有。像虾蟆而背青绿色，尖嘴细腹的，通俗称为青蛙。也有背呈黄路的，称为金线蛙。陶弘景所说的土鸭，即《尔雅》所说的在水称作黾，俗名石鸭。所谓蛤子，即是现在的水鸡，闽、蜀、浙东人以之为美味佳肴。

时珍说：田鸡、水鸡、土鸭，形状名称虽异，功用则一。四月食用最美，五月渐老，可采入药。《考工记》载：用脖子鸣叫的，属于蛙黾之类。农人根据蛙声的早晚大小，用来占卜粮食的丰收和歉收。所以唐代章孝标诗讲：田家无五行，水旱卜蛙声。《列子》说蛙亦能化为鴽。

【气味】味甘，性寒，无毒。

【主治】《别录》记载：主治小儿热毒，肌肤生疮，脐伤，止痛，补气不足。

《大明》记载：小儿热疮，杀尸疰病虫，去虚劳瘦劣，解热毒。

寇宗奭说：吃它可以解虚劳发热。

时珍说：利水消肿。烧灰，涂治月蚀疮。

陈嘉谟说：食用青蛙，调疳瘦，补虚损，尤宜产妇。捣汁服，治疗虾蟆瘟病。

【发明】苏颂说：南方人食蛙蛤，认为能补虚损，尤宜产妇。

时珍说：蛙产于水，与螺、蚌同性，因此能解热毒，利水气。但乃湿化之物，它的骨性又热，而现在人们食用，每同辛辣及脂油煎炸，是抱薪救火，怎能希望其对人体有益呢？据戴原礼《证治要诀》记载：凡浑身水肿或单腹胀者，用青蛙一二枚，去皮炙食用，则肿自消。

陈嘉谟说：时行面赤项肿，称作虾蟆瘟。用金线蛙捣汁，水调，空腹顿饮，非常有效。这个方法曾救数人。

附方

❶ 毒痢禁口：水蛙一个，和肠肚一起捣碎，放在瓦上烘热，入麝香五分，制成饼，贴脐上，气通即能进食。

❷ 诸痔疼痛：用青色蛙长脚者一个，烧存性，研为末，雪糕调和，作丸如梧桐子大。每次空腹先吃饭二匙，再用枳壳汤送服十五丸。此方名青蛙丸。《仁斋直指方》。

❸ 虫蚀肛门，虫蚀肾府，肛尽肠穿：用青蛙一枚，鸡骨一分，烧灰吹入，用数次即明显见效。《外台秘要》。

❹ 癌疮如眼：上高下深，颗颗累垂，如瞽眼，其中带青，头上各露一舌，是毒孔透里。用生井蛙皮，烧存性为末，蜜水调敷患处。《仁斋直指方》。

按语

蛙味甘，性寒，能利水消肿，清热解毒，补虚。用于治疗水肿鼓胀、黄疸、小儿热疮、痢疾、劳热、产后体弱等症。

蜈蚣 Wu Gong

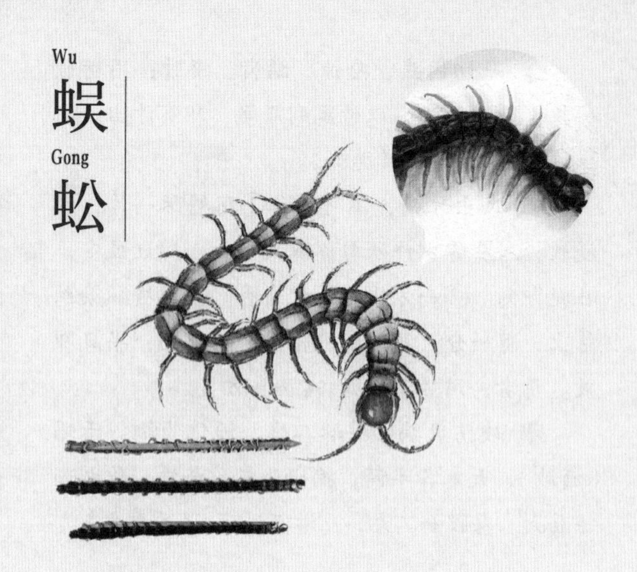

【释名】又名蒺藜、蝍蛆（jí qū）、天龙。

【集解】《别录》记载：蜈蚣生于大吴川谷及江南。以头、足呈赤色者为好。

陶弘景说：现在赤足者多出京口、长山、高丽山、茅山，可在腐烂积草处寻得，勿伤，晒干。黄足者很多但不能用，人们用火炙令赤以充之，是伪品。蜈蚣咬伤，用桑汁、白盐涂之即愈。

寇宗奭说：蜈蚣背光，呈黑绿色，足赤腹黄。有被蜈蚣咬伤者，用乌鸡屎，或大蒜外涂。性畏蛞蝓（kuò yú），不敢经过所行之路，触其身即死，因此蛞蝓能治蜈蚣毒。

时珍说：蜈蚣，西南方到处都有。春出冬蛰，节节有足，双须歧尾。蜈蚣畏蜘蛛，若蜘蛛以尿射它，即断烂。南方有极大的，而本草书籍失载。据段成式《酉阳杂俎》记载：绥定县蜈蚣，大的能用气吸蛇及蜥蜴，相距三四尺，骨肉自消。沈怀远《南越志》载：南方晋安有山出蜈蚣，大者长丈余，能吃牛。当地人点火把逐得，用皮鞔鼓，肉晒为脯，味道美于牛肉。葛洪《遐观赋》载：南方蜈蚣大者长百步，头如车箱，肉白如瓠，越人争相购买为羹炙。张耒《明道杂志》载：黄州岐亭有拘罗山，出大蜈蚣，袤丈尺。当地人捕得，熏干，商人贩入北方货卖，有因此致富者。蔡绦《丛话》载：峤南蜈蚣大者二三尺，螫人人便死。唯见托胎虫，则局缩不敢前行。托胎虫登于蜈蚣头上，陷其脑而食之。因此被蜈蚣所伤者，捣托胎虫涂咬伤处，痛立止。珍按：托胎虫，即是蛞蝓。蜈蚣能制龙、蛇、蜴蜥，而畏虾蟆、蛞蝓、蜘蛛，即《庄子》所谓物畏其天，《阴符经》所谓禽之制在气。

【修治】雷敩说：不要用千足虫，很相似，只是头上有白肉，面并嘴尖。如果误用，腥臭气入顶，能致死。凡治蜈蚣，先用蜈蚣木末或柳蛀末，于土器中炒，令木末焦黑，去木末，用竹刀刮去足、甲用。

时珍说：蜈蚣木不知是何木，现在的人仅用火炙去头、足用，或去尾、足，用薄荷叶火煨，然后使用。

【气味】味辛，性温，有毒。

【主治】《别录》记载：疗心腹寒热积聚，堕胎，去恶血。

《大明》记载：治癥癖。

时珍说：主治小儿惊痫风搐，脐风口噤，丹毒秃疮瘰疬，便毒痔漏，蛇瘕蛇瘴蛇伤。

【发明】苏颂说：《本经》载：蜈蚣疗鬼疰，所以《胡洽方》治尸疰、恶气、痰嗽诸方多用它。今医家治小儿口噤不开、不能吃乳者，用东走蜈蚣去足炙研，取猪乳二合调和半钱，分三四次服用，温灌，有效。

时珍说：能行而速度快的，只有风与蛇。蜈蚣能制蛇，所以也能截风，是厥阴经药。因此所主诸症，多属厥阴经病变。据杨士瀛《仁斋直指方》载：蜈蚣有毒，唯风气暴烈者可以承受。风气暴烈，不是蜈蚣能截能擒的，也不易止，但重视药病相当。如果过量，则用蚯蚓、桑皮解之。又说：瘭疮一名蛇瘴，蛮烟瘴雨之乡，多毒蛇气。人有不伏水土风气而感触的，数月以后，必发蛇瘴。只有赤足蜈蚣最能伏蛇，而为上药，白芷次之。《圣济总录》记载：岭南朴蛇瘴，一名锁喉瘴，项大肿痛连喉。用赤足蜈蚣一二节研细，水下即愈。据此，则蜈蚣之治蛇蛊、蛇毒、蛇瘕、蛇伤诸病，都是此意。蜈蚣又可以治痔漏、便毒、丹毒等病，陆羽《茶经》载《枕中方》治瘰疬一法，则蜈蚣自能除风攻毒，不只是治蛇毒而已。

附方

❶ 小儿撮口：但看舌上有疮如粟米大即是。用蜈蚣汁刮破，指甲研敷两头肉，即愈。如无生者，干者也可。《子母秘录》。

❷ 小儿急惊：蜈蚣一条全者，去足，炙为末，丹砂、轻粉等份研匀，阴阳乳汁和，作丸如绿豆大。每一岁服一丸，乳汁送下。此方名万金散。《圣惠方》。

❸ 破伤中风欲死：①用蜈蚣研末擦牙，追去涎沫，立愈。《圣惠方》。②用蜈蚣头、乌头尖、附子底、蝎梢等份为末，每用一字或半字，热酒灌服，同时贴疮上，取汗愈。《儒门事亲》。

❹ 口眼歪斜，口内麻木者：用蜈蚣三条，一蜜炙，一酒浸，一纸裹煨，都去头足；天南星一个，切作四片，一蜜炙，一酒浸，一纸裹煨，一生用；半夏、白芷各五钱。都研为细末，入麝香少许。每服一钱，热酒调下，每日服一次。《通变要法》。

❺ 蝮蛇螫伤：蜈蚣研末，外敷患处。《抱朴子》。

❻ 丹毒瘤肿：用蜈蚣一条，白矾一皂子大，雷丸一个，百部二钱，研末，醋调外敷患处。《本草衍义》。

❼ 聤耳出脓：蜈蚣研为细末，吹入耳中。鲍氏。

❽ 便毒初起：黄脚蜈蚣一条，瓦焙存性，研为细末。酒调服，取汗即散。《济生秘览》。

❾ 痔疮疼痛：①用赤足蜈蚣焙为末，入片脑少许，唾调外敷患处。《仁斋直指方》。②用蜈蚣三四条，香油煮一二沸，浸之，再入五倍子

末二三钱，瓶收密封。如遇痛不可忍，点上油，即时痛止，大效。《孙氏集效方》。

10 腹大如箕：用蜈蚣三五条，酒炙研末。每服一钱，取鸡蛋二个，打开入末在内，搅匀纸糊，开水煮熟食用，每日服一次，连进三服即愈。《活人心统》。

11 脚肚转筋：蜈蚣烧灰，猪脂和敷患处。《肘后方》。

12 女人趾疮，甲内恶肉突出不愈：蜈蚣一条，焙研外敷患处。外用南星末，醋调和，敷疮四周。《医方摘要》。

-按语-

蜈蚣味辛，性温，能息风镇痉，攻毒散结，通络止痛。用于治疗痉挛抽搐、风湿顽痹、疮疡肿毒、瘰疬结核及顽固性头痛。本品有毒，用量不宜过大。

Ma 马 Lu 陆

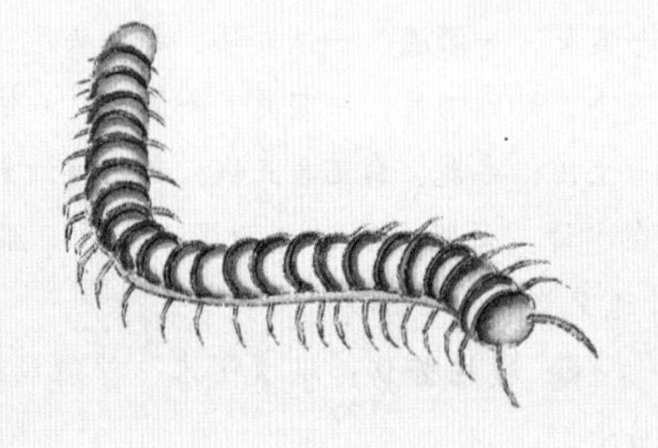

【释名】又名百足、百节、千足、马蚿、马蠸（quán）、马蠲、马轴、飞蚿虫、刀环虫、蛩（qióng）。

陶弘景说：这种虫足甚多，寸寸截断，也能寸行。因此鲁仲连说“百足之虫，死而不僵”，《庄子》所说的蚿怜蛇指的就是它。

【集解】时珍说：马蚿到处都有。形状大如蚯蚓，呈紫黑色，其足甚多，而皮极硬，节节有横纹如金线，头尾一般大。触之即侧卧局缩如环。能毒死鸡犬。

【修治】雷敩说：凡收得马陆，用糠头炒，至糠呈焦黑色，取出去糠，竹刀刮去头、足，研末用。

【气味】味辛，性温，有毒。

【主治】《本经》记载：主治腹中大肿块，破积聚息肉，恶疮白秃。

《别录》记载：疗寒热痞结，胁下满。

时珍说：辟邪疟。

【发明】时珍说：马陆是神农药，雷敩详细记录了炮炙的方法，而古方很少见用到，只有《太平圣惠方》逐邪丸中用到它。其方治疗久疟发歇无时，用百节虫四十九枚，湿生虫四十九枚，砒霜三钱，粽子角七枚。五月五日太阳未出时，于东南方向寻取这两种虫，到午时向南研匀，丸如小豆大。每逢疟疾发作的早上，男左女右，手握一丸，嗅之七遍，立刻见效。制作时忌孝子、妇人、师尼、鸡犬看见。也符合《别录》疗寒热的说法。大抵毒物只可外用，不敢轻入丸、散剂中。

-按语-

马陆味辛，性温，有毒，能破积、解毒、和胃。用于治疗癥瘕积聚、痞满、痈肿、毒疮、胃痛食少等症。

Qiu 蚯 Yin 蚓

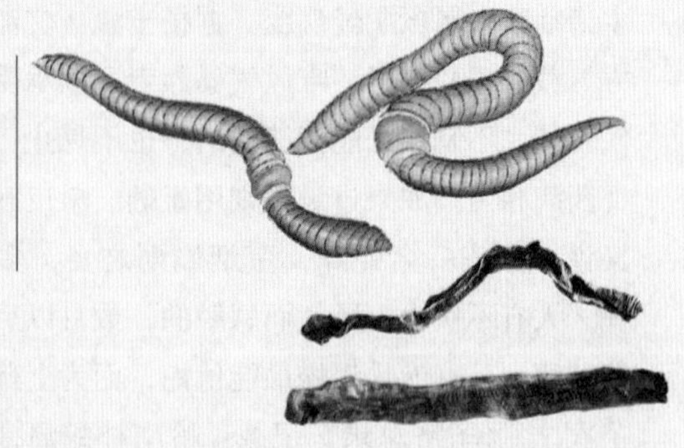

【释名】又名螼螾（qǐn yǐn）、朐䏰（chǔn

rěn）、坚蚕、蜸（yuán）蟺（shàn）、曲蟺、土蟺、土龙、地龙子、歌女。

时珍说：蚯蚓爬行时，引而后申，其蝼如丘，因此称作蚯蚓。《尔雅》称它为螼螾，巴人称它为朐䏰，都是不同地方发音的转变。蜸蟺、曲蟺，象其形状。东方虬（qiú）赋说：乍逶迤而鳝曲，或宛转而蛇行。任性行止，击物便曲。文中描绘的即是蚯蚓。方术家说蚯蚓可兴云，又知天气阴晴，因此有土龙、龙子的称呼。其鸣长吟，故称为歌女。

《大明》记载：路上踏杀的，称作千人踏，入药更好。

【集解】《别录》记载：白颈蚯蚓，生于平土。三月取收，晒干。

陶弘景说：入药用白颈，是其老者。取得，去腹中泥土，用盐腌之，日晒片刻化成水，道术多用。其屎呼为蚓蝼（lǒu），又名六一泥，因为它食细泥，无沙石，入合丹泥釜用。

时珍说：现在平泽膏壤地中到处都有。孟夏始出，仲冬蛰结。雨则先出，晴则夜鸣。现在小儿阴肿，多是因为此物所吹。《经验方》记载：蚯蚓咬人，如大风病的表现，眉须皆落，唯用石灰水浸之为好。昔日浙江将军张韶患此病，每晚蚯蚓鸣于体中。有一僧人教他用盐汤浸泡，数遍遂愈。

寇宗奭说：此物有毒。崇宁末年，陇州有兵士暑月赤脚，被蚯蚓所伤，以至不救。后数日，又有人被蚯蚓所伤。有人教用盐汤浸泡，并饮一杯，便痊愈。

【修治】陶弘景说：如果服用干蚯蚓，需熬作屑。

雷敩说：凡收得，用糯米泔水浸泡一夜，漉出，用无灰酒浸一日，焙干，切成片。每一两，用蜀椒、糯米各二钱半同炒，至米熟，拣出使用。

时珍说：入药有为末，或化水，或烧灰者，各随方法。

白颈蚯蚓

【气味】味咸，性寒，无毒。

【主治】陈藏器说：治疗温病，高热狂言，饮汁皆愈。炒作屑，去蛔虫。去泥，盐化为水，主天行诸热，小儿热病癫痫，涂治丹毒，敷治漆疮。

苏敬说：将它用葱化为汁，疗耳聋。

《大明》记载：治中风、痫疾、喉痹。

《药性论》说：炒为末，主治蛇伤毒。

苏颂说：治脚风。

时珍说：主治伤寒疟疾，大热狂烦，及大人、小儿小便不通，急慢惊风、历节风痛，肾脏风注，头风齿痛，风热赤眼，木舌喉痹，鼻息聤耳，秃疮瘰疬，卵肿脱肛，解蜘蛛毒，疗蚰蜒入耳。

【发明】陶弘景说：干蚓熬作屑，驱蛔虫很有效。

寇宗奭说：治疗肾脏风下注病，不可缺少。

苏颂说：脚风药必用此物为使，但是也有毒。有人因脚病药中用此，果得奇效。病愈后，服之不停，至二十余日，觉烦躁昏乱，但欲不停饮水，遂致疲乏憔悴。大抵攻病用毒药，中病即当止。

朱震亨说：蚯蚓属土，有水与木，性寒，大解热毒，行湿病。

时珍说：蚯蚓属于土中之物，上应轸宿星官，又有水禽的特性，吃腐壤，饮黄泉，因此其性寒而下行。性寒能解诸热疾，下行能利小便、治足疾而通经络。方术家说“蚓血能柔弓弩”，恐怕是诳言。诸家言服之多有毒，而郭义恭《广志》记载闽越山蛮人将它作为美味食用，难道是地理气候与人有不同吗？

附方

❶ 小儿卵肿：用地龙连土为末，津调外敷患处。《小儿药证直诀》。

❷ 指甲化脓疼痛：蚯蚓杵为末，外敷患处。《圣惠方》。

❸ 风热头痛：地龙炒研、姜汁半夏饼、赤茯苓等份为末。每服一字至半钱，生姜、荆芥汤调下。《普济方》。

❹ 偏正头痛，不可忍者：①用地龙去土焙、乳香等份为末。每以一字作纸捻，灯上烧烟，以鼻嗅之。此方名龙香散。《圣惠方》。②上方加人指甲等份，云徐介翁方。每服一捻，香炉上慢火烧之，以纸筒引烟入鼻熏之。口噙冷水，有涎吐去。同时用好茶一盏点呷，头痛即愈。《澹寮方》。

❺ 风赤眼痛：地龙十条炙为末，茶服三钱。《圣惠方》。

❻ 牙齿动摇及外物伤动欲落，诸药不效者：炒干地龙、炒五倍子等份为末。先用生姜揩牙，后敷擦之。《御药院方》。

❼ 木舌肿满，不治杀人：蚯蚓一条，用盐化成水涂舌上，良久渐消。《圣惠方》。

❽ 咽喉卒肿，饮食不下：地龙十四条，捣涂喉外。又用一条，入盐化水，加蜜少许，饮服。《圣惠方》。

❾ 喉痹塞口：①用韭菜地红小蚯蚓数条，醋擂取食之，即吐出痰血二三碗，疗效显著。《普济方》。②用地龙一条研烂，以鸡蛋清搅和，灌入即通。《圣惠方》。

❿ 鼻中息肉：地龙炒一分，牙皂一挺，研为细末。蜜调涂之，清水滴尽即除。《圣惠方》。

⓫ 耳中耵聍，干结不出：用白蚯蚓入葱叶中化为水，滴耳令满。不出几次，即易挑出。

⓬ 白秃头疮：干地龙为末，入轻粉，麻油调搽。《普济方》。

⓭ 带状疱疹：水缸底蚯蚓一条，连泥捣敷，即愈。

⓮ 耳聋气闭：蚯蚓、川芎各两半，捣研为末。每服二钱，麦门冬汤送下。服后低头伏睡。一夜一服，三夜立效。《圣济总录》。

⓯ 口舌糜疮：地龙、吴茱萸研为细末，醋调生面和，涂足心，立效。《摘玄方》。

-按语-

地龙味咸，性寒，能清热定惊，通络，平喘，利尿。用于高热惊痫、癫狂，气虚血滞、半身不遂、痹症，肺热哮喘，小便不利、尿闭不通等。

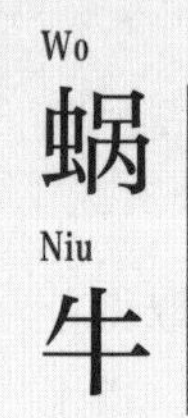

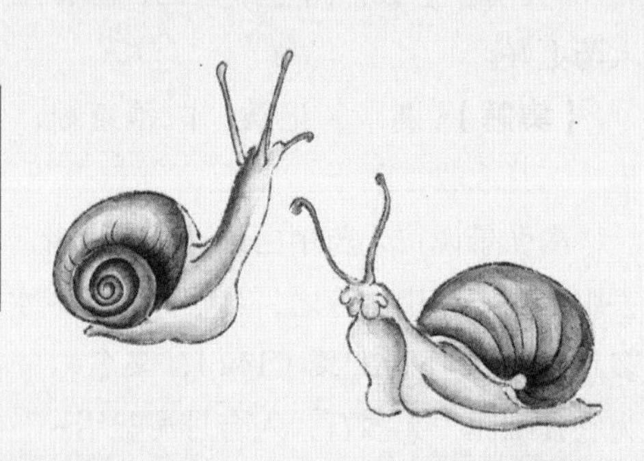

【释名】又名蠡（luó）牛、蚹蠃（fù luǒ）、螔蝓（yí yú）、山蜗、蜗蠃、蜒蚰蠃，俗名土牛儿。

陶弘景说：蜗牛，即山蜗，外形似瓜字，有角如牛，因此得名。《庄子》所谓“战于蜗角”指的就是它。

时珍说：其头偏戾如呙，其形盘旋如涡，故有娲、涡二种，不独如瓜字而已。其行拖延，又称为蜒蚰。《尔雅》称为蚹蠃。孙炎注解说：因为它负蠃壳而行，故称蚹蠃。

【集解】陶弘景说：蜗牛生山林中和人家居处。头形像蛞蝓，但有甲壳。

《大明》记载：这指的是有甲壳的蜒蚰。

韩保昇说：蜗牛生长在池泽草树间，形状像小螺，呈白色。头部有四个黑角，行走时头伸出，受惊则头尾一起缩入壳中。

苏颂说：凡用蜗牛，以体形圆大的为好。久雨乍晴，竹林池沼间多有。生于城墙阴处，有一种体形扁而小的，入药无力，不能用。

时珍说：蜗身有涎，能制蜈蚣、蝎子之毒。夏天热时会自悬在叶下，往上升高，直到涎枯后自己死亡。

蜗牛

【气味】味咸，性寒，有小毒。

【主治】《别录》记载：主治贼风㖞僻，跌打损伤，大肠脱肛，筋急及惊痫。

甄权说：生研汁饮，止消渴。

时珍说：治小儿脐风撮口，利小便，消喉痹，止鼻衄，通耳聋，治诸肿毒痔漏。解蜈蚣、蝎虿（chài）毒，研烂外涂。

【发明】苏颂说：入小孩药疗效最佳。

时珍说：蜗牛所主诸病，大都是取其解热消毒的功效。

附方

❶ 小便不通：蜗牛捣贴脐下，用手摩之。加麝香少许更妙。《简易》。

❷ 大肠久积虚冷，每因大便脱肛：用蜗牛一两烧灰，猪脂和敷患处，立缩。《圣惠方》。

❸ 发背初起：活蜗牛二百个，用新汲水一盏，汤瓶中封一夜，取涎水，入真蛤粉旋调，扫敷疮上。每日十余次，热痛止则疮便愈。《集验方》。

❹ 瘰疬未溃：连壳蜗牛七个，丁香七粒，同烧研，纸花外贴。危亦林。

❺ 瘰疬已溃：蜗牛烧研，轻粉少许，用猪脊髓调匀，外敷患处。《世医得效方》。

❻ 喉痹肿塞：①用蜗牛绵裹，水浸含咽，须臾立通。②又用蜗牛七枚，白梅肉三枚，研烂，绵裹含咽，立效。

❼ 鼻血不止：蜗牛（炒干）一枚，乌贼骨半钱，研末吹鼻。《圣济总录》。

❽ 撮口脐风，是胎热：①用蜗牛五枚去壳，研汁涂口，取效乃止。②用蜗牛十枚，去壳研烂，入莳萝末半分研匀，涂口，取效甚良。《圣惠方》。

❾ 滴耳聋闭：蜗牛膏，用蜗牛一两，石胆、钟乳粉各二钱半，研为细末，瓷盒盛装，火煅赤，研末，入片脑一字。每以油调一字，滴入耳中，无不愈者。《圣惠方》。

❿ 消渴引饮不止：①用蜗牛十四枚形圆而大者，以水三合，密器浸一夜。取水饮服，不过三剂即愈。崔元亮《海上方》。②用蜗牛焙半两，蛤粉、龙胆草、炒桑根白皮各二钱半，研为细末。每服一钱，楮叶汤下。《圣惠方》。

蜗壳

【主治】苏颂说：治一切疳疾。

时珍说：主虫牙作痛，脸上赤疮，酒齄鼻，久利下脱肛。

附方

❶ 一切疳疾：用自死蜗壳七枚（皮薄，色黄白者），洗净，不得少有尘滓，晒干，纳酥蜜于壳中。用瓷盏盛之，纸糊盏面，置饭上蒸之。需要应用时，即将其置于甑中，在炊饭上再甑，待饭熟取出，研如水淀，慢慢吃，一天吃完，取效停药。《韦丹方》。

❷ 虫牙作痛：蜗牛壳三十枚，烧研。日日揩牙上，效果良好。《圣惠方》。

❸ 大肠脱肛：蜗牛壳去土研末，羊脂熔化调涂，送入即愈。李延寿方。

按语

蜗牛味咸，性寒，小毒，能清热除疳，解毒疗疮。用于一切疳疾、面上赤疮、久痢脱肛等。

蛞蝓

Kuo Yu

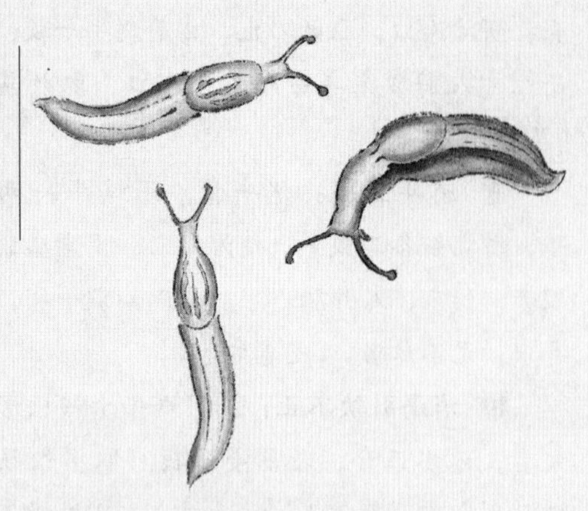

【释名】又名陵蠡（luó）、附蜗、土蜗、托胎虫、鼻涕虫、蜒蚰螺。

【集解】《别录》记载：蛞蝓（kuò yú）生于太山池泽及阴地沙石垣下。八月采取。

陶弘景说：蛞蝓无壳，不应有蜗名。附蜗，取自蜗牛。难道是因其头形像蜗牛，所以也称作蜗吗？

【气味】味咸，性寒，无毒。

【主治】《本经》记载：贼风㖞僻，轶筋及脱肛，惊痫挛缩。

时珍说：治疗肿毒焮热，热疮肿痛。

【发明】寇宗奭说：蜈蚣畏蛞蝓，不经过蛞蝓所行之路，触其身即死，因此人取蛞蝓以治蜈蚣毒。

时珍说：据蔡绦《铁围丛话》记载：峤南地多蜈蚣，大者二三尺，螫人致死，唯独见托胎虫则局促不行。托胎虫爬到它头上，陷其脑而杀死蜈蚣。因此人用托胎虫生捣涂治蜈蚣伤，疼痛立止。《大全良方》记载：痔热肿痛者，用大蛞蝓一个研泥，入龙脑一字，燕脂坯子半钱，同敷患处。先用石薜（bì）煮水熏洗尤妙。五羊大帅赵尚书夫人患此病，只用蛞蝓、京墨研涂，效果也很好。大抵与蜗牛功效相同。

附方

脚胫烂疮，臭秽不可近：用蜒蚰十条，瓦焙研末，油调外敷患处，立效。《救急方》。

> **按语**
>
> 蛞蝓味咸，性寒，能祛风定惊，清热解毒，消肿止痛。用于治疗中风㖞僻、筋脉拘挛、咽喉肿痛、痈肿丹毒等症。

砂挼子

Sha Ruo Zi

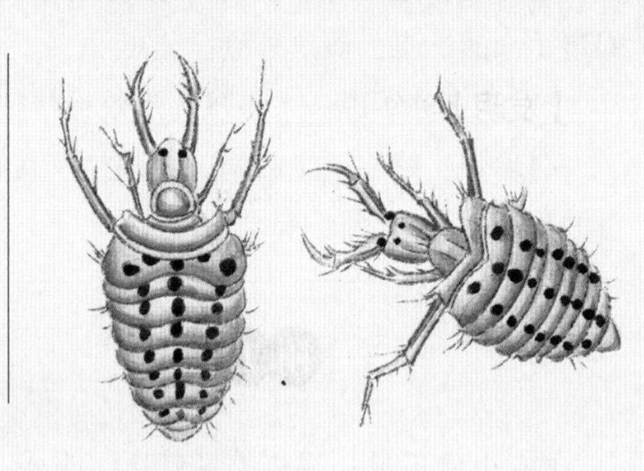

【释名】又名倒行狗子、睡虫。

【集解】陈藏器说：到处都有。生于砂石中，作旋孔。大如大豆，背有刺，能倒行。性好睡，也称为睡虫。

【气味】有毒。

【主治】陈藏器说：生取放在枕中，可以令夫妇相好。合射罔用，能杀飞禽走兽。

> **按语**
>
> 砂挼子味咸，性凉，有毒，能平肝息风，解热镇痉，拔毒消肿。用于中风惊厥、小儿高热、疮痈、无名肿毒等症。

第十四卷

本草纲目-鳞部

时珍说：有鳞的动物分为水、陆二类，类虽不同，但都有鳞。所以龙和蛇是有灵性的动物，鱼是生活在水中的畜类，种类虽有区别，但变化的规律相通，大概是形质有异，但给人的感觉相同。鳞类动物都是卵生的，而蝮蛇是胎生的；水族类动物都不闭眼，而河豚可以眨眼。蓝蛇的尾，可以解它头部的毒；沙鱼的皮，可以消除食鱼鲙形成的积滞。假如不是懂得这方面知识的人，怎么能分辨知晓呢？

Long

龙

【释名】时珍说：据许慎《说文解字》记载：龙字为篆文而象形。《生肖论》记载：龙因为耳朵聋，故称它为龙。梵书称作那伽。

【集解】时珍说：据罗愿《尔雅翼》记载：龙为鳞类第一。王符说它的形状有九相似：头像驼，角像鹿，眼像兔，耳像牛，项像蛇，腹像蜃（shèn），鳞像鲤，爪像鹰，掌像虎。它的背上有八十一片鳞，具备九九阳数，它的声音像敲打铜盘。口旁有胡须，颔下有明珠，喉下有倒生的鳞片。头上有博山，又称作尺木，龙无尺木不能升天。呵气成云，既能变水，又能变火。陆佃《埤雅》载录：龙火得湿则生火，得水则热，用人火追逐即息灭。人的相火很像龙火。龙，卵生而抱成一团，雄性的在上风处鸣叫，雌性的在下风处鸣叫，因风而化。《释典》载录：龙交配后则变成两条小蛇。又《小说》载龙性粗暴勇猛，而喜爱美玉、空青，嗜好吃燕肉，怕铁及水稗子、蜈蚣、楝叶、五色丝。因此，食燕的人切勿渡水，祈雨时多用燕，镇水患的时候用铁，逐龙时用水稗子，祭祀屈原时用楝叶、色丝包裹粽子投江。医家在用龙骨的时候，也应当知晓它本性的喜恶。

龙骨

《别录》记载：生于晋地山川、峡谷，以及太山岩水、岸土、洞穴中龙死的地方。采收不受时间限制。

陶弘景说：现今多出自梁州、益州、巴中等

地。龙骨以取自脊骨、脑骨，白色质地上面有花纹，舐舔时黏舌的为好。龙齿如果能保持牙齿形状的，质量稍微差一些。龙角强硬而坚实。都是龙蜕所得，并非是真的死龙。

雷敩说：以出自剡州、沧州、太原的为上品。它的骨有细纹理且宽广的是雌龙，骨粗大而纹理狭小的是雄龙。五色都有的为上品，白色、黄色居中，黑色为下品。

吴普说：以色青白的为好。

苏敬说：现今多出自晋地。质生硬的不好，以五色都有的为好。其中青、黄、红、白、黑五种颜色，也与五脏相对应，如五芝、五石英、五石脂，而《本经》中没有论及。

苏颂说：现今河东各地多有。李肇《国史补》记载：春水到的时候，鱼登龙门，蜕骨很多。人们采得后将其作为药物，有五种颜色。龙门属于晋地，与《本经》的记载相符合，难道龙骨就是这种鱼的骨吗？又孙光宪《北梦琐言》载录：五代时镇州杀一龙，乡豪曹宽取其双角。角前有一物像蓝色，纹理像乱锦，没有人能认识。则可知龙也有死龙。

寇宗奭说：各种说法不一，终究只能是随意揣测。曾在山崖倒塌时发现一副，肢体头角都完备，不知道是蜕骨或者是死物？说是蜕骨或者死物，然而有形的东西，生的时候不能见到，到死才可见到。称它是其他东西变化而来，难道它的形状独不可化吗？

汪机说：《经文》说死龙的骨，若认为是蜕骨，终究只能是随意揣测。

时珍说：龙骨，《本经》认为它是死龙，陶弘景则以为是蜕骨，苏氏、寇氏则对两种说法都存在怀疑。我认为，龙为神物，似乎没有自死的道理。然而据苏氏所引用斗死的龙的记载及《左传》的说法，豢龙氏将龙做成肉酱食用；《述异记》载，汉和帝时大雨，龙降落宫中，皇帝命它做羹赐群臣；《博物志》载录，张华得龙肉鲊，说得醋则能生五色光等说法，可以看出，龙固然有自死的，当以《本经》的说法为准则。

【修治】雷敩说：凡是用龙骨，先煎香草汤洗两次，捣成粉，用布袋盛装。用燕子一只，去肠肚，安袋于内，悬于井面上，一晚后取出，研成粉。入补肾药中，其效如神。

时珍说：近世制法，只煅红后研为粉。也有生用的。《事林广记》记载：用酒浸泡一晚，焙干后研粉，水飞三次用。如果急用，用酒煮后焙干。有人说：凡是入药，必须水飞过晒干。每斤用黑豆一斗，蒸一整天，晒干用。否则粘着于人的肠胃，晚年生热。

【气味】味甘，性平，无毒。

【主治】《本经》记载：治疗心腹鬼疰，精物老魅，咳逆，泻痢脓血，妇女漏下，腹中结块坚硬，小儿热气惊痫。

《别录》记载：治疗心腹胀满，恚怒气伏在心下，不得喘息，肠痈内疽阴蚀，四肢痿枯，夜卧自惊，汗出能止汗，缩小便能止尿血，养精神，定魂魄，安五脏。白龙骨：主治多寐泄精、小便泄精。

甄权说：能逐邪气，安心神，止夜梦鬼交，虚而多梦纷纭，止冷痢，下脓血，妇女崩中带下。

《大明》记载：治疗怀孕漏胎，止肠风下血，鼻红吐血，止泻痢渴疾，能健脾，涩肠胃。

时珍说：能益肾镇惊，止阴疟，收湿气治疗脱肛，生肌敛疮。

【发明】雷敩说：气可以入男子肾脏中，因此益肾药中宜用它。

时珍说：涩可去脱。故成氏说：龙骨能收敛浮越的正气，固大肠而镇惊。又主治带脉为病。

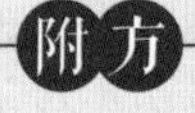

1 健忘：用白龙骨、虎骨、远志等份，捣研为末。每次取方寸匕，饭后酒送服，一天三

次。《千金方》。

❷ 劳心梦泄：龙骨、远志等份，捣研为末，炼蜜丸如梧桐子大，以朱砂为衣。每次取三十丸，莲子汤送服。《活人心统》。

❸ 暖精益阳：龙骨、远志等份，捣研为末，炼蜜丸如梧桐子大，每次取三十丸，空腹时冷水送服。《经验方》。

❹ 睡即泄精：白龙骨四分，韭子五合，捣研为散。每次取方寸匕，空腹用酒送服。梅师《集验方》。

❺ 遗尿淋沥：白龙骨、桑螵蛸等份，捣研为末。每次取二钱，盐汤送服。梅师《集验方》。

❻ 老疟不止：取龙骨末方寸匕。在发作前两小时，加酒一升煎煮至沸腾三次，趁热服完。温覆取汗。《肘后方》。

❼ 泄泻不止：白龙骨、白石脂等份为末，用水做丸如梧桐子大。每用时据大人、小儿的不同取适量，用紫苏、木瓜汤送服。《心鉴》。

❽ 伤寒毒痢：龙骨半斤，水一斗，煮至四升，沉入井底。每次取五合，冷服慢慢服下。《外台秘要》方。

❾ 热病下痢欲死：龙骨半斤研细，水一斗，煮取五升，待极冷，稍稍饮服，得汗即愈。《肘后方》。

❿ 久痢休息不止：龙骨四两打碎，水五升，煮取二升半，分五次服下，冷服。同时用米汤作丸，每次取十丸，服下。

⓫ 久痢脱肛：白龙骨粉扑患处。姚和众方。

⓬ 鼻衄眩冒：龙骨末吹入鼻中。梅师《集验方》。

⓭ 吐血衄血，九窍出血：取龙骨末，吹入鼻中。《三因方》。

⓮ 耳中出血：龙骨末吹入耳中。《三因方》。

⓯ 男女尿血：龙骨末水服方寸匕，一天三次。《千金方》。

⓰ 小儿脐疮：龙骨煅烧后研细，敷患处。《圣惠方》。

⓱ 阴囊汗痒：龙骨、牡蛎粉，扑患处。《医宗三法》。

按语

龙骨味甘、涩，性平，能镇惊安神，平肝潜阳，收敛固涩。用于心神不宁，心悸失眠，惊痫癫狂；肝阳上亢头晕目眩，烦躁易怒等；滑脱诸证；湿疮痒疹，疮疡久溃不敛。镇静安神、平肝潜阳多生用，收敛固涩宜煅用。湿热积滞者不宜使用。

Ling 鲮 Li 鲤

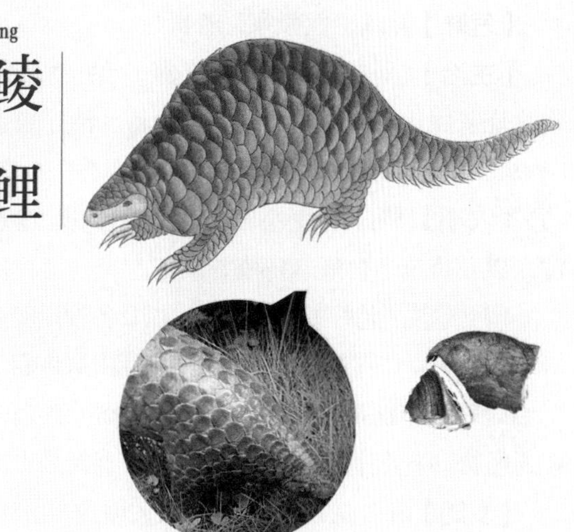

【释名】又名龙鲤、穿山甲、石鲮（líng）鱼。

时珍说：它的形状像肖鲤鱼，在土山挖洞居住，故称作鲮鲤，而俗称为穿山甲，《郭璞赋》称它为龙鲤。《临海水土记》记载：尾刺像三角菱。故称作石鲮。

【集解】苏颂说：鲮鲤即如今的穿山甲。生于湖广、岭南，以及金州、商州、均州、房州等地，深山大谷中都有。

陶弘景说：形状像龟而短小，又像鲤鱼而有四足，黑色，能在陆地上行走也能在水里游。正中午时出岸，张开鳞甲时像死了的样子，迷惑蚂蚁入甲，立即闭合而入水中，打开甲壳时蚁都浮出，于是接连食用。

时珍说：鲮鲤的形状像龟而小，背部像鲤鱼而宽，头像鼠而无牙，腹无鳞而有毛，长舌尖喙，尾与身等长。尾鳞尖厚，有三角，腹内脏腑俱全，而胃独大，常吐舌诱蚁食用。曾剖其胃，约有蚁一升左右。

甲

【修治】时珍说：方中使用时或炮制、或烧制，或酥炙、醋炙、童便炙，或用油煎、土炒、蛤粉炒，当各随本方而具体使用，没有生用的。同时以尾甲的药力最强。

【气味】味咸，性微寒，有毒。

【主治】《别录》记载：祛五邪，治疗惊啼悲伤，烧灰服用，每次用酒送服方寸匕。治疗蚁瘘（脚底生疮，上有细孔，日久不愈）。

《大明》载：治疗小儿惊邪，妇人鬼魅悲泣，以及疥疮、癣疮、痔疮、漏疮。

陶弘景说：治疗蚁瘘、疮癞，以及各种疰疾。

甄权说：烧灰敷治恶疮。又能治疗山岚瘴疟。

时珍说：能除痎疟寒热，治疗风痹强直疼痛，能通经脉，下乳汁，消痈肿，排脓血，通窍杀虫。

【发明】陶弘景说：此物食蚁，因此能治疗蚁瘘。

时珍说：穿山甲入厥阴、阳明经。古方中很少使用，近世治疗风疟、疮科、通经下乳时，视为要药。因为此物在山中打洞居住，居住在水边取食，出阴入阳，能走窜经络，通达病所的缘故。据刘伯温《多能鄙事》记载：凡是油笼渗漏，剥穿山甲里面肉靥投入，自至漏处补住。又《永州记》载：此物不可在堤岸上杀死，怕它的血入土，导致堤岸渗漏。观此两种说法，则可知山可使穿，堤可使漏，而又能至渗漏的地方，它的走窜之性可想而知。谚语说：穿山甲，王不留，妇人食了乳长流。也是说其走窜迅速。李仲南说它性专于行散，中病即止，不可过服。又据《德生堂经验方》记载：凡是风湿冷痹之证，由于水湿所致，浑身上下，强直不能屈伸，痛不可忍的。于五积散中加穿山甲七片，看病在左右手足，或手臂、肋胁疼痛处，即于鲮鲤身上取甲片炮熟，同全蝎（炒）十一个，葱姜一同水煎，入酒一汤匙，热服，取汗，避风，效果很好。

附方

❶ 中风瘫痪，手足不举，各种风病：用穿山甲（左瘫用右甲，右痪用左甲，炮熟）、大川乌头（炮熟）、红海蛤（如棋子大）各二两，捣研为末。每次取半两，捣葱白汁和成厚饼，直径寸半，随病处左右贴脚心，绑定。在封闭的房子中安坐，将贴药的脚浸泡在热水盆中，待身麻汗出，立即去药。切记避风，自然手足可举。半月后再行一次，可除根。忌口，远色欲，注意调养。《卫生宝鉴》。

❷ 热疟不寒：穿山甲一两，干枣十个，同烧存性，捣研为末。每次取二钱，发作当天天将亮时，用井水送服。杨氏家藏方。

❸ 下痢里急：穿山甲、蛤粉等份，同炒后研末。每次取一钱，空腹温酒送下。《普济方》。

❹ 肠痔气痔，出脓血：用穿山甲（烧灰存性）一两，肉豆蔻三枚，捣研为末。每次取二钱，米汤送服。严重的加刺猬皮灰一两，中病即止。《本草衍义》。

❺ 鼠痔成疮，肿痛：用穿山甲尾尖处（炙存性）一两，鳖甲（酒酥炙）一两，麝香半钱，捣研为末。每次取一钱半，用茶汤送服。《仁斋直指方》。

❻ 蚁瘘不愈：穿山甲十四枚烧灰，猪脂调和敷患处。《千金方》。

❼ 妇人阴癞，硬如卵状：随病之左右，取穿山甲之左右边五钱，用沙炒成焦黄，捣研为

末。每次取二钱，酒送服。《摘玄方》。

8 乳汁不通，乳癌，乳痈：用穿山甲炮后研末，每次取方寸匕，酒送服，一天两次。外用油梳梳乳，即通。此方名涌泉散。《单骧方》。

9 吹奶疼痛：穿山甲（炙焦）、木通各一两，自然铜（生用）半两，捣研为末。每次取二钱，酒送服。《图经本草》。

10 痘疮变黑：穿山甲、蛤粉炒为末。每次取五分，入麝香少量，温酒送服。《仁斋直指方》。

11 肿毒初起：穿山甲（插入谷芒热灰中，炮焦后研为末）二两，入麝香少量。每次取二钱半，温酒送服。《仁斋直指方》。

12 马疔肿毒：穿山甲（烧存性）、贝母等份为末。酒调服，一天三到四次。同时用下利药物。《鲍氏小儿方》。

13 便毒便痈：穿山甲半两，猪苓二钱，同时用醋炙研末，每次取三钱，酒送服。外用穿山甲末和麻油、轻粉涂患处。或只用穿山甲末涂患处。《仁斋直指方》。

14 瘰疬溃坏：①用穿山甲二十一片烧研，敷患处。《集验方》。②用穿山甲（土炒）、斑蝥、熟艾等份，捣研为末，敷患处。外用乌桕叶贴在疮上，艾灸四壮。《寿域方》。

15 眉炼癣疮，生眉中：穿山甲前膊鳞片，炙焦后捣研为末，用清油和轻粉调敷患处。《仁斋直指方》。

16 蚁入耳内：穿山甲烧研，水调，灌耳。《肘后方》。

17 聤耳出脓：穿山甲烧灰存性，入麝香少量，吹入耳中。《鲍氏小儿方》。

18 耳内疼痛，耳聋：穿山甲二个，夹土狗二个，同炒至焦黄，捣研为末。每次取一字，吹入耳内。《普济方》。

19 耳鸣耳聋，突发耳聋，肾虚耳聋，耳内像风、水、钟、鼓声：用穿山甲一大片用蛤粉炒红，去掉粉，与蝎梢七个，麝香少量，捣研为末，用麻油一滴化蜡，和作梃子，绵包裹塞耳。《摄生方》。

20 火眼红痛：穿山甲一片，捣研为末，铺在白纸上，卷作绳状，烧烟熏眼。《寿域方》。

21 倒睫拳毛：穿山甲，用竹刀刮去肉，将羊肾脂抹在甲上，炙黄，如此七次，捣研为末。随左右眼，取一字，吹入鼻内，口中含水。一天三次，二个月取效。《儒门事亲》。

肉

【气味】味甘、涩，性温，有毒。

> **按语**
>
> 鲮鲤即穿山甲，味咸，性微寒，能活血消癥，通经，下乳，消肿排脓。用于癥瘕、经闭，风湿痹痛、中风瘫痪，产后乳汁不下，痈肿疮毒、瘰疬。孕妇慎用。痈肿已溃者忌用。

守宫 Shou Gong

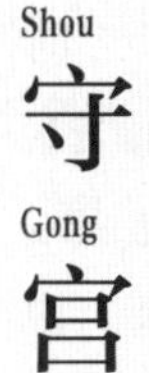

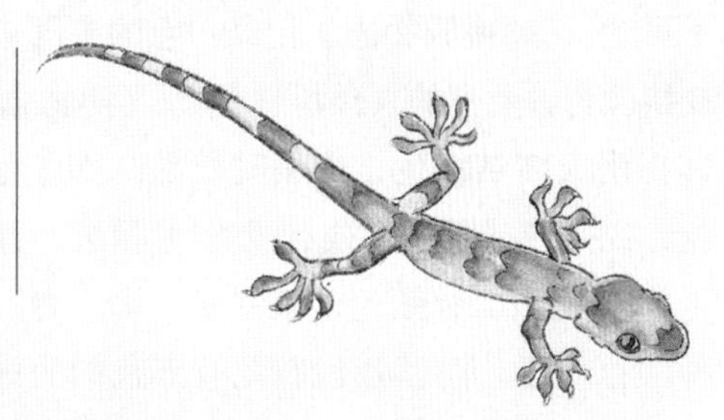

【释名】又名壁宫、壁虎、蝎虎、蝘蜓（yǎn tíng）。

陶弘景说：蝘蜓喜欢攀附在围墙间。用朱砂饲养，等满三斤时杀死，晒干研末用来涂抹女人身，行房事时便脱去，不这样的话就代表对丈夫不忠诚，因此称作守宫，而蜥蜴也称作守宫，很难分别，于是东方朔说“不是守宫就是蜥蜴”。

苏敬说：蝘蜓又称作蝎虎，因为它经常在屋壁上活动，因此称作守宫，也称作壁宫。用朱砂饲养后点妇人的说法是谬论。

时珍说：守宫善捕蝎、蝇，因此有虎的称呼。《春秋考异邮》载：守宫食虿，土胜水。点臂的说法，在《淮南万毕术》、张华《博物志》、彭乘《墨客挥犀》中都有记载，大都不真实。恐怕有其他的方法，只是如今不传而已。扬雄《方言》载：秦、晋、西夏称它为守宫，也称作蚚蠦，南阳人称作蝘蜓，生长在水中的称为蜥蜴，楚人称它为蛛螈。

【集解】时珍说：守宫，人家墙壁上到处都有。形状像蛇医，呈灰黑色，扁首长颈，细鳞四足，长的有六七寸，没有听说咬人。南方有十二时虫，即守宫的五种颜色。

【附录】十二时虫

时珍说：十二时虫，一名避役，出自容州、交州等地，生于人家篱壁、树木间，属于守宫一类。如手指大小，形状与守宫相同，而脑上连背有肉鬣（liè）像冠巾，长颈长足，身显青色，大的长约一尺，尾与身等长，咬人后不可治。《岭南异物志》记载：它的头随十二时变换颜色，看见的人预示有喜庆。《博物志》载：其在阴天多黄绿色，中午时变易，或青色或绿色，或丹色或黄色，或红或赤色。《北户录》说不能变成十二种颜色，只有黄、褐、青、赤四种颜色而已。陶弘景说石龙有五色的为蜥蜴。陆佃说蜥蜴能在十二个时辰中变换颜色，故得易的称谓。按照此种说法，则此虫也属于蜥蜴，而生于篱壁间，因为是五色守宫。陶弘景所说守宫螯人必死及点臂成志，恐怕指的就是此物。若是寻常的守宫，既不能用于点臂，也没有螯人至死的说法。

【气味】味咸，性寒，有小毒。

【主治】时珍说：治疗中风瘫痪，手足不举，或历节风痛，及风痉惊痫，小儿疳痢，血积成块，疠风瘰疬，治疗蝎螯伤。

【发明】时珍说：守宫以前附见于石龙条下，说不入药用。近时医家多用到它。杨仁斋说惊痫都是因心血不足，它的血与心血相类似，因此能治疗惊痫，取它的血来补心。这种说法似乎有理，而实则不对。因为守宫食蝎虿，蝎虿乃是治疗风病要药。所以守宫治疗风痉惊痫等各种疾病，也像蜈蚣、蝎子性能透经络一样。此外，它能入血分，又能治疗血病疮疡。守宫祛风，石龙利水，功用自别，不可不知。

附方

1 久年惊痫：用守宫一个，剪去四足，连血一起研烂，入珍珠、麝香、龙脑各一字，研匀，用薄荷汤调服。同时先用吐或下法去痰涎，而后用此方。此方名守宫膏。《奇效方》。

2 小儿撮口：用朱砂末安放在小瓶内，捕活壁虎一个入瓶中，食用朱砂末月余，待身体变红，阴干后捣研为末。每次取三四分，薄荷汤送服。《方广附余》。

3 心虚惊痫：用壁虎一枚，连血研烂，入朱砂、麝香末少量，薄荷汤调服，服完此方后继服二陈汤。《仁斋直指方》。

4 瘫痪走痛：用壁虎（炙黄）一枚，陈皮五分，罂粟壳（蜜炒）一钱，甘草、乳香、没药各二钱半，捣研为末。每次取三钱，加水煎服。《医学正传》。

5 历节风痛，痛不可忍：用壁虎（生研）三枚，蛴螬（湿纸包煨熟，研末）三枚，地龙（生研）五条，草乌头（生研）三枚，木香五钱，乳香末二钱半，麝香一钱，龙脑五分，合研成膏，入酒糊捣成丸，如梧桐子大。每天取三十丸，空腹乳香酒送服。此方名壁虎丸。《圣济总录》。

6 破伤中风：身如角弓反张，筋急口噤。守宫（炙干去足）七枚，天南星（酒浸三天后晒干）一两，腻粉半钱，捣研为末，用薄面糊丸如绿豆大。每次取七丸，用酒灌服，一会汗出得解，再予一服，再汗即痉愈。或可加白附子一两，做成蜜丸。此方名守宫丸。《圣惠方》。

7 疠风成癞：用壁虎（焙干）一条，大蚕沙（水淘炒）五升，各自捣研为末，用小麦面四升，拌作缠绕的绳子样，暴晒干燥后研末。每次取一二合，煎柏叶汤送服，一天三次。此方名祛风散。《卫生宝鉴》。

8 瘰疬初起：用壁虎一枚，焙研。每日服半分，酒服。《青囊杂纂》。

9 血积成块：用壁虎一枚，白面和一鸭蛋大，包裹后研烂，作饼烙熟食用。《青囊杂纂》。

10 小儿疳疾：用干雄壁虎（微炙）一个，蜗牛壳、兰香根、靛花、雄黄、麝香各一分，龙脑半分，各自捣研为末，米醋煮糊后制丸如黍米大。每此取十丸，脂麻汤送下，一天两次。此方名蝎虎丹。《奇效良方》。

11 虿蝎螫伤：壁虎一枚，用鸡胆开一孔盛装，阴干。每次取一点儿敷上。《青囊杂纂》。

12 反胃膈气：壁虎（砂锅炒焦）七个，木香、人参、朱砂各一钱半，乳香一钱，捣研为末，作蜜丸如梧桐子大。每次取七丸，用木香汤送服，早晚各一次。丹溪《摘玄方》。

13 痈疮大痛：壁虎焙干后研末，油调敷患处。《医方摘要》。

粪

【主治】时珍说：治疗烂赤眼。

附方

胎赤烂眼，视物昏暗：用壁虎数枚，用罐子盛黄土按实，入壁虎在内，勿令损伤。用纸封口，穿数孔出气。候有粪数粒，去粪上一点黑的，只取一头白的，用唾液研成膏，涂眼睫四周，不得擦拭。第二天早上用温浆水洗三次，效果很好。《圣济总录》。

按语

守宫即壁虎，味咸，性寒，小毒，能祛风定惊，散结解毒。用于中风瘫痪、风痰惊痫、破伤风，历节风痛、瘰疬、恶疮。现主要用于癌肿的治疗。

蛤蚧

Ge Jie

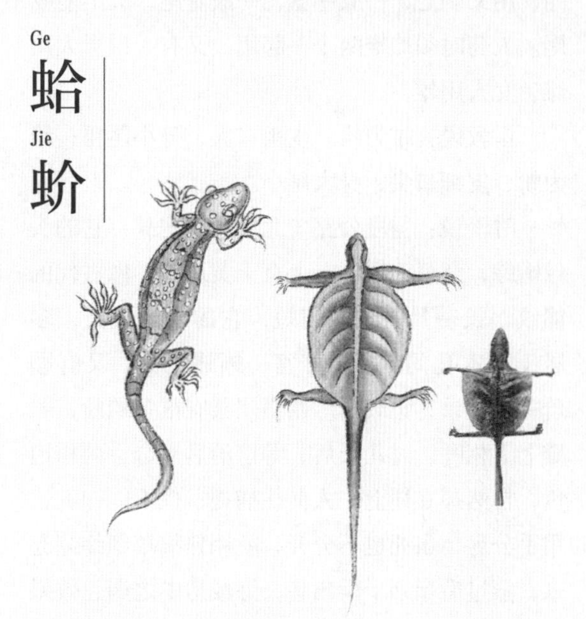

【释名】又名蛤蟹、仙蟾。

马志说：蛤蚧一雌一雄，常自呼它的名字。

时珍说：蛤蚧因声而命名，仙蟾因形状而命名。岭南人称蛙为蛤，因其头像蛙、蟾的缘故。雷敩以雄为蛤，以雌为蚧，也可以说得通。

【集解】马志说：蛤蚧生于岭南山谷及城墙或大树间。形状像大守宫，身长四五寸，尾与身等长。蛤蚧最珍惜它的尾巴，若见人取之，多自行咬断其尾后逃离。药效全在尾部，尾部不全的没有效果。扬雄《方言》载：桂林之中，能鸣叫的守宫，俗称蛤蚧，因为相似的缘故。

掌禹锡说：据《岭表录异》记载：蛤蚧头像蛤蟆，背有细鳞，像蚕子，土黄色，身短尾长。多做巢于榕木及城楼间，雌雄相随，早晚鸣叫。也有人说鸣一声代表一年。俚人采卖，说能治疗肺病。

李珣说：蛤蚧生于广南水中，晚上居于榕树上。雌雄相随，捕获一个得二个。近段时间西路也有，它的形状虽小，药力一般。俚人采后割腹，用竹片张开，暴晒干燥后买卖。

苏颂说：人们想得首尾全的蛤蚧，用两股长柄铁叉，如黏着在木胶上的形状，隐藏在榕木间，用叉刺之，一股中脑，一股着尾，故不能咬尾。入药时须雌雄两个一起用。又有人说男人用雌，女人用雄。

雷敩说：雄为蛤，皮粗口大，身小尾粗；雌为蚧，皮细口尖，身大尾小。

时珍说：据段公路《北户录》记载：它的头像蟾蜍，背呈浅绿色，上有土黄斑点，像古代的锦纹，长一尺左右，尾短，它的叫声最大，多居于古木孔间，属于守宫、蜥蜴之类。又有顾玠《海槎录》记载：广西横州县有很多蛤蚧，雌雄上下相呼，过几天后，等情洽后交合，两相抱负，自然掉在地上。人前往捕捉，也不能知觉，用手分劈，虽死也不分开，就用熟稿草细细缠起来，蒸过后暴晒干燥出售，炼成房中之药，效果很好。寻常捕获的，不论雌雄，也可作为杂药及兽医方中使用。

【修治】雷敩说：它的毒性在眼部。需去眼及甲上、尾上、腹上的肉毛，用酒浸透，隔两层纸缓慢焙干，用瓷器盛装，悬于屋东角上一晚用之，药力可增十倍，切勿伤尾。

《大明》记载：每次用时去头足，洗去鳞鬣内脏不净，用酥炙用，或用蜜炙。

李珣说：每用时须炙令黄色，熟捣。口含少量，奔走不喘息的为真品。宜入丸、散中使用。

【气味】味咸，性平，有小毒。

【主治】《开宝本草》记载：治疗长久咳嗽，肺劳传尸，杀鬼物邪气，下淋沥，通水道。

《大明》记载：能下石淋，通月经，治疗肺气，治疗咳血。

《海药本草》记载：治疗肺痿咯血，咳嗽上气，治疗折伤。

时珍说：能补肺气，益精血，定喘止嗽，治疗肺痈消渴，助阳道。

【发明】寇宗奭说：补肺、治虚劳咳嗽有疗效。

时珍说：古人说补可去弱，人参、羊肉就属于此类。蛤蚧补肺气，定喘止渴，功同人参；益阴血，助精扶羸，功同羊肉。近世治疗劳损痿弱，许叔微治疗消渴，都用到它，都是取其滋补的功效。刘纯说：气液亏虚、阴血衰竭的，宜用蛤蚧。何大英说：定喘止嗽，没有比得上蛤蚧的。

附方

1 久咳不愈：肺积虚热成痈，咳出脓血，整天不止，喉中气塞，胸膈噎痛。用蛤蚧、阿胶、鹿角胶、生犀角、羚羊角各二钱半，用水三升，煎熬至半升，过滤取汁。时时仰卧细细咽汁，一天一次。

2 喘嗽面浮，四肢浮肿：蛤蚧一雌一雄，头尾都全的，用酒和蜜涂，炙熟，紫团人参像人形的，取半两捣研为末，化蜡四两，和作六个饼。每次煮糯米稀粥一杯，投入一饼搅化，细细热含服。《普济方》。

-按语-

蛤蚧味咸，性平，能补肺益肾，纳气平喘，助阳益精。用于肺虚咳嗽、肾虚作喘、虚劳喘咳、肾虚阳痿。

She Tui
蛇蜕

【释名】又名蛇皮、蛇壳、龙退、龙子衣、龙子皮、弓皮、蛇符、蛇筋。

时珍说：蛇字，古文中象其宛转有盘曲的形状。蜕音脱，又音退，退脱的意思。龙、弓、符、筋，都是后世为了隐去蛇蜕的称呼。

【集解】《别录》记载：生于荆州山川、峡谷及田野。五月五日、十五日取收，效果很好。

陶弘景说：草中很少见到虺（huī）蝮蜕，只有长的多是赤蛙、黄颔之类，它的皮不可辨识，但取石上完整的为好。

苏颂说：南中木石上及人家墙屋间多有。蛇蜕没有时间限制，但遇到不净的东西即脱，或者大饱也开始蜕皮。

【修治】雷敩说：凡用时，不要用青、黄、苍色的，只用白色如银的。先在地下挖坑，深一尺二寸，将蛇蜕放入坑中，一晚取出，醋浸炙干用。

时珍说：今人用蛇蜕，先用皂荚水洗净缠竹上，或用酒、或用醋、或用蜜浸，炙黄用。或烧灰存性，或盐泥固定后煅烧，各随方法。

【气味】味咸、甘，性平，无毒。

【主治】《本经》记载：治疗小儿多种惊痫蛇痫，癫疾瘛疭，弄舌摇头，寒热肠痔，蛊毒。

《别录》记载：治疗大人中五邪，言语僻越，能止呕逆，明目。烧用治疗各种恶疮。

《大明》记载：炙用能辟恶，止小儿惊悸客忤。

时珍说：能辟恶，去风，杀虫。烧末服用，治疗妇人吹奶，大人喉风，能退目翳，消木舌。敷治小儿重舌重腭，唇紧解颅，面疮月蚀，天泡疮，大人疔肿，漏疮肿毒。煮汤，洗治各种恶虫伤。

【发明】寇宗奭说：蛇蜕，从口退出，眼睛也退。如今眼药及去翳膜方中用它，取的就是这个道理。

时珍说：入药有四种作用：一能辟恶，取其变化性灵，故能治疗邪僻、鬼魅、蛊疰等各种疾病；二能去风，取它的卦象属巽，性走窜，故能治疗惊痫、癜驳（bó，通“驳”，即白癜风）、喉舌各种疾病；三能杀虫，故能治疗恶疮、痔漏、疥癣等各种疾病，用其毒；四有蜕的意思，因此能治疗翳膜、胎产、皮肤各种疾病，取其会意从类的意思。

附方

❶ 小儿喉痹肿痛：蛇蜕烧末，取一钱，乳汁送服。《食医心镜》。

❷ 缠喉风疾气闭：①用蛇蜕（炙）、当归等份，捣研为末。每次取一钱，温酒送，取吐。《杜壬方》。②用蛇蜕揉碎烧烟，用竹筒吸入。③蛇蜕裹白梅一枚，含化。

❸ 大小口疮：蛇蜕皮加水浸软，擦口内，一到两遍。同时用药贴足心。《婴孩宝鉴》。

❹ 小儿木舌：蛇蜕烧灰，乳汁调和，服少量。《千金方》。

❺ 小儿重舌，小儿重腭：用蛇蜕灰，醋调敷患处。《圣惠方》。

❻ 小儿口紧，不能饮食，不语，危及生命：蛇蜕烧灰，拭净敷患处。《千金方》。

❼ 小儿解颅：（小儿囟门应合不合，反而宽大，颅缝裂解为主要特征。）蛇蜕熬末，用猪颊车髓调和，涂患处，一天换三到四次。《千金方》。

❽ 小儿头疮，小儿面疮：用蛇蜕烧灰，腊猪脂调和，敷患处。《肘后方》。

❾ 小儿吐血：蛇蜕灰，乳汁调和，取半钱服下。《子母秘录》。

❿ 痘后目翳：用蛇蜕一条，洗净焙干，天花粉五分，捣研为末。将羊肝破开，夹药固定，

用米泔水煮熟食用。周密《齐东野语》。

11 卒生翳膜：蛇蜕皮一条，洗净晒干剪细，用白面和作饼，炙成焦黑色，捣研为末。每次取一钱，饭后温水服用，一天两次。《圣惠方》。

12 小便不通：全蛇蜕一条，烧灰存性研末，温酒送服。

13 胎痛欲产，孕期未满：用全蛇蜕一条，布袋盛装，绕腰系之。《千金方》。

14 横生逆生，胞衣不下：①用蛇蜕炒焦后捣研为末，每次取一刀圭，酒送服。《千金方》。②用蛇蜕一条，放瓶子内用盐泥密封，煅过后研末，取二钱，榆白皮汤送服。《十全博救方》。③用蛇蜕一具，蝉蜕十四个，头发一握，一起烧存性，分两次用酒送服。同时用小针刺小儿足心二十一下，擦盐少量。《济生秘览》。

15 妇人产难：蛇蜕泡水，洗浴阴道外口。《宝鉴》。

16 妇人吹乳：取蛇蜕一尺七寸长，烧灰研末，温酒一杯送服。《产乳集验方》。

17 肿毒无头：蛇蜕灰，猪脂调和后涂患处。《肘后方》。

18 石痈无脓，坚硬如石：用蛇蜕皮贴患处。《千金方》。

19 诸肿有脓：蛇蜕灰，水调和膏，敷患处，即有孔出。《千金翼方》。

20 疔肿鱼脐：（疔肿之形似鱼脐者。）①用蛇蜕鸡蛋大一团，水四升，煎煮至沸腾三四次，服下。《外台秘要》。②用蛇蜕烧灰存性研末，鸡蛋清调和敷患处。《仁斋直指方》。

21 恶疮似癞，十年不愈：全蛇蜕一条烧灰，猪脂调和敷患处。同时烧一条，温酒送服。《千金方》。

22 癜风白驳：①用蛇皮烧灰，醋调涂患处。《圣惠方》。②用蛇蜕摩几百遍，使得患处发热。《外台秘要》。

23 陷甲入肉，痛苦不堪：用蛇蜕一具烧灰，雄黄一弹丸大，一同研末。先用温浆水洗疮，再用针挑破，贴患处。初虞世方。

24 耳忽大痛：像有虫在内奔走，或血水流出，或干痛不可忍受。蛇蜕烧存性研末，用鹅翎取适量吹患处。杨拱《医方摘要》。

按语

蛇蜕又称龙衣，味咸、甘，性平，能祛风定惊，退翳明目，消肿，杀虫。用于小儿惊风、抽搐痉挛、木舌重舌、目翳内障、疔疮痈肿、瘰疬、痔漏、疥癣。

白花蛇

Bai Hua She

【释名】又名蕲蛇、褰（qiān）鼻蛇。

寇宗奭说：各种蛇的鼻子均向下，唯独此蛇的鼻子向上，背部有连成方形的花纹，因此得名。

【集解】马志说：白花蛇生于南方各地及四川各山中。九月、十月采捕，烘干。以色白花的为好。

苏颂说：如今黔中及蕲州、邓州都有。其中一种有方形白花的花纹，喜欢螫人足。贵州人有被螫伤的，立即切断伤足，用木脚来代替。此蛇入人所居住的屋中发出烂瓜气味，不可接近，需迅速辟除。

时珍说：花蛇，湖北、四川都有，如今只有

蕲蛇享有名声。然而蕲州也不多得，市场上所买卖的、官方所收取的，都来自江南兴国州各山中。这种蛇龙头虎口，黑质白花，胁有二十四个方形纹，腹有念珠斑，口有四长牙，尾上有一佛指甲，长一到二分，肠形像连珠。多在石南藤上食用它的花叶，人据此寻获。先撒沙土一把，则盘曲而不动。用叉取之，用绳掉起，割刀破腹去除肠中的东西，则反尾洗涂其腹，因为能护创的缘故。于是用竹支定，屈曲盘起，扎定烘干。出自蕲地的，虽然干枯而眼光不陷，出自其他地方的则不然。因此罗愿《尔雅翼》记载：蛇死时目都闭合，唯有蕲州花蛇目开。像生自舒州、蕲州两地的，则一开一闭。故人用此法来验证。又据元稹《长庆集》记载：巴蛇一共有一百种，只有褰鼻白花蛇，人常不见。人中毒后则见毛发竖立，在溪水水沟边饮水则泥沙尽沸。鹳鸟能食其中小的。巴地的人也用禁术制之，用雄黄烟熏之则脑裂。此说与苏颂所载的黔蛇相符合。然而如今的蕲蛇毒性不是很大，并且贵州、四川的蛇虽同样有白花纹，而种类性味不同，因此入药时独取蕲州产的。

【修治】苏颂说：头尾各长一尺，有大毒，不能入药用。只用中段干的，用酒浸，去皮、骨，炙过后收藏则不被虫蛀。它的骨刺需放到很远的地方丢掉，否则伤人，毒性与生蛇相同。

寇宗奭说：凡用时去头、尾，换酒浸泡三天，火炙，去尽皮、骨。此物毒性很大，不可不防。

时珍说：黔蛇长大，故头尾可去一尺。蕲蛇只可头尾各去三寸。也有单用头尾的。大蛇一条，只能得净肉四两而已。长久保存容易被虫蛀，只取肉密封贮藏，十年也不坏。据《圣济总录》记载：凡用花蛇，春秋季节酒浸三晚，夏季一晚，冬季五晚，取出用炭火焙干，如此三次。用砂瓶盛装，埋于地下一晚，出火气。去皮、骨，取肉用。

肉

【气味】味甘、咸，性温，有毒。

【主治】《开宝本草》记载：治疗中风湿痹不仁，筋脉拘急，口面歪斜，半身不遂，骨节疼痛，脚弱不能长久站立，暴风瘙痒，大风疥癞。

苏颂说：花蛇治疗风病，比其他蛇更快。黔地之人治疗疥癞遍身，各种药不效的。生取此蛇中等大的，将砖烧红，浇醋于上令气蒸腾，再置蛇于上，用盆覆一晚。如此三次，去骨取肉，用五味覆盖使其变烂，一顿食下。瞑眩一昼夜才醒，疮疕随皮便退，其病便愈。

甄权说：治疗肺风鼻塞，浮风瘾疹，身上生白癜风，疬疡斑点。

时珍说：通治各种风病，破伤风，小儿风热，急慢惊风搐搦，瘰疬漏疾，杨梅疮，痘疮倒陷。

【发明】雷敩说：蛇性窜，能引药至于有风病的地方，因此能治疗风病。

时珍说：风善行数变，蛇也善行数蜕，而花蛇又食用石南，所以能透骨搜风，截惊定搐，为治疗风痹惊搐、癞癣恶疮的要药。取其内走脏腑，外彻皮肤，无处不到的功效。凡服蛇酒、药，切忌见风。

附方

1 风瘫疠风，遍身疥癣：用蕲蛇肉（酒炙）四两，天麻七钱半，薄荷、荆芥各二钱半，捣研为末。取酒二升，蜜四两，煎熬成膏。每次取一杯，温开水送服，一天三次。急于暖处出汗，十天取效。此方名驱风膏。《医垒元戎》。

2 各种风病：无论新久，手足缓弱，口眼歪斜，语言謇涩，或筋脉挛急，肌肉顽痹，皮肤燥痒，骨节疼痛，或生恶疮、疥癞等疾。用蕲蛇一条，温水洗净，头尾各去三寸，酒浸，去骨刺，取净肉一两。入全蝎（炒）、当归、防风、羌活各一钱，独活、白芷、天麻、赤芍药、甘草、升麻各五钱，锉碎，用布袋盛装。用糯米二斗蒸熟，如日常造酒的方法，将布袋置缸中，待酒成，取酒同袋密封，煮熟，置于地下七天出火毒。每次取数杯，温服，常令接续而不间断。此方名世传白花蛇酒。《濒湖集简方》。

3 诸风疠癖：用蕲蛇一条，用酒润湿，去皮骨，取肉用布袋盛装。将糯米一斗蒸熟，安酒曲于缸底，置蛇于曲上，用熟饭安于蛇上，用物密封盖紧。二十一天后取酒，将蛇晒干后捣研为末。每次取三五分，用温酒送服。同时将浊酒和糟作成饼食用，效果尤其好。此方名瑞竹白花蛇酒。《瑞竹堂经验方》。

4 中风伤湿，半身不遂，口目歪斜，肤肉顽痹，骨节疼痛，以及年久疥癣、恶疮、风癞诸症：用蕲蛇一条，取龙头虎口，以黑质白花，尾有佛指甲，目光不陷的为真品，用酒洗润透，去骨刺，取肉四两，羌活二两，当归身二两，天麻二两，秦艽二两，五加皮二两，防风一两，各自锉匀，用生布袋盛装，入金华酒坛内，悬胎安置。入糯米生酿成而未过滤的酒五壶，将袋浸泡，外用箬叶密封。安放坛于大锅内，加水煮一天，取起，埋于地下七天后取出。每次喝一到两杯。同时将药渣晒干碾末，用酒糊成丸如梧桐子大。每次取五十丸，用煮酒吞服。切忌见风犯欲，及食用鱼、羊、鹅、面发风之物。此方名濒湖白花蛇酒。

5 营卫不和，阳少阴多；手足举动不快：将蕲蛇用酒煮，去皮骨，瓦上焙干，取肉一两，天麻、狗脊各二两，捣研为细末。用酒一升浸泡，大火煎熬稠如膏，不停搅拌，入生姜汁半杯，一同熬匀，用瓶收贮。每次取半汤匙，用好酒或白开水化服，一天两次。此方名鸡峰白花蛇膏。《随身备急方》。

6 癞疮：蕲蛇五寸，酒浸，去皮、骨，炙干，雄黄一两，水飞研匀，用白沙蜜一斤，杏仁一斤，去皮研烂，同炼为膏。每次取一钱，用温酒化服，一天三次。必须先服通天再造散，下去虫物，再服此方除根。此方名治癞白花蛇膏。《三因方》。

7 脑风头痛，时作时止，及偏头风：取蕲蛇（酒浸，炙，去皮、骨），天南星（浆水煮软切细，炒），各一两，石膏、荆芥各二两，地骨皮二钱半，捣研为末。每次取一钱，茶送服，一天三次。此方名总录白花蛇散。《圣济总录》。

8 大风病：蕲蛇、乌梢蛇各取净肉二钱，酒炙，雄黄二钱，大黄五钱，捣研为末。每次取二钱，白开水送服，三天一服。此方名洁古白花蛇散。《洁古家珍》。

9 疠风，手足麻木，眉毛脱落，皮肤瘙痒，及一切风疮：蕲蛇、乌梢蛇、土蝮蛇各一条，一同用酒浸泡，取肉晒干，苦参头末四两，捣研为末，用皂角一斤切细，酒浸，去酒，加水一碗，挼取浓汁，煎熬成膏和丸如梧桐子大。每次取七十丸，煎通圣散送服，用粥饭压药，一天三次。三天洗一次澡，取汗避风。另一方：无蝮蛇，有大枫子肉三两。此方名三蛇愈风丹。

10 九漏瘰疬，发项腋之间，痒痛，憎寒发热：蕲蛇（酒浸，取肉）二两，生犀角（镑研）一两二钱五分，黑牵牛（半生半炒）五钱，青皮五钱，捣研为末。每次取二钱，入腻粉五分，天将亮时，用糯米煎汤调服，以利下恶毒为度。十天一服。忌发物。此方名三因白花蛇散。

头

【气味】有毒。

【主治】时珍说：治疗癜风毒癞。

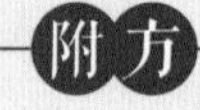

紫癜风：用蕲蛇头（酒浸，炙）二枚，蝎梢（炒）一两，防风一两，捣研为末。每次取一

钱，温酒送服，一天一次。此方名除风散。《圣济总录》。

目睛

【主治】《普济方》说：治疗小儿夜啼，取一只捣研为末，用竹沥调少许灌服。

-按语-

白花蛇味甘、咸，性温，有毒，能祛风，通络，止痉。用于风湿顽痹、中风口眼歪斜、半身不遂、麻木拘挛，抽搐痉挛、小儿惊风、破伤风，疥癣、瘰疬、梅毒、恶疮。祛内外之风邪，为截风要药。研末吞服，或酒浸、熬膏、入丸散服。

乌蛇 Wu She

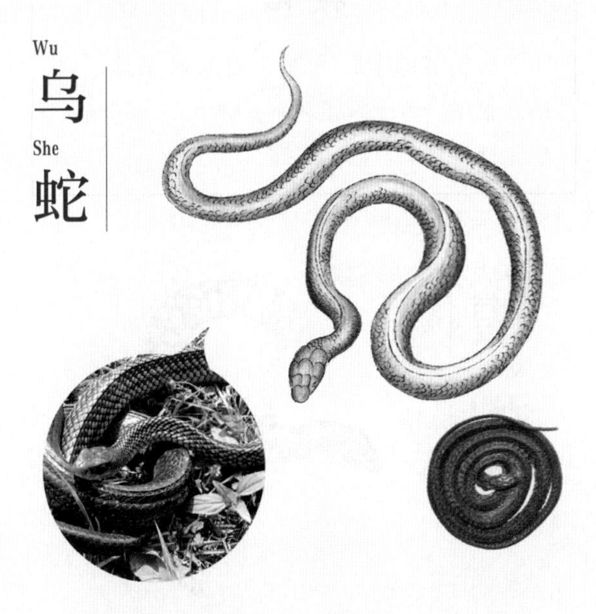

【释名】又名乌梢蛇、黑花蛇。

【集解】马志说：乌蛇生于商洛山。背有三棱，色黑如漆。性善，不噬物。江东有黑梢蛇，能缠物至死，也属于此类。

苏颂说：蕲州、黄州山中有乌蛇。《乾宁记》载：此蛇不食生命，也不害人，多在芦丛中吸南风及其花气。最难采捕，多于芦枝上捕得。它身乌而光，头圆尾尖，眼有红光。到枯死眼不陷像活着一样，称重时以重七钱到一两的为上品，十两到一镒的为中品，粗大的药力更加减弱。作伪的人用其他的蛇熏黑，也能乱真，但眼不光。

寇宗奭说：乌蛇脊高，世称剑脊乌梢。尾细长，以能穿小铜钱一百文的为好。有身长一丈左右的。它生来怕鼠狼。蛇类中只有此种入药最多。

雷敩说：凡是一切蛇，需辨雌雄、产地。蕲州乌蛇，头上有逆毛二寸一路，可长半分左右，头尾相对，用其入药如神，只重一两以下，地方上得此蛇，多留进贡。蛇腹下有白带子一条，长一寸的，为雄蛇，宜入药用。采得后，去头及皮鳞、带子，锉断，醋浸一晚，漉出，于柳木炭火上炙干，再用酥炙。于屋下地上掘坑埋一夜，再炙干用。或用酒煮干用也可以。

时珍说：乌蛇有二种：一种剑脊细尾，为上品；一种长大无剑脊而尾稍粗的，称作风梢蛇，也可治风，而药力不及第一种。

肉

【气味】味甘，性平，无毒。

【主治】《开宝本草》记载：治疗各种风病顽痹、皮肤不仁、风瘙瘾疹、疥癣。

时珍说：与白花蛇功效相同，而性善，无毒。

附方

❶ 大风：①用乌蛇三条蒸熟，取肉焙干研末，蒸饼作丸如米粒大，用来喂乌鸡，待食尽杀鸡煮熟，取肉焙干研末，每次取一钱，酒送服。或蒸饼作丸服。②用大乌蛇一条，打死盛装。待烂，用水二碗浸泡七天，去皮骨，入糙米一升，浸泡一天晒干，用白鸡一只，饿一天，用米饲养。待毛羽脱去，杀鸡煮熟食用，用酒送服。吃

完，以热水一盆，浸洗大半天，其病自愈。《乾坤秘蕴》。

❷ 紫白癜风：乌蛇肉（酒炙）六两，枳壳（麸炒）、羌活、牛膝、天麻各三两，熟地黄四两，白蒺藜（炒）、五加皮、防风、桂心各二两，锉成片，用布袋盛，于酒二斗中浸泡，密封七天。每次取一小杯，温服，每天三次。忌鸡、鹅、鱼肉、发物。《圣惠方》。

❸ 面疮皯疱：乌蛇肉二两，烧灰，用腊猪脂调敷患处。《圣惠方》。

❹ 婴儿撮口，不能食乳：乌蛇（酒浸，去皮骨，炙）半两，麝香一分，捣研为末。每次取半分，用荆芥煎汤调灌。《圣惠方》。

❺ 破伤中风，项强身直：用白花蛇、乌蛇，都取项后二寸，酒洗润湿取肉，全蜈蚣一条（酒炙），捣研为末。每次取三钱，温酒调服。此方名定命散。《普济方》。

膏

【主治】时珍说：治疗耳聋。用绵包裹如豆大塞耳，疗效如神。

胆

【主治】时珍说：治疗大风疠疾，木舌胀塞。

附方

❶ 大风：用冬瓜一个，截去五寸长，去瓤，挖地坑深三尺，令净，安瓜于内。用乌蛇胆一个，消梨一个，置于瓜上，用土隔盖。到第二十一天，看一次，瓜不是很坏，等四十九日，三物俱化为水，在瓜皮内，取出。每次取一茶脚，用酒和服。小风，每次服一汤匙。此方名龙胆膏。王衮《博济方》。

❷ 木舌塞胀，不治危及生命：用蛇胆一枚，焙干后捣研为末，敷舌上，有涎吐去。《圣惠方》。

皮

【主治】时珍说：治疗风毒气，眼生翳，唇紧唇疮。

附方

❶ 小儿紧唇，脾热唇疮：乌蛇皮烧灰，酥和敷患处。《圣惠方》。

卵

【主治】治疗大风癞疾。

时珍说：《圣济总录》治疗癞风，用乌蛇卵和各药为丸服下，说与蛇肉功效相同。

按语

乌梢蛇味甘，性平，能祛风止痒，通络，止痉。用于风湿顽痹、中风半身不遂，小儿惊风、破伤风，疥癣。

蝮蛇 (Fu She)

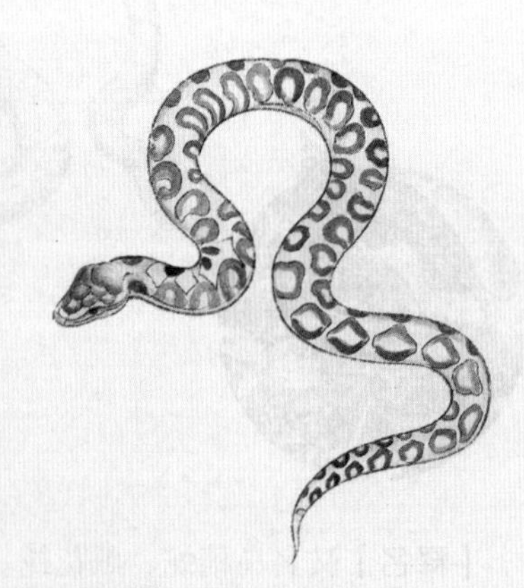

【释名】又名反鼻蛇。

时珍说：据王介甫《字说》记载：蝮，一旦触碰则翻身；它能害人，人也经常报复它，因此称它为蝮蛇。

【集解】陶弘景说：蝮蛇，呈黄黑色像土，

白斑，黄颔尖口，毒性最大。虺（huǐ），形短而扁，毒性与虺相同。蛇有很多种，只有这两种及青蝰的毒性最大，被蛇咬伤不及时治疗则多致人死。

苏敬说：蝮蛇呈土的颜色，鼻反、口长、身短，头尾相似，山南汉、沔间多有。一名虺蛇，没有第二种。

苏颂说：蝮蛇形不长，头扁口尖，头上有斑纹，身红有纹斑，也有青黑色的。人侵犯它时，头足相贴。东间各山中有很多，在草中行走时不可不慎。

陈藏器说：蝮蛇有锦纹，也有与地同色的。众蛇之中，唯独此蛇胎产。人足碰它就断足，碰到手就断手，不久全身糜烂。七八月毒盛时，咬树来泄其毒，树便死。又吐涎沫于草木上，碰到人身上则成疮身肿，称作蛇漠疮，很难治疗，方法与治疗蛇螫相同。

时珍说：蝮与虺，陶弘景说是两种，苏敬说是一种。如今据《尔雅》记载：蝮虺身长三寸，头大如大拇指。所以蝮虺为一种。郭璞说：蝮蛇只有南方才有，一名反鼻。细颈，大头，焦尾，鼻上有针，锦纹如丝带，纹间有毛像猪鬣，大的长七八尺。虺到处都有，俗称土虺，与地同色。颜师古说：用俗名佐证，则以郭氏的说法为准。又《北史》载：高道穆对朱荣说：今天若是返回营地，就命令元颢将守城的器具修理完整，于是养虺成蛇。都是认为蝮、虺为两种。因为蝮蛇长大，虺蛇短小，自不难辨，当以陶弘景的说法为是。柳子厚又有《蝮蛇文》记载：蝮蛇的眼睛像蜂虿的眼睛，体色与泥土相近。颈部骤然细窄，腹部匍匐缓慢地行走。鼻尖上翘，牙齿如倒钩。平常穴居洞内，或栖于丛莽之下。受惊扰时，头颈缩回盘曲成一团，射毒后逃跑。对其情状描述得比较详尽。《抱朴子》记载：蛇类最多，只有蝮蛇伤人情况最急。只有及时用刀割去疮肉投于地上，它沸腾像火炙，一会焦尽，人才能得活。王充《论衡》载：蝮蛇含太阳火气而生，因此利牙有毒。

【气味】味苦，性微寒，有毒。

【主治】《别录》记载：治疗虫疮。

甄权说：能杀下部虫。

时珍说：治疗各种漏疮，研末敷患处。若作痛，杵杏仁摩患处。

肉

【气味】味甘，性温，有毒。

【主治】《别录》记载：酿作酒，治疗癞疮诸瘘，心腹痛，能下结气，除蛊毒。

甄权说：治疗五痔，肠风泻血。

时珍说：治疗大风，各种恶风，恶疮瘰疬，皮肤顽痹，半身枯死，手足脏腑间重疾。

陈藏器说：取活蛇一枚置于器皿中，投入酒一斗，密封固定，埋于马溺处。一年后取开，蛇已消化，酒味犹存。有患各种病症的，不过服一升左右，当觉全身辛辣痛痒而痊愈。由于有小毒，不可一次服下。若服他药，不再取效。又说：生癞病的人，取一枚，或用其他的蛇也可以，烧热坐在上面，当有红虫如像马尾的跑出。同时用蛇肉塞入鼻中。

【发明】时珍说：癞疾感天地肃杀之气而成，为顽固难治的疾病。蝮蛇禀天地阴阳毒烈之气而生，为毒性剧烈的药物。用毒物而攻毒病，也是从其类的治法。

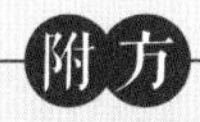

白癞：大蝮蛇一条，勿令伤，用酒一斗浸泡，火上加热使其稍热。取蛇一寸，和腊月猪脂捣敷患处。《肘后方》。

脂

【主治】时珍说：用绵包裹，塞入耳中治疗耳聋。也可敷治肿毒。

皮

【主治】苏敬说：烧灰，治疗疔肿、恶疮、骨疽。

蜕

【主治】苏敬说：治疗身痒、疥癣、病疮。

骨

【主治】陈藏器说：治疗赤痢。烧灰，每次取三钱，水送服。也可以用杂蛇。

屎

【主治】苏敬说：治疗痔瘘。

腹中死鼠　有小毒

【主治】《别录》记载：治疗鼠瘘。

《千金方》说：烧灰研末，每次取方寸匕，酒送服，一天两次，不过三天就会有很大效果。

> **-按语-**
>
> 蝮蛇味甘，性温，有毒，能祛风通络，解毒定惊。用于风湿痹痛、麻风、疥癣，瘰疬、疮疖，肿瘤。可浸酒服。

Li 鲤 Yu 鱼

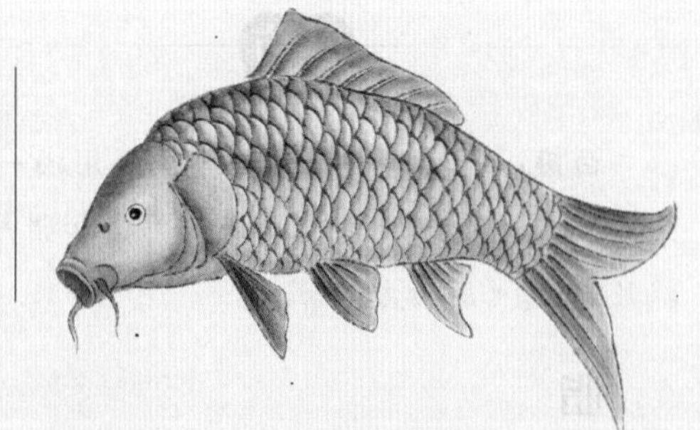

【释名】时珍说：鲤鱼的鳞有十字纹理，因此称作鲤。即使困死，鳞也不变白。

苏颂说：崔豹说：兖州人称红鲤为玄驹，白鲤为白骥，黄鲤为黄骓。

【集解】《别录》记载：鲤鱼生于九江池塘、水泽中。取收不受时间限制。

苏颂说：到处都有。鱼脊正中有一道鳞（即从鳃盖后方直达尾部的一条侧线鳞），从头到尾，无论鱼体大小，都为三十六片，每片鳞上有小黑点。在众多的鱼中只有这种鱼最好吃，因此列为食品中的上品。

陶弘景说：鲤为诸鱼之长，不但形状可爱，又能神变，甚至能飞越江湖，所以仙人琴高乘坐它。山上的水中也有这种鱼，但不可食用。

肉

【气味】味甘，性平，无毒。

【主治】《别录》记载：煮食，治料咳逆上气，黄疸，能止渴。还治疗水肿脚满，能下气。

《大明》记载：治疗怀孕身肿及胎气不安。

时珍说：煮食，能下水气，利小便。

陈藏器说：作成鲙（kuài，同“脍”，切得很细的鱼或肉。作鲙，指做成生鱼片）食用，性温补，能去冷气，治疗气块结在横关、伏梁及心腹。

《食医心镜》说：治疗上气，咳嗽喘促。

时珍说：烧末服，能发汗，定气喘咳嗽，下乳汁，消肿。米汤调服，治疗大人小儿暴痢。用童便浸泡煨熟，止反胃及恶风入腹。

【发明】时珍说：鲤鱼属于阴中之阳，擅长利小便，因此能消肿胀和黄疸，治疗脚气喘嗽，湿热病。作鲙则性温，故能去痃结冷气病。烧用则从火化，故能发散风寒，平肺通乳，解肠胃及肿毒邪气。据刘完素记载：鲤能治水，鹜（wù，野鸭）能利水，之所以这样说是因为其气相感的缘故。

附方

❶ 水肿，妊娠水肿：①用大鲤鱼一头，醋

三升，煮干食用，一天煮一头。《范汪方》。②用大鲤一尾，赤小豆一升，水二斗，煮食饮汁，一顿服完当排尿，尿完病就好了。《外台秘要》。

2 水肿胀满：赤尾鲤鱼（一斤），剖开，不沾水及盐，取生矾五钱研末，放入腹内，火纸包裹，外面再用黄土泥包裹，放灶内煨熟后取出，去纸、泥，用粥送服。吃鱼头能治上消，吃鱼身及尾能治下消，一天吃完，屡试屡验。杨拱《医方摘要》。

3 妊娠感寒：用鲤鱼一头烧灰研末，每次取方寸匕，用酒送服，令汗出。《秘录》。

4 胎气不长：用鲤鱼肉同盐、大枣一起煮汁，饮服。《集验方》。

5 胎动不安：妇人多次伤胎，下血不止。鲤鱼一斤（治净），阿胶（炒）一两，糯米二合，水二升，入生葱、生姜、橘皮、盐各少量，煮成肉羹食用，五到七天取效。《圣惠方》。

6 乳汁不通：用鲤鱼一头烧成末。每次取一钱，酒调服。《产宝》。

7 咳嗽气喘：用鲤鱼一头去鳞，纸裹炮熟，去刺研末，同糯米一起煮成粥，空腹食用。《食医心镜》。

8 反胃吐食：用鲤鱼一头，童便浸泡一晚，炮焦后研末，同米煮粥食用。《寿域神方》。

9 一切肿毒，已溃未溃：用鲤鱼烧灰，醋调涂患处，以愈为度。《外台秘要》。

10 积年骨疽：熬饴糖敷疮上，同时将生鲤鱼剖开敷患处。一会刮开观察，可见虫出。再洗再敷药，虫尽则痊愈。《肘后方》。

11 小儿木舌，长大满口：鲤鱼肉切片贴患处，用布系定。《圣惠方》。

鲊

【气味】味咸，性平，无毒。

【主治】陈藏器说：能杀虫。

附方

聤耳有虫，脓血日夜不止：用鲤鱼鲊三斤，鲤鱼脑一枚，鲤鱼肠一具（洗净切碎），乌麻子（炒研）一升，同捣，入容器中，小火炙暖，布裹贴耳。避风寒。《千金方》。

胆

【气味】味苦，性寒，无毒。

【主治】《本经》记载：治疗目热赤痛、青盲，能明目。久服强悍，益志气。

甄权说：点眼，治疗红肿翳痛。涂治小儿热肿。

《肘后方》说：点雀目，本来双目燥痛难以视物，点后就明亮了。

陈藏器说：滴耳，治疗耳聋。

附方

1 小儿咽肿，喉痹：用鲤鱼胆十四枚，用灶底土调和，涂咽外。《千金方》。

2 大人阴痿：鲤鱼胆、雄鸡肝各一枚，捣研为末，雀卵调和，作丸如小豆大。每次吞服一丸。《千金方》。

3 睛上生晕，不问新久：鲤鱼长一尺二寸，取胆滴铜镜上，阴干，用竹刀刮下。每次取少量点眼。《圣济总录》。

4 红眼肿痛，飞血赤脉：①用鲤鱼胆十枚，腻粉一钱，和匀后瓶子收藏，每天点眼。《圣济总录》。②用鲤鱼胆五枚，黄连末半两，和匀，入蜂蜜少量，瓶子盛装，安于饭上蒸熟。每次贴目眦，一天五到七次。《十便良方》。

脂

【主治】《大明》记载：食用可治疗小儿惊忤、各种痫症。

脑髓

【主治】苏敬说：治疗各种痫症。

《大明》记载：煮粥食用治疗暴聋。

时珍说：和胆等份，频点目眦，治疗青盲。

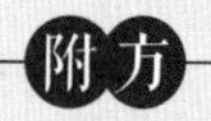

❶ 耳卒聋：竹筒盛鲤鱼脑，于饭上蒸过，注入耳中。《千金方》。

❷ 耳脓有虫：鲤鱼脑和桂末捣匀，绵裹塞耳。《千金方》。

血

【主治】苏敬说：治疗小儿火疮、丹肿疮毒，涂患处立愈。

肠

【主治】苏敬说：治疗小儿肌疮。

时珍说：聤耳有虫，同醋捣烂，用绵包裹塞入耳中。痔瘘有虫，切断炙熟，用绵包裹坐在上面。都以虫尽为度。

子

陶弘景说：合猪肝一起食用，则对人有害。

目

【主治】陈藏器说：治疗刺疮伤风、伤水作肿，烧灰敷患处，汁出即愈。

齿

【主治】《别录》记载：治疗石淋。

苏颂说：《古今录验方》治疗石淋。用齿一升研末，用三年陈醋调和。分三次服下，一天服完。《外台秘要》治疗卒淋，用酒送服。

时珍说：古方治疗石淋多用它，不能详细知道它的意义所在。

骨

【主治】《别录》记载：治疗女子赤白带下。

苏敬说：治疗阴疮，鱼鲠不出。

皮

【主治】苏敬说：治疗瘾疹。

《录验》说：烧灰水送服，治疗鱼鲠六七天不出的，一天两次。

鳞

【主治】苏颂说：治疗产妇气滞血瘀腹痛，烧灰酒送服。也可治疗血气。

时珍说：烧灰服用，治疗吐血，崩中漏下，带下痔瘘，鱼鲠。

【发明】时珍说：古方中多用皮、鳞烧灰，入治疗崩漏、痔瘘的药中，因为取其能行滞血。治疗鱼鲠，也遵从此类功效。

附方

❶ 痔漏疼痛：鲤鱼鳞二到三片，用绵包裹成大枣的形状，纳入肛门坐下，其痛即止。《儒门事亲》。

❷ 诸鱼骨鲠：鲤脊三十六鳞，焙干研末，凉水送服。《笔峰杂兴》。

❸ 鼻衄不止：鲤鱼鳞炒成灰。每次取二钱，冷水送服。《普济方》。

按语

鲤鱼味甘，性平，能补脾健胃，利水消肿，通乳。用于脾胃虚弱、食欲不振，脾虚水肿、小便不利，产后气血亏虚、乳汁不足等。

Yong 鳙 Yu 鱼

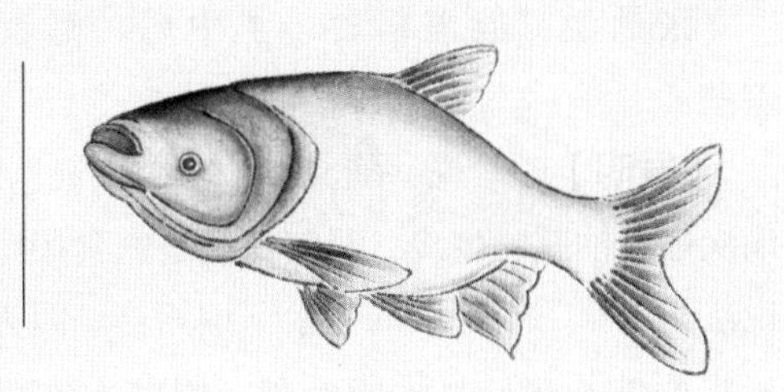

【释名】又名鳝（xiū qiū）鱼。

时珍说：这种鱼在众鱼中属于中等偏下的品种，因为此鱼常用作饈食（即膳食，日常吃的菜肴），中庸平常，因此称作鳙（yōng），或称作鳝。郑玄写作鰫鱼。

【集解】陈藏器说：陶弘景注解鲍鱼时说：现今将鳙鱼长约一尺左右的，做成淡干鱼，全无臭气。它的鱼目旁，有骨称作乙。《礼记》说“食鱼去乙”，就是指的它。然而刘元绍说，海上的鳙鱼，如尸体般散发恶臭，海上的人食用它。应当属于另外一个品种。

时珍说：江里湖中到处都有，形状像鲢鱼而色黑。它的头最大，有重达四五十斤的，味道逊于鲢鱼。鲢鱼最鲜美的部位是在腹部，鳙则在头部。有人将鲢、鳙视为一物，是错误的。头的大小，色的黑白，大不相同。《山海经》记载“鳝鱼形似鲤鱼而头大，食用它可治疗疣病”，是很准确的。

肉

【气味】味甘，性温，无毒。

【主治】汪颖说：能暖胃益人。

时珍说：食用可以治疗疣病。多食，能动风热，诱发疮疥。

-按语-

鳙鱼味甘，性温，能暖胃补虚。用于脾胃虚弱脘腹疼痛，以及头晕头痛、腰膝酸痛，可煮食。

Huan 鲩 Yu 鱼

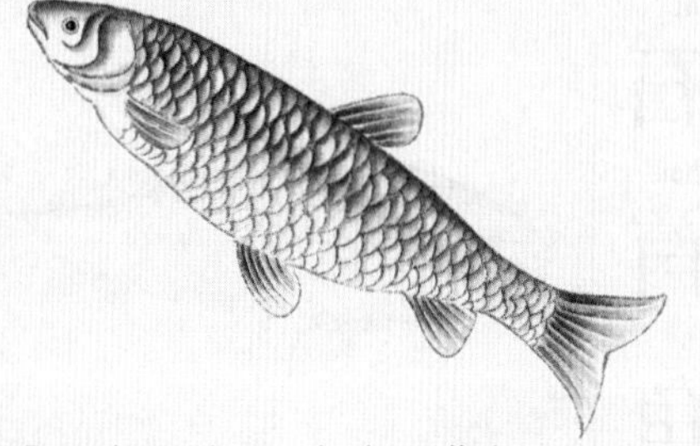

【释名】又名鰀（huàn）鱼、草鱼。

时珍说：鲩（huàn）又音混，郭璞写作鲜（huàn）。它生来舒缓，因此称作鲩，或称作鰀。俗称草鱼，因为它吃草的缘故。江、闽养鱼的人，用草来饲养它。

【集解】陈藏器说：鲩鱼生于江湖中，像鲤鱼。

时珍说：郭璞说如今的鲜子像鳟而大，说的就是它。它形长而身圆，肉厚而松，形状像青鱼。有青鲩、白鲩两种颜色。白色的味道好些，商人多用其买卖。

肉

【气味】味甘，性温，无毒。

【主治】时珍说：能暖胃和中。

胆

腊月收取阴干。

【气味】味苦，性寒，无毒。

【主治】陈藏器说：治疗喉痹飞尸，暖水和搅服。

时珍说：治疗一切骨鲠、竹木刺在喉中，用酒化二枚，温吞取吐。

-按语-

鲩鱼又名草鱼，味甘，性温，能暖胃和中，平肝祛风。用于胃寒冷痛、消化不良、食欲不振、呕吐，肝阳上亢之头痛、头胀、口苦目赤、烦躁易怒等症。

石首鱼
Shi Shou Yu

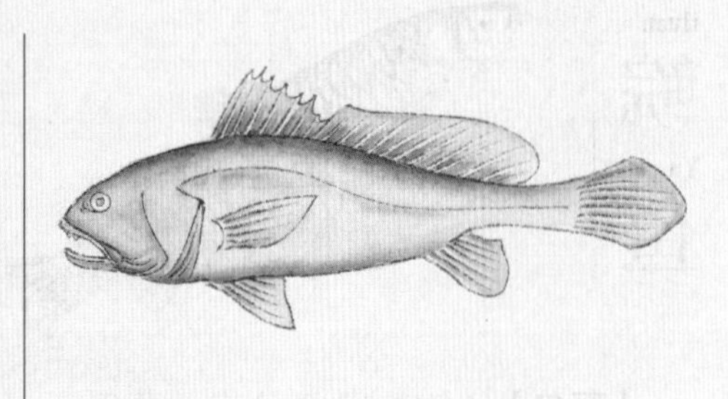

【释名】又名石头鱼、鮸（miǎn）鱼、江鱼、黄花鱼，干者名鲞（xiǎng）鱼。

时珍说：鲞鱼能养人，人人总想得到，因此字从养。罗愿说：鱼死后晒干的都称作鲞，它的味道比不上石首鱼，故独自得到专称。其中以色白的为好，故称白鲞。若露风则变成红色，便失其原味。

【集解】马志说：石首鱼，初出水后能鸣叫，夜视有光，头中有石像一枚棋子。有一种野鸭，头中有石，说是这鱼所变化而来的。

时珍说：生于东南海中。它的形状像白鱼，扁身弱骨，细鳞呈黄色像金子。头有白石两枚，光亮洁白如玉。到秋季化为冠凫，即有冠的野鸭。腹中白鳔可作成胶。《临海异物志》记载：小的称作䠔（cǎi）水，再小的称作春来。田九成《游览志》记载：每年四月，来自海洋，绵延不断成数里，它的叫声像雷。海上的人用竹筒探水底，听见它的声音才下网，截流捕取。用淡水泼它，都变得疲弱无力。初水来的最好，二水三水来的，鱼渐小而味渐减。

肉

【气味】味甘，性平，无毒。

【主治】《开宝本草》记载：同莼菜作成羹，能开胃益气。

鲞

【主治】《开宝本草》记载：炙食，能消瓜成水，治疗暴下痢及突然腹胀，食不消化。

张鼎说：能消宿食，主中恶。鲜者效果差些。

【发明】时珍说：陆文量《菽园杂记》记载：痢疾最忌油腻、生冷，只有白鲞适宜食用。这种说法与本草书中记载的主治下痢相合。因为鲞饮咸水而性不热，且无脂不腻。因此无生热的危害，而又能消食理肠胃。

附方

蜈蚣咬伤：白鲞皮贴患处。《医学集成》。

头中石魫（shěn）

【主治】《开宝本草》记载：能下石淋，水磨服，也可烧灰饮服，一天三次。

时珍说：研末或烧灰研末水服，主治淋沥、小便不通。煮汁服，解砒霜毒、野菌毒、蛊毒。

附方

1 石淋诸淋：石首鱼头石十四个，当归等份，捣研为末。水二升，煮至一升，一次服完。《外台秘要》方。

2 聤耳出脓：石首鱼魫研末，或烧灰存性研末，掺耳。《集简方》。

-按语-

石首鱼又名黄花鱼，味甘、咸，性平，能和胃止血，益肾补虚。用于体虚纳呆、食欲不振、消化不良、胃脘疼痛、吐血，肾虚滑精、腰膝酸软、头晕眼花、耳鸣。

Ji 鲫 Yu 鱼

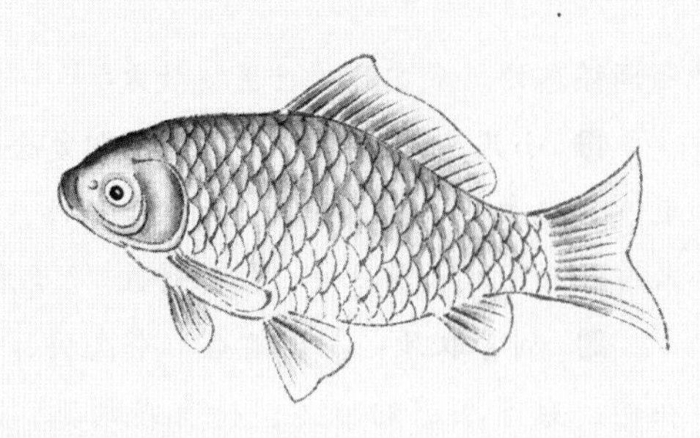

【释名】又名鲋（fù）鱼。

时珍说：据陆佃《埤雅》记载鲫鱼结伴远行，以此来相互接近，因此称它为鲫。以此相互靠近，因此称它为鲋。

【集解】韩保昇说：鲫，在池塘、湖泽中都有。形状像小鲤鱼，色黑而体短，肚大而脊背隆起。大的重达三四斤。

时珍说：鲫鱼喜欢偎在泥里面，不食杂物，能补胃。冬季肉厚子多，它的味道尤其鲜美。郦道元《水经注》记载：蕲州、广济、青林湖有一种鲫鱼，大二尺，食用起来味道肥美，能避寒暑。东方朔《神异经》记载：南方湖中多鲫鱼，长几尺，适宜暑季食用而能辟风寒。《吕氏春秋》记载：鱼中味美的，就有洞庭湖的鲋鱼。据此推得，鲫鱼为食用佳品，自古以来就受到推崇。

肉

【气味】味甘，性温，无毒。

【主治】陈藏器说：同五味一起煮食，主治虚羸。

《大明》记载：能温中下气。

韩保昇说：能止下痢肠痔。

孟诜说：对夏季热痢有益，冬季不适宜食用。同莼一起做成羹，主治胃弱不能下食，调中益五脏。

苏敬说：生捣，涂治恶核肿毒不散及瘑疮。同小豆一起捣，涂治丹毒。烧灰，和酱汁，涂治各种疮十年不愈的。用猪脂煎灰服下，治疗肠痈。

时珍说：同小豆煮汁服用，能消水肿。炙油，涂治妇人阴疳诸疮，能杀虫止痛。酿白矾烧灰研末饮服，治疗肠风血痢。酿硫黄煅烧研末，酿五倍子煅烧研末，酒送服，皆治下血。酿茗叶煨服，治疗消渴。酿胡蒜煨熟研末饮服，治疗膈气。酿绿矾煅烧研末饮服，治疗反胃。酿盐花烧后研末，掺药治疗齿疼。酿当归烧后研末，揩牙乌发止血。酿砒石烧后研末，治疗急疳疮。酿白盐煨熟研末，搽骨疽。酿附子炙焦，同油涂治疗头疮白秃。

【发明】朱震亨说：众鱼都属火，唯独鲫鱼属土，有调胃实肠的功效。如果多食，也能动火。

附方

❶ 脾胃虚冷，不能下食：用鲫鱼半斤切碎，投入沸腾的豆豉汁，入胡椒、莳萝、生干姜、橘皮末等，空腹食下。此方名鹘突羹。《食医心镜》。

❷ 突患水肿：用鲫鱼三尾，去肠留鳞，商陆、赤小豆等份，填满后扎定，加水三升，煮烂去鱼，食豆饮汁。两天一次，不过三次，小便利后即愈。《肘后方》。

❸ 消渴饮水：用鲫鱼一枚，去肠留鳞，用茶叶填满，纸包煨熟食用。不过数枚即愈。吴球《活人心统》。

❹ 肠风下血：①用活鲫鱼一大尾，去肠留鳞，入五倍子末填满，泥固定煅烧存性，捣研为末。每次取一钱或饭丸大小一枚，酒送服，一天三次。《百一选方》。②用硫黄一两，如上法煅服，也有效果。

❺ 酒积下血：酒煮鲫鱼，常食。《便民食疗方》。

❻ 肠痔滴血：常用鲫鱼做羹食用。《外台秘要》。

7 肠风血痔，血痢噤口：用活鲫鱼，在翅侧穿孔，去肠留鳞，入白矾末二钱，用粽叶包纸裹煨熟存性，研末。每次取二钱，米汤送服，一天两次。《仁斋直指方》。

8 反胃吐食：用大鲫鱼一尾，去肠留鳞，入绿矾末入内，泥封固煅烧存性，研末。每次取一钱，米汤送服，一天两次。《本事方》。

9 膈气吐食：用大鲫鱼去肠留鳞，切大蒜片填满，纸包十层，泥封固，晒至半干，炭火煨熟，取肉和平胃散末一两捣研，作丸如梧桐子大，密封收存。每次取三十丸，米汤送服。《经验方》。

10 小肠疝气：每顿用鲫鱼十尾，同茴香一起煮食。《生生编》。

11 妊娠感寒，属于时行的：用大鲫一头烧灰，每次取方寸匕，酒送服，无汗且腹中缓痛的，用醋送服，取汗。《产乳集验方》。

12 热病目暗：因疾病瘥后食五辛所致。用鲫鱼作肉糜食用。《集验方》。

13 目生弩肉：鲜鲫鱼，取肉一片，中央开孔，贴于眶上，一天三五次。《圣济总录》。

14 妇人血崩：鲫鱼一个（长五寸），去肠，入血竭、乳香在内，用绵包裹烧灰存性，研末。每次取三钱，热酒调下。叶氏《摘玄方》。

15 小儿齁喘：活鲫鱼七个，用器皿盛装，令小儿自便尿养之。待变成红色，煨熟食下，效果很好。《集简方》。

16 小儿舌肿：鲜鲫鱼切片贴患处，频频更换。《卫生总微论》。

17 小儿丹毒：从髀起，流下阴头，红肿出血。用鲫鱼肉（切）五合，赤小豆末二合，捣匀，入水调和，敷患处。《千金方》。

18 小儿秃疮：①用鲫鱼烧灰，酱汁调和涂患处。《千金方》。②用鲫鱼去肠，入皂矾烧熟研末，搽患处。③用大鲫去肠，入乱发填满，烧灰研末，入雄黄末二钱。先用齑水洗净拭干，生油调搽患处。危亦林《世医得效方》。

19 小儿头疮，昼开出脓，夜即复合：用鲫鱼（长四寸）一枚，去肠，大附子一枚，去皮研末填入，炙焦研敷患处，捣蒜封住。《圣惠方》。

20 刮骨取牙：①用鲫鱼一个去肠，入砒石在内，露于阴凉的地方，待有霜刮下，瓶子收藏。用针搜开牙根，点少量，咳嗽自落。②用硇砂入鲫鱼肉内，煨过后瓶子收藏，待有霜刮取，如上法使用。

21 恶疮似癞，病已十余年：鲫鱼烧灰研末，和酱清敷患处。《千金方》。

22 浸淫毒疮：生鲫鱼切片，和盐捣贴患处，频频更换。《圣惠方》。

23 骨疽脓出：黑色鲫鱼一个去肠，塞满白盐扎定，加水一杯，容器内煮至干焦后捣研为末。用猪油调搽患处，觉稍微疼痛，勿感奇怪。《世医得效方》。

24 小儿撮口吐白沫：用艾灸口唇上下各四壮。鲫鱼烧熟研末，酒调少量灌服。同时掐手足。小儿一岁半，则用鱼网洗水灌服。《小儿药证直诀》。

鲙

【主治】陈藏器说：治疗久痢赤白，肠澼痔疾，大人、小儿丹毒风眩。

孙思邈说：治疗脚风及上气。

时珍说：能温脾胃，去寒结气。

鲊

【主治】时珍说：治疗瘑疮。劈成片贴患处，或同桃叶一起捣敷患处，能杀疮虫。

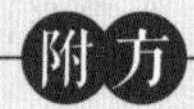

附方

赤痢不止：鲫鱼鲊（切）二脔，秫米一把，薤白一虎口（切），一同煮粥食用。《圣惠方》。

头

【主治】苏敬说：治疗小儿头疮口疮，重舌目翳。

陈藏器说：烧熟研末水送服，治疗咳嗽。

时珍说：烧熟研末水送服，治疗下痢。酒送服，治疗脱肛及女人阴脱，同时用油调搽患处。酱汁调和，涂小儿面上黄水疮。

子

【主治】张鼎说：能调中，益肝气。

骨

【主治】张鼎说：治疗虫疮。烧灰敷患处，几次即愈。

胆

【主治】时珍说：取汁，涂治㾦疮、阴蚀疮，能杀虫止痛。点喉中，治疗骨鲠竹刺不出。

附方

1 小儿脑疳，鼻痒，毛发作穗，黄瘦：用鲫鱼胆滴鼻中，连用三五天，效果很好。《圣惠方》。

2 消渴饮水：用浮石、蛤蚧、蝉蜕等份，捣研为末。每次用鲫鱼胆七枚，调服三钱。《本事方》。

3 滴耳治聋：鲫鱼胆一枚，乌驴脂少量，生麻油半两，和匀，纳入楼葱管中，七天后取滴耳中，一天两次。《圣惠方》。

脑

【主治】《圣惠方》说：治疗耳聋。用竹筒蒸过，滴耳。

按语

鲫鱼味甘，性平，能补益脾胃，除湿利尿，和胃止呕，通乳。用于脾胃虚弱之消化不良、食少乏力、少气懒言、面色萎黄，脾虚水肿、小便不利、白带清稀，反胃呕吐，产后气血不足、乳汁减少。

Lu 鲈 Yu 鱼

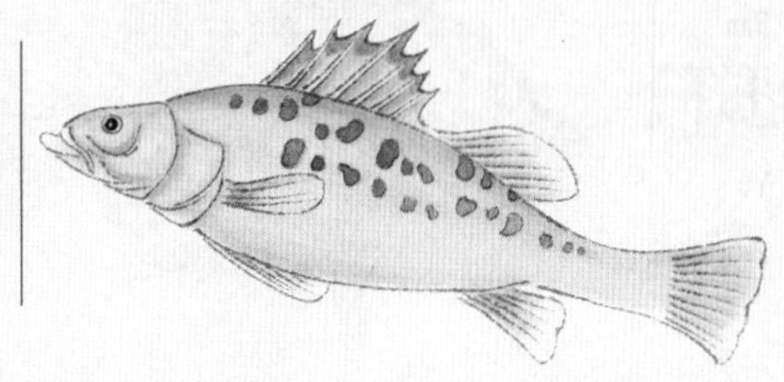

【释名】又名四鳃鱼。

时珍说：黑色称作卢。这种鱼白质黑章，故称作鲈鱼。淞人称作四鳃鱼。

【集解】时珍说：鲈鱼出自吴中，淞江尤其盛产，四五月才出。长仅数寸，形状稍像鳜鱼而色白，有黑点，巨口细鳞，有四鳃。杨诚斋的诗对其描述得很详细，说：鲈出鲈乡芦叶前，垂虹亭下不论钱。买来玉尺如何短，铸出银梭直是圆。白质黑章三四点，细鳞巨口一双鲜。春风已有真风味，想得秋风更迥然。《南郡记》记载：吴人把淞江的鲈鲙进贡给隋炀帝。帝说：金齑玉鲙，是东南的美味佳肴啊。

肉

【气味】味甘，性平，有小毒。

【主治】《嘉祐本草》说：能补五脏，益筋骨，和肠胃，治疗水气。多食对人有好处，做成鱼鲊尤其好。暴晒干燥后味道尤其香美。

寇宗奭说：能益肝肾。

孟诜说：能安胎补中。做成鲙味道尤其好。

按语

鲈鱼味甘，性平，能益脾胃，补肝肾。用于脾虚泻痢、消化不良、疳症、水肿，筋骨萎弱、胎动不安，疮疡久治不愈。

Shi 石 Ban 斑 Yu 鱼

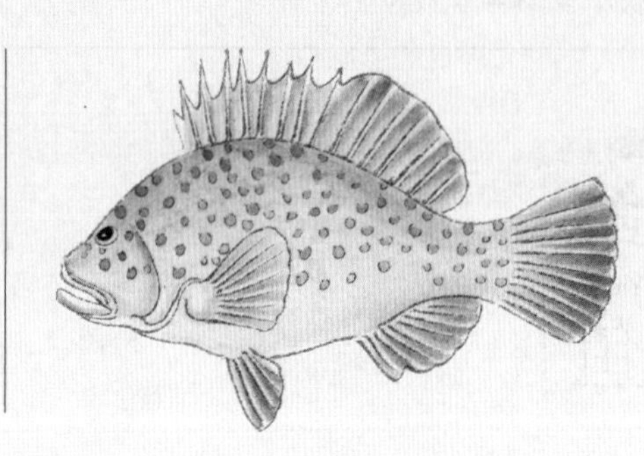

【释名】又名石矾鱼、高鱼。

【集解】时珍说：石斑鱼生于南方溪沟水中的石头处。长数寸，白鳞黑斑。浮游在水面，听到人的声音则突然向深处游去。《临海水土记》记载：长的有一尺余，它的斑纹像老虎纹而性淫，春季与蛇医（蝘蝥）交配，它的子有毒。《南方异物志》记载：高鱼像鳟，有雌无雄，二三月与蜥蜴交合于水上，它的胎对人有毒。《酉阳杂俎》记载：石斑与蛇交配。南方有土蜂，当地人杀死此鱼后悬挂在树上，引鸟来食，蜂窠皆尽。

子及肠

【气味】有毒，令人吐泻。

《医说》说：用鱼尾草研汁，取汁少量服下可解毒。

按语

石斑鱼味甘，性平，能健脾益胃，解毒杀虫。用于消化不良、消渴、痞积、脱肛等。

Jin 金 Yu 鱼

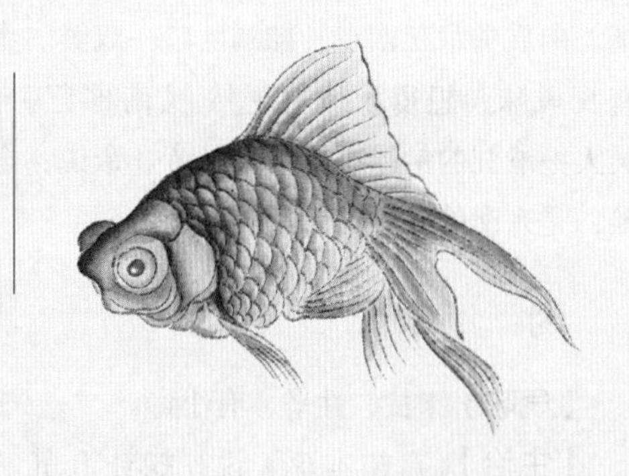

【集解】时珍说：金鱼有鲤鱼、鲫鱼、鳅鱼、鲹（cān，白鲦的别名）鱼几种，鳅鱼、鲹鱼难得，唯独金鲫鱼耐久，前古的人很少知道。只有《北户录》记载：出自邛婆塞江，脑中有金。大概是讹传。《述异记》记载：晋国的桓冲游玩庐山时，见湖中有红鳞鱼，即是金鱼。自宋朝开始才有畜养的，如今到处都有人家养玩。春末生子于草上，喜欢自我吞啖，也容易化生。开始出时呈黑色，久则变成红色。有的变成白色的，称作银鱼。也有红色、白色、黑色、斑纹相间变化不定的。它的肉味短而韧。《物类相感志》记载：金鱼吃橄榄渣、服肥皂水即死。得白杨皮不生虱。又有一种丹鱼，不知道是否也属于此类？

肉

【气味】味甘、咸，性平，无毒。

【主治】时珍说：治疗久痢。

附方

久痢禁口，危及生命：用金丝鲤鱼一尾，重一二斤的，按照常法修制洗净，用盐、酱、葱，必入胡椒末三四钱，煮熟，置于病人前嗅之，若想吃则随意食用。连汤食至饱，病即除根。杨拱《医方摘要》。

按语

金鱼是由鲫鱼进化而成的观赏鱼类，味甘、咸，性平，能清热利水，解毒。用于水臌、黄疸、咳嗽。

鳢鱼 (Li Yu)

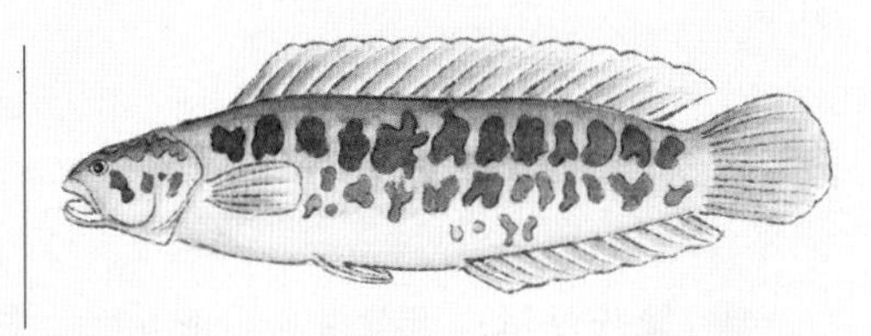

【释名】又名蠡鱼、黑鳢、玄鳢、乌鳢、鲖鱼、文鱼。

时珍说：鳢首有七颗星，晚上朝向北斗星，有自然礼拜的意思，因此称它为鳢鱼。又能与蛇通气，色黑，是北方的鱼，故有玄鳢、黑鳢等称谓。俗称为火柴头鱼，即是指的此鱼。它中间偏小的称作鲖鱼。苏颂《图经本草》引用毛诗的各种注解说，鳢鱼即鲩鱼，是错误的。如今径直削去，不再辩正。

【集解】《别录》记载：生于九江水塘水泽中。取收不受时间限制。

时珍说：形长体圆，头尾相等长，细鳞红黑色，有斑点花纹，很像蝮蛇，有舌有齿有肚，背腹有鬣肉连尾，尾没有分支。形状讨人憎恶，有腥恶味，在食品中的地位低下。南方人有看重它的，北方人尤其不吃它。道家说它是水厌，为斋祭、法箓中所忌讳的物品。

肉

【气味】味甘，性寒，无毒。《别录》记载：有疮者不可食用，令人瘢痕处变白。

【主治】《本经》记载：治疗五痔、湿痹、面目浮肿，能下大水。

陶弘景说：同小豆白一起煮，治疗肿满效果很好。

孟诜说：能下大小便，壅塞气。作鲙食用，给予患脚气、风气的病人食用，很好。

苏颂说：主治妊娠有水气。

附方

1. 多种水气，生命垂危：鳢鱼（一斤重的）煮汁，同冬瓜、葱白作成羹食用。《食医心镜》。
2. 下一切气：用大鳢鱼一条开肚，入胡椒末半两，大蒜片两颗，缝合，同小豆一升煮熟，下萝卜三五颗，葱一把，都切碎，煮熟，空腹时取它吃饱，同时饮汁。三到五天再做一次。孟诜。
3. 肠痔下血：将鳢鱼作成鲙，用蒜齑食用。忌冷、毒物。《外台秘要》。
4. 一切风疮，顽癣疥癞，年久不愈：用乌鳢一个，去肠肚，用苍耳叶填满。外用苍耳置于锅底，置鱼于上，少加水，小火煨熟，去皮骨淡食，勿入盐酱。《医林集要》。
5. 浴儿免痘：除夕黄昏时，用大乌鱼一尾，小的二三尾，煮汤给小儿洗澡，遍身七窍都要洗到。不可嫌腥味，用清水洗去。杨拱《医方摘要》。

肠及肝

【主治】《别录》记载：治疗冷败疮中生虫。

《大明》记载：将肠用五味炙香，贴痔瘘及蛀骭疮，引虫尽为度。

胆

【气味】味甘，性平。

【主治】《灵苑方》说：治疗喉痹将死，点入少量即痊愈，病重的水调灌服。

> **按语**
>
> 醴鱼味甘，性寒，能补脾益气，利水消肿，清热解毒。用于脾虚、疥癣、疮疹，水肿、小便不利。

Shan 鳝 Yu 鱼

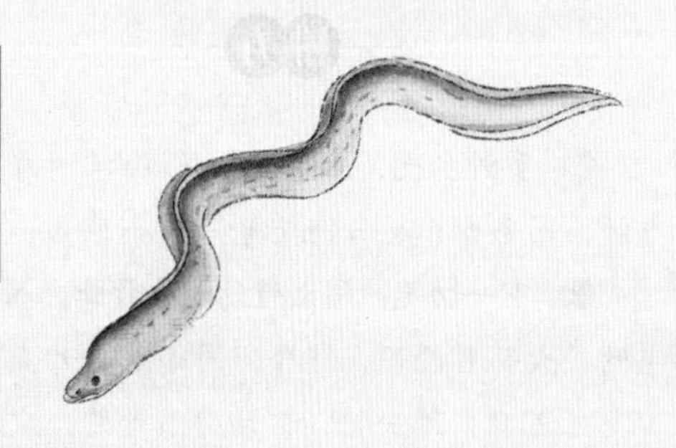

【释名】又名黄䱇。

寇宗奭说：鳝鱼腹部呈黄色，因此世称黄鳝鱼。

时珍说：《异苑》写作黄䱇，并说黄疸的称呼取于此。陈藏器当作䱇（shàn）鱼，是错误的。䱇字平声，指的是黄鱼。

【集解】韩保昇说：鳝鱼生于水岸泥洞中。像鳗鲡而细长，也像蛇而无鳞，有青、黄两种颜色。

时珍说：黄质黑章，体多涎沫，大的长二三尺，夏出冬藏。有一种是蛇变的称作蛇鳝，有毒且能害人。南方人卖鳝鱼于店铺中，用缸贮水，畜养几百条。夜间用灯照，其中由蛇所化的，必定项下有白点，通身浮于水上，当舍弃掉。有人用蒜瓣投于缸中，则群鳝跳掷不已，也是物性相制的道理。

陈藏器说：做成臛食用时，当煮多次。不可用桑柴火，因为它也属于蛇类。

肉

【气味】味甘，性大温，无毒。

【主治】《别录》记载：能补中益血，治疗唇部湿疮。

陈藏器说：能补虚损，治疗妇人产后恶露淋沥、血气不调、羸瘦，能止血，除腹中冷气肠鸣及湿痹气。

朱震亨说：善于补气，妇人产后宜食用。

孟诜说：能补五脏，逐十二风邪，患湿风、恶气人，做成臛空腹吃饱，暖卧取汗出如胶，从腰脚中出，待汗干，暖五枝汤洗澡，避风。三到五天做一次，效果很好。

时珍说：专贴治疗一切冷漏、痔瘘、臁疮引虫。

附方

1 臁疮蛀烂：用黄鳝鱼几条打死，香油抹腹上，蟠疮上固定，一会则痛不可忍，然后取下看，鱼腹上有针眼的地方都是虫。

2 肉痔出血：煮食鳝鱼，因它性凉的缘故。方便民众食疗。《便民食疗》。

血

【主治】陈藏器说：涂治癣及瘘。

时珍说：治疗口眼㖞斜，同麝香少量，左㖞涂右，右㖞涂左，正即洗去。治疗耳痛，滴数点入耳。治疗鼻衄，滴数点入鼻。治疗疹后生翳，点少量入目。治疗红疵，同蒜汁、墨汁频繁涂患处。又涂治赤游风。

【发明】时珍说：鳝鱼善穿洞穴，无足而窜，与蛇同性，因此能走经脉治疗十二经风邪及口㖞、耳目诸窍的病。风中血脉，则口眼㖞斜，用血主之，以从其类。

头

【气味】味甘，性平，无毒。

【主治】《别录》记载：烧服，能止痢，主治消渴，能去冷气，除腹胀及积块，食物不消化。

《医学集成》说：同蛇头、地龙头烧灰酒送服，治疗小肠痈有效。

时珍说：治疗百虫入耳，烧灰研末，绵裹塞耳，立出。

皮

【主治】《圣惠方》说：治疗妇人乳核硬疼，烧灰空腹温酒送服。

-按语-

鳝鱼味甘，性温，能补益气血，强壮筋骨，止血。用于气血不足、虚羸瘦弱、体倦乏力、产后恶露不尽及久痢、痔疮出血，风寒湿邪、肢体酸痛、腰脚无力，久痢、痔疮出血。

河豚 He Tun

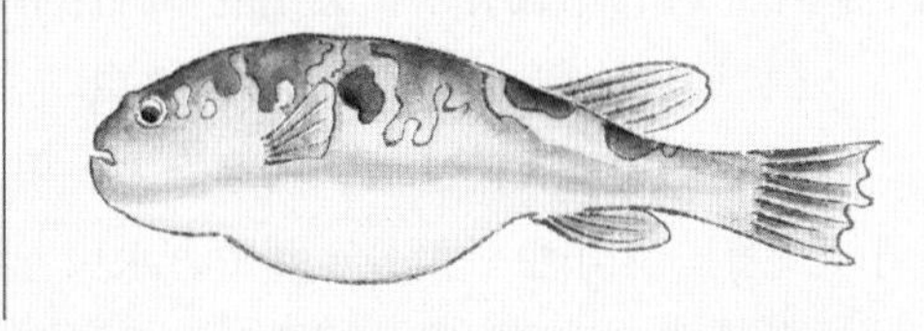

【释名】又名鯸鮧、鯸鲐、鲵鯸、鲑（guī）鱼、鲑鱼、嗔（chēn）鱼、吹肚鱼。

时珍说：豚，用来描述其味美。侯夷，用来描述其形状丑陋。鲑，是说它体圆。吹肚、气包，形象描述它嗔胀的样子。《北山经》中称作鲱(bèi)鱼。

【集解】马志说：河豚，长江、淮河、河海中都有。

陈藏器说：腹白，背部有红道像印章，目能开合。触物即嗔怒，腹部鼓胀像气球一样浮起，故人用物撩惹来捕获它。

时珍说：如今以吴越等地最多。形状像蝌蚪，大的有一尺余，背色青黑，有黄缕纹，无鳞无腮也无胆，肚腹的下面呈白色而不光滑，率领跟随的三头河豚为一个活动单位。那里的人在春季尤其看重它，特别是腹部肥腴的，称作西施乳。严有翼《艺苑雌黄》记载：河豚，水族中的奇味，世传其能杀人。我在镇守丹阳宣城时，见当地人家家食用。只用菘菜、蒌蒿、荻芽三物煮，也未见有死人的。南方人说无鳞无腮，无胆有声，目能眨的鱼都有毒。河豚具备这几条特征，因此人们怕它。然而有两种，其中色炎黑有纹点的，称作斑鱼，毒性最大。有人说三月后变为斑鱼，不可食用。又据雷公《炮炙论》记载：鲑鱼插树，立便干枯；狗胆涂后，复变荣盛。《御览》记载：河豚鱼虽小，獭及大鱼却不敢食用。那么河豚不只能毒人，又能毒物。王充《论衡》记载：万物含太阳火气而生的都有毒。在鱼类中则有鲑鱼与鲐。故鲑肝能死人，鲐鲅蛰人。

【气味】味甘，性温，无毒。

【主治】《开宝本草》说：能补虚，去湿气，理腰脚，去痔疾，杀虫。

《土宿本草》说：伏硇砂。

肝及子

【气味】有大毒。

【主治】时珍说：治疗疥癣虫疮。用子同蜈蚣烧灰研末，香油调搽患处。

-按语-

河豚味甘，性温，有毒，能祛风湿，补脾利湿。用于久患风湿、腰腿无力、疼痛酸楚、脾虚水肿。其味道尤为鲜美，但食用时应由专门的厨师烹饪，以防中毒。

Wu Zei Yu

乌贼鱼

【释名】又名乌鲗（zéi）、墨鱼、缆鱼，干者名鲞（xiǎng），骨名海螵蛸。

苏颂说：陶弘景说此鱼是鹲鸟所化。现在它的口脚具存，也很相似。腹中有墨可用，因此称作乌鲗。能吸波喷墨，可让水变脏变黑，自卫以防人害。又《南越志》记载：它生来嗜食飞乌，每自浮水上，飞乌见后，以为它死了而啄它。乌贼就趁机把飞乌卷取入水而吃掉，因而称作乌贼，说它为乌的贼害。

时珍说：据罗愿《尔雅翼》记载：九月寒乌入水，化为这种鱼。有文墨可为法则，因此称作乌鲗。鲗即则。骨称作海螵蛸，象其形状。

《大明》记载：鱼有两须，遇风波即用须下碇，或像线缆一样粘石，故称作缆鱼。

吴瑞说：盐干的称作明鲞，淡干的称作脯鲞。

【集解】《别录》记载：乌贼鱼生于东海水池水泽中。取收不受时间限制。

苏颂说：靠近海州郡的地方都有。形状像革裹，口在腹下。八足聚生于口旁边。它的背上只有一骨，厚三四分，形状像小舟，形轻虚而白。又有两须像带子，很长。腹中血及胆像墨汁，可以用来写字。但过一年则字迹消失，只存空纸。世人说乌贼怀墨而知礼，又俗称它是海若白事小吏。

时珍说：乌鲗无鳞而有须，黑皮白肉，大的像蒲扇。烧熟后加生姜、醋食用，脆而美。背骨称作海螵蛸，形状像樗蒲子而长，两头尖，色白，像通草一样脆，重重有纹，用指甲可刮为末，人们将其做成镂而作为钿饰。又《物类相感志》记载：乌鲗过小满则形小。

陈藏器说：海上的人说：昔日秦王东游，弃算袋（旧时百官贮放笔砚等的袋子）于海上，化为这种鱼。因此形状很像，墨还在腹中。

掌禹锡说：陶弘景及《蜀本草》、《图经本草》都说是鹲鸟所化。鹲乃是水鸟，像鶂（yì）而短项，腹部和翅膀呈紫白色，背上显绿色。唐代苏敬说无鹲乌，是错误的。

肉

【气味】味酸，性平，无毒。

【主治】《别录》记载：能益气强志。

《大明》记载：能益人，通月经。

骨 又名海螵蛸

【修治】陶弘景说：炙黄用。

雷敩说：使用时不用沙鱼骨，它们的形状真的很相似，但以其上纹理顺的是真的，横的是假的。用血卤作水浸泡，一起煮一整天滤出。挖一坑烧红，入鱼骨在内，过一晚取出入药，它的功效就会加倍。

【气味】味咸，性微温，无毒。

【主治】《本经》记载：治疗女子赤白漏下经汁，血闭，阴蚀肿痛，寒热积块，无子。

《别录》说：治疗惊气入腹，腹痛绕脐，男子阴中寒肿，令人有子，又止疮多脓汁不燥。

《大明》让载：治疗血崩，能杀虫。

陈藏器说：炙研饮服，治疗妇人血积，大人小儿下痢，杀小虫。投骨于井中，水虫皆死。

孟诜说：治疗眼中热泪及一切浮翳，研末和蜜点眼。久服能益精。

苏敬说：也能治疗牛马障翳。

时珍说：主治女子血枯病，伤肝唾血下血，治疟疾，能消瘿。研末，敷治小儿疳疮，痘疮臭烂，丈夫阴疮，汤火伤，跌伤出血。烧灰存性，酒送服，治疗妇人阴道小而性交痛。同鸡蛋黄调涂，治疗小儿重舌鹅口。同蒲黄末，敷治舌肿，血出如泉。同槐花末吹鼻，能止衄血。同银朱吹鼻，治疗喉痹，同白矾末吹鼻，治疗蝎蛰疼痛。

同麝香吹耳，治疗聤耳有脓及耳聋。

【发明】时珍说：乌鲗骨为厥阴血分药，其味咸而走血。因此能治疗血枯血积、经闭崩带、下痢疳疾等厥阴本病；治疗寒热疟疾、耳聋、瘿病、少腹痛、阴痛等厥阴经病；治疗目翳流泪等厥阴窍病。厥阴属肝，肝主血，故各种血病都能治疗。据《素问》记载：有患胸胁支满的病人，妨碍进食，发病时则先闻到腥臊臭味，出清液，先唾血，四肢清，目眩，前后二阴时时出血，病名称作血枯。得之年少时，有大脱血；或醉酒后行房事，中气衰竭而肝伤，因此月经衰少甚至不来。用四乌鲗骨，一藘茹为末，用雀卵做成丸子，像小豆样大。每次服五丸，用鲍鱼汁饮服，所以利肠中及伤肝。据此推测，则其入厥阴血分无疑。

【正误】张鼎说：久服，绝嗣而无子。

时珍说：据《本经》记载：主治腹中积块，无子。《别录》记载：令人有子。孟诜也说久服能益精，而张鼎此说独相背逆，必是错误的。如果说血病勿多食咸味，乌鲗也主治血闭，因此有此种说法。经闭有有余、不足两种证候，有余的即是血滞，不足的即是肝伤。乌鲗所主治的是肝伤血闭不足的病证，正与《素问》所说相合，怎么会有令人绝嗣的道理！当以《本经》《别录》的说法为正解。恐人延续错误，在此予以辨正。

附方

❶ 赤白目翳：①用乌贼骨一两，去皮后捣研为末，入龙脑少量点眼，一天三次。《圣惠方》。②用乌贼骨、五灵脂等份，捣研为细末，熟猪肝切片，蘸食，一天两次。

❷ 疳眼流泪：乌贼鱼骨、牡蛎等份为末，糊丸如皂子大。每次用一丸，同猪肝一具，米泔水煮熟食用。《经验方》。

❸ 底耳出脓：海螵蛸半钱，麝香一字，捣研为末。用绵杖缴净，吹入耳中。《澹寮方》。

❹ 鼻疮疳虫：乌贼鱼骨、白及各一钱，轻粉二字，捣研为末，搽患处。钱乙《小儿药证直诀》。

❺ 小儿脐疮出血及脓：海螵蛸、胭脂为末，油调搽患处。《圣惠方》。

❻ 疬疡白驳：先以布擦红，再用乌贼骨磨三年醋，涂患处。《外台秘要》。

❼ 疔疮恶肿：先刺出血。再用海螵蛸末掺患处。《普济方》。

❽ 蝎螫痛楚：乌贼骨一钱，白矾二分，捣研为末，吹入鼻中。在左壁的吹左鼻，在右壁的吹右鼻。《卫生宝鉴》。

❾ 灸疮不瘥：乌贼骨、白矾等份为末，天天涂患处。《千金方》。

❿ 小儿痰齁多年：取海螵蛸末一钱，米汤送服。叶氏《摘玄方》。

⓫ 大肠下血：不拘大人小儿，脏毒肠风及内痔，下血日久，多食易饥。先将海螵蛸炙黄，去皮研成末。每次取一钱，木贼煎汤送下。三天后，服猪脏黄连丸。《仁斋直指方》。

⓬ 突然吐血：乌贼骨末二钱，米汤送服。《圣惠方》。

⓭ 骨鲠在喉：象牙屑、乌贼鱼骨、陈橘红（焙）等份为末，寒食面和饧，作丸如芡子大。每次取一丸，含化咽汁。《圣济总录》。

⓮ 跌破出血：乌贼鱼骨末敷患处。《仁斋直指方》。

⓯ 阴囊湿痒：乌贼骨、蒲黄扑患处。《医宗三法》。

血

【主治】甄权说：治疗耳聋。

腹中墨

【主治】陈藏器说：血刺心痛，醋磨服下。

炒、研，醋服也可。

按语

乌贼以内壳入药，名乌贼骨，又名海螵蛸，味咸、涩，性微温，能固精止带，收敛止血，制酸止痛，收湿敛疮。用于遗精、带下，崩漏、吐血、便血及外伤出血，胃痛吐酸，湿疮、湿疹、溃疡不敛等。

Hai Zha 海蛇

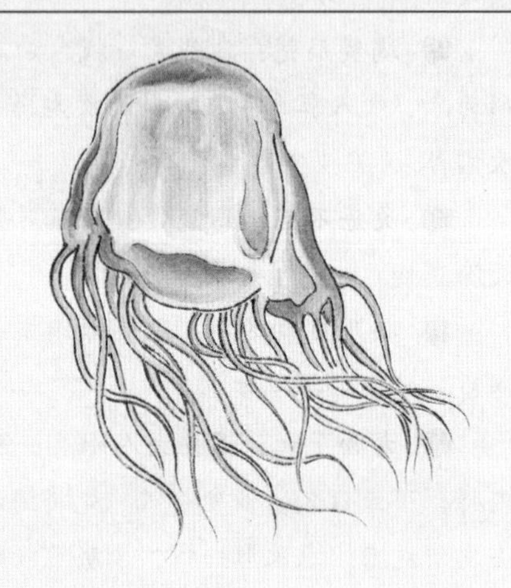

【释名】又名水母、樗蒲鱼、石镜。

时珍说：蛇（zhà），作、宅两种读音。南方人讹称为海折，或写作蜡、鲊的，都是错误的。刘恂说：福建人称作蛇，广东人称作水母。《异苑》称作石镜。

【集解】陈藏器说：蛇生于东海。形状像血蜭，大的像床，小的像斗笠。无眼目腹胃，以虾为目，虾动则蛇沉，因此称水母目虾。炸熟后同生姜、醋一起进食，海上生活的人以为常味。

时珍说：水母形浑沌一体而凝结，色红紫，无口眼腹。下有物像悬絮，群虾附在上面，吸食它的涎沫，浮泛如飞。为潮水所拥，则虾去而蛇不得归。人因而割取它，用石灰、矾水浸泡，去其血汁，其色变白。其中最厚的称作蛇头，味更美。生、熟都可食用。用茄柴灰和盐水淹渍更好。

【气味】味咸，性温，无毒。

【主治】陈藏器说：治疗妇人劳损，积血带下，小儿风疾丹毒，汤火伤。

时珍说：治疗河鱼病。

按语

海蛇现用海蜇的名称，味甘、咸，性温，能清热化痰，润肠通便，软坚散结。用于痰热咳嗽、哮喘、小儿食积，阴虚肠燥、大便秘结，瘰疬、痰核。

Xia 虾

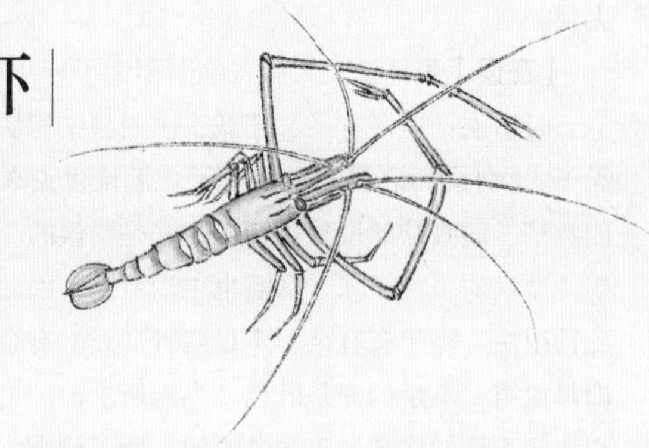

【释名】时珍说：鰕音霞，俗写作虾，入汤则红色如霞。

【集解】时珍说：江湖出产的虾大而色白，溪池所出的小而色青。都是磔（zhé，张开）须钺（yuè，大斧）鼻，背有断节，尾有硬鳞，多足而喜好跳跃，它的肠连脑，子在腹外。一共有几种：米虾、糠虾，以精粗来命名；青虾、白虾，以颜色来命名；梅虾，以梅雨时的虾来命名；泥虾、海虾，以产地命名。岭南有天虾，虫大如蚁，秋社后，群堕水中化为虾，人以它作为鲊食。凡虾中大的，蒸熟暴晒去壳，称作虾米，加姜、醋食用是一道珍美的菜肴。

【气味】味甘，性温，有小毒。

【主治】孟诜说：治疗五野鸡病、小儿赤白游肿，捣碎敷患处。

时珍说：作羹食用，治疗鳖瘕，能托痘疮，下乳汁。如法炮制，壮阳道；煮汁服，吐风痰；捣膏用，敷虫疽。

附方

1 疼痛鳖瘕：（鳖瘕：腹中瘕结如鳖状，上下腹中痛，腰背亦痛，面目黄黑。）用鲜虾作羹食用。

2 补肾兴阳：用虾米一斤，蛤蚧二枚，茴香、蜀椒各四两，一起用青盐化酒炙炒，用木香粗末一两和匀，趁热收新瓶中密封。每次取一汤匙，空腹盐酒嚼下。

3 宣吐风痰：用连壳虾半斤，入葱、姜、酱煮汁。先吃虾，后吃汁，紧束肚腹，以鹅翎探引取吐。

4 臁疮生虫：用小虾三十尾，去头、足、壳，同糯米饭一起研烂，隔纱贴在疮上，再用纱布罩住。一晚后解下，持看都是小红赤虫。即用葱、椒煎汤洗净，用旧茶笼内白竹叶，随疮的大小剪贴患处，一天换两次。待汁出尽，每天煎苦楝根汤洗患处，用好膏贴患处。将有新肉长出，勿换膏药。忌发物。《仁斋直指方》。

5 血风臁疮：生虾、黄丹捣和贴患处，一天一换。《集简方》。

按语

虾味甘，性温，能补肾壮阳，通乳，温补托毒。用于肾阳虚阳痿、遗精，遗尿或经少，乳汁少，臁疮、痈疽肿毒、丹毒等。

海马

Hai Ma

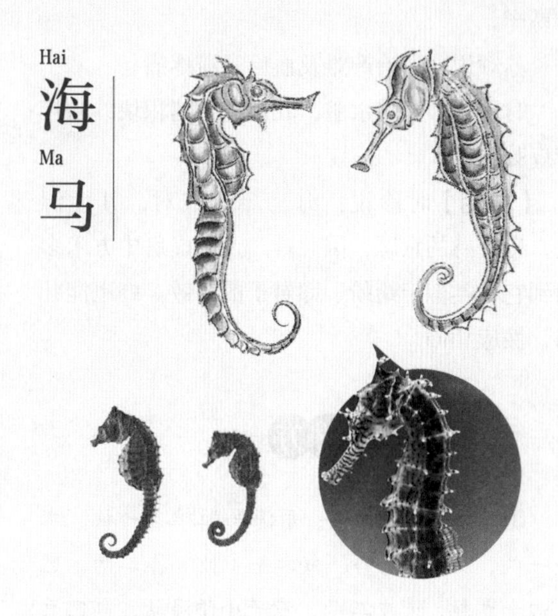

【释名】又名水马。

陶弘景说：海马是鱼虾类。形状像马的形状，故称作海马。

【集解】陈藏器说：海马出自南海。形状像马，长五六寸，属于虾类。《南州异物志》记载：大小像守宫，色黄褐。妇人难产时割裂而出，手持此虫，即像羊那样容易生产。

寇宗奭说：它的头像马，身像虾，背部伛偻，有竹节纹，长约二三寸。

苏颂说：《异鱼图》记载：渔人布网，此鱼多挂在网上，收取后暴晒干燥，以雌雄为一对。

时珍说：据《圣济总录》记载：海马，雌的色黄，雄的色青。又徐表《南方异物志》记载：海中有一种鱼，形状像马头，它的喙垂下，或显黄色或显黑色。海上的人捕得后，不当即食用，而是暴晒干燥后烘熟，以防备产患。即是指的海马。又《抱朴子》记载：水马合赤斑蜘蛛，同冯夷水仙丸服用，可居水中。而如今水仙丸无所考证。

【气味】味甘，性温、平，无毒。

【主治】陈藏器说：治疗妇人难产，将它带在身上，效果很好。临时烧末饮服，并手握之，即易产。

苏颂说：主治产难及血瘀气滞疼痛。

时珍说：能暖水脏，壮阳道，消积块，治疗疔疮肿毒。

【发明】时珍说：海马雌雄成对，其性温暖，有交感的意思，因此难产及阳虚房中方术多用到它，类似于蛤蚧、郎君子的功效。虾也能壮阳，性应相同。

附方

1 多年虚实积块：用海马雌雄各一枚，木香一两，大黄（炒）、白牵牛（炒）各二两，巴豆四十九粒，青皮二两，童子小便浸软，包巴豆扎定，入小便内再浸泡七天，取出用麸炒至黄色，去豆不用，取皮同众药捣研为末。每次取二钱，水一杯，煎煮至沸腾三五遍，临睡前温服。此方名海马汤。《圣济总录》。

2 疔疮发背，恶疮：用海马（炙黄）一对，穿山甲（黄土炒）、朱砂、水银各一钱，雄黄三钱，龙脑、麝香各少量，捣研为末，入水银研不见星。每次取少量点疮，一天点一次，毒自出。此方名海马拔毒散。《秘传外科》。

按语

海马味甘，性温，能补肾壮阳，调气活血。用于阳痿、遗精遗尿，肾虚作喘，癥瘕积聚、跌打损伤，疔疮肿毒。孕妇及阴虚火旺者忌服。

第十五卷 本草纲目·介部

时珍说：介虫类有三百六十种，而龟为介虫类之首，大概是因为龟为介虫类中最有灵气而长寿的一种。《周礼·天官》记载：猎取鳖的人在适当的时候用杈在泥中刺取介类动物，一般是春天奉献鳖类和蜃类，秋天奉献龟类和鱼类，祭祀时供奉蠯（pí）、蠃（luǒ）、蚳（chí）等水族类做成的肉酱。因此介虫类动物也是圣世供奉神灵所不可缺少的，何况当作药品呢？

水龟 Shui Gui

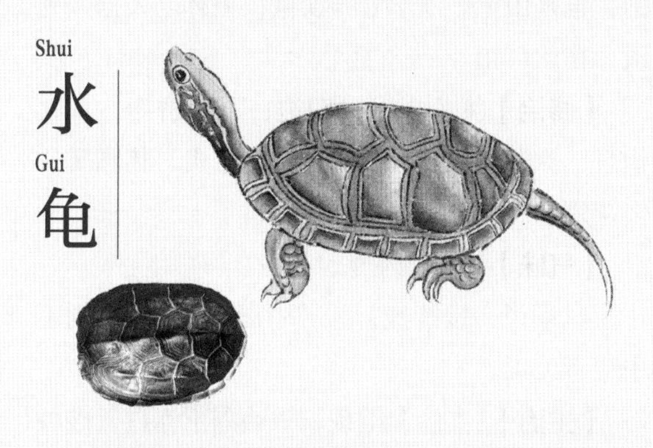

【释名】又名玄衣督邮。

时珍说：许慎《说文解字》记载：龟头与蛇同，因此字的上半部分从它，下半部分象甲、足、尾的形状。它，即古蛇字。又有《尔雅》记载：龟有十种。郭璞随文附会，殊欠分明。山、泽、水、火四种，是因常龟所生之地而命名。龟大至一尺以上的，在水名宝龟，也名蔡龟，在山名灵龟，皆国之守宝而未能变化者。龟年龄至百千岁者，则有五色，而或大或小，变化无常，在水名神龟，在山名筮龟，皆龟之圣者。火龟则生炎热之地，就像火鼠一样。摄龟，即呷蛇龟。文龟，即蟕蠵（zuī xī）、瑇瑁（dài mào）。后世不分山、泽、水、火的差异，以小者为神龟，年久者为灵龟，这是错误的。《本经》龟甲只言水中者，各位注家始用神龟。然而神龟难得，今人唯取水中常龟入药。故今总标水龟，而诸龟可一并概括。

【集解】时珍说：甲虫类有三百六十种，而神龟为之长。龟的形状象离卦，它的神用在坎卦。龟背隆起有花纹与苍穹对应，龟甲平坦与大地相合。背阴向阳，头如蛇，颈如龙。外骨内肉，肠连于首，能运任脉。肩宽腰粗，属于卵生动物，喜欢蜷缩，用耳呼吸。雌雄通过尾部交配，也与蛇匹配。有的说乌龟无雄龟，错了。现存的人察视龟的底甲，以辨雌雄。龟在春夏之际苏醒出洞，秋冬之际再回到原先的洞穴冬眠，所以灵慧而且长寿。《南越志》记载：神龟，体大如拳，而呈金色，上甲两边如锯齿，爪子锋利，能爬树吃蝉。《抱朴子》记载：千岁灵龟，五色皆具，如玉如石，变化莫测，或大或小，或游于荷叶之上，或伏于蓍草之下。张世南《质龟论》记载：龟老则神灵，年至八百岁，反而大如铜钱。夏季游于香荷，冬季藏于藕节。它的鼻息有黑气如煤烟，在荷心，状甚分明。人见此气，不要惊动，只需悄悄的含油管而喷，龟即不能遁形。有人说：龟闻铁声则伏，被蚊叮咬则死。香油抹眼，则入水中不沉。老桑煮之则容易烂熟。这都是物理制伏之妙。

龟甲

【释名】又名神屋、败龟板、败将、漏天机。

时珍说：这都是隐名。

【集解】《别录》记载：龟甲生南海池泽及湖水中，采取不择时令。勿令中湿，湿即有毒。

陶弘景说：此用水中神龟，长一尺二寸者为佳。龟甲可供卜，壳可入药，也入仙方。当用生龟炙取。

韩保昇说：湖州、江州、交州者，骨白而厚，其色分明，供卜、入药最良。

《大明》记载：卜龟小而腹下曾钻十遍者，名败龟版，入药良。

苏颂说：今江湖间都有。入药需用神龟。神龟板当心前一处，四方透明，如琥珀色者最佳。其头方脚短，壳圆版白的，是阳龟；头尖脚长，壳长板黄的，是阴龟。阴人用阳，阳人用阴。现在的医家也不知道这样区分。

时珍说：古者取龟用秋，攻龟用春。现在采龟，聚积至百十个，生锯取甲，而吃龟肉。龟有龟王、龟相、龟将等名，可视其腹背左右的纹理来区别。龟之直中文，名千里。龟头的横纹第一级左右有斜理皆接乎千里者，即龟王，其他的龟没有这些特征。有人说占卜时，帝王用龟王，文用龟相，武用龟将，各依等级。这种说法与《逸礼》所载天子一尺二寸、诸侯八寸、大夫六寸、士庶四寸之说相合，也很有理。神龟、宝龟，世所难得，则入药也当依此而用。《大明》用卜龟小甲，可能是采取方便。又按《经》云：龟甲勿令中湿，又名神屋。陶弘景说㕡可供卜，壳可入药，这说明古时上下甲都用，至《大明》才用龟版，而后世之人遂专用龟甲。

【正误】吴球说：先贤用败龟板补阴，是借其气。今人用钻过及煮过者，则性气不存。唯灵山诸谷，因风坠自败者最佳，田池自败者次之，人打坏者又次之。

时珍说：陶弘景说用生龟炙取，《大明》用灼多者，都是因为它生性神灵。名败者，是说它钻灼陈久如败。吴球不达此理，而反用自死枯败之版，又说灼者失性，错了。纵然有风坠自死的，也是山龟。浅学立异误世，粗鄙之人据以为谈，在此订正。

【修治】将龟甲锯去四边，石上磨净，灰火炮过，涂酥炙黄用。也有酒炙、醋炙、猪脂炙、烧灰用的。

【气味】味甘，性平，有毒。

时珍说：按《经》云“中湿者有毒”，则不中湿者无毒。

【主治】《本经》记载：甲治漏下赤白，破肿块，疟疾，五痔阴蚀，湿痹四肢重弱，小儿囟门不合。经常服用，使人身体轻健，不饥。

《别录》记载：压惊解烦，心腹疼痛，不能久站，骨中寒热，伤寒劳复，或肌体寒热欲死，用甲作汤饮服，效果良好。久服，益气资智，使人能食。烧灰，治小儿头疮难燥，女子阴疮。

陶弘景说：壳主久嗽，断疟。

萧炳说：炙末酒服，主风脚弱。

《大明》记载：龟甲治血麻痹。

甄权说：烧灰，治脱肛。

朱震亨说：下甲补阴，主阴血不足，去瘀血，止血痢，续筋骨，治劳倦，四肢无力。

时珍说：治腰脚酸痛，补心肾，益大肠，止久痢久泄，主难产，消痈肿。烧灰，敷臁疮。

【发明】朱震亨说：败龟甲属金、水，大有补阴之功，而本草未记载，实在可惜！龟乃阴中至阴之物，禀北方之气而生，故能补阴、治血、治劳。

时珍说：龟、鹿皆灵而有寿。龟头常藏向腹，能通任脉，因此取其甲以补心、补肾、补血，皆以养阴；鹿鼻常反向尾，能通督脉，因此取其角以补命、补精、补气，皆以养阳。此乃物理之玄微，神工之能事。龟甲所主诸病，都属阴虚血弱，自可解悟于心。

附方

❶ 疟疾不止：龟甲烧存性，研为细末。酒服方寸匕。《海上名方》。

❷ 抑结不散：用龟下甲酒炙五两，侧柏叶炒一两半，香附童便浸炒三两，研为细末，酒糊为丸，如梧桐子大。每次空腹温酒服一百丸。

❸ 胎产下痢：用龟甲一枚，醋炙为末。米饮服一钱，每日二次。《经验方》。

❹ 难产催生：①《秘录》用龟甲烧末，酒服方寸匕。②《摘玄方》治难产三五日不下，垂绝欲死，及矮小女子交骨（即耻骨）不开者，用干龟壳一个酥炙，妇人头发一握烧灰，川芎、当归各一两。每服秤七钱，水煎服。如人行五里许，再服一次。生胎、死胎俱下。

❺ 肿毒初起：败龟甲一枚，烧研，酒服四钱。

肉

【气味】味甘、酸，性温，无毒。

【主治】苏敬说：酿酒，治大风缓急，四肢拘挛，或久瘫缓不收，都可病愈。

孟诜说：煮食，除湿痹风痹，身肿骨折。

时珍说：治筋骨疼痛及一二十年寒嗽，止泻血、血痢。

【发明】时珍说：按《周处风土记》记载：江南五月五日煮肥龟，入盐、豉、蒜、蓼食用，名曰葅（zū）龟，是取阴内阳外之义。

附方

❶ 热气湿痹，腹内激热：用龟肉同五味煮食，微泻为效。《普济方》。

❷ 筋骨疼痛：用乌龟一个，分作四脚。每用一脚，入天花粉、枸杞子各一钱二分，雄黄五分，麝香五分，槐花三钱，水一碗煎服。《纂要奇方》。

❸ 十年咳嗽或二十年医不效者：生龟三枚，治如食法，去肠，以水五升，煮取三升浸麹，酿秫米四升，如常饮之令尽，永不发。

❹ 痢及泻血：乌龟肉，用砂糖水拌，椒和，炙煮食用，多次即愈。《普济方》。

❺ 劳瘵失血：田龟煮取肉，和葱、椒、酱、油煮食。补阴降火，治虚劳失血咯血，咳嗽寒热，屡用屡验。吴球《便民食疗》。

❻ 年久痔漏：田龟二三个，煮取肉，入茴香、葱、酱，经常食用，累有效验。此疾大忌糟、醋等热物。《便民食疗》。

血

【气味】味咸，性寒，无毒。

【主治】甄权说：涂脱肛。

时珍说：治跌打损伤，和酒饮服，仍捣生龟肉涂患处。

胆汁

【气味】味苦，性寒，无毒。

【主治】时珍说：痘后目肿，经月不开，采取点眼，良。

溺

【采取】苏颂说：据孙光宪《北梦琐言》记载：龟性妒而与蛇交配，唯取龟放在瓦盆中，以镜照它。龟见自己的影子，则淫发失尿，可急忙用器皿收取。又法：用纸炷火，以点其肛门，也能导致龟失尿，只是较慢罢了。

时珍说：今人唯以猪鬃或松叶刺其鼻，即尿出，似更为简捷。

【主治】陈藏器说：滴耳，治聋。

时珍说：点舌下，治大人中风舌喑，小儿惊风不语。摩胸、背，治龟胸、龟背。

【发明】时珍说：龟尿走窍透骨，因此能治喑、聋及龟背，染须发。据《岣嵝神书》记载：龟尿磨瓷器，能令软；磨墨书石，能入数分。由此可推知。

附方

1 小儿龟背：以龟尿摩其胸背，久久即愈。孙思邈。

2 中风不语：乌龟尿点少许于舌下，疗效如神。《寿域》。

3 须发早白：用龟尿调水蛭细末，日日抹须发，自黑。末忌粗。谈野翁方。

-按语-

龟甲味甘，性寒，能滋阴潜阳，益肾健骨，养血补心。用于肝肾阴虚、阴虚阳亢、阴虚内热、阴虚风动证。还可治疗阴血亏虚之惊悸、失眠、健忘，肾虚之筋骨痿弱。

Dai 瑇 Mao 瑁

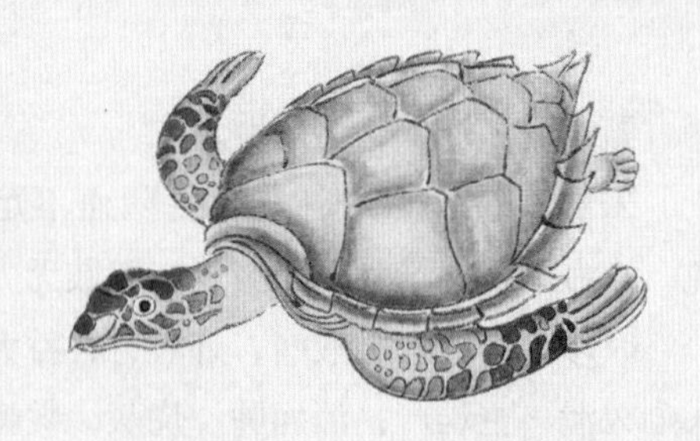

【释名】又名玳瑁。

时珍说：可以解毒，毒物之所娼嫉者，因此得名。

【集解】陈藏器说：瑇瑁（dài mào）生于岭南海边山水间，大如扇，似龟，甲中有文。

陈士良说：其身似龟，头、嘴如鹦鹉。

时珍说：据范成大《虞衡志》记载：玳瑁生海洋深处，形状像龟鼋（yuán），而壳稍长，背有甲十二片，黑白斑文，相互交错而成。其裙边缺如锯齿，无足而有四个小鳍，前长后短，都有鳞，斑纹如甲。海边的人养以盐水，饲以小鱼。又顾玠《海槎余录》记载：大者难得，小者时时都有。但老者甲厚而色明，小者甲薄而色暗。取时必倒悬其身，用滚醋泼之。则甲逐片应手落下。《南方异物志》记载：大者如籧篨（qú chú，粗竹席）。背上有鳞大如扇，取下乃见其纹。煮至柔软，制作成器具，治以鲛鱼皮，莹以枯木叶，即生光辉。陆佃说：瑇瑁不再交，望卵影抱，谓之护卵。

甲

【气味】味甘，性寒，无毒。

【主治】陈藏器说：可以解岭南百药毒。

《大明》记载：破肿块，消痈毒，止惊痫。

陈士良说：疗心风，解烦热，行气血，利大小肠，功与肉同。

苏颂说：磨汁服，解蛊毒。佩戴生品，可以辟蛊毒。

时珍说：解痘毒，镇心神，急惊客忤，伤寒热结狂结。

【发明】时珍说：玳瑁解毒清热的功效，与

犀角相同。古方不用，至宋时至宝丹始用。

附方

❶ 解蛊毒：生玳瑁磨浓汁，水服一盏即消。杨氏《产乳集验方》。

❷ 预解痘毒：遇痘毒发作时服此，未发内消，已发稀少。用生玳瑁、生犀角各磨汁一合，和匀。温服半合，每日服三次，最好。《灵苑方》。

❸ 痘疮黑陷，是心热血凝：用生玳瑁、生犀角同磨汁一合，入猪心血少许，紫草汤五匙，和匀，温服。闻人规《痘疮论》。

❹ 迎风目泪，是心肾虚热：用生玳瑁、羚羊角各一两，石燕子一双，研为细末。每服一钱，薄荷汤送下，每日服一次。《鸿飞集》。

肉

【气味】味甘，性平，无毒。

【主治】陈士良说：主各种风毒，逐热邪，去胸膈风热，行气血，镇心神，利大小肠，通妇人经脉。

血

【主治】《开宝本草》记载：解诸药毒，刺血饮服。

按语

玳瑁味甘，性寒，能清热解毒，镇心平肝。用于治疗热病发狂、神昏谵语、小儿惊风、痈肿疮毒等症。

Bie

鳖

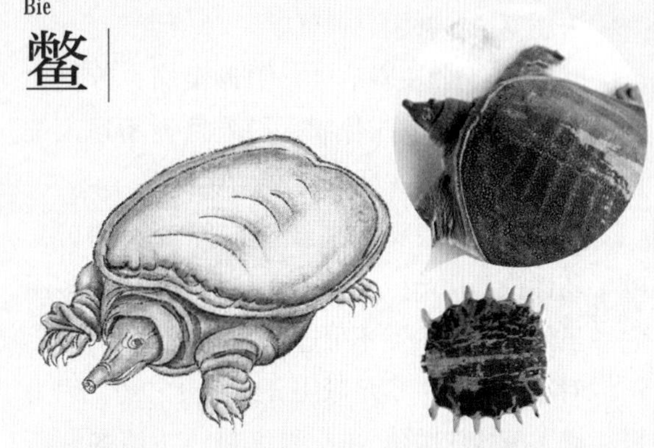

【释名】又名团鱼，俗名神守。

时珍说：鳖行蹩躠（bié cù），所以称为鳖。《淮南子》云：鳖无耳而守神。神守之名出于此。陆佃说：鱼满三千六百，则蛟龙引之而飞，纳鳖守之则免。所以鳖名守神。

【集解】时珍说：鳖，属于甲虫，可在水里和陆地上生活，脊背隆起与龟类似，甲壳的边缘有肉裙。所以说龟是甲裹肉，鳖是肉裹甲。

鳖甲

【修治】《别录》记载：鳖甲生于丹阳池泽，采取不择时令。

苏颂说：现在到处都有，以岳州、沅江所产鳖甲有九肋者为胜，入药以醋炙黄用。

时珍说：据《卫生宝鉴》记载：使用鳖甲时，以煅灶灰一斗，酒五升，浸一夜，煮至烂如胶漆用，疗效更佳。桑柴灰尤妙。

【气味】味咸，性平，无毒。

【主治】《本经》记载：治胸腹包块、积滞寒热，去痞块息肉、阴蚀痔核恶肉。

《别录》记载：疗温疟，腹内积气结块，腰痛，小儿胁下肿胀。

甄权说：宿食，治脐腹或胁肋硬块，冷腹胀气，虚劳羸瘦，除骨热，骨节间劳热，结滞壅塞，下气，妇人漏下五色，下瘀血。

《大明》记载：去血气，破肿块恶血，堕胎。消疮肿肠痈、跌打瘀血。

朱震亨说：补阴，补气。

时珍说：除久疟疟母，阴毒腹痛，劳复食复，斑痘烦喘，小儿惊痫，妇人月经不通，难产，产后阴脱，丈夫阴疮石淋，敛溃痈。

【发明】寇宗奭说：经中未曾言及治劳，唯《药性论》用治劳瘦骨热，因此治疗虚劳多用它。虽然有依据，但不可过量使用。

时珍说：鳖甲是足厥阴肝经血分之药，因为肝主血。试常思之，龟、鳖之属，功用各有所主。鳖色青入肝，因此所主者，疟劳寒热、痃瘕惊痫、经水痈肿阴疮，皆厥阴血分之病；玳瑁色赤入心，因此所主者，心风惊热、伤寒狂乱、痘毒肿毒，皆少阴血分之病；秦龟色黄入脾，因此所主者，顽风湿痹、身重蛊毒，皆太阴血分之病；水龟色黑入肾，因此所主者，阴虚精弱、腰脚酸痿、阴疟泻痢，皆少阴血分之病。介虫属阴类，所以都治阴经血分之病，是从其类。

附方

1 老疟劳疟：用鳖甲醋炙研末，酒服方寸匕。隔夜一服，清早一服，临时一服，勿令间断。入雄黄少许，更佳。《肘后方》。

2 奔豚气痛，上冲心腹：醋炙鳖甲三两，京三棱（煨）二两，桃仁（去皮尖）四两，汤浸研汁三升，煎二升，入末煎良久，下醋一升，煎如饧，以瓶收贮。每次空腹酒服半匙。《圣济总录》。

3 血瘕癥癖：用鳖甲、琥珀、大黄等份作散，酒服二钱，不多时恶血即下。若妇人小肠中血下尽，即停服。

4 痃癖癥积：用鳖甲醋炙黄研末，牛乳一合，每调一匙，每日服用。

5 妇人漏下：鳖甲醋炙研末，清酒服方寸匕，每日服二次。又用干姜、鳖甲、诃黎勒皮等份为末，糊丸。空腹服三十丸，每日服二次。

6 妇人难产：鳖甲烧存性，研为细末。酒服方寸匕，立出。梅师《集验方》。

7 小儿痫疾：用鳖甲炙研，用乳送服一钱，每日服二次，也可蜜丸服。《子母录》。

8 卒得腰痛，不可俯仰：用鳖甲炙研末，酒服方寸匕，每日服二次。《肘后方》。

9 沙石淋痛：用九肋鳖甲醋炙研末，酒服方寸匕，每日服三次。石出即愈。《肘后方》。

10 吐血不止：鳖甲、蛤粉各一两，同炒至色黄，熟地黄一两半，晒干，研为细末。每服二钱，饭后茶送下。《圣济总录》。

11 痈疽不敛，不拘发背一切疮：用鳖甲烧存性，研掺疗效好。李楼《怪症奇方》。

12 肠痈内痛：鳖甲烧存性研，水服一钱，每日服三次。《传信方》。

13 阴头生疮：鳖甲一枚烧研，鸡蛋清和敷。《千金翼方》。

肉

【气味】味甘，性平，无毒。

苏颂说：长期食用，性冷伤人。

陶弘景说：不可与鸡蛋、苋菜同时食用。

孙思邈说：不可与猪、兔、鸭肉同时食用，伤人。不可同芥子食用，生恶疮。孕妇食用，令子颈短。

时珍说：据《三元参赞书》记载：鳖性冷，发水病。有冷劳气、腹内肿块之人不宜食用。《生生编》说：鳖性热。戴原礼说：鳖之阳气聚于上甲，长期食用令人生发背。这似与性冷之说相反。鳖性本不热，食用时和以椒、姜热性之物太多，而失其本性。鳖性畏葱及桑灰。食鳖者，宜取沙河小鳖斩头去血，用桑灰汤煮熟，去骨甲换水再煮，入葱、酱作汤，膳食乃良。其胆味辣，破入汤中，可代椒而辟腥气。李九华说：鳖肉主聚，鳖甲主散。食鳖，锉甲少许入之，可使药性平和。又有人说：薄荷煮鳖能害人。这都是人们所不知道的。

【主治】《别录》记载：主补中益气，补诸不足。

陈藏器说：热气湿痹，腹中激热，用五味调和后煮熟食用，当微泻。

孟诜说：妇人漏下五色，身体羸瘦，宜经常食用。

《大明》记载：妇人带下，腹内积气结块，腰痛。

苏颂说：去血热，补虚。久食，性冷。

朱震亨说：补阴。

时珍说：作肉羹食，治久痢，长髭须。作丸服，治虚劳痃癖脚气。

附方

❶ 痃癖气块：用大鳖一枚，以蚕沙一斗，桑柴灰一斗，淋汁五遍，同煮如泥状，去骨再煮成膏，捣丸如梧桐子大。每服十丸，每日服三次。《圣惠方》。

❷ 寒湿脚气，疼不可忍：用团鱼二个，水二斗，煮一斗，去鱼取汁，加苍耳、苍术、寻风藤各半斤，煎至七升，滤去药渣，用盆盛熏蒸，待温浸洗，有神效。《乾坤生意》。

❸ 骨蒸咳嗽，潮热：团鱼丸，用团鱼一个，柴胡、前胡、贝母、知母、杏仁各五钱，同煮，待熟去骨、甲、裙，再煮。食肉饮汁，将药焙研为末，仍以骨、甲、裙煮汁和，为丸如梧桐子大。每次空腹黄芪汤下三十丸，每日服二次。服尽，仍用参、芪药调理。《奇效方》。

按语

鳖甲味甘、咸，性寒，能滋阴潜阳，退热除蒸，软坚散结。用于肝肾阴虚所致的阴虚内热、阴虚风动、阴虚阳亢诸证，肝脾肿大等癥瘕积聚。经砂炒醋淬后，有效成分更容易煎出。

牡蛎（Mu Li）

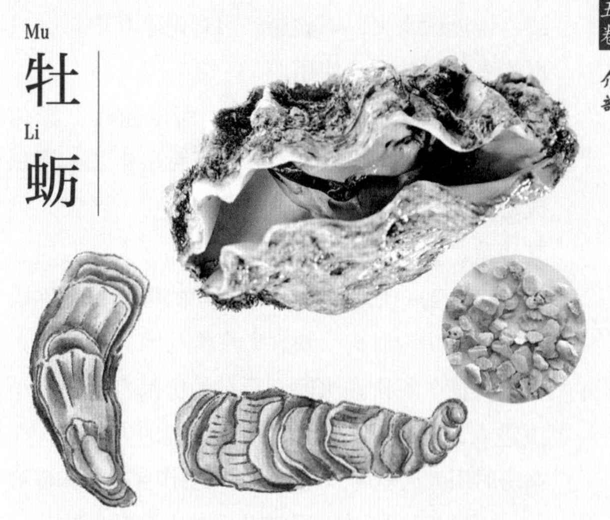

【释名】又名牡蛤、蛎蛤、古贲、蠔（háo）。

陶弘景说：道家方书中以向左看的为雄，因此称作牡蛎，向右看的则为牝（pìn）蛎。有人以尖头为向左看，不知道谁的说法正确。

陈藏器说：天地生万物都有雌雄。只有蛎生于咸水中，安然不动，从阴阳相合而生的理论来看，它从何而生呢？经书上说，牡，应指的是雄性。

寇宗奭说：《本经》不提左为雄，只有陶弘景才认为左为雄。而段成式也说，牡蛎称作牡，并不是指的是雄性。比如牡丹，难道还会有牝丹存在吗？此物没有眼睛，更不可能左顾右盼了。

时珍说：蛤蚌这类，都有胎生、卵生。唯独此物，纯雄性而无雌性，因此得牡的称呼（编者注：实际上牡蛎的繁殖有幼生型和卵生型两种，古人未曾见到，故云化生），称作蛎或蠔的，描述其粗大的形状而已。

【集解】《别录》记载：牡蛎生于东海的池塘、水泽，不拘时采收。

陶弘景说：现今多出自东海、永嘉、晋安。说是为雕所化。十一月采收，以大的为好。它生来就附着在石头上，口都往上。将它的腹部举起向南观察，口斜向东边，就是被称作的向左边看。出自广州南海的大体相同，但多向右看，不能入药用。炼制丹方及煮盐时，都用其和泥作罐，说能耐水火，不破漏。用时先除其甲口，只取光亮如粉的部分使用。

苏颂说：现今海边都有，而以通州、泰州及南海、闽中尤多。都附着在石头上生长，累积成块，相互连系像房子，被称作蛎房。晋安人称其蠔莆。开始生的时候只有拳头那么大，四周逐渐长大，到一二丈高时，像高峻的山崖，俗称蠔山。每一房内有肉一块，大房像马蹄，小的像人手指头面。每次潮来时，所有的房都打开，有小虫进入，则关闭起来以充腹。海边的人取它，在凿房时用大火驱逐，挑取它的肉当作食品，味道鲜美，而且有益于人体。海边生活的人最喜欢食用。

时珍说：南海人用蛎房砌墙，烧灰粉刷墙壁，食其肉称作蛎黄。

【修治】寇宗奭说：使用时，需用泥巴固定烧为粉。也有生用的。

雷敩说：使用牡蛎，先用二十个，加水入盐一两，煎煮一整天，再入火中煅红，研粉备用。

时珍说：据温隐居记载：用童便浸泡牡蛎四十九天，五天一换，取出，用硫黄末和米醋涂上，黄泥固定密封，煅烧后用。

【气味】味咸，性平、微寒，无毒。

【主治】《本经》记载：治疗伤寒恶寒发热，温疟恶寒，惊恚怒气，除拘急迟缓、鼠瘘、瘿病、女子带下赤白。久服能强骨，杀邪鬼，延年。

《别录》记载：除留热在关节营卫，虚热去来不定，烦满心痛气结，能止汗止渴，除老血，治疗泄精，能涩大小肠，止大小便，治疗喉痹咳嗽、心胁下痞满、灼热。

陈藏器说：取其粉身，止大人、小儿盗汗。同麻黄根、蛇床子、干姜一起捣研为粉末，可去阴汗。

孟诜说：治疗女子崩中，止痛，除风热温疟，鬼交精出。

李珣说：治疗男子虚劳，能补肾安神，去烦热，治疗小儿惊痫。

王好古说：能去胁下坚满，治疗瘰疬，一切疮肿。

时珍说：能化痰软坚，清热除湿，止心脾气痛，痢下赤白浊，消腹中积块，瘿疾结核。

【发明】甄权说：病虚热的，宜同地黄、远志苗一起使用。

王好古说：牡蛎入足少阴肾经，为软坚之品。用柴胡作为引药，能去胁下硬块；用茶作为引药，能消颈部结核；用大黄作为引药，能消股间肿大；用地黄作为使药，能益精收涩，止小便，本是肾经血分药。

成无己说：牡蛎味咸，可以消胸膈胀满，可以泄水气，可以消痞胀满闷，可以软坚。

张元素说：壮水之主，以制阳光，则能止消渴多饮。因此蛤、蛎这类药物能止渴。

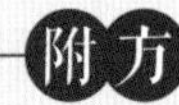

1 心脾气滞痰痛，气实有痰：牡蛎煅粉，每次取二钱，酒送服。《丹溪心法》。

2 疟疾寒热往来、气虚盗汗：①牡蛎粉、杜仲等份，捣研为末，作蜜丸如梧桐子大。每次取五十丸，温水送服。《普济方》。②若为气虚盗汗，将上方捣研为末。每次取方寸匕，酒送服《千金方》。

3 虚劳盗汗：牡蛎粉、麻黄根、黄芪等份，捣研为末。每次取二钱，加水一杯，煎至七成，温服，一天一次。《本事方》。

4 产后盗汗：牡蛎粉、麦麸（炒黄）等份。每次取一钱，用猪肉汤调服。《经验方》。

5 消渴饮水：腊八节或端午节，用黄泥封固牡蛎，煅红研末。每次取一钱，用活鲫鱼煎汤调服。《经验方》。

6 病后常出血，稍劳即作：牡蛎十分，石膏五分，捣研为末，每次取方寸匕，酒送服，也可作蜜丸服，一天三次。《肘后方》。

7 小便淋涩闭塞不通，服血药不效：用牡

蛎粉、黄柏（炒）等份，捣研为末。每次取一钱，用小茴香汤送下。《医学集成》。

8 小便数多：牡蛎五两烧灰，小便三升，煎成二升，分三次服下。《乾坤生意》。

9 梦遗便溏：牡蛎粉，用醋糊丸如梧桐子大。每次取三十丸，用米汤送服，一天两次。丹溪方。

10 金疮出血：牡蛎粉敷患处。《肘后方》。

11 发背初起：牡蛎粉灰，用鸡蛋清调，涂患处四围，频换药。《千金方》。

12 男女瘰疬：①用牡蛎（煅研末）四两，玄参（末）三两，面糊丸如梧桐子大。每次取三十丸，酒送服，一天三次。《经验方》。②用牡蛎四两，甘草一两，捣研为末。每次取一钱，饭后用茶调服。初虞世。

13 面色黧黑：牡蛎粉研末，作蜜丸如梧桐子大。每次取三十丸，用白开水送服，一天一次。同时烧其肉食用。《普济方》。

肉

【气味】味甘，性温，无毒。

【主治】陈藏器说：煮食，治疗虚损，能调中，解丹毒，治疗妇人血瘀气滞。用生姜、醋拌生食，治疗丹毒、酒后烦热，可以止渴。

苏颂说：烧食味道鲜美，令人肌肤细腻，颜色变美。

> **-按语-**
>
> 牡蛎味咸，性微寒，能重镇安神，潜阳补阴，软坚散结。用于心神不安、惊悸失眠，肝阳上亢、头晕目眩，痰核、瘰疬、瘿瘤、癥瘕积聚，滑脱诸症。煅牡蛎有制酸止痛的作用，可治胃痛泛酸。收敛固涩宜煅用，其他宜生用。

珍珠 Zhen Zhu

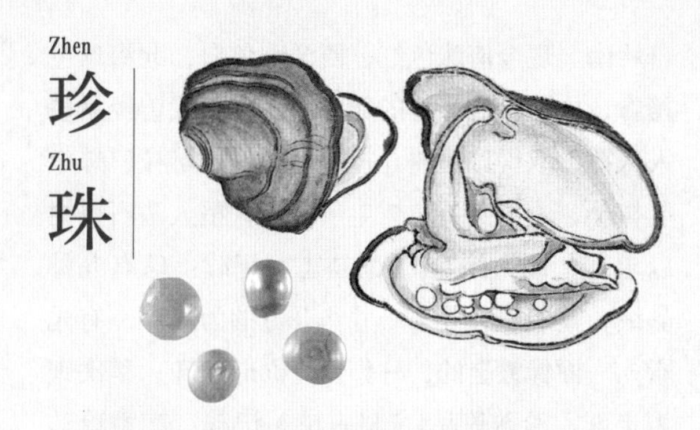

【释名】又名真珠、蚌珠、蠙珠。

【集解】李珣说：出自南海的珍珠，是石决明产的。出自四川西边女瓜的是蚌蛤产的，色白光泽，质量相当好，但不如海上运来的有光彩。若想穿洞需用金刚钻。

苏颂说：现今出自廉州，北海也有。生长在珠牡的，也称作珠母，属于蚌类。据《岭表录异》记载：廉州周围的海边有洲岛，岛上有大池，称作珠池。每年刺史亲自监督采珠人，入池采老蚌，剖开取珠以当贡品。池虽在海上，而人们怀疑其底与海通，池水才属淡水，此说法无法验证。当地人采小蚌肉作肉干食用，也常常得米大的细珠。可知此池的蚌，无论大小，都含珍珠。而现今取珠牡的，说取之海边，不一定是来自池中。北海珠蚌的种类小有差别。人取其肉，也有得到珍珠的，但不是很光亮，而且也不常有，不能入药。又蚌中有一种像江珧（yáo）的，腹部也有珠，但都比不上南海的新奇和量多。

寇宗奭说：在河北溏泺，也有直径近一寸的珍珠，色多稍红，珠母与廉州的不相同。只有来自清水急流处的，才颜色光白；来自浊水及水不流处的，颜色较暗。

时珍说：据《廉州志》记载：合浦县海中有梅、青、婴三池。蜑（dàn）人（古代南方少数民族）每次用长绳系于腰部，携带篮子入水，拾蚌入篮后摇动绳子，让船上的人急取。若有一线之血浮出水面，则蚌已葬死鱼腹。又有熊太古《冀越集》记载：禹贡说“淮夷蠙珠”，后世才出自岭南。现今南珠色红，西洋珠色白，北海珠色稍青，均随各自产地的颜色而变化。我曾经见蜑人入海，取得珠子树几担。其树形如柳枝，蚌生于树上，不可上下。树生于石上，蜑人凿石得树以求蚌，让人诧异。《南越志》记载：珠有九种品级，其中以五分至一寸八九分的为大品，有光彩；一面像镀金的，称作珰（dāng）珠；稍次则为走珠、滑珠等品。《格古论》记载：南番珍珠以色白、形圆、有光彩的为上品，产自广西的稍次。北海珍珠中以珠色稍青的为上品，以粉白、油黄色的为下品。西番珍珠中以马价珠为上品，色青像翠叶，其中色老、夹石粉青、油烟的为下品。一旦蚌闻雷声则变瘦小。其孕珠像怀孕，因此称作珠胎。若中秋没有月亮，则蚌无胎。《左思赋》说蚌蛤珠胎，与月亮一起盈亏，说的就是这个。陆佃记载：蚌蛤没有阴阳牝牡，需雀蛤才能化成，因此能生珠，因为其专一于阴精。龙珠在颔，蛇珠在口，鱼珠在眼，鲛珠在皮，鳖珠在足，蚌珠在腹。都比不上蚌珠。

【修治】李珣说：使用时，选用新鲜完整未经钻孔、装饰的捣研如粉，才能服食。不细则伤人脏腑。

雷敩说：使用时，取新鲜洗净的用布袋盛装。将重约四五斤的牡蛎搁入平底锅中，四边支稳，放入珍珠。再将地榆、五花皮、五方草各四两切细，罩住珍珠，用浆水连煮三天三夜。取出后，用甘草汤淘净，于臼中捣细，反复过筛，再捣研二万下，才可服食。

唐慎微说：《抱朴子》记载：珍珠直径一寸以上，服食可让人长生。用酸浆水浸泡，都将熔化如水银状，同浮石、蜂巢、蛇黄等物合用，可伸长至三四尺，为丸服下。

时珍说：凡是入药，不用首饰及见尸气的。用人乳浸泡三天，煮后如上捣研。一法：用布袋装盛，放入豆腐，煮一炷香的时间，可不伤珍珠。

【气味】味咸、甘，性寒，无毒。

【主治】《开宝本草》记载：能镇心。点目可去肤翳障膜。涂面使人皮肤润泽、颜色变好。涂手足可去皮肤脱皮。用绵包裹塞入耳，主治耳聋。

甄权说：磨服能去翳障坠痰。

李珣说：除面部黑斑，止泄。同知母合用，治疗烦热消渴。同左缠根合用，治疗小儿麸豆疮入眼。

寇宗奭说：能除小儿惊热。

时珍说：能安魂魄，止遗精白浊，解痘疔毒，主治难产，下死胎胞衣。

【发明】时珍说：珍珠入厥阴肝经，因此能安魂定魄，明目治耳聋。

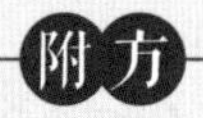

❶ 安魂定魄：珍珠末豆大一粒，蜜一蚬壳，调和服下，一天三次。尤其适宜小儿。《肘后方》。

❷ 突发直视，不能言语：珍珠末，用鸡冠血和丸如小豆大。每次取三四粒纳入口中。《肘后方》。

❸ 灰尘迷目：用大珍珠拭目。《格古论》。

❹ 妇人难产：珍珠末一两，酒送服。《千金方》。

❺ 胞衣不下：珍珠一两研末，醋送服。《千金方》。

❻ 子死腹中：珍珠末二两，酒送服。《外台秘要》。

❼ 癍痘不发：珍珠七枚，捣研为末，水调服。《儒门事亲》。

❽ 肝虚目暗，茫茫不见，青盲不见：珍珠末一两，白蜜二合，鲤鱼胆二枚，调和，煎至一半，用新棉布过滤，置于瓶中盛装，频繁点眼。《圣惠方》。

❾ 小儿中风，手足拘急：珍珠末（水飞）

一两，石膏末一钱。每次取一钱，加水七分，煎至四分，温服，一天三次。《圣惠方》。

10 目生顽翳：珍珠一两，地榆二两，水二大碗，煮干，取珍珠用醋浸泡五天，热水淘去醋气，研细末备用。每次取少量，点眼。

按语

珍珠味甘、咸，性寒，能安神定惊，明目消翳，解毒生肌。用于心神不宁、心悸失眠，惊风、癫痫，目赤翳障、视物不清，口内诸疮、疮疡肿毒、溃久不敛。用于化妆品中，防治皮肤色素沉着，有润肤养颜的效果。内服入丸、散用，0.1～0.3g。外用适量。

石决明

Shi Jue Ming

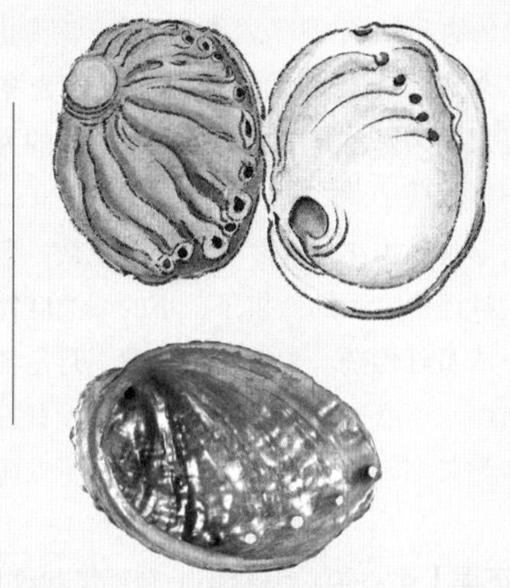

【释名】又名九孔螺，壳名千里光。

时珍说：决明、千里光，以功效来命名。九孔螺，以形状来命名。

【集解】陶弘景说：俗称紫贝。人都用水浸泡，熨眼明目。又称鳆（fù）鱼甲。附着在石头上生长，大的如手，五色明亮，内也含珠。

苏敬说：此是鳆鱼甲。附着在石头上生长，形状像蛤，只有一片没能成对，以七孔的为好。现今俗用紫贝，已全然不是。

苏颂说：现今岭南各地及莱州海边都有，采收不拘时令。旧的注解中有的认为其为紫贝，有的认为其为鳆鱼甲。而紫贝即现今的砑（yà）螺，绝对不是此种。鳆鱼乃是王莽所嗜好的，一边附着在石头上，光亮可爱，自是另外一种，与决明相近。决明壳大像手，小的如三两指大，可以浸水洗眼，以七孔、九孔的为好，十孔的不好。海边人也食其肉。

寇宗奭说：登、莱海边很多。人采肉以供食用和晒干后用草袋包裹备用。肉与壳均可用。

时珍说：石决明形长如小蚌而扁，外皮很粗，很多细孔，里面发光，背侧一行有孔像穿成的样子，生于石崖上面。海边的人泅水，趁其不意，即容易获得，否则紧黏难脱。陶弘景认为是紫贝，雷敩认为是珍珠母，杨倞注解《荀子》认为龟脚，都不准确。只有鳆鱼是一种而二类，故功用相同。吴越人以糟决明、酒蛤蜊为鲜美的食物，即指的是它。

【修治】雷敩说：使用时，以面裹煨熟，磨去粗皮，捣烂，再捣研极细，如面粉一般，方能入药。

雷敩说：每五两用盐半分，同水入瓷器内煎煮一天，捣末研粉。再用五花皮、地榆、阿胶各十两，用水淘三次，晒干，再研一万下，入药。服至十两，永不得食山桃，令人丧目。

时珍说：如今方家只用盐同水煎煮一天，研末水飞用。

壳

【气味】味咸，性平，无毒。

【主治】《别录》记载：治疗目障翳痛，青盲。久服，益精轻身。

《大明》记载：能明目磨障。

李珣说：治疗肝肺风热，青盲内障，骨蒸劳极。

寇宗奭说：水飞，点外障翳。

时珍说：能通五淋。

附方

❶ 羞明怕光：用千里光（石决明）、黄菊花、甘草各一钱，水煎，冷服。《明目集验方》。

❷ 痘后目翳：用石决明（火煅，研）、谷精草各等份，一起捣研为细末。用猪肝蘸食。《鸿飞集》。

❸ 小便五淋：用石决明去粗皮，捣研为末，水飞过。每次取二钱，用开水送服，一天两次。若淋中有软硬物，可加朽木末五分。《胜金方》。

❹ 肝虚目翳：凡气虚、血虚、肝虚，眼白俱红，夜如鸡啄，生浮翳的。用海蚌壳（烧过成灰）、木贼（焙）各等份，捣研为末。每次取三钱，用生姜、大枣一同水煎，和渣一起口服，一天两次。《经验方》。

❺ 青盲雀目：用石决明（烧过存性）一两，外用苍术（去皮）三两，捣研为末。每次取三钱，将猪肝劈开，入药末在内扎定，于砂罐中煮熟，用气熏目。待冷却，食肝饮汁。《龙木论》。

❻ 解白酒酸：用石决明（不拘多少）数个，用火炼过，研为细末。将酒烫热，决明末搅入酒内，盖住。

按语

石决明味咸，性寒，能平肝潜阳，清肝明目。用于肝阳上亢、头晕目眩，目赤、翳障、视物昏花。煅石决明能收敛、制酸、止痛、止血，用于胃酸过多之胃脘痛。研末外敷，用于外伤出血。应打碎先煎。平肝、清肝宜生用，外用点眼宜煅用、水飞。

海蛤 Hai Ge

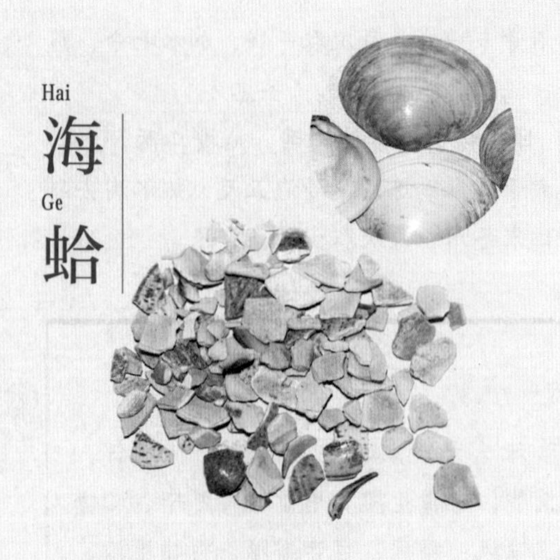

【释名】时珍说：海蛤，海中各种蛤烂壳的总称，不专指一种蛤。旧本说一名魁蛤，则指的又另是一物。这是伪书所录，如今予以删除。

【集解】《别录》记载：海蛤生于东海。

韩保昇说：现今登州，莱州、沧州海沙处水流急速的地方都有，四五月淘沙采取。南海也有。

苏敬说：海蛤细的像巨胜子，以光亮、干净、光滑的为好。其中粗的像半个杏仁的为豘耳蛤，不能入药。

时珍说：据沈括《梦溪笔谈》记载：海蛤产于海边沙泥中，大的像棋子，小的如油麻粒，色黄白，或黄红相杂。大概不是一类，乃是各种蛤壳，被海水所磨，日久光亮透明，都没有旧的痕迹。蛤类极多，不能分别为何种蛤，所以通称为海蛤。

【正误】吴普说：海蛤头上有锯齿状纹理。

时珍说：这是魁蛤，并非海蛤，今予纠正。

陶弘景说：海蛤极其光滑润泽，说是从雁屎中获得，要更粪过二三十次方为好。如今的人多取相类似的磨荡而成。

《大明》记载：此种是雁食鲜蛤后，粪中所出的，有纹彩的叫文蛤，无纹彩的叫海蛤。乡人又以海边经风涛打磨，透明干净的烂蛤壳冒充。

陈藏器说：两种说法都不正确。海蛤是海中烂壳，久在沙泥、风波中淘洗，自然形圆干净而无纹理，有大有小，以小的为好，并非都是从雁腹中出。文蛤是未烂时壳犹存有纹理的。二物本同属一类。正如烂蚬、蚌壳的主治也与生的不同。假如雁食蛤壳，难道会挑选有纹理或是没纹理的不成？

寇宗奭说：海蛤、文蛤，陈氏所说极其正确。现今海中无雁，怎么会有粪呢？蛤有肉时，犹可食用；肉既没有，怎么会从粪中过二三十次呢？陶氏的说法荒谬。

时珍说：海蛤是各种蛤烂壳，文蛤自是另外一种。陈氏说文蛤是未烂时壳，则也泛指各种蛤未烂的，他的说法仍欠稳妥。但海中蛤蚌称呼、颜色虽然不同，但性味相类，功用也相同，因而无大分别。

【修治】雷敩说：凡用海蛤，不要用游波虫骨。相当相似，只是面上无光泽。误食，令人狂走欲投水，如着鬼祟，只有用醋解之才会痊愈。海蛤用浆水煮一天，每一两入地骨皮、侧柏叶各二两，同煮一天，水淘三次，捣粉备用。

韩保昇说：取得后，用雨水煮二十五个小时，再用枸杞汁拌匀，入竹筒内蒸一天，捣烂备用。

【气味】味苦、咸，性平，无毒。

【主治】《本经》载：主治咳逆上气，喘息烦满，胸痛寒热。

《别录》记载：治疗阴痿。

唐注说：主治十二种水胀满急痛，能利膀胱大小肠。

甄权说：治疗水气浮肿，能利小便，治疗咳逆上气，项下瘤瘿。

《大明》记载：治疗呕逆，胸胁胀急，腰痛五痔，妇人崩中带下。

萧炳说：能止消渴，润五脏，治疗服丹石人的生疮。

时珍说：能清热利湿，化痰饮，消腹中积块。除血痢，妇人结胸，伤寒反汗出抽搐，中风瘫痪。

附方

❶ 阴部水肿：海蛤、杏仁、汉防己、枣肉各二两，葶苈子六两，捣研为末，作丸如梧桐子大。每次服十丸，直至利下水。陈藏器方。

❷ 水肿发热，小便不通：海蛤、木通、猪苓、泽泻、滑石、黄葵子、桑白皮各一钱，灯心草三分，加水煎服，一天两次。此方名海蛤汤。《圣惠方》。

❸ 石水四肢消瘦，腹部膨大：海蛤（煅粉）、防己各七钱半，葶苈子、赤茯苓、桑白皮各一两，陈橘皮、郁李仁各半两，捣研为末，作蜜丸如梧桐子大。每次取五十丸，米汤送服，一天两次。此方名海蛤丸。《圣济总录》。

❹ 气肿湿肿：用海蛤、海带、海藻、海螵蛸、昆布、荸荠、荔枝壳等份，水煎服，一天两次。何氏。

❺ 血痢内热：海蛤末，蜜水调服二钱，一天两次。《传信方》。

❻ 伤寒血结，胸部胀痛不可接近：用海蛤、滑石、甘草各一两，芒硝半两，捣研为末。每次取二钱，用鸡蛋清调服。再用桂枝红花汤，发汗。同时针刺期门穴。此方名海蛤散。朱肱《活人书》。

❼ 伤寒出汗不彻，手脚抽搐，中风瘫痪：用海蛤、川乌头各一两，穿山甲二两，捣研为末，加酒作丸如弹子大，捏扁，置于所患足心下。另外用葱白盖住，用布绑定。于温暖的室内用热水浸泡脚至膝上，水冷后再添热水，直至遍身汗出。一天一到两次，直至痊愈。寇宗奭方。

❽ 衄血不止：蛤粉一两（筛七遍），槐花（炒焦）半两，研匀。每次取一钱，水调服。《杨氏家藏方》。

-按语-

海蛤味咸，性寒，清肺化痰，软坚散结。用于肺热、痰热咳喘，瘿瘤、痰核。还能利尿、制酸，可用于水气浮肿、小便不利及胃痛泛酸，可收涩敛疮，治湿疮、烫伤。

Wen 文 Ge 蛤

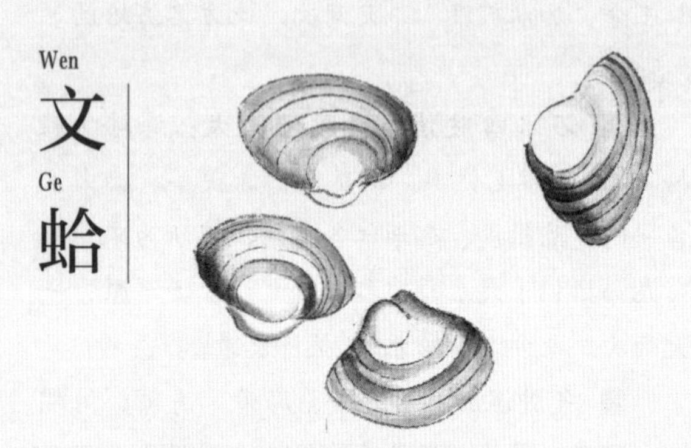

【释名】又名花蛤。

时珍说：都用其形状命名。

【集解】《别录》记载：文蛤生于东海，表面有纹理。不拘时采收。

陶弘景说：无论大小都有紫斑。

韩保升说：现今多出自莱州海中，三月中旬采收，背上有斑纹。

苏敬说：大的一周有三寸，小的一周有五六分。

时珍说：据沈括《梦溪笔谈》记载：文蛤即现吴人所食用的花蛤。它的形状一头小，一头大，壳有花斑的即是。

【修治】同海蛤。

【气味】味咸，性平，无毒。

【主治】《本经》记载：治疗恶疮，能蚀五痔。

《别录》记载：治疗咳逆胸痹，腰痛胁急，鼠瘘大孔出血，女人崩中漏下。

时珍说：能止烦渴，利小便，化痰软坚，治疗口鼻中蚀疳。

【发明】时珍说：据成无己论述，文蛤味咸走肾，所以能胜水气。

附方

❶ 病在阳，应当汗解，反饮冷水，更益烦热，想喝水，反不渴：文蛤五两为末，每次取方寸匕，白开水送服。此方名文蛤散。张仲景《伤寒论》。

❷ 疳蚀口鼻：文蛤烧灰，用腊月猪脂调和，涂患处。《千金翼方》。

-按语-

文蛤的性味、功效同海蛤。

Tian 田 Luo 螺

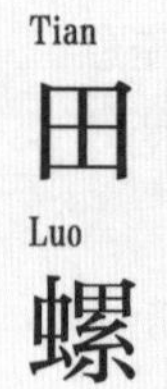

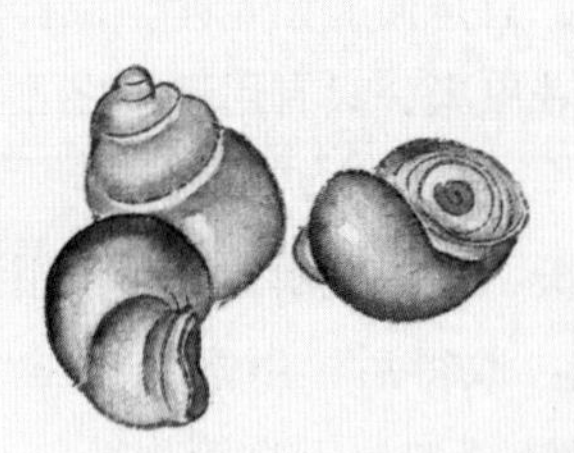

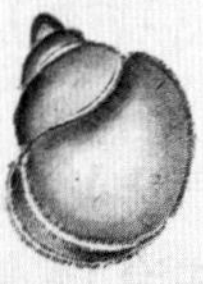

【集解】陶弘景说：田螺生于水田中和湖泊、水沟的岸边。形圆，大的像梨子、橘子大，小的像桃子、李子大，人们将它煮熟后食用。

韩保升说：形状像蜗牛而尖长，青黄色，春夏季采收。

时珍说：螺，属于蚌类。它的壳上有旋转的纹理。它的肉视月盈亏，因此王充说：月毁于天，螺消于渊。《说卦》记载：离为螺，为蚌，为龟，为鳖，为蟹。都因为其外刚而内柔。

肉

【气味】味甘，性大寒，无毒。

【主治】《别录》记载：治疗目热红痛，能止渴。

陶弘景说：煮汁服下，治疗热病能醒酒。入珍珠、黄连末于内，过一段时间，取汁注目，可止目痛。

陈藏器说：煮食，能利大小便，去腹中结热，目下黄，脚气冲上，小腹拘急硬痛，小便红涩，手足浮肿。生浸取汁饮服，止消渴。捣肉可敷热疮。

孟诜说：压制丹石毒。

时珍说：能利湿热，治疗黄疸。捣烂贴脐，引热下行，止噤口痢，下水气淋闭。取水，搽痔疮胡臭。烧灰研末，治疗瘰疬癣疮。

附方

1 消渴饮水，日夜不止，小便频数：①用田螺五升，水一斗，浸泡一晚，口渴即饮。每天将水及螺换一次。或煮食饮汁也可。《食医心镜》。②用糯米二升，煮成稀粥一斗，待冷定。入田中活螺三升，待其食粥尽，吐沫出，乃收沫随意饮服。《圣惠方》。

2 肝热目赤，烂弦风眼：用大田螺七枚洗净，水养去泥和污秽，换水一升浸泡、洗净，取起。在干净的容器中，放少量盐于田螺甲内，接取自然汁点目。治疗烂弦风眼时，用铜绿代盐。《药性论》。

3 饮酒口糜：取田螺、蚌煮汁饮服。《圣惠方》。

4 酒醉不醒：用水中田螺、蚌，加葱、豆豉煮食饮汁。《肘后方》。

5 小便不通，腹胀如鼓：用田螺一枚，盐半匀，生捣，敷脐下一寸三分。《类编》。

6 噤口痢疾：用大田螺二枚捣烂，入麝香三分作成饼，烘热贴脐间。朱丹溪。

7 酒毒所致，肠风下血：大田螺五个，烧至壳白肉干，研末，作一服的剂量，热酒送下。《百一选方》。

8 大肠脱肛，脱下三五寸长：用大田螺二三枚，井水养三四天，去泥。用鸡爪黄连研细末，入甲内，待化成水。用浓茶洗净肛门，取鸡翎蘸药扫患处。同时用软布托上，自然不再复发。《德生堂经验方》。

9 反胃呕噎：田螺洗净水养，待吐出泥，澄净取晒半干，作丸如梧桐子大。每次取三十丸，藿香汤送下。烂壳研服也可。《经验方》。

10 水气浮肿：用大田螺、大蒜、车前子等份，捣膏摊贴脐上。仇远《稗史》。

11 酒疸诸疸：用田螺水养几天，去泥，取出生捣烂，入好酒内，用绵滤过，取汁饮服，一天三次。《寿域神方》。

12 脚气攻注：用生大田螺捣烂，敷两股上。又可用其敷丹田而利小便。《稗史》。

13 痔漏疼痛：①用田螺一个，入冰片一分，先用冬瓜汤洗净患处，取水搽患处。《乾坤生意》。②用田螺二枚，用针刺破，入白矾末同埋一晚，取螺内水扫疮上。孙氏。③用马齿苋汤洗净患处，捣活螺蛳敷患处。《袖珍方》。

14 腋气胡臭：①用田螺一个，水养，待甲开，挑巴豆仁一个在内，取置杯中，夏季一晚，冬季七晚，自然成水。常取搽患处。《乾坤生意》。②大田螺一个，入麝香三分在内，埋露地四十九天，取出。看患者洗拭患处，用墨涂上，再洗，看有墨的地方就是病所，用螺汁点之，三五次即痊愈。

15 瘰疬溃破：用田螺连肉烧灰存性，香油调搽患处。《集要方》。

16 疔疮恶肿：用田螺入冰片，化水点疮上。《普济方》。

17 风虫癣疮：用螺蛳十个，槿树皮末一

两，一同入碗中蒸熟，捣烂，入砜红三钱，盐水调搽患处。孙氏。

18 绕指毒疮，生手足指上：用活田螺一枚，生用捣碎敷患处。《多能鄙事》。

19 妒精阴疮：大田螺二个，和壳烧灰存性，入轻粉同研，敷患处。《医林集要》。

壳

【气味】味甘，性平，无毒。

【主治】《别录》记载：烧灰研末，主治尸疰心腹痛、失精，治疗水泡可饮汁，还可止泻。

陈藏器说：取烂者烧灰研末水服，止反胃，去卒心痛。

时珍说：烂壳研细末服下，止下血，小儿惊风有痰，疮疡脓水。

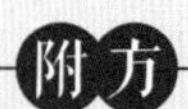

1 心脾痛不止：将田螺壳（小溪边的也可以）用松树柴片层层叠上，烧过火，吹去松灰，取壳研末。每次取二钱，用乌沉汤、宽中散这类，调服。此方名水甲散。《医林集要》。

2 小儿头疮：田螺壳烧灰存性，清油调和，敷患处。《圣惠方》。

3 小儿急惊：多年白田螺壳烧灰，入麝香少量，水调灌服。《普济方》。

按语

田螺味甘，咸，性凉，能利尿通淋，清热止渴。用于热结膀胱、小便淋漓涩痛、水肿，消渴饮水、小便频数。现发现田螺有镇静安神作用，可用于缓解精神紧张。

第十六卷 本草纲目-禽部

时珍说：有两条腿和翅膀的动物属于禽类。师旷《禽经》中讲：鸟虫类有三百六十种，它们的羽毛与四时协调，颜色与土地的五方相合。山禽栖居于岩洞，原野的鸟栖居于陆地。林中的鸟早晨鸣叫，水鸟则在夜间啼鸣。山禽嘴短而尾巴长，水禽嘴长而尾巴短。交配时，有的是尾交，有的是用眼睛互视，有的是用声音相互吸引，有的与异类相合，如雉鸡、孔雀与蛇交之类。它们的出生形式，有的是羽翼孵卵，有的是同类所变，如鹰化生为鸠之类。有的是异类化生，如田鼠化生为鴽（rú）之类。有的变为它物，如雀入水化生为蛤类。哎！事情变化如此多样，学者难道不应该详细了解吗？五鸠九扈，少皞帝用作官员名号；雄雉的美丽，鹍鸮的风姿，往往触发诗人的灵感。它的旨趣很深奥。不摧残它们短暂的生命，不倾覆它们的巢穴，不裂碎孵化的卵，但是厨师仍要供奉六禽美肴。翨（chì）氏掌管制取猛禽的羽毛，硩（chè）蔟氏（官名）专管撤除夭鸟的巢穴。难道说圣人对于万物的取舍都是没有缘由的吗?《礼记》记载：天产物属阳，羽鸟类为阳中之阳，大多都能补养人体之阳。

He
鹤

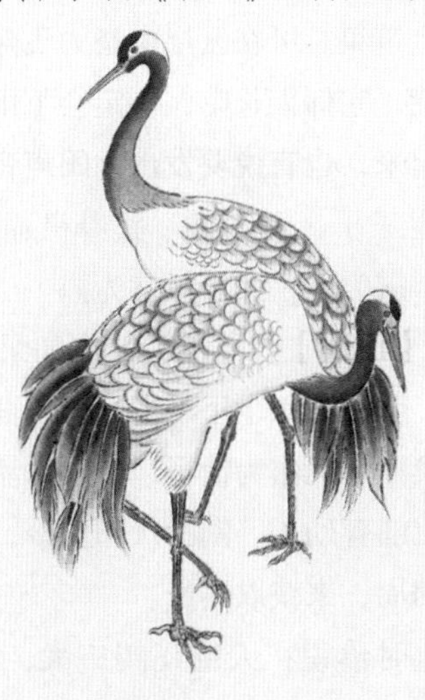

【释名】又名仙禽、胎禽。

时珍说：鹤字，篆文象翘首短尾的形状。一云白色皠皠（hé），因此得名。《相鹤经》云：鹤是羽毛族类的祖先，仙人的坐骑，一千六百年乃胎产。则胎、仙之称源于此。有的说鹤不是卵生者，是不对的。

【集解】掌禹锡说：鹤有白色、黑色、黄色、苍色。入药用白色者，其他色次之。

时珍曰：鹤大于鹄，长三尺，高三尺余，喙嘴长四寸。丹顶赤目，赤颊青脚、修颈凋尾，粗膝纤指。白羽黑翎，还有灰色、苍色的。常常夜半鸣，声音高亢云霄。雄鸣上风，雌鸣下风，声交而孕。仙鹤吃蛇虫，闻降真香烟则降，其粪能化石，皆物类相感也。又按俞琰所说：龟鹤能运任脉，因此多长寿。没有气机停滞于体内。鹤骨为笛，声音清越。

白鹤血

【气味】味咸，性平，无毒。

【主治】《嘉祐》说：益气力，补虚乏，去风益肺。

【发明】掌禹锡说：按《穆天子传》记载：天子到巨蒐（sōu）：二氏献白鹤的血给天子饮。说补益人气力、脑。

【主治】《抱朴子》说：和天雄、葱实服用，使人眼睛亮，夜间也能书字。

卵

【气味】味甘、咸，性平，无毒。

【主治】时珍说：预防、解出痘毒，若多者可使痘少，少者使它不出。每用一枚煮，给小儿吃。此方源于《活幼全书》。

骨

【主治】时珍说：酥炙，入滋补药。

肫中砂石子

【主治】《嘉祐》说：磨水服，解蛊毒邪。

-按语-

鹤肉、鹤血、鹤蛋可入药。均具有补益人体气力的作用。现在鹤已被列入保护动物，不可作为药用。

Guan

鹳

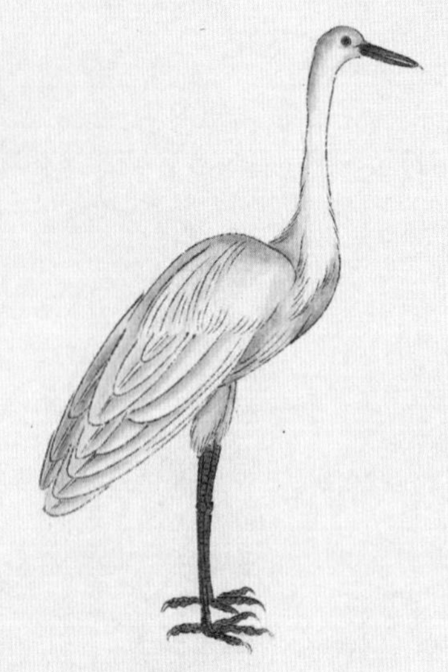

【释名】又名皂君、负釜、黑尻。

时珍说：鹳字在篆文中为象形字。鹳的背部、尾部为黑色，所以陆玑《诗疏》记载有皂君等各种名称。

【集解】陶弘景说：鹳有两种：像鹄一样而以树为巢的是白鹳，黑色曲颈的为乌鹳。现在多用白色的。

寇宗奭说：鹳的身体与鹤相似，但头上无丹顶色，项部无乌带，又不善鸣叫，只用喙相击而鸣。大多数在楼殿边缘处作巢。我曾晚上观察它的活动，并不是作池养鱼的空谈。

时珍说：鹳似鹤但顶部无丹红色，长颈赤嘴，颜色灰白，翅、尾都是黑色。多在较高的树干上筑巢。可在云层中奋力飞翔，像打仗排阵般盘旋，它仰天长鸣，一定会下雨。它们孵卵就隐蔽起来，也有说要发出吵闹声音。《禽经》记载：鹳生三子，一为鹳。巽卦极而成震卦，阴变成阳。震为鹤，巽卦极就为鹳。

【正误】陈藏器说：人如果探鹳巢取鹳的幼子，会导致六十里旱情，鹳能群飞激散云雨。它在巢中用泥作为池子，口含水注满池中，养鱼、蛇以哺育幼子。鹳的伏卵怕冷，就用礜石围在卵的四周，来获取热量。

时珍说：天空辽阔广大，阴阳升降，形成云，充盛时即为雨。区区小鸟，怎能用私忿使天壤干旱呢？况且鹳是水鸟，可以用它候雨吗？作池、取石的说法，都是出自陆玑的《诗疏》、张华《博物志》，真是愚昧无知呀。

骨

【气味】味甘，性大寒，无毒。

【主治】《别录》记载：主治各种毒邪，心腹疼痛。

时珍说：《千金方》治痨瘵，有鹳骨丸。

卵

【主治】时珍说：预防、解出痘毒，水煮一枚，给小儿吃，可令小儿不出痘，或出痘也稀少。

> **-按语-**
>
> 鹳肉古代用来治劳瘵，即类似于肺结核一类的疾病，现已不将其作为治病药材。

鹈鹕（Ti Hu）

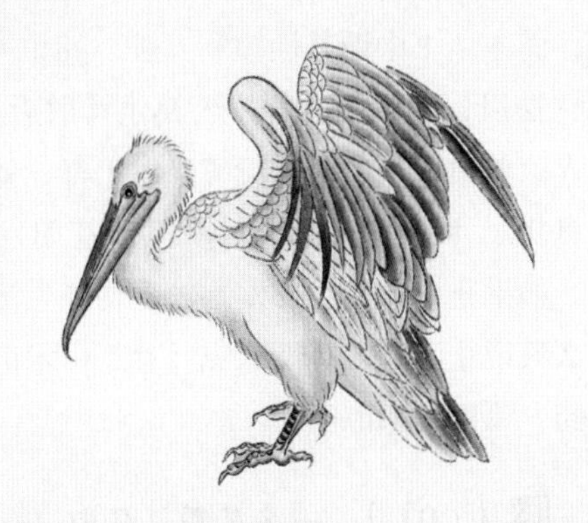

【释名】又名犁鹕、鴮鸅（wū zé）、逃河、淘鹅。

掌禹锡说：从前有人窃鹈鹕肉入河水，化为此鸟，今犹有肉，因名逃河。

时珍说：这是方言俗语。根据《山海经》说：沙水多犁鹕，其名自呼。后人音转为鹈鹕。吴谚云：夏至前来，谓之犁鹕，言主水；夏至后来，谓之犁涂，言主旱。陆机云：遇小泽即用胡盛水，干涸取鱼食，因此称为鴮鸅、淘河。俗名淘鹅，是根据外形命名的。又错为驼鹤。

【集解】掌禹锡说：鹈鹕，大如苍鹅。颐下有皮袋，容二升物，展缩自如，皮囊中盛水用来养鱼。因此身体尽是水沫，只有胸前有两块肉，排列如拳大。《诗经》上讲：唯鹈在梁，不濡其咮（鹈鹕停在鱼梁上，水没打湿它的嘴）。咮，即鸟嘴，言爱其嘴。

时珍说：鹈鹕处处有，是水鸟。似鱼鹰而比鱼鹰大，灰色如苍鹅。嘴长尺余，直而且宽，口中正赤，颔下胡大如装数升物品的胡囊。好群飞，潜于水中食鱼，也能枯竭小处的水取鱼。乡里人食它的肉，取其脂入药。用翅骨、小腿骨作筒，吹喉、鼻药，疗效好。其盛水养鱼、身是水沫的说法，大概是胡说。又根据晁以道说：鹈之属类中有称为漫画的，即用嘴画水求鱼，一刻不停的画；有说信天赐机缘的，整日站立不动，不移动站处，等鱼经过时就啄取。所谓信天缘者，即俗名青翰的，又名青庄（湖北方言，即站立不动之意）。此可比喻人的贪婪与清廉。

脂油

时珍说：剥取其脂，熬化提取，用鹈鹕嗉盛装，就不渗漏。用其他物即透漏。

【气味】味咸，性温，滑，无毒。

【主治】时珍说：涂痈肿，治风痹，透经络，通耳聋。

【发明】时珍曰说：淘鹅油性走散，能引诸药透入疾病处所而拔出毒邪，因此能治聋、痹、肿毒诸病。

附方

耳聋：用淘鹅油半匙，磁石一小豆，麝香少许，和匀，以绵裹成挺子，塞入耳中，口含生铁少许。用三五次即有效。《青囊杂纂》。

嘴

【气味】味咸，性平，无毒。

【主治】《嘉祐》说：赤白久痢成痔，烧存性研末，水服一方寸匕。

舌

【主治】时珍说：主治疔疮。

毛皮

【主治】时珍说：主治反胃吐食，烧存性，每酒服二钱。出《普济方》。

> **按语**
>
> 鹅鹕油脂具有拔毒的作用，可以消痈肿，但是现临床上少用。

E

鹅

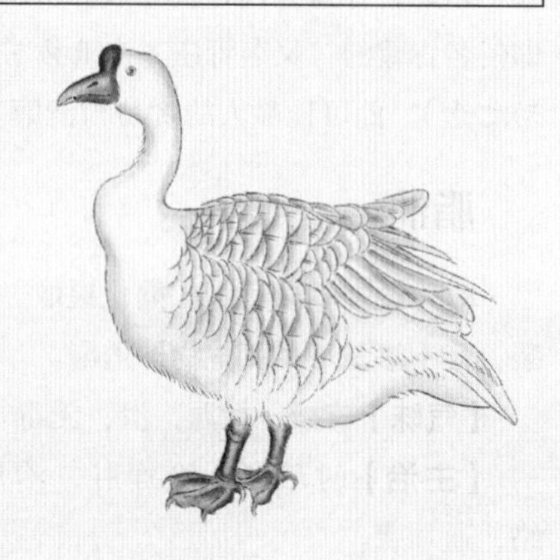

【释名】又名家雁、舒雁。

时珍说：鹅鸣叫时就是在呼叫自己的名字。江东一带称为舒雁，像雁但行动迟缓。

【集解】时珍说：江淮以南地区多畜养。有苍、白二种颜色，到长大后胡须下垂。鹅长有绿眼、黄嘴、红掌，好斗，夜间鸣叫与五更相应。师旷《禽经》记载，脚靠近尾骶骨者能行走，是鹅、鹜一类。它能吃蛇及蚯蚓，制射工毒，养鹅能辟除虫虺，有人说鹅的特性是不食生虫的，其实不是这样。

白鹅膏　腊月炼收

【气味】味甘，性微寒，无毒。

【主治】《别录》记载：灌耳，治突然聋。

《大明》记载：润皮肤，可合面脂。

时珍说：涂面急，令人面色悦白。用汁涂，治唇、手足皴裂，消痈肿，解礜（yù）石（为硫化物类矿物毒砂的矿石）毒。

肉

【气味】味甘，性平，无毒。

孟诜说：鹅肉性冷，多食令人霍乱，发痼疾。

【主治】《别录》记载：有利于五脏。

孟诜：解五脏热邪，服食丹石的人宜吃鹅肉。

陈藏器说：煮汁饮，止消渴。

【发明】陈藏器说：苍鹅食虫，治疗射工毒效果好；白鹅不食虫，止口渴为佳。

时珍说：鹅气味俱厚，能引发风证、疮疡，没有比这更甚的，火熏者毒更大。曾亲眼见其害处，而本草书中谓其性凉利五脏，韩悉《医通》说它祛风，怎么会这样呢？葛洪《肘后方》说：有人家养白鹅、白鸭，可辟除射工毒，就说白鹅不食虫、不发病，也不对。但比苍鹅发性作用弱。如果止口渴，凡升发胃气者均能生津止渴，怎么只说止渴者就是性凉呢？参苓白术散是治渴要药，哪里是寒凉呢？

臎（cuì）　一名尾罂，尾肉

时珍说：舒雁的尾肉不可食，因为气臊令人生厌，而低俗的人喜吃。

【主治】《大明》记载：涂手足皴裂。放在耳中，治聋及聤耳。

血

【气味】味咸，性平，微毒。

【主治】陶弘景说：中射工毒者，饮鹅血，并涂其身。

时珍说：解药毒。祈祷家多用之。

胆

【气味】味苦，性寒，无毒。

【主治】时珍说：解热毒及痔疮初起，频涂抹之，自消。

卵

【气味】味甘，性温，无毒。

【主治】孟诜说：补中益气。多食发痼疾。

涎

【主治】时珍说：主治咽喉谷贼。

【发明】时珍说：按洪迈《夷坚志》记载：小儿误吞稻芒，着咽喉中不能出者，称谓谷贼。只以鹅涎灌之即愈。大概鹅涎化谷，取相制的道理。

毛

【主治】《别录》记载：主治射工水毒。

苏敬说：主治小儿惊痫。又烧灰酒服，治噎嗝梗阻疾疾。

【发明】陶弘景说：东川多溪毒，养鹅以辟除，毛羽的作用也好，并饮其血。鹅未必食射工毒，大概因威相制毒。

时珍说：《禽经》云：鹅飞则蜮沉。蜮即射工。又《岭南异物志》云：邕（yōng）州蛮人选鹅腹毳毛（cuì máo，即鸟兽所生细密之毛）为衣、被絮，柔暖而性冷。婴儿尤宜之，能辟惊痫。柳子厚诗云“鹅毛御寒冷缝山罽”，说的就是这个意思。大概毛与肉性不同。

附方

❶ 通气散，治误吞铜钱及钩绳：鹅毛一钱（烧灰），磁石皂子大（煅），象牙一钱（烧存性），为末。每服半钱，新汲水下。

❷ 噎食病：白鹅尾毛烧灰，米汤每服一钱。

掌上黄皮

【主治】时珍说：烧研，搽脚趾缝湿烂。焙研，油调，涂冻疮良。谈野翁诸方。

按语

鹅肉味甘，性平，能益气补虚，和胃止渴。用于脾胃气虚所致的消瘦乏力、食少，气阴两虚所致的口干思饮、咳嗽、气短及消渴等症。鹅血具有抗肿瘤的作用，现用其治疗多种癌肿。

Yan 雁

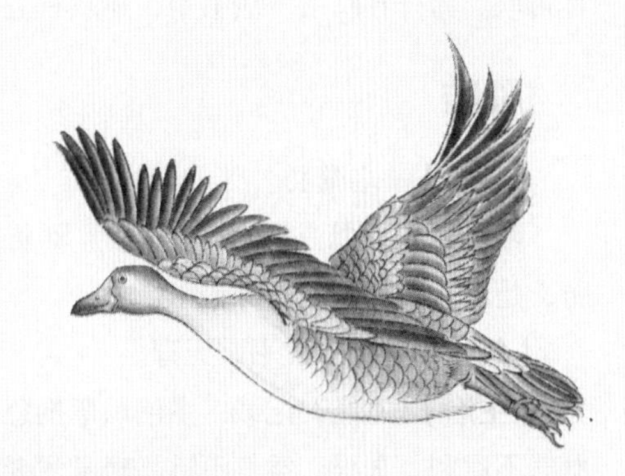

【释名】又名鸿。

时珍说：按《禽经》云：鳱（gān）从水而说，自南而北。鴈以山而言，自北而南，张华注云：鳱、鴈都读雁。冬则到达南方，集于水干的地方，故字从干；春则向北，集于山岸，故字从岸（àn）。小的称雁，大的称鸿。鸿，就是大的意思。多聚集江边，故从江。梵书谓之僧娑。

【集解】《别录》记载：雁生江南池泽的地

方，随时可获取。

陶弘景说：《诗疏》云：大的称鸿，小的称雁。现在雁类也有大小，皆同一形体。又有野鹅比雁大，像人们养的苍鹅，谓之驾鹅。雁在江湖，夏天当产育后代，所以都往北飞，恐怕是北方的人不吃它的缘故。虽采猎没有四季之分，但以冬月的为好。

时珍说：雁的形状像鹅，也有苍、白两种颜色。现在的人们以白而小的为雁，大的为鸿，苍色的为野鹅，又叫鴚（gē）鹅，《尔雅》谓之䳱鹅。雁有四德：寒天则自北而南飞，止于湖南衡阳，热天则自南而北，归于山西雁门，非常守信；雁飞行时非常有秩序，而前面的雁鸣叫，后面的雁相和，很有礼节；雁失偶后不再交配，是守贞节；雁在夜间群宿，而一只雁担任巡警，白天则衔芦以避缯缴（zēng jiǎo，猎取飞鸟的射具），这是雁的智慧。而捕雁的人常常喂养雁作为诱饵，以诱捕同类，实在是太愚蠢。由北向南飞的雁瘠瘦不可食，由南向北飞时才肥，此时适宜猎取。另外在汉书、唐书中，还载有五色雁。

雁肪

【正误】一名鹜肪。

陶弘景说：鹜是野鸭，《本经》雁肪又名鹜肪，是雁、鹜相类似而弄错了。

【气味】味甘，性平，无毒。

【主治】《本经》记载：主治风挛拘急偏枯，血气不通利。久服，益气不饥，轻身耐老。

《食医心镜》说：上证，用肪四两炼净。每日空腹暖酒服一匙。

《别录》记载：长毛发须眉。

孟诜说：合生发膏使用。

吴普说：杀诸石药毒。

《大明》记载：治耳聋。和豆黄作丸，补劳瘦，肥白人。

时珍说：涂痈肿耳疳，又治结热胸痞呕吐。《外台秘要》治此证有雁肪汤。

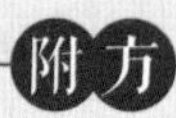

生发：雁肪每日涂之。《千金方》。

肉

【气味】味甘，性平，无毒。

孙思邈说：七月不要食雁肉，会伤人的神气。《礼记》上说食雁伤肾，对人不利。

【主治】《大明》记载：主治风麻痹。久食动气，壮筋骨。

时珍说：利脏腑，解丹石毒。

【发明】陶弘景说：雁肪，人不多食，其肉也应该好吃。

骨

【主治】孟诜说：烧灰和米泔沐头，可以长头发。

毛

【主治】苏敬说：喉下白毛，治疗小儿痫有效。

《大明》记载：自落翎毛，小儿佩戴可以辟惊痫。

【发明】时珍说：《酉阳杂俎》讲：临邑人，在春夏之际取鸿雁毛以御暑。又有《淮南万毕术》记载：鸿毛作囊，可以渡江。这也是中流一壶的意思，渡水的人不可不知。

按语

雁肉味甘，性平，能祛风，壮筋骨。用于风湿痹痛、麻痹。现在雁已入野生动物保护之列，不作药用。

Wu

鹜

【释名】又名鸭、舒凫、家凫、䳄鴄。

时珍说：鹜通常作木。鹜性质朴，而无他心，所以百姓常把它作为礼物。《曲礼》记载：平民执匹。匹，就是两只鹜。平民的地位卑微，所以《广雅》称鸭为䳄鴄。《禽经》记载：鸭鸣呷呷，是在自呼其名。凫能高飞，而鸭舒缓翅膀不能飞，因此叫舒凫。

【正误】陶弘景说：鹜即鸭。有家鸭、野鸭。

陈藏器说：《尸子》云：野鸭为凫，家鸭为鹜，不能飞翔，就像平民守耕稼之事。

韩保昇说：《尔雅》云：野凫为鹜。但本草中载的鹜肪，就是家鸭。

寇宗奭说：根据以上数种说法，则凫、鹜都是鸭。王勃《滕王阁序》云：落霞与孤鹜齐飞，就说明鹜为野鸭。王勃乃名儒，其说法一定有依据。

时珍说：以上四家所说只有陈藏器说得对。陶弘景以凫、鹜混称，寇宗奭以鹜为野鸭，韩保昇引《尔雅》错舒凫为野凫，都不对，今改正它。大概鹜有舒凫之名，而凫有野鹜之称，因此王勃将它通用，而其义自明。根据《周礼》庶人执鹜的说法，怎么是野鸭呢?《诗经》载，将绳子系在箭上射野鸭和大雁，怎么是家鸭？屈原《离骚》云：与良马同轭相并，则行必齐力。器宇轩昂若千里驹，平平常常若水中之凫，此以凫、鹜对言，则家鸭、野鸭，更容易辨别。

【集解】时珍说：根据《格物论》云：鸭，雄性的为绿头花纹翅，雌性的为黄斑色。但有纯黑、纯白的。又有白毛而乌骨的，药食更佳。鸭都是雄性的声音不扬，雌性好鸣叫。重阳后乃肥胖味美。

鹜肪

以白鸭为好，炼过用。

【气味】味甘，性大寒，无毒。

【主治】《别录》记载：主治风虚寒热，水肿。

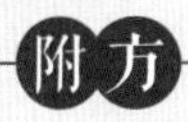

瘰疬，流水出不止：用鸭脂调半夏末外敷。

肉

【气味】味甘，性冷，微毒。

陶弘景说：黄雌鸭为补最胜。

孟诜说：以白鸭肉为好。黑鸭肉有毒，滑中，发冷利、脚气，不可食用。眼睛白色的，毒性更强。

吴瑞说：患肠风下血的人不可食用。

时珍说：嫩鸭有毒，老鸭性良。尾部肉不可食，见《礼记》。过去有人食鸭肉成癥瘕，用秫米治疗而愈。

【主治】《别录》记载：补虚除客热，和脏腑，利水道，疗小儿惊痫。

《大明》记载：解丹毒，止热痢。

孟诜说：治疗头生疮肿。和葱、豉煮汁饮之，去突然烦热。

【发明】刘完素说：鹜能利水，因其气相感相使的特点。

时珍说：鸭，属于水禽。治水肿，利小便，宜用青头雄鸭，取水木生发之象；治虚劳热毒，宜用乌骨白鸭，取金水寒肃之象。

附方

① 白凤膏：治久虚发热，咳嗽吐痰，咳血，火乘金位者：用黑嘴白鸭一只，取血入温酒适量饮用，使直入肺经以润补。将鸭干扫去

毛，胁下开窍去肠拭净，入大枣肉二升，参苓平胃散末一升，缚定。用沙瓮一个，置鸭在内以炭火慢煨。将陈酒一瓶，作三次入之。酒干为度，取起，食鸭及枣。频服可愈。《十药神书》。

❷ 大腹水病，小便短少：①《百一选方》用青头雄鸭煮汁饮，厚盖取汗。②《食医心镜》：治十种水病垂死：用青头鸭一只，如常治切，和米并五味煮作粥食。③用白鸭一只治净，以豉半升，同姜、椒入鸭腹中缝定，蒸熟食之。

头 雄鸭者良

【主治】煮服，治水肿，通利小便。

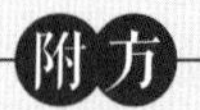

鸭头丸：治阳水暴肿，面赤，烦躁喘急，小便涩，其效如神，这是裴河东的方子。用甜葶苈炒二两，熬膏，汉防己末二两，以绿头鸭血同头全捣三千杵，丸如梧桐子大。每次用木通汤下七十丸，每日三次。一方加猪苓一两。《外台秘要》。

脑

【主治】时珍说：治冻疮，取涂效果好。

血 白鸭者良

【气味】味咸，性冷，无毒。

【主治】《别录》记载：解诸毒。

孟诜说：热饮，解野葛毒。

时珍说：热血，解中生金、生银、丹石、砒霜诸毒，射工毒。又治中恶及溺水死者，灌之即活。蚯蚓咬疮，涂之即愈。

附方

❶ 突然中恶死亡，或先病痛，或卧而忽绝：取活雄鸭断其头，向死人口中沥血入口。外以竹筒吹其下部，吹累了则换人吹，气通即活。《肘后方》。

❷ 解百蛊毒：用白鸭血热饮。《广记》。

❸ 小儿白痢似鱼冻者：白鸭杀取血，滚酒泡服，白痢即止。《摘玄方》。

舌

【主治】时珍说：主治痔疮杀虫，取相制之性。

涎

【主治】时珍说：主治小儿痉风，头及四肢皆往后。又治蚯蚓吹小儿阴肿，取雄鸭抹之即消。出《海上方》。

胆

【气味】味苦、辛，性寒，无毒。

【主治】时珍说：用胆汁涂痔核，效果好。又点眼睛红肿初起，也有效。

肫衣 即肶胵内皮

【主治】时珍说：诸骨鲠，炙研，水服一钱即愈，取其消导。

卵

【气味】味甘、咸，性微寒，无毒。

孟诜说：多食发冷气，令人气短背闷。小儿多食，则脚软。盐藏食之，即宜人。

陈士良说：生疮毒者食之，令恶肉突出。

【主治】《大明》记载：主治心腹胸膈热。

【发明】时珍说：现在人们用盐腌鸭蛋，方法有多种。俗传小儿泻痢，炙咸鸭蛋食用，也间有愈者。鸭肉能治痢，而炒盐可治血痢。

-按语-

鹜即鸭。鸭肉味甘、咸，性微寒，能滋阴养胃，利水消肿。用于阴虚所致的劳热、骨蒸、盗汗、遗精、咳嗽、咳血、咽干口渴。也用于各种虚弱病症，以及各种浮肿、腹水及月经量少等症。鸭肉乃是清补之品。

Yuan 鸳 Yang 鸯

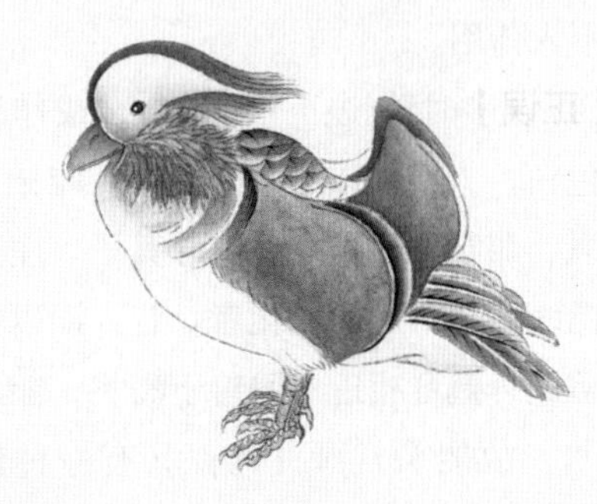

【释名】又名黄鸭、匹鸟。

时珍说：鸳鸯终日并游，有宛在水中央之意。有人讲：雄鸣曰鸳，雌鸣曰鸯。崔豹《古今注》说：鸳鸯雄雌不相离，人获其一，则一相思而死，因此称它为匹鸟。《涅槃经》称它为婆罗迦邻提。

【集解】时珍说：鸳鸯，是凫类，南方湖溪中有。栖于土穴中，大如小鸭，其质杏黄色，有纹采，红头绿毛，黑翅黑尾，红掌，头有白长毛垂之至尾。交颈而卧，交配也是这样。

肉

【气味】味咸，性平，有小毒。

孟诜说：多食，可令人患大风。

【主治】《嘉祐》说：主治诸瘘疥癣，以酒浸，炙令热，敷贴疮上，冷即换。

孟诜说：清酒炙食，治瘘疮。作肉羹菜羹食，可令人肥美。夫妇不和者，悄悄让他们食用，便可相爱怜。

孙思邈说：炙食，治梦寐思爱恋慕者。

附方

1 五瘘漏疮：鸳鸯一只，治如常法，炙熟细切，以五味醋食之。做羹效果也好。《食医心镜》。

2 血痔不止：鸳鸯一只，治净切片，以五味、椒、盐腌炙，空腹食用。《奉亲养老方》。

-按语-

鸳鸯肉可以用治疥癣以及痔漏。现在鸳鸯为保护动物，不作为药用。

Lu 鹭

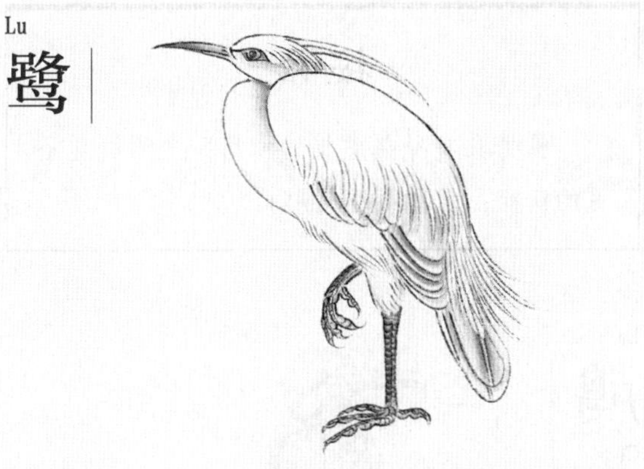

【释名】又名鹭鸶、丝禽、雪客、春锄、白鸟。

时珍说：《禽经》记载：鹴鹴飞则霜，鹭鸶飞则露，其名源于此。行走于浅水，喜好低声昂扬，如舂（白鹭），如农夫春锄的形状，因此称作春锄。陆玑《诗疏》云：青齐之间（山东一带）谓之春锄，辽东、江苏一带都称白鹭。

【集解】时珍说：鹭，是水鸟的一种。在林中栖息，在水中觅食，群飞有序。毛洁白如雪，颈细而长，脚青色善翘，高一尺余，指呈分开状，短尾，嘴长三寸。顶有长毛数十根，毵毵（sān sān，毛发垂拂纷披）如丝，欲捕鱼则弯如弓状。郭景纯云：其毛可为帽沿。《变化论》云：鹭以目盼而受胎。

汪颖说：似鹭而头无丝、脚黄色者，俗名白鹤子。又有红鹤，与此相类似，但色红，就是《禽经》所说的朱鹭。

肉

【气味】味咸，性平，无毒。

【主治】汪颖说：主治虚瘦，益脾补气，可炙熟食用。

头

【主治】《救急方》记载：主治破伤风、肢强口紧，连尾烧研，以腊猪脂调敷疮口。

-按语-

鹭鸶具有补益虚损的作用，主治脾胃不足的病症，但现不作药用。

Lu 鸬 Ci 鹚

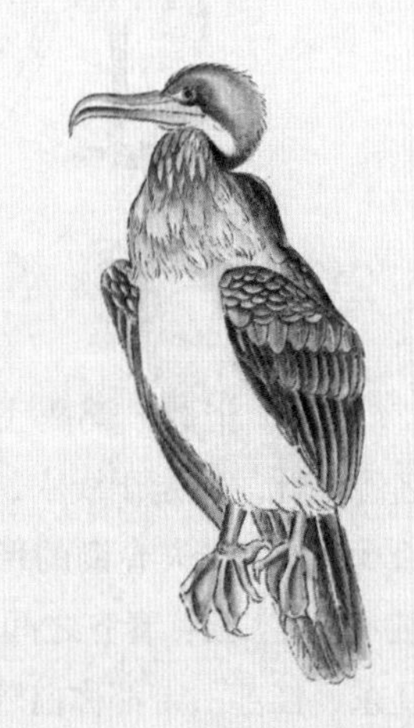

【释名】又名鹢、水老鸦。

时珍说：根据《韵书》记载，卢与兹都是黑的意思。此鸟色深黑，故名。鹢者，其声自呼。

【集解】时珍说：鸬鹚，处处水乡有。似鹢（yì，形似鸬鹚，善高飞）而小，色黑。又如鸦，而长喙微曲，善入水中捕鱼。白昼集聚在水边，夜间宿巢于林木中，久则因粪有毒多使树木枯死。南方渔舟上往往捆缚鸬鹚数十只，用来捕鱼。杜甫诗：家家养乌鬼，顿顿食黄鱼。有人说就是指此鸟。还有一种似鸬鹚，但蛇头长项，到冬月羽毛落光，栖息于溪岸边，见人不能行走，即沉入水中，这就是《尔雅》所说的鷂（yāo）头、鱼䴔，不入药用。

陈藏器说：一种头细身长项上白者，叫作鱼䴔。不入药用。

【正误】时珍说：一种鹢鸟，或作鹚，似鸬鹚而色白，人们误以为是白鸬鹚。雌雄相视，雄鸣上风，雌鸣下风而孕，口吐其子。庄周所谓白鹢相视，眼睛不运而风化者。昔人误以吐雏为鸬鹚。盖鹚、鹢音相近。鹢善于高飞，能迎风飞，能入水，故船头常画此鸟。又有一种似鹢而短项，背上绿色，腹背紫白色者，名青鹢。一名乌鸔（bǔ，一种水鸟，背上绿色，腹背紫白色，似雁而较大）。陶弘景说乌贼鱼是此鸟所化。有的说就是鸭，这是不对的。

肉

【气味】味酸、咸，性冷，微毒。

【主治】时珍说：主治大腹鼓胀，利水道。

【发明】时珍说：《别录》未记载鸬鹚的功用。只有雷敩《炮炙论·序》记载：体寒腹大，全赖鸬鹚。注云：治腹大如鼓体寒者，以鸬鹚烧存性为末，米饮服用，便可痊愈。窃谓诸腹鼓大，皆属于热，卫气并循于血脉则体寒。此乃水鸟，其气寒冷而利水。寒能胜热，利水能去湿是其原因。又《外台秘要》云：凡鱼骨鲠者，只要心中默念鸬鹚不已则能下。此乃厌伏的意思。

头

【气味】性微寒。

【主治】《别录》记载：治哽及噎，烧研，酒服。

骨

【主治】陶弘景说：烧灰水服，下鱼骨鲠。

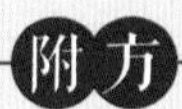

雀卵面斑：鸬鹚骨烧研，入白芷末，猪脂和，夜涂旦洗。《摘玄方》。

喙

【主治】范汪说：噎病，发病即衔着它，病即安。

嗉

【主治】时珍说：治鱼哽，吞之最效。

翅羽

【主治】时珍说：烧灰，水服半钱，治鱼哽噎即愈。出《太平御览》。

-按语-

鸬鹚肉味酸咸，性寒，能利水，用于水肿。现少作药用。

Ji

鸡

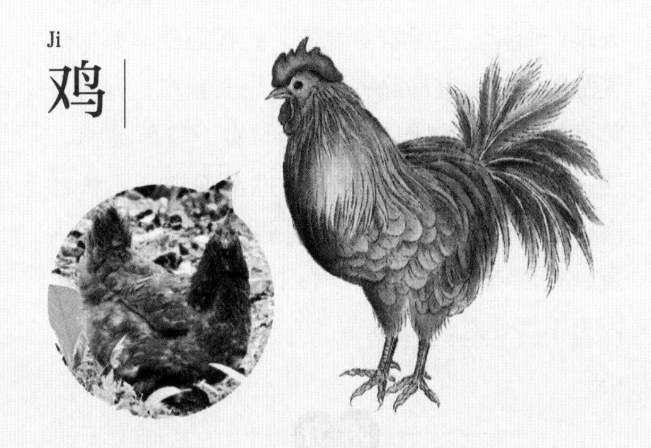

【释名】又名烛夜。时珍说：据徐铉说：鸡者，稽也，能稽时也。《广志》记载：大者名蜀，小者名荆，其雏名鷇（kòu）。梵书称它为鸠七咤。

【集解】时珍说：鸡的种类很多，各地所产的鸡，大小形色往往有异。朝鲜有一种长尾鸡，尾长三四尺。辽阳有一种食鸡，一种角鸡，肉味比其他各种鸡都更肥美。南越有一种长鸣鸡，昼夜啼叫。南海有一种石鸡，潮水至即鸣叫。蜀中有一种鹍（kūn）鸡，楚中有一种伧鸡，都高三四尺。江南有一种矮鸡，脚才长二寸左右。鸡在卦属巽，在星应昴（mǎo），无外肾而亏小肠。凡是家养群鸡无故夜鸣者，称为荒鸡，是不祥之兆。

诸鸡肉

【气味】食忌。

时珍说：《延寿书》记载：阉鸡能啼叫者有毒。四月不要食用抱鸡肉（指孵小鸡的母鸡），可令人生痈成漏，男女身体虚乏。

【发明】寇宗奭说：巽为风为鸡。鸡于五更鸣叫者，是时至巽位，感动其气使然。今有患风之人食用，无不发作。巽为鸡，信而可验。

朱震亨说：鸡属土而有金、木、火，又属巽，能助肝火。寇宗奭说动风者，是习俗所移。鸡性补，能助湿中之火，病邪得之，以为臂助，就像鱼肉之类也是这样。而且西北方多寒，中风者诚有，东南方气温多湿，有风者不是风，都是湿生痰，痰生热，热生风。

时珍说：《礼记》记载：天产作阳，地产作阴。鸡卵生而地产，有羽毛而不能飞，虽为阳精，实属风木，是阳中之阴。因此能生热动风，风火相扇，乃成中风。朱震亨驳斥寇宗奭的论断，其实他自己的说法也是错误的。

苏颂说：鸡肉虽有小毒，而补虚乏羸瘦为要药，所以食疗方多用它。

丹雄鸡肉

【气味】味甘，性微温，无毒。

【主治】《本经》记载：主治女人崩中漏下，赤白带下，通神，杀恶毒，辟不祥。

《别录》记载：补虚，温中止血，能愈久伤乏疮不愈者。

孙思邈说：补肺。

【发明】吴普说：丹雄鸡，又名载丹。

寇宗奭说：即朱鸡。

时珍说：鸡虽属木，分类而配属，则丹雄鸡得离火阳明之象，白雄鸡得庚金太白之象，因此辟邪恶者宜用；乌雄鸡属木，乌雌鸡属水，因此胎产宜用；黄雌鸡属土，因此脾胃宜用；而乌骨者，又得水木之精气，因此虚热者宜用。这都是各从其类。吴球说：三年䭾鸡，经常食用可治虚损，养血补气。

附方

❶ 辟禳瘟疫：冬至日取赤雄鸡制作成腊鸡，至立春日煮食至尽，不要分给他人。《肘后方》。

❷ 百虫入耳：鸡肉炙香，塞入耳中引出。《圣济总录》。

白雄鸡肉

【气味】味酸，性微温，无毒。

【主治】《别录》记载：下气，疗狂躁，安五脏，伤中消渴。

《大明》记载：调中除邪，利小便，去丹毒。

【发明】时珍说：据陶弘景《真诰》记载：在山中学道，宜养白鸡、白狗，可以辟邪。今方术家祈禳都用白鸡，其原本此。这也是异端之说，鸡是何神何妖呢？

附方

❶ 癫邪狂妄，言语错乱，行走不休：白雄鸡一只煮，用五味调和做羹粥食用。《食医心镜》。

❷ 惊愤邪僻：治因惊忧怖迫，或激愤惆怅，致志气错越，心行违僻者。白雄鸡一头，治如食法，珍珠四两，薤白四两，水三升，煮取二升，吃肉、饮汁令尽。《肘后方》。

❸ 突然心痛：白鸡一头，治如食法，水三升，煮取二升，去鸡，煎取六合，入醋六合，珍珠一钱，煎取六合，纳麝香二粒豆大许，一次服完。《肘后方》。

❹ 赤白痢下：白雄鸡一只，如常做臛及馄饨，空腹食用。《食医心镜》。

❺ 卒得咳嗽：白鸡一只，醋一斗，煮取三升，分三次服用，并淡食鸡。《肘后方》。

❻ 水气浮肿：小豆一升，白雄鸡一只，治如食法，用水三斗煮熟，食用，饮汁令尽。《肘后方》。

乌雄鸡肉

【气味】味甘，性微温，无毒。

【主治】《别录》记载：补中止痛。

《大明》记载：止腹痛，心腹恶气，除风湿麻痹，各种虚损羸瘦，安胎，治折伤和痈疽。生捣烂，涂竹木刺入肉。

【发明】时珍说：李廷飞认为：黄鸡适宜老人，乌鸡适宜产妇，能暖血。马益卿认为：孕妇宜食公鸡肉，因为公鸡是阳精之体，对胎元有保护作用。另外，唐代崔行功《纂要方》记载：妇人难产而死，多是富贵之家，扰攘导致孕妇惊悸气乱的缘故，宜屏除一切人，令其独产，并将公鸡煮烂取汁，制作成粳米粥与食，自然无恙，这是和气之效。大概公鸡汁性滑而濡，不食其肉，恐难消化。今俗产家，每产后即食鸡吃鸡蛋，气壮者幸而无恙，气弱者因而成疾，都是因为不解此意。

附方

❶ 补益虚弱：虚弱人用乌雄鸡一只治净，

五味调和煮至极烂，吃生的反损害人。或五味淹炙食用。

❷ 反胃吐食：用乌雄鸡一只，治如食法，入胡荽子半斤在腹内，烹食二只愈。

❸ 老人中风，烦热语涩：每用乌雄鸡一只，切，葱白一握，煮成肉汤，下麻汁、五味，空腹食用。《奉亲养老书》。

❹ 脚气烦闷愁恼：用乌雄鸡一只，治如食法，入米作汤食用。《奉亲养老书》。

❺ 寒疝绞痛：用乌雄鸡一头，治如食法，生地黄七斤，同切细，入甑中蒸，以器盛取汁。清晨温服，至晚令尽，当下诸寒癖证，做白粥食用。久疝不过三服。《肘后方》。

❻ 卒得咳嗽：乌雄鸡一只，治如食法，酒浸半日饮用。《肘后方》。

❼ 肾虚耳聋：乌雄鸡一只治净，以无灰酒三升煮熟，乘热食用，三五只效。

黑雌鸡肉

【气味】味甘、酸，性温、平，无毒。

【主治】《别录》记载：作汤食用，治风寒湿痹，五缓六急，安胎。

《大明》记载：安心定志，辟除邪气，治血邪，破心中宿血，治痈疽，排脓，补新血及产后虚羸，益颜色，助气。

孟诜说：治反胃及腹痛，折伤骨痛，乳痈。新产妇用一只治净，和五味炒香，投入二升酒中，封一夜取饮，令人肥白。又和乌油麻二升熬香，入酒中极效。

【发明】时珍说：乌色属水，牝象属阴，因此乌雌所治，皆为血分之病，是各从其类。

附方

❶ 中风舌强不语，目睛不转，烦热：乌雌鸡一只治净，以酒五升，煮取二升，去渣，分作三次，连续服用。食葱姜粥，暖卧，取小汗。《饮膳正要》。

❷ 死胎不下：乌鸡一只去毛，以水三升，煮取二升，去鸡。用纱布蘸汁摩脐下，自出。《妇人良方》。

❸ 虚损积劳：治男女因积虚或大病后，虚损沉困，酸疼盗汗，少气喘促，或小腹拘急，心悸胃弱，多卧少起，渐至瘦削。若年深，五脏气竭，则难治。用乌雌鸡一头，治如食法，以生地黄一斤，切细，饴糖一升，纳鸡腹内绑定，铜器贮藏，于瓶中蒸五升米熟，取出，食肉饮汁，不用盐。一月一作，疗效如神。姚僧坦方。

黄雌鸡肉

【气味】味甘、酸、咸，性平，无毒。

【主治】《别录》记载：主伤中消渴，小便频数不禁，泄泻痢疾，补益五脏绝伤，疗劳伤，益气力。

《大明》记载：治劳伤劣瘦，添髓补精，助阳气，暖小肠，止泄精，补水气。

孟诜说：补益男子阳气，治疗寒气侵犯身体，渐渐食用，效果好。用胡粉、诸石末和饭喂养鸡，煮食则更补益。

时珍说：治产后虚劳羸瘦，煮汁煎药服，疗效佳。

【发明】时珍说：黄者土色，雌者坤象，味甘归脾，气温益胃，故所治皆脾胃之病。朱震亨认为鸡属土，当是指此鸡而发，他鸡不得等同。

附方

❶ 消渴饮水，小便数：用黄雌鸡煮汁冷饮，并作汤食肉。《食医心镜》。

❷ 下痢禁口：黄肥雌鸡一只，如常制成肉汤，作湿馄饨，空腹食用。《食医心镜》。

❸ 脾虚滑痢：用黄雌鸡一只炙，以盐、醋

涂，煮熟食用。《食医心镜》。

❹ 脾胃弱乏，人萎黄瘦：黄雌鸡肉五两，白面七两，切肉做馄饨，下五味煮熟，空腹食用。每日一作，益颜色，补脏腑。《寿亲养老书》。

❺ 产后虚羸：黄雌鸡一只，去毛，及肠肚，背上开破，入生百合三枚，白粳米半升，缝合，入五味汁中煮熟，开腹取百合并饭，和汁作汤食用，并吃肉。《圣惠方》。

❻ 病后虚汗，伤寒后虚弱，日夜汗出不止，口干心躁：用黄雌鸡一只，去肠胃，洗净，麻黄根一两，水七大盏，煮汁三大盏，去渣及鸡，入肉苁蓉酒浸一夜，刮净一两，牡蛎煅粉二两，煎取一盏半，一日服尽。《圣惠方》。

乌骨鸡

【气味】味甘，性平，无毒。

【主治】时珍说：补虚劳羸弱，治消渴，心腹疼痛，益产妇，治妇女崩中带下，一切虚损诸病，大人小儿下痢噤口，都可煮食饮汁，也可捣和为丸药服用。

【发明】时珍说：乌骨鸡，有白毛乌骨者，黑毛乌骨者，斑毛乌骨者，有骨肉俱乌者，肉白骨乌者。只需查看鸡舌黑者，则肉骨俱乌，入药更良。鸡属木，而骨反乌者，是巽卦变为坎卦，受水木之精气，故肝肾血分之病宜用。男用雌，女用雄。妇科方剂有乌鸡丸，治妇人百病，煮鸡至烂和药，或连骨研用。

附方

❶ 赤白带下：白果、莲肉、江米各五钱，胡椒一钱，研为细末。乌骨鸡一只，如常洗净，装药末入鸡腹内煮熟，空腹食用。

❷ 脾虚滑泄：乌骨母鸡一只治净，用豆蔻一两，草果二枚，烧存性，掺入鸡腹内，扎定煮熟，空腹食用。

鸡冠血　三年雄鸡良

【气味】味咸，性平，无毒。

【主治】《别录》记载：乌鸡冠血，主治乳难。

孟诜说：治目泪不止，日点三次，疗效好。

时珍说：也可以点暴赤目。

《大明》记载：丹鸡冠血，治白癜风。

时珍说：疗经络间风热。涂颊，治口㖞不正；涂面，治中恶。饮服，治缢死欲绝，及小儿卒惊客忤。涂诸疮癣，蜈蚣、蜘蛛毒，马啮疮，百虫入耳。

【发明】时珍说：鸡冠血，用三年老雄者，取其阳气充溢也。风中血脉则口㖞不正，冠血咸而走血透肌，鸡之精华所聚，本乎天者亲上。丹者阳中之阳，能僻邪，因此治中恶、惊忤诸病。乌者阳形阴色，阳中之阴，故治产乳、目泪诸病。其治蜈蚣、蜘蛛诸毒者，鸡食百虫，制之以所畏。高武《痘疹正宗》记载：鸡冠血和酒服，发痘最佳。鸡属巽属风，顶血至清至高的原因。

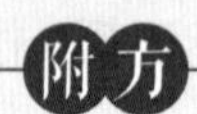

❶ 小儿卒惊，似有痛处，不知疾状：用雄鸡冠血少许，滴口中，疗效妙。《谭氏小儿方》。

❷ 小儿解颅：雄鸡冠上血滴之，用赤芍药末粉扑，有疗效。《普济方》。

❸ 阴毒卒痛：用雄鸡冠血，入热酒中饮用，暖卧取汗。《伤寒蕴要》。

❹ 烂弦风眼：鸡冠血点患处，每日三五次。《圣惠方》。

❺ 对口毒疮：热鸡血频涂患处，取散。《皆效方》。

❻ 发背痈疽：雄鸡冠血滴疽上，血尽再换，不过五六只鸡，痛止毒散，数日自愈。《保寿堂方》。

❼ 浸淫疮毒：不早治，疮周身则杀人，用

鸡冠血涂疮，每日四五次。《肘后方》。

8 燥癣作痒：雄鸡冠血，频频外涂。《范汪方》。

9 蜈蚣咬疮：鸡冠血外涂。钱相公《箧中方》。

鸡血 乌鸡、白鸡者良

【气味】味咸，性平，无毒。

【主治】《别录》记载：主折伤骨痛及痿痹，腹中疼痛，乳难。

陈藏器说：治剥驴马被伤及马咬伤，用热血浸患处。白癜风、疬疡风，用雄鸡翅下血外涂。

时珍说：鸡血乘热饮服，主治小儿下血及惊风，解丹毒、蛊毒、阴毒，安神定志。

附方

1 惊风不醒：白乌骨雄鸡血，抹唇上即醒。《医学集成》。

2 黄疸困笃：用半斤大雄鸡，背上破开，不去毛，带热血合患人胸前，冷则换。日换数鸡，拔去积毒即愈。用后之鸡有毒，人不可食，狗也不可食。唐瑶《经验方》。

3 筋骨折伤：急取雄鸡一只刺血，量患人酒量，或一碗，或半碗，和饮，痛立止，疗效如神。《青囊杂纂》。

4 杂物眯目不出：用鸡肝血滴眼少许，即出。《圣惠方》。

5 蚰蜒入耳：生油调鸡心血，滴入即出。《圣济总录》。

膍胵里黄皮

一名鸡内金膍（pí）胵（chī），即鸡肫。近人避讳，称肫内黄皮为鸡内金。男用雌，女用雄。

【气味】味甘，性平，无毒。

【主治】《别录》记载：主治泄泻，下痢，小便频遗，除热止烦。

《大明》记载：止泄精并尿血，崩中带下，肠风泻血。

时珍说：治小儿食疟，疗大人淋漓反胃，消酒积，主喉闭乳蛾、一切口疮、牙疳诸疮。

附方

1 遗尿：用鸡内金一具，并肠烧存性，酒服。男用雌，女用雄。《集验方》。

2 小便淋沥，痛不可忍：鸡内金五钱，阴干烧存性，作一次服用，白汤下，立愈。《医林集要》。

3 膈消饮水：鸡内金（洗晒干）、炒天花粉五两，研为细末，糊丸如梧桐子大。每次服三十丸，温水下，每日三次。《圣济总录》。

4 反胃吐食：鸡内金一具，烧存性，酒调服。男用雌，女用雄。《千金方》。

5 消导酒积：鸡内金、干葛为末，等份，面糊丸如梧桐子大。每服五十丸，酒下。《袖珍方》。

6 噤口痢疾：鸡内金焙研，乳汁送服。

7 小儿疟疾：用鸡膍胵黄皮烧存性，乳汁送服。男用雌，女用雄。《千金方》。

8 喉闭乳蛾：鸡内金勿洗，阴干烧末，用竹管吹之即破，愈。《青囊方》。

9 一切口疮：鸡内金烧灰敷患处，立效。《活幼新书》。

10 鹅口白疮：鸡内金为末，乳汁送服半钱。《子母秘录》。

11 肛门生疮，久不愈：用鸡内金烧存性为末，干贴患处，疗效如神。《圣济总录》。

12 脚胫生疮：雄鸡内金，洗净贴患处。一日一换，十日愈。《小山怪证方》。

13 疮口不合：鸡膍胵皮，每日贴患处。

14 发背初起：用鸡肫黄皮不落水者阴干，

临时温水润开贴之。随干随润，不过三五个，即消。《杨氏经验方》。

⑮ 小儿疣目：鸡肶黄皮外擦，自落。《集要方》。

鸡蛋

【气味】味甘，性平，无毒。

时珍说：小儿患痘疹，忌食鸡蛋，及闻煎食之气，可令眼生翳膜。

【主治】《别录》记载：除热火灼伤、烂疮、痫痉，可作虎魄神物。

《大明》记载：镇心，安五脏，止惊安胎，治妊娠天行热疾狂走、男子阴囊湿痒及咽喉失音。醋煮食用，治赤白久痢，及产后虚痢。光粉同炒干，止疳痢，及妇人阴疮。和豆淋酒服，治贼风麻痹。醋浸令坏，敷疵鼾。作酒，止产后血晕，暖水脏，缩小便，止耳鸣。和蜡炒，治耳鸣、聋及疳痢。

陈藏器说：益气。用浊水煮一枚，连水服之，主产后下痢。和蜡煎，止小儿下痢。

孟诜说：小儿发热，用白蜜一合，和三枚鸡蛋搅服，立愈。

【发明】时珍说：鸡蛋白象天，其气清，其性微寒；鸡蛋黄象地，其气浑，其性温；鸡蛋兼黄白而用之，其性平。精不足者补之以气，因此鸡蛋白能清气，治伏热、目赤、咽痛诸疾；形不足者补之以味，因此鸡蛋黄能补血，治下痢、胎产诸疾；鸡蛋则兼理气血，故治以上所列诸疾。

附方

① 伤寒发狂，烦躁热极：吞生鸡蛋一枚，有效。《食鉴本草》。

② 多种黄疸：救急方：用鸡蛋一颗，连壳烧灰，研酢一合和之，温服，鼻中虫出为效。身体极黄者，不过三枚，神效。《外台秘要》。

③ 身面肿满：鸡蛋黄白相和，涂肿处。干再涂。《肘后方》。

④ 心气作痛：鸡蛋一枚打破，醋二合调服。《肘后方》。

⑤ 痘疮赤瘢：鸡蛋一个，酒醅浸七日，白僵蚕十四枚，和匀，揩赤外涂，甚效。《圣惠方》。

⑥ 雀卵面疱：鸡卵醋浸令坏，取出外敷。《圣惠方》。

⑦ 产后血多不止：乌鸡蛋三枚，醋半升，酒二升，和搅，煮取一升，分四次服。《本草拾遗》。

⑧ 产后心痛：鸡蛋煮酒，食即安。《随身备急方》。

⑨ 产后口干舌缩：用鸡蛋一枚打破，水一盏搅服。《经验方》。

⑩ 妇人白带：用酒及艾叶煮鸡卵，日日食用。《袖珍方》。

卵白

【气味】味甘，性微寒，无毒。

【主治】《别录》记载：主目热赤痛，除心下伏热，止烦满咳逆，小儿下泄，妇人难产，胞衣不出，都可生吞鸡蛋白。醋浸一夜，疗黄疸，除大烦热。

陈藏器说：产后血闭不下，取鸡蛋白一枚，入醋一半搅服。

时珍说：和赤小豆末，涂一切热毒、丹肿、腮痛神效。冬月以新生者酒浸，密封七日取出，每夜涂面，去面黑䵟疱，令人面色悦泽。

【发明】寇宗奭说：主产后血晕，身体痉直，口、目向上牵急，昏不知人。取鸡蛋一枚，去壳分清，用荆芥末二钱调服即安，效果敏捷，乌鸡蛋效果尤其好。

附方

① 时行发黄：醋酒浸鸡蛋一夜，吞蛋白数

枚。《肘后方》。

2 面生疱疮：鸡蛋，用三年陈醋浸三夜，待软，取白涂面。《肘后方》。

3 汤火烧灼：鸡蛋清和酒调洗，勤洗即易生肌。忌发物。或生敷也可以。《经验秘方》。

4 头发垢脂：鸡蛋清涂发，少顷洗去，光泽不燥。濒湖（即李时珍自称）。

5 面黑令白：鸡蛋三枚，酒浸，密封二十八日，每夜取鸡蛋白敷面，面色白如雪。《普济方》。

卵黄

【气味】味甘，性温，无毒。

【主治】《药性论》说：醋煮，治产后虚痢，小儿发热。煎食，除烦热。炼过，治呕逆。和常山末为丸，竹叶汤送服，治久疟。

《大明》记载：炒取油，和粉，敷头疮。

时珍说：突然干呕者，生吞数枚，疗效好。小便不通者，也可生吞，数次即效。补阴血，解热毒，治下痢，疗效好。

【发明】时珍说：鸡蛋黄，气味俱厚，阴中之阴，故能补形。昔人谓其与阿胶功效相同，正是此意。其治呕逆诸疮，则取其除热引虫而已。

苏颂说：鸡蛋入药最多，而发煎方特奇，刘禹锡《传信方》记载：乱发鸡蛋膏，治小孩热疮。用鸡蛋五枚煮熟，去蛋白取蛋黄，乱发如鸡蛋大，相和，于铁铫中炭火煎熬。初甚干，少顷即发焦，乃有液出。旋取置碗中，以液尽为度。取涂疮上，即用苦参末粉扑。我在武陵时育有一子，在床蓐内便有热疮，涂诸药无益，而病情日剧，蔓延半身，昼夜号啼，不乳不睡。因阅本草发髲（bì）条载：合鸡蛋黄煎之，消为水，治疗小儿惊热、下痢。注解说：俗中妪母为小儿作鸡蛋煎，用发杂熬之，良久得汁，与小儿服，去痰热，主有病。又有鸡蛋条载：疗火疮。因而用之，果如神效。

附方

1 赤白下痢：鸡蛋一枚，取黄去白，入胡粉满壳，烧存性。以酒服一钱匕。葛氏方。

2 子死腹中：鸡蛋黄一枚，姜汁一合，和服，当下。

3 小肠疝气：鸡蛋黄搅，温水服之。服用三次即效。

4 小儿痫疾：鸡蛋黄和乳汁搅服。不过三两枚，自定。《普济方》。

5 鼠瘘已溃：鸡卵一枚，米下蒸半日，取黄熬令黑。先拭疮令干，以药纳孔中，三次即愈。《千金方》。

6 消灭瘢痕：鸡蛋五七枚煮熟，取黄炒黑，拭涂，每日三次。久久自灭。《圣惠方》。

7 妊娠胎漏，血下不止，血尽则子死：用鸡蛋黄十四枚，以好酒二升，煮如饧服用。未愈再作，以愈为度。《普济方》。

8 耳疳出汁：鸡蛋黄炒油涂患处，甚妙。谈野翁方。

按语

鸡肉味甘，性温，能温中益气，补益精髓。用于脾气虚弱所致的食少、泻痢、水肿、妇女带下、崩漏，身体虚弱羸瘦、产后诸虚、乳少、病后虚损，肝血不足所致的头晕、眼花。

鸡内金味甘，性平，能消食导滞，涩精止遗。用于食欲不振、消化不良、饮食积滞、小儿疳积、遗精、肾结石、膀胱结石、胆结石。

鸡蛋味甘，性平，滋阴润燥，养血息风。用于热病心烦、燥咳声哑、虚劳吐血、目赤肿痛，热病痉厥、胎动不安、产后口渴、烫伤等。

Zhi

雉

【释名】又名野鸡。

寇宗奭说：野鸡飞时像箭，一往而堕，因此字从矢。今人取其尾部羽毛放在舟车上，使其行驶速度加快。汉朝吕太后名雉，汉高祖改雉为野鸡。它本来也是鸡类。

【集解】时珍说：野鸡，南北皆有，形大如鸡，而羽毛绣美。雄雉色彩艳丽而尾长，雌雉色彩较暗而尾短。野鸡性好斗，叫声称为鷕（yǎo），雌雄交配只有一次，其卵呈褐色。雌雉将产卵时，往往避开雄雉而潜伏下来，否则雄雉食其卵。

肉

【气味】味酸，性微寒，无毒。

《大明》记载：性平，微毒。秋冬补益，春夏有毒。患痢之人不可食。

孟诜说：长期食用使人瘦。九月至十一月稍能补益，他月则发五痔、各种疮疥。不可与胡桃同时食用，否则发头风眩晕及心痛；与菌蕈、木耳同吃，发五痔，立刻下血；荞麦同吃，生肥虫；雉卵与葱同食，生寸白虫；死后爪甲不伸者，杀人。

【正误】时珍说：野鸡属离火，鸡属巽木。所以鸡煮熟后，鸡冠变色呈红色，这说明野鸡是属火的。春夏不可食用野鸡，是因为野鸡食虫、蚁，又与蛇交配，变化有毒。能引发痔疮及疮疥，滋生寄生虫病，使人消瘦，这都与鸡肉类似。有些庸俗浅薄的人，假借黄帝的名义写书，说丙午日不可食野鸡，否则会患遁尸病，这都是无稽之谈。而陶弘景附和，孙思邈也赞同这种看法，这是不正确的。再次纠正这些错误。

【主治】《别录》记载：补中，益气力，止泄痢，除蚁瘘。

【发明】时珍说：雉肉，各位医家认为它能发痔，患痢之人不可食，而《别录》用它治痢、治瘘，这是什么原因？因为雉在禽上应胃土，因此能补中；而又食虫蚁，故能治蚁瘘，取其制伏。若久食或食非其时，则生虫有毒，故不适宜。

附方

1 脾虚下痢，日夜不止：野鸡一只，如食法，入橘皮、葱、椒、五味调和，做馄饨煮，空腹食用。《食医心镜》。

2 产后下痢：用野鸡一只，做馄饨食用。《食医心镜》。

3 消渴饮水，小便数：用野鸡一只、五味煮取汁饮用。肉也可吃，有疗效。《食医心镜》。

4 心腹胀满：野鸡一只，不拘雄雌，炒茴香、炒马芹子、炒川椒、陈皮、生姜等份，用醋以一夜蒸饼和雉肉作馅料，外以面皮包作馄饨，煮熟食用，仍早服嘉禾散，辰时服此，午时服导气枳壳丸。《朱氏集验方》。

按语

雉味酸，性微寒，能补中益气，止渴止痢。用于治疗脾虚下痢、消渴小便频数等症。

Bai Xian

白鹇

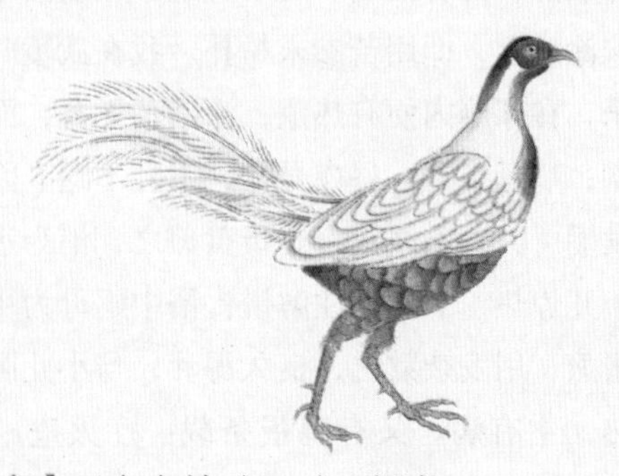

【释名】又名白鶾（hàn）、闲客。

时珍说：据张华说：行止闲暇，因此叫作鹇（xián）。李昉命名为闲客，薛氏认为是雉类，汪氏认为是白雉。《尔雅》白雉名翰，南方人呼闲字之音如寒，则鹇即翰之转音，当作白翰，如同锦鸡称为文翰。翰者，是羽美之貌。《西京杂记》记载：南粤王献白鹇、黑鹇各一。雉也有黑色的，名鸬雉，彼此通称为翰。

【集解】苏颂说：白鹇出江南，是雉类，呈白色，而背有细黑纹路。可畜养，当地人食用。

时珍说：鹇似山鸡而色白，有黑纹如涟漪，尾长三四尺，体备冠距，红颊赤嘴丹爪，其性耿介。

【气味】味甘，性平，无毒。

【主治】汪颖说：补中，解毒。

-按语-

白鹇味甘，性平，能补中，健脾，益肺。用于脾胃虚弱、食欲不振、大便溏泄、虚劳发热等症。

秧鸡 Yang Ji

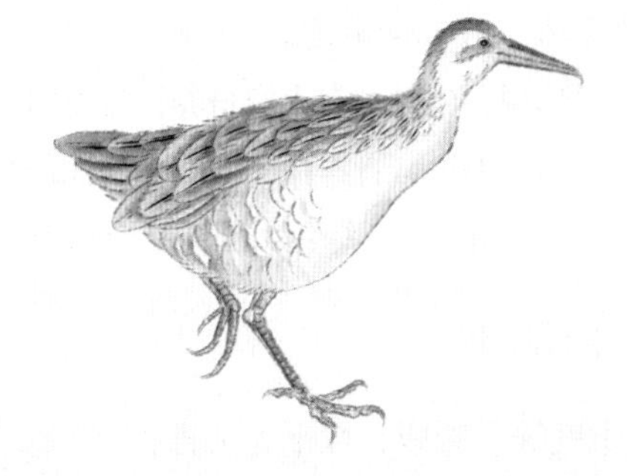

【集解】时珍说：秧鸡大如小鸡，白颊，长嘴短尾，背有白斑。多居田泽边上。夏至后夜鸣至晨，秋后即止。一种䳺鸡，也是秧鸡之类，大如鸡而长脚红冠，雄者大而色褐，雌者稍小而色斑，秋天即无，其声甚大。这两种都能食用。

【气味】味甘，性温，无毒。

【主治】汪颖说：主治蚁瘘。

-按语-

秧鸡味甘，性温，能调养身体，用于虚损病证，治蚁瘘（脚底生疮，日久不愈）。现秧鸡已列入陆生野生动物保护名录。

鹑 Chun

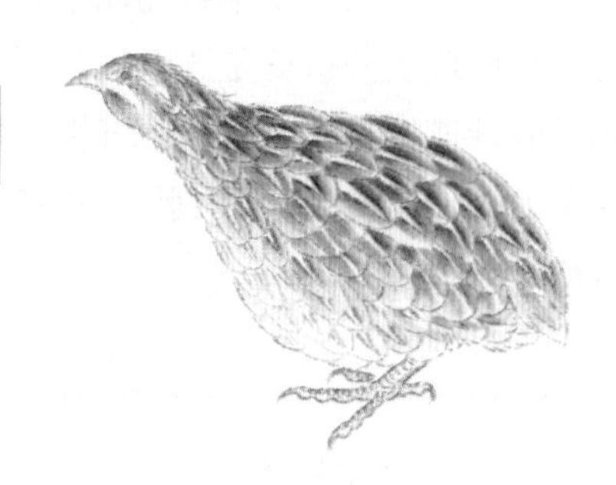

【释名】时珍说：鹑（chún）性淳，窜伏浅草，没有固定居处而有固定伴侣，随地而安，即《庄子》所谓“圣人鹑居”。行走时遇到小草即旋避，可谓醇厚。其子名䳺（wén）。寇宗奭说：其卵初生时称为罗鹑，至秋初称为早秋，中秋已后称为白唐，一物四名。

【集解】时珍说：鹑大如小鸡，头细而无尾，毛有斑点，甚肥。雄者足高，雌者足卑。其性畏寒，其在田野，夜则群飞，昼则草伏。人能以声呼取，畜养可令斗搏。《万毕术》记载：蛤蟆得瓜化为鹑。《交州记》记载：南海有黄鱼，九月变为鹑。用盐炙后食用非常肥美。盖鹑始化成，终以卵生，故四时常有。鴽（rú）则始由鼠化，终复为鼠，故夏有冬无。

【气味】味甘，性平，无毒。掌禹锡说：四月以前不堪食。不可合猪肝食用，令人生黑子；合菌子食用，令人发痔。

【主治】《嘉祐本草》说：补五脏，益中续气，实筋骨，耐寒暑，消结热。和小豆、生姜煮食，止泄痢。酥煎食，令人下焦肥。

寇宗奭说：小儿患疳，及下痢五色，每日食用，有效。

【发明】时珍说：据董炳《集验方》记载：魏秀才之妻，病腹大如鼓，四肢消瘦骨立，不能贴席，唯衣被悬卧。饮食不进已经数日。忽然想吃鹁，如法而进，遂晕剧。少顷汗出如雨，不能言，只想大便。扶而如厕，小便突出白液，凝如鹅脂。如此数次，下尽遂起。这是由中焦湿热积久所致。本草载鹁能解热结，疗小儿疳，从医理上分析就是这个道理。董氏所说如此。时珍谨按：鹁乃蛙化，气性相同，蛙与蛤蟆皆解热治疳，利水消肿，则鹁能消鼓胀，也有同样的功效。

按语

鹁味甘，性平，能补中益气，滋补肝肾，清利湿热。用于脾胃虚弱所致的消化不良、食欲不振，肝肾阴虚所致的腰膝酸痛、湿热下利、湿痹。有强壮身体的作用。

Yu

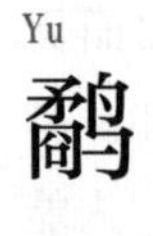

鹬

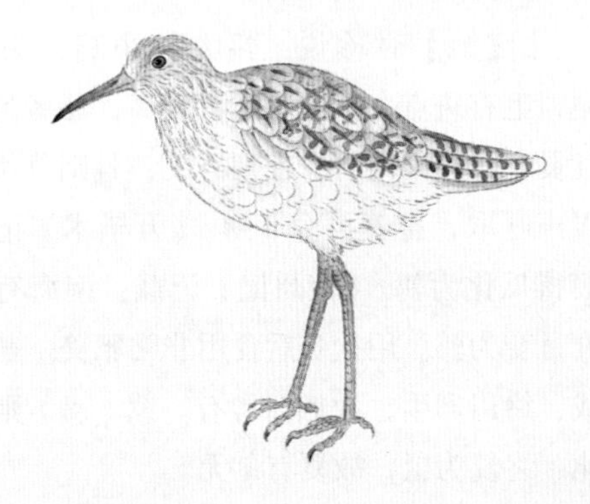

【集解】陈藏器说：鹬（yù）像鹁，色苍嘴长，在泥涂间作鹬鹬声，村民认为是田鸡所化，实乃鹌鹑之类。苏秦所谓鹬蚌相持者，即此。

时珍说：《说文解字》记载：鹬知天将下雨则鸣，因此掌管天文的戴鹬毛制成的头冠。现在田野间有小鸟，未雨则啼者即是。与翡翠同名而物异。

【气味】味甘，性温，无毒。

【主治】陈藏器说：补虚，暖人。

按语

鹬味甘，性温，能补虚益精，健脾和胃。用于治疗久病虚损、虚寒泄泻等症。

Ge

鸽

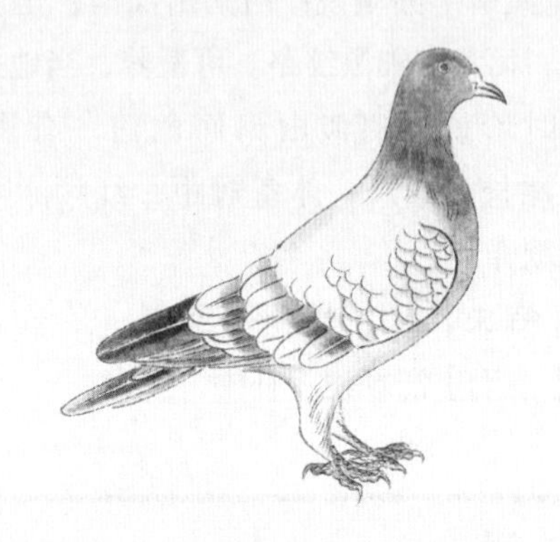

【释名】又名鹁（bó）鸽、飞奴。

陈藏器说：鸽性淫而易合，因此得名。鹁者，是其发声。张九龄用鸽传书，视为飞奴。梵书名迦布德迦。

【集解】寇宗奭说：鸽之毛色，在禽鸟中种类最多，唯白鸽可以入药。凡鸟皆雄乘雌，鸽则独雌乘雄，故其性最淫。

时珍说：到处都有人家畜养，也有野鸽。种类虽多，羽毛不过有青、白、皂、绿、鹊斑数色，眼目有大小，黄、赤、绿色而已。也与鸠为匹偶。

白鸽肉

【气味】味咸，性平，无毒。

【主治】《嘉祐本草》说：解各种药毒，及人、马久患疥疮，食之立愈。

孟诜说：能调精益气，治恶疮疥癣，风瘙白癜，疬疡风，炒熟酒服。虽有益人，但食多恐减药力。

附方

消渴饮水：用白花鸽一只，切作小片，用土苏煎，含咽。《食医心镜》。

按语

鸽肉味咸，性平，滋肾益气，祛风解毒。用于肝肾阴虚所致的消渴多饮及气虚所致的虚羸、气短乏力，肠风下血，也用于恶疮疥癣、风疮白癜等症。

燕 Yan

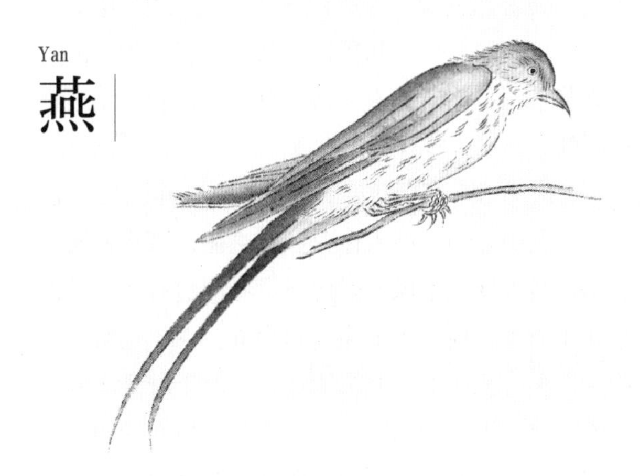

【释名】又名乙鸟、玄鸟、鸷（zhì）鸟、鹩鸸（yì ér）、游波、天女。

时珍说：燕字，是篆文象形。乙者，是它鸣叫的声音。玄，是它的颜色。鹰鹞吃它则死，能制海东青鹘，因此有鸷鸟之称。能兴波祈雨，故有游波之号，即雷敩所云“海竭江枯，投游波而立泛”。京房说：人见白燕，主生贵女，又有天女之名。

【集解】《别录》记载：燕生于高山平谷。

陶弘景说：燕有两种：紫胸轻小者是越燕，不入药用；有斑黑而声大者，是胡燕，可入药用。胡燕做的巢穴长，能容下二匹绢的，令人家富。如果巢穴向北而尾屈呈白色的，是数百岁燕，《仙经》称它为肉芝，食用可延年益寿。

时珍说：燕大如雀而身长，燕口丰颔，布翅歧尾，背飞向宿，做巢穴时避开戊己日，春社来，秋社去。其来时，衔泥巢于屋宇之下；其去时，伏气蛰于窟穴之中。有的说它渡海，是谬谈。有人说玄鸟到来时，可祭祀求子。有的以为吞燕蛋就能生子，是怪诞之说。有的说燕藏蛰于井底，燕不入屋，则井会荒废。燕巢有艾叶时，燕子不会再来居住。凡狐貉的皮毛，见燕则会脱落，这都是事物之间相互影响的结果。

【气味】味酸，性平，有毒。

陶弘景说：燕肉不可食，损人神气，入水为蛟龙所吞。不宜杀之。

时珍说：《淮南子》记载，燕入水为蜃蛤（shèn gé，即大蛤和蛤蜊），所以高诱注说，蛟龙嗜食燕，人食燕后不可入水，而祈祷的人们用燕召龙求雨。我认为燕是蛰藏而不会变化它物的，变化成蛤的说法果真无误吗？但燕肉既然有毒，自不必食它。

【主治】《别录》记载：出痔虫、疮虫。

按语

燕肉味酸，性平。李时珍认为燕肉有毒，不宜食用。

寒号虫 Han Hao Chong

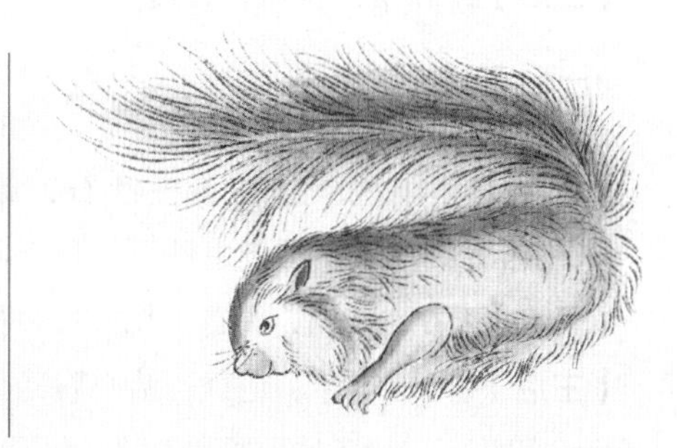

【释名】又名鹖鴠（hé dàn）、独春，屎名五灵脂。

时珍说：杨氏《丹铅录》认为寒号虫即是鹖鴠，今从之。《诗经》写作盍旦，《礼》写作曷旦，《说文解字》写作鶡鴠（hé kǎn），《广志》写作侃旦，《唐诗》写作渴旦，都是随义借名。扬雄《方言》载：自关而西谓之鹖鴠，自关而东谓之城旦，也名倒悬。周、魏、宋、楚称为独春。郭璞说：鹖鴠，夜鸣求旦之鸟。夏月毛盛，冬月裸体，昼夜鸣叫，故名寒号、鹖旦。古时刑法有城旦舂，即昼夜舂米。故又有城旦、独舂之名。《月令》记载：仲冬，曷旦不鸣。是冬至阳气生发，气候渐暖的缘故。其屎名五灵脂，是说状如凝脂而受五行之灵气。

【集解】马志说：五灵脂出北地，是寒号虫之粪。

掌禹锡说：寒号虫有四足，有肉翅不能远飞。

苏颂说：现在只有河州郡才有。五灵脂色黑如铁，采取不拘时令。

时珍说：曷旦，是候时之鸟，五台诸山很多，它的形状像小鸡，四足有肉翅。夏月毛呈五色，鸣叫声好像在说：凤凰不如我。冬季毛落如幼鸟，忍寒而号叫：得过且过。其屎恒集一处，气甚臊臭，粒大如豆，采之有如糊者，有粘块如糖者，人以沙石杂而货卖。以糖心润泽者为真。

肉

【气味】味甘，性温，无毒。

【主治】汪颖说：食用，补益人。

五灵脂

【修治】苏颂说：此物多夹沙石，很难修治。凡用研为细末，用酒飞去沙石，晒干收用。

【气味】味甘，性温，无毒。恶人参，损人。

【主治】《开宝本草》记载：治心腹冷气，小儿五疳，辟疫气，治肠风，通利气脉，女子闭经。

苏颂说：疗伤冷积。

朱震亨说：凡血崩过多者，半炒半生，酒服，能行血止血。治血气刺痛甚效。

时珍说：止妇人经水过多，赤带不绝，胎前产后血气诸痛，男女一切心腹、胁肋、少腹诸痛，疝痛，血痢肠风腹痛，身体血痹刺痛，肝疟发寒热，反胃消渴，及痰涎挟血成窠，血贯瞳子，血凝齿痛，重舌，小儿惊风，五痫癫疾，杀虫，解药毒，及蛇、蝎、蜈蚣伤。

【发明】寇宗奭说：五灵脂引经有功，不能生血，此物入肝经最速。曾有人病目中生翳，往来不定，是血分所病，肝受血则能视，目病不治血，是违背医理，用五灵脂入药而愈。又有人被毒蛇所伤，良久昏愦，一老僧以酒调药二钱灌之，便苏醒过来，仍用滓敷咬处，少顷复灌二钱，其病痛皆去。问所治之药，是五灵脂一两，雄黄半两，同研为末。其后有中蛇毒者，用之都有效。

时珍说：五灵脂，是足厥阴经药，气味俱厚，阴中之阴，可入血分。肝主血，诸痛皆属于木，诸虫皆生于风，因此五灵脂能治血病，散血和血而止诸痛，治惊痫，除疟痢，消积化痰，疗疳杀虫，治血痹、血眼诸症，都属于肝经之病。失笑散，不仅治妇人心痛血痛，凡男女老幼，一切心腹、胁肋、少腹痛，疝气，并胎前产后，血气作痛，及血崩经溢，百药不效者，俱能奏功，屡用屡验，真近世之神方。据李仲南说：五灵脂治崩中，非止治血之药，乃去风之剂。风，灵动之物，冲任经虚，被风伤袭营血，以致崩中暴下，与荆芥、防风治崩之义相同，这才认识到古人见识如此深博。这也是一种说法，但未及肝血虚滞，也自能生风之意。

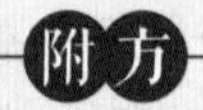

1 失笑散：治男女老少，心痛腹痛，少腹痛，小肠疝气，诸药不效者，能行能止；妇人妊娠心痛，及产后心痛、少腹痛、血气痛，疗效尤

其好。用五灵脂、蒲黄等份，研为细末，先用醋二杯调末熬成膏，入水一盏，煎至七分，连药热服，未止再服。一方以酒代醋。一方以醋糊和丸，童尿、酒服。《和剂局方》。

2 产后血晕，不知人事：用五灵脂二两，半生半炒为末。每服一钱，白水调下。如口噤不开，撬开牙齿，灌服，入喉即愈。《图经本草》。

3 产后腹痛：五灵脂、香附、桃仁等份研末，醋糊为丸，服一百丸。或用五灵脂末，神曲糊丸，白术、陈皮汤下。丹溪方。

4 血气刺痛：五灵脂（生研）三钱，酒一盏煎沸，热服。《灵苑方》。

5 卒暴心痛：五灵脂炒一钱半，干姜炮三分，为末。热酒服，立愈。《事林广记》。

6 经血不止：五灵脂炒烟尽，研。每服二钱，当归两片，酒一盏，煎六分，热服。三五次取效。《经效方》。

7 血崩不止：用五灵脂十两，研末，水五碗，煎三碗，澄清，再煎为膏，入神曲末二两和，丸如梧桐子大。每服二十丸，空腹温酒下，便止，极效。《医林集要》用五灵脂烧研，以铁秤锤烧红淬酒，调服。以效为度。

8 胎衣不下，恶血冲心：用五灵脂（半生半炒）研末。每服二钱，温酒下。《产宝》。

9 消渴饮水：竹笼散，用五灵脂、黑豆去皮，等份为末。每服三钱，冬瓜皮汤下，无皮用叶亦可，每日服二次。不可更服热药，宜八味丸去附子，加五味子。若略渴者，二三服即止。《保命集》。

10 中风瘫缓：迫魂散，用五灵脂为末，以水飞去上面黑浊、下面沙石，研末。每服二钱，热酒调下，每日服一次。继服小续命汤。《奇效方》。

11 骨折肿痛：五灵脂、白及各一两，乳香，没药各三钱，研为细末，熟水同香油调，涂患处。《乾坤秘韫》。

12 五疳潮热，肚胀发焦，不可用大黄、黄芩，损伤骨气，恐生别症：五灵脂水飞一两，胡黄连五钱，研为细末，雄猪胆汁丸如黍米大。每服一二十丸，米饮送下。《全幼心鉴》。

13 咳嗽肺胀：皱肺丸，用五灵脂二两，胡桃仁八个，柏子仁半两，研匀，滴水和丸如小豆大。每服二十丸，甘草汤下。《普济方》。

14 痰血凝结：紫芝丸，用五灵脂水飞、半夏汤泡等份为末，姜汁浸蒸饼丸如梧桐子大。每饮下二十丸。《百一选方》。

15 重舌胀痛：五灵脂一两，淘净为末，煎米醋漱。《经验良方》。

16 恶血齿痛：五灵脂末，米醋煎汁含咽。《仁斋直指方》。

按语

五灵脂味苦、咸、甘，性温，能活血止痛，化瘀止血。用于瘀血阻滞之痛证，如脘腹胁痛、痛经、经闭、产后瘀滞腹痛及瘀滞出血证。宜包煎。血虚无瘀及孕妇慎用。不宜与人参同用。

Ban Jiu 斑鸠

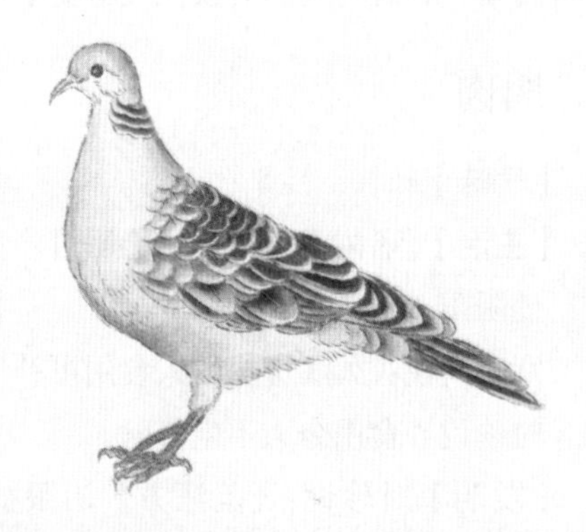

【释名】又名斑隹（zhuī）、锦鸠、鹁（bó）鸠、祝鸠。

时珍说：鸠，即鹁，描述的是它的声音。斑，即锦，描述的是它的颜色。隹，尾短的称呼。古代的厨师（古厨师掌管六畜，而鸠乃六畜之一）令尸祝代掌厨房，因此称它为祝鸠。这些都是鸠中形大而有斑的。其中小而无斑的，称作隹，或者称作鹁，或称荆鸠，或称楚鸠。鸠的子称作鹁鸠，或称役鸠，或称糠鸠，或称郎皋，或称辟皋。扬雄《方言》重将各种鸠相互混淆，不足凭据。

【集解】掌禹锡说：斑鸠到处都有。春分时变为黄褐侯，秋分时变为斑鹪（jiāo）。黄褐侯，即青鹪。

寇宗奭说：斑鸠有的有斑纹，有的没有，有灰色的，有大的，有小的。虽有这数种不同颜色，但其功用一致。曾经养斑鸠几年，并不见春秋分时有何变化。

时珍说：鸣鸠能变成鹰，而斑鸠变成黄褐侯的说法，不知其出处。如今鸠小而呈灰色，等长大而斑纹像梨花点时，并不擅长鸣叫。只有颈项下有斑纹像珍珠的，声大能鸣叫，可以作为媒介引鸠而来，入药尤其好。鸠性忠厚孝顺，却不善做巢，仅架几只树茎，往往导致卵的坠落。天将下雨的时候就将雌性斑鸠赶出巢，天晴后才呼唤它归巢。因而说鹪虽然灵活但是常常遇到危险，鸠虽然笨拙但是却总能获得安宁。或者说雄斑鸠叫的时候天气将转晴，雌斑鸠叫的时候天气将要下雨。

鸠肉

【气味】味甘，性平，无毒。

【主治】《嘉祐本草》说：能明目。多食则益气，助阴阳。

寇宗奭说：久病虚损的人食用可补气。

时珍说：食用令人不生噎病。

【发明】时珍说：《范汪方》治眼病有斑鹪丸，《圣济总录》疗目疾有锦鸠丸，倪唯德认为斑鸠补肾，故能明目。我认为鸠能益气，故能明目，不单是补肾以明目。说是鸠生性不得噎病，食用又能助气。所以古代在仲春时罗氏（周天子的属官）献斑鸠以养国老，在仲秋时送鸠杖给年老的人以示敬老。

血

【主治】时珍说：热饮，解蛊毒，效果很好。

屎

【主治】时珍说：耳出脓疼痛，及耳中生耵聍，同夜明砂末等份，吹入耳中。

-按语-

斑鸠味甘，性平，能补益气血，明目。用于久病虚损身体疲倦、喘咳痰血、呃逆、两目昏花、容易感冒、口干者。

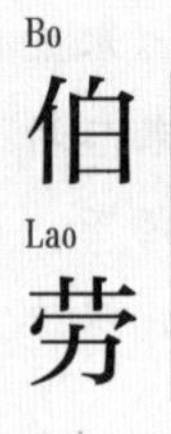

Bo 伯 Lao 劳

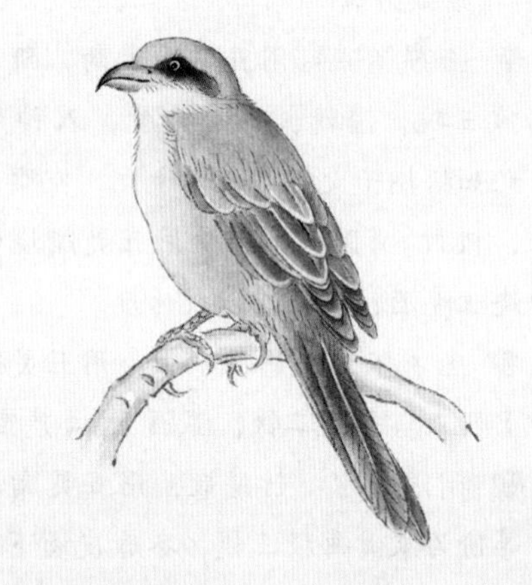

【释名】又名伯鹩（liáo）、博劳、伯赵、䴗（jú）、鴂（jué）。

时珍说：据曹植《恶鸟论》记载：䴗声嗅嗅，故称作䴗。感阴气而活动，为象征残杀迫害的鸟。说它代表坏名声，只有愚人相信，通达事理的人忽略不信。世传尹吉甫听信后妻谗言，杀死儿子伯奇，伯奇死后变成此鸟。所以此鸟鸣叫之家，会认为这是一种不祥之兆，这不过是好事者牵强附会的言辞而已。称它作伯劳，是用来描述其声音。称作伯赵，因它呈皂色，赵是皂的讹误。

【集解】时珍说：伯劳即鷃鵙（yàn jú）。夏季鸣叫冬季停止，为《月令》中用来判断时令的鸟。本草书中没有描述它的形状，而后人也没有认识它的。郭璞注解《尔雅》时记载：鵙像鸐（xia）鹕而形大。服虔（qián）说：鸐（xiá）鹕，为白颈的乌鸦。张华注解《禽经》时说：伯劳形状像鸲（qú）鹆（yù）。鸲鹆的喙呈黄色，伯劳的喙呈黑色。许慎《说文解字》记载：鸲鹆像鵙而有冠。颜师古注解《汉书》时称鴂为子规。王逸注解《楚词》称鴂为巧妇。扬雄《方言》称鵙为鹖（hé）鴠（dàn）。陈正敏《遁斋闲览》称鵙为枭。李肇《国史补》称鵙为布谷。杨慎《丹铅录》称鵙为驾犁。九种说法各自不同。我自认为既然鵙可以用来判断时令，必不是稀少罕见的鸟。现一起考证他们的过失：王氏的说法已经是谬论，不必再予以辩论。据郭氏所说，类似现今的苦鸟。据张、许二人的说法，则类似现今的百舌，类似鸲鹆而有冠。然鵙喜好单独栖息，一鸣叫则蛇结；而百舌不能制蛇，此为不同之处。据颜氏所说，则子规称鹈（tí）鴂，伯劳名鴂。况且《月令》起于北方，子规不是北方的鸟。据扬氏所说，鹖鴠是寒号鸟，只有晋地才有。据陈氏所说，称他自己曾亲眼看到此鸟，断定为枭，却未曾详细描述其形状，与陈藏器鸮即枭的说法不相符合。而在《尔雅》中鸱鸮（chī xiāo）一名鸋鴂，与此不同。据李氏所说，则布谷一名鴶（jiá），鵴（jú），字音相近，又与《月令》中鸣鸠拂其羽相矛盾。据杨氏所说，则驾犁才是鵋（jì）鸠，小的像鸲鹆，三月即开始鸣叫，与《礼记》中五月鵙才开始鸣叫、《豳风》中鵙七月开始鸣叫的说法不合。以上八种说法竟有如此的不同，总而言之，当以郭氏的说法为准。据《尔雅》记载“鹊鵙虽然长的丑，但是他们飞翔的时候却总是在一起”，收起双足伸开翅膀。既然将鹊、鵙一同称呼，而如今的苦鸟，大的像鸠，黑色，在四月开始鸣叫，它的叫声称作苦苦，又称作姑恶，人们多厌恶它。老百姓认为它是妇人被其姑苦死所化成，与伯奇的说法相近，但不知道它能否制蛇。《淮南子万毕术》记载：将伯劳的血涂在金上，人不敢取。

毛

【气味】性平，有毒。

【主治】《嘉祐本草》说：治疗小儿继病，取它的毛佩带。所谓继病，是指母亲怀孕同时给小儿哺乳，小儿患病像疟疾、痢疾，隔一段时间后腹部增大，时而痊愈时而复发。若他人怀孕，相近时也能相继得病。北方人未曾认识此病。

【发明】时珍说：据《淮南子》记载：男子种兰草，草美却无芳香；继子有食吃，体壮却无光泽，这是没有投入真情，没有来往啊！大概是情系腹中亲子的缘故吧。继病也写作魃（jì）病，魃是小鬼的称呼，指的是小儿虚弱瘦小，形如魃鬼，大抵也就是丁奚疳病（小儿黄瘦腹大的病证，由哺食过度，而脾胃尚弱，不能消磨，无气血荣运，致肌肉消瘠，病腹大颈小黄瘦）。

踏枝

【主治】《嘉祐》说：治疗小儿语迟，用它鞭打小儿即能迅速开始讲话。

【发明】时珍说：据罗氏《尔雅翼》记载：本草书中用伯劳所踏树枝鞭打小儿可令其迅速开始讲话的说法，是因为取其当万物不能鸣时而独能鸣的缘故，取其以类相求的道理。

按语

伯劳味甘，性平，能清热解毒，用于各种疮疡。

Zhuo
啄

Mu
木

Niao
鸟

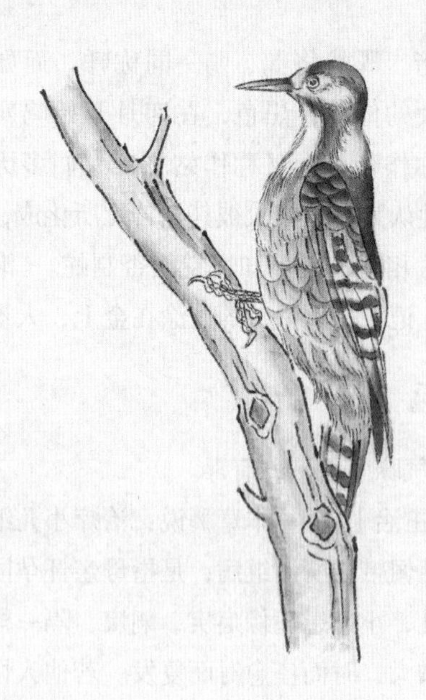

【释名】又名斫（zhuó）木、鴷（liè）。

时珍说：此鸟啄开树木取虫食用，因此称斫木。《禽经》记载：鴷关注木，鹈（tí）关注水。

【集解】掌禹锡说：《异物志》记载：啄木鸟有大有小，有褐色有花色，褐色的是雌性，花色的是雄性，啄开树木食虫，俗称为雷公采药吏所化。山中有一鸟，大如鹊，青黑色，头上有红毛，当地人称作山啄木。

时珍说：啄木鸟小的像麻雀，大的像乌鸦，面像桃花，喙、足都呈青色，爪甲坚硬、鸟嘴锋利。鸟嘴像锥子，长几寸。舌长于口，它的顶端有针刺，啄得虫后，用舌钩出食用。《博物志》记载：此鸟能用嘴画字，令虫自出。鲁至刚记载：现今福建、广州、四川人、巫医收集它的符字，用来收惊、治疗疮毒。其中山啄木头上有红毛，山上的人称作火老鸦，能食火炭。王元之有诗记载：淮南啄木大如鸦，顶似仙鹤堆丹砂。即是指的此鸟。也可人药用，它的功效相同。

肉

【气味】味甘、酸，性平，无毒。

【主治】《嘉祐》说：治疗痔疮、瘘疮，以及牙齿生疳、生虫。烧灰存性，研末，纳牙孔中，不过三次。

时珍说：追劳虫，治疗风痫。

【发明】掌禹锡说：《淮南子》记载：啄木治愈龋齿，取其以类相求的道理。《荆楚岁时记》记载：山上的人在五月五日取啄木，主治齿痛。

时珍说：追劳、治痫、治瘘，都是取其制虫的含义。

附方

1 瘘疮脓水不止，久不愈合：用啄木一只（或火老鸦也可），加盐泥完整密封，煅烧存性研末，每次取二小勺，酒送服。姚大夫方。

2 多年痫病：取腊月啄木鸟一个，酒三升。先用瓦罐铺荆芥穗一寸厚，置鸟于上，再用荆芥穗盖一寸，倒酒入内，用盐泥完整密封，炭火煅烧，以酒干为度。放冷取出捣研为末，入石膏二两，铁粉一两，炮附子一两，朱砂、麝香各一分，龙脑一钱，一起研匀。每次取一钱，先服温水两三口，再取温酒一杯调服，随即卧床。发作时再服一次，隔一天再服，不过十服即愈。《保幼大全》。

舌

【主治】梅师《集验方》说：龋齿作痛，用绵包裹做成尖状，咬住。

附方

虫牙：啄木舌一枚，巴豆一枚，研匀，每次取猪鬃一茎，点少量于牙根上。此方名啄木散。《圣惠方》。

血

【主治】时珍说：入伏时向西热饮，令人面色如朱，光采射人。出《岣嵝神书》。

脑

【主治】鲁至刚《俊灵机要》记载：三月三日取啄木，用朱砂、大青拌肉作饵，一年后取脑，和雄黄半钱，作十丸。每天服用一丸。久能使人形体改变，怒则如神鬼，喜则如常人。

按语

啄木鸟味甘，性平，能滋养补虚，消肿止痛。用于久病体虚、疲乏无力、肺虚咳嗽、小儿疳积、痔疮肿痛。

乌鸦

Wu Ya

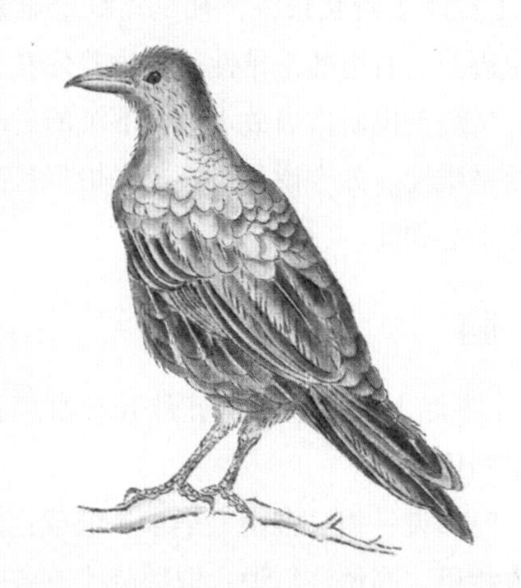

【释名】又名鸦乌、老雅、鸒（yù）、鹎鶋（bēi jū）、楚乌、大觜（zī）乌。

【集解】时珍说：乌鸦嘴大，性贪婪而狠毒，喜欢鸣叫，善于躲避缯缴（猎取飞鸟的射具），古有《鸦经》用来占卜吉凶。然而北方人喜欢乌鸦厌恶喜鹊，南方人则相反，只有师旷认为白颈的是不祥之兆，意思比较接近。

肉

【气味】味酸、涩，性平，无毒。

【主治】《嘉祐本草》说：治疗瘦弱憔悴咳嗽，骨蒸劳疾。腊月置于瓦瓶中用泥密封烧灰存性，捣研为末，每次取一钱，饮服。又用于治疗小儿痫疾。

时珍说：治疗暗风痫疾及多种劳伤、吐血咳嗽，能杀虫。

【发明】苏颂说：今人多用乌鸦治疗急风，《本经》却没有记载。适宜用腊月捕取翅膀、羽毛、嘴、足都完整的，用泥密封煅烧，入药中治疗各种风病。乌犀丸中用到过它，见于《和剂局方》。

时珍说：《圣济总录》治疗破伤中风，牙关紧急，四肢强直，有金乌散，煅过后入药，品多不录。

附方

1 多种劳伤，吐血咳嗽：乌鸦一枚，瓜蒌瓤一枚，白矾少量，入鸦肚中，缝合扎紧煮熟，分四次服下。《寿域神方》。

2 暗风痫疾：①用腊月乌鸦一个，盐泥密封，于瓶中煅过，放冷取出捣研为末，入朱砂末半两。每次取一钱，酒送服，一天三次。②用浑乌鸦一个，瓶中密封煅烧后研末，胡桃七枚，苍耳心子七枚，捣研为末。每次取一钱，空腹热酒送服。《保幼大全》。

3 疝气偏坠：用浑乌鸦一个，瓶中密封煅烧后研末，胡桃七枚，苍耳心子七枚，捣研为末。加入新生儿胎衣一副，煅烧后入药用。《保幼大全》。

4 经脉不通，积血不散：乌鸦（去皮、毛，炙）三分，当归（焙）、好墨各三分，延胡索（炒）、蒲黄（炒）、水蛭（用糯米炒过）各半两，芜青（糯米炒过）一分，捣研为末。每次取一钱，酒送服。此方名乌鸦散。《圣济总录》。

5 虚劳瘵疾：乌鸦一只，绞死去毛和肠，入人参片、花椒各五钱，缝合，水煮熟食，用汤送服。鸦骨、人参、花椒焙干研末，枣肉作丸服下。吴球《便民食疗》。

按语

乌鸦肉味酸，性平，能祛风定痫，滋阴止血。用于头风眩晕、小儿风痫、虚痨咳嗽、吐血、骨蒸潮热。

Que

鹊

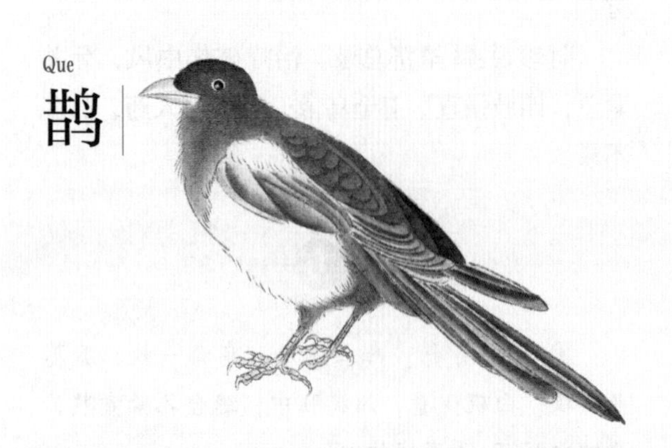

【释名】又名飞驳乌、喜鹊、干鹊。

时珍说：鹊古文中写作舄（xì），象其形状。鹊的叫声唶（jí）唶，因此称作鹊。鹊的颜色混杂而不纯，因此称它为飞驳乌。聪敏而能报喜，因此称它为喜鹊。它的习性最怕湿，故称它为干鹊。佛经称它为刍尼，小说称它为神女。

【集解】时珍说：鹊，属于乌类。大的像乌鸦而长尾，尖嘴黑爪，绿背白腹，尾部的羽毛黑白想混。一边上下飞动一边鸣叫，用歌声相互感召来求孕，观察时相互环绕，季冬开始筑巢，开户背对太岁朝向太乙。它可预知来年风多，作巢时必选择低矮的位置。因而说干鹊知风来，狌（xīng）狌（猩猩）知风往。段成式说：鹊有隐蔽的巢穴其木像梁，凶猛的鸟不能发现它。人若发现，主富贵。鹊到秋季则毛厚头秃，《淮南子》记载“鹊屎落在刺猬身上”，刺猬反而被鹊啄，这是因为火胜金的缘故。

雄鹊肉

【气味】味甘，性寒，无毒。

【主治】《别录》记载：治疗石淋，能消结热。可烧作灰，将石投中解散的，是雄鹊肉。

陈藏器说：烧灰淋汁饮服，使得淋石自下。

苏颂说：治疗消渴病、去风及大小肠涩，还可治四肢烦热，胸膈痰结。妇人不可食用。

时珍说：冬至埋鹊于厕所前，消除时疾温气。

【发明】陶弘景说：凡是鸟雌雄难别的，翅膀左边盖住右边的是雄性，右边盖住左边的是雌性。又烧毛捣研作屑放水中，下沉的是雌性，浮上的是雄性。如今说是投石，恐怕只是鹊，其他的鸟未必如此。

脑

【主治】陶弘景说：五月五日取鹊脑，入方术家药用。

时珍说：据《淮南万毕术》记载：丙寅鹊脑使人相思。高诱注解说：取鹊脑雌雄各一只，烧熟，丙寅日入酒中，使人相思，又见在药方中也有用到它的，则陶弘景所称作术家的，应该指的就是此类。

巢

【主治】《大明》记载：取多年鹊巢，烧后用水送服，治疗癫狂、鬼魅及蛊毒，同时呼叫祟物的名号。也可以敷治瘘疮，效果很好。

时珍说：正月初一烧灰撒于门内，辟盗。取其重巢（指连年重产的巢）用柴火烧后研末，取方寸匕饮服，一天三次，治疗多年漏下病情危重的，一月取效。

附方

小便不禁：重鹊巢中草一个，烧成灰，每次取二小勺，用蔷薇根皮二钱煎汤服下，一天两次。《圣惠方》。

-按语-

喜鹊肉味甘，性寒，能滋补身体，通淋，散热。用于身体虚弱、肺痨发热、消渴等。

Du 杜 Juan 鹃

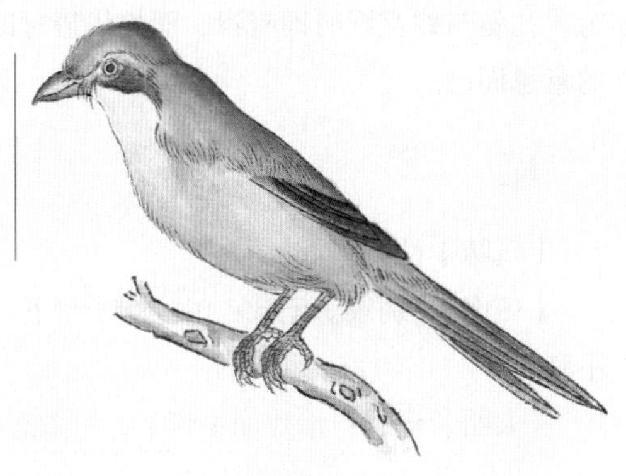

【释名】又名杜宇、子嶲（xī）、子规、鶗（tí）鴂、催归、怨鸟、周燕、阳雀。

时珍说：四川人见鹃而思念杜宇，故称杜鹃。口头传诵的人于是就说杜宇化鹃，是讹误的。鹃与子嶲、子规、鶗鴂（guì）、催归等称呼，都是因为其声相似，各随方音称呼而已。它的鸣叫声像在说不如归去。谚语说“阳雀叫，鶗鴂央”，指的就是它。《禽经》记载：江东称作子规，蜀西称作杜宇，瓯越称作怨鸟。服虔注解《汉书》时，以鶗鴂为伯劳，是错误的，名称相同而为不同品种。伯劳又名鴂，读作决，不读作桂。

【集解】陈藏器说：杜鹃形小的像鹞，鸣叫不止。《蜀王本纪》记载：杜宇为望帝时，奸淫其臣鳖灵的妻子，于是只能禅位而最终死去。当时正值子规鸟鸣叫，蜀人见杜鹃鸣叫时就对望帝产生悲悯之情。《荆楚岁时记》记载：杜鹃开始鸣叫时，先听见的预示着别离，学其叫声使人吐血，如厕时听见预示着不祥。压制其办法只学作狗声应答。《异苑》记载：有人走山路，见一群杜鹃，无聊遂学其叫声，呕血致死。人们说此鸟啼叫至血出才停止，因此有呕血的故事。

时珍说：杜鹃出自蜀中，现今南方也有。形状像雀、鹞而色很黑，红口有小冠。春末就开始鸣叫，整夜啼叫直至天明，鸣叫时必然朝向北方，到夏季尤其厉害，昼夜不止，其叫声悲惨凄切。种田的人用它作为观察时令的标志来指导耕种。只吃虫子，不能自己做巢，居住在其他的鸟巢中生子。冬季则藏伏。

肉

【气味】味甘，性平，无毒。

【主治】时珍说：治疗疮瘘有虫，切片炙热贴患处，虫尽才止。

【发明】时珍说：据《吕氏春秋》记载：雌性翠色嶲（xī）燕的肉为肉中的美味。则可知古人也曾经食用过它的肉。

-按语-

杜鹃鸟属于益鸟，不可食用，而根据李时珍的记载，可以治疗疮瘘有虫。

Kong
孔雀
Que

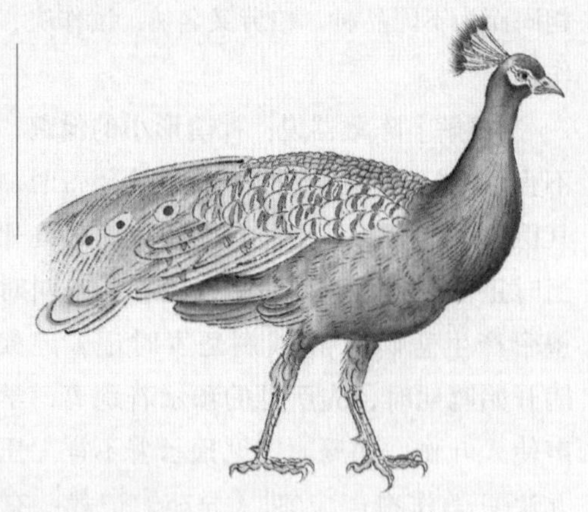

【释名】又名越鸟。

时珍说：孔即大的意思。李昉称它为南客。梵书称它为摩由逻。

【集解】陶弘景说：孔雀出自广州、益州等地。方家很少使用。

苏敬说：交广多有，剑南原本就没有。

时珍说：据《南方异物志》记载：孔雀在交趾、雷州、罗州等地很多，生活在高山乔木上面。大的像雁，高三四尺，不比鹤矮多少。颈细背部隆起，头戴三毛长约一寸。几十只一起群飞，栖息游玩于山冈、丘陵之间。早晨就鸣声相和，它的声音称作都护。雌性尾短没有金翠。雄性的长到三年尾尚小，五年才长二三尺。夏季脱毛，到春节开始再长。自背部到尾部有圆形斑纹，以金翠为主夹杂五色，像钱一样相互缠绕。它对自己的尾巴很是爱护，在山上栖息的时候必先选择放尾巴的地方。下雨的时候则尾重不能飞高，南方人于是前往捕捉。或者偷偷地等它经过，生断其尾，以为本地的土特产。若一旦回头，则金翠顿时减少。山里人养其幼鸟作为媒介，或偷其卵，用鸡伏出。用猪肠、生菜之类来饲养。听人拍手唱歌跳舞，则随即跳舞。其生来喜欢嫉妒，看见彩色羽毛的鸟必将啄之。《北户录》记载：孔雀不是通过雌雄匹配生育，通过音影相接而怀孕。有人说雌鸣下风，雄鸣上风，也可怀孕。

肉

【气味】味咸，性凉，微毒。

【主治】《大明》记载：能解药毒、蛊毒。

【发明】时珍说：据《纪闻》记载：山谷中的夷人多食用它，或将其做成干肉，像鸡、鹜肉的味道，能解百毒。人食其肉的，自后服药必不效，因为它的肉能解毒。又《续博物志》记载：李卫公说：鹅可惊鬼，孔雀可辟恶，鵁鶄（jiāo jīng）怕火。

血

【主治】《大明》记载：生饮，解蛊毒，效果很好。

【发明】时珍说：熊太古说，孔雀与蛇交配，故血、胆都能伤人；而《大明》及《异物志》说，它的血与头，能解大毒，似乎不相符合。孔雀的肉既能解毒，为何血能独伤人呢？大概是因为雌孔雀与蛇交配时即有毒，而蛇伏蛰时即无毒的意思而已。

屎

【气味】性微寒。

【主治】《别录》记载：治疗女子带下，小便不利。

《大明》记载：治疗崩中带下，可敷恶疮。

尾

【气味】有毒。

-按语-

孔雀肉味咸，性凉，微毒，能解药物及虫蛇毒。因孔雀受到保护，现少用。

鸵鸟

Tuo Niao

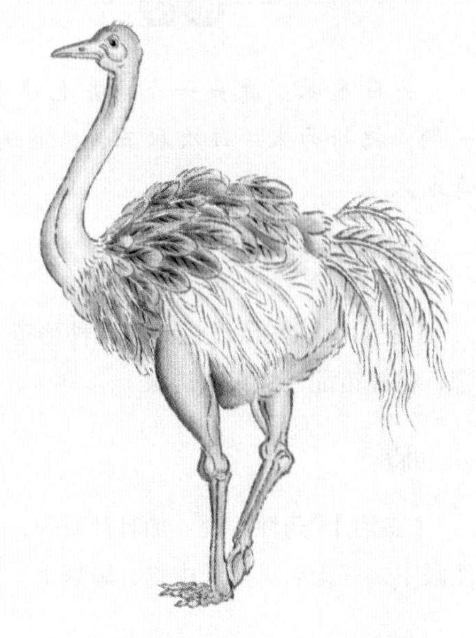

【释名】又名驼蹄鸡、食火鸡、骨托禽。

时珍说：驼，象其形状。托是驼字的讹误。

【集解】陈藏器说：驼鸟像驼，生于西戎。高宗永徽年中，吐火罗供献而来。高七尺，足像骆驼，行走的时候鼓动翅膀，一天可行走三百里，以铜铁作为食物。

时珍说：此种也属于鸟类，能食它物所不能食的东西。据李延寿《后魏书》记载：波斯国有一种鸟，形状像驼，能飞但飞的不高，吃草与肉，也能食火，一天可行七百里。郭义恭《广志》记载：安息国进贡大雀，雁身驼蹄，苍色，抬起头高七八尺，张开翅膀有一丈多，吃大麦，它的卵像瓮，名字叫作驼鸟。刘郁《西使记》记载：富浪有大鸟，驼蹄，高一丈多，食火炭，卵有一升大。费信《星槎胜览》记载：竹步国、阿丹国都出产驼蹄鸡，高的有六七尺，它的蹄像驼。彭乘《墨客挥犀》记载：骨托禽出自河州，形状像雕，高三尺多，自己呼叫自己的名字，能吃铁石。宋祁《唐书》记载：开元初年，康国进贡驼鸟卵。郑晓《吾学编》记载：洪武初年，三佛齐国进贡火鸡，比鹤大，长三四尺，颈、足都像鹤，锐嘴软红冠，毛色像青羊，足有二指，爪锋利，能伤人腹致死，食火炭。各书记载稍有不同，实际上都是说的同一物。

屎

【气味】无毒。

【主治】陈藏器说：人误吞铁石入腹中，食它立消。

按语

驼鸟肉味甘，性平，能补益身体，口感鲜嫩、无肉渣及肉腥味的特点，用于体质虚弱等病症。

鹰

Ying

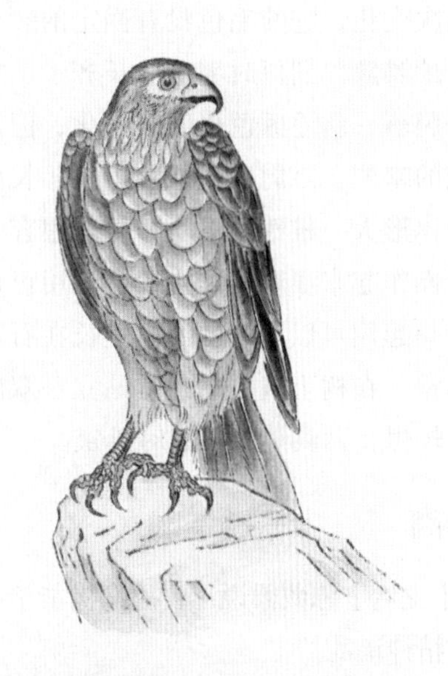

【释名】又名角鹰、鷞（shuāng）鸠。

时珍说：鹰用胸部攻击，故称它为鹰。它的顶上有毛角，故称角鹰。它的性情干脆、凶猛，故称鷞鸠。皞（hào）氏年轻时用鸟名来命名官名，有祝鸠、鸤鸠、鹘鸠、雎鸠、鷞鸠五种。因为鹰与鸠同气变化而来，因此称作鸠。《禽经》记载：形小而凶猛的都称作隼（sǔn），形大而凶猛的都称作鸠，是正确的。《尔雅翼》记载：在北方称作鹰，在南方称作鹞。一说大的为鹰，小的为鹞。《梵书》称它为嘶那夜。

【集解】时珍说：鹰以出自辽海的为上品，北方及东北胡地的稍差些。北方人多取幼小的鹰来饲养，南方人八九月份用诱饵来捕捉。属于鸟中比较粗暴的一类。有雉鹰、兔鹰的差别，这类鸟在夏末时节学习攻击技术，到秋初之时就能捕捉袭击别的小鸟了。隋朝魏彦深《鹰赋》记载得很详细，大体上说鹰有凶猛的气质及风火般的禀性，脚趾交叉为十字，尾巴难得看见合在一起。嘴如同钩一样锋利，脚如同荆棘一样干枯。羽毛有的色白如雪花，有的色黑如点漆。毛上面有花纹，像色彩斑斓的织绵，细小的花纹像色彩艳丽的丝绸。它的身子如金属般沉重，爪子如钢铁般坚硬。外面的羽毛屡次变化，它的毛色没有固定的颜色。寅时出生的雏鹰，到酉时羽毛就长齐了，它的羽毛经常脱落，新毛颜色也时时变化，但总离不开黄色的基调。二周后长成鹞，三年长成苍鹰。雌性体形大，雄性则形小。看着很容易调教，实际操作起来很难。加生姜一起用可以暖身，加酒一起用可以用来祛寒。生长在石窟中的喜欢睡觉，在树上筑巢的经常站立。双脚长的飞起时较慢，两翼短的飞起时迅疾。

肉

【主治】陈藏器说：食用鹰肉能治疗神志恍惚，精神错乱。

头

【主治】《药性》说：治疗多种痔疮，烧灰饮服。

时珍说：治疗痔疮、疮瘘，烧灰，入麝香少量，酒送服。治疗头风眩晕，取一枚烧灰，酒送服。出自《王右军法帖》及温隐居《海上方》。

附方

头目虚晕：鹰头一个，去毛焙干，川芎一两，捣研为末。每次取三钱，酒送服。《选奇方》。

嘴及爪

【主治】陈藏器说：治疗各种痔疮、精神恍惚、精神错乱，烧灰水送服。

睛

【主治】《药性》说：加乳汁研和，一天三次注眼中，三天后见蓝天中物，忌烟熏。

骨

【主治】时珍说：治疗伤损接骨。烧灰，每次取二钱，酒送服。随病位上下，饭前、饭后服用。

毛

【主治】《千金方》说：戒酒。水煮汁饮服，即止酒。

屎白

【气味】性微寒，有小毒。

【主治】《本经》记载：治疗杖伤鞭打，可以不留瘢痕。

《药性》说：烧灰酒送服，治疗中恶。

时珍说：能消虚积，杀劳虫，去面部疱疹、黑斑。

【发明】陶弘景说：单用不能去瘢痕。需合用僵蚕、衣鱼等类做成膏，才会有效果。

附方

❶ 奶癖：（小儿膈下硬肿像有物，俗称奶癖。）用黄鹰屎白一钱，密陀僧一两，硫黄一分，丁香二十一个，捣研为末。每次取一字，三岁已上取半钱，用乳汁或白面汤调服。并不转成泄泻，一天后泄下青黑物。后服补药：用醋石榴皮（炙黑）半两，蛜（yī）蝌一分，木香一分，麝香半钱，捣研为末。每次取一字，酒调服，连服两剂。

❷ 面部疱疹：鹰屎白二分，胡粉一分，蜜和敷患处。《外台秘要》。

❸ 去瘢痕：①用鹰屎二两，僵蚕一两半，捣研为末，蜜调和敷患处。《圣惠方》。②用鹰屎白、白附子各一两，捣研为末，醋调和敷患处，一天三到五次。《圣济总录》。

❹ 食哽：鹰粪烧灰，每次取方寸匕，水送服。《外台秘要》。

按语

在我国，最常见的鹰有苍鹰、雀鹰和松雀鹰。所有的猛禽都属于国家二级以上保护动物，严禁捕捉、贩卖、购买、饲养及伤害，也不得作药用。

第十七卷

本草纲目-兽部

时珍说：兽是指长有四条腿而周身长毛的动物的统称，靠土地生长。豢（huàng）养的称为畜，《素问》中说：五畜对于身体有补益作用，就是指这种豢养的兽类。周朝制度中规定由厨师供奉六畜，即马、牛、鸡、羊、狗、猪和六兽，即麋、鹿、狼、獐、兔、野猪。并能辨别死的、活的、鲜肉和干肉等几种。掌管兽贡的官员负责辨别兽体各部的名称。凡参加祭祀的宾客，都要供奉死兽和活兽。把兽的皮毛筋骨，交归掌管金玉、玩物、兵器的玉府。掌管狩猎的官员负责捕获猛兽，掌管挖穴的官员负责捕猎蛰伏的兽类。唉！古代圣人对于侍奉生死和辨别用物，可以说是谨慎而完备了。后世的人把黄羊、黄鼠也作为御供；犏牛尾和貂皮，作为装饰品现在也盛行。山獭（tǎ）的怪异，狗宝的作用，都是人们生活中应该知道的，但典籍中却没有记载。想当初，问起羵（fén）羊，只有孔子知道；问起鼨（zhōng）鼠，只有终军（西汉著名的政治家、外交家）认得。地生之羊、彭侯之肉，如果不是学识广博的君子，谁能认得？何况世间万物，性味功效相差悬殊，人们选用时宜谨慎，不能仅仅只是多认识几个名称就可以了。

Shi 豕

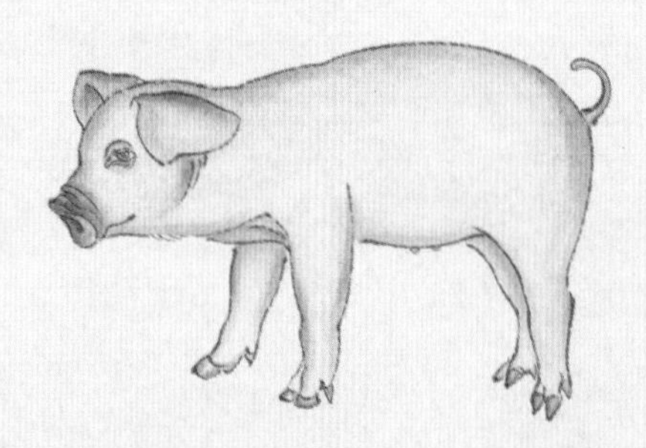

【释名】又名猪、豚、豭（jiā）、彘（zhì）、豮（fén）。

时珍说：据许慎《说文解字》记载：豕字象毛足而后有尾形。《林氏小说》云：豕饮食不洁净，所以称为豕。坎卦为豕，属水畜而性趋下喜污秽。公猪名豭，名牙；母猪名彘，名豝（bā），名䝁（lóu）。公猪阉割后名豮。四蹄皆白名豥（gāi），猪高五尺名豟（è）。豕之子，名猪，名豚，名豰（hù）。一子名特，二子名师，三子名豵（zōng），最后一子名么。生三月名豨（xī），六月名䝐。何承天纂文说：梁州名䝒（zhé），河南名彘，吴楚名豨。渔阳以大猪为豝，齐徐以小猪为豬（zhù）。

苏颂说：据扬雄《方言》记载“燕、朝鲜之间称猪为豭，关东称为彘，或名豕，南楚名豨，吴扬名猪”，其实指的是一种。《礼记》称为刚鬣（liè）。崔豹《古今注》称为参军。

【集解】苏颂说：凡猪，骨细筋多而高，大有重百余斤，非常容易畜养，甚易繁衍生息。

时珍说：猪，天下畜养，而各有不同。生青州、兖（yǎn）州、徐州、淮地的耳大，生燕地、冀地的皮厚，生梁州、雍地的足短，生辽东的头白，生豫州的咮（zhòu 鸟嘴）短，生江南的耳小，称为江猪，生岭南的白而极肥。猪孕四月而生，在畜属水，在卦属坎，在禽应室星。

公猪肉

【气味】味酸，性冷，无毒。

《别录》记载：公猪肉能治病。猪肉能闭血脉，弱筋骨，虚人肌，不可久食，患金疮者尤甚。

孙思邈说：凡是猪肉久食，令人少子精，发宿病。豚肉久食，令人遍体筋肉碎痛，乏力短气。江猪多食，令人体重。做成肉干，稍有腥气。

时珍说：北方猪肉味薄，煮之汁清；南方猪肉味厚，煮之汁浓，毒尤甚。入药用纯黑公猪。凡白猪、花猪、豥猪、母猪、病猪、黄膘猪、米猪，都不可食。黄膘煮之汁黄，米猪肉（是指含有寄生虫猪肉绦虫囊尾蚴的病猪肉）中有米。《说文解字》“豕食于星下则生息米”，《周礼》“豕盲视而交睫者星”，皆是指此。

【主治】《别录》记载：疗狂病久不愈。

《本草拾遗》说：压丹石，解热毒，宜肥热人食用。

《千金方》说：补肾气虚竭。

【发明】时珍说：钱乙治小儿疳积用麝香丸，以猪胆和丸，猪肝汤服。兼渴者，以猪肉汤或焊（xún）猪（用火烧熟）汤服。他的用意可能是因为猪属水而气寒，能去火热？

陶弘景说：猪用途最多，唯肉不宜多食，令人暴肥，盖虚风所致也。

朱震亨说：猪肉补气，世俗以为补阴则错了，只能补阳。现在的虚损患者，不在阳而在阴。以肉补阴，是以火济水。猪肉之性入胃便作湿热，热生痰，痰生则气不降而诸证作。谚云：猪不姜（食猪肉不放生姜），食之发大风，中年气血衰，面发黑皯。

附方

1 噤口痢疾：腊肉做成肉干，煨熟食用，妙。李楼《怪证奇方》。

2 浮肿胀满不食：用猪脊肉一双，切，生以大蒜、薤白食用。《食医心镜》。

3 身肿攻心：用生猪肉以浆水洗，压干切脍，大蒜、薤白食用，一日二次，下气去风，是外国方。张文仲《随身备急方》。

4 破伤风肿：新杀猪肉，乘热割片，贴患处。连换三片，其肿立消。《简便方》。

5 风狂歌笑，行走不休：用公猪肉一斤，煮熟切脍，和酱食用。或羹粥炒，任意服食。《食医心镜》。

6 打伤青肿：炙猪肉搨患处。《千金方》。

7 小儿痘疮：猪肉煮汁外洗。谭氏方。

脂膏

【修治】时珍说：凡凝固者为肪为脂，熔化者为膏为油，腊月炼净收用。

苏敬说：十二月上亥日，取入新瓶，埋亥地百日后取用，名䐡脂。每升入鸡蛋清十四枚，使用起来更好。

陶弘景说：勿令沾水，腊月者历年不坏。项下膏称为负革肪，道家炼五金用它。

【气味】味甘，性微寒，无毒。反乌梅、梅子。

【主治】《别录》记载：煎膏药，解斑蝥、芫青毒。

时珍说：解地胆、亭长、野葛、硫黄毒，各种肝毒，利肠胃，通小便，除五疸水肿，生毛发。

孙思邈说：破冷结，散宿血。

苏颂说：利血脉，散风热，润肺。入膏药，主诸疮。

《大明》记载：杀虫，治皮肤风，涂恶疮。

苏敬说：治痈疽。

陶弘景说：悦皮肤。作手膏，不皲裂。

徐之才：胎产衣不下，以酒多服，效果佳。

附方

1 五种疸疾：黄疸、谷疸、酒疸、黑疸、女劳疸，黄汗如黄柏汁。用猪脂一斤，温热服，每日三次，当利乃愈。《肘后方》。

2 赤白带下：炼猪脂三合，酒五合，煎沸顿服。《千金方》。

3 小便不通：猪脂一斤，水二升，煎三沸，饮之立通。《千金方》。

4 关格闭塞：猪脂、姜汁各二升，微火煎至二升，下酒五合，和煎分服。《千金方》。

5 上气咳嗽：猪肪四两，煮百沸，切，和酱、醋食用。《食医心镜》。

6 肺热所致失音：猪脂油一斤炼过，入白蜜一斤，再炼少顷，滤净冷定。不时挑服一匙，即愈。无疾常服，也润肺。万氏方。

7 产后虚汗：猪膏、姜汁、白蜜各一升，酒五合，煎五沸。每次服方寸匕。《千金翼方》。

8 胞衣不下：猪脂一两，水一盏，煎五至七沸，服之当下。《圣惠方》。

9 吹奶寒热：用猪肪冷水浸搨，热即易之，立效。《子母秘录》。

10 冬月唇裂；炼过猪脂，日日外涂。《十便良方》。

11 手足皴破：猪脂着热酒中洗手足。《千金方》。

12 口疮塞咽：用猪膏、白蜜一斤，黄连末一两，合煎取汁熬稠，每服枣许，每日五次。《千金方》。

13 疥疮有虫：猪膏煎芫花，涂患处。《肘后方》。

14 身面疣目：以猪脂揩之，令血出少许，神验不可加。《千金方》。

髓

【气味】味甘，性寒，无毒。

【主治】苏颂说：主治跌打损伤，恶疮。

时珍说：涂小儿解颅、头疮，及脐肿、眉疮、瘑疥。内服补骨髓，益虚劳。

【发明】时珍说：朱震亨治虚损有补阴丸，多用猪脊髓和丸。取其通肾命，以骨入骨，以髓补髓。

附方

1 骨蒸劳伤：猪脊髓一条，猪胆汁一枚，童便一盏，柴胡、前胡、胡黄连、乌梅各一钱，韭白七根，同煎七分，温服。不过三服，其效如神。《瑞竹堂方》。

2 小儿颅解：（即解颅，小儿囟门应合不合，反而宽大，颅缝裂解。）猪牙车骨煎取髓，敷三日。《千金方》。

3 小儿脐肿：猪颊车髓十二铢，杏仁半两，研敷患处。《千金方》。

胆

【气味】味苦，性寒，无毒。

【主治】《别录》记载：治伤寒热渴。

苏颂说：主治骨热劳极，消渴，小儿疳积，杀虫。

陈藏器说：敷小儿头疮。治大便不通，以苇筒纳入下部三寸灌之，立下大便。

时珍说：通小便，敷恶疮，杀疳虫，治目赤目翳，明目，清心脏，凉肝脾。入水中浸洗头发，去油腻，可令发质光泽。

【发明】成无己说：张仲景用猪胆汁和醋少许，灌入肠道中，通大便神效，这是酸苦益阴润燥而泻便。又治少阴下利不止，厥逆无脉，干呕，烦者，服用白通汤加猪胆汁。若调寒热之逆者，冷热必行，则热物冷服，下咽之后，冷体既消，热性便发，故病气自愈。此所以和人尿、猪胆咸苦之物，于白通热剂之中，使其气相从，而无拒格之患。又说：霍乱病吐下已断，汗出而厥，四肢厥急，脉微欲绝者，通脉四逆汤加猪胆汁主之。盖阳气太虚，阴气独胜。纯与阳药，恐阴气格拒不得入。因此加猪胆汁，苦入心而通脉，寒补肝而和阴，故不致格拒。

汪机说：朱奉议（宋代医家朱肱）治伤寒五六日斑出，有猪胆鸡蛋汤。

时珍说：医家用猪胆，是取其寒能胜热，滑能润燥，苦能入心，又能去肝胆之火。

附方

1 或泻或止，久而不愈：二圣丸：用黄连、黄柏末各一两，用猪胆煮熟和，丸如绿豆大。量儿大小，每次用米饮送服。《卫生总微论》。

2 伤寒斑出：猪胆鸡蛋汤，用猪胆汁、苦酒各三合，鸡蛋一个，合煎三沸，分服，汗出即愈。张文仲《随身备急方》。

3 疔疮恶肿：腊月猪胆风干，和生葱捣敷。《普济方》。

4 目翳目盲：猪胆文火煎稠，丸如黍米大。每纳一粒目中，良。

5 小儿初生：猪胆入汤中洗浴，不生疮疥。姚和众。

6 汤火伤疮：猪胆调黄柏末，涂患处。《外台秘要》。

7 瘰疽出汁：生长在手足肩背，累累如赤豆，剥净，以猪胆外涂。《千金方》。

按语

猪肉味甘，性平，能润肠胃，生津液，补肾气，解热毒。用于治疗热病伤津、产后血虚、消渴羸瘦、久病体虚等症。

猪胆汁味苦、性寒，能清热，润燥，解毒。用于治疗热病燥渴、痈肿疔疮、便秘等症。

Gou 狗

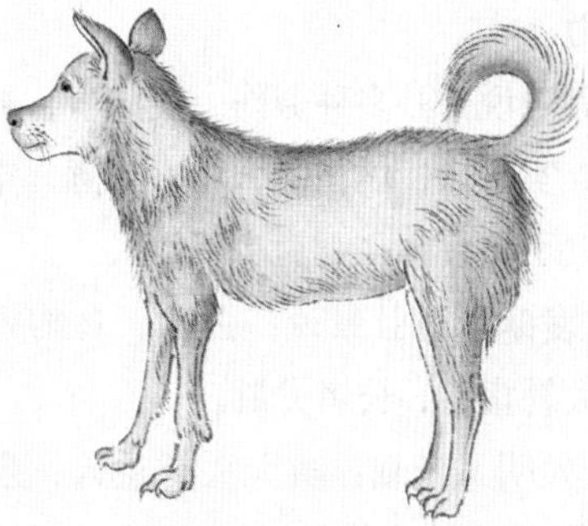

【释名】又名犬、地羊。

时珍说：狗，叩也。吠叫声有节奏，如叩物之声。有人认为是为物苟且，所以称为狗，韩非所云“蝇营狗苟”即是。卷尾有悬蹄者为犬，犬字象形，所以孔子说：视犬字如画狗。齐人称为地羊。通俗又讳之以龙，称狗有乌龙、白龙之号。许慎《说文解字》载：多毛名厖（máng），长喙名猃（xiǎn），短喙名猲（xiē），去势名猗（yī），高四尺名獒，狂犬名猘（zhì）。生一子名獴、名獝（qí），二子名狮，三子名猏。

【集解】时珍说：狗的种类很多，其用有三：田犬长喙善猎，吠犬短喙善守，食犬体肥供食用。凡本草所用，都是食犬。犬以三月而生，在畜属木，在卦属艮，在禽应娄星。豺见之跪，虎食之醉，犬食番木鳖则死，物性制伏如此。

【气味】味咸、酸，性温，无毒。反商陆，畏杏仁。同蒜食，损人。同菱食，发癫疾。

孙思邈说：白犬合海鲉（yóu）食，必得恶病。

时珍说：鲉，是小鱼。道家以犬为地厌，不食用。凡犬不可炙食，令人消渴。孕妇食用，令子无声。热病后食用，杀人。九月勿食犬，伤神。瘦犬有病，狂犬发狂，自死犬有毒，悬蹄犬伤人，赤股而躁者气臊，犬目赤者，都不可食用。

【主治】《别录》记载：安五脏，补绝伤，轻身益气。

孙思邈说：宜肾。

《大明》记载：补胃气，壮阳道，暖腰膝，益气力。

孟诜说：补多种劳伤，益阳事，补血脉，厚肠胃，实下焦，填精髓，和五味煮，空腹食用。凡食犬不可去血，则力少不益人。

【发明】陶弘景说：白狗、乌狗入药用。黄狗肉大补虚劳，公者尤胜。

《大明》记载：黄犬大补益人，余色微补。古人说山药凉而能补，犬肉暖而不补。虽有此言，服终有益。但因狗吃屎，不食狗肉的人多。

朱震亨说：世人说犬能治劳损阳虚之病，但是人病多是阴虚，如果真是阳虚，其死甚易，还有什么方法可以采用呢？

时珍说：脾胃属土，喜暖恶寒。犬性温暖，能治脾胃虚寒之疾，脾胃温和，则腰肾受荫。如果平素气壮多火之人，则宜忌食。朱震亨独指阴虚立说，矫枉过偏了。《济生方》治真阳虚惫、各种虚证，有黄犬肉丸，因药味多，不载录。

附方

1 脾胃虚冷，腹满刺痛：肥狗肉半斤，用水同盐、豉煮粥，频食一两顿。《食医心镜》。

2 虚寒疟疾：黄狗肉煮肉羹，入五味调和，食用。

3 气水鼓胀：狗肉一斤切，和米煮粥，空腹食用。《食医心镜》。

4 浮肿屎涩：肥狗肉五斤热蒸，空腹食用。《食医心镜》。

按语

狗肉味甘、咸，性温，能温补脾胃，补肾壮阳。用于脾胃虚寒所致的腹满食少、脘腹冷痛、四肢欠温，肾阳不足所致的腰膝酸软、遗尿、尿频、夜尿增多以及肾虚耳聋。

Yang 羊

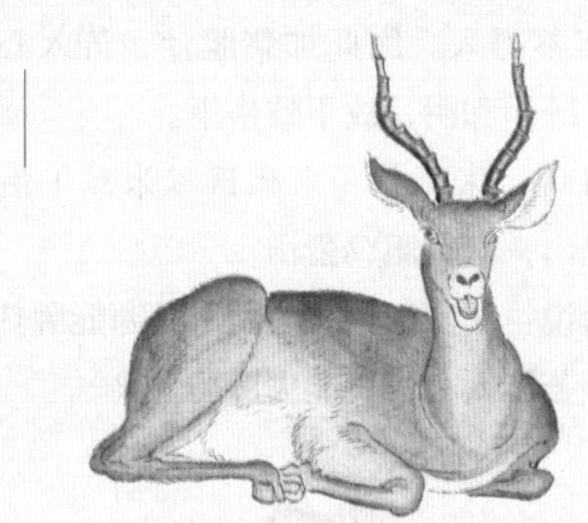

【释名】又名羖（gǔ）、羝（dī）、羯（jié）。

时珍说：《说文解字》记载：羊字象头角足尾之形。孔子说：牛羊之字，以形相似。董子说：羊，祥也，故吉礼用之。

【集解】陶弘景说：羊有三四种。入药以青色羖羊为胜，次则乌羊。其羪羺（ní nóu）羊及虏中无角羊，只可食用，入药比不上产于都下的，然而其乳、髓则较肥好。

孟诜说：河西羊最佳，河东羊也很好，若驱赶至南方，则筋力已劳损，怎能补益于人？现在南方羊多食野草、毒草，因此江浙羊少味而诱发疾病，南方人食用，则不用担忧。唯淮南州郡或有佳者，可稍逊于北方羊。北羊至南方一二年，亦不堪食，何况于南羊，这是土地气候导致的。

时珍说：生江南者为吴羊，头身相等而毛

短；生秦晋者为夏羊，头小身大而毛长。当地人历两年剪其毛，以为毛毡，称它为绵羊。广南英州有一种乳羊，食仙茅，极肥，无复血肉之分，食用很补人。各种羊都孕四月而生。其目无神，其肠薄而萦曲。在畜属火，故易繁殖而性热；在卦属兑，故外柔而内刚；其性恶湿喜燥，食钩吻而肥，食仙茅而肪，食仙灵脾而淫，食踯躅而死。物性之生克宜忌，不可测知。契丹人以其骨占灼，谓之羊卜，难到也有灵验吗？其皮极薄，南方人用来写字，吴人以画彩为灯。

羊肉

【气味】味苦、甘，性大热，无毒。

苏颂说：《本经》说它味甘，《素问》说它味苦。可能是《本经》以味言，《素问》以理言。羊性热属火，故配于苦。羊之齿、骨、五脏性皆温平，唯肉性大热。

时珍说：热病及流行病、疟疾病后食用，必发热致危。孕妇食用，令子多生内热。白羊黑头、黑羊白头、独角者，都有毒，食后生痈。《礼》记载：羊若毛较长而又特别紧的羊肉味膻。又载：煮羊肉加杏仁或瓦片则容易煮烂，加胡桃则不膜臭，加竹鼦（liú）可助味。中了羊毒的人，饮甘草汤则解毒。若用铜器煮食羊肉，会使男子损阳，女子暴下崩漏。这是物性不同的原因，不可不知。

【主治】《别录》记载：暖中，女子产后诸病，及头脑大风汗出，虚劳寒冷，补中益气，安心止惊。

孙思邈说：止痛，利产妇。

孟诜说：治风眩，身体羸瘦，丈夫多种劳伤，小儿惊痫。

《大明》记载：开胃健力。

【发明】苏颂说：肉多入汤剂。《胡洽方》有大羊肉汤，治妇人产后大虚、心腹绞痛、昏厥、手足逆冷，医家通用之方。

寇宗奭说：张仲景治寒疝用羊肉汤，服之无不有验。一妇冬月生产，寒人子宫，腹下疼痛，不可按，这是寒疝。有医欲投抵当汤。我说：这不是正确的治疗方法，用张仲景羊肉汤，二服即愈。

李杲说：羊肉有形之物，能补有形肌肉之气，所以说补可去弱，人参、羊肉之类。人参补气，羊肉补形。凡味同羊肉者，皆补血虚，这是因为阳生则阴长。

时珍说：据《开河记》记载：隋大总管麻叔谋患风逆病（表现为突发的四肢肿，发冷，战栗，口中发出唏嘘的声音，饥饿时心中烦闷，饱后又动扰不宁），不能起坐。隋炀帝命太医令巢元方诊视。巢元方说：风入腠理，病在胸臆，需用嫩肥羊蒸熟，掺药食用，则病愈。如其所言，依法而用，未尽剂而愈，此后每次杀羊羔时，同杏酪、五味，每日食用数枚。观此则羊肉补虚之功，更可得证。

附方

❶ 羊肉汤：张仲景治寒劳虚羸及产后心腹疝痛。肥羊肉一斤，水一斗，煮汁八升，入当归五两，黄芪八两，生姜六两，煮取二升，分四次服用。《胡洽方》无黄芪，《千金方》有芍药。《金匮要略》。

❷ 产后厥痛：胡洽大羊肉汤，治妇人产后大虚，心腹绞痛，厥逆。用羊肉一斤，当归、芍药、甘草各七钱半，用水一斗煮肉，取七升，入诸药，煮二升服。

❸ 产后虚羸腹痛，冷气不调及脑中风汗自出：白羊肉一斤，切治如常，调和食用。《食医心镜》。

❹ 壮阳益肾：用白羊肉半斤切生，用大蒜、薤白食用。三日一次，效果甚妙。《食医心镜》。

❺ 多种劳伤虚冷：用肥羊肉一腿，密盖煮

烂，绞取汁服，并食肉。

6 骨蒸久冷：羊肉一斤，山药一斤，各煮烂，研如泥，下米煮粥食用。《饮膳正要》。

7 脾虚吐食：羊肉半斤作生，以蒜、薤、酱、豉、五味和拌，空腹食用。《食医心镜》。

8 虚冷反胃：羊肉去脂作生，以蒜薤空腹食用，立效。《外台秘要》。

9 壮胃健脾：羊肉三斤切，粱米二升同煮，下五味做粥食。《饮膳正要》。

10 老人膈痞，不下饮食：用羊肉四两切，白面六两，橘皮末一分，姜汁搜如常法，入五味做臛食，每日一次，效果好。《多能鄙事》。

11 腰痛脚气：木瓜汤，治腰膝痛，脚气。羊肉一脚，草果五枚，粳米二升，胡豆半升，木瓜二斤，取汁，入砂糖四两，盐少许，煮肉食用。《饮膳正要》。

12 消渴利水：羊肉一脚，瓠子六枚，姜汁半合，白面二两，同盐、葱炒食。《饮膳正要》。

13 损伤青肿：用新羊肉贴患处。《千金方》。

14 伤目青肿：羊肉煮熟熨患处。《圣惠方》。

乳 白羜者佳

【气味】味甘，性温，无毒。

【主治】《别录》记载：补寒冷虚乏。

甄权说：润心肺，治消渴。

张鼎说：疗虚劳，益精气，补肺、肾气，和小肠气。合脂作汤，补肾虚，及男女中风。

《大明》记载：利大肠，治小儿惊痫。含之，治口疮。

孟诜说：主心卒痛，可温服之。又蚰蜒入耳，灌之即化成水。

时珍说：治大人干呕及反胃，小儿哕啘及舌肿，都可时时温饮。

苏颂说：解蜘蛛咬毒。

【发明】陶弘景说：牛羊乳实为补润，因此北方人食用体质多肥健。

苏敬说：北人肥健，由于不啖咸腥，地理气候导致这样，与饮乳有什么关系？陶弘景理未透达，才屡有此言。

时珍说：方土饮食，两相资用。陶说固偏，苏说也有偏颇。朱震亨说反胃的人宜时时饮之，是取其能开胃脘、大肠之燥。

附方

1 小儿口疮：羊乳细滤，入口含之，数次即愈。《小品方》。

2 漆疮作痒：羊乳敷患处。《千金翼方》。

3 面黑令白：白羊乳三斤，羊胰三副，和捣。每夜洗净脸后外涂，次晨洗去。《圣济总录》。

-按语-

羊肉味甘，性温，能益气补虚，温中暖胃。用于气血亏虚羸瘦、疲乏无力，中焦虚寒所致的里急后重、胁痛、寒疝，以及肾阳虚所致的腰膝酸软、尿频、阳痿、血虚腹痛、血枯经闭等症，具有良好的补虚损作用。

Niu 牛

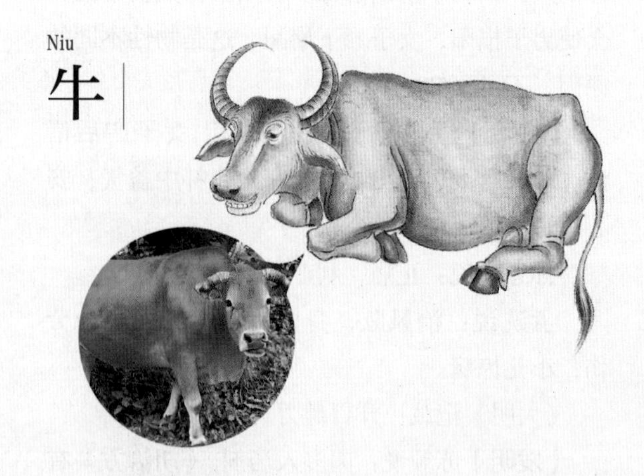

【释名】时珍说：许慎云：牛，即件。牛为体型较大的牲口，可以用牛来承担一些事理。

其文字象角头三（谓之三歧即两角、头，共为三），封（脖项隆起处）及尾之形。《周礼》称为大牢。牢是豢（huàn）畜之室，牛牢大，羊牢小，因此皆得牢名。《内则》称为一元大武。元，是头的意思。武，是足迹的意思。牛形体肥壮则足迹大。犹如《史记》称牛为四蹄，今人称牛为一头之义。梵书称为瞿摩帝。公牛称为牯、特、㹈（gāng）、犅；母牛称为牸、牸（zì）。南方的牛称为㹀，北方的牛称为犊。毛色纯一的牛称牺，黑色的牛称犉，白色的牛称㸰（yuè），红色的牛称牸，杂色的牛称犁。阉割的牛称犍，或称犗。没有长角的称牤。牛崽称犊，出生二年的称犋，三岁的称犙，四年的称牭，五年的称㸩，六年的称犕。

【集解】陈藏器说：牛有几种，《本经》不分黄牛、乌牛、水牛，只言牛。南方人以水牛为牛，北方人以黄牛、乌牛为牛。牛的种类既不同，入药用应当区别。

时珍说：牛有榛牛、水牛二种。榛牛小而水牛大。榛牛有黄、黑、赤、白、驳杂数色。水牛色青苍，大腹头锐，形状像猪，牛角像担矛，能与虎搏斗，也有白色的，郁林人称为州留牛。又广南有稷牛，即果下牛，形体最为卑小，《尔雅》称为犤（bái）牛，《王会篇》称为纨牛。牛齿有下无上，察视其齿而知其年龄，三岁二齿，四岁四齿，五岁六齿，六岁以后，每年接脊骨一节。牛耳聋，其听以鼻。牛瞳竖而不横。其声名牟，项垂名胡，蹄肉名䩗，百叶名膍（pí），角胎名鳃（sāi），鼻木名桊（quàn），嚼草反刍名齝（chī），腹内草未消化名圣齑。牛在畜属土，在卦属坤，土缓而和，性情温顺。《造化权舆》记载：乾阳为马，坤阴为牛，故马蹄圆，牛蹄坼。马病则卧，是阴胜；牛病则立，是阳胜。马起先前足，卧先后足，从阳也；牛起先后足，卧先前足，从阴也。独以乾健坤顺为说，可能仅知其一而已。

黄牛肉

【气味】味甘，性温，无毒。

陶弘景说：榛牛最佳，青牛也很好，水牛只可充作食用。

《大明》记载：黄牛肉有微毒，食后发药毒、诱发疾病，不如水牛。

孟诜说：黄牛肉诱发疾病，黑牛肉尤其不可食用。牛者作耕田之用，不可多杀。如果是自然死亡的，血脉已绝，骨髓已竭，不可食用。

时珍说：张仲景云：吃蛇的牛，毛发向后顺者即是，人乳可解其毒。《内则》云：牛夜鸣则病，臭不可食。病死者有大毒，令人生疔暴死。《食经》云：牛自死、白头者，食之杀人。疥牛食之发痒。黄牛、水牛肉，合猪肉及黍米酒食，都生寸白虫；与韭菜、薤白同食，令人热病；与生姜同食，损齿。煮牛肉，入杏仁、芦叶易烂，相宜。

【主治】《别录》记载：安中益气，养脾胃。

孙思邈说：补益腰脚，止消渴及唾涎。

【发明】时珍说：韩悉云：牛肉补气，与黄芪同功。观朱震亨《倒仓法论》中说而触类旁通，则牛肉补土，可领悟而解。今天下日常所用之物，虽严法不能禁止，也因其肉味甘而补，皮角有用。朱震亨《倒仓论》记载：肠胃是水谷积居的地方，因此称为仓。倒是推陈致新之意。胃属土，受纳食物而不能自行运化。七情五味，有伤于脾胃，停痰积血，互相纠缠，发为瘫痪，导致劳瘵，导致蛊胀，肿大成形，质地坚硬，将胃作为窠穴，以致产生百病。由于胃肠功能紊乱，导致的各种病证，自然不是一般的丸、散之药所能治疗的。此方出自西域奇人。其方法是：用黄肥的公牛肉二十斤，加长流水煮至糜烂，滤去肉渣，取液，再熬成琥珀色，然后收存。用时首先饮一钟，逐渐递增饮至数十钟，寒冬时温热饮用。若病在上部则会呕吐，若病在下部则会下利，在中部则会吐、利，根据每个人而有不同表现。吐、利后口渴，即服自己的小便一二碗，也可荡涤余垢。睡二日后，食淡粥，休养半月，即精神强健，沉疴宿病尽去。此后须五年内忌食牛肉。牛，属坤土；黄，为土色，用顺从事物属性的方法配合甘温的公牛肉使用。牛肉是治疗胃病的药，牛肉煮熟并取其汁液，变成无形的东西，因此能由肠胃而透散到肌肤、毛窍、爪甲，无所不到。病邪在表者因吐而得汗，在胃部的自吐而消除，在肠道的因利而排泄。好像洪水泛涨，荡涤污泥积滞顺流而去，使枯槁的物体得到润泽，焕然一新，使人有精神爽快的感觉。

王纶说：牛肉本为补脾胃的食物，并不是吐泻的药物，食饮多就会使胃满而溢出，这是借补达到吐泻的目的，所以病去而胃得到了补益，这也是一种神奇的疗法。但病不在肠胃的人，好像难以施用此法。

附方

1 腹中痞积：牛肉四两切片，用风化石灰一钱擦上，蒸熟食用。经常食用，痞积自下。《经验秘方》。

2 腹中痞块：黄牛肉一斤，常山三钱，同煮至熟。食肉饮汁，痞块必自消，很有效。《笔峰杂兴》。

3 牛皮风癣：每五更时，炙牛肉一片食用，以酒调轻粉外敷患处。《仁斋直指方》。

水牛肉

【气味】味甘，性平，无毒。

【主治】《别录》记载：主治消渴，止呕吐、泄泻，安中益气，养脾胃。

陈藏器说：补虚壮健，强筋骨，消水肿，除湿气。

附方

1 水肿尿涩：牛肉一斤熟蒸，用姜、醋空腹食用。《食医心镜》。

2 手足肿痛，伤寒时气，毒攻手足，肿痛欲断。牛肉裹患处，肿消痛止。《范汪方》。

乳

【气味】味甘，性微寒，无毒。

陶弘景说：犊牛乳佳。

苏敬说：犊牛乳性平，生饮令人下利，热饮令人口干，温饮即可。水牛乳作酪，浓厚胜犊牛乳，造石蜜需用它。

陈藏器说：黑牛乳胜于黄牛。凡服乳，必煮一二沸，冷却后啜服，热食即壅滞。不欲顿服，与酸物相反，令人腹中生肿块，患冷气人忌食。与生鱼同食，作瘕。

【主治】《别录》记载：补虚乏羸瘦，止渴。

《大明》记载：养心肺，解热毒，润皮肤。

陈藏器说：冷补，下热气。和蒜煎沸食用，去冷气痃癖。

孟诜说：患热风人宜食用。

孙思邈说：老人煮食有益。入姜、葱，止小儿吐乳，补劳。

时珍说：治反胃热哕，补益劳损，润大肠，治气痢，除黄疸，老人煮粥甚宜。

【发明】朱震亨说：反胃噎膈，大便燥结，宜牛、羊乳时时含咽，并服四物汤为上策。不可用人乳，人乳有饮食之毒，七情之火。

时珍说：乳煎荜茇，治下痢有效。这两味药一寒一热，能调和阴阳。据《独异志》记载：唐太宗得了气痢，众医医治不效，下诏寻访药方。金吾长张宝藏曾病此疾，即以乳煎荜茇方呈上，唐太宗服后立愈。谕旨宣宰臣授予张宝藏五品官。魏征从中作难，逾月不拟。唐太宗之疾复发，再进此方又痊愈。唐太宗问左右人说：进方的人有功，未见授官，这是为什么呢？魏征惊惧，说：不知道应该选派文职，还是武职。唐太宗大怒，说：治得宰相病，不妨授予三品官，我难道还不如你吗？随即下令授予张宝藏三品文官，授鸿胪寺卿。其方用牛乳半斤，荜茇三钱，同煎至减半，空腹一次服完。

附方

1 风热毒气：煎过牛乳一升，生牛乳一升，和匀。空腹服用，每日服三次。《千金方》。

2 小儿热哕：牛乳二合，姜汁一合，银器文火煎五六沸，量儿大小与服。

3 下虚消渴，心脾中热，下焦虚冷，小便多者：牛羊乳，每饮三四合。《广利方》。

4 病后虚弱：取七岁以下、五岁以上黄牛乳一升，水四升，煎取一升，稍稍饮，至十日止。《外台秘要》方。

按语

牛肉味甘，性平，能补益气血，强壮筋骨。用于气血虚所致的羸瘦消渴、痞积水肿、面部浮肿、营养不良、消渴多饮；虚损之筋骨不健、腰膝酸软、肢体乏力等。

Ma

马

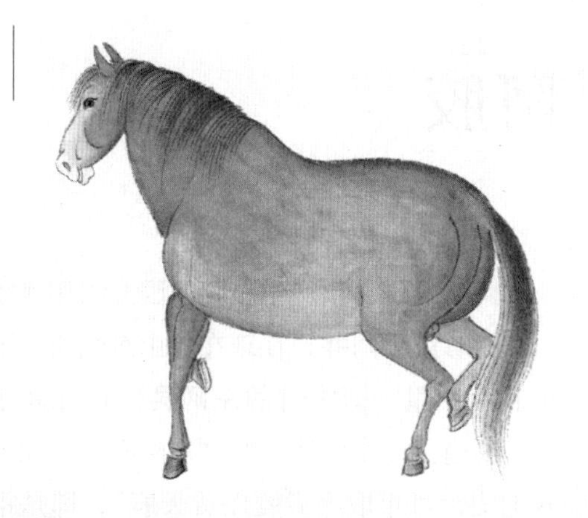

【释名】时珍说：许慎云：马，武也。其字象头、髦、尾、足之形。

【集解】《别录》记载：马产于云中。

陶弘景说：马，色类很多，入药以纯白色者为良。其口、眼、蹄都为白色者，偶尔仅有两三匹，偶入药用则不必拘于此。

时珍说：《别录》以云中马为良。云中，即现在的大同府。大抵马以西北方者为胜，东南者羸劣瘦弱不及。马应月，十二月而生。其年龄以齿分别。在畜属火，在辰属午。有的说：在卦属乾，属金。马之眼光照人全身者，其齿最少；光愈近，齿愈大。马食杜衡善走，食稻则足重，食鼠屎则腹胀，食鸡粪则生骨眼。以僵蚕、乌梅拭牙则不食，得桑叶可解。挂鼠狼皮于槽也不食。遇侮马骨则不行。以猪槽饲马，石灰泥马槽，马汗着门，都可令马落驹。系猕猴于厩，可以辟马病。这些都是物性生克使然。

肉　以纯白牡马者为良

【气味】味辛、苦，性冷，有毒。

萧炳说：患下痢、生疥疮的人不要食用，能使病情加剧。孕妇食用，令子过月；乳母食用，令子疳瘦。

孟诜说：同陈仓米、苍耳食用，必得恶病，十月九死；同姜食，生咳嗽；同猪肉食，成霍乱。食马肉毒发心闷者，饮清酒则解，饮浊酒则加剧。

时珍说：食马中毒者，饮萝卜汁、食杏仁可解。

【主治】《别录》记载：伤中，除热下气，长筋骨，强腰脊，壮健，强志轻身，令人不饥。作脯，治寒热痿痹。

时珍说：煮汁，洗头疮白秃。

附方

豌豆疮毒：马肉煮清汁，洗患处。《兵部手集》。

-按语-

马肉味甘、酸，性寒，能补中益气，强健筋骨。用于病后体虚病症、关节酸软疼痛。

Lü 驴

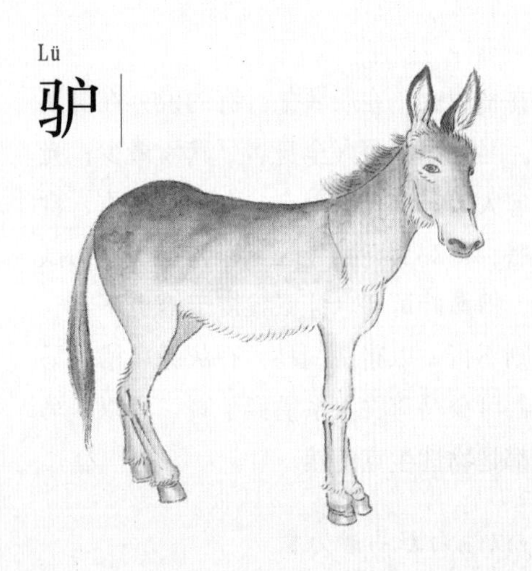

【释名】时珍说：驴，胪也。胪，是指腹前。马的力气在膊，驴的力气在胪。

【集解】时珍说：驴，长颊广额，磔耳修尾，夜鸣应更，性善驮负。有褐、黑、白三种毛色，入药以黑者为良。女直、辽东出产野驴，像驴而毛色驳杂，鬃尾长，骨骼大，服食功效与驴相同。西土出产山驴，有角如羚羊。东海岛中出产海驴，能入水中而身不湿。又有海马、海牛、海猪、海獾等物，其皮皆可供用。

【气味】味甘，性凉，无毒。

【主治】《大明》记载：解心烦，止风狂。酿酒，治一切风病。

孟诜说：主风狂，忧愁不乐，能安心气。同五味煮食，或以汁作粥食。

时珍说：补血益气，治久病劳损。煮汁空腹饮服，疗痔引虫。

【发明】寇宗奭说：驴肉食之动风，脂肥尤甚，屡试屡验。日华子以为止一切风狂，不可为凭。

-按语-

驴肉味甘、酸，性平，能补益气血。用于多种劳损，久病之后的气血亏虚、短气乏力、食欲不振、心悸不寐等症。

E Jiao 阿胶

【释名】又名傅致胶。

陶弘景说：出产于东阿，因此叫作阿胶。

时珍说：阿井，在现在的山东兖州府阳谷县东北六十里，即古时的东阿县，有官舍守护禁采。郦道元《水经注》载"东阿有井大如轮，深六七丈，每年取之煮胶以贡天府"，即是指此。该井是济水所注，取井水煮胶，用于搅浊水则变清。人服用，能下膈疏痰止吐。这是因为济水质清而重，其性趋下，所以能治淤浊及逆上之痰。

【集解】《别录》记载：阿胶，出产于东平郡东阿县，煮牛皮而作。

时珍说：凡是制造各种胶，从十月到二三月之间，用沙牛、水牛、驴皮者为上，猪、马、骡、驼皮者次之，其旧皮、鞋、履等物者为下。

都取用生皮，水浸四五日，洗刮极净。入水中熬煮，时时搅拌，不停加水，至烂，滤汁，再熬成胶，倒入盆内待凝，近盆底者名坌胶，煎胶水以咸苦者为妙。大抵古方所用多是牛皮，然后世以驴皮为贵。造伪者皆杂以马皮、旧革、鞍、靴之类，其气浊臭，不堪入药，当以黄透如琥珀色，或光黑如瑿（yī）漆者为真。真者没有皮臭，夏天也不湿软。

【修治】时珍说：现在的方法或炒成珠，或以面炒，或以火炙，或以蛤粉炒，或以草灰炒，或酒化成膏，或水化膏，当各从病症所需。

【气味】味甘，性平，无毒。

【主治】《别录》记载：男子小腹疼痛，虚劳羸瘦，阴气不足，脚酸不能久立，养肝气。

《药性论》说：坚筋骨，益气止痢。

时珍说：疗吐血衄血，血淋尿血，肠风下痢。治疗女人血痛血枯，经水不调，不孕不育，崩中带下，胎前产后各种疾病。男女一切风病，骨节疼痛，水气浮肿，虚劳咳嗽喘急，肺痿咳唾脓血及痈疽肿毒。和血滋阴，除风润燥，化痰清肺，利小便，调大肠，是一味圣药。

【发明】寇宗奭说：驴皮煎胶，取其能发散皮肤之外。用乌者，取乌色属水，以制热则生风之义，像乌蛇、乌鸦、乌鸡之类都是这样。

时珍说：阿胶大概来说只是补血与补液，因此能清肺益阴而治诸症。陈自明说：补虚用牛皮胶，去风用驴皮胶。成无己说：阴不足者，补之以味，阿胶之甘以补阴血。凡治喘嗽，不论肺虚肺实，可下可温，需用阿胶以安肺润肺。其性和平，为肺经的要药。小儿惊风后瞳仁不正者，用阿胶倍人参煎服最良，取阿胶育神，人参益气。又痢疾多因伤暑伏热而成，阿胶是大肠之要药，有热毒留滞者，则能疏导；无热毒留滞者，则能平安。这些论述足以发明阿胶的蕴意。

附方

1 老人虚秘：炒阿胶二钱，葱白三根，水煎化，入蜜二匙，温服。

2 妊娠小便不通：阿胶三两，水二升，煮七合，温服。《千金方》。

3 赤白痢疾：黄连阿胶丸，治肠胃气虚，冷热不调，下痢赤白，里急后重，腹痛，小便不利。用阿胶炒过，水化成膏一两，黄连三两，茯苓二两，研为细末，捣丸如梧桐子大。每服五十丸，粟米汤下，每日三次。《和剂局方》。

4 吐血不止：①《千金翼方》用炒阿胶二两，蒲黄六合，生地黄三升，水五升，煮取三升，分服。②《经验方》治大人、小儿吐血，用炒阿胶、蛤粉各一两，辰砂少许，研为细末。藕节捣汁，入蜜调服。

5 肺损呕血，并能开胃：用炒阿胶三钱，木香一钱，糯米一合半，研为细末，每次服用一钱，百沸汤点服，每日一次。《普济方》。

6 大衄不止，口耳俱出：用炙阿胶，蒲黄半两，每服二钱，水一盏，生地黄汁一合，煎至六分，温服。急以帛系两乳。《圣惠方》。

7 月经不调：阿胶一钱，蛤粉炒成珠，研末，热酒服即安。一方入辰砂末半钱。

8 月经不止：阿胶炒焦为末，酒服二钱。《乾坤秘蕴》。

9 妊娠尿血：阿胶炒黄为末，饭前粥饮下二钱。《圣惠方》。

10 妊娠血痢：阿胶二两，酒一升半，煮一升，顿服。

11 妊娠下血不止：阿胶三两炙为末，酒一升半煎化，一服即愈。又方：用阿胶末二两，生地黄半斤捣汁，入清酒二升，分三次服。梅师《集验方》。

12 久嗽经年：炒阿胶、人参各二两，研为细末，每用三钱，豉汤一盏，葱白少许，煎服，每日三次。《圣济总录》。

按语

阿胶味甘，性平，能补血，滋阴，润肺，止血。用于血虚证，为补血要药；出血证，为止血要药；肺阴虚燥咳痰少，咽喉干燥，痰中带血；热病伤阴之心烦失眠及阴虚风动、手足瘈疭等。入汤剂宜烊化冲服。黏腻，有碍消化。脾胃虚弱者慎用。

Huang Ming Jiao

黄明胶

【释名】又名牛皮胶、水胶、海犀膏。

【正误】甄权说：白胶，又名黄明胶。

苏颂说：现在医家所用黄明胶，多是牛皮，《本经》阿胶也用牛皮，说明二胶通用。但是现在的牛皮胶制作不精，因此不堪用，只用来胶物。而《本经》称鹿角胶为白胶，处处能制作，但功效倍于牛胶，因而很少有真的。

时珍说：《本经》中白胶又名鹿角胶，煮鹿角而作；阿胶又名傅致胶，煮牛皮而作，论说十分明白。黄明胶即是现在的水胶，为牛皮所作，其颜色黄明，不是白胶，也不是阿井水所作。甄权以黄明为鹿角白胶，唐慎微又采黄明胶诸方附之，都错了。但其功用，与阿胶相似。如果阿胶难得，则真牛皮胶也可以权用。其性味皆平补，宜于虚热。若鹿角胶则性味热补，非虚热者所宜，不可不分辨。

【气味】味甘，性平，无毒。

【主治】时珍说：主治吐血、衄血、下血、血淋下痢，孕妇胎动下血，风湿游走疼痛，跌打损伤，汤火灼伤，一切痈疽肿毒，活血止痛，润燥，利大小肠。

附方

1 肺破出血，或嗽血不止：用黄明胶一大片炙黄，涂酥再炙，研为细末。用白开水化三钱服用，即止。《斗门方》。

2 吐血咯血：黄明胶一两切片炙黄，新绵一两烧研，每次服一钱，饭后米汤送服，每日两次。《食疗本草》。

3 衄血不止：黄明胶烫软，贴鼻根至发际。《三因方》。

4 妊娠下血：黄明胶二两，酒煮化，顿服。《肘后方》。

5 咳嗽不愈：黄明胶炙研，每次服一钱，人参末二钱，薄豉汤二盏，葱白少许，煎沸，嗽时温呷三五口，即止。《食疗本草》。

6 肾虚失精：水胶三两，研为细末，以酒二碗化服，每日服三次。《千金方》。

7 面部皮肤麻木：牛皮胶化开，和桂末，厚涂一二分，效果良好。叶氏《摘玄方》。

8 寒湿脚气：牛皮胶一块切细，面炒成珠，研为细末，每次服一钱，酒送下，其痛立止。万氏。

9 风湿游走疼痛：牛皮胶一两，姜汁半杯，同化皮膏，摊纸上，热贴患处，冷即易换，非常有效。一方加乳香、没药一钱。邓笔峰方。

10 汤火伤灼：水煎胶如糊，冷扫涂患处。《斗门方》。

11 一切肿毒，已成未成：用水胶一片，水渍软，当脓头处开孔，贴患处。未成脓者自消，已溃者令脓自出。王焘《外台秘要》。

12 便毒初起：水胶熔化，涂之即散。《仁斋直指方》。

⑬ 乳疖初发：黄明水胶，以浓醋化，涂之立消。杨起《简便方》。

按语

黄明胶为牛皮熬制，味甘，性平，能滋阴润燥，养血止血，活血消肿，解毒。用于治疗咳嗽咯血、虚劳肺痿、吐衄崩漏、跌打损伤、痈疽疮毒、烧烫伤等。

Niu 牛 Huang 黄

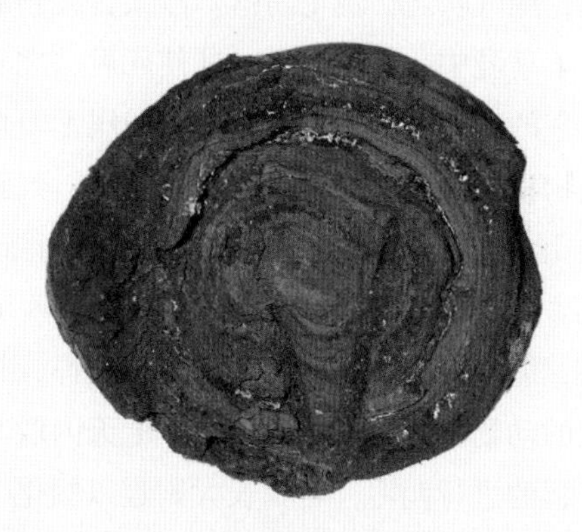

【释名】又名丑宝。

时珍说：牛属丑，而隐其名。《金光明经》称它为瞿卢折娜。

【集解】《别录》记载：牛黄生陇西及晋地，于牛胆中得之，采后阴干百日使干燥，不要令见日月光。

苏颂说：现在产于登州、莱州，其他地方偶有，但品质不佳。凡是牛有牛黄者，夜视身上有光，眼如血色，时时鸣吼，令人恐惧。又喜好照水，人用盆盛水，待其吐出，即大声喝斥，牛黄即堕入盆中，取得，阴干百日。一个牛黄如鸡蛋黄大，重叠可揭折，轻虚而气香者为佳。世人多造伪，辨其真伪只需揩摩牛黄于指甲上，透甲黄者为真。

寇宗奭说：牛黄质地轻松，自然微香。西戎有犛（máo）牛黄，质地坚硬而不香。又有骆驼黄，非常容易采得，也能与牛黄相混乱，不可不审。

【修治】雷敩说：使用时，单捣细研如尘，用绢裹定，以黄嫩牛皮包裹，悬井中一夜，离水三四尺，明早取之。

【气味】味苦，性平，有小毒。

时珍说：《别录》说牛黄恶龙胆，而钱乙治小儿急惊疳病，凉惊丸、麝香丸都用了这两味药，这是为何呢？龙胆治惊痫解热杀虫，与牛黄主治相近，也是肝经之药，不应相恶如此。

【主治】《本经》记载：主惊痫寒热，热盛狂躁，除邪逐鬼。

《别录》记载：疗小儿百病，各种痫热，口噤不开，大人癫狂，又能堕胎。久服能轻身延年，令人不忘。

《大明》记载：主中风失音口噤，惊悸，天行时疾，健忘虚乏。

甄权说：安魂定魄，辟邪魅，卒中恶，小儿夜啼。

孙思邈说：益肝胆，定精神，除热，止惊痢，辟恶气，除百病。

宁源说：清心化热，利痰凉惊。

时珍说：痘疮紫色，发狂谵语者可用。

【发明】李杲说：牛黄入肝，治筋病。凡是中风入脏的，必用牛、雄、脑、麝等药，入骨髓，透肌肤，以引风出。如果风中于腑及血脉者用之，则恐引风邪流入于骨髓，如油入面，邪不能出。

时珍说：牛黄，是牛的病理产物，所以有牛黄的牛，多病而易死。各种禽兽都有黄，人亦有黄。因其病在心及肝胆之间，凝结成黄，故还能治疗心及肝胆之病。正如人的结石，又能治淋证。据《宋史》记载：宗泽任莱州知府，使者取牛黄。宗泽说：春天疫疠流行，牛饮其毒则结为黄。现在和气流行，牛没有黄。据此，尤能证明黄为牛病。

附方

❶ 初生三日，去惊邪，辟恶气：取牛黄一豆大许，赤蜜如酸枣大许，研匀，绵蘸令婴儿吸吮，一日令尽。姚和众方。

❷ 七日口噤：牛黄为末，用淡竹沥化一字，灌服。更以猪乳滴之。《外台秘要》。

❸ 小儿热惊：牛黄一杏仁大，竹沥、姜汁各一合，和匀服用。《卫生总微论》。

❹ 惊痫嚼舌，迷闷仰目：牛黄一豆许研，和蜜水灌服。《广利方》。

-按语-

牛黄味甘，性凉，能化痰开窍，凉肝息风，清热解毒。用于痰热阻闭心窍所致的神昏谵语、高热烦躁、口噤、痰涎壅塞，惊风、癫痫，口舌生疮、咽喉肿痛、牙痛、痈疽疔毒。非实热证不宜用，孕妇慎用。

Shi

狮

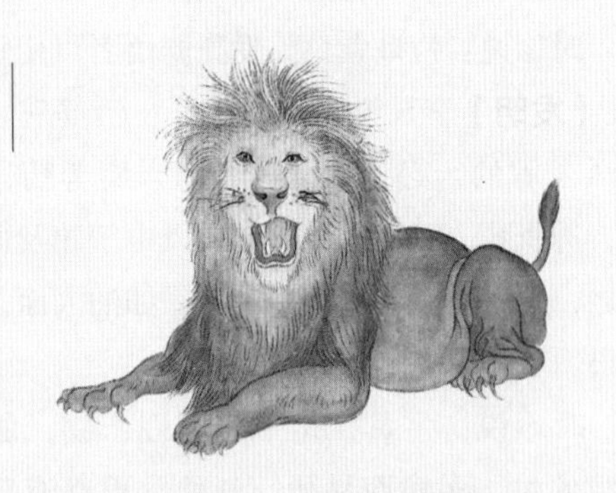

【释名】又名狻猊（suān ní）、虓（xiāo）。

时珍说：狮为百兽之王，因此称其为狮。虓，象其声音。梵书称为僧伽彼。《说文解字》记载：又名白泽。据《瑞应图》所载，白泽能说话，并不是狮子。

【集解】时珍说：狮子出自西域各国，形状像虎而小，黄色，也像金色的猱（náo）狗，而头大尾长，也有呈青色的。狮子铜头铁额，爪利牙尖，帖耳昂鼻，目如闪电，声吼如雷，有胡须。雄性的狮子尾上有斗大茸毛，一天能走五百里，为大型猫科动物之中的首领。发怒时表现在齿，高兴时表现在尾。一吼则百兽退避，马都尿血。《尔雅》说它能食虎豹。虞世南说它能拉虎吞貔（pí），裂犀分象。陶九成说它能吃各种禽兽，用气吹之，羽毛纷落。熊太古说它的乳汁入牛羊马乳中，都化成水。即使死后，虎豹都不敢吃它的肉，苍蝇不敢聚集在它的尾上。自然界的生物相畏如此。而《博物志》记载：魏武帝到白狼山，看见一物像狸，跳至狮子头上而将其杀死。《唐史》记载：高宗时，伽毗耶国敬献天铁兽，能擒狮象。则可知狮子虽然猛悍，又有制伏它的动物。西域畜养狮子时，七天内取其未睁开眼睛的进行调习，若稍长大则难以驯化。

屎

时珍说：陶弘景注解苏合香时，误以为是狮屎。陈藏器纠正其错误，说狮屎极臭，呈红黑色。如今在此进行考证修订。

【主治】陈藏器说：服用能破旧血，杀百虫。烧服可以去鬼气。

-按语-

狮古称狻猊，主产于非洲，因濒临绝种，已不入药。

Hu

虎

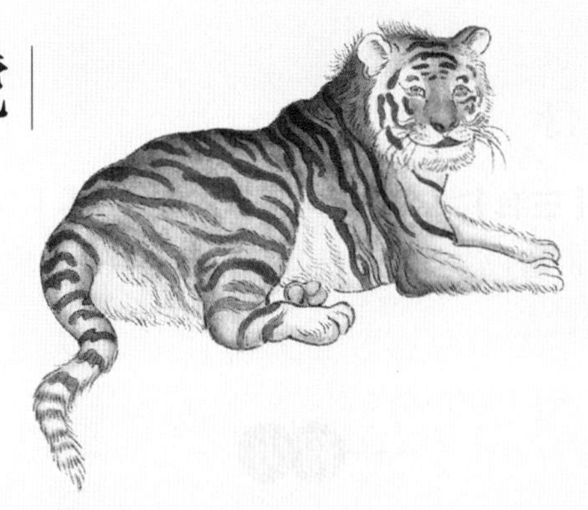

【释名】又名乌䖘（tú）、大虫、李耳。

时珍说：虎，象其声音。魏子才说：其文字从虍、从几，象它蹲踞的形状。扬雄《方言》记载：陈魏宋楚之间，有的称它为李父。江淮南楚等地，称它为李耳，或者称它为䖘䖘。自关东以西称它为伯都。时珍解释说：李耳当作狸儿。因为方音转狸为李，儿为耳的缘故。如今南方人仍然称虎为猫，即是此意。郭璞说虎吃动物，到耳则停止，故称它为李耳；应邵说南郡李翁化为虎，故称作李耳，都是牵强附会的说法。《尔雅》记载：虎，浅毛的称作虦猫，白虎称作甝，黑虎称作虪（shù），像虎而五指称作貙（chū），像虎而并非真的称作彪，像虎而有角的称作虒（sī）。

【集解】苏颂说：虎，《本经》没有记载所出的地方，如今多山林的地方都有虎。

时珍说：据《格物论》记载：虎是山兽的君王。形状像猫而像牛一样大，黄底而有黑色纹理，锯牙钩爪，须健而尖，舌大像手掌，颈项短而鼻音重。晚上能看见东西。一目放光，一目看物。吼叫声像雷声，随着风声传递，百兽震恐。《易通卦验》记载：立秋时节虎开始啸叫。仲冬时节虎开始交配。有人说：月晕时才交配。又说：虎不再交，怀孕七月而生。又说：虎知避祸就福，能画地卜食。今人效仿它，称为虎卜。虎咬物，随月旬上下而咬其首尾。它与物搏斗的时候，三跃不中则舍弃。人死于虎，则变成伥鬼，导虎而行。虎食狗则醉，狗就像是虎的酒。闻到羊角烟则败走，厌恶它的臭味。虎虽然能害人、兽，但蝟、鼠却能制它，可见智无大小。狮、驳、酋耳、黄腰、渠搜能食虎，可见势没有强弱。《抱朴子》记载：虎五百岁时变白。又海中有虎鲨能变成虎。古有貙虎变人，貙人变虎的说法，自有其道理。

虎骨

【修治】苏颂说：虎骨用头及胫骨，以色黄为好。凡虎身上所采的几种药物，以雄虎的为好。用药箭射杀所获，不可入药，因其毒浸骨血，能伤人。

时珍说：凡用虎的各种骨，一起捣碎去髓，用酥、酒或醋涂，各随其方法，炭火炙黄后入药。

【气味】味辛，性微热，无毒。

【主治】《别录》记载：能去邪恶气，杀鬼疰毒，止惊悸，治疗恶疮鼠瘘。头骨效果尤其好。

甄权说：治疗筋骨中毒风而挛急，不得屈伸，游走疼痛，治疗尸疰腹痛，伤寒温气，温疟，能杀狗咬毒。

陶弘景说：同朱砂一起用来画符，可去邪。取头骨作成枕头，能辟噩梦魇。置窗户上，能辟鬼。

孟诜说：煮汁洗澡，去骨节风毒肿。和醋浸泡膝部，止脚痛肿，用胫骨最好。初生小儿煎汤洗澡，能辟恶气，去疮疥，惊痫鬼疰，长大无病。

时珍说：能追风定痛健骨，止久痢脱肛，治疗兽骨鲠咽。

【发明】苏颂说：李绛《兵部手集》，有虎骨酒，治疗臂胫痛。崔元亮《海上方》，治疗腰脚不利索，也有虎胫骨酒方。

寇宗奭说：风从虎，因为风属木，虎属金。木受金制，怎能不从呢？因此虎啸而风生，自然之理。所以治疗风病挛急，屈伸不得，走疰，骨节风毒，癫疾惊痫等各种疾病，都取义于此。

汪机说：虎的强悍，都依赖于胫，虽死而胫犹站立而不仆到，因此治疗脚胫无力用到它。

时珍说：虎骨普遍可用。凡是辟邪疰，治疗惊痫温疟，疮疽头风，当用头骨；治疗手足各种风病，当用胫骨；治疗腰背各种风病，当用脊骨，各从其类。据吴球《诸证辨疑》记载：虎属阴，风属阳。虎啸则风生，有阳出阴藏的意思，因此它的骨能追风定痛。虎的一身筋节气力，都出自前足，因而以胫骨为最好。

附方

❶ 臂胫疼痛：用虎胫骨二大两（捣碎炙黄），羚羊角（屑）一大两，新芍药二大两（切）。将三种药物用酒浸泡，养到七天，秋冬季节加倍。每天空腹时取一杯服下，若想能尽快服用，即用器皿盛装，于火炉中暖养两到三天，即可服用。此方名虎骨酒。《兵部手集》。

❷ 兽骨鲠咽：将虎骨捣研为末，取方寸匕，水送服。《外台秘要》。

❸ 汤火伤灼：虎骨炙焦后研敷患处。龚氏《易简方》。

❹ 臁胫烂疮：用齑（jī，捣碎的姜、蒜、韭菜等）汁洗净后拭干，刮虎骨末敷患处。《便民图纂》。

肉

【气味】味酸，性平，无毒。

【主治】《别录》记载：治疗恶心欲呕，能益气力，止多唾。

附方

脾胃虚弱，恶心不欲饮食：虎肉半斤切碎，用葱、椒、酱调，炙熟，空腹冷食。《寿亲养老方》。

膏

【主治】孟诜说：纳下部，治疗五痔下血。

时珍说：服用，治疗反胃，煎消，涂治小儿头疮白秃。

附方

一切反胃：虎脂半斤切，清油一斤，放在瓦瓶中浸泡一月，密封勿令泄气。每次取油一两，入酒一杯，温服，直至痊愈。油尽再添。《寿域神方》。

按语

虎已列为濒临灭绝动物，禁入药。若古方中含有虎骨者，现多以其他动物骨头代替。

Bao

豹

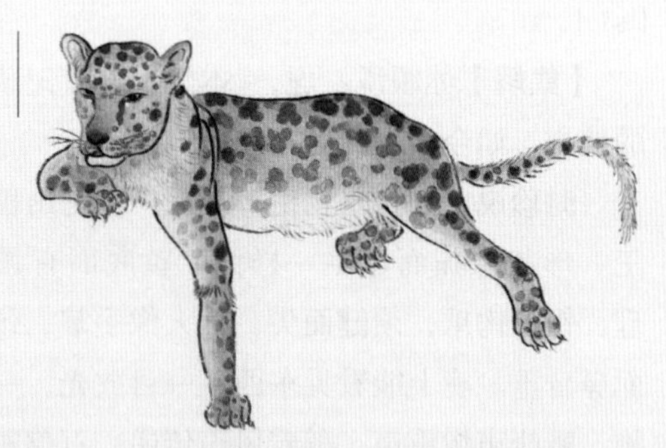

【释名】又名程、失刺孙。

时珍说：豹性暴躁，因此称作豹。据许氏《说文》记载：豹的脊背长，行则脊背隆起后伸长，具备行刑人的动作，故字从豸、从勺。王安石《字说》记载：豹生性勺物而取，按照一定的规则取食，故字从勺，又称作程。《列子》记载：青宁生程，程生马。沈括《梦溪笔谈》记载：秦人称豹为程，至今延州仍然保持着这种称谓。东胡称它为失刺孙。

【集解】陶弘景说：豹为稀有之品，入药为少，只有尾最珍贵。

苏敬说：阴阳家说有豹尾神，车驾中随行仪仗队中有豹尾车，说乘坐此车的人地位显赫。

苏颂说：如今的河洛、唐、郢等地偶尔可见。然而豹有数种：《山海经》有玄豹；《诗》有赤豹，尾红而纹黑；《尔雅》有白豹，即貘，毛白而纹黑（郭璞注解说：貘能食铜铁），与貘同名。古今医方中很少见到。

寇宗奭说：豹毛呈红黄色，其纹色黑，像钱币而中空，处处依次相连。又有土豹，毛不但无纹，色也不红，它的形状也小，种类不同所致，并不是它能变形，圣人假借事物作比喻罢了。恐医家不知，故予以记载。

时珍说：豹，在辽东及西南各山中偶有。形状像虎而小，白面团头，对自己毛发的光彩很是爱惜。它的纹理像钱币的，称作金钱豹，适宜作成裘服。像艾叶的，称作艾叶豹，质量差些。又西域有金线豹，纹理像金线。海中有水豹，上应箕宿星。《禽虫述》记载：虎生三子，一为豹。则可知豹有变成的，寇氏不知而已。豹怕蛇与鼩（zhuó）鼠，而狮、驳、渠搜能吃它。《淮南子》记载：猬能令虎呻吟，蛇能令豹止步，物有所制的道理。《广志》记载：狐狸死后把头朝向它的洞穴，豹死后把头朝向它住的山。都是不忘本的表现。豹胎的味道至美，为八珍之一。

肉

【气味】味酸，性平，无毒。

【主治】《别录》记载：能安五脏，补绝伤，轻身益气，久服利人。

《大明》记载：能壮筋骨，强志气，耐寒暑，令人猛健。

【发明】孟诜说：吃豹肉使人性情粗疏豪放，食后便会有所察觉，一会待食物消化后才得安定。久食亦如此。

寇宗奭说：这种兽的凶猛迅捷胜过老虎，故能安五脏，补绝伤，轻身，壮筋骨。

脂

【主治】孟诜说：与生发膏一起调合，使头发朝涂暮生。

时珍说：也可入面脂用。

【主治】时珍说：根据《外台秘要》中用它治疗精神错乱的记载，崔氏方中也用到它。

头骨

【主治】孟诜说：烧灰淋汁，可去头风白屑。

时珍说：作枕能辟邪。

皮

陈藏器说：不可睡在上面，使人神惊。它的毛入人疮中，有毒。

时珍说：据《林邑记》记载：广西南边有唼腊虫，食死人尸，不可驱逐。只有用豹皮覆盖，则畏而不来。

按语

豹骨味辛，性温，能追风定痛，强壮筋骨。用于腰膝酸楚、筋骨疼痛、风湿痹痛、四肢拘挛、麻木。豹现为国家一级保护动物，禁入药，可以其他不受法律限制的药材代用。

Xiang

象

【释名】又名伽耶。

时珍说：许慎《说文》记载："象"字，篆文象耳、牙、鼻、足的形状。王安石《字说》记载：象牙感雷而生纹理，天象感气而生纹理。因此天象也用此字。《南越志》记载：象闻雷声则牙花突然长出，一会再次消失。古语记载：犀牛因望月而致角生纹理，象因听到雷声而长牙。

【集解】时珍说：象出自交、广、云南及西域各国。野象多而成群。番人都畜养它们来背重物，酋长则训练它们来乘坐。有灰、白两种颜色，形体臃肿，面目丑陋。大的身长一丈余，高六尺多。肉是几头牛的重量，目很像猪。四足像柱子，无指而有爪甲。行走时则先移左足，卧倒时用臂着地。它的头不能俯，颈不能回，耳下垂。它的鼻大像臂，下垂到地上。鼻端很深，可以开合。中有小肉爪，能拾针芥。饮食都通过鼻摄取入口，一身之力都在鼻上，故伤之则死。后有孔穴，像鼓皮样薄，刺之也可导致死亡。口内有食齿，两吻出两牙夹鼻，雄性的长六七尺，雌性的才一尺左右。交配时在水中，将胸相贴，与其他兽不同。许慎说：三年生一胎。古训记载：五岁时开始生长，六十年骨才长足。它生性能长期的记忆。喜欢吃草、豆、甘蔗与酒，而惧怕烟火、狮子、巴蛇。南方人杀野象，多设机关陷阱来陷害它；或者将象鞋埋在路上，把它的足串起来。捕获生象时则用雌象作为媒介而诱捕，饲养而驯服它，时间长了则逐渐能理解人的语言。让象奴放牧，用钩来制服它，左右前后都不敢不听从命名。它的皮可作成鼓皮，湿时切成条，可用来串东西。

甄权说：西域对象牙很看重，用它来装饰床座。中国人将它制成笏（hù，古代大臣上朝拿着的手板）以显示对它的珍贵。象在每次蜕牙时自己找地方进行埋藏，昆仑等国的人用木牙暗地轻易取出。

《大明》记载：象蹄底像犀，可作成带子。

牙

《真腊风土记》说：象牙，以杀取而得为上品。自己死亡的质量稍差，蜕于山中多年的质量最差。有人说一年一换牙，是错误的。

【气味】味甘，性寒，无毒。

【主治】《开宝本草》记载：各种铁器及杂物入肉，刮牙屑和水敷患处，立出。治疗痫病，刮齿屑，炒黄研末，饮服。

苏颂说：各种物品刺入咽中，磨水服下，也可出，旧梳屑效果最好。

时珍说：主治风痫惊悸，祛除邪气，治疗骨蒸潮热及各种疮病，都宜生屑入药。

【发明】时珍说：世人只知然犀可见水怪，而不知沉象可驱逐水怪。据《周礼·壶涿氏》记载象掌管水虫。想杀水神时，用榑（kū）木串象齿而沉之，则神死而水渊成为它的陵寝。注解说：榑木，即山榆。将象齿作成十字，串于木上而沉之，则龙、罔象这类就会死去。又据陶贞白记载：凡是夏季合药，宜置象牙于旁边。合丹灶，用象牙夹灶，得雷声才能发光。据此观察，则可知象能辟邪，又不只是仅仅驱怪而已，其适宜于治疗心肝惊痫、神志迷惑等疾病，而古人极少使用。

附方

❶ 小便不通，胀急：象牙生煎服下。《救急方》。

❷ 小便过多：象牙烧灰，饮服。《圣济总录》。

❸ 痘疹不收：取象牙屑炒成黄红色后捣研为末。每次取七八分或一钱，白开水送服。《王氏痘疹方》。

❹ 诸兽骨鲠：象牙磨水吞服。《永类方》。

❺ 骨刺入肉：象牙刮末，用水煮白梅肉调涂患处，骨刺自软。《简要济众方》。

❻ 针箭入肉：象牙刮末，水和敷患处，即出。

肉

【气味】味甘、淡，性平，无毒。

【主治】《开宝本草》说：烧灰，和油涂治秃疮。多食，可令人体重增加。

【发明】时珍说：据《吕氏春秋》记载：肉中间称得上美味的大概就是像牦牛、象这类的。又有《尔雅翼》记载：象肉肥脆，稍像猪肉，味淡而含滑。则它能通小便，也是因为具有淡渗滑窍功用的缘故。烧用则能从火化，故又能缩小便。

胆

【修治】雷敩说：凡使用不用杂胆。象胆变干后，上有青竹文斑而光腻，味稍甘。入药时不要开始就和众药，需先捣成粉，再和众药。

【气味】味苦，性寒，微毒。

【主治】《大明》记载：能明目治疳。

《海药本草》说：治疗疮肿，用水化涂患处。治疗口臭，用绵裹少量贴齿根，清早漱去，几次后痊愈。

【发明】时珍说：象胆能明目，能去尘膜，与熊胆功效相同。与雷敩《炮炙论·序》记载的象胆挥黏的说法一致。

附方

内障目翳像偃月，或像枣花：用象胆半两，鲤鱼胆七枚，熊胆一分，牛胆半两，麝香一钱，石决明末一两，捣研为末，糊丸如绿豆大。每次取十丸，茶送服，一天两次。《圣济总录》。

皮

【主治】时珍说：能下疳，烧灰和油敷患处。又能治疗金疮不合。

【发明】时珍说：象肉臃肿，人用斧刃刺之，半天即愈合。因为近时治疗金疮不合的，用其皮烧灰。

骨

【主治】时珍说：解毒。

《开宝本草》说：取胸前小横骨，烧灰酒送服，令人能浮。

附方

脾胃虚弱，水谷不消，噫气吞酸，吐食霍乱，泄泻脓血，脐腹疼痛，里急频并，不思饮食：用象骨（炒）四两，肉豆蔻（炮）、枳壳（炒）各一两，诃子肉（炮）、甘草各二两，干姜半两（炮），捣研为末。每次取三钱，加水一杯半，煎至八分，和渣饭前热服，一天三次。此方名象骨散。《宣明方》。

按语

象已列入保护动物，不可入药。

Xi
犀

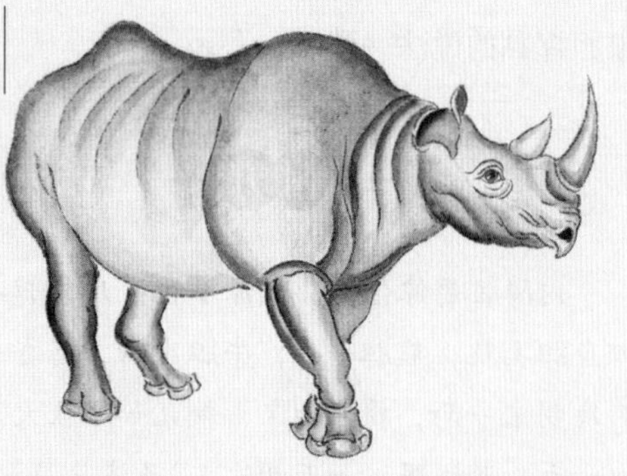

【释名】又名兕（sì）。

时珍说：犀字，篆文象形。其中雌犀称作兕，也称作沙犀。《尔雅翼》记载：兕与牸（zì，雌性牲畜）字音相近，像羖被称作牯一样。大抵犀、兕（sì，古代一种酒器）为同一物，古人多作兕，后人多作犀，北方音多称作兕，南方音多称作犀，此为不同。梵书称犀为朅（qiè）伽。

【集解】《别录》载：犀牛出自永昌（即如今的滇南）山谷及益州。

陶弘景说：犀出自武陵、交州、宁州等地的远山中。犀有两只角，以额头上的为好。又有一种通天犀角，上有一白缕，直上至顶端，夜露不濡湿，入药有神效。有人说这种是水犀角，出自水中，《汉书》所称作的骇鸡犀的，放米来喂鸡，都惊骇不敢啄食；置于屋上，乌鸟不敢聚集。又有一种雌性犀牛，角很长，纹理像犀，而不能入药。

苏敬说：牸（zì）是雌犀，纹理细腻，斑白分明，俗称它为斑犀。服用为上品，但入药不如雄犀。

陈藏器说：犀并没有水陆两种，只用精粗来分别。通天犀牛，脑上的角，经过千年，长且尖锐，白星透过顶端，能出气通天，则能通神、破水、骇鸡，因此称作通天。《抱朴子》中记载：将此种犀角刻成鱼的形状，衔它入水中，水开三尺。

时珍说：犀出自西番、南番、滇南、交州等地。有山犀、水犀、兕犀三种，又有毛犀相似。山犀居于山林中，人多得之；水犀出入水中，最为难得。这两种都有两只角，鼻角长而额角短。水犀皮有珠甲，而山犀没有。兕犀即犀中雄性的，也称作沙犀，只有一角在顶部，纹理细腻，斑白分明，不可入药。因为牯角纹大，而牸角纹细的缘故。洪武初年，九真曾有进贡，称它为独角犀，是正确的。陈藏器说犀无水陆，郭璞说有三角，苏颂说毛犀为牯犀，都出自讹传，如今一起予以更正。毛犀即犛牛，见于本条。犀角纹像鱼子的形状，称作粟纹。纹中有眼，称它为粟眼。黑中有黄花的为正透，黄中有黑花的为倒透，花中复有花的为重透，一起称作通犀，乃是上品，花像椒豆斑的次之；乌犀纯黑无花的为下品。其通天夜视有光的，称作夜明犀，故能通神开水，飞禽走兽见到它都惊悚。又《山海经》有白犀，色白；《开元遗事》有辟寒犀，它的颜色像黄金，为交趾所进贡，冬季暖气袭人；《白孔六帖》有辟暑犀，唐文宗得之，夏季能清暑气；《岭表录异》有辟尘犀，为簪梳带胯，尘不近身；《杜阳编》有蠲忿犀，说可以做带，令人蠲去忿怒，这些都是希世珍宝，故附见之。

犀角

【修治】陶弘景说：入药时只以雄犀角生用为好。若犀片及见成器物都被蒸煮，不能用。

苏颂说：凡犀角入药有黑、白两种，以黑色的为好，角尖的更好。生犀角不仅仅是没有经过水火的，还因为犀角以捕得杀取的为上品，蜕角的质量差些。

寇宗奭说：鹿取茸，犀取尖，它们精锐的药力尽在这些地方。用西番生犀磨服为好，入汤、散则锉屑使用。

雷敩说：使用时，不要用奴犀、牸犀、病水犀、挛子犀、无润犀。只取乌黑肌皱、折裂光润的锉成屑，入臼杵细，细研万遍后才使用。

李珣说：犀角锯成后，当用薄纸裹于怀中蒸燥，趁热捣之，应手如粉，故《归田录》记载：翡翠屑金，人气粉犀。

【气味】味苦、酸、咸，性寒，无毒。

【主治】《别录》记载：治疗伤寒温疫，头痛寒热，诸毒气。令人骏健。

《药性论》说：能辟中恶毒气，镇心神，解大热，散风毒，治疗发背痈疽疮肿，化脓作水，治疗时疾，热如火，烦闷，毒入心，狂言妄语。

《大明》记载：治疗心烦，能止惊，镇肝明目，安五脏，补虚劳，退热消痰，解山瘴溪毒。

《海药本草》说：主治风毒攻心，毷氉（mào sào，烦恼、愁闷之意）热闷，痈毒，赤痢，小儿麸豆，风热惊痫。

时珍说：磨汁服，治疗吐血、衄血、下血，及伤寒畜血，发狂谵语，发黄发斑，痘疮稠密，内热黑陷，或不结痂，能泻肝凉心，清胃解毒。

【发明】时珍说：犀角，为犀之精灵所聚，属于足阳明药。胃为水谷之海，饮食药物必先受之于胃，因此犀角能解各种毒。五脏六腑，都禀气于胃，风邪热毒，必先干之。故犀角能治疗各种血病及惊狂斑痘等症。《抱朴子》记载：犀食用百草的毒和各种树木的棘刺，所以能解毒。凡是有蛊毒的地方，有饮食，用此角搅拌，有毒则白沫涌起，无毒则不生白沫。用它煮毒药，则不再有毒性。《北户录》记载：凡是中毒箭，用犀角刺疮中，立愈。因为犀食百毒棘刺的缘故。以前温峤路过武昌牛渚矶，下多种怪物。温峤点燃犀角照之，而水族现出原形。《淮南万毕术》记载：将犀角放到洞穴里，狐不敢归。则犀的精灵能辟邪治疗神志病变，于此处更加可以看出来。

附方

❶ 吐血不止，似鹅鸭肝：用生犀角、生桔梗各二两，捣研为末。每次取二钱，酒送服。《圣济总录》。

❷ 小儿惊痫不知人，嚼舌仰目：犀角浓磨水送服。捣研为末也可。《广利方》。

❸ 痘疮稠密，不拘大人小儿：生犀，置于器皿中用新汲水磨浓汁，冷水送服。《小儿药证直诀》。

❹ 消毒解热：生犀角尖，磨浓汁，频饮。《小儿药证直诀》。

❺ 服药过量，中毒烦困：犀角烧末，水送服方寸匕。《外台秘要》。

❻ 食雉中毒，吐下不止：用生犀角末方寸匕，新汲水调服。《圣惠方》。

❼ 瘭疽毒疮：喜着十指，状如代指，根深至肌，能坏筋骨，毒气入脏杀人。宜烧铁烙之，或炙百壮，天天饮犀角汁直至痊愈。《千金方》。

❽ 山岚瘴气：犀角磨水服下。《集简方》。

❾ 下痢鲜血：犀角、地榆、生地各一两，捣研为末，炼蜜作丸如弹子大。每次取一丸，加水一升，煎至五合，去渣温服。《圣惠方》。

按语

犀角味咸，性寒，清热凉血，解毒，定惊。用于温病高热、神昏谵语、惊风、癫狂，血热妄行斑疹、吐衄；痈肿疮疡、咽喉肿痛。犀角已禁入药，现多用水牛角代替，剂量上一般是犀角的10倍。

Mao
犛牛
Niu

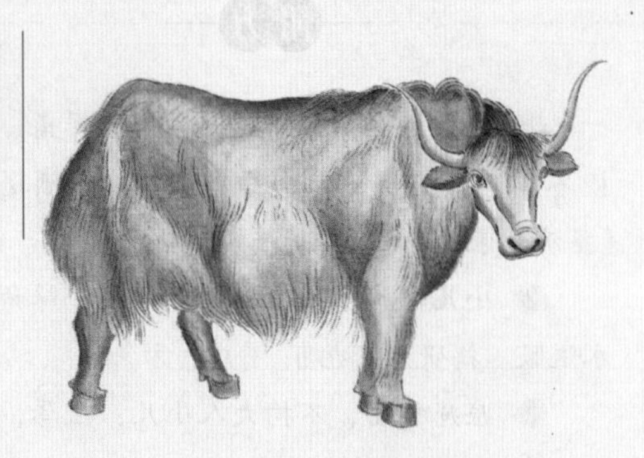

【释名】又名毛犀、猫牛、犘（má）牛、㸲（zuò）牛、竹牛、犨（chōu）牛。

时珍说：犛（máo）即髦，它的髦毛可以做成旗帜。它的体多长毛，而身角像犀角，因此称作毛犀，《汲冢周书》记作犛牛，颜师古记作猫牛，《尔雅》记作犘牛，音都相近。《山海经》记作㸲牛，西方人称它为竹牛，因其角的纹理像竹子。有人说竹即㸲（zuó）音的转音，而犨又是竹音的转音。杨慎《丹铅录》记载：毛犀即象。形状像犀而角小，善于预示吉凶。古人称它为猫猪，交、广人所谓的猪神就是指它。

【集解】时珍说：犛牛出自西南边境外，是居住在深山中的野牛。形状和毛、尾都与牦牛相似，但牦小而犛大，有重达千斤的。它的尾称作牦，也可做成旗帜和缨帽。唐朝、宋朝西边边境等地进贡它。《中山经》记载：荆山多犛牛。郭璞注解说：属于牦牛之类，它们都呈黑色。又《昨梦录》记载：西夏竹牛，重几百斤，角很长而黄黑相间，制成弓劲力极大。这些人将它当成伪犀角，不能辨别。曹昭《格古论》记载：毛犀即犛牛，角上的花斑，都像山犀，而无粟色纹理。它的纹理像竹子，不是很奇特，因此称它为毛犀。据此观察，则可知犛的角胜于牦，而牦的毛尾胜于犛。又有野牛与它相类似的。

黄

【主治】惊痫癫狂。

【发明】时珍说：犛牛也有黄，有的人用它来乱充牛黄，但坚而不香，说功效也相近。它的角也可乱充犀角，但无粟色纹理，苏颂《图经本草》误认为是牯犀角的指的就是它。也可入药用，而功效比不上犀角，《昨梦录》《格古论》的记载很详细。

> **-按语-**
>
> 犛牛角味酸、咸，性凉，能清热解毒，凉血息风。用于高热惊痫、血热出血。作用同水牛角。

Hao
豪猪
Zhu

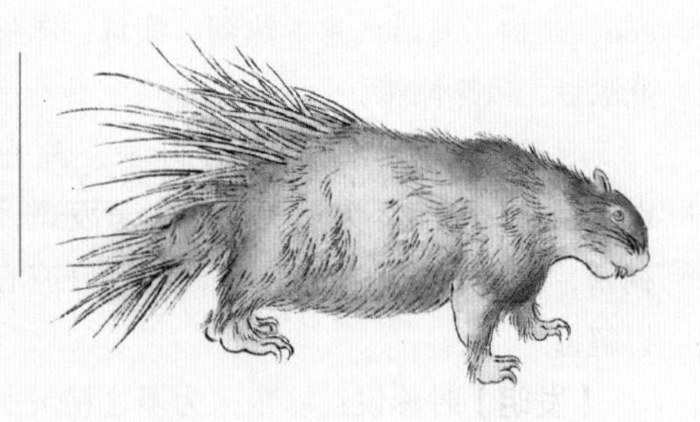

【释名】又名蒿猪、山猪、貆（huán）貐、貆猪、鸾猪。

时珍说：《说文》记载：豪，猪鬣像笔管一样的。因为它能发射毫毛射杀人。郭璞说：吴楚人称作鸾猪。《星禽》记载：壁水貐，即豪猪。

【集解】苏颂说：豪猪，陕、洛、江东各山中都有。髦间有豪像箭，能射人。

时珍说：豪猪到处的深山中都有，有时一起结成群损坏庄稼。形状像猪，而项脊有棘鬣，长约一尺左右，像筷子一样粗，它的形状像簪子或帽刺，白底而黑端。被激怒时则发射出去，像箭矢样射人。羌人将它的皮做成靴子。郭璞讲：貆猪雌雄同体而受孕。张师正《倦游录》记载：南海有泡鱼，如斗大，身上有棘刺，能化为豪猪。巽为鱼，坎为猪，难道巽能变坎吗？

肉

【气味】味甘，性大寒，有毒。

【主治】苏颂说：多膏，能利大肠。

肚及屎

【气味】性寒，无毒。

【主治】孟诜说：治疗水病，热风，鼓胀。同烧灰存性，空腹温酒送服两小勺。用一具即消。

苏敬说：干烧服下，治疗黄疸。

时珍说：连屎烧研，酒送服，治疗水肿，脚气，奔豚。

【发明】孟诜说：这种猪多食苦参，因此能治疗热风水胀，而不能治疗冷胀。

时珍说：本草书中没有记载豪猪，只有孟诜《食疗本草》猬条下有说明。

-按语-

豪猪肉能活血化瘀，祛风通络，催乳，固肾涩精缩尿。用于痔疮、恶疮、缺乳、遗精、早泄，及腰腿疼痛、风湿疼痛、皮肤瘙痒等。

Xiong 熊

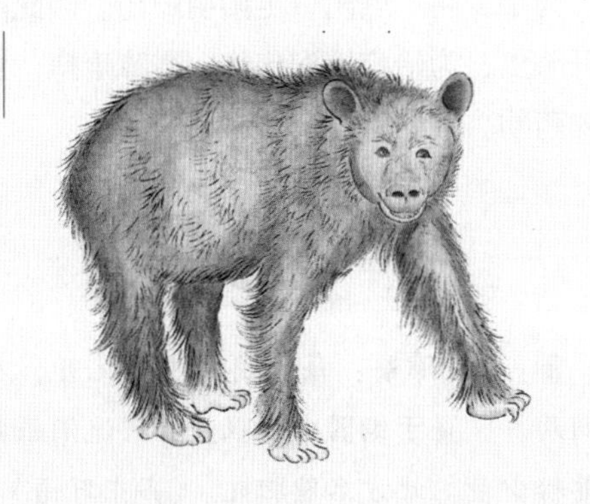

【释名】时珍说：熊，是雄的意思。熊字篆文象形。俗称熊为猪熊，罴（pí，熊的一种）为人熊、马熊，各因形状不同而加以分别。《述异记》记载：在陆地上生活的称作熊，在水中生活的称作能（即鲧所化）。故熊字从能。《续搜神记》记载：熊居树孔中，东土人敲击树木，称它为“子路”则起，不称作“子路”则不动。另外狒狒也称作人熊。

【集解】陶弘景说：如今东西各个山中都有熊，多见。

苏颂说：如今雍、洛、河东及怀庆、卫山中都有。形状像大猪，而性轻捷，喜好攀缘，上高树，看见人则颠倒自投于地。冬季蛰伏入洞穴中，春季才出。它的足称作蹯，为八珍之一，古人很看重它，然而煮之难熟。熊生性怕盐，食之即死（出自《淮南子》）。

时珍说：熊像大猪而竖目，像人足而呈黑色。春夏季膘肥时，皮厚筋弩，常常升木引气，或坠地自娱，俗称跌膘，即《庄子》所说的熊经鸟申。冬季蛰伏时不吃东西，饥饿则舐其掌，因此说它的美味在掌，称作熊蹯。它行走在山中，虽然只有几十里，必有蜷伏的地方，在石岩枯木，山中人称它为熊馆。刘敬叔《异苑》记载：熊生性讨厌恶秽物及伤残，捕捉的人置这些物品于穴中，则闭穴自杀。有人说为棘刺所伤出血，搔爪至骨即死。陆佃《埤雅》记载：它的胆春季靠近头部，夏季在腹部，秋季在左足，冬季在右足。熊、罴都是勇壮刚毅之物，属阳，因此书中记载用它们来比喻不二心的忠臣，而《诗》将其作为男子的祥物。

脂

【释名】又名熊白。

陶弘景说：脂即熊白，乃是背上的脂肪，色白像玉，味很美，寒冷的月份才有，夏季则没有。它腹中的脂肪及身中的脂肪，煎炼过后也可作药，但不适合食用。

【修治】雷敩说：凡取得后，每一斤入生椒

十四个，一同炼过，用器皿盛收。

【气味】味甘，性微寒，无毒。

【主治】《本经》记载：治疗风痹不仁筋急，五脏腹中积聚，寒热羸瘦，头疡白秃，面上生皯疱。久服强志不饥，轻身长年。

《别录》记载：治疗饮食呕吐。

《大明》记载：治疗风病，能补虚损，杀劳虫，酒炼服下。

苏敬说：能长发令发黑，悦泽人面。

《药性》说：治面上黑皯及疮。

附方

❶ 令发长黑：熊脂、蔓荆子（末）等份和匀，醋调涂患处。《圣惠方》。

❷ 发毛黄色：用熊脂涂发梳散，入床底，置于地上半个小时，即出，便尽变黑。《千金翼方》。

❸ 白秃头癣：熊白敷患处。

肉

【气味】味甘，性平，无毒。

【主治】孙思邈说：治疗风痹、筋骨不仁，功效与脂相同。

孟诜说：能补虚羸。

【发明】时珍说：据刘完素记载：熊肉能重振虚羸，兔眼能让人看得更清楚。因其气有余，补不足的缘故。

附方

❶ 中风：心肺风热，手足风痹不随，筋脉五缓，恍惚烦躁。熊肉一斤切，入豆豉汁中，和葱姜椒盐作腌腊，空腹食下。《食医心镜》。

❷ 脚气风痹，五缓筋急：用熊肉半斤，入豆豉汁中，和葱、姜、椒盐作腌腊，空腹食下。《食医心镜》。

掌

【修治】《圣惠方》说：熊掌难煮，得酒、醋、水三件一同煮，煮熟后即像皮球样大。

【主治】《大明》记载：食用可御风寒，益气力。

胆

苏颂说：熊胆阴干用。然多伪品，只取一粟大滴于水中，呈一道线且不散的为真品。

时珍说：据钱乙记载：熊胆质量好的能通明。每次取米粒大点水中，像飞一样运转的质量好。其他动物的胆也转，但较慢。周密《齐东野语》记载：熊胆善于去尘。用一壶干净的水试验，将尘布在上面，投胆米大一粒，则凝尘豁然而开。

【气味】味苦，性寒，无毒。

【主治】《大明》记载：治疗各种疳症、耳鼻疮、恶疮，能杀虫。

孟诜说：治疗小儿惊痫瘈疭，用竹沥化两豆大服下，能去心中涎，效果很好。

时珍说：能退热清心，平肝明目，去翳，杀蛔、蛲虫。

【发明】时珍说：熊胆，味苦入心，寒胜热，为手少阴、厥阴、足阳明经药。因此能凉心平肝杀虫，为治疗惊痫疰忤、翳障疳痔、虫牙蛔痛的药物。

附方

❶ 赤目障翳：每次用胆少量化开，入冰片一到两片，置于铜器中点眼。如果流泪眼痒，加生姜粉少量。此方名熊胆丸。《齐东野语》。

❷ 胎中受热，初生目闭：用熊胆少量蒸水洗患处，一天七八次。若三天不开，服四物加甘

草、天花粉。《全幼心鉴》。

3 小儿鼻蚀：熊胆半分，水化抹患处。《圣惠方》。

4 十年痔疮：用熊胆涂患处。《外台秘要》。

5 肠风痔漏：熊胆半两，入片脑少量研末，和猪胆汁涂患处。《寿域方》。

6 蛔虫心痛：熊胆大豆大一枚，和水服下。《外台秘要》。

7 风虫牙痛：熊胆三钱，片脑四分，每次用猪胆汁调少量搽患处。《摄生方》。

8 水弩射人：用熊胆涂患处。再用雄黄以酒磨服。《斗门方》。

9 诸疳羸瘦：熊胆、使君子（末）等份研匀，于瓷器中蒸溶，蒸饼作丸如麻子大。每次取二十丸，米汤送服。《保幼大全》。

脑髓

【主治】苏敬说：治疗各种耳聋。

《大明》记载：治疗头旋。摩顶，去白秃风屑，能生发。

血

【主治】苏敬说：治疗小儿客忤。

骨

【主治】孟诜说：作汤洗澡，治疗历节风及小儿客忤。

-按语-

熊胆入药，味苦，性寒，能清热解毒，息风止痉，清肝明目。用于热极生风高热惊风、癫痫、手足抽搐，热毒疮痈、痔疮、咽喉肿痛、目赤翳障。还可用于黄疸、小儿疳积、风虫牙痛等。内服，0.25~0.5g，入丸、散、胶囊剂。熊为国家保护动物，已禁入药，现多用替代品。

Ling Yang
麢羊

【释名】又名羚羊、麙（xián）羊、九尾羊。

时珍说：据王安石《字说》记载：鹿结群而居，而环角外向用来自防；麢（líng）则独自栖息，悬角于木上用来躲避伤害，都可称得上具有灵性的动物。故字从鹿，从霝省文。后人作羚。许慎《说文解字》记载：麙，即山羊，大而细角。《山海经》记作羬（xián），说形状像羊而马尾。费信《星槎胜览》记载：阿丹国的羚羊，自胸中到尾部，掉下来有九块，称作九尾羊。

【集解】《别录》记载：羚羊角出自石城山谷及华阴山。采收不受时间限制。

苏敬说：羚羊，南山、商、淅间有很多，如今出自梁州，直州、洋州的也是贡品。它的角像人的手指一样细，长四五寸，而纹紧细。山羊或者称作野羊的，大的像牛，角可做成马鞍，又有山驴，像鹿一样大，皮可做成靴子，有两角，像山羊角大小，俗人也用它。陶弘景所谓的一边有粗纹的指的就是它，并不是山羊。

陈藏器说：山羊、山驴、羚羊，三种相似，而羚羊有神，夜晚时为了防患伤害，将角挂树上不着地。只有角弯中深锐紧小，有挂痕的为真品。如此分别，其中疏漫无痕的不是正品。若是真角，以置于耳边听到集集的鸣叫声的为好。陶弘景说只有一角，是错误的。

寇宗奭说：各种角附在耳边都集集有声，不如有挂痕的说法全面。然而有冒充的，宜详察。

时珍说：羚羊像羊，而青色毛粗，两角短小；羱羊像吴羊，两角长大；山驴，有驴的身和羚的角，但稍大而节疏漫。陶弘景说羚羊有一角的说法，而陈氏认为不正确。据《寰宇志》记载：安南高石山出产羚羊，一角极坚，能碎金刚石。

则可知羚羊本来只有一角。金刚石出自西域，形状像紫石英，百炼不消，物莫能击；只有羚羊角扣之，则自然消融。又貘骨冒充佛牙，物也不能破，用此角击之即碎，都是相畏的原理。西人用羚羊做成座垫。

羚羊角

【修治】雷敩说：使用时，有神羊角很长，有二十四节，内有天生木胎。这种角有神力，抵得上千头牛。不可单用，需要不拆原来的一对，用绳子缚，铁锉锉细，层层密裹，避风，层层取用，捣筛极细，再捣研一万遍入药，免刮人肠。

【气味】味咸，性寒，无毒。

【主治】孟诜说：治疗中风筋挛，附骨疼痛。作末合蜜服，治疗突然热闷及热毒痢血，疝气。摩水涂治肿毒。

《药性论》说：治疗一切热毒风攻注、中恶毒风、卒死昏乱不识人、散产后瘀血冲心烦闷，烧末酒送服。治疗小儿惊痫，山瘴及噎塞。

陈藏器说：治疗惊悸烦闷，心胸恶气，瘰疬恶疮溪毒。

时珍说：能平肝舒筋，定风安魂，散血下气，辟恶解毒，治疗子痫痉病。

【发明】时珍说：羊为火畜，而羚羊属木，因此它的角入厥阴肝经很快速，同气相求的缘故。肝主木，开窍于目；患肝病，目暗障翳，而羚羊角能平降肝阳。肝主风，在合为筋，患肝病，可见小儿惊痫、妊娠痫症、成人中风抽搐、筋脉痉挛拘急、全身关节掣痛，而羚羊角能舒缓它。肝藏魂，肝病时则惊骇不宁，狂越妄语，噩梦纷纭或者猝然昏仆，不省人事，而羚羊角能安之。肝藏血，发病则瘀血留滞，疝气疼痛，赤痢，疮肿痔瘘，瘰疬，产后血瘀气滞，而羚羊角能散之。相火寄于肝胆，在志为怒，发病则气逆，噎塞不通，寒热往来及伤寒伏热，用羚羊角能降火。羚羊生性机灵，而筋骨的精华在角，因此又能辟邪恶而解诸毒，击碎佛牙，烧烟还能驱杀蛇虫。《本经》《别录》突出描写它的功效，而近俗的人很少能加以发扬，可惜啊！

【附录】山驴

时珍说：《南史》记载：滑国出产野驴，有角，《广志》记载：驴羊像驴。《山海经》记载：晋阳悬瓮之山、女几之山、荆山、纶山，都多产闾。郭璞注解说：闾即羭（yú）。像驴而蹄叉开，马尾，角像麢羊，又名山驴。俗人也用它的角代替羚羊。又《北山经》记载：太行的山上，有兽称作䮝（huán，即野马），形状像麢羊，而四角马尾，有脚趾善旋转，它鸣叫时叫自己。它也属于山驴这类。

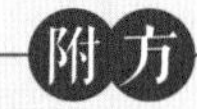

1 噎塞不通：羚羊角屑锉为末，每次取方寸匕，水送服，并用角摩噎塞的地方。《外台秘要》。

2 胸胁痛满，腹痛热满：羚羊角烧末，每次取方寸匕，水送服。《子母秘录》。

3 堕胎腹痛，血出不止：羚羊角烧灰，取三钱，酒送下。《普济方》。

4 产后烦闷汗出，不识人：一方：用羚羊角烧末，每次取方寸匕，水送服。未愈再服。《千金方》。一方：加芍药、枳实等份炒，研末，水送服。

5 血气逆烦：羚羊角烧末，每次取方寸匕，水送服。《肘后方》。

6 临产催生：羚羊角一枚，刮尖末，每次取方寸匕，酒送服。《产宝》。

7 小儿下痢：羚羊角中骨烧末，每次取方寸匕，水送服。《秘录》。

8 遍身赤丹：羚羊角烧灰，鸡蛋清调和，涂患处。《外台秘要》。

9 赤癍如疮瘙痒，严重者危及生命：羚羊角磨水，摩患处几百遍。《肘后方》。

10 山岚瘴气：羚羊角末，每次取一钱，水送服。《集简方》。

肉

【气味】味甘，性平，无毒。

【主治】陈藏器说：治疗恶疮。

孟诜说：同五味炒熟，投入酒中，过一晚后饮服，治疗筋骨急强，中风。北方人长期食用，南方人用它，可免蛇、虫伤。

肺

【气味】味甘，性平，无毒。

【主治】时珍说：治疗水肿鼓胀，小便不利。

【发明】时珍说：羚羊肺在本草著作中没有收录。《千金翼方》记载太医山连治疗韦司业水肿莨菪丸中用到它，取它能引药入肺，以通小便上源的作用。方中用羚羊肺一具，沸水中稍烧过，暴晒干燥后捣研为末。莨菪子一升，用三年醋浸泡一整天，蒸熟捣烂和丸，作丸如梧桐子大。每次取四丸，麦门冬汤饭后送服，待出现口干、妄语时为起效。几天后小便大利，病即痊愈。无羚羊，用青羊肺代替也可以。

胆

【气味】味苦，性寒，无毒。

【主治】时珍说：治疗面上黑皯，像雀卵色，用酒二升，一同煎煮至沸腾三次，涂治四五次。

附方

1 颜面暗疮：羚羊胆、牛胆各一枚，醋二升，一同煎煮至沸腾三次，频涂患处。《外台秘要》。

鼻

【主治】时珍说：炙研，治疗多种邪恶毒气。《外台秘要》方中用到它。

> **按语**
>
> 羚羊以羚羊角入药，味咸，性寒，能平肝息风，清肝明目，散血解毒。用于肝风内动、惊痫抽搐，肝阳上亢、头晕目眩，肝火上炎、目赤头痛，温热病壮热神昏，热毒发斑。磨汁或研粉服，每次0.3~0.6g。羚羊现为国家保护动物，不入药用。

Lu

鹿

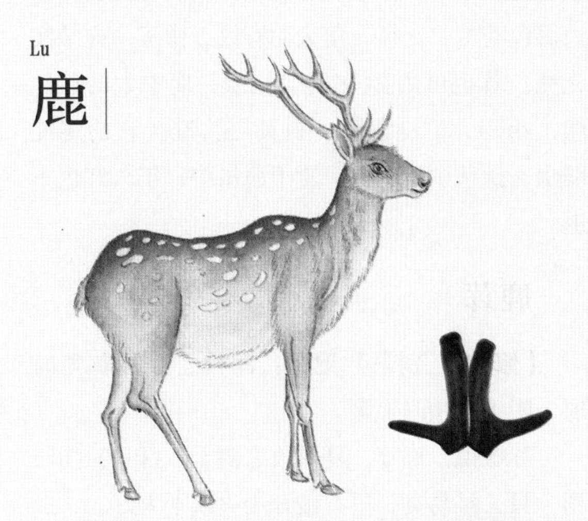

【释名】又名斑龙。时珍说：鹿字篆文，象其头、角、身、足的形状。《尔雅》记载：鹿，雄性的称作麚（jiā），雌性的称作麀（yōu），它的子称作麛（mí），最有力的称作麉（jiān）。斑龙名出《澹寮方》。据《乾宁记》记载：鹿与游龙相戏，必生异角。则鹿得以称作龙，可能是因为这个原因？梵书称它为密利迦罗。

【集解】时珍说：鹿，到处的山林中都有。马身羊尾，头侧而长，脚高而行动迅速。雄性的有角，夏至则解。大的像小马，黄质白斑，俗称马鹿。雌性的无角，小而无斑，毛杂黄白色，俗称麀（yōu）鹿，孕六月而生子。鹿性淫，一只雄性的鹿常与几只雌性的鹿交配，称作聚麀（即母鹿，聚麀指兽类父子共一牝的行为）。生性喜欢食龟，能区别良草。吃东西的时候则相互呼喊，行走的时候则结对同行，居住的时候则环角外向以防止伤害，卧倒的时候则口朝向尾间，以通督脉。殷仲堪说：鹿以色白的为正品。《述异记》记载：鹿千年后变成苍色，又五百年变成白色，又五百年变成玄色。玄鹿骨也呈黑色，做成肉脯食用，可以长生。《埤雅》记载：鹿是仙兽，自能乐性，六十年必怀美玉于角下，角有斑痕呈紫色，像点上去的一样，行则有涎，不再急走。故说：鹿戴玉而角有斑，鱼怀珠而鳞呈紫色。沈存中《梦溪笔谈》记载：北狄有驼鹿，极大而色苍黄，无斑。角大而有纹，像玉一样结实光亮。茸也可用。《名苑》记载：鹿中大的称作麈（zhǔ），群鹿跟随，视其尾为准。它的尾能辟尘，拂毡则不生虫，置于茜帛中，年久红色不退。

鹿茸

【修治】《别录》记载：四月、五月解角时取，阴干，用时干燥。

苏敬说：鹿茸，夏季收之阴干，百只只能收到一只，且易臭，只有破开用火烘干大好。

雷敩说：使用鹿茸，用黄精自然汁浸泡两天，漉出切焙捣用，免使人渴。又法：将鹿茸锯成片，每五两用羊脂三两，拌天灵盖末涂，小火炙令内外黄脆，用鹿皮包裹，安放在室内一晚，则药魂归。小火焙干，捣末用。

《大明》记载：只用酥炙炒研。

寇宗奭说：茸上的毛，先用酥薄涂匀，于烈焰中灼烧，待毛尽微炙。不用酥，则火焰伤茸。

时珍说：《澹寮方》《济生方》诸方中，有用酥炙、酒炙及酒蒸焙用的，当各随本方使用。

【发明】《抱朴子》说：南山多鹿，每当有一雄鹿游走，百只雌鹿都会跟着聚集。春季虚羸而瘦弱，到夏季只吃菖蒲即长肥。当角生长的时候，它的茸非常痛。猎人捕到鹿后，用绳索系住取茸，然后将鹿杀死，可见鹿的血尚未散去。

寇宗奭说：茸，最难得的是不破及不出却有血的那种，因为它的药力尽在血中，猎取的时候多有损伤的原因。这种以像紫茄的为上品，称作茄子茸，取其难得；然而这种太嫩，血气未全，其实药力差。坚硬的又太老，只长四五寸，形状像分支的马鞍，茸的顶端像玛瑙红玉，破开后见肌像朽木的为最好。人们也将麋茸来冒充鹿茸，不可不察。据沈存中《梦溪笔谈》记载：《月令》说冬至麋角解，夏至鹿角解。阴阳相反如此，而现在的人将麋、鹿茸作为一种，是一种忽略。有的人刺麋、鹿血来代替鹿茸，说茸也是血，这更是大错。麋茸善于补阳，鹿茸善于补阴，必须佐以他药则有功效。凡是含血的动物，肉容易生长，筋稍易，骨最难长。因此人自胚胎长到成人，二十年骨髓才坚固。只有麋、鹿角自生就非常坚硬，不超过两个月的时间，大的可以达到二十余斤。经计算可知一天一夜需生长几两，凡是骨的生长速度，没有比这更迅速的了。即使草木容易生长，也比不上。这是骨中间最强的，所以能补骨血，坚阳道，益精髓。头为诸阳之会，上行集中于茸角，怎么能与凡血相比呢？

时珍说：据熊氏《礼记疏》记载：鹿是山兽，属阳，情淫而游于山中，夏至得阴气解角，从阳退之象；麋是泽兽，属阴，情淫而游于湖泽中，冬至得阳气而解角，从阴退之象。

【气味】味甘，性温，无毒。

【主治】《本经》记载：治疗漏下瘀血，寒热惊痫，能益气强志，生齿不老。

《别录》记载：治疗虚劳，洒洒如疟，羸瘦，四肢酸疼，腰脊痛，小便数利，泄精尿血，能破瘀血在腹，散石淋痈肿，骨中热疽痒，能养骨安胎下气，久服耐老。不可近男子阴囊，使人阳痿。

甄权说：补男子腰肾虚冷，脚膝无力，夜梦鬼交，精溢自出，女人崩中漏血，赤白带下，炙末，空腹酒送服方寸匕。

《大明》记载：能壮筋骨。

时珍说：能生精补髓，养血益阳，强筋健骨，治疗一切虚损，耳聋目暗，眩晕，虚痢。

【发明】时珍说：据《澹寮方》记载：昔日在西蜀药市中，曾经有一道人买斑龙丸，又叫作茸珠丹。每次大醉后便高歌道：尾闾不禁沧海竭，九转灵丹都漫说。唯有斑龙顶上珠，能补玉堂关下穴。朝野上下传遍。他的方只用鹿茸、鹿角胶、鹿角霜。又戴原礼《证治要诀》记载：治疗头眩头晕，严重时屋转眼黑，或者像物在飞，或者将一物看为二物，用茸珠丹效果非常好。有人用鹿茸半两，无灰酒三杯，煎至一杯，入麝香少量，温服也有效果。说茸生于头上，同类相从的缘故。

附方

1 各种虚证：用鹿茸（酥炙，或酒炙也可）、鹿角胶（炒成珠）、鹿角霜、阳起石（煅红，酒淬）、肉苁蓉（酒浸）、酸枣仁、柏子仁、黄芪（蜜炙）各一两，当归、黑附子（炮）、地黄（九蒸九焙）各八钱，朱砂半钱，各自捣研为末，酒糊丸如梧桐子大。每次取五十丸，空腹温酒送下。此方名斑龙丸。《澹寮方》。

2 阳事虚痿，小便频数，面色无光：用嫩鹿茸（去毛切片）一两，山药（末）一两，绢袋包裹，置于酒坛中，七天后开瓶，一天饮服三杯。将鹿茸焙做成丸服下。此方名鹿茸酒。《普济方》。

3 肾虚腰痛，不能反侧：鹿茸（炙）、菟丝子各一两，茴香半两，捣研为末，用羊肾二对，法酒煮烂，捣泥和丸如梧桐子大，阴干。每次取三到五十丸，温酒送下，一天三次。《本事方》。

4 精血耗涸，面色黧黑，耳聋，目昏，口渴，腰痛，脚弱，白浊，上燥下寒，不受峻补：鹿茸（酒蒸）、当归（酒浸）各一两，焙干捣研为末，乌梅肉煮膏捣丸如梧桐子大。每次取五十丸，米汤送服。《济生方》。

5 腰膝疼痛伤败：鹿茸涂酥炙紫后捣研为末，每次取一钱，酒送服。《续十全方》。

6 小便频数：鹿茸一对，酥炙后捣研为末。每次取二钱，温酒送下，一天三次。《郑氏家传方》。

7 血气衰弱，虚痢危困：鹿茸酥炙一两，捣研为末，入麝香五分，用灯心煮枣肉，和丸如梧桐子大。每次取三到五十丸，空腹米汤送服。《济生方》。

8 饮酒成泄，骨立不能食，但饮酒即泄：用嫩鹿茸（酥炙）、肉苁蓉（煨）一两，生麝香五分，捣研为末，陈白米饭作丸如梧桐子大。每次取五十丸，米汤送服。此方名香茸丸。《普济方》。

9 冲任虚寒，室女白带：鹿茸（酒蒸焙）二两，金毛狗脊、白蔹各一两，捣研为末，用艾煎醋，打糯米糊丸如梧桐子大。每次取五十丸，温酒送下，一天两次。《济生方》。

角

苏颂说：七月采角。以鹿年久的角更好。煮成胶入药效果更好。

雷敩说：鹿角需取黄色紧重尖好的。这种鹿食灵草，所以不同于一般的鹿。

【修治】孟诜说：凡用鹿角、麋角，都需截成段后锉屑，用蜜浸泡过，小火焙，令角稍变色，暴晒干燥，捣筛为末。或者烧飞为丹，服用最妙。将角截成一寸的段，用泥包裹，于器皿中用大火烧一天，像玉粉一样。

时珍说：据崔行功《纂要方》制造鹿角粉的方法：将鹿角截成一寸的段，炭火烧过，捣研为末，水和成团，用绢布袋三到五层盛装，再煅再和，如此五次，用牛乳和，再烧过研用。

【气味】味咸，性温，无毒。

【主治】《本经》记载：治疗恶疮痈肿，能逐邪恶气，瘀血在阴中。

《别录》记载：除少腹血瘀急痛，腰脊痛，折伤瘀血，能益气。

孟诜说：蜜炙研末酒送服，轻身强骨髓，补阳道绝伤。又治疗妇人梦与鬼交者，清酒服一撮，即出鬼精。烧灰，治疗女子胞中余血不尽欲死，用酒送服方寸匕，白天三次，晚上一次，疗效最妙。

【发明】时珍说：鹿角，生用则散热行血，消肿辟邪；熟用则益肾补虚，强精活血；炼霜熬膏，则专于滋补。

附方

1 服鹿角法：鹿角屑十两，生附子（去皮、脐）三两，捣研为末。每次取二钱，空腹温酒送下。彭祖方。

2 肾消尿频数：鹿角一具，炙后捣筛。每次取方寸匕，温酒送服，一天两次。《外台秘要》。

3 肾虚腰痛，如锥刺不能动摇：鹿角屑三两，炒黄后研末。每次取方寸匕，空腹温酒送服，一天三次。《肘后方》。

4 卒腰脊痛，不能转侧：鹿角五寸烧红，投入二升酒中，浸泡一晚后饮服。《梅师方》。

5 妇人腰痛：鹿角屑熬黄后研末，每次取方寸匕，酒送服，一天五六次。《杨氏产乳集验方》。

6 产后腹痛血不尽：鹿角烧研，每次取方寸匕，豆豉汁送服，一天两次。《子母秘录》。

7 妊娠下血不止：鹿角屑、当归各半两，水三杯，煎至减半，一次服完，不过二服。《普济方》。

8 胎死腹中：鹿角屑三小勺，煮葱豉汤和服，立出。《百一选方》。

9 妇人白浊，滑数虚冷：鹿角屑炒黄后捣研为末，每次取二钱，酒送服。《妇人良方》。

10 筋骨疼痛：鹿角烧灰存性，捣研为末。每次取一钱，酒送服，一天两次。

11 小儿重舌：鹿角末涂舌下，一天三次。姚和众方。

12 小儿脾热流涎：鹿角屑末，每次取一字，米汤送服。《普济方》。

13 面上皯疱：鹿角尖磨浓汁，厚厚地涂于患处。

14 面上风疮：鹿角尖磨酒涂患处。《圣惠方》。

15 咽喉骨鲠：将鹿角捣研为末，含化咽津。《斗门方》。

16 竹木入肉不出：鹿角烧末，水和涂患处。《千金方》。

17 蠼螋尿疮：鹿角烧末，醋调敷患处。《外台秘要》。

18 发背初起：鹿角烧灰，醋和涂患处，一天换五到六次。《千金方》。

19 下注脚疮：鹿角烧灰存性，入轻粉一同捣研，油调涂患处。《医林集要》。

20 疖毒肿毒：鹿角尖磨浓汁涂患处。《濒湖集简》。

21 痈疽有虫：鹿角烧末，醋和涂患处。磨汁也可。

白胶

一名鹿角胶，粉名鹿角霜。

【修治】陶弘景说：如今的人不再煮制，只合角弓用之。它的方法是：先用米泔水浸泡七天令其变软，用制作阿胶的方法煮煎。又有一种方法：锉角令细，入干牛皮一片，即容易消烂。不然，虽煎熬百年也没有熬熟的。

苏敬说：鹿角、麋角，只需要煮浓汁反复煎

熬，即可成胶，何必使它煎烂呢？若想煎烂也不难，想必是陶弘景未曾见到罢了。

孟诜说：制作胶的方法：破细后截成寸段，用蒸熟的水浸泡七天令其变软，再煎煮。

时珍说：现在的人称煮烂成粉的为鹿角霜；取粉熬成胶，或者只用浓汁熬成膏的为鹿角胶。据胡濙《卫生易简方》记载：用米泔水浸泡鹿角七天令其变软，入急流水中浸泡七天，去粗皮，用东流水、桑柴火煎煮七天，不停添水，入醋少量，捣成霜用。取其汁，加无灰酒，熬成胶用。又有邵以正《济急方》记载：用新角三对，截成寸段，盛于长流水中浸泡三天，刮净，入楮实子、桑白皮、黄蜡各二两，铁锅中水煮三天三夜，不可间断，水少即添足。待时间已到，取出刮净，晒研为霜。韩悫《医通》记载：用新鹿角截成寸段，盛于囊中，于流水中浸泡七天，将小口大腹的瓦器入水，置于桑柴火上煎煮。每一斤，入黄蜡半斤，用壶盖住，水少立即添加。待它的角变软，用竹刀刮净，捣为霜用。

【气味】味甘，性平，无毒。

【主治】《本经》记载：治疗伤中劳绝，腰痛羸弱消瘦，能补中益气。治疗妇人血闭无子，能止痛安胎。久服，轻身延年。

《别录》记载：治疗吐血下血，崩中不止，四肢酸痛，多汗淋露，折跌伤损。

《药性》说：治疗男子肾脏气虚，导致气弱劳损，以致吐血。妇人服下，令其有子，能安胎去冷，治疗漏下赤白。

时珍说：炙捣酒送服，能补虚劳，长肌益髓，令人肥壮健硕，颜色变好；又治疗虚劳咳嗽，尿精尿血，疮疡肿毒。

【发明】雷敩说：使用时，鹿角疗效胜于麋角。

苏颂说：如今医家多用麋茸、麋角，说它的功效与鹿角相近。

时珍说：苏东坡《苏沈良方》记载：鹿为阳兽，见阴而角解；麋为阴兽，见阳而角解。因此补阳以鹿角为好，补阴以麋角为好。两者之间竟有如此的不同，只说鹿胜麋，麋胜鹿，是有疏漏的。这种说法与沈存中“鹿茸利补阴，麋茸利补阳”的说法相反。从原理与功效推断，苏氏的说法是正确的。

附方

1 中年身衰：用鹿角霜（治法见上），龟甲（酒浸泡七天，酥炙研末）各三两六钱，鹿茸（熏干，用酒洗净，酥涂炙，研末）、虎胫骨（长流水浸泡七天，蜜涂酥炙）各二两四钱，水火炼蜜，入豮猪脊髓九条，捣丸如梧桐子大。每次取五十，或七十，或九十丸，空腹盐汤送下，如果味厚而善饮酒的人，加猪胆汁一到二合，以寓降火的含义。此方名异类有情丸。《韩氏医通》。

2 盗汗遗精：鹿角霜二两，生龙骨（炒）、牡蛎（煅）各一两，捣研为末，酒糊丸如梧桐子大。每次取四十丸，盐汤送下。《普济方》。

3 虚劳尿精：鹿角胶二两，炙为末，酒二升调和，温服。《外台秘要》。

4 虚损尿血：鹿角胶三两炙，煮至一升四合，分两次服下。《外台秘要》。

5 小便不禁，上热下寒：将鹿角霜捣研为末，酒糊和丸如梧桐子大，每次取三十到四十丸，空腹温酒送下。《普济方》。

6 男子阳虚，小便频数：鹿角霜、白茯苓等份，捣研为末，酒糊丸如梧桐子大，每次取三十丸，盐汤送下。梁氏《总要》。

7 汤火灼疮：鹿角胶水煎，使其稀稠适宜，待冷涂患处。《斗门方》。

齿

【主治】苏敬说：治疗鼠瘘，留血，心腹痛。不可靠近男子阴部。

骨

【气味】味甘，性微热，无毒。

【主治】孙思邈说：作成酒用，主治内虚，能续绝伤，补骨除风。

时珍说：烧灰水送服，治疗小儿洞注下痢。

附方

补益虚羸：用鹿骨一具，枸杞根二升，各自用水一斗，煎汁为五升，和匀，一同煎煮至五升，一天服两次。此方名鹿骨煎。《千金方》。

肉

【气味】味甘，性温，无毒。

【主治】《别录》记载：能补中益气力，强壮五脏。生用治疗中风口僻，割片薄贴患处。

华佗说：中风口偏的人，用生肉和生椒捣贴患处，口变正即除去。

孟诜说：能补虚治疗瘦弱，调血脉。

时珍说：能养血生容，治疗产后风虚邪僻。

【发明】时珍说：邵氏说：鹿的一身都对人有益，或煮食，或蒸食，或做成肉脯食，同酒一起食用都可以。大抵鹿属于仙兽，为纯阳多寿的动物，能通督脉，又食良草，因而它的肉、角有益无害，陶弘景的说法是妄言。

头肉

【气味】性平。

【主治】苏敬说：治疗消渴，夜梦鬼物，煎汁服用，作胶更好。

寇宗奭说：头可酿酒，须在作浆时，稍加葱、椒。

附方

老人消渴：鹿头一个，去毛煮烂，调和五味，空腹食下，用唾液咽汁。《多能鄙事》。

蹄肉

【气味】性平。

【主治】孙思邈说：治疗各种风病，脚膝骨中疼痛，不能踏地，同豉汁、五味煮食。

脂

【主治】苏敬说：治疗痈肿死肌，能温中，治疗四肢不随、头风，通腠理。不可靠近阴部。

时珍说：此乃《本经》麋脂条的正文，而苏氏用以注解鹿脂，两种脂的功效难道是一样的吗？

附方

面上皯疱：鹿脂涂患处，一天两次。《圣惠方》。

髓

【气味】味甘，性温，无毒。

【主治】《别录》记载：治疗男女伤身不生育，筋挛急痛，咳逆，用酒调和，服下。

《大明》记载：同蜜煮服，壮阳道，可令人有子。同地黄汁煎膏服下，能填骨髓，壮筋骨，治疗呕吐。

时珍说：补阴强阳，生精益髓，润燥泽肌。

【发明】苏颂说：髓可制成酒，唐代方书中多有这种用法。

时珍说：鹿髓，近方中很少用到。《删繁方》治疗肺虚毛发憔悴，用酥髓汤治疗。《御药院方》滋补药中，用它的脊髓和酒熬膏制成丸药，很有道理。白飞霞《医通》记载：取鹿脑及各骨髓炼成膏，每次取一两，加炼蜜二两炼匀，瓷器密封收藏，用来调和滋补丸药剂效果非常好。凡是腰痛属于肾虚寒的，用它和古方摩腰膏，姜汁化一粒擦肾俞，则暖气像火一样透入丹田，大补元阳。这种方法的效果非常好，很少有人知道。

附方

肺痿咳嗽，伤中脉绝：用鹿髓、生地黄汁各七合，酥、蜜各一两，杏仁、桃仁各三两（去皮炒，酒一升，一同捣搅取汁），先煎杏仁、桃仁、地黄汁至减半，入三味煎如稀糖。每次取一汤匙，慢慢咽下，一天三次。此方名鹿髓煎。《圣惠方》。

胆

【气味】味苦，性寒，无毒。

脑

【主治】苏颂说：入面脂，令人颜色光润悦目。

精

【主治】时珍说：补虚羸治疗劳损。

【发明】韩悫说：王师授我鹿峻（chuí）丸方时说：鹿禀受纯阳，而峻为天地初分之气，雌雄相感之精。医书称鹿茸、角、血、髓大有补益，而峻的功效则更加出神入化。制法：用初生的雄鹿三到五只，苑圃驯养。每天用人参煎汤，同一切草药，任其饮食。过一段时间后，用硫黄细末和入，从少逐渐增多，变烦躁则逐渐减少，周而复始。大约三年之内，一旦毛脱筋露，气盛阳极。再用雌鹿隔墙引诱，欲交不得，则精泄于外；或令其中一只交配，即设法取其精，瓦器收藏，香黏如糖，是为峻。用它和鹿角霜一味为丸，空腹盐酒送下，大能起胎羸、虚瘵危疾。凡服滋补丸药，用此药入炼蜜和剂则功效绝妙。

时珍说：据《老子》记载：骨弱筋柔而握固，不知雌雄之合而峻作的，为精至的表现。峻音子催切，为赤子的阴精。如今作为鹿精的称呼，尚欠妥当。

血

【主治】苏敬说：治疗阳痿，能补虚，止腰痛、鼻衄，折伤，狂犬咬伤。

《大明》记载：和酒服，治疗肺痿吐血及崩中带下。

汪颖说：各种气痛病危的病症，饮服立愈。

时珍说：能大补虚损，益精血，解痘毒、药毒。

【发明】苏颂说：近世有服鹿血酒的人，说得益于射杀生鹿，因捕猎时入山中迷路，几天后饥饿口渴、精神委顿。只捕获了一头活鹿，刺血数升饮服，饥渴很快消除。等回到家中，遂觉血气充盛与常人不同。饮服的人，刺鹿头角间血，用酒和饮用，效果更好。

时珍说：近世韩飞霞补益方中有斑龙宴法，孙氏解痘毒有阴阳二血丸，都是古代不曾知道的。而沈存中又认为刺血代茸的说法是错误的，也是一种说法。

附方

鼻血时作：干鹿血炒枯，用酒酵熏二三次，同时用酒酵半杯和服。

肾

【气味】味甘，性平，无毒。

【主治】《别录》记载：能补肾气。

《大明》记载：能补中，安五脏，壮阳气，作酒及煮粥食用。

附方

肾虚耳聋：用鹿肾一对，去脂膜切碎，用豉汁入粳米二合煮粥食用。也可做成羹食用。《圣惠方》。

【气味】味苦，性寒，无毒。

【主治】时珍说：消肿散毒。

筋

【主治】苏敬说：治疗劳损续绝。

时珍说：尘沙眯目时，嚼烂挼入目中，则粘出。

附方

骨鲠：鹿筋泡软，搓成绳索状令紧，大如弹丸。手持筋端吞至鲠阻处，慢慢引之，鲠着筋出。《外台秘要》。

按语

鹿茸味甘、咸，性温，能补肾阳，益精血，强筋骨，调冲任，托疮毒。用于肾阳虚衰、精血不足畏寒肢冷、阳痿早泄、宫冷不孕、小便频数、腰膝酸痛、头晕耳鸣、精神疲乏，肾虚骨弱、腰膝无力或小儿五迟，妇女冲任虚寒、崩漏带下，疮疡久溃不敛、阴疽疮肿内陷不起。研末吞服，或入丸、散。宜从小量开始，缓缓增加，不可骤用用大量，以免阳升风动，头晕目赤，或伤阴动血。凡发热者均当忌服。

鹿角味咸，性温，能补肾助阳，强筋健骨。可做鹿茸之代用品，唯效力较弱。兼活血散瘀消肿。

鹿角胶味甘、咸，性温，能补肝肾，益精血，止血。用于肾阳不足，精血亏虚，虚劳羸瘦，吐衄便血、崩漏之偏于虚寒者，阴疽内陷。

鹿角霜味咸，性温，能补肾助阳，似鹿角而力较弱，具有收敛之性，能涩精、止血、敛疮。

She

麝

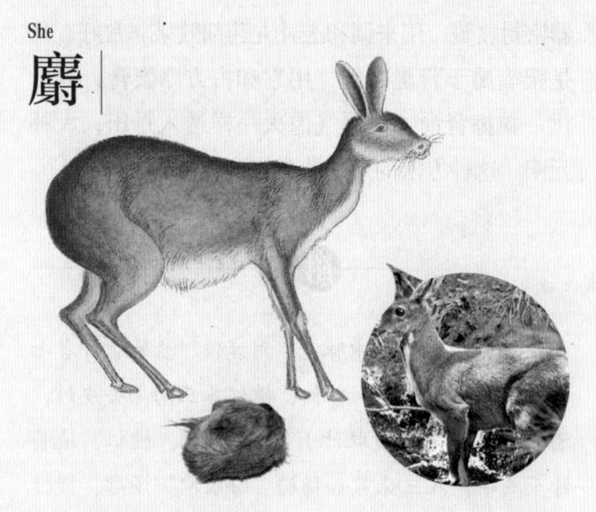

【释名】又名射父、香獐。

时珍说：麝的香气浓郁飘远，因此称它为麝。有人说雄麝的香气向远处发散，因此称作麝，也说得通。它的形状像獐，故俗称为香獐。梵书称麝香为莫诃婆伽。

【集解】《别录》记载：麝生于中台山谷，及益州、雍州山中。春分取香，生杀所取的更好。

陶弘景说：麝的形状像獐而小，黑色，常吃柏叶，又吃蛇。它的香正在阴茎前皮内，另外有膜袋包裹。五月得香，多裹蛇皮骨。如今的人用蛇蜕皮包裹香，称作弥香，是相使之理。麝夏季多食蛇、虫，到寒冷的季节则香满，到春季脐内急痛，自己用爪剔出，于屎溺中覆盖，常在固定一处而不移动。曾有遇得有一斗五升大的，此香绝对比生杀所取的品相佳。古人说是精、溺凝作而成，应当与此不同。如今出自羌夷的质量上乘，出自随郡、义阳、晋溪各地蛮中的稍差。出自益州的形扁，仍然用皮膜包裹，多伪品。凡是真香，一子分作三四子，刮取血膜，杂以余物，用四足膝皮包裹而买卖，买卖的人又再作伪。他们说只破看一片，以毛在一起包裹的为好。现今只得活的看取，必当全是真品。

苏颂说：如今陕西、益州、利州、河东各路山中都有，而秦州、文州各地蛮中尤多。蕲州、光州有时也有，它的香气绝小，一子才若弹丸大小，往往是真，因此作伪的人不能作伪。它的香有三等：第一生香，又称作遗香，是麝自剔出，然而极其难得，价值等同明珠。它的香聚处，远近的草木不生或变焦黄。如今的人带香路过园林，则瓜果都不结实，这是对真品的检验。其次是脐香，乃是捕获后杀取。第三是心结香，乃是麝见大兽追捕逃跑，惊惧失心，狂走坠死。有人得之，破心见血流出脾上，作干血块的，不能入药。又有一种水麝，它的香更奇特，脐中都是水，沥一滴于斗水中，用来喷洒衣物，其香不散。唐天宝年中，虞人曾有进献，养于囿中，每次用针刺其脐部，用真雄黄捻，则脐复合，它的香是肉麝的两倍。此说记载于《酉阳杂俎》中，近来不再听说有这种麝香，或者即使有而人不能识别。

唐慎微说：杨亿《谈苑》记载：商汝山中多麝，遗粪常在一处不移动，人通过这个特点捕获它。它生来对其脐部最爱，当被人追逐紧急的时候，即投岩，举爪剔裂其香，即使被捆住而死，仍然拱四足来保护其脐。因此李商隐的诗说：投岩麝退香。许浑诗说：寻麝采生香。

时珍说：麝居山中，獐居水泽中，以此相分别，麝以出自西北的香才结实；出自东南的称它为土麝，也可入药用，而力量稍差些。南中有一种灵猫囊，它的香气像麝香，人们将两者混杂。见于本条。

麝脐香

【修治】雷敩说：凡用麝香，用当门子尤其好。在子日开之，稍研后用，不必很细。

【气味】味辛，性温，无毒。

【主治】《本经》记载：能驱除毒恶气，解毒，杀多种寄生虫，治疗疟疾、惊痫。久服，消除邪气，治疗不寐、噩梦纷纭。

《别录》记载：治疗各种凶邪鬼气，中恶，心腹暴痛，胀急痞满，风毒，去面䵟、目中肤翳，妇人产难堕胎。可以醒神通窍。

陶弘景说：佩服及置于枕间，能驱除噩梦及邪恶毒气。又可治疗蛇毒。

《抱朴子》说：入山辟蛇，用麝香丸放在足爪中有效。因为麝食蛇，因此用其来辟蛇。

《大明》记载：治疗蛇、蚕咬，沙虱溪瘴毒，能辟蛊气，杀脏腑虫，治疗疟疾，吐风痰，治疗一切虚损恶病。纳子宫，暖水脏，止冷带下。

《药性论》说：熟水研服一粒，治疗小儿惊痫客忤，能镇心安神，止小便利。又能蚀一切痈疮脓水。又说：入十香丸服，令人百毛九窍都香。

孟诜说：能除百病，治疗一切恶气及惊怖恍惚。

王好古说：治疗鼻塞，不闻香臭。

时珍说：能通诸窍，开经络，透肌骨，解酒毒，消瓜果食积，治疗中风、中气、中恶，痰厥，积聚癥瘕。

【发明】李杲说：麝香入脾治疗内伤病。凡风病在骨髓的适宜使用，使风邪得出。若病在肌肉用之，反引风入骨，像油入面而不能出。

朱震亨说：五脏的风，不可用麝香来泻卫气。口鼻出血，乃是阴盛阳虚，有升无降，当补阳抑阴，不可用冰片、麝香轻扬飞窜的药物。妇人以血为主，凡血海虚而发热恶寒盗汗的，宜用药补养，不可用麝香这类散性药，琥珀这类燥性药。

严用和说：中风昏迷不醒的，用麝香、清油灌之，先通其关，则后可避免语謇、瘫痪等症，而使用他药治疗也有效果。

时珍说：严氏说风病必先用麝香，而朱震亨说风病、血病必不可用，都是片面之言。因为麝香性走窜，能蠲痹通窍。若是各种风病、气病、血病、痛病、痫症、癥瘕等病，经络壅闭，孔窍不利的，怎么会不用它作为引导来开导、疏通呢？必须适量使用。《济生方》治疗食瓜果成积作胀时用它，治疗饮酒成消渴时用它，说水果得麝则变坏，酒得麝则变腐败，这是深得用麝的道理。

附方

❶ 中风不省：麝香二钱研末，入清油二两和匀，灌服。《济生方》。

❷ 中恶客忤，项强欲死：麝香少量，乳汁调，涂儿口中。醋调也可。《广利方》。

❸ 小儿惊啼，时发时止：真麝香一字，清水调服，一天三次。《广利方》。

❹ 小儿中水：单用麝香如大豆大小三枚，奶汁调服，分三到四次服下。《杨氏产乳集验方》。

❺ 诸果成积，伤脾作胀，气急：用麝香一钱，生桂末一两，饭和作丸如绿豆大。大人每次取十五丸，小儿取七丸，白开水送服。《济生方》。

❻ 消渴饮水：因饮酒或食果实过度，虽能食而口渴饮水，尿数。用麝香当门子，酒相和制成十余丸，枳椇子煎汤送服。《济生方》。

❼ 偏正头痛，久不除根：晴明时，将发分开，用麝香五分，皂角末一钱，薄纸包裹置于患处。用布包炒盐于上熨患处，变冷则更换。如此几次，永不再发。《简便单方》。

❽ 痔疮肿毒：麝香当门子、印城盐等份涂患处。不过三次。《外台秘要》。

❾ 山岚瘴气：水服麝香三分。《集简方》。

❿ 虫牙作痛：将香油抹在箸头上，蘸麝香末。绵裹炙热咬牙上。换两到三次，其虫即死，断根，效果很好。《医方摘要》。

肉

【气味】味甘，性温，无毒。

【主治】时珍说：治疗腹中癥病。

附方

小儿癥病：麝肉二两，切焙，蜀椒三百枚，炒后捣末，用鸡蛋白调和，作丸如小豆大。每次取二至三丸，白开水送服，直至痊愈。《范汪方》。

按语

麝香味辛，性温，能开窍醒神，活血通经，消肿止痛。用于闭证神昏。无论寒闭、热闭，用之皆有效；疮疡肿毒、瘰疬痰核、咽喉肿痛，血瘀经闭、癥瘕、心腹暴痛、头痛、跌打损伤、风寒湿痹等症。入丸、散剂，每次0.03～0.1g。不宜入煎剂。孕妇禁用。

Mao
猫

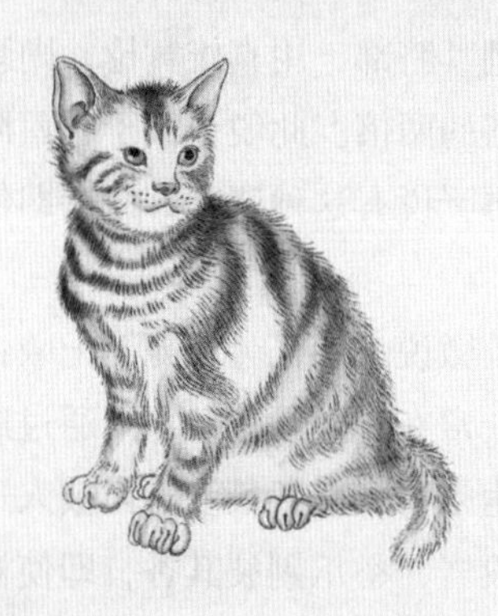

【释名】又名家狸。

时珍说：猫，苗、茅二音，它自己称呼自己的名字。陆佃说：老鼠损害庄稼苗而猫捕捉它，故字从苗。《礼记》所称它为迎猫，因为它食田鼠，这也可讲得通。《格古论》记载：又名乌圆。有人说蒙贵即猫，是错误的。

【集解】时珍说：猫，捕捉老鼠的小兽，处处都有畜养。有黄、黑、白、驳几种颜色，狸身而虎面，柔毛而利齿。以尾长腰短，目如金银，及上颚多棱的为好。有人说：它的睛可定时：子、午、卯、酉时像一条线，寅、申、巳、亥时像满月，辰、戌、丑、未时像枣核。它的鼻端常冷，只有夏至一天则暖。生性避寒就暑，能画地卜食，随月旬的上下咬鼠首尾，都与老虎相同，阴类之相符如此。它怀孕后两月才生，一胎有数子，经常有自食的现象。俗传只有雌猫而无雄猫，但用竹帚扫背部几次则怀孕，或用斗覆猫于灶前，用刷帚头击斗，祝灶神而求之也可怀孕。这与用鸡子祝灶而抱雏的原理相同，都是常理中经不起推敲的。猫有病，用乌药水灌服，效果很好。世传薄荷醉猫，死猫引竹，物类相感之理。

肉

【气味】味甘、酸，性温，无毒。

【主治】劳疰、鼠瘘、蛊毒。

【发明】时珍说：本草书中将猫、狸放在一类进行注解。然而狸肉可入食，而猫肉不佳，也不入食品。因此用的很少。胡濙《卫生易简方》记载：凡是预防蛊毒，从小开始食猫肉，则蛊不能害。这难道就是《隋书》所说的猫鬼野道之蛊吗?《肘后方》治疗鼠瘘核肿，或已经溃出脓血者，取猫肉如常法做成羹，空腹食用，说是不传之秘。古人都认为疬子为鼠涎毒所致。这就是《淮南子》所说狸头治疗瘺及鼠啮人疮。又说狐目狸脑，鼠去其穴。皆取相制的含义。

头骨

【气味】味甘，性温，无毒。

【主治】时珍说：治疗邪恶毒气，心腹痛，能杀虫治疳及痘疮变黑，瘰疬鼠瘘恶疮。

【发明】时珍说：古方多用狸，如今的人多用猫，即使是两种，但性气相同，可通用。孙氏治疗痘疮倒靥，用人、猫、猪、犬四种头骨。

附方

1 痰齁发喘：猫头骨烧灰，酒送服三钱。《医学正传》。

2 多年瘰疬不愈：用猫头、蝙蝠各一个，都撒上黑豆，一同烧灰存性，捣研为末掺患处。疮干则用油调。内服五香连翘汤，取效。《集要》。

3 小儿阴疮：猫头骨烧灰，敷患处。

4 鼠咬疮痛：猫头烧灰，油调敷患处，直至痊愈。赵氏方。

5 收敛痈疽：猫头一个煅研，鸡蛋十个煮熟去白，用黄煎出油，入白蜡少量，调灰敷患处，外用膏护住。《医方摘要》。

6 对口毒疮：猫头骨烧灰存性，研末。每次取三到五钱，酒送服。吴球《便民食疗方》。

脑

纸上阴干。

【主治】时珍说：治疗瘰疬鼠瘘溃烂，同莽草等份为末，纳疮孔中。

眼睛

【主治】《外台秘要》说：治疗瘰疬鼠瘘，烧灰，井华水服方寸匕，一天三次。

牙

【主治】时珍说：治疗小儿痘疮倒靥欲死，同人牙、猪牙、犬牙烧成炭，等份研末，蜜水服一字，即便发起。

【发明】时珍说：痘疮归肾则变黑。凡牙皆肾之标，能入肾发毒于外。内有猫牙，又能解毒，而热证也可用。

舌

【主治】《千金方》说：治疗瘰疬鼠瘘，生晒研敷患处。

涎

【主治】时珍说：瘰疬，刺破涂患处。

肝

【主治】时珍说：治疗劳瘵杀虫，取黑猫肝一具，生晒研末，每月初一、十五五更时用酒调服。

皮毛

【主治】时珍说：治疗瘰疬诸瘘，痈疽溃烂。

附方

❶ 乳痈溃烂见内：猫儿腹下毛，于坩锅内煅烧存性，入轻粉少量，油调敷患处。《济生秘览》。

❷ 瘰疬鼠瘘：用石菖蒲生研后覆盖，稍破，用猫儿皮连毛烧灰，用香油调敷患处。内服白蔹末，酒送下，越多越好。同时用生白蔹捣烂，入酒少量，敷患处。《证治要诀》。

❸ 鬓边生疖：猫颈上毛、猪颈上毛各一把，鼠屎一粒，烧研，油调敷患处。《寿域神方》。

❹ 鬼舐头疮：猫儿毛烧灰，膏和敷患处。《千金方》。

❺ 鼻擦破伤：猫儿头上毛剪碎，用唾液黏敷患处。《卫生易简方》。

❻ 鼠咬成疮：猫毛烧灰，入麝香少量，唾液和封患处。猫须也可以。《救急易方》。

按语

猫是鼠的天敌，各地都有畜养，毛柔而齿利，身体小巧，但作药用者少。

Hu
狐

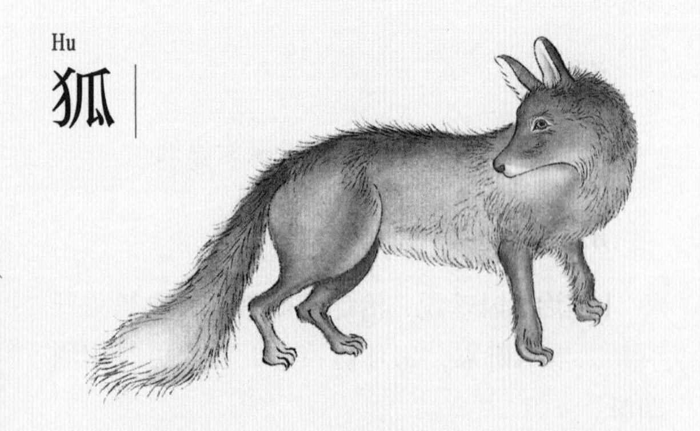

【释名】时珍说：《埤雅》记载：狐，孤的意思。狐生性多疑，多疑则不可以群居，因此其字从孤省而得。有人说狐知虚实，用虚击实，实即孤，故从孤，这也说得通。

【集解】陶弘景说：江东无狐，狐出自北方及益州。形状像狸而色黄，善于隐藏。

苏敬说：形状像小黄狗，而鼻尖尾大，全然不像狸。

寇宗奭说：如今江南也常常有，汴州、洛州尤其多。北方的土人将它的肉作成脍生食。它生性多疑细听，故需设网捕捉。

时珍说：狐，南方北方都有，北方最多。有黄色、黑色、白色三种，白色的尤其稀少。尾有白钱纹的也较好。白天伏于洞中，晚上出来盗食。声音像婴儿，气味极臊而浓烈。毛皮可作成裘，它的腋毛色纯白，称它为狐白。许慎说：狐是妖兽，是鬼所乘坐。有三德：它的颜色中和，小前大后，死后头朝向住过的山丘。有人说狐知上坡，不走田间小路。有人说狐善于听冰下水的声音。有人说狐有媚珠。有人说狐到百岁，礼北斗而变化为男、女、淫妇来迷惑人。又能击尾出火。有人说狐魅怕狗。千年老狐，只用千年枯木燃照，则见真形。有人说犀角置于洞穴处，狐不敢归来。《山海经》记载：青丘的山上，有一种狐有九尾，能食人。吃它的肉不患蛊病。

张鼎说：狐魅的形状，见人或者叉手有礼，或不停的行肃拜之礼，或静处独语，或裸露形体见人。

肉

【气味】味甘，性温，无毒。

【主治】苏敬说：同肠作成臛食用，治疗疮疥久不愈合。

孟诜说：煮炙食用，能补虚损，又能祛五脏邪气，患蛊毒发热恶寒的人，宜多服。

苏颂说：作脍生食，能暖中去风，补虚劳。

附方

惊痫恍惚，语言错谬，歌笑无度及五脏积冷，蛊毒寒热等病：用狐肉一片及五脏治净，入豆豉汁煮熟，入五味调作羹，或做成粥食用。京中用羊骨汁、鲫鱼代替豆豉汁，也很好。此方名狐肉羹。《食医心镜》。

五脏及肠肚

【气味】味苦，性微寒，有毒。

【主治】《别录》记载：治疗蛊毒寒热，小儿惊痫。

《大明》记载：能补虚劳，随脏而补，治疗恶疮疥。生食，治疗狐魅。

孟诜说：做成肉羹食用，治疗大人见鬼。

时珍说：肝脏烧灰服，治疗风痫及破伤风，口紧抽搐强直。古方治疗各种风心痫病，有狐肝散及《卫生宝鉴》的神应散，《普济方》治疗破伤中风金乌散中都用到它。

附方

1 劳疟瘴疟：野狐肝一具阴干，连续五天在天将亮时，置于北斗星下受气后捣研为末，粳米作丸如绿豆大。每次取一丸用绯帛包裹，系于手中指上，男左女右。《圣惠方》。

2 中恶蛊毒：腊月狐肠烧末，每次取方寸匕，用水送服。《千金方》。

胆

【主治】苏颂说：治疗人突然昏厥，即取雄狐胆温水研灌，入喉即活。过一段时间才治疗就来不及了。

时珍说：能辟邪疟，解酒毒。

《万毕术》说：狐血浸泡黍，令人喝酒不醉。高诱注解说：用狐血浸泡黍米、麦门冬，阴干后捣研为丸。饮用时取一丸置于舌下含服，令人喝酒不醉。

阴茎

【气味】味甘，性微寒，有毒。

【主治】《别录》记载：治疗女子绝产，阴中痒，小儿阴疝卵肿。

时珍说：治疗妇人阴脱（子宫脱垂）。

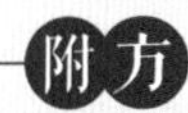

小儿阴肿：狐阴茎炙为末，空腹酒送服。《千金方》。

头

【主治】时珍说：烧之辟邪。同狸头烧灰，敷治瘰疬。

目

【主治】时珍说：治疗破伤中风。

【发明】时珍说：狐目治疗破伤风，方见刘松石《保寿堂经验方》，说此方神效无比。腊月收取狐目阴干，临时用二目一副，炭火微烧存性，研末，无灰酒送服。此《淮南万毕术》记载：狐目狸脑可使鼠离开它的洞穴。说用其涂穴可以辟鼠。

鼻

【主治】时珍说：治疗神志惑乱，同豹鼻煮食。

唇

【主治】《圣惠方》说：治疗恶刺入肉，杵烂，和盐敷患处。

口中涎液

【主治】入媚药。

陈嘉谟说：取法：用小口瓶盛肉，置于狐常

行走的地方。狐爪不得，徘徊于上，涎入瓶中，乃收涎液。

> **-按语-**
>
> 狐又称为狐狸，其生性多疑，肛部能释放奇特臭味，俗称狐臭，入药较少。

Huan

獾

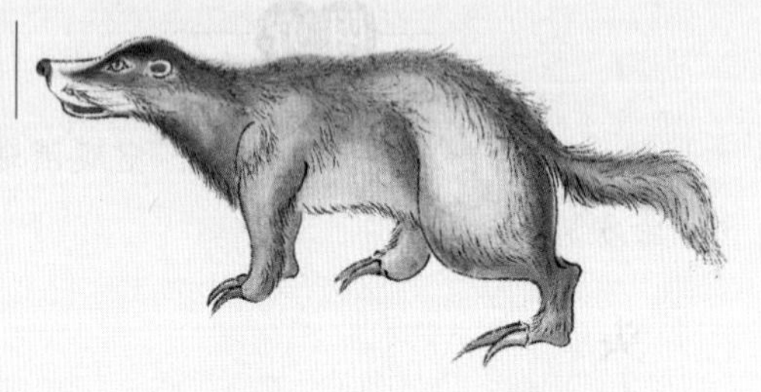

【释名】又名狗獾（huān）、天狗。

时珍说：獾又作貆（huán），也是用来描述它肥厚呆滞的容貌。四川人称它为天狗。

【集解】汪颖说：狗獾，到处的山野中都有，打土洞居住，形状像家狗，而脚短，食果实。有几种相似。它的肉味很甜美，皮可作成裘。

时珍说：貒（tuān），即猪獾；獾，即狗獾，两种相似而稍有不同。狗獾像小狗而肥，尖喙矮足，短尾深毛，褐色。皮可做成裘领。也吃虫蚁瓜果。辽东女真地面上有海獾皮，可供做成衣裘，也属于此类。

肉

【气味】味甘、酸，性平，无毒。

【主治】汪颖说：能补中益气，对人有益处。

苏颂说：治疗小儿疳积消瘦，能杀蛔虫，宜食用。

时珍说：功效与貒相同。

> **-按语-**
>
> 獾俗称为狗獾，其冬天的毛皮质量最佳。獾皮可制裘皮袄、褥垫和衣领等。拔下的针毛，柔韧耐磨，可制毛刷和高级毛笔等。獾肉味甘、酸，性平，能补中益气，祛风除湿，杀虫。用于小儿疳瘦、风湿痹痛、蛔虫症、酒渣鼻。

Lang

狼

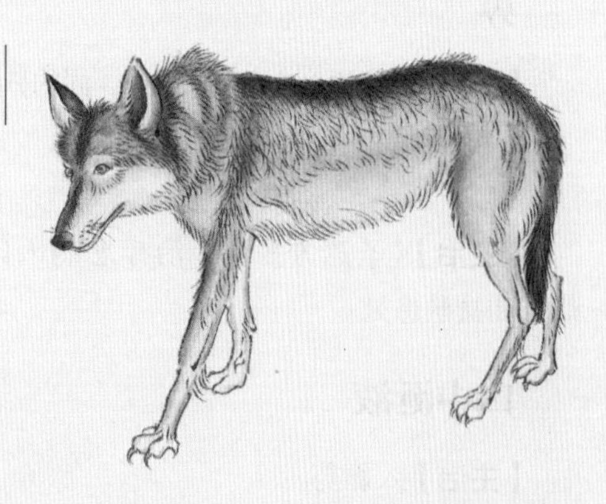

【释名】又名毛狗。时珍说：《禽书》记载：狼追逐猎物的时候，能倒立，先预测它可能会去的方向，为兽中间比较聪明的那种。故字从良。《尔雅》记载：雄性的称作獾，雌性的称作狼，他们所产的子称作獥（jiào）。

【集解】陈藏器说：狼像狗一样大，苍色，叫声像各个孔中都沸腾的样子。

时珍说：狼属于豺一类，到处都有。北方尤多，喜欢食用它，南方人称它为毛狗。它居住的地方有洞。它的形状像狗一样大，头尖嘴也尖，面颊呈白色，两胁前半部窄、高，后半部宽、低，脚不是很高。能捕食鸡鸭鼠等物。它的颜色呈杂黄黑，也有苍灰色的。它的声音能大能小，能发出小儿的啼哭声来迷惑人，住在山里的人尤其厌恶它冬天的鸣叫声。它的肠子直，因此叫的时候则后窍都沸腾，而粪化为烽烟，直上不斜。它生性喜欢回头望而吃法暴戾，践踏庄稼。狼老了，颔下垂肉像个袋子，所以跋胡疐（zhì，同“踬”，被东西绊倒）尾（即前行时会践踏自己的颔下垂肉，损伤皮毛，后退时又会被自己的尾巴绊倒），进退两难。狼天象应奎星。

汪颖说：狈足前短而能知道猎物在什么地方；狼足后短，负重而行，因此称作狼狈。

狼筋

陈藏器说：狼筋像织络的袋子，又像筋胶所作，大小如鸭蛋。人有犯盗刑的，熏后则脚挛缩，因之将贼抓获。有人说是狼胃脘下筋，又说是为虫所作，不知道谁的说法是正确的？

时珍说：据李石《续博物志》记载：唐朝时有狼巾，又作狼筋，形状像大的蜗牛，两头光，带黄色。有一次段祐丢失了金帛，聚集奴婢于庭园焚烧它，一婢脸变抽动，乃知她为盗者。这就是陈氏所谓的狼筋。我认为这事大多是术者所为，未必实有道理。而罗愿《尔雅翼》解释为狼脞中筋，比鸡蛋大，是错误的。

肉

【气味】味咸，性热，无毒。

【主治】时珍说：能补益五脏，厚肠胃，填精髓，腹有冷积的人宜食用。

膏

【主治】时珍说：能补中益气，润燥泽皱，涂治各种恶疮。

【发明】时珍说：腊月炼净收贮。《礼记》记载：小切狼胸腔里面的膏，同稻米一起做成稀粥。说的是用狼胸腔中的脂膏，和米做成粥糜。古人多食狼肉，用膏煎和饮食。因此《内则》食狼去肠，《周礼》养兽的人冬季献狼，取此时它的膏厚的道理。各方中也常用狼的膻、牙、皮、粪，而本草著作中并未表明它的功效，只有陈藏器描述狼筋时疑似提到过一次，可称得上记载缺乏。如今全部根据《饮膳正要》各书中的内容加以补记。

附方

破伤风：狼、虎穿肠骨四钱（炙黄），桑花、蝉蜕各二钱，捣研为末。每次取一钱，米汤调服。若有口干的症状，则不可治。《经验方》。

按语

狼性残忍而贪婪，昼伏夜出，伤害人畜。毛皮可制衣褥。狼肉味咸，性热，能补五脏，厚肠胃，填精髓，御风寒。用于虚劳、冷积腹痛、风湿痹痛、瘫痪等。

Tu

兔

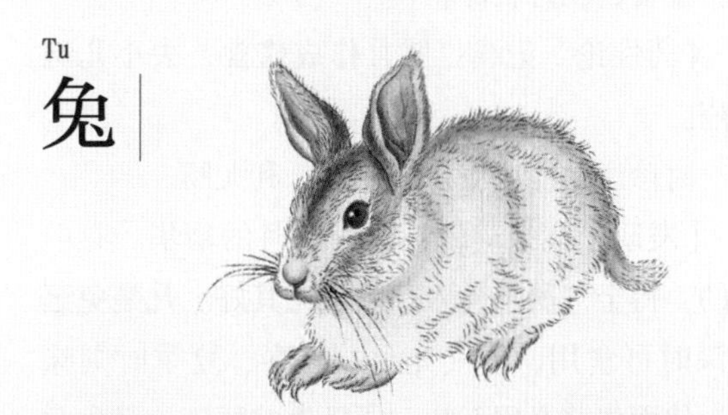

【释名】又名明视。

时珍说：据魏子才《六书精蕴》记载：兔子篆文象形。又说：吐而生子，因此称作兔。《礼记》称它为明视，说它的眼睛不眨而看得很清楚。《说文》将兔子称作娩。狡兔称作㕙（jùn），称作㲋（chán）。梵书称兔为舍舍迦。

【集解】苏颂说：兔到处都有，为食品中的上味。

时珍说：据《事类合璧》记载：兔大像狸而毛呈褐色，形状像鼠而尾短，耳大而尖。上唇缺而无脾，长须而前足短。尾有九孔，趺坐而居，矫捷善于奔跑。舐雄豪而怀孕，五月后吐子。其中大的为㲋（chuò），像兔而大，青色，头与兔相同，足与鹿相同。故字象形。有人说兔没有雄性的，而中秋十五月圆时回头看兔可以怀孕的说法，纯粹是无稽之谈。如今雄兔有二卵，古《乐府》中有“雄兔脚扑速，雌兔眼迷离”的记载，可完全破除这种怀疑。《主物簿》记载：孕环的兔，怀于左腋下，毛有纹采；到一百五十年，环转于脑，能隐形。王延相《雅述》记载：兔因为大雨而化为鳖，鳖因为干旱而化为兔。火星不明，则雉生兔。

肉

【气味】味辛，性平，无毒。

【主治】《别录》记载：能补中益气。

《大明》记载：治疗热气湿痹。能止渴健脾。生食，压丹石毒。

《药性论》记载：腊月作成酱食，去小儿豌豆疮。

时珍说：能凉血，解热毒，利大肠。

【发明】寇宗奭说：兔为明月的精华。有白毛的，得金气所生，入药效果尤其好。凡是兔至秋深时可食用，金气充足，至春、夏季时则味变。然而作酱必用五味，既已患豌豆疮，又食此物，发毒太严重，恐斑烂对人有害。

时珍说：兔到冬季啃食木皮，已经得金气而气内充足，因此味美；到春季食草麦，而金气衰弱，故味不美。如今俗人用来喂养小儿，说可使得出痘疹变稀少，大概也是因为它性寒而能解热的缘故。故又能治疗消渴，压丹石毒。若痘已出，及虚寒的患者，宜戒食。刘纯《治例》中记载：反胃，发于结肠的较严重而难治，常食兔肉则便自行。又可证明它性寒能利。

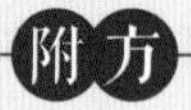

消渴羸瘦：用兔一只，去皮、爪、五脏，用水一斗半煎至稠厚，去渣澄清放冷，渴即饮服。极其严重的不过使用两只兔即可痊愈。崔元亮《海上方》。

血

【气味】味咸，性寒，无毒。

【主治】时珍说：能凉血活血，解胎中热毒，催生易产。

附方

❶ 小儿胎毒：遇风寒即发痘疹，服此可免，虽出也稀。①用兔二只，腊月八日刺血于漆盘内，用细面炒熟和丸如绿豆大。每次取三十丸，绿豆汤送下。此方名蟾宫丸。《乾坤秘韫》。②加朱砂三钱，酒送服。此方名兔砂丸。《杨氏经验方》。

❷ 小儿服此方，终身不出痘疮，或出也稀少：腊月八日，取生兔一只刺血，和荞麦面，少加雄黄四五分，待干，作丸如绿豆大。初生小儿，用乳汁送下二到三丸。遍身发出红点，是其取效的表现。等小儿长大，常予以兔肉食用，效果尤其好。此方名兔血丸。刘松石《保寿堂经验方》。

❸ 产难：取腊月兔血，用蒸饼染之，纸裹阴干后捣研为末。每次取二钱，乳香汤送服。此方名催生丹。《指迷方》。

❹ 心气痛：①用腊月兔血和茶末四两，乳香末二两，捣丸如芡子大。每次取一丸，温醋化服。《瑞竹堂方》。②腊月八日，取活兔血和面，作丸如梧桐子大。每次取二十一丸，白开水送服。谈野翁方。

脑

【主治】《别录》记载：涂治冻疮。

时珍说：能催生滑胎。

苏敬说：同膏用，治疗耳聋。

附方

1 手足皲裂：用兔脑髓生涂患处。《圣惠方》。

2 发脑发背及痈疽热疖恶疮：用腊月兔头捣烂，入瓶内密封，时间越长越好。每次取药适量涂帛布上厚敷患处，热痛即如冰一样。不停更换，直至痊愈才停用。《胜金方》。

骨

【主治】《别录》记载：治疗热中，消渴，煮汁服用。

苏颂说：崔元亮《海上方》治疗消渴羸瘦，小便不禁。兔骨和大麦苗煮汁服下，效果极好。

时珍说：煮汁服用，能止霍乱吐利。

《大明》记载：治疗鬼疰，疮疥刺风。

陈藏器说：醋磨涂治久疥，效果很好。

头骨

【气味】味甘、酸，性平，无毒。

【主治】《别录》记载：治疗头眩头痛、癫疾。

苏颂说：连皮毛烧灰存性，米汤送服方寸匕，治疗天行呕吐不止，直至痊愈。

《大明》记载：连毛、髓烧灰，酒送服，治产难下胎及产后余血不下。

时珍说：烧末，敷治妇人产后阴脱，痈疽恶疮。水送服，治疗小儿疳痢。煮汁服用，治疗消渴不止。

附方

1 预解痘毒：十二月取兔头煎汤给小儿洗澡。《饮膳正要》。

2 产后腹痛：兔头炙热摩患处。《必效方》。

屎

【释名】又名明目砂、玩月砂、兔蕈。

【主治】时珍说：治疗目中浮翳，劳瘵五痔，疳疮痔瘘，能杀虫解毒。

【发明】时珍说：兔屎能解毒杀虫，因此能治疗目病、疳劳、疮痔方中常常用到。各家本草著作中没有提及，是缺漏了。据沈存中《苏沈良方》记载：江阴万融患劳病，四肢像焚烧一样疼痛，发热恶寒烦躁。一晚上梦见一人腹拥一月，明亮而使人心骨都寒。等他醒来后，孙元规让人去抓药，服下遂平。将药留下观察，见是明月丹，才明白所梦的含义。

附方

1 明目丹治劳瘵，追虫：用兔屎四十九粒，硇砂（如兔屎大）四十九粒，捣研为末，生蜜作丸如梧桐子大。十五之前，用水浸泡甘草一晚，天将亮时取汁送下七丸。有虫下，急钳入油锅内煎杀。三天不下，再服。《苏沈良方》。

2 五痔下痢：兔屎（炒）半两，干蛤蟆一枚，烧灰为末，用绵包裹如莲子大，纳于下部，一天换三次。《圣惠方》。

3 大小便秘：明月砂一汤匙安放于脐中，用冷水滴之令透，二便自通。《圣惠方》。

4 痔疮下血，疼痛不止：用玩月砂，小火炒黄后捣研为末。每次取二钱，入乳香五分，空腹温酒送下，一天三次。《集验方》。

5 月蚀耳疮：十五日晚，取兔屎纳蛤蟆腹中，一同烧末，敷于患处。《肘后方》。

6 痘疮入目生翳：用兔屎晒干后捣研为末。每次取一钱，茶水送服。《普济方》。

7 痘后目翳：直往山中东西地上，不许回头望，寻找兔屎十四粒，用雌、雄槟榔各一个同磨，不许落地，水调服。《蔺氏经验方》。

按语

兔肉味甘，性凉，能补中益气，清热止渴。用于脾胃虚弱或营养不良、身体虚弱、疲倦乏力、食欲不振，胃肠有热所致的消渴、口干等症。

兔的粪便即望月砂，味辛，性平，能明目，杀虫解毒。用于目障生翳、瘄疮。

水獭

Shui Ta

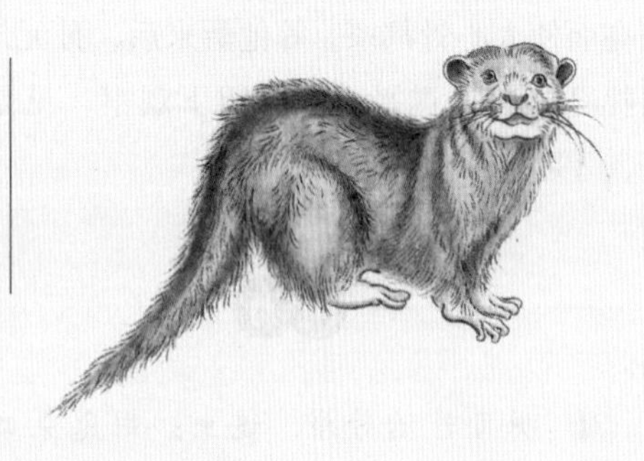

【释名】又名水狗。

时珍说：王安石《字说》记载：正月、十月獭两次祭鱼（獭捕得鱼后，陈列水边，犹如祭祀），明白受恩思报，不忘本源，一些兽多依赖它。它的形状像狗，故字从犬，从赖。大的称作猵（bīn），称作猵（biān）。又有桓宽《盐铁论》认为独行为猵，群居为獭。

【集解】陶弘景说：獭多出自溪岸边。有两种：入药时只取用鱼祭天的那种；一种称作獱獭，形大则头像马头，身像蝙蝠，不入药用。

时珍说：獭的形状像青狐而小，毛色青黑，像狗，皮肤像蝙蝠的皮肤，长尾四足，水居食鱼。能提前预知水灾而筑穴，乡人用此占卜水涝与干旱，就像鹊巢知风。古有“熊食盐而死，獭饮酒而毙”的说法，均为物的本性。如今川、沔捕鱼的渔民，往往将其驯养，让它来帮助捕鱼，速度很快。也有呈白色的。有人说獭无雌性，以猿作为雌性进行交配，因此说猿鸣而獭候。

肉

【气味】味甘、咸，性寒，无毒。

【主治】《别录》记载：煮汁服用，治疗疫气温病，及牛马时行病。

《大明》记载：治疗水气胀满，热毒风。

苏颂说：治疗骨蒸热劳，血脉不行，荣卫虚满，及女子经络不通，血热，大小肠秘。消男子阳气，不宜多食。

【发明】孟诜说：患热毒风水虚胀的人。取水獭一头，去皮，连五脏及骨、头、尾等炙干后捣研为末。水送服方寸匕，一天两次，十天痊愈。冷气虚胀的人服用更加适合，补益治疗虚肿的效果很好。只治疗热病，不治疗冷病，因为它性寒。

附方

折伤：水獭一个支解，入罐内密封，待干煅存性，捣研为末。用黄米煮粥摊患处，糁獭末于粥上，用布裹。疼痛立止。《经验后方》

肝

苏颂说：各种牲畜的肝叶，都有定数。只有獭肝一月一叶，十二月十二叶，其间又有退叶。用的时候须见到肝脏的形状才有效，不然多伪品。

【气味】味甘，性温，有毒。

【主治】《别录》记载：治疗鬼疰蛊毒，止久嗽，除鱼鲠，均可烧灰酒送服。

《药性》说：治疗上气咳嗽，虚劳，体瘦病。

苏颂说：治疗传尸劳极，虚汗客热，四肢寒疟及产劳。

时珍说：能杀虫。

【发明】寇宗奭说：獭肝治疗劳病，用后有效。

苏颂说：张仲景治疗冷劳有獭肝丸，崔氏也用獭肝丸杀虫解毒，治疗传尸骨蒸、劳损、邪毒疾病，两个獭肝丸效果都很好。

孟诜说：疰病（有传染性和病程迁延的疾病），一家都患病的，用肝一具火炙研末，水送服方寸匕，一天两次。

葛洪说：尸疰、鬼疰是五尸之一，又挟持各种邪恶毒气为害。它导致的病变，有三十六种到九十九种。大体上使人发热恶寒，沉沉默默，不知病在什么地方，而又没有那一处舒服的。积年累月，拖延至死。死后传给家人，乃至灭门。如果感觉有此种病候，只用獭肝一具，阴干后捣研为末，水送服方寸匕，一天三次，直至痊愈。

时珍说：据《朝野佥载》记载：五月五日午时，急砍一竹，竹节中必有神水，沥取和獭肝作丸，治疗心腹积块病效果相当好。

附方

1 肠痔有血：獭肝烧末，水送服一钱。《肘后方》。

2 久痔下血不止：用獭肝一副煮熟，入五味食用。《饮膳正要》。

肾

【气味】味甘、咸，性寒，无毒。

【主治】苏颂说：能益男子。

胆

【气味】味苦，性寒，无毒。

【主治】苏颂说：治疗眼翳黑花，飞蝇上下，视物不明。入点药中使用。

【正误】寇宗奭说：古语说：蟾的脂肪能使玉变软，獭胆能使酒分成两杯。说用獭胆涂竹刀或犀角篦上，画酒中即分杯。曾经试之没有反应，大概是妄传。只涂在杯唇上，可使酒稍高于杯面罢了。不可不予以纠正。

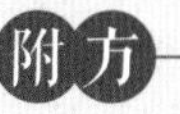

月经不通：用干獭胆一枚，干狗胆、硇砂、川椒（炒，去汗、目）各一分，水蛭（炒黄）十枚，捣研为末，醋糊丸如绿豆大。每次饭前取五丸，当归酒送下，一天三次。此方名獭胆丸。《圣惠方》。

髓

【主治】时珍说：能去瘢痕。

【发明】时珍说：按《集异记》记载：吴国主君的邓夫人被如意伤到面颊，血流啼叫。太医说：得白獭髓，混杂玉与琥珀敷患处，当灭此瘢痕。于是用百金购得白獭，与膏合用而痊愈。但是如果琥珀太多，仍有可能遗留像痣一样的红点。

骨

【主治】陶弘景说：含服，能下鱼骨鲠。

《药性》说：煮汁服用，治疗呕哕不止。

足

【主治】苏敬说：治疗手足皴裂。

陈藏器说：煮汁服用，治疗鱼骨鲠喉，同时用爪爬喉下。

时珍说：作末酒送服，杀劳瘵虫。

皮毛

【主治】陈藏器说：煮汁服用，治疗水癖病。也可做成床褥及鞋子使用。

张杰说：产母带它的皮毛，易生产。

屎

【主治】鱼脐疮，研末水和敷患处，脓出痛止。

陈藏器说：也可主治驴马身上长虫及牛疫

疾，研水灌服。

时珍说：治疗下痢，烧末，清晨饮服一小杯，服三次即痊愈。赤痢用赤粪，白痢用白粪。

按语

獭肉味甘，性温，能补肾助阳，止咳，杀虫，用于肾寒、遗精、阳痿、身虚体弱。

獭肝味甘、咸，性平。能养阴除热，止咳，止血。用于虚劳、骨蒸潮热、盗汗、咳嗽、气喘、咯血、夜盲、痔疮下血。

Shu

鼠

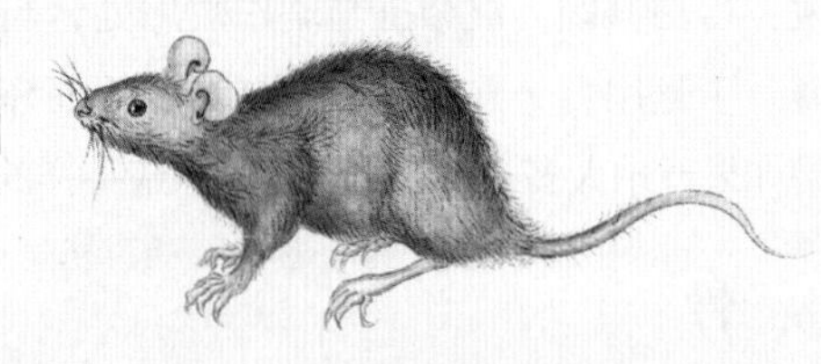

【释名】又名鼫（zhuī）鼠、老鼠、首鼠、家鹿。

时珍说：此即人们所说的家常鼠。因为它尖喙善于打洞，因此南阳人称它为鼫鼠。它的寿命最长，故俗称老鼠。它生性多疑而不果断，故称作首鼠。岭南人吃它而又要避讳，称它为家鹿。鼠字的篆文，象其头、齿、腹、尾的形状。

【集解】陶弘景说：入药用雄鼠，即父鼠。它的胆刚死便消，不容易获得。

时珍说：鼠的形状像兔而小，青黑色。有四齿而无牙，长须露眼。前爪四，后爪五。尾纹像织布而无毛，与身等长。五脏全备，肝有七叶，胆在肝的短叶间，像黄豆大，正白色，肥大而不下垂。《卫生家宝方》说它的胆呈红色，这是为什么呢？鼠在孕育一个月后出生，一胎多的时候有六七子。惠州的猎民取初生闭目没有毛的，用蜜养它，用来进献给皇帝的近亲或亲信的人。挟起食用，声犹唧唧而叫，称作蜜唧。《淮南子》记载：鱼吃巴豆而死，鼠吃巴豆而长肥。段成式说：鼠食盐而身轻，食砒霜而即死。《易》记载：艮为鼠。《春秋运斗枢》记载：玉衡星散而为鼠。《抱朴子》记载：鼠的寿命有三百年，满一百岁则变成白色。善于凭借人的能力进行预测，称作仲。能预知一年中的吉凶，及千里外的事。鼠类活动颇频繁。《尔雅》《说文》所记载的，后世未能全部明白；后世所知道的，二书也没有全部记载。可见探究事物的道理没有尽头。

鼠肉

【气味】味甘，性热，无毒。

【主治】《别录》记载：治疗小儿哺乳的时候露大腹，炙食用。

孟诜说：治疗小儿疳疾，腹大贪食，黄泥包裹，烧熟去骨，取肉和五味、豆豉汁做成羹食用。勿吃骨，让人消瘦。

苏颂说：主治骨蒸劳极、四肢羸瘦，可以杀虫，治疗小儿疳瘦。酒熬入药。

时珍说：炙食用，治疗小儿寒热各种疳疾。

附方

1 水鼓石水，腹胀身肿：用肥鼠一枚，取肉煮粥。空腹食用，吃两三顿即愈。《食医心镜》。

2 小儿癥瘕：老鼠肉煮汁，做成粥食用。姚和众方。

3 乳汁不通：鼠肉做成羹食用。《产书》。

4 箭镞入肉：大雄鼠一枚取肉，薄批焙研。每次取二钱，热酒送下。疮痒则出。《医林集要》。

按语

鼠肉味甘，性温，能补肾。用于尿频、遗尿。由于鼠是许多疾病的传染源，不提倡使用。

Yan Shu 鼹鼠

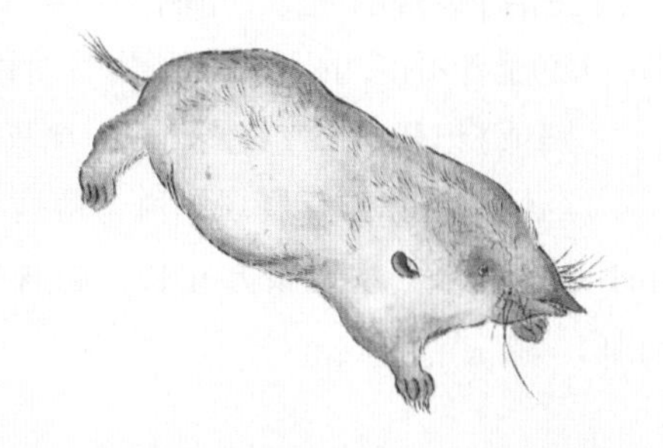

【释名】又名田鼠、鼢（fén）鼠、隐鼠。

时珍说：田鼠倒行地中，能堆积泥土成堆，故得各种称呼。

【集解】《别录》记载：鼹（yǎn）鼠在土中行走。五月取令干，烧用。

陶弘景说：这里指的是鼢鼠，又名隐鼠。形状像鼠而大，无尾，色黑，尖鼻很强，常在地中穿行，挖掘即可得。如今山林中另外有一种像水牛一样大的，又名隐鼠。

陈藏器说：隐鼠，暗地里穿地中行走，见日月光则死，于深山林木下土中多有。其中像牛一样大的，虽名同而属于不同动物。

苏颂说：田埂间多有它。《月令》所说的田鼠化成驾，指的就是这种鼠。它的形状像鼠而肥，多膏。旱年的时候常为田害。

寇宗奭说：鼹（yǎn），脚很短，仅仅能行走。尾长一寸左右，目极小，项尤其短小，最易获取，或安置竹弓射取来喂鹰。陶弘景解释像水牛，是错误的。

时珍说：许慎说鼢是伯劳所化。《月令》说季春田鼠化为驾，《夏小正》说八月驾变为鼠，是二物交化，像鹰、鸠一样。驾属于鹑类。隆庆辛未夏秋季发大水，蕲州、黄州濒江的地方，鼢鼠遍野，都是栉鱼所化。芦稼的根，咬食殆尽，则为鼢所化，不只有一种。

肉

【气味】味咸，性寒，无毒。

【主治】《别录》记载：烧用，治疗痈疽、各种瘘症，能蚀恶疮、阴烂疮。

陈藏器说：久食去风，主治疮疥痔瘘。

苏颂说：治疗风热久积，血脉不行，结成痈疽，可消。又小儿食用，能杀蛔虫。

膏

【主治】陈藏器说：摩治各种疮。

粪

【主治】时珍说：治疗蛇虺螫伤肿痛，研末，猪脂调涂患处。

-按语-

鼹鼠肉味咸，性寒，能解毒蚀疮，散结解毒，泻肺平喘，驱蛔杀虫。用于恶疮疔肿、胃癌、肺热咳喘、小儿蛔虫病。

Wei 猬

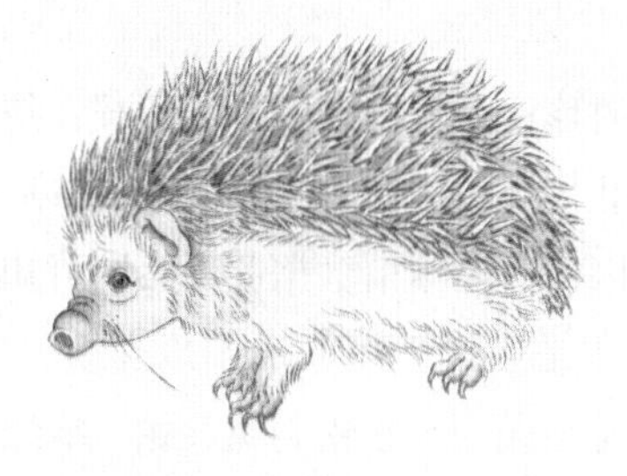

【释名】又名彙、毛刺、蝟鼠。

时珍说：据《说文》彙字篆文象形，头足像鼠，因此有鼠的称呼。

寇宗奭说：蝟皮治疗胃逆，有开胃气的功效。它的字从虫从胃，深有理。

【集解】《别录》记载：猬生于楚山川谷田野上。随时可抓捕，不要受湿。

陶弘景说：各处野外有这种兽。人侵犯它时，便藏头足，用毛刺人，不可得。能跳入虎耳中，而见鹊时则自愿仰腹受啄，物相制如此。刺猬的脂肪溶化冷却后像铁一样坚硬，若加入少量水银后则柔软如铅锡。

《蜀图经》说：猬的形状像貒（tuān）、豚。大的像豚，小的像瓜。脚短多刺，尾长一寸。以苍白色，脚像猪蹄的为好；像鼠脚的质量稍差些。去肉，取皮烘干。又有一种山枳鼠，皮正相似，但以尾端有两个分支为区别。又有虎鼠，皮也相类似，但以味酸作为区别。又有山豚，很相似，而皮像兔皮，它的色褐，味很苦，都不能入药用。

时珍说：猬的头、嘴像鼠，刺毛像豪猪，蜷缩则形状像芡房及栗房，攒毛外刺，拉尿时即开。《炙毂子》记载：刺端分两头的为猬，像棘针的为蝟。与《蜀图经》的说法不同。《广韵》说：像猬而红尾的称作暨居。

【正误】苏敬说：猬极凶猛愚钝，大的像豚，小的像瓜，怕鹊声，因此将腹部反转过来受啄，想遮盖起来取食它，像鹬、蚌一样。虎耳不受鸡卵，且离地有三尺，猬怎么能跳之而入呢？野俗鄙言，却在历代载籍正史中记载，深感疑惑。

时珍说：据《淮南子》记载：猬使虎申，蛇令豹止。又说：鹊屎中猬。《纬书》记载：火烁金，因此鹊能啄猬。据此观察则可知陶弘景的说法并非是妄说，而苏氏予以斥责，寇氏随声附和，是错误的。蜈蚣制龙、蛇，蜒蚰、蛞蝓制蜈蚣，难道在乎大小利钝嘛？物怕其天敌的缘故罢了。《蜀图经》所谓的虎鼠即指的是鼩鼠，也属于猬中的一种。孙愐说：鼩，属鼠，能飞，食虎豹。《谈薮》记载：虎不敢入山林，而居草薄的地方，怕树上有趯鼠。鼠见虎过，则咆噪拨毛投之，虎必生虫疮溃烂直至死亡。鼩、趯音相近。猬能制虎，据此更加可以证实。今纠正其错误。

皮

【修治】细锉，炒黑入药。

【气味】味苦，性平，无毒。

【主治】《本经》记载：治疗五痔阴蚀、下血赤白、五色血汁不止，阴肿，痛引腰背，酒煮杀之。

《别录》记载：治疗腹痛疝积，烧灰酒送服。

《药性》说：治疗肠风泻血，痔病有头，多年不愈，炙末，水送服方寸匕。烧灰吹鼻，止衄血。

附方

❶ 五痔下血：①用猬皮合穿山甲等份烧灰存性，入肉豆蔻一半，捣研为末。空腹热米汤送服二钱。《本草衍义》。②用猬皮三指大，熏黄如枣大，熟艾一钱，穿地作坑，调和取便熏患处，取口中有烟气为好。火气稍尽即停，休息三天，再熏，三次即可痊愈。勿犯风冷，羹臛将养，切忌鸡、鱼、猪、生冷，二十天后用补药。《外台秘要》。

❷ 肠痔有虫：猬皮烧末，生油和涂患处。《肘后方》。

❸ 肠风下血：白刺猬皮一枚，铫内焨（bó，煎炒或烤干食物）焦，去皮留刺，木贼（炒黑）半两，为末。每次取二钱，热酒调服。《杨氏家藏方》。

❹ 蛊毒下血：猬皮烧末，水送服方寸匕，当吐出毒。《千金翼方》。

❺ 五色痢疾：猬皮烧灰，酒送服二钱，《寿域神方》。

❻ 大肠脱肛：猬皮（烧）一斤，磁石（煅）五钱，桂心五钱，捣研为末。每次取二钱，米汤送下。叶氏《摘玄方》。

❼ 塞鼻止衄：猬皮一枚，烧末，每次取半钱，绵裹塞鼻。《圣惠方》。

❽ 鼻中息肉：猬皮炙为末，绵裹塞三天。《千金方》。

❾ 眼睫倒刺：猬刺、枣针、白芷、青黛等

份，捣研为末，随左右目吹鼻中，口含冷水。《瑞竹堂经验方》。

10 反胃吐食：猬皮烧灰，酒送服。或煮汁，或五味淹炙食。《普济方》。

11 小儿惊啼，状如物刺：用猬皮三寸烧末，敷乳头给儿饮。《子母秘录》。

12 猘犬咬伤：猬皮、头发等份烧灰，水送服。《外台秘要》。

按语

刺猬皮味苦、涩，性平，能固精缩尿，收敛止血，化瘀止痛。用于遗精滑精、遗尿尿频、便血、痔血、胃痛、呕吐。

第十八卷

本草纲目-人部

时珍说：《神农本草经》中，人身只有头发一种入药，这是区别人与其他动物的地方。后世的方技医家，发展到把人的骨、肉、胆、血都入药用，极不仁道。现在此部中，凡经人用过的，都不遗漏。唯无害且符合道义的，就详细论述。那些残忍、邪秽的内容，则简略分述。但仍要在各条之下加以说明。

乱发 Luan Fa

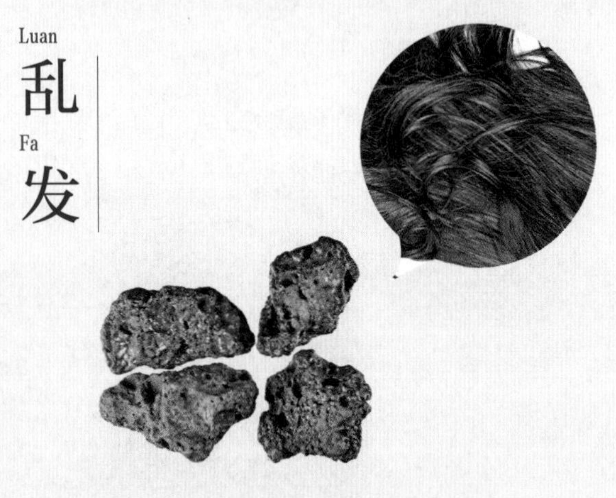

【释名】又名血余、人退。

时珍说：长在头上的名发，属足少阴、阳明经；耳前名鬓，属手、足少阳经；目上名眉，属手、足阳明经；唇上名髭，属手阳明经；颏下名须，属足少阴、阳明经；两颊名髯，属足少阳经。其经气血充盛，则美而长；气多血少，则美而短；气少血多，则少而恶；气血俱少，则其处不生。气血俱热，则黄而赤；气血俱衰，则白而落。《素问》载：肾之华在发。王冰注解说：肾主髓，脑者髓之海，发者脑之华，脑精减少则发少。滑寿注解说：水出高原，因此肾华在发。发者血之余，血者水之类。今方术家称发为血余，是本于此义。《龙木论》称为人退。叶世杰《草木子》载：精之荣以须，气之荣以眉，血之荣以发。《类苑》记载：发属心，禀火气而上生；须属肾，禀水气而下生；眉属肝，禀木气而侧生。因此男子肾气外行而有须，女子、太监则无须，而眉发无差异。说法虽然不同，但各有条理，始终不如分经为好。刘君安说：欲发不落，梳头满千遍。又说：发宜多梳，齿宜数叩。都是摄精益脑之理。昆斋吴玉有《白发辨》，认为发之白，虽有迟早老少，都不关寿之长短，由祖传及随事感应而已。援引古今为证，也有其理。文多不录。

【气味】味苦，性微温，无毒。

【主治】《别录》记载：主治咳嗽，五淋，大小便不通，小儿惊痫，止血。鼻衄，烧灰吹鼻立止。

苏敬说：烧灰，疗转胞（妊娠小便不利），小便不通，赤白下痢，哽噎，痈肿，狐尿刺，尸疰，疔肿骨疽杂疮。

朱震亨说：消瘀血，补阴速度快。

【发明】时珍说：发乃血余，因此能治血病，补阴，疗惊痫，去心窍之血。刘君安用自己头发合头垢等份烧存性，生服豆许三丸，名为还精丹，可令头不白。又老唐方，也用自己乱发洗净，每一两入川椒五十粒，泥固，入瓶煅黑研末，每次空腹酒服一钱，令发长黑。这都是补阴之验案。用椒者，取其下达的功效。

附方

1 小孩热疮：乱发一团如梨子大，鸡蛋黄十个煮熟，同于铫子内熬，至甚干始有液出，旋置盏中，液尽为度。用敷疮上，即以苦参粉粉之，疗效好。刘禹锡《传信方》。

2 小儿斑疹：发灰，饮服三钱。《子母秘录》。

3 小儿断脐：即用清油调发灰外敷，不可触水。脐湿不干，也可外敷。

4 小儿重舌，欲死者：用乱发灰半钱，调敷舌下。《简要济众》。

5 小儿吻疮：发灰，和猪脂涂患处。《圣惠方》。

6 小儿惊啼：乱油发烧研，乳汁或酒服少许，良。《千金方》。

7 鼻血眩冒，欲死者：乱发烧研，水服方寸匕，仍吹入鼻中。梅师《集验方》。

8 鼻血不止：血余，烧灰吹鼻，立止，永不发。男用母发，女用父发。

9 肺疽吐血：发灰一钱，米醋二合，白汤一盏，调服。《三因方》。

10 肌肤出血：胎发烧灰，敷之即止。或吹入鼻中。《证治要诀》。

11 上下诸血或吐血：或心衄，或内崩，或舌上出血如针孔，或鼻衄，或小便出血。用乱发灰，水服方寸匕，一日服三次。《圣济总录》。

12 小便尿血：发灰二钱，醋汤送服。《永类钤方》。

13 大便泻血：血余半两烧灰，鸡冠花、柏叶各一两，研为细末，睡觉时用酒送服二钱。《普济方》。

14 女人漏血：乱发洗净烧研，空腹温酒服一钱。《妇人良方》。

15 黄疸尿赤：乱发灰，水服一钱，每日三次，秘方。《肘后方》。

16 大小便闭：乱发灰三指撮，投半升水服。姚氏。

17 破伤中风：乱发如鸡蛋大，无油器中熬焦黑，研，用好酒一盏沃之，入何首乌末二钱，灌服，少顷再灌。《本草衍义》。

18 疮口不合：乱发、露蜂房、蛇蜕皮各烧存性一钱，用温酒食前调服，疗效如神。《苏沈良方》。

按语

乱发（血余炭）味苦，性平，能收敛止血，化瘀利尿。用于出血证，如咳血、衄血、吐血、血淋、尿血等，止血不留瘀，可治疗小便不利。

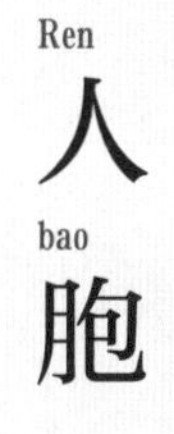

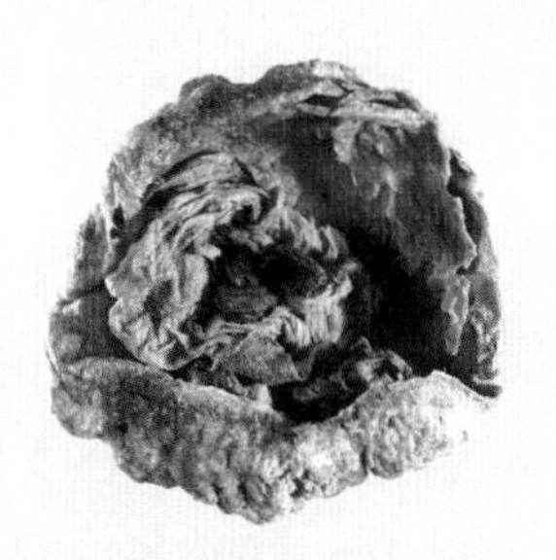

【释名】又名胞衣、胎衣、紫河车、混沌

衣、混元母、佛袈裟、仙人衣。

时珍说：人胞，包人如衣，因此称作胞衣。方术家隐晦其名，别立诸名。《丹书》记载：天地之先，阴阳之祖，乾坤之橐龠（tuó yuè，古代鼓风吹火用的器具），铅汞之轮廓，胚胎将兆，九九数足，我则乘而载之，因此称为河车。其色有红、有绿、有紫，以紫者为良。

【修治】吴球说：紫河车，古方不分男女。近世男用男，女用女；也有人认为男病用女，女病用男。生第一胎者为佳，次则健壮无病妇人也可。取得，用清米泔摆净，竹器盛，于流动的河水中洗去筋膜，再以乳香酒洗过，篾笼盛放，烘干研末。也有用瓦焙研者，酒煮捣烂者，甑蒸捣晒者，以蒸者为佳。董炳说：现在人们都用酒煮火焙及去筋膜，这是错误的。火焙水煮，其子多不育，唯蒸捣和药最良。筋膜乃初结真气，不可剔去。

【气味】味甘、咸，性温，无毒。

【主治】陈藏器说：主治血气羸瘦、妇人劳损、面皯皮黑、腹内诸病、身体渐瘦，治净，用五味调和，如做蒸饼法与食之，不要让患者知晓。

吴球说：治男女一切虚损劳极，癫痫失志恍惚，安心养血，益气补精。

【发明】朱震亨说：紫河车治虚劳，当用骨蒸药佐之。气虚加补气药，血虚加补血药。以侧柏叶、乌药叶俱酒洒，九蒸九晒，同研为丸，大能补益，名补肾丸。

附方

1 河车丸：治妇人瘵疾劳嗽、虚损骨蒸等症。紫河车（初生男子者）一具（以长流水中洗净，熟煮擘细，焙干研），山药二两，人参一两，白茯苓半两，研为细末，酒糊为丸，如梧桐子大，用麝香养七日。每服三五十丸，温服，盐汤送下。《永类钤方》。

2 多种劳伤，吐血虚瘦：用初生胞衣，长流水中洗去恶血，待清汁出乃止，以酒煮烂，捣如泥，入白茯神末和匀，制丸如梧桐子大。每次用米饮送服百丸。忌铁器。《朱氏集验方》。

3 久癫失志，气虚血弱：紫河车治净，烂煮服食。刘氏《经验方》。

4 大小痫疾：初生胎衣一具，长流水洗净，仍以水浸，春季三天、夏季一天、秋季五天、冬季七天，焙干为末；羌活、天麻、防风各半两，白僵蚕、白附子各一两，南星二两，川乌一个，全蝎二十一个，为末，糊丸梧桐子大，朱砂为丸药外衣。每服五十丸，好酒下。《乾坤秘韫》。

5 目赤生翳：初生孩儿胞衣，晒干焙研细末。日日敷目眦中，治愈即停。《千金方》。

按语

紫河车味甘、咸，性温，补肾益精，养血益气。用于腰酸头晕耳鸣、足膝无力、目昏耳鸣、男子阳痿遗精、女子不孕等，气血不足乳汁缺少、面色萎黄消瘦、体倦乏力，肺肾两虚之咳喘。研末装胶囊服，也可入丸、散剂。

附录一

中医病名术语释义

（以首字拼音为序）

白淫　夜间梦交而流出白色或黄色黏液或白天耳闻目睹淫秽之事而不自止地流出黏液，相当于性功能异常。

白浊　指排尿后或排尿时从尿道口滴出白色浊物。

奔豚　豚，即小猪。奔豚病致病原因一是肾脏寒气上冲，二是肝气上逆，表现为下腹气上冲胸，直达咽喉，腹部绞痛，胸闷气急，头昏目眩，心悸易凉，烦躁不安，发作过后如常。因其发作时胸腹如有小豚奔闯，因而得名。类似于胃肠神经官能症。

奔豚　下腹气上冲胸，直达咽喉，腹部绞痛，胸闷气急，头昏目眩，心悸易凉，烦躁不安，发作过后如常。

鼻䶏　䶏，音wèng，指鼻塞、嗅觉失灵。

瘭疽　侵及指端掌面深部组织的化脓性感染。

吹奶　指乳房肿硬如石，或兼痛痒。

刺风　指风寒蕴滞热，遍身如针刺。

奔豚气痛　患者自觉有气从少腹上冲胸咽的一种病症。

产后恶露　妇女产后，由阴道排出的瘀血、黏液。

产后阴翻　产后阴唇翻花。

倒产　分娩时婴儿足部先出。

倒经　指女子月经期在子宫以外部位如鼻黏膜、口腔、胃、肠等部位发生出血，常伴有全身不适、烦躁不安等。

儿枕痛　产后小腹疼痛。

发背　发生于脊背部位的痈疽。

飞丝　眼睛有飞丝一样的东西出现。

风秘　因风邪扰肺脏，肺与大肠为表里，肺热吸干大肠的水分，导致津液干燥致大便燥结，排便艰难。

风眼　指风热伤目，眦睑赤烂，见风更严重。

肤翳　眼生障翳，薄如蝇翅的病证。

麸翳　一作浮翳，指翳膜初起。

伏梁　因秽浊之邪结伏肠道，阻滞气血运行，秽浊与气血搏结日久而形成。以腹痛腹泻、右下腹包块为主要表现的积聚类疾病。

㕮咀　fǔ jǔ，用口将药物咬碎，以便煎服，后用其他工具切片、捣碎或锉末。

风邪亸曳　因风邪引起全身无力，四肢下垂，不能收缩。

蛊毒　毒虫作祟害人的毒症。

关格　脾肾虚衰，气化不利，浊邪壅塞三焦，导致小便不通与呕吐并见。小便不通谓之关，呕吐时作谓之格。

关格　小便不通与呕吐并见的危重病证。小便不通谓之“关”，呕吐时作谓之“格”。

鬼疟　疟疾发作无常，或噩梦、恐惧。

鬼疰　鬼疰、尸疰，意思相近，病人感到自己体内有“鬼”居住，突发心腹刺痛，甚或闷绝倒地，具有传染性；亦指流窜无定随处可生的多发性深部脓疡。

蝈疥　guō jiè，即疥疮。

寒疝　①病在少腹，腹痛不得大小便，病名曰疝，得之寒。②指阴囊硬结、肿痛。由寒邪袭于厥阴经所致。

汗斑　为皮肤损害的色素减退或色素沉着斑，脱屑。

花疮　其疮呈翻花状者，即翻花疮，由风毒相搏所为，初生如饭粒，其头破则血出，便生恶肉，渐大有根，脓汁出，肉反散如花状。多系皮肤癌或其他恶疮。

瘣疾　瘣，音huì。子宫下垂。

金疮　金属器皿损伤导致的疮疡。

鸡瘕　因食白瀹鸡过多导致患冷痰，腹部不适。

浸淫疮　瘙痒无时，蔓延不止，挠抓后渗出黄水，浸淫成片的一种疮病。

角弓反张　指头项强直，腰背反折，向后向曲如角弓状，伴有口噤不语、四肢抽搐，可见于惊风、破伤风症。

绞肠痧痛　指突然中恶秽之气，心腹绞痛。

结阴便血　阴气内结所致便血。

客热　指发热，进退不定，如客之往来。

口噤　指牙关紧闭，口不能开。

臁疮　又称裤口毒、裙边疮，是指发生在小腿下部的慢性溃疡。

脉溢　毛窍逐一血出不止，皮胀如鼓，不久目、鼻、口被气胀合。

目中眵　指眼屎多，泪不绝。

马鞍热气　指昼夜体温两次升降者，类似于登革热。

目中倒睫　指眼睫毛向后方生长，触及眼球的不正常状况。

女劳黄疸　因房劳所致的黄疸。

癖疾　午后潮热，口渴饮冷，肚大青筋，渐至坚硬成块，不时作痛。

辟谷　一种养生方式，即养生中不食五谷，又称却谷、去谷、绝谷、绝粒、却粒、休粮等。为一种延年益寿的养生法则。

气癃　又称气淋，小便涩痛，淋沥不尽，小腹胀满疼痛。

青盲　眼外观正常，唯视力逐渐下降，或视野缩小，甚至失明的内障。

青盲　眼外观正常，唯视力逐渐下降，甚至失明的内障疾病。

乳悬　妇人产后，两乳忽长，细小如肠，垂过小肚，痛不可忍，危亡须臾，名曰乳悬。

妊娠子淋　妊娠小便疼痛。

沙淋　指尿道中有结石，小便淋沥不尽。

射工　即蜮，在水里暗中害人的怪物，口含沙粒射人或射人的影子，被射中的就要生疮，被射中影子的也要生病，因此得名。

尸虫　类似于现在所说的细菌、病毒。

十水　指十种水气病的合称。

时疾　指季节性流行病。

鼠漏　生于颈、腋部之窦道破溃难敛者。

水癞　指阴部水肿。

水蛊腹大　由寄生虫引起的臌胀病，又称蛊胀，简称蛊。《圣济总录》解释：水蛊之状，腹膜肿胀，皮肤粗黑，摇动有声。

飧泻　飧，音sūn。大便泄泻清稀，并有不消化的食物残渣，肠鸣腹痛。

痰癖　痰邪癖聚于胸胁之间所致胁肋胀满，按之有水声，时痛，妨害食饮，久不治，令人羸瘦。

聤耳　中医病症名，以耳道流脓、听力障碍为主症。

头风　指经久难愈的头痛。

头面部游风　一种以头面部皮肤灼热瘙痒，状若风疹块的病症。

痿蹶　手足萎弱无力，动作行走不便。

温疟　先热后寒的疟疾。

温瘴　指热带气温过高，森林里动植物腐

烂后生成的毒气。

踒躄　瘫痪。

五水　风水、皮水、正水、石水、黄汗的合称。

五噎　噎气、忧噎、食噎、劳噎、思噎五种噎证。

齆鼻　齆，音wèng，因鼻孔堵塞而发音不清。

小儿赤游　又称赤游丹、走马天红、游火，以局部皮肤红赤如丹，形如片云，游走不定为特征。

小儿丹瘤　指小儿皮肤感染或血管瘤。乃邪热毒类，类似血管瘤或丹毒的一种。

小儿疳痢　指小儿疳积合并痢疾。症见面黄肌瘦，毛发焦枯，肚大筋露，纳呆便溏，并有腹痛，里急后重，下痢脓血等。

小儿客忤　指小儿骤见生人，突闻异声，突见异物而引起惊吓啼哭，神志不安。

小儿盘肠　小儿以腹痛、曲腰、干啼、脚冷、唇乌、额汗如珠为临床特征的疾患。

小儿天吊　指小儿蕴热，痰塞经络，头目仰视。

小儿天钓　婴幼儿高热、抽搐证，属于惊风的范围。

小儿慢脾风　即慢惊风，症见面唇发青发暗，额上汗出，四肢厥冷，手足微搐，气弱神微，昏睡不语等。

小儿盘肠内钓　小儿盘肠气痛，表现为干啼，额上汗出，为寒气所搏而成。

小儿魃病　又名继病、交乳、交奶。由乳食停滞所致营养不良性疾病，黄瘦，腹大脚软，精神不爽，身体痿痹，骨软发落。

宿饮　指饮邪停留日久。

痃癖　脐腹偏侧或胁肋部时有筋脉攻撑急痛的病症。

悬痈　发生于上腭的痈。

血瘕　因瘀血聚积所生的有形肿块。

躽　yǎn，体向前弯曲。

噎食　指食物堵塞咽或食道，甚至误入气管，引起呼吸窒息。

阴疝　睾丸卒然收缩入腹中，急痛欲死，阴囊、睾丸肿大偏坠，或少腹两旁隆起有形，兼有腹痛。

阴挺　子宫脱垂。

远行脚趼　趼，音jiǎn。手或脚上因长久磨擦而生的硬皮。

支饮　以胸痛，气喘，心包积液等为主要表现的痰饮病。咳逆倚息，短气不得卧，其形如肿。

中恶　又称客忤、卒忤。感受秽毒或不正之气，突然厥逆，不省人事。

疰忤　指发于夏令的季节性疾病，微热食少，身倦肢软，渐见消瘦。

转胞　妊娠小便不通。

转筋　肢体筋脉牵掣拘挛，痛如扭转。

子烦　指妇女妊娠期中出现的烦躁心悸。

附录二 常用计量单位折算对照表

十六进位的折算

一斤：约等于十六两（500克）。

一两：约等于十钱（31.25克）。

一钱：约等于十分（3.125克）。

一分：约等于十厘（0.3125克）。

一厘：约等于十毫（31.25毫克）。

十进位的折算

一斤：等于十两（500克）。

一两：等于十钱（50克）。

一分：等于十厘（0.5克）。

一厘：等于十毫（50毫克）。

附录三 古代用药特殊计量对照表

一撮：约等于四圭。

一勺：约等于十撮。

一合：约等于十勺。

一升：约等于十合。

一斗：约等于十升。

一斛：约等于五升。

一石：约等于二斛。

一铢：二十四铢为一两。（十六两进位）。铢：古代衡器中的重量单位。

一镒：约等于一斤半。

一枚：以较大者为标准单位。

一束：以拳尽量握足，除去多余部分为准。

一片：以一钱重量作为一片计算。

一字：约等于一分。字：以唐开元钱币抄取药末，钱面共有四字，将药末填满钱面一字之量即称一字。

一钟：①古代以四升为豆，四豆为区（瓯），四区为釜，十釜为钟。一釜为20.46公升。一说为20.58公升。②钟，通“盅”，即1茶盅。本书中所谓1盅，即1茶盅。

一茶匙：约等于4毫升。

一汤匙：约等于15毫升。

一茶杯：约等于120毫升。

一饭碗：约等于240毫升。

一刀圭：约等于一方寸匕的十分之一。刀圭：形状像刀头的圭角，端尖锐，中部微凹陷。

一钱匕：约等于五分六厘，或2克多。钱匕：用汉代的五铢钱币抄取药末以不落为度者，称为一钱匕。五钱匕者，是指药末盖满五铢钱边的五字为度，约为一钱匕的四分之一。

一方寸匕：约等于2.74毫升，金石药末约2克，草木药末约1克。这是依据古尺正方一寸所制的量器，形状如刀匕。

附录四

时辰对照表

中国传统计时方法，将一昼夜平分为十二段，每段为一个时辰，一天划分为十二个时辰。相传是根据十二生肖中的动物的出没时间来命名的，一个时辰合即现在的两小时。

十二个时辰分别以地支为名称，从半夜起算。即：子、丑、寅、卯、辰、巳（sì）、午、未、申、酉（yǒu）、戌（xū）、亥。

古时	今时	生肖
子时	23：00～1：00	鼠
丑时	1：00～3：00	牛
寅时	3：00～5：00	虎
卯时	5：00～7：00	兔
辰时	7：00～9：00	龙
巳时	9：00～11：00	蛇
午时	11：00～13：00	马
未时	13：00～15：00	羊
申时	15：00～17：00	猴
酉时	17：00～19：00	鸡
戌时	19：00～21：00	狗
亥时	21：00～23：00	猪

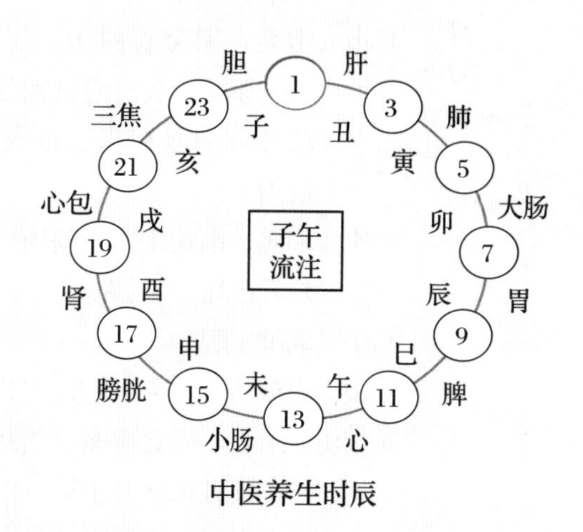

中医养生时辰

附录五

古今地名参照表

A

阿丹国　相当今亚丁湾西北岸一带。

爱州　州名。辖境约相当于越南清化附近地区。

安陆　郡名。南宋置。辖境相当今湖北安陆、云梦、应城等地区。

安南　府名。唐置。辖境相当今越南北部地区。

安邑　古邑名。辖境相当今山西夏县西北地区。

安州　州名。金置。辖境相当今河北省高阳县。

B

巴　古国名。主要分布在今川东、重庆、鄂西一带。

巴郡　郡名。辖境相当今四川东部、重庆、贵州桐梓以北地区。

巴中　县名。在四川省东北部，渠江支流南江流贯。

霸州　州名。唐辖境相当今四川茂县一带；五代以益津关及分鄚州、瀛州地置，为世宗从契丹恢复地区之一。治永清（今河北霸县）。辖境相当今河北霸县及其东南至子牙河一带。

白山　山名。即今长白山。江苏宁县东三十里、浙江于潜县南五十八里，浙江临海县东南二百五十里也有白山。

白水　郡名。南朝宋置。辖境相当今四川广元市地。

百济　朝鲜古国。

板桥　古镇名。在今山东胶州市。

抱犊山　山名。河北获鹿县西八里、河南卢氏县东南九十里、山东峄县北六十里、山西壶关县东南，均有抱犊山。

北山　指关中平原北面诸山。

汴京　又称为卞梁，即今河南开封市。

亳州　州名。唐辖境相当今安徽亳州市、涡阳、蒙城及河南鹿邑、永城等县地。

博平　旧县名。故址在今山东省西部。

C

蔡州　州名。辖域相当今河南淮河以北，洪河上游以南，桐柏山以东地区。

蚕陵　古县名。相当于今四川茂县西北。

沧州　州名。唐辖境相当今河南清池县。

昌阳　县名。辖境相当今山东省莱阳县。

常山　即恒山。为五岳中的北岳。在今河北曲阳西北。

潮州　州名。辖境相当今广东平远、梅县、丰顺、普宁、惠来以东地区。明改为府。

辰州　州名。隋置。辖境相当今湖南省沅陵以南的沅江流域以西地区。

陈仓　古县名。秦置。指今陕西宝鸡市。

陈留　旧县名。秦置。指今河南开封东南陈留。

池州　州名。唐置。辖境相当今安徽贵池、清阳、东至等县地。

赤山　山名。在湖南沅江县东北五十里洞庭湖边。

崇山　江西崇义县北半里、湖南大庸县西南都有崇山。

滁州　州名。辖境相当今安徽滁县、来安、全椒三县地。

处州　州名。唐辖境相当今浙江丽水、缙云、青田、遂昌、龙泉、云和等县市地。

川西　指四川省西部地区。

川中　指四川省中部地区。

春州　州名。即今广东阳春县。

D

大宛　古西域国名。在今中亚费尔干纳盆地。

代郡　郡名。北魏置。辖境相当今山西外长城以南的大同市、左云县地。

丹阳　古地区名。在今陕西、河南丹江以北。

丹州　州名。辖境相当今陕西宜川县地。

砀山　山名。在河南永州现东北芒砀山。

宕州　唐置羁縻州，治相当今四川茂县地。

登州　州名。唐、宋辖境相当今山东蓬

莱、龙口、栖霞、海阳以东地。明洪武九年（1376）升为府，增辖今招远、莱阳、莱西、海阳等市县地。

滇南 云南省的别称。

鼎州 州名。辖境相当今湖南常德、汉寿、阮江、桃源等市县地。

定州 州名。北魏天兴三年改安州置。唐辖境相当今河北满城以南，安国、饶阳以西，井陉、藁城、辛集以北地区。

东城 古县名。秦置。治今安徽定远东南。

东平 府名。宋宣和元年（1119）改郓州为东平府。治须城（今东平）。辖境相当今山东汶上、平阴、梁山、肥城、阳谷、东阿等县地。明洪武时降为州。

东阳 郡名。三国辖境相当今浙江省金华江、衢江流域各县市地。

都梁 县名。故城在今湖南武冈县东北。

F

飞鸟山 山名。在四川省中江县东南。

凤州 旧县名。相当今陕西凤县一带。

鄜州 州名。辖境相当今陕西中部地区。

涪州 州名。辖境相当今四川涪陵、南川、长寿、武隆四市县地。

福州 州名。因州西北福山得名。辖境相当今福建龙溪口以东的闽江流域和洞官山以东地区。明时改为府。

G

甘州 州名。西辖境相当今甘肃嘉峪关市以东弱水上游。明时改置甘州左、右、中、前、后五卫。

高昌 郡名。辖境相当今新疆吐鲁番盆地东部哈拉和卓以东一带。

高丽 朝鲜“高句丽”之别称。

高州 府名。辖境相当今广东鉴江及漠阳江流域地区。

葛山 县名。今安徽宿县地。

姑臧 古县名。西汉置。指今甘肃武威。

关西 古地区名。泛指函谷关或潼关以西地区。

关中 古地区名。指秦岭以北地区。

广南 府名。明洪武十七年以原广南西路改置。辖境相当今云南广南、富宁县地区。

归顺 州名。元置。辖境相当于当今广西靖西南旧州。

桂阳 州名。宋辖境相当今湖南桂阳、蓝山、嘉禾、临武等县地。

桂州 州名。唐辖境相当今广西龙胜、永福以东和荔浦以北地区。

虢州 州名。辖境相当今河南省西部：灵宝、栾川以西，伏牛山以北地区。

果州 州名。宋置。辖境相当今四川南充县北部地区。

H

海南 即今海南省。

海州 州名。唐辖境相当今江苏连云港市、东海、沭阳、赣榆、灌云、灌南等县及新沂、滨海部分地区。明初辖境缩小。

邯郸 郡名。秦置。辖境相当今河北泜河以南，滏阳河上游和河南内黄、浚县，山东冠县西部地区。

函谷关 古函谷关在今河南灵宝东北王垛

村。新函谷关在今河南新安江。

汉中　府名。明洪武三年改兴元路置。辖境相当今陕西秦岭以南，旬河流域以西，凤县、宁强以东地区。

蒿高山　山名。即嵩山。在河南省登封县北。

合州　州名。西魏辖境相当今四川合川、铜梁、武胜、大足等县。

和州　州名。北齐置。辖境相当今安徽合和县、含山等地。

河东　郡名。东晋辖境相当今山西西南汾河下游至王屋山以西一带。

河间　府名。辖境相当今河北白洋淀以东的大青河及天津市海河以南，河北肃宁、献县、故城以东，山东德州、乐陵、临邑、高青的一部分。

河内　郡名。辖境相当今河南黄河以北，京汉铁路以西地区。

河朔　地区名。泛指黄河以北。

河西　古地区名。北朝时泛指今山西省吕梁以西的黄河东西两岸。

河中府　州名。辖境相当今山西永济县。

河州　州名。北魏辖境相当今洮河中、下游，大夏河上游，湟水下游及桑园峡积石丙间黄河流域地区。

贺州　州名。唐置。隋以临贺郡置，唐改称临贺郡，复为贺州，治临贺。明称贺州，改州为县。即今广西贺县。

横州　州、路名。辖境相当今广西横县一带。

衡山　山明。古称“南岳”，在今湖南省衡山县西。

衡州　州名。唐辖境相当今湖南衡阳、安仁、攸县、茶陵、灵县、衡东、常宁、耒阳等市县地。

洪州　州名。唐辖境相当今江西修水、锦江流域和南昌、丰城、进贤等市县。

湖州　府名。唐辖境相当今浙江湖州、德清、安吉、长兴等市县地。

华山　山名。位于陕西省东部。

华阴　县名。在陕西省东部，渭河下游，陇海铁路横贯。

华原　县名。在陕西省耀县东南。

华州　州名。唐置。辖境相当今陕西华县、华阴、潼关及渭北的下邽镇附近地区。

怀庆　路名。元延祐六年改怀孟路为怀庆路。辖境相当今河南省修武、武陟以西，黄河以北地区。

怀州　州名。北魏天安二年置。唐辖境相当今河南焦作、沁阳、武陟、修武、博爱、获嘉等市县。

槐里　古县名。指今陕西兴平东南。

黄州　府名。辖境相当今湖北长江以北，京汉铁路以东，巴水以西地区。

回回国　古代对信仰伊斯兰教国家的统称。

火州　古城名。故址在今新疆吐鲁番东南的哈拉和卓堡西南。

霍山　山名。在安徽省西部。西北接大别山，东北延伸为两支丘陵：一在巢湖北，延伸至嘉山县东；一在巢湖南，称北硖山。

J

吉州　州名。金明昌元年改耿州置，明改为府。辖境相当今山西吉安县及乡宁县一带。

济阴　郡名。汉置。辖境相当今山东菏泽附近，南至定陶，北至濮城地区。

济州　州名。辖境相当今山东省济宁市及郓城、巨野、金乡等县地。

冀州　州名。辖境相当今河北中南部，山

东西端及河南北端。

嘉州　州名。辖境相当今四川乐山、峨眉、夹江、犍为、马边等县。

建安　郡名。辖境相当今福建省。

建宁　府名。辖境相当今福建建瓯以北的建溪流域及寿宁、周宁两县等地。

建平　府名。明置。宣得后入于安南。

剑南　道名。唐置。辖今四川涪陵江流域以西，大渡河流域和雅砻江下游以东，云南澜沧江、哀牢山以东，曲江、南盘江以北，以及贵州水城、晋安以西和甘肃文县一带。

江表　指长江以南地区。

江东　长江在芜湖、南京间为西南至东北流向，是南北往来的主要渡口所在地，秦汉以后习惯称此以下的长江南岸地区为江东。

江南　泛指长江以南地区。

江夏　郡名。南朝宋移治夏口。辖境相当今湖北武汉市以西、蒲圻以东长江南北及汉水、溳水下游地区。

江右　指长江下游以西地区，后又称江西省为江右。

江州　州名。唐辖境相当今江西九江市、德安、彭泽、湖口、都昌等县地。

江左　指长江下游以东地区，即今江苏省一带。

蒋山　山名。即南京东北的钟山。

交河　古县名。故址在今吐鲁番西北约五公里处。

交趾　古省名。明永乐五年置。辖境相当今越南的北部、中部地区。

交州　州名。唐辖境相当今越南河内附近地区。

金齿　古地名。在今云南西部地区。

金州　卫名。明洪武年间置。治今辽宁大连市金州区。辖今辽东半岛南端。

晋安　郡名。辖境相当今福建东南部地区。

晋阳　古邑名。故址再今山西太原市西南晋源镇。

京口　古城名。故址在今江苏镇江市。

京洛　洛阳的别称。

京兆　府名。唐开元元年改雍州置。辖境相当今陕西秦岭以北，乾县以东，铜川以南，渭南以西地区。

泾州　州名。故址在今甘肃泾川县北五里。

荆州　州名。东晋辖境相当今湖北松滋至石首间的长江流域，北部兼有今荆门、当阳等市县地。

九原　郡名。辖境相当今内蒙古后套及其以东至包头市、黄河南岸的伊克昭盟北部地区。

九真　郡名。辖境相当今越南清化全省及义静省东部地区。

均州　州名。辖境相当今湖北省丹江口市。

K

康国　古国名。故址在今乌兹别克撒马乐罕一带。

康州　唐置南康州，宋升为德庆府。即今广东德庆县治。

L

莱阳　府名。唐辖境相当今山东莱州市，即墨、莱阳、平度、莱西、海阳等县地。明洪武九年升为府，辖境有所扩大。

兰陵　郡名。辖境相当今山东枣庄市及滕县东南部。

兰州　州名。宋辖境相当今兰州市及榆中

县一带。

蓝田　县名。在陕西省西安市东部，渭河平原南缘，秦岭北麓，渭河支流霸河上游。

琅琊山　山名。在山东诸城县东南一百五十里。汉置琅琊郡，以此取名。

牢山　山名。即山东墨县劳山。山西省太原县东北四十五里也有牢山。

耒阳　古县名。汉置。辖境相当今湖南省衡阳市东南部。

澧州　州名。明洪武初改为府。唐辖境相当今湖南澧水流域西起桑植，东至安乡各县。

历阳　郡名。辖境相当今安徽和县、含山两县。

丽江　元至元十三年置路，明洪武中改为府。治今丽江西北。辖境相当今云南怒江流域以东兰坪、丽江、永胜、华坪以北地区。

溧阳　县名。秦置。故址在江苏省常州市西南部。

廉州　州名。明洪武初改为府。辖境相当于今广西合浦、灵山、浦北、钦州、东兴、北海等市县地。

凉州　州名。唐辖境相当今甘肃永昌以东，天祝以西一带。明洪武初改为凉州卫。

梁州　州名。五代时置。故址在今陕西省郑南县东二里。

辽东　都司名。明洪武八年改置。辖境相当今辽宁大部地区。

辽海　地区名。泛指辽河流域以东至海地区。

辽州　州名。辖境相当今陕西左权、和顺、榆社等县地。

林邑　即古城。

临淮　郡名。唐改泗州置。故址在今安徽泗县东南。

临潼　县名。故址在今陕西省西安市东北，渭河平原东部，南依骊山，北跨渭河及陇海铁跨横贯。

临川　郡名。三国置。辖境相当今江西省临川市以南的盱江及黄水流域，西至乐安县境。

临朐　县名。汉置。故址在今山东省潍坊市西南部，沂山北麓，浰河上游。

临洮　县名。南朝宋置。故址在今陕西南郑县地。

零陵　郡名。辖境相当今湖南邵阳市以南的资水上游、衡阳市、道县之间的湘江潇水流域，和广西桂林市、永福以东，阳朔以北地。

岭南　古地名区。相当今广东、广西大部地区，云南南盘江以南及越南北方地区。

陇西　郡名。北魏辖境相当今甘肃陇西县一带。

庐陵　郡名。东汉置。三国吴移至高昌。辖今江西永新、峡江、乐安、古城以南地区。

鲁山　在山东省中部青州、莱芜两市间。

鹿台　古台名。故址在今河南省汤阴县朝歌镇南，相传为殷纣王所筑。

路仑　古地区名。泛指中南半岛南部及南洋诸岛。

潞州　州名。辖境相当今陕西长治、武乡、襄垣、沁县、黎城、屯留、平顺、长子、壶关及河北涉县地区。

M

芒部　路名。元至元间置。辖境相当今云

南镇雄、彝良、威信等县地。

茅山　山名。在江苏省西南部。

茂州　州名。唐辖境相当今四川北川、汶川及茂县一带。

眉州　州名。西魏废帝三年改青州置，因峨眉山而得名。唐辖境相当今四川眉山、彭山、丹棱、洪雅、青神等县地。

蒙山　山名。又称东蒙山。在山东省中部。

孟州　州名。唐会昌三年置。辖境相当今河南济源、孟县、温县及黄河南岸汜水、广武两镇一带。

密云　县名。在今北京市东北部，潮白河上游，邻接河北省，京承、京通两铁路斜贯。

绵上　古地名。春秋晋地。在今山西介休东南。

岷州　州名。宋熙宁后辖境相当今甘肃西和、礼县、宕昌、岷县和甘南藏族自治州东南部地区。明改为卫。

明水　县名。在今黑龙江省中部通肯河流域。因境内有明水泉而得名。

幕阜山　山名。在湖南、湖北、江西三省边境。

N

南安　军名。宋淳化元年（公元990）分虔州置军。治大庾（今江西大余）。明改为府。相当今江西章水、上犹江流域。

南海　泛指南中国海域。北接广东、广西、福建、海南和台湾五个省区，东南至菲律宾，南至加里曼丹岛，西至越南和马来半岛等地。郡名。西汉元鼎六年置。辖今广东滃江、大罗山以南，珠江三角洲及绥江流域以东。

南康　宋太平兴国七年分洪江等州置军。明初改为西宁府，不久又改为南康府。辖今江西星子、永修、都昌等县地。

南山　山名。即秦岭终南山。

南阳　府名。元至元八年升申州置。明辖境相当今河南方城山、伏牛山以南，舞阳、桐柏以西地区。

南郑　县名。在陕西省西南部，汉江上游，临近四川省。

内乡　县名。故址在今河南省西南部，伏牛山南麓，白河支流湍河上游。

宁州　州名。元置。辖境相当今江西武宁县。

O

瓯越　古地区名。即温州及浙南地区的别名。

P

潘州　州名。唐置。即今广东茂名县治。宋置。故址在今四川松潘县北四十八余里。

盘盘国　古国名。故地一般以为在今泰国南部万伦湾沿海一带。

彭城　郡名。辖境相当今是山东微山县，江苏徐州市、铜山县、沛县东南部、邳县西北部及安徽濉溪县东部。

平缅　路名。辖境相当今云南腾冲县。

平氏　县名。宋置。在今湖南安乡县西南。

平寿　旧县名。在今山东平度县西南。

平阳　府名。宋辖境相当今山西临汾、洪

洞、浮山、霍县、汾西、安泽等市县地。

平州　州名。唐辖境相当今河北省陡河流域以东、长城以南地区。

鄱阳　郡名。辖境相当今鄱阳湖东岸，进贤以东及信江、乐安江流域（婺源除外）。

蒲州　州名。唐辖境相当今山西永济、河津、临猗、闻喜。万荣及运城西南部分地区。

濮阳　州名。郡名。辖今河南滑县、濮阳、范县，山东郓城、鄄城等县地。

濮州　州名。辖今山东鄄城及河南濮阳南部等地。

Q

齐安　郡名。齐置。辖境相当今湖北省黄州市黄冈县西北地区。

齐山　山名。在安徽贵池县南三里。

齐州　州名。唐辖境相当今山东省济南市、章丘、济阳、禹城、齐河、临邑等县地。

蕲州　州名。明初改为府、辖境相当今湖北长江以北，巴河以东地区。

乾州　州名。辖境相当今陕西乾县、武功、周至、礼泉等县地。

黔中　郡名。辖境相当今湖南沅水、澧水流域，湖北清江流域，四川黔江流域和贵州东北一部分。

黔州　州名。辖境相当今四川彭水、黔江等县地。

羌　古族名。主要分布在今甘肃、青海、四川一带。

秦山　山名。河南洛阳县西南二十五里洛水南、河南阌乡县南三十里、江苏赣榆县东四十里海中、陕西宜君县东南九十里处均有秦山。

秦州　州名。晋置。辖境相当今甘肃定西、静宁以南，清水县以西，陕西凤县、略阳，四川平武及青海黄河以南贵德以东地区。

勤州　州名。故址在今广东省阳春县西北。

溱州　州名。故治在今四川綦江县南。

沁州　州名。隋置。辖境相当今山西沁源县。

青州　府名。明初改益都路置。辖境相当今山东省青州市。

邛州　州名。隋唐辖境相当今四川邛崃、大邑、浦江等县地。

朐䏰　县名。汉置。故城在今四川云阳县西。

衢州　州名。唐辖境相当今浙江衢州、衢县、常山、江山、开化及江西玉山等县市地。元改为路，明改为府。

R

冉駹夷古族名。分布在今茂县一带

融州　州名。辖境相当今广西四融县地。

汝南　郡名。汉置。辖境相当今河南颍河、淮河之间，京广铁路以东地区，安徽茨河、西淝河以西、淮河以北地区。

润周　州名。唐辖境相当今江苏南京、镇江、丹阳、句容、金坛、江宁等市县地。

S

三佛齐　公元七世纪兴起于印度尼西苏门答腊的古国。极盛时势力达西爪哇、马来半岛、加里曼丹西部。

三辅　古地区名，相当今陕西中部地区。

沙苑　地名。在山西大荔南洛、清之间。东西八十里，南北三十里。

山东　泛指太行山以东地区。

山都　在今湖北省襄樊市西北。

山南　相当今四川嘉陵江流域以东，陕西秦岭、甘肃嶓冢山以南，河南伏牛山西南，湖北涢水以西，自重庆市至湖南岳阳之间的长江以北地区。

山西　泛指太行山以西地区。

陕州　州名。北魏置。辖境相当今河南省三门峡市、陕县、洛宁、渑池、灵宝以及山西平陆、芮城、运城东北地区。

商州　州名。唐辖境相当今陕西秦岭以南，柞水、镇安以东商南以西和湖北郧西县上津镇地。其后缩小，明洪武时降为县。

上蔡　郡名。辖境相当今河南上蔡一带。

上党　郡名。辖境相当今山西和顺、榆社以南、沁水流域以东地区。

上谷　郡名。辖境相当今河北张家口、小五台山以东、赤城、北京市延庆以西，及内长城和昌平以北地区。

上郡　郡名。辖境相当今陕西北部及内蒙古乌审旗等地。

韶州　州名。明改为府。辖境相当今广东韶关市、曲江、乐昌、仁化、南雄、翁源等县地。

少室山　山名。在河南省登封县北，东距太室山约十公里。

申州　州名。北州置。在今河南信阳县南四十公里处。

石州　州名。隋唐辖境相当今山西三川河、湫水河流域。

始兴　郡名。唐辖境相当今广东连江、滃江流域以北地区。

首山　山名。在河北临渝县西北四十里、辽宁阳县西南十五里、河南襄城县南五里三处均有首山。

寿春　古邑名。战国楚地。故址在今安徽寿县以南。

寿州　州名。唐辖境相当今安徽淮南、寿县、六安、霍山、霍丘等县市。

蜀汉　三国之一。公元221年刘备在成都称帝，国号汉，亦称蜀或蜀汉。占有今四川、云南的大部分，贵州全部，陕西汉中和甘肃龙江流域的一部分。

蜀郡　郡名。秦置。辖境相当今四川成都、龙安、潼川、雅州、四府，邛州及保宁府之剑阁以西地。

蜀州　州名。宋升为崇庆军。即今四川崇庆县治。

思州　州名。明辖境相当今贵州岑巩、玉屏及铜仁东南部。

四明　宁波府的别称。以境内有四明山得名。

泗州　州名。唐辖境相当今江苏泗洪、泗阳、宿迁、涟水、灌南、邳县、睢宁及安徽泗县等县地。

随州　即今湖北省随州市。

剡溪　在今浙江嵊县，即曹娥江上游。

T

太仓　县名。在江苏省东北部，东北滨长江，邻接上海市。

太谷　县名。辖境相当今山西太原盆地东南部。

太和　旧县名。元至元二十六年（1289）

置。辖境相当今云南大理市西北大理。明清时为大理府治所。

太山　山名。在山西霍县东南。(注：刘衡如先生校点本37卷茯苓下注解云：太：按"太"与"泰"古通用，朱骏声疑"泰""太""汏""汰"四形实同字。查《本草纲目》中多用"太山"名，而"泰山"名者只有川芎条下用之)

泰山　山名。在山东省中部。绵延起伏于长清、肥城、济南、泰安之间，长约200公里。

泰州　五代南唐昇元初置。辖境相当今江苏泰州、泰县、如皋、泰兴、兴化等市县地。

唐县　指今河北省唐县。

洮阳　县名。故城在甘肃临潭县西南。

天方国　指麦加或阿拉伯地区。

天目山　山名。在江苏泰县东西十五里处。

天水　郡名。北魏辖境相当今甘肃天水、秦安、甘谷等市县地。

天竺　古印度别称。

同州　州名。西魏置。辖境相当今陕西大荔、合阳、韩城、澄城、白水等市县地。

桐柏　县名。在河南南部，邻接湖北省，以位桐柏山得名。

W

万州　州名。明洪武元年改万历军置。辖境相当今广东万宁、陵水二县地。

魏郡　州名。辖境相当今河北大名、磁县、涉县、武安、临漳、肥乡、魏县、丘县、成安、广平、馆陶，河南滑县、浚县、内黄及山东冠县等县市地。

温州　府名。辖境相当今浙江温州、永嘉、乐清、瑞安、平阳、文成、泰顺等市县地。

文州　州名。唐辖境相当今甘肃文县一带。明洪武四年降为县。

汶山　郡名。东汉置。辖境相当今四川黑水县、邛崃山以东，岷山以南，北川、灌县以西地区。

吴兴　郡名。三国置。辖境相当今浙江临安、余杭、德清一线西北，兼有江苏宜兴市地。

吴越　五代十国之一。相当今浙江及江苏一部分。

吴中　泛指春秋时的吴地。

梧州　府名。就辖境相当今广西梧州、玉林、北流、博白、陆川、藤县、苍梧、容县、岭西和广东怀集等市县地。

五原　郡名。辖境相当今内蒙古后套以东、阴山以南、包头市以西和达拉特、准噶尔等旗地区。

武功　县名。在今陕西咸阳市西、渭河北岸，陇海铁路经过境内。因境内有武功山而得名。

武陵　郡名。元帝以后辖境相当今湖北长阳、五峰、鹤峰、来凤等县。

武平　路名。元置。辖境相当今老哈河、奈曼旗以南，医巫闾山、大凌河以西，河北滦河以东及长城线以北地区。

婺　水名。即金华江，钱塘江支流。在浙江省中部。亦为金华一带的别称。

X

西川　路名。宋置。辖境相当今四川盐

亭、大竹、邻水、永川、合江以西、邛崃山、大雪山、大凉山以东和江油、北川以南地区。

西蕃　吐蕃别称。

西海　郡名。辖境相当青海湖附近一带。

西凉　国名。故址在今甘肃武威县。

西洛　镇名。在今山西寿阳县西南。

西戎　古代西北戎族的总称。原分布在黄河上游及甘肃西北部，后逐渐东迁。

西夏　国名。最盛时辖二十三个州，包括今宁夏、陕北、甘肃西北部、青海东北部和内蒙古一部分地区。

西域　汉以后对玉门关、阳关以西地区的总称。

西州　州名。唐置。辖境相当今吐鲁番盆地一带。

歙州　州名。唐辖境相当今安徽休宁、歙县、绩溪、黟县、祁门及江西婺源等县地。

暹罗国　泰国旧名。

咸阳　古都邑名。故址在今陕西咸阳市东北二十里。

宪州　州名。唐辖境相当今山西静乐县地。

湘州　州名。辖境相当今湖南湘、资二水域，广西桂江，广东比江流域部分及湖北陆水流域。

襄阳　郡名。明初改为府。辖境相当今湖北襄阳、谷城、光化、南漳、宜城等市县地。

襄州　州名。唐辖境相当今湖北襄阳、谷城、光化、丹江口、南漳、宜城等市县地。

象州　县名。在广西中部偏东，红水河与柳江在境内汇合。

斜谷　在山西郿县西南三十里。

新安　郡名。辖境相当今安徽新安江流域、祁门及江西婺源等地。

新野　郡名。南朝宋辖境相当今河南新野、邓县等地。

信州　州名。唐置。辖今江西贵溪以东，怀玉山以南地区。

兴古　郡名。晋置。故治在今贵州普安县西一百里。

兴元　府名。唐置。辖境相当今陕西城固以西的汉江流域。

戎州　州名。元置。明降为县。辖境相当今四川兴文县一带。

盱眙　县名。秦置。在今江苏省淮阴市西南部。

徐州　州名。辖境相当今江苏长江以北和山东东南部地区。

玄菟　郡名。汉武帝元封三年置。辖境相当今辽宁东部东至朝鲜咸镜南道及咸镜北道一带。

循州　州名。辖境相当今广东龙川、和平、兴宁、五华、连平等县地。

解州　州名。宋辖境相当今山西运城市、闻喜县地。金以后扩大至今夏县、芮城、平陆等县。

Y

雅州　州名。因境内雅安山得名。唐辖境相当今四川雅安、名山、荣径、天金、芦山、小金等市、县地。

严州　州名。唐置。辖境相当今浙江建德、淳安、桐庐三县地。明初改为建安府，洪武八年又改严州府。

兖州　府名。明洪武十八年置。辖境相当今山东兖州。

雁门　郡名。辖境相当今山西河曲、五寨、宁武县以北，恒山以西，内蒙古黄旗海、岱海以南地。

伊水　源出湖南安化县西鳌子崖，东流经县南折北，东北注于资水。一名敷溪。

夷门　开封市的别称。

沂州　州名。唐辖境相当今山东沂河本支流域及枣庄市、新寿县。

宜都　旧县名。在湖北省南部偏西、长江南岸清江下游。

宜州　州名。南朝梁大宝初置。辖境相当今湖北宜昌、长阳、枝城等市县地。

宣州　州名。唐辖境相当今安徽省长江以南，黄山、九华山以北地区及江苏溧水、溧阳等县地。

义阳　郡名。南宋辖境相当今河南信阳、罗山等市县和桐柏县东部，湖北应山、大悟、随州等市县的部分地区。

益州　郡名。辖境相当今四川折多山、云南怒山、哀牢山以东，甘肃武都、两当，陕西夹岭以南，湖北郧县、保康西北，贵州除东部以外地区。

银州　州名。唐辖境相当今陕西米脂、佳县、榆林等县地。

荥阳　郡名。三国置。辖今河南省黄河以南，东至朱仙镇，西至荥阳，南至密县、洧川，以及黄河以北原阳县地。

营州　州名。辖境相当今辽宁省大小凌河流域、六股河流域、女儿和流域一带。

邕州　州名。唐辖境相当今广西南宁市邕宁、武鸣、隆安、大新、崇左、上思、扶绥等县地。

雍州　州名。辖境相当今湖北丹江口市、南樟以东，钟祥以北，大红山、枣阳以西和河南淅川、内乡、方城以南，泌阳以西地区。

永昌　府名。八世纪时南诏置。治今云南保山市。

永嘉　郡名。东晋置。辖境相当今浙江温州市、永嘉、乐清、飞云江流域及其以南地区。

永宁卫　州名。元置。辖境相当今贵州关岭西南永宁镇北。

永州　州名。唐辖境相当今湖南永州、东安、祁阳和广西金州、灌阳等县市地。

幽州　州名。辖境相当今北京市及所辖通县、房山、大兴和天津武清，河北永清、廊坊等市、县地。

榆次　县名。明清皆属太原府。现为榆次市。在山西省中部，同蒲、石太、太焦三铁路交会处。

虞　古国名。故址在山西平陆北。

郁州　州名。辖境相当今江苏连云港市东云台山一带。

豫章　郡名。辖境相当今江西南昌市。

冤句　古县名。治相当今山东曹县西北。

原州　州名。北宋时辖境相当今甘肃镇原及宁夏固原东部地区。

岳州　州名。唐辖境相当今湖南洞庭湖东、南、北沿岸各县地。明改为府。

越州　州名。辖境相当今浙江浦阳江流域（义乌县除外）、曹娥江流域及余姚市地。

郓州　州名。唐辖境相当今山东菏泽地区东北部。

Z

泽州　州名。唐辖境相当今山西东南部沁水、阳城、晋城、高平、陵川等县地。

占城　古国名。故址在今越南中南部。

张掖　郡名。汉元鼎六年置。辖境相当今甘肃永昌以西、高台以东地区。

彰德　府名。辖境相当今河南安阳、鹤壁、林县、汤阴和河北涉县、磁县、临漳、武安等市县地。

彰明　旧县名。故址在今四川省北部。

赵郡　郡名。北魏辖境相当今赵县、元氏、高邑、内丘、临城、柏乡、赞皇等县及平乡、隆尧二县部分地区。

柘城　县名。隋置。故址在今河南省东部，惠济河下游。

真定　府名。辖境相当今河北井陉、元氏、栾城、藁城、新乐、行唐、阜平之间地。

真腊　古国名。中南半岛古国。

中岳　嵩山的古称。

中州　古地区名。狭义的中州，相当今河南省一带。

忠州　州名。唐辖境相当今四川忠县、丰都、垫江、石柱等县地。

终南山　山名。在陕西省西安市南。

朱提　郡名。东汉置。辖境相当今云南会泽东北及贵州威宁、四川高县一带。

竹步国　相当今非洲索马里的朱巴河口一带。

淄州　州名。即今山东省淄川县治。

（以上资料来源于《辞海》《古今地名大词典》）

药名索引

T

W

X

参考文献

[1] 明·李时珍著，刘衡如校点．本草纲目．北京：人民卫生出版社，1982.

[2] 俞小平，黄志杰．本草纲目精译．北京：科学技术文献出版社，1999.

[3] 清·段玉裁撰．说文解字注．北京：中华书局，2013.

[4] 李经纬等．中医大辞典（第2版）．北京：人民卫生出版社，2005.

[5] 夏征龙，陈至立．辞海（第6版）．上海：上海辞书出版社，2009.

品读本草纲目

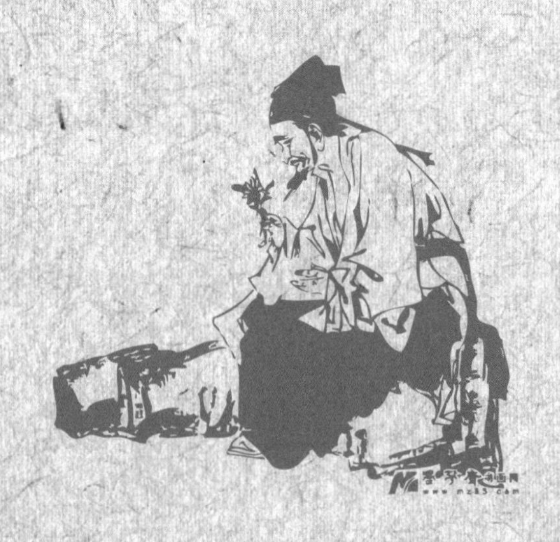

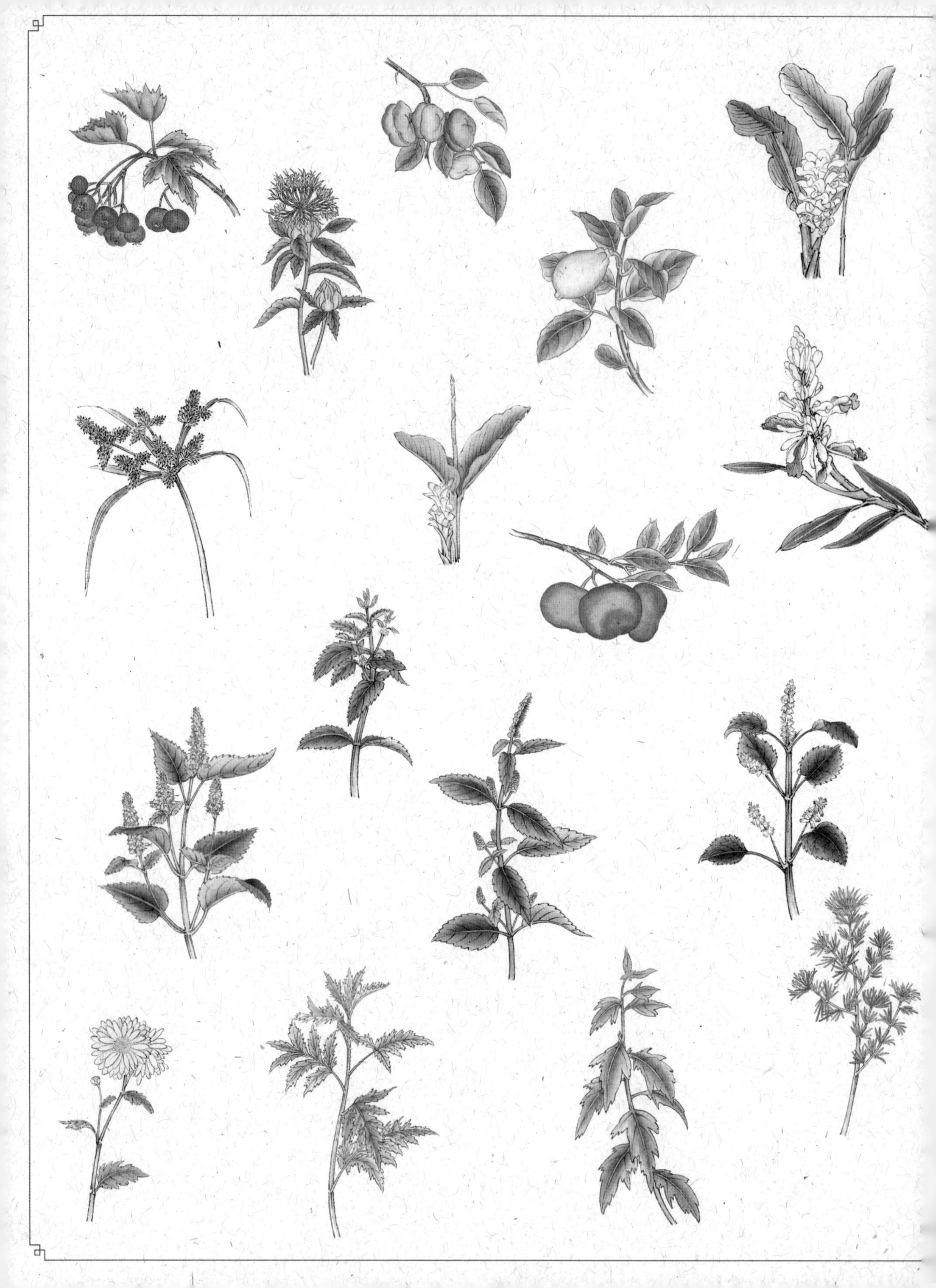

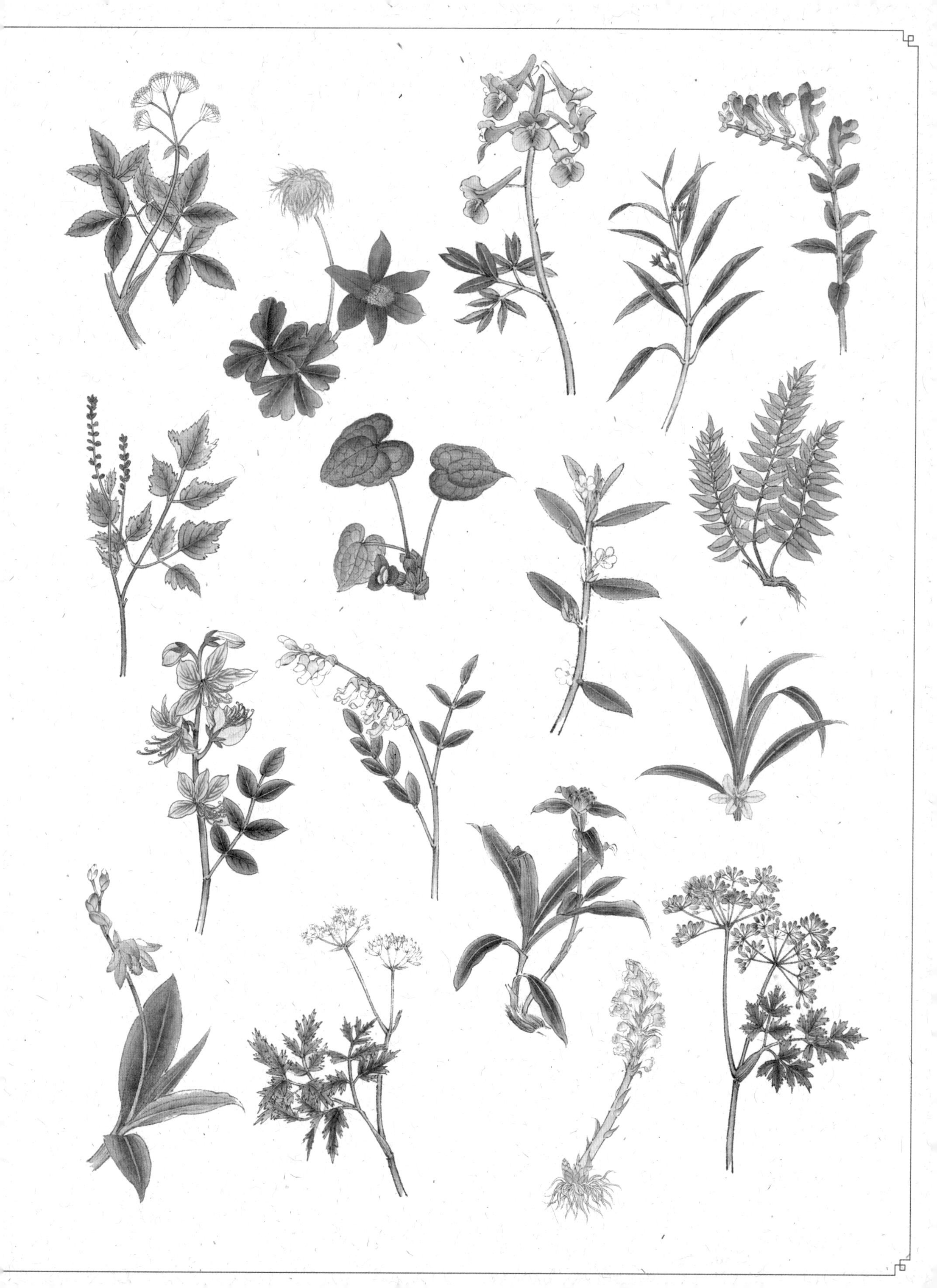